GLI SPILLI

Oltre 180 tascabili a colori, per fissare le idee sulle materie fondamentali, di attualità, cultura e lingue straniere. Ideali per la maturità e i primi anni di università.

STRUMENTI DIDATTICI

Guide per l'aggiornamento e l'attività didattica di insegnanti, orientatori e psicologi sui temi dell'orientamento e dei test a risposta multipla.

ORIENTAMENTO

Guide aggiornate per la scelta degli studi post-diploma e per l'inserimento nel mondo del lavoro.

TESTUNIVERSITARI

Manuali ed eserciziari specifici per la preparazione ai test di ammissione di tutte le facoltà universitarie.

PASSEPARTOUT

Volumi monodisciplinari utili per la preparazione ai test di concorsi pubblici, selezioni aziendali, concorsi dell'Unione Europea, concorsi militari, ammissione all'università e ai master.

TESTPROFESSIONALI

Oltre 40 manuali ed eserciziari per prepararsi alle prove di selezione previste per l'accesso e l'abilitazione a specifiche professioni (promotore finanziario, vigile urbano, fisioterapista, infermiere ecc.).

LAVORO&CARRIERA

Guide pratiche su temi di informatica e sales management utili per svolgimento delle professioni aziendali: ideali per direttori e manager di impresa.

CONCORSI&ESAMI

Volumi completi con teoria ed esercizi per prepararsi alle prove scritte e orali dei concorsi pubblici e degli esami di Stato (commercialista, psicologo, avvocato, architetto ecc.).

STUDI PROFESSIONALI

La prima collana pensata per i professionisti (avvocati, commercialisti, notai), dedicata alla comunicazione e al marketing, al management, alla gestione delle relazioni.

TESTMILITARI

Manuali ed eserciziari specifici per la preparazione alle prove di ammissione alle Accademie militari e alle Forze Armate.

I NUOVI CODICI

Mini-codici di comoda consultazione in udienza, in ufficio e durante le lezioni universitarie, aggiornati alla legislazione di riferimento.

METEO

Collana curata dal colonnello Mario Giuliacci e realizzata da meteorologi professionisti. I volumi coniugano l'approccio divulgativo con il rigore scientifico.

UPPA

Piccoli volumi dedicati ai genitori che vogliono approfondire gli aspetti più delicati della crescita dei propri bambini (0-6 anni): dall'alimentazione ai principali disturbi.

S.O.S. LINGUE

Piccoli volumi per un soccorso immediato quando ci si trova all'estero: dialoghi modello, frasari per le situazioni più comuni e per gli imprevisti, indicazioni per la pronuncia e agili glossari.

TESTUNIVERSITARI

AlphaTest Professioni Sanitarie

MANUALE DI PREPARAZIONE

8ª EDIZIONE

Edizioni Alpha Test

Via Mercalli, 14 – 20122 – Milano (Italy)
Tel. 02 5845981 – fax 02 58459896
servizi@alphatest.it
www.alphatest.it

ISBN: 978-88-483-1751-1

Seconda ristampa aggiornata della ottava edizione: febbraio 2016
Ottava edizione: giugno 2015
Settima edizione: gennaio 2012
Prima edizione: maggio 1998

Impostazione grafica della copertina di Andrea Morando
Rielaborazione grafica della copertina e illustrazioni interne a cura dell'Ufficio Grafico Alpha Test

Stampato da Grafica Veneta S.p.A. Trebaseleghe (PD)
per conto di Alpha Test S.r.l.
nel febbraio 2016

Indice

PREFAZIONE

Per molti giovani di tutto il mondo l'iscrizione all'università è da diversi anni subordinata al superamento di una selezione preliminare che ha lo scopo di valutare le potenzialità dei singoli studenti di frequentare con profitto il corso di laurea prescelto.

Attualmente in Italia, molti corsi di alcune importanti università private, alcuni corsi di laurea magistrale a ciclo unico a livello nazionale (Medicina e Chirurgia, Odontoiatria e Protesi dentaria, Medicina Veterinaria, Scienze della Formazione primaria e Architettura) e molti corsi di laurea triennali sono caratterizzati dalla presenza del **numero programmato**: il numero di matricole di questi corsi non può superare il numero di posti programmati annualmente in ogni ateneo.

In generale, la selezione dei candidati che desiderano accedere a un corso universitario a numero programmato viene effettuata sulla base di una prova a test, composta da domande a risposta multipla che valuta il possesso di determinate attitudini e conoscenze. Il risultato di tale prova – predisposta in alcuni casi a cura del ministero dell'Università e della Ricerca (come, per esempio, le prove di accesso ai corsi di Medicina/Odontoiatria e Veterinaria) e in altri casi dalle singole università – determina un **punteggio** in base al quale viene stabilita la **graduatoria dei candidati.** In alcuni casi, alla formazione della graduatoria finale contribuiscono anche i risultati conseguiti dai singoli candidati negli ultimi anni della scuola superiore; il risultato del test è comunque in generale il fattore di gran lunga più importante ai fini dell'ammissione.

Oltre alle prove selettive, sono ormai in uso in molte sedi universitarie le **prove valutative** per i corsi ad accesso libero il cui scopo è misurare il possesso di conoscenze e attitudini necessarie per frequentare con profitto il corso prescelto; tali prove attribuiscono – in caso di valutazione negativa – un "debito" formativo che lo studente dovrà "saldare" entro il primo anno di corso dimostrando di aver colmato le lacune rilevate. Anche chi sceglie di frequentare un corso universitario ad accesso libero deve quindi spesso affrontare una prova a test.

La presenza dei test di pre-immatricolazione, selettivi o "orientativi", impone quindi agli studenti seriamente motivati di prepararsi in modo mirato al test che dovranno sostenere.

Alpha Test è la prima e la più importante organizzazione in Italia che da 30 anni offre agli studenti tutti gli strumenti necessari per affrontare con successo i test selettivi. Opera a livello nazionale con sedi nelle principali città universitarie e si avvale della collaborazione di decine di esperti. Per le diverse prove di ammissione, Alpha Test organizza in tutta Italia dei corsi specifici di preparazione (alphatest.it/Corsi), pubblica la collana *TestUniversitari* composta da oltre settanta tra manuali ed eserciziari, specifici per ogni area di studi (alphatest.it/Libri-Alpha-Test) e ha sviluppato Alpha Test Academy, il nuovo programma on line di assistenza personalizzata allo studio, che guida e aiuta lo studente nella preparazione al test.

In particolare, questo libro è rivolto alla preparazione ai test di ammissione ai corsi universitari triennali delle aree sanitaria, quali per esempio: *Fisioterapista, Logopedista, Dietista, Tecnico di radiologia, Ostetrica, Igienista dentale, Terapista della neuropsicomotricità, Infermiere pediatrico, Podologo, Tecnico della riabilitazione psichiatrica, Infermiere, Tecnico di neurofisiopatologia, Ortottista, Tecnico di fisiopatologia circolatoria, Tecnico della prevenzione sul lavoro, Tecnico di laboratorio biomedico, Tecnico ortopedico, Tecnico audioprotesista, Educatore professionale, Tecnico audiometrista, Terapista occupazionale, Assistente sanitario.*

Il parere dei lettori è importante

Per continuare a migliorare la qualità delle proprie pubblicazioni, Alpha Test considera estremamente prezioso il parere dei propri lettori ai quali chiede la cortesia di esprimere un giudizio su questo libro nell'apposita sezione "Valuta un libro" del sito alphatest.it. Per ogni valutazione ricevuta Alpha Test devolve 2 euro a **Medici Senza Frontiere** o ad altra organizzazione non governativa con finalità umanitarie; in alternativa il lettore può scegliere un **buono sconto** per l'acquisto di libri direttamente dal sito alphatest.it.

Per informazioni aggiornate sui libri di Alpha Test i lettori possono visitare il sito internet alphatest.it o richiedere il catalogo gratuito a:

Alpha Test S.r.l.
via Mercalli, 14 – 20122 Milano
tel. 02 58 45 981 – fax 02 58 45 98 96
servizi@alphatest.it

Ringraziamenti

Per i preziosi contributi forniti nella fase di realizzazione di questo volume, Alpha Test desidera ringraziare il suo corpo docente e in particolare Stefano Agostini, Maurizio Crippa, Dario Mangili, Massimo Mannitti, e Michele Marenco.

Alpha Test ringrazia inoltre i numerosi lettori, i partecipanti ai corsi e i collaboratori che, con i loro interventi, suggerimenti e in particolare con i giudizi ogni anno forniti al termine dei corsi, hanno contribuito a migliorare nel tempo la qualità dei volumi e dei servizi offerti.

parte prima

INTRODUZIONE

1| Suggerimenti per prepararsi al test

La **prima cosa** da fare è procurarsi le informazioni sul test che si dovrà affrontare: le fonti più autorevoli e aggiornate sono il sito del ministero dell'Istruzione, dell'Università e della Ricerca (MIUR), i siti delle singole università e alphatest.it. Nel primo è riportata la normativa di interesse per gli studenti mentre negli altri vengono pubblicati i bandi di concorso che integrano le indicazioni del ministero con le specifiche proprie di ciascuna sede universitaria. Su **alphatest.it/Test-di-ammissione** sono pubblicate le date dei test, tutte le principali leggi e normative sulle prove di ammissione, i test ufficiali degli ultimi anni risolti e commentati e gli aggiornamenti e approfondimenti per i diversi corsi di studio.

Il metodo Alpha Test: libri, Alpha Test Academy e corsi

Il primo passo per il conseguimento di una preparazione completa è costituito dallo studio individuale da compiere sui libri. Per il conseguimento di una preparazione completa, a questo volume si affiancano il corrispondente eserciziario ESERCIZI COMMENTATI (disponibile anche nella versione corredata con software di simulazione), la raccolta di prove simulate PROVE DI VERIFICA e il volume 6500 QUIZ (disponibile anche nella versione corredata con software di simulazione). Ai fini dello studio, ciascuno dei quattro volumi è autosufficiente e, allo stesso tempo, complementare rispetto agli altri. Le loro caratteristiche sono così sintetizzabili:

- **MANUALE DI PREPARAZIONE**: è il principale strumento di preparazione alle prove di ammissione. Consente infatti lo **studio e il ripasso** mirato delle materie su cui vertono le domande dei test; la spiegazione degli argomenti è completata da schemi, tabelle, glossari e da centinaia di esercizi risolti e commentati;

- **ESERCIZI COMMENTATI**: è un eserciziario contenente centinaia di quesiti suddivisi in base alle materie oggetto d'esame. Di ciascun quesito viene fornita la soluzione e il commento che illustra i metodi risolutivi più efficaci. Costituisce dunque uno strumento utile per **esercitarsi** e per **approfondire la propria preparazione**. Nella versione corredata di **software di simulazione**, tale *software* combina i numerosi esercizi a disposizione e permette di comporre un numero elevato di prove simulate da svolgere secondo le modalità e i tempi che caratterizzano l'esame ufficiale; allo scadere del tempo prefissato, il programma elabora le risposte e fornisce i risultati, anche in forma grafica;

- **PROVE DI VERIFICA**: contiene 12 prove d'esame composte con le domande dei concorsi degli ultimi anni sotto forma di **test simulati**. Le prove sono accompagnate da indicazioni pratiche (tempo a disposizione, criteri di valutazione ecc.) che consentono al lettore di svolgerle secondo le modalità dell'esame ufficiale;

- **6500 QUIZ – I QUESITI DELLE PROVE DI AMMISSIONE**: è la raccolta completa dei quesiti delle prove ufficiali. Gli esercizi sono suddivisi per materia (2300 di logica e cultura generale, 1700 di biologia, 1300 di chimica, 600 di fisica e 600 di matematica); alla fine di ogni sezione sono riportate le soluzioni di ciascun quesito. Nella versione corredata di **software di simulazione**, tale *software* combina i numerosi esercizi a disposizione e permette di comporre un numero elevato di prove simulate da svolgere secondo le modalità e i tempi che caratterizzano l'esame ufficiale; allo scadere del tempo prefissato, il programma elabora le risposte e fornisce i risultati, anche in forma grafica.

L'acquisto di ogni libro della collana *TestUniversitari* dà anche diritto a svolgere gratuitamente numerose simulazioni del test ufficiale sul sito **testonline.it** Per questo si rimanda alle istruzioni riportate nell'apposita pagina in fondo al volume.

Alpha Test Academy

Alpha Test Academy è il nuovo sistema di assistenza on line personalizzata che guida e aiuta lo studente nella preparazione ai test per le lauree triennali dell'area medico-sanitaria. Per ciascuna delle materie e degli argomenti previsti al test, il programma valuta il livello di preparazione dello studente, propone in modo adattivo numerose batterie di domande con difficoltà differenziata e offre migliaia di spiegazioni e commenti multimediali (link, video, tutorial e rimandi a specifici richiami di teoria). Il materiale e l'assistenza offerti da Alpha Test Academy consentono di chiarire via via ogni quesito e dubbio individuale anche attraverso un canale diretto con i docenti Alpha Test e di migliorare progressivamente le proprie conoscenze e capacità in vista del test ufficiale. Alpha Test Academy assiste in ogni momento lo studente in un lavoro di preparazione mirato e specifico e rappresenta quindi un'utile integrazione al manuale di preparazione o a un corso Alpha Test in aula. Alpha Test Academy è un ambiente interattivo, con gruppi di studio virtuali e forum di discussione per un confronto diretto. Inoltre, fornisce un costante aggiornamento sulle novità normative e sui test ufficiali.

Per l'acquisto di Alpha Test Academy è previsto uno sconto importante per chi già possiede questo volume o è iscritto a un corso Alpha Test. Per maggiori informazioni o per provare la demo gratuita: **alphatest.it**

Corsi

Per la preparazione alle prove di ammissione, oltre ai volumi della collana *TestUniversitari* e ad Alpha Test Academy, Alpha Test organizza per gli studenti più motivati numerosi **corsi** di durata differenziata (da pochi giorni di corso ad alcuni mesi). Frequentare un corso Alpha Test consente di completare, perfezionare e consolidare la propria preparazione grazie ai seguenti punti di forza:

1. **la didattica interattiva.** Ciascun corso prevede cicli di lezioni e di esercitazioni dedicate al ripasso di tutti gli argomenti oggetto d'esame. Gli studenti possono beneficiare della professionalità di docenti con un'esperienza d'insegnamento unica in Italia, maturata in oltre 28 anni di attività di Alpha Test nel campo specifico della preparazione ai test universitari;
2. **il materiale supplementare consegnato ai corsi.** Durante le lezioni, a ciascun partecipante viene fornito materiale di studio e di esercitazione aggiuntivo rispetto ai volumi consegnati al momento dell'iscrizione. Si tratta di materiale estremamente aggiornato e specifico per la struttura e i contenuti del test che si deve affrontare;
3. **l'esperienza "sul campo".** In ciascun corso vengono svolte più simulazioni d'esame per mettersi alla prova e per confrontare la propria preparazione con quella di altri candidati. I docenti Alpha Test sono in grado inoltre di indicare a ogni candidato il punteggio orientativo che occorre conseguire per accedere al corso universitario prescelto.

Infine, chi desidera prepararsi al test di ammissione senza rinunciare a divertimento e nuove amicizie può partecipare a una delle **vacanze-studio Alpha Test** (per informazioni: **alphatest.it/Corsi**).

Test di autovalutazione online

Su **alphatest.it/Test-di-ammissione** è possibile misurare il proprio livello di preparazione; il test gratuito prevede 20 domande tratte dai test ufficiali degli ultimi anni da risolvere in 20 minuti ed è finalizzato ad aiutare il candidato a impostare al meglio il percorso di studio.

Test ufficiali commentati e ultimi aggiornamenti disponibili su alphatest.it

Sul sito **alphatest.it** si possono scaricare gratuitamente i test ufficiali degli ultimi anni con tutte le soluzioni e i **commenti esplicativi dei singoli quesiti**. Inoltre nella sezione "approfondimenti" all'indirizzo **alphatest.it/Test-di-ammissione** vengono costantemente pubblicati gli aggiornamenti normativi sui test con le eventuali integrazioni agli argomenti e ai programmi d'esame.

App per iPhone e iPad

Per coloro che possiedono i dispositivi mobili iPhone e iPad sono disponibili le App di esercitazione del test d'ammissione per tutti i corsi a numero programmato. Ciascuna App contiene oltre 580 quesiti tratti dalle prove ufficiali, con soluzioni commentate dagli esperti Alpha Test. È possibile comporre un numero illimitato di prove simulate e analizzare i risultati anche in forma grafica.

Segui Alpha Test anche sui social network

Diventare fan della pagina Alpha Test su Facebook o seguire l'account @alpha_test su Twitter significa essere informati in tempo reale su tutto quello che riguarda i test, confrontarsi con migliaia di fan e ricevere aggiornamenti e consigli dai docenti. Alpha Test è anche su Google+, LinkedIn, Youtube.

Mailing list

Ti segnaliamo infine che, registrandoti su alphatest.it, puoi entrare a far parte della nostra mailing list: potrai così ricevere aggiornamenti in tempo reale sui test, suggerimenti su come prepararti al meglio e approfittare di sconti e promozioni esclusive.

2| Indicazioni per i partecipanti ai corsi Alpha Test

Alpha Test:

- è **la prima** società in Italia specializzata nel preparare gli studenti ai test di ammissione all'università;
- è **l'unica** organizzazione che può vantare un'esperienza di 30 anni e migliaia di corsi già organizzati su tutto il **territorio nazionale**;
- i risultati di chi sceglie Alpha Test sono gli unici attestati da una primaria società di indagini di mercato da cui risulta che l'**84%** degli ammessi a medicina si è preparato con Alpha Test;
- dal 1987 a oggi ha **preparato con successo** ai test universitari **decine di migliaia di studenti** che si sono trovati in vantaggio rispetto alle altre aspiranti matricole;
- propone **corsi** con durata, programmi e costi differenziati a seconda della prova di selezione e delle esigenze dei singoli studenti, comprese **vacanze-studio** e **corsi residenziali**;
- vanta un corpo docente composto da oltre 160 esperti rigorosamente selezionati e costantemente formati: docenti e ricercatori universitari, professionisti e insegnanti con un'**esperienza didattica unica** e **specifica** nel campo della preparazione ai test universitari;
- ha sviluppato, per prima in Italia, una **metodologia didattica innovativa** e specifica per affrontare le prove a test;
- effettua l'analisi e la discussione in aula delle **prove ufficiali** utilizzate dalle università negli anni passati;
- sottopone ai partecipanti ai corsi numerose **prove simulate** che vengono corrette individualmente mediante l'uso di **lettori ottici** simili a quelli per le correzioni dei test ufficiali; ciò consente ai partecipanti di verificare in tempo reale il proprio livello di preparazione e di apprendimento;
- ha sviluppato una collana di volumi specifici per i diversi test di ammissione, già scelti da oltre due milioni di studenti e **forniti ai partecipanti ai corsi** all'atto dell'iscrizione;
- mette a disposizione degli studenti un servizio di esercitazione *on line* – all'indirizzo **testonline.it** – dove è possibile simulare i test di ammissione ai singoli corsi di studio.

Quanto premesso, unitamente ai risultati conseguiti dai partecipanti alle passate edizioni, ci consente di affermare che prepararsi a un test di ammissione frequentando lo specifico corso Alpha Test rappresenta la scelta migliore per chi è veramente motivato ad accedere al corso universitario desiderato e aumenta fino a sette volte la probabilità di ammissione rispetto a quella degli altri candidati.

Alpha Test e il suo corpo docente mettono a disposizione l'esperienza maturata e forniscono tutto l'aiuto necessario affinché i propri studenti possano prepararsi nel modo più rapido, completo ed efficace alla prova di selezione. Per accrescere ulteriormente la probabilità di successo **è essenziale anche l'impegno** degli studenti sotto forma di studio e di esercitazione **prima** e **durante** lo svolgimento del corso. Per facilitare la preparazione preliminare, Alpha Test consegna, già all'atto dell'iscrizione, i volumi MANUALE DI PREPARAZIONE, ESERCIZI COMMENTATI, PROVE DI VERIFICA e 6500 QUIZ (quest'ultimo solo per i corsi di maggior durata). Consigliamo di leggere questi libri (o almeno il manuale) prima dell'inizio del corso con l'obiettivo di acquisire almeno una conoscenza di base degli argomenti trattati. Questa raccomandazione vale in particolar modo per chi sceglie di frequentare uno dei corsi Alpha Test di durata minore.

Sempre all'iscrizione al corso, Alpha Test fornisce una guida operativa con istruzioni e consigli utili per avviare la preparazione anche prima dell'inizio delle lezioni e con importanti informazioni sul test di ammissione di interesse dello studente.

Durante il corso l'attenzione viene focalizzata in modo specifico sulle tipologie di quesiti previsti nella prova di ammissione di interesse. Viene inoltre esaminato e discusso con i docenti un consistente numero di esercizi diversi da quelli presenti nei libri e contenuti in apposite dispense aggiornate ogni anno e distribuite durante il corso esclusivamente ai partecipanti.

Informazioni e modalità di iscrizione ai corsi Alpha Test

Le iscrizioni ai corsi Alpha Test per la preparazione ai test di ammissione universitari sono sempre aperte sino all'esaurimento dei posti disponibili (i corsi sono riservati a un numero limitato di partecipanti per garantire le migliori condizioni di apprendimento); le informazioni aggiornate relative al calendario e alla quota di partecipazione di ciascun corso sono disponibili su alphatest.it o chiamando il numero verde 800 017 326.

Per chi ha già acquistato **presso un centro Alpha Test** l'ultima edizione dei libri in dotazione al corso, è prevista una riduzione della quota di iscrizione al corso pari al 100% del prezzo di copertina dei libri; se i libri sono stati acquistati **in libreria** tale riduzione è invece pari al 50% del prezzo di copertina.

L'iscrizione ai corsi e l'acquisto dei libri Alpha Test possono essere effettuati:

- **su Internet** all'indirizzo **alphatest.it/Corsi**;
- **telefonicamente**, chiamando il numero verde 800 017 326;
- presso uno dei **centri Alpha Test** (per conoscere il più vicino visitare il sito **alphatest.it/Corsi** o chiamare il numero verde 800 017 326);
- **compilando l'apposito modulo** di iscrizione scaricabile da alphatest.it, o richiedendolo al numero verde 800 017 326 o scrivendo a servizi@alphatest.it.

I libri Alpha Test si possono acquistare anche presso le **migliori librerie** di tutta Italia.

Chi desidera ricevere, gratuitamente e senza impegno, materiale informativo relativo ai corsi e/o ai libri Alpha Test, può visitare il sito internet **alphatest.it** o richiedere il catalogo gratuito a:

Alpha Test S.r.l.
via Mercalli, 14 – 20122 Milano
tel. 02 58 45 981 – fax 02 58 45 98 96
servizi@alphatest.it

3| Natura del test e caratteristiche di questo libro

3.1 | Natura del test

Le prove che devono affrontare i lettori di questo volume sono regolamentate a livello nazionale direttamente dal Ministero, sia per quanto riguarda le caratteristiche pratiche (data e ora di svolgimento della prova, durata ecc.) sia per i contenuti dei test.

Ogni anno, almeno 60 giorni prima della data prevista per lo svolgimento del test, il Miur pubblica il decreto contenente le modalità e i contenuti delle prove di ammissione.

Il test dell'anno accademico **2015/2016** per i candidati ai corsi universitari triennali dell'area sanitaria è composto da **60 quesiti a risposta multipla** con **5 alternative** di cui una sola esatta; le discipline oggetto del test sono:

• ragionamento logico	20 quesiti
• cultura generale	2 quesiti
• biologia	18 quesiti
• chimica	12 quesiti
• fisica e matematica	8 quesiti

Rispetto all'anno precedente **diminuiscono** i quesiti di **cultura generale** e di **ragionamento logico** e **aumentano** i quesiti di **biologia** e di **chimica**.

Il **tempo massimo di svolgimento del test è pari a 100 minuti**, quindi una media di **100 secondi** a quesito. Nella valutazione delle prove, vengono assegnati 1,5 punti per ogni risposta esatta, una penalità pari a – 0,4 punti per ogni risposta errata e 0 punti per ogni risposta omessa; la valutazione del test ha dunque un punteggio massimo pari a 90 punti.

Si consiglia di reperire le **informazioni aggiornate** sul test dell'**anno accademico in corso** scaricando **il relativo decreto** all'indirizzo: **alphatest.it/Test-di-ammissione** nella sezione "Bandi, posti disponibili, decreti".

3.2 | Caratteristiche del libro

Questo volume, è stato pensato ed elaborato per consentire agli studenti di ottimizzare la preparazione per lo svolgimento di prove con le caratteristiche appena descritte. Riporta infatti la sintesi di tutti gli argomenti, disciplina per disciplina, oggetto d'esame e l'analisi delle tipologie di esercizi proposti nei test di ammissione.

Questa **prima parte** del volume tratta delle caratteristiche e delle implicazioni del numero chiuso nonché del significato che assumono oggi i test di ammissione alle università italiane; si forniscono inoltre alcuni suggerimenti pratici e utili su come prepararsi a tali prove.

La **seconda parte** del volume è dedicata ai quesiti di natura **logico-attitudinale**, che possono essere raggruppati in tre categorie:

- **comprensione verbale,** tra cui figurano gli esercizi di comprensione di brani: è richiesta la lettura di uno o più brani, di diversa natura, per rispondere a domande sul loro contenuto e sul loro significato;
- **ragionamento logico,** che comprende diverse tipologie di esercizi: problemi di ragionamento logico e matematico, sillogismi, interpretazione di tabelle e grafici statistici ecc.;
- **cultura generale,** per la valutazione delle conoscenze basilari di ambito umanistico (storia, geografia, filosofia, letteratura ecc.) e linguistico (grammatica, lessico ecc.), accanto alla nozione di rilevanti fatti di attualità.

La **terza, quarta, quinta e sesta parte** sono dedicate alle diverse discipline scientifiche oggetto delle prove di ammissione: rispettivamente **biologia, chimica, matematica** e **fisica**. Ciascuna materia è presentata attraverso la **spiegazione** dei diversi argomenti, e ulteriormente approfondita mediante un consistente numero di quesiti, risolti e commentati. Tali esercizi sono tratti dai test ufficiali degli anni passati. Nelle pagine dedicate alle conoscenze teoriche, i concetti che sono stati più frequentemente oggetto di domande nei test di ammissione degli ultimi anni sono evidenziati graficamente.

Gli **esercizi**, **commentati** e accompagnati dall'esposizione dei metodi risolutivi più efficaci, servono al lettore per approfondire la propria preparazione e per verificare e applicare le conoscenze apprese. In alcuni casi essi riguardano argomenti non approfonditi nella parte teorica e rappresentano dunque un'ulteriore fonte di apprendimento.

Per avere maggiori informazioni circa il programma e le modalità di svolgimento del test di ammissione per uno specifico corso universitario, in una particolare sede universitaria, si suggerisce di partecipare al **corso Alpha Test**: durante le lezioni vengono infatti descritte in modo dettagliato le **caratteristiche peculiari** della prova di ammissione a cui si concorre e vengono fornite **indicazioni precise** circa le tipologie di esercizi più frequenti e le modalità di svolgimento della prova stessa, evidenziando eventuali elementi di novità introdotti di anno in anno.

Simboli utilizzati nel volume

- Definizioni
- Osservazioni e concetti importanti
- Esempi e applicazioni
- Approfondimenti
- Esercizi svolti

4 | Il numero chiuso e i sistemi di selezione nelle università italiane

Con l'espressione **numero chiuso** o **numero programmato**, in relazione ai corsi universitari, si intende un sistema articolato di regolamentazione delle immatricolazioni degli studenti che tiene conto di diversi fattori quali:

- il rapporto fra il numero degli studenti e la qualità del servizio offerto dall'università;
- la necessità di investire sugli studenti più capaci e meritevoli;
- l'opportunità di adeguare il numero dei laureati alle effettive esigenze del mondo del lavoro nei diversi settori professionali;
- la necessità di ridurre il tasso di abbandono negli studi universitari e, conseguentemente, di aumentare la produttività del sistema formativo universitario;
- l'opportunità di introdurre maggiore competizione fra gli atenei;
- la necessità di adeguare il sistema formativo italiano alle direttive dell'Unione europea.

Nonostante coinvolga ogni anno centinaia di migliaia di studenti, il significato, le motivazioni e le implicazioni del numero chiuso, unitamente alle modalità di selezione adottate dai singoli atenei, sono ancora poco conosciuti da molti studenti al termine delle scuole superiori.

4.1 | La normativa in Italia sul numero programmato

La materia dell'accesso ai corsi universitari è disciplinata dalla legge n° 264 del 2 agosto 1999, sotto riportata.

NORME IN MATERIA DI ACCESSI AI CORSI UNIVERSITARI

Art. 1

1. Sono programmati a livello nazionale gli accessi:

a) ai corsi di laurea in medicina e chirurgia, in medicina veterinaria, in odontoiatria e protesi dentaria, in architettura, nonché ai corsi di diploma universitario, ovvero individuati come di primo livello in applicazione dell'articolo 17, comma 95, della legge 15 maggio 1997, n.127, e successive modificazioni, concernenti la formazione del personale sanitario infermieristico, tecnico e della riabilitazione ai sensi dell'articolo 6, comma 3, del decreto legislativo 30 dicembre 1992, n.502, e successive modificazioni, in conformità alla normativa comunitaria vigente e alle raccomandazioni dell'Unione europea che determinano standard formativi tali da richiedere il possesso di specifici requisiti;

b) ai corsi di laurea in scienza della formazione primaria e alle scuole di specializzazione per l'insegnamento secondario, di cui, rispettivamente, all'articolo 3, comma 2, e all'articolo 4, comma 2, della legge 19 novembre 1990, n.341;

c) ai corsi di formazione specialistica dei medici, disciplinati ai sensi del decreto legislativo 8 agosto 1991, n.257;

d) alle scuole di specializzazione per le professioni legali, disciplinate ai sensi dell'articolo 16 del decreto legislativo 17 novembre 1997, n.398;

e) ai corsi universitari di nuova istituzione o attivazione, su proposta delle università e nell'ambito della programmazione del sistema universitario, per un numero di anni corrispondente alla durata legale del corso.

Art. 2

1. Sono programmati dalle università gli accessi:

a) ai corsi di laurea per i quali l'ordinamento didattico preveda l'utilizzazione di laboratori ad alta specializzazione, di sistemi informatici e tecnologici o comunque di posti-studio personalizzati;

b) ai corsi di diploma universitario, diversi da quelli di cui all'articolo 1, comma 1, lettera a), per i quali l'ordinamento didattico prevede l'obbligo di tirocinio come parte integrante del percorso formativo, da svolgere presso strutture diverse dall'ateneo;

c) ai corsi o alle scuole di specializzazione individuate dai decreti attuativi delle disposizioni di cui all'articolo 17, comma 95, della legge 15 maggio 1997, n.127, e successive modificazioni.

2. Sono programmati dall'università di Trieste gli accessi al corso di laurea in scienze internazionali e diplomatiche con sede in Gorizia, in ragione dei particolari compiti di collaborazione transfrontaliera e internazionale adempiuti da tale corso.

Art. 3

1. Il Ministro dell'università e della ricerca scientifica e tecnologica, nell'emanazione e nelle modificazioni del regolamento di cui all'articolo 9, comma 4, della legge 19 novembre 1990, n.341, come modificato dall'articolo 17, comma 116, della legge 15 maggio 1997, n.127, si conforma alle disposizioni di cui agli articoli 1 e 2 della presente legge e si attiene ai seguenti principi e criteri direttivi:

a) determinazione annuale, per i corsi di cui all'articolo 1, comma 1, lettere a) e b), del numero di posti a livello nazionale con decreto del Ministro dell'università e della ricerca scientifica e tecnologica, sentiti gli altri Ministri interessati, sulla base della valutazione dell'offerta potenziale del sistema universitario, tenendo anche conto del fabbisogno di professionalità del sistema sociale e produttivo;

b) ripartizione dei posti di cui alla lettera a) tra le università, con decreto del Ministro dell'università e della ricerca scientifica e tecnologica, tenendo conto dell'offerta potenziale comunicata da ciascun ateneo e dell'esigenza di equilibrata attivazione dell'offerta formativa sul territorio;

c) determinazione da parte delle università dei posti relativi ai corsi di cui all'articolo 1, comma 1, lettera e), nonché di cui all'articolo 2, previa valutazione della propria offerta potenziale;

d) previsione di attività di informazione e orientamento degli studenti da parte degli atenei e del Ministero dell'università e della ricerca scientifica e tecnologica, introduzione graduale dell'obbligo di preiscrizione alle università, monitoraggio e valutazione da parte del citato Ministero dell'offerta potenziale degli atenei.

2. La valutazione dell'offerta potenziale, al fine di determinare i posti disponibili di cui alle lettere a), b) e c) del comma 1, è effettuata sulla base:

a) dei seguenti parametri:
   1) posti nelle aule;
   2) attrezzature e laboratori scientifici per la didattica;
   3) personale docente;
   4) personale tecnico;
   5) servizi di assistenza e tutorato;

b) del numero dei tirocini attivabili e dei posti disponibili nei laboratori e nelle aule attrezzate per le attività pratiche, nel caso di corsi di studio per i quali gli ordinamenti didattici prevedono l'obbligo di tirocinio come parte integrante del percorso formativo, di attività tecnico-pratiche e di laboratorio;

c) delle modalità di partecipazione degli studenti alle attività formative obbligatorie, delle possibilità di organizzare, in più turni, le attività didattiche nei laboratori e nelle aule attrezzate, nonché dell'utilizzo di tecnologie e metodologie per la formazione a distanza.

Art. 4

1. L'ammissione ai corsi di cui agli articoli 1 e 2 è disposta dagli atenei previo superamento di apposite prove di cultura generale, sulla base dei programmi della scuola secondaria superiore, e di accertamento della predisposizione per le discipline oggetto dei corsi medesimi, con pubblicazione del relativo bando almeno sessanta giorni prima della loro effettuazione, garantendo altresì la comunicazione dei risultati entro i quindici giorni successivi allo svolgimento delle prove stesse. Per i corsi di cui all'articolo 1, comma 1, lettere a) e b), il Ministro dell'università e della ricerca scientifica e tecnologica determina con proprio decreto modalità e contenuti delle prove di ammissione, senza oneri aggiuntivi per il bilancio dello Stato.

2. I requisiti di ammissione alle tipologie di corsi e titoli universitari, da istituire con le procedure di cui all'articolo 17, comma 95, della legge 15 maggio 1997, n.127, e successive modificazioni, in aggiunta o in sostituzione a quelli previsti dagli articoli 1, 2, 3, comma 1, e 4, comma 1, della legge 19 novembre 1990, n.341, sono determinati dai decreti di cui al citato articolo 17, comma 95, della legge n.127 del 1997, i quali comunque non possono introdurre fattispecie di corsi ad accesso programmato ulteriori rispetto a quanto previsto dalla presente legge.

Art. 5

1. Sono regolarmente iscritti ai corsi universitari per il rilascio dei titoli di cui all'articolo 1, comma 1, lettere a) e b), della legge 19 novembre 1990, n.341, gli studenti nei confronti dei quali i competenti organi di giurisdizione amministrativa, anteriormente alla data di entrata in vigore della presente legge, abbiano emesso ordinanza di sospensione dell'efficacia di atti preclusivi della iscrizione ai predetti corsi. Sono validi ai sensi e per gli effetti della legislazione universitaria gli esami sostenuti dagli studenti di cui al presente articolo.

2. Sono altresì regolarmente iscritti ai corsi universitari di cui al comma 1 gli studenti che siano stati comunque ammessi dagli atenei alla frequenza dei corsi dell'anno accademico 1998-1999 entro il 31 marzo 1999.

3. Le disposizioni di cui all'articolo 1, comma 1, lettera e), acquistano efficacia a decorrere dall'anno accademico 2000-2001.

4. Fino alla data di entrata in vigore di specifiche modificazioni del regolamento adottato con decreto del Ministro dell'università e della ricerca scientifica e tecnologica 21 luglio 1997, n.245, pubblicato nella Gazzetta Ufficiale n.175 del 29 luglio 1997, le università determinano i posti per i corsi di cui all'articolo 2, comma 1, lettera a), e comma 2, conformandosi ai criteri di cui all'articolo 3, comma 2, e disponendo prove d'ammissione ai sensi dell'articolo 4, comma 1.

Il numero di posti disponibili per l'immatricolazione ai singoli corsi universitari deve quindi essere reso noto dalle singole università attraverso la pubblicazione di apposito bando **almeno sessanta giorni prima** della data di svolgimento della prova. Inoltre, come indicato nel comma 1 dell'articolo 4 della legge sopra riportata, il Ministero emana annualmente con proprio decreto le modalità e i contenuti delle prove di ammissione. Le informazioni aggiornate sul test dell'anno accademico in corso sono reperibili all'indirizzo: alphatest.it/Test-di-ammissione nella sezione "Bandi, posti disponibili, decreti". I bandi di ammissione sono reperibili anche sui siti delle singole università.

Di seguito si riporta il **decreto del 3 luglio 2015** relativo all'anno accademico 2015/2016 con il relativo allegato A contenente i **programmi di studio**.

Modalità di svolgimento dei test per i corsi di laurea a ciclo unico ad accesso programmato a.a. 2015/16

Articolo 1
(Disposizioni generali)

Per l'anno accademico 2015/2016, l'ammissione dei candidati ai corsi di laurea di cui all'articolo 1, comma 1, lettera a), della legge 2 agosto 1999, n. 264, previo accreditamento dei corsi stessi ai sensi del D.M. n. 47 /2013 citato in premessa, avviene a seguito di superamento di apposita prova sulla base delle disposizioni di cui al presente decreto.

Articolo 2
(Prova di ammissione ai corsi di laurea magistrale in Medicina e Chirurgia e in Odontoiatria e Protesi dentaria)

1. La prova di ammissione ai corsi di laurea magistrale in Medicina e Chirurgia e in Odontoiatria e Protesi dentaria, alla quale partecipano i candidati comunitari, candidati non comunitari di cui all'articolo 26 della legge n.189/2002 citata in premessa e i candidati non comunitari residenti all'estero, è unica per entrambi i corsi ed è di contenuto identico sul territorio nazionale. Essa è predisposta dal Ministero dell'Istruzione, dell'Università e della Ricerca (MIUR) avvalendosi di Cambridge Assessment per la formulazione dei quesiti e di una Commissione di esperti, costituita con il decreto ministeriale n. 339/2015 citato in premessa, per la relativa validazione.

2. La prova di ammissione consiste nella soluzione di sessanta quesiti che presentano cinque opzioni di risposta, tra cui il candidato deve individuarne una soltanto, scartando le conclusioni errate, arbitrarie o meno probabili, su argomenti di: cultura generale e ragionamento logico; biologia; chimica; fisica e matematica. Sulla base dei programmi di cui all'Allegato A, che costituisce parte integrante del presente decreto, vengono predisposti: due (2) quesiti di cultura generale, venti (20) di ragionamento logico, diciotto (18) di biologia, dodici (12) di chimica; otto (8) di fisica e matematica.

3. La prova di ammissione ha inizio alle ore 11:00 e per il suo svolgimento è assegnato un tempo di 100 minuti.

4. Le procedure relative allo svolgimento della prova sono indicate nell'Allegato 1, che costituisce parte integrante del presente decreto.

5. I candidati allievi della Scuola Superiore Sant'Anna di Pisa che intendono avvalersi della riserva di posti prevista nella convenzione stipulata con l'Università di Pisa devono superare la prova di ammissione al corso di laurea magistrale in Medicina e Chirurgia in una delle sedi universitarie statali con un punteggio pari o superiore a quello dell'ultimo avente titolo all'immatricolazione nell'Università di Pisa all'atto del primo scorrimento.

Articolo 3
(Corsi di laurea magistrale in Medicina e Chirurgia in lingua inglese)

Le modalità, i contenuti della prova di accesso e i posti disponibili per i corsi di laurea magistrale a ciclo unico in Medicina e Chirurgia in lingua inglese sono definiti con specifico Decreto del Ministro dell'Istruzione, dell'Università e della Ricerca.

Articolo 4
(Prova di ammissione ai corsi di laurea magistrale in Medicina Veterinaria)

1. La prova di ammissione ai corsi di laurea magistrale in Medicina Veterinaria, alla quale partecipano i candidati comunitari, i candidati non comunitari di cui all'articolo 26 della legge n. 189/2002 citata in premessa e i candidati non comunitari residenti all'estero, è unica per entrambi i corsi ed è di contenuto identico sul territorio nazionale. Essa è predisposta dal Ministero dell'Istruzione, dell'Università e della Ricerca (MIUR) avvalendosi di Cambridge Assessment per la formulazione dei quesiti e di una Commissione di esperti, costituita con il decreto ministeriale n. 339/2015 citato in premessa, per la relativa validazione.

2. La prova di ammissione consiste nella soluzione di sessanta quesiti che presentano cinque opzioni di risposta, tra cui il candidato deve individuarne una soltanto, scartando le conclusioni errate, arbitrarie o meno probabili, su argomenti di: cultura generale e ragionamento logico; biologia; chimica; fisica e matematica. Sulla base dei programmi di cui all'Allegato A, che costituisce parte integrante del presente decreto, vengono predisposti: due (2) quesiti di cultura generale, venti (20) di ragionamento logico, sedici (16) di biologia, sedici (16) di chimica; sei (6) di fisica e matematica.

3. La prova di ammissione ha inizio alle ore 11:00 e per il suo svolgimento è assegnato un tempo di 100 minuti.

4. Le procedure relative allo svolgimento della prova sono indicate nell'Allegato 1, che costituisce parte integrante del presente decreto.

Articolo 5
(Prova di ammissione ai corsi di laurea e di laurea magistrale a ciclo unico direttamente finalizzati alla formazione di Architetto)

1. La prova di ammissione ai corsi di laurea e di laurea magistrale a ciclo unico direttamente finalizzati alla formazione di Architetto, alla quale partecipano i candidati comunitari, i candidati non comunitari di cui all'articolo 26 della legge n.189/2002 citata in premessa e i candidati non comunitari residenti all'estero, è unica per entrambi i corsi ed è di contenuto identico sul territorio nazionale. Essa è predisposta dal Ministero dell'Istruzione, dell'Università e della Ricerca (MIUR) avvalendosi di Cambridge Assessment per la formulazione dei quesiti e di una Commissione di esperti, costituita con il decreto ministeriale n. 339/2015 citato in premessa, per la relativa validazione.

2. La prova di ammissione consiste nella soluzione di sessanta quesiti che presentano cinque opzioni di risposta, tra cui il candidato deve individuarne una soltanto, scartando le conclusioni errate, arbitrarie o meno probabili, su argomenti di: cultura generale e ragionamento logico; storia; disegno e rappresentazione; fisica e matematica. Sulla base dei programmi di cui all'Allegato B, che costituisce parte integrante del presente decreto, vengono predisposti: due (2) quesiti di cultura generale, venti (20) di ragionamento logico, sedici (16) di storia, dieci (10) di disegno e rappresentazione; dodici (12) di fisica e matematica.

3. La prova di ammissione ha inizio alle ore 11:00 e per il suo svolgimento è assegnato un tempo di 100 minuti.

4. Le procedure relative allo svolgimento della prova sono indicate nell'Allegato 1, che costituisce parte integrante del presente decreto.

Articolo 6
(Corsi di laurea e di laurea magistrale a ciclo unico direttamente finalizzati alla formazione di Architetto con didattica prevalentemente erogata in lingua inglese)

1. Nelle Università in cui sono attivati corsi di studio organizzati anche in percorsi erogati prevalentemente in lingua inglese e su richiesta delle stesse, per l'anno accademico 2015/2016 la prova è predisposta anche nella suddetta lingua.

2. La prova in inglese può essere svolta dai candidati comunitari, dai candidati non comunitari di cui all'articolo 26 della legge n. 189/2002 citata in premessa e dai candidati non comunitari residenti all'estero che ne formulino espressa richiesta al momento della presentazione della domanda di partecipazione alla prova.

3. Sono ammessi ai percorsi erogati prevalentemente in lingua inglese i candidati di cui al comma 2 del presente articolo che hanno sostenuto e superato la prova di accesso in lingua inglese, secondo l'ordine del punteggio ottenuto, tenuto conto delle modalità previste dal bando dell'Ateneo.

4. La prova di ammissione ha inizio alle ore 11:00 e per il suo svolgimento è assegnato un tempo di 100 minuti.

5. Le procedure relative allo svolgimento della prova sono allegate nell'Allegato 1, che costituisce parte integrante del presente decreto.

Articolo 7
(Prova di ammissione ai corsi di laurea delle professioni sanitarie)

1. Per l'accesso ai corsi di laurea delle professioni sanitarie, la prova di ammissione è predisposta da ciascuna università ed è identica per l'accesso a tutte le tipologie dei corsi attivati presso ciascun Ateneo.

2. Ai fini dell'utilizzo di tutti i posti disponibili per ciascun corso, ciascun Ateneo è tenuto a definire procedure idonee a consentire ai candidati di esprimere l'ordine di preferenza.

3. La prova di ammissione verte sugli argomenti di cui al precedente articolo 2, comma 2, ed è definita sulla base dei programmi di cui all'Allegato A, che costituisce parte integrante del presente decreto.

4. La prova di ammissione ha inizio alle ore 11:00 e per il suo svolgimento è assegnato un tempo di 100 minuti.

Articolo 8
(Accademie Militari)

1. Le disposizioni di cui agli articoli 2 e 4 del presente decreto non si applicano ai candidati dell'Accademia Navale di Livorno, dell'Accademia Militare di Modena e dell'Accademia Aeronautica di Pozzuoli che intendono avvalersi della riserva di posti prevista rispettivamente dalle Università di Pisa, di Bologna, di Modena -Reggio Emilia e di Napoli "Federico II", tenuto conto che i relativi bandi di concorso, secondo le intese intercorse con il Ministero dell'Istruzione, dell'Università e della Ricerca, prevedono la somministrazione di quesiti a risposta multipla individuati con decreto interdirigenziale del Ministero della Difesa 27 dicembre 2013, n. 275/ID con riferimento ai programmi previsti dagli Allegati A e B del presente decreto, e che, in quanto tali, soddisfano le condizioni per l'accesso ai corsi di laurea magistrale previsti dalla normativa che li disciplina.

Articolo 9
(Calendario delle prove di ammissione)

1. Le prove di ammissione ai corsi di cui agli articoli 2, 3, 4, 5, 6 e 7 si svolgono presso le sedi universitarie secondo il seguente calendario:
   - Corsi di laurea delle professioni sanitarie: **4 settembre 2015**
   - Medicina e Chirurgia e Odontoiatria e Protesi Dentaria in lingua italiana: **8 settembre 2015**
   - Medicina Veterinaria: **9 settembre 2015**
   - Corsi di laurea e di laurea magistrale a ciclo unico direttamente finalizzati alla formazione di Architetto: **10 settembre 2015**
   - Medicina e Chirurgia in lingua inglese: **16 settembre 2015**

Articolo 10
(Graduatorie, soglia di punteggio minimo e valutazione delle prove)

1. Nell'ambito dei posti disponibili per le immatricolazioni, sono ammessi ai corsi di laurea e di laurea magistrale di cui agli articoli 2, 4, 5 e 6 i candidati comunitari e non comunitari di cui all'articolo 26 della legge n.189/2002 nonché, nell'ambito della relativa riserva di posti, i candidati non comunitari residenti all'estero, secondo l'ordine decrescente del punteggio conseguito. Sono ammessi ai corsi i candidati appartenenti a tutte le predette categorie e che abbiano ottenuto nel test un punteggio minimo pari a venti (20) punti.
2. I posti eventualmente non utilizzati nella graduatoria dei cittadini extracomunitari residenti all'estero non potranno essere utilizzati a beneficio dei cittadini comunitari e non comunitari di cui all'articolo 26 della legge n. 189/2002.
3. Per la valutazione delle prove di cui agli articoli 2, 4, 5, 6 e 7 sono attribuiti al massimo 90 punti e si tiene conto dei seguenti criteri:
   - 1,5 punti per ogni risposta esatta;
   - meno 0,4 (-0,4) punti per ogni risposta sbagliata;
   - 0 punti per ogni risposta non data.
4. Per i corsi di cui agli articoli 2, 4, 5 e 6 il CINECA, sulla base del punteggio, calcolato ai sensi del comma 3, redige una graduatoria unica nazionale per i candidati comunitari e stranieri residenti in Italia, di cui all'articolo 26 della legge n.189/2002, secondo le procedure di cui all'Allegato 2, che costituisce parte integrante del presente decreto.
5. La graduatoria per i candidati stranieri residenti all'estero è definita dalle Università.
6. Per i corsi di cui all'articolo 7 le Università, sulla base del punteggio ottenuto nel test, calcolato ai sensi del comma 3, redigono due distinte graduatorie, una per i candidati comunitari e stranieri residenti in Italia, di cui all'articolo 26 della legge n. 189/2002, e l'altra per i candidati stranieri residenti all'estero.
7. In caso di parità di punteggio si applicano i seguenti criteri:
   - Per i corsi di laurea magistrale in Medicina e Chirurgia e in Odontoiatria e Protesi Dentaria e per i corsi di laurea delle professioni sanitarie, prevale in ordine decrescente il punteggio ottenuto dal candidato nella soluzione, rispettivamente, dei quesiti relativi agli argomenti di ragionamento logico, cultura generale, biologia, chimica, fisica e matematica.
   - per il corso di laurea magistrale in Medicina Veterinaria prevale in ordine decrescente il punteggio ottenuto dal candidato nella soluzione, rispettivamente, dei quesiti relativi agli argomenti di chimica, ragionamento logico, cultura generale, biologia, fisica e matematica.
   - per i corsi di laurea e di laurea magistrale a ciclo unico direttamente finalizzati alla formazione di architetto, prevale in ordine decrescente il punteggio ottenuto dal candidato nella soluzione, rispettivamente, dei quesiti relativi agli argomenti di ragionamento logico, cultura generale, storia, disegno e rappresentazione, fisica e matematica.

   In caso di ulteriore parità, prevale il candidato anagraficamente più giovane.
8. La graduatoria dei corsi di cui agli articoli 2, 4, 5 e 6 si chiude con provvedimento ministeriale. La condizione di idoneo non vincitore si riferisce alla sola procedura selettiva in atto: da essa non scaturisce alcun diritto in relazione all'accesso al corso di laurea e di laurea magistrale in anni successivi a quello in cui si è sostenuta la prova.

Articolo 11
(Candidati con disabilità e candidati con diagnosi di DSA)

1. Le prove di cui al presente decreto sono organizzate dagli Atenei tenendo conto delle singole esigenze dei candidati con disabilità, a norma della legge n. 104 del 1992 e successive modificazioni.
2. I candidati con diagnosi di disturbi specifici di apprendimento (DSA), di cui alla legge n. 170/2010 citata in premessa, devono presentare idonea certificazione rilasciata da non più di 3 anni da strutture del SSN o da specialisti e strutture accreditati dallo stesso. A

tali candidati è concesso un tempo aggiuntivo pari al 30 per cento in più rispetto a quello definito per le prove di ammissione, di cui ai precedenti articoli 2, 4, 5, 6 e 7.

Articolo 12
(Trasparenza delle fasi del procedimento)

1. I bandi di concorso delle Università sono emanati con Decreto Rettorale entro il termine di 60 giorni dallo svolgimento delle prove e prevedono le disposizioni atte a garantire la trasparenza di tutte le fasi del procedimento ai sensi della legge n. 241/1990 e successive modificazioni.
2. I bandi di concorso definiscono le modalità relative agli adempimenti per l'accertamento dell'identità dei candidati e gli obblighi degli stessi nel corso dello svolgimento delle prove.

Articolo 13
(Informativa ai sensi dell'articolo 13 del Codice in materia di protezione dei dati personali)

1. Ai sensi dell'articolo 13 del decreto legislativo 30 giugno 2003, n. 196, viene predisposta l'informativa di cui all'Allegato 3 che costituisce parte integrante del presente decreto, nella quale vengono esplicitate le finalità e le modalità del trattamento dei dati personali forniti da ciascun candidato.

Articolo 14
(Posti disponibili)

1. I posti relativi ai corsi di laurea magistrale a ciclo unico con la prova selettiva calendarizzata per i giorni 8, 9, 10 e 16 settembre 2015, destinati ai candidati comunitari e non comunitari residenti in Italia, di cui all'articolo 26 della legge 30 luglio 2002, n.189, sono ripartiti fra le Università secondo la tabella dell'Allegato 4 che costituisce parte integrante del presente decreto. Ai candidati stranieri residenti all'estero sono destinati i posti secondo la riserva contenuta nel contingente di cui alle disposizioni interministeriali citate in premessa.
2. Fatto salvo quanto previsto in premessa e fermo restando il contingente minimo dei posti disponibili cui al comma 1, con successivi decreti sarà determinata la programmazione in via definitiva.

Il presente decreto è pubblicato sulla Gazzetta Ufficiale della Repubblica Italiana.

Roma, 3 luglio 2015

IL MINISTRO
f.to Prof.ssa Stefania Giannini

Allegato A

Programmi relativi ai quesiti delle prove di ammissione ai corsi di laurea magistrale in Medicina e Chirurgia, in Odontoiatria e Protesi Dentaria, in Medicina Veterinaria e ai corsi di laurea delle professioni sanitarie

Per l'ammissione ai corsi è richiesto il possesso di una cultura generale, con particolari attinenze all'ambito letterario, storico- filosofico, sociale ed istituzionale, nonché della capacità di analisi su testi scritti di vario genere e da attitudini al ragionamento logico- matematico.

Peraltro, le conoscenze e le abilità richieste fanno comunque riferimento alla preparazione promossa dalle istituzioni scolastiche che organizzano attività educative e didattiche coerenti con i Programmi Ministeriali, soprattutto in vista degli Esami di Stato e che si riferiscono anche alle discipline scientifiche della Biologia, della Chimica, della Fisica e della Matematica.

Cultura generale e ragionamento logico

Accertamento delle capacità di usare correttamente la lingua italiana e di completare logicamente un ragionamento, in modo coerente con le premesse, che vengono enunciate in forma simbolica o verbale attraverso quesiti a scelta multipla formulati anche con brevi proposizioni, scartando le conclusioni errate, arbitrarie o meno probabili.

I quesiti verteranno su testi di saggistica scientifica o narrativa di autori classici o contemporanei, oppure su testi di attualità comparsi su quotidiani o su riviste generalistiche o specialistiche; verteranno altresì su casi o problemi, anche di natura astratta, la cui soluzione richiede l'adozione di forme diverse di ragionamento logico. Quesiti relativi alle conoscenze di cultura generale, affrontati nel corso degli studi, completano questo ambito valutativo.

Biologia

La Chimica dei viventi. L'importanza biologica delle interazioni deboli. Le molecole organiche presenti negli organismi e rispettive funzioni. Il ruolo degli enzimi.

La cellula come base della vita. Teoria cellulare. Dimensioni cellulari. La cellula procariotica ed eucariotica, animale e vegetale. I virus. La membrana cellulare: struttura e funzioni - il trasporto attraverso la membrana. Le strutture cellulari e loro specifiche funzioni. Ciclo cellulare e riproduzione cellulare: mitosi e meiosi - corredo cromosomico e mappe cromosomiche.

Bioenergetica. La valuta energetica delle cellule: l'ATP. Reazioni di ossido-riduzione nei viventi. I processi energetici: fotosintesi, glicolisi, respirazione aerobica e fermentazione.

Riproduzione ed Ereditarietà. Cicli vitali. Riproduzione sessuata ed asessuata. Genetica Mendeliana: le leggi di Mendel e loro applicazioni. Genetica classica: teoria cromosomica dell'ereditarietà - modelli di ereditarietà. Genetica molecolare: struttura e duplicazione del DNA, il codice genetico, la sintesi proteica. Il DNA dei procarioti. La struttura del cromosoma eucariotico. I geni e la regolazione dell'espressione genica. Genetica umana: trasmissione dei caratteri mono- e polifattoriali; malattie ereditarie autosomiche e legate al cromosoma X. Le biotecnologie: la tecnologia del DNA ricombinante e le sue applicazioni.

Ereditarietà e ambiente. Mutazioni. Selezione naturale e artificiale. Le teorie evolutive. Le basi genetiche dell'evoluzione.

Anatomia e Fisiologia degli animali e dell'uomo. I tessuti animali. Anatomia e fisiologia di sistemi ed apparati nell'uomo e relative interazioni. Omeostasi.

Chimica

La costituzione della materia: gli stati di aggregazione della materia; sistemi eterogenei e sistemi omogenei; composti ed elementi.

Leggi dei gas perfetti.

La struttura dell'atomo: particelle elementari; numero atomico e numero di massa, isotopi, struttura elettronica degli atomi dei vari elementi.

Il sistema periodico degli elementi: gruppi e periodi; elementi di transizione. Proprietà periodiche degli elementi: raggio atomico, potenziale di ionizzazione, affinità elettronica, carattere metallico. Relazioni tra struttura elettronica, posizione nel sistema periodico e proprietà degli elementi.

Il legame chimico: legame ionico, legame covalente e metallico. Energia di legame. Polarità dei legami. Elettronegatività. Legami intermolecolari.

Fondamenti di chimica inorganica: nomenclatura e principali proprietà dei composti inorganici: ossidi, idrossidi, acidi, sali.

Le reazioni chimiche e la stechiometria: massa atomica e molecolare, numero di Avogadro, concetto di mole e sua applicazione, calcoli stechiometrici elementari, bilanciamento di semplici reazioni, i differenti tipi di reazione chimica.

Le soluzioni: proprietà solventi dell'acqua, solubilità, i principali modi di esprimere la concentrazione delle soluzioni. Equilibri in soluzione acquosa. Elementi di cinetica chimica e catalisi.

Ossidazione e riduzione: numero di ossidazione, concetto di ossidante e riducente. Bilanciamento di semplici reazioni.

Acidi e basi: il concetto di acido e di base. Acidità, neutralità e basicità delle soluzioni acquose. Il pH. Idrolisi. Soluzioni tampone.

Fondamenti di chimica organica: legami tra atomi di carbonio, formule grezze e di struttura, concetto di isomeria. Idrocarburi alifatici, aliciclici e aromatici. Gruppi funzionali: alcoli, eteri, ammine, aldeidi, chetoni, acidi carbossilici, esteri, ammidi. Elementi di nomenclatura.

Fisica

Le misure: misure dirette e indirette, grandezze fondamentali e derivate, dimensioni fisiche delle grandezze, conoscenza del sistema metrico decimale e dei Sistemi di Unità di Misura CGS, Tecnico (o Pratico) (ST) e Internazionale (SI), delle unità di misura (nomi e relazioni tra unità fondamentali e derivate), multipli e sottomultipli (nomi e valori).

Cinematica: grandezze cinematiche, moti vari con particolare riguardo a moto rettilineo uniforme e uniformemente accelerato; moto circolare uniforme; moto armonico (per tutti i moti: definizione e relazioni tra le grandezze cinematiche connesse).

Dinamica: vettori e operazioni sui vettori. Forze, momenti delle forze rispetto a un punto. Momento di una coppia di forze. Composizione vettoriale delle forze. Definizioni di massa e peso. Accelerazione di gravità. Densità e peso specifico. Legge di gravitazione universale, 1°, 2° e 3° principio della dinamica. Lavoro, energia cinetica, energie potenziali. Principio di conservazione dell'energia. Impulso e quantità di moto. Principio di conservazione della quantità di moto.

Meccanica dei fluidi: pressione, e sue unità di misura (non solo nel sistema SI). Principio di Archimede. Principio di Pascal. Legge di Stevino.

Termologia, termodinamica: termometria e calorimetria. Calore specifico, capacità termica. Meccanismi di propagazione del calore. Cambiamenti di stato e calori latenti. Leggi dei gas perfetti. Primo e secondo principio della termodinamica.

Elettrostatica e elettrodinamica: legge di Coulomb. Campo e potenziale elettrico. Costante dielettrica. Condensatori. Condensatori in serie e in parallelo. Corrente continua. Legge di Ohm. Principi di Kirchhoff. Resistenza elettrica e resistività, resistenze elettriche in serie e in parallelo. Lavoro, Potenza, effetto Joule. Generatori. Induzione elettromagnetica e correnti alternate. Effetti delle correnti elettriche (termici, chimici e magnetici).

Matematica

Insiemi numerici e algebra: numeri naturali, interi, razionali, reali. Ordinamento e confronto; ordine di grandezza e notazione scientifica. Operazioni e loro proprietà. Proporzioni e percentuali. Potenze con esponente intero, razionale) e loro proprietà. Radicali e loro proprietà. Logaritmi (in base 10 e in base e) e loro proprietà. Cenni di calcolo combinatorio. Espressioni algebriche, polinomi. Prodotti notevoli, potenza n-esima di un binomio, scomposizione in fattori dei polinomi. Frazioni algebriche. Equazioni e disequazioni algebriche di primo e secondo grado. Sistemi di equazioni.

Funzioni: nozioni fondamentali sulle funzioni e loro rappresentazioni grafiche (dominio, codominio, segno, massimi e minimi, crescenza e decrescenza, ecc.). Funzioni elementari: algebriche intere e fratte, esponenziali, logaritmiche, goniometriche. Funzioni composte e funzioni inverse. Equazioni e disequazioni goniometriche.

Geometria: poligoni e loro proprietà. Circonferenza e cerchio. Misure di lunghezze, superfici e volumi. Isometrie, similitudini ed equivalenze nel piano. Luoghi geometrici. Misura degli angoli in gradi e radianti. Seno, coseno, tangente di un angolo e loro valori notevoli. Formule goniometriche. Risoluzione dei triangoli. Sistema di riferimento cartesiano nel piano. Distanza di due punti e punto medio di un segmento. Equazione della retta. Condizioni di parallelismo e perpendicolarità. Distanza di un punto da una retta. Equazione della circonferenza, della parabola, dell'iperbole, dell'ellisse e loro rappresentazione nel piano cartesiano. Teorema di Pitagora. Teoremi di Euclide (primo e secondo).

Probabilità e statistica: distribuzioni delle frequenze a seconda del tipo di carattere e principali rappresentazioni grafiche. Nozione di esperimento casuale e di evento. Probabilità e frequenza.

4.2 | Numero chiuso: amico o nemico degli studenti?

In Italia ci si interroga periodicamente sulla legittimità, sull'opportunità e sulle modalità di regolamentazione per l'accesso ai corsi universitari. Di seguito si presentano alcuni elementi oggettivi e alcune considerazioni sul numero chiuso.

4.2.1 | Il numero chiuso è costituzionale?

Tra le argomentazioni di chi è contrario al numero chiuso e ne chiede l'abolizione vi è quella della sua presunta incostituzionalità. Chi sostiene questa posizione afferma che il numero chiuso viola il diritto allo studio e, in particolare, gli articoli 2, 3, 33 e 34 della Costituzione. A questo proposito si osserva che nell'articolo 34 il Costituente, nel disporre che «la scuola è aperta a tutti» (comma 1), aggiunge significativamente che hanno diritto ad accedere ai **gradi più alti degli studi «i capaci e meritevoli**, anche se privi di mezzi» (comma 3). Una regolamentazione dell'accesso agli studi universitari (cioè ai gradi alti degli studi e non alla scuola dell'obbligo) che valorizzi le capacità e il merito degli aspiranti studenti, risulta pertanto legittima anche sul piano costituzionale.

Invece di ostacolare il percorso verso un sistema meritocratico che regolamenti gli accessi ai gradi più alti degli studi, per rispettare il dettato costituzionale bisognerebbe semmai potenziare il sistema di borse di studio da assegnare ai capaci e meritevoli privi di mezzi economici.

Nel novembre del 1998 la Corte Costituzionale ha comunque già chiarito la legittimità costituzionale del numero programmato, evidenziando anche la necessità di garantire agli studenti una qualità dell'insegnamento conforme agli standard imposti dall'Unione europea. Nella stessa sentenza la Corte Costituzionale sollecitava «un'organica sistemazione legislativa», giunta l'anno successivo con la legge n. 264 del 1999, attualmente in vigore.

Il 2 aprile 2013 anche la Corte europea dei diritti umani ha ribadito la compatibilità del numero chiuso del sistema di regolamentazione dell'accesso all'università vigente in Italia con la convenzione europea dei diritti umani.

Stabilita la liceità del numero chiuso, è opportuno valutarne l'efficacia e l'utilità per gli studenti, per il sistema formativo universitario e per la collettività nel suo complesso.

Per esprimere una valutazione complessiva occorre conoscere le ragioni e i principi che hanno portato anche in Italia alla regolamentazione degli accessi in università, misurare i vantaggi che tale scelta comporta e, soprattutto, i risultati a cui ha dato luogo in quei corsi universitari che già da molti anni operano una regolamentazione delle immatricolazioni sulla base di criteri meritocratici.

4.2.2 | A cosa serve il numero chiuso

Attualmente, molti corsi di università private, alcuni corsi di laurea magistrale a livello nazionale (Medicina e Chirurgia, Medicina Veterinaria, Odontoiatria e Protesi Dentaria, Scienze della Formazione Primaria e Architettura), alcuni corsi di laurea di recente istituzione e molti corsi di laurea triennali sono caratterizzati dalla presenza del numero programmato, regolato dalla legge n. 264 del 1999. Nella maggior parte dei casi la selezione degli studenti viene effettuata sulla base del risultato di una prova a test che precede l'immatricolazione al corso di laurea.

Periodicamente ci si interroga sull'equità e sull'efficacia del sistema di selezione adottato in Italia e ci si domanda se non esistano soluzioni migliori già sperimentate da altri Paesi. Per esempio, recentemente l'attenzione sembra polarizzata sul modello di selezione francese per i corsi di laurea dell'area medico-sanitaria, dove il test selettivo è posticipato al primo anno di università.

Il *Rapporto sullo Stato del Sistema Universitario e della Ricerca 2013* pubblicato dall'Agenzia Nazionale per la Valutazione dell'Università e della Ricerca (ANVUR) mette in evidenza i risultati conseguiti con la selezione in ingresso all'università tramite prove a test:

- la percentuale di abbandoni degli studenti tra il primo e il secondo anno risulta più bassa proprio nelle facoltà che, già da diversi anni, prevedono corsi a numero chiuso a livello nazionale. Nei corsi di medicina e chirurgia e delle lauree triennali dell'area sanitaria, per esempio, tale percentuale è pari all'8,6%[1] contro il dato medio relativo a tutti gli altri corsi di laurea pari a quasi il 20%;
- nei corsi di medicina e chirurgia e delle lauree triennali dell'area sanitaria, per l'anno 2010-2011, la percentuale di matricole inattive (immatricolati che per 12 mesi non sostengono alcun esame) è stata pari al 6,2%[2] contro il dato medio di tutte le altre facoltà circa tre volte superiore;
- anche per il numero di laureati in corso, i corsi a numero programmato con selezione all'ingresso rappresentano un esempio virtuoso[3].

L'ANVUR, nella sintesi del *Rapporto 2013* sopra citato, commenta con queste parole i risultati della presenza di una selezione in ingresso tramite prove a test: «I corsi ad accesso programmato come quelli di medicina, dove opera un processo di selezione in ingresso, presentano ovviamente **gli indicatori migliori in tutto il percorso degli studi**: gli studenti di area medica hanno pertanto bassi tassi di abbandono, un'elevata quota di laureati regolari e un minor numero di iscritti fuori corso»[4]. Anche l'indagine condotta dal CISIA[5] sugli studenti immatricolati nel 2005 al Politecnico di Torino e di Pisa, evidenzia che un buon voto nel test è correlato a un maggior numero di esami svolti, con voti più alti, e al conseguimento della laurea entro i tempi previsti[6].

Le prove di ammissione a test svolgono quindi una preziosa funzione di supporto **all'orientamento** agli studi universitari e consentono altresì di individuare fin dall'inizio gli studenti più preparati, con capacità logiche e di apprendimento più adeguate al singolo percorso di studi, limitando così il tasso di fallimento e lo spreco di tempo e risorse.

In Italia solo il 55% delle matricole di tutti i corsi di laurea riesce a portare a termine gli studi[7] contro il dato medio UE pari al 70% e, nei corsi ad "accesso libero", oltre la metà delle matricole non raggiungerà la laurea. In tali corsi opera quindi comunque una forma di **selezione che si manifesta con l'abbandono degli studi** e con la difficoltà di inserimento dei laureati nel mondo del lavoro e comporta **disagi psicologici e costi economici molto alti**, sia per gli studenti direttamente interessati e le loro famiglie sia per l'intero Paese. In una simile situazione anche la **mobilità sociale viene ostacolata**: dove la selezione avviene durante o al termine del corsi di studi, gli studenti con estrazione sociale svantaggiata difficilmente hanno le stesse opportunità degli altri.

Naturalmente la prova di valutazione a test non è il solo strumento disponibile per operare una selezione in ingresso agli studi universitari. Altri criteri di valutazione sono per esempio l'esame dei curricula degli studenti (voti dell'Esame di Stato e degli ultimi anni delle scuole superiori) oppure l'esito di colloqui che potrebbero essere organizzati appositamente dalle università.

---

1. ANVUR, *Rapporto sullo stato del Sistema Universitario e della Ricerca 2013*, pagina 100.
2. ANVUR, *Rapporto sullo stato del Sistema Universitario e della Ricerca 2013*, pagina 56.
3. ANVUR, *Rapporto sullo stato del Sistema Universitario e della Ricerca 2013*, pagina 96-97.
4. ANVUR, *Sintesi del Rapporto sullo stato del Sistema Universitario e della Ricerca 2013*, pagina 21.
5. Consorzio Interuniversitario Sistemi Integrati per l'Accesso alle scuole di Ingegneria e Architettura.
6. Affidabilità e capacità predittiva del test Cisia, scaricabile dal sito cisiaonline.it nella sezione "Pubblicazioni"
7. ANVUR, *Sintesi del Rapporto sullo stato del Sistema Universitario e della Ricerca 2013*, pagina 21 (su dati OCSE e Anagrafe degli studenti italiani).

Il test a risposta multipla è tuttavia lo **strumento di valutazione più utilizzato al mondo**. Tale diffusione è dovuta ad alcuni vantaggi che solo le prove a test possono garantire.

- **Oggettività**: il punteggio totalizzato dai candidati non è influenzato da valutazioni "personali", ma ottenuto attraverso procedure anonime, informatizzate e standardizzate.
- **Rapidità**: automatizzando la scansione degli elaborati è possibile correggere le prove di un elevato numero di candidati in poche ore.
- **Efficienza**: i test sono uno strumento di valutazione a basso costo perché possono essere somministrati contemporaneamente a gruppi numerosi di persone.

È comunque lecito e opportuno interrogarsi se e come sia possibile migliorare il metodo di selezione attualmente in uso.

Come migliorare il sistema attuale

Negli ultimi anni sono già stati apportati alcuni correttivi al sistema di selezione italiano sulla base dell'esperienza maturata e sull'analisi dei risultati raggiunti. L'introduzione nel 2013 delle **graduatorie uniche nazionali** per alcuni corsi di laurea (Medicina/Odontoiatria, Veterinaria, Architettura) risponde per esempio all'esigenza di una selezione più equa. Questa modifica dovrebbe essere accompagnata da un graduale **aumento dei fondi dedicati alle borse di studio**, da assegnare agli studenti più meritevoli e privi di mezzi, in modo che possano scegliere liberamente l'università, anche se lontana dalla propria residenza.

Le **informazioni** sui test nazionali e sul sistema in uso dovrebbero essere quanto più precise e dettagliate possibili e dovrebbero essere diffuse con grande anticipo per consentire agli studenti di intraprendere le proprie scelte in modo consapevole già nel corso degli ultimi anni delle scuole superiori.

Ci si dovrebbe probabilmente muovere anche verso una **maggiore uniformità delle prove selettive** definendo alcuni modelli di test da utilizzare a livello nazionale, uno per ogni area di studio o per raggruppamenti di aree di studio, così come è stato fatto per i corsi di laurea dell'area medica, di architettura e di scienze della formazione primaria.

4.2.3 | Alcuni dati relativi ai corsi di laurea triennali dell'area medico-sanitaria

Si riporta di seguito una tabella con alcuni dati (domande presentate e posti disponibili) per mostrare che i corsi triennali dell'area medico-sanitaria (ex DU di area medica) hanno un grosso richiamo tra i giovani: nel 2015 ci sono infatti state ben quasi 87 mila domande complessive per coprire 25.522 posti messi a disposizione (in media 3,4 domande per 1 posto, con punte di 13,3 domande per il corso per Fisioterapista); l'interesse dei giovani deriva dalla tipologia teorico-pratica dei corsi e dalla durata triennale che favorisce in generale sbocchi occupazionali certi ed entro tempi brevi.

	Assistente sanitario	Dietista	Educatore professionale	Fisioterapista	Igienista dentale	Infermiere	Infermiere pediatrico	Logopedista	Ortottista	Ostetrica/o	Podologo	Tecnico audiometrista	Tecnico audioprotesista	Tecnico fisio-card-circ.	Tecnico laboratorio	Tecnico neurofis.	Tecnico ortop.	Tecnico pr. lavoro	Tecnico radiologia	Tecnico riab. psich.	Terap. neurop. evol.	Terap. occupazionale
Ancona	—	86 15	36 30	556 40	42 15	478 370	—	261 25	—	154 30	—	—	—	—	28 15	—	—	16 20	102 15	—	—	—
Bari	23 20	128 10	42 25	1386 120	123 10	1455 550	—	372 20	40 10	294 15	—	17 10	33 20	57 10	97 20	32 10	—	91 35	227 10	84 15	—	—
Bologna	13 20	165 10	75 37	892 60	78 15	687 592	—	161 18	—	208 30	48 12	—	—	—	55 15	61 10	49 15	37 28	124 25	—	—	—
Brescia	2 50	126 15	69 80	841 90	70 18	374 345	—	—	—	140 20	—	—	—	—	62 30	—	—	28 20	102 25	75 15	—	—

	Assistente sanitario	Dietista	Educatore professionale	Fisioterapista	Igienista dentale	Infermiere	Infermiere pediatrico	Logopedista	Ortottista	Ostetrica/o	Podologo	Tecnico audiometrista	Tecnico audioprotesista	Tecnico fisio-card-circ.	Tecnico laboratorio	Tecnico neurofis.	Tecnico ortop.	Tecnico pr. lavoro	Tecnico radiologia	Tecnico riab. psich.	Terap. neurop. evol.	Terap. occupazionale
Cagliari	46 25	—	97 25	637 23	—	916 150	—	—	—	216 15	—	—	—	—	92 20	—	—	—	235 10	—	—	—
Campobasso	—	40 12	—	—	—	208 70	—	—	—	—	—	—	—	—	—	—	—	35 25	—	—	—	—
Catania	—	140 15	—	1245 30	—	770 159	—	309 14	34 10	273 10	—	—	11 11	48 15	111 13	—	—	—	223 15	92 10	—	—
Catanzaro	—	77 35	—	883 50	—	712 200	94 30	258 50	—	—	—	—	—	—	116 50	—	—	44 35	—	—	—	—
Chieti	17 37	57 10	—	651 50	58 10	513 245	—	—	25 10	86 11	—	—	—	34 10	69 20	—	—	33 12	101 13	—	—	23 27
Ferrara	—	75 10	77 30	555 50	53 12	281 240	—	180 25	22 12	101 20	—	—	—	—	24 15	—	—	—	72 20	36 10	—	—
Firenze	10 22	185 21	78 40	885 73	—	522 575	—	158 15	—	205 18	—	—	—	—	37 19	35 10	37 16	26 28	147 38	—	—	—
Foggia	—	75 20	—	321 30	—	900 251	—	119 20	—	48 10	—	—	—	—	91 20	—	—	—	91 10	—	—	—
Genova	2 10	105 15	33 30	748 75	63 20	466 350	44 20	127 15	21 10	125 25	21 15	—	7 15	13 10	16 20	—	15 10	11 15	74 15	29 20	53 15	—
L'Aquila	—	59 10	—	679 70	42 20	337 108	—	—	12 10	91 11	—	—	—	—	33 20	—	—	39 12	88 13	35 20	75 20	11 30
Messina	—	—	—	798 35	—	755 290	44 20	126 10	22 10	118 10	—	—	15 10	—	35 13	20 10	—	55 30	157 15	—	64 121	—
Milano	23 30	334 30	149 80	1373 115	145 65	901 615	96 25	716 75	32 15	313 50	52 25	16 15	36 25	38 15	83 40	27 10	26 20	26 25	136 40	113 25	217 50	34 22
Milano Bicocca	—	—	—	762 60	63 30	517 370	—	—	—	265 35	—	—	—	—	67 30	—	—	—	99 25	—	169 30	—
Milano Humanitas	—	—	—	—	—	212 50	—	—	—	—	—	—	—	—	—	—	—	—	—	—	—	—
Milano S.Raffaele	—	—	—	703 35	81 25	253 75	—	—	—	—	—	—	—	—	—	—	—	—	—	—	—	—
Modena Reggio	—	79 10	—	400 30	62 20	253 258	—	129 15	—	103 20	—	—	—	24 10	36 15	—	—	—	49 15	54 14	—	11 15
Napoli Federico II	—	113 20	—	871 90	106 20	1128 400	120 45	287 30	30 15	225 45	—	8 10	54 15	32 15	80 50	14 10	31 10	64 35	256 50	—	—	—
Napoli 2	—	—	—	699 110	61 15	971 450	65 45	341 60	11 10	140 40	—	—	—	—	49 55	—	—	—	211 50	26 20	102 55	—
Padova	22 40	354 15	72 45	1448 100	145 35	931 710	—	332 25	38 10	349 36	—	—	144 125	—	103 25	52 10	—	70 30	224 64	—	163 15	19 15
Palermo	37 20	—	—	741 25	—	1037 160	—	395 35	47 10	200 10	—	—	—	—	100 14	—	—	37 20	231 20	64 10	—	—
Parma	—	—	—	477 40	—	244 243	—	128 16	16 10	95 20	—	—	15 21	—	29 15	—	—	21 22	58 15	—	—	—

	Assistente sanitario	Dietista	Educatore professionale	Fisioterapista	Igienista dentale	Infermiere	Infermiere pediatrico	Logopedista	Ortottista	Ostetrica/o	Podologo	Tecnico audiometrista	Tecnico audioprotesista	Tecnico fisio-card-circ.	Tecnico laboratorio	Tecnico neurofis.	Tecnico ortop.	Tecnico pr. lavoro	Tecnico radiologia	Tecnico riab. psich.	Terap. neurop. evol.	Terap. occupazionale
Pavia	—	73 15	—	528 40	38 16	220 175	—	—	13 10	103 20	—	—	—	16 15	25 15	13 10	19 15	11 20	72 25	25 15	71 15	12 15
Perugia	—	—	—	346 30	—	293 290	—	251 30	—	148 30	—	—	—	—	47 25	—	—	29 25	102 25	—	—	—
Pisa	—	131 12	—	681 22	85 15	600 350	—	195 10	—	224 18	35 20	—	24 30	—	86 20	—	—	42 20	180 20	56 15	106 15	—
Roma Sapienza 1	2 30	178 15	—	1771 150	212 100	1961 2253	67 30	392 35	27 15	326 30	—	5 15	26 15	31 15	114 60	18 10	13 15	95 63	228 50	6 10	180 40	32 60
Roma Sapienza 2	—	—	—	91 16	—	93 198	—	—	—	54 16	54 19	—	—	—	8 10	—	12 10	9 10	32 20	39 19	—	1 19
Roma Torvergata	—	230 20	51 75	1200 73	104 30	1034 885	71 20	446 50	26 15	226 25	90 20	—	32 10	34 20	61 10	25 10	24 10	34 10	81 10	41 15	158 50	—
Roma Cattolica	—	48 15	—	689 65	55 40	803 450	—	299 30	8 10	162 50	—	—	—	17 15	38 20	—	21 10	73 50	112 20	—	—	30 30
Roma Campus	—	—	—	—	—	145 73	—	—	—	—	—	—	—	—	—	—	—	—	84 10	—	—	—
Salerno	—	—	—	527 45	—	608 150	—	—	—	168 40	—	—	—	—	—	—	—	—	141 10	—	—	—
Sassari	—	—	—	402 22	—	364 110	—	169 10	—	124 15	—	—	—	—	49 15	—	—	—	162 10	—	—	—
Siena	—	51 12	—	295 25	52 12	242 220	—	110 20	15 10	65 14	—	—	—	18 10	33 21	—	—	15 22	47 12	—	—	—
Torino 1	—	251 20	237 110	1255 50	174 30	622 466	124 30	414 30	42 14	342 25	—	10 10	21 18	—	119 48	55 10	—	55 30	186 35	—	152 15	—
Torino 2	—	—	—	—	—	327 199	—	—	—	—	—	—	—	—	—	—	—	—	—	62 25	—	—
Trieste	—	—	—	257 30	48 20	176 100	—	—	—	82 16	—	—	—	—	26 10	—	—	—	25 16	37 16	—	—
Udine	—	—	115 50	327 30	—	278 140	—	—	—	49 10	—	—	—	—	65 16	—	—	22 15	72 16	—	—	—
Varese	—	—	81 50	420 40	29 27	192 149	—	—	—	87 20	—	—	—	17 10	30 15	—	—	—	32 15	—	—	—
Vercelli	—	—	—	532 60	45 25	338 400	35 23	—	—	103 25	—	—	—	—	31 20	—	—	—	42 15	—	—	—
Verona	—	—	—	871 70	68 20	667 710	—	245 25	—	189 24	—	—	—	32 10	55 30	—	—	32 20	86 23	63 25	—	—
TOTALE	**197 304**	**3157 382**	**1212 707**	**28740 2169**	**2012 655**	**24784 15144**	**760 288**	**6819 688**	**489 214**	**6084 839**	**300 111**	**56 60**	**418 315**	**411 180**	**2174 859**	**352 110**	**257 126**	**1049 678**	**4686 819**	**940 299**	**1510 342**	**173 233**
Domande su 1 posto	**0,6**	**8,3**	**1,7**	**13,3**	**3,2**	**1,6**	**2,6**	**9,9**	**2,3**	**7,3**	**2,7**	**0,9**	**1,3**	**2,3**	**2,5**	**3,2**	**2,0**	**1,5**	**5,7**	**3,1**	**4,4**	**0,7**

Fonte: A. Mastrillo su dati forniti dalle Università (anno accademico 2015-2016)

5| Suggerimenti per affrontare la prova a test

Per affrontare al meglio un test a risposta multipla è importante conoscere preventivamente le modalità di svolgimento e la natura delle diverse tipologie di esercizi, nonché le opportune "strategie" per valorizzare al massimo le proprie conoscenze e potenzialità.

I criteri adottati dalle università italiane per selezionare i candidati ai corsi universitari sono di tipo **comparativo**. Cioè per superare la selezione, **lo studente deve figurare tra i migliori** nella graduatoria dei candidati. In altre parole, per superare la selezione occorre svolgere il test di ammissione meglio di un certo numero di altri candidati. Dal 2011 i test di ammissione a base nazionale prevedono anche una soglia minima qualificante di 20 punti.

Prima di addentrarsi nell'analisi dei contenuti dei test e degli esercizi che li compongono, è opportuno considerare alcuni suggerimenti apparentemente banali, ma utili al fine di ottimizzare il risultato nella prova di ammissione.

5.1 | Bando di concorso e informazioni

Il primo suggerimento di carattere generale è quello di **prestare grande attenzione a tutte le informazioni fornite dall'università e contenute nel bando di concorso**: esse sono infatti, insieme alle disposizioni del Ministero, le uniche informazioni **ufficiali** relative alle norme, alle modalità di selezione, alla struttura e ai contenuti della prova che regola l'ammissione al corso di studi scelto.

5.2 | Regolamento e istruzioni

In sede d'esame, prima ancora dell'inizio della prova, vengono consegnate ai candidati le **norme alle quali attenersi durante l'intero svolgimento del test**. Tali norme riguardano, per esempio, il tempo a disposizione per lo svolgimento della prova, le modalità con cui indicare le risposte sull'apposita scheda e altre indicazioni su come comportarsi in sede d'esame e al termine del test. È necessario attenersi a tali informazioni per evitare di commettere errori banali (quale, per esempio, la compilazione errata della scheda per le risposte), che potrebbero compromettere l'esito della prova e quindi l'ammissione all'università.

In alcuni casi, all'interno del test gli esercizi sono preceduti da **istruzioni circa le modalità di risoluzione** dei quesiti e a volte anche da un esempio risolto. È importante in questi casi non aver fretta di cominciare a risolvere i quesiti, ma dedicare la massima attenzione alla lettura di queste istruzioni, indispensabili per capire la logica degli esercizi e per rispondere correttamente alle domande.

5.3 | Domande a risposta multipla

I test che vengono utilizzati per l'ammissione all'università sono costituiti da domande **chiuse**, le cui risposte sono cioè predefinite: il candidato deve individuare la sola risposta esatta tra le alternative proposte. Per rispondere a una domanda *aperta* (non corredata da risposte prefissate) come per esempio "Qual è la capitale della Colombia?", occorre conoscere le informazioni necessarie alla formulazione della risposta. Nel caso di *domande a scelta multipla* è invece possibile procedere anche in maniera diversa.

Si ipotizzi, per esempio, di dover rispondere al medesimo quesito, però a risposta multipla.

1 **Qual è la capitale della Colombia?**

A Delhi

B Buenos Aires

C Bogotá

D Brasilia

E Santiago

In questo caso è possibile determinare la risposta corretta procedendo in due modi distinti:

1. ragionando come se si trattasse di una domanda aperta: sapendo che la capitale della Colombia è Bogotá, si individua direttamente la risposta corretta (C) senza valutare le altre risposte proposte;
2. se, al contrario, non si conosce la risposta alla domanda, ma si ricordano gli altri accoppiamenti Paese/capitale, è possibile individuare la risposta corretta eliminando le alternative errate: sapendo che Delhi è la capitale dell'India, Buenos Aires dell'Argentina, Santiago del Cile e Brasilia del Brasile, per esclusione si può concludere che la risposta esatta è la C.

In altre parole, per rispondere correttamente a una domanda a scelta multipla non è sempre strettamente necessario conoscere la risposta esatta: a volte la soluzione può essere individuata indirettamente, escludendo le alternative errate.

Nel caso in cui, procedendo per esclusione, il candidato non riesca a eliminare tutte le alternative errate, il metodo di risposta per eliminazione permette comunque di aumentare le probabilità di individuare la risposta corretta: l'esclusione di una o più risposte riduce il numero delle alternative tra cui si rimane incerti e quindi incrementa la probabilità di individuare l'alternativa corretta anche rispondendo in modo casuale.

Un altro aspetto che caratterizza le prove a test è il fatto che l'assegnazione dei punteggi si basa solo ed esclusivamente sulle risposte indicate sull'apposita scheda: non hanno quindi alcuna rilevanza eventuali spiegazioni o giustificazioni alle risposte date e questo rappresenta un'ulteriore differenza importante rispetto ad altri tipi di valutazione.

Nei test di ammissione il tempo a disposizione risulta spesso appena sufficiente per rispondere a tutti i quesiti. È dunque molto importante gestirlo nel modo più conveniente.

5.4 | Valore dei quesiti e gestione del tempo

Nei test di ammissione ai quali questo libro si rivolge **tutti gli esercizi hanno lo stesso valore**: è dunque necessario evitare di dedicare eccessivi sforzi e tempo per risolvere un quesito particolarmente complesso.

Poiché ogni risposta giusta fa "guadagnare" lo stesso punteggio, a parità di tempo impiegato conviene risolvere due esercizi semplici piuttosto che uno complesso.

Come i partecipanti ai corsi Alpha Test hanno modo di sperimentare durante lo svolgimento delle prove simulate, il tempo rappresenta uno dei fattori critici per affrontare con successo un test di ammissione. Infatti, le prove sono spesso progettate e formulate in modo tale da permettere solo ai più preparati e ai più veloci di terminare nel tempo concesso la totalità dei quesiti.

È dunque fondamentale impiegarlo razionalmente, calcolando, prima di iniziare la prova, il tempo medio a disposizione per ogni quesito (dato ovviamente dal tempo complessivo diviso per il numero di esercizi), ed evitando di dedicare ai singoli quesiti un tempo eccessivamente superiore a quello medio. Il suggerimento generale è di non superare il tempo medio nello svolgimento di un singolo esercizio, per più del 20%. Questa dilazione per i quesiti complessi viene infatti facilmente compensata dalla presenza di numerosi quesiti di natura nozionistica di veloce risoluzione.

Se dunque il tempo complessivo per il test è di 100 minuti e il numero di esercizi da risolvere è pari a 60, il tempo medio per quesito è pari a 1 minuto e 40 secondi (100 secondi). Bisogna quindi cercare di non dedicare più di due minuti allo svolgimento del singolo quesito. Avvicinandosi a tale tempo limite, se non si è prossimi alla soluzione, è opportuno passare alla domanda successiva.

L'obiettivo da raggiungere è rispondere correttamente al maggior numero possibile di esercizi; si consiglia quindi, compatibilmente con i vincoli imposti dalle modalità di svolgimento della prova, di affrontare prima gli esercizi che si ritiene di saper risolvere più facilmente e velocemente, per passare poi a quelli più complessi che richiedono un dispendio di tempo maggiore.

Il consiglio, ove possibile, è di evidenziare con un opportuno segno di riconoscimento tali quesiti sul fascicolo contenente il test: sarà così possibile ritrovarli velocemente in un secondo momento. Lo stesso consiglio vale per le domande a cui si è data una risposta che, compatibilmente con il tempo a disposizione, si vorrebbe verificare prima del termine della prova.

5.5 | Scelta casuale della risposta?

La valutazione dei test avviene mediante l'attribuzione di un punteggio positivo per le risposte corrette (generalmente un punto per ogni risposta esatta) e, in molti casi, l'attribuzione di un punteggio negativo per ogni risposta errata (generalmente quantificato in una frazione di punto). Ai quesiti omessi, a cui cioè non si è risposto, viene di solito attribuito un punteggio nullo.

L'edizione 2015 dei test ai quali questo volume si rivolge prevede quesiti con 5 alternative e la seguente attribuzione di punteggi:

- risposta esatta: + 1,5
- risposta errata: – 0,4
- risposta omessa: 0

La penalità sulle risposte errate ha lo scopo di annullare il punteggio positivo che, statisticamente, il candidato potrebbe conseguire rispondendo a caso in assenza di tale penalità.

Si supponga di non conoscere le risposte di 60 quesiti (con 5 risposte alternative ciascuno) della prova. Scegliendo a caso (e ragionando statisticamente) si risponderebbe in modo corretto a un esercizio ogni 5, ossia in totale a 12 esercizi (60/5 ossia 60 diviso 5) e si sbaglierebbero i restanti 48 quesiti. Il punteggio totalizzato sarebbe dunque:

- Risposte esatte: $12 \times (+1,5) = +18$
- Risposte errate: $48 \times (-0,4) = -19,2$
- Risposte nulle: $0 \times 0 = 0$
- Punteggio totale: $18 - 19,2 = -1,2$

Si otterrebbe quindi un punteggio negativo: è quindi **sconsigliato rispondere a caso quando si è indecisi tra cinque alternative**.

È evidente però che il punteggio totalizzato rispondendo casualmente potrà essere tanto maggiore quanto minore sarà il numero di alternative tra cui si è indecisi e quanto minore è la penalità attribuita alle risposte errate. Il numero delle alternative tra cui si è indecisi non coincide necessariamente con quello delle alternative esistenti. Se, per esempio, le alternative proposte sono 5, ma si riesce a scartarne una perché si sa che è errata, il numero da considerare per il confronto con la penalizzazione è 4 (cioè 5 – 1).

In questa circostanza rispondendo a caso si risponderebbe in modo corretto a 15 esercizi (60/4) e si sbaglierebbero i restanti 45 quesiti:

- Risposte esatte: $15 \times (+1,5) = +22,5$
- Risposte errate: $45 \times (-0,4) = -18$
- Risposte nulle: $0 \times 0 = 0$
- Punteggio totale: $22,5 - 18 = +4,5$

Quindi, con le regole in uso nel 2015, è sufficiente scartare almeno una alternativa per rendere statisticamente conveniente rispondere a caso al quesito.

5.6 | Scheda per le risposte e correzioni

Una volta individuata la risposta corretta a un quesito, il candidato deve segnarla su un'apposita *scheda per le risposte* (si veda l'esempio riportato nella pagina seguente), distinta dal fascicolo contenente gli esercizi. Si tratta cioè di segnare la risposta esatta in corrispondenza del numero dell'esercizio appena risolto.

Per la correzione delle schede vengono utilizzati *elaboratori elettronici* dotati di *lettori ottici*, il candidato deve quindi rispondere contrassegnando in modo opportuno lo spazio (un "cerchietto" o "quadratino") corrispondente all'alternativa ritenuta esatta.

Nelle prove per l'accesso degli ultimi anni era consentito effettuare correzioni sulla scheda delle risposte. È comunque consigliabile **limitare al minimo le correzioni**.

Si riporta di seguito un modello di tale scheda con l'indicazione di come effettuare le correzioni. Sia la scheda sia il metodo di correzione potrebbero cambiare in futuro ed è quindi importante leggere e seguire attentamente le istruzioni e le procedure di svolgimento della prova.

Sulle schede per le risposte sono solitamente presenti aree (con cerchi neri, codici a barre o altro) indispensabili al corretto funzionamento del sistema ottico di lettura e correzione. All'interno di tali aree è importante non apporre alcun segno di scrittura che potrebbe pregiudicare il corretto funzionamento del lettore.

Si raccomanda quindi di non apporre alcun segno al di fuori delle caselle previste e di non sgualcire o piegare la scheda.

M.I.U.R. — Ministero dell'Istruzione, dell'Università e della Ricerca

0 0 0 0 0 2 5 8 1 B

Modulo risposte

ATTENZIONE: NON piegare o sgualcire questa scheda

N° domanda	Cultura generale e ragionamento logico				
	A	B	C	D	E
○ 1	☐	☐	☐	☐	☐
○ 2	☐	☐	☐	☐	☐
○ 3	☐	☐	☐	☐	☐
○ 4	☐	☐	☐	☐	☐
○ 5	☐	☐	☐	☐	☐
○ 6	☐	☐	☐	☐	☐
○ 7	☐	☐	☐	☐	☐
○ 8	☐	☐	☐	☐	☐
○ 9	☐	☐	☐	☐	☐
○ 10	☐	☐	☐	☐	☐
○ 11	☐	☐	☐	☐	☐
○ 12	☐	☐	☐	☐	☐
○ 13	☐	☐	☐	☐	☐
○ 14	☐	☐	☐	☐	☐
○ 15	☐	☐	☐	☐	☐
○ 16	☐	☐	☐	☐	☐
○ 17	☐	☐	☐	☐	☐
○ 18	☐	☐	☐	☐	☐
○ 19	☐	☐	☐	☐	☐
○ 20	☐	☐	☐	☐	☐
○ 21	☐	☐	☐	☐	☐
○ 22	☐	☐	☐	☐	☐

N° domanda	Biologia				
	A	B	C	D	E
○ 23	☐	☐	☐	☐	☐
○ 24	☐	☐	☐	☐	☐
○ 25	☐	☐	☐	☐	☐
○ 26	☐	☐	☐	☐	☐
○ 27	☐	☐	☐	☐	☐
○ 28	☐	☐	☐	☐	☐
○ 29	☐	☐	☐	☐	☐
○ 30	☐	☐	☐	☐	☐
○ 31	☐	☐	☐	☐	☐
○ 32	☐	☐	☐	☐	☐
○ 33	☐	☐	☐	☐	☐
○ 34	☐	☐	☐	☐	☐
○ 35	☐	☐	☐	☐	☐
○ 36	☐	☐	☐	☐	☐
○ 37	☐	☐	☐	☐	☐
○ 38	☐	☐	☐	☐	☐
○ 39	☐	☐	☐	☐	☐
○ 40	☐	☐	☐	☐	☐

N° domanda	Chimica				
	A	B	C	D	E
○ 41	☐	☐	☐	☐	☐
○ 42	☐	☐	☐	☐	☐
○ 43	☐	☐	☐	☐	☐
○ 44	☐	☐	☐	☐	☐
○ 45	☐	☐	☐	☐	☐
○ 46	☐	☐	☐	☐	☐
○ 47	☐	☐	☐	☐	☐
○ 48	☐	☐	☐	☐	☐
○ 49	☐	☐	☐	☐	☐
○ 50	☐	☐	☐	☐	☐
○ 51	☐	☐	☐	☐	☐
○ 52	☐	☐	☐	☐	☐

N° domanda	Matematica e Fisica				
	A	B	C	D	E
○ 53	☐	☐	☐	☐	☐
○ 54	☐	☐	☐	☐	☐
○ 55	☐	☐	☐	☐	☐
○ 56	☐	☐	☐	☐	☐
○ 57	☐	☐	☐	☐	☐
○ 58	☐	☐	☐	☐	☐
○ 59	☐	☐	☐	☐	☐
○ 60	☐	☐	☐	☐	☐

1. Ogni domanda ammette **una e una sola** risposta esatta. Si risponde barrando la relativa casella, ad esempio con una crocetta ben marcata, avendo cura di rimanere entro i bordi della casella stessa.

   ○ 1 ☒ ☐ ☐ ☐ ☐

2. Per correggere una risposta errata è necessario **annerire completamente** la casella e barrare quella corretta. Per ogni domanda **è ammessa una sola** correzione.

   ○ 2 ■ ☐ ☐ ☐ ☒

3. Se si intende annullare una risposta già data o non rispondere a una domanda occorre annerire la casella circolare a sinistra del numero progressivo.

   ⊗ 3 ■ ☐ ☐ ☐ ☒
   ⊗ 4 ☐ ☐ ☐ ☐ ☐

Esempio di scheda delle risposte con possibilità di correzione ed estratto di istruzioni per la corretta compilazione della scheda.

parte seconda

RAGIONAMENTO LOGICO E CULTURA GENERALE

Indice

Premessa

È noto che le prove di ammissione ai corsi di laurea triennali dell'area medico-sanitaria comprendono, oltre a domande di natura scientifica, una sezione di quesiti che va sotto il nome di "ragionamento logico e cultura generale". Accanto a domande che possono riguardare diversi ambiti (letteratura, storia, italiano, educazione civica ecc.) e che saranno illustrate nel prossimo capitolo, la sezione comprende quesiti che non richiedono conoscenze relative a specifiche discipline, ma valutano piuttosto capacità logiche e di ragionamento.

Secondo il dettato del Decreto Ministeriale che stabilisce il programma ufficiale delle prove di ammissione, le domande di logica mirano all'«accertamento delle capacità di usare correttamente la lingua italiana e di completare logicamente un ragionamento, in modo coerente con le premesse, che vengono enunciate in forma simbolica o verbale attraverso quesiti a scelta multipla formulati anche con brevi proposizioni, scartando le conclusioni errate, arbitrarie o meno probabili.

I quesiti verteranno su testi di saggistica scientifica o narrativa di autori classici o contemporanei, oppure su testi di attualità comparsi su quotidiani o su riviste generalistiche o specialistiche; verteranno altresì su casi o problemi, anche di natura astratta, la cui soluzione richiede l'adozione di forme diverse di ragionamento logico».

Dal punto di vista del lavoro di preparazione richiesto, dunque, si tratta di domande che non implicano lo studio e il ripasso di ampi programmi scolastici. D'altra parte, le domande di logica e cultura generale assumono un'importanza di primo piano se è vero, come è accaduto negli ultimi anni, che esse compaiono nei test in numero di poco minore rispetto a quelle di ciascuna materia scientifica (solitamente, nelle prove da 60 quesiti, 22 sono di logica e cultura generale, in sintonia con quanto indicato negli ultimi anni dal Ministero per le lauree specialistiche dell'area medica).

Nelle pagine seguenti vengono analizzate le principali tipologie di quesiti al fine di chiarirne le caratteristiche essenziali e di consentire al lettore di risolverli con maggiore facilità e rapidità in sede di prova ufficiale.

Si ricorda infine che per la sola università La Sapienza di Roma la sezione di cultura generale e ragionamento logico da diversi anni contiene argomenti tratti prevalentemente dalla "terza pagina" (o pagina culturale) dei giornali *Corriere della Sera*, *Repubblica*, *Messaggero*, *Tempo*, *Giornale*, pubblicati nelle prime tre settimane di agosto.

1| Comprensione di testi

Gli esercizi di comprensione di testi costituiscono una tipologia importante di quesiti, particolarmente diffusa nei test di ammissione all'università e da sempre presente nelle prove di ingresso ai corsi triennali dell'area medico-sanitaria.

Al candidato viene proposto un brano in lingua italiana, inerente ad argomenti di diversa natura (medico-scientifica, letteraria, storica, filosofica, etica o di attualità), seguito da uno o più quesiti finalizzati a verificare la comprensione di quanto esposto nel brano stesso. Il testo proposto è generalmente tratto da un saggio, da un articolo di giornale o da un'opera letteraria (la fonte è solitamente indicata), può configurarsi anche sotto forma di dialogo e la sua lunghezza è variabile da poche righe a una pagina.

Le domande di questa tipologia (che, come di consueto, prevedono cinque alternative di cui una sola esatta) intendono valutare le capacità di assimilare i concetti, di cogliere il significato di quanto esposto in un testo e, infine, di comprendere ciò che è possibile dedurre o che non è logico concludere sulla base delle informazioni fornite.

I quesiti sui brani possono essere schematicamente raggruppati in cinque tipologie.

1.1 | Quesiti relativi al pensiero centrale del brano

Si tratta di domande che richiedono la comprensione del testo nel suo insieme, con riferimento agli aspetti fondamentali del suo contenuto, e solitamente vengono poste in una delle seguenti forme:

- *Il titolo che meglio esprime il tema centrale del brano è…*
- *Uno solo dei titoli proposti coglie il nocciolo della tesi esposta dall'autore.*
- *Il candidato immagini di essere il direttore di un quotidiano che deve scegliere il titolo dell'articolo che riporterà questa notizia. Uno solo di quelli elencati corrisponde rigorosamente al contenuto del brano. Quale?*
- *Lo scopo principale dell'autore è…*

Si tratta dunque di una tipologia di quesiti che richiede al candidato un lavoro di sintesi attraverso una lettura critica che consenta di distinguere il tema centrale da informazioni o dettagli secondari.

1.2 | Quesiti relativi a specifici concetti o idee espresse nel testo

In questo caso le domande fanno riferimento a concetti puntuali espressi nel brano e sono generalmente formulate nel modo seguente:

- *Quale delle seguenti affermazioni è autorizzata dal testo?*
- *Individuare l'affermazione coerente/incoerente rispetto a quanto esposto nel brano.*
- *Quale delle seguenti considerazioni è inconciliabile con le tesi sostenute dall'autore?*

Per rispondere a tali quesiti, è dunque opportuno focalizzare il passaggio del brano al quale fanno riferimento per poter confrontare le alternative proposte dall'esercizio con le tesi sostenute dall'autore.

1.3 | Quesiti che richiedono di comprendere le implicazioni e le conseguenze logiche di quanto affermato nel brano

Si tratta di una tipologia di domande piuttosto frequente, che intende valutare la comprensione non solo di quanto esplicitamente affermato nel testo, ma anche *di ciò che può essere logicamente dedotto* o, piuttosto, di individuare considerazioni e conclusioni arbitrarie in quanto non rigorosamente deducibili dal testo.

La domanda può presentarsi dunque in una delle seguenti forme:

- *Quale delle seguenti conclusioni non può essere dedotta dal brano?*
- *Una sola delle seguenti affermazioni è rigorosamente deducibile dal testo. Quale?*
- *Il brano suggerisce alcune considerazioni. Tra quelle qui riportate una è arbitraria. Quale?*

Di fronte a tali quesiti, emerge nuovamente la necessità di una *lettura critica del testo* non condotta in modo superficiale, e neppure finalizzata a memorizzare ogni dettaglio: occorre estrapolare e comprendere il processo logico seguito dall'autore nel cercare di dimostrare la propria tesi e le diverse argomentazioni portate a sostegno di essa.

1.4 | Quesiti relativi a specifici vocaboli del testo

Alcune domande, comparse soprattutto nei test degli ultimi anni, fanno riferimento al significato di vocaboli riportati nel brano e in esso evidenziati attraverso una sottolineatura.

Così, ad esempio, il testo della domanda potrebbe essere:

- *Tra le definizioni sotto elencate di cinque parole che compaiono, sottolineate, nel brano, una non è adeguata al significato che la parola assume nel contesto. Quale?*
- *Individuare, tra le seguenti note esplicative, quella che fornisce un significato scorretto.*

In questi casi, le alternative riportano ciascuna un termine e il relativo significato proposto. Come si noterà dagli esempi riportati più avanti, spesso i termini oggetto della domanda non sono semplici ma la lettura del testo in cui essi sono inseriti dovrebbe consentire di coglierne il significato.

In altri casi, il brano può presentare alcuni vocaboli mancanti (generalmente quattro o cinque) e la domanda chiede di individuarli tra le alternative proposte.

A titolo di esempio, il quesito potrebbe essere così formulato:

- *Dal testo sono state eliminate cinque parole, elencate qui sotto in diverse successioni. Indicare la successione che meglio risponde alle esigenze logiche del testo.*

In questo caso, ciascuna alternativa presenta un numero di vocaboli (generalmente gli stessi) pari a quelli mancanti e solo una di esse li elenca nell'ordine corretto con cui devono essere colmate le lacune del testo.

1.5 | Quesiti relativi al tono e al carattere del brano

Tali domande fanno riferimento ad aspetti del brano quali il tono, il carattere o lo spirito di fondo e possono essere espresse nella seguente forma:

- *Il carattere del brano è... (apologetico, ironico, critico, celebrativo, divulgativo, polemico ecc.).*
- *Tra le seguenti coppie di aggettivi che definiscono il carattere, implicito o esplicito, del brano, individuare quella che ne tradisce lo spirito.*

La risposta esatta va dunque individuata sulla base del linguaggio utilizzato e del modo in cui l'argomento viene trattato.

1.6 | Alcune considerazioni e suggerimenti

Gli esercizi di comprensione di testi risultano spesso impegnativi sia per la loro possibile difficoltà intrinseca sia per il notevole dispendio di tempo che richiedono. Ricordando che il tempo disponibile nella prova ufficiale è contenuto, è dunque importante che il candidato possieda un metodo efficace di lettura e di analisi del brano. L'errore tipico, infatti, è quello di "buttarsi" a leggere il testo, senza cercare di differenziare le informazioni e senza accoglierle criticamente, senza cioè sforzarsi di individuare le tesi principali e gli scopi dell'autore.

- In generale, **ogni brano è basato su un'idea o concetto centrale**, che è necessario mettere a fuoco, cercando di cogliere le argomentazioni che lo sostengono e il loro significato.
- Nella lettura del brano, si incontrano poi alcuni **periodi e frasi che ruotano attorno alla tesi principale e sui quali non è opportuno soffermarsi** a meno che i quesiti lo rendano necessario. Lo stesso vale per particolari vocaboli o **dettagli** (nomi, date ecc.) che possono assumere o meno una certa rilevanza.
- Per capire quale peso dare alle diverse informazioni contenute nel testo, il suggerimento principale è dunque quello di **analizzare rapidamente le domande prima di leggere il brano**. Tale approccio è spesso conveniente (di fronte a brani più o meno lunghi, seguiti da uno o più quesiti) perché può consentire di focalizzare nel testo gli elementi utili per individuare la risposta corretta.
- Quanto appena esposto consente di mettere in atto un altro suggerimento, utile soprattutto nel caso di testi che presentano una certa lunghezza: **sottolineare,** durante la lettura, **quelle frasi o informazioni su cui si basano eventuali quesiti**, per tornarvi sopra più velocemente nel momento in cui si cercherà di dare una soluzione definitiva all'esercizio.
- Dal momento che le domande vertono esclusivamente su quanto sostenuto nel testo o su quanto da esso è possibile dedurre in modo logico, occorre **rispondere unicamente sulla base di quanto affermato nel brano** e non sulla base di eventuali conoscenze personali sull'argomento. Lo sforzo sarà volto soprattutto a estrapolare, per ogni paragrafo, il concetto o la tesi che l'autore ha voluto esprimere, per poter comprendere, analizzando le alternative proposte dai quesiti, quali sono in accordo o in disaccordo con l'autore. Se si è esperti della materia trattata nel brano, dunque, occorre prescindere dalle proprie conoscenze e concentrarsi sul contenuto, cosiccome, se il tema risulta sconosciuto, non è il caso di allarmarsi.
- Per rispondere agevolmente ai quesiti relativi alle *implicazioni e alle conseguenze logiche* di quanto affermato nel brano, è opportuno concentrarsi **non solo sul significato esplicito** del testo, **ma anche sul significato implicito.** Si può ottenere ciò domandandosi quale sia la conseguenza, non esplicitamente riportata nel brano, di una determinata affermazione o di una certa opinione espressa dall'autore.
- Come si noterà dagli esempi, le domande di *comprensione di testi* sono spesso caratterizzate dalla presenza di diverse alternative "verosimili". Da ciò deriva il suggerimento di **analizzare tutte le alternative** proposte da una domanda prima di scegliere quella corretta, che sarà quella che risponde al quesito in esame **nel modo più preciso e completo** (ossia la risposta *migliore*). Anche la semplice eliminazione di una o due alternative consente di aumentare le probabilità di successo, nel caso in cui si debba ricorrere alla scelta casuale tra le alternative rimanenti.
- **Una volta letto** un brano, è consigliabile **non abbandonare le domande a esso riferite**, senza aver prima indicato le risposte. È decisamente sconveniente, infatti, "saltare" da un brano all'altro o da un brano a esercizi di altro tipo, con il proposito di tornarci in un secondo tempo: si perde solo del tempo prezioso perché si deve successivamente riacquistare familiarità con il testo.
- Nel caso di **brani lunghi, la prima parte** (due-tre paragrafi) merita particolare attenzione perché **spesso contiene informazioni chiave** circa la finalità dell'autore, ciò che egli intende dimostrare, il suo punto di vista o il tono utilizzato e dunque può risultare sufficiente per risolvere eventuali quesiti di tale natura.

ESEMPI

Brano 1 **Leggere il brano e rispondere alla domanda seguente.**

Cosa si perde in modo irreversibile con la morte? Nel rispondere a questa domanda è importante evitare l'uso di concetti vaghi e indeterminati. Consideriamo la seguente definizione: "la morte è la perdita di quanto è essenzialmente rilevante per l'essere umano". Si tratta di una definizione chiaramente insoddisfacente, visto che possiamo dire: "questo paziente ha perso tutto ciò che è essenzialmente rilevante ma è ancora in vita". Concetti come "essenzialmente rilevante" sono intrinsecamente indeterminati e andrebbero evitati in assenza di ulteriori specificazioni. Per esempio, si può dire che "un danno cerebrale massivo" o "la perdita delle funzioni riproduttive", la perdita di attrattiva fisica da parte di una stella cinematografica o una radicale violazione dei propri principi morali possono tutti costituire ragioni necessarie e sufficienti per concludere che ciò che è "essenzialmente rilevante" è andato perduto.

David Lamb, *Etica e trapianto degli organi*, Il Mulino 1995.

1 Una sola delle seguenti affermazioni è deducibile dal testo di David Lamb. Quale?

- **A** Se una persona ha perso ciò che per lei è essenzialmente rilevante significa che vuole porre fine alla sua vita
- **B** La perdita delle funzioni riproduttive coincide con ciò che è "essenzialmente rilevante"
- **C** Per definire il concetto di morte occorre rinunciare a valutazioni e concetti soggettivi
- **D** Il concetto di morte non può essere oggettivamente definito
- **E** Le stelle cinematografiche diventano tali grazie alla loro attrattiva fisica

La domanda chiede di individuare l'unica alternativa che può essere dedotta logicamente sulla base di quanto affermato da David Lamb. Sulla volontà di morire da parte di chi abbia perso ciò che per lui è essenzialmente rilevante l'autore non si esprime affatto e dunque l'alternativa **A** è da scartare. Anche la **B** è errata dal momento che, secondo l'autore, la perdita delle funzioni riproduttive per alcuni può coincidere con ciò che è essenzialmente rilevante ma da questo non si deduce affatto che tale coincidenza valga in assoluto. È proprio la valutazione soggettiva di tali concetti, come anche l'attrattiva fisica, che secondo Lamb occorre mettere da parte per definire il concetto di morte, come correttamente affermato dall'alternativa **C**. Questo non significa, come vorrebbe la risposta **D**, che il concetto di morte non può essere oggettivamente definito: a questo proposito, l'autore si limita a dire che occorre lasciare da parte i concetti vaghi e indefiniti. L'affermazione **E**, infine, risulta del tutto arbitraria rispetto a quanto affermato nel brano, che non affronta per nulla le ragioni che determinano il successo di una stella cinematografica.

Brano 2 **Leggere il brano e rispondere alla domanda seguente.**

«Nei giardini europei di ogni epoca e stile, fino alla metà del XIX secolo circa, i labirinti erano un elemento essenziale per superare l'uniformità delle varie parti e raggiungere [...] un certo grado di varietà anche in uno spazio estremamente ridotto. [...] La differenza stava nella loro destinazione, nelle particolarità della loro semantica. Nei giardini monastici medievali i labirinti simboleggiavano la vita complessa e intricata dell'uomo. I sette peccati capitali e le sette virtù teologali incontravano l'uomo lungo questo percorso. [...] Pietro I costruì labirinti in tutti i giardini pietroburghesi più famosi, adornandoli immancabilmente con gruppi scultorei ispirati alle favole di La Fontaine. [...] Pietro [il Grande] voleva istruire i suoi sudditi alla cultura secolare europea, indispensabile ai Russi per poter comunicare liberamente con gli stranieri colti. Ma già sotto Pietro i labirinti avevano anche un altro scopo – il divertimento. Pietro amava portare nel labirinto i suoi ospiti e obbligarli a uscirne da soli. Nel periodo romantico i labirinti erano un pretesto per allungare l'itinerario delle passeggiate e cominciarono a cedere il posto ai parnasi [...].»

Dmitrij Sergeeviă Lichaăev, *La poesia dei giardini*, trad. it. Einaudi, Torino, 1996, pp. 34-35.

2 Quale delle considerazioni sottostanti si attiene alle affermazioni di Lichaãev?

- **A** Ai labirinti dei giardini potevano essere attribuite valenze simboliche ma non certo educative e ludiche
- **B** La predisposizione di labirinti nei giardini pietroburghesi rispondeva alla sola esigenza dell'istruzione del popolo russo
- **C** I labirinti dei giardini poterono simboleggiare le vicissitudini e gli erramenti cui si trova esposta l'esistenza umana
- **D** Al variare delle epoche storiche, permanevano immutate le funzioni attribuite ai labirinti nei giardini
- **E** Mirava sempre all'omogeneità del paesaggio e alla brevità delle passeggiate, la predisposizione di labirinti nei giardini

La soluzione del quesito è fornita dall'alternativa **C**. Infatti, in base a quanto riportato nel brano, i labirinti vennero costruiti proprio con lo scopo di simboleggiare "la vita complessa e intricata dell'uomo"; secondo Lichaãev, ciò avvenne nei monasteri e nei più famosi giardini di Pietroburgo (benché, per volontà di Pietro il Grande, per la prima volta avessero assunto "anche un altro scopo": quello di divertire gli ospiti). Quest'ultima parentesi ci ricorda perché scartare le alternative **A** ("ludiche") e **B** ("... sola esigenza dell'istruzione"). Che la funzione dei labirinti non permanga immutata nei secoli, come afferma l'alternativa **D**, ce lo segnala lo stesso autore nella prima riga del brano ("fino alla metà del XIX secolo) e ce lo conferma nelle ultime due ("Nel periodo romantico...). Subito dopo, nella seconda riga del testo, troviamo la ragione per cui non possiamo accettare la soluzione **E**: i labirinti erano essenziali "per superare l'uniformità" dei paesaggi.

Brano 3 Leggere il brano e rispondere alla domanda seguente.

A uno principe adunque non è necessario avere in fatto tutte le [...] qualità, ma è bene necessario parere di averle. Anzi ardirò di dire questo, che avendole e osservandole sempre, sono dannose, e parendo di averle sono utili; come parere pietoso, fedele, umano, intero [onesto], religioso, ed essere; ma stare in modo edificato con l'animo che, bisognando non essere, tu possa e sappi mutare el contrario. [...] Uno principe [...] non può osservare tutte quelle cose per le quali gli uomini sono tenuti buoni, sendo spesso necessitato, per mantenere lo stato, operare contro alla fede, contro alla carità [...] E però bisogna che egli abbi uno animo disposto a [...] non partirsi dal bene potendo, ma sapere intrare nel male, necessitato.

da Niccolò Machiavelli, *Il Principe*, 1513, cap. XVIII, 6° c.v.

3 UNA delle seguenti note di parafrasi distorce il pensiero che il Segretario fiorentino ha inteso esprimere nel brano riportato. La si individui tra le seguenti.

- **A** Essere effettivamente pietoso, fedele ecc. potrebbe impedire al Principe di adottare, all'occorrenza, il comportamento opposto che la situazione imponesse
- **B** È bene che il Principe, nell'esercizio del potere, adotti sistematicamente una linea di deliberata trasgressione delle norme etiche e dei precetti della religione
- **C** Un Principe non può assoggettarsi alle norme di comportamento che, se osservate dall'uomo comune, inducono a giudicarlo buono
- **D** Al Principe si conviene, piuttosto che esserlo realmente, apparire pietoso, fedele, umano, onesto e religioso
- **E** In ogni circostanza in cui fosse possibile, il principe non dovrebbe allontanarsi dal bene ma, ove costretto, dovrebbe anche saper intraprendere il male

La risposta esatta è la **B**. Machiavelli, infatti, pur sostenendo che il Principe deve essere capace all'occorrenza (se "necessario") di trasgredire alle norme etiche e ai precetti religiosi, non dice che deve farlo "sistematicamente" ma chiarisce anzi che il suo animo deve essere disposto a "non partirsi dal bene potendo".

Brano 4 **Leggere il brano seguente e rispondere alla relativa domanda.**

Grazie a una divulgazione ingenua e superficiale attorno al gene e ai possibili interventi dell'ingegneria genetica, s'è creata una sorta di attesa magica, quella sorta di fiducia miracolistica che un tempo era appannaggio di alcune religioni o dei santoni. L'impatto con l'immaginario collettivo – favorito non solo dal rumore dei media ma anche da alcuni scienziati, interessati a creare attesa, fiducia e finanziamenti per le proprie ricerche – favorisce, in quest'epoca di sovrana incertezza, la speranza della possibilità di affidare il proprio destino a una delega biochimica, nella convinzione che il nostro destino individuale sia racchiuso nella catena di nucleotidi racchiusi nei nuclei delle nostre cellule.

Franco Prattico, *Genetica, l'industria della grande illusione*, «La Repubblica», 4 marzo 2002

---

4 **Il brano è tratto dalla recensione a un libro dello scienziato Lewontin, il cui pensiero è riassunto nel passaggio proposto. Tra le deduzioni sotto elencate una sola è autorizzata dal testo dell'articolo sopra riportato. Quale?**

- **A** Senza l'ausilio della divulgazione scientifica (purché approfondita e corretta) le possibilità di cura e prevenzione offerte dalla genetica rimarrebbero sterile campo di confronto tra scienziati e non, come invece dovrebbe essere, la nuova frontiera della medicina per tutti
- **B** La corretta comunicazione riguardo le reali possibilità offerte dalla genetica potrebbe portare sia a un ridimensionamento delle aspettative che il cosiddetto "uomo della strada" riversa in essa, sia – ed è ciò che molti scienziati temono – dei fondi destinati alla ricerca medica
- **C** Lo sviluppo della ricerca genetica è andato di pari passo con lo sviluppo delle nuove tecnologie informative (prima fra tutte Internet). Così come a una maggiore quantità di informazioni spesso si accompagna una minore qualità delle stesse, allo stesso modo una sempre crescente quantità di scoperte scientifiche (rese possibili anche dalle recenti scoperte in ambito genetico) si risolve in una informazione fine a se stessa, sterile e senza alcuna possibilità di impiego pratico
- **D** Gli scienziati sono uomini come tutti gli altri, più interessati a ottenere finanziamenti pubblici per scopi privati che a diffondere reale conoscenza; la conseguenza è che il sempliciotto che in precedenza versava l'obolo alla Chiesa, nella speranza della vita eterna in Cielo, ora compie una donazione alle Associazioni che (a parole!) lottano contro questa o quella malattia, nella speranza dell'eterna vita in Terra
- **E** Fino a quando non sarà proibito diffondere sui mezzi di comunicazione di massa informazione scientifica da parte dei non addetti ai lavori, gli scienziati verranno ridicolizzati perché non compresi, paragonati agli stregoni e ai santoni perché non amati

Per individuare la risposta esatta è necessario comprendere la tesi di fondo del brano: sugli sviluppi dell'ingegneria genetica si sono diffuse, grazie a una divulgazione superficiale favorita a sua volta da scienziati interessati a ottenere finanziamenti per le proprie ricerche, grandi aspettative. I due concetti autorizzano, da un punto di vista logico, quanto espresso dall'alternativa **B**. Infatti, se la divulgazione superficiale venisse sostituita da una comunicazione corretta, le aspettative menzionate verrebbero ridimensionate. Nell'alternativa **A**, al contrario, si sostiene che una comunicazione corretta riguardo le reali possibilità della genetica permetterebbe di ottenere risultati significativi in ambito medico. L'autore non pensa invece che i risultati della ricerca dipendano dalla comunicazione. Anche l'alternativa **C** risulta errata in quanto in essa si sostiene una forte correlazione esistente tra ricerca genetica e diffusione delle informazioni con relativo scadimento della qualità della ricerca stessa: tale concetto è del tutto assente non solo nel testo di Prattico, ma anche nelle conclusioni che da esso possono essere tratte. L'alternativa **D** è la più facilmente eliminabile in quanto riporta concetti quali la corruzione degli scienziati ("più interessati a ottenere finanziamenti pubblici per scopi privati che a diffondere reale conoscenza") e il finanziamento della ricerca da parte dei privati che sono del tutto assenti dal testo di partenza.

Infine, l'alternativa **E** risulta sbagliata in quanto l'autore del brano, pur auspicando implicitamente una maggiore serietà da parte dei mezzi di comunicazione di massa, non auspica un divieto come quello menzionato né ritiene che gli scienziati siano ridicolizzati.

Brano 5 **Leggere il brano e rispondere alla domanda seguente.**

L'influenza dell'arte, non illudiamoci, anche quando è a tratti intensa, è pur sempre effimera e superficiale nell'arco di una vita. Ma [...] penso si possa affermare che aspirazione precipua dell'arte è creare un meccanismo di identificazione, trasferire cioè l'esperienza emotiva e spirituale dei protagonisti di un romanzo, di un racconto, di una pièce teatrale, di un film, o persino di un dipinto o di una scultura, al lettore o all'osservatore, come se costui vivesse quell'esperienza senza doverne pagare lo scotto. Leggendo il racconto di Edipo, con il quale si identifica, il lettore sposa la madre, uccide il padre e si acceca. Seguendo le peripezie di Raskolnikov uccide la vecchia usuraia e sua sorella, oppure si suicida con Anna Karenina ma senza dover subire le conseguenze di tale gesto. Si trasforma in un insetto terribile e disgustoso come Gregor Samsa ma non viene gettato nella spazzatura dalla serva, bensì rimane seduto nella sua comoda poltrona e commenta: «Che racconto incredibile». Questo è, in breve, il distacco estetico che ci procura gioia e soddisfazione catartiche pur toccando temi difficili e gangli mentali in suppurazione [...]

Abraham B. Yehoshua, "Siamo tutti Raskolnikov senza soffrire", «La Stampa», 13-2-2005, p. 29

5 Il brano riportato NON giustifica UNA delle seguenti considerazioni. Quale?

- **A** Non possiamo attribuire all'arte la capacità d'influenzare durevolmente e profondamente l'esistenza delle persone
- **B** L'arte mira principalmente a favorire l'immedesimazione del fruitore con i personaggi e le situazioni che rappresenta
- **C** Leggere il racconto di Edipo consente di sperimentare in maniera attenuata e reversibile le terribili vicende
- **D** La gioia e la soddisfazione che il distacco estetico procura hanno una valenza purificatoria
- **E** L'arte ha l'effetto negativo di indurre il fruitore all'inazione, a vivere solo per interposta persona

La risposta esatta è la **E**. Infatti, nel brano di Yehoshua nulla si dice dei possibili "effetti negativi" (inazione, vivere per interposta persona) dell'arte sul fruitore.

Brano 6 **Leggere il brano seguente e rispondere alla relativa domanda.**

La parola "caso" viene usata nel gioco dei dadi o della roulette e si ricorre al calcolo delle probabilità per prevedere l'esito di una partita. Ma questi giochi puramente meccanici e *macroscopici* sono casuali solo in quanto è impossibile *in pratica* dirigere con sufficiente precisione il lancio del dado o quello della pallina. Si può evidentemente concepire una meccanica di lancio ad altissima precisione che consentirebbe di limitare in grande parte l'indeterminazione del risultato. Nella roulette, questa indeterminazione è puramente operativa, ma non essenziale. Lo stesso si può dire, come è facile constatare, per la teoria di numerosi fenomeni in cui si fanno intervenire il concetto di caso e il calcolo delle probabilità per ragioni esclusivamente metodologiche.

In altre situazioni il caso assume, invece, un significato essenziale e non più soltanto operativo. Ciò si verifica, ad esempio, nelle cosiddette "coincidenze assolute" che risultano dall'intersezione di due sequenze causali totalmente indipendenti l'una dall'altra. Supponiamo che il dott. Dupont sia chiamato d'urgenza presso un ammalato che visita per la prima volta, mentre lo stagnino Dubois sta effettuando la riparazione urgente di un tetto di un edificio vicino. Quando il dott. Dupont passa, allo stagnino sfugge inavvertitamente il martello e la traiettoria (deterministica) di quest'ultimo intercetta quella del medico che muore con il cranio fracassato. Noi diremmo che egli ha avuto una cattiva sorte: quale altro termine usare per un simile avvenimento, imprevedibile per la sua stessa natura? Il caso va considerato qui come essenziale, inerente all'indipendenza totale delle due serie di avvenimenti, la cui concomitanza provoca l'incidente.

Jacques Monod, *Il caso e la necessità*, Mondadori, Milano 1970

6 Nel brano, Jacques Monod esprime una teoria riguardo agli eventi che, a prima vista, sembrano casuali. Alla luce di questa teoria, si individui quale delle seguenti argomentazioni non è coerente con i contenuti del brano.

A Marco è in viaggio di affari; resosi conto di avere terminato le sigarette, decide di effettuare una sosta in un Autogrill dove, al momento di uscire, acquista anche un biglietto della lotteria nazionale che due mesi dopo gli permetterà di vincere 50.000 euro. Questo avvenimento è un caso di indeterminazione essenziale

B Osi Porges ha dedicato tutta la sua lunga vita a un unico, essenziale esercizio manuale: un lancio precisissimo di un dado a sei facce con la mano destra, posizionato in modo da fissare inizialmente la faccia con un unico pallino nero al centro. L'esito finale di tale lancio dovrebbe sempre essere pari a 6. Questa particolare abilità dovrebbe permettere al tenace Osi di sbancare le riffe clandestine di Bahia. Purtroppo per Osi il "trucchetto" non funziona a causa di quello che Monod definisce il "caso operativo"

C Nell'esempio riportato da Monod il medico muore a causa di una "coincidenza assoluta"; se fosse però solo la nostra limitata visione umana a farci credere che di coincidenza si tratta, se in realtà ogni gesto ne causa un altro in un'infinita successione di eventi deterministici ("Dio non gioca a dadi", si troverebbe d'accordo Einstein), allora sarebbe stato scritto da sempre che il dottore doveva morire sotto il martello dello stagnino

D Il lancio di una moneta (testa o croce?), l'estrazione di una pallina da un'urna (bianca o nera?), la caduta di un martello sulla pubblica via (il dottore morirà o verrà solamente sfiorato dall'attrezzo?) sono tutti eventi regolati dalla "indeterminazione essenziale", che in un mondo in cui ci fosse perfetta conoscenza sparirebbe, per lasciare il posto a una ben più triste determinazione totale

E La sua vita è stata un insieme infinito di eventi regolati da coincidenze assolute: si è sposato con la ragazza che casualmente si è seduta accanto a lui alla lezione di Matematica in Università, ha trovato lavoro nell'azienda di un amico di suo padre incontrato in treno quando era al termine degli studi, è morto colpito dal martello lasciato cadere dal tetto da un idraulico distratto

Nel brano si opera un'importante distinzione tra gli eventi che convenzionalmente si definiscono casuali e quelli che effettivamente lo sono; i primi (il lancio di un dado o della pallina sulla ruota della roulette) sembrano regolati dal caso, ma in realtà ciò è dovuto a quella che l'autore definisce "indeterminatezza operativa", cioè all'impossibilità pratica di determinare un risultato che in teoria potrebbe essere prevedibile. Questa teorica prevedibilità rende tali eventi diversi dai secondi, basati su una "coincidenza assoluta" che comporta necessariamente una "non prevedibilità" intrinseca dell'evento stesso. Alla luce di questa distinzione, si analizzino le diverse alternative. L'alternativa **A** presenta una storia completamente basata sulla *indeterminazione essenziale*. Per ciò che riguarda invece il curioso personaggio presentato nell'alternativa **B**, è proprio il *caso operativo* che impedisce a Osi di riuscire nel suo "trucchetto". Nell'alternativa **C** l'evento che provoca la morte del medico è utilizzato proprio come esempio di *coincidenza assoluta* (e quindi di *caso essenziale*). La breve biografia dell'alternativa **E** è infine strutturata come una serie di *eventi regolati da coincidenze assolute*. Queste quattro alternative, dunque, riportando correttamente il pensiero di Monod, non costituiscono la risposta corretta. Invece, la risposta **D** considera il lancio della moneta e l'estrazione di una pallina da un'urna come eventi basati sulla *indeterminazione essenziale* e quindi non prevedibili neppure teoricamente, in palese contraddizione con quanto sostenuto nel brano. Ne segue la correttezza di tale alternativa.

Brano 7 **Leggere il brano seguente e rispondere alle relative domande.**

La critica storica ha ormai confutato l'opinione un tempo comune secondo la quale non vi sarebbe stato alcun reale progresso scientifico e tecnologico nell'età medievale. Il periodo successivo al secolo XII fu infatti caratterizzato da uno sviluppo rapido e pressoché ininterrotto che non si esaurì neppure con il sopraggiungere della grande crisi economica e demografica dovuta alla peste nera.

Sul piano culturale, con il sorgere delle università si crearono dei centri per lo studio delle scienze naturali, studio che si basava in gran parte (ma non esclusivamente) sulle opere degli antichi greci. La tecnologia ricevette un forte impulso dallo sfruttamento di forze naturali quali l'acqua e il vento, dall'adozione di macchinari tessili e di una metallurgia più efficiente, nonché dal diffondersi di invenzioni più recenti come l'orologio meccanico, la bussola e la polvere da sparo, che aprirono una nuova era nella produzione, nel commercio e nella strategia militare.

Naturalmente, si può obiettare che era ancora necessario smantellare buona parte delle dottrine elaborate nell'Alto Medioevo perché le nuove idee e i nuovi metodi si potessero affermare nel campo della scienza e della medicina, e inoltre, che bisognava rivoluzionare le pratiche dell'artigianato medievale perché si potesse sviluppare una società moderna. Ciononostante, le conquiste raggiunte in ciascun campo verso la fine del secolo XV costituirono un salto di qualità rispetto agli standard prevalenti all'epoca di Carlo Magno, paragonabile soltanto a quello provocato dall'avvento della scienza e della tecnologia nel secolo XIX. Senza questo stadio intermedio, non avremmo avuto né la rivoluzione scientifica del secolo XVII, né la rivoluzione industriale del secolo XVIII.

Il riconoscimento di questi progressi è determinante per l'impostazione iniziale del nostro lavoro, in quanto sarebbe un errore attribuire tutti i mutamenti fondamentali della scienza e della tecnologia sia all'originalità senza precedenti del pensiero moderno, sia esclusivamente al gioco deterministico dei fattori economici. Nessuno di questi campi conobbe mai un momento di profonda e violenta transizione; al contrario, i cambiamenti si verificarono gradualmente man mano che nuovi metodi e nuove idee mostrarono la loro validità; alcuni orientamenti dell'età medievale ebbero applicazione concreta, mentre altri vennero abbandonati.

Contrariamente a quel che si può credere, neppure il fenomeno delle nuove invenzioni, che pure fu un attributo fondamentale della scienza e della tecnologia dell'Europa occidentale durante la prima fase dell'età moderna, produsse, se non raramente, dei mutamenti repentini nella vita economica o scientifica. Un aspetto basilare della progressiva differenziazione tra il mondo medievale e quello moderno forma il tema centrale di questo capitolo. Si tratta del rapporto tra il filosofo e l'artigiano, o, in termini moderni, tra lo scienziato e il tecnico.

Troppo spesso si è ritenuto, in maniera alquanto sbrigativa, che la frattura esistente nella società medievale tra le due rispettive funzioni fosse essa stessa, in gran parte, la causa sia della sterilità della scienza che del livello rudimentale della tecnica. Si è finito in tal modo con il concludere che un duplice progresso ha avuto origine in tempi moderni dalla consapevolezza dei forti legami e della comunanza di interessi tra queste due funzioni: la scienza ha smesso di essere speculativa e la tecnologia è divenuta oggetto di analisi più serie. Di qui, il luogo comune che lo sviluppo tecnologico richieda un parallelo incoraggiamento della scienza "pura" e costituisca il requisito essenziale di una produzione efficiente.

Il pericolo implicito in questa concezione è l'idea che la tecnologia si sviluppi sempre e soltanto se "guidata" dalla scienza, e, per converso, che la scienza avanzi soltanto se stimolata dai bisogni tecnici. Ma, nel passato, le cose andarono ben diversamente. Nel Medioevo e nel Rinascimento, tale relazione tra lo studio e il controllo della Natura a scopi umani venne riconosciuta solo in alcuni casi, tra cui quello dell'utilità di appurare le proprietà delle erbe nella cura delle malattie. Tuttavia questa connessione non venne ignorata per mera ottusità mentale, ma perché le condizioni oggettive le toglievano ogni reale valore. In effetti, le forme di ricerca scientifica allora in voga e i confusi processi di un artigiano tradizionale avevano così poco in comune che certamente nessun vantaggio sarebbe risultato da una più stretta collaborazione. Solo in alcuni casi molto limitati, la ricerca scientifica si rivelava utile a scopi pratici, come ad esempio nell'applicazione dell'astronomia alla navigazione oceanica nel secolo XV, oppure determinati bisogni pratici suggerivano ai filosofi "naturali" concreti problemi da risolvere.

7 Quale dei seguenti titoli meglio sintetizza il contenuto del brano?

- **A** Il progresso scientifico nel Medioevo
- **B** Il rapporto tra scienza e tecnologia nell'età moderna
- **C** Scienza e tecnologia in epoca medievale e nell'epoca moderna
- **D** Le scoperte scientifiche dal Medioevo all'età moderna
- **E** Il rapporto tra filosofia e artigianato nel Medioevo

La risposta esatta è la **C**.

Infatti il brano descrive il problema dei rapporti tra sviluppo scientifico e progresso tecnologico nel Medioevo e nell'età moderna. Nella seconda metà del brano si fa esplicito riferimento al *tema centrale*, rappresentato dal rapporto tra filosofo e artigiano (o, in termini moderni, tra scienziato e tecnico), come elemento di differenziazione tra mondo medievale e mondo moderno.

L'alternativa **A** è da scartare, in quanto il brano non analizza unicamente il progresso scientifico, ma anche quello tecnologico e più precisamente il rapporto tra i due; inoltre il periodo in esame non è solo quello medievale, ma piuttosto la transizione da quest'ultimo al periodo moderno.

Analogamente, le alternative **B**, **D** ed **E** sono da scartare, in quanto prendono in considerazione rispettivamente solo il periodo moderno, solo le scoperte scientifiche e solo il periodo medievale.

8 Una sola delle seguenti affermazioni NON è coerente con quanto espresso dal brano. Quale?

- **A** Sono rari i casi in cui, nel Medioevo e nel Rinascimento, la ricerca scientifica si è rivelata utile a scopi pratici
- **B** La connessione tra scienza e tecnica nel periodo medievale e rinascimentale venne ignorata a causa della scarsa comunanza dei processi utilizzati nei due settori
- **C** La tecnologia medievale ricevette impulso dallo sfruttamento delle forze naturali (eolica, idrica ecc.)
- **D** L'utilizzo delle erbe nella cura delle malattie è un esempio efficace delle frequenti applicazioni concrete della ricerca scientifica medievale
- **E** I progressi in ambito scientifico e tecnologico si manifestarono con gradualità e non attraverso transizioni violente

La risposta corretta è la **D**. L'autore del brano afferma infatti ripetutamente che i contatti tra scienza e tecnologia nel periodo medievale erano particolarmente rari. Le rimanenti alternative rispondono invece pienamente a quanto riportato nel passo.

9 Quale delle seguenti affermazioni NON contrasta col pensiero dell'autore?

- **A** Le nuove invenzioni della prima fase dell'età moderna contribuirono a migliorare rapidamente la vita economica e scientifica dell'Europa Occidentale
- **B** Il progresso scientifico e tecnologico avanza rapidamente in corrispondenza delle scoperte più rilevanti, per poi attenuare il proprio sviluppo e attraversare fasi statiche durante le quali i progressi vengono assimilati e pienamente utilizzati
- **C** Il periodo dal Medioevo all'epoca moderna rappresenta uno stadio intermedio, in termini di sviluppo scientifico e tecnologico, che ha favorito la rivoluzione scientifica del secolo XVII e quella industriale del secolo XVIII
- **D** La frattura tra scienza e tecnica nel Medioevo rappresenta la causa dell'astrattezza della ricerca scientifica e della rudimentalità dei processi tecnologici del periodo
- **E** La peste nera, con la crisi economica e demografica a essa legate, diede luogo a un blocco totale del progresso scientifico e tecnologico

La risposta esatta è la C. Infatti, alla fine del terzo paragrafo, l'autore afferma esplicitamente che il Medioevo rappresenta uno stadio intermedio senza il quale non sarebbero state possibili "né la rivoluzione scientifica del secolo XVII, né la rivoluzione industriale del secolo XVIII". L'alternativa A è errata in quanto all'inizio del quinto paragrafo lo scrittore sostiene che "il fenomeno delle nuove invenzioni della prima fase dell'età moderna non produsse, se non raramente, dei mutamenti repentini nella vita economica o scientifica". L'alternativa B è errata: infatti l'autore afferma, nel quarto paragrafo, che i progressi della scienza e della tecnica non avvengono a salti, cioè seguendo violente e profonde transizioni, ma piuttosto si verificano "gradualmente man mano che nuovi metodi e nuove idee mostrano la loro validità". L'alternativa D è errata: all'inizio del sesto paragrafo, infatti, lo scrittore asserisce il contrario, dicendo che troppo "spesso si è ritenuto, in maniera alquanto sbrigativa, che la frattura esistente…". L'alternativa E, infine, è errata in base a quanto affermato nelle prime righe del testo proposto.

10 La rilettura del progresso scientifico-tecnologico proposta dall'autore si presenta:

- A in tono polemico
- B in chiave ironica
- C in chiave teleologica
- D in forma divulgativa
- E in una prospettiva pessimistica

Per ciò che riguarda la forma, il tono e il carattere con cui l'autore tratta l'argomento, non si individuano nel brano decisi toni polemici, né ironici né pessimistici, come vorrebbero invece le alternative A, B ed E. Anche l'alternativa C è da scartare dal momento che, per essere teleologico, il brano dovrebbe proporre una lettura del progresso scientifico come se fosse mosso verso un fine ultimo, cosa che non traspare affatto dalle parole dell'autore. L'argomento viene invece trattato in forma divulgativa, cioè attraverso un linguaggio non particolarmente tecnico, scorrevole e comprensibile da molti, come correttamente affermato dall'alternativa D.

Brano 8 Leggere il brano seguente e rispondere alle relative domande.

Il nostro lettore ha certamente imparato a conoscere, sui banchi di scuola, il superbo edificio della geometria di Euclide, e ricorderà – più con riverenza che con amore, forse – quella grandiosa costruzione, di cui ha passo passo salito la maestosa scalinata, pungolato per innumerevoli ore da coscienziosi insegnanti. Sulla base di tale esperienza passata, egli condannerebbe certamente con disdegno chiunque dichiarasse non vera anche la più marginale proposizione di tale scienza. Forse però questa sensazione di orgogliosa sicurezza lo abbandonerebbe, se qualcuno gli chiedesse: «Che cosa s'intende dunque asserendo che queste proposizioni sono vere?». Soffermiamoci a considerare brevemente questa domanda.

La geometria prende l'avvio da alcuni concetti fondamentali, come "piano", "punto", "retta", ai quali siamo in grado di associare delle rappresentazioni più o meno precise, e da alcune proposizioni semplici (assiomi) che, in virtù di queste rappresentazioni, siamo inclini ad accettare come "vere". In base a un procedimento logico di cui ci sentiamo costretti ad ammettere la legittimità, tutte le rimanenti proposizioni vengono poi ricondotte a questi assiomi, cioè esse vengono dimostrate. Una proposizione risulterà dunque corretta ("vera") quando è stata derivata dagli assiomi nella maniera ammessa come legittima. Il problema della "verità" delle singole proposizioni geometriche viene così ricondotto al problema della "verità" degli assiomi. Orbene, è da tempo noto che a quest'ultimo problema non soltanto non si può dare una risposta con i metodi della geometria, ma che esso è in sé assolutamente privo di significato. Non possiamo chiedere se sia vero che per due punti passa soltanto un'unica retta. Possiamo solamente dire che la geometria euclidea tratta di oggetti da essa chiamati "rette", attribuendo a ciascuna di queste rette la proprietà di essere univocamente determinata da due suoi punti. Il concetto di "vero" non si addice alle asserzioni della geometria pura, perché con la parola "vero" noi abbiamo in definitiva l'abitudine di designare sempre la corrispondenza con un oggetto "reale"; la geometria, invece, non si occupa della relazione tra i concetti da essa presi in esame e gli oggetti dell'esperienza, ma soltanto della connessione logica di tali concetti l'uno con l'altro.

Non è difficile comprendere perché, ciò malgrado, ci sentiamo costretti a chiamare "vere" le proposizioni della geometria. Ai concetti geometrici corrispondono, più o meno esattamente, degli oggetti in natura, e questi ultimi costituiscono senza dubbio la causa esclusiva della genesi di quei concetti. La geometria può prescindere da ciò, al fine di dare al proprio edificio la maggiore unità logica possibile; ma la consuetudine, per esempio, di vedere in un "intervallo" due posizioni segnate sopra un corpo praticamente rigido, è qualcosa di profondamente radicato nel nostro modo di pensare. Siamo inoltre abituati a considerare tre punti come situati su una retta, se, osservandoli con un solo occhio, possiamo far coincidere le loro posizioni apparenti, previa un'adeguata scelta del nostro posto di osservazione.

Se, proseguendo nel modo abituale di pensare, noi aggiungiamo ora alle proposizioni della geometria euclidea l'unica proposizione che a due punti su un corpo praticamente rigido corrisponde sempre la stessa distanza (intervallo), indipendentemente dai mutamenti di posizione che possiamo imprimere al corpo, allora dalle proposizioni della geometria euclidea traggono origine proposizioni sulla posizione relativa possibile di corpi praticamente rigidi. La geometria a cui sia stata fatta quest'aggiunta deve quindi venir trattata come un ramo della fisica. Possiamo ora legittimamente porre la domanda circa la "verità" delle proposizioni geometriche così interpretate, poiché siamo giustificati a credere che queste proposizioni siano soddisfatte per quegli oggetti reali che abbiamo associato ai concetti geometrici. In termini meno esatti possiamo anche dire che per "verità" di una proposizione geometrica intendiamo la sua validità per una costruzione con riga e compasso. Naturalmente, la convinzione circa la "verità" delle proposizioni geometriche in questo senso, si fonda esclusivamente su esperienze alquanto incomplete. Per il momento ammetteremo tale "verità" delle proposizioni geometriche; più avanti vedremo che questa "verità" è limitata, ed esamineremo fino a che punto giunge tale limitazione.

In base all'interpretazione fisica testé indicata di distanza, siamo altresì in grado di stabilire, per mezzo di misurazioni, la distanza fra due punti situati su un corpo rigido. Ci occorre a questo scopo un "intervallo" (regolo S) di cui ci si dovrà sempre servire, che viene adoperato come campione unitario. Se ora A e B sono due punti su un corpo rigido, possiamo costruire secondo le regole della geometria il segmento di retta che li congiunge; poi, partendo da A, possiamo riportare su tale segmento l'intervallo S una volta dopo l'altra fino a raggiungere B. Il numero di tali operazioni sarà la misura numerica della distanza AB. Questo costituisce la base di tutte le misure di lunghezza.

Ogni descrizione spaziale del luogo di un evento o di quello di un oggetto viene compiuta specificando su un corpo rigido (corpo di riferimento) il punto con il quale coincide quel dato evento od oggetto. Ciò si applica non solo alla descrizione scientifica, ma anche alla vita quotidiana. Se analizzo la specificazione di luogo: "Piazza Postdamer, Berlino", giungo al seguente risultato. La terra è il corpo rigido al quale si riferisce tale specificazione; "Piazza Postdamer, Berlino" è un punto ben definito cui è stato assegnato un nome, e con il quale l'evento coincide spazialmente.

Questo metodo primitivo di specificare un luogo considera soltanto luoghi posti sulla superficie di corpi rigidi, e dipende dall'esistenza su questa superficie di punti che siano distinguibili l'uno dall'altro. Possiamo però liberarci da entrambe queste limitazioni senza alterare la natura della nostra specificazione di luogo. Se, per esempio, una nuvola ozia su Piazza Postdamer, potremo determinarne la posizione relativa alla superficie della terra innalzando una pertica, perpendicolarmente alla piazza, fino a raggiungere la nuvola. La lunghezza della pertica misurata col regolo-campione, quando sia inoltre specificata la posizione della base della pertica, ci fornisce una completa specificazione di luogo. In base a quest'esempio, possiamo vedere in che maniera si sia sviluppato un perfezionamento del concetto di luogo.

11 **Quale delle seguenti alternative NON contrasta con quanto sostenuto nel brano?**

- **A** Il fatto che per due punti passi una sola retta rappresenta una conclusione la cui veridicità può essere dimostrata dalla geometria
- **B** In geometria, una conclusione è vera se dedotta logicamente dagli assiomi, anche se non trova riscontro nel mondo reale
- **C** Se un concetto è derivato logicamente da un assioma geometrico, esso è vero in quanto corrisponde a quanto si riscontra nel mondo reale
- **D** La geometria stabilisce le caratteristiche e le proprietà di un triangolo o di un trapezio attraverso l'osservazione di quanto accade nel mondo reale
- **E** Tutte le alternative contrastano con quanto sostenuto nel brano

L'autore dedica ampio spazio, nel secondo e terzo paragrafo, al rapporto tra geometria, suoi assiomi, concetto di "vero" e mondo reale. A tale proposito, egli sostiene che il punto di partenza della geometria sono gli assiomi, la cui veridicità non spetta alla geometria dimostrare. Per questa ragione, l'alternativa **A**, introdotta da un assioma, è da scartare. Anche la soluzione **D** è da scartare in quanto l'autore sostiene che "la geometria non si occupa della relazione tra i concetti da essa presi in esame e gli oggetti dell'esperienza". In merito alla risposta **C**, solo la prima parte non contrasta con il brano nel senso che, secondo l'autore, se un concetto è derivato logicamente da un assioma geometrico, esso è vero in virtù di tale logica e non perché trovi riscontro nel mondo della realtà. È quanto sostiene invece l'alternativa **B**, che dunque risulta corretta.

12 **Tra i significati sotto elencati di cinque parole che compaiono, sottolineate, nel testo, uno è impreciso. Quale?**

- **A** Pungolato: *stimolato, sollecitato*
- **B** Asserendo: *dichiarando*
- **C** Assiomi: *proposizione vera di per sé che sta alla base di successive dimostrazioni*
- **D** Designare: *sottolineare*
- **E** Intervallo: *spazio che intercorre tra due punti*

Il significato impreciso è quello proposto dall'alternativa **D**. Con il termine *designare*, infatti, si intende, nel contesto del brano proposto, *indicare in modo preciso*. Un altro significato che il termine può assumere è quello di *proporre, destinare qualcuno a un incarico* ma certamente non quello di *sottolineare*. Va segnalato che il significato esatto dei termini proposti va riferito al contesto del brano nel quale sono inseriti. Ancor più, è proprio la lettura attenta del passaggio nel quale sono inseriti che può suggerire il significato corretto dei termini al lettore che non li conosca.

13 **Dal brano è possibile dedurre che l'autore è verosimilmente:**

- **A** uno scienziato americano
- **B** un geometra
- **C** un fisico tedesco
- **D** un architetto
- **E** un docente di fisica e matematica delle medie inferiori

La risposta corretta è la **C**. Infatti, l'unico elemento noto circa la nazionalità dell'autore è l'esempio della Piazza Postdamer di Berlino, da cui è possibile supporre che si tratti di un tedesco. La conferma è data dall'analisi delle restanti alternative. La risposta **A** è errata in quanto nessun elemento del brano indica la nazionalità americana dell'autore. L'alternativa **B** è da scartare, in quanto un geometra non si occupa, generalmente, di argomenti di carattere così spiccatamente teorico. L'alternativa **D** è palesemente errata, in quanto il brano non tratta di architettura. Infine l'alternativa **E** può essere scartata leggendo il primo paragrafo del brano, da cui si deduce chiaramente che l'autore si rivolge a un pubblico diverso da quello scolastico.

Brano 9 **Leggere il brano seguente e rispondere alla relativa domanda.**

Le matite dei pittori antichi contenevano, come materiale base, piombo legato a stagno. [...] Erano di una lega tenerissima e [...] composte da una parte di stagno pestato e da due parti di piombo. Invece le nostre matite sono del tutto prive di piombo; sono fatte di grafite pestata. Poiché le prime miniere di grafite furono scoperte [...] attorno alla metà del Quattrocento, e poiché questo minerale non entrò subito nel commercio europeo, i disegni eseguiti con la grafite non possono essere anteriori al 1560-70 circa. Il falsario che voglia imitare disegni anteriori a quest'epoca può, quindi, cercar di evitare di essere scoperto fabbricandosi una matita di piombo e stagno fusi insieme secondo le antiche ricette; ma ben difficilmente la composizione dei due metalli sarà uguale a quella del piombo e dello stagno del Medioevo, che erano estratti con metodi primitivi e che rimanevano alquanto impuri. [...] A partire dalla metà dell'Ottocento, i metalli fondamentali che si trovano in commercio sono di una purezza sempre maggiore; e il tipo del piombo e dello stagno usati per la lega può così permettere una datazione. Anche la finezza dei tratti del disegno può costituire un indizio prezioso, poiché soltanto i materiali più recenti permettono di fare delle matite a punte finissime [...]

da Frank Arnau, *Arte della falsificazione dell'arte*
traduzione italiana Feltrinelli, Milano, 1961, pp. 86-87

14 **Stando alle indicazioni di Arnau, QUATTRO delle caratteristiche seguenti, tipiche di un disegno del XV secolo, deporrebbero per la sua falsità; si INDIVIDUI QUELLA CHE, di per sé, NON ESCLUDEREBBE l'autenticità.**

A Presenza di grafite pressata nella matita con cui è stato eseguito
B Particolare finezza dei tratti con cui è stato eseguito il disegno
C Presenza minoritaria di stagno nella matita con cui è stato eseguito
D Presenza di piombo di notevole purezza nella matita con cui è stato eseguito
E Presenza di stagno particolarmente puro nella matita con cui è stato eseguito

Poiché nel brano si dice che «le matite dei pittori antichi» erano fatte «da una parte di stagno pestato e da due parti di piombo», la presenza di stagno minoritario nella matita con cui è stato realizzato un disegno non esclude, di per sé, che esso possa essere risalente proprio al XV secolo. La risposta cercata è quindi la C.

Brano 10 **Leggere il brano seguente e rispondere alla relativa domanda.**

"Quand'ero giovane, avevo ali forti e instancabili, ma non conoscevo le montagne. Quando fui vecchio, conobbi le montagne, ma le ali stanche non tennero più dietro alla visione. Il genio è saggezza e gioventù."

Edgar Lee Masters, Spoon River Anthology, trad. Fernanda Pivano, Einaudi, Torino

15 **Quale di queste massime NON è correttamente dedotta dall'epigramma citato?**

A La vecchiaia è impotenza
B I giovani sono attratti dalle montagne
C La gioventù è inconsapevolezza
D La genialità è saggezza e vigore
E I vecchi conoscono le montagne

Il vigore è proprio dei giovani e la genialità mette insieme gioventù e saggezza (alternativa D coerente col testo). I vecchi, conoscono le montagne (alternativa E coerente) ma non hanno più il vigore per affrontarle (la vecchiaia è impotenza – alternativa A coerente). I giovani hanno il vigore ma sono inconsapevoli, non conoscono le montagne da affrontare (alternativa C coerente) e quindi non si può dedurre che ne siano attratti (alternativa B non deducibile dal testo e soluzione del quesito).

2 | Logica verbale

Gli esercizi di logica verbale sono presenti da molti anni nei test di ammissione ai corsi dell'area medica e farmaceutica. Le capacità sottoposte a verifica sono principalmente quelle relative alla **proprietà di linguaggio** e all'individuazione delle **relazioni logiche tra più vocaboli**. Si tratta dunque di esercizi che valutano non solo la conoscenza della lingua italiana, ma anche capacità e attitudini.

2.1 | Analogie concettuali

Gli esercizi di analogia concettuale stimolano la capacità di analizzare il rapporto che lega tra loro più coppie di parole. In alcuni casi gli esercizi richiedono di individuare il rapporto anomalo tra più coppie di termini, in altri casi si presentano come *proporzioni* – per utilizzare un termine mutuato dalla matematica – tra parole, incomplete di uno o due termini. In questa seconda eventualità, si tratta di individuare, tra le alternative proposte, quella che completa correttamente la proporzione, cioè quella che rende la relazione tra i primi due termini uguale a quella che lega il terzo con il quarto termine, il quinto con il sesto e così via.

ESEMPI

1 **Individuare il rapporto anomalo.**

A Finlandia – Helsinki
B Polonia – Varsavia
C Estonia – Riga
D Cipro – Nicosia
E Slovacchia – Bratislava

L'esercizio richiede di individuare quale alternativa non propone uno Stato abbinato alla propria capitale. La soluzione è fornita dall'alternativa C, essendo *Tallinn* la capitale dell'*Estonia* e non *Riga* (capitale della *Lettonia*).

2 **Individuare l'accoppiamento improprio.**

A Precisione - approssimazione
B Sostanza - accidente
C Reazionario - conservatore
D Innato - acquisito
E Ambiguo - univoco

In questo caso l'accoppiamento improprio è rappresentato dall'alternativa C, l'unica che non indica due termini di significato tra loro contrario. "Reazionario" ha infatti il significato di una persona decisamente ostile a qualunque tendenza o spinta di innovazione o cambiamento e, in tal senso, è semmai un sinonimo e non un contrario di "conservatore". In merito alle altre soluzioni proposte, è utile forse un chiarimento relativamente alla B, laddove il termine "accidente" va inteso in accezione filosofica, come la proprietà di una cosa che è estranea alla sua natura fondamentale (sostanza), tanto che la presenza o meno di tale proprietà non modifica in nulla la cosa stessa. In tal senso, dunque, "accidente" si contrappone come significato al termine "sostanza".

3 **Individuare il rapporto anomalo.**

A Grande - superbo

B Bello - stupendo

C Tiepido - caldo

D Ultimo - estremo

E Freddo - gelido

Il rapporto tra i termini dati è l'espressione di un *grado di intensità differente* della medesima qualità: così, per esempio, *freddo* e *gelido* sono due aggettivi che esprimono il concetto di temperatura bassa, ma con un diverso grado di intensità. L'unica coppia di termini che non rispecchia tale rapporto è *grande - superbo* (il secondo termine corretto avrebbe dovuto essere *massimo*). La risposta esatta è dunque la A.

Individuare, negli esercizi che seguono, la coppia di termini che completa correttamente la proporzione data.

4 **Barometro : Pressione = X : Y**

A X = pantografo, Y = colore

B X = tempo, Y = cronometro

C X = goniometro, Y = angolo

D X = termometro, Y = gradi

E X = odometro, Y = velocità

La relazione logica che lega i due termini del primo membro (*barometro* e *pressione*) è in questo caso di *misurazione*: il barometro misura infatti la pressione. L'alternativa che rispetta tale relazione è la C: *il goniometro misura l'angolo*. Si osservi che l'alternativa D è errata in quanto i *gradi* rappresentano l'unità di misura della grandezza da misurare e non la grandezza stessa, mentre l'alternativa B, pur offrendo una relazione corretta, è da scartare perché presenta i due termini in ordine inverso. Infine, l'odometro misura la lunghezza di un percorso mentre il pantografo non è uno strumento di misurazione ma per la riproduzione di un disegno in scala differente rispetto all'originale.

5 **Giusto : X = Y : avventato**

A X = inesatto, Y = cauto

B X = errato, Y = anarchico

C X = miope, Y = presbiopia

D X = disguido, Y = equivoco

E X = ovvio, Y = evidente

Sostituendo le coppie di termini proposti dalle varie alternative ci si accorge che la soluzione al quesito è fornita dalla A. In questo caso infatti si costruisce una proporzione in cui i termini delle due parti rispettano la relazione *opposizione/contrarietà*.

6 **Minuto : enorme = X : Y**

A X = polmone, Y = respirazione

B X = vero, Y = falso

C X = debole, Y = labile

D X = alto, Y = magro

E X = curvo, Y = storto

In questo esempio, la relazione tra i due termini dati è di *opposizione/contrarietà*. L'alternativa corretta è la **B**: *vero* è infatti l'opposto, il contrario, di *falso*.

---

7 **Metodico : sistematico = X : Y**

A X = preciso, Y = complessivo

B X = pianura, Y = piatto

C X = ulna, Y = radio

D X = improvvisato, Y = moderato

E X = chiuso, Y = serrato

In questo caso, i termini proposti sono tra loro sinonimi: *metodico* significa infatti che opera con metodo, preciso, ordinato, rigoroso, ossia *sistematico*. La medesima relazione è presente tra i termini proposti dall'alternativa **E**, che è dunque la risposta corretta: *chiuso* significa infatti sbarrato, delimitato, *serrato*.

---

8 **Calciatore sta a pallone come X sta a Y.**

A X = squadra, Y = giocatore

B X = erborista, Y = minerale

C X = trattore, Y = escavatore

D X = acrobata, Y = trapezio

E X = otorino, Y = pneumatico

In questo caso, il quesito si presenta in forma leggermente differente (la proporzione non viene proposta in forma simbolica ma espressa in una frase per mezzo del linguaggio comune), ma la logica dell'esercizio rimane inalterata. La relazione che lega le prime due parole è che il *calciatore* si serve del *pallone* per lavorare. Allo stesso modo, l'*acrobata* usa il *trapezio*. La risposta esatta è dunque la **D**..

---

9 **... sta a bisturi come contadino sta a ...**

A: mucca	**B: campo**	**C: patata**	**D: terra**
E: aratro	**F: chirurgo**	**G: pediatra**	**H: malattia**

A A; B **B** F; D **C** C; D **D** F; E **E** H; D

Per trovare la corretta soluzione all'esercizio, è necessario provare a sostituire le diverse coppie di termini proposti dalle alternative. Ci si accorge che l'alternativa **D** permette di costruire una proporzione logicamente coerente: come il *chirurgo* usa il *bisturi* nel proprio lavoro, così il *contadino* usa l'*aratro*.

---

10 **Chirurgo - intervento chirurgico; Ostetrica - parto; Fisioterapista - ?**

A protesi

B tumore

C riabilitazione

D frattura

E infermiere

In questo caso, l'esercizio propone tre coppie di termini di cui l'ultima incompleta. La logica in realtà non cambia e la soluzione deve fare in modo che il rapporto tra le tre coppie di termini sia il medesimo. A tale proposito, l'*intervento chirurgico* rappresenta un atto di competenza del *chirurgo*; allo stesso modo, il *parto* è tra i compiti principali dell'*ostetrica*. La soluzione corretta prevede dunque un compito specifico del fisioterapista: la *riabilitazione* (alternativa **C**).

TIPOLOGIE DI RELAZIONI

Di seguito viene riportata una lista delle principali tipologie di relazioni di analogia concettuale che, pur non potendo evidentemente essere completa (si potrebbero infatti agevolmente individuare altre relazioni), consente di ricordare alcune tipologie ricorrenti nei test.

Relazioni	Esempi	
Autore e sua opera	Verga : *I Malavoglia*;	Pirandello: *Il fu Mattia Pascal*
Autore e corrente di appartenenza	Marinetti : Futurismo;	Monet : Impressionismo
Personaggio e suo ideatore	Gargantua : Rabelais;	Don Chisciotte: Cervantes
Lavoratore e frutto del lavoro	scrittore : libro;	compositore : sinfonia
Lavoratore e strumento utilizzato	scultore : scalpello;	pittore : pennello
Strumento e oggetto su cui si lavora	penna : carta;	pialla : legno
Sequenza temporale	presto : tardi;	alba : tramonto
Causa ed effetto	virus : influenza;	esplosione : macerie
Grado di intensità	tiepido : caldo;	gioia : estasi
Classe e specie	insetti : formica;	mammiferi : delfino
Relazioni grammaticali	io : mio;	ha : ebbe
Sinonimi	gentile : benevolo;	bugia : menzogna
Contrari	mai : sempre;	amore : odio
Parte del tutto	soldato : esercito;	stella : costellazione
Sesso	mucca : toro;	gallina : gallo

SUGGERIMENTI

- Prima di analizzare le alternative proposte, **cercare di individuare il tipo di relazione** esistente tra i termini dati della proporzione.
- Prima di indicare la scelta sul foglio delle risposte, è importante **controllare tutte le alternative**, verificando che quelle scartate siano effettivamente errate. Vi sono infatti alternative particolarmente insidiose, che traggono in inganno se le si considera con troppa fretta.
- È importante prestare **attenzione all'ordine con cui sono presentati i due termini** della relazione. A volte, infatti, le risposte sbagliate, ma verosimili, vengono formulate rispettando la relazione logica fra i termini dati, ma invertendo l'ordine delle incognite.
- Nel caso in cui **l'esercizio non presenti una coppia di termini data a causa delle incognite**, occorre procedere per tentativi, ossia provare a sostituire le incognite con le diverse alternative fino a quando tutte le coppie della proporzione presentano esattamente lo stesso rapporto logico.

2.2 | Serie di parole

Si presentano come sequenze di vocaboli, tra i quali il candidato deve individuare quello da scartare perché non coerente (per una ragione da individuare) rispetto alla serie data. In questa tipologia di esercizi, in altre parole, si tratta di identificare il legame logico o etimologico esistente tra le parole della sequenza e, sulla base di tale legame, individuare il termine che non lo rispetta. Esistono due diverse tipologie di esercizi, a seconda del tipo di legame esistente tra i vocaboli. La prima, più frequente, è quella in cui il nesso logico è riferito al *significato* delle parole; la seconda, molto meno frequente, è quella in cui il nesso logico è riferito al *significante*, ossia al modo in cui i vocaboli sono scritti.

2.2.1 | Nesso logico o etimologico del significato

All'interno di questa prima tipologia è possibile identificare diverse categorie di legami logici fra le parole della serie. Si considerino, a titolo di esempio, i seguenti esercizi.

ESEMPI

1 Indicare il nome da scartare.

- A Silvio Garattini
- B Umberto Veronesi
- C Rita Levi Montalcini
- D Piero Angela
- E Renato Dulbecco

Nesso di *professione*. Quattro dei personaggi citati sono importanti ricercatori italiani, mentre *Piero Angela* è un giornalista e divulgatore scientifico. La risposta esatta è la D.

2 Indicare il nome da scartare.

- A Giuseppe Tomasi di Lampedusa
- B Torquato Tasso
- C Giovanni Verga
- D Filippo Tommaso Marinetti
- E Carlo Emilio Gadda

Nesso *temporale*. La risposta esatta è la B: si tratta infatti di scrittori vissuti a cavallo tra il secolo XIX e il secolo XX, a eccezione di *Torquato Tasso* che è del secolo XVI.

3 Indicare la parola da scartare.

- A Pecora
- B Lucertola
- C Cane
- D Delfino
- E Coniglio

Nesso di *classe* o *genere*. La risposta esatta è la B: si tratta infatti di mammiferi, a eccezione della *lucertola*, che è un rettile.

4 Individuare il termine anomalo.

- A Politeismo
- B Politecnico
- C Politico
- D Polimorfo
- E Poliglotta

I cinque termini qui proposti mostrano apparentemente una radice comune ma, anche in questo caso, la logica è legata al significato e dimostra una diversa provenienza. Infatti, mentre nelle alternative A, B, D ed E il prefisso *poli-* (dal greco, "molto") si unisce a un altro termine a indicare un significato di pluralità, nell'alternativa C il vocabolo deriva dal sostantivo greco *polis* (città). Si verifica con una certa frequenza che tali esercizi vengano risolti analizzando l'etimologia dei termini proposti, come accade anche per il quesito seguente.

5 **Individuare la parola da scartare perché non affine per significato alle altre.**

A Epigrafe
B Epigrafia
C Epigramma
D Epitaffio
E Epistéme

In questo caso la logica è suggerita dal testo della domanda e dunque si tratta di analizzare, attraverso l'etimologia, il significato delle parole. In tal senso, a parte il prefisso *epi-* in comune, le prime tre parole sono costituite da termini derivati dal verbo greco *grafo*: scrivere. Più in dettaglio, l'*epigrafia* è la scienza che si occupa dell'interpretazione delle *epigrafi* che, a loro volta, sono le antiche iscrizioni incise su supporti di pietra; l'*epigramma* invece è un breve componimento poetico scritto in genere in modo satirico. Anche il termine *epitaffio* (letteralmente "sopra la tomba") è termine legato al concetto di scrittura e indica specificamente un'iscrizione sepolcrale. L'unico termine non affine per significato agli altri è *epistéme*, un termine filosofico che indica il sapere, la conoscenza. La risposta esatta è dunque la E.

6 **Indicare la parola da scartare.**

A Avvincente
B Debole
C Salubre
D Pesante
E Dente

Nesso *grammaticale*. La risposta esatta è la E: i termini dati sono tutti aggettivi a eccezione di *dente*.

7 **Indicare la parola da scartare.**

A Viterbo
B Rieti
C Latina
D Terni
E Frosinone

Nesso *geografico*. La risposta esatta è la D: si tratta infatti di città del Lazio, a eccezione del *Terni* che è capoluogo dell'omonima provincia in Umbria.

8 **Indicare la parola da scartare.**

A Avvalorare
B Confermare
C Ratificare
D Giustificare
E Convalidare

A eccezione di *giustificare*, tutti gli altri verbi sono tra loro sinonimi. La risposta esatta è quindi la D.

9 **Indicare il termine da scartare.**

A Emoglobina B Collagene C Albumina D Cheratina E Clorofilla

La risposta esatta è la E: si tratta infatti di proteine animali, tranne la clorofilla che è un pigmento vegetale.

PARTE SECONDA

2.2.2 | Nesso logico del significante

Gli esercizi di questa seconda tipologia, molto meno frequenti, somigliano ad alcuni rompicapo di tipo enigmistico. Pochi esempi risulteranno sufficienti a comprendere la loro natura. Occorre ricordare che in questo caso il nesso logico fa riferimento al *significante* dei vocaboli, ossia a come i vocaboli sono scritti e non al loro senso.

ESEMPI

1 **Indicare la parola da scartare.**

A Duetto B Tetre C Cotto D Novena E Acceso

La risposta esatta è la E. Infatti tutti i vocaboli contengono, al loro interno, un nmero (*due, tre, otto, nove*), a eccezione di *acceso*.

2 **Individuare il termine anomalo.**

A Polonia B Scapolo C Modulo D Scampolo E Popolo

La soluzione è la C, poiché tutti i vocaboli, a esclusione di *modulo,* contengono la parola *polo*.

SUGGERIMENTI

- **Esaminare i vocaboli a due a due**, cercando di identificare il nesso che li lega. Successivamente, controllare se lo stesso nesso logico viene rispettato da tutti i vocaboli della serie.
- **Ricordare almeno alcuni dei nessi logici** più comuni (come quelli esaminati poco sopra) e verificare se gli esercizi sono riconducibili a uno di essi.
- **Concentrarsi dapprima sulla ricerca di un nesso logico riferito al significato** e non al significante. Esercizi di quest'ultimo tipo sono infatti molto più rari. Solo se non si riesce a individuare una logica legata al significato, è opportuno ragionare sul significante dei termini proposti.

2.2.3 | Sinonimi e contrari

Sia in questo capitolo sia nella sezione sulla comprensione dei brani è già capitato di incontrare domande relative al significato di parole. Gli esercizi proposti qui di seguito esemplificano un'ulteriore formulazione di quesiti di conoscenza o di logica verbale, anche se la frequenza di domande che richiedono esplicitamente di individuare il sinonimo o il contrario di un termine si è ridotta nei test dell'area medico-sanitaria degli ultimi anni. Si tenga presente che una delle modalità più frequentemente seguite per creare alternative errate ingannevoli, quando viene richiesto al candidato di individuare il contrario di un termine, è quello di proporre fra le soluzioni il sinonimo e viceversa. Ciò accade perché gli esercizi che chiedono di individuare il sinonimo o il contrario di un termine dato vengono generalmente proposti uno di seguito all'altro e se, per la fretta, si commette l'errore di non leggere il testo del quesito ma solo il termine proposto, il rischio di commettere un errore diviene molto alto. Lo si capirà meglio affrontando gli esempi proposti di seguito.

ESEMPI

1 **Qual è un sinonimo di *vezzeggiare*?**

A Svezzare B Diminuire C Ostentare D Abituare E Blandire

La risposta corretta è la E: infatti *vezzeggiare* significa *coccolare, lusingare, lisciare* così come *blandire* significa *adulare, assecondare, allettare*.

PARTE SECONDA

2 **Qual è un sinonimo di *flebile*?**

A Febbricitante
B Fioco
C Flessibile
D Forte
E Intenso

Flebile significa fievole, fioco, sommesso. La risposta esatta è quindi la B. *Forte* e *intenso* sono due termini con significato contrario a quello di *flebile* e quindi le risposte D ed E sono sbagliate.

3 **Qual è il contrario di *onta*?**

A Calma
B Vicina
C Lode
D Certa
E Sana

Con il termine *onta* si indica un *disonore*, una *vergogna* (da cui, per estensione, anche un'*offesa*). Il contrario è rappresentato da *lode* e quindi la risposta esatta è la C.

4 **Qual è il contrario di *irrequieto*?**

A Agitato
B Tranquillo
C Requieto
D Grullo
E Combattuto

Agitato e *combattuto* potrebbero essere sinonimi di *irrequieto*, non contrari. *Requieto* non esiste. La risposta esatta è la B.

5 ***Esecrabile* è un contrario di:**

A abietto
B indenne
C buio
D esasperato
E encomiabile

Esecrabile è un aggettivo che significa *odioso, detestabile, insopportabile*; il significato contrario è quindi *apprezzabile, gradito, amabile, encomiabile*. La risposta esatta è dunque la E.

2.3 | Frasi incomplete

Si tratta di esercizi che presentano frasi mancanti di uno o più vocaboli. Al candidato viene richiesto di individuare, tra le alternative presenti, quella che meglio completa la frase. L'argomento delle frasi può essere scientifico, letterario, giornalistico, artistico o di altra natura. È frequente il caso di frasi composte da due proposizioni, una principale e una subordinata. L'individuazione del vocabolo mancante (o dei vocaboli mancanti) è legata alla comprensione delle conclusioni che si possono trarre dalla principale (se il vocabolo mancante è nella subordinata), o all'individuazione delle premesse quando se ne conosce la conclusione (se il vocabolo mancante è nella principale).

Esempi

1 I nomi hanno due forme: ..... e .....; la prima serve a indicare un solo essere animato o una cosa sola, la seconda più esseri animati o cose.

A maschile; femminile

B singolare; maschile

C singolare; plurale

D astratto; concreto

E singolare; collettivo

L'alternativa corretta è la C: *singolare* è la forma grammaticale che indica una sola cosa o persona mentre *plurale* è si riferisce a più cose o persone.

2 Nonostante fosse una persona solitamente ..., il suo intervento al convegno era stato molto ...

A intelligente - critico

B erudita - attento

C timido - sommesso

D leale - scorretto

E brillante - ascoltato

La risposta corretta è la D. La frase riportata, infatti, indica un'aspettativa circa quella persona, introdotta dalla congiunzione avversativa *nonostante*, smentita poi dal suo intervento. Dunque i due aggettivi devono avere significati contrari: *leale* e *scorretto* rispondono a tale requisito di opposizione.

3 Quando la malattia è in uno stato ... è quasi impossibile determinare la sua esistenza mediante ...

A frenetico - osservazione

B latente - osservazione

C latente - applicazione

D critico - esame

E avanzato - osservazione

La risposta corretta è la B: la *latenza* corrisponde infatti a una fase della malattia in cui questa non è manifesta clinicamente.

Suggerimenti

- Cercare di dare una propria risposta corretta **prima** di consultare le diverse alternative disponibili. Se ciò è possibile, la fase successiva sarà semplicemente quella di scegliere l'alternativa più vicina alla risposta iniziale.
- Prestare attenzione non solo al **significato** delle parole da inserire nella frase, ma anche al loro corretto **inserimento sintattico**.
- Spesso la scelta delle parole mancanti è complicata dalla presenza di più incognite o dal loro ordine sparso, che non consente di dare immediatamente un senso alla frase. In questi casi occorre **procedere per sostituzione**, inserendo di volta in volta nella frase le diverse alternative, fino a ottenere quella esatta.
- Prima di passare all'esercizio successivo, provare a **rileggere la frase completa**, inserendo i vocaboli dell'alternativa prescelta, in modo da controllarne la coerenza.

2.4 | Termini equivalenti a numeri

In alcuni esercizi vengono presentate delle "equivalenze" tra una parola e un numero. La soluzione è ricavabile dalla logica con cui a una certa parola si è associato quel numero.

Esempi

1 **Se banco = 10, matita = 12, gomma = 10, biro = ?**

A 8 B 10 C 12 D 16 E 9

I termini che vengono presentati nel testo del problema sono associati ai numeri secondo la logica: *n* x 2, dove *n* è il numero di lettere da cui sono composti. *Biro* è una parola di 4 lettere e di conseguenza la soluzione è pari a 4 x 2 = 8 (soluzione A).

2 **Se foglia = 7, bacca = 3, albero = 2, ramo = ?**

A 6 B 10 C 4 D 17 E 19

In questo caso la logica che permette di giungere alla soluzione è determinata dalla posizione occupata nell'alfabeto italiano dalla lettera con cui ogni parola inizia più 1. Per esempio la parola *foglia* inizia con la lettera *f* che è la sesta lettera dell'alfabeto e dunque la parola è associata al numero 7. *Ramo* inizia con la sedicesima lettera e la soluzione è dunque D.

Suggerimenti

- Cercare di dare una propria risposta corretta **prima** di consultare le diverse alternative disponibili. Per arrivare a ciò verificare le informazioni date e **desumere la corretta logica che permette l'abbinamento parola-numero.**
- Le principali logiche di abbinamento parola-numero sono basate sulla **posizione che una lettera della parola occupa nell'alfabeto** e sul **numero di lettere che compongono la parola.**
- Ricordare che in questa tipologia di esercizi **il significato della parola è irrilevante**, cosicché, per esempio, è possibile che alla parola *mucca* sia associato un numero più elevato che alla parola *mandria*.

PARTE SECONDA

3| Interpretazione di grafici e tabelle

Frequentemente, la formazione e l'esercizio della professione in ambito medico-sanitario richiedono di saper leggere e interpretare correttamente i dati e le informazioni espresse sotto forma di grafici e tabelle. Non bisogna sorprendersi, dunque, se il decreto ministeriale che definisce il programma di logica prevede espressamente domande relative alla comprensione di grafici e tabelle, alle deduzioni che è possibile trarre dalle informazioni in essi riportate e a ciò che invece risulta incompatibile o arbitrario rispetto ai dati forniti.

3.1 | Descrizione degli esercizi

Gli esercizi sono solitamente introdotti da un testo che presenta i dati contenuti in un grafico e/o in una tabella, riportati di seguito. Le situazioni descritte sono in genere attinenti all'ambito medico-sanitario e dunque possono fare riferimento, per esempio, agli effetti di una determinata terapia su diverse patologie, alla diffusione di una certa malattia in aree geografiche o popolazioni diverse, al confronto degli effetti prodotti da più farmaci ecc. Seguono in genere una o due domande riferite al caso descritto dal testo, con le solite cinque alternative di cui una sola esatta.

Esempi

Nel biennio 2010-2011 è stato lanciato sul mercato mondiale un nuovo farmaco anti-ipertensivo, chiamato Visor. Al termine del 2011 la casa produttrice verifica l'andamento delle vendite in alcuni dei principali Paesi. I risultati dello studio sono espressi nel grafico seguente.

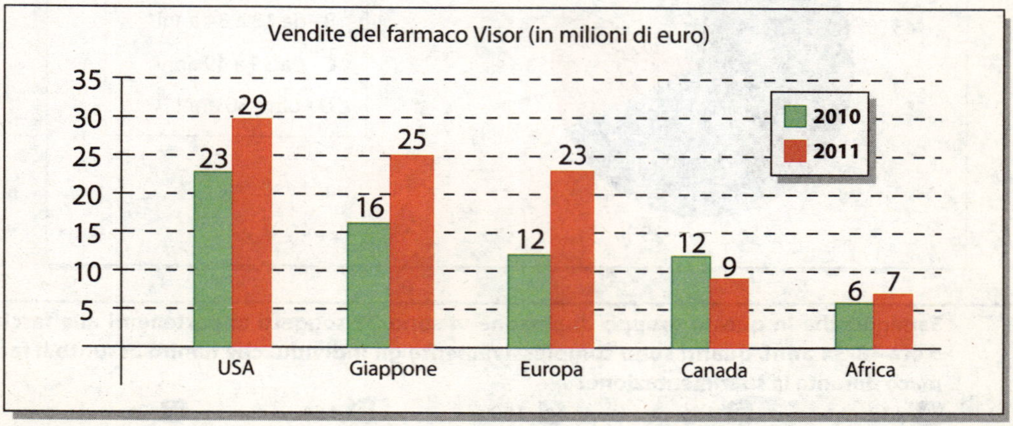

1 **Nel 2011, qual è stata la percentuale delle vendite realizzate negli USA, rispetto al totale dell'anno?**

A Circa il 20%
B Circa il 25%
C Circa il 30%
D Circa il 40%
E Circa il 45%

Il fatturato complessivo del farmaco Visor venduto nei Paesi considerati nel 2011 è pari a 93 milioni di euro mentre quello imputabile agli USA nello stesso anno è pari a 29 milioni di euro. Pertanto la percentuale richiesta è pari a 29/93 (cioè poco meno di un terzo), pari a circa il 31% (risposta C).

2 **Dal grafico si possono trarre tutte le seguenti conclusioni tranne una. Quale?**

A Tra il 2010 e il 2011, il maggior incremento percentuale nelle vendite del farmaco Visor si è avuto in Europa
B Il fatturato del farmaco Visor realizzato in Canada è diminuito dal 2010 al 2011
C Nel biennio considerato, il fatturato del farmaco Visor in Giappone è stato superiore a quello in Europa
D Tra il 2010 e il 2011, il numero di soggetti ipertesi è aumentato negli USA più che negli altri Paesi
E A livello mondiale, le vendite del farmaco Visor sono globalmente aumentate passando dal 2010 al 2011

Tutte le informazioni proposte dalle alternative sono ricavabili dai dati contenuti nel grafico a eccezione della D che è dunque la risposta corretta. Il fatto che negli USA, nel 2011, il fatturato del farmaco Visor risulti superiore a quello relativo agli altri Paesi non implica infatti necessariamente che negli USA il numero di soggetti ipertesi sia aumentato più che altrove.

Durante la fase di sperimentazione, il farmaco Y viene somministrato a un gruppo di persone. Il grafico seguente rappresenta la ripartizione percentuale, in base alla fascia d'età, dei soggetti che si sottopongono alla sperimentazione.

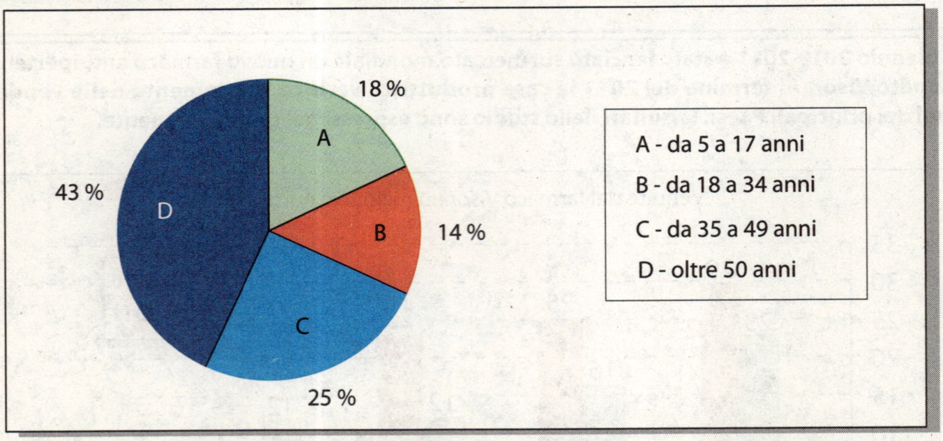

3 **Sapendo che in questo gruppo di persone vi sono 21 soggetti appartenenti alla fascia d'età 18-34 anni, quanti sono complessivamente gli individui che hanno assunto il farmaco durante la sperimentazione?**

A 132   B 146   C 150   D 164   E 21

In base al testo dell'esercizio, il numero di soggetti che si sottopongono alla sperimentazione appartenenti alla fascia d'età 18-34 è pari a 21; dal grafico si ricava inoltre che questa fascia d'età rappresenta il 14% del totale. Il numero 21 rappresenta quindi il 14% del totale. Indicando con X il totale dei soggetti che hanno assunto il farmaco durante la sperimentazione ciò si può tradurre nella seguente equazione:

$$X \cdot \frac{14}{100} = 21 \quad \text{ossia} \quad X = 21 \cdot \frac{100}{14} \quad \text{da cui si ricava facilmente } X = 150$$

La risposta corretta è pertanto la **C**.

Nel grafico seguente è riportato l'andamento delle nuove assunzioni di personale presso l'ospedale S. Gaudenzio negli ultimi sei mesi.

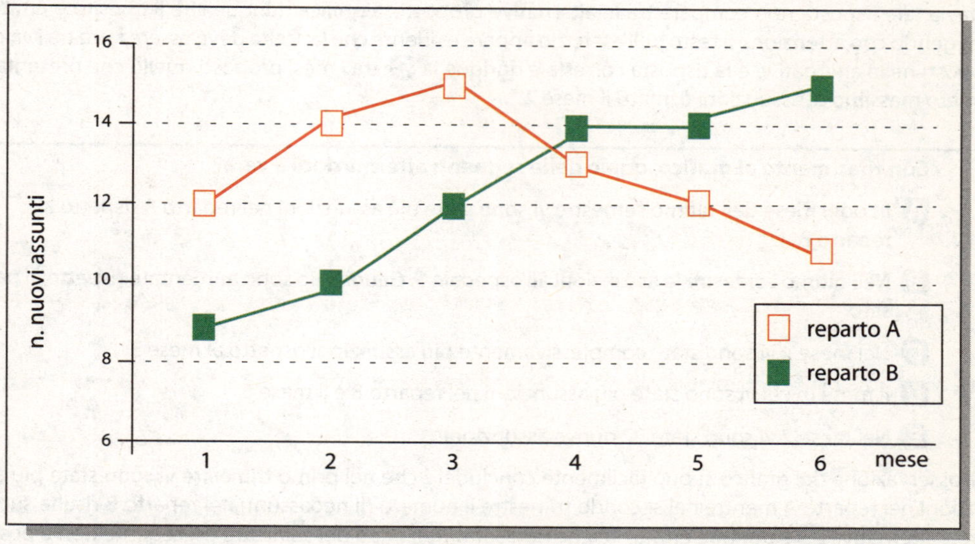

4 **Con riferimento al grafico, quanti sono stati i nuovi assunti nel reparto B nell'ultimo semestre?**

A 75 **B** 74 **C** 67 **D** 71 **E** 72

Per determinare il numero di neoassunti nel reparto B dell'ultimo semestre occorre sommare i valori indicati dai quadratini neri: 9 + 10 + 12 + 14 + 14 + 15 = 74. La risposta corretta è pertanto la **B**.

5 **Con riferimento al grafico, quali sono i mesi nei quali vi è stato il maggior numero di assunti?**

A mesi 2 e 6 **B** mesi 1 e 2 **C** mesi 2 e 5 **D** mesi 5 e 6 **E** mesi 3 e 4

Poiché il quesito richiede di indicare in quali mesi si è avuto il maggior numero di nuove assunzioni complessive, occorre sommare (mese per mese) il numero di nuovi lavoratori del reparto A e del reparto B. Si ottengono i seguenti risultati:

- mese 1: 9 + 12 = 21
- mese 2: 10 + 14 = 24
- mese 3: 12 + 15 = 27
- mese 4: 13 + 14 = 27
- mese 5: 12 + 14 = 26
- mese 6: 11 + 15 = 26

Il numero massimo di assunzioni si è dunque avuto nei mesi 3 e 4 e la risposta corretta è dunque la **E**.

6 Con riferimento al grafico, in quale tra i seguenti mesi vi è stato il maggior numero di nuovi assunti nel reparto A?

- **A** mese 4
- **B** mese 6
- **C** mese 2
- **D** mese 1
- **E** mese 5

Il numero massimo di assunzioni nel reparto A si è avuto in corrispondenza del mese 3 (15 neoassunti) e tuttavia tale risposta non compare tra le alternative proposte. Significa dunque che il quesito è errato? Rileggendo con attenzione il testo dell'esercizio appare evidente che la scelta deve essere fatta tra i valori proposti nelle alternative e la risposta corretta è dunque la **C**: tra i mesi proposti quello che presenta il numero massimo di assunzioni è infatti il mese 2.

7 Con riferimento al grafico, quale delle seguenti affermazioni è vera?

- **A** In ogni mese dell'ultimo semestre vi sono state più assunzioni nel reparto A rispetto al reparto B
- **B** Nell'ultimo semestre le assunzioni all'ospedale S. Gaudenzio sono aumentate rispetto al passato
- **C** Nel mese 4 vi sono state complessivamente più assunzioni rispetto al mese 3
- **D** Il mese in cui vi sono state più assunzioni nel reparto B è il mese 6
- **E** Nel mese 2 vi sono state 22 nuove assunzioni

Dall'osservazione del grafico si può facilmente concludere che nel primo trimestre vi sono state più assunzioni nel reparto A mentre nel secondo trimestre il numero di neoassunti nel reparto B risulta superiore; l'alternativa **A** è dunque errata. Poiché non sono noti i dati del semestre precedente non è possibile concludere quanto indicato dall'alternativa **B**; anche le alternative **C** ed **E** sono errate: il numero complessivo di neoassunti nei mesi 3 e 4 è il medesimo (27 nuove assunzioni) e nel mese 2 vi sono state 21 nuove assunzioni e non 22. L'unica affermazione corretta è la **D** che è dunque la risposta al quesito: la linea nera (reparto B) è crescente e ha il suo massimo in corrispondenza dell'ultimo mese (mese 6).

SUGGERIMENTI

- Leggere attentamente i **titoli delle colonne** nelle tabelle, come pure le variabili rappresentate sugli **assi dei grafici** o le eventuali note.
- Fare attenzione a quali **unità di misura** sono usate per esprimere le quantità rappresentate nelle tabelle e nei grafici (percentuali, anni, euro, metri ecc.).
- **Non confondere decimali con percentuali.** Se per esempio una colonna rappresenta cifre in forma percentuale, un numero come 0,2 significa 0,2% e quindi è uguale a 0,002.
- Quando il grafico è costituito da più serie di dati (per esempio più linee o più barre), è conveniente **"etichettare" ogni serie in accordo con la legenda del grafico**, in modo da distinguere velocemente le diverse serie di dati quando si risponde alle domande.
- Se in un esercizio vengono presentati più grafici, occorre **individuare con attenzione il grafico al quale fa riferimento la domanda in esame.**
- Per confrontare colonne o righe non adiacenti in una tabella o in un grafico, può essere utile **utilizzare la matita o la penna come righello.**

3.2 | Principali tipologie di grafici

Dal momento che le prove di ammissione possono proporre grafici di diversa natura, vengono illustrate di seguito le principali tipologie, accompagnate da alcune indicazioni in merito alla loro lettura e interpretazione.

Grafico lineare

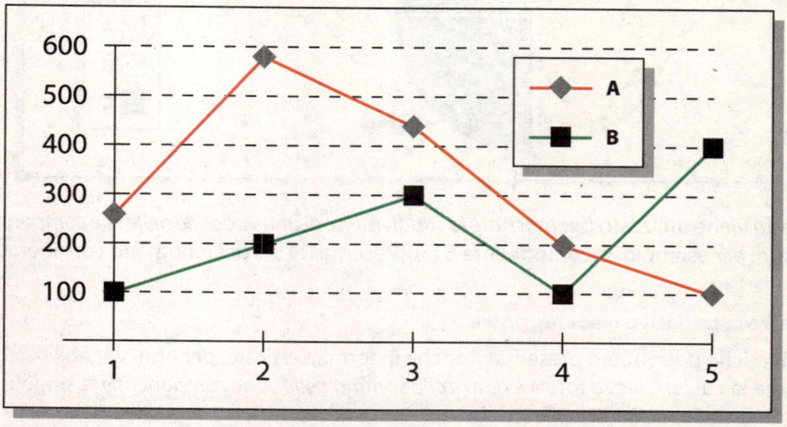

Quello **lineare** è forse il tipo di grafico più diffuso, soprattutto perché rappresenta nel modo migliore *quantità che mutano nel tempo*. Generalmente, infatti, si può leggere sull'asse delle ascisse una scala temporale (annuale, mensile, settimanale, oraria ecc.), mentre sull'asse delle ordinate è rappresentato il valore delle variabili di cui si studia l'andamento (queste variabili potrebbero essere espresse anche in forma di percentuale). Naturalmente le varie linee rappresentate sul grafico non sono altro che l'unione dei punti definiti dalle coppie *tempo-valore* e quindi evidenziano l'andamento temporale delle variabili in esame, come mostrato nei primi esempi illustrati all'inizio del capitolo.

Grafico a barre verticali o istogramma

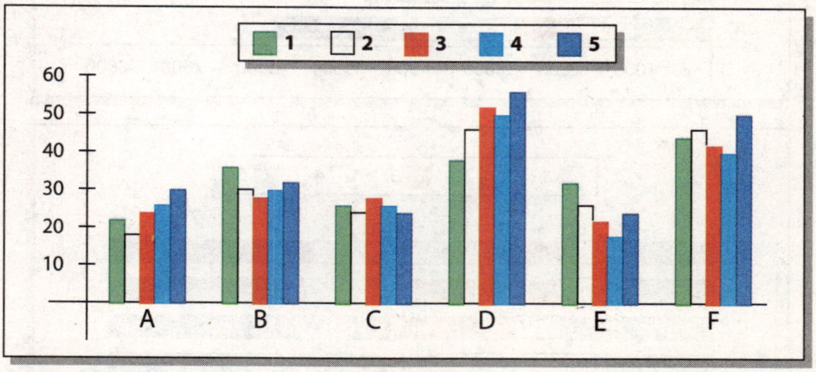

Anche l'*istogramma* è alquanto comune ed è utilizzato prevalentemente per il *confronto di variabili diverse in tempi o luoghi diversi*. Nel caso riportato nella figura, ogni variabile indicata con un numero da 1 a 5 potrebbe indicare le vendite di cinque differenti prodotti, mentre le variabili indicate dalle lettere potrebbero indicare diversi Paesi. Il grafico rappresenterebbe dunque il volume delle vendite di ogni prodotto in ciascun Paese. Si noti che attraverso questo tipo di grafico si rende possibile un confronto sia tra i valori assunti dalle vendite di un singolo prodotto in Paesi diversi, sia tra le vendite dei vari prodotti in un singolo Paese.

Occorre ricordare, infine, che le stesse informazioni possono essere rappresentate da istogrammi in cui le barre sono orientate in senso orizzontale anziché verticale.

Grafico a torta o areogramma

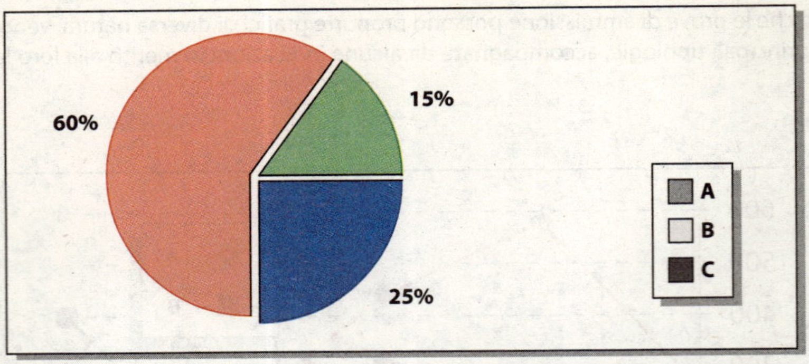

Il grafico *a torta* viene utilizzato per *mostrare la suddivisione di una variabile nelle sue componenti*. Nel caso sopra riportato, per esempio, la componente B rappresenta il 15% del fenomeno considerato nel suo insieme.

Grafico a barre cumulative o sovrapposte

In questi grafici, che potrebbero presentarsi anche in forma verticale, per ogni variabile viene disegnato un istogramma la cui *lunghezza totale è data dalla somma delle varie componenti* (le singole porzioni colorate in modo diverso) *della variabile stessa*.

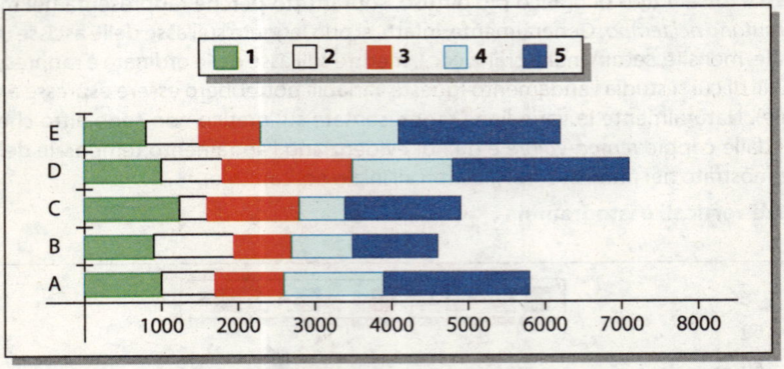

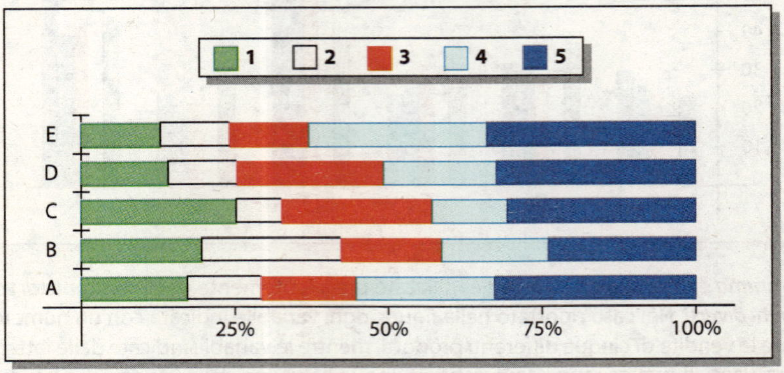

Nei due esempi sopra riportati, i dati sono gli stessi ma, mentre nel primo caso vengono indicati in forma assoluta, nel secondo sono stati percentualizzati. In quest'ultimo caso è evidente che tutti gli istogrammi devono avere la stessa lunghezza (100%), mentre ciò che varia è la composizione percentuale, cioè la lunghezza delle singole componenti.

Grafico ad aree

Anche questa tipologia è utilizzata frequentemente. L'informazione che offre è assai *simile* a quella dei *grafici cumulativi*, dal momento che, per ogni variabile (A, B, C ecc.), vengono sommate le varie componenti (1, 2, 3 ecc.). Vengono quindi uniti i punti che definiscono le componenti e colorate le aree comprese tra le linee così definite, con il risultato di *mettere in maggior risalto le componenti anziché le singole variabili*.

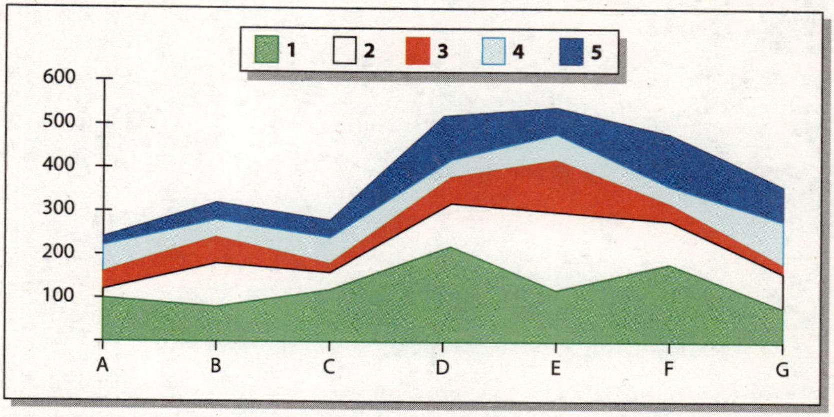

Dal grafico in esame si deduce, semplicemente osservando la grandezza delle aree, qual è la componente che ha maggior peso nel complesso di tutte le variabili.

4 | Problemi di natura logica

Gli esercizi di questa sezione valutano l'attitudine logica del candidato, intesa come capacità di comprendere relazioni di causa ed effetto, di seguire accuratamente una sequenza complessa di affermazioni tra loro interdipendenti comprendendone le implicazioni, di distinguere ragionamenti coerenti da conclusioni prive di fondamento e così via. Tutte queste sono facoltà che un individuo generalmente utilizza nella vita di tutti i giorni, indipendentemente dal proprio campo di studi o dal proprio tipo di attività. Non è dunque richiesta alcuna conoscenza di logica formale né una preparazione in discipline specifiche.

Per prepararsi alle domande di questa natura è importante analizzare le tipologie di esercizi solitamente proposte nei test e comprenderne i procedimenti di risoluzione. Non ci sono, come si è detto, particolari nozioni teoriche da apprendere, ma è opportuno familiarizzare con la struttura degli esercizi per allenarsi a una loro rapida risoluzione.

Si tenga anche presente che alcune domande sulla comprensione dei brani valuta proprio le capacità logico-deduttive del candidato. Di conseguenza, il presente capitolo risulta utile anche per un corretto approccio ai quesiti che chiedono che cosa può o non può essere dedotto dal testo proposto in un brano.

4.1 | Deduzioni logiche

Questi esercizi intendono valutare le capacità deduttive e di ragionamento del candidato. Viene richiesto di analizzare attentamente il testo degli esercizi, di individuare le conclusioni da esso deducibili in modo logico. È molto importante saper individuare correttamente le relazioni logiche, in particolare distinguere che cosa consegue necessariamente dalle affermazioni proposte da ciò che è soltanto possibile, ma non certo.

4.1.1 | Condizione necessaria e condizione sufficiente

Un primo esempio è quello in cui il candidato deve saper distinguere una *condizione necessaria* da una *condizione sufficiente*. Si consideri il seguente esercizio, utile per la comprensione dei meccanismi che sono alla base di questa tipologia di esercizi.

ESEMPI

1 **"Se lasciassi cadere il vaso di porcellana, questo si romperebbe".**
Se l'argomentazione precedente è corretta, quale delle seguenti è certamente vera?

- **A** Se il vaso di porcellana è intatto, ciò vuol dire che non l'ho lasciato cadere
- **B** Se non lascerò cadere il vaso di porcellana, questo non si romperà
- **C** Se il vaso di porcellana è rotto, questo indica che l'ho lasciato cadere
- **D** Se il vaso di porcellana è intatto, non vuol dire che non l'ho fatto cadere
- **E** I vasi di porcellana si rompono facilmente

Questo esercizio si fonda sulla relazione causa-effetto che lega due eventi. In particolare, si vuole verificare la capacità del candidato di saper distinguere le relazioni legate da un rapporto di "sufficienza" rispetto a quelle legate da un rapporto di "necessità". Nel caso in esame, l'atto di far cadere il vaso risulta essere una condizione *sufficiente* affinché il vaso di porcellana si rompa, ma non *necessaria*. Infatti il vaso di porcellana potrebbe anche rompersi per altre cause. La risposta esatta è pertanto la **A**.

Le risposte **B**, **C** e **D** sarebbero corrette se l'affermazione iniziale fosse: "Il vaso di porcellana potrebbe rompersi solo se lo lasciassi cadere"; in questo caso, infatti, il rapporto tra i due eventi sarebbe di *necessità* e non più di *sufficienza*.

Gli esercizi di deduzione vertono prevalentemente sull'interpretazione di meccanismi logici come quello descritto. Occorre dunque **dedicare assoluta attenzione al significato di ogni singola affermazione, evitando di effettuare infondate supposizioni o di trarre erronee e affrettate conclusioni.**

---

2 **La criminalità nelle strade ha ormai raggiunto livelli preoccupanti. Gran parte della responsabilità di questa situazione è da attribuire ai giudici, che hanno severamente limitato l'azione della nostra polizia. La criminalità non sarà eliminata fino a quando alla polizia sarà impedito di intraprendere le azioni che quest'ultima ritiene necessarie per individuare i colpevoli dei reati.**

Se le affermazioni sopra riportate sono vere, ne segue che:

I) la criminalità sarà eliminata quando saranno rimossi i limiti imposti alla polizia;
II) i giudici non hanno alcun diritto di limitare le azioni della polizia;
III) i giudici non si preoccupano del diritto dei cittadini di essere difesi dalla criminalità.

A La I **B** La II **C** La I e la II **D** La II e la III **E** Né la I, né la II, né la III

Per rispondere alla domanda occorre prestare particolare attenzione a quanto viene esplicitamente affermato nel testo e non a quanto viene invece suggerito. La risposta corretta è la **E**: nessuna delle tre affermazioni può essere univocamente dedotta dal testo. Infatti l'affermazione I) non può essere dedotta, in quanto l'autore afferma semplicemente che "la criminalità non sarà eliminata fino a quando alla polizia sarà impedito di intraprendere le azioni che quest'ultima ritiene necessarie". Ciò non implica automaticamente che, una volta rimossi i limiti alle azioni della polizia, la criminalità sarà certamente eliminata: la rimozione dei limiti imposti alla polizia è dunque *condizione necessaria ma non sufficiente* per l'eliminazione della criminalità.

L'affermazione II) non può essere dedotta, in quanto l'autore ha parlato degli effetti di alcuni provvedimenti dei giudici e non del diritto dei giudici di adottare tali provvedimenti.

L'affermazione III) è anch'essa slegata dall'argomentazione: nessuna informazione viene fornita circa le intenzioni o le motivazioni alla base del comportamento dei giudici.

---

3 **Soltanto se la mia automobile ha benzina può funzionare.**

Se quanto affermato sopra è vero, allora quale delle seguenti affermazioni è vera?

I) Se la mia automobile ha la benzina, allora funziona
II) Se la mia automobile non funziona, allora non ha benzina
III) Se la mia automobile funziona, allora ha benzina

A La I **B** La II **C** La III **D** La I e la II **E** La II e la III

La risposta corretta è la **C**. Infatti, questo esercizio presenta il caso della *condizione necessaria ma non sufficiente*. In altre parole, il fatto di avere benzina è condizione necessaria, ma non sufficiente, per il funzionamento dell'automobile. Dunque, la I) e la II) sono entrambe errate: la I) in quanto, essendo la presenza di benzina unicamente condizione necessaria, l'automobile potrebbe non funzionare per altri motivi; la II) in quanto l'automobile potrebbe non funzionare per motivi diversi dall'assenza di benzina.

È possibile osservare che l'affermazione alla base di questo esercizio è del tipo: *soltanto se è vera X, allora è vera Y* (cioè: soltanto se l'automobile ha benzina, allora può funzionare). Ne segue anche che è valida: *se è vera Y, allora è vera X* (cioè: se l'automobile funziona, allora ha benzina).

Non è invece valida in questo caso: *se non è vera Y, allora non è vera X* (se l'automobile non funziona, allora non ha benzina), così come non è valida: *se è vera X, allora è vera Y* (se ha benzina, allora funziona).

4.1.2 | Affermazioni che rafforzano o indeboliscono un'argomentazione

Il modo migliore per rafforzare una certa argomentazione è quello di rafforzare l'ipotesi centrale della stessa argomentazione.

1 **Gli studenti delle scuole statunitensi hanno proposto di poter scegliere da soli il proprio curriculum di studi. Consentire ciò sarebbe tanto disastroso quanto permettere ai bambini di tre anni di decidere da soli la propria dieta. Gli studenti in questione non hanno né la maturità né l'esperienza per poter sostituire i professionisti che attualmente svolgono questa funzione.**

Quale delle seguenti affermazioni rafforzerebbe l'argomentazione sopra riportata?

A Gli studenti statunitensi hanno un livello di istruzione inferiore a quello dei professionisti che attualmente delineano i curricula

B I bambini di tre anni non sono in grado di scegliere da soli diete sane ed equilibrate

C Gli studenti statunitensi sono meno intelligenti della media dei loro coetanei di altri Paesi

D I curricula individuali sono meglio di quelli standardizzati

E La capacità di scegliere in modo appropriato un buon curriculum di studi si sviluppa solo dopo anni di esperienza nelle istituzioni scolastiche e dopo essere diventati adulti

L'argomentazione iniziale può essere suddivisa in tre componenti:

- **l'evidenza o fatto:** gli studenti statunitensi hanno proposto di poter scegliere da soli il proprio curriculum di studi;
- **la conclusione:** gli studenti statunitensi non hanno né la maturità né l'esperienza per sostituire i professionisti che attualmente svolgono tale funzione;
- **l'ipotesi implicita:** deve essere l'elemento che collega l'evidenza alla conclusione.

Nell'esempio, l'ipotesi implicita è quella riportata dall'alternativa E. Infatti, andando per esclusione, l'alternativa A non rafforza l'argomentazione, trattandosi di un'informazione già nota. L'alternativa B, per quanto inerente a una metafora utilizzata dall'autore dell'argomentazione, è estranea alla conclusione e soprattutto non serve a collegare l'evidenza con la conclusione. Le alternative C e D sono anch'esse irrilevanti ai fini dell'argomentazione e comunque incapaci di collegare i due elementi noti. L'alternativa E, invece, fornisce proprio quell'elemento che collega logicamente l'evidenza con la conclusione: sapendo infatti che la capacità di scegliere accuratamente i curricula si sviluppa solo con l'esperienza, è evidente che gli studenti stessi non sono in grado di svolgere tale funzione, o quantomeno lo sono in misura inferiore rispetto ai professionisti che attualmente la svolgono. L'argomentazione, cioè la connessione logica che lega gli elementi che la compongono, risulta dunque rafforzata.

4.1.3 | Sillogismi

Una variante dei problemi di deduzione logica è costituita da esercizi che, nella loro formulazione, richiamano i sillogismi. Si tratta di esercizi in cui vengono presentate alcune affermazioni esplicitanti relazioni tra soggetti diversi, dalle quali si possono trarre conclusioni riguardanti altre relazioni. L'esercizio richiede di identificare, tra le alternative, proposte quella in cui compare un'affermazione deducibile logicamente da quelle iniziali. Si vedano i seguenti esempi.

Esempi

1 Federica ama sciare; tutti gli artisti sono creativi; tutte le persone che amano sciare sono creative.

Se le affermazioni sopra riportate sono vere, quale delle seguenti è necessariamente vera?

A Federica è un'artista
B Tutte le persone creative sono artisti
C Tutti gli artisti amano la sciare
D Federica è creativa
E Federica avrebbe voluto essere un'artista

L'alternativa A è errata in quanto Federica, amando sciare, è necessariamente creativa, ma ciò non implica che sia artista. Il fatto che tutti gli artisti siano creativi non implica necessariamente che tutte le persone creative siano artisti. Per lo stesso motivo è dunque errata anche l'alternativa B. L'alternativa C è errata in quanto l'unica informazione certa sugli artisti è che essi sono creativi e il fatto che anche le persone che amano sciare siano creative non consente di dedurre che tutti gli artisti amano sciare. La E è palesemente errata e non necessita di spiegazione.

La risposta esatta è pertanto la D: infatti se Federica ama sciare e tutti coloro i quali amano sciare sono creativi, anche Federica è creativa.

Alla soluzione si sarebbe potuti giungere anche con un procedimento "grafico", che a molti risulta spesso particolarmente utile ed efficace. Le tre affermazioni iniziali possono infatti essere graficamente riportate come segue:

$$\begin{array}{ccc} & \text{artisti} \rightarrow & \text{creativi} \\ & & \uparrow \\ \text{Federica} \rightarrow & & \text{persone che amano sciare} \end{array}$$

Seguendo le frecce che riproducono le tre affermazioni è possibile giungere da *Federica* a *creativi*. Non è invece possibile giungere da *Federica* a *artisti*. Per far ciò sarebbe stata necessaria una freccia da *creativi* ad *artisti*. In altre parole, sarebbe stato necessario sapere che tutte le persone creative sono artisti. Mancando tale informazione, ne segue che le alternative A e B sono errate.

Analogamente, per poter collegare *artisti* con *persone che amano sciare*, ossia per poter affermare che tutti gli artisti amano sciare, sarebbe stato necessario avere una freccia da *creativi* a *persone che amano sciare*. In altre parole, sarebbe stato necessario sapere che tutte le persone creative amano sciare. Mancando tale informazione, ne segue che l'alternativa C è errata.

2 Tutti i dipendenti della società "Alber" sono svogliati; Luca gioca a golf; tutte le persone che giocano a golf sono svogliate.

Se le tre affermazioni che precedono sono vere, quale delle seguenti è vera?

A Tutti i dipendenti della società "Alber" giocano a golf
B Luca è una persona svogliata
C Tutte le persone svogliate giocano a golf
D Luca è un dipendente della società "Alber"
E La società "Alber" lavora nel settore sportivo

L'alternativa D è errata: Luca, essendo un giocatore di golf, è svogliato ma ciò non implica che lavori nella società "Alber". Il fatto che tutti i dipendenti della società "Alber" siano svogliati non implica necessariamente che tutte le persone svogliate siano dipendenti della società "Alber". Analogamente, affermare che tutte le persone che giocano a golf sono svogliate non implica che tutte le persone svogliate giochino a golf: anche le risposte C e A sono dunque errate. In conclusione, la risposta esatta è la B: infatti se è vero che tutte le persone che giocano a golf sono svogliate e che Luca gioca a golf, si può facilmente concludere che Luca è una persona svogliata.

3 **Date le premesse:**

I) la scienza fa ricorso con vantaggio al linguaggio metaforico;

II) il linguaggio metaforico è proprio dell'espressione artistica;

individuare la conclusione logicamente e rigorosamente conseguente.

A Scienza e arte usano il medesimo linguaggio

B La contaminazione tra arte e scienza è inevitabile

C La scienza non può fare a meno di un proprio linguaggio metaforico

D L'espressione artistica offre un valido mezzo espressivo alla scienza

E L'espressione artistica e quella scientifica hanno il medesimo carattere

Analizzando le due premesse di partenza, si può concludere che la scienza fa ricorso con vantaggio all'espressione artistica, dal momento che il linguaggio metaforico citato nella premessa I) è, come dice la premessa II), proprio dell'espressione artistica. Tale conclusione è equivalente a quanto affermato dall'alternativa D, che dunque rappresenta la risposta esatta. Il fatto di "fare ricorso con vantaggio" non significa affatto che scienza e arte abbiano lo stesso linguaggio, come vorrebbe la risposta A, né che la contaminazione tra arte e scienza sia inevitabile, né che l'espressione artistica e quella scientifica abbiano lo stesso carattere, per cui anche le alternative B ed E sono errate. Anche la conclusione proposta dalla C è arbitraria e, anzi, contraddice le due premesse in base alle quali la scienza, di fatto, ricorre a un linguaggio metaforico proprio dell'arte.

4.1.4 | Frasi con negazioni multiple

1 **"Non vi è ragione di ritenere che in ufficio non vi sia nessuno."**
La seguente affermazione è logicamente equivalente a:

A non vi è ragione di ritenere che in ufficio vi sia qualcuno

B è il caso di pensare che in ufficio non vi sia nessuno

C si può pensare che in ufficio vi sia qualcuno

D si può pensare che in ufficio non vi sia nessuno

E l'ufficio è certamente vuoto

Questo esercizio rappresenta un esempio dei casi in cui è necessario innanzitutto cogliere il significato dell'affermazione, espressa in modo tanto indiretto che la sua comprensione non risulta immediata a una prima lettura. Il testo, infatti, presenta una doppia negazione: "Non vi è ragione di ritenere..." che "...non vi sia nessuno". La doppia negazione equivale a un'affermazione, per cui la frase può essere svolta sotto forma di affermazione, del tipo: "Si può ritenere che vi sia qualcuno". I due "non", in sostanza, si annullano a vicenda. La risposta esatta è quindi la C, perché esprime il medesimo concetto contenuto nel testo.

2 **Alcune recenti ricerche hanno respinto l'impossibilità della non veridicità della tesi secondo la quale non esiste una correlazione negativa tra vita media delle persone e quantità media di sigarette che tali persone hanno fumato.**

Se quanto sopra riportato è vero, quale delle seguenti affermazioni è vera?

A Il fumo accorcia la vita media delle persone

B Non vi è correlazione negativa tra quantità di sigarette fumate e vita media delle persone

C Il fumo allunga la vita media delle persone

D È impossibile che vi sia una correlazione negativa tra quantità di sigarette fumate e vita media delle persone

E È possibile che vi sia una correlazione negativa tra quantità di sigarette fumate e vita media delle persone

L'esercizio consiste nella traduzione in termini semplici della successione di negazioni che rendono la frase di difficile comprensione a una prima lettura. Bisogna analizzarla ricordando che due negazioni danno un'affermazione.

- … hanno respinto l'impossibilità… => è possibile;
- … la non veridicità della tesi … che non esiste => è vero che esiste.

Ne consegue che, logicamente, il contenuto della frase può essere espresso come: "Alcune ricerche hanno affermato che è possibile che esista una correlazione negativa ecc.". La risposta corretta è perciò la **E**.

4.1.5 | Problemi di attitudine matematica

I test di attitudine matematica mirano a valutare le **capacità di ragionamento** e la **velocità dei candidati** nel risolvere esercizi che richiedono semplici calcoli. Non hanno nulla a che vedere, dunque, con i quesiti di matematica e con il relativo programma.

Di seguito vengono riportati alcuni esercizi che per tipologia e/o per metodo di soluzione sono simili a quelli che possono essere proposti nei test di selezione.

---

1 Una scatola contiene 6 palline blu, 12 palline verdi e 24 palline gialle. Supponendo di essere bendati in modo da non poter sbirciare nella scatola, quante palline bisogna prendere per essere sicuri di averne almeno una coppia dello stesso colore?

A 2 **B** 4 **C** 6 **D** 5 **E** 3

Per risolvere l'esercizio non sono necessarie nozioni particolari di matematica o di calcolo delle probabilità ma semplicemente un po' di logica e di buon senso. Poiché nella scatola vi sono palline di 3 colori diversi, per essere sicuri di estrarne almeno 2 del medesimo colore occorre fare 4 estrazioni: le prime 3 palline potrebbero essere tutte di colore diverso ma la quarta pallina estratta certamente avrà lo stesso colore di almeno una pallina estratta in precedenza. La risposta corretta è quindi la **B**.

---

2 In una classe su 30 alunni 21 non portano gli occhiali. Qual è la percentuale di alunni che portano gli occhiali in quella classe?

A 30 **B** 70 **C** 79 **D** 21 **E** 9

Per calcolare la percentuale richiesta occorre calcolare il rapporto tra il numero di alunni che portano gli occhiali e il numero totale di alunni e moltiplicare poi per 100. Poiché gli studenti che *non* portano gli occhiali sono 21, quelli che invece portano gli occhiali sono 9. Pertanto il calcolo da effettuare è il seguente:

$$\frac{9}{30} \times 100 = \frac{3}{10} \times 100 = 30$$

La risposta corretta è dunque la **A**.

---

3 In un gruppo di 12 persone, ognuna può studiare, lavorare o fare entrambe le cose. Se 9 persone studiano e 7 lavorano, quante sono le persone che contemporaneamente svolgono entrambe le attività?

A 12 **B** 7 **C** 3 **D** 2 **E** 4

Si indichi con x il numero di persone che studiano e lavorano contemporaneamente. Il gruppo di 12 persone può essere suddiviso in tre insiemi: quelli che studiano solamente, quelli che lavorano solamente e quelli che svolgono entrambe le attività. Pertanto se x è il numero di studenti-lavoratori, allora il numero di studenti è pari a $(9 - x)$ mentre il numero di lavoratori è pari a $(7 - x)$.

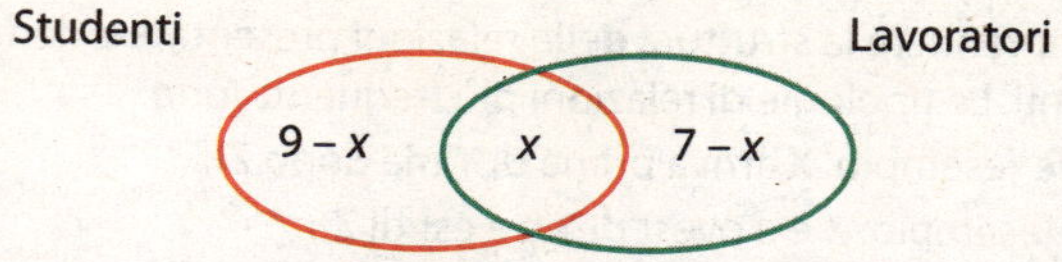

Poiché il totale delle persone è pari a 12, si ha: $(9 - x) + x + (7 - x) = 12$, da cui si ricava $x = 4$ (risposta **E**).

---

4 Marco ha tre dischi più di Flavio e la metà di Andrea; Flavio ne ha 10 meno di Guido, mentre i quattro amici insieme hanno 169 dischi. Quanti dischi possiede Guido?

A 65 **B** 33 **C** 66 **D** 40 **E** 30

Sia x il numero di dischi posseduti da Guido. Dai dati del problema risulta che:

- Flavio possiede 10 dischi in meno rispetto a Guido, cioè $(x - 10)$ dischi;
- Marco ha tre dischi più di Flavio: $(x - 10) + 3$, cioè $(x - 7)$ dischi;
- Andrea ha il doppio dei dischi di Marco: $2(x - 7)$, cioè $(2x - 14)$ dischi.
- La somma di tutti i dischi posseduti dai 4 amici è dunque data da:

$$(x - 7) + (x - 10) + (2x - 14) + x$$

Tale somma è pari a 169 e quindi:

$$(x - 7) + (x - 10) + (2x - 14) + x = 169$$

da cui segue $5x = 200$, e quindi $x = 200/5 = 40$ (risposta **D**).

---

5 Raffaella ha trascorso la sua vita per 1/4 da ragazza, per 1/8 da giovane, per metà lavorando. Sono 6 anni che ha smesso di lavorare. Quanti anni ha adesso?

A 62 **B** 52 **C** 48 **D** 50 **E** 54

Se x è la vita fino a qui trascorsa da Raffaella, allora:

$$1/4\,x + 1/8\,x + 1/2\,x + 6 = x$$

cioè

$$7/8\,x + 6 = x$$

da cui

$$1/8\,x = 6 \text{ e quindi } x = 48.$$

La soluzione al quesito è fornita dall'alternativa **C**.

---

6 Se 3 persone leggono 3 libri in 3 giorni, quante persone ci vogliono per leggere 150 libri in 150 giorni?

A 10 **B** 5 **C** 50 **D** 150 **E** 3

Si tratta del classico problema di lavoro, per risolvere il quale occorre ricavare la quantità di lavoro svolta dal singolo soggetto nell'unità di tempo: se 3 persone leggono 3 libri in 3 giorni significa che ciascuno di loro legge (nei 3 giorni) 1 libro; pertanto in 150 giorni una persona legge 50 llibri (150 : 3); quindi per leggere 150 libri nello stesso tempo (150 giorni) occorrono 3 persone. La risposta corretta è dunque la **E**.

4.1.6 | Problemi logici

In questa tipologia di esercizi vengono presentati alcuni enunciati che definiscono una serie di relazioni tra loro strettamente interdipendenti. Tali relazioni sono, però, prive di contenuto informativo, o quantomeno incomplete, se considerate isolatamente.

È necessario quindi collegare tra loro le informazioni presentate, valutarne le relazioni e dedurre poi i dati non esplicitati.

Gli enunciati sono seguiti da una serie di domande o di affermazioni di cui occorre valutare la veridicità (per esempio: *quale delle seguenti affermazioni è vera/falsa?*), basandosi prevalentemente sulle relazioni sottintese, ossia su quelle relazioni che non vengono direttamente espresse nel testo di partenza.

Il problema è, dunque, comprendere la struttura delle relazioni presentate e dedurne nuove informazioni, ossia le relazioni mancanti. Le tipologie di relazioni più frequenti sono:

- **successione temporale** (esempio: X arriva prima di Y ma dopo Z);
- **collocazione spaziale** (esempio: X è a ovest di Y e a est di Z);
- **posizione gerarchica** (esempio: X è superiore a Y ma subordinato a Z);
- **causa ed effetto** (esempio: l'avvenimento X causa sempre l'avvenimento Y).

Alcune relazioni sono fisse o costanti (X è situato a est di Y), altre sono variabili (X deve essere assegnato a Y oppure a Z). In generale, le relazioni mancanti possono essere dedotte da quelle esplicitamente date. Un esempio banale per chiarire il meccanismo: se X è alla sinistra di Y e Z è alla sinistra di X, allora anche Z è alla sinistra di Y.

ESEMPI

Leggere il testo del seguente problema e rispondere alle domande successive.

Un semitono è l'intervallo più piccolo possibile tra due note.
La nota T è un semitono più alta della nota V
La nota V è un tono intero più alta della nota W
La nota X è un tono intero più bassa della nota T
La nota Y è un tono intero più bassa della nota W

Prima di affrontare le domande che seguono, è opportuno tracciare uno schema grafico che consenta poi di rispondere più agevolmente. Le relazioni date consentono di rappresentare la *sequenza delle note* (partendo dalla più bassa) nel modo seguente:

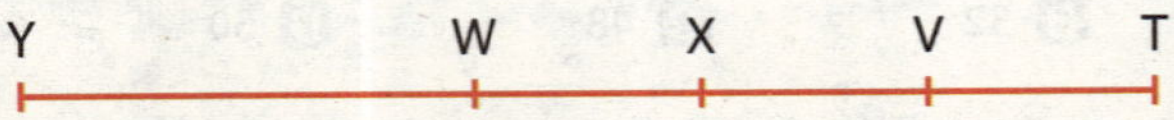

La distanza maggiore tra Y e W sta a indicare che l'intervallo tra le due note non è di un *semitono*, come per le altre, ma di un *tono*.

1 Quale delle seguenti indica la sequenza delle note dalla più bassa alla più alta?

- **A** X, Y, W, V, T
- **B** Y, W, X, V, T
- **C** W, V, T, Y, X
- **D** Y, W, V, T, X
- **E** W, Y, X, V, T

Dallo schema visto in precedenza risulta che la risposta corretta è la **B**.

2 Se viene aggiunta una nota Z, quale delle seguenti condizioni non può essere vera?

- **A** Z è più alta di T
- **B** Z è più bassa di Y
- **C** Z è più bassa di W
- **D** Z è compresa tra W e X
- **E** Z è compresa tra Y ed W

La domanda chiede di individuare *la condizione che non può essere vera*. Poiché W e X sono a distanza di un semitono e poiché un semitono è l'intervallo più piccolo possibile tra due note, Z non può essere compresa tra W ed X. La risposta esatta è dunque la **D**.

3 **Quale delle seguenti affermazioni è falsa?**

A La nota W è di un tono più bassa della nota V
B La nota T è di un tono più alta della nota X
C La nota Y è di un tono più bassa della nota X
D La nota X è più alta della nota W
E La nota più alta è la T

A questa domanda si può rispondere semplicemente esaminando lo schema tracciato inizialmente. Poiché il testo richiede di individuare l'affermazione falsa, la risposta esatta è la **C**. La nota Y è infatti di un tono e mezzo più bassa della nota X e non di un tono soltanto.

4 **Tre campane suonano ad intervalli di 4 minuti, 12 minuti e 9 minuti, rispettivamente. Se se suonano insieme alle 8 di mattina, dopo quanto tempo suoneranno di nuovo insieme?**

A 16 minuti
B 24 minuti
C 29 minuti
D 36 minuti
E 74 minuti

Per risolvere il quesito è sufficiente trovare il minimo comune multiplo tra i valori che indicano gli intervalli di suono delle tre campane. Si consideri la campana che ha l'intervallo più lungo.Alle 8.12 suonerà di nuovo e suonerà anche la campana che ha l'intervallo di 4 minuti, ma non quella che lo ha di 9. Stessa cosa accade alle 8.24, quando suonerà di nuovo la campana con intervallo di 12 minuti. Alle 8.36 suoneranno di nuovo tutte e 3 le campana. In effetti, 36 è proprio il minimo comune multiplo tra 4,9 e 12. La soluzione al quesito è fornita dall'alternativa **D**.

Suggerimenti

- Per rispondere alle domande di questo tipo occorre basarsi **unicamente sulle informazioni** fornite dagli esercizi e non sulle proprie eventuali conoscenze relative all'argomento trattato.
- È utile cercare di suddividere mentalmente ogni argomentazione nelle sue tre componenti fondamentali: **evidenza** o **fatto**, **conclusione** e **ipotesi** esplicita o implicita. Ciò consente di individuare più facilmente eventuali errori logici, ipotesi implicite, affermazioni che rafforzano o indeboliscono la tesi principale.
- Occorre prestare particolare attenzione al **tipo di relazione** esistente tra due eventi, senza confondere una semplice **associazione** con una relazione di **causa-effetto**. Così, per esempio, se si afferma che *una percentuale elevata di persone che contraggono tumori ai polmoni sono fumatori*, ciò non implica necessariamente che *tutti i fumatori contraggono tumori ai polmoni*, né che *i tumori ai polmoni insorgono solo nei fumatori*.
- Allo stesso modo occorre non confondere la **necessità** di una condizione con la sua **sufficienza**. Se si afferma che *solo i fumatori contraggono tumori ai polmoni*, ciò non implica che tutti i fumatori contraggono tumori ai polmoni. Il fatto di essere fumatore sarebbe cioè condizione necessaria ma non sufficiente per contrarre un tumore ai polmoni.
- Per rispondere alle domande è importante analizzare l'argomentazione di base, facendo attenzione non solo alle **deduzioni logiche** che da essa si possono ricavare, ma anche alle **ipotesi implicite** sulle quali essa si basa. Spesso infatti, a un esame attento, il processo logico e l'argomentazione conseguente mancano di un anello che viene volutamente taciuto. Le domande proposte possono chiedere di identificare proprio questo anello mancante, con il quesito: *qual è l'ipotesi alla base dell'argomentazione?* Per esempio, se si afferma che *Giorgio dovrebbe nuotare più spesso perché la sua forma fisica è piuttosto scadente*, è implicitamente assunto che il nuoto contribuisce a migliorare la forma fisica.

- È utile, una volta individuata la risposta esatta, controllarla tornando al testo dell'esercizio e verificando che l'alternativa scelta rispetti tutte le condizioni poste dal testo.
- Per gli esercizi nei quali affermazioni e negazioni si alternano, è opportuno procedere in modo sequenziale, quasi algebricamente, con dei + e dei –, ricordando che due negazioni danno come risultato un'affermazione. Così l'affermazione *Luca ha negato di non volerle bene* equivale a *Luca ha affermato di volerle bene*.
- **Affrontare con molta attenzione anche i quesiti per i quali si sa già come procedere.** Questo suggerimento è particolarmente importante per gli esercizi di logica matematica e permette di evitare errori di distrazione causati dalla fretta.
- Nei "Problemi logici", leggendo le relazioni proposte, è importante **prestare particolare attenzione a non introdurre supposizioni infondate**. Se, per esempio, è stabilita una relazione di peso e di altezza tra i componenti di una squadra, non bisogna supporre che chi è più pesante di un altro debba, per questo, essere più alto. Analogamente, non bisogna basarsi sulle proprie conoscenze per rispondere alle domande, ma attenersi unicamente al testo dell'esercizio. A tal fine risulta fondamentale tracciare uno **schema che riproduca graficamente le relazioni date** e che consenta così di dedurre le relazioni mancanti. Il tipo di schema dipende naturalmente dal tipo di relazioni presentate. Tale schema, una volta compilato, consente di rispondere a tutte le domande senza dover tornare a esaminare il testo con cui l'esercizio descrive le relazioni.

5| Diagrammi insiemistici

Anche gli esercizi di natura insiemistica mirano a **valutare le capacità logiche** del candidato. Generalmente questo tipo di esercizi propone tre termini e richiede di individuare, tra una serie di diagrammi, quello che rappresenta correttamente la relazione insiemistica esistente tra di essi.

Per una migliore comprensione di questa tipologia occorre innanzitutto definire la nozione di insieme. Un **insieme** è *un gruppo di uno o più elementi aventi caratteristiche comuni*: per esempio, si può avere l'insieme *automobili* o l'insieme *studenti universitari*, oppure ancora l'insieme *Lombardia* (in quest'ultimo caso la parola non definisce effettivamente un gruppo di elementi ma *un insieme costituito da un solo elemento*). In pratica, un insieme risulta definito quando esiste una "regola" che permette di stabilire se un qualunque elemento appartiene o meno all'insieme. Le pagine seguenti chiariranno ulteriormente questo concetto.

5.1 | Relazioni tra insiemi

Le relazioni esistenti tra due classi di oggetti o insiemi possono essere di tre tipi.

1) **Estraneità**: le due classi di oggetti costituiscono due insiemi distinti e sono quindi rappresentate da due linee chiuse staccate tra loro. Si considerino, per esempio, i termini *uomini* e *madri*: tali termini vengono correttamente rappresentati da due insiemi tra loro completamente separati e distinti, come illustrato nella figura. Non esistono, infatti, *uomini* che siano anche *madri* e viceversa.

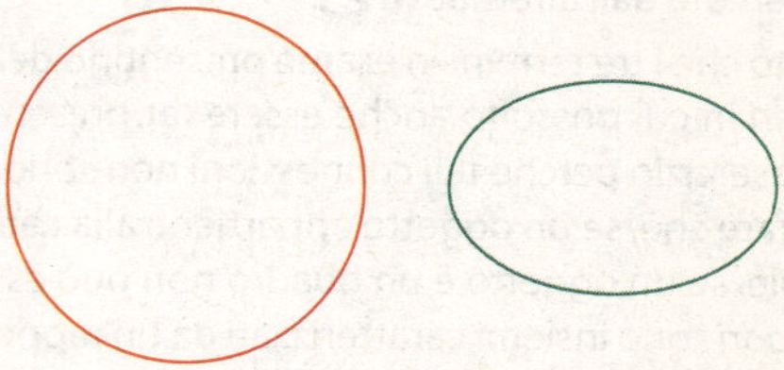

2) **Intersezione**: le due categorie di oggetti costituiscono due insiemi che condividono alcuni elementi e sono quindi rappresentati da due linee chiuse che si intersecano, avendo in comune una porzione di piano. Si pensi, per esempio, ai due termini *madri* e *sorelle*: nel diagramma qui raffigurato il cerchio potrebbe rappresentare l'insieme *madri* e l'ellisse l'insieme *sorelle*; l'area comune alle due figure rappresenta l'*area di intersezione* dei due insiemi. Il diagramma soddisfa la relazione tra i due termini dati, dal momento che esistono *madri* che sono anche *sorelle* e *sorelle* che sono anche *madri* (area comune). Vi sono però anche *madri* che non sono *sorelle* così come *sorelle* che non appartengono all'insieme *madri* (aree non comuni del cerchio e dell'ellisse).

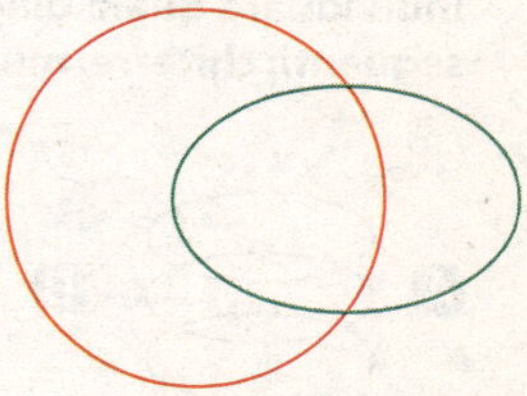

3) **Subordinazione (o inclusione)**: tutti gli elementi di uno dei due insiemi fanno parte dell'altro, ma non viceversa. Si pensi, per esempio, ai termini donne e madri: tutte le madri (insieme più piccolo) sono comprese nell'insieme più grande delle donne; non esistono infatti madri che non siano donne, mentre esistono donne che non sono madri.

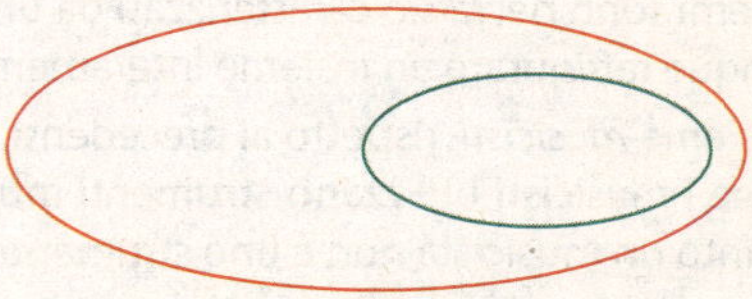

Esempi

1 Individuare quale diagramma soddisfa la relazione insiemistica esistente fra i tre termini seguenti: studenti universitari, persone, studenti.

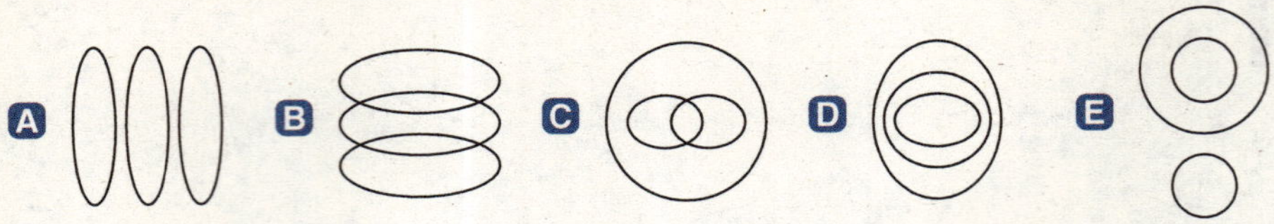

In questo caso l'alternativa corretta è la **D**, in cui l'ellisse più grande rappresenta le *persone*, l'ellisse intermedia gli *studenti* (tutti gli *studenti* sono necessariamente anche *persone*) e l'ellisse più piccolo corrisponde agli *studenti universitari*. Il rapporto esistente fra i tre insiemi è dunque di **subordinazione**.

2 Individuare quale diagramma soddisfa la relazione insiemistica esistente fra i tre termini seguenti: quadri, fiori, pittori.

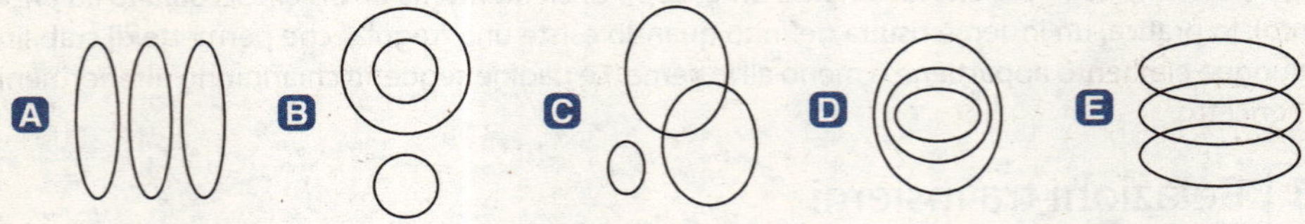

In questo caso i tre termini identificano tre categorie distinte di oggetti e sono quindi correttamente rappresentate dall'alternativa **A**.

Il fatto che i tre termini in esame presentino delle connessioni (per esempio il fatto che i *pittori* dipingono *quadri* in cui possono anche essere rappresentati dei *fiori*) non è da considerare ai fini della risoluzione dell'esercizio perché tali connessioni non sono di natura insiemistica. È necessario, infatti, limitarsi a considerare che, se un oggetto appartiene alla categoria dei *quadri*, non appartiene a quella dei *fiori*. In altre parole, se un oggetto è un quadro non può essere nel contempo anche un fiore e viceversa; quindi, *fiori* e *quadri* sono insiemi caratterizzati da un rapporto di **estraneità**. Allo stesso modo, né *fiori* né *quadri* hanno punti in comune con l'insieme *pittori*.

3 Individuare quale diagramma soddisfa la relazione insiemistica esistente fra i tre termini seguenti: chitarre, musicisti, strumenti musicali.

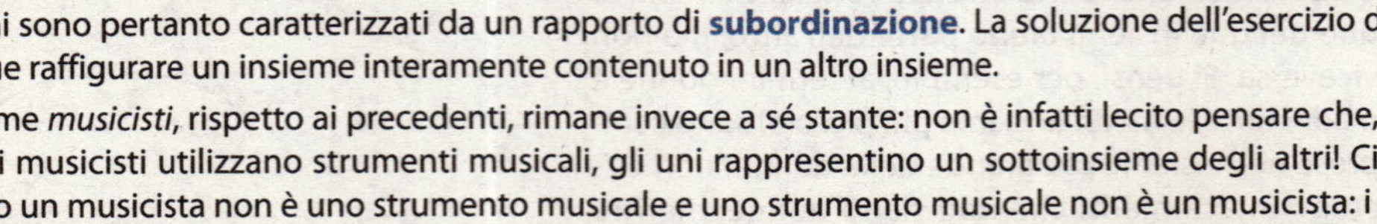

Si proceda, in questo caso, a considerare a due a due i termini proposti dall'esercizio: la categoria *chitarre* è sicuramente inclusa in quella degli *strumenti musicali* (tutte le chitarre sono strumenti musicali); i due insiemi sono pertanto caratterizzati da un rapporto di **subordinazione**. La soluzione dell'esercizio deve dunque raffigurare un insieme interamente contenuto in un altro insieme.

L'insieme *musicisti*, rispetto ai precedenti, rimane invece a sé stante: non è infatti lecito pensare che, siccome i musicisti utilizzano strumenti musicali, gli uni rappresentino un sottoinsieme degli altri! Ciò in quanto un musicista non è uno strumento musicale e uno strumento musicale non è un musicista: i due insiemi sono cioè caratterizzati da un rapporto di **estraneità**. L'alternativa corretta è dunque la **C**.

4 **Individuare quale diagramma soddisfa la relazione insiemistica esistente fra i tre termini seguenti: avvocati, francesi, biondi.**

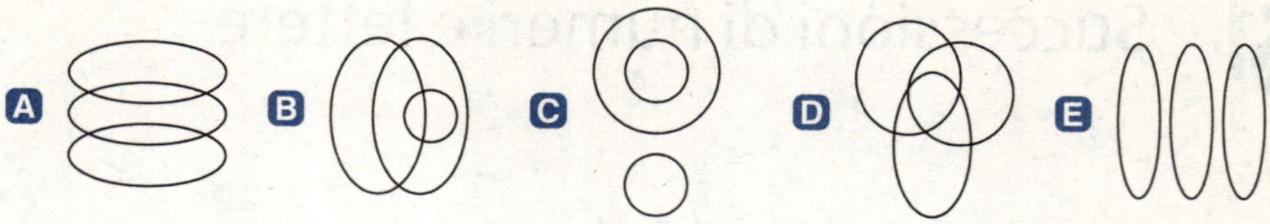

È questo un tipico esempio in cui le tre categorie di oggetti si intersecano parzialmente dando luogo a una rappresentazione insiemistica come quella descritta dall'alternativa **D**. Nell'esercizio, i tre insiemi sono caratterizzati da un rapporto di **intersezione**, dal momento che esistono *francesi* che sono *avvocati*, *avvocati* che sono *biondi* e *francesi* che sono *biondi*. Nel contempo è anche vero che non tutti i *francesi* sono *avvocati*, così come non tutti gli *avvocati* sono *biondi* e non tutti i *francesi* sono *biondi*: per tale ragione la sovrapposizione tra i diversi insiemi è solo parziale.

5 **Individuare quale diagramma soddisfa la relazione insiemistica esistente fra i tre termini seguenti: sedie, sedie con le ruote, sedie con i braccioli.**

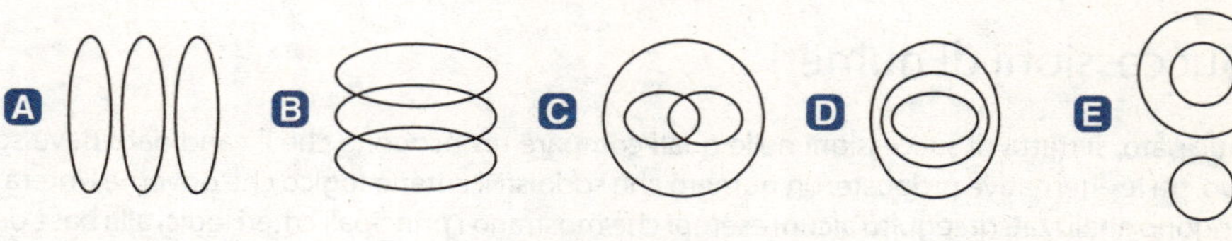

La risposta corretta è la **C**. I due insiemi *sedie con le ruote* e *sedie con i braccioli* sono sottoinsiemi dell'insieme *sedie*. Inoltre, essi sono tra loro in rapporto di **intersezione**, poiché esistono sedie sia con le ruote sia con i braccioli.

SUGGERIMENTI

- In questa tipologia di esercizi non conviene procedere per esclusione, esaminando tutte le alternative proposte per individuare quella esatta. Risulta invece più veloce **stabilire la relazione esistente tra i termini dati (considerandoli a due a due)** per poi ricercare, tra le alternative proposte, l'unica soluzione che soddisfa, da un punto di vista insiemistico, tale relazione.
- Non è necessario che vi sia corrispondenza tra l'ordine con cui vengono presentate le tre categorie di oggetti e l'ordine con cui si succedono i relativi insiemi all'interno di ciascuna alternativa.
- **Il tipo di figure** (cerchi, ellissi, rettangoli ecc.) utilizzato per rappresentare gli insiemi, i rapporti di grandezza tra le figure e l'ampiezza della loro eventuale area di intersezione **non ha alcuna importanza ai fini della soluzione**.
- **Non bisogna considerare legami tra i termini dati che, seppure esistenti, vadano al di là della relazione insiemistica dei termini stessi.** Ciò potrebbe portare a un'erronea soluzione dell'esercizio.

6 | Successioni di numeri e lettere

PARTE SECONDA

Le successioni di numeri e lettere rappresentano un tipo di esercizi da tempo diffuso nell'ambito dei test attitudinali. Si tratta di quesiti che intendono **valutare la capacità del candidato di scoprire con rapidità il criterio in base al quale numeri e lettere sono disposti all'interno di una successione data.** Anche in questo caso, non è richiesta alcuna nozione matematica né linguistica, se non la capacità di effettuare elementari operazioni aritmetiche e, in alcuni casi, la conoscenza dell'alfabeto inglese.

Data una successione incompleta di numeri e/o lettere, il candidato deve completarla scegliendo, tra le alternative proposte, il numero o la lettera che soddisfa la logica della successione. Sebbene i principi su cui si basano le diverse successioni siano sostanzialmente i medesimi, nell'analisi degli esercizi di questo capitolo vengono trattate separatamente le successioni di numeri, quelle di lettere e quelle miste (di numeri e lettere).

6.1 | Successioni di numeri

Come anticipato, si tratta di successioni nelle quali compare un'incognita che il candidato deve sostituire scegliendo, tra le alternative proposte, un numero che soddisfi il criterio logico che governa l'intera successione. Vengono analizzati di seguito alcuni esempi che mostrano i principali criteri logici alla base delle successioni di numeri (ma si tenga presente che ve ne sono molti altri possibili[1]).

Esempi

1 **11, 17, 23, 29, 35, ...?**

A 45 B 41 C 48 D 49 E 52

Si tratta di una *successione aritmetica additiva*, in cui ogni numero è ottenuto sommando un valore costante al numero precedente. Nell'esercizio proposto la costante è pari a 6 e quindi l'incognita è uguale al numero che si ottiene sommando 6 a 35, cioè 41 (alternativa B). Esistono anche esercizi in cui un valore costante viene sottratto passando da un numero al seguente della successione.

2 **5, 20, 80, ...?**

A 160 B 240 C 320 D 100 E 140

Questo esercizio mostra una *progressione geometrica*, in cui cioè ciascun elemento è uguale al precedente moltiplicato per un numero costante (nell'esempio pari a 4). Il numero mancante è quindi 320, che si ottiene moltiplicando 80 x 4 (alternativa C). In altri casi, i numeri della successione possono essere divisi, anziché moltiplicati, per un numero costante.

1. Per esercitarsi ad altre tipologie di successioni, si rimanda ai volumi Esercitest 6 (eserciziario contenente centinaia di quesiti suddivisi in base agli argomenti oggetto d'esame; di ciascun quesito viene fornita la soluzione e il commento) e Veritest 6 (dieci prove d'esame con le domande dei concorsi degli ultimi anni presentate sotto forma di test simulati).

3 **3, 9, 81, ...?**

(A) 729 (B) 2187 (C) 90 (D) 272 (E) 6561

In questo esercizio ogni numero è dato dal precedente *elevato a un esponente costante*: nell'esempio l'esponente è pari a 2 e il numero mancante è $81^2 = 6561$ (risposta (E)).

4 **3, 4, 7, 11, 18, 29, ...?**

(A) 47 (B) 51 (C) 33 (D) 75 (E) 38

In questa tipologia non è utilizzato alcun numero costante da sommare, sottrarre o moltiplicare, ma *ogni elemento della successione è ottenuto sommando i due numeri che lo precedono*: 3 + 4 = 7; 4 + 7 = 11; 7 + 11= 18; 11 + 18 = 29; 18 + 29 = 47.

Il numero mancante è dunque 47 (alternativa (A)).

6.2 | Successioni di lettere

La logica che sottende alle successioni di lettere non è sostanzialmente diversa da quella che regola le successioni di numeri.

Per poter risolvere questo tipo di esercizi è però indispensabile *conoscere la successione ordinata e completa delle lettere dell'alfabeto utilizzato*. Generalmente si tratta di quello italiano; qualora però nell'esercizio compaia almeno una delle cinque lettere tipiche dell'alfabeto inglese (J, K, W, X, Y) occorre fare riferimento a quest'ultimo, memorizzandolo nell'ordine corretto, cioè:

A B C D E F G H I J K L M N O P Q R S T U V W X Y Z

ESEMPI

1 **C, F, I, N, Q, ...?**

(A) T
(B) O
(C) R
(D) Z
(E) S

Si tratta di una sequenza alfabetica il cui ordine va dalla A alla Z, ma in cui, tra un elemento e il successivo, manca un gruppo di due lettere. In sostanza, è una successione del tutto simile a quella numerica additiva (aggiunge 3 passando da un elemento all'altro). La lettera incognita è dunque T (risposta (A)) che è situata a 3 posizioni dalla Q.

La maggior parte degli esercizi con le lettere è riconducibile alle tipologie di successione numerica additiva e sottrattiva, anche nella forma di sequenze alternate o composte.

Una **successione additiva composta** potrebbe essere: A, C, G, I, O... che corrisponde a: + 2, + 4, + 2, + 4, + ... In questo caso l'elemento mancante è la lettera Q.

Una **serie alternata** potrebbe essere: A, B, B, D, C, F... dove le lettere in posizione dispari (A, B, C, ...) si susseguono senza intervalli secondo l'ordine alfabetico, mentre quelle in posizione pari (B, D, F...) si susseguono saltando una lettera su due: la lettera che completa la successione è dunque la lettera D.

Sono rari i casi in cui **le lettere sottendono un preciso significato**, come nel caso di una sequenza data dalle iniziali dei giorni della settimana L, M, M, G, V, S...

6.3 | Successioni combinate di numeri e lettere

In questi esercizi, la sequenza di numeri e quella di lettere si trovano combinate in un unico esercizio, ma ciascuna segue una propria logica.

Esempi

---

1 Z, 2, U, 4, S, 16, Q, 256 ..., ...?

- **A** O, 65536
- **B** Q, 272
- **C** 23, O
- **D** S, 4096
- **E** V, 128

Per risolvere l'esercizio, la successione va sdoppiata in una *successione di lettere* (Z, U, S, Q), in cui ogni elemento è ottenuto procedendo a ritroso di due posizioni rispetto al precedente, e in una *successione di numeri* (2, 4, 16, 256), in cui ogni elemento è ottenuto elevando al quadrato il precedente; la risposta esatta è quindi la **A**. Si noti che la soluzione esatta deve presentare nell'ordine corretto i due elementi (in questo caso prima la lettera e poi il numero). Per questa ragione, l'alternativa **C** è immediatamente riconoscibile come errata.

Suggerimenti

- Per quanto riguarda le *successioni numeriche*, è conveniente analizzare la sequenza dapprima nel suo insieme, per cercare di intuire l'andamento che essa presenta (crescente, decrescente o composto). Successivamente è opportuno **cercare tra gli elementi adiacenti l'operazione aritmetica più semplice** (addizione, sottrazione, moltiplicazione ecc.) che possa legarli. Nel caso non si riesca a individuare un criterio logico che governi l'intera successione, occorre provare a **scindere la stessa in due sequenze alternate** e ripetere il procedimento per ciascuna di esse.
- Per le *successioni di lettere* valgono gli stessi suggerimenti relativi alle sequenze numeriche. È inoltre molto utile **scrivere l'intero alfabeto ordinato,** in modo da averlo sempre sott'occhio per capire velocemente la relazione tra le lettere adiacenti della successione. Tale suggerimento risulta tanto più utile quanto più numerosi sono gli esercizi di successioni di lettere presenti nel test. Per capire, inoltre, qualora non sia stato specificato, qual è l'alfabeto a cui gli esercizi fanno riferimento, è sufficiente osservare che, **se nelle successioni compaiono le lettere J, K, W, X o Y, si è sicuramente in presenza dell'alfabeto inglese**.

7| Cultura generale

Questo capitolo è dedicato all'esame delle tipologie di quesiti che più frequentemente vengono incluse nella parte di *cultura generale*, prevista nei test di ammissione ai corsi universitari in esame.

Non si tratta in questo caso di esercizi di tipo attitudinale, volti a saggiare le capacità logiche, linguistiche, numeriche, o di ragionamento, ma piuttosto di quesiti volti a *valutare* le conoscenze dei candidati. L'utilizzo di tali quesiti nell'ambito dei test di ammissione alle università italiane è relativamente limitato, se confrontato con quello delle altre tipologie di esercizi esaminate finora. Non per questo tuttavia essi vanno trascurati. Occorre invece esaminare più in dettaglio le materie che sono generalmente oggetto dei quesiti e prepararsi adeguatamente con un ripasso delle nozioni fondamentali.

Il termine *cultura generale* è piuttosto ambiguo, essendo teoricamente comprensivo di tutto il sapere umano, ma di fatto limitandosi a coprire un arco specifico di conoscenze. In Italia, per qualche remoto motivo che ha a che fare con la rilevanza storica degli studi di tipo classico, si è soliti identificare la *cultura generale* con le conoscenze di carattere umanistico: filosofia, storia, letteratura, latino, greco ecc. Minore importanza è invece generalmente attribuita alle materie scientifiche, sulle quali uno studente diplomato di scuola media superiore dovrebbe comunque avere una preparazione di base: fisica, matematica, biologia e chimica. Lo stesso tipo di identificazione vige generalmente anche per i test di ammissione alle università a numero chiuso. In altre parole, i quesiti della sezione di *cultura generale* sono generalmente di natura umanistica, comprendendo solo raramente domande di carattere scientifico.

Gli esercizi di questa parte si presentano, come sempre, sotto forma di quesiti a risposta multipla e vertono generalmente sulle seguenti materie:

- attualità;
- storia;
- letteratura italiana e straniera;
- educazione civica;
- geografia;
- conoscenze socioeconomiche;

Occorre anzitutto sottolineare che la vastità dei programmi e delle nozioni su cui vertono i quesiti di cultura generale rende scarsamente praticabile il ripasso dettagliato di tutte le materie perfino quando il candidato abbia una buona memoria di quanto studiato nella scuola media superiore. La pratica migliore risulta spesso quella di esercitarsi con il maggior numero possibile di quesiti, in modo da comprendere appieno la tipologia, la natura e gli argomenti trattati dalle domande. È tuttavia bene precisare che, rispetto alle domande prive di alternative in cui il candidato deve ricordare ogni nozione (per esempio date, nomi ecc.), i quesiti a risposta multipla offrono la possibilità di ragionare sulle diverse alternative e spesso consentono di procedere per esclusione, eliminando quelle palesemente errate. Anche un ripasso superficiale potrebbe dunque risultare utile per identificare quantomeno le risposte manifestamente infondate e per evitare di commettere errori grossolani.

Suggerimenti

Per chi desidera approfondire la propria preparazione, si segnalano i due volumi MANUALE ED ESERCIZIARIO PER I TEST DI CULTURA GENERALE appartenenti alla collana PASSEPARTOUT (EDIZIONI ALPHA TEST). Attraverso ampie parti teoriche e centinaia di esercizi risolti e commentati, i due volumi si propongono come uno strumento completo per la preparazione ai test selettivi di cultura generale.

7.1 | Attualità

I quesiti di attualità sono normalmente presenti nelle prove selettive di numerosi concorsi. Ciò avviene perché il livello di conoscenza dei principali avvenimenti, sia italiani che internazionali, verificatisi a livello politico, economico, sociale e culturale, costituisce un buon indice del grado di motivazione, cultura e interesse del candidato.

Dovendosi preparare a questo tipo di domande, si tenga conto di alcuni semplici suggerimenti:

- leggere attentamente i quotidiani a diffusione nazionale. Non si deve trascurare questa lettura nella speranza che siano sufficienti, per esempio, i telegiornali o il "sentito dire";
- aggiornarsi su tutti gli argomenti principali, dalla cronaca alla scienza, dalla politica ai mass media. È sbagliato limitarsi a pochi ambiti di interesse o trascurare qualche argomento ritenuto "noioso";
- iniziare la preparazione con un certo anticipo rispetto alla data dell'esame. Sarebbe un errore cercare di concentrare la preparazione per le domande di attualità nelle due settimane precedenti l'esame, perché generalmente le domande vengono redatte con un certo anticipo rispetto alla data del test. La preparazione migliore è quindi quella che copre l'arco di almeno uno-due anni precedenti il test (le cronologie proposte di seguito servono a questo scopo).

Quanto alle formulazioni tipiche delle domande dei test di attualità, si rinvengono più frequentemente le seguenti tipologie:

- In quale anno/periodo si è verificato l'avvenimento ...?
- Quali Capi di Governo/Stato hanno partecipato alla conferenza/incontro ...?
- Quali Paesi fanno parte dell'organizzazione/associazione ...?
- Chi è il leader/regista/protagonista del movimento/film/romanzo ...?

Nel seguito viene esposta la cronologia dei principali avvenimenti occorsi dal 2012 all'autunno 2014, riferendosi tanto all'Italia, quanto all'Europa e agli altri continenti e tracciando una gamma di fatti la più ampia possibile. Questo materiale ha lo scopo di:

- presentare una sintesi di facile consultazione di tutte le notizie recenti rilevanti;
- permettere al lettore di colmare eventuali lacune nella preparazione che deve essere compiuta sui quotidiani e riviste;
- servire da esempio su come individuare e memorizzare le notizie rilevanti apprese durante la lettura dei giornali.

Esempi

1 Nel gennaio 2014 è morto Riz Ortolani (87 anni), uno dei protagonisti del cinema italiano del secondo Novecento. Ortolani si era distinto, conquistando fama internazionale, come:

A direttore della fotografia
B scenografo
C autore di colonne sonore
D sceneggiatore
E costumista

Pesarese di nascita, nato in una famiglia di musicisti e appassionati d'opera, Riz Ortolani (all'anagrafe Riziero Ortolani, 1926-2014) ha composto nella sua lunga carriera più di 300 colonne sonore cinematografiche (risposta esatta C). Tra i suoi lavori più noti vanno ricordate almeno le colonne sonore del *Sorpasso* di Dino Risi e di *Fratello sole, sorella luna* di Zeffirelli. Ortolani, sposato con la cantante Katyna Ranieri, ha collaborato a lungo con Pupi Avati. Nei due episodi di *Kill Bill* (2004) di Quentin Tarantino il compositore è stato omaggiato dal regista, che ne ha ripreso un famoso tema tratto dal western di Tonino Valeri con Giuliano Gemma, *I giorni dell'ira*.

2 Alla fine di febbraio 2014, sui quotidiani italiani si è letto il titolo: "Andora, ecco la superchiatta. Liberato il binario". In quale regione si trova Andora?

A Toscana
B Lazio
C Campania
D Sardegna
E Nessuna delle precedenti alternative è corretta

Il 17 gennaio 2014, in seguito alle abbondanti piogge dei giorni precedenti, una frana ha colpito il locomotore e la prima carrozza dell'Intercity 660 in viaggio, sulla costa ligure di ponente, tra Milano e Ventimiglia. La risposta esatta è dunque la E.

Il deragliamento, avvenuto nei pressi di Andora, in provincia di Savona, non ha miracolosamente prodotto vittime, ma cinque passeggeri sono rimasti feriti e i danni materiali sono stati ingenti. I due mezzi ferroviari sono rimasti inclinati sui binari, in bilico sulla scogliera, lasciando interrotta la linea costiera che collega Italia e Francia per oltre un mese. Il 24 febbraio 2014 una chiatta che trasportava quattro grandi gru si è avvicinata al luogo dell'incidente e dal mare le gru hanno raddrizzato i vagoni permettendone così la rimozione e liberando infine la linea ferroviaria.

3 Nel febbraio 2014 il film di Paolo Sorrentino "La grande bellezza" ha vinto l'Oscar nella categoria miglior film straniero. Quale tra le seguenti informazioni sulla pellicola non è esatta?

A Il film è ambientato a Roma
B Il protagonista si chiama Jep Gambardella
C Ha vinto il Golden Globe
D Ha vinto il Gran premio della giuria a Cannes
E Il regista ha scritto anche la sceneggiatura

L'unica informazione non corretta sul film "La grande bellezza" di Paolo Sorrentino, regista napoletano nato nel 1970 già autore degli apprezzati "Le conseguenze dell'amore" (2004) e "Il divo" (2008), è quella dell'alternativa D: al festival di Cannes del 2013, infatti, il film non ha ottenuto alcun riconoscimento.

Ha vinto invece altri premi internazionali come L'European film award e il Bafta britannico. Inoltre, il film è ambientato a Roma e il protagonista, interpretato da Toni Servillo, si chiama proprio Jep Gambardella. Oltre che regista, Sorrentino è anche autore del soggetto e della sceneggiatura, scritta insieme a Umberto Contarello.

4 Nel marzo 2014 la Crimea ha cessato di fare parte dell'Ucraina ed è stata annessa, dopo un'invasione sostanzialmente incruenta, alla Russia. La Crimea è:

A un arcipelago
B una penisola
C un istmo
D un altopiano
E una fertile zona lacustre

La risposta esatta è la B. La Crimea infatti è una penisola che si trova nella parte settentrionale del Mar Nero. Nel 1991, con la dissoluzione dell'Unione sovietica, la Crimea divenne una Repubblica autonoma inclusa nell'Ucraina. Storicamente, la Crimea ha conosciuto numerose occupazioni da quella degli antichi greci e dei romani, agli sciti e ai goti, passando per i tartari e veneziani, i turchi e i russi. In seguito alla crisi in Ucraina nel biennio 2013-14, la Crimea, che conta una popolazione di circa 2,5 milioni di abitanti, di cui il 60% di etnia russa, nel marzo 2014 è stata occupata dall'esercito di Mosca, che non ha incontrato resistenza armata. In seguito la Crimea si è autoproclamata Repubblica indipendente e pochi giorni dopo un referendum popolare ha sancito la volontà di annessione alla Russia, ufficializzata dal Presidente Putin il 18 marzo 2014 malgrado la dichiarata aperta contrarietà di Kiev (che comunque non ha fatto intervenire l'esercito ucraino durante la crisi) e la minaccia di sanzioni e esclusione dal G-8 sia degli Usa sia dell'Ue.

5 Nell'estate 2014 è scomparso Giorgio Faletti (63 anni). In quel campo artistico non si era impegnato nel corso della carriera?

- **A** Musica
- **B** Scrittura
- **C** Cinema
- **D** Tv e cabaret
- **E** Pittura

Attore televisivo e cinematografico, comico, autore e cantante, scrittore di thriller di successo, il poliedrico artista astigiano Giorgio Faletti, stroncato da un tumore nel luglio 2014, non si era mai dedicato alla pittura, come correttamente indica l'alternativa **E**.

6 Anita Ekberg, l'attrice svedese morta a Roma nel gennaio 2015, era stata la musa di Federico Fellini in *La dolce vita*. In quale altro film aveva lavorato sia con Fellini che con Mastroianni?

- **A** *Roma*
- **B** *Casanova*
- **C** *Intervista*
- **D** *La città delle donne*
- **E** *Amarcord*

Morta a Roma a 83 anni, Anita Ekberg con la scena nella *Dolce vita* della Fontana di Trevi in cui in vestito da sera nero invita Marcello Mastroianni a raggiungerla ("Marcello, came here!"), è entrata di diritto nella storia del cinema mondiale divenendo anche simbolo della dolce vita romana dei primi anni sessanta del Novecento (il film vinse la Palma d'oro a Cannes proprio nel 1960). La celebre coppia si è ricostituita, sempre diretta da Fellini, solo in un'altra occasione, nel film *Intervista*, del 1987. La risposta esatta è dunque la **C**.

7 Nell'aprile 2015 i campi base 1 e 2 sull'Everest sono stati distrutti da una gigantesca valanga provocata:

- **A** da una collisione aerea
- **B** dal terremoto che ha messo in ginocchio il Nepal
- **C** da un missile terra aria lanciato dai fondamentalisti islamici
- **D** dalla caduta di un asteriode
- **E** dal fallito tentativo di aprire con l'esplosivo una nuova via

Il devastante terremoto che ha colpito il Nepal nell'aprile 2015, causando migliaia di morti, lasciando almeno un milione di persone senza tetto e distruggendo monumenti famosi e protetti dall'Unesco come quelli di Katmandhu, ha anche provocato frane e valanghe nella zona dell'Everest. In particolare, i campi base 1 e 2, entrambi oltre i 6000m di quota, che ospitavano oltre 150 alpinisti provenienti da tutto il mondo e guide nepalesi, sono stati gravemente danneggiati e quasi spazzati via. La risposta esatta è quindi la B. Occorre ricordare che le vittime tra gli scalatori sono state 19, in gran parte tra i portatori nepalesi.

7.1.1 | Cronologie essenziali degli anni recenti

Anno 2013

Gennaio

1 Parigi: svaligiato in pieno centro, durante i festeggiamenti di Capodanno, l'Apple maxistore dietro l'Opéra. Il bottino del furto – IPad, IPhone e Mac – è stimato in oltre 1,3 milioni di euro.

5 Trentino: in Val di Fiemme, sul Cermis, una motoslitta con rimorchio precipita in un dirupo causando la morte di sei degli otto turisti russi a bordo. Il mezzo si trovava su una pista "nera".

Venezuela: scompare, in una zona già in passato teatro di misteriose scomparse, un aereo da turismo con a bordo quattro italiani tra cui Vittorio Missoni, figlio del noto stilista Ottavio.

9 Nigeria: liberati i tre marinai italiani del rimorchiatore Asso 21 rapiti il 23 dicembre scorso.

Strasburgo: la Corte europea per i diritti dell'uomo condanna l'Italia per il sovraffollamento delle carceri (oltre 65000 detenuti a fronte di 47000 posti) e la violazione dei diritti umani dei detenuti.

10 Parigi: tre donne uccise con un colpo in testa nell'ufficio di rappresentanza del PKK curdo della capitale francese. In Turchia, intanto, si negozia per il rilascio di Ocalan, leader del PKK in carcere dal 1998.

Usa: l'azienda Engility Holdings, accusata di cospirazione per commettere tortura, è la prima a risarcire con 5 milioni di dollari 71 ex prigionieri del famigerato carcere irakeno di Abu Ghraib.

12 Roma: muore l'attrice teatrale e cinematografica Mariangela Melato (71 anni). A teatro grandi le sue interpretazioni diretta da Fo, Visconti e Ronconi; al cinema da Petri e dalla Werthmuller.

14 Mali: l'intervento armato dell'esercito francese contro i miliziani ribelli jihadisti che controllano il nord del Paese alza il tono dello scontro in atto ormai da due anni.

16 Siria: durante gli scontri tra esercito e ribelli, viene bombardata l'Università di Aleppo e muoiono almeno 85 persone.

Giappone: muore il regista cinematografico Nagisa Oshima (80 anni), i cui più famosi film sono stati *L'impero dei sensi* (1974) e *Furyo* (1986).

19 Algeria: blitz dell'esercito contro i terroristi di al Qaeda che avevano sequestrato circa 800 lavoratori del sito petrolifero di In Amenas (685 algerini e 107 stranieri). Ancora incerto il numero di vittime: si parla di 48 ostaggi e di 35 islamisti rimasti uccisi.

20 Usa: ad Albuquerque, nel Nuovo Messico, un quindicenne stermina i cinque componenti della propria famiglia.

26 Venezuela: una rivolta nel carcere di Uribana sedata a fatica dall'esercito provoca almeno 50 morti e 100 feriti tra i detenuti.

28 Egitto: il Presidente Morsi proclama lo stato di emergenza a Port Said e Suez dopo gli scontri che hanno portato a 7 morti e più di 600 feriti durante i funerali dei 37 uccisi nell'assalto dei giorni scorsi alla prigione di Port Said. Qui sono detenuti i 21 tifosi ritenuti responsabili dell'eccidio allo stadio del 2012 e condannati a morte.

Melbourne: il tennista serbo Novak Djokovic vince per la terza volta consecutiva gli Open d'Australia e si conferma numero uno al mondo.

Brasile: il rogo di una discoteca nella città di Santa Maria, nel Sud del Paese, provoca almeno 230 morti

Febbraio

1 Messico: un'esplosione nel grattacielo di Città del Messico della Pemex, la compagnia petrolifera statale, provoca almeno 25 morti e 100 feriti. Secondo i primi accertamenti non si è trattato di un attentato né di un sabotaggio.

3 Usa: in un poligono del Texas, in circostanze ancora da chiarire, è stato ucciso l'ex militare Chris Kyle, 38 anni, soldato nei Navy Seal in Irak dal 1999 al 2009, cecchino plurimedagliato accreditato di aver ucciso 160 persone. La sua autobiografia American sniper era stata un bestseller.

5 Usa: con un blitz dell'Fbi è stato liberato Ethan, il bimbo autistico di 5 anni sequestrato su uno scuolabus in Alabama da un reduce della guerra del Vietnam e tenuto prigioniero in un bunker per una settimana. Ucciso il rapitore, salvo il bimbo.

Siria: liberati l'ingegnere italiano Mario Belluomo e i due colleghi russi rapiti due mesi fa.

Tunisia: ucciso davanti a casa il leader dell'opposizione laica Balaid. Migliaia di cittadini in piazza nella capitale e assalti alle sedi del partito islamico di governo Ennahda.

8 Nigeria: a Kano, nel Nord del Paese, uccisi 12 volontari che eseguivano le vaccinazioni anti-polio dai miliziani di una setta islamica radicale, convinta che la vaccinazione causi infertilità.

11 India: alla stazione ferroviaria di Allahabad, nel nord del Paese, il crollo di una passerella provoca la morte di almeno 36 persone. Una enorme folla si era riversata in città per il tradizionale bagno nel Gange dellafesta hindu di Khumb Mela.

12 Città del Vaticano: il pontefice Benedetto XVI annuncia a sorpresa che a fine mese si dimetterà dal soglio pontificio perché non ha più le forze necessarie a guidare la Chiesa.

14 Sudafrica: il famoso velocista con le gambe amputate Oscar Pistorius viene arrestato a Pretoria dopo aver sparato e ucciso la fidanzata, una ex modella.

15 Russia: una intensa pioggia di meteoriti colpisce in pieno giorno una zona poco popolata degli Urali,1500 km a est di Mosca, provocando ingenti danni e almeno 1200 feriti.

16 San Francisco: il velista italiano Giovanni Soldini, skipper del Maserati, stabilisce il nuovo record di navigazione a vela sulla Rotta d'oro tra New York e San Francisco coprendo le 13225 miglia del percorso in 47 giorni e abbassando di 10 giorni il precedente primato.

17 Sanremo: Marco Mengoni con *L'essenziale* vince la 63esima edizione del festival della canzone italiana.

Berlino: il regista romeno Calin Peter Netzer con *Child's pose* vince l'Orso d'oro al festival cinematografico berlinese.

21 Siria: cinque autobombe esplodono a Damasco vicino al quartier generale del Presidente Assad. Almeno 50 i morti e decine i feriti.

25 Los Angeles: l'Oscar per il miglior film del 2012 è andato a *Argo* di Ben Affleck. Premiati anche Daniel Day Lewis come migliore attore protagonista per l'interpretazione di *Lincoln* e Ang Lee come miglior regista per *Vita di Pi*.

26 Roma: risicata vittoria della coalizione di centro-sinistra guidata da Bersani sia alla Camera che al Senato su quella di centro-destra di Berlusconi. Il M5S di Grillo è però il vero vincitore delle elezioni ed è il primo partito alla Camera con il 25% dei consensi.

Egitto: esplode una mongolfiera nel cielo sopra Luxor. Morti tutti i 19 turisti a bordo.

Marzo

1 Roma: la sede papale della Chiesa cattolica romana è vacante da ieri sera, dopo il ritiro a vita privata di Benedetto XVI, da oggi "pontefice emerito".

4 Pakistan: è di 52 morti e più di 150 feriti il primo bilancio provvisorio dell'autobomba antisciita esplosa a Abbas Town, capitale della provincia del Sindh.

6 Venezuela: muore il Presidente Hugo Chavez (59 anni), da tempo malato di cancro, al potere dal 1998.

7 Perugia: un piccolo imprenditore cui la Regione Umbria aveva negato un finanziamento, entra nella sede regionale e uccide due impiegate prima di suicidarsi.

9 Reggio Emilia: a Guastalla, nella bassa reggiana, nella piazza del mercato esplode un camion rosticceria. Tre i morti e undici i feriti gravi.

10 Nigeria: uccisi 7 ostaggi stranieri rapiti dalle brigate islamiche scissioniste Boko Haram. Tra le vittime c'era l'ingegnere italiano Silvano Trevisan (69 anni).

12 Ungheria: il Parlamento approva a stragrande maggioranza le modifiche liberticide alla Costituzione volute dal premier euroscettico e conservatore Orban che stravolge e annulla i principi dello Stato di diritto.

14 Città del Vaticano: il cardinale argentino Jorge Mario Bergoglio (76 anni) è stato eletto pontefice. È il primo sudamericano a ricoprire la carica e ha assunto il nome di Francesco.

Cina: Xi Jinping (59 anni), già Segretario del partito comunista è stato eletto Presidente della Repubblica cinese. Nuovo premier cinese è invece Li Kieqiang.

16 Roma: al via la XVII legislatura repubblicana con l'elezione dei nuovi Presidenti di Camera e Senato, che sono Laura Boldrini e Pietro Grasso, entrambi eletti nel centrosinistra.

18 India: i giudici della Suprema Corte di New Dehli confermano il divieto di espatrio per l'ambasciatore italiano, che aveva dato la sua parola garantendo il rientro in India dopo il voto dei due marò italiani accusati di aver ucciso due pescatori indiani e sotto processo in Kerala.

22 Roma: muore l'ex velocista Pietro Mennea (61 anni), oro olimpico a Mosca 1980 sui 200m e a lungo primatista mondiale sulla distanza.

Israele: nel corso della sua prima visita in Medio Oriente il Presidente Usa Barack Obama sostiene che i Palestinesi meritano uno Stato loro e che la pace è l'unica via per la sicurezza.

25 Cipro: accordo raggiunto tra la Ue e il governo di Nicosia per il salvataggio dell'isola, che ha rischiato la bancarotta a causa di un sistema bancario e abnorme, che verrà ristrutturato e regolarizzato.

30 Milano: muore il cantautore Enzo Jannacci (77 anni) autore di classici evergreen come *Ho visto un re*, *Quelli che*, *El purtava e scarp de tenis* e *Vengo anch'io*.

Cina: due tragedie in due miniere, una d'oro in Tibet e una di carbone nella provincia di Jilin, causano rispettivamente 83 e 28 morti.

31 Roma: muore il cantante Franco Califano (74 anni), autore di successi come *Tutto il resto è noia* e *La mia libertà*.

Mauritius: sono almeno 10 le vittime delle inondazioni che hanno messo in ginocchio la capitale dell'arcipelago dell'Oceano Indiano.

Aprile

2 New York: l'Assemblea generale delle Nazioni Unite, dopo sette anni di discussioni, approva il primo trattato internazionale che regolamenta il commercio delle armi convenzionali. Tre i voti contrari: Siria, Iran e Corea del Nord. Tra gli astenuti la Russia.

4 Argentina: le piogge torrenziali degli ultimi giorni provocano numerose alluvioni che causano più di 40 morti nella sola zona di Buenos Aires.

8 Londra: muore l'ex premier Margareth Thatcher (88 anni), soprannominata la Lady di ferro della politica britannica. Guidò il Paese dal 1979 al 1990.

9 Serbia: in un villaggio a 50 km dalla capitale Belgrado, un sessantenne ha ucciso 13 persone, tutti suoi parenti, prima di tentare di uccidere anche la moglie e di suicidarsi, senza riuscirci. La prima ipotesi è che la strage sia stata causata da rancori familiari.

10 Iran: un terremoto colpisce il sud del Paese, nella zona vicino alla centrale nucleare di Bushehr, distrugge tre città e causa almeno 30 morti e 800 feriti.

15 Venezuela: l'ex delfino di Chavez, Nicolas Maduro vince di stretta misura le elezioni presidenziali anche se l'avversario Capriles non accetta la sconfitta.

Somalia: attacco kamikaze, forse di estremisti islamici, a un tribunale di Mogadiscio; 34 morti (tra cui i nove terroristi) e almeno 50 i feriti.

16 Boston: due bombe esplodono a distanza di venti secondi nella zona del traguardo della maratona cittadina provocando 3 morti e almeno 130 feriti. Probabile un attacco terroristico.

17 Iran: nuovo terremoto di magnitudo 7,8 gradi in una zona desertica al confine con il Pakistan, vicino alla città di Kash. Almeno 80 i morti ma vittime sono state registrate anche in altri Paesi e la scossa è stata avvertita in tutto il Golfo Persico.

18 Texas: esplode un impianto industriale di fertilizzanti in un piccolo centro abitato di 3000 abitanti e provoca almeno 15 morti e 150 feriti.

20 Boston: sono due fratelli di origine cecena cresciuti negli Usa, Dzhokar e Tamerlan Tsarnaev, i responsabili delle bombe alla maratona cittadina. Uno è stato ucciso in un conflitto a fuoco e l'altro ferito e catturato dall'Fbi dopo una gigantesca caccia all'uomo.

21 Roma: al sesto scrutinio, Giorgio Napolitano viene rieletto Presidente della Repubblica. è il primo uomo politico nella storia della Repubblica a svolgere due mandati settennali al Quirinale.

25 Roma: muore l'attrice teatrale e cinematografica Anna Proclemer (89 anni).

27 Bangladesh: otto arresti tra imprenditori e pubblici ufficiali ritenuti responsabili del crollo di un palazzo fatiscente di Dacca che ha causato la morte di più di 340 persone che vi lavoravano e lo abitavano.

28 Roma: giura il governo delle larghe intese formato dal neo Presidente del Consiglio Enrico Letta. Mentre avviene il giuramento un uomo spara sei colpi di pistola all'esterno di Palazzo Chigi e ferisce due carabinieri in servizio e di striscio un bimbo.

30 Roma: dopo quella della Camera, ottenuta anche la fiducia al Senato il governo Letta (21 ministri, di cui 7 donne) entra ufficialmente in carica.

Maggio

4 Emilia: una tromba d'aria investe le province di Modena e Bologna e causa 11 feriti e ingenti danni materiali.

5 Siria: secondo raid aereo notturno di missili di Israele sulla base militare della capitale siriana in tre giorni. Obiettivo un rifornimento di missili iraniani destinati agli Hezbollah libanesi. I ministri siriani hanno parlato di dichiarazione di guerra.

6 Roma: muore l'attrice teatrale e cinematografica Rossella Falck (86 anni). Muore il senatore a vita Giulio Andreotti (94 anni), sette volte Presidente del Consiglio.

8 Genova: una nave portacontainer abbatte la torre dei piloti nel porto del capoluogo ligure. Il bilancio è di 7 morti, 2 feriti e 2 dispersi.

9 Varese: muore lo stilista Ottavio Missoni (92 anni), fondatore di una delle più note griffe della moda italiana.

12 Pakistan: l'ex premier Nawaz Sharif vince nettamente le elezioni presidenziali. Gli attacchi talebani annunciati alla vigilia del voto provocano 39 morti.

14 Milano: salgono a tre le vittime del gesto di follia dell'immigrato irregolare ghanese Adam Kabobo che sabato 11 le ha aggredite a colpi di piccone per le vie di Niguarda.

21 Usa: un tornado devasta la periferia di Oklahoma city e provoca oltre cento vittime e ingenti danni materiali.

23 Genova: muore don Andrea Gallo (84 anni), prete di strada e degli ultimi, come amava definirsi, scomodo per le gerarchie ecclesiastiche.

Londra: un soldato inglese viene ucciso per strada a colpi di machete e decapitato da un gruppo di estremisti islamici poi fermati dalla polizia.

26 Londra: battendo 2-1 i connazionali del Borussia Dortmund, i tedeschi del Bayern Monaco conquistano la loro quinta Champions League.

27 Brescia: il siciliano Vincenzo Nibali vince la 96ima edizione del Giro d'Italia.

Cannes: il film *La vie d'Adele* di Abdellatif Kechiche vince la Palma d'oro al 66mo festival cinematografico.

28 Roma: nel primo turno delle elezioni amministrative, caratterizzate dalla forte astensione in tutta la Penisola, il Pd è in vantaggio in 16 capoluoghi su 17.

Roma: muore il cantante Little Tony (Antonio Ciacci, 72 anni), interprete di *Cuore matto* e *Riderà*.

29 Kazakistan: è partita bene la missione spaziale Volare, che ha portato tre astronauti, tra cui l'italiano Luca Parmitano, sulla Stazione Spaziale Internazionale (Iss).

30 Milano: muore l'attrice teatrale Franca Rame (84 anni), sposata dal 1954 con il Nobel Dario Fo, con cui aveva condiviso battaglie politiche e civili.

Francia: a Montepellier celebrate in municipio le prime nozze gay transalpine tra proteste, fumogeni e feste di piazza.

Giugno

2 Turchia: è di 1000 arresti, 2 morti e 1000 feriti il primo bilancio degli scontri di piazza a Istanbul, in piazza Taksim, e in molte altre città tra polizia e manifestanti anti premier Erdogan.

3 Repubblica Ceca: è di 5 morti e 8 dispersi il bilancio provvisorio del maltempo e della piena del Danubio e della Moldava, che ha fatto molti danni soprattutto a Praga.

7 Los Angeles: muore Ester Williams (91 anni), sirena di Hollywood e star cinematografica dei film musicali acquatici degli anni Cinquanta della MGM.

9 Afghanistan: a Farah, un ragazzino di 11 anni lancia una bomba a mano in un blindato Lince uccidendo il capitano Giuseppe La Rosa (31 anni) e ferendo altri tre militari italiani.

10 Parigi: il tennista spagnolo Rafael Nadal battendo il connazionale Ferrer vince per l'ottava volta in carriera il torneo del Roland Garros ed è il primo tennista a vincere per otto volte una prova dello Slam.

11 Roma: successo elettorale del centrosinistra ai ballottaggi delle elezioni amministrative (17 a 0 nelle comunali), ma ancora in calo l'affluenza.

12 Turchia: proseguono gli scontri tra esercito e oppositori di Erdogan. A Istanbul le forze armate sgombrano a forza piazza Taksim dai manifestanti.

Grecia: il governo Samaras chiude la tv di Stato. Licenziati i 2500 dipendenti.

15 Roma: il film La migliore offerta di Giuseppe Tornatore vince sei David di Donatello, tra cui miglior film e migliore regia, sbaragliando la concorrenza.

16 Iran: il moderato Hassan Rohani (65 anni) vince al primo turno le elezioni presidenziali della Repubblica islamica e succede a Ahmadinejad.

18 Siria: ucciso il genovese Giuliano Delnevo (23 anni), da alcuni anni convertito all'Islam, che combatteva con i ribelli contro il regime del Presidente Assad.

Irlanda del Nord: partecipando al vertice G-8, il Presidente americana Obama si difende dallo scandalo Datagate dichiarando che le attività di controllo di mail e telefonate dei cittadini americani fatte dall'agenzia Nsa non hanno violato la loro privacy ma vanno inquadrate nella lotta al terrorismo.

20 Siena: la Montepaschi batte in finale l'Acea Roma e conquista il settimo campionato di basket maschile consecutivo.

21 Roma: muore l'attore italoamericano James Gandolfini (51 anni), in vacanza nella capitale. Era noto soprattutto come interprete di Tony Soprano, il boss mafioso protagonista dell'omonima serie televisiva di successo mondiale.

Brasile: mentre è in corso la Confederation cup di calcio, cresce la protesta contro la politica economica del governo e l'aumento dei prezzi dei mezzi di trasporto. Almeno un milione i manifestanti scesi in piazza. Si registra anche il primo morto negli scontri con la polizia.

25 Roma: si dimette il ministro Josefa Idem, accusata di irregolarità nel pagamento Imu e abuso edilizio.

Roma: muore il senatore a vita Emilio Colombo (93 anni), l'ultimo dei padri Costituenti.

Milano: il tribunale condanna in primo grado Silvio Berlusconi a 7 anni di carcere e all'interdizione perpetua dai pubblici uffici in relazione al caso Ruby.

26 Francia: la centesima edizione del Tour de France parte dalla Corsica, dove la corsa a tappe ciclistica più famosa del mondo non aveva mai fatto tappa.

30 Trieste: muore l'astrofisica Margherita Hack (91 anni), Direttrice dell'Osservatorio di Trieste dal 1964 al 1987.

Luglio

1 Brasile: la Confederation Cup di calcio viene vinta per la quarta volta dal Brasile, che sconfigge in finale 3 -0 la Spagna.

4 Egitto: l'esercito depone il Presidente della Repubblica Morsi, eletto nel 2012 e vicino ai Fratelli Musulmani.

5 Roma: Walter Siti conquista con il romanzo Resistere non serve a niente il premio Strega

7 Canada: tragedia in Quebec dove un treno merci carico di petrolio esplode nella cittadina di Lag Megalic provocando almeno 5 morti e distruggendo più di 30 edifici.

8 Londra: il tennista inglese Andy Murray vince per la prima volta il torneo di Wimbledon. Da 77 anni nessun britannico vinceva il prestigioso torneo sull'erba.

13 Francia: un convoglio Intercity deraglia a sud di Parigi per il guasto a uno scambio. L'incidente provoca 6 morti e almeno 20 feriti gravi.

17 Roma: muore Vincenzo Cerami (72 anni), scrittore e sceneggiatore. Le sue opere più note sono il romanzo *Un borghese piccolo piccolo* (1976) e la sceneggiatura di *La vita è bella* (1999), pluripremiato film di Roberto Benigni.

20 Usa: la città di Detroit, capitale del Michigan e dell'industria automobilistica, sommersa da 18 miliardi di dollari di debiti, dichiara bancarotta. Si tratta del più grande fallimento di una municipalità di tutta la storia americana.

22 Parigi: il britannico Chris Froome vince la centesima edizione del Tour de France.

Roma: muore lo scrittore Ugo Riccarelli (59 anni), vincitore nel 2004 del Premio Strega con il romanzo Il dolore perfetto.

Mosca: in una gara di Supersport, dopo una caduta sul bagnato, muore il centauro Andrea Antonelli, travolto da un altro pilota.

Marche: terremoto di 4,9 gradi della scala Ricther con epicentro in mare, al largo di Recanati. Molta paura in tutta la regione, ma pochi danni e nessuna vittima.

25 Spagna: un treno ad alta velocità deraglia nei pressi della stazione di Santiago de Compostela, provocando la morte di almeno 80 passeggeri e il ferimento di 140.

26 Pescara: l'esplosione a Villa Cipressi di Città Sant'Angelo, non lontano dal capoluogo abruzzese, di un deposito di fuochi artificiali, provoca 4 morti e 6 feriti.

27 Egitto: l'esercito spara sui manifestanti pro-Morsi al Cairo e uccide almeno 70 persone ferendone 150.

29 Brasile: oltre 3 milioni di fedeli assistono alla messa celebrata da papa Francesco sulla spiaggia di Copacabana al termine della Giornata Mondiale della Gioventù.

Irpinia: un pullman turistico con abitanti di Pozzuoli di ritorno da una gita a Napoli precipita da un viadotto sulla A16. Almeno 38 i morti e una decina i feriti.

RAGIONAMENTO LOGICO E CULTURA GENERALE

Agosto

1 Roma: la Cassazione conferma la condanna penale a quattro anni per Silvio Berlusconi nel processo Mediaset ma annulla quella all'interdizione ai pubblici uffici.

7 Usa: il colosso delle vendite online e dell'editoria digitale Amazon acquista il prestigioso quotidiano «Washington Post».

10 Iraq: a Baghdad, nei giorni di festa per la fine del Ramadan, esplodono dieci autobomba causando almeno 60 morti.

Mosca: nella giornata d'apertura dei Campionati Mondiali di atletica leggera, l'azzurra Valeria Straneo conquista l'argento nella maratona femminile.

14 Egitto: strage dell'esercito nei campi pro-Morsi dove i Fratelli Musulmani avevano organizzato dei sit-in. Almeno 100 i morti.

18 Egitto: sempre più critica la situazione nel Paese africano. Sale a più di 750 morti il bilancio degli ultimi quattro giorni di scontri tra militari e civili.

21 Usa: muore il maestro del noir americano Elmore Leonard (87 anni), molti dei cui romanzi sono diventati film hollywoodiani di successo.

23 Libano: a Tripoli, seconda città del Paese, due autobombe sono esplose all'uscita di due moschee sunnite provocando almeno 27 morti e 350 feriti. Ieri, inoltre razzi israeliani hanno colpito due città del Sud, considerate "siti terroristici".

28 Venezia: si apre la settantesima edizione della Mostra del cinema.

31 Roma: il Presidente della Repubblica Giorgio Napolitano nomina quattro nuovi senatori a vita: il direttore d'orchestra Claudio Abbado, la ricercatrice medica Elena Cattaneo, l'architetto Renzo Piano e il fisico Carlo Rubbia.

Settembre

3 Usa: il colosso informatico Microsoft compra il leader della telefonia mobile Nokia per contrastare lo strapotere Samsung e Apple nel settore smartphone. Costo dell'operazione, che si perfezionerà nel 2014: 5,4 miliardi di euro.

8 Venezia: il documentario *Sacro Gra* di Gianfranco Rosi, ambientato sul grande raccordo anulare di Roma, vince il Leone d'oro alla Mostra del cinema.

9 Roma: muore lo scrittore e regista parmense Alberto Bevilacqua (79 anni), autore del romanzo *La califfa*, di cui diresse anche la versione cinematografica.

Roma: liberato dopo cinque mesi di prigionia in Siria l'inviato speciale del quotidiano torinese «La stampa» Domenico Quirico.

10 Usa: lo spagnolo Nadal batte il serbo Djokovic e conquista gli Us open, ultimo torneo dell'anno del Grande Slam.

17 Washington: strage nella sede centrale della Marina (Navy Yard) dove un ex riservista che aveva perso il posto uccide 12 persone prima di venire a sua volta ucciso.

18 Austria: vicino Annaberg un bracconiere fermato dalla polizia per un controllo uccide quattro persone prima di togliersi la vita dandosi fuoco nel suo maso.

22 Kenya: un commando Shabaab vicino a al Qaeda assalta un centro commerciale a Nairobi. Negli scontri che seguono muoiono più di 80 persone tra civili, militari e terroristi e i feriti sono almeno 200.

23 Berlino: alle elezioni politiche nazionali, trionfo per la Cdu della Cancelliera Angela Merkel che si attesta al 42% (socialdemocratici della Spe fermi al 26%).

Pakistan: due kamikaze si fanno esplodere in una chiesa cristiana di Peschawar durante la funzione domenicale provocando almeno 80 vittime.

Città del Messico: muore lo scrittore e poeta colombiano Alvaro Mutis (90 anni). Tra le sue opere più importanti, il romanzo *Ilona arriva con la pioggia* (1987).

24 Roma: dopo una lunga trattativa gli spagnoli di Telefonica acquisiscono il controllo di Telecom Italia.

28 Palmanova: muore in Friuli lo scrittore e giornalista milanese Carlo Castellaneta (83 anni), autore di una quarantina di romanzi, tra cui *Viaggio col padre* (1958) e *Notti e nebbie* (1987).

New York: il Consiglio di Sicurezza dell'Onu vota all'unanimità una risoluzione che prevede lo smantellamento dell'arsenale chimico della Siria entro la prima metà del 2014. Si tratta del primo provvedimento sulla guerra civile siriana dopo due anni e mezzo di paralisi internazionale. A Ginevra, inizio novembre inizierà la Conferenza di pace.

Usa: prosegue il disgelo Usa-Iran. Ieri, per la prima volta dal 1979, c'è stata una telefonata tra il Presidente Usa Barack Obama e quello iraniano Hassan Rohani.

29 Roma: con le dimissioni di cinque ministri del Popolo della libertà fedelissimi di Berlusconi si apre la crisi del governo Letta.

30 Ragusa: un barcone di oltre duecentocinquanta migranti approda sul litorale ragusano di Scicli e 13 profughi, tutti uomini, forse eritrei, annegano nei pressi della spiaggia.

Ottobre

1 Roma: scatta il rialzo dell'Iva, che sale al 22% su molti prodotti sia alimentari sia d'abbigliamento, ma anche per scarpe, computer ed elettrodomestici.

2 Roma: muore in un incidente d'auto a Cerveteri l'attore Giuliano Gemma (75 anni), la cui popolarità era legata ai film mitologici e agli spaghetti western degli anni Sessanta.

3 Roma: dopo il Senato, il governo Letta ottiene anche la fiducia della Camera. Rientra quindi la crisi di governo.

Usa: muore lo scrittore di tecno-thriller e ideatore di videogiochi Tom Clancy (66 anni), che esordì nel 1984 con il bestseller mondiale *La grande fuga dell'ottobre rosso*.

Lampedusa: un barcone con oltre 500 immigrati, in gran parte eritrei e somali, partiti dalla Libia si incendia e rovescia vicino all'Isola dei Conigli: almeno 105 i morti, oltre 200 i dispersi.

4 Madagascar: tre uomini (un malgascio, un francese e l'italiano Roberto Gianfalla) vengono linciati e bruciati da una folla inferocita nell'isola di Nosy Be perché sospettati di aver ucciso un bimbo di 8 anni e di essere trafficanti di organi umani.

Vietnam: muore il generale Giap (102 anni), eroe nazionale che nel 1954 sconfisse l'esercito francese permettendo al Paese asiatico di riconquistare l'indipendenza e in seguito sconfisse anche l'esercito Usa.

Roma: la giunta per le elezioni del Senato ha votato sì alla decadenza da senatore di Silvio Berlusconi in seguito alla condanna definitiva per frode fiscale.

6 Roma: si suicida il regista Carlo Lizzani (91 anni). Tra i suoi film *Achtung banditi* (1951).

8 Stoccolma: l'Accademia delle Scienze svedese assegna il premio Nobel per la fisica a Peter Higgs e Francois Englert per i loro studi sul bosone, ribattezzato "la particella di Dio".

10 Libia: il premier Ali Zeidan viene rapito in piena notte da un commando armato in un albergo di Tripoli e liberato dopo alcune ore. L'episodio segue di cinque giorni l'arresto da parte degli americani del locale capo di al Qaeda.

Stoccolma: il premio Nobel per la letteratura viene assegnato alla scrittrice di racconti canadese Alice Munro (82 anni). Tra i suoi libri più famosi *Segreti svelati* (1994).

11 Roma: muore Erik Priebke (100 anni), ex ufficiale nazista, il boia mai pentito delle Fosse Ardeatine.

Oslo: il Nobel per la pace viene assegnato all'Opac, l'organismo internazionale con sede all'Aja impegnato nello smantellamento delle armi chimiche.

22 Russia: una donna kamikaze si è fatto esplodere a bordo di un bus e provoca 7 morti e 33 feriti. L'attentato è avvenuto a Volgograd, nella Russia meridionale, non lontano da Sochi dove si disputeranno le prossime Olimpiadi invernali.

25 Bruxelles: al vertice europeo cui partecipano i leader della Ue si allarga lo scandalo Datagate, dopo la diffusione di notizie secondo cui gli Usa spiavano bene 35 capi di governo esteri, tra cui molti della Ue. Francia e Germania hanno chiesto nuove regole a Obama.

27 New York: muore Lou Reed (71 anni), il poeta maledetto del rock, anima dei Velvet Underground e autore di pezzi come *Walk on the wild side* e *Perfect day*.

28 India: vincendo anche il gran premio di Greater Noida, il tedesco Sebastian Vettel sulla Red Bull vince con largo anticipo il titolo mondiale piloti di F1, il quarto della sua carriera.

29 Cina: a Pechino, in piazza Tienanmen, un'auto sfonda le barriere e finisce sulla folla provocando 5 morti e 38 feriti. Secondo la polizia si tratta di un attentato dei separatisti musulmani uighuri dello Xinjiang.

Novembre

2 Grecia: attentato nella capitale a colpi di mitraglietta contro i neonazisti di Alba Dorata. Uccisi due giovani militanti e un terzo ferito gravemente.

3 Egitto: una lite per conquistare un posto migliore nella fila per la distribuzione del pane in una località del governatorato di Asyut si trasforma in una faida che nell'ultimo mese ha già provocato 10 morti.

Cagliari: le tenniste italiane battono nettamente quelle russe (3-0) e conquistano la loro quarta Fed Cup.

6 New York: il democratico italoamericano Bill de Blasio è il nuovo sindaco di New York. La parola d'ordine vincente è stata "più uguaglianza per tutti".

9 Filippine: il tifone Hyawan, con venti a più di 300 km/h devasta l'arcipelago e provoca oltre 100 morti e almeno 700mila sfollati

11 Valencia: lo spagnolo Marquez, 20 anni, al debutto in Moto Gp, vince il gran premio e si aggiudica il mondiale: è il più giovane di sempre a vincere il titolo della massima categoria motociclistica.

Filippine: l'arcipelago è devastato dal tifone Hyawan. Oltre 4500 le vittime accertate.

Kazakistan: rientra sano e salvo a bordo della navetta Soyuz l'astronauta Sandro Parmisano, dopo sei mesi di missione. È stato il primo italiano ad andare "a spasso" nello spazio.

17 Londra: muore la scrittrice Doris Lessing (94anni) premio Nobel nel 2007, libertaria e femminista ante litteram autrice di oltre cinquanta libri tra cui *Il taccuino d'oro* (1962).

Roma: Silvio Berlusconi rifonda Forza Italia e ripropone il discorso del 1994. Appare ormai insanabile la frattura con il gruppo dell'ex delfino Angelino Alfano che ha dato vita a Nuovo centrodestra.

18 Usa: i dieci stati del Midwest messi in ginocchio da oltre 70 tornado capaci di far volare automobili e distruggere case. Almeno 6 i morti degli ultimi giorni e decine i feriti.

19 Sardegna: sono 16 le vittime del maltempo provocato dal ciclone Cleopatra, che in 24 ore ha riversato sull'isola la quantità di pioggia che di solito cade in 6 mesi.

Libano: sono almeno 23 le vittime dell'attentato esplosivo contro l'ambasciata iraniana di Beirut.

22 Lettonia: il crollo del tetto di un supermercato alla periferia di Riga provoca oltre 50 morti, molti erano soccorritori.

28 Roma: il Senato vota la decadenza di Silvio Berlusconi, che viene espulso dall'Assemblea e decade dalla carica di senatore.

30 Scozia: un elicottero della polizia precipita sul tetto di un pub di Glasgow. Almeno otto le vittime dell'incidente e quattordici i feriti.

Dicembre

1 Prato: strage in una fabbrica-dormitorio tessile cinese a causa di un incendio. Sette i morti e tre i feriti molto gravi.

6 Sudafrica: muore Nelson Mandela (95 anni), premio Nobel e simbolo della lotta contro l'apartheid.

Europa: il passaggio della tempesta Xaver nel nord del continente, la peggiore dell'ultimo mezzo secolo, provoca danni soprattutto in Germania, Gran Bretagna, Polonia e Paesi scandinavi, e provoca nove morti.

9 Roma: il sindaco di Firenze Matteo Renzi vince nettamente col 68% delle preferenze le primarie del partito democratico, che registrano circa 3 milioni di votanti, e diventa il nuovo segretario.

Ucraina: imponenti manifestazioni dell'opposizione di governo, che ha fermato il processo di integrazione nella Ue, per chiedere l'ingresso in Europa.

Thailandia: il premier scioglie il Parlamento e scatena la protesta delle opposizioni nelle piazze delle principali città e una marcia a Bangkok sul palazzo del governo.

11 Uruguay: il governo del Paese sudamericano è il primo al mondo a varare una legge per liberalizzare e controllare direttamente la produzione e la vendita di marjuana.

Anno 2014

Gennaio

2 Somalia: sono almeno 11 le vittime dell'attentato jiadista all'aeroporto della capitale Mogadiscio.

3 Roma: vola in Borsa il titolo Fiat (+16%) dopo la conferma dell'acquisizione da parte del gruppo torinese del 100% della Chrysler.

4 Usa: la tempesta di neve e gelo che ha investito la costa orientale degli Stati Uniti ha provocato almeno 16 morti e gravi danni alle infrastrutture.

11 Israele: muore l'ex premier Ariel Sharon (85 anni), in coma da otto anni in seguito a un ictus.

Roma: muore il grande attore teatrale e televisivo Arnoldo Foà (97 anni), una delle più apprezzate "voci" del Novecento italiano.

13 Los Angeles: il film *La grande bellezza* di Paolo Sorrentino vince il Golden Globe come miglior film straniero assegnato dalla stampa estera.

16 Egitto: affluenza la 42% e schiacciante vittoria di sì (oltre il 90%) al referendum per la nuova Costituzione voluta dal generale Abdel Fatah Sisi, nuovo uomo forte del Paese.

20 Ucraina: nuovi violenti scontri di piazza con decine di feriti a Kiev tra polizia e manifestanti pro-Ue.

Bologna: muore il direttore d'orchestra e senatore a vita Claudio Abbado (80 anni).

23 Padova: muore il regista cinematografico Carlo Mazzacurati (57 anni). Tra i suoi successi, *Il toro* (1994) e *La lingua del santo* (2000).

25 Egitto: è di almeno 20 morti e decine di feriti il bilancio degli attentati e degli scontri tra polizia e manifestanti pro-Morsi che hanno sconvolto Il Cairo e altre città.

28 New York: muore Pete Seeger (94 anni), icona del folk americano, amico e erede della tradizione di Woody Guthrie. *Turn, turn, turn* e *If I had a hammer* sono alcuni dei suo brani più famosi.

30 Torino: annunciato il nuovo nome della Fiat che, dopo l'accordo di Detroit, sarà *Fiat Chrysler Automobiles* (FCA). La sede legale sarà a Amsterdam, quella fiscale a Londra e, entro fine anno, la società sarà quotata sia a Wall Street che a Milano.

Febbraio

3 New York: muore di overdose l'attore Philip Seymour Hoffman (46 anni) premio Oscar per la sua interpretazione in *Capote*.

6 Argentina: nel tentativo di spegnere un gigantesco incendio divampato a Buenos Aires muoiono nove pompieri.

Russia: si aprono le XXII Olimpiadi invernali a Sochi. Ben 40000 gli addetti alla sicurezza per garantire la sicurezza degli atleti provenienti da 88 Paesi.

10 Giappone: è di sette morti e migliaia di feriti il bilancio della tempesta di neve che si è abbattuta sul Giappone. Semiparalizzata anche la capitale Tokyo.

11 Los Angeles: muore Shirley Temple (85 anni) la celebre bimba "riccioli d'oro" dei film hollywoodiani degli anni Trenta. Dopo aver abbandonato il cinema si dedicò alla diplomazia.

13 Bologna: muore Roberto "Freak" Antoni (59 anni), voce degli Skiantos, il primo storico gruppo punk italiano, antesignani del rock demenziale.

Repubblica Centrafricana: si inasprisce lo scontro tra cristiani e musulmani che ha già prodotto decine di migliaia di morti e di sfollati negli ultimi anni.

14 Roma: il Presidente del Consiglio Enrico Letta rassegna le dimissioni.

16 Berlino: si chiude la sessantaquattresima edizione del festival cinematografico berlinese con l'assegnazione dell'Orso d'oro al film noir cinese *Black coal, Thin ice* (Carbone nero, ghiaccio sottile) di Diao Yinan.

17 Sudafrica: non lontano da Johannesburg, in una miniera d'oro abbandonata di una compagnia cinese, oltre 200 uomini entrati illegalmente per scavare con mezzi di fortuna sono rimasti bloccati da una frana.

19 Ucraina: precipita la situazione a Kiev. La polizia carica i manifestanti anti-Yanukovich e provoca almeno 25 morti trasformando il centro della capitale in un macabro teatro di guerra con incendi, esplosioni e caccia all'uomo.

22 Roma: giura di fronte al Presidente della Repubblica il nuovo governo guidato dal democratico Matteo Renzi. Otto dei sedici ministri sono donne.

Ucraina: il Parlamento esautora il Presidente filorusso Yanukovich, che lascia Kiev invocando il colpo di Stato. L'esercito si ritira dalle piazze della capitale. Fissate nuove elezioni per maggio.

Roma: muore in un incidente d'auto Francesco Di Giacomo (67 anni) voce storica del Banco del Mutuo Soccorso e del rock progressivo italiano.

23 Sanremo: la cantante Arisa vince il Festival della canzone italiana con il brano *Controvento*.

Russia: cala il sipario sulle Olimpiadi invernali di Sochi. L'Italia conquista 8 medaglie (2 d'argento e 6 di bronzo).

26 Messico: muore colpito da infarto sulla spiaggia di Cancun il chitarrista andaluso Paco de Lucia (66 anni), uno dei maggiori musicisti nella storia del flamenco.

28 Venezuela: ancora altissima la tensione nel Paese a causa delle proteste popolari contro il Presidente Madero.

Ucraina: occupati da truppe russe due aeroporti in Crimea proprio quando il fuggiasco Presidente Yanukovich ricompare a Mosca. Sale la tensione internazionale.

Marzo

2 Parigi: muore il regista Alain Resnais (91 anni), padre della Nouvelle vague di metà Novecento. Tra i suoi capolavori *Hiroshima mon amour (1959)* e *L'anno scorso a Marienbad* (1961).

3 Ucraina: l'esercito russo prende il controllo della Crimea, sottraendola al controllo di Kiev, che definisce il gesto una dichiarazione di guerra ma evita lo scontro armato.

Los Angeles: il film *12 anni schiavo* di Steve McQueen si aggiudica l'Oscar come miglior film mentre *La grande bellezza* di Paolo Sorrentino vince l'Oscar come miglior film straniero.

6 Roma: l'antitrust multa per 180 milioni di euro due multinazionali del farmaco, Roche e Novartis, che si sono divise i proventi miliardari della vendita di due medicinali dall'identica efficacia terapeutica, ma dai prezzi molto diversi: 80 euro (Avastin) contro 900 euro (Lucentin) a dose. Danneggiati i pazienti (affetti sa tumori o degenerazione maculare senile), il servizio sanitario e le assicurazioni private.

7 Catania: muore il filosofo Manlio Sgalambro (89 anni), autore di numerosi saggi tra cui La *morte del sole* (1982). Nell'ultimo ventennio aveva conosciuto il successo popolare come paroliere (*La cura*), librettista e sceneggiatore per Franco Battiato.

10 Malesia: un volo di linea della compagnia nazionale partito da Kuala Lumpur e diretto a Pechino è scomparso improvvisamente due giorni fa dai controlli radar. Si pensa a un incidente o a un attentato terroristico. A bordo 292 passeggeri.

13 Usa: a New York un'esplosione distrugge due palazzi di Harlem provocando 7 morti e almeno 60 feriti. La polizia esclude l'attentato terroristico.

El Salvador: l'ex guerrigliero Sanchez Ceren vince le elezioni presidenziali.

17 Crimea: al referendum per l'annessione alla Russia il 93% dei votanti vota Sì. Gli Usa e la Ue dichiarano illegale.

Nigeria: allo stadio di Abuja, pieno di candidati a un concorso pubblico scoppiano incidenti che causano almeno 7 morti e decine di feriti.

18 Russia: a Mosca il presidente Putin, ignorando le sanzioni internazionali, firma l'annessione della Crimea alla Federazione russa.

20 Sicilia: torna l'emergenza dei barconi di disperati che lasciano le coste del Nordafrica. Nelle ultime 48 ore sono state salvate più di 2100 persone ma si è registrata anche una vittima. Sette invece i morti nei viaggi di migranti con meta la Grecia.

21 Turchia: tutti gli account Twitter del Paese sono stati bloccati per volere del Presidente conservatore Erdogan, che ritiene il social network "contro la sicurezza nazionale".

26 Usa: una gigantesca frana di fango in un sobborgo si Seattle (Washington) causa almeno 24 morti e più di 170 dispersi.

27 Roma: visita del Presidente Usa Barack Obama, a colloquio con papa Francesco e con il presidente della Repubblica Napolitano e il premier Renzi.

Filippine: storico accordo a Manila tra il governo e i ribelli musulmani separatisti del Milf per porre fine a un conflitto che negli ultimi quattro decenni ha causato almeno centomila vittime.

31 Turchia: i conservatori del premier Erdogan vincono le elezioni amministrative, che fanno però registrare ben 8 morti negli scontri tra polizia e opposizioni.

Francia: tracollo della sinistra al ballottaggio delle amministrative. La destra conquista 155 nuovi Comuni (14 vanno alla destra estremista di Marine Le Pen) mentre i socialisti tengono solo Parigi. Astensione vicina al 40%.

Aprile

2 Cile: terremoto di magnitudo 8,2 Richter al largo delle coste cilene con tsunami. Almeno 5 i morti e migliaia gli sfollati.

7 Ungheria: alle elezioni politiche netto successo per il partito del Presidente conservatore Orban e in grande ascesa anche il partito neonazista.

New York: muore l'attore cinematografico Mickey Rooney (93 anni), due volte premio Oscar, attivo per oltre otto decenni e noto per essersi sposato ben nove volte.

13 Roma: è di 20 feriti e 40 fermati il bilancio degli scontri tra manifestanti e forze dell'ordine durante la manifestazione dei movimenti contro la precarietà e l'austerity nella capitale.

Cile: un gigantesco incendio divampato a Valparaiso provoca 16 morti e almeno 5000 evacuati.

17 Corea del Sud: è di 9 morti accertati e oltre 280 dispersi in mare il tragico bilancio dell'affondamento del traghetto Sewol, che trasportava oltre 470 passeggeri, tra cui molti studenti liceali in gita.

19 Città del Messico: muore lo scrittore colombiano Gabriel Garcia Marquez (86 anni), premio Nobel per la letteratura nel 1982, autore di Cent'anni di solitudine (1967).

Nepal: una valanga alle pendici dell'Everest uccide almeno 18 guide e sherpa ingaggiate dalle spedizioni alpinistiche internazionali.

24 Brescia: a Cevo crolla la croce del Cristo redentore dedicata a papa Wojtila e uccide un ragazzo di 21 anni.

26 Ucraina: sale la tensione dopo che le milizie filorusse fermano e trattengono 13 osservatori internazionali accusandoli di essere spie al soldo di Kiev.

28 Roma: papa Francesco davanti a una folla di circa 800mila fedeli canonizza due papi: Giovanni XXIII e Giovanni Paolo I, proclamandoli santi.

Usa: è di almeno 12 morti il primo bilancio dei tornado che si sono abbattuti sugli Stati del Midwest e del Sud.

Maggio

2 Nigeria: alla vigilia dell'apertura del World Economic Forum un'autobomba esplode a Lagos e causa almeno 16 morti.

Colombia: crolla una miniera d'oro illegale 300km a sud di Bogotà e provoca 3 morti e 15 feriti.

3 Ucraina: offensiva dell'esercito di Kiev a est contro i separatisti filorussi. Si registrano 42 morti negli scontri a fuoco a Odessa, ma azioni militari con vittime e feriti avvengono anche a Denetsk e Sloviansk. Liberati i 13 osservatori Osce.

Afghanistan: una frana nella provincia del Badakhshan, nel nord-est del Paese, causa circa 2100 morti e più di 4000 sfollati.

6 Marche: rientra lentamente nella normalità la situazione nella regione, dopo le torrenziali piogge e le inondazioni dello scorso fine settimana. Restano i due morti di Senigallia e ingenti danni materiali e alle coltivazioni.

10 Nigeria: tre settimane dopo il rapimento di circa 300 studentesse liceali da parte degli islamici di Boko Haram prosegue la campagna internazionale per la loro liberazione ("Brings back our girls") che ormai ha raccolto milioni di adesioni in tutto il mondo, dal papa al Presidente Usa.

13 Lampedusa: affonda un barcone carico di centinaia di migranti a sud dell'isola. Per il momento solo venti i cadaveri recuperati.

14 Turchia: una esplosione seguita da incendio in una miniera di carbone di Soma, non lontano da Smirne, causa più di 200 morti e blocca circa 400 minatori nelle viscere della terra.

16 India: netto successo del partito hindu di centrodestra guidato da Narendra Modi alle elezioni politiche nazionali che hanno visto votare oltre 1 miliardo di persone.

18 Bosnia: è di 47 morti e migliaia di sfollati il tragico bilancio delle inondazioni della Sava che a seguito delle piogge più intense da fine XIX secolo hanno devastato la Bosnia e la Serbia. Ingenti i danni materiali e infrastrutturali.

Turchia: 18 arresti per il disastro in miniera causato da un incendio in cui sono morti ben 301 minatori.

19 Libia: due morti a Tripoli nell'attacco al Parlamento e altri 87 a Bengasi negli scontri che vedono opposte le milizie laiche del nuovo governo appena insediato e gli islamisti.

Colombia: nell'incendio di uno scuolabus a Fundacion, nel dipartimento di Magdalena, muoiono 33 dei 50 giovani studenti a bordo. Arrestato l'autista.

22 Shanghai: storico accordo trentennale tra Russia (Gazprom) e Cina (Cnpc) per la fornitura di gas naturale (38 miliardi di m^3 l'anno) che avverrà attraverso un gasdotto di 2.200 km ancora da costruire. L'affare è stato valutato in 456 milioni di dollari.

23 Cina: due veicoli carichi di esplosivo sono stati lanciati tra la folla al mercato di Urumqi, capitale della regione musulmana dello Xinjiang dove agiscono i separatisti Uiguri. Almeno 31 i morti e 90 i feriti.

Thailandia: colpo di Stato militare. Coprifuoco e sospensione della Costituzione. I leader delle opposizioni sono stati prelevati dai militari insorti.

25 Cannes: il turco Nuri Bilge Ceylan con *Winter Sleep* è il vincitore della Palma d'Oro della 67esima edizione del Festival cinematografico. Il film italiano *Le meraviglie* di Alice Rohrwacher si aggiudica il Gran Premio della Giuria.

Bruxelles: spari al Museo ebraico della capitale belga. Il primo parziale bilancio dell'attacco antisemita è di 3 morti e 2 feriti.

Ucraina: muore il fotoreporter italiano Andrea Rocchelli (30 anni), colpito da un colpo di mortaio mentre documentava gli scontri tra esercito e insorti filorussi nell'area di Slovyansk.

26 Roma: vittoria del Pd di Matteo Renzi, che supera il 40% dei voti, alle europee. Gli altri partiti che superano il quorum del 4% sono il M5S (21%), Forza Italia (16%), Lega Nord (6,2%), Ncd (4,4%) e Tsipras (4%).

28 Ucraina: battaglia a Donetsk tra esercito ucraino e ribelli filorussi, tra cui si contano almeno 100 morti.

Roma: sbarcano all'aeroporto di Ciampino i 32 bimbi adottati in Congo da famiglie italiane trattenuti per sette mesi nel Paese africano dopo che il governo di Kinshasa aveva bloccato le adozioni internazionali.

Giugno

2 Spagna: re Juan Carlos (76anni) abdica in favore del figlio Felipe dopo 39 anni di regno.

Trieste: il ciclista colombiano Nairo Quintana (24 anni) vince il Giro d'Italia. Terzo in classifica il sardo Fabio Aru.

6 Bruxelles: si chiude il vertice G-7, ospitato per la prima volta dalla Ue e da cui è stato escluso il Presidente russo Putin come ritorsione per l'invasione e l'annessione della Crimea.

9 Roma: ai ballottaggi delle elezioni amministrative si confermano le preferenze al Pd e il calo del centrodestra mentre il M5S conquista Livorno e Civitavecchia e la Lega Padova. Affluenza sotto il 50%.

Parigi: Rafa Nadal vince per la quinta volta consecutiva il torneo di tennis del Rolland Garros e diventa il primo tennista a vincere nove volte una stessa prova del circuito Slam.

10 Pakistan: è di almeno 36 morti il bilancio del duplice attacco in due giorni consecutivi dei talebani all'aeroporto internazionale di Karachi.

Israele: Reuven Rivlin (74 anni) del Likud succede a Simon Peres come Presidente della Repubblica.

13 Roma: rientra in aereo l'ex senatore e fondatore di Forza Italia Marcello dell'Utri estradato da Beirut dove era stato arrestato il 12 aprile. Deve scontare una condanna a 7 anni per concorso esterno in associazione mafiosa.

16 Francia: l'ex pilota di Formula 1 Michael Shumacher esce dal coma e lascia l'ospedale di Grenoble dopo 155 giorni di degenza. Riprenderà la riabilitazione a Losanna.

Kenya: l'assalto dei ribelli di Al Shabab alla città costiera di Mpeketoni provoca almeno 48 vittime, in gran parte uccise mentre guardavano i Mondiali di calcio in tv.

18 Iraq: le forze jiadiste sunnite dell'Isis conquistano città nel nord del paese e minacciano di marciare su Baghdad. Cresce l'allarme degli Usa.

19 Israele: sale la tensione con l'Autorità palestinese dopo il rapimento di tre giovani seminaristi ebrei a Hebron avvenuto una settimana fa. Città sotto assedio da parte dell'esercito e delle forze speciali israeliane.

Luglio

4 Roma: il romanzo *Il desiderio di essere come tutti* di Francesco Piccolo vince la 68ª edizione del premio Strega.

5 Torino: muore di cancro l'attore, cantante, comico e scrittore astigiano Giorgio Faletti (63 anni). Suo il thriller bestseller *Io uccido* (2002) e la canzone *Signor tenente* (1994).

13 Striscia di Gaza: a una settimana dall'inizio dell'offensiva dell'esercito israeliano contro i miliziani palestinesi di Hamas, colpevoli di aver rapito e ucciso tre studenti israeliani in giugno, è di 170 morti e oltre 1000 feriti il bilancio delle vittime civili.

14 Brasile: battendo in finale l'Argentina per 1-0 la Germania vince i Campionati del mondo d calcio per la quarta volta.

Sudafrica: muore la scrittrice africana Nadine Gordimer (90 anni) premio Nobel bianco da sempre in lotta contro l'apartheid. Tra i suoi romanzi più famosi *Il conservatore* (1974).

16 Bruxelles: il lussemburghese Jean-Claude Juncker è il nuovo Presidente della Commissione europea.

Mosca: un incidente a una linea della metropolitana causato da uno scambio fissato male provoca 22 morti e almeno 150 feriti.

L'Aja: il tribunale penale internazionale condanna l'Olanda per l'eccidio di Srebenica del 1995 perché i suoi caschi blu fecero uscire dalla loro base 300 civili poi massacrati dai serbo-bosniaci di Mladic.

18 Ucraina: un aereo civile malaysiano in rotta su Amsterdam è abbattuto al confine con la Russia nei territori contesi dalla guerriglia. 298 morti, di cui metà olandesi e 80 bambini. Reciproche accuse tra separatisti russi e ucraini.

21 Striscia di Gaza: oltre 120 le vittime palestinesi nelle ultime 24 ore. Continui appelli dell'Onu per il cessate il fuoco, dopo l'attacco militare via terra israeliano.

22 Lampedusa: sale a 180 il numero dei migranti morti nell'affondamento di sabato notte nel canale di Sicilia di un barcone partito dal Nordafrica. Salvati circa 600 migranti.

25 Mali: un aereo della compagnia nazionale algerina partito dal Burkina Faso e diretto ad Algeri precipita in una zona desertica causando la morte dei 116 passeggeri.

Gaza: l'esercito israeliano bombarda una scuola dell'Onu provocando almeno 17 morti.

26 Iraq: a Mosul le milizie jihadiste dell'Isis distruggono la storica moschea di Giona dell'VIII secolo perché ritenuta un covo di apostati.

28 Parigi: il ciclista messinese Vincenzo Nibali (29 anni) vince il Tour de France. Il precedente successo italiano data al 1998 e fu ottenuto da Marco pantani.

30 Milano: muore il maestro Giorgio Gaslini (84 anni). Pianista, compositore e direttore d'orchestra ha spaziato dalla musica classica al jazz all'avanguardia. Sue le colonne sonore di *La notte* (1961) di Michelangelo Antonioni e *Profondo rosso* (1975) di Dario Argento.

Agosto

1 Torino: ultima assemblea al Lingotto degli azionisti della Fiat che approvano a maggioranza la fusione con la Chrysler e la nascita di Fca, che avrà sede fuori dall'Italia.

3 Treviso: una vera e propria bomba d'acqua in provincia provoca l'esondazione del torrente Lierza che provoca una valanga di acqua e fango su una festa di paese, causando 4 morti e almeno 20 feriti.

10 Usa: a Ferguson, un sobborgo di St. Louis, nel Missouri, un poliziotto bianco uccide un diciottenne nero sospettato di aver rubato dei sigari. L'episodio scatena proteste diffuse contro la polizia e scontri di piazza da St. Louis alla California.

11 Los Angeles: muore suicida l'attore Robin Williams (63 anni). Nel 1998 aveva vinto l'Oscar per il film *Will Hunting* di Gus Van Sant.

13 Gaza: tra i 5 morti causati dall'esplosione di un ordigno che stava per essere disinnescato c'è anche il videoreporter romano dell'Associated Press Simone Camilli.

14 Seul: inizia la visita ufficiale di papa Francesco in Corea del Sud. Oltre un milione di fedeli partecipano alla prima messa della Giornata della Gioventù asiatica.

Iraq: secondo l'Onu è di oltre un milione di sfollati interni, perlopiù cristiani e yazidi, causati dal timore per i successi dello Stato islamico jihadista.

18 Zurigo: è di due ori (Grenot e Meucci) e un argento (Straneo) il bilancio azzurro ai campionati Europei di atletica leggera.

20 Giappone: una gigantesca frana causata dal maltempo provoca a Hiroshima 27 morti e 10 dispersi.

Siria: il videoreporter americano James Foley, rapito alla fine del 2012, è stato decapitato dagli jihadisti per vendetta contro i raid americani in Iraq.

Italia: nelle Marche, durante un'esercitazione si scontrano tra due Tornado dell'aviazione militare. Morti i 4 militari a bordo.

21 Africa: è di 1300 il primo bilancio delle vittime dell'epidemia del virus Ebola in quattro Paesi dell'Africa occidentale (Nigeria, Liberia, Guinea, Sierra Leone). Primi risultati positivi intanto per il siero Zmapp.

India: muore a Pune a 95 anni il guru dello yoga Iyengar che nel secondo Novecento diffuse le millenarie tecniche di respiro e controllo del corpo anche in Occidente.

24 Lampedusa: 18 migranti partiti dalla Libia sono morti a causa dell'affondamento del gommone su cui viaggiavano.

25 Londra: muore l'attore e regista inglese Richard Attenbourogh (90 anni), premio Oscar alla regia per il kolossal *Ghandi* (1984).

27 Libia: il Paese è ormai spaccato a metà e di nuovo insanguinato dalla guerra civile: gli islamisti ne controllano circa metà.

29 Roma: secondo i nuovi dati Istat l'Italia è ormai in deflazione (inflazione con segno negativo). Non accadeva dal 1959.

Settembre

3 Siria: lo Stato Islamico (Isis) filma la decapitazione del giornalista freelance statunitense Steven Sotloff (31 anni), rapito nell'estate 2013. Nuove minacce agli Usa e ai loro alleati.

Ucraina: alla vigilia del vertice Nato, che ha già profilato la possibilità di un intervento armato contro Mosca, i presidenti Putin e Poroshenko annunciano l'intesa per il cessate il fuoco nelle zone contese.

6 Puglia: è di 1 morto e 2 dispersi il primo bilancio del nubifragio che ha messo in ginocchio il Gargano negli ultimi giorni. Ingenti i danni materiali e alla circolazione.

7 Venezia: il film dello svedese Roy Andresson *Un piccione seduto su un ramo riflette sull'esistenza* si aggiudica il Leone d'oro alla Mostra del cinema. I protagonisti del film italiano *Hungry Hearts* di Saverio Costanzo (Adam Driver e Alba Rohrwacher si aggiudicano il premio per la migliore interpretazione).

8 Burundi: tre suore italiane sono state violentate e uccise nel loro convento di Kemenge. Le missionarie severiane, tutte ultrasettantacinquenni, erano in Africa da oltre quattro decenni.

14 Siria: il cooperante scozzese David Haines è stato decapitato dai miliziani dell'Isis, che ha proclamato la jihad e combatte per l'instaurazione del califfato in Siria e Iraq.

15 Libia: secondo l'agenzia Onu per i rifugiati, negli ultimi cinque giorni, sono almeno 800 le vittime di tre diversi naufragi di barconi di migranti partiti dalle coste libiche e diretti a quelle italiane o maltesi.

19 Scozia: vincono i No al referendum per il distacco dalla Gran Bretagna. Delusione per il fronte degli indipendentisti, fermi al 45% dei consensi.

22 Turchia: emergenza profughi curdi in fuga dall'Isis. Negli ultimi tre giorni ne sono arrivati ben 130 mila.

Rovigo: quattro giovani operai dipendenti di una azienda di smaltimento di rifiuti speciali di Cà Emo, frazione di Adria, muoiono intossicati dalle esalazioni di acido solforico.

24 Siria: seconda notte di raid aerei degli Usa e degli alleati arabi contro le basi dell'Isis. presa di mira la zona intorno alla città di Raqqa.

25 Algeria: la guida di trekking francese Hervé Pierre Gourdel (55 anni) è stato decapitato dagli jiadisti algerini per vendetta contro i raid aerei occidentali contro il califfato islamico.

29 Hong Kong: dopo due giorni di duri scontri di piazza, il governo ritira le truppe antisommossa usate per disperdere i manifestanti che chiedevano più democrazia nel governatorato dell'ex colonia britannica e avevano paralizzato la città.

Ottobre

2 Napoli: città blindata per il vertice della Bce guidato da Mario Draghi. Scontri di piazza tra polizia e manifestanti anti-austerity.

4 Siria: decapitato dall'Isis il cooperante britannico Alan Henning (47 anni).

6 Stoccolma: il Nobel per la medicina è stato assegnato a John O'Keefe, May-Britt e Edvard Moser per i loro studi sul cervello. I tre scienziati hanno scoperto il sistema di cellule che ci permette di orientarci, come una specie di Gps biologico'.

7 Madrid: primo caso di contagio di Ebola in Europa. Si è ammalata l'infermiera spagnola che ha curato un missionario colpito dal virus contratto in Sierra Leone.

8 Siria: raid aerei della coalizione internazionale sulla città curda di Kobane, al confine con la Turchia, fanno arretrare i miliziani dell'Isis che l'avevano occupata.

9 Stoccolma: assegnati i Nobel per la fisica ai tre scienziati nipponici che hanno inventato i Led blu e quello per la chimica ai tre scienziati che hanno sviluppato la microscopia a fluorescenza.

Messico: sono 57 gli studenti di Iguala, nello stato di Guerrero, scomparsi dopo aver manifestato contro lo strapotere dei narcos, barbaramente uccisi e ritrovati dopo mesi in sei fosse comuni.

10 Stoccolma: lo scrittore e sceneggiatore francese Patrick Modiano, classe 1945, è stato insignito del premio Nobel per la letteratura. Tra le sue opere, i romanzi *Dora Bruder* (1997) e *Orizzonte* (2010).

11 Oslo: il premio Nobel per la pace viene assegnato alla giovane pakistana Malala Yousafzay (17 anni), ferita dai talebani, e all'attivista indiano Kailash Satyarthi (60 anni), per essersi "battuti contro l'oppressione dei bambini e per il diritto allo studio".

12 Genova: è di un morto e almeno 300 milioni di euro di danni il bilancio dell'alluvione, causata dalle ingenti piogge, che ha colpito la città ligure negli ultimi tre giorni.

13 Bolivia: nuovo trionfo elettorale alle presidenziali per Evo Morales, che inizia quindi il suo terzo mandato.

20 Spagna: a Barcellona, malgrado l'annullamento del referendum indipendentista della Catalogna previsto per novembre, migliaia di cittadini scendono in piazza per l'indipendenza da Madrid.

21 Parigi: muore lo stilista d'origine dominicana Oscar De La Renta (82 anni), creatore di abiti per dive del cinema e first-lady nell'ultimo mezzo secolo.

23 Canada: nella capitale Ottawa attacco di un uomo armato sia al Parlamento che al Memorial War. Morti un soldato e l'assalitore, tre i feriti. Esclusa la presenza di complici dell'attentatore, canadese e jihadista, noto alle forze dell'ordine.

24 Nepal: un autobus stracarico di 100 passeggeri, che tornavano dalla festa di Dwali, precipita in un burrone nella zona di Belkot, a 50km dalla capitale. Almeno 11 i morti e 25 i feriti.

27 Brasile: Dilma Roussef conquista il 51,6% delle preferenze, batte alle elezioni presidenziali il rivale Neves e inizia il secondo mandato alla Presidenza del Brasile.

31 Burkina Faso: le proteste popolari contro il Presidente Compoaré, al potere da 27 anni, portano alla caduta del governo e all'intervento dell'esercito, che proclama il coprifuoco.

Novembre

5 Usa: sconfitta per il Presidente Obama e per i democratici nelle elezioni di medio termine, che assicurano ai repubblicani sia il controllo della Camera che del Senato.

10 Barcellona: malgrado la consulta abbia dichiarato invalido il referendum per l'indipendenza ben due milioni di catalani (su sei aventi diritto) vanno alle urne. L'80% è per il distacco da Madrid.

Nigeria: un kamikaze suicida si introduce in una scuola di Potiskum, capitale dello Stato dello Yoba, e si lascia esplodere provocando almeno 48 morti e decine di feriti. Sotto accusa Boko Haram.

11 Pechino: al summit dei 21 Paesi Apec, ossia asiatici e americani affacciati al Pacifico, segni di disgelo sia tra Obama e Putin sia tra il leader cinese e quello giapponese.

13 Parigi: festa negli uffici dell'Esa, l'Agenzia spaziale europea, per il clamoroso risultato ottenuto dalla missione Rosetta, iniziata dieci anni fa. Il robot *Philae* è atterrato sulla cometa Churyumov-Gerasimenko, scoperta da due astronomi ucraini nel 1969, e ha iniziato a inviare foto e raccogliere reperti.

Egitto: una motovedetta della Marina è stata attaccata da tre imbarcazioni al largo del porto di Damietta e data alle fiamme. Almeno 17 i soldati morti. L'intervento dell'aviazione ha permesso l'affondamento delle tre imbarcazioni e l'arresto di 32 assalitori.

17 Italia: è di 3 morti e ingenti danni il bilancio del maltempo che ha devastato Liguria, Lombardia e Piemonte nel fine settimana.

Australia: a conclusione del vertice G20 di Brisbane, i leader dei Paesi più ricchi dichiarano: "Incoraggiamo i progressi nella lotta all'evasione fiscale e un'azione forte ed efficace sui cambiamenti climatici".

19 Israele: un attentato terroristico a una sinagoga di Gerusalemme, rivendicato da Hamas, provoca 4 morti e numerosi feriti. I due giovani cugini attentatori sono stati uccisi dalla polizia.

21 New York: muore il regista cinematografico Mike Nichols (83 anni), premio Oscar per *Il laureato* (1967), apprezzato anche come regista televisivo e teatrale.

22 Kenya: attacco degli islamisti somali Shebab contro un bus nella contea di Mandera, vicino al confine tra i due Paesi. Uccisi 28 passeggeri non islamici.

24 Abu Dhabi: il pilota britannico Lewis Hamilton vincendo l'ultimo gran premio di F1 della stagione si è assicurato il titolo nel campionato mondiale piloti.

Kazakistan: l'astronauta italiana Samantha Cristoforetti, partita ieri con la navicella Soyuz per la Missione Futura, raggiunge insieme ai due compagni di volo la stazione spaziale internazionale, dove rimarrà sei mesi.

25 Roma: è stato trasferito nell'unità apposita dell'ospedale Spallanzani il medico italiano di Emergency contagiato dal virus ebola in Sierra Leone.

28 Oxford: muore la giallista inglese P.D. James (94 anni), nota come la "baronessa del mistero" e considerata l'erede di Agatha Christie. Ha pubblicato una trentina di romanzi, molti dei quali hanno per protagonista l'ispettore-poeta Adam Dalgliesh.

Turchia: inizia la storica visita al paese islamico di papa Francesco, ricevuto dal premier Erdogan.

Dicembre

6 Yemen: nel corso di un raid di droni contro al Qaeda condotto dagli Usa per liberare alcuni ostaggi, muoiono il giornalista americano Luke Somers e l'insegnante sudafricano Pierre Korkie.

9 Yemen: affonda un barcone di profughi fuggiti dall'Etiopia al largo del porto di Al-Makha, almeno 70 le vittime.

10 Ramallah: il ministro palestinese Ziad Abu Ein (55 anni) muore in seguito alle ferite riportate durante una manifestazione, dopo essere stato colpito da un lacrimogeno lanciato dall'esercito palestinese.

15 Giappone: il premier liberal-democratico Shinzo Abe esce rafforzato dalle elezioni anticipate e conquista i due terzi della Camera bassa. Crolla l'affluenza alle urne.

16 Australia: in un locale del centro finanziario di Sidney decine di persone sono state tenute in ostaggio per sedici ore da un integralista islamico iraniano. La polizia le ha liberate uccidendo il sequestratore ma sono morti anche due ostaggi.

Turchia: è di 32 giornalisti arrestati il primo bilancio del giro di vite del premier Erdogan contro la stampa non allineata.

17 Pakistan: assalto talebano a una scuola di Peschewar frequentata da figli di militari. Almeno 136 i morti tra gli studenti e 9 tra i massacratori.

RAGIONAMENTO LOGICO E CULTURA GENERALE

18 Washington: prove di disgelo tra Usa e Cuba con una telefonata tra i due Presidenti e la promessa statunitense di togliere l'embargo. Obama dichiara a Castro: "Todos somos americanos".

19 Roma: muore l'attrice cinematografica e televisiva Virna Lisi (78 anni), protagonista del cinema italiano dagli anni Cinquanta a oggi. Tra le sue interpretazioni vanno ricordate almeno quelle in *Signore e signori* di Germi (1966), *La cicala* di Lattuada (1980), *La regina Margot* di Chereau (1994) e *Va dove ti porta il cuore* della Comencini (1996).

21 New York: due poliziotti uccisi in strada per vendicare i due giovani afroamericani uccisi dalla polizia nelle ultime settimane. L'attentatore prima di suicidarsi aveva ucciso anche la compagna.

29 Bari: sono 427 i passeggeri del traghetto Norman Atlantic partito da Patrasso e diretto ad Ancona salvati dalla Marina italiana dopo che la nave era andata in fiamme al largo di Corfù. 11 i morti accertati mentre sarebbero più di 30 i dispersi.

Anno 2015

Gennaio

2 Roma: è stato dichiarato guarito e dimesso dopo due settimane di ospedale Fabrizio Pulvirenti il medico di Emergency che aveva contratto il virus Ebola in Sierra Leone.

5 Napoli: muore colpito da infarto il bluesman Pino Daniele (59 anni). Tra i suoi lavori più noti *Nero a metà* (1980), *Che Dio ti benedica* (1993) e *La grande madre* (2012).

7 Parigi: è di 12 morti il tragico bilancio dell'assalto di un gruppo armato di integralisti islamici alla sede del settimanale satirico Charlie Ebdo, giù preso di mira nel 2011 per aver pubblicato delle vignette su Maometto.

9 Nigeria: strage in 16 villaggi, assaltati e dati alle fiamme dai miliziani islamisti di Boko Haram. Si temono più di 2000 morti.

Parigi: uccisi dalla polizia in una tipografia di Dammartin i fratelli Kouachi, autori dell'assalto alla sede di «Charlie Edbo». Amedy Coulibaly, un loro complice che il giorno precedente aveva ucciso una poliziotta a Montrouge, oggi ha fatto irruzione in un negozio kosher della capitale, ed è stato ucciso durante un blitz della polizia in cui sono morti almeno 4 ostaggi.

11 Roma: muore il regista cinematografico Francesco Rosi (92 anni). Tra i suoi film più importanti *Mani sulla città* (1963) e *Il caso Mattei* (1971). Muore anche Anita Ekberg (83 anni) musa di Fellini e simbolo della dolce vita.

12 Parigi: oltre due milioni di persone, tra cui 50 capi di Stato, manifestano a favore della convivenza e contro il terrorismo e la violenza, riunite dal motto "Je suis Charlie".

Los Angeles: ai Golden Globe assegnati dalla stampa estera ai film di Hollywood vincono *Boyhood* di Linkhater nella categoria dramma e *Grand Hotel Budapest* di Wes Anderson in quella commedia.

13 Croazia: l'esponente del centrodestra Kolinda Grabar-Kitarovic (46 anni), ex ministro degli esteri, è la prima donna a ricoprire l'incarico di Presidente della Repubblica croata.

14 Roma: ultimo giorno al Quirinale per il dimissionario Presidente Napolitano.

16 Roma: rientrano in Italia le due giovani cooperanti Greta Ramelli e Vanessa Marzullo, rapite in Siria dagli integralisti nello scorso luglio.

19 Filippine: a Manila, papa Francesco termina la visita pastorale celebrando una messa sotto la pioggia cui assistono almeno 6 milioni di fedeli.

21 Iraq: a Mosul, l'Isis decapita in pubblico 13 ragazzi colpevoli di aver guardato in tv la partita della loro nazionale di calcio.

Argentina: dubbi sul suicido del procuratore Alberto Nisman, che stava indagando sulla "Presidenta" Cristina Kirchner, accusata di aver insabbiato l'inchiesta su un attentato antisemita del 1994. La morte è avvenuta alla vigilia di un'audizione parlamentare.

22 Ucraina: colpi di mortaio alla fermata di un tram a Donesk, roccaforte dei filorussi. Distrutto un mezzo pubblico e morti almeno 13 dei passeggeri.

23 Arabia Saudita: muore re Abdullah Abdul Aziz (91 anni), in seguito alle complicazioni di una polmonite. Figlio del fondatore dell'Arabia Saudita era un fido alleato arabo degli Usa. Gli succederà il principe Salman.

26 Grecia: alle elezioni politiche trionfo del partito di sinistra Syriza, che conquista il 36% dei consensi. A destra, invece, Alba dorata si ferma al 6% ma è la terza forza del Paese.

Ucraina: strage di civili al mercato di Mariupol, dove in seguito a un attacco dei filorussi muoiono almeno 30 persone.

Francia: tragedia sulle Alpi nel parco regionale di Queyras dove una valanga travolge un gruppo di sciatori uccidendone sei.

27 Spagna: è di 10 morti e decine di feriti (9 italiani), il tragico bilancio di un incidente avvenuto durante l'addestramento piloti nella base Nato di Albacete, quando un F16 greco in fase di decollo si è schiantato al suolo.

31 Roma: Sergio Mattarella (73 anni), ex ministro e giudice costituzionale è il nuovo Presidente della Repubblica.

Melbourne: agli Australian Open i tennisti italiani Simone Bolelli e Fabio Fognini trionfano in doppio conquistando un titolo del prestigioso Slam. Non succedeva da 56 anni.

Febbraio

1 Giappone: il governo di Tokyo ammette l'autenticità del video con cui l'Isis ha filmato la decapitazione del reporter giapponese Kenij Goto. L'esecuzione avviene a una settimana esatta da quella del contractor Haruna Yukawa.

2 Siria: bomba su un bus a Damasco, nella città vecchia. Almeno 7 le vittime, tutti pellegrini libanesi.

3 Iraq: a Musul, città controllata dall'estate dall'Isis, gli islamisti saccheggiano la biblioteca centrale dell'antica città e mettono al rogo migliaia di libri.

4 Giordania: il governo di Amman giustizia due terroristi islamisti per vendetta contro l'Isis che ha chiuso in gabbia e arso vivo un suo pilota militare.

5 Taiwan: un aereo Atr in fase di decollo urta un ponte e precipita nel fiume uccidendo almeno 31 persone.

11 Lampedusa: sarebbero almeno 200 i morti dell'ennesimo naufragio nel Canale di Sicilia di gommoni carichi di profughi partiti dalle coste africane.

12 Bielorussia: a Minsk vertice internazionale russo-ucraino con la mediazione franco-tedesca per trovare una risoluzione diplomatica alla crisi iniziata l'anno scorso con l'invasione russa della Crimea. Dopo lunghe trattative si giunge all'accordo sul cessate il fuoco.

Grosseto: condanna a 16 anni per Francesco Schettino, il comandante della Costa Concordia il cui naufragio nel 2013 provocò 32 morti. Secondo i giudici non c'è pericolo di fuga quindi Schettino, interdetto per 5 anni dal comando marittimo, non andrà in carcere.

13 Libia: Paese nel caos con l'Isis che controlla Sirte e l'ambasciata italiana a Tripoli che consiglia ai connazionali di lasciare il Paese.

14 Montecarlo: muore Michele Ferrero (89 anni), presidente dell'omonimo gruppo dolciario e inventore della Nutella. Era l'uomo più ricco d'Italia.

Berlino: Orso d'oro al film *Taxi* del regista iraniano inviso al regime Jafar Pahani. Gran premio della giuria per il film cileno di Pablo Larrain *El club*.

15 Sanremo: il gruppo Il Volo vince il Festival della canzone italiana con il brano *Grande amore*.

Copenhagen: il doppio attacco terroristico a un convegno sull'Islam e alla sinagoga provoca due morti e cinque feriti. La polizia uccide l'attentatore, che sembra aver agito da solo.

17 Egitto: offensiva aerea egiziana contro le postazioni Isis in Libia per rappresaglia contro la decapitazione di 21 cristiano-copti da parte degli integralisti musulmani del califfato.

22 Milano: muore il grande regista teatrale di prosa e lirica Luca Ronconi (81 anni), innovatore del teatro europeo.

23 Los Angeles: il film *Birdman* di Alejandro Gonzalez Inarritu vince i quattro Oscar principali: miglior film, regia, fotografia e sceneggiatura originale. Oscar come migliori attori a Julianne Moore (*Still Alice*) e Eddie Redmayne (*La teoria del tutto*).

24 Roma: storico accordo del governo italiano con quello svizzero che pone fine al segreto bancario, poiché prevede lo scambio su richiesta di informazioni ai fini fiscali secondo lo standard Ocse.

28 Mosca: Boris Nemtsov, 55 anni, leader dell'opposizione a Putin ed ex vicepremier ai tempi di Eltsin è stato ucciso a sangue freddo vicino al Cremlino alla vigilia di una manifestazione contro la guerra in Ucraina. Dure reazioni di condanna sul fronte internazionale.

Marzo

4 Sicilia: sono almeno 10 le vittime causate dal ribaltamento di un gommone carico di migranti nel Canale di Sicilia. Più di 1000 i profughi soccorsi dalle autorità italiane negli ultimi due giorni.

PARTE SECONDA

5 Seul: Mark Lippert, l'ambasciatore statunitense in Corea del Sud, è stato ferito a rasoiate durante un pubblico intervento da un cittadino coreano affiliato a un'organizzazione che persegue la riconciliazione delle due Coree.

9 Mali: sale la tensione negli ultimi giorni. Un lancio di razzi su un campo Onu a Kidali, epicentro della ribellione tuareg, provoca 3 morti. Nella capitale Bamako, invece, l'attacco jiadista a un ristorante ha provocato 5 morti.

10 Argentina: due elicotteri si scontrano per cause ignote causando 10 morti. Due vittime sono i piloti argentini dei velivoli e otto vittime sono francesi impegnati nel reality show televisivo *Dropped*.

15 Australia: il ciclone Pam devasta l'arcipelago Vanuatu, nell'oceano Pacifico, lasciando senza casa circa metà della popolazione. Si temono centinaia di vittime. Dichiarato lo stato d'emergenza.

Brasile: un pulman di evangelisti precipita in una scarpata per 400 m. nello stato di Santa Caterina. Almeno 49 le vittime.

16 Pakistan: sono 14 i morti causati da attacchi kamikaze talebani a chiese cristiane di Lahore. Linciati due sospetti colpevoli.

18 Israele: il leader conservatore del Likud Netanyahu batte il laburista Herzog alle elezioni politiche conquistando 30 seggi alla Knesset contro i 24 del rivale, e torna a essere per la quarta volta primo ministro.

19 Tunisi: attacco dell'Isis al Parlamento e al vicino Museo del Bardo, il più antico del mondo arabo, pieno di turisti. 24 le vittime, tra cui 4 italiani.

Francoforte: decine di auto incendiate e violenti scontri tra polizia e dimostranti di Blockupy durante l'inaugurazione dei nuovi uffici della Bce.

20 Faer Oer: l'eclissi di sole visibile in tutta Europa, in parte dell'Africa e dell'Asia, fa ammirare il "Sole nero" solo nell'arcipelago nordico.

Roma: si dimette il ministro delle Infrastrutture e dei Trasporti Maurizio Lupi, marginalmente coinvolto in un nuovo scandalo tangenti riguardanti le Grandi opere pubbliche.

21 Yemen: kamikaze dell'Isis attaccano diverse moschee sciite e causano almeno 150 morti.

22 New York: sette bambini di uno stesso nucleo famigliare muoiono a causa di un incendio in un appartamento a Brooklyn.

25 Francia: un volo Germanwings partito da Barcellona e diretto a Dusseldorf si schianta sulle Alpi francesi, nell'alta Provenza. Morti tutti i 150 passeggeri. L'indagine rivela che la tragedia è stata provocata dal copilota, affetto da problemi psichici.

27 Yemen: raid aerei e bombe dell'Arabia Saudita, che guida una coalizione di dieci Paesi arabi, contro i ribelli sciiti, che hanno costretto il Presidente Hadi alla fuga. Al momento, i ribelli sono appoggiati solo da Iran e Siria. Almeno 25 le vittime civili.

31 Francia: al secondo turno delle amministrative nei 101 dipartimenti francesi, trionfo per l'UMP dell'ex presidente Sarkozy, netta sconfitta per i socialisti di Hollande e buon risultato per la destra di Marine Le Pen, ormai secondo partito a livello nazionale.

Aprile

1 Istanbul: due membri del gruppo marxista leninista Dhkp-C irrompono in tribunale e sequestrano un magistrato per vendicare il quindicenne Berkin Elvan, ucciso dalla polizia durante una manifestazione antigovernativa nel 2014. Nel corso di un blitz delle forze speciali muoiono sia i due sequestratori sia il magistrato.

3 Portogallo: muore a Porto il regista cinematografico Manoel de Oliveira (106 anni) attivo dal 1931 al 2014 e autore di circa 50 opere tra cui *Francisca* (1981).

Kenya: le milizie islamiste somale di Al Shabab attaccano un collegio universitario a Garissa e uccidono 147 studenti cristiani.

Svizzera: a Losanna firmato uno storico accordo tra Usa e altre potenze mondiali e l'Iran sul nucleare (Revoca sanzioni contro riduzione). Unica condanna da Israele.

8 Siria: l'Isis controlla il campo profughi palestinese di Yarmouk, dove ci sono ancora almeno 10000 adulti e 3500 bambini. Si temono stragi indiscriminate da parte degli jhiadisti e l'Onu denuncia una situazione "oltre il disumano".

10 Milano: strage in tribunale durante un processo per bancarotta. L'imputato uccide il giudice, il suo avvocato, un coimputato e ferisce altre due persone. Poi scappa in moto e viene catturato a Vimercate.

Canada: nella regione dell'Ontario sono salite a 18 le navi intrappolate nelle acque ghiacciate dei Grandi Laghi.

12 New York: muore Judith Malina (88 anni), insieme al compagno Julian Beck fondatrice nel 1947 del Living Theatre, da molti considerata la più radicale esperienza di sovversione culturale e teatrale del Novecento.

13 Panama: storica stretta di mano tra il Presidente statunitense Barack Obama e quello cubano Raul Castro al vertice delle Americhe.

14 Germania: muore a Lubecca lo scrittore e polemista Gunther Grass (87 anni), premio Nobel per la letteratura nel 1999. Il suo romanzo più famoso è *Il tamburo di latta* (1959).

Uruguay: muore a Montevideo lo scrittore Eduardo Galeano (74 anni). La sua notorietà è legata al libro *Le vene aperte dell'America Latina* (1970).

24 Pakistan: il cooperante italiano Giovanni Lo Porto, rapito da al Qaeda nel 2012, è rimasto ucciso nel corso di un raid aereo americano insieme ad altri prigionieri. Scuse ufficiali di Obama e offerta di risarcimento.

Sardegna: nove arresti e undici ricercati è il bilancio di un blitz della polizia di Stato per sgominare una cellula di al Qaeda che aveva stabilito la propria base in terra sarda.

26 Nepal: un forte terremoto devasta il paese causando ingenti danni materiali almeno 3500 morti.

28 Roma: la Farnesina conferma la morte di 4 italiani in Nepal, dove le vittime accertate sono ormai oltre 7000.

29 Usa: A Baltimora, nel Maryland, scontri e violente proteste, con saccheggi e incendi di edifici, dopo la morte di Freddy Gray, giovane afroamericano deceduto con la schiena spezzata dopo essere stato arrestato dalla polizia.

Indonesia: eseguite nove condanne a morte per reati legati al traffico di droga. Otto giustiziati erano stranieri. L'Australia ritira il proprio ambasciatore in segno di protesta.

Maggio

1 Milano: il premier Matteo Renzi inaugura ufficialmente l'Expo mondiale dedicato al cibo. Mentre i black bloc devastano il centro-città 200mila visitatori affollano l'Expo.

4 Usa: sparatoria a Dallas (Texas) all'inaugurazione di una mostra-concorso di vignette su Maometto. Uccisi due assalitori armati.

5 Roma: nel giorno in cui diventa legge l'*Italicum*, la nuova legge elettorale, sciopero generale della scuola contro la riforma del governo Renzi sulla "buona scuola".

6 Afghanistan: quattro condanne a morte per il linciaggio in piazza di Farkhunda, la ragazza di 27 anni accusata ingiustamente di aver bruciato una copia del Corano.

8 Londra: trionfo elettorale per i conservatori del premier David Cameron che guadagna la maggioranza con 320 seggi contro i 215 dei laburisti guidati da Milliband, che ha annunciato le proprie dimissioni.

10 Macedonia: sono almeno 22 i morti negli scontri al confine con il Kosovo tra poliziotti macedoni e milizie albanesi che combattono per formare uno Stato dell'Illiria.

12 Libia: l'esercito libico colpisce con bombe un mercantile turco che si trovava al largo di Tobruk uccidendo un membro dell'equipaggio.

13 Francia: rubate 17 scimmie di specie molto rare dallo zoo di Beauval.

Pakistan: a Karachi l'attacco talebano a un bus di fedeli sciiti ismaeliti provoca almeno 47 morti, giustiziati con un colpo in testa.

14 Afghanistan: attentato suicida contro un residence di Kabul che ospitava stranieri. Tra le 14 vittime anche l'italiano Sandro Abati (48 anni).

15 Usa: muore a Las Vegas B.B.King (89 anni), leggenda della musica blues.

18 Usa; a Waco, in Texas, uno scontro fuori da un ristorante tra due bande di bikers causa 9 morti e decine di feriti. Oltre 190 gli arresti.

SUGGERIMENTI

- Il migliore suggerimento per questo genere di domande è quello di **leggere attentamente i principali quotidiani** nei mesi che precedono la prova di ammissione.
- Anche nel caso delle domande di attualità, è utile ricordare che si tratta di domande a scelta multipla: ciò consente di **procedere per eliminazione**. Nel caso in cui non si conosca la risposta esatta, eliminare le alternative palesemente errate in modo da ridurre il numero di risposte tra cui si è incerti e aumentare così la probabilità di individuare la risposta corretta scegliendo casualmente.

7.2 | Storia

Le domande di storia dei test di ammissione universitari vertono soprattutto, anche se non solamente, sul Novecento, con maggiore attenzione agli avvenimenti che hanno riguardato direttamente o indirettamente l'Italia. Occorre inoltre osservare che la tipologia dei quesiti (a risposta multipla) rende difficile sondare la sensibilità storica, la conoscenza di interpretazioni e la comprensione dei fenomeni storici da parte del candidato; viceversa sono gli aspetti nozionistici (date, periodi, eventi, personaggi ecc.) a essere oggetto delle domande.

Le formulazioni tipiche delle domande sono le seguenti:

- In quale anno/periodo si è tenuta la conferenza/battaglia/accordo ...?
- Quale Stato ha dichiarato la guerra a ...?
- Quali Capi di Governo hanno firmato il trattato di ...?

Nel seguito sono presentati alcuni esempi di domande e, più oltre, una panoramica storica degli eventi occorsi dalla prima guerra mondiale in poi.

ESEMPI

1 Eran trecento, eran giovani e forti,
e sono morti! [...]
Sceser con l'armi e a noi non fecer guerra,
ma s'inchinaron per baciar la terra,
ad uno ad uno li guardai nel viso;
tutti aveano una lagrima e un sorriso.
Li disser ladri usciti dalle tane,
ma non portaron via nemmeno un pane;
e li sentii mandare un solo grido:
«Siam venuti a morir pel nostro lido». [...]
(Da: La spigolatrice di Sapri di L. Mercantini)
I versi celebrano UNO dei seguenti episodi risorgimentali. Quale?

A L'impresa dei fratelli Bandiera
B Il tentativo garibaldino culminato con lo scontro d'Aspromonte
C L'impresa di Carlo Pisacane
D La spedizione in Savoia organizzata da Mazzini
E Il tentativo garibaldino concluso dalla sconfitta di Mentana

Dei cinque episodi risorgimentali ricordati nelle alternative, quello che si concluse tragicamente dopo lo sbarco di trecento volontari a Sapri, sulle coste campane, fu la spedizione organizzata nel giugno 1857 da Carlo Pisacane, che fu tra le vittime del fallito tentativo insurrezionale. La risposta esatta è quindi la C.

2 Quale dei seguenti avvenimenti si situa cronologicamente tra l'inizio della politica del New Deal da parte di Roosevelt e la morte di Stalin?

A L'intervento sovietico in Ungheria
B La nascita del Comecon
C La crisi USA-URSS nella Baia dei Porci
D Il naufragio del Titanic
E L'intervento sovietico in Cecoslovacchia

Roosevelt varò la politica del New Deal nel 1932 e Stalin morì nel 1953. L'unico avvenimento storico che si situa in questa finestra temporale è quello dell'alternativa B: il Comecon, il patto di assistenza economica tra i Paesi del blocco sovietico, data infatti al 1949 e fu sciolto solo nel 1991. Si ricorda che l'intervento sovietico in Ungheria avvenne nel 1956, quello in Cecoslovacchia nel 1968, la crisi della Baia dei Porci data al 1961 e, infine, che il Titanic affondò nel 1912.

3 **«Mantenendo il governo in posizione di neutralità di fronte ai conflitti tra lavoratori e datori di lavoro, rafforzò il movimento sindacale; promosse la statalizzazione delle ferrovie, la nazionalizzazione delle assicurazioni sulla vita, l'introduzione del suffragio universale maschile; disinnescò la crisi determinata dall'occupazione delle fabbriche.»**
Si tratta di UNO dei seguenti personaggi storici. Quale?

A Agostino Depretis
B Francesco Crispi
C Antonio Salandra
D Giovanni Giolitti
E Antonio Di Rudinì

Dei cinque capi di governo del Regno d'Italia indicati nelle alternative, quello che ricoprì più a volte e più a lungo l'incarico di Presidente del Consiglio, modernizzando il Paese e ottenendo lusinghieri risultati sia in campo economico che sociale, fu indubbiamente Giovanni Giolitti. I successi ricordati nella domanda furono ottenuti nel primo ventennio del Novecento, che non a caso è noto anche come "età giolittiana" (risposta esatta D).

4 **Dopo la fine della seconda guerra mondiale, la Germania fu:**

A divisa in quattro zone d'occupazione
B divisa in Germania Est e Ovest
C privata della propria sovranità
D posta sotto l'amministrazione dell'ONU
E amministrata fiduciariamente dalla Polonia

La risposta esatta è la A.
Dopo la sconfitta nel secondo conflitto mondiale, i territori della Germania furono ridotti e la Prussia orientale passò all'URSS, la Prussia occidentale e di tutti gli altri territori a est dei fiumi Oder e Neisse toccarono alla Polonia. Ciò che rimase, fu diviso in quattro zone d'occupazione, una per ciascuna delle quattro potenze vincitrici: USA, Gran Bretagna, URSS e Francia. Berlino, situata in territorio occupato dall'URSS, venne invece amministrata congiuntamente dagli Alleati e dai sovietici. Le tre zone occupate dalle potenze occidentali nel 1949 vennero fuse nella Repubblica Federale Tedesca, alla quale i sovietici contrapposero la Repubblica Democratica Tedesca. Analoga sorte toccò nel 1953 a Berlino, la cui divisione in due zone fu materialmente realizzata con il famigerato Muro (1961). La riunificazione delle due Germanie dovette attendere il 3 ottobre 1990.

5 **Nel 1990 venne alla luce la struttura clandestina Gladio, operante all'interno:**

A del KGB, con l'incarico di stilare dei rapporti sui Paesi Nato per conto dell'URSS
B dei servizi deviati legati alla loggia P2
C della CEE, con l'incarico di monitorare e sorvegliare le reti spionistiche dei Paesi aderenti al Patto di Varsavia in Italia
D dell'ONU, con l'incarico di stilare rapporti segreti sulle attività del PCI ritenute eversive per l'assetto internazionale
E della NATO, con l'incarico di difendere con le armi il territorio italiano in caso di invasione da parte delle truppe del Patto di Varsavia

La struttura clandestina Gladio era parte della più ampia rete Stay Behind (stare dietro le linee) organizzata dalla Nato in funzione antisovietica durante la guerra fredda. Formata in seguito ad accordi tra il servizio segreto statunitense e quello italiano, contava alcune centinaia di "gladiatori " (di 622 dei quali furono resi noti i nominativi) addestrati all'uso delle armi e pronti a combattere in difesa del suolo italiano in caso di invasione militare da parte di truppe del Patto di Varsavia. La risposta esatta è la E.

RAGIONAMENTO LOGICO E CULTURA GENERALE

7.2.1 | La prima guerra mondiale

Le cause

Le cause del primo conflitto mondiale si possono individuare nelle tensioni che covavano tra la fine del secolo XIX e l'inizio del XX tra le principali nazioni europee. I motivi di attrito erano numerosi e sembravano tutti condurre a uno scontro definitivo. La Germania era stata più volte frustrata nelle sue aspirazioni colonialiste, dovute non solo a motivi di orgoglio nazionalistico, ma anche alla necessità di assicurarsi materie prime, mercati e sbocchi per il capitale finanziario; la Germania era infatti diventata un'autentica potenza economica. Per questo, si era nel tempo creata una forte rivalità con la Gran Bretagna, soprattutto per quanto riguardava il controllo dei mari settentrionali. Da parte sua, la Francia nutriva propositi di rivincita (**revanscismo**) contro la Germania e l'ambizione di recuperare l'Alsazia-Lorena. L'Austria-Ungheria era invece in attrito con la Russia per le contrastanti aspirazioni sui Balcani e la politica panslavista degli zar. Un ruolo significativo dovevano avere anche le tensioni nascenti dalle spinte nazionali all'interno degli imperi multietnici, come quello austriaco e quello turco. Nel 1914 si accese la scintilla che doveva portare alla guerra: l'arciduca **Francesco Ferdinando**, erede al trono asburgico, venne assassinato insieme alla moglie in un attentato compiuto a **Sarajevo** da uno studente serbo. La situazione precipitò: l'Austria con un ultimatum pretese di imporre alla Serbia una serie di condizioni che, se accolte, avrebbero fatto dello Stato slavo solo un semplice satellite dell'impero. Forte dell'esplicito sostegno russo, la Serbia respinse l'ultimatum; rifiutando ogni soluzione diplomatica e confidando in una guerra rapida e definitiva, l'imperatore Francesco Giuseppe, il **28 luglio 1914**, dichiarò guerra alla Serbia. Il succedersi degli avvenimenti fu incalzante. La Russia allertò le sue truppe in sostegno della Serbia, ma, essendo stato coinvolto nella mobilitazione tutto il suo fronte occidentale, la Germania si sentì direttamente minacciata e intimò con un ultimatum alla Russia di revocare la mobilitazione: al rifiuto dello zar, dichiarò guerra (1° agosto). La Germania aveva indirizzato alla Francia (legata da un trattato alla Russia) un altro ultimatum, con la richiesta di rimanere neutrale, ma questa rispose mobilitando le proprie forze: seguì la dichiarazione tedesca di guerra alla Francia (3 agosto). Lo stesso giorno, l'Italia si proclamò neutrale, in ciò seguita dalla Romania. Il 4 agosto entrò in guerra la Gran Bretagna a sostegno del Belgio, la cui neutralità era stata violata dai Tedeschi che muovevano verso la Francia. Fu poi la volta delle dichiarazioni di guerra del Giappone contro la Germania (23 agosto) e della Turchia, al contrario, a fianco degli imperi centrali (1° novembre). Questi ultimi speravano in una guerra rapida: la Germania in particolare, disponeva di forze di terra di qualità superiore a quelle nemiche e sperava di ripetere l'impresa della guerra lampo del 1870 contro la Francia (**piano Schlieffen**). Non avevano però valutato in tutta la sua importanza il peso della Gran Bretagna, la quale poteva lanciare nel conflitto le risorse quasi illimitate del suo immenso impero, messe a disposizione anche degli alleati soprattutto sotto forma di prestiti. Sui mari, poi, la supremazia inglese era incontestabile e ben presto avrebbe gravato sugli imperi centrali la mancanza di rifornimenti dovuta al blocco navale. Entrambi gli schieramenti, tuttavia, potevano vantare un efficiente apparato industriale, un'avanzata tecnologia e un convinto sostegno popolare; anche la maggior parte delle forze socialiste aderirono infatti alle singole cause nazionali, appoggiando i rispettivi governi.

Gli anni di guerra: 1914-1915

Violando la neutralità del Belgio, i Tedeschi miravano a sfondare il fronte francese nel suo punto più debole, a nord-ovest, che infatti si trovò pericolosamente esposto dopo la caduta di Namur. Parigi stessa fu minacciata, tanto che il governo dovette trasferirsi nel Sud, a Bordeaux: l'esercito francese fu costretto ad attestarsi non lontano dalla capitale, dando battaglia sulla **Marna** il 6 settembre (due milioni di uomini furono impegnati in sei giorni di combattimenti) e riuscendo a fermare l'avanzata tedesca. I fronti si stabilizzarono su una linea più arretrata rispetto a Parigi e iniziò una pesante guerra di posizione e di logoramento. Tuttavia, mentre i Francesi potevano consolidare la loro linea di trincea in attesa degli aiuti inglesi, i Tedeschi erano impegnati anche sul fronte orientale contro i Russi. Questi ultimi furono duramente sconfitti nelle battaglie di **Tannenberg** e dei **Laghi Masuri** (30 agosto e 15 settembre), ma riuscirono a guadagnare posizioni contro gli Austriaci in Galizia. In quei primi mesi, mentre la Serbia attaccava con alterne fortune l'Austria, la guerra si combatteva già anche fuori d'Europa: i Giapponesi avevano conquistato le basi tedesche in Cina, mentre Francesi e Inglesi avevano occupato quasi tutte le colonie tedesche in Africa; inoltre, una squadra navale tedesca era stata annientata dagli Inglesi al largo delle isole Falkland.

Nel 1915 scesero in campo l'**Italia** a fianco delle potenze occidentali e la **Bulgaria** per gli imperi centrali. Questi ultimi avevano intanto conseguito alcuni successi contro la Russia, la quale aveva dovuto dividere le sue forze per fronteggiare anche la Turchia, il cui dominio sulla zona degli Stretti dava grandi vantaggi agli imperi. Di fronte a un'offensiva nemica combinata, i Russi furono costretti a ritirarsi da Polonia, Lituania e Kurlandia. Sul fronte occidentale intanto gli anglo-francesi avevano tentato senza successo una serie di offensive. I Tedeschi risposero utilizzando, per la prima volta, il **gas asfissiante**, che fu chiamato anche *iprite* perché venne sperimentato nella battaglia di Ypres. Sostanzialmente, però, perdurò l'immobilismo, alimentato da uno stillicidio di morti da entrambe le parti. Nel frattempo, l'Italia aveva impegnato gli austroungarici sui propri confini. Alcuni successi erano stati colti inizialmente, sia per il valore delle truppe che per una temporanea superiorità numerica italiana, ma poi gli Austriaci si arroccarono dietro le fortificazioni sul Carso, contro le quali si spensero con gravi perdite le prime **quattro offensive dell'Isonzo**.

La Serbia, alle prese con gli Austriaci, subì un tracollo per l'entrata in guerra della Bulgaria: sbaragliato sul campo, l'esercito serbo con a capo il re fu salvato dalla flotta italiana, che lo traghettò a Corfù, da dove poté essere reimpiegato. Il 1915 si chiudeva quindi con un notevole vantaggio degli imperi centrali, non solo per le vittorie conseguite, ma anche per il controllo acquisito su territori ricchi di materie prime e di industrie. A ciò gli alleati potevano opporre solo i limitati successi italiani. Per quanto riguardava la lotta sui mari, già nel 1915 i Tedeschi avevano scatenato una vasta offensiva sottomarina, dichiarando zona di guerra i mari del Nord e le acque britanniche, attaccando anche le navi mercantili e i trasporti civili dei Paesi nemici. Analogamente, pur duramente colpita, la flotta inglese istituì un blocco navale che lentamente soffocava gli imperi centrali. Inoltre, l'affondamento del piroscafo inglese *Lusitania*, che provocò la morte anche di 128 cittadini statunitensi, causò una dura presa di posizione del governo americano contro la Germania, al punto che la guerra sottomarina totale dei Tedeschi dovette essere interrotta.

Le ragioni dell'intervento italiano

L'Italia era legata all'Austria-Ungheria e alla Germania da un'alleanza difensiva detta **Triplice Alleanza**. Dato questo suo carattere, al momento della dichiarazione di guerra austriaca alla Serbia nessun obbligo di intervento poteva essere imposto all'Italia (che non era neppure stata consultata), la quale aveva quindi del tutto legittimamente proclamato la propria neutralità. Di fatto, la maggioranza del Parlamento e del Paese era contraria a un intervento a fianco dell'Austria, mentre esisteva un'attiva minoranza, portatrice di ideali e interessi assai compositi, favorevole a un intervento nel campo opposto. In primo luogo, vi era il cosiddetto **interventismo di sinistra**, che annoverava repubblicani, garibaldini, democratici, riformisti e soprattutto le organizzazioni **irredentiste**, che peroravano il completamento dell'unità nazionale fino ai suoi confini "naturali". Su posizioni interventiste convergevano, dallo schieramento politico opposto, anche i **nazionalisti**, che dalla vittoria si attendevano la nascita di un impero italiano; abbastanza vicini a tali aspirazioni erano anche ambienti della grande industria, interessati alle forniture che lo Stato avrebbe richiesto in caso di guerra. Infine una parte dell'élite culturale, studenti universitari e intellettuali, magari poco numerosi ma influenti, caldeggiava l'entrata in guerra: il poeta futurista **Marinetti**, il "vate" d'Italia **D'Annunzio** e **Benito Mussolini**, il quale per il suo acceso interventismo era stato espulso dal PSI e aveva fondato un suo quotidiano, *Il Popolo d'Italia*. Favorevole alla guerra era anche un settore del liberalismo italiano che, non riconoscendosi in Giolitti, esprimeva, sulle pagine del già influente *Corriere della Sera*, la propria preoccupazione per la caduta di prestigio internazionale che sarebbe derivata all'Italia se si fosse mantenuta neutrale. Con tutto ciò, al principio della guerra, in Italia lo schieramento più numeroso era quello non interventista. Vi partecipavano i giolittiani, che ritenevano il Paese impreparato allo sforzo bellico, i cattolici e lo stesso papa Benedetto XV, nonché il fronte socialista, interprete del pacifismo operaio e contadino, nonostante i socialisti di altri Paesi avessero aderito alle cause nazionali. Il fallimento della guerra lampo tedesca prospettò sotto una luce ancora più favorevole un'alleanza dell'Italia con le forze della **Triplice Intesa** (Gran Bretagna, Francia, Russia): i ministri Salandra e Sonnino firmarono così, nell'aprile 1915, il **Patto di Londra**, senza informarne il Parlamento e con il solo consenso del re. Con esso l'Italia si impegnava a scendere in guerra contro l'Austria e in cambio le si garantiva l'acquisizione del Trentino, di Trieste, Gorizia e dell'Istria, ma anche di terre abitate da popolazioni tedesche e slave (il Tirolo, il Quarnaro, la Dalmazia). Il protettorato sull'Albania, ingenti prestiti inglesi e vaghe promesse di acquisizioni coloniali completavano il patto: come si vede, il disegno italiano aveva travalicato l'obiettivo dell'unità nazionale ed era diventato apertamente imperialistico, in linea, del resto, con le politiche perseguite dai maggiori Stati europei. Per ottenere il voto di ratifica del

Parlamento, che rimaneva a maggioranza non interventista, vennero organizzate e incoraggiate una serie di dimostrazioni di piazza dei settori più estremi del fronte interventista (le **radiose giornate di maggio**, non esenti da violenze, ebbero carattere schiettamente nazionalista), che il re finse di interpretare come manifestazione della volontà interventista dell'intera nazione, esercitando di suo una grave pressione sui parlamentari. Il 20 maggio il Parlamento cedette, anche a causa del rifiuto di Giolitti di guidare l'opposizione neutralista, e votò a grande maggioranza la concessione dei pieni poteri al governo in caso di guerra. Il 23 l'Italia indirizzò un ultimatum all'Austria e il **24 maggio 1915** le dichiarò guerra; non però, per il momento, alla Germania (si attese per questo il 1916).

Gli eventi del 1916 e del 1917

Forti delle vittorie ottenute sul fronte orientale, i Tedeschi decisero di sferrare un nuovo attacco alle linee francesi. Il 21 febbraio iniziò la terribile offensiva di **Verdun**, combattuta da entrambe le parti con un vasto ricorso all'artiglieria pesante. L'esercito britannico venne in aiuto all'alleato francese scatenando un'offensiva in un altro settore, che distogliesse forze tedesche da Verdun: la battaglia della **Somme**, in cui per la prima volta nella storia furono impiegati i carriarmati, costò la vita nei mesi successivi a un milione di uomini. A est, intanto, i Russi condussero un attacco vittorioso in Galizia e Bucovina e, con tale successo, attrassero nel conflitto, a fianco della Triplice Intesa, anche la **Romania**. Tuttavia quest'ultima, assalita simultaneamente da Austriaci, Tedeschi e Bulgari, fu rapidamente sconfitta e occupata, mettendo così a disposizione del nemico le sue notevoli risorse agricole e le sue riserve petrolifere.

Sul fronte italiano, gli Austriaci diedero corso alla cosiddetta **Strafexpedizion**, cioè una "spedizione punitiva" contro l'Italia, accusata di aver tradito la precedente alleanza. Le linee italiane furono sfondate in Trentino e solo la resistenza sul **Pasubio** e sull'**Altopiano di Asiago** chiuse il passo agli Austriaci, pronti a dilagare nella piana vicentina. Sul fronte carsico le ripetute **offensive dell'Isonzo** consentirono agli Italiani la presa di Gorizia.

Nel frattempo, i Turchi dominavano il teatro di guerra in Asia Minore, controllando i Dardanelli e dopo aver ricacciato le truppe britanniche in Mesopotamia. Per contrastarli, il colonnello inglese Lawrence (noto poi come **Lawrence d'Arabia**) suscitò in Mesopotamia la rivolta degli Arabi, promettendo loro la libertà dal dominio turco. Sui mari, durante il 1916, si svolse la **battaglia dello Jütland** tra la flotta inglese e quella tedesca, il più importante scontro navale della guerra. Entrambe le parti riportarono gravi danni: in termini assoluti quelli inglesi furono maggiori, e in questo senso la vittoria andò forse ai Tedeschi, ma dal momento che la loro flotta da allora non osò più avventurarsi in mare aperto, la supremazia inglese sui mari non ne fu scalfita.

L'esperienza della guerra di trincea e di posizione stava dimostrando come la forza militare di un Paese fosse direttamente proporzionale al suo apparato industriale, che doveva sostenere lo sforzo produttivo del conflitto. In questo senso gli imperi centrali, nonostante le conquiste realizzate, erano in condizione di inferiorità rispetto alla Gran Bretagna e alla Francia e la Germania cercò di porvi rimedio con la cosiddetta **pianificazione germanica**, una strategia economica che chiamava tutte le energie nazionali al servizio della guerra. Fu decretata la leva di massa, furono impiegate al lavoro nelle fabbriche le donne, la produzione industriale fu destinata quasi esclusivamente alle forniture militari, vennero intensificate la propaganda ideologica e la repressione contro le correnti pacifiste e socialiste che, col perdurare della guerra, avevano ripreso vigore. Queste misure erano in realtà comuni a tutti quanti gli Stati in lotta. Ovunque, la necessità di vincere la guerra spinse a una più o meno marcata pianificazione delle produzioni e a una restrizione delle libertà civili e parlamentari. Nello stesso tempo però, cresceva tra la popolazione dei Paesi belligeranti la richiesta della pace. Già nel 1915 i partiti socialisti italiano e svizzero avevano indetto una conferenza a Zimmerwald, esprimendosi per una cessazione della guerra "senza annessioni e senza indennità".

Il 1917 fu un anno decisivo per il corso del conflitto. I Tedeschi, per spezzare il blocco navale britannico, proclamarono la guerra sottomarina a oltranza, anche contro le navi neutrali che si dirigessero verso porti inglesi o di loro alleati. Questa decisione, tuttavia, provocò l'ingresso in guerra degli **Stati Uniti** (6 aprile).

I primi contingenti statunitensi giunsero in Francia solo nel giugno 1917, ma il loro intervento fu immediatamente significativo sul piano economico e delle forniture militari. In primavera gli anglo-francesi scatenarono sul fronte occidentale una serie di assalti sull'Aisne e nelle Fiandre, ma senza risultati nonostante le perdite, ancora una volta, elevatissime. La continua carneficina cui erano esposte senza riguardo le truppe di trincea suscitò episodi di ribellione e ammutinamento tra i soldati: gli atti di indisciplina e la renitenza alla leva erano diventati frequentissimi in tutti gli eserciti e, con essi, la repressione più ottusa e disumana da parte dei comandi. L'ingresso americano nella guerra fu tanto più prezioso in quanto, nel medesimo anno, la Russia abbandonò il conflitto. Dopo l'insurrezione di San Pietroburgo del 3 marzo e l'abdicazione dello zar, il nuovo governo aveva cercato per qualche mese di proseguire la guerra ma, con l'avvento della più radicale Rivoluzione d'Ottobre, il nuovo esecutivo decretò la fine della guerra. I negoziati iniziarono in dicembre e, nel marzo 1918, portarono alla pace di **Brest-Litovsk**, in base alla quale la Russia cedeva alla Germania la Polonia, l'Estonia, la Lettonia, la Lituania e riconosceva l'indipendenza all'Ucraina.

Sul fronte italiano, l'**undicesima battaglia dell'Isonzo** aveva portato alla conquista dell'Altopiano della Bainsizza nel settembre 1917. Tuttavia, l'afflusso di 7 divisioni tedesche, ormai disimpegnate dal fronte orientale, consentì agli Austriaci la preparazione di un'offensiva che venne scatenata sul fronte carsico il 24 ottobre dello stesso anno e travolse le linee italiane nella drammatica disfatta di **Caporetto** (1° novembre). La disorganizzazione e l'incapacità dei comandi trasformarono in rotta lo sfondamento del fronte, che fu ricostituito solo lungo la barriera naturale del **Piave**. L'entità della sconfitta portò alla destituzione del generalissimo Cadorna, sostituito da **Armando Diaz**, e le dimissioni del capo del governo Boselli, cui successe **Emanuele Orlando**.

Il bilancio della guerra era migliore, per l'Intesa, sul fronte mediorientale, dove i britannici impegnavano i Turchi a Salonicco e avevano ottenuto importanti successi a Gaza, Giaffa e Gerusalemme.

Il 1917, sebbene l'armistizio con la Russia avesse loro consentito di trasferire sul fronte occidentale una cospicua massa di truppe, non aveva dato agli imperi centrali i risultati sperati: il fronte francese non aveva ceduto e, in ultima analisi, anche quello italiano aveva retto.

1918: La fine della guerra

L'ultimo anno di guerra sembrò iniziare bene per gli imperi centrali. Nel marzo, i Tedeschi travolsero gli Inglesi sulla Somme e penetrarono per 50 chilometri oltre le loro linee, da dove si fece possibile iniziare il cannoneggiamento su Parigi con il supercannone *Bertha*. Gli alleati risposero unificando il comando supremo, affidato al francese Foch. Una nuova offensiva tedesca nelle Fiandre ebbe poco successo e una terza culminò nella **seconda battaglia della Marna** (17 luglio). Quando l'assalto tedesco si spense, senza apprezzabili arretramenti delle linee anglofrancesi, iniziò un vittorioso contrattacco francese, i britannici impiegarono 450 carriarmati in una vittoriosa battaglia ad Amiens, mentre cresceva l'apporto del contingente americano, che raggiunse il milione di uomini, senza contare il formidabile appoggio logistico. In agosto, i Tedeschi ripiegavano dovunque lungo il fronte occidentale e fermenti di ribellione serpeggiavano nelle loro forze armate.

L'intero blocco politico facente capo agli imperi centrali fu travolto da crisi interne e militari: la Bulgaria dovette chiedere la pace il 28 settembre; la Turchia due giorni dopo. In giugno gli Austriaci avevano scatenato un'ultima offensiva contro gli Italiani che difendevano la linea del Piave. Questi ultimi erano però passati al contrattacco, scatenando la vittoriosa offensiva di **Vittorio Veneto** (29 ottobre), che si dimostrò definitiva. L'impero austro-ungarico, provato da una lotta su più fronti lunga quattro anni e ormai orfano del sostegno dell'alleato tedesco, non era in più in grado né di contrastare l'urto offensivo degli eserciti nemici né di mantenere il controllo interno sulle spinte centrifughe delle etnie e delle nazionalità che lo costituivano. Vista la debolezza del governo centrale, Cechi, Ungheresi, Sloveni, Croati e Polacchi proclamarono la loro indipendenza.

Per fermare la vittoriosa avanzata italiana, l'Austria si vide dunque costretta a firmare l'**armistizio** con l'Italia il 3 novembre a **Villa Giusti**. A questa data solo la Germania si trovava ancora in armi, benché ormai sia la flotta sia l'esercito fossero incontrollabili per via di ammutinamenti e ribellioni. L'estrema tensione anche della situazione interna portò non solo alla fine della guerra ma anche alla dissoluzione della forma istituzionale dell'impero: l'8 novembre venne proclamata la repubblica, l'11 fu firmato l'armistizio. La prima guerra mondiale era finita.

I trattati di pace

La **Conferenza generale per la pace** si aprì a Parigi il 18 gennaio 1919, con la partecipazione di 32 Paesi vincitori e l'esclusione dei vinti. Il ruolo fondamentale spettò però alle quattro maggiori potenze occidentali: Stati Uniti, Gran Bretagna, Francia, Italia. Vennero quindi siglati i seguenti trattati: Versailles con la Germania; Saint-Germanin-en-Laye con l'Austria; Neuilly con la Bulgaria; Trianon con l'Ungheria; Sèvres con la Turchia. Nella conferenza si scontrarono la volontà francese di procedere all'annichilimento della

Germania e quella degli Stati Uniti e della Gran Bretagna di mostrare invece maggior clemenza. Emerse però anche la divergenza tra il programma, da un lato, del presidente americano Wilson di garantire la libertà di commercio mondiale, assicurare una stabile concertazione internazionale tra Stati e venire incontro alle aspirazioni nazionali dei popoli europei ancora in cerca di indipendenza e, in misura minore, dei popoli delle colonie; e, dall'altro lato, le aspirazioni europee di proseguire la propria politica colonialista. È anche il caso di ricordare, tuttavia, che Wilson poteva permettersi di essere generoso in Europa e in Africa, dove gli USA non avevano interessi diretti, dato che gli interessi imperialisti statunitensi si orientavano verso il centro America. La Gran Bretagna finì tuttavia per appoggiare le richieste francesi. Così, in definitiva, alla **Germania** venne addossata tutta la responsabilità morale della guerra: le fu imposta la restituzione dell'Alsazia-Lorena alla Francia, dello Schleswig settentrionale alla Danimarca, di parte della Slesia, della Pomerania e della Posnania alla Polonia. Inoltre, i Francesi ottennero il diritto di sfruttare economicamente il ricco bacino carbonifero della Saar per 15 anni. Le clausole militari prevedevano inoltre l'abolizione della leva, imponevano all'esercito un limite massimo di 100 000 unità, il divieto di riarmo e la totale smilitarizzazione della valle del Reno. Le colonie tedesche furono spartite tra Francia, Gran Bretagna e Giappone. Inoltre, i Tedeschi furono impegnati a fornire enormi quantità di carbone, bestiame, navi ai vincitori e soprattutto a pagare un'indennità di guerra pesantissima, che avrebbe gravato per decenni sullo sviluppo economico del Paese. L'**impero austro-ungarico** cessò di esistere. Dalla sua scissione nacquero nuovi Stati, Cecoslovacchia, Ungheria e Jugoslavia, mentre ulteriori territori furono ceduti: Trentino e Istria all'Italia, Bucovina alla Romania e Galizia alla Polonia. L'erede del potente impero asburgico fu così una piccola nazione, priva di sbocchi sul mare; all'Austria fu inoltre interdetta per trattato la possibilità di unirsi in un solo Stato con la Germania, soluzione che invece alcuni auspicavano. L'**Ungheria**, che fu considerata a tutti gli effetti uno Stato belligerante, dovette cedere territori alla Romania, alla Cecoslovacchia e alla Jugoslavia, sottostare a limitazioni per quanto riguardava le proprie forze armate e pagare un'indennità di guerra. La **Bulgaria** cedette la Tracia alla Grecia e la Dobrogea alla Romania. Un altro impero scompariva dalla carta geografica: quello **ottomano**. I Greci ottennero Smirne e parte della Tracia, i Francesi la Siria, gli Inglesi l'Irak e la Palestina, oltre al controllo della zona degli Stretti (aperti alla libera navigazione) e di Arabia, Yemen e Transgiordania, territori formalmente indipendenti. La Turchia che ne risultava era dunque ridotta a semplice Stato nazionale. Infine, l'assenza al tavolo di pace del governo russo, erede dell'impero zarista, favorì la costituzione di nuovi Stati: Polonia, Lituania, Lettonia, Estonia e Finlandia. Wilson riuscì inoltre ad ottenere dalla conferenza l'istituzione della **Società delle Nazioni**, la quale avrebbe dovuto provvedere al mantenimento della pace tramite la mediazione e la limitazione degli armamenti. Un ruolo dominante era però attribuito a cinque potenze: USA, Gran Bretagna, Francia, Italia e Giappone. Per amara ironia, il Congresso americano successivamente vietò l'ingresso degli USA nella Società, la quale, già priva di strumenti effettivi di azione, venne così a ridursi a ente puramente formale.

7.2.2 | Il primo dopoguerra

Dalla Russia zarista all'URSS

La Russia aveva conosciuto una prima rivoluzione nel 1905, con scioperi, sommosse e dure repressioni (**domenica di sangue** a San Pietroburgo), la quale aveva indotto lo zar a emanare una costituzione e concedere un Parlamento elettivo (*Duma*). Nel 1917, catalizzata dalle asprezze della prima guerra mondiale, scoppiò una seconda rivoluzione, detta **rivoluzione di febbraio** (il 23 febbraio secondo il calendario giuliano in vigore in Russia, l'8 marzo secondo il calendario occidentale). I soldati incaricati di reprimere le sommosse degli operai si unirono invece con questi ultimi, determinando la fuga e l'abdicazione dello zar. Si giunse all'elezione di un Consiglio di delegati nella capitale (**Soviet**), formato da elementi socialrivoluzionari e menscevichi, fatto che spinse la borghesia, preoccupata dalla possibile *escalation* rivoluzionaria e socialista, a prendere il potere, tramite la Duma che essa controllava, e a formare un governo provvisorio. Presieduto da un aristocratico, il principe **L'vov**, gli obiettivi primari del nuovo esecutivo erano la continuazione della guerra e la trasformazione del Paese sul modello delle democrazie occidentali. Anche le correnti liberali si riconoscevano in questo programma, che risultava accettabile inoltre ai gruppi menscevichi e socialrivoluzionari, quanto meno disposti ad una fase riformista e democratico-borghese sulla via di una più radicale trasformazione degli assetti sociali. Solo i bolscevichi rifiutarono di sostenere il **secondo governo L'vov** (maggio 1917), di cui il socialista Kerenskij fu ministro della Guerra. Tuttavia la guerra andava male, i soldati desideravano tornare alle loro case, le masse contadine, esasperate, si appropriavano dei latifondi mentre i Soviet cittadini - a maggioranza bolscevica - si comportavano come centri di potere alternativi al governo. In aprile era rientrato in patria **Lenin** dall'esilio svizzero, che subito pubblicò le celebri *Tesi d'aprile*, con le quali propugnava un'effettiva democrazia proletaria, fondata sul controllo del popolo sui suoi rappresentanti, la fine dello Stato poliziesco e, da ultimo, la pace immediata. La borghesia compì un estremo tentativo per salvarsi, procedendo a un reimpasto di **governo** e affidandone la guida a **Kerenskij**. Di fronte però alla minaccia di colpo di Stato perpetrata dal generale Kornilov, Kerenskij dovette chiedere proprio l'aiuto dei bolscevichi, che nel frattempo avevano enormemente accresciuta la loro forza tra le masse popolari. La crisi fu superata, ma ormai i bolscevichi pretendevano la guida dell'esecutivo. La notte tra il 6 e il 7 novembre (24 ottobre per il calendario giuliano), si ebbe così la terza **rivoluzione**, detta **d'ottobre**, culminata nell'assalto al Palazzo d'Inverno di San Pietroburgo. La conquista del potere fu sancita il giorno stesso dal **Congresso dei Soviet**, che votò la cessazione immediata della guerra, l'istituzione di un governo rivoluzionario con Lenin presidente e l'esproprio delle terre ai latifondisti. Socialrivoluzionari e menscevichi protestarono per il colpo di Stato, ma scelsero una via legalitaria e attesero i risultati delle elezioni per l'Assemblea costituente, che furono indette l'anno successivo, una volta scongiurato il rientro in armi del fuggiasco Kerenskij. Tuttavia, poiché le elezioni diedero una nettissima vittoria ai socialrivoluzionari, i bolscevichi sciolsero l'Assemblea denunciandola come roccaforte della borghesia e proclamarono la **dittatura del proletariato**. Si trattò, naturalmente, di una abiura definitiva delle regole democratiche. Furono subito intavolate le trattative di pace con la Germania, che si ebbe a condizioni onerosissime. Le nuove sfide per il governo bolscevico sarebbero state l'esportazione della rivoluzione e la ricostruzione dell'economia nazionale.

Poco dopo la stipulazione della pace di **Brest-Litovsk** con la Germania, la capitale della Russia fu trasferita da San Pietroburgo a **Mosca** e fu proclamata ufficialmente la Repubblica Socialista Federativa Sovietica Russa. Oltre alla distribuzione ai contadini delle terre espropriate, il governo realizzò alcune fondamentali riforme, come la parificazione giuridica tra i sessi, la separazione della Chiesa dallo Stato, la creazione dei nuovi tribunali del popolo, la sostituzione della polizia zarista e la nazionalizzazione delle imprese industriali e bancarie. Un grave problema era costituito dalla mancanza di un adeguato apparato burocratico e amministrativo: quello zarista infatti, composto da borghesi, si rifiutava di collaborare o compiva addirittura atti di sabotaggio. Frattanto, i tre generali Alekseev, Kornilov e Denikin avevano radunato nella zona del Don truppe controrivoluzionarie, direttamente sostenute dalle potenze dell'Intesa, che punivano così la defezione russa e insieme contrastavano la rivoluzione bolscevica. A queste forze fu dato il nome di **Armate Bianche**. In Siberia operava invece, contro il governo, un esercito formato da disertori e prigionieri cecoslovacchi, guidato da ufficiali zaristi, che avanzò fino alla regione degli Urali. Lo scontro tra armi bianche e rivoluzionarie, che assunse un marcato carattere di **guerra civile**, durò dal 1917 al 1920. Per resistere, i bolscevichi accentrarono i poteri militari nella persona di **Trockij**. Venne creata l'**Armata Rossa**, reclutata tra contadini e operai, mentre la polizia bolscevica scatenava un'ondata di "terrore rosso", con arresti ed esecuzioni sommarie, per controbilanciare il "terrore bianco" delle zone controllate dai controrivoluzionari. Anche lo zar e la sua famiglia vennero uccisi, a Ekaterinburg, nel timore che potessero venire liberati. Nello stesso anno in cui i bolscevichi conclusero vittoriosamente la guerra, il 1920, la Polonia aggredì la Russia e le strappò ampi territori. La pace fu siglata a Riga nel 1921.

Nell'inverno del 1921, una terribile carestia provocò milioni di morti. L'economia nazionale, da sempre arretrata, era infatti stata devastata dalle vicende degli ultimi anni: si calcola che tra il 1914 e il 1921 siano morti 28 milioni di Russi. Lenin si risolse allora a varare una nuova politica economica (NEP), basata sulla riduzione delle tasse, la liberalizzazione del commercio e il rilancio delle piccole e medie imprese private. Frattanto, i bolscevichi avevano decisamente monopolizzato il potere: gli altri partiti erano stati sciolti, sollevazioni e scioperi furono tacitati con fucilazioni e deportazioni. La dittatura del proletariato era diventata la dittatura dei bolscevichi. Il **30 dicembre 1922** venne ufficialmente proclamata l'**Unione delle Repubbliche Sovietiche Socialiste** (URSS), che comprendeva oltre alla Russia, l'Armenia, la Georgia, l'Azerbaigian, la Bielorussia e l'Ucraina, cui si aggiunsero tra il 1924 e il 1929 il Kazakistan, il Kirghizistan, l'Uzbekistan, il Tagikistan e il Turkmenistan. Nel 1923 fu varata la nuova costituzione.

Nel 1924 morì Lenin e la guida del partito unico e dell'URSS fu assunta da **Stalin**, il più spregiudicato tra i capi bolscevichi, che emarginò, esiliò e in alcuni casi eliminò fisicamente i suoi oppositori, primo tra tutti Trockij. Stalin desiderava trasformare l'URSS in una grande potenza con un'industria solida, mentre il progetto che era stato di Trockij di "rivoluzione permanente" veniva sostituito da quello di "socialismo in un solo Paese". Di conseguenza, l'URSS strinse patti di non aggressione con le potenze occidentali ed entrò a far parte della Società delle Nazioni. Economicamente, fu abbandonata la NEP e avviata la collettivizzazione forzata delle terre e dell'agricoltura, con l'eliminazione dei piccoli proprietari (*kulaki*), fu imposta l'industrializzazione accelerata del Paese con il primo "piano quinquennale". Intanto andava accentuandosi il carattere personale e repressivo del governo di Stalin, realizzato con epurazioni di massa dei dirigenti bolscevichi, i quadri dell'industria di Stato e i vertici militari (**purghe staliniane**).

Gli Stati democratici tra le due guerre

Il conflitto mondiale aveva provocato perdite umane e materiali terribili, soprattutto in Europa, che alla sua conclusione si tradussero in una crisi economica caratterizzata da una forte inflazione. Cresceva, tra le masse che avevano patito gli orrori della guerra prima e le ristrettezze della crisi adesso, la simpatia per le idee socialiste. Per contro, l'orientamento della borghesia e degli industriali si spostò a destra, a scapito dei precedenti atteggiamenti liberali. In questo contesto l'intervento diretto dello Stato nella gestione dell'economia nazionale era valutato positivamente dalle classi imprenditoriali che venivano così sostenute nel loro sforzo di riconversione delle produzioni. Anche la Chiesa, in quanto istituzione in grado di influenzare le masse, era considerata un valido baluardo contro possibili derive di tipo socialista o addirittura rivoluzionario.

Gran Bretagna

Le elezioni del 1918, per la prima volta a suffragio universale comprensivo delle donne, diedero la vittoria ai conservatori e ai liberali. I laburisti ebbero un certo successo, ma le agitazioni dei lavoratori degli anni seguenti rimasero circoscritte sempre e solo sul piano sindacale, senza aperture rivoluzionarie. L'enorme impero coloniale stava subendo una crisi e una trasformazione. Nel 1921 fu riconosciuto lo *status* di Dominion all'Irlanda. Nel 1931 fu emanato lo Statuto di Westminster, con il quale Canada, Australia, Nuova Zelanda e Sudafrica diventavano Stati indipendenti e si federavano, su un piano di parità, con la Gran Bretagna (*Commonwealth*). L'Egitto raggiunse l'indipendenza nel 1936, pur restando la zona di Suez sotto il controllo degli Inglesi. La Palestina fu affidata nel 1920 ad un mandato britannico, rivelatosi presto di ardua gestione per le opposte e simultanee pretese nazionali che su quella terra vantavano le comunità di Ebrei e di Arabi.In India, la più importante colonia britannica, cominciò ad operare al termine della guerra mondiale la figura carismatica di **Gandhi** (1869-1948), il quale guidò le aspirazioni indipendentiste del suo popolo, utilizzando mezzi di lotta non violenti (disobbedienza civile, resistenza passiva, boicottaggio) che costrinsero il governo inglese a concedere l'**India Act** (1935), con il quale il Paese ottenne una condizione intermedia tra quella di colonia e di Stato libero.

Francia

La guerra aveva devastato le zone più ricche del Paese. Nel dopoguerra, si ebbe inflazione e caduta dei salari che comportarono una ripresa delle agitazioni operaie a guida socialista. Tuttavia, nel 1920 la scissione tra socialisti e comunisti indebolì il fronte dei lavoratori e favorì la vittoria elettorale della borghesia, sostenuta dai piccoli e medi proprietari terrieri. Essi tennero il potere fino al 1924, anno in cui una coalizione delle sinistre riuscì a conquistare il governo, senza però poi realizzare risultati di rilievo. Il potere tornò quindi ai conservatori, che promossero politiche sempre più reazionarie, anche vicine al fascismo italiano, e che nel 1934 tentarono un vero e proprio colpo di Stato. La reazione a esso fu tanto forte che, nel 1936, i socialisti vinsero le elezioni (**governo Blum**). Questa volta, importanti risultati di politica sociale furono conseguiti: contratti collettivi, aumenti salariali, settimana lavorativa di 40 ore, ferie retribuite ecc.

USA

A partire dal 1920, gli Stati Uniti intrapresero per un ventennio una **politica isolazionista**, di cui furono espressione, tra l'altro, provvedimenti contro i lavoratori stranieri e la restrizione dell'immigrazione asiatica ed europea. Imperava un nazionalismo conformista, incentrato sulla difesa dello "spirito americano". Per quanto riguarda gli USA, gli anni 1920-33 furono detti del **proibizionismo**, per il divieto di fabbricare e vendere bevande alcoliche. Fino al 1929, gli USA conobbero una forte crescita economica: la filosofia del Paese era del resto quella della libera iniziativa e del capitalismo più rampante, valori condivisi anche dall'americano medio, come dimostrava il forte calo degli iscritti alle associazioni sindacali. Nel **1929** però esplose irreparabile una **crisi economica** dovuta da un lato a un eccesso di produzione e all'incapacità di assorbirla nel mercato interno, dall'altro alla precarietà delle speculazioni di Borsa, i cui titoli crollarono nel celebre **giovedì nero** di Wall Street, il 29 ottobre 1929. Nel 1932 fu eletto presidente **Franklin Delano**

Roosevelt, chiamato a risolvere i gravi problemi della recessione e della disoccupazione. Egli avviò un nuovo corso economico (*New Deal*), basato su misure a sostegno dell'agricoltura, crediti statali, svalutazione del dollaro - per rilanciare le esportazioni - e in generale su un forte intervento dello Stato in ambito economico e su un rilevante incremento della spesa pubblica, per sostenere la crescita dell'occupazione e dei consumi interni.

Germania: dalla Repubblica di Weimar al nazismo

Nel 1918 in Germania era stata proclamata la repubblica, mentre il *kaiser* Guglielmo fuggiva in Olanda. Il primo governo repubblicano fu guidato dai socialdemocratici, ma nel Pese era rilevante la forza dei gruppi comunisti, mentre lo stato generale di mobilitazione di operai e disoccupati ricordava da vicino la Pietroburgo del marzo 1917. Il clima di tensione, il timore di una rivoluzione di segno bolscevico portò il governo socialdemocratico a reagire con la forza poliziesca alle agitazioni comuniste, servendosi anche di milizie volontarie di estremisti di destra, cui si imputa tra l'altro l'assassinio di **Liebknecht** e di **Rosa Luxemburg**, capi dei gruppi spartachisti. Le elezioni del 1919 per l'Assemblea costituente sancirono la vittoria dei socialdemocratici, dei cattolici e dei liberali: l'accordo tra queste forze politiche permise la formazione di un secondo governo a guida socialdemocratica e l'emanazione di nuova costituzione, nella città di Weimar, da cui lo Stato tedesco postbellico derivò il nome di **Repubblica di Weimar**. Le difficoltà legate alla ricostruzione e al pagamento delle indennità furono fortissime, aggravate dall'occupazione francese della Ruhr nel 1923, una prevaricazione artificiosamente giustificata con il ritardo nei pagamenti delle indennità di guerra da parte tedesca che ebbe ripercussioni gravissime sull'economia della Germania. Un timido miglioramento delle condizioni tedesche si ebbe nel 1924, quando cominciarono a giungere aiuti ed investimenti esteri, soprattutto statunitensi, che consentirono una ripresa della produzione (**piano Davis**). La crisi del **1929** fu però fatale: legata com'era all'afflusso di capitali americani, l'economia tedesca sprofondò. Nel 1932 si contavano 6 milioni di disoccupati, mentre la produzione era scesa al 50% rispetto ai livelli di prima della crisi. Ne sarebbero state irrimediabilmente scosse le basi di consenso alla repubblica, già deboli per la scarsa simpatia che verso di essa nutrivano da un lato gli industriali, gli aristocratici e le forze armate, e dall'altro, considerandola creatura borghese, i comunisti.

Nel 1920 era nato il **Partito nazionalsocialista dei lavoratori** (Nsdap), una piccola formazione guidata dall'oriundo austriaco **Adolf Hitler**. Il programma nazista del 1920 includeva da un lato rivendicazioni di carattere populista e anticapitalista (riforma agraria, nazionalizzazione dei maggiori cartelli industriali ecc.) accanto ai più tipici motivi della destra reazionaria: anticomunismo, antiparlamentarismo, ripudio degli accordi di Versailles (giudicati umilianti per la nazione), unificazione di tutti i popoli tedeschi in una "grande Germania" ecc. Tutto ciò si disponeva a corollario del nucleo centrale dell'ideologia nazista, sviluppata intorno al concetto di **razza**: esiste una razza umana superiore alle altre, quella ariana -di cui il popolo tedesco conservava in sommo grado la purezza- che ha il diritto ad espandersi territorialmente a spese delle razze inferiori, la più infima delle quali è la razza ebraica, appena preceduta da quella slava, destinate prima alla subordinazione e al lavoro servile e poi all'estinzione. In base a un radicale **antisemitismo**, gli ebrei in particolare venivano indicati come la causa di tutti i mali (economici, sociali, morali) della Germania (mito negativo), e come una lebbra sociale da estirpare. La democrazia, poi, era considerata un male: la gerarchia è un fatto di natura, per cui devono esistere i capi cui le masse devono obbedire. Da qui, si comprende la grande importanza sempre attribuita dai nazisti ai valori dell'ubbidienza e della fede nel *Führer* (capo supremo). Gli ideali antisemiti e antidemocratici trovarono un loro spazio nella crisi economica, sociale e politica tedesca, ma il partito di Hitler era ancora minuscolo quando, nel 1923, egli tentò di prendere il potere con un colpo di Stato (**putsch di Monaco**). Arrestato e incarcerato per quasi un anno, Hitler precisò la sua dottrina politica nel libro *Mein Kampf.* Il carcere e l'esempio di Mussolini convinsero Hitler ad accantonare l'uso della violenza organizzata come strumento per ottenere il potere e ad abbandonare le rivendicazioni populiste per guadagnarsi l'appoggio della borghesia e della grande industria. Nel 1929, la terribile crisi economica regalò milioni di voti ai nazisti. Hitler fu secondo nelle elezioni presidenziali del 1932, vinte da Hindenburg, ma nelle elezioni dello stesso anno per il *Reichstag* i nazisti divennero il primo partito del Paese. Dopo alterne vicende politiche, il nazismo arrivò per vie legali al potere, quando nel 1933 Hindenburg non poté evitare di nominare Hitler cancelliere. La borghesia tedesca pensava di riuscire a farne uno strumento docile ai propri interessi conservatori ma fu in breve superata a destra dal totalitarismo hitleriano.

Il 27 febbraio 1933 fu incendiata la sede Parlamento tedesco. Il governo ne approfittò per emanare una serie di leggi repressive contro i militanti comunisti, accusati del rogo, con le quali fu abrogata la costituzione di Weimar, si impose una censura sulla la stampa e un controllo sulle attività degli altri partiti, furono limitate le libertà politiche e civili. Dopo un'ulteriore tornata elettorale (la terza in meno di 12 mesi), i nazisti con le altre destre controllavano il *Reichstag* e conferirono ad Hitler i pieni poteri. Grazie ad essi egli intraprese la trasformazione in senso totalitario dello Stato: mise fuori legge tutti i partiti eccetto quello nazista, procedette alla creazione della Gestapo, cioè della polizia segreta di Stato, e di una Suprema Corte per i casi di tradimento. Era però chiaro ad Hitler che per restare stabilmente al potere era indispensabile l'appoggio dei grandi industriali e dell'esercito. Egli dunque chiamò al governo diversi esponenti militari e creò il Consiglio Generale dell'economia, punto di raccordo tra il governo e gli industriali. Se gli avversari del partito erano stati neutralizzati politicamente e talvolta fisicamente, esisteva tuttavia un dissenso interno: in particolare, i capi delle **SA** (*Sturmabteilungen*), un corpo paramilitare che aveva costituito l'ala attivista del partito, aiutando Hitler nell'ascesa al potere, rifiutavano di adattarsi al nuovo ordine hitleriano. Servendosi delle **SS**, una nuova formazione militarizzata di fedelissimi, durante la **notte dei lunghi coltelli** (30 giugno 1934), Hitler fece assassinare i capi delle SA. Pochi mesi dopo, alla morte di Hindenburg, Hitler si arrogò anche la presidenza dello Stato, riunendo di fatto ogni potere politico ed esecutivo nella sua persona: la sua autorità sul partito e sulla Germania era assoluta.

7.2.3 | Il fascismo italiano

La "vittoria mutilata"

La Conferenza di Parigi aveva lasciato insoddisfatte le rivendicazioni dell'Italia circa il possesso dell'Istria e della Dalmazia, nel rispetto del Patto di Londra. Con un gesto di protesta il presidente del Consiglio Orlando decise di abbandonare i lavori, ma non ottenne per questo maggior ascolto. Al contrario, permanendo nell'opinione pubblica italiana il malcontento per quella che fu poi detta la **vittoria mutilata**, fu costretto alle dimissioni. Il successivo governo, presieduto da **Nitti**, tentò di dirimere la questione attraverso trattative con lo Stato jugoslavo, ma la risoluzione delle grandi potenze di escludere le truppe italiane dal presidio della città istriana di Fiume fece precipitare la situazione.Un contingente di volontari, capeggiati dal poeta Gabriele D'Annunzio, occupò infatti Fiume (**impresa di Fiume**), dando vita alla **Reggenza del Quarnaro** (1919). Il **trattato di Rapallo** (1920) avrebbe poi risolto la questione, stabilendo l'indipendenza di Fiume, città libera, e l'annessione di Zara all'Italia in cambio dell'abbandono di ogni pretesa sui territori dalmati.

La situazione politica e sociale

I problemi del dopoguerra, la crisi economica e soprattutto il difficile cammino di sviluppo dello Stato liberale avevano creato in Italia un'atmosfera di forte tensione politica e sociale, di cui fu sintomo l'ondata di scioperi tra il 1919 e il 1920. All'interno del Parlamento gli unici due schieramenti di carattere popolare erano quello di ispirazione cattolica (il **Partito popolare** di don Luigi **Sturzo**) e quello **socialista**, diviso però tra la corrente riformista di **Turati** e quella massimalista, che cioè sosteneva il "programma massimo" rivoluzionario, di **Serrati**. Nel 1920 tornò per l'ultima volta al governo **Giolitti**. Caduto infatti il governo Nitti, l'eminente politico liberale venne chiamato, in virtù delle sue indubbie capacità di mediazione tra le diverse forze politiche, a formare un nuovo esecutivo che ci si augurava fosse in grado di avviare un nuovo corso di riforme. Giolitti ottenne il suo maggiore successo in politica estera, risolvendo la questione di Fiume con il trattato di Rapallo. Nello stesso anno, l'occupazione di un gran numero di fabbriche, da parte delle organizzazioni sindacali, segnò uno dei punti più alti della crisi dello Stato liberale. Nonostante alcuni settori del mondo operaio lo sperassero, non si trattò di un moto rivoluzionario e Giolitti riuscì a ricondurre la trattativa su un piano economico salariale. La sua politica moderatamente riformista era però destinata a fallire, soprattutto a causa dell'errata convinzione di riuscire a imbrigliare il nascente fenomeno del fascismo. La crisi del '20 aveva determinato anche la scissione dal partito socialista della sua ala più radicale che, sotto la guida di **Gramsci**, fondò nel '21 il **Partito Comunista Italiano**. Le elezioni di quello stesso anno avrebbero infine segnato il definitivo declino dello Stato liberale italiano, con l'impossibilità da parte di Giolitti di formare un nuovo governo moderato.

Benito Mussolini (1883-1945) aveva fatto parte della dirigenza del Partito Socialista, ma nella sua formazione ideologica avevano avuto maggior influenza le teorie di Blanqui e Nietzsche che quelle di stampo più marcatamente marxista. Divenuto direttore del quotidiano socialista *Avanti!*, egli aveva appoggiato le azioni insurrezionali operaie ed era stato prima neutralista circa la partecipazione italiana alla prima guerra mondiale, passando però poi su posizioni interventiste. Questo aveva segnato il suo allontanamento dal partito, di poco preceduto dalla fondazione di una nuova testata, Il *Popolo d'Italia*. Fedele alle istanze di trasformazione sociale, ma nel contempo vicino a sentimenti nazionalistici, Mussolini nel marzo 1919 fondò i **fasci di combattimento**, il cui programma era decisamente eterogeneo, accostando rivendicazioni sociali e ideali repubblicani con un acceso nazionalismo anticomunista e un attivismo politico non di rado violento, da cui si sviluppò poi il fenomeno tipicamente fascista dello **squadrismo**. Proprio grazie a questa coacervo ideologico il movimento ebbe però un iniziale successo, anche se alle elezioni del 1919 i fascisti ottennero solo pochissimi voti. L'incendio appiccato alla sede dell'*Avanti!* durante una manifestazione fu la prima azione delle squadre che, costituitesi nel Settentrione e in Centro Italia, avrebbero ben presto cominciato la campagna di violenza intimidatoria contro socialisti e cattolici.

La marcia su Roma

Alle dimissioni di Giolitti le responsabilità di governo erano state affidate a **Bonomi**, il quale riunì nel proprio gabinetto liberali, popolari e socialisti riformisti. Nel frattempo Mussolini, entrato in Parlamento come deputato eletto nei "blocchi nazionali" (liste molto composite, presentate in funzione antipopolare e antisocialista), sottoscrisse una sorta di patto di pacificazione con i socialisti, che avrebbe dovuto da un lato porre fine allo squadrismo (ma ciò poi non accadde) dall'altro legittimare la presenza fascista nelle istituzioni. Nel novembre **1921** al congresso di Roma, il movimento si costituì in **Partito nazionale fascista**, forte di 300 000 iscritti. Caduto il governo Bonomi si formò il ministero **Facta**, costituito da liberali e popolari ma ogni tentativo di assimilare il fascismo allo Stato liberale fallì. L'immobilismo della politica socialista, l'ennesima scissione del partito, questa volta dell'ala riformista che andò a formare il **Partito socialista unitario**, indebolirono le opposizioni. Approfittando della generale crisi politica, Mussolini minacciò il colpo di Stato, mobilitando gli attivisti fascisti: il **27 ottobre 1922** cominciava con chiari intenti eversivi la **marcia su Roma**. Vittorio Emanuele III, dapprima deciso a dichiarare lo stato d'assedio, mutò poi consiglio, accogliendo i manifestanti in città e affidando a Mussolini, che godeva delle simpatie di gran parte della classe dirigente liberale e dei ceti imprenditoriali, l'incarico di formare un nuovo governo. L'organico di questo esecutivo comprendeva uomini di schieramenti diversi, in una coalizione che riuniva liberali e nazionalisti, con anche l'appoggio dei popolari. Molti, ingannandosi, ritenevano che il ruolo guida del Fascismo si sarebbe dimostrato solo un breve esperimento.

La conquista del potere

Tra il 1922 e il 1926 il fascismo snaturò progressivamente le istituzioni dello Stato liberale imponendosi definitivamente sulla scena politica. Nel 1922 fu creato il **Gran Consiglio del Fascismo**, organo di massima direzione politica del partito, che doveva però anche fungere da collegamento tra questo e il governo. L'anno seguente le forze paramilitari di ispirazione fascista venivano regolarmente inquadrate nella **Milizia volontaria per l'ordine nazionale**, mentre, sempre nel 1923,i nazionalisti confluirono nel partito fascista e la politica economica di governo si orientò in senso marcatamente liberista. Nel frattempo veniva approvata la riforma scolastica concepita dal filosofo **Giovanni Gentile**, titolare del ministero dell'Istruzione. Nelle elezioni del '24 i fascisti ottennero un decisivo successo, presentando una lista, espressione del governo, a cui aderiva anche la maggioranza dei liberali e che trasse grande vantaggio dalla nuova legge maggioritaria. Mentre la Camera si apprestava a ratificare il risultato delle elezioni, il deputato socialista unitario **Giacomo Matteotti** pronunciò un duro discorso di denuncia delle violenze fasciste commesse contro gli oppositori durante la campagna elettorale. Il coraggio della sua dichiarazione non lo protesse dalla vendetta fascista. Egli venne infatti rapito e assassinato da una squadraccia e la sua morte suonò finalmente come un allarme per le ormai indebolite forze democratiche. I loro deputati si ritirarono quindi dal Parlamento (**Secessione dell'Aventino**), affermando che avrebbero nuovamente preso parte ai lavori della Camera solo quando la legalità fosse stata ripristinata. A questa presa di posizione corrispondeva, però, l'incapacità di agire in modo efficace per isolare i fascisti e poi esautorarli dal potere. Di ciò si avvide Mussolini che, mentre si assumeva pubblicamente la responsabilità di quanto era accaduto, si dispose a sopprimere sia le opposizioni sia la libertà di stampa.

Lo Stato fascista: la forma istituzionale

I caratteri istituzionali dello Stato fascista furono determinati da una serie di **leggi**, dette appunto **fascistissime** (1925-26), che attribuirono un potere pressoché assoluto all'esecutivo, esautorando il Parlamento da qualsiasi funzione che non fosse subordinata al capo del governo. Secondo queste riforme, la nomina del primo ministro competeva al re, mentre quella dei ministri avrebbe dovuto seguire le proposte del capo del governo stesso. I ministri non erano inoltre più responsabili delle proprie azioni nei confronti del Parlamento ed era lo stesso Mussolini, in qualità di capo dell'esecutivo, a decidere l'ordine del giorno delle sedute parlamentari. Nel 1925 furono abolite le cariche locali elettive, rimpiazzate dalla nomina di amministratori da parte del potere centrale. I sindaci furono inoltre sostituiti dai podestà. L'anno seguente venne ridotto il diritto di espatrio, mentre tutti i partiti politici, tranne quello fascista, venivano sciolti e i giornali antifascisti soppressi. Fu infine creato un **Tribunale speciale per la difesa dello Stato**, a cui fu affiancato uno speciale organo di polizia, l'**OVRA** (Organizzazione per la Vigilanza e la Repressione dell'Antifascismo).

Le istituzioni italiane si stavano quindi trasformando, come poi quelle tedesche e già quelle sovietiche, in uno Stato totalitario, caratterizzato dalla concentrazione dei poteri in unica persona, insieme capo del governo e guida del partito unico, i cui organi venivano gradatamente a coincidere con quelli dello Stato (nel 1928 il Gran Consiglio del Fascismo diventò un organo statale). Nessuna possibilità di opposizione e dialogo veniva contemplata: molti antifascisti furono costretti all'esilio, spesso dopo aver subito aggressioni squadriste (Amendola, Gobetti).Sotto il regime fascista, l'autorità statale divenne il supremo principio regolatore della vita del Paese. I ranghi della burocrazia furono tratti sempre più spesso dal partito, mentre si procedeva anche ad imporre il monopolio dell'educazione della gioventù secondo i principi del nuovo Stato. Nasceva così l'Opera nazionale Balilla, che si rivolgeva ai bambini e ai ragazzi, mentre a livello universitario le facevano riscontro i Gruppi universitari fascisti. Queste organizzazioni furono poi poste sotto il controllo della Gioventù italiana del Littorio (1937). Nel 1928 venne emanata una nuova legge elettorale: in base ad essa il Gran Consiglio avrebbe scelto 400 nominativi tra quelli presentati. Questi candidati avrebbero poi costituito un'unica lista per il rinnovo del Parlamento, a cui i cittadini avrebbero potuto solamente dare o meno il proprio assenso. Con questa riforma le elezioni assumevano la forma di un vero e proprio **plebiscito** del popolo italiano in favore del regime vigente. Nel 1929 le consultazioni ebbero infatti il risultato di contrapporre più di otto milioni di consensi a solo 137 000 "no". Pareva così realizzato lo Stato di Popolo vagheggiato dallo stesso Mussolini, fondato su un rapporto privilegiato tra la cittadinanza e il **Duce**, incarnazione del ritrovato ordine sociale.

La politica economica

L'affermazione del fascismo non sarebbe stata possibile senza il tacito assenso delle principali forze economiche del Paese, assenso dovuto principalmente al fatto che Mussolini era passato da posizioni rivoluzionarie a una linea di sostegno all'iniziativa privata. In questa prospettiva deve essere letta ad esempio la privatizzazione della rete telefonica e comunque la generale controtendenza alla statalizzazione dell'economia, sostenuta in passato da Giolitti al fine di conferire allo Stato le principali leve del potere economico. La questione sociale, inoltre, veniva considerata non più secondo l'alternativa "rivoluzione o riformismo", ma secondo una **logica corporativista**, in base alla quale lavoratori e imprenditori dovevano collaborare, a prescindere dai loro interessi di parte, al superiore bene della nazione. Nel gennaio 1927 fu soppressa la CGL, sostituita dalle **corporazioni nazionali**, associazioni di categoria, poste sotto il controllo del governo: lo sciopero e la serrata venivano inoltre proibiti. Nel medesimo anno fu infine emanata la **Carta del Lavoro**, redatta dal Gran Consiglio, con l'intento di esporre il programma corporativo come l'alternativa proposta dal fascismo al liberismo e al comunismo. Nel 1939 le corporazioni vennero coinvolte negli organismi rappresentativi: sciolta infatti la Camera dei Deputati, furono istituite le **Camere dei fasci e delle corporazioni**, con l'unico compito di ratificare le decisioni del governo. Il carattere nazionalista del regime fascista portò in economia ad una forte diminuzione del libero scambio con l'estero, il cui scopo era la realizzazione dell'**autarchia**, cioè di una totale autosufficienza. Questa intenzione fu all'origine di campagne fortemente ideologizzate come per esempio la **battaglia del grano**, finalizzata ad allargare la aree produttive e a proteggere attraverso una nuova politica doganale la produzione interna. Ad essa corrispose inoltre una politica monetaria volta a controllare la svalutazione della lira. Fino al 1929 la politica fascista era stata sostenuta dal favorevole momento economico mondiale, ma la crisi di quell'anno segnò una preoccupante diminuzione della produzione già in calo sia nel settore agricolo sia in quello industriale. La disoccupazione crebbe e parallelamente diminuì il reddito nazionale, mentre la crisi favorì, come nelle altre nazioni industriali, la concentrazione del potere economico; il governo rispose a tali difficoltà lanciando un vasto programma di **opere pubbliche**, anche allo scopo di creare nuova occupazione. Si migliorò quindi e allargò la rete stradale; le paludi pontine vennero bonificate; fu ultimato l'acquedotto pugliese e costruite le città di Sabaudia e di Littoria.

In campo imprenditoriale, fu inaugurata una politica dichiaratamente statalista. Ad essa corrispose la creazione dell'Istituto mobiliare italiano (**IMI**), finalizzato a sostenere il credito alle imprese, e dell'Istituto per la ricostruzione industriale (**IRI**). La politica autarchica comportava una drastica riduzione delle materie prime importate dall'estero: si imponeva dunque la necessità di sfruttare al massimo le risorse nazionali da parte dello Stato e di enti privati. Con questo fine fu fondata l'Azienda minerali metallici italiani (**AGIP**), affiancata da quella nazionale idrogenazione e combustibili (**ANIC**). L'economia autarchica, che aveva favorito l'industria italiana, comportò un successivo aumento dei prezzi, soprattutto a causa delle imposte indirette il cui incremento gravò tutto sui consumatori. Non aveva trovato inoltre valida soluzione la questione meridionale, mentre la politica di crescita demografica promossa del governo, sembrava più che altro finalizzata a sostenere le ambizioni belliche fasciste.

Patti Lateranensi

Il fascismo trovò invece modo di risolvere la questione romana, siglando nel 1929 un concordato con la Chiesa cattolica (**Patti Lateranensi**), che stabiliva: 1) il riconoscimento della religione cattolica romana come confessione ufficiale dello Stato italiano; 2) il riconoscimento da parte dell'Italia di Città del Vaticano come Stato indipendente e sovrano; 3) il riconoscimento da parte del Vaticano del Regno d'Italia con capitale Roma. Al Vaticano fu versato un indennizzo per la perdita dei territori dello Stato pontificio e vennero infine regolamentate le materie "miste" (come gli effetti civili del matrimonio religioso, le condizioni del clero e soprattutto l'insegnamento religioso nelle scuole). Inoltre la Chiesa italiana ottenne che l'Azione cattolica non fosse soggetta - unica associazione in Italia! - al controllo del partito fascista. Con il concordato Mussolini sperava di acquisire il cattolicesimo come uno dei pilastri dello Stato fascista italiano; la Chiesa si vedeva invece riconosciute una serie di prerogative, tra cui quelle relative all'educazione religiosa dei giovani, precedentemente negatele dallo Stato laico risorgimentale.

Le opposizioni

Dopo il 1926 la resistenza al fascismo era diventata un crimine contro lo Stato, punito con il carcere o il confino, cioè l'obbligo alla residenza in zone particolari del Paese sotto la speciale sorveglianza degli organi di polizia. L'unico intellettuale non fascista che in questo periodo poté godere di una certa libertà fu **Benedetto Croce**, filosofo idealista, sottoposto comunque a una persistente sorveglianza. Altri politici erano invece stati costretti ad abbandonare l'Italia, come **Salvemini**, **Nitti**, don **Sturzo**, **Turati** e **Togliatti**, capo del partito comunista dopo l'arresto di Gramsci, che non sarebbe sopravvissuto alla prigionia. Gli esuli socialisti e repubblicani con l'appoggio di Salvemini e Nitti fondarono in Francia nel 1927 una **Concentrazione antifascista**, il cui fine precipuo era la propaganda antifascista contro il regime. Accanto ad essa lavorò il più incisivo movimento **Giustizia e Libertà**, patrocinato da **Carlo Rosselli** ed **Emilio Lussu**, entrambi fuggiti dal confino a Lipari. Questa organizzazione si proponeva come alternativa agli esiti totalitari sia del fascismo che del comunismo e proponeva un ampio programma di riforme, tra cui l'affermazione della repubblica, la democrazia politica, la riforma agraria e la nazionalizzazione delle grandi imprese. Nonostante la clandestinità l'**opposizione comunista** riuscì a mantenere una notevole attività anche all'interno dei confini italiani e non solo all'estero. Il partito conservò infatti una propria capillare organizzazione e poté godere dei rilevanti collegamenti con le forze dell'Internazionale comunista.

La politica estera fino al 1935

Per quanto riguardava la politica estera il regime fascista confermò fino al 1934 le alleanze tradizionali. In particolare, mantenne buoni rapporti con la Gran Bretagna, che vedeva nel fascismo italiano un utile movimento di opposizione al bolscevismo. Il desiderio di affermare la potenza italiana sul piano internazionale si tradusse anche in imposizioni autoritarie o addirittura in azioni di forza. Nel 1923 venne occupata Corfù, prendendo a pretesto un incidente occorso ad ufficiali dell'esercito italiano; dopo una campagna nazionalista il regime realizzò l'**annessione di Fiume**, stipulando il **Patto di Roma** con lo Stato jugoslavo (1924); nel 1927 si concluse un trattato di alleanza con il re di Albania, Zogu (1927), con il quale si imponeva una sorta di protettorato italiano su questo regno: analoghi trattati sarebbero poi seguiti con la Romania, la Bulgaria e l'Ungheria. L'espansione coloniale si limitò in un primo tempo all'**annessione** dell'**Oltregiuba** agli altri territori italiani d'Africa, ma la nuova vocazione egemonica dell'Italia a livello balcanico, e più in generale mediterraneo, avrebbe creato comunque tensione con la Francia. Nel **1933** sotto l'egida di Mussolini venne istituito il **Patto delle Quattro Potenze**, che poneva Italia, Germania, Inghilterra e Francia quali garanti del mantenimento della pace sul suolo europeo. Quanto in esso stabilito fu applicato l'anno seguente in occasione del tentativo di Hitler di annettere l'Austria, profittando di un *putch* dei nazisti locali. L'evidente intenzione di Hitler provocò l'immediata mobilitazione militare dell'Italia, che in tal modo fece fallire il progetto. Alla **conferenza di Stresa** (1935) la Germania veniva quindi duramente condannata per questo atto dalle altre tre nazioni costituenti il Patto. Fu quella l'ultima occasione di concordia con le altre potenze occidentali: in quello stesso anno la ripresa dell'espansione coloniale italiana in Africa, infatti, avrebbe segnato il progressivo deterioramento delle relazioni con la Gran Bretagna e l'avvicinamento alla Germania. La **guerra d'Etiopia** rispose a un duplice scopo: sul piano nazionale si voleva con essa vendicare la sconfitta di Adua, mentre su quello economico e politico si mirava alla conquista di un più esteso e ricco impero coloniale, fatto che avrebbe annoverato l'Italia tra le grandi potenze. L'attacco abissino al presidio italiano di **Ual-Ual** fornì il pretesto alla reazione fascista e quindi alla dichiarazione di guerra (ottobre 1935). La Gran Bretagna, temendo che l'espansione italiana in questa regione compromettesse il suo controllo della via delle Indie, fece imporre all'Italia sanzioni economiche da parte di 25 Stati della Società delle Nazioni. Il 9 maggio **1936** la guerra si concludeva vittoriosamente con la **proclamazione dell'impero**, prosecuzione dei fasti della Roma antica, e Vittorio Emanuele assunse perciò il titolo di **imperatore d'Etiopia**.

L'alleanza con la Germania

L'opposizione inglese alla politica coloniale italiana aveva determinato il riavvicinamento tra il regime di Mussolini e quello di Hitler, che aveva rifiutato di aderire alle sanzioni volute dalla Gran Bretagna. L'intervento congiunto nella guerra civile spagnola a sostegno di **Franco** avrebbe poi decisamente cementato l'intesa tra le due nazioni. Nel 1936, dopo una serie di colloqui preparatori, Ciano, genero del Duce e ministro degli Esteri, siglò con la Germania l'accordo che avrebbe dato vita al cosiddetto **asse Roma-Berlino**. Esso prevedeva che l'Italia continuasse ad aderire solo in funzione strumentale alla Società delle Nazioni e che facesse fronte compatto con il regime nazista nella lotta al bolscevismo. I fascisti italiani si impegnavano inoltre a sostenere la dittatura di Franco in Spagna. I Tedeschi in cambio riconoscevano l'impero d'Etiopia. Dai due governi veniva infine concertato un piano di collaborazione economica nei Balcani. L'anno seguente l'Italia aderì anche al **patto anti-Comintern** (in opposizione cioè all'Internazionale comunista), che già univa Germania e Giappone.

Quasi a riprova di un costante avvicinamento al nazismo, nel 1938 Mussolini introdusse in Italia un'inedita politica antisemita, sul modello di quella già attuata nello Stato tedesco. Essa iniziò con l'emanazione di **leggi razziali**, profondamente lesive delle libertà civili degli Ebrei italiani, che subirono loro tramite: l'esclusione dai pubblici uffici e dall'esercizio delle libere professioni; l'impedimento a contrarre matrimoni misti, cioè con individui di "razza ariana"; il divieto per i bambini e i giovani ebrei di accedere all'istruzione di Stato, sia nella scuola dell'obbligo e superiore sia nelle università. Tale discriminazione fu accolta dalla maggioranza degli Italiani - che non aveva precedenti di antisemitismo radicato come altri popoli europei - più con indifferenza che con approvazione e non si verificarono i generalizzati atti di violenza che si erano invece registrati in Germania. Nel 1939, quando già la Germania aveva annesso l'Austria, i Sudeti e la Cecoslovacchia, anche l'Italia decise di attaccare l'**Albania**: allo sbarco delle truppe italiane il re albanese fuggì in Grecia e così Vittorio Emanuele poté assumere anche la corona del Paese balcanico. Il 22 maggio del 1939 Italia e Germania sancirono una più stretta alleanza con il **Patto d'acciaio**, siglato da Ciano e Ribbentrop a Berlino. Non si trattava di un'alleanza difensiva ma totale, perché le clausole del trattato imponevano che il sostegno militare diventasse immediatamente operativo non appena una della due nazioni si fosse trovata in stato di guerra, a prescindere dal fatto che fosse il Paese attaccante o attaccato.

I regimi fascisti europei

Il prevalere di movimenti nazionalisti di destra, durante gli anni Venti e Trenta, non fu un fenomeno isolato alle sole Italia e Germania, al contrario simili svolte autoritarie riguardarono numerosi Paesi europei, in cui la democrazia era ancora particolarmente fragile. In **Spagna**, ad esempio, nel '36 si era aperta una guerra civile destinata a durare tre anni e a risolversi con l'ascesa del dittatore fascista **Francisco Franco**, sostenuto da Mussolini e Hitler. Il Paese iberico fin dagli inizi del secolo era percorso da un grave conflitto sociale e politico, in cui le rivendicazioni riformiste di taluni collidevano con le posizioni conservatrici di altri ed entrambe le parti si scontravano con la forte componente anarchica. Dopo una dittatura militare di fatto, esercitata dal **generale de Rivera**, nel **1930** venne infine proclamata la **repubblica** e il re Alfonso XIII fu costretto a rinunciare al trono. Tra il 1931 ed il 1933 un governo di coalizione tra repubblicani e socialisti tentò con scarsi risultati di porre rimedio alla critica situazione del Paese. Il biennio seguente, detto

bienio negro, fu segnato da ripetute rivolte di stampo anarchico e dal costante aumento dei consensi verso le formazioni di destra. Alle elezioni del '36 il **Fronte popolare**, che riuniva repubblicani, socialisti e comunisti (ma in alcuni casi anche gli anarchici votarono per esso), riuscì vincitore, ma la debolezza di uno schieramento tanto composito non consentì il controllo dei fermenti rivoluzionari attivi nel Paese. Le violenze popolari furono anzi tali e tanto diffuse da fornire il pretesto ad un pronunciamento militare che, il 13 luglio, rovesciò lo Stato repubblicano e rappresentò il momento iniziale di una sanguinosa guerra civile. Le forze di destra, che ebbero il loro riferimento nel generale Franco, vennero sostenute da Germania e Italia, mentre il Fronte repubblicano ottenne l'appoggio dell'URSS. L'Internazionale comunista fu di importanza decisiva nell'organizzazione delle **Brigate internazionali**, corpi di volontari provenienti da diversi Paesi che si mobilitarono in favore della Repubblica spagnola: ne fece parte, tra gli altri, anche lo scrittore americano Ernest Hemingway. Nel 1939 la guerra terminò con la sconfitta dei repubblicani e la vittoria di Franco.

Anche nel vicino **Portogallo** un colpo di Stato militare nel '26 aveva instaurato un regime autoritario, guidato dall'ex docente universitario Antonio Oliveira de Salazar. In **Romania** e **Grecia** dittature militari si erano ugualmente costituite tra il '34 e il '36. Lo stesso era avvenuto in **Estonia** e **Lettonia**, mentre in Polonia il maresciallo **Pilsudski** aveva fondato un regime militare, che si sarebbe consolidato anche dopo la sua morte (1935). In **Jugoslavia**, re Alessandro, dopo aver sciolto il Parlamento, costituì un partito unico, mentre in **Bulgaria**, re Boris impose una sorta di dittatura monarchica.

7.2.4 | La seconda guerra mondiale

Verso la guerra

Il comune sostegno alla guerra civile spagnola favorì rapporti sempre più stretti tra Italia e Germania. Al 1936 risale infatti l'accordo istitutivo del cosiddetto **asse Roma-Berlino**, seguito nello stesso anno dal patto anti-Comintern tra Italia, Germania e Giappone. L'asse si era così mutato in **Roma-Berlino-Tokio**. Mentre il Giappone perseguiva il suo programma imperialistico in Oriente (già nel 1931 aveva iniziato una guerra con la Cina, destinata poi a confluire in quella mondiale), in Europa Hitler si dispose ad attuare il suo progetto di unificazione di tutte le terre tedesche nel grande *Reich*. Nel 1934 era stata la decisa opposizione di Mussolini ad impedire l'annessione dell'Austria ma nel 1938, grazie alla recente alleanza, la Germania non avrebbe più incontrato ostacoli. Sollecitato dal locale partito nazista, nel marzo di quell'anno l'esercito tedesco penetrò in Austria e ne realizzò l'annessione, peraltro ratificata da un successivo plebiscito. Il secondo obiettivo di Hitler furono i Sudeti, cioè una regione della Cecoslovacchia abitata prevalentemente da Tedeschi. Questi avanzarono la richiesta di riunificazione alla Germania e Hitler promise il suo intervento. Francia e Gran Bretagna, pensando di contenere in tal modo le mire naziste, indissero una **conferenza internazionale** a **Monaco** (29-30 settembre 1938) per decidere la questione e convinsero Mussolini a fare da mediatore. La conferenza, dalla quale fu esclusa la Cecoslovacchia che pure era direttamente interessata, fu un successo per Hitler che ottenne subito l'annessione dei Sudeti e l'anno seguente, prendendo a pretesto alcuni scontri tra Cechi e Slovacchi, poté occupare la Boemia e la Moravia, mentre la Slovacchia rimaneva formalmente indipendente, ma di fatto diventava uno Stato satellite della Germania. Anche l'Italia decise di intraprendere una politica di espansione, come i suoi alleati, e il 7 aprile 1939 inviò le truppe in Albania, già suo Stato satellite: il 12 dello stesso mese, Vittorio Emanuele II divenne ufficialmente anche re d'Albania. Italia e Germania strinsero poi il cosiddetto **patto d'acciaio**, che garantiva una più stretta collaborazione e, di fatto, allineava l'Italia alla volontà del suo alleato. L'offensiva di Hitler riprese sul piano diplomatico: le trattative con l'URSS, nonostante la diversità ideologica dei due Stati e i tentativi di Francia e Gran Bretagna di attirare nella loro orbita i sovietici, portarono in agosto alla firma di un patto decennale di non aggressione (**Patto Ribbentrop-Molotov**), a cui seguì un protocollo segreto di spartizione della Polonia. L'acquiescenza britannica e francese era però stata finalmente disillusa dalla violazione degli accordi di Monaco da parte di Hitler, cosicché le due potenze offrirono alla Polonia - obiettivo esplicitamente designato delle mire espansioniste tedesche - un'alleanza difensiva. Quest'ultima tuttavia, sentendosi minacciata, mobilitò le sue truppe: la Germania fingendosi provocata, rispose con l'invasione. Era il **primo settembre 1939**, iniziava la seconda guerra mondiale.

Lo scontro che divampò tra il 1939 e il 1945 fu poi definito **totale** per il numero di nazioni coinvolte, che fu superiore a quello della guerra del 1914-18, e perché richiese una mobilitazione di risorse maggiore che in passato ed interessò la popolazione civile in misura fino ad allora inedita (sia per le devastazioni subite che per il fenomeno della resistenza all'invasore). Come nel primo conflitto mondiale, le probabilità di vittoria erano direttamente legate alle capacità industriali e produttive dei belligeranti, nonché alle innovazioni tecnologiche, soprattutto nel campo degli armamenti. Il carattere ideologico dello scontro, che contrappose le "democrazie" occidentali ai totalitarismi fascisti, mobilitò nei movimenti di resistenza larghi settori della popolazione civile.

Gli eventi del 1939-40

L'esercito polacco si oppose con coraggio all'efficienza e modernità dell'esercito tedesco, in uno scontro impari. Presto la guerra assunse i toni della tragedia quando, ad esempio, la cavalleria polacca si trovò a contrastare l'avanzata dei carriarmati nemici. In breve, aggrediti in aggiunta dai Sovietici ai confini orientali, i **Polacchi** dovettero capitolare e la Polonia fu spartita tra i due assalitori: la Germania annetté Danzica e le regioni dismesse con la pace di Versailles, mentre la zona centrale del Paese fu organizzata in un **Governatorato generale**, sotto l'occupazione e il pieno controllo tedesco. I Sovietici acquisirono i concordati territori di Ucraina e Bielorussia e costrinsero Estonia, Lettonia e Lituania a cedere importanti basi militari. Quando la Finlandia rifiutò di fare altrettanto, fu attaccata dall'URSS. Francia e Gran Bretagna avevano subito dichiarato guerra alla Germania, ma le operazioni militari ristagnavano intorno alle rispettive linee fortificate di confine: la *Maginot* per gli anglo-francesi, la *Sigfried* per i Tedeschi. Sui mari invece, i sottomarini tedeschi avevano iniziato la strage del naviglio mercantile alleato. Mentre la strategia alleata persisteva nell'attendismo, Hitler, allo scopo di assicurarsi il controllo sui mari settentrionali e l'accesso alle riserve di minerali e materie prime del Nord Europa, sferrò nell'aprile 1940 un'offensiva imprevista: la **Danimarca** si arrese senza combattere; la **Norvegia** cercò di resistere, ma in breve tempo fu costretta a cedere. Nel mentre i Sovietici si erano annessi Estonia, Lettonia e Lituania e avevano firmato la pace con i Finlandesi.

La Repubblica di Vichy

Per risolvere rapidamente la guerra sul fronte francese, Hitler ricorse, come già era stato fatto dall'esercito guglielmino nel 1914, all'invasione dei Paesi neutrali confinanti: Belgio, Olanda e Lussemburgo furono travolti per consentire all'esercito tedesco l'aggiramento della Maginot. La manovra riuscì con una velocità e una precisione stupefacenti: 15 divisioni francesi, 9 inglesi e 15 belghe furono ricacciate verso la costa e poterono sottrarsi alla completa distruzione, ma con gravi perdite, solo imbarcandosi a Dunkerque sulla flotta inglese e trasferendosi in Gran Bretagna. Le truppe naziste occuparono Parigi il 14 giugno. La Francia si arrese: il 22 giugno fu sottoscritto un armistizio con il quale la Francia cedeva all'occupante le regioni settentrionali e occidentali del Paese, mentre la zona centro- meridionale e le colonie sarebbero rimaste sotto il controllo di un governo nazionale ma collaborazionista con i Tedeschi, diretto dal maresciallo **Pétain** e insediato nella città di Vichy: donde il nome **Repubblica di Vichy** assunto dal nuovo regime. Tuttavia, una parte dell'esercito francese si era salvata ed era riparata in Inghilterra. Da qui, il generale **De Gaulle** lanciò uno storico appello ai Francesi della madrepatria e delle colonie a resistere agli invasori, e il ruolo che tali forze francesi e i partigiani giocarono nel prosieguo della lotta non fu indifferente. Oltre al governo francese in esilio, contrapposto a quello di Pétain, la Gran Bretagna ospitava anche il Parlamento polacco, che a sua volta riuscì a mettere a disposizione degli Alleati una certa quantità di truppe.

La battaglia d'Inghilterra

Fallite le trattative diplomatiche con le quali, in cambio della pace, richiedeva alla Gran Bretagna di riconoscere le sue conquiste in Europa, Hitler, già dall'agosto 1940, aveva scatenato una furiosa offensiva aerea. Egli però commise un errore strategico nel posticipare il tentativo di invasione diretta della Gran Bretagna con truppe di terra (**operazione Leone marino**): all'inizio della guerra infatti gli Inglesi sarebbero stati del tutto impreparati a fronteggiare un attacco del genere. Nel tempo invece, pur sottoposti a massicci bombardamenti aerei, ai quali dovevano poi aggiungersi persino i primi missili della storia (V1 e V2), gli Inglesi organizzarono un'efficace resistenza, galvanizzati dalla nuova e determinata linea di condotta assunta da **Churchill**, il primo ministro subentrato a Chamberlain. La **battaglia di Inghilterra** fu la prima offensiva della storia combattuta esclusivamente dall'aviazione: la *Royal Air Force*, anche grazie ad una certa superiorità dei propri velivoli, riuscì a tener testa alle incursioni della *Luftwaffe*. "Mai tanti hanno dovuto tanto a tanto pochi", ebbe a dire Churchill a proposito dei piloti inglesi. Dopo quasi tre mesi di battaglia aerea, la superiorità nei cieli era inglese e l'operazione Leone marino rimandata *sine die*.

La "guerra parallela" italiana

Nonostante la firma del **Patto d'acciaio**, Mussolini aveva dichiarato nel 1939 lo stato di "non belligeranza", rimproverando a Hitler l'iniziativa bellica prematura per le forze armate italiane, non ancora equipaggiate per un conflitto di lunga durata. Il crollo francese, inopinato nella sua rapidità, sembrò deporre per una fine imminente della guerra, dalla quale l'Italia non avrebbe potuto trarre vantaggio a causa della sua neutralità. Occorreva "qualche migliaio di morti" da gettare sul tavolo delle trattative di pace, dopo la vittoria: il 10 giugno 1940 anche l'Italia dichiarò guerra alla **Francia** e alla **Gran Bretagna**. Truppe italiane avanzarono nelle valli dell'Isère, dell'Arc e della Tinée e occuparono Mentone. Altri successi vennero colti in Africa a danno degli Inglesi: l'occupazione di parti del Sudan, del Kenya, della Somalia britannica e dell'Egitto. Ciò però non bastava al Duce, il quale guardava con preoccupazione all'espansione tedesca anche in Europa orientale, di cui l'ultimo esempio era l'iniziativa diplomatica in Romania, dove Hitler aveva imposto un governo favorevole alla Germania e cessioni territoriali. Mussolini intendeva bilanciare tale attivismo e per questo decise di muovere guerra alla **Grecia**. Fu un duplice errore: sia perché la Grecia era guidata da un regime di destra simpatizzante verso il fascismo, sia perché le truppe italiane che mossero dall'Albania erano impreparate. Dopo limitati successi iniziali, furono i Greci a passare al contrattacco. Anche la guerra sul **Mediterraneo** segnava il passo: gli Inglesi avevano infatti iniziato la controffensiva in Africa, riconquistando diverse posizioni. Nonostante la Marina italiana fosse rispetto agli altri corpi nazionali moderna ed efficiente, non poteva certo competere con la flotta da guerra più potente del mondo, che già utilizzava il radar. Gli Inglesi vinsero perciò le battaglie di Punta Stilo e Taranto.

Mussolini non poteva più sostenere autonomamente le imprese belliche cui aveva dato corso, nel tentativo di affiancare da pari la potenza militare tedesca, e dovette risolversi a chiedere il soccorso della Germania. L'illusione della guerra parallela tramontava definitivamente.

Gli eventi del 1941

Negli Stati Uniti, fu rieletto per la terza volta alla presidenza **Roosevelt**. Gli USA avevano inizialmente proclamato la loro neutralità, poi trasformata in "non belligeranza" a tutto favore della Gran Bretagna, la quale otteneva massicci rifornimenti. e anche la Cina beneficiava, già da diversi anni, dell'aiuto economico americano nella lotta contro il Giappone. Nel 1941 Roosevelt e Churchill si incontrarono e siglarono congiuntamente la **Carta atlantica**, una dichiarazione di principi contro il fascismo, che delineava in otto punti la natura democratica del futuro "ordine mondiale".

Sul fronte africano, una grave sconfitta navale era stata subita dagli Italiani a Capo Matapán, quando la flotta non riuscì più a colmare il divario con quella inglese. A favore dei britannici giocava, anche in questo caso, la potenza industriale che consentiva di riempire rapidamente tutti i vuoti, cosa che invece l'asfittica industria italiana non poteva fare. In Libia l'arrivo dell'*Afrikakorps* agli ordini di **Rommel** diede inizio alla controffensiva dell'Asse in Nord Africa; tuttavia le colonie italiane dell'Africa orientale (Somalia, Etiopia ed Eritrea), difficilmente difendibili, caddero in mano inglese.

Fronti orientali

In aprile i Tedeschi, congiuntamente agli Italiani, attaccarono la **Jugoslavia** e la **Grecia** annientando rapidamente l'esercito regolare jugoslavo (nella regione tuttavia si organizzò un'aspra guerriglia di resistenza, soprattutto ad opera dei partigiani di **Tito)** e sottomettendo il territorio greco; poi, in rapida sequenza, fu la volta della **Bulgaria**. Pur restando aperto il fronte africano e irrisolto il problema britannico, Hitler era in condizione di netta superiorità in Europa e libero di intraprendere la sospirata espansione verso Est, ai danni dell'URSS, indicato dalla propaganda nazista come Paese doppiamente nemico perché slavo e sede del bolscevismo. Nel giugno del 1941, Hitler mosse all'attacco dell'**URSS** (**operazione Barbarossa**), violando il patto di non aggressione Molotov-Ribbentrop. All'offensiva tedesca fu aggregato anche un corpo di spedizione italiano (ARMIR), costituito soprattutto da battaglioni di alpini, che avrebbe duramente scontato la carenza del proprio equipaggiamento, l'insipienza dei propri comandi. Tre milioni di uomini, tedeschi, italiani, rumeni con 10000 carriarmati e 3000 aerei iniziarono l'invasione lungo tutto il fronte sovietico, dal mar Baltico al Mar Nero, cogliendo i russi del tutto impreparati. Brest-Litovsk, Minsk, Leopoli, Riga, Smolensk, Kiev, Odessa, Stalino, Horkov e Kursk furono prese, e mentre migliaia di prigionieri sovietici venivano avviati ai campi di concentramento, Leningrado (San Pietroburgo) e Sebastopoli venivano assediate. In novembre, i nazifascisti, che controllavano i territori baltici, la Bielorussia e l'Ucraina, erano giunti a 50 chilometri da Mosca. L'inverno avrebbe però bloccato la travolgente avanzata tedesca e acuito la potenza inaspettata della resistenza e della controffensiva sovietica.

Pearl Harbor

Il 7 dicembre 1941 il Giappone sferrò un attacco aereo di sorpresa contro la base navale statunitense di **Pearl Harbor**, nelle isole Hawaii, distruggendo alla fonda gran parte della flotta del Pacifico. L'attacco fu motivato sia dalla netta opposizione statunitense alle mire espansioniste nipponiche nel Sud-Est asiatico sia dal sostegno USA ai Paesi in lotta contro Germania e Italia di cui il Giappone era invece alleato. Nonostante le perdite ingenti, alcune portaerei, che non si trovavano nella base, si salvarono e costituirono il nucleo della nuova flotta americana. Il coinvolgimento degli USA spostò l'equilibrio della guerra in corso, grazie all'enorme potenziale industriale che il Paese riuscì a mobilitare ai fini della guerra. Profittando della momentanea superiorità nel settore, l'azione giapponese proseguì con successo. La Thailandia fu invasa e si arrese; le Filippine vennero invase; gli Inglesi persero Hong Kong e la loro flotta venne di fatto estromessa dal Pacifico. Le forze dell'Asse erano vincenti su tutti i fronti di guerra.

Gli eventi del 1942: l'ultima avanzata dell'Asse

Anche il 1942 si aprì in modo positivo per le potenze dell'Asse: in Africa i britannici furono ricacciati fino ad Alessandria, in Russia fu raggiunta la linea del Don, mentre **Leningrado** e **Stalingrado** erano sottoposte a un assedio durissimo, che falcidiava militari e civili. La potenza nazista cercò di ottimizzare la propria organizzazione bellica, sia nelle forze d'attacco sia in quelle di occupazione. Il tentativo tedesco di occupare anche la Francia libera suscitò gravi disordini e, in particolare, l'autoaffondamento della flotta francese di base a Tolone, per evitare che cadesse in mano ai nazisti. In tutti i Paesi occupati, inoltre, il corpo speciale delle **SS**, supportato dalla polizia segreta della **Gestapo**, organizzò con spaventosa efficienza i rastrellamenti degli ebrei, rinchiusi in ghetti e poi deportati a milioni nei campi di concentramento, lavoro e sterminio. Si stima che 6 milioni di ebrei di tutte le nazionalità siano così stati eliminati, nei sei anni di guerra, insieme a zingari, slavi, omosessuali e oppositori politici. Sul fronte del Pacifico i Giapponesi conquistarono Singapore, Giava e Rangoon e costrinsero gli americani, sconfitti in battaglia nel Mare di Giava, a lasciare le basi di Bataan e Corregidor.Quanto agli Alleati, fu stipulata nel 1942 l'alleanza tra Gran Bretagna e URSS e fu estesa a quest'ultima la legge "affitti e prestiti" degli USA, in base alla quale i paesi alleati potevano ottenere aiuti immediati sotto forma di forniture, differendone il pagamento.

La ripresa degli Alleati

Già nel 1942, gli Alleati cominciarono a raccogliere successi importanti. Riforniti incessantemente dalla loro flotta, in Africa i britannici raccolsero forze sufficienti per la decisiva battaglia di **El Alamain** contro Italiani e Tedeschi (ottobre 1942). Grazie anche all'apporto statunitense, gli Inglesi vinsero e costrinsero le truppe di Rommel alla ritirata lungo la costa. Con gli sbarchi americani in Marocco, Algeria e Tunisia, l'Africa fu in breve persa per l'Asse, le cui forze erano chiuse tra due fuochi. Una decisiva svolta della guerra conseguì tuttavia alla grave sconfitta nazista sul fronte orientale. **Stalingrado** assediata era diventata uno sterminato campo di battaglia, dove si affrontavano combattendo casa per casa quasi un milione di uomini. La sesta armata tedesca del generale **von Paulus** era riuscita a penetrare in città, ma i sovietici avevano lanciato un contrattacco e intrappolato i nemici. Dopo circa otto mesi di combattimenti che avevano lasciato sul campo 180000 morti di entrambe le parti, i Tedeschi dovettero arrendersi. Iniziò allora la terribile **ritirata di Russia** del corpo di spedizione invasore. I continui combattimenti e gli orrori dell'inverno russo seminarono di nuovi morti il cammino a ritroso delle forze dell'Asse. Per ammissione degli stessi sovietici, l'unico corpo d'armata a uscire imbattuto dall'URSS fu quello degli Alpini.

Anche sul fronte del Pacifico, l'iniziale superiorità nipponica venne meno. Gli Statunitensi vinsero infatti le battaglie aeronavali del **Mar dei Coralli** e di **Midway** e successivamente presero **Guadalcanal** nel corso di un sanguinoso scontro. I Giapponesi, che avevano conquistato le Figi e le Nuove Ebridi e avevano vinto la battaglia delle **Salomone**, rinunciarono ad ulteriori iniziative e si limitarono a difendere le proprie posizioni. Anche in questo caso le capacità industriali spostarono l'ago della bilancia: i Giapponesi non riuscivano rimpiazzare le navi da guerra perse, mentre gli Statunitensi accrescevano di continuo il numero dei loro vascelli.

Gli eventi del 1943: la caduta di Mussolini e la Repubblica Sociale Italiana

Dopo le vittorie in Africa, truppe anglo-americane sbarcarono in Sicilia tra il 9 e il 10 luglio. rendendo instabile la situazione interna italiana e minando l'autorità di Mussolini. Alle sue promesse di grandezza avevano corrisposto bombardamenti e ristrettezze economiche. L'insofferenza per il regime non aveva tardato a farsi sentire, tanto che nell'Italia del Nord si erano verificati già nel marzo del 1943 alcuni scioperi nelle fabbriche. L'invasione alleata fece sì che il Gran Consiglio del Fascismo nella notte tra il 24 e il 25 luglio decidesse di mettere **in minoranza Mussolini** e destituirlo. Il re procedette allora a nominare

Badoglio capo del governo (governo dei "quarantacinque giorni") e a far arrestare Mussolini: pur affermando che la guerra sarebbe continuata, Badoglio avviò in segreto trattative di pace con gli Alleati. Un duro armistizio venne firmato a **Cassibile** il 3 settembre e reso noto l'8. I Tedeschi reagirono occupando l'Italia. Il re e Badoglio fuggirono a Brindisi, abbandonando senza ordini né direzione migliaia di uomini delle Forze Armate, in Italia e sui fronti esteri. Considerati traditori dai Tedeschi, molti soldati furono passati per le armi o avviati ai campi di lavoro in Germania. Anche la popolazione civile visse una tragedia: stretta tra gli occupanti tedeschi e i "liberatori" alleati (attestati lungo la linea *Gustav*, all'altezza di Gaeta), era esposta alla fame, ai bombardamenti, alle rappresaglie. Il Paese stava vivendo una delle ore più buie della sua storia.

L'esercito nazista liberò Mussolini dalla sua prigionia sul Gran Sasso e lo pose a capo dei territori italiani occupati, istituiti in Stato fascista con il nome di **Repubblica Sociale italiana** (o Repubblica di Salò, dalla cittadina sul lago di Garda che ne fu la capitale). Da parte sua, il governo di Badoglio aveva invece dichiarato guerra alla Germania e le truppe regolari di stanza al Sud affiancarono quelle degli Alleati. A Nord, le milizie repubblichine reclutavano giovani da inviare al fronte per combattere gli angloamericani, cosicché italiani avrebbero sparato contro altri italiani. Tuttavia, la vera **guerra civile** fu quella combattuta tra i volontari del **movimento partigiano** nel Centro e nel Nord Italia e le milizie di Salò, che coadiuvavano le truppe naziste nella lotta contro la **Resistenza** nel Paese. Il fenomeno della resistenza ai Tedeschi da parte della popolazione civile acquistò sempre più consistenza. Il 9 settembre venne costituito il **Comitato di Liberazione Nazionale** (CLN) per coordinare la lotta partigiana, mentre Napoli, il primo ottobre, si liberò dagli occupanti con le sue sole forze, dopo quattro giorni di combattimenti accaniti (**quattro giornate di Napoli**).

Altri fronti

I sovietici incalzavano i resti del corpo di spedizione nazifascista liberando una località dietro l'altra. Anche Leningrado fu infine sottratta al terribile assedio. In novembre, l'Armata Rossa era a Kiev. Un tentativo di controffensiva tedesca venne respinto. Anche i Giapponesi erano alle strette. Nonostante l'impiego dei *kamikaze*, i piloti suicidi che si lanciavano con i propri aerei contro le unità navali nemiche, non erano riusciti a impedire la conquista statunitense delle isole Gilbert, delle Marshall e delle Salomone. Una grande battaglia era poi stata persa nel Mare di Bismarck.

1944: il Fronte italiano

In Italia, Badoglio fu sostituito al governo da **Bonomi** e il re Vittorio Emanuele III affidò la luogotenenza al figlio Umberto. L'offensiva angloamericana proseguiva con lentezza, sia per una cattiva direzione delle operazioni sia per la tenace azione tedesca. Era diventato però notevole il fenomeno della **Resistenza** partigiana: oltre a numerosi atti di sabotaggio, erano state costituite vere e proprie brigate combattenti. **Firenze**, in agosto, si liberò e costrinse il corpo d'occupazione tedesco alla resa. Gli Alleati vinsero la dura battaglia di **Montecassino**, dopo devastanti bombardamenti che non risparmiarono l'antica abbazia (18 maggio), ed entrarono in Roma il 4 giugno, nei cui pressi erano sbarcati già da mesi (Anzio, 22 gennaio). Lungo la **linea gotica**, tuttavia, l'offensiva alleata si spense, mentre le forze partigiane del settentrione - guidate dal Comitato di Liberazione dell'Alta Italia (**CLNAI**), che comprendeva tutti i partiti democratici - furono costrette a un altro inverno di lotta contro i nazifascisti.

Lo sbarco in Normandia

Tra il 5 e il 6 giugno Statunitensi, Britannici e Francesi realizzarono l'atteso sbarco in forze sul suolo continentale europeo, trasferendo una grande armata dalle coste inglesi a quelle di **Normandia**. È certo che i servizi segreti alleati ebbero una parte di rilievo nello sviare le spie tedesche, di modo che i comandi nazisti non ebbero modo di allocare adeguatamente le proprie armate contro questo sbarco in forze degli Alleati. Anche la resistenza francese diede a sua volta un contributo importante alla riuscita dell'operazione. Un secondo sbarco alleato dal Mediterraneo, nel Sud della Francia, concorse a risolvere il conflitto: le due armate mossero per congiungersi e il 25 agosto Parigi fu liberata. In settembre, i nazisti abbandonarono anche il **Belgio**.

Fronte orientale

L'avanzata dei sovietici fu travolgente: penetrarono in Polonia, dove, operando in stretto contatto con la resistenza locale, diedero l'ordine di insurrezione alla città di **Varsavia**. Obbedendo a un cinico progetto politico, i comandi sovietici trattennero le loro truppe e non fornirono sostegno alla rivolta polacca, lasciando che la capitale fosse distrutta e la popolazione decimata: una Polonia allo stremo, priva di direzione e di forze partigiane sarebbe infatti stata facilmente attratta nella sfera di influenza sovietica al termine del conflitto. Allo stesso scopo era stato in precedenza perpetrato dai Sovietici il massacro di migliaia di ufficiali dell'esercito polacco alle fosse di Katyn nel 1940. Inseguendo i Tedeschi in rotta, i sovietici entrarono in **Ungheria**: Budapest fu duramente bombardata, mentre la **Romania**, liquidato il governo alleato dei Tedeschi, passò con gli Alleati. Successivamente, vennero liberate la **Bulgaria** e la **Grecia** e, con il determinante apporto dei partigiani, la **Jugoslavia**.

Fronte aeronavale del Pacifico

Sul Pacifico gli americani andavano ristabilendo la propria egemonia, riportando continue vittorie. Lo spirito di sacrificio dei soldati giapponesi non poté colmare l'inferiorità navale, strategica e degli armamenti, mentre l'industria statunitense continuava la produzione bellica a ciclo continuo. Tra le tante battaglie dell'anno, bisogna ricordare almeno quella del **Leyte**, che consentì la riconquista delle basi nelle Filippine.

1945, l'ultimo anno di guerra

Il 4 febbraio 1945, Stalin, Roosevelt e Churchill si incontrarono nella **Conferenza di Jalta** (Crimea) per decidere l'assetto del mondo dopo la guerra. Venne stabilita la divisione della Germania in zone d'occupazione, affermato il principio della sovranità popolare dei Paesi liberati (principio subito disatteso da una serie di accordi segreti che dividevano il mondo in zone d'influenza) e creata l'**ONU**, un'organizzazione mondiale in cui veniva garantita la preminenza ai cinque grandi Paesi vincitori: della guerra: USA, URSS, Gran Bretagna, Francia e Cina (membri permanenti del Consiglio di Sicurezza). Se le operazioni degli Alleati in **Italia** ristagnavano, molto attivi furono invece i partigiani, che il **25 aprile** poterono lanciare l'ordine di insurrezione generale, d'accordo con i comandi alleati: Genova, Milano e Torino cacciarono i nazisti, mentre anche la Repubblica Sociale veniva abbattuta. Mussolini, in fuga verso la Svizzera, fu catturato e sommariamente giustiziato dai partigiani il 28 aprile e il suo corpo fu esposto alla folla a Milano. Il giorno dopo, l'armata tedesca in Italia si arrendeva. Da ovest, dopo aver respinto una controffensiva tedesca nelle Ardenne, gli anglo-americani entrarono in **Germania**, conquistando una città dietro l'altra: Colonia, Coblenza, Magonza, Münster, Francoforte, Norimberga, Lubecca. Il fronte orientale non era più lontano: i sovietici, passando attraverso l'Ungheria e l'Austria, entrarono in Baviera congiungendosi con gli Alleati. Ormai la morsa era stretta intorno a Berlino, ma si dovette combattere nella città e fin dentro il bunker dove **Hitler** e gli altri capi ancora resistevano. Quando ormai anche l'ultimo rifugio non offrì più riparo, il Führer - che aveva sempre insensatamente imposto la resistenza ad oltranza - non volle piegarsi a firmare una resa e si suicidò. Il **7 maggio** l'ammiraglio **Donitz** firmò la capitolazione tedesca e l'8 maggio non si combatteva più in Europa. Rimaneva ancora in armi il **Giappone**, destinato a una sicura sconfitta, che però, secondo lo spirito dei figli del Paese del Sol levante, sarebbe costata un bagno di sangue tanto ai vinti quanto ai vincitori. Gli americani avevano conquistato Iwo Jima e Okinawa, ma fu stimato che uno sbarco diretto nell'arcipelago giapponese, l'unico mezzo apparentemente in grado di far cessare la guerra, sarebbe costato loro un milione di morti. Fu per questo che il nuovo presidente statunitense **Truman** (Roosevelt era morto il 12 aprile 1945) si risolse ad usare un'arma nuova e tremenda: la bomba atomica. Egli informò a Jalta della sua decisone Churchill e Stalin e, successivamente, gli Alleati lanciarono al Giappone un ultimatum a capitolare, ma senza successo. Il **6 agosto 1945** venne impiegata per la prima volta nella storia la bomba atomica a fini militari. La città di Hiroshima fu distrutta e si contarono 90 000 morti. L'8 agosto l'URSS entrò ufficialmente in guerra contro il Giappone, avviando la conquista della Manciuria e della Corea. Il giorno dopo, una seconda bomba atomica fu sganciata su Nagasaki. Il 14 agosto il Giappone accettò la resa, che venne firmata il primo settembre sulla corazzata *Missouri* nella baia di Tokio.

7.2.5 | Il secondo dopoguerra

I trattati di pace

Nelle conferenze di **Teheran** (1943) e di **Jalta** (1945) Gran Bretagna, USA e URSS avevano già delineato l'assetto generale dell'Europa del dopoguerra. In queste sedi venne anche decisa la divisione della Germania in quattro zone di occupazione, una per ogni potenza vincitrice, che sarebbero state smilitarizzate integralmente. Ancora piuttosto vaga rimaneva invece la soluzione della questione polacca. Nel luglio del '45 a **Potsdam** si decise definitivamente il trattamento della Germania. I successivi negoziati si sarebbero tenuti a **Londra**, **Mosca** e **Parigi**, dove nel febbraio 1947 sarebbero state firmate le paci con gli alleati della Germania. L'Italia fu costretta a cedere alla Francia Briga e Tenda e alla Jugoslavia parte della Venezia Giulia, mentre Trieste era dichiarata territorio libero. Solo nel 1975 il **Trattato di Osimo** avrebbe sanzionato la divisione della regione, già esistente di fatto da decenni, in due zone: una italiana e una slava. Tutte le colonie furono perdute. Decisivi cambiamenti avvennero lungo il confine tra URSS, Polonia e Germania, dove l'Unione Sovietica ebbe modo di espandersi notevolmente, allargando poi la propria sfera di influenza a tutti gli Stati orientali che erano stati liberati dalle sue armate. Gli USA garantirono invece notevoli aiuti economici agli Stati europei occidentali, che sarebbero poi entrati nella loro orbita. Si crearono così in Europa due precise zone di influenza politica, che vennero a contrapporsi in modo irresolubile per decenni. La Germania e la sua capitale Berlino, poste quasi a cerniera tra i due "blocchi", rimasero divise: nacquero così la **Repubblica Federale Tedesca**, una democrazia di stampo occidentale, e la **Repubblica Democratica Tedesca**, di carattere comunista. Berlino rimaneva spartita, in due settori che, dal 1961, furono anche fisicamente divisi dal celebre Muro.

La guerra fredda

Il muro, eretto negli anni '60 dai comunisti per separare i due settori di Berlino, sarebbe divenuto il principale simbolo dello sterile contrapporsi di questi due blocchi in un confronto che è stato denominato **guerra fredda**. In essa si affrontavano senza colpo ferire la **Nato**, facente riferimento agli USA, e il **Patto di Varsavia**, dominato dall'URSS. Anche l'Unione Sovietica era infatti divenuta una potenza atomica e questo rendeva impossibile uno scontro diretto tra i due principali antagonisti, pena l'annientamento totale. I loro conflitti si sarebbero quindi scaricati su zone periferiche, determinanti però dal punto di vista strategico.

L'ONU

Nel 1945 con la principale finalità di garantire la pace e la cooperazione tra le nazioni del mondo fu costituita l'**Organizzazione della Nazioni Unite**. Essa costituiva l'evoluzione di quella Società della Nazioni che aveva clamorosamente fallito nel tentativo di prevenire il secondo conflitto mondiale. I suoi organi principali erano, e sono tutt'oggi: l'assemblea degli Stati aderenti (nel 2006 diventati 193) e il Consiglio di Sicurezza, composto da quindici membri, dieci scelti secondo turni biennali e cinque permanenti (USA, URSS, Gran Bretagna, Francia e Cina). Ognuno di questi ultimi ha diritto di veto sulle questioni proposte al consiglio e con esso può quindi fermare l'attività stessa dell'ONU. In effetti, dal punto di vista politico questa organizzazione non è mai riuscita ad elevarsi al di sopra degli interessi delle grandi potenze, ma ha invece assunto un importante ruolo nel campo degli aiuti umanitari e dello sviluppo con i propri enti speciali, come l'**UNESCO** e la **FAO**.

7.2.6 | La Chiesa cattolica

Il dopoguerra rappresentò per la Chiesa romana un momento particolarmente fecondo grazie all'azione riformatrice di **Giovanni XXIII** e del **Concilio Vaticano II**, concluso poi da papa Paolo VI. Nel 1978, dopo il breve pontificato di **Giovanni Paolo I,** è salito al soglio pontificio il polacco **Karol Wojtyla** (Giovanni Paolo II), primo papa non italiano dal 1521. Dal 2005 nuovo Pontefice è il tedesco **Joseph Ratzinger** (Benedetto XVI), che clamorosamente si dimette nel 2013. Gli succede l'argentino Jorge Mario Bergoglio, primo papa sudamericano della storia, che sceglie il nome di **Francesco**.

7.2.7 | I Paesi europei occidentali nel dopoguerra

In **Gran Bretagna** le elezioni del '45 avevano visto Churchill sconfitto. Il governo era quindi passato ai laburisti, che avviarono una serie di riforme tese a creare uno Stato capace di assistere il cittadino durante tutta la propria vita (Welfare State – Stato assistenziale). A queste si unì poi una decisa nazionalizzazione delle industrie di interesse pubblico. Tali cambiamenti sarebbero in parte stati smantellati dai conservatori a causa della crescita dell'inflazione e del debito pubblico a essi connesso.

In **Francia** la maggiore personalità di rilievo del primo dopoguerra fu quella del generale Charles De Gaulle, capo della resistenza antinazista. I partiti che animarono in questo primo periodo la vita politica francese furono quello repubblicano popolare, quello socialista e quello comunista. Nel 1946 essi diedero quindi vita alla **Quarta Repubblica**, dominata da una serie di brevi governi. Nel 1958 a essa subentrava la **Quinta Repubblica,** frutto di un plebiscito che approvava una nuova carta costituzionale di forte stampo presidenziale. Il Presidente della Repubblica, De Gaulle, grazie a questo particolare ordinamento dominò la scena politica francese fino al '69, anno del suo ritiro. Il gollismo avrebbe mantenuto il governo fino all'81, quando l'Unione delle Sinistre portò al governo François Mitterand.

La **Germania Occidentale** realizzò nel dopoguerra una incredibile ripresa economica, che ne fece una potenza industriale di prima grandezza. Animatori di questa "resurrezione" sono stati i cancellieri Conrad Adenauer e Ludwig Erhard, appartenenti all'Unione democratico cristiana. In seguito la Germania fu governata anche da esecutivi di coalizione tra democristiani e socialdemocratici.

Dopo la morte di Franco (1975) e la fine del suo regime (franchismo), la **Spagna** è tornata nel novero dei Paesi democratici, ripristinando la monarchia costituzionale con l'incoronazione di **Juan Carlos di Borbone**. Nel 1977 si sono tenute le prime elezioni libere, vinte dall'Unione Democratica di Centro. Nel 1981 vi fu un tentativo, fallito, di golpe militare. Nel 1982 la Spagna è entrata nella NATO e nel 1985 nella CEE.

In **Portogallo**, Salazar fu deposto nel '74 da un colpo di Stato ("rivoluzione dei garofani") e solo dopo un periodo teso e contrastato anche in questa nazione si affermò la democrazia. Solo nel 1975 il Paese concesse l'indipendenza alle colonie di Angola e Mozambico, dopo una dura guerra. Nello stesso anno si verificò anche il tentativo controrivoluzionario del generale Spinola, però presto rientrato. L'anno dopo venne varata una costituzione democratica. Il primo presidente della Repubblica fu Eanes, mentre alla guida del governo si sono alternate formazioni di centro e i socialisti.

In **Grecia** si instaurò nel 1967 una dittatura militare (regime dei colonnelli) che solo nel '74 ha ceduto il posto a un governo democratico. La monarchia, già decaduta durante la dittatura, è stata poi abrogata con un referendum e nel '75 è stata approvata una nuova Costituzione.

A fronte della ritrovata democrazia sempre più importante sarebbe divenuta la volontà di legare le nazioni europee in una struttura comunitaria, inizialmente denominata **Comunità Economica Europea**. Essa si è sviluppata a partire da una serie di accordi internazionali di carattere economico a partire dagli anni '50. Notevole è stato il ruolo dell'Italia nella promozione di questi accordi e nella loro estensione a Paesi terzi. Il punto culminante del processo di integrazione europea è rappresentato dal **Trattato di Maastricht** del 1991 che ha trasformato la CEE in **Unione Europea, che attualmente conta 28 Paesi membri**.

7.2.8 | Gli USA dal dopoguerra a oggi

Dopo il secondo conflitto mondiale gli USA si propongono come superpotenza non solo bellica, ma soprattutto economica, massima espressione della logica liberista. Il "manifesto programmatico" dell'azione statunitense nel dopoguerra è rintracciabile nella dottrina di **Truman** (succeduto a Roosevelt, morto nel '45), che afferma la volontà di sostenere le economie dei Paesi amici, anche in esplicita funzione anticomunista. Durante la sua presidenza gli USA parteciparono alla guerra scoppiata in **Corea** nel 1950 tra i due regimi, comunista e nazionalista, che governavano le due parti in cui il Paese era stato diviso. Essa si sarebbe conclusa nel '53, con la stabile divisione del Paese in due Stati. In questo stesso periodo i sentimenti anticomunisti, maturati nella società americana, sfociarono nel **maccartismo**, un particolare atteggiamento politico, improntato all'esasperata ricerca all'interno della nazione di elementi sovversivi, che fu così chiamato dal nome del senatore Mac Carthy, animatore di questa "caccia alle streghe". Nel 1952 divenne presidente **Dwight Eisenhower**, che avrebbe mantenuto tale carica per otto anni. I suoi due mandati furono segnati dall'inasprirsi della guerra fredda, dall'acuirsi dei conflitti razziali e dall'inizio della recessione economica. Questi elementi di crisi avrebbero fatto eleggere presidente nel '60 il democratico **John F. Kennedy**. Depositario di molte speranze di rinnovamento, la sua presidenza in realtà avrebbe sortito risultati modesti. Sul piano estero pose le basi per il disastroso intervento americano in **Vietnam**, dove era in atto una guerra civile tra governo e guerriglieri comunisti, e fallì nel tentativo di invadere la **Cuba** di Castro, cui seguì una grave crisi con l'URSS, poi fortunatamente rientrata. Kennedy fu assassinato nel '63 e la sua politica fu proseguita da Lyndon Johnson, che promosse una avanzata legislazione sociale, ma legò di fatto il suo nome all'intervento americano in Vietnam. Intanto la lotta degli americani di colore per ottenere la parità di diritti si faceva sempre più incisiva sotto la guida di **Martin Luther King** (ucciso nel 1968). La crisi di quegli anni fu aggravata dal crescente coinvolgimento nella guerra del Vietnam, dove un numero altissimo di giovani soldati fu sacrificato, mentre l'impegno statunitense degenerava nel bombardamento a tappeto del Nord del Paese. Nel 1968 venne assassinato anche Robert Kennedy, fratello di John e salì alla presidenza **Richard Nixon**. Il nuovo corso da lui impresso alla politica estera statunitense (dialogo con la Cina, ritiro dal Vietnam) fu però interrotto dalla denuncia per lo scandalo **Watergate**, che portò alle dimissioni il presidente, colpevole di aver fatto controllare l'opposizione e di aver depistato le indagini. Sotto la sua presidenza gli USA vinsero la corsa per la conquista dello spazio: è stato infatti un americano il primo uomo (**Neil Armstrong**) sbarcato sulla Luna (1969). Dopo **Ford** e **Carter**, fu il repubblicano **Ronald Reagan** a conquistare nel 1980 la presidenza, proponendo il rilancio dell'iniziativa privata e del ruolo di superpotenza degli USA. Dapprima caratterizzata da forti accenti antisovietici, la politica estera di Reagan avrebbe saputo mutare davanti alle aperture della *perestrojka* di Gorbaciov. Tale indirizzo fu poi seguito dal suo successore **George Bush**, che nel 1991, per liberare il Kuwait occupato dall'Irak, si impegnò nella prima guerra di "ingerenza umanitaria" patrocinata dall'ONU, la **Guerra del Golfo**. Non riconfermato nel 1992, fu sostituito alla Casa Bianca dal democratico **Bill Clinton, che fu riconfermato in carica nel 1996**. Dal 2001, la Presidenza degli USA è passata al repubblicano **George W. Bush** (figlio del Presidente dei primi anni Novanta). Dopo l'**attacco terroristico dell'11 settembre 2001**, che ha provocato la distruzione del World Trade Center di New York City e circa 3000 morti, gli USA hanno guidato l'operazione militare patrocinata dall'ONU *Enduring Freedom*. L'operazione ha portato nel 2002 all'abbattimento del regime dei taliban in Afghanistan, governo teocratico considerato il principale sostegno del gruppo terroristico fondamentalista islamico **al-Qaeda**, responsabile dell'attacco agli Stati Uniti. Nel 2003 è iniziata la guerra in Irak, che ha portato all'invasione del Paese e alla cattura del rais Saddam Hussein, accusato (ma ingiustamente) di aver costruito e stoccato armi di distruzione di massa. Nel 2004 George W. Bush è stato riconfermato alla presidenza della Casa Bianca. Le presidenziali 2008 hanno visto contrapporsi il democratico **Barack Obama** e il repubblicano John Mc Cain. La vittoria è andata a Obama, che diventa così il primo presidente afroamericano degli Stati Uniti d'America. Nel 2012 è stato riconfermato alla Casa Bianca.

7.2.9 | La rivoluzione cinese

Agli inizi del secolo, al decadere della dinastia Manciù si era affermato in Cina il movimento nazionalista del **Kuomitang**, che nel 1912 portò alla fondazione della Repubblica cinese. Il regime del Kuomitang, dominato dal generale **Ciang Kai-Shek** aveva avuto modo di rafforzarsi durante gli anni Trenta, mentre si andavano però diffondendo idee di stampo comunista, che incitavano la popolazione a sollevarsi contro il governo. Dopo un lungo periodo di agitazioni, durante il quale i comunisti riuscirono a sopravvivere malgrado la repressione di Ciang Kai-Shek, essi pervennero alla conquista del potere dopo essersi alleati con lo stesso generale per contrastare l'invasione giapponese. Nel 1949 **Mao Tse-Tung**, artefice della rivoluzione comunista, prese il potere grazie alla mobilitazione della stragrande maggioranza delle masse contadine. Il primo atto del nuovo regime fu la redistribuzione delle terre ai contadini, passo decisivo verso la collettivizzazione delle campagne. A esso si affiancò poi la nazionalizzazione delle industrie. Forte di una immensa manodopera, l'economia cinese si avviava quindi verso un rapido sviluppo, che, tuttavia, non avrebbe inizialmente sortito i risultati sperati in rapporto alle risorse che vi erano state coinvolte e ai gravi problemi di arretratezza, che si erano evidenziati nei vari settori economici e in tutto il Paese. Sul piano internazionale si verificò poi la rottura con il comunismo sovietico, che vedeva con timore e sospetto lo sviluppo di una potenza collettivista concorrente. Anche all'interno del regime si evidenziarono però gravi contrasti, che avrebbero poi portato alla durissima repressione da parte di Mao del dissenso dei moderati. Esso culminò nella cosiddetta **rivoluzione culturale iniziata nel 1966**, che vide gli oppositori pubblicamente denunciati, epurati e reclusi, gettando la Cina sull'orlo di una vera e propria guerra civile. Solo nel 1971 con la morte di **Lin Piao**, delfino di Mao, si chiuse il periodo più oscuro della rivoluzione cinese. Ne furono sintomo il fatto che essa uscì dal proprio tradizionale isolamento per sostituire la Cina nazionalista nel Consiglio di sicurezza dell'ONU. La visita di Nixon a Pechino confermò questo nuovo corso. Alla morte di Mao (1976), salì al potere **Deng Xiaoping**, che ridimensionò il regime del suo predecessore. Pur introducendo riforme in campo economico, che accelerarono il prodigioso progresso cinese, egli è rimasto sordo a qualsiasi richiesta di aperture democratiche. Ne è stata tragica testimonianza la strage che il regime di Pechino ha compiuto contro gli studenti, riunitisi nella storica piazza **Tien An Men** (1989) per ottenere con la propria protesta l'avvio di un nuovo corso democratico. Nel 1989 Deng Xiaoping si ritirò da tutte le cariche ufficiali (morì nel 1997) e dopo il breve governo del moderato Zhao Ziyang (1987-89), sostituito perché favorevole al dialogo con gli studenti contestatori, la guida del Paese passò all'autoritario **Jiang Zemin**, che restò alla guida del partito prima e della Repubblica poi fino al 2003 e introdusse il capitalismo in Cina (facendo entrare il Paese del WTO nel 2001). A Zemin è succeduto **Hu Jintao**, che dal 2004 controlla esercito, partito e governo. All'inizio degli anni Duemila il Paese ha superato il miliardo di abitanti (come è accaduto anche per la vicina India) e per tutto il decennio il suo prodotto interno lordo è cresciuto a tassi annui superiori al 10% facendone la seconda potenza economica mondiale. Nel 2013 a Hu Jintao è succeduto **Xi Jinping**. A partire dal 2014 il Pil cinese ha superato quello americano, insidiato anche dall'India.

7.2.10 | La decolonizzazione

Lo smembramento dei grandi imperi coloniali ha mostrato una decisiva accelerazione nel secondo dopoguerra. Il processo di affrancamento delle colonie dalla madrepatria non è però sempre avvenuto in modo indolore. Le differenze etniche rimaste all'interno di territori che erano stati definiti secondo un criterio puramente geografico dagli occidentali, l'assenza di una classe dirigente preparata, il sottosviluppo economico hanno infatti messo a dura prova queste giovani nazioni. Tutto ciò è palese in **Africa**, dove molti Stati nazionali vivono tuttora tormentate vicende di dittature, sanguinose guerre etniche e civili. Per alcuni di essi, come l'Algeria, ex colonia francese, l'indipendenza è stata il frutto di una guerra (1954-62), per altri gli scontri sono sopravvenuti in seguito a causa di lotte tribali o della nascita di movimenti islamici integralisti, come quello che ultimamente ha portato l'Algeria sull'orlo della guerra civile. Per motivi differenti, grave era anche la situazione del Sudafrica, il cui ordinamento legislativo si fondava sulla discriminazione razziale. Solo recentemente il regime dell'**apartheid** è stato abolito e il leader di colore Mandela è arrivato alla presidenza dello Stato. Anche in **Asia** l'emancipazione delle colonie dalle madripatrie europee è stata difficile e a tutt'oggi molti Paesi pagano le conseguenze economiche e politiche dei regimi coloniali. In Indocina i francesi hanno combattuto inutilmente per mantenere i propri possedimenti coloniali, frazionatisi poi negli Stati del Vietnam del Nord e del Sud, del Laos e della Cambogia. **Ho Chi-Minh**, appoggiato da Cina e URSS e vincitore nel '54 dello scontro con la Francia, fondò nel Nord del Vietnam un regime comunista, a cui si sarebbe contrapposta la dittatura filoamericana nel Sud del Paese. Da questa opposizione sarebbe poi scaturita la **guerra del Vietnam**, conclusasi con la vittoria dei Vietcong del Nord. In Cambogia, la dittatura comunista di **Pol Pot**, caduta solo nel '79, è passata alla storia per l'eliminazione fisica di qualsiasi opposizione, da molti definita un vero e proprio genocidio. Particolare fu invece la storia dei possedimenti coloniali inglesi, che la **Gran Bretagna** ha sempre cercato di mantenere nella propria orbita economica e politica mediante lo strumento del Commonwealth. Merita di essere ricordata la lunga lotta per l'indipendenza dell'India (conclusasi nel 1947), che fu ottenuta con i metodi dell'opposizione non violenta propugnati da **Gandhi**. Nel 1948 Gandhi, che voleva smantellare il sistema delle caste, fu ucciso da un fanatico indù. Primo ministro indiano dal 1947 al 1964 fu il Pandit **Nehru**, segretario del partito del Congresso. Nel 1950 entrò in vigore la Costituzione, che fece dell'India uno stato federale, laico e parlamentare. Insieme a Tito e all'egiziano Nasser, Nehru fu tra i promotori del **Movimento dei non allineati**, il cui primo vertice si tenne a Belgrado nel 1961, che si opponeva al bipolarismo sovietico-americano e si opponeva tanto all'imperialismo quanto al neocolonialismo. Dal 1947 al 1971 India e Pakistan (a maggioranza musulmana) combatterono tre sanguinose guerre per il controllo del Kashmir e del Bangladesh. L'India è stata in seguito governata dalla figlia di Nehru, **Indira Gandhi** (1966-77 e 1980-84) e dal figlio di Indira **Rajiv Gandhi** (1984-89). Entrambi sono morti assassinati. Nel passaggio dal XX al XXI secolo, l'India ha conosciuto una stagione di straordinaria crescita economica e demografica (la sua popolazione, superiore al miliardo di individui, è seconda solo a quella cinese). Il Paese dispone di armi nucleari, ha varato un proprio programma spaziale e ormai fa stabilmente parte delle potenze emergenti. Al governo di **Manmohan Singh** (2004-2014) è seguito quello di **Narendra Modi**.

7.2.11 | L'italia repubblicana

Si propone di seguito una rapida sintesi dei principali avvenimenti storico-politici italiani della Repubblica.

L'Italia nel dopoguerra: 1945-1967

Con il referendum istituzionale tenutosi nel 1946 l'Italia **aboliva la monarchia**, divenendo una Repubblica parlamentare. Nello stesso tempo fu eletta l'Assemblea costituente, delegata alla redazione di una nuova **Costituzione**, che sarebbe entrata in vigore nel '48. Le elezioni per la Costituente delinearono anche i rapporti di forza tra i maggiori partiti italiani. Tre quarti dei voti andarono infatti ai cosiddetti "partiti di massa": Democrazia Cristiana, Partito Socialista e Partito Comunista, che avevano partecipato ai Comitati di Liberazione Nazionale e ai primi governi di unità nazionale. Questa collaborazione tra loro venne meno quando nel '47 la guida del governo fu assunta dalla DC in alleanza con partiti minori di centro. Le elezioni del '48 (le prime a suffragio universale) furono vinte dalla stessa DC, guidata fino al '53 da **Alcide De Gasperi**. Sotto la direzione del liberale **Luigi Einaudi**, ministro del Bilancio, l'Italia avrebbe conosciuto una prima ripresa economica, favorita dalla lotta all'inflazione e da riflusso di capitali. La DC sarebbe stata per quarant'anni il fulcro del governo italiano, mentre il fronte comunista rimaneva all'opposizione. Gli esecutivi del primo decennio hanno visto i democristiani in posizione di netta preminenza, alleati nel **Quadripartito** con socialdemocratici, liberali e repubblicani (1948-58). Dopo una serie di governi monocolori (1958-63), la DC realizzò una significativa apertura, alleandosi con i socialisti nei governi detti del **centrosinistra**. Questo accordo fu reso possibile dall'evoluzione interna al partito socialista, provocata dalla crisi del movimento operaio italiano e dall'azione repressiva dell'URSS sui Paesi satelliti. Non mancarono ulteriori contrasti all'interno della formazione socialista, da cui nel '64 i si separò il PSIUP (Partito socialista italiano di unità proletaria), contrario all'accordo di governo con i democristiani. Diverse sono state le riforme completate in quegli anni, da quella fiscale a quella dell'istruzione (che introdusse l'obbligatorietà della scuola media inferiore), da quella agraria a quella della sanità pubblica. Parallelamente si tentò di porre rimedio all'arretratezza del Sud utilizzando consistenti finanziamenti statali, gestiti dalla **Cassa del Mezzogiorno**, senza però decisivi risultati. Tra il 1952 e il 1962 il Paese ha attraversato un periodo di forte crescita, detto **miracolo economico**, che avrebbe portato l'Italia ad attestarsi tra le prime potenze industriali a livello mondiale. Crescendo il tasso di occupazione, crescevano anche i consumi interni che, in un circolo virtuoso, sostenevano a loro volta la produzione. Nello stesso tempo, però, questo rapido progresso, avviatosi nei diversi settori dell'economia, acuiva anche gli squilibri interni all'Italia: gli impianti industriali e il settore terziario si sviluppavano al settentrione, mentre l'economia meridionale non riusciva a decollare, dando luogo a un massiccio fenomeno di emigrazione interna dal Sud verso le città industriali del Nord.

Dal 1968 agli anni Ottanta

Il 1968 segnò l'esplosione di un generalizzato malessere che si era andato sviluppando nelle società occidentali. Esso si evidenzia principalmente su due fronti: quello giovanile e quello operaio. La contestazione studentesca, già presente negli Stati Uniti, ma in forme non violente, si sarebbe radicalizzata in Europa, dove si registrò anche la nascita di gruppi armati con finalità terroristica, sia di destra sia di sinistra. In Italia, a questa protesta si sarebbero poi saldate le crescenti rivendicazioni del movimento operaio, la cui lotta si inasprì notevolmente tra il '68 e il '69, sfociando nel cosiddetto autunno caldo. Nel dicembre di quell'anno la strage di piazza Fontana a Milano, provocata da una bomba, diede inizio alla **strategia della tensione**, cui concorsero anche settori deviati dei Servizi segreti di Stato. Si svilupparono, parallelamente, un terrorismo nero di matrice neofascista e un terrorismo rosso, quest'ultimo costituito da più formazioni indipendenti, ma accomunate dall'ideologia comunista, che diedero vita ai cosiddetti anni di piombo. Lo Stato dovette lottare contro la destabilizzazione operata da gruppi terroristici, sia rossi sia neri, cercando di non smarrire la propria identità democratica e di non ricorrere a una repressione delle libertà civili. Tristi esempi di terrorismo nero furono le stragi di Peteano (1970), Piazza della Loggia a Brescia e del treno Italicus (1974). Il terrorismo rosso invece operò in prevalenza tramite l'uccisione di figure simbolo (dirigenti di grandi industrie, magistrati, giornalisti, professori universitari, uomini di punta delle forze dell'ordine ecc.) e del sequestro di persona. Uno dei momenti più drammatici di quegli anni fu proprio il rapimento e l'uccisione di **Aldo Moro**, statista e presidente della Democrazia Cristiana, compiuto nel 1978 dalle **Brigate Rosse**.

Durante questi anni difficili della storia del Paese si era realizzato un accordo politico, noto come **compromesso storico** (1973), in cui le principali forze democratiche, in primis comunisti e democristiani, collaboravano nell'azione di governo e in generale nella società civile per contrastare i movimenti eversivi in azione. Le elezioni del 1975 avrebbero visto un significativo aumento dei consensi per il PCI, mentre la Democrazia Cristiana subiva un netto calo. Nuove consultazioni avrebbero però ridimensionato questi risultati l'anno seguente. La crisi politica degli anni '70 coincise con una congiuntura economica negativa, che fece sentire i propri effetti in tutto il mondo occidentale: anche in Italia, in questo periodo, l'inflazione cresceva, mentre la lira evidenziava la propria debolezza nei confronti delle altre monete. Il deficit dello Stato aumentò costantemente e si registrò inoltre una consistente diminuzione degli investimenti a cui faceva riscontro il calo della produzione industriale. Tornava infine ad aggravarsi il problema della disoccupazione, in particolare giovanile. Nel 1974 la legge che quattro anni prima aveva introdotto la pratica del divorzio venne sottoposta a un referendum abrogativo che vide però la maggior parte dei votanti esprimersi contro la proposta di abrogazione.

L'Italia dagli anni Ottanta al nuovo secolo

Nel 1979 le elezioni politiche registrarono una forte flessione del Partito Comunista Italiano, che aprì la strada ad alcuni governi (1979-81) a guida democristiana appoggiati dai socialisti. Nel giugno 1981 venne varato invece il primo governo dal dopoguerra non presieduto da un democristiano: quello di **Giovanni Spadolini**, leader del Partito Repubblicano. Egli conferì all'Italia una più attiva partecipazione alla vita internazionale, facendo installare a Comiso i missili intercontinentali statunitensi e inviando un contingente militare in Libano. Durante il suo breve governo (terminato a novembre 1982) venne scoperta la Loggia massonica "P2" avente scopi eversivi e antidemocratici, e venne accertata l'appartenenza a essa di molte influenti personalità politiche. Dal 1983 al 1987 fu invece al governo il socialista **Bettino Craxi**, il quale riuscì a sfruttare una favorevole congiuntura internazionale per avviare una forte ripresa dell'economia, anche a prezzo di scontri con i sindacati e della riduzione del costo del lavoro. L'atteggiamento fermo tenuto dal governo in occasione del dirottamento della nave italiana Achille Lauro da parte di un gruppo di terroristi palestinesi (1985) fece parlare di "decisionismo" craxiano, che tuttavia piacque alla maggioranza degli Italiani, abituati ormai da decenni a governi deboli. Un altro successo del governo Craxi fu il nuovo **Concordato con la Chiesa cattolica** (1984). Dopo altri brevi governi, nel 1989 la direzione dell'esecutivo fu presa dal democristiano Andreotti che, sia pure con un cambiamento di alleanze, restò al potere fino al 1993. Risultati importanti ottenuti in questo periodo furono un nuovo codice di procedura penale, la legge antitrust, quella sull'immigrazione e quella sugli enti locali. Cambiava intanto il panorama politico con l'irrompere sulla scena di una forza nuova: la Lega Nord di Umberto Bossi, che nelle elezioni del 1990 riportò un grande successo. Programma del nuovo partito era la lotta al centralismo, all'assistenzialismo e anche all'immigrazione degli extracomunitari. Tema centrale è il progetto di trasformazione dell'Italia in una federazione di regioni, ma si giunse persino a parlare, in toni accesi, di secessione del Nord Italia. Continuava intanto il declino del Partito Comunista, che nel 1991 si trasformò nel Partito Democratico della Sinistra (oggi Democratici di Sinistra), subendo però la scissione di Rifondazione Comunista. Nello stesso anno l'Italia prese parte alla guerra del Golfo. Il 1992 fu un anno drammatico per l'Italia, di svolta sotto diversi aspetti. Si registrarono gli omicidi dei giudici **Falcone e Borsellino** ad opera della mafia. Le elezioni politiche videro ancora un successo della Lega Nord, con calo della Democrazia Cristiana, stasi del psi e ridimensionamento del pds rispetto alle aspettative. A partire da quell'anno però si fecero sentire massicciamente gli effetti delle indagini della magistratura ("tangentopoli") su moltissimi uomini politici accusati di corruzione, tra i quali Craxi, Forlani, Gava, De Lorenzo, Scotti. Il risultato fu, nelle elezioni amministrative parziali, il tracollo della dc e del psi. La prima, nel 1994, si trasformò nel Partito Popolare Italiano; il secondo letteralmente scomparve. Sempre nel 1994 il Movimento Sociale Italiano si trasformò in Alleanza Nazionale, mentre comparve il nuovo partito di Forza Italia guidato dall'imprenditore **Silvio Berlusconi**. In marzo Forza Italia, an e Lega Nord dettero vita a un governo di centro-destra, destinato però a cadere in dicembre per la dissociazione della Lega Nord. Dopo un governo tecnico guidato da Dini, le elezioni del 1996 hanno affidato il governo alla coalizione di centro-sinistra dell'Ulivo, guidata da **Romano Prodi**. La medesima coalizione ha continuato ad esprimere l'esecutivo nonostante il cambio del premier, verificatosi nel 1998, che ha visto Massimo D'Alema subentrare a Prodi. La legislatura è terminata con il governo di Giuliano Amato. Alle elezioni politiche del maggio 2001 si è registrato il netto successo della coalizione della Casa della Libertà, che ha portato alla formazione del governo di centro-destra presieduto da Silvio Berlusconi (giugno 2001). Nel 2004, l'esecutivo del leader di Forza Italia ha superato il precedente primato di durata in carica di 1058 giorni, che risaliva al primo governo Craxi e lo ha portato a 1410 giorni. Dalle elezioni politiche della primavera 2006 è uscita vincitrice di stretta misura una coalizione di centro-sinistra guidata da Romano Prodi, che ha assunto la guida del governo, rimasto in carica due anni. Le elezioni politiche della primavera 2008 hanno visto contrapporsi due nuove formazioni politiche: il Partito democratico di centro-sinistra guidato da Walter Veltroni e il Popolo delle Libertà di centro-destra di **Silvio Berlusconi**, che ha nettamente vinto il confronto ed è tornato al governo del Paese. Per la prima volta nella storia repubblicana in Parlamento non ci sono esponenti di forze politiche che si definiscono di sinistra. Nel novembre 2011 Berlusconi si dimette e viene varato un governo tecnico guidato dal neosenatore a vita **Mario Monti**. A Monti, nel 2013 succede il democratico Enrico Letta, che guida un governo delle "larghe intese" cui partecipano le principali forze del centrosinistra e del centrodestra. Sfiduciato Letta, nel febbraio 2014 gli subentra il compagno di partito non ancora quarantenne **Matteo Renzi**.

7.2.12 | Il Mondo contemporaneo: i nuovi assetti dei secoli XX e XXI

La dissoluzione dell'URSS

Il primo dopoguerra fu dominato in URSS dalla figura di **Stalin**. Sotto la sua guida, la politica repressiva fu attuata con grande determinazione e si estese a tutti i Paesi del Blocco comunista. Alla morte di Stalin venne inaugurata una direzione collettiva del Paese da parte dei più alti funzionari del Partito comunista, tra i quali emerse poi **Nikita Kruscev**. Divenuto unico arbitro della scena politica, egli si impegnò per l'attuazione di una politica di distensione nei confronti degli Usa, fondata sulla possibilità di una pacifica coesistenza, e di **destalinizzazione** dello Stato sovietico. Kruscev, pur reprimendo con la forza la rivolta ungherese del 1956, avrebbe garantito una maggiore autonomia ai diversi partiti comunisti. Sul piano interno egli propose un severo esame dell'opera di Stalin e della sua condotta politica sia estera sia interna. In economia Kruscev sostenne con energia il rapidissimo incremento del settore industriale sovietico, diventato uno dei più forti al mondo. In particolare, egli favorì l'incremento della produzione dei beni di consumo in modo tale da migliorare il basso tenore di vita della popolazione sovietica. Questa strategia diede però scarsi risultati sul piano delle condizioni di vita del cittadino medio, anche se a essa corrispose un notevole progresso scientifico e tecnologico, che avrebbero visto i sovietici lanciare il primo satellite artificiale, lo **Sputnik**. Quattro anni dopo l'astronauta **Yuri Gagarin** fu il primo uomo a compiere un volo orbitale intorno alla Terra. Malgrado questi successi, nel '64 Kruscev fu improvvisamente destituito e l'URSS tornò sotto la direzione collegiale di un gruppo di tecnocrati, tra cui si sarebbe presto distinto **Leonid Breznev**, il quale accentrò tutto il potere nelle proprie mani e istituì il culto della propria personalità. Egli si trovò nel 1968 ad affrontare la questione della **Cecoslovacchia** ("Primavera di Praga"), dove il partito comunista locale aveva cercato di riformare la vita economica del Paese. Teorizzando la dottrina della "sovranità limitata" degli Stati socialisti, in base alla quale i Paesi socialisti avevano il diritto di intervento nelle questioni interne di un membro dell'alleanza che deflettesse dalla giusta via, Breznev inviò le truppe del Patto di Varsavia a stroncare il nuovo corso socialista. Fu l'inizio di una politica aggressiva in tutto il mondo, basata sul riarmo, su alleanze con i regimi antioccidentali e su interventi militari diretti o in sostegno di altri alleati. Nel 1979 però l'invasione dell'**Afghanistan** si rivelò una trappola fatale, come già era stato il Vietnam per gli USA; le truppe sovietiche, subendo forti perdite, restarono per anni immobilizzate dall'efficace guerriglia dei *mujaheddin* e si arresero nel 1989. Nel 1977 una nuova costituzione aveva ribadito il primato del partito unico nello Stato, mentre si intensificavano le persecuzioni contro i dissidenti (Solzenitsyn, Sacharov).

Morto Breznev, nel 1982 si ebbero le brevi presidenze di **Andropov** e **Cernenko**, a cui seguì nel 1985 **Gorbaciov**. Egli, constatando i fallimenti del regime, intraprese una politica di trasformazione economica (*perestrojka*) e trasparenza della gestione del potere (*glasnost*). Si ebbero così nel 1989 le prime elezioni libere, la fine delle persecuzioni per motivi ideologici, gli storici incontri per il disarmo nucleare con Reagan a Ginevra nel 1985 e a Reykjavik nel 1986, il ritiro dall'Afghanistan e lo scioglimento del Patto di Varsavia. Tuttavia, questa nuova politica "liberalizzatrice" lasciò emergere in tutta la loro forza tensioni, aspirazioni e problemi a lungo repressi dal regime. Esplosero conflitti interetnici, spinte secessioniste, scioperi. Nel 1989 Gorbaciov "consentì" il primo governo non comunista in un Paese del Patto di Varsavia, la Polonia, e la nascita del pluralismo politico in Ungheria. Si ebbe poi il distacco dall'URSS dei Paesi baltici, Estonia, Lettonia e Lituania. Nel 1991 i comunisti e ambienti militari tentarono un **colpo di Stato** restauratore a Mosca, giungendo a sequestrare lo stesso Gorbaciov; mentre gran parte della popolazione rimaneva sostanzialmente indifferente, il presidente dello stato federato russo **Boris Eltsin** si distinse nella resistenza cittadina ai golpisti, che infine prevalse e portò all'arresto dei capi della cospirazione e alla liberazione di Gorbaciov. Ormai, però, il suo tentativo di rinnovare il comunismo e l'URSS era fallito. Il partito comunista sovietico fu messo al bando e i suoi beni confiscati mentre l'Ucraina si staccò dall'URSS. Nel dicembre 1991 Gorbaciov rassegnò le dimissioni da presidente e il 26 dicembre dello stesso anno l'**URSS venne sciolta**. La necessità di integrare le economie degli Stati che componevano l'URSS impose di costituire una comunità politico-economica, la Comunità degli Stati Indipendenti (**CSI**), nella quale, come già ai tempi dell'URSS, il ruolo guida era della Federazione russa. **Eltsin** restò alla guida della Russia fino alla fine degli anni Novanta, lasciando dal 2000 la presidenza e la guida del Paese a **Vladimir Putin**. Nel 2008 Putin, terminati due mandati presidenziali, ha lasciato il posto al suo giovane delfino **Dimitrij Medvedev** ed è diventato primo ministro. Nel marzo 2012 **Putin** è tornato al Cremlino come Presidente della Federazione russa. Nel febbraio 2014 la Russia ha occupato militarmente la **Crimea**, sottraendola all'Ucraina. Nei mesi seguenti gli scontri armati si sono spostati nell'area del Donbass, dove c'è una forte presenza di popolazione russa.

I Paesi dell'Europa dell'Est e il crollo del comunismo

Nel dopoguerra l'Europa dell'Est, interamente sottoposta all'influenza sovietica, si strutturò in Stati denominati "democrazie popolari", in realtà regimi oppressivi di matrice comunista, legati per la politica estera, e assai spesso anche per quella interna, ai dettami dell'URSS. In essi fu conculcata ogni opposizione e diversità politica e ideologica e imposta un'economia di stampo collettivista, anch'essa improntata al modello sovietico.

Inclusi nel Patto di Varsavia, questi Paesi cominciarono a staccarsi dall'Urss già prima della dissoluzione sovietica del 1991. Tranne la Polonia, che aveva avviato una transizione democratica già prima della caduta del Muro di Berlino del 1989, gli altri Stati – **Ungheria, Romania, Bulgaria e Cecoclovacchia, dal 1993 divisa in Repubblica Ceca e Slovacchia** – cambiarono forme di governo dopo l'implosione sovietica, in forme tutto sommato pacifiche (tranne nel caso della Romania, dove Ceausescu, leader incontrastato dal 1965, fu assassinato dopo un processo sommario. Tutti questi Paesi entrarono in seguito nell'Unione europea.

Diversi sono invece i casi di **Jugoslavia** e **Albania**, stati che già in piena guerra fredda si erano staccati dall'orbita sovietica.

La Repubblica federale socialista di Jugoslavia cominciò a disgregarsi dopo la morte di Tito nel 1980 e nel decennio successivo fu teatro di una sanguinosa guerra civile protrattasi dal 1991 al 1999, che portò all'indipendenza di Slovenia e Croazia nel 1991, e in seguito di Bosnia-Erzegovina (teatro di gravi crimini contro i civili musulmani e dell'assedio di due anni e mezzo di Sarajevo), Macedonia, Kosovo e Montenegro, l'ultimo Stato a staccarsi dalla Serbia, che in precedenza era la nazione egemone della Federazione. I primi Stati della ex Jugoslavia e entrare nell'Unione europea sono stati la Slovenia (2004) e la Croazia (2013).

Dopo la morte del padre-padrone Hoxta, invece, l'Albania ha visto un grande flusso di emigrazione verso l'Italia e avviato una faticosa transizione verso un governo di tipo occidentale, entrando nella Nato (2009) e avvicinandosi alle istituzioni comunitarie.

L'Europa occidentale negli anni recenti

Il processo d'integrazione europea, iniziatosi nel dopoguerra con una serie di trattati economici e militari, è culminato nell'istituzione Comunità Economica Europea (CEE), poi evolutasi nell'Unione Europea (1991). Si è trattato di un cammino lungo, tutt'ora in corso, non privo di incertezze. Le tendenze dominanti dell'ultimo ventennio sono state la spinta all'allargamento della Comunità, la crisi ideologica del comunismo e, con la fine della guerra fredda e del mondo "bipolare", l'acquisizione di un'accresciuta importanza politica dell'Europa. Problemi comuni ai Paesi membri sono invece la disoccupazione, l'emigrazione dal Terzo Mondo, l'accentuata concorrenza economica giapponese.

Francia

L'elezione alla presidenza della Repubblica di **François Mitterand** nel 1981 ha segnato la fine del gollismo. Mitterand è stato infatti eletto dall'Unione delle sinistre formata dai socialisti, dei quali egli era leader, e dai comunisti. Rieletto presidente nel 1988, Mitterand ha portato avanti una politica economica volta a rafforzare il controllo statale dell'economia e rivelatasi fallimentare. Migliori risultati sono venuti in politica estera: l'impegno nel Ciad, in Libano e nel Golfo Persico, la partecipazione alla Guerra del Golfo (1991); attiva è stata la collaborazione alla riunificazione della Germania, con la quale sono state intrattenute relazioni molto strette, e la spinta all'integrazione europea, verso la quale però il popolo francese si è mostrato invece piuttosto tiepido, tanto che il referendum per la ratifica del Trattato di Maastricht è stato vinto con poco più del 50%. Nel 1993 le elezioni politiche sono state vinte dal gollista **Balladur**, ed è iniziata così una difficile "coabitazione" tra un presidente di sinistra e un primo ministro di destra. Nel 1995 il gollista **Chirac** ha sostituito alla presidenza Mitterand (morto poi nel 1996), ponendo fine a questa coabitazione. Una situazione simile si è successivamente riproposta, se pur in senso inverso, nel 1997, quando il socialista **Jospin** ha ottenuto l'incarico di Primo ministro. Nel 2002 Chirac è stato riconfermato per un altro mandato settennale all'Eliseo e, dopo la sconfitta elettorale del centro-sinistra, il governo è guidato da un primo ministro (**De Villepin**) appartenente al suo stesso partito politico, quello gollista. Nel 2007 il conservatore **Nicolas Sarkozy** è diventato presidente della Repubblica. Nel 2012 gli è succeduto il socialista **François Hollande.**

Gran Bretagna

Momento significativo nella storia britannica recente è stato il 1979, con la vittoria dei conservatori di **Margaret Thatcher**, la quale vincendo poi una seconda (1983) e una terza volta (1987) le elezioni ha guidato il governo fino al 1990. La sua è stata una politica neoliberale, antistatalista e conservatrice, che ha portato a massicce privatizzazioni nell'economia, allo scontro, molto aspro ma vincente, con i sindacati, allo smantellamento dello "Stato assistenziale" (pagato con un deciso peggioramento dei servizi sociali) e all'impedimento di ogni tentativo di integrazione della Gran Bretagna nella Comunità Europea. Nel 1982 la Thatcher intraprese la guerra delle Falkland contro l'Argentina per il possesso delle isole omonime. La guerra, vinta, fu abilmente sfruttata dalla Thatcher per rinsaldare il suo potere interno, cavalcando lo spirito nazionalistico inglese. Nel 1990 le subentrò alla guida del partito e del governo **John Major**, che ne ha continuato la politica smorzando però i toni antieuropei, tanto da consentire la ratifica del Trattato di Maastricht (1992). Nel 1990 si è avuta la partecipazione alla guerra contro l'Irak. A partire dallo stesso anno si è avuta altresì una serie di grossi scandali che hanno coinvolto sia il governo sia la monarchia, alienando le simpatie di molti sudditi nei confronti delle due istituzioni. Una ferita sempre aperta è rimasta quella dell'Irlanda del Nord, alla ricerca di una propria indipendenza e afflitta da atti di terrorismo ed episodi di guerriglia. Negli anni recenti il governo laburista inglese di **Tony Blair** (1997, riconfermato premier nel 2002) si è risolto a intavolare trattative con il **Sinn Fein**, cioè il partito dell'indipendenza. Nello stesso anno si è avuta la storica apertura del Tunnel sotto la Manica, che ha posto fine all'isolamento insulare della Gran Bretagna. Nel 2007 il laburista **Gordon Brown** è succeduto a Blair nell'incarico di premier. Nel 2010 il conservatore **David Cameron**, grazie all'alleanza coi demoliberali di Nick Clegg, è diventato il nuovo premier britannico.

Dalle due Germanie all'unificazione

Nella **Germania Occidentale** nel 1969 salì al governo il socialdemocratico **Willie Brandt**, che avviò la cosiddetta *Ostpolitik*, cioè un'apertura politica, dotata però anche di una notevole importanza economica, verso i Paesi dell'Est Europa. Si ebbe così il riconoscimento della Repubblica Democratica Tedesca e il riconoscimento dei confini sull'Oder-Neisse con la Polonia. Nel 1974 a Brandt successe **Schmidt**, a sua volta socialdemocratico, che si trovò ad affrontare una crisi economica (risolta tramite il raggiungimento di un'intesa tra lavoratori e imprenditori, detta "cogestione"), una serie di atti di terrorismo e la crescita nel mondo giovanile di movimenti pacifisti e verdi. Nel 1982 è salita al potere la Democrazia Cristiana di **Helmut Kohl**, che non ha rinunciato né alla cogestione né all'apertura verso Oriente, pur ospitando i missili nucleari americani sul territorio tedesco per controbilanciare quelli sovietici. Quanto alla **Germania Est**, essa vide dopo la costituzione in Stato a sé stante (7 ottobre 1949) la presa del potere da parte del partito comunista e, da allora una serie di fughe di cittadini all'Ovest, per impedire le quali venne costruito nel 1961 il famigerato muro di Berlino. Fu proprio il "crollo" del muro nel 1989 a diventare il simbolo della fine dei regimi comunisti europei e della fine della guerra fredda e, come è stato giustamente detto, della definitiva conclusione della seconda guerra mondiale. Il nuovo corso gorbacioviano ha permesso la **riunificazione delle Germanie**, fortemente voluta dal popolo tedesco sull'onda di un ritrovato orgoglio nazionale e dell'entusiasmo per quella che sembrava, ed è stata, l'apertura di una nuova epoca mondiale. Passato l'entusiasmo, i tedeschi si sono trovati però alle prese con il costo pesantissimo della riunificazione, a causa dell'arretratezza del settore orientale del Paese e alla sua incapacità di aprirsi al libero mercato. Ne è seguita tra il '91 e il '94 una crisi economica, con una fortissima disoccupazione che ha alimentato una serie di atti di violenza contro gli immigrati del Terzo Mondo, accusati di sottrarre lavoro ai tedeschi. Dopo il '92, recuperato appieno il suo ruolo di gigante economico, la Germania è passata, dapprima timidamente, a occupare una posizione adeguata anche sul piano politico internazionale. Non ha preso parte militarmente alla guerra del Golfo del 1990, ma, nel quadro dei suoi impegni con la Nato e l'ONU, ha inviato contingenti in Somalia e in Bosnia. Nel 1992 ha ratificato il Trattato di Maastricht. Dal 1998 Cancelliere tedesco è **Gehrard Schröder**. Nel 2005, dopo un sostanziale pareggio elettorale tra socialdemocratici (SPD) e cristianodemocratici (CDU), entrambi attestati al 32% delle preferenze, **Angela Merkel** (leader della CDU) ha assunto il ruolo di Cancelliere tedesco. Nel 2009 è stata riconfermata Cancelliere. E anche nel 2013 la Merkel ha mantenuto il Cancellierato.

Spagna

Dal 1982 al 1993 il governo spagnolo è guidato dal socialista **Felipe Gonzales**, che vince le elezioni per quattro legislature consecutive e modernizza notevolmente il Paese. Resta irrisolto il problema del terrorismo basco, che continua a mietere vittime. Dal 1996 al 2004 la Spagna è guidata invece dal popolare **José Maria Aznar**, cui nel 2004 succede il socialista **Luis Zapatero** riconfermato in carica nel 2008. Anche in seguito alla grave crisi economica di fine decennio, nel novembre 2011 torna a vincere le elezioni il partito popolare con **Mariano Rajoy**. Nel 2014, il re Juan Carlos di Borbone, travolto da scandali sulla sua vita privata, si è dimesso lasciando dopo 39 anni la guida della monarchia al figlio **Felipe di Borbone**.

Il Medioriente

Dagli anni '60 del Novecento, il Medioriente è stato costantemente una delle zone più "calde" del globo, che per la contrapposizione tra popoli diversi, gli integralismi religiosi e gli interessi economici legati alla presenza di ricchissimi giacimenti di petrolio ha visto svolgersi diverse guerre e instaurarsi uno stato di crisi permanente.

Il conflitto arabo-israeliano

Lo Stato di Israele venne costituito ufficialmente dall'ONU nel 1947, tramite la spartizione della Palestina, subito messa in dubbio dall'attacco di diversi Stati arabi con la prima guerra araba del 1948. Seguirono altri conflitti: la guerra del 1956, quella del 1967 detta **guerra dei sei giorni**, quella del 1973 detta **guerra del Kippur**. La situazione era aggravata dall'esistenza di migliaia di palestinesi, negli anni costantemente aumentati di numero, rimasti senza patria a seguito della costituzione di Israele. Essi compivano continui attentati terroristici, non ancora cessati del tutto oggi, contro gli ebrei, ai quali questi ultimi replicavano con azioni di guerra. Nel 1982, la reazione israeliana portò all'invasione del Libano dove i terroristi avevano molte basi. In aggiunta, le vittorie militari degli israeliani avevano portato alla conquista di territori, che vennero rapidamente colonizzati da nuclei di israeliani. Nel 1991 Israele saggiamente, pur aggredito dall'Irak, non si lasciò coinvolgere nella guerra del Golfo e, infine, nel 1993 iniziarono trattative di pace con l'**OLP** (Organizzazione per la Liberazione della Palestina), grazie alla mediazione statunitense, destinate ad avere successo nonostante le forti opposizioni dei radicali di entrambe le parti e l'esplosione di una continua serie di atti di violenza tra cui la ripresa dell'*intifada* o rivolta delle pietre (prima fase 1987, seconda e più intensa dal 2000) e l'assassinio del premier israeliano **Yitzhak Rabin** da parte di un colono ebreo fondamentalista nel 1995. Malgrado l'istituzione di una **Autorità Nazionale Palestinese** nel 1996, e il succedersi di proposte, piani e tentativi (tra cui la *Road Map* nel 2003), il problema di uno Stato autonomo palestinese non era stato ancora risolto al momento della morte dello storico leader politico **Yasser Arafat** nel novembre 2004. Nel 2005, con l'abbandono da parte di Israele del progetto di costruire un muro intorno ai territori controllati dall'ANP e soprattutto con il ritiro delle truppe israeliane dalla Striscia di Gaza (occupata nel 1967), un passo decisivo per risolvere politicamente il lungo conflitto sembra essere stato finalmente compiuto. Nell'estate 2006, dopo il sequestro di due soldati israeliani da parte delle milizie islamiche filopalestinesi e filoiraniane **Ezbollah** stanziate nel Libano del sud, c'è stata una guerra di 35 giorni tra Israele e Libano, conclusasi senza vincitori né vinti. Al termine del conflitto una forza internazionale di pace dell'ONU (di cui fa parte un contingente italiano) è stata inviata nel Libano del sud per cercare di regolare pacificamente i rapporti bilaterali. Per la prima volta dal 1948 l'esercito di Israele non è però riuscito a sbaragliare gli avversari arabi e il premier **Ehud Olmert**, succeduto al falco **Ariel Sharon**, guida di Israele dal 2001 al 2006 costretto alle dimissioni per motivi di salute, è stato aspramente criticato per la battuta d'arresto della macchina bellica israeliana. Sempre dal 2007 presidente dello Stato di Israele è il laburista **Shimon Peres**. Tra dicembre 2008 e gennaio 2009 l'operazione "Piombo fuso" ha visto l'esercito israeliano bombardare e invadere la Striscia di Gaza (più di 1500 morti e 5000 feriti palestinesi) per colpire il governo palestinese guidato da **Hamas**, partito ritenuto complice dei terroristi arabi che vogliono la distruzione di Israele.

La causa palestinese viene appoggiata anche dai gruppi terroristici legati al fondamentalismo islamico, le cui azioni sono cresciute durante l'ultimo decennio del Novecento. Il più noto e pericoloso di questi gruppi, **Al Qaeda** (la base), si è reso responsabile degli attentati terroristici contro gli USA dell'11 settembre 2001, che hanno provocato oltre 3000 vittime civili e distrutto le Twin Towers a New York. In risposta, gli USA hanno guidato un attacco contro l'**Afghanistan**, retto dal 1996 dal regime fondamentalista musulmano dei taliban, protettori dei terroristi capitanati da **Osama bin Laden** (ucciso da un commando della Cia in Pakistan nel 2011). Il governo dei taliban è caduto nel dicembre 2001 dopo l'invasione di una coalizione internazionale guidata dalle forze anglo-americane. Dal 2002, Presidente afgano è il moderato **Hamid Karzai**. Truppe Nato continuano a presidiare il Paese, dove ancora è forte la presenza di talebani. Nel 2014 a Karzai succede **Ashraf Ghani**.

La guerra tra Iran e Irak

Nel 1979, finì in Iran il regime dello scià, amico delle potenze occidentali e fautore di una politica di modernizzazione, e ritornò in patria il leader religioso esiliato, l'ayatollah **Khomeini**. Venne così instaurata una repubblica islamica basata su rigidi principi sciiti, e iniziò una politica di ostilità contro gli occidentali, culminata nel 1981 nel sequestro del personale dell'ambasciata americana e in una serie di atti di terrorismo. Nel 1980 iniziò una guerra, peraltro mai ufficialmente dichiarata, contro l'Irak guidato da Saddam Hussein. Durata fino al 1988, la guerra ha avuto costi umani altissimi e non ha avuto vincitori. L'Iran è rimasto una Repubblica islamica, e dal 1997 è guidata dallo sciita moderato **Mohammad Khatami**. Nel 2005 con l'elezione alla presidenza della Repubblica dell'ultraconservatore **Mahmoud Ahmadinejad**, si è registrata una svolta che potrebbe portare alla fine dei timidi tentativi di apertura e modernizzazione della società iraniana fatti dal suo predecessore e a nuove tensioni in campo internazionale, in particolare in seguito alla decisione di riprendere il programma nucleare. Nel 2013 gli è succeduto il moderato **Hassan Rouhani**, che ha avviato una politica estera di dialogo con l'Occidente, in primo luogo gli Usa.

La guerra del Golfo e il Medio Oriente

Nel 1979, in Irak **Saddam Hussein** instaurò un regime dittatoriale, caratterizzato da feroce repressioni contro ogni dissenso politico e contro le minoranze etniche di curdi e sciiti. Forte di forniture sovietiche, Saddam condusse una guerra, senza peraltro vincerla, contro l'Iran tra il 1980 e il 1988. Nel 1990 invece l'Irak invase il Kuwait, Paese piccolo ma ricchissimo di petrolio. L'intenzione dichiarata era di procedere all'annessione; di fatto furono commessi saccheggi ed efferatezze contro la popolazione, oltre a devastazioni gratuite. Nel 1991 una forte coalizione internazionale, che comprendeva anche Paesi arabi, scacciò le truppe irachene infliggendo loro gravi danni. Non si determinò però la caduta del regime di Saddam, cosicché negli anni successivi le tensioni sono continuate. Nel 1993 gli USA hanno lanciato un secondo attacco missilistico, più limitato. Venti di guerra si sono avuti ancora nel 1998. Dopo il pubblico plauso agli attacchi terroristici contro gli USA dell'11 settembre 2001, nuovi venti di guerra sono tornati a minacciare il sempre più isolato regime di Saddam Hussein. Nel 2003 esso è difatti crollato in seguito all'invasione delle truppe statunitensi e britanniche. La difficile transizione dall'occupazione militare straniera alla normalizzazione si è faticosamente avviata in Irak con il regolare svolgimento delle elezioni politiche nel gennaio 2005. Nello stesso anno, il curdo **Jalal Talabani** è stato eletto presidente della Repubblica ed è stato formato un governo non controllato direttamente dalle truppe di occupazione anglo-americane. Alla fine del 2006 **Saddam Hussein** è stato impiccato. L'Iraq rimane il terzo maggior produttore di petrolio del mondo, anche se ancora la guerriglia interna sannita e jihadista tiene in scacco il governo centrale. A Talabani nel 2014 è succeduto **Fuad Masum**, curdo del suo stesso partito.

Siria

Governata dal partito nazionalista e socialista panarabo dal 1963 e poi con pugno di ferro da **Hafiz al-Assad** dal 1970 al 2000, la Siria è infine passata sotto il controllo del figlio del rais, **Bashar al-Assad**. A partire dal 2011, in coincidenza con la primavera araba che ha portato alla caduta dei regimi presidenziali in Egitto, Tunisia e Libia, si sono scatenate sommosse contro Assad, che ha reagito contro le manifestazioni della società civile usando la forza (anche armi chimiche) e scatenando una sanguinosa guerra civile che ha messo in ginocchio il Paese del Vicino oriente. Dal 2013 la situazione è peggiorata anche in seguito ai successi dell'**Isis**, lo Stato islamico dell'Iraq e del Levante, di matrice fondamentalista, che proprio in Siria ha ottenuto il controllo di diverse città, istituendo propri governatorati e califfati.

Suggerimenti

Al fine di ottimizzare il punteggio nelle domande di storia risultano utili i seguenti suggerimenti.

- Il **ripasso** deve essere prevalentemente basato sugli aspetti forse meno interessanti della storia, ossia sulle **singole nozioni**: eventi, personaggi, date ecc.
- Nel caso in cui non si conosca la risposta esatta e si abbia una conoscenza superficiale dell'argomento oggetto del quesito, **procedere per eliminazione** delle alternative palesemente errate, in modo da ridurre il numero di risposte tra cui si è incerti e aumentare così la probabilità di individuare la risposta corretta scegliendo casualmente.

7.3 | Letteratura italiana

Le domande di letteratura, anch'esse formulate a risposta multipla, sono prevalentemente di tipo nozionistico e vertono soprattutto su opere e autori del secolo XIX e XX. In alcuni casi, è possibile incontrare anche quesiti che riguardano il contenuto o la trama di romanzi, poemi, opere letterarie. Assenti sono invece le domande relative all'interpretazione e alla critica letteraria.

Di seguito viene riportata l'impostazione più frequente delle domande di letteratura, a cui si aggiungono alcuni esempi commentati.

- Chi è l'autore di …?
- Quale delle seguenti opere è stata scritta da …?
- A quale delle seguenti correnti letterarie appartiene il poeta/romanziere …?
- In quale epoca è vissuto il poeta/romanziere …?
- Dove è nato il poeta/romanziere …?
- Di che nazionalità è il poeta/romanziere …?
- Il romanzo/racconto/commedia … narra la storia di …
- Chi è il protagonista del romanzo …?

Esempi

1 Uno dei titoli proposti NON appartiene all'autore al quale viene qui attribuito:

A *La Storia* – Elsa Morante
B *Uomini e no* – Dacia Maraini
C *La cognizione del dolore* – Carlo Emilio Gadda
D *Le vergini delle rocce* – Gabriele D'Annunzio
E *Il giorno della civetta* – Leonardo Sciascia

L'abbinamento scorretto è quello relativo a Uomini e no, romanzo di Elio Vittorini pubblicato nel 1945 e considerato il primo testo narrativo dedicato all'esperienza resistenziale (risposta corretta B). La più famosa opera di Dacia Maraini è il romanzo storico La lunga vita di Marianna Ucria (1990).

2 Di quale autore russo fu contemporaneo Giosue Carducci?

A Boris Pasternak
B Aleksandr Puskin
C Lev Tolstoj
D Aleksandr Solzenicyn
E Nikolaj Gogol

Dei cinque autori russi citati nelle alternative l'unico che fu contemporaneo di Giosue Carducci (1835-1907), il poeta toscano delle Odi barbare insignito del premio Nobel per la letteratura nel 1906, fu il romanziere Lev Tolstoj (1828-1910), autore tra l'altro dei famosi romanzi Guerra e pace e Anna Karenina. La risposta esatta è la C.

3 Quale dei seguenti autori italiani non ha mai vinto il Premio Nobel per la letteratura?

A Grazia Deledda
B Giacomo Leopardi
C Giosue Carducci
D Luigi Pirandello
E Salvatore Quasimodo

Il Premio Nobel è stato istituito nel 1901, mentre Leopardi è morto nel 1837; quindi la risposta esatta è la B.

4 Chi è l'autore della raccolta lirica *Oboe sommerso*?

A Salvatore Quasimodo
B Alfonso Gatto
C Francesco Jovine
D Eugenio Montale
E Dante Alighieri

Oboe sommerso è una famosa collezione di poesie ermetiche, circostanza che permette in prima battuta di restringere la scelta alle alternative A e B, cioè ai soli poeti ermetici presenti. Più precisamente, la risposta corretta è la A. Tra i rimanenti autori, almeno Jovine poteva essere facilmente scartato, perché non è stato un poeta.

5 Chi è l'autore del romanzo *Se questo è un uomo*?

A Franz Kafka
B Hermann Hesse
C Thomas Mann
D Primo Levi
E Dino Buzzati

La risposta esatta è la D. In quest'opera, scritta nel 1947, Primo Levi narra la sua esperienza di internato nel lager nazista di Auschwitz e della lotta contro l'annientamento fisico e spirituale.

6 Individuare quale delle seguenti opere NON appartiene al genere letterario delle altre.

A *Il processo*
B *La fattoria degli animali*
C *La montagna incantata*
D *L'uomo senza qualità*
E *I fiori del male*

Le alternative riportano cinque capolavori della letteratura mondiale. *Il Processo* (alternativa A) è un romanzo di Kafka pubblicato nel 1925 il cui protagonista è il celebre Josef K, processato per motivi non chiari. *La fattoria degli animali* (alternativa B) è un romanzo satirico di George Orwell pubblicato nel 1947; il riferimento polemico dell'intero romanzo è la dittatura staliniana che ha tradito gli ideali della rivoluzione; *La montagna incantata* (alternativa C) è un romanzo di Thomas Mann pubblicato nel 1924 mentre Robert Musil è l'autore del romanzo incompiuto, pubblicato fra il 1930 e il 1943, *L'uomo senza qualità* (alternativa D). *I fiori del male* è un'opera del poeta francese Charles Baudelaire; non si tratta però di un romanzo ma di una raccolta poetica e quindi l'alternativa da scegliere è la E.

Anche per la sezione di letteratura, è utile disporre di una sintesi che costituisca un'utile punto di riferimento (e di partenza per eventuali approfondimenti) per il ripasso delle nozioni.

7.3.1 | Gli esordi

I più antichi documenti scritti in lingua italiana risalgono agli ultimi anni del secolo VIII o ai primi anni del secolo IX. Si tratta di un esiguo numero di carte, scritte consapevolmente in due diversi livelli linguistici, latino e volgare italiano. Proprio dal latino ha origine la lingua italiana, al pari delle altre lingue romanze, attraverso un processo plurisecolare che vede il latino corrompersi in varietà vernacolari e l'italiano emergere da queste, in un'opera di ricostruzione, affinamento, unificazione.

Solo nel XIII secolo si producono testi in volgare di un certo valore letterario e la letteratura italiana ai suoi esordi comincia a diversificarsi in vari filoni: quello della poesia religiosa, quello didattico-allegorico, quello della lirica d'arte e quello della prosa.

7.3.2 | Il Medioevo

Il Medioevo è compreso convenzionalmente tra il 476, anno della caduta dell'Impero d'Occidente, e il 1492, anno ricco di avvenimenti di grande portata (i principali: morte di Lorenzo il Magnifico e primo viaggio di Colombo nelle Americhe). Dal Mille fino al secolo XIV circa, l'economia è in espansione: è questo il mondo dei Comuni, della nuova borghesia e di fervidi sviluppi culturali.

Tutto il Medioevo è permeato dalla spiritualità cristiana e percorso da fermenti religiosi. A questo proposito merita menzione **Gioacchino da Fiore** (1130-1202), monaco cistercense che concepiva la storia in maniera ciclica distinguendo tre età, ognuna caratterizzata dal regno di ciascuna delle tre persone della Trinità. Gioacchino profetizzava l'avvento dell'età dello Spirito Santo e interpretava la Chiesa temporale come simbolica prefigurazione del vero cristianesimo, la cui venuta avrebbe coinciso con la purificazione di tutta l'umanità. Autore di opere di carattere dottrinario in latino, il monaco cistercense esercitò un'enorme influenza su tutto il Medioevo.

La lirica religiosa

È un tipo di poesia molto diffusa nel Medioevo, interpretata da numerosi artisti. Tra i maggiori:

S. Francesco (1181-1226). Legato ai principi evangelici della povertà e dell'amore verso il prossimo, rinnovò profondamente il cristianesimo. Dal punto di vista letterario, viene ricordato per la composizione del *Cantico delle Creature* (forse nel 1224), lirica ricca di semplicità e candore, non certo priva d'arte, considerata una delle prime opere capitali della poesia italiana.

Jacopone da Todi (1236-1306). Personalità inquieta, travagliata, tesa al congiungimento con Dio e al ripudio del male, del peccato e della vita stessa. Compose circa un centinaio di Laudi, ricche di misticismo. Tra le più famose: *O Signor per cortesia*; *Che farai, fra' Iacopone?* e *Il pianto della Madonna*.

La poesia popolare, giocosa, burlesca

La *poesia popolare* è un genere letterario diffuso più o meno in tutte le epoche. Gran parte di questa produzione è sopravvissuta in forma anonima. La *poesia giocosa e burlesca* non è invece sempre di ascendenza popolare: essa nasce dalla stessa matrice culturale della poesia cortese ed è un'arte matura e consapevole. Suoi rappresentanti sono:

Cielo d'Alcamo (secolo XIII). Poche le notizie disponibili su di lui. Fu con ogni probabilità un giullare. È autore di un famoso "contrasto" comico, di intento satirico, tra due popolani, intitolato *Rosa fresca aulentissima*.

Cecco Angiolieri (1258-1313 ca.). È il più famoso rimatore burlesco, ma seppe comporre anche sonetti "seri", a riprova di come la scelta per il burlesco fosse dotta e matura, in contrapposizione con la produzione cortese e religiosa. Suoi temi preferiti sono l'amore terreno, la taverna, i dadi, il lamento della povertà, l'esaltazione della ricchezza, l'irritazione contro il padre. Celebri sono i sonetti *Tre cose solamente* e *S'i' fossi foco*.

Il Cantar Cortese

L'influenza della poesia francese trobadorica si fece sentire anche in Italia. Oltre ad artisti italiani, che poetarono in lingua provenzale, come **Sordello da Goito**, **Lanfranco Cigala**, **Pier della Vigna**, l'imperatore **Federico II** e suo figlio **Enzo**, nacque in Italia un'autentica scuola poetica, quella del Cantar Cortese. Oggetto esclusivo del Cantar Cortese è l'amore, visto soprattutto nella dimensione sensuale, ma ingentilito dalla concezione della donna come essere superiore, quasi ella fosse feudataria e il poeta vassallo. Il centro di maggior diffusione di questo genere di lirica fu Palermo, sede della corte di Federico II, ove già erano attivi i poeti italiani in lingua provenzale, rispetto ai quali gli artisti del Cantar Cortese si differenziano non per una diversità di temi, ma per l'uso della lingua italiana. Questi poeti, che furono detti "siciliani" perché operarono sotto la protezione dell'imperatore, benché originari di un po' tutta la Penisola, ebbero i loro maggiori rappresentanti in: **Iacopo da Lentini**, **Guido delle Colonne**, **Rinaldo d'Aquino**.

Un'esperienza poetica per molti aspetti simile a quella della scuola siciliana si sviluppò in Toscana, la regione italiana a quel tempo più progredita nelle arti e nelle lettere. I poeti toscani cortesi più importanti sono **Guittone d'Arezzo**, **Bonagiunta Orbicciani**, **Chiaro d'Avanzati** e **Monte Andrea**. Essi sono anche detti "pre-stilnovisti", in quanto la loro poesia anticipa per diversi aspetti l'esperienza degli Stilnovisti di una generazione successiva.

Guittone d'Arezzo (1235 ca.-1294). Limitatamente alla sua produzione amorosa (di quella civile e religiosa si parlerà più oltre), occorre ricordare lo stile aspro, complesso e, persino, volutamente oscuro, che si ispira alla tendenza stilistica della lirica provenzale, il *trobar clus*, caratterizzata da modi ermetici e da un linguaggio ricercato.

Lo Stilnovo

Lo Stilnovo deriva dal Cantar Cortese. L'amore resta naturalmente il tema poetico privilegiato, anche se talvolta a esso si affiancano argomenti diversi (didattici, morali, politici) e, soprattutto, il poeta si esprime in un'ottica più interiorizzata e personalizzata, abbandonando quel gusto esasperato per i modelli e le regole che aveva contraddistinto il Cantar Cortese. La donna occupa sempre una posizione superiore rispetto al poeta; ora, tuttavia, viene idealizzata e raffigurata come un angelo che muove al bene il cuore dell'uomo. L'amore è invece considerato come un soggetto autonomo, talvolta simile a un'idea platonica oppure personificato, ma sempre come un'entità a sé stante, estranea al poeta e alla donna amata.

Lo Stilnovo è anche detto **Dolce Stilnovo** per sottolinearne un'altra esclusiva peculiarità, cioè la delicatezza dei toni e delle espressioni impiegate dal poeta, la soavità espressiva e la musicalità. L'utilizzo dell'aggettivo "dolce" si deve a Dante, che per primo ha identificato questa nuova corrente poetica, nata col Guinizzelli, a cui egli stesso ha aderito.

Guido Guinizzelli (1235 ca.-1276). È il caposcuola dello Stilnovo. A lui si devono la rottura con gli schemi cortesi e l'introduzione dei concetti della donna angelicata, la cui bellezza è emblema di quella di Dio, e del cammino di nobilitazione del poeta che, grazie all'amore, arriva alla virtù e alla salvezza dell'anima. Importante è la canzone *Al cor gentile rempaira sempre Amore*, vero e proprio manifesto dello Stilnovo.

Guido Cavalcanti (1260 ca.-1300). Amico di Dante, uomo politico influente prima di essere esiliato da Firenze, elaborò una rappresentazione tragica dell'esperienza sentimentale. L'amore è vissuto drammaticamente come passione che ottenebra la ragione e suscita la morte. Le canzoni più famose di Cavalcanti sono *Donna me prega*, *Perch'io no spero di tornar giammai* e il sonetto *Chi è questa che ven, ch'ogn'om la mira*.

Cino da Pistoia (1270 ca.-1336/7). Amico di Dante, dal quale fu esaltato come poeta eccelso, Cino merita un posto nella storia anche come grande giurisperito. La sua poesia è autobiografica come quella di Cavalcanti, ma meno metafisica e più umana. La rappresentazione che egli fa della donna è meno astratta.

Dante (1265-1321). Merita qui una menzione per i suoi esordi stilnovistici, concretizzatisi nelle liriche *Guido, i' vorrei*, *Per una ghirlandetta*, *Per quella via che la bellezza corre* e nel romanzo intimistico *La vita nova*.

La poesia didattica e allegorica

È un genere di poesia di importanza centrale nel Medioevo, in cui predomina la concezione di arte come strumento di diffusione di fede e di morale, operante magari con forme e immagini che simbolicamente celano verità superiori (è questa la figura retorica dell'*allegoria*, che tanta fortuna ha nell'arte medievale).

Brunetto Latini (1220 ca.-1294). Fu maestro riconosciuto di Dante. In questa sede deve essere ricordato per l'opera in versi *Il Tesoretto*, compendio enciclopedico in forma allegorica di etica, filosofia naturale e teologia. Scrisse anche in prosa i *Livres dou Tresor* in francese, una sorta di enciclopedia precettistica, e la *Rettorica*, in cui traduce e commenta alcune orazioni di Cicerone.

La prosa e la trattatistica

La produzione in prosa volgare è più tarda di quella in versi e compare solo nell'ultima parte del Duecento. L'influsso francese è notevole, come testimoniano le traduzioni delle gesta di cavalieri e crociati, delle leggende carolinge e bretoni (*chansons de geste*) e i *Livres* di Brunetto Latini. Tra gli autori più importanti si ricordano:

Guittone d'Arezzo (1235 ca.-1294). Rimatore toscano di ispirazione cortese, compose in poesia anche canzoni politiche e civili. A circa trent'anni, riscoprì la fede ed entrò nell'ordine dei Cavalieri di Santa Maria. Il cambiamento di vita si riflesse anche sulla sua produzione letteraria. Abbandonate le liriche d'amore, scrisse una serie di *Lettere* in prosa, contenenti sermoni morali, in uno stile acceso e retorico.

Marco Polo (1254-1324). Commerciante veneziano, da giovane fece viaggi nella Cina del Gran Khan, dove soggiornò per 24 anni ricoprendo alti incarichi, ammirando le meraviglie del luogo e apprendendo i costumi di quel Paese. Tornato in Italia, con l'aiuto del letterato Rustichello da Pisa, condensò la propria esperienza nel libro noto come *Il Milione*. L'opera fu scritta in francese, a riprova dell'influenza della Francia sulla cultura italiana del tempo.

Il Novellino. È un'opera di autore ignoto del tardo Duecento, che raccoglie cento novelle e aneddoti, ispirati spesso a personaggi storici o leggendari. Lo scritto si rivolge al mondo borghese dell'età comunale, con l'intento di istruirlo e di allietarlo.

Dino Compagni (1255-1324). Fu un importante uomo politico di Firenze, città della quale narrò le vicende occorse tra il 1280 e il 1312 nell'opera intitolata *Cronica delle cose occorrenti ne' tempi suoi*.

Principali autori della letteratura medioevale

Dante Alighieri (1265-1321)

Massimo poeta italiano, fu dotato di una personalità della cui rilevanza è impossibile dar conto in poche righe. Gli avvenimenti salienti della sua vita furono l'amore per Beatrice, l'attiva partecipazione alla vita politica di Firenze nella fazione guelfa bianca, l'adesione all'ideologia imperiale, l'inimicizia con papa Bonifacio VIII, l'esilio e il girovagare tra le corti di amici potenti. Morì esule a Ravenna, avendo sempre rifiutato ogni compromesso politico e morale.

Ampia fu la sua produzione letteraria. *La vita nuova* (1293) è un resoconto spirituale, che racconta dell'amore di Dante per Beatrice e della precoce morte di lei. Si tratta di uno scritto misto di prosa e di poesia (detto quindi *prosimetro*; le canzoni più celebri in essa contenute sono *Donne ch'avete intelletto d'amore* e *Tanto gentile e tanto onesta pare*), che rivela l'adesione di Dante allo Stilnovo. Le *Rime* sono un'opera non unitaria, che racchiude tutta la produzione in versi di Dante, dalla giovinezza fino alla piena maturità. Il *De vulgari eloquentia* (1303) è un libro incompiuto, scritto in latino, attraverso il quale l'autore rivendica al volgare un valore artistico e letterario. Ugualmente non finito è il *Convivio* (1304-1307): doveva essere un commento, in volgare, a quattordici sue canzoni, ma, dopo un trattato introduttivo, si arresta alla quarta canzone. La *Monarchia* (forse 1308) è un trattato politico in latino, in cui Dante espone compiutamente la teoria dell'indipendenza del potere imperiale da quello papale, sostenendo che entrambe le potestà discendono da Dio e hanno lo scopo di promuovere il bene temporale e spirituale dell'umanità. Le *Epistole* raccolgono tredici lettere scritte da Dante in tempi diversi e per scopi diversi. Infine la *Divina Commedia*, il capolavoro in tre cantiche (Inferno, Purgatorio e Paradiso), in cui Dante ha modo di esprimere al meglio le sue idee poetiche, filosofiche, politiche, morali, religiose, tutte simbolizzate da Beatrice, ora più che mai guida celeste alla salvezza dell'anima. L'opera è scritta in terza rima, metro inventato dallo stesso Dante.

Francesco Petrarca (1304-1374)

Personalità irrequieta, lontana dalle salde certezze di Dante, Petrarca ebbe una vita più tranquilla, ma non meno errabonda. Credente fervido e inquieto, oscillò con perenne insoddisfazione tra tensioni spirituali e godimento dei beni terreni, sempre con un sentimento pungente di vanità delle cose. La sua poesia fu molto apprezzata già dai contemporanei, tanto che nel 1341 venne solennemente incoronato poeta dal Senato di Roma, dopo che anche la Sorbona di Parigi gli aveva offerto il medesimo onore. A Napoli, invece, conseguì la laurea, sottoponendosi all'esame dell'anziano e dottissimo re Roberto d'Angiò. Per taluni aspetti, Petrarca anticipa l'Umanesimo: così è per il suo amore per i classici latini e greci, per la passione filologica, per il ripudio consapevole dell'età altomedioevale, considerata età di decadenza, per l'attenzione all'interiorità dell'uomo. Tuttavia è ancora medievale per la concezione dell'arte con finalità didascalica e della poesia come ricerca di verità religiosa. È chiaro quindi che per tali aspetti, Petrarca può essere considerato il simbolo della crisi e del trapasso dal Medioevo all'Umanesimo. Il *Canzoniere* rappresenta l'opera somma di Petrarca: fu composto tra il 1330 e il 1365, comprende 366 tra sonetti e altre poesie (la più famosa è la canzone *Chiare, fresche e dolci acque*), selezionate rigorosamente all'interno della sua più vasta produzione. Apparentemente il tema dell'opera è l'amore per Laura, che rappresenta a un tempo bellezza, arte, amore, gloria, peccato, onore, morte; in realtà il *Canzoniere* è la storia di un'anima inquieta e fragile, tesa tra l'ideale e la realtà, che attraverso una fitta rete di contraddizioni perviene all'incontro con Dio. I *Trionfi* (la cui elaborazione durerà fino alla morte) sono un'opera in terza rima, come la *Divina Commedia*, di sapore piuttosto medievale per il suo scopo pedagogico e l'affinità alle "visioni" medievali, dove l'autore immagina di assistere al trionfo dell'Amore, della Pudicizia, della Morte, della Fama, del Tempo e dell'Eternità. L'*Africa* (1338-1341), in latino, è un poema incompiuto che tratta della storia di Roma antica, proposta a modello di civiltà. Le *Epistolae metricae* sono sessantasei lettere in versi, composte dal 1331 al 1361, di vario argomento: politico, morale, autobiografico. Il *Secretum*, scritto in latino quasi di getto (1342-43), è una sorta di diario, nel quale Petrarca espone i suoi contrasti interiori e la sua ricerca di verità. Le *Epistolae*, infine, presentano una scelta, compiuta dall'autore stesso, di lettere scritte nel corso della sua vita.

Giovanni Boccaccio (1313-1375)

Nato nei dintorni di Firenze, in gioventù si trasferì a Napoli, città che amò molto e gli diede modo di osservare e conoscere i più svariati tipi umani. Grande erudito autodidatta e costantemente perseguitato dalla povertà, sperimentò l'amore per una donna (Fiammetta), che ritrasse nelle sue opere con tratti molto terreni, diversamente dalla Beatrice di Dante e dalla Laura di Petrarca. Tornato a Firenze, ebbe importanti incarichi per conto del Comune, tra cui quello di "leggere", cioè di esporre e di commentare, la *Divina Commedia*. Nella tarda maturità ebbe una crisi religiosa, che modificò sensibilmente il tono della sua produzione letteraria e che superò grazie all'amicizia di Petrarca. L'opera principale di Boccaccio è il *Decameron* (forse 1349-1353), raccolta di cento novelle, intervallate da parti in poesia. Esse sanno rappresentare con impareggiabile maestria tutta la gamma di situazioni, sentimenti, aspirazioni, miserie e virtù umane, a prescindere da ogni moralismo o preoccupazione escatologica o intento allegorico. Altre opere degne di menzione sono il *Filocolo*, il *Filostrato*, il *Teseida*, la *Comedìa delle Ninfe fiorentine* (1341), l'*Elegia di madonna Fiammetta* (1343), il *Ninfale fiesolano* (1344) e il *Corbaccio* (1363-66), opera questa che risente della crisi spirituale della vecchiaia.

7.3.3 | L'Umanesimo

I limiti cronologici dell'Umanesimo sono convenzionalmente fissati tra il 1453 (anno della presa di Costantinopoli da parte dei Turchi) e il 1492 (anno della morte di Lorenzo il Magnifico). I Comuni cominciano a cedere il passo alle Signorie. Dal punto di vista culturale e artistico l'età è molto ricca e prelude al Rinascimento. Gli Umanisti principali sono:

Marsilio Ficino (1433-1499). È il fondatore e il massimo esponente dell'Accademia platonica di Firenze, dalla quale nacque quella nuova filosofia, che ha di mira la bellezza dell'universo, la purezza delle forme e l'armonia delle creazioni, che doveva improntare di sé tutta l'arte del Rinascimento. Scrisse la *Theologia platonica* (1482).

Pico della Mirandola (1463-1494). Elemento di spicco del platonismo umanistico fiorentino, fu membro dell'Accademia platonica e amico del Ficino, del Poliziano e del Magnifico. Notissima è la sua *Oratio de dignitate homini* (1486).

Luigi Pulci (1432-1484). È uno spirito portato a cogliere il lato comico delle cose, senza tralasciare la meditazione su problemi filosofici e religiosi. La sua opera principale è il *Morgante*, poema in ottave di argomento cavalleresco, che narra delle vicende del gigante Morgante a seguito del paladino Orlando.

Matteo Maria Boiardo (1441-1499). Visse nell'orbita della corte degli Estensi di Ferrara, come letterato e funzionario d'alto rango. Fu un profondo conoscitore dei classici. L'*Orlando innamorato* è il suo capolavoro. Qui, il poeta fonde il ciclo di leggende carolinge con quello bretone, esprimendo i suoi supremi ideali cavallereschi: la prodezza guerriera e l'amore. Altre opere degne di menzione sono le *Rime* di argomento amoroso e il *Timone*, tentativo di resuscitare il teatro classico.

Leon Battista Alberti (1404-1472). Molto dotto, architetto di primaria importanza (tra le sue opere: il Tempio Malatestiano di Rimini e la facciata di Santa Maria Novella a Firenze) e grande ammiratore della classicità, cercò di conciliare l'antico e il moderno tanto nelle sue opere architettoniche quanto in quelle letterarie. Il suo scritto più famoso è il *Della Famiglia*, dove esprime l'amore per l'armonia, la bellezza, la serenità, l'operosità, la vita e la fiducia nell'uomo, tutti elementi che la famiglia rappresenta e incarna.

Lorenzo de' Medici (1449-1492). Fin dalla giovinezza fu il reggitore saggio e prudente del Governo fiorentino. Di fatto, egli fu *l'ago della bilancia* di tutta la vita politica italiana e seppe sia mantenere la pace che preservare la Penisola dai tentativi espansionistici stranieri. È autore, tra altre opere, dei *Canti Carnascialeschi*, tra i quali vi è la *Canzona a Bacco*, che inizia con i famosissimi versi: "Quant'è bella giovinezza, / che si fugge tuttavia! / Chi vuol esser lieto sia: / di doman non c'è certezza". Le sue eccelse qualità gli valsero il soprannome di Magnifico.

Angelo Poliziano (1454-1494). Divise la sua vita tra la corte del Magnifico e quella dei Gonzaga di Mantova. Le opere maggiori sono l'*Orfeo*, le *Silvae*, le *Stanze per la giostra*, i *Carmina*. La sua poesia è tesa alla ricerca della bellezza e dell'armonia della natura, che si riflette nell'animo umano, portando saggezza e serenità. Tra le opere in prosa, ricordiamo le *Prelectiones* e la *Miscellanea*, che tratta di grammatica e ortografia delle lingue classiche e di interpretazione di passi oscuri di antiche opere.

Leonardo da Vinci (1452-1519). Personalità dagli interessi vastissimi, fu pittore sommo (ricordiamo il *Cenacolo*, la *Vergine delle Rocce* e la *Gioconda*), pensatore originale, scienziato e filosofo. Elaborò il principio dell'indagine che parte dall'esperienza e rifiuta l'autorità precostituita, aprendo così la via al naturalismo filosofico e scientifico. Autodefinitosi "omo sanza lettere", scrisse sempre in volgare; le sue opere più importanti sono il *Trattato di pittura*, le *Favole* e le *Facezie*, oltre a una notevole mole di appunti, raccolti in codici diversi.

PARTE SECONDA

7.3.4 | Il Rinascimento

È il periodo aureo della cultura italiana, caratterizzato dal fiorire di tutte le arti e le scienze, che si estende approssimativamente dal 1492 al 1600 (rogo di Giordano Bruno).

Gli esponenti principali della cultura rinascimentale sono:

Niccolò Machiavelli (1469-1527). Si formò nella Firenze del Magnifico e vi ricoprì incarichi burocratici e politici anche di alto livello. Opera somma è il *Principe*, dove il Machiavelli espone le sue convinzioni politiche: la costruzione dello Stato è lo scopo supremo, al quale bisogna sacrificare la vita e l'anima, in quanto esso incarna il bene collettivo. Il principe, identificato in Cesare Borgia (il Duca Valentino), sarebbe stato così colui che avrebbe dato all'Italia un governo nuovo. Altre opere sono l'*Arte della guerra*, le *Istorie fiorentine*, la *Vita di Castruccio Castracani*, le *Lettere*, i *Discorsi*. Una menzione particolare merita la *Mandragola*, capolavoro comico del teatro europeo.

Francesco Guicciardini (1483-1540). Come il Machiavelli, anche Guicciardini ricoprì a Firenze importanti incarichi politici. Le sue tesi politiche sono però una revisione critica di quelle del Segretario fiorentino, del quale egli rifiuta l'estremismo utilitaristico e dal quale diverge per il proprio pessimismo e per il ripiegamento su orizzonti individuali, anziché collettivi e nazionali. Il Guicciardini ebbe soprattutto interessi storici ed è considerato il fondatore della storiografia moderna. Tra le opere principali vi sono: *Storia di Firenze, Ricordi civili e politici, Considerazioni attorno ai Discorsi del Machiavelli, Storia d'Italia*.

Ludovico Ariosto (1474-1533). Operò alla vivace corte ferrarese sia come letterato sia come funzionario di alto rango. Il suo capolavoro è il poema in ottave *Orlando furioso* (prosecuzione di quello del Boiardo), opera che sintetizza splendidamente la civiltà solare del Rinascimento (il cavalleresco, l'assenza di Dio, l'individualismo, la generosità, la nobiltà d'animo, l'amore sensuale, l'armonia), il tutto, cantato con ineffabile ironia.
Altre opere dell'Ariosto sono le *Lettere*, le *Rime*, le *Commedie*, le *Satire*.

Pietro Bembo (1470-1547). Poeta e scrittore, conobbe alcune delle personalità letterarie più in vista dei suoi tempi (tra cui l'Ariosto). Deve la sua fama principalmente alla difesa nei confronti del latino della lingua italiana come lingua letteraria e alla promozione di Petrarca come modello della poesia lirica (*petrarchismo*). È anche un esponente di spicco di quel neoplatonismo che pervase la parte finale del Rinascimento. Tra le sue opere ricordiamo le *Prose della volgar lingua*, i *Rerum venetarum historiae libri XII*, gli *Asolani*, le *Rime*.

Baldassar Castiglione (1478-1529). Visse in un periodo difficile, quello delle guerre tra Francia e Spagna per la supremazia in Italia. Fu uomo d'armi, diplomatico e in età matura nunzio apostolico. La sua personalità fu tale da meritargli l'ammirazione di Carlo V. L'opera maggiore del Castiglione fu il *Libro del Cortegiano*, in cui l'autore espose l'ideale del perfetto uomo di corte rinascimentale.

Giovanni Della Casa (1503-1556). Fu arcivescovo di Benevento e partecipò a molti processi per eresia. Scrisse in latino e in volgare. Le sue *Orazioni* e le *Lettere* sono modelli di eloquenza. Compose anche *Rime* di ispirazione petrarchesca. L'opera maggiore è però il *Galateo*, che, analogamente al *Principe* di Machiavelli e del *Cortegiano* di Castiglione, illustra regole ideali di comportamento per la vita mondana.

Michelangelo Buonarroti (1475-1564). Oltreché pittore e scultore tra i più grandi di ogni tempo, fu anche un letterato di buon livello. L'incontro con il Magnifico e con il Savonarola segnò profondamente la sua vita. Compose versi (le *Rime*), nei quali espresse il personale sentimento di caducità della vita, la sua fervida fede religiosa e gli ideali platonici di ricerca del bello.

Benvenuto Cellini (1500-1571). Dotato di un'insopprimibile vitalità, convinto di essere un uomo superiore e come tale non tenuto all'osservanza della legge, ebbe una vita assai movimentata. Artista per scelta di vita, fu soprattutto un orafo e uno scultore abilissimo. In campo letterario, si segnala per l'autobiografica *Vita*, originale e colorita ricostruzione della sua personalità vulcanica.

Angelo Beolco, detto il Ruzante o Ruzzante (1502-1542). È uno dei maggiori commediografi del Cinquecento, nonostante si sia discostato volutamente dai canoni e dalla raffinatezza letterari rinascimentali. In quest'ottica, egli scelse di rappresentare il mondo degli umili e di servirsi del dialetto padovano. Sue opere principali sono i *Dialoghi*, il *Bilora* e il *Reduce*.

Torquato Tasso (1544-1595). Personalità sensibile, ai limiti della follia, ebbe una vita travagliata e sofferta. Soggiornò alla corte degli Este di Ferrara; conobbe anche esperienze diverse e più dolorose, come il faticoso errabondare per l'Italia e la detenzione per sette anni nell'ospedale psichiatrico di sant'Anna, quasi in regime carcerario. Opera somma è il poema epico di argomento cavalleresco la *Gerusalemme liberata*; il poema venne rivisto più tardi dal Tasso, onde conformarsi ai principi della censura controriformistica, e ne vennero sacrificate le parti giudicate più audaci, mentre ne furono, per contro, inserite altre di esaltazione della devozione cattolica. Ne risultò così un'opera nuova, la *Gerusalemme conquistata*. Altri componimenti del Tasso sono i *Discorsi dell'arte poetica*, l'*Aminta*, le *Rime*, i *Dialoghi*, le *Lettere*.

Giordano Bruno (1548-1600). Domenicano, colto e irrequieto, attirò più di una volta i sospetti dell'Inquisizione, tanto che dovette prudentemente riparare in Francia e in Inghilterra, dove compose alcune delle sue opere maggiori di argomento filosofico (la *Cena de le ceneri, De la causa, principio e uno, De l'universo, principio e mondi*) e poi in Germania. Rientrato in Italia, nel 1600, condannato per eresia, fu messo al rogo. La sua morte simboleggia la fine del Rinascimento. Altre opere di Bruno sono di argomento morale (lo *Spaccio de la bestia trionfante*, la *Cabala del cavallo pegaseo con l'aggiunta dell'asino cillenico*, gli *Eroici furori*). Scrisse anche tre poemi in latino (*De minimo, De monade, De immenso*) e una commedia di successo in volgare, *Candelaio*.

Tommaso Campanella (1568-1639). Nato da una famiglia di contadini calabresi, divenne uno dei maggiori filosofi italiani. Rifiutò l'aristotelismo imperante e si dedicò allo studio della natura e a quello della vita associata. Per tutta la vita gravarono su di lui i sospetti dell'Inquisizione: fu più volte torturato e incarcerato per quasi metà della sua vita. La sua opera maggiore è la *Città del Sole*, trattato filosofico utopistico in cui descrive il modello di società ideale.

7.3.5 | Il Seicento

È l'età in cui l'Italia è relegata, sul piano politico, al rango di terra di conquista. Sul piano spirituale, incombono gli strali della Controriforma, con gravi conseguenze nell'ambito culturale. Artisticamente, è il secolo del Barocco. Tra i principali autori si ricordano:

Paolo Sarpi (1522-1623). Intelletto vivace, conobbe la teologia, la filosofia, il diritto, la matematica, la medicina, le scienze naturali. Fu amico di Galileo. Entrò nell'ordine dei Servi di Maria e divenne Provinciale dell'Ordine. Fu uno strenuo difensore della libertà della sua città natale, Venezia, contro le pretese del papato, tanto che dapprima venne scomunicato e successivamente subì un attentato. L'opera maggiore è l'*Istoria del Concilio di Trento*; altri scritti sono le *Lettere ai protestanti*, il *Trattato di pace*, la *Breve relazione della Valtellina*, la *Quaestio quodlibetica*.

Sforza Pallavicino (1607-1667). Cardinale, scrisse una *Istoria del Concilio di Trento*, in opposizione a quella di Sarpi.

Galileo Galilei (1564-1642). Scienziato e filosofo, realizzò numerose e importanti scoperte (per esempio, i satelliti di Giove, le macchie solari, i mari della Luna, la legge di isocronia del pendolo ecc.) e invenzioni (il telescopio, la bilancia idrostatica) e fu assertore di un nuovo metodo di indagine scientifica, basato sulla sperimentazione e non più sul principio d'autorità. Espresse le sue tesi nelle opere *Nuncius Sidereus* e *Dialogo sui massimi sistemi*, oltre che in altri scritti specialistici. Condannato in tarda età dal Sant'Uffizio che vedeva in lui un nemico dell'ortodossia, dovette abiurare e fu confinato in una casa di campagna, dove potè continuare con i suoi discepoli gli studi di fisica.

Giambattista Marino (1569-1625). Ebbe una vita divisa tra avventure e scandali. La sua produzione fu vastissima. Tra le opere poetiche principali vanno ricordate l'*Adone*, la *Galerìa*, la *Lira* e la *Sampogna*. Pur non incontrando il favore dei critici moderni e contemporanei, ai suoi tempi il Marino fu molto apprezzato e imitato, tanto che nacque un'autentica maniera che da lui prese il nome di *marinismo*.

Francesco Redi (1626-1697). Medico e naturalista insigne, possedette anche doti di letterato. Appartenne all'Accademia del Cimento e collaborò con l'Accademia della Crusca. Scrisse le *Osservazioni*, le *Esperienze*, gli *Opuscoli di storia naturale*, le *Lettere* e i *Consulti*. Per la chiarezza espositiva della prosa scientifica Redi viene assunto a modello e si pone consapevolmente al di fuori del Barocco.

7.3.6 | Il Settecento

È questa un'età di ripresa tanto della cultura quanto dell'economia. L'Italia è patria di letterati di fama internazionale, ma sono ormai l'Inghilterra e soprattutto la Francia i Paesi europei più all'avanguardia nel campo economico, artistico e letterario.

L'Arcadia

L'Accademia dell'Arcadia nacque a Roma alla fine del secolo XVII. Il movimento letterario, che fiorì nella prima parte del Settecento, fu caratterizzato dal desiderio di evasione in un mondo fantastico, idillico e pastorale. Significativamente, nel campo delle arti figurative si osserva il passaggio dal vitalismo esornativo del Barocco alle aggraziate forme del *rococò*. Deve essere ricordato:

Pietro Metastasio (1698-1782). È il massimo rappresentante della poesia arcadica e del melodramma settecentesco. Il tema dominante delle sue arie e canzonette è l'amore, trattato con soavità sospirosa e malinconica. Suo grande merito è aver rinnovato il melodramma, strappandolo all'invadenza della musica barocca e riconferendo piena dignità al testo letterario. Capolavoro è la *Didone abbandonata*. Altre opere degne di nota sono la *Clemenza di Tito*, il *Temistocle*, l'*Attilio Regolo*. Anche grazie a un lungo soggiorno alla corte di Vienna, Metastasio divenne uno dei librettisti e poeti italiani più famosi all'estero.

L'Illuminismo

Gli scrittori illuministi si caratterizzano per il loro impegno civile, sollecitano le riforme necessarie allo Stato e alla società per il "trionfo della Ragione" e ricoprono spesso in prima persona incarichi di funzionari, politici e insegnanti.

I maggiori esponenti dell'Illuminismo italiano sono:

Giambattista Vico (1668-1744). Filosofo, fu tanto in anticipo sui tempi che, pur essendo nato nel XVII secolo, può essere considerato un pre-illuminista. Le sue opere sono il *De antiquissima Italorum sapientia*, il *De universi iuris uno principio et fine uno*, i *Principi di una scienza nuova d'intorno alla commune natura delle*

Nazioni. Campo d'indagine di Vico sono le leggi universali dello spirito umano, indagate nello svolgimento storico. Nella storia dell'umanità si possono osservare fasi di progressivo incivilimento e maturazione intellettuale; al culmine dell'evoluzione, a esse seguono però nuove fasi di imbarbarimento (teoria dei corsi e dei ricorsi storici).

Ludovico Antonio Muratori (1672-1750). Sacerdote, possedette un'erudizione straordinaria. Scrisse soprattutto di storia (*Rerum italicarum scriptores; Antiquitates italicae Medii aevi; Annali d'Italia*), ma si occupò di molti e vari argomenti (alcune opere, tra le tante: *Filosofia morale, De superstitione vitanda, Dei difetti della giurisprudenza, Della perfetta poesia, Osservazioni sul Petrarca*).

Pietro Verri (1728-1797). Filosofo apprezzato da Kant, giornalista e uomo politico, è una delle figure più importanti dell'Illuminismo italiano. Nonostante fosse nobile di nascita, si batté energicamente per l'abolizione dei privilegi di ogni tipo e per la liberalizzazione del commercio, per il trionfo dell'assolutismo illuminato e per il progresso spirituale e materiale dell'Italia.

Combatté altre battaglie furono per l'abolizione della tortura e della pena di morte.

Cesare Beccaria (1738-1794). Fu amico dei fratelli Verri e membro dell'Accademia dei Pugni. A 25 anni scrisse un'opera che acquistò fama mondiale, *Dei delitti e delle pene*, in cui criticò l'arretrato sistema penale vigente in tutti gli Stati europei, basato su procedure assurde e crudeli, e si dichiarò contrario alla pena di morte.

Giuseppe Parini (1729-1799). La sua arte letteraria risente dell'Arcadia, ma aderisce alle istanze illuministiche egualitarie, riformistiche e ammodernatrici. Le opere principali sono *Il Giorno*, poema didascalico che illustra ironicamente le fasi della giornata di un giovane aristocratico milanese e le *Odi*, raccolta di poesie di argomento vario. Altri celebri scritti sono il *Dialogo sopra la nobiltà* e il *Discorso sopra la poesia*.

Carlo Goldoni (1707-1793). Commediografo di straordinario talento, condusse una vita errabonda con le compagnie teatrali. Fu un acuto e spregiudicato osservatore della società del suo tempo, che seppe portare sulle scene del teatro con impareggiabile maestria. Ebbe il merito di rinnovare la vita teatrale europea, che ristagnava negli esausti schemi della commedia d'arte italiana. Le sue opere sono scritte talora in dialetto veneziano, talora in italiano.

Le più famose sono: *Arlecchino servitore di due padroni, La Putta onorata, La Locandiera, La Famiglia dell'antiquario, La Bottega del caffè, I Rusteghi, Le Baruffe chiozzotte*.

Vittorio Alfieri (1749-1803). Personalità complessa e irrequieta, che già prelude al Romanticismo, Alfieri compì numerosissimi viaggi in Italia e all'estero, entrando in contatto con la cultura illuministica più avanzata, dalla quale però si estranea per il suo pessimismo e per l'assenza di interesse alle problematiche sociali, politiche ed economiche. Le sue opere principali sono le tragedie il *Saul* e la *Mirra*, i trattati politici *Della tirannide, Del principe e delle lettere*, il *Misogallo*; scrisse inoltre alcune poesie (le *Rime*) e satire, oltre all'autobiografia (la *Vita*).

7.3.7 | L'Ottocento

Il primo Ottocento in Italia si apre con la dominazione napoleonica a cui segue la Restaurazione (1815). Dopo le lotte patriottiche contro l'Austria, l'Italia finalmente giunge all'indipendenza e all'Unità (1861).

Nella seconda metà del secolo nella penisola come in Europa, dal punto di vista sociale si assiste all'ascesa della borghesia e all'emergere della classe operaia.

La lirica neoclassica

La lirica neoclassica privilegia il recupero dei valori e delle forme della civiltà classica. Il maggiore rappresentante di questa corrente è **Vincenzo Monti** (1754-1828). Per la sua adesione agli ideali della Rivoluzione Francese, l'amore per i miti e i classici può essere considerato un neoclassico. La sua fama è legata soprattutto a una traduzione dell'*Iliade* di Omero.

Altre sue opere sono la *Bassvilliana*, la *Musogonia*, la *Feroniade*.

Il Romanticismo

È un movimento europeo che pone l'accento sui sentimenti e sull'interiorità, rivaluta il passato non classico, ricerca e difende le tradizioni e le particolarità nazionali.

Ugo Foscolo (1778-1827). Condusse una vita raminga. Aderì agli ideali rivoluzionari prima e napoleonici poi e si arruolò anche nelle armate filofrancesi. La sua produzione letteraria risente del periodo storico in cui visse e in particolare delle aspirazioni alla libertà e all'Unità nazionale. Dal punto di vista filosofico aderì al *sensismo*, che elabora una concezione meccanicistica e materialistica del mondo dove tutte le cose, compresa l'anima, sono soggette alla trasformazione e alla morte. Da qui scaturisce il pessimismo del Foscolo, che egli però dichiara di combattere con le illusioni, cioè i valori più alti del vivere umano: l'amore per la bellezza e per le virtù, l'eroismo, l'amor di patria. Le opere in prosa più famose sono *Le ultime lettere di Jacopo Ortis*, gli scritti *Didimei* e opere di critica letteraria (molto importanti quelle sulla *Divina Commedia* e sul Petrarca). La sua vasta produzione poetica comprende molti sonetti (tra cui *Alla sera, A Zacinto, In morte del fratello Giovanni*) e i componimenti le *Odi, Le Grazie, I Sepolcri*. Foscolo, pur essendo annoverato tra i Romantici, sui quali ebbe un'influenza profonda e ai quali è assimilabile per temperamento e vita, ebbe in realtà come punto di riferimento della sua produzione letteraria i classici, cosicché è possibile parlare di "due anime" foscoliane, una romantica e l'altra neoclassica.

Giovanni Berchet (1783-1851). Conoscitore di molte lingue straniere, se ne servì per leggere e tradurre opere appartenenti alle maggiori letterature europee. Deve essere ricordato per la *Lettera semiseria di Grisostomo al suo figliuolo*, in cui prende posizione a favore del Romanticismo contro i neoclassici, e per il poemetto *Il Giuramento di Pontida*.

Giacomo Leopardi (1798-1837). Vita tanto povera di avvenimenti esteriori, quanto ricca di esperienze intime. Possedette un'erudizione fuori dal comune, che costruì faticosamente e caparbiamente da autodidatta e sperimentò in una serie di ricerche filologiche e di traduzioni. Si professò filosofo, ma fu soprattutto straordinario poeta. La sua concezione del mondo e dell'esistenza fu pessimistica e materialistica: ripudiò la fede, arrivò a detestare la Natura che con il suo moto lento e inesorabile cancella ogni bellezza e ogni speranza. Espresse in maniera sublime la sua amarissima visione della vita nei *Canti*, tra i quali si ricordano *All'Italia, Il Passero solitario, L'Infinito, A Silvia, La Quiete dopo la tempesta, Il Sabato del villaggio, La Ginestra*. Tra le opere in prosa, devono essere ricordate le *Operette morali*, i *Pensieri*, lo *Zibaldone*, l'*Epistolario*.

Giuseppe Mazzini (1805-1872). "Apostolo" dell'Unità d'Italia, concepì la patria come un ideale e la vita come missione, fondata sul dovere. In queste idee, la religione detiene un posto centrale, sia come ispiratrice dell'agire umano, sia come elemento della costruzione dello Stato e della civiltà. Anche l'arte si piega a questa necessità, dovendo operare in funzione del progresso. Mazzini scrisse numerosi saggi letterari, politici ed economico-sociali. Ci ha lasciato anche un vasto *Epistolario* e delle *Note autobiografiche*.

Alessandro Manzoni (1785-1873). Nipote del Beccaria, fu in diretto contatto con Vincenzo Cuoco, con il Monti e con gli ambienti colti di Parigi, città nella quale soggiornò a lungo. L'avvenimento forse più saliente della sua vita fu la conversione al Cattolicesimo, non improvvisa, ma lungamente maturata. Questa adesione, unitamente al suo senso di umanità e agli ideali illuministici di libertà, uguaglianza, fraternità e giustizia, caratterizza la sua produzione letteraria della maturità. Compose, oltre a liriche giovanili, gli *Inni sacri*, le *Odi civili* (tra cui *Marzo 1821* e *Il Cinque Maggio*) e le tragedie *Il Conte di Carmagnola* e l'*Adelchi*. Il capolavoro di Manzoni è il romanzo *I Promessi sposi*, romanzo storico ambientato nella Lombardia del '600.

Carlo Cattaneo (1801-1869). Cattaneo fu politico, economista, scrittore, giurista, filosofo, storico, etnografo, filologo e matematico. Partecipò attivamente al Risorgimento italiano, assumendo una posizione anti-sabauda, repubblicana e federalista. La sua produzione letteraria è vastissima: tra le altre opere compose *L'Insurrection de Milan*, l'*Introduzione alle notizie naturali e civili su la Lombardia, Gli Antichi Messicani, Dell'analisi delle menti associate*.

Ippolito Nievo (1831-1861). Partecipò ad alcune imprese garibaldine, come la spedizione dei Mille e morì durante un naufragio. Compose apprezzabili poesie, ma è soprattutto ai suoi romanzi che deve la gloria (*Angelo di bontà*, il *Conte pecoraio* e il capolavoro, pubblicato postumo, *Le Confessioni di un italiano*).

Niccolò Tommaseo (1802-1874). Grande difensore dell'italianità, considerò la costruzione della Patria come una tappa del progresso dell'umanità e partecipò agli avvenimenti politici del Risorgimento italiano. Amico del Manzoni, è sicuramente un romantico, per quanto qualcosa nella sua poesia (la ricerca della sensualità, l'idoleggiamento della forma) anticipi il Decadentismo.

Deve essere considerato uno degli iniziatori dello studio della poesia popolare; fu anche uno dei più grandi dantisti del suo secolo (*Commento alla Commedia, Nuovi studi su Dante*). Tra le altre opere si ricordano il *Dizionario dei sinonimi*, il *Dizionario della lingua italiana*, il *Dizionario estetico*, il *Dizionarietto morale* e il romanzo *Fede e bellezza*.

Silvio Pellico (1789-1854). Arrestato in quanto affiliato alla Carboneria, subì insieme all'amico Maroncelli la detenzione nel terribile carcere dello Spielberg. Il racconto di questa devastante esperienza è contenuto nell'opera *Le mie prigioni*, dove accanto agli ideali patriottici emergono quelli cristiani della rassegnazione e del perdono. Il testo ebbe un peso notevole nella maturazione della coscienza nazionale italiana.

Massimo D'Azeglio (1798-1866). Patriota e uomo politico, ebbe cariche importanti nello Stato sabaudo e combatté nella prima guerra di indipendenza. Fu amico di Cesare Balbo e sposò la figlia del Manzoni. Divenne famoso per il romanzo *Ettore Fieramosca*, che piacque per l'argomento cavalleresco e fu giustamente interpretato come esortazione agli Italiani alla lotta per la libertà.

Francesco De Sanctis (1817-1883). Fu un patriota e un uomo politico assai impegnato, tanto da essere nominato Ministro dell'Istruzione e Presidente della Camera del neonato Regno d'Italia.

Fu anche un apprezzato insegnante e un professore universitario, ma è soprattutto per la sua attività di critico letterario che merita un posto centrale nella letteratura italiana dell'Ottocento. Emblematici i saggi *Francesca da Rimini*, *Il Farinata di Dante*, *L'Uomo del Guicciardini*, il *Saggio sul Petrarca* e l'opera *Storia della letteratura italiana*, capolavoro della storiografia letteraria romantica.

Giosue Carducci (1835-1907). Occorre premettere che Carducci non è inquadrabile in nessun movimento letterario preciso: sebbene si professasse antiromantico e si ispirasse ai classici, per taluni atteggiamenti si accosta a un tardo Romanticismo. Quanto alla vita, tenne per molti anni la cattedra di eloquenza italiana dell'Università di Bologna, acquistò notevole fama e fu considerato il più grande rappresentante vivente della cultura nazionale. Il premio Nobel che ricevette nel 1906 suggellò questi riconoscimenti. Fu critico e prosatore, ma è la sua poesia ad averne fatto un grande della letteratura italiana. Educato fin dall'infanzia all'amor di patria e agli eroismi, il Carducci è portato più all'azione che alla contemplazione. Le sue liriche sono contenute nelle raccolte *Iuvenilia*, *Levia Gravia*, *Giambi ed Epodi*, *Rime nuove*, (tra cui: *Pianto antico*, *Davanti San Guido*, *San Martino*, *A Giuseppe Garibaldi*), *Odi barbare*. Queste ultime derivano il loro nome dal fatto che Carducci cercò di riprodurre nella lingua italiana i metri latini e greci.

La poesia dialettale

È un genere letterario direttamente ispirato dal Romanticismo, per le sue esigenze di realismo e l'attenzione alle particolarità locali. Sono poeti dialettali:

Carlo Porta (1775-1821). Amico di Berchet e di Manzoni, romantico e nemico del neoclassicismo, poetò in dialetto milanese, prediligendo temi realistici, già quasi veristi, come la descrizione della vita dei nobili, satireggiata, e quella degli umili, dove al di sotto dell'ironia si avverte la compartecipazione per la sofferenza umana. Le sue liriche più famose sono: *La preghiera*, *Lamenti del Marchionn di gamb avert*, *Desgrazzi de Giovannin Bongee*, *Ninetta del Verzee*.

Giuseppe Gioacchino Belli (1791-1863). Membro dell'Accademia degli Elleni e di quella Tiberina, scrisse ben 2400 sonetti in dialetto romanesco (i più noti sono *La vita dell'omo*, *La creazione del mondo*, *Er giorno der giudizzio*). Belli si ispira alla vita della plebe, con realismo e partecipazione per il dolore degli umili, senza intenti morali o sociali.

Giuseppe Giusti (1809-1850). Scrisse poesie in un dialetto toscano che in realtà non diverge molto dalla lingua letteraria aulica, tanto che da alcuni il Giusti non viene considerato un poeta dialettale. Il tono delle sue opere è satirico e scherzoso e lo stesso autore chiama le sue poesie "scherzi" o "ghiribizzi". Le opere più celebri sono *Gingillo* e *Sant'Ambrogio*.

Il Verismo

Si tratta di una tendenza letteraria ispirata dal Positivismo, quella corrente di pensiero che utilizza il metodo scientifico per analizzare ogni fenomeno, compresi quelli spirituali e sociali, e ritiene che la scienza porterà al progresso dell'umanità.

Dall'apparato scientifico del Positivismo e del Naturalismo francese, il Verismo trae il canone dell'impersonalità: l'autore deve estraniarsi in modo tale che la storia sembri "farsi" da sé.

Giovanni Verga (1840-1922). In gioventù fu animato da un fervido patriottismo. In età matura, pur partecipando alla vita politica (poco prima di morire fu nominato anche senatore), visse quasi ritirato nella natìa Catania. Dal punto di vista letterario, dopo gli esordi di ispirazione tardo-romantica (i romanzi *Storia di una capinera*, *Eva* e *Tigre reale*), il Verga aderì alla corrente verista, della quale, insieme all'amico Capuana, fu l'iniziatore.
Scrisse una serie di novelle (famosissime *Nedda*, *Rosso Malpelo* e *Cavalleria rusticana*), nelle quali già compaiono quei temi che saranno poi magistralmente rappresentati nel suo capolavoro, il romanzo *I Malavoglia*: il mondo degli umili, con la loro semplicità, le loro tradizioni, la loro sorprendente umanità e la loro intollerabile miseria, che li travolge e li destina alla rovina. Il Verga stesso volle chiamare l'insieme dei suoi romanzi "ciclo dei vinti". In esso rientra un'altra famosa opera, *Mastro don Gesualdo*.

Grazia Deledda (1871-1936). Fu premio Nobel per la letteratura nel 1926. Può essere ascritta al Verismo per la sua ispirazione regionalistica, ma da esso si distacca per la sua analisi della coscienza, per il suo senso religioso e la visione della vita come tensione tra peccato e riscatto. I suoi romanzi più famosi sono *Canne al vento*, *Racconti sardi*, *La Madre*, *Elias Portolu*.

La Scapigliatura

È un movimento che ha origine nell'ultimo trentennio dell'Ottocento a Milano. Gli scapigliati sono un gruppo di intellettuali giovani, ribelli, sregolati, maledetti, con qualche ascendenza nel Verismo per l'intento artistico di natura realistica e antiborghese, che viene esasperato e assume una svolta dissacrante e antiperbenista, ma che in definitiva non riesce a elaborare una proposta, uno sbocco che non sia un velleitario ribellismo. Gli scapigliati più famosi furono **Emilio Praga** (1839-1875), **Arrigo Boito** (1842-1918) e **Carlo Pisani Dossi** (1849-1910).

7.3.8 | Il Novecento

La prima metà del secolo è segnata dalle due guerre mondiali e dalle loro tragiche conseguenze. In Italia, dopo il secondo conflitto, si assiste alla ricostruzione e a un'ascesa economica che porta il Paese ai primi posti tra le nazioni industrializzate più ricche del mondo.

Dal punto di vista letterario, il secolo è attraversato da numerosi movimenti e da tendenze, non di rado antitetiche. Il Romanticismo è ormai terminato o scaduto a "romanticume". Il Positivismo, che era stato promosso a cultura ufficiale della borghesia, si esaurisce e anche il Verismo sulla sua scia tramonta. Emergono nuovi atteggiamenti.

Il Decadentismo

È un movimento europeo che ha la sua origine in Francia. Il Decadentismo parte da una critica radicale al Positivismo e sostituisce al valore conoscitivo della scienza quello arte, che mediante gli strumenti dell'intuito, dell'istinto e della fantasia cerca di oltrepassare la realtà per attingere al senso delle cose. Caratteri tipici del Decadentismo furono la ricerca della raffinatezza stilistica, l'esaltazione dell'irrazionalità e il gusto per le esperienze rare, sensuali, occulte. Si annoverano tra i decadenti:

Antonio Fogazzaro (1842-1911). Nel suo celebre romanzo *Malombra* delinea la figura dell'"inetto a vivere", tipica del Decadentismo: l'intellettuale sradicato dalla società, in preda all'incertezza, all'inquietudine e alla contraddizione, che si trascina in una vita vuota. Altri romanzi di Fogazzaro sono *Piccolo mondo antico* e *Piccolo mondo moderno*, dove, sempre decadentisticamente, il tema portante è quello del recupero memoriale dei luoghi dell'infanzia. Infine, il romanzo *Il Santo* si propone di conciliare la fede cattolica con il Positivismo: l'opera viene però messa all'Indice dalla Chiesa.

Giovanni Pascoli (1855-1912). Secondo la concezione pascoliana, l'arte ha un carattere principalmente irrazionale e intuitivo, che mette l'uomo in contatto con i valori eterni e primitivi della realtà. In ogni uomo c'è un "fanciullino", che è il cuore poetico che ciascuno si porta dentro e che non muore mai. La poesia è accessibile a tutti, nasce dalle piccole cose quotidiane e non ha bisogno di retorica per esprimersi. Tra le opere di Pascoli vanno ricordate lo scritto *Il fanciullino*, le raccolte poetiche *Myricae*, i *Poemetti*, i *Canti di Castelvecchio, Odi e Inni*, i *Poemi Italici*, i *Poemi del Risorgimento*, le *Canzoni di re Enzio* e il discorso relativo all'impresa italiana in Libia: *La grande proletaria si è mossa*.

Gabriele D'Annunzio (1863-1938). Ebbe una vita assai movimentata, tra avventure amorose, imprese di guerra, duelli. Elaborò la concezione di vita come opera d'arte, basata sulla ricerca di sensazioni sempre nuove, e la teoria estetizzante dell'uomo superiore (il *superuomo*). In conseguenza di queste idee, D'Annunzio passò la vita tra piaceri, raffinatezza e corruzione, volle la gloria delle imprese militari e delle creazioni artistiche e finì con l'erigere un monumento a se stesso nella sua villa-rifugio del Vittoriale. Opere principali sono le *Novelle della Pescara*, i romanzi *Il Piacere*, *L'Innocente*, *La Figlia di Iorio*, *Le Vergini delle rocce*; le raccolte liriche *Primo vere*, il *Poema paradisiaco* e le incompiute *Laudi* (tra cui *Alcyone*, che contiene le due liriche probabilmente più note di D'Annunzio, *La pioggia nel pineto* e *I pastori*).

Il Crepuscolarismo

È un movimento poetico che si contrappone alla lirica d'alto tono carducciana e alle raffinatezze dannunziane e si ispira maggiormente a Pascoli. Sua caratteristica è cantare le "piccole cose di pessimo gusto", cioè il banale, l'umile, il quotidiano, ed essere priva di ideali. Testimonia l'angoscia dell'uomo davanti alla precarietà della vita, oltre alla perdita di contatto tra l'intellettuale e la società. Il principale poeta crepuscolare è:

Guido Gozzano (1883-1916). La sua poesia si contraddistingue per il senso di inquietudine provocato dallo scorrere del tempo e per il rifugio nella quotidianità stantia. Gozzano è autore di due raccolte di versi *La via del rifugio* e i *Colloqui*, che contiene due opere famose *La signorina Felicita* e *L'amica di nonna Speranza*, e di un resoconto di viaggio, *Verso la cuna del mondo*.

Il Futurismo

È un movimento ideato da **Filippo Tommaso Marinetti** (1876-1944), Nato ufficialmente nel 1909 con la pubblicazione del manifesto del movimento sul *Figaro* di Parigi. Seguirono altri manifesti: quello della pittura futurista, firmato da Boccioni e da Carrà; quello dei musicisti futuristi; quello tecnico della letteratura futurista, ancora del Marinetti. Il Futurismo proponeva il *paroliberismo*, cioè l'uso delle parole in piena libertà, senza nessi logici e con i verbi all'infinito. Principali temi sono l'esaltazione della forza, della velocità, della potenza e della macchina. I componimenti poetici più famosi del Futurismo sono opera dello stesso Marinetti: *La bataille de Tripoli*, *Zang Tumb Tumb*, *8 anime in una bomba*.

Aldo Palazzeschi (1885-1974). Risentì parzialmente del Crepuscolarismo e del Futurismo, ma soprattutto fu aperto all'avanguardismo letterario. I suoi versi sono contenuti in *L'Incendiario*, *L'Antidolore* e le *Poesie* (è celebre *Rio Bo*). Palazzeschi è però anche un valido prosatore (*Le sorelle Materassi*, *I fratelli Cuccoli*, *Stefanino*) e favolista (*Il codice di Perelà*).

Prosa del primo Novecento

Benedetto Croce (1866-1952). Fu la personalità letteraria, storica, critica e filosofica più in vista della prima metà del XX secolo. Si caratterizza per l'avversione al Positivismo e al Decadentismo e per aver propugnato la rinascita dell'Idealismo. Fondò la rivista *Critica* e scrisse numerosi saggi letterari, riuniti poi nell'opera *Poesia e non poesia* (1923). Quest'ultima esprime la distinzione tra ciò che è vera poesia, cioè il frutto dell'intuizione dell'artista, e ciò che non lo è, cioè l'espressione contaminata da spunti di riflessione intellettuale e morale.

Italo Svevo (1861-1928). Risentì della lezione di Freud, dei romanzieri francesi Balzac, Maupassant e Flaubert e fu amico di James Joyce. Scrisse i romanzi *Una vita*, *Senilità*, *La coscienza di Zeno*, nei quali espone il malessere e le nevrosi della borghesia di fine secolo, dovuti all'insoddisfazione, al senso di frustrazione, di sconfitta, inutilità, malattia. Altre opere famose sono l'incompiuto *Il vecchione* e la *Novella del buon vecchio e della bella fanciulla*.

Luigi Pirandello (1867-1936). Dopo esordi non fortunati nella narrativa, raggiunse la fama con il teatro, tanto da costituire e dirigere una compagnia. Aderì al fascismo e ne ebbe in cambio la nomina ad "Accademico d'Italia". Ricevette nel 1934 il premio Nobel per la letteratura. Scrisse romanzi (*Il fu Mattia Pascal, Uno nessuno e centomila, L'esclusa*) e 246 novelle (le più famose *Acqua amara, La vita nuda, Lumìe di Sicilia*), ma è soprattutto nel teatro che Pirandello raggiunse fama mondiale. Bisogna ricordare i suoi capolavori *Sei personaggi in cerca d'autore* e *Enrico IV*. I temi ricorrenti sono il dominio del caso nella vita, l'impossibilità di comunicare con i propri simili, l'impossibilità di sottrarsi alle leggi della vita e della società, l'impossibilità di arrivare a una verità oggettiva: tutti elementi che riducono l'uomo al livello di una maschera, costretta a recitare una parte.

L'Ermetismo e la grande lirica novecentesca

L'Ermetismo si caratterizza per l'essenzialità della poesia, intesa come rifiuto di ogni ornamento, per l'uso di analogie e per la forza evocativa della parola. In pratica, la parola viene "lavorata" affinché possa esprimere il suo significato originario, diretto a suscitare nel lettore sensazioni e sentimenti reconditi.

Dal punto di vista contenutistico, la poesia ermetica intende esprimere le voci dell'inconscio e principalmente la desolazione, la disperazione, il senso di incomunicabilità, in una parola l'angoscia esistenziale umana.

Sono poeti che si formano a partire dalla lezione dell'ermetismo **Leonardo Sinisgalli** (1908-1981), **Alfonso Gatto** (1909-1976), **Sandro Penna** (1906-1977) e **Mario Luzi** (1914-2005).

I più famosi sono però:

Giuseppe Ungaretti (1888-1970). I temi della solitudine, del dolore, della fratellanza e della sofferta riconquista della fede sono al centro della sua produzione. Ungaretti opera sulla parola e sull'accostamento di parole diverse per ottenere profondi quanto rapidi effetti evocativi. Le sue opere sono le raccolte poetiche *Il porto sepolto* e *Allegria di naufragi*, il *Sentimento del tempo, Il Dolore, La terra promessa*.

Le liriche più famose sono *Veglia, C'era una volta, I fiumi, San Martino del Carso, La madre, Non gridate più*.

Salvatore Quasimodo (1901-1968). Il suo tema preferito è quello dell'amore e della rievocazione della terra natìa, la Sicilia, espresso principalmente nelle opere *Acque e terre, Oboe sommerso, Erato e Apollion, La terra impareggiabile* e *Dare e avere*. I suoi versi "Ognuno sta solo sul cuor della terra/ trafitto da un raggio di sole:/ ed è subito sera" sono diventati emblema dell'Ermetismo. Ebbe anche una parentesi come poeta civilmente impegnato, quando, sconvolto dagli orrori della seconda guerra mondiale, si fece portavoce del bisogno di ricostruzione e di pace (opere: *Giorno dopo giorno, La vita non è sogno, Il falso e vero verde*). Fu insignito del premio Nobel (1959).

Altri importanti poeti del Novecento italiano sono invece:

Umberto Saba (1883-1957). La sua è una lirica di malinconia, fatta di contemplazione di elementi dell'esistenza quotidiana (ma senza l'ironia di Gozzano), di sfiorire di stagioni, di pena, a volte anche di pessimismo, altre volte di amore per la vita e di meraviglia per l'esistenza. Le sue poesie, composte nell'arco di più di mezzo secolo, sono racchiuse nel *Canzoniere* (le liriche più famose *Città vecchia, Ulisse, Goal, A mia moglie, Trieste*).

Eugenio Montale (1896-1981). Partecipò alla prima guerra mondiale, fu tra i firmatari del manifesto degli intellettuali antifascisti promosso da Croce e collaborò con importanti riviste letterarie come *Solaria*, *Pegaso* e *Letteratura*. È un poeta metafisico, nel quale il sentimento è bandito a favore di sole sensazioni. Il paesaggio da lui preferito, quello marittimo della Liguria, si carica di simbolismi che esprimono il male di vivere, come nei famosi versi di *Meriggiare pallido e assorto*: "E andando nel sole che abbaglia / sentire con triste meraviglia / com'è tutta la vita e il suo travaglio / in questo seguitare una muraglia / che ha in cima cocci aguzzi di bottiglia". Le sue poesie sono raccolte in *Ossi di seppia, Le occasioni, Finisterre, Satura, Diario del 71-72*. Il premio Nobel che ricevette nel 1975 lo consacrò grande poeta di levatura internazionale.

Il Neorealismo

Nato agli inizi degli anni '30, il movimento si è sviluppato nel periodo della Resistenza e in quello immediatamente successivo. Lo scopo di fondo del movimento è il desiderio di collegare la letteratura con la vita, abbandonando così gli atteggiamenti di evasione e concentrandosi sui drammi umani, valorizzando le particolarità regionalistiche (in ciò ricollegandosi al Verismo) e denunciando le oppressioni e lo sfruttamento del fascismo prima e del sistema capitalistico in seguito.

Si possono ascrivere al Neorealismo:

Elio Vittorini (1908-1966). Fu traduttore di opere americane e scrittore di romanzi, per i quali ebbe guai con la censura fascista. Partecipò attivamente alla Resistenza. Temi privilegiati sono l'opposizione al fascismo, la denunzia della miseria, della sofferenza e della repressione poliziesca. Le sue opere principali sono *Il garofano rosso, Conversazione in Sicilia, Uomini e no*.

Cesare Pavese (1908-1950). Fu traduttore di opere di scrittori americani, poeta e romanziere. Temi fondamentali sono la solitudine e il mito. Degne di nota sono due raccolte di poesie, *Lavorare stanca* e *Verrà la morte e avrà i tuoi occhi* e i romanzi *Paesi tuoi, Feria d'Agosto, Dialoghi con Leucò, La bella estate, La luna e i falò*.

Vasco Pratolini (1913-1991). Motivi particolarmente cari all'autore sono la vita del proletariato cittadino fiorentino e il bisogno di solidarietà umana. L'opera principale è il romanzo *Metello*, che narra le vicende di un muratore durante le prime lotte sindacali, agli inizi del '900. Un altro romanzo degno di menzione è *Cronaca di poveri amanti*, dove i protagonisti sono ancora gli umili della città, offesi dalla violenza del Fascismo. Altre opere sono *Tappeto verde, Il quartiere, Lo scialo, Allegoria e derisione, La costanza della ragione*.

Ignazio Silone (1900-1978). Nel 1921 fu tra i fondatori del Partito Comunista, dal quale però si staccò nel 1930 per il rifiuto dei metodi totalitaristici. Del resto, abbracciò un evangelismo socialista che lo portò a desiderare una sorta di cristianesimo primitivo e pauperistico. Il suo primo romanzo è *Fontamara*, scritto dapprima in tedesco e successivamente in italiano. Altri romanzi sono *Pane e vino, Il segreto di Luca, Il seme sotto la neve, L'avventura di un povero cristiano*.

Beppe Fenoglio (1922-1963). Partecipò alla Resistenza e la descrisse nella maggior parte delle sue opere, ma non in tono commemorativo o ideologico, bensì realistico, demistificatorio, talvolta ironico. Romanzi principali sono *I ventitré giorni della città di Alba, Primavera di bellezza, Il partigiano Johnny, La paga del sabato*. Il romanzo *La malora* narra invece della dura vita di una famiglia contadina delle Langhe.

Carlo Levi (1902-1975). La sua opera maggiore è *Cristo si è fermato ad Eboli*, dove l'autore racconta il periodo di confino in un Paese della Lucania, al quale fu costretto dal Fascismo. Anche in Carlo Levi domina quindi il tema meridionalistico.

Carlo Cassola (1917-1987). Definì se stesso narratore realista e subliminare, intendendo così significare che la sua opera tende alla verità delle cose, quella che sta al di sotto della coscienza e che si coglie solo in determinati momenti. Tra i suoi romanzi: *La ragazza di Bube, Il taglio del bosco, Monte Mario, Troppo tardi, Storia di Ada, Fausto e Anna, Esiliati, Rosa Gagliardi*.

Prosa contemporanea

Giuseppe Tomasi di Lampedusa (1896-1957). Scrisse un unico romanzo, uscito postumo nel 1958, che ebbe uno strepitoso successo di critica e di pubblico e fu trasposto sul grande schermo dal regista Luchino Visconti. L'opera si intitola *Il Gattopardo* e narra le vicende di una famiglia principesca siciliana negli anni della conquista garibaldina e dell'Unità nazionale

Pier Paolo Pasolini (1922-1975). Si occupò di poesia, critica, cinema, letteratura. Tematica privilegiata è l'analisi del mondo del proletariato urbano, con i suoi personaggi abbietti, miserabili, ma vivi, incorrotti, primitivi e quindi sani, che egli decadentisticamente contrappone alla civiltà corruttrice ("è solo nella povertà che si manifesta, sia pur illusoriamente, la bontà umana"). I romanzi che meglio illustrano questi motivi, scritti in una mescolanza di lingua italiana e dialetto romanesco, sono *Ragazzi di vita* e *Una vita violenta*.

In seguito, Pasolini, deluso dal comportamento dei partiti istituzionali di sinistra e dallo stesso proletariato, che scimmiotta la borghesia, si volge al sottoproletariato e infine al Terzo Mondo. A questo punto però si registra anche il suo distacco dalla letteratura in direzione del cinema e del giornalismo.

Primo Levi (1919-1987). Conobbe l'allucinante esperienza del lager di Auschwitz, che descrisse nell'opera *Se questo è un uomo*. Ebbe la ventura di sopravvivere e di ritornare alla società civile a guerra finita, esperienza che narra nell'opera *La tregua*. La liberazione dalla prigionia non lo sottrasse però al più doloroso giogo dei ricordi, che divenne nel tempo intollerabile, tanto da indurlo al suicidio, a ben 42 anni di distanza dalla fine dell'internamento.

Leonardo Sciascia (1921-1989). L'opera che gli diede la fama è *Il giorno della civetta*, che racconta della vana lotta di un ufficiale dei carabinieri in Sicilia contro il muro di paura e di omertà innalzato dalla mafia. Il tema della mafia, dell'inerzia delle plebi meridionali, del malgoverno, delle neppure troppo oscure connivenze della classe politica restano centrali in molte altre opere di Sciascia (*Le parrocchie di Regalpetra*, *A ciascuno il suo*, *Porte aperte*, *Todo modo*, *La scomparsa di Majorana*, *L'affaire Moro* e *Una storia semplice*).

Alberto Moravia (1907-1990). Ostacolato e controllato dal regime fascista a causa del suo primo romanzo, *Gli indifferenti*, Moravia è certo uno scrittore di sinistra, ma la sua critica antifascista e antiborghese alla società del suo tempo non è mai molto profonda. Ciò che voleva mettere in luce, in quell'opera così come in altre (*La noia*, *Il disprezzo* e *Il conformista*) è il malessere esistenziale, la difficoltà, se non l'impossibilità, di adeguarsi alla realtà e non tanto, come pure si è detto, la mancanza di ideali della borghesia fascista.

Anche quando Moravia erge a protagonisti di un quadro invariabilmente pessimista personaggi del popolo (*La ciociara*, *La romana*), non persegue uno scopo sociale, ma tenta un'indagine psicologica. Altre sue opere famose sono *La disubbidienza*, *Agostino*, *Racconti romani*.

Mario Rigoni Stern (1921-2008). Merita di essere ricordato per *Il sergente nella neve*, resoconto della terribile ritirata di Russia alla quale prese parte nel corso della seconda guerra mondiale. L'opera si inquadra in quel filone memorialistico che comprende anche Carlo Levi e Primo Levi.

Dino Buzzati (1906-1972). Pittore di una certa fama e giornalista, scrisse alcuni racconti e romanzi (*Barnabo delle montagne*, *Il bosco vecchio*, *Il deserto dei Tartari*), che sono ambientati in un universo fantastico, irreale, metafisico.

Giorgio Bassani (1916-2000). Le opere principali di Bassani (ebreo di nascita) sono le *Cinque storie ferraresi* e *Gli occhiali d'oro*, ambientate al tempo della dittatura fascista. I temi fondamentali sono la condanna del razzismo e della meschinità della borghesia, il dolore e la solitudine dell'escluso. Questi stessi motivi, ma animati da un tono più elegiaco e più intimistico, si ritrovano nel suo capolavoro narrativo, *Il giardino dei Finzi-Contini*.

Italo Calvino (1923-1985). In una prima fase della sua produzione Calvino si è dedicato al tema della Resistenza (*Il sentiero dei nidi di ragno*). Successivamente, ha visto la luce il ciclo dei "Nostri antenati" (*Il visconte dimezzato*, *Il barone rampante*, *Il cavaliere inesistente*) al quale è quasi contemporaneo il *Marcovaldo*. Sono poi comparse le *Cosmicomiche*, *Ti con zero* e infine *Il castello dei destini incrociati*, *Le città invisibili*, *Se una notte d'inverno un viaggiatore* e *Palomar*.

Almeno per le prime opere, i temi principali di Calvino sono la ricerca di un rapporto dell'uomo con la realtà e la storia, l'impossibilità di giungere al dominio e alla comprensione di esse e la ricerca dell'uomo "primitivo" (evidente soprattutto nel *Marcovaldo* e nelle *Cosmicomiche*), cioè quello che vive in armonia con l'universo, in quanto indifferenziato da esso.

Umberto Eco (1932-vivente). Tra quelli viventi, Eco è lo scrittore italiano più noto all'estero grazie al successo dei suoi romanzi: *Il nome della rosa* (1980), *Il pendolo di Foucault* (1988), *L'isola del giorno prima* (1994), *Baudolino* (2000) e *La misteriosa fiamma della regina Luana* (2004). Non bisogna comunque dimenticare i suoi lavori relativi all'estetica medievale, alla comunicazione di massa, alle poetiche dell'avanguardia. Eco è stato anche uno dei "pionieri" in Italia della semiotica e dello strutturalismo, e ha fatto parte del Gruppo 63.

Legati alla lezione del Gruppo 63 sono anche alcune tra le più significative voci poetiche degli ultimi decenni del Novecento: **Antonio Porta** (Leo Paolazzi, 1935-1989), **Edoardo Sanguineti** (1930-2010), **Elio Pagliarani** (1927-2012) e soprattutto **Andrea Zanzotto** (1921-2011).

Narrativa Contemporanea

I maggiori successi editoriali dell'ultimo periodo, le cui vendite hanno superato il milione di copie, sono stati *Tre metri sopra il cielo* (2004) di Federico Moccia, *Gomorra* (2006) di Roberto Saviano e *La solitudine dei numeri primi* (2008) di Paolo Giordano. Proponiamo una breve panoramica dedicata alla letteratura contemporanea italiana ricordando che, nel corso dell'ultimo ventennio, si sono affermate presso il grande pubblico e sono state anche tradotte all'estero le opere narrative di:

- **Niccolò Ammaniti**, *Io non ho paura* (2001) e *Come Dio comanda* (2006);
- **Alessandro Baricco**, *Oceano mare* (1991) e *Questa storia* (2005);
- **Aldo Busi**, *Seminario sulla gioventù* (1984) e *Suicidi dovuti* (1996);
- **Andrea De Carlo**, *Due di due* (1989) e *Nel momento* (1999);
- **Andrea Camilleri**, *Il cane di terracotta* (1996) e *Luna di carta* (2005);
- **Vincenzo Consolo**, *Il sorriso dell'ignoto marinaio* (1976) e *Nottetempo, casa per casa* (1992);
- **Giorgio Faletti**, *Io uccido* (2002); *Niente di vero tranne gli occhi* (2004);
- **Carlo Lucarelli**, *Almost Blue* (1997) e *L'ottava vibrazione* (2008);
- **Claudio Magris**, *Danubio* (1986) e *Alla cieca* (2005);
- **Dacia Maraini**, *La lunga vita di Marianna Ucria* (1990) e *Voci* (1994);
- **Melania Mazzucco**, *Lei così amata* (2000) e *Vita* (2003);
- **Margaret Mazzantini**, *Il catino di zinco* (1994) e *Non ti muovere* (2002);
- **Maurizio Maggiani**, *Il coraggio del pettirosso* (1995) e *Il viaggiatore notturno* (2005);
- **Giuseppe Pontiggia**, *Vite di uomini non illustri* (1993) e *Nati due volte* (2000);
- **Antonio Tabucchi**, *Notturno indiano* (1984) e *Sostiene Pereira* (1994);
- **Susanna Tamaro**, *Và dove ti porta il cuore* (1994) e *Anima mundi* (1997);
- **Sebastiano Vassalli**, *La chimera* (1990), *Amore lontano* (2005);
- **Sandro Veronesi**, *La forza del passato* (2001) e *Caos calmo* (2005);
- **Wu Ming**, *54* (2002) e *L'armata dei sonnambuli* (2014).

SUGGERIMENTI

- Il **ripasso** deve basarsi, da un lato sugli **aspetti di carattere più nozionistico** (nomi, date, luoghi di nascita, titoli delle opere ecc.), dall'altro sui **contenuti**, le trame e i personaggi delle opere più importanti.
- Nel caso in cui non si conosca la risposta esatta e si abbia una conoscenza superficiale dell'argomento oggetto del quesito, **procedere per eliminazione** delle alternative palesemente errate, in modo da ridurre il numero di risposte tra cui si è incerti e aumentare così la probabilità di individuare la risposta corretta scegliendo casualmente.

7.4 | Educazione civica

I quesiti di educazione civica intendono verificare la conoscenza del candidato delle norme fondamentali che regolano la vita civile di ogni cittadino. Si tratta in primo luogo delle norme costituzionali, che assumono un'importanza fondamentale nell'ambito delle fonti del diritto. Vi è anche una serie di altre norme, che vengono generalmente studiate nelle scuole medie superiori nel corso delle lezioni dedicate all'educazione civica, relative sia ai diritti che ai doveri di ogni cittadino.

Gli argomenti più frequentemente richiesti sono alcuni articoli fondamentali della Costituzione, alcune leggi recenti o rilevanti (sistemi elettorali, antitrust, privatizzazioni ecc.), i compiti connessi a cariche o organi istituzionali (Presidente del Consiglio, Presidente della Repubblica, Corte Costituzionale ecc.), trattati, organismi internazionali ecc.

Le tipologie di domande più comuni sono le seguenti:

- la legge/referendum … è relativa a …
- l'articolo … della Costituzione prevede che …
- quale organo/istituzione ha il compito di …
- L'ente … dipende da …

PARTE SECONDA

ESEMPI

---

1 Da quanti membri elettivi è composto il Senato della Repubblica Italiana?

A 620 B 240 C 360 D 140 E 315

Il numero di senatori elettivi è pari a 315 (cui si aggiungono i senatori a vita), mentre il numero di deputati è pari a 630. Pertanto la risposta corretta è la E.

---

2 Chi esercita le funzioni del Presidente della Repubblica, nel caso in cui egli non possa transitoriamente adempierle?

A Il Presidente della Camera
B Il Presidente del Senato
C Il Presidente della Corte Costituzionale
D Il Vicepresidente della Repubblica
E Il Presidente del Consiglio dei Ministri

Per espressa disposizione della Costituzione, tale compito spetta al Presidente del Senato (risposta B). Da notare che non esiste la carica di Vicepresidente della Repubblica e che sarebbe impossibile affidare la supplenza al Presidente del Consiglio: questi infatti detiene una carica politica, mentre la carica di Presidente della Repubblica deve essere *super partes*.

---

3 La prima Costituzione nel senso moderno è quella:

A francese
B inglese
C russa
D americana
E spagnola

La prima Costituzione in senso moderno è quella americana del 1787 approvata dalla Convenzione di Filadelfia (risposta esatta D), che precedette di quattro anni quella francese. Entrò in vigore nel 1789, distingue tra potere esecutivo, legislativo e giudiziario, che sono separati e distinti e si controllano reciprocamente, riconosce l'uguaglianza di tutti i cittadini davanti alla legge e limita il potere dei funzionari pubblici. Si definisce "legge suprema dello Stato", è formata da un Preambolo, da sette Articoli e dagli Emendamenti (i primi dieci sono la Dichiarazione dei diritti). Da ricordare è che la Costituzione inglese non è scritta ma si deduce dalle convenzioni costituzionali, dalle leggi e da altre fonti.

4 In base alla "Dichiarazione Universale dei Diritti dell'Uomo", appartengono ai diritti di libertà:

A la libertà personale, il diritto di voto, la libertà di associazione

B il diritto all'istruzione, il diritto d'associazione, il diritto alla proprietà

C la libertà personale, il diritto di riunione, la libertà di religione

D la libertà contrattuale, il diritto di riunione, il diritto al lavoro

E nessuna delle altre risposte è corretta

Promossa dall'Onu e siglata a Parigi nel dicembre 1948, la Dichiarazione Universale dei Diritti dell'Uomo è un documento sui diritti individuali che consta di un Preambolo e di 30 articoli. Le due aree di cui si occupa la Dichiarazione sono i diritti civili e politici e quelli economici, sociali e culturali. Insieme allo Statuto è il documento base delle Nazioni Unite, che chiedono agli Stati membri di rispettarla. Tra i diritti di libertà riconosciuti esplicitamente dalla Dichiarazione, in particolare negli articoli 18-21, vi sono quelli citati dall'alternativa C, che è quindi la risposta esatta.

Nei paragrafi seguenti vengono presentati alcuni argomenti che costituiscono un'utile base di studio per affrontare le domande dei test di ammissione inerenti gli argomenti di educazione civica.

7.4.1 | Premessa

Cos'è il diritto?

In prima approssimazione, si deve dire che il termine "diritto" può avere due significati:

1. l'insieme delle norme giuridiche di uno Stato (si parla anche di ordinamento giuridico);
2. la pretesa, riconosciuta dalla legge, di un soggetto verso uno o più altri soggetti (in questo caso si parla anche di diritto soggettivo). Ne sono esempi la proprietà; il diritto al risarcimento di un danno; il diritto, nascente da un contratto, a una prestazione; i diritti ereditari sul patrimonio del genitore; il diritto di ottenere fedeltà, assistenza morale e materiale dal coniuge.

L'ordinamento giuridico

L'ordinamento giuridico è l'insieme delle norme giuridiche che regolano la vita organizzata di una comunità di persone e, da società, la trasformano in Stato. Le norme giuridiche non sono le sole a *reggere* una comunità (esistono anche norme sociali, religiose e persino sportive), ma solo esse sono difese e garantite dallo Stato, che ne impone il rispetto a chiunque, anche con l'uso della forza. Lo Stato, perlomeno in Italia, è un ente **autocratico** e **sovrano**, che non riconosce enti a sé superiori; riconosce invece enti a sé inferiori, in quanto da se stesso derivati o consentiti.

L'ordinamento giuridico, in quanto insieme di norme, è il diritto.

7.4.2 | Il diritto italiano

Vi sono due fondamentali categorie di *diritto* (inteso come ordinamento giuridico): il *diritto privato* e il *diritto pubblico*.

Diritto privato: comprende tutte le leggi che regolano i rapporti tra i soggetti privati (e anche tra privati ed enti pubblici, quando questi ultimi agiscono in veste di privati).

Diritto pubblico: comprende le leggi che regolano l'organizzazione dello Stato e i rapporti tra lo Stato e gli enti pubblici, gli enti pubblici e i privati, e gli enti pubblici tra di loro.

Il diritto privato conosce al suo interno le distinzioni di seguito riportate.

- **Diritto civile**: leggi relative ai diritti della persona (nella vita privata), ai diritti di successione, ai diritti reali, alle obbligazioni.
- **Diritto commerciale**: comprende alcune norme specifiche per l'attività delle imprese commerciali (la cui disciplina è comunque dettata per la maggior parte dal diritto civile).
- **Diritto del lavoro**: norme che disciplinano il rapporto di lavoro subordinato e la legislazione sociale.
- **Diritto agrario**: norme relative ai rapporti attinenti all'agricoltura.
- **Diritto industriale**: norme sui brevetti, modelli, disegni industriali, prodotti e segni distintivi dell'azienda.

Il diritto pubblico si articola invece nelle seguenti distinzioni.

- **Diritto costituzionale**: norme fondamentali dell'ordinamento giuridico, relative alle fonti del diritto, alla struttura e agli organi dello Stato.
- **Diritto amministrativo**: norme organizzative degli uffici della pubblica amministrazione e concernenti i rapporti tra questi uffici e i privati.
- **Diritto penale**: norme che reprimono i fatti illeciti, comminando sanzioni penali.
- **Diritto finanziario**: norme che regolano l'attività finanziaria dello Stato e degli altri enti pubblici.
- **Diritto tributario**: norme che disciplinano i rapporti tra il fisco e i contribuenti.
- **Diritto processuale**: norme che disciplinano i processi (penali e civili).
- **Diritto ecclesiastico**: norme che disciplinano i rapporti dello Stato con le Chiese e le confessioni religiose.
- **Diritto della navigazione**: norme che disciplinano la navigazione marittima e aerea.
- **Diritto pubblico internazionale**: norme che regolano i rapporti tra Stati e tra gli Stati e le organizzazioni internazionali (è un diritto sovra-statale).

7.4.3 | Diritto privato

Il diritto privato è uno strumento che permette ai privati di realizzare i propri scopi economici, sociali e familiari *con la collaborazione dello Stato*. Rientrano nella categoria dei privati: i cittadini italiani, gli stranieri, le persone giuridiche private e le persone giuridiche pubbliche quando agiscono in veste di privati. Il diritto privato non forma normalmente oggetto delle domande d'esame di educazione civica. È quindi sufficiente limitarsi a elencarne pochi istituti fondamentali.

Appalto: contratto mediante il quale una parte (*appaltatore*) assume, con organizzazione dei mezzi necessari e con gestione a proprio rischio, l'impegno di compiere per l'altra (*committente*) un'opera o un servizio, dietro un corrispettivo in denaro.

Associazione: insieme di più cittadini, riunitisi per la realizzazione di uno scopo comune di natura non lucrativa. L'art. 18 della Costituzione italiana riconosce il diritto di libera associazione, senza necessità di autorizzazione, per quei fini che non siano vietati ai singoli dalla legge penale. Sono però vietate le associazioni segrete e quelle che perseguono scopi politici mediante organizzazioni di carattere militare.

Capacità di agire: idoneità della persona (fisica o giuridica) a svolgere l'attività giuridica che riguarda la sfera dei suoi interessi. La capacità di agire si sostanzia quindi nella capacità di *disporre*, di *obbligarsi*, di *amministrare* e nella *capacità processuale*. Essa si acquista al compimento della maggiore età, salvo casi particolari, per i quali è sufficiente un'età inferiore.

Capacità giuridica: attitudine del soggetto a essere titolare di diritti e obblighi. La capacità giuridica si acquista con la nascita. Occorre ricordare che anche le persone giuridiche possiedono la capacità giuridica.

Diritti di credito (diritti obbligatori): sono i diritti di esigere una prestazione da una o più persone determinate (*obbligazione*). Sono esempi di diritti di credito la pretesa di ottenere una prestazione di trasporto dalle Ferrovie quando si è pagato il biglietto, la pretesa di riscuotere i dividendi delle azioni possedute in una società, la pretesa del datore di lavoro di ottenere la prestazione lavorativa dal lavoratore dipendente.

Diritti reali: (da *res*, cioè "cosa") sono i diritti di trarre da una cosa tutte o alcune delle utilità economiche legalmente garantite. Il più importante diritto reale è la proprietà. Gli altri, detti diritti reali minori perché incidono su cose altrui, sono: l'usufrutto, l'uso, l'abitazione, la superficie, la servitù prediale, l'enfiteusi, il pegno e l'ipoteca.

Ditta: nome sotto il quale l'imprenditore, in quanto titolare di una certa azienda, esercita la propria attività.

Domicilio: luogo dove la persona ha stabilito la sede principale dei suoi affari e interessi. Non coincide necessariamente con la residenza.

Fallimento: istituto predisposto al fine di consentire parità di trattamento ai creditori di un imprenditore, la cui impresa sia in dissesto (l'imprenditore può essere indifferentemente una persona giuridica o fisica). Il piccolo imprenditore è però esentato dal fallimento.

Fondazione: ente costituito da uno o più fondatori e dotato di uno scopo, uno statuto e un patrimonio. È una persona giuridica.

Interdizione: istituto che priva una persona, maggiore di età, della *capacità di agire*. L'interdizione può essere decretata solo con una sentenza, come conseguenza dell'incapacità di intendere e di volere. All'interdetto viene nominato un tutore, che lo rappresenta. L'interdizione è prevista a tutela dell'incapace, ma può essere anche stabilita come pena a carico di chi commette determinati reati: in questo caso è detta interdizione legale.

Inabilitazione: viene dichiarata con sentenza, a carico di un maggiorenne che sia parzialmente incapace di intendere e di volere. L'inabilitazione non priva la persona della *capacità di agire*, ma la limita. All'inabilitato è nominato un curatore.

Mandato: contratto con il quale un soggetto si obbliga a compiere atti giuridici per conto di un altro soggetto. Il mandato si differenzia dalla rappresentanza in quanto è conferito con un contratto (laddove per la rappresentanza è sufficiente un atto: *procura*) e quindi comporta obblighi per entrambe le parti. Il mandato può anche essere conferito insieme alla rappresentanza, onde combinare insieme gli effetti dell'uno e dell'altra.

Negozio giuridico: atto con il quale una o più persone regolano i propri rapporti giuridici tra loro o con altri. Il contratto rientra nella categoria del negozio giuridico, tuttavia quest'ultima comprende anche atti di altro tipo (per esempio, testamento, matrimonio, nomina di un rappresentante).

Obbligazione: obbligo di un soggetto (debitore) di eseguire una prestazione a favore di un altro soggetto (creditore). La prestazione può essere positiva (per esempio pagare una somma, eseguire un lavoro) o negativa (per esempio non fare concorrenza), ma deve sempre essere suscettibile di valutazione economica. Le principali fonti di obbligazione sono i contratti e i fatti illeciti (atti giuridici).

Persona fisica: qualunque essere umano. Coloro che sono cittadini italiani sono dotati di capacità giuridica, cioè della capacità di essere soggetto di diritti e obblighi. La capacità giuridica può essere limitata in taluni casi (per gli stranieri, i condannati per reati particolarmente gravi). La tutela dei diritti inviolabili dell'uomo non può invece essere mai esclusa (non solo per i cittadini, quindi, ma per tutti).

Persona giuridica: ente che può essere titolare di diritti e obblighi, analogamente alla persona fisica. Sono esempi di persona giuridica lo Stato, le regioni, le province, i comuni, le università, le società, le associazioni, le fondazioni.

Potestà: potere attribuito a un soggetto, non per il suo interesse, ma per lo svolgimento di una funzione, cioè per realizzare un interesse superiore. Un esempio è la potestà dei genitori sui figli.

Procura: atto che conferisce la rappresentanza.

Proprietà letteraria, artistica, industriale: comprende i diritti morali e patrimoniali connessi alla creazione di un'opera d'arte o industriale. I diritti morali sono inalienabili e imprescrittibili. I diritti patrimoniali possono essere sfruttati direttamente o ceduti.

Rappresentanza: istituto tramite il quale la volontà negoziale di un soggetto (*rappresentato*) viene formata e dichiarata da un altro soggetto (*rappresentante*), mentre gli effetti giuridici del negozio vengono imputati al primo. Questo meccanismo viene utilizzato quando il rappresentato è giuridicamente incapace di agire o quando, pur essendo capace, non vuole concludere personalmente il negozio.

Residenza: luogo dell'abituale dimora della persona. La dimora è il luogo di soggiorno non occasionale. La residenza può anche non coincidere con il domicilio.

Responsabilità civile: comprende 1) la responsabilità contrattuale, cioè quella derivante dall'inadempimento di un contratto; 2) la responsabilità extracontrattuale, cioè quella derivante da fatto illecito. In entrambi i casi, essa comporta l'obbligo di risarcimento del danno.

Società di capitali: società che rispondono delle obbligazioni sociali unicamente con il proprio patrimonio sociale. I soci sono dunque responsabili soltanto limitatamente alla quota di capitale sociale detenuta. Le principali forme di società di capitali previste dal diritto italiano sono la *società per azioni* (S.p.A.), la *società a responsabilità limitata* (S.r.l.) e la *società in accomandita per azioni* (S.a.p.a.).

Società di persone: forma di organizzazione imprenditoriale riconosciuta dalla legge. Si tratta di un'impresa gestita da più persone, dotata di autonomia patrimoniale: la legge, cioè, riconosce la separazione fra il patrimonio della società e quello personale dei soci ma, qualora il patrimonio sociale si rivelasse insufficiente a coprire le obbligazioni assunte dalla società, impone che siano i soci a rispondere solidalmente e illimitatamente con il proprio patrimonio. Le principali forme di società di persone previste dal diritto italiano sono la *società semplice* (s.s.), la *società in accomandita semplice* (s.a.s.) e la *società in nome collettivo* (s.n.c.).

7.4.4 | Diritto pubblico

L'Italia è una Repubblica parlamentare costituzionale democratica. Se si accetta la tradizionale (e per la verità ormai antiquata) teoria della *separazione dei poteri*, si può dire che per lo Stato italiano vale in linea di massima la seguente distinzione.

Potere	Organo a cui compete
Legislativo	Parlamento (Senato, Camera)
Esecutivo	Governo
Giudiziario	Magistratura

In Italia esiste anche un potere "di controllo", che spetta al Presidente della Repubblica e alla Corte Costituzionale. Di seguito, si propone una rassegna sintetica dei principali organi dello Stato.

Capo dello Stato. È il Presidente della Repubblica e rappresenta l'unità nazionale. È eletto dal Parlamento in seduta comune. Dura in carica sette anni Nel 2013, Giorgio Napolitano è stato il primo Presidente della Repubblica rieletto per un secondo mandato.

Presidenti della Repubblica Italiana	Anni
Enrico De Nicola	1946-1948
Luigi Einaudi	1948-1955
Giovanni Gronchi	1955-1962
Antonio Segni	1962-1964
Giuseppe Saragat	1964-1971
Giovanni Leone	1971-1978
Alessandro Pertini	1978-1985
Francesco Cossiga	1985-1992
Oscar Luigi Scalfaro	1992-1999
Carlo Azeglio Ciampi	1999-2006
Giorgio Napolitano	2006-2013 2013-2015
Sergio Mattarella	2015-

Consiglio dei Ministri: organo titolare del potere esecutivo formato dal Presidente del Consiglio e dai Ministri (si veda anche *Governo*).

Consiglio Superiore della Magistratura: organo di autogoverno e autotutela dell'indipendenza della Magistratura. Ad esso spetta di deliberare assunzioni, trasferimenti e in genere tutti i provvedimenti, anche disciplinari, nei confronti dei magistrati. Ne è Presidente il Capo dello Stato.

Corpo elettorale: insieme dei cittadini che hanno il diritto di voto. Ad essi spetta di eleggere i propri rappresentanti a livello nazionale e locale e di approvare o respingere i referendum. Si parla di *elettorato attivo* per indicare il possesso dei requisiti che conferiscono il diritto di voto, e di *elettorato passivo* per indicare il possesso dei requisiti che conferiscono la capacità di essere eletti.

Corte Costituzionale: è l'organo che giudica la conformità delle leggi ordinarie alla Costituzione.

Corte dei conti: organo che esercita in via preventiva il controllo di legittimità sugli atti del Governo e, in via successiva, il controllo sulla gestione del bilancio dello Stato e di altri enti pubblici.

Governo (Presidente del Consiglio, Consiglio dei Ministri, Ministri): esercita il potere esecutivo. È espressione della maggioranza parlamentare, di cui gode la fiducia.

Ministri: organi che dirigono le varie branche della pubblica amministrazione e partecipano all'esercizio dei poteri del Governo. I Ministri possono essere *con portafoglio* (a capo di un Dicastero) o *senza portafoglio*. Il numero dei primi può essere variato solo con legge, mentre per i secondi è sufficiente la nomina del Capo dello Stato, su proposta del Presidente del Consiglio.

Parlamento (Camera e Senato): detiene essenzialmente il potere legislativo, che esercita tramite l'emanazione di leggi ordinarie e costituzionali. Esso si compone di due Camere: la Camera dei Deputati (630 membri) e il Senato della Repubblica (315 membri più i senatori a vita).

Presidente del Consiglio: dirige la politica generale del Governo.

Tribunali, Corti d'Appello, Corte di Cassazione: organi che esercitano il potere giudiziario, ripartito a seconda della competenza di ciascuno. Importante è la distinzione: 1) tra giurisdizione *civile* (giudica sul diritto privato), *penale* (giudica sul diritto penale) e *amministrativa* (vedi alla voce TAR); 2) tra giurisdizione di *merito* (giudica la sostanza delle questioni) e di *legittimità* (giudica la regolarità dei processi ed è una prerogativa esclusiva della Corte di Cassazione).

TAR: acronimo che indica i Tribunali Amministrativi Regionali, i quali giudicano i conflitti insorti tra la pubblica amministrazione e i privati che si ritengono lesi nei loro interessi da un atto della pubblica amministrazione. I TAR giudicano le controversie in primo grado, mentre in appello giudica il Consiglio di Stato; non è previsto in questo caso un giudizio di legittimità.

7.4.5 | Fonti del diritto

Le fonti del diritto sono quei fatti e quegli atti che possono modificare l'ordinamento giuridico, introducendo nuove norme o modificando o abolendo norme pre-esistenti. Esse sono:

Costituzione: insieme delle leggi fondamentali dello Stato Italiano. Nessuna altra legge o regolamento può contrastare con essa.

Leggi costituzionali: leggi che modificano la Costituzione. Devono essere adottate con particolari procedure, che richiedono maggioranze parlamentari qualificate.

Codici: raccolte di leggi ordinarie, relative a una singola materia. Esistono: il Codice Civile, il Codice Penale, il Codice di Procedura Civile, il Codice di Procedura Penale, il Codice della Navigazione, il Codice della strada.

Leggi ordinarie: leggi emanate dal Parlamento con procedura ordinaria.

Referendum: espressione della volontà popolare circa l'abrogazione o il mantenimento di una legge (non può invece *introdurre* una legge). È il più importante istituto di *democrazia diretta*.

Decreti legge: atti aventi forza di legge, emanati dal Governo per ragioni di urgenza e necessità. Devono essere confermai da un voto del Parlamento entro 60 giorni altrimenti decadono.

Decreti legislativi: atti aventi forza di legge, emanati dal Governo per delega del Parlamento, che stabiliscono i principi fondamentali e la materia cui deve attenersi il Governo.

Regolamenti: atti normativi emanati dal Governo e dagli enti pubblici. Sono in posizione subordinata rispetto alle leggi, con le quali non possono contrastare. Disciplinano aspetti particolari.

Trattati internazionali: trattati stipulati tra l'Italia e altri Stati o con Organizzazioni Internazionali. Non possono comunque prevalere sulla Costituzione.

Direttive della UE: diritto che viene prodotto dall'Unione Europea. Esso viene introdotto in Italia da apposite leggi di attuazione, ma in alcuni casi può avere diretta applicazione nel nostro ordinamento giuridico.

Norme interne: atti normativi che regolamentano il funzionamento interno di organi o uffici (i più importanti sono i regolamenti parlamentari e le circolari del Governo).

Contratti: il contratto è fonte di diritto, ma solo tra le parti che l'hanno stipulato. Non è quindi, a differenza di tutte le altre, una fonte di diritto di portata generale. Il contratto non può derogare alla legge, a meno che la stessa legge ammetta tale possibilità.

Contratti Collettivi di Lavoro: disciplinano il rapporto di lavoro, integrando la disciplina data dalla legge. Essi valgono per tutti i lavoratori di una data categoria o azienda e quindi anche per coloro che non sono firmatari del contratto.

Consuetudine: ammessa come fonte del diritto solo se richiamata da leggi o altre norme giuridiche. Il suo ruolo in Italia è molto limitato. Essa può intervenire solo nei rapporti tra privati.

La gerarchia delle fonti nel diritto

Evidentemente, le diverse fonti hanno un peso diverso nel ruolo di produzione del diritto. Ognuna ha il proprio ambito di competenza ed esiste tra loro una ben precisa **gerarchia**. Si distinguono quindi:

- *fonti super-primarie*: Costituzione, leggi costituzionali;
- *fonti primarie*: leggi ordinarie, referendum, decreti legge, decreti legislativi, direttive Ue, trattati internazionali, regolamenti parlamentari;
- *fonti secondarie*: regolamenti, circolari.

A livello inferiore (cioè tra privati) operano i contratti collettivi di lavoro, i contratti e la consuetudine (se ammessa).

Due sono i princìpi che regolano i rapporti tra le fonti del diritto:

- *Ubi maior minor cessat*: una fonte di livello inferiore non può mai contrastare con una di livello superiore: per esempio, una legge ordinaria non può derogare alla Costituzione.
- *Lex posterior abrogat priorem*: la norma più recente modifica quella più antica, se esse sono di pari livello o se la più recente è di livello superiore alla più vecchia.

7.4.6 | Diritto internazionale

Il diritto internazionale può essere suddiviso in due grandi categorie: il diritto internazionale pubblico e il diritto internazionale privato.

Il secondo è un diritto pienamente statale, ed è creato dallo Stato per disciplinare quei rapporti privatistici che presentano elementi di estraneità rispetto ad esso (per esempio, rapporti giuridici tra cittadini e stranieri, rapporti nascenti da fatti verificatisi all'estero ecc.). Fonti del diritto internazionale privato sono, per l'Italia, la legge 31 maggio 1995 n. 218 "Riforma del sistema italiano di diritto internazionale", gli articoli 115 e 116 del codice civile e gli articoli da 4 a 13 del codice della navigazione. Difficilmente si trovano domande su questa materia nei test di selezione del personale.

Il diritto internazionale pubblico è invece quel complesso di norme che regolano i rapporti tra i soggetti della comunità internazionale, cioè Stati, enti ad essi equiparabili (per esempio la Chiesa Cattolica) e organizzazioni internazionali. Per questo motivo, e per il fatto di essere prodotto dagli Stati sulla base di accordi e della consuetudine, esso è un diritto sovrastatale. Nel presente capitolo, all'interno del diritto internazionale pubblico, si è voluto dare un particolare risalto al diritto dell'Unione Europea, in ragione dell'importanza che essa ha via via assunto nella vita civile, morale ed economica italiana.

Fonti del diritto internazionale pubblico sono:

- la **consuetudine**, cioè un insieme di comportamenti consacrati da un lungo uso nelle relazioni tra i soggetti internazionali; le norme consuetudinarie hanno una valenza tendenzialmente universale per tutti i soggetti internazionali;
- i **trattati**, stipulati tra due o più soggetti internazionali; le norme prodotte in questo modo vincolano evidentemente i soli firmatari.

Una differenza fondamentale (fonte di grossi problemi) tra il diritto internazionale e il diritto statale è che per il primo non c'è un soggetto superiore a tutti gli altri, in grado di imporre coattivamente la sua volontà ai recalcitranti (come fa appunto lo Stato all'interno dello Stato stesso). Sebbene esistano raccolte di consuetudini e un'organizzazione come l'ONU che raggruppa quasi tutti gli Stati del mondo, non esiste un legislatore o un gendarme internazionale specificamente preposto alla produzione e alla tutela del diritto internazionale. Il diritto internazionale può quindi mancare talora di *effettività* e le relazioni tra Stati possono dipendere solo dai rapporti di forza.

L'Unione Europea

Unione Europea (UE) è il nome assunto dalla Comunità Economica Europea (CEE) il 1° novembre 1993. Quest'ultima fu istituita il 25 marzo 1957 con il Trattato di Roma, il quale completava alcuni trattati stipulati precedentemente, per ragioni economiche, da un piccolo gruppo di nazioni europee.

L'UE si occupa di tutti i settori economico-sociali degli Stati membri. Al 2013 raggruppa 28 Stati: Austria, Belgio, Bulgaria, Cipro, Croazia, Danimarca, Estonia, Finlandia, Francia, Germania, Grecia, Regno Unito, Irlanda, Italia, Lettonia, Lituania, Lussemburgo, Malta, Paesi Bassi, Polonia, Portogallo, Repubblica Ceca, Romania, Slovacchia, Slovenia, Spagna, Svezia e Ungheria.

Le principali tappe della formazione dell'Unione Europea sono indicate nella cronologia seguente.

13/04/1948 Viene istituita l'Organizzazione europea per la cooperazione economica (OECE) per ripartire e controllare gli aiuti derivanti dal Piano Marshall.

18/04/1951 Viene firmato il Trattato istitutivo della Comunità Europea del Carbone e dell'Acciaio (CECA) per l'instaurazione di un'area di libero scambio limitatamente al settore del carbone e dell'acciaio. Gli Stati firmatari sono: Belgio, Lussemburgo, Paesi Bassi, Francia, Italia e Germania.

25/03/1957 Vengono istituite la Comunità economica europea (CEE), con l'obiettivo di realizzare una progressiva integrazione degli Stati europei sia in campo economico che politico, e la Comunità europea dell'energia atomica (Euratom), che si propone di elaborare una politica comune nell'ambito degli utilizzi dell'energia atomica. Gli Stati firmatari sono: Belgio, Lussemburgo, Paesi Bassi, Francia, Italia e Germania.

01/01/1958 Entrano in vigore CEE e Euratom.

08/06/1958 Grecia e Turchia chiedono di aderire alla CEE.

31/07/1961 Irlanda, Danimarca, Regno Unito chiedono di aderire alla CEE.

08/04/1965 Vengono istituiti il Consiglio e la Commissione, unici per tutti i trattati; fusione degli esecutivi.

22/01/1972 Vengono firmati i trattati di adesione per Regno Unito, Irlanda, Danimarca, Norvegia; tuttavia quest'ultima respinge il Trattato con un referendum popolare.

10/12/1974 Viene istituito il Consiglio europeo e approvata l'elezione a suffragio universale del Parlamento europeo.

22/07/1975 Viene istituita la Corte dei conti.

28/03/1977 Il Portogallo chiede di aderire alla CEE.

28/07/1977 La Spagna chiede di aderire alla CEE.

13/03/1979 Entra in vigore il Sistema monetario europeo (SME) per assicurare una relativa stabilità dei cambi in una situazione di pari sovranità monetaria fra i Paesi aderenti.

28/05/1979 In Grecia viene firmato il trattato di adesione.

10/06/1979 Il Parlamento europeo viene eletto per la prima volta a suffragio universale.

01/01/1981 La Grecia entra a far parte della Comunità.

14/02/1984 Il Parlamento europeo approva il trattato istitutivo dell'Unione Europea di Altiero Spinelli.

01/01/1985 La Groenlandia lascia la Comunità.

12/06/1985 Vengono firmati i trattati di adesione di Spagna e Portogallo.

17/12/1985 Viene adottato dai Ministri degli esteri degli Stati membri l'Atto unico europeo che si propone di realizzare entro il 31/12/1992 il Mercato unico, cioè uno spazio senza frontiere interne nel quale sia assicurata la libera circolazione delle merci, delle persone, dei servizi e dei capitali.

01/01/1986 Spagna e Portogallo entrano a far parte della Comunità.

01/07/1987 Entra in vigore l'Atto unico europeo.

19/06/1990 Viene firmata la Convenzione di Schengen che sopprime ogni formalità di frontiera per i cittadini degli Stati membri.

01/07/1991 La Svezia chiede di aderire alla CEE.

10/12/1991 Al vertice europeo di Maastricht viene approvato il progetto di Trattato sull'Unione Europea.

07/02/1992 Viene firmato il trattato che istituisce l'Unione Europea (noto anche come Trattato di Maastricht). I Principi fondamentali di tale trattato sono: l'instaurazione di un'unione economica e monetaria; l'istituzione di una cittadinanza europea; l'affermazione del principio di sussidiarietà; la revisione dei poteri di alcuni organi dell'Unione e l'ampliamento delle politiche poste in essere dall'Unione.

01/01/1993 Nasce il Mercato Unico Europeo e cadono le barriere di natura burocratica e tariffaria per la circolazione dei beni e servizi tra gli Stati membri.

01/03/1994 Vengono firmati i trattati di adesione di Austria, Svezia e Finlandia.

15/03/1994 Viene firmato il trattato di adesione della Norvegia.

01/01/1995 Austria, Svezia e Finlandia entrano a far parte dell'Unione Europea, mentre la Norvegia respinge il Trattato con un referendum popolare.

26/03/1995 Entra in vigore la Convenzione di Schengen.

16/03/1996 Al vertice europeo di Madrid viene decisa l'adozione dell'euro, la moneta unica europea.

02/10/1997 Viene firmato il Trattato di Amsterdam che ha introdotto sostanziali modifiche ai trattati delle Comunità europee e al Trattato dell'Unione in vista del prossimo allargamento della Ue verso i paesi dell'Europa orientale. Entrerà in vigore a partire dal primo giorno del secondo mese successivo alla ratifica dell'ultimo Stato membro che aderisce all'Unione Europea.

02/05/1998 Vengono decisi gli Stati che adotteranno l'euro a partire dal 1° gennaio 1999.

01/01/2002 L'euro sostituisce le valute nazionali in 12 Stati dell'Unione Europea.

01/05/2004 10 nuovi Stati entrano nell'Unione Europea: Cipro, Estonia, Lettonia, Lituania, Malta, Polonia, Repubblica ceca, Slovacchia, Slovenia, Ungheria. È il più grande allargamento mai registrato nella storia dell'Unione.

12-13/6/2004 Prime elezioni per il Parlamento Europeo della "grande Europa". Mediocre, in realtà, l'affluenza alle urne.

19/06/2004 Viene varata la Costituzione Europea da una commissione presieduta da Valerie Giscard D'Estaing.

29/10/2004 A Roma i rappresentanti dei 25 Paesi UE firmano la Costituzione europea. Essa viene ratificata da alcuni Stati membri, ma bocciata con referendum da Francia e Paesi Bassi. A presente, non è in vigore.

01/01/2007 Con l'ingresso di Bulgaria e Romania, l'Unione Europea conta 27 Stati membri.

01/01/2008 Anche Cipro e Malta adottano l'euro come moneta unica facendo salire a 15 i Paesi dell'Unione che la usano.

01/01/2009 la Slovacchia adotta l'euro;
entrata in vigore del Trattato di Lisbona; elezioni del nuovo Parlamento europeo e della nuova Commissione in carica fino al 2013.

01/01/2009 Anche la Slovacchia adotta l'euro: sono 16 i Paesi di eurolandia.

08/02/2009 La Svizzera vota per estendere l'accordo sulla libera circolazione delle persone con l'UE.

4-7/06/2009 Si svolgono in tutta l'UE le elezioni europee per assegnare i 736 seggi del Parlamento. Il tasso di partecipazione è del 43,2%.

14/07/2009 L'eurodeputato polacco Jerzy Buzek è eletto presidente del Parlamento europeo.

23/07/2009 L'Islanda si candida a entrare nell'UE.

03/10/2009 Chiamati a votare per la seconda volta, gli irlandesi dicono "sì" al trattato di Lisbona.

01/10/2009 Entrata in vigore del trattato di Lisbona.

09/02/2010 Barroso viene riconfermato alla guida della Commisisone europea per un secondo mandato.

26/03/2010 I 16 Paesi dell'area dell'euro approvano un piano per aiutare la Grecia a risolvere il problema del suo deficit.

20/12/2010 Il Consiglio europeo riconosce alle coppie internazionali che vivono nell'UE il diritto di scegliere quale legislazione nazionale applicare in caso di divorzio. È questa la prima volta in cui si è usata la procedura di cooperazione rafforzata, in base alla quale le normative europee si applicano inizialmente soltanto in alcuni Paesi dell'UE.

01/01/2011 L'Estonia adotta l'euro, diventando il 17° Paese a far parte dell'area dell'euro. Entrano in funzione tre nuove autorità europee di vigilanza sul settore finanziario: l'Autorità bancaria europea, l'Autorità europea delle assicurazioni e delle pensioni aziendali e professionali e l'Autorità europea degli strumenti finanziari e dei mercati.

23/01/2012 I cittadini della Croazia votano sì per l'accesso alla Ue che avverrà il 13 luglio 2013.

10/10/2012 L'Ue riceve il Premio Nobel per la pace.

01/07/2013 La Croazia è il ventottesimo Stato a entrare nella Ue.

01/01/2014 Anche la Lettonia adotta l'euro portando a 18 gli Stati dell'eurozona.

16/06/2014 Il lussemburghese Jean Claude Juncker viene eletto Presidente della Commisisone europea. Succederà a Barroso.

I principali organi della UE (che sono gli stessi, comuni, delle tre precedenti Comunità), sono elencati nella tabella che segue.

Organo	Funzioni	Nomina
Parlamento Europeo	ha poteri deliberativi e di controllo	i membri sono eletti a suffragio universale diretto ogni 5 anni
Consiglio europeo	emana atti normativi; forma e approva il bilancio; conclude accordi con Stati terzi	Capi di Stato o di governo di ogni Paese più il presidente della Commissione europea e il Presidente del Consiglio europeo
Commissione europea	ha poteri propulsivi, esecutivi, di vigilanza e di rappresentanza	un commissario per Paese, proposto dallo Stato interessato ma nominato dal Parlamento Europeo
Corte di Giustizia	ha funzioni giurisdizionali	un giudice per ogni Stato membro
Corte dei Conti	effettua il controllo generale sulle entrate e sulle spese	un membro per ciascun Paese dell'UE, nominato dal Consiglio

PARTE SECONDA

Gli altri organi dell'Unione Europea sono:

- la **Banca Centrale Europea (BCE)**: è l'autorità monetaria dell'Unione Europea. Entrata in vigore nel 1998, ha la propria sede nella città tedesca di Francoforte. La BCE definisce e attua la politica monetaria dei Paesi dell'euro;
- il **Comitato Economico e Sociale**: è un organismo consultivo composto da rappresentanti delle varie categorie della vita economica e sociale ed è previsto dai trattati CE ed Euratom;
- la **Banca Europea per gli Investimenti (BEI)**: è un organismo comunitario e allo stesso tempo una banca. Il suo compito consiste nel contribuire allo sviluppo equilibrato della Comunità, facendo appello al mercato di capitali e alle proprie risorse;
- il **Comitato delle Regioni**: è un organo consultivo della Commissione e del Consiglio, composto di rappresentanti delle collettività regionali e locali.
- il **Mediatore europeo** indaga sulle denunce relative a casi di cattiva amministrazione da parte degli organi e delle istituzioni dell'UE;
- il **Garante europeo per la protezione dei dati**: ha il compito di salvaguardare la riservatezza dei dati personali dei cittadini;
- l'**Ufficio delle pubblicazioni ufficiali delle Comunità europee**: pubblica informazioni in merito all'UE;
- l'**Ufficio europeo di selezione del personale**: organizza i concorsi e le altre prove di selezione di chi si candida ai posti nelle istituzioni e negli altri organismi dell'UE;
- la **Scuola europea di amministrazione**: ha il compito di offrire al personale dell'UE una formazione in settori specifici.

Gli atti normativi delle comunità sono indicati nell'articolo 189 del Trattato CE in base al quale "per l'assolvimento dei loro compiti e alle condizioni contemplate dal presente trattato, il Parlamento Europeo congiuntamente con il Consiglio e la Commissione adottano **regolamenti** e **direttive**, prendono **decisioni** e formulano **raccomandazioni** e **pareri**".

In particolare:

- i **regolamenti** hanno portata generale, sono obbligatori in tutti i loro elementi e direttamente applicabili in ciascuno degli Stati membri;
- le **direttive** vincolano lo Stato membro a cui sono rivolte per quanto riguarda il risultato da raggiungere, mentre lasciano agli Stati la scelta della forma e dei mezzi necessari per raggiungerlo;
- le **decisioni** sono a portata individuale e sono obbligatorie in tutti i suoi elementi per i destinatari da essa designati.

L'ONU (Organizzazione delle Nazioni Unite)

L'ONU è stata fondata nel 1945, con lo scopo di mantenere la pace e la sicurezza degli Stati e promuovere la cooperazione internazionale economica, sociale, culturale, umanitaria. Raggruppa 193 Stati. I suoi organi principali sono:

- **l'Assemblea generale** è composta da tutti gli Stati membri dell'organizzazione. Ogni Stato può farsi rappresentare da cinque persone, ma ha diritto a un solo voto;
- **il Consiglio di sicurezza** è composto da 15 membri di cui 5 (Cina, Stati Uniti, Russia, Gran Bretagna e Francia) sono membri permanenti e godono del diritto di veto. È l'organo più importante con compiti per il mantenimento della pace e della sicurezza internazionale;
- **il Segretariato** è composto da più persone fisiche, aventi la qualifica di funzionari internazionali. Ha funzioni di assistenza amministrativa e tecnica;
- **il Consiglio economico e sociale** è composto da 54 membri eletti dall'Assemblea generale. È un organo consultivo dell'ONU che si occupa delle questioni economiche, sociali e della protezione dei diritti dell'uomo;
- **la Corte internazionale di giustizia** è composta da 15 giudici di varie nazionalità eletti in base alla loro competenza È il massimo tribunale internazionale sorto nel 1945.

Gli organi sussidiari dell'ONU sono:

- **l'UNCTAD**: Conferenza sul commercio e lo sviluppo;
- **l'UNPD**: Programma per lo sviluppo;
- **l'UNICEF**: Fondo per l'infanzia;
- **l'UNHCR**: Alto Commissariato per i rifugiati;
- **l'UNITAR**: Istituto per l'insegnamento e la ricerca.

Vi sono poi numerose organizzazione internazionali collegate all'ONU, tra cui:

- **FAO**: Organizzazione per l'Alimentazione e l'Agricoltura (Roma);
- **IAEA**: Agenzia Internazionale per l'Energia Atomica (Vienna);
- **IBRD**: Banca Internazionale per la Ricostruzione e lo Sviluppo o Banca Mondiale (Washington);
- **IMF**: Fondo Monetario Internazionale (Washington);
- **IMO**: Organizzazione Intergovernativa Marittima (Londra);
- **ITU**: Unione Internazionale delle Telecomunicazioni (Ginevra);
- **UNESCO**: Organizzazione per l'Educazione, la Scienza e la Cultura (Parigi);
- **UNIDO**: Organizzazione per lo Sviluppo Industriale (Vienna);
- **WHO**: Organizzazione Mondiale per la Sanità (Ginevra);
- **WIPO**: Organizzazioni Internazionale per la Proprietà Intellettuale (Ginevra);
- **WTO**: Organizzazione per il Commercio Mondiale (Ginevra).

Principali organizzazioni regionali

CSCE: Conferenza per la sicurezza e la cooperazione in Europa. Istituita nel 1975, raggruppa tutti gli Stati d'Europa più quelli della CSI. Ha lo scopo di mantenere la pace.

Consiglio d'Europa: ha il compito di predisporre convenzioni sui diritti politici, civili ed economici dell'individuo. È stato istituito nel 1949 e raggruppa 47 Paesi europei, tra cui l'Italia.

Lega Araba: ha lo scopo di migliorare la cooperazione degli Stati membri in materia di difesa, politica estera ed economica. Ne fanno parte quasi tutti gli Stati musulmani e l'OLP.

OAS: Organizzazione degli Stati Americani, ha lo scopo di promuovere la pace, la sicurezza, lo sviluppo economico, sociale e culturale dei Paesi aderenti. Raggruppa tutti gli Stati americani.

Principali organizzazioni regionali di cooperazione tecnica

EBRD: Banca europea per la ricostruzione e lo sviluppo, raggruppa 58 Stati e ha lo scopo di promuovere la riconversione economica dei Paesi ex socialisti (Londra).

COMECON: istituito nel 1949, raggruppava i Paesi del Patto di Varsavia più alcuni altri, con lo scopo di promuovere la cooperazione economica e culturale. È stato sciolto nel 1991.

CSI: Comunità degli Stati indipendenti, raggruppa molti dei Paesi dell'ex URSS, con scopi economici e militari.

EFTA: Area di libero scambio istituita nel 1960 in risposta alla CEE. Tutti i suoi Stati membri (Austria, Svezia, Finlandia, Gran Bretagna) ne sono però oggi usciti per passare proprio alla CEE.

NAFTA: Accordo per il libero scambio nel Nord America. Raggruppa USA, Canada e Messico, allo scopo di instaurare un mercato comune.

OCSE: Organizzazione per la cooperazione e lo sviluppo economico. Ha lo scopo di favorire lo sviluppo economico degli Stati membri e anche di quelli non membri in via di sviluppo e di favorire il commercio mondiale.

UE: (vedi Unione Europea).

Organizzazioni di cooperazione militare

Nato: Organizzazione del Trattato del Nord Atlantico. Fondata nel 1949 con scopi di difesa militare, raggruppa 28 Stati: Albania, Belgio, Bulgaria, Canada, Croazia, Danimarca, Estonia, Francia, Germania, Grecia , Islanda, Italia, Lettonia, Lituania, Lussemburgo, Norvegia, Paesi Bassi, Polonia, Portogallo, Regno Unito, Repubblica Ceca, Romania, Slovacchia, Slovenia, Spagna, Stati Uniti d'America, Turchia, Ungheria.

Patto di Varsavia: accordo di carattere militare, istituito nel 1955, in contrapposizione alla Nato. Raggruppava Bulgaria, Cecoslovacchia, Polonia, Repubblica Democratica Tedesca, Romania, Ungheria e URSS. È stato sciolto nel 1991.

UEO: Unione Europea Occidentale, istituita nel 1954, raggruppa a scopi difensivi Belgio, Francia, Germania, Gran Bretagna, Italia, Lussemburgo, Paesi Bassi. Dal 1994 sono stati ammessi anche altri Paesi dell'Est europeo.

SUGGERIMENTI

- **Ripassare la Costituzione italiana**, tenendo presente che i quesiti fanno spesso riferimento a specifici dettagli oltre che ai principi di carattere generale.
- Raccogliere informazioni sulle più importanti **organizzazioni internazionali** (ONU, CEE, Nato ecc.): è importante conoscere il significato delle varie sigle, gli scopi delle diverse organizzazioni, da quali Stati sono costituite, qual è la loro struttura ecc.
- Prestare attenzione a **dichiarazioni, accordi, trattati internazionali**, soprattutto quelli più recenti (per esempio il Trattato di Maastricht, il Trattato di Amsterdam).

7.5 | Altre discipline

Accanto agli argomenti di cultura generale trattati nei precedenti capitoli, i test di ammissione ai diplomi universitari dell'area medico-sanitaria prevedono talvolta domande inerenti altre materie, come storia dell'arte, filosofia, geografia, storia delle scienze, conoscenze socio-economiche e conoscenze informatiche. In verità, negli anni passati, l'importanza attribuita a tali materie all'interno della prova d'esame è stata estremamente esigua (al massimo 2 o 3 domande per ciascuna). Per questo motivo, all'interno del presente volume ci si limiterà a fornire alcuni esempi di domande risolte e commentate.

7.5.1 | Filosofia

---

1 Che cosa si intende con deduzione e induzione?

- **A** Rispettivamente, il sistema filosofico di Cartesio e quello di Galileo
- **B** Due procedimenti logici con i quali si legano alcune premesse con la conclusione che ne segue
- **C** I due modi di procedere della ragione nel campo estetico
- **D** Due sinonimi
- **E** La prima e la seconda parte di un ragionamento

L'alternativa **A** potrebbe indurre in errore perché effettivamente il sistema filosofico di Cartesio si fonda sulla deduzione e quello di Bacone sull'induzione, anche se i due sistemi non si possono ridurre solamente a questi due aspetti. La risposta esatta è la **B**: infatti l'induzione è quel procedimento logico che da alcuni casi particolari risale a una conclusione che riguarda casi generali, mentre la deduzione dalla considerazione di casi generali (premesse) ricava informazioni su un caso particolare.

2 **La *dialettica* è:**

A la capacità di esprimersi, sia scrivendo che parlando, con precisione e competenza sintattica e grammaticale

B il modo di procedere della filosofia secondo la corrente empirista

C un sinonimo di retorica

D il modo di procedere della filosofia di Hegel

E quella parte della filosofia che si occupa di studiare i principi della moralità

Con dialettica in filosofia ormai, dopo i numerosi slittamenti di significato subiti nel corso delle epoche, si intende quel particolare modo di procedere che ha la conoscenza nel sistema di Hegel: ne è una esemplificazione la famosa triade hegeliana tesi-antitesi-sintesi, cioè il percorso con il quale si attua il superamento della parzialità della tesi e dell'antitesi nella sintesi. La risposta esatta è dunque la D.

3 **Chi ha detto "*L'Essere è, il non essere non è*"?**

A Parmenide

B Platone, nell'opera *Timeo*

C I fisici ionici (Talete, Anassimandro, Anassimene)

D Democrito

E Protagora

I fisici ionici sono da scartare perché il loro interesse era prevalentemente naturalistico-cosmologico (risposta C), così come sono da scartare Protagora e Democrito, rispettivamente fondatori della sofistica e dell'atomismo (risposte D ed E). Potrebbe esserci qualche dubbio su Platone, che in effetti dedicò largo spazio nei suoi dialoghi alla trattazione del problema dell'essere; ma la frase si trova nel poema di Parmenide e costituisce il principio fondamentale della sua filosofia. La risposta esatta è la A.

4 **Comte appartiene alla corrente filosofica che viene definita:**

A idealismo

B empirismo

C positivismo

D razionalismo

E meccanicismo

August Comte è stato il fondatore di quel vasto movimento filosofico e culturale che viene comunemente definito positivismo: la risposta esatta è quindi la C.

5 **Chi ha scritto la *Scienza Nuova*?**

A Einstein

B Pitagora

C Galileo

D Vico

E Kant

La risposta esatta è la D. La domanda è prettamente mnemonica; potrebbe quindi indurre in confusione la presenza di tre grandi scienziati come Einstein, Galileo e Pitagora.

7.5.2 | Geografia

1 Quale tra le seguenti costituisce una Regione autonoma del Portogallo?

- **A** Barbados
- **B** Azzorre
- **C** Baleari
- **D** Canarie
- **E** Grandi Antille

La risposta esatta è la **B**. Le Azzorre, arcipelago di origine vulcanica nell'oceano Atlantico, sono infatti, insieme alla non lontana Madeira, le due regioni autonome del Portogallo, la cui area continentale è invece divisa in 18 Distretti. Le Canarie sono invece una comunità autonoma della Spagna.

2 Qual è la più grande isola del mondo?

- **A** Borneo
- **B** Groenlandia
- **C** Cuba
- **D** Madagascar
- **E** Sri Lanka

La Groenlandia (2.175.000 kmq) è l'isola più grande del mondo. Il Borneo viene al terzo posto, il Madagascar al quarto. Cuba è molto più staccata (sedicesimo posto), insieme allo Sri Lanka: nella scelta della risposta esatta, ovviamente la **B**, questa circostanza giocava a favore del solutore, che poteva infatti escludere senza preoccupazioni le alternativa **C** ed **E**.

3 Il canale di Suez mette in comunicazione il:

- **A** Golfo Persico e il Mediterraneo
- **B** Mar Rosso e il Mediterraneo
- **C** Golfo Persico e il Mar Caspio
- **D** Mar Rosso e il Mar Nero
- **E** Mar Rosso e il Golfo Persico

Il canale di Suez è un canale artificiale, inaugurato nel 1869 a seguito di un progetto dell'italiano Negrelli realizzato poi dal francese De Lesseps. Il canale è lungo 169 km, profondo circa 15 metri e largo dai 70 ai 125 metri. Mette in comunicazione il Mar Mediterraneo con il Mar Rosso e quindi l'Oceano Indiano.

La risposta corretta è la **B**.

4 La capitale dell'Arabia Saudita è:

- **A** Damasco
- **B** Riyad
- **C** Beirut
- **D** Gerusalemme
- **E** Bassora

Damasco è la capitale della Siria. Gerusalemme è la capitale di Israele. Beirut è la capitale del Libano. Bassora è una città dell'Iraq. La risposta esatta è dunque la **B**. Anche chi non avesse particolari conoscenze geografiche, potrebbe comunque orientarsi grazie ai ricordi scolastici e alle frequenti notizie di cronaca che concernono queste quattro capitali.

5 **Quale dei seguenti fiumi non scorre in Francia?**

A Senna
B Danubio
C Loira
D Marna
E Rodano

La risposta esatta è la B: il Danubio, secondo fiume d'Europa (2860 km), attraversa 8 nazioni, ma non la Francia. La sua sorgente, in Germania, si trova per altro a solo 40 chilometri dal confine francese.

6 **Quale dei seguenti accostamenti non è corretto?**

A Islanda-Reykjawik
B Danimarca-Copenaghen
C Norvegia-Oslo
D Finlandia-Helsinky
E Svezia-Malmö

I primi quattro accostamenti proposti mettono in relazione uno Stato del Nord Europa con la corrispondente capitale. Nella risposta E, invece, Malmö rappresenta una delle più importanti città della Svezia, ma non la sua capitale, che è Stoccolma. Quindi l'alternativa da scegliere è la E.

7 **L'antico regno del Siam oggi si chiama:**

A Laos
B Cina
C Viet Nam
D Birmania
E Thailandia

La risposta esatta è la E. Il nome di Thailandia è stato assunto dal Siam nel 1939. La storia recente di questo Paese ha visto una dittatura militare e una serie di tentativi di golpe.

8 **Quale delle seguenti non è una regione della Spagna?**

A Algarve
B Galizia
C Valencia
D Estremadura
E La Rioja

La Spagna è divisa in 17 regioni amministrative: Andalusia, Aragona, Asturie, Baleari, Canarie, Cantabria, Castiglia-La Mancha, Castiglia-Léon, Catalogna, Estremadura, Galizia, La Rioja, Madrid, Murcia, Navarra, Paesi Baschi, Valencia. L'Algarve è una regione del Portogallo e dunque l'alternativa cercata è la A.

7.5.3 | Storia delle scienze

1 **Da chi fu formulata la teoria sul moto dei corpi a cui si fece riferimento fino alle nuove scoperte di Galileo?**

A Democrito
B Aristotele
C Euclide
D Tolomeo
E Galeno

Democrito formulò la prima teoria atomistica, ma non ebbe successo e fu ricordata solo in tempi recenti quando si scoprì che la materia è costituita da atomi. Euclide fece scuola per la sua trattazione sulla geometria. Tolomeo introdusse la descrizione geocentrica dell'universo. Infine Aristotele scrisse uno dei primi trattati sulla fisica, e la sua teoria del moto costituì il punto di riferimento sino al medioevo. La risposta corretta è quindi la B.

---

2 **Le due descrizioni del moto degli astri che furono contrapposte durante il Rinascimento furono formulate da:**

A Keplero, Galileo
B Tolomeo, Copernico
C Copernico, Keplero
D Tolomeo, Keplero
E Keplero, Newton

La risposta corretta è la B. Tolomeo aveva elaborato una teoria geocentrica, che vedeva la Terra ferma al centro dell'universo; Copernico affermava, invece, che la Terra fosse caratterizzata da un moto di rotazione attorno a se stessa e di rivoluzione attorno al Sole, giustificando in tal modo il moto apparente degli astri. Keplero perfezionò la teoria copernicana, arrivando ad enunciare le tre leggi sul moto dei pianeti.

---

3 **Per la teoria della relatività galileiana si può affermare che:**

A solo il tempo è assoluto
B spazio e tempo sono entrambi assoluti
C solo lo spazio è assoluto
D né spazio né tempo sono assoluti
E nessuna delle precedenti

Secondo Newton sia lo spazio, sia il tempo sono entità assolute, cioè indipendenti dall'osservatore. Con la relatività galileiana solo il tempo mantiene il suo carattere assoluto; infine, con la teoria della relatività ristretta sia lo spazio, sia lo scorrere del tempo dipendono dal sistema di riferimento scelto. La risposta corretta è quindi la A.

---

4 **A quale famoso economista Darwin si ispirò mentre formulava l'evoluzionismo?**

A Marx
B Pareto
C Smith
D Malthus
E Ricardo

La risposta esatta è la D. Infatti, proprio mentre rifletteva sui numerosi dati e osservazioni in suo possesso, Darwin lesse una famosa opera dell'economista Malthus dal titolo *Saggio sul principio della popolazione* dal quale trasse ispirazione per formulare la legge della selezione del più adatto da applicare alla lotta per la sopravvivenza delle specie.

---

5 **La sindrome di Down (o mongolismo) è causata:**

A dalla presenza di un cromosoma in soprannumero
B dalla presenza di due cromosomi in soprannumero
C dalla mancanza di un cromosoma
D da un'infezione virale
E dalla mancanza di due cromosomi

La sindrome di Down è provocata dalla presenza di tre copie, anziché due, come avviene nelle persone sane, del cromosoma numero 21. La malattia è dunque provocata dalla presenza di un cromosoma in soprannumero. La risposta corretta è dunque la **A**.

6 Il modello planetario della struttura dell'atomo è stato proposto da:

- **A** Thomson
- **B** Heisenberg
- **C** Planck
- **D** Rutherford
- **E** Bohr

Heisenberg e Planck non hanno proposto alcun modello sulla struttura dell'atomo, pur avendo dato un contributo fondamentale alla formulazione del modello ondulatorio attualmente accettato: le risposte **B** e **C** sono quindi da escludere. Thomson ha invece proposto il primo modello sulla struttura dell'atomo, noto come modello a panettone. In questo modello, l'atomo è visto come una sfera gelatinosa carica positivamente, all'interno della quale sono dispersi gli elettroni in modo da ottenere una struttura complessivamente neutra. La visione dell'atomo cambia radicalmente nel modello successivo, proposto da Rutherford. Secondo Rutherford, l'atomo è costituito da un nucleo centrale piccolissimo, nel quale è concentrata quasi tutta la massa dell'atomo, e da elettroni che ruotano intorno al nucleo percorrendo orbite circolari a grande distanza da esso. Per l'evidente analogia con un sistema planetario, il modello di Rutherford è noto anche come modello planetario. La risposta esatta è dunque la **D**. Il modello di Bohr (risposta **E**), successivo a quello Rutherford, è invece indicato a volte come modello quanto-meccanico poiché applica alla struttura dell'atomo le leggi della meccanica quantistica, introdotte da Planck nel 1900.

7 Gli elementi presenti in natura sono:

- **A** circa 20
- **B** circa 100
- **C** più di 200
- **D** 180
- **E** cira 150

Gli elementi chimici rappresentati sulla tavola periodica sono circa 110. Di questi solo una novantina sono effettivamente presenti in natura; gli elementi con numero atomico superiore a quello dell'uranio (elementi transuranici) sono stati preparati artificialmente dall'uomo negli acceleratori di particelle. La risposta corretta è la **B**.

8 Cos'è un elemento chimico?

- **A** Un insieme di atomi uniti da legami
- **B** Un insieme di atomi tutti uguali
- **C** Un insieme di molecole tutte uguali
- **D** Un minerale di composizione nota
- **E** Un insieme di atomi diversi

Un elemento chimico è una sostanza che non può essere scissa in sostanze più semplici attraverso una trasformazione chimica perché formata da atomi tutti uguali tra loro. La risposta corretta è dunque la **B**.

7.5.4 | Conoscenze socio-economiche

1 Quale indicatore misura in modo più adeguato il grado di indebitamento di uno Stato e la sua gravità?

- **A** Debito pubblico/saldo di bilancia commerciale
- **B** Debito pubblico/PIL
- **C** Disavanzo pubblico/PIL
- **D** Disavanzo pubblico/tasso di sconto
- **E** Debito pubblico/saldo di bilancia dei pagamenti

La risposta esatta è la **B**. Infatti il rapporto in questione rappresenta teoricamente il numero di anni (o frazione di anno, se minore di 1) che uno Stato impiegherebbe a ripagare i propri debiti se l'intera ricchezza nazionale prodotta in un anno venisse dedicata al rimborso del debito.

Rapportare il debito a uno dei saldi della bilancia dei pagamenti (alternative **A** ed **E**) non ha senso in quanto due Paesi con uguale debito potrebbero avere diversi saldi, ma non per questo essere meno "capaci" di rimborsare il debito.

Analogamente, le alternative **C** e **D** sono errate in quanto il disavanzo pubblico non fornisce alcuna indicazione circa l'indebitamento complessivo di uno Stato, ma solo di quanto quest'ultimo cresce in un anno.

2 Come si può misurare il grado di terziarizzazione di un sistema economico?

- **A** Con il rapporto fra numero di lavoratori autonomi e numero di lavoratori dipendenti (che lavorano per conto di terzi)
- **B** Con il rapporto fra produzione industriale e produzione agricola
- **C** Con il rapporto fra numero di occupati nel settore dei servizi e totale degli occupati
- **D** Con il tasso di crescita del PIL
- **E** Con il rapporto fra numero di disoccupati e numero di occupati nel settore industriale

Il grado di terziarizzazione indica il peso del settore dei servizi nell'ambito di un sistema economico. Esso può dunque essere correttamente misurato rapportando il numero di occupati in tale settore sul totale degli occupati (risposta **C**).

Tutte le rimanenti alternative sono palesemente errate.

3 Cosa si intende con l'espressione "toro"?

- **A** Un operatore finanziario rialzista
- **B** Un'impresa che entra in modo aggressivo su un nuovo mercato
- **C** Un operatore finanziario ribassista
- **D** I Paesi dell'Estremo oriente caratterizzati, negli ultimi anni, da un impetuoso sviluppo economico
- **E** Una fase di ristagno in Borsa

"Toro" è un termine del gergo borsistico (derivante dall'inglese *bull* che significa, appunto, toro) che indica quell'operatore finanziario che acquista valuta o titoli con lo scopo di guadagnare da un previsto aumento del loro prezzo. La risposta esatta è dunque la **A**.

Al contrario, l'operatore ribassista che, cioè, vende titoli e valuta prevedendo una diminuzione del loro prezzo, viene chiamato "orso".

I Paesi descritti dall'alternativa **D**, di cui fanno parte, per esempio, Singapore, Taiwan e Corea del Sud, invece, vengono chiamati "tigri asiatiche".

4 Cosa si intende con il termine "antitrust"?

- **A** L'insieme di regole volte al consolidamento di quote di mercato da parte di imprese di grosse dimensioni
- **B** La prima legge approvata negli USA contro le concentrazioni di potere economico
- **C** Il complesso di regole che garantiscono una normale dinamica concorrenziale in un mercato
- **D** L'insieme di norme volte a evitare l'acquisizione delle attività strategiche dell'economia statunitense da parte di multinazionali straniere
- **E** Nessuna delle precedenti

L'antitrust è l'insieme di norme e leggi che mirano a evitare qualunque distorsione della concorrenza che può essere costituita da: intese tra imprese concorrenti, abusi di posizioni dominanti e concentrazioni (o *trust*). La risposta esatta è dunque la **C**.

5 La "domanda di lavoro" è rappresentata:

- **A** dalle forze di lavoro
- **B** dai posti di lavoro esistenti presso le imprese
- **C** dalle persone in cerca di primo impiego e dai disoccupati
- **D** dai posti di lavoro "vacanti", cioè per i quali non si sono trovate persone adatte
- **E** dagli studenti

La risposta esatta è la **B**. Infatti, nell'ambito del mercato del lavoro, la "domanda di lavoro" consiste nei posti di lavoro complessivi presenti nelle imprese e può essere soddisfatta in parte, in tutto o in eccesso dall'"offerta di lavoro" che è rappresentata dalle "forze di lavoro". Queste ultime sono formate sia dagli occupati che dai disoccupati, i quali possono essere considerati come la quota di offerta di lavoro "insoddisfatta" dalla domanda di lavoro. Gli occupati sono la componente soddisfatta di domanda e offerta di lavoro, mentre l'alternativa **D** rappresenta la quota di domanda di lavoro insoddisfatta dall'offerta.

6 Le privatizzazioni di imprese pubbliche perseguono tutte le seguenti finalità tranne una. Quale?

- **A** Ridurre nell'immediato la disoccupazione
- **B** Migliorare l'efficienza della gestione delle imprese
- **C** Ridurre il disavanzo pubblico e conseguentemente il debito pubblico
- **D** Rimuovere potenziali ostacoli alla libera concorrenza nel mercato
- **E** Diminuire il peso dello Stato nell'economia

La risposta esatta è la **A**. Infatti, mentre tutte le altre alternative rappresentano effettive finalità e conseguenze del processo di privatizzazione delle imprese pubbliche, gli effetti di tale processo sull'occupazione sono sovente negativi. Le imprese cedute ai privati vengono infatti generalmente sottoposte a processi di razionalizzazione basati sul taglio dei costi del personale, realizzato licenziando e incentivando il prepensionamento.

7 Con l'espressione "saldo della bilancia dei pagamenti" si intende il saldo:

- **A** della bilancia commerciale
- **B** dei movimenti di capitali
- **C** delle partite correnti
- **D** dei movimenti monetari
- **E** delle partite correnti e dei movimenti di capitali

La risposta esatta è la **E**. Infatti, la bilancia dei pagamenti è formata dalla bilancia in conto corrente e da quella in conto capitale: la prima di esse è costituita dalla bilancia commerciale, che registra le transazioni di beni, e dalla bilancia dei servizi, che registra le transazioni di servizi; la seconda, invece, registra i movimenti di capitale. Vi è poi una voce particolare, il conto monetario di cassa, che registra variazioni di attività e passività a breve della Banca d'Italia e dell'Ufficio italiano dei cambi. La somma dei primi due saldi parziali dà il saldo complessivo della bilancia dei pagamenti, chiamato anche "saldo autonomo".

8 **A cosa corrisponde il prodotto interno lordo di un Paese?**

- **A** Alla somma di tutti i valori aggiunti complessivamente prodotti nel Paese in un anno
- **B** Alla somma dei profitti conseguiti da tutte le imprese del Paese in un anno
- **C** Alla somma dei salari ricevuti in un anno da tutti i lavoratori del Paese
- **D** Al valore dei beni e servizi prodotti da ogni unità produttiva del Paese in un anno
- **E** Alla somma dei redditi da lavoro dipendente complessivamente incassati in un anno

La risposta esatta è la **A**. Infatti, il prodotto interno lordo di un sistema economico può essere definito come somma dei valori aggiunti, e non come la semplice somma dei beni e servizi prodotti nel Paese in un anno da ogni unità produttiva; per calcolare il PIL occorre dunque sottrarre al valore dei beni e dei servizi prodotti da ogni unità produttiva in un certo periodo il valore dei beni e dei servizi utilizzati dalla stessa nel periodo considerato e forniti da altre imprese.

9 **Cosa si intende con l'espressione *popolazione attiva*?**

- **A** Gli occupati
- **B** L'insieme delle forze di lavoro
- **C** Le persone in cerca di occupazione
- **D** Gli individui maggiorenni
- **E** Nessuna delle precedenti

La risposta esatta è la **B**. Con il termine popolazione attiva si intendono sia le persone occupate (alternativa **A**) che quelle in cerca di occupazione (alternativa **C**). Il rapporto tra le persone appartenenti alle forze di lavoro e il totale della popolazione viene chiamato *tasso di attività*.

10 **Il *prime rate* è:**

- **A** un operatore finanziario impegnato continuativamente su un dato settore del mercato
- **B** il tasso di interesse fissato dalla Banca d'Italia per orientare la struttura complessiva dei saggi di interesse
- **C** l'indice Dow Jones
- **D** il tasso di interesse praticato dalle banche ai clienti migliori
- **E** il tasso degli interessi legali

L'alternativa **A** definisce il cosiddetto *primary dealer*. L'alternativa **B** descrive il "tasso di sconto". Il *prime rate* (dall'inglese: tasso primario), invece, è il tasso di interesse che viene concesso dalle banche nelle operazioni di finanziamento alle imprese dotate di miglior merito creditizio. Quindi la risposta corretta è la **D**.

parte seconda

BIOLOGIA

Indice

Introduzione alla biologia

Oggetto di studio della biologia sono gli esseri viventi e il loro funzionamento.

L'aspetto fondamentale che distingue un organismo vivente da un oggetto inanimato è la capacità di riprodursi generando altri organismi dotati delle stesse caratteristiche fondamentali, controllate da un programma genetico.

A. Caratteristiche dei viventi

Ogni essere vivente è caratterizzato da un insieme di proprietà che lo distinguono da un oggetto non vivente.

- **Gli organismi sono formati da cellule**: a esclusione dei virus, tutti gli esseri viventi, dai più semplici ai più complessi, sono formati da unità strutturali e funzionali chiamate *cellule*. Gli esseri viventi più semplici, detti *unicellulari*, sono formati da una sola cellula, i *pluricellulari* da più cellule, generalmente in numero molto elevato.
- **Gli organismi crescono e si sviluppano**: la crescita è l'aumento di dimensioni dovuto all'aumento delle dimensioni e/o del numero delle cellule. Lo sviluppo comprende i cambiamenti, strutturali e fisiologici, che si verificano in ogni organismo nel corso della propria vita.
- **Gli organismi si riproducono**: tutti gli esseri viventi sono in grado di generare altri organismi simili a se stessi, garantendo così la perpetuazione della *specie* a cui appartengono.
- **Gli organismi regolano il proprio metabolismo**: gli esseri viventi sono in grado di scambiare materia ed energia con l'ambiente circostante[1] e di trasformare energia da una forma all'altra. In tutti gli organismi avvengono continuamente un gran numero di reazioni chimiche e il loro insieme costituisce il *metabolismo*. Queste reazioni sono accuratamente regolate per garantire l'**omeostasi**, cioè la stabilità delle caratteristiche dell'ambiente interno (per esempio la temperatura corporea o la concentrazione di glucosio nel sangue).
- **Gli organismi rispondono agli stimoli**: tutti i viventi, con meccanismi diversi, possono percepire i cambiamenti che avvengono nell'ambiente esterno (per esempio cambiamenti di intensità della luce, temperatura dell'aria o composizione chimica dell'acqua) e mettere in atto processi in risposta a tali cambiamenti. La risposta spesso comporta lo spostamento nello spazio dell'organismo o di sue parti.
- **Gli organismi possiedono informazione genetica**: l'informazione relativa alla struttura e al funzionamento di ogni essere vivente è contenuta in un programma costituito da *geni*, formati in tutti gli organismi (tranne alcuni virus) da DNA.
- **Le popolazioni di viventi sono soggette a evoluzione**: le caratteristiche delle popolazioni di viventi cambiano nel tempo adattandosi ai cambiamenti dell'ambiente circostante.

La chiave delle differenze tra gli organismi viventi e gli oggetti non viventi è l'**organizzazione**. Ogni organismo vivente è organizzato, cioè composto da diverse parti che cooperano in modo armonico.

Organizzazione è sinonimo di ordine, un essere vivente infatti è formato da una serie di parti dotate di una conformazione specifica e quindi di una particolare funzione.

Il mantenimento di strutture "ordinate" richiede energia. Dal secondo principio della termodinamica sappiamo che ogni sistema, lasciato a sé stesso, tende ad acquisire una struttura disordinata, mentre per mantenere l'ordine occorre energia. La struttura specifica di ogni cellula e di ogni organismo è mantenuta grazie al continuo apporto di energia.

1. Con una terminologia chimico-fisica, si dice che sono *sistemi aperti* dal punto di vista termodinamico.

BIOLOGIA

Gli organismi viventi svolgono continuamente trasformazioni chimiche (reazioni) a cui sono dovute attività fondamentali come per esempio la produzione di energia per il movimento dei muscoli, la digestione degli alimenti e l'elaborazione delle sostanze secrete dalle cellule ghiandolari.

Da queste reazioni dipende la vita degli organismi stessi: se queste vengono arrestate, le cellule e gli organismi muoiono nel giro di pochi minuti.

Si può dire quindi che le diverse molecole e gli organelli contenuti nel citoplasma cooperano per permettere la vita della cellula. D'altra parte le cellule simili, che formano un *tessuto*, agiscono in modo coordinato per garantire le caratteristiche funzioni di quel tessuto; i diversi tessuti che formano un *organo* lavorano in modo coordinato per garantire le funzioni dell'organo, e così via.

Ciascun livello di complessità è dotato di **proprietà emergenti**, cioè proprietà più complesse di quella che sarebbe la semplice somma delle proprietà delle parti di cui è composto.

Se prepariamo una torta utilizzando farina, burro, uova e zucchero, la nostra torta avrà caratteristiche di consistenza e sapore ben diverse da quelle della farina, delle uova, del burro e dello zucchero. Analogamente il cervello umano, capace di pensiero, è formato di un grandissimo numero di neuroni, ognuno dei quali non è in grado di pensare.

È importante sottolineare fin d'ora che nel mondo vivente l'interazione fra le parti che formano un sistema ha un ruolo fondamentale anche a livello superiore all'organismo: un gruppo di organismi appartenenti alla stessa specie che vivono nella stessa regione costituisce una popolazione, popolazioni di organismi di specie diverse formano la comunità di un certo ecosistema (§ 5.12.1), e così via. Un ecosistema può essere visto come un super-organismo formato da entità viventi e non viventi (le caratteristiche fisico-chimiche dell'ambiente) che interagiscono e si influenzano reciprocamente.

Lo schema seguente illustra, in ordine di complessità crescente, i livelli di organizzazione del mondo dei viventi.

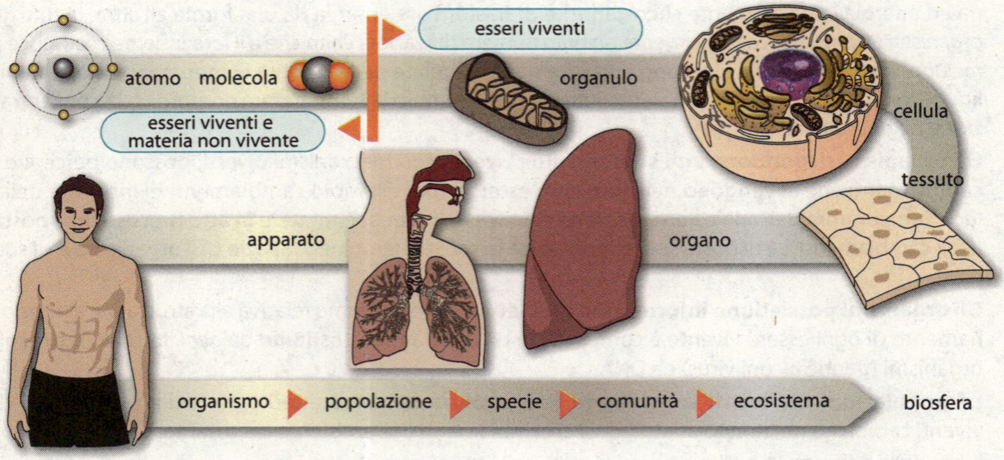

B. Bioelementi

Dei 92 elementi chimici presenti in natura, solo una ventina entra nella composizione della materia vivente e, fra questi, quelli quantitativamente più importanti sono quattro: ossigeno, carbonio, idrogeno e azoto. Questi quattro elementi, insieme a fosforo e zolfo, costituiscono oltre il 99% della sostanza vivente. Altri elementi essenziali, presenti però in concentrazioni assai ridotte, sono i seguenti: calcio, cloro, potassio, sodio, magnesio, iodio e ferro. I rimanenti sono elementi in tracce (detti oligoelementi o microelementi), presenti in piccolissime quantità.

I BIOELEMENTI	
I maggiori costituenti della materia organica	ossigeno (O) - carbonio (C) - idrogeno (H) - azoto (N) - fosforo (P) - zolfo (S)
Elementi presenti come ioni	calcio (Ca^{2+}) - potassio (K^+) - sodio (Na^+) - cloro (Cl^-) - magnesio (Mg^{2+})
Alcuni degli elementi presenti in tracce	ferro (Fe) - rame (Cu) - manganese (Mn) - zinco (Zn) - iodio (I) - fluoro (F) - selenio (Se)

C. Biomolecole

Gli organismi viventi sono costituiti da un gran numero di composti chimici e sono in grado di utilizzare, trasformare e sintetizzare moltissime sostanze. I composti più importanti dal punto di vista biologico, le *biomolecole*, sono composti organici, generalmente di elevato peso molecolare, appartenenti a quattro gruppi principali: proteine, carboidrati, lipidi e acidi nucleici (per la descrizione di questi composti si veda anche, nella parte di Chimica, il cap. 9).

C.1 Carboidrati

I carboidrati sono composti ternari contenenti carbonio, ossigeno e idrogeno. In base alla loro struttura vengono suddivisi in: *monosaccaridi*, *disaccaridi* e *polisaccaridi*.

I carboidrati costituiscono il 60-90% del peso secco dei vegetali, mentre rappresentano solamente l'1% circa dei tessuti umani.

Monosaccaridi e disaccaridi

Il più importante monosaccaride è il glucosio; un altro monosaccaride abbondante nei viventi è il fruttosio. Il glucosio viene sintetizzato dai vegetali che contengono clorofilla attraverso la catena di reazioni che costituisce la *fotosintesi* (§ 1.14). I carboidrati costituiscono circa la metà del cibo consumato dall'uomo, in generale si può dire che i monosaccaridi rappresentano la principale fonte di energia per la maggior parte degli organismi. La combustione completa del glucosio avviene attraverso i processi di glicolisi e respirazione cellulare (§ 1.12).

Fra i disaccaridi ricordiamo i seguenti:

- il *saccarosio*, il comune zucchero da tavola, si estrae dalla canna da zucchero e dalla barbabietola ed è formato dall'unione di una molecola di glucosio e una di fruttosio;
- il *lattosio* è il principale zucchero contenuto nel latte ed è formato dall'unione di una molecola di glucosio con una di galattosio;
- il *maltosio* non è molto abbondante in natura. Si ottiene per idrolisi parziale dell'amido ed è formato dall'unione di due molecole di glucosio;
- il *cellobiosio* si ottiene per idrolisi parziale della cellulosa ed è formato dall'unione di due molecole di glucosio.

Polisaccaridi

I polisaccaridi svolgono due importanti funzioni biologiche: costituiscono una riserva di energia e fanno parte delle membrane e delle pareti cellulari, si distinguono in *polisaccaridi di riserva* e *polisaccaridi strutturali*.

I principali **polisaccaridi di riserva** sono l'amido nei vegetali e il glicogeno negli animali.

L'*amido* è un polimero di α-glucosio; è presente nei vegetali e particolarmente abbondante nei semi. È formato da due tipi di molecole: l'*amilosio*, a catena lineare e l'*amilopectina*, a catena ramificata (per la differenza fra α e β glucosio si veda la parte di Chimica).

Il *glicogeno* è un polimero di α-glucosio come l'amido, ha un peso molecolare maggiore e struttura simile all'amilopectina, pur presentando un grado più elevato di ramificazione. Ha funzione di riserva negli animali e si accumula nel fegato e nei muscoli.

BIOLOGIA

Con la denominazione **polisaccaridi strutturali** si indicano quei carboidrati che fanno parte della parete cellulare dei vegetali e dei funghi, delle membrane cellulari, dell'esoscheletro di molti invertebrati e quelli presenti negli spazi intercellulari e nel tessuto connettivo degli animali.

La *cellulosa* è un polimero di β-glucosio a catena lineare: è il principale costituente delle pareti cellulari delle piante. Costituisce il 50% del legno ed è il carboidrato più diffuso in natura. L'uomo e gli animali carnivori non sono in grado di scindere i legami β-glucosidici che uniscono le molecole di glucosio nelle molecole di cellulosa, quindi non possono utilizzarla come fonte di glucosio.

La *chitina* è un altro polisaccaride molto abbondante in natura: polimero di N-acetilglucosammina, costituisce le pareti cellulari dei funghi e l'esoscheletro di insetti e crostacei.

I *glicosamminoglicani* (GAG o mucopolisaccaridi acidi) sono polisaccaridi lineari in cui si alternano due unità monomere: un amminozucchero e un glucide a carattere acido (per esempio l'*acido glucuronico*). Nei tessuti animali sono presenti diversi glicosamminoglicani con funzioni specifiche, per esempio l'eparina, anticoagulante presente nel sangue e l'acido ialuronico.

C.2 Proteine

Le proteine sono polimeri biologici risultanti dall'unione di 20 diversi amminoacidi, uniti tra loro dal *legame peptidico*, a formare catene.

Le proteine sono di grande importanza in tutti gli esseri viventi, e la loro sintesi, in ogni cellula, è controllata direttamente dal DNA. Possono avere un ruolo strutturale oppure funzione catalitica, infatti tutti gli enzimi che regolano i processi metabolici negli esseri viventi appartengono a questa classe di composti.

Dei 20 amminoacidi che compongono le proteine presenti nell'organismo umano, 9 non possono essere sintetizzati: sono detti perciò **amminoacidi essenziali** e devono essere introdotti con l'alimentazione.

Anche i *peptidi* sono polimeri di amminoacidi, ma più semplici delle proteine: contengono infatti fino a qualche decina di amminoacidi. Di solito si parla di proteina, anziché di peptide o polipeptide, quando la catena è formata da almeno 100 amminoacidi: questa definizione non è però accettata in modo generalizzato anche perché in biologia è più utile un approccio funzionale, secondo il quale una catena polipeptidica può essere definita proteina quando assume la struttura secondaria e terziaria che le permette di svolgere la propria funzione.

Livelli di struttura delle proteine

Una proteina può presentare quattro livelli di struttura:

- **struttura primaria**: è determinata dalla sequenza degli amminoacidi lungo la proteina;
- **struttura secondaria**: è determinata dalla disposizione nello spazio degli amminoacidi vicini lungo la catena. Molte proteine hanno struttura secondaria ad α-elica o a foglietto-β;
- **struttura terziaria**: struttura tridimensionale caratteristica delle proteine globulari, originata dal ripiegamento su sé stessa della struttura secondaria;
- **struttura quaternaria**: è data dalla presenza, nella proteina funzionale, di due o più subunità peptidiche.

Le strutture secondaria, terziaria e quaternaria sono mantenute da legami deboli (interazioni idrofobiche, legami H, elettrostatici e di Van der Waals) e da ponti disolfuro (–S–S–), legami covalenti formati per ossidazione di due gruppi –SH della cisteina.

Molte proteine, esposte a valori estremi di pH o ad alte temperature subiscono un processo di *denaturazione*, reversibile o irreversibile a seconda dei casi, che consiste nella rottura dei legami deboli e nella perdita della struttura tridimensionale della proteina.

C.3 Lipidi

I lipidi formano una classe di sostanze diversificate dal punto di vista chimico e accomunate essenzialmente dal fatto di essere insolubili in acqua.

Negli organismi viventi i lipidi sono importanti sia come componenti strutturali sia come riserva di energia, oltre che come "messaggeri" chimici: alcuni importanti ormoni, come l'aldosterone e il testosterone, svolgono proprio questo ruolo.

I lipidi principali sono i trigliceridi i fosfolipidi e gli steroidi, per la struttura chimica dei quali si rimanda alla parte di Chimica.

I *trigliceridi* hanno essenzialmente funzione di riserva energetica; i *fosfolipidi* sono i principali costituenti delle membrane cellulari, in cui si dispongono a doppio strato rivolgendo le code idrofobe all'interno e le teste polari all'esterno; gli *steroidi*, caratterizzati da una struttura con quattro anelli condensati, svolgono diverse importanti funzioni: comprendono, infatti, gli ormoni sessuali, gli ormoni corticali, la vitamina D, gli acidi biliari e il colesterolo, presente anche nelle membrane cellulari.

C.4 Nucleotidi e acidi nucleici

Gli acidi nucleici DNA (acido desossiribonucleico) e RNA (acido ribonucleico), responsabili di funzioni fondamentali nell'ereditarietà e nella sintesi proteica, sono polimeri lineari di nucleotidi; per la descrizione di questa classe di composti si veda § 4.1.

D. Le interazioni deboli nella biologia

Le molecole organiche sono in grado di interagire tra loro tramite forze deboli non covalenti e legami ionici. I legami chimici deboli hanno meno di 1/20 dell'energia di un legame covalente: sono abbastanza forti da assicurare un legame solo se agiscono in molti simultaneamente. Le interazioni di importanza biologica sono:

- legami a idrogeno;
- forze di Van der Waals;
- interazioni dipolo-dipolo;
- forze idrofobe.

I legami deboli sono importanti nei sistemi biologici in quanto impartiscono alle macromolecole come DNA e proteine la loro forma e struttura (interazioni intramolecolari). Questi legami, inoltre, svolgono un ruolo importante nella formazione di complessi proteici costituiti da più subunità (interazioni intermolecolari). Poiché si tratta di legami deboli le strutture macromolecolari cui si fa riferimento sono caratterizzate da un certo grado di flessibilità, necessario nei processi biologici.

E. L'acqua

Pur essendo un composto inorganico, l'acqua è un componente essenziale e spesso preponderante di tutte le cellule e degli organismi. Il contenuto d'acqua del corpo umano è pari mediamente al 75% nei neonati e al 60% negli adulti.

F. Cenni di microscopia

La comprensione che ogni essere vivente è costituito da cellule fu permessa dalla realizzazione, nel Seicento, del primo strumento capace di amplificare notevolmente la capacità risolutiva dell'occhio umano. Il "potere risolutivo" è la distanza minima al di sotto della quale non siamo più in grado di vedere due punti come distinti tra loro; quello dell'occhio umano è di circa 1/10 di millimetro. Questo significa che non siamo in grado di percepire come distinti due punti posti a distanza inferiore a 0,1 mm.

Per poter risolvere, e quindi individuare, oggetti le cui dimensioni sono inferiori al potere risolutivo dell'occhio, sono state dapprima utilizzate le comuni lenti di ingrandimento e poi i microscopi.

Il **microscopio ottico** è dotato di due sistemi di lenti: *obiettivo* e *oculare*. L'obiettivo è rivolto verso il tavolino portaoggetti sul quale viene deposto il campione da esaminare; uno specchio dirige un fascio di luce attraverso il preparato e l'obiettivo ne proietta un'immagine ingrandita verso l'oculare, che la ingrandisce a sua volta. Gli oggetti osservati al microscopio ottico sono corpi molto piccoli oppure sezioni sottili di organi o tessuti.

Il microscopio ottico consente di ingrandire l'immagine di un oggetto fino a circa 2.000 volte al massimo. Il potere risolutivo di questo tipo di microscopio non consente di distinguere distanze inferiori a 0,0002 mm (corrispondenti a 0,2 micrometri[1] o 200 nanometri).

L'osservazione al microscopio ottico permette di vedere le principali strutture cellulari, come il nucleo, i mitocondri e i cromosomi durante la mitosi, ma non consente di osservare le strutture subcellulari. Gli oggetti più piccoli che si possono vedere con questo tipo di microscopio sono batteri, che hanno dimensioni medie attorno ai 2 μm.

1. Un micrometro (indicato con μm), corrisponde alla millesima parte di un millimetro e viene suddiviso in 1.000 nanometri (nm). Si può quindi dire che 1 mm = 1.000 μm = 1.000.000 nm.

A partire dagli anni Trenta è stato sviluppato il **microscopio elettronico**, basato sull'utilizzo, al posto della luce visibile, di un fascio di elettroni. I fasci di elettroni utilizzati sono associati a lunghezze d'onda più brevi di quelle della luce, quindi permettono di ottenere un più elevato potere di risoluzione, rendendo possibile l'osservazione delle strutture subcellulari (per esempio la struttura delle membrane).

Nel **microscopio elettronico a trasmissione (TEM)** un fascio di elettroni, messo a fuoco in modo molto preciso da lenti elettroniche, dopo aver attraversato l'oggetto da ingrandire, molto sottile e opportunamente trattato, colpisce uno schermo fluorescente sul quale si forma l'immagine.

Questo è attualmente lo strumento dotato del maggior potere risolutivo, pari a circa 0,2 nm (2 angstrom) e permette di evidenziare la struttura fine delle cellule.

Nel **microscopio elettronico a scansione (SEM)** un raggio di elettroni esplora l'oggetto; gli elettroni non attraversano il campione bensì sono riflessi dalla sua superficie, formando in questo modo un'immagine tridimensionale. Questo tipo di microscopio è dotato di un potere di risoluzione pari a circa 10 nm, inferiore quindi a quello del microscopio elettronico a trasmissione, ma permette di realizzare rappresentazioni tridimensionali estremamente interessanti di cellule e di strutture cellulari.

1 Biologia cellulare

1.1 | La teoria cellulare

Il termine "cellula" fu introdotto per la prima volta nel 1665 da Robert Hooke per descrivere le piccole cavità evidenziate osservando una sezione di sughero con un primo semplice microscopio (di sua invenzione), da allora la struttura della cellula è stata studiata in dettaglio e oggi è universalmente riconosciuta una teoria unificante sulla natura degli organismi viventi, nota come *teoria cellulare*, formulata originariamente da Schleiden, Schwann e Virchow intorno alla metà del XIX secolo.

✔ Una cellula può essere definita come un elemento di piccole dimensioni, delimitato da una membrana, pieno di una soluzione concentrata di sostanze chimiche in acqua e dotato della capacità di produrre copie di sé stesso, crescendo e dividendosi in due.

La teoria cellulare può essere riassunta nei seguenti punti:

- **tutti gli organismi viventi sono composti da cellule**, unità elementari dotate di proprietà comuni;
- **la cellula è l'unità morfologica e fisiologica fondamentale** nella struttura degli organismi viventi, dei quali possiede tutte le proprietà caratteristiche. Negli organismi viventi molte funzioni complesse sono rese possibili dall'esistenza di una continua cooperazione tra le diverse cellule;
- **ogni cellula deriva da un'altra cellula preesistente**;
- nelle cellule **l'informazione genetica risiede nel DNA** e viene trasmessa dalle cellule parentali alle cellule figlie durante la divisione cellulare.

1.2 | Tipi cellulari

Ogni cellula è circondata da una *membrana cellulare* (detta anche *membrana plasmatica* o *plasmalemma*) che definisce un ambiente interno e lo separa dall'esterno; la membrana cellulare regola l'ingresso e l'uscita dei materiali.

All'interno si trova il *citoplasma*[1], una soluzione acquosa in cui sono immersi i costituenti cellulari e in cui si svolge buona parte delle funzioni cellulari.

Nelle cellule più evolute queste funzioni sono svolte da strutture specializzate, gli *organelli* (o *organuli*) *citoplasmatici*, e il DNA è separato dal citoplasma e racchiuso in un *nucleo* ben definito.

In base alla presenza o meno di un nucleo vero e proprio, le cellule vengono divise in due gruppi: cellule procariotiche e cellule eucariotiche.

1. Il termine *citoplasma* indica tutto ciò che si trova all'interno della membrana cellulare, a parte il nucleo. In alcuni testi è utilizzato anche il termine *citosol*, dove questo indica la soluzione acquosa che riempie la cellula, quindi il citoplasma privo di tutti gli organelli.

BIOLOGIA

1.2.1 | La cellula procariotica

Le cellule procariotiche sono le più semplici e le più piccole cellule esistenti: le loro dimensioni si trovano nell'intervallo 0,5-5 μm con un valore medio di 2 μm.

Sono prive di organelli citoplasmatici delimitati da membrana e non possiedono un vero nucleo; il materiale genetico consiste di una singola molecola di DNA circolare, localizzata in una regione della cellula detta *nucleoide*. Oltre alla molecola di DNA principale possono essere presenti *plasmidi* (si veda § 4.8).

Nel citoplasma sono presenti *ribosomi* (organuli che permettono la sintesi proteica, § 1.6.1) più piccoli di quelli posseduti dagli eucarioti.

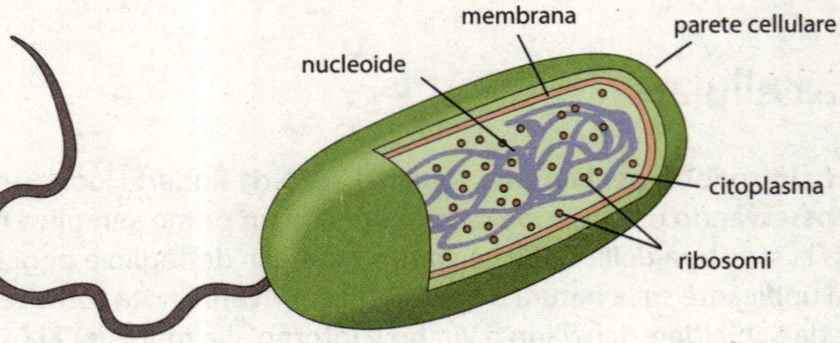

La membrana plasmatica dei procarioti forma invaginazioni dette *mesosomi*: in queste cellule prive di organuli i mesosomi sono sede di diversi enzimatici e sono coinvolti in processi quali respirazione, fotosintesi, divisione cellulare e sintesi dei lipidi.

Le cellule procariotiche sono generalmente circondate da una *parete cellulare* esterna alla membrana cellulare, costituita di **peptidoglicani** (ma non negli archebatteri). Un peptidoglicano è formato da lunghe catene polisaccaridiche in cui si alternano unità di amminozuccheri (N-acetilglucosammina e acido N-acetilmuramico) uniti da ponti trasversali di natura peptidica a formare una struttura complessa, che avvolge la superficie batterica come un'unica macromolecola.

Alcuni procarioti *effettuano la fotosintesi* grazie a enzimi presenti nello spazio citoplasmatico, nell'ambito di un sistema di membrane costituito da introflessioni del plasmalemma.

Gli organismi procarioti sono sempre unicellulari; queste cellule non formano mai strutture differenziate, al massimo si aggregano in semplici filamenti cellulari.

I procarioti si riproducono con modalità asessuata, per scissione binaria (si veda § 2.1), ma possono scambiarsi materiale genetico mediante trasformazione, coniugazione o trasduzione (si veda § 4.8).

Sono procarioti gli organismi appartenenti al gruppo degli archebatteri e gli eubatteri, quest'ultimi comprendono i batteri e i cianobatteri, o alghe azzurre (si veda § 5.6.4).

I batteri sono noti a tutti noi principalmente come agenti patogeni (che provocano malattie), è importante però sottolineare che solo una minima parte dei batteri sono patogeni per l'uomo. Occupano, invece, una gamma incredibile di ambienti e hanno un ruolo ecologico fondamentale perché partecipano alla degradazione della sostanza organica e ne permettono il riciclo nelle catene alimentari (§ 5.12.3).

Le specializzazioni dei procarioti

In alcuni procarioti è presente una *membrana esterna*, un strato ricco di fosfolipidi e carboidrati, esterno alla parete cellulare; non ha funzioni protettive ma può, per esempio, contenere tossine responsabili di processi patogenici.

I flagelli dei procarioti, quando presenti, sono semplici strutture filamentose utilizzate per spostarsi nell'ambiente. Sono tubi elicoidali formati dalla proteina flagellina,il cui movimento è alimentato da un gradiente protonico.

1.2.2 | La cellula eucariotica

Le cellule eucariotiche, più complesse e più grandi di quelle procariotiche, hanno diametro compreso tipicamente fra 10 e 100 μm. Nel citoplasma sono presenti diversi organelli aventi struttura e funzioni specifiche che consentono lo svolgimento delle varie attività cellulari in compartimenti distinti. Il materiale genetico è formato da diversi *cromosomi*, racchiusi in un nucleo ben definito. Ogni cromosoma è costituito da una molecola di DNA lineare, associata a specifiche proteine.

Gli organismi eucarioti possono essere unicellulari (protisti) o pluricellulari (piante, funghi e animali).

Organismi unicellulari e pluricellulari

Un organismo unicellulare è formato da una sola cellula: la cellula coincide con l'individuo.
Un organismo pluricellulare è formato da numerose cellule; in questo caso l'individuo possiede funzioni più complesse di quelle di ogni singola cellula.

Un organismo pluricellulare è notevolmente più complesso di uno unicellulare, perché è dotato di organi specializzati per svolgere funzioni specifiche; i diversi organi sono costituiti di cellule differenti ed è necessario che queste si organizzino in modo coordinato. D'altra parte la pluricellularità, e la presenza di strutture specializzate, hanno permesso nel corso dell'evoluzione la comparsa di organismi e adattamenti estremamente numerosi e diversificati.

1.2.3 | Le cellule: differenze e aspetti comuni

Le cellule che formano gli esseri viventi sono incredibilmente diversificate sia dal punto di vista strutturale sia da quello fisiologico; allo stesso tempo, sono dotate di alcuni importanti aspetti comuni.

Fra le **differenze** si noti che:

- le *dimensioni* variano dai pochi micrometri dei batteri al millimetro dell'uovo di rana (un'unica cellula);
- alcune cellule hanno *possibilità di movimento* tramite flagelli oppure con movimenti ameboidi, molte sono invece immobili;
- a volte è presente un *rivestimento* esternamente alla membrana, che può avere struttura e composizione chimica ampiamente variabile;
- alcune cellule utilizzano l'*ossigeno atmosferico*, altre ne sono avvelenate;
- alcune cellule sono in grado di *produrre composti* particolari, come ormoni, amido, grasso, pigmenti o gomma.

Fra gli **aspetti comuni** si noti che:

- la *composizione chimica* delle cellule si basa sulle stesse quattro classi di composti organici: proteine, carboidrati, acidi nucleici e lipidi;
- le *reazioni chimiche* che permettono di ricavare energia per le cellule sono sostanzialmente comuni; tutte le cellule svolgono la glicolisi e l'ATP rappresenta sempre il principale composto attraverso il quale la cellula può "mettere da parte" energia, oppure renderla rapidamente disponibile;
- in tutte le cellule l'informazione genetica risiede nel DNA, che ha la stessa struttura chimica in tutti i viventi e viene tradotto secondo lo stesso codice e gli stessi meccanismi.

In un organismo molto complesso come l'uomo è presente un enorme numero e varietà di cellule: si pensi per esempio alle cellule della pelle che, appiattite e sovrapposte, formano uno strato protettivo; alle cellule del sangue, che permettono il trasporto dell'ossigeno e la difesa dell'organismo contro gli agenti patogeni; a quelle muscolari, che consentono il movimento; alle cellule nervose che veicolano la trasmissione di impulsi e di informazioni da una parte all'altra del corpo.

1.3 | I virus

I virus sono entità viventi, ma non sono costituiti da cellule; per questo motivo spesso vengono definiti "oggetti biologici" piuttosto che "organismi".

Presentano le seguenti caratteristiche che li differenziano dagli altri viventi:

- sono costituiti da una molecola di acido nucleico (DNA o RNA) contenente le informazioni genetiche, racchiusa in un involucro di natura proteica detto *capside*;
- hanno forma e dimensioni varie (comprese tra 10 e 300 nm);
- contengono un unico tipo di acido nucleico (DNA o RNA a filamento doppio o singolo, si veda § 4.7) che porta solo l'informazione genetica relativa alla sintesi dei propri elementi costitutivi;
- sono incapaci di sintetizzare autonomamente le proteine di cui sono formati;
- per riprodursi devono infettare cellule ospiti di cui sfruttano gli enzimi e il sistema energetico; possono quindi essere definiti *parassiti endocellulari obbligati*;
- sono parassiti specifici: alcuni infettano solo cellule animali, alcuni solo cellule vegetali, altri, chiamati *batteriofagi* o *fagi* (virus batterici), solo cellule batteriche.

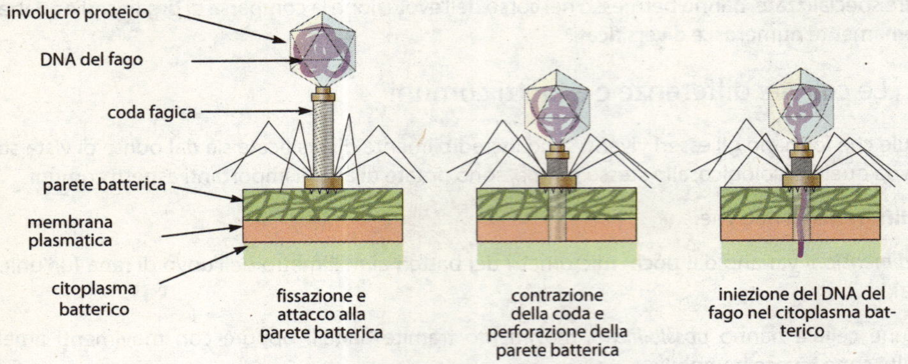

Meccanismo di infezione di un batterio da parte di un fago

1.4 | Membrana cellulare

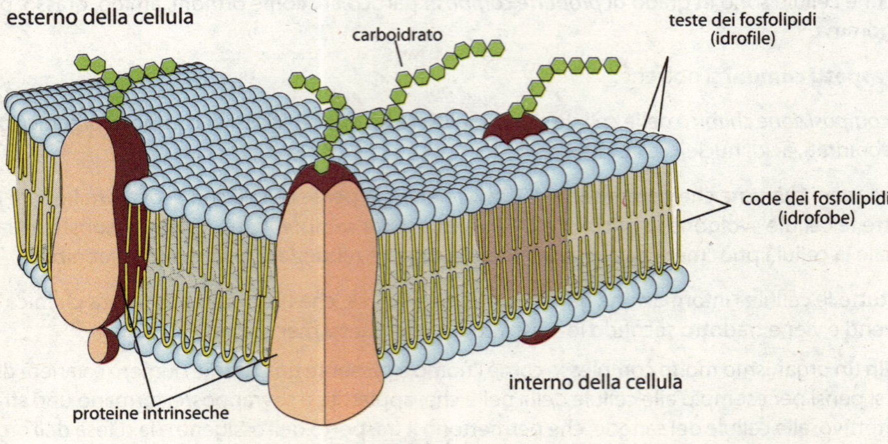

La membrana cellulare

La membrana cellulare è un sottile involucro di circa 7-9 nm di spessore che avvolge la cellula, separandola dall'ambiente circostante, e regola lo scambio di materiali con l'esterno; è costituita principalmente da *fosfolipidi* e *proteine*, ma contiene anche componenti presenti in minore quantità, quali il *colesterolo* e i *glicolipidi*.

I fosfolipidi sono molecole anfipatiche, cioè caratterizzate da una "testa" polare idrofila (il gruppo fosfato e altri eventuali gruppi chimici legati al fosforo) e da due "code" idrofobe (le catene idrocarburiche apolari dei due acidi grassi). A causa della loro natura chimica, se dispersi in un mezzo acquoso, i fosfolipidi tendono spontaneamente a formare un doppio strato nel quale le teste polari sono rivolte verso l'esterno e le code idrofobe verso l'interno.

I carboidrati delle membrane

Molti dei fosfolipidi che formano il lato esterno della membrana sono legati a una componente glucidica (un oligosaccaride) e in questo caso sono detti *glicolipidi*. In modo analogo, molte proteine di membrana sono legate a porzioni glucidiche: quando queste sono costituite da oligosaccaridi si parla di *glicoproteine*, quando invece sono legate a lunghe catene polisaccaridiche si parla di *proteoglicani*.

I carboidrati della membrana, presenti sul lato rivolto all'esterno, formano un rivestimento protettivo detto *glicocalice*.

Molte cellule animali, poi, oltre che dal glicocalice sono circondate da una matrice extracellulare da esse secreta, costituita da carboidrati e proteine fibrose (si veda § 6.2.3).

Le proteine di membrana possono attraversare parzialmente o totalmente il doppio strato lipidico, sporgendo nel citoplasma e nel mezzo extracellulare (proteine intrinseche o integrali), oppure essere legate a una delle due facce della membrana mediante legami a idrogeno e interazioni elettrostatiche (proteine estrinseche). I fosfolipidi e le proteine a essi associate sono liberi di muoversi sul piano laterale, per questo motivo tale modello della membrana cellulare è detto *modello del mosaico fluido*.

Le proteine di membrana svolgono numerose importanti funzioni: possono essere per esempio enzimi, proteine di trasporto, oppure recettori cellulari, cioè proteine in grado di riconoscere e legare molecole specifiche, come ormoni o neurotrasmettitori.

I significati principali della membrana cellulare sono i seguenti:

- **significato strutturale e morfologico:** definisce la forma della cellula, realizzando una separazione fisica tra l'ambiente esterno e quello interno;
- **significato funzionale:** regola gli scambi di ioni, sostanze nutritive e di scarto tra ambiente interno ed esterno;
- **significato di comunicazione e integrazione:** sulla membrana si trovano proteine (di solito glicoproteine) con funzione di recettori, a cui si legano ormoni e altri messaggeri che possono modificare il metabolismo cellulare. Svolgono ruoli molto importanti nel riconoscimento e nell'adesione fra cellule, possono essere riconosciute come antigeni dal sistema immunitario, inoltre sono responsabili dell'*inibizione da contatto*, il fenomeno in base al quale, quando entrano in contatto fra loro, le cellule smettono di proliferare.

1.5 | Nucleo

Il nucleo controlla la maggior parte delle attività della cellula e gioca un ruolo di primaria importanza nella replicazione, nell'accrescimento e nel differenziamento cellulare. È circondato da una doppia membrana che lo separa dal citoplasma, la *membrana nucleare*, costellata di pori (i *pori nucleari*) che permettono scambi selettivi con il citoplasma. Il nucleo contiene il DNA che risulta complessato con proteine strutturali, gli *istoni*, a costituire la *cromatina*; quando la cellula non è in divisione i filamenti di DNA che costituiscono i diversi *cromosomi* sono despiralizzati e formano un ammasso indistinto, mentre prima della divisione cellulare la cromatina si addensa e i singoli cromosomi assumono l'aspetto compatto con cui sono visibili al microscopio. Nel nucleo sono inoltre contenuti uno o più *nucleoli*, particolari strutture in cui vengono sintetizzati gli RNA ribosomiali (rRNA) e vengono assemblati i ribosomi.

1.6 | Gli altri organelli citoplasmatici

1.6.1 | Ribosomi

I ribosomi sono i siti della sintesi proteica (§ 4.4) e vengono assemblati nel nucleolo. Consistono di due subunità, una maggiore e una minore, ciascuna formata da RNA ribosomiale e proteine. Possono essere liberi nel citoplasma, o legati alla membrana esterna del reticolo endoplasmatico.

I ribosomi degli eucarioti, 80S, sono più grandi di quelli, 70S, posseduti dai procarioti (S sta per Svedberg, l'unità di misura della velocità di sedimentazione, che dipende da forma e dimensione di una struttura).

1.6.2 | Reticolo endoplasmatico e apparato di Golgi

Il **reticolo endoplasmatico** (RE) è un sistema di membrane costituito da tubuli e sacculi; può essere *liscio* (REL), o *rugoso* (RER), a seconda che sia privo o rivestito di ribosomi. In generale, il reticolo è coinvolto nel trasporto dei materiali attraverso la cellula; quello liscio partecipa alla sintesi dei lipidi e alla detossificazione da farmaci e veleni, quello rugoso sintetizza le proteine a destinazione non citoplasmatica (esterno, membrana cellulare, organelli intracellulari). Rilasciate all'interno del RER, queste proteine vengono poi trasferite all'*apparato di Golgi* mediante un flusso di vescicole.

L'**apparato di Golgi** è costituito da una pila di vescicole appiattite e delimitate da membrana, chiamate cisterne, con un'architettura distinta da quella del RE. Rappresenta un centro di raccolta, rielaborazione e smistamento dei prodotti del RE: dopo aver ricevuto le vescicole che trasportano sostanze provenienti da questo organello, l'apparato di Golgi ne modifica il contenuto (per esempio legando una porzione glucidica alle proteine), lo trasferisce all'interno di nuove vescicole e lo indirizza ai diversi compartimenti cellulari o alla membrana plasmatica. La regione del Golgi rivolta verso l'interno e verso il RER è detta *cis*, quella rivolta verso la membrana cellulare è detta *trans*.

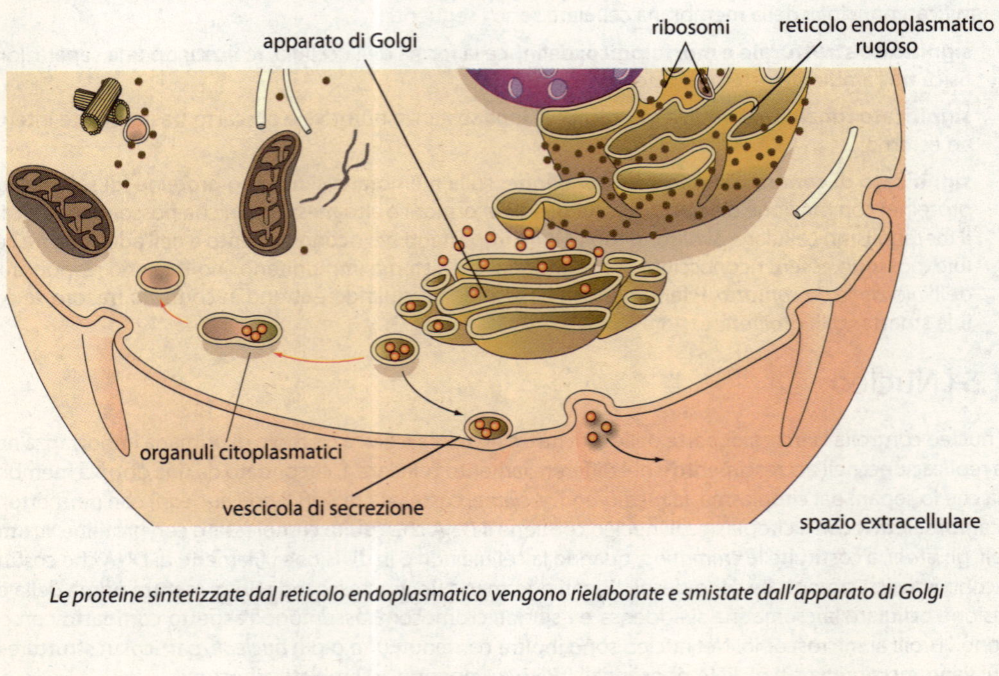

Le proteine sintetizzate dal reticolo endoplasmatico vengono rielaborate e smistate dall'apparato di Golgi

1.6.3 | Lisosomi

I lisosomi sono vescicole delimitate da membrana, paragonabili a una sorta di stomaco cellulare: contengono infatti *enzimi idrolitici* (o digestivi) in grado di demolire le sostanze organiche e sono caratterizzati da un pH interno molto acido. Sono particolarmente abbondanti nelle cellule deputate alla difesa dell'organismo, come i globuli bianchi del sangue (§ 7.1.5), capaci di inglobare e demolire batteri e virus.

Questi organelli digeriscono sia le sostanze inglobate dall'esterno, fondendosi con le vescicole di endocitosi (§ 1.8.3), sia i materiali cellulari non più utili, i cui "mattoni costitutivi" (amminoacidi, monosaccaridi ecc.) sono poi rilasciati nel citoplasma per essere riutilizzati.

Una cellula può "suicidarsi" rompendo la membrana dei lisosomi e riversando gli enzimi digestivi nel citoplasma. Questo processo è detto *autolisi* e gioca un ruolo importante durante lo sviluppo e il rimodellamento dell'osso (§ 6.2.3).

1.6.4 | Microsomi

I microsomi sono vescicole simili ai lisosomi, più piccole di queste e contenenti sostanze specifiche. Fra i microsomi, sono particolarmente importanti i **perossisomi**, vescicole (dal diametro compreso tra 0,2 e1,7 μm) contenenti la *catalasi*, enzima in grado di decomporre il perossido d'idrogeno (H_2O_2), altamente tossico perché danneggia le membrane e le macromolecole biologiche.

I perossisomi delle cellule del fegato inoltre partecipano alla detossificazione, cioè alla demolizione delle molecole dannose, come per esempio l'alcol.

1.6.5 | Mitocondri

I mitocondri sono organelli delimitati da una membrana doppia; quella esterna è liscia, mentre quella interna presenta numerose pieghe, dette *creste*. Il contenuto interno prende il nome di *matrice*.

Sono organelli semiautonomi: possiedono un proprio DNA (circolare), ribosomi simili a quelli batterici, grazie ai quali producono alcune proteine, e si dividono per scissione binaria (§ 2.1). Dato che, al momento della fecondazione, i mitocondri dello zigote provengono quasi esclusivamente dalla cellula uovo, questo materiale genetico viene trasmesso esclusivamente per via materna (eredità materna).

Secondo la *teoria dell'endosimbiosi* i mitocondri sarebbero i discendenti di primitive cellule procariotiche che sarebbero state inglobate dall'antenato della cellula eucariotica, instaurando con quest'ultimo una relazione simbiotica.

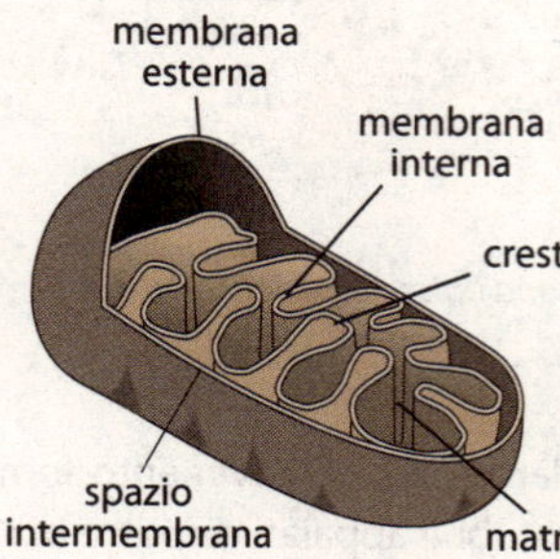

Schema di un mitocondrio

Possono essere considerati le **centrali energetiche** delle cellule: sono infatti la sede della *respirazione cellulare*, processo in cui le sostanze organiche, in presenza di ossigeno, vengono demolite a CO_2 e H_2O, liberando energia che viene sfruttata per sintetizzare ATP, necessario per le attività cellulari (§ 1.12.2).

1.6.6 | Citoscheletro

Il citoscheletro è costituito da un fitto intreccio di filamenti proteici che irrobustiscono la cellula conferendole resistenza meccanica, ne determinano la forma, controllano gli spostamenti dei cromosomi e di diverse macromolecole all'interno della cellula, inoltre permettono i movimenti cellulari. Il citoscheletro è formato da tre tipi di filamenti: microtubuli, filamenti intermedi e microfilamenti.

Ogni **microtubulo** è costituito da 13 filamenti di una proteina globulare chiamata *tubulina*, aggregati a formare un cilindro cavo. Sono componenti essenziali dei centrioli, del fuso mitotico (§ 2.4) e delle appendici cellulari (flagelli e ciglia).

I **filamenti intermedi**, formati da diversi tipi di proteine fibrose (come la cheratina), sono importanti per garantire alla cellula resistenza meccanica.

I **microfilamenti** sono filamenti di *actina*, una proteina coinvolta anche nella contrazione muscolare (§ 6.6.4). Coinvolti nei processi di movimento, permettono gli spostamenti degli organuli all'interno della cellula e la formazione di pseudopodi, estroflessioni che consentono la fagocitosi oltre che il movimento delle amebe e di cellule ameboidi presenti negli organismi animali (per esempio nel sistema immunitario, si veda § 8.3).

I **centrioli** sono organelli di forma cilindrica costituiti da nove gruppi di tre microtubuli. Le cellule vegetali ne sono prive, mentre quelle animali ne possiedono due, disposti ad angolo retto nella regione centrale della cellula; svolgono un ruolo determinante nel montaggio dei microtubuli. La regione dei centrioli, centro di organizzazione dei microtubuli cellulari, è detta **centrosoma.**

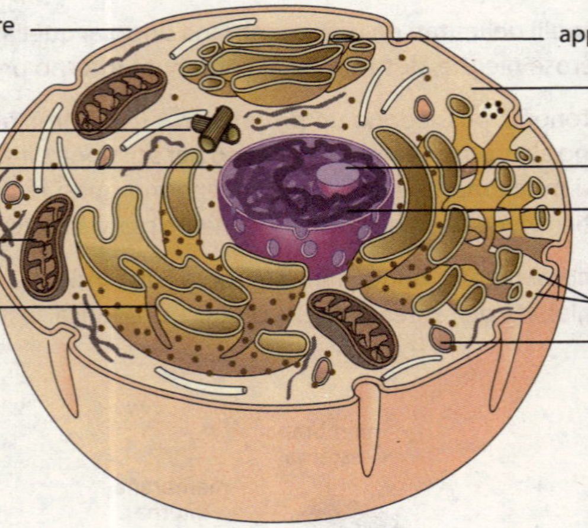

Schema di una tipica cellula eucariotica animale

I **flagelli** e le **ciglia** sono appendici cellulari dotate di movimento, formate da fasci di microtubuli disposti in modo caratteristico (9 coppie di microtubuli appaiati disposte in cerchio e una coppia di microtubuli separati al centro) e rivestiti dalla membrana cellulare. Le cellule libere li utilizzano per muoversi nei liquidi e quelle fisse per spostare il materiale extracellulare. I flagelli sono lunghi e poco numerosi, mentre le ciglia sono corte e numerose.

La trachea e i bronchi sono rivestiti da uno strato cellulare (epitelio) comprendente cellule dotate di ciglia, il cui movimento assicura l'eliminazione del muco che riveste l'interno di questi organi e delle eventuali sostanze estranee in esso inglobate.

1.7 | La cellula vegetale

Oltre alla membrana, al nucleo, ai mitocondri, ai ribosomi e agli altri organelli appena visti, presenti sia nelle cellule animali che in quelle vegetali, queste ultime sono dotate di alcune strutture specifiche, assenti nelle cellule animali: la parete cellulare, i plastidi e i vacuoli.

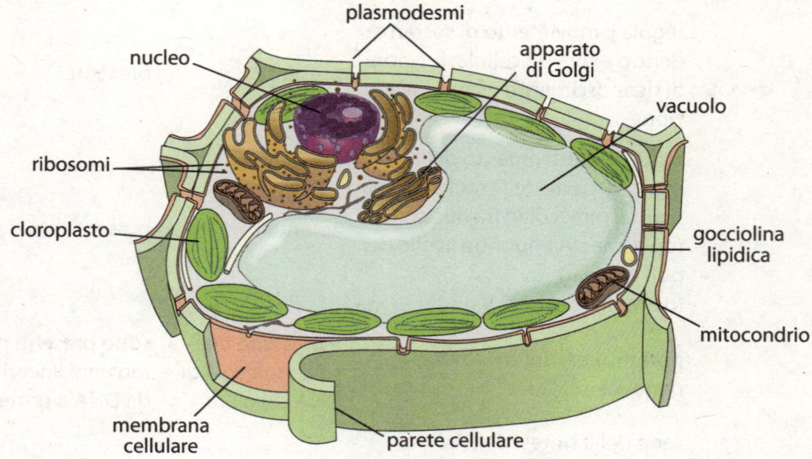

Schema di una tipica cellula vegetale

La **parete cellulare** è un involucro esterno rigido che dà forma alla cellula, la protegge e la sostiene; è formata prevalentemente da fibre di *cellulosa*. Presenta piccoli pori che permettono il passaggio di citoplasma e di sostanze da una cellula all'altra: queste strutture di comunicazione tra cellule adiacenti sono chiamate *plasmodesmi*.

I **plastidi** comprendono i *cromoplasti*, contenenti sostanze colorate (*pigmenti*), i *leucoplasti*, incolori e contenenti sostanze di riserva, e i *cloroplasti*, contenenti pigmenti verdi (le *clorofille*) e sede della *fotosintesi clorofilliana* (§ 1.14).

I **cloroplasti** sono circondati da una membrana doppia e contengono un elaborato sistema di vescicole membranose appiattite e interconnesse, i *tilacoidi*, a cui sono associate le clorofille; i tilacoidi sono sovrapposti a formare "pile" dette *grana*. I cloroplasti sono sede della fotosintesi clorofilliana.

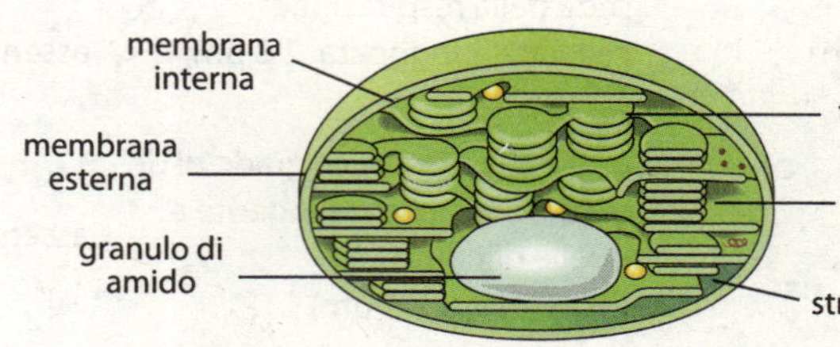

Schema della struttura interna di un cloroplasto

Come i mitocondri, contengono una molecola di DNA circolare e ribosomi simili a quelli batterici, si dividono per scissione binaria e potrebbero essersi differenziati come organelli cellulari in seguito a una simbiosi fra procarioti.

I **vacuoli** sono vescicole contenenti acqua e sostanze di vario tipo che diventano sempre più grandi via via che la cellula invecchia, fino a occupare quasi tutto il suo volume. Frequentemente nelle cellule vegetali il citoplasma è ridotto a uno strato sottile appressato alla parete cellulare, mentre gran parte dello spazio interno è occupato da un grande vacuolo che conferisce turgore e sostegno alla cellula. I vacuoli fungono da deposito per sostanze di riserva e di rifiuto.

Generalmente il termine "vacuolo" è utilizzato in modo specifico per le cellule vegetali. Molte cellule animali possiedono strutture analoghe, definite di solito "vescicole".

Si parla però di vacuoli per i protozoi (organismi unicellulari eterotrofi), che possiedono vacuoli nutritivi e vacuoli contrattili per eliminare l'acqua in eccesso dall'ambiente interno.

Principali organuli cellulari di procarioti ed eucarioti

Organulo	Funzione	Procarioti	Eucarioti
parete cellulare	struttura protettiva e di sostegno	presente (peptidoglicani)	presente nelle piante (cellulosa) e nei funghi (chitina)
membrana plasmatica	regola il movimento di sostanze dentro e fuori la cellula; funzioni di riconoscimento e comunicazione	presente	presente
membrana nucleare	barriera al movimento della maggior parte delle molecole; gli scambi molecolari fra nucleo e citoplasma avvengono a livello dei pori nucleari (diametro dei pori: 9 nm)	assente	presente
cromosomi	portatori dell'informazione genetica	è presente una sola molecola di DNA circolare	sono presenti più cromosomi lineari costituiti da DNA e proteine
nucleolo	sede della sintesi dell'RNA ribosomiale (diametro: 1-3 μm)	assente	presente
reticolo endoplasmatico	sede della sintesi di proteine, acidi grassi e steroidi	assente[1]	presente
apparato di Golgi	sede di modificazione di proteine destinate ad altri organuli o alla secrezione (lunghezza: circa 1 μm)	assente	presente
mitocondri	sede della respirazione cellulare (lunghezza: 2-8 μm; Ø < 1,5 μm)	assenti[2]	presenti
lisosomi	organuli digestivi, in grado di degradare le sostanze ingerite e quelle di rifiuto (diametro: 0,1-1 μm)	assenti	presenti
ribosomi	sede della sintesi proteica (diametro: circa 20 nm)	presenti[3]	presenti
microfilamenti (Ø: 7 μm) e microtubuli (Ø: 25 nm)	formano le ciglia e i flagelli, conservano la forma cellulare (citoscheletro), partecipano alla formazione del fuso mitotico	assenti[4]	presenti
cloroplasti (lunghezza: 2-10 μm)	svolgono la fotosintesi clorofilliana	assenti	presenti nelle parti verdi delle piante

1. Nei procarioti la sintesi avviene in modo indifferenziato nel citoplasma.
2. Una funzione analoga viene compiuta dalla membrana plasmatica.
3. I ribosomi dei procarioti sono più piccoli di quelli degli eucarioti (70S anziché 80S) e contengono RNA ribosomiali diversi.
4. Alcuni procarioti sono dotati di sottili flagelli, di struttura più semplice di quelli degli eucarioti.

1.8 | Scambio di materiali fra interno ed esterno della cellula

Le sostanze possono entrare e uscire dalla cellula in modi diversi; è opportuno innanzitutto distinguere il trasporto passivo dal trasporto attivo.

Il **trasporto passivo** avviene **secondo gradiente di concentrazione**, quando cioè una sostanza si sposta da una zona in cui la sua concentrazione è maggiore a un'altra in cui la concentrazione è minore. Questo processo è spontaneo e **non richiede energia**.
Il **trasporto attivo** avviene **contro gradiente di concentrazione**, quando cioè una sostanza si sposta da una zona in cui la sua concentrazione è minore a un'altra in cui la concentrazione è maggiore. Il trasporto attivo **richiede energia**, che viene fornita dall'idrolisi di ATP.

1.8.1 | Diffusione semplice e osmosi

La **diffusione semplice** è il movimento netto delle particelle da una zona ad alta concentrazione a una a minore concentrazione; avviene secondo gradiente di concentrazione ed è un processo di tipo passivo.

La membrana plasmatica è **semipermeabile**. Questo significa che può essere attraversata liberamente solo da piccole molecole non polari, come O_2 e CO_2, oppure da piccole molecole polari neutre come acqua e urea, mentre non può essere attraversata da grosse molecole polari (come il glucosio) e dagli ioni, anche se piccoli. Per regolare l'entrata e l'uscita delle molecole di dimensioni più grandi e di tutti gli ioni sono presenti specifici sistemi di trasporto.

Gradiente di concentrazione e gradiente elettrochimico

Il *gradiente di concentrazione* è la forza che determina lo spostamento di una sostanza per diffusione, da una regione in cui è più concentrata a una in cui è meno concentrata. Se la sostanza che si sposta possiede una carica elettrica (cioè è uno ione) è necessario considerare non solo la sua concentrazione ma anche la distribuzione delle cariche ai due lati della membrana.

Il *gradiente elettrochimico* è la forza motrice netta che tende a spostare un soluto carico (ione) attraverso la membrana ed è il risultato della somma del gradiente di concentrazione e del potenziale elettrico.

Il trasporto passivo di un composto privo di carica dipende dal gradiente di concentrazione fra i due lati della membrana, mentre quello di un composto ionico dipende dal gradiente elettrochimico.

L'osmosi

L'osmosi, trattata nella parte di Chimica (si veda § 5.5.3), è un caso particolare di diffusione e consiste nel passaggio di acqua attraverso una membrana semipermeabile che separa due soluzioni a diversa concentrazione: l'acqua passa spontaneamente dalla soluzione più diluita (ipotonica) a quella più concentrata (ipertonica). La pressione che occorre applicare alla soluzione più concentrata affinché il passaggio del solvente non avvenga è detta *pressione osmotica*.

La membrana cellulare e quelle interne si comportano come membrane semipermeabili e l'acqua passa attraverso di esse per osmosi. Il fenomeno dell'osmosi ha dunque un'enorme importanza biologica.

Ponendo una **cellula animale** in soluzione isotonica (cioè alla stessa concentrazione) rispetto al citoplasma (A) non si osserva alcuna variazione; in una soluzione ipotonica (B) si ha un ingresso netto di acqua e la cellula si gonfia, eventualmente fino a scoppiare; in soluzione ipertonica (C) si ha fuoriuscita di acqua e la cellula si raggrinzisce.

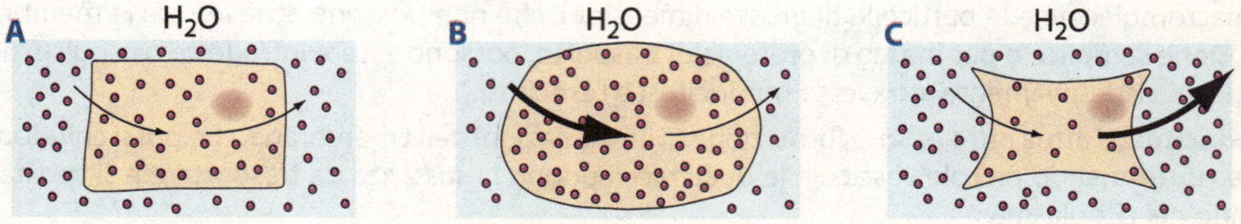

BIOLOGIA

Le **cellule vegetali**, protette da una parete cellulare (come pure quelle di batteri e funghi), possono vivere in contatto con soluzioni molto diluite, senza scoppiare. In questo caso l'acqua attraversa la parete cellulare e il plasmalemma, la cellula si gonfia e preme contro la parete cellulare con una forza detta *pressione di turgore*; la parete cellulare si può distendere solo fino a un certo punto, oltre il quale si arresta l'ingresso di acqua. La pressione di turgore fornisce il sostegno alle piante erbacee, prive di strutture legnose. Poste in una soluzione ipertonica le cellule vegetali subiscono la *plasmolisi*, cioè il distacco della membrana cellulare dalla parete, dovuta alla fuoriuscita di acqua.

1.8.2 | Trasporto attraverso proteine di membrana

Le sostanze come gli ioni e gli zuccheri, che non attraversano la membrana per diffusione semplice, possono essere trasportate mediante proteine di membrana che agiscono in modo specifico per ogni singola sostanza da trasportare. Queste proteine operano secondo due meccanismi fondamentali: la diffusione facilitata e il trasporto attivo. La **diffusione facilitata** consiste nel trasporto di una sostanza secondo gradiente di concentrazione mediante una proteina di trasporto. Come la diffusione semplice, questo processo è di tipo passivo e non richiede quindi energia. Nel **trasporto attivo** le sostanze sono trasportate attraverso proteine di membrana, dette *pompe*, che le spostano contro gradiente di concentrazione, utilizzando l'energia ottenuta dall'idrolisi dell'ATP.

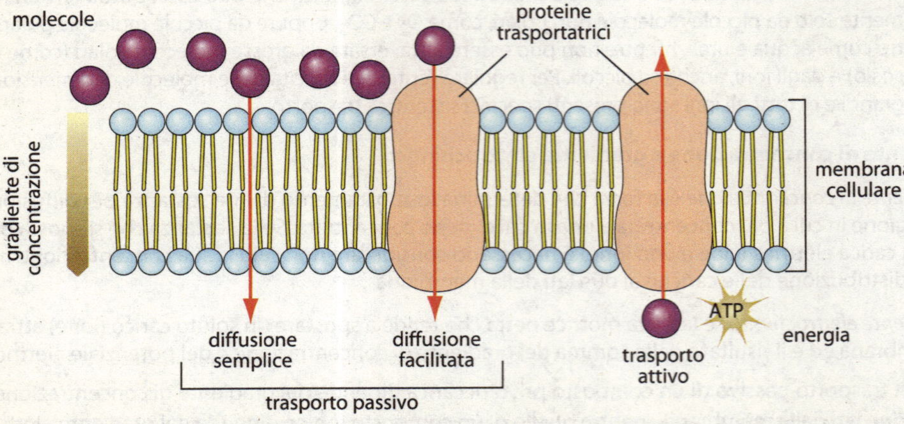

Diverse modalità di trasporto attraverso la membrana

Le molecole di glucosio entrano nei globuli rossi per diffusione facilitata; le cellule renali eliminano molte sostanze di rifiuto per trasporto attivo.
Grazie al trasporto attivo, alcune alghe sono in grado di accumulare al loro interno vari ioni in concentrazioni fino a cento volte superiori rispetto a quelle dell'acqua marina.

Proteine trasportatrici

Le proteine trasportatrici possono essere distinte in due categorie:

- le *proteine vettrici* legano la sostanza che trasportano, poi cambiano conformazione rilasciandola al lato opposto della membrana;
- le *proteine canale* formano *pori* attraverso la membrana, di forma, diametro e carica interna specifica per uno o pochissimi ioni; non sono sempre aperte, ma la loro apertura avviene in seguito a segnali elettrici oppure al legame con una molecola specifica.

1.8.3 | Trasporto mediante vescicole

Le macromolecole e le particelle di grosse dimensioni, che non possono attraversare la membrana per diffusione semplice o per mezzo di proteine di trasporto, possono essere introdotte o espulse mediante vescicole, rispettivamente attraverso l'endocitosi e l'esocitosi.

L'**endocitosi** si attua attraverso la formazione di invaginazioni della membrana, che poi si chiudono verso l'interno, formando piccole vescicole le quali racchiudono la sostanza da trasportare e si spostano fluttuando nel citoplasma.

Si parla di *fagocitosi* quando la cellula ingloba particelle solide e di *pinocitosi* quando sono invece inglobate goccioline di liquido contenenti eventuali soluti.

Alcune sostanze sono introdotte nella cellula mediante l'*endocitosi mediata da recettore*, in cui la molecola da trasportare si lega a un recettore di membrana e il complesso molecola-recettore viene successivamente inglobato in una vescicola.

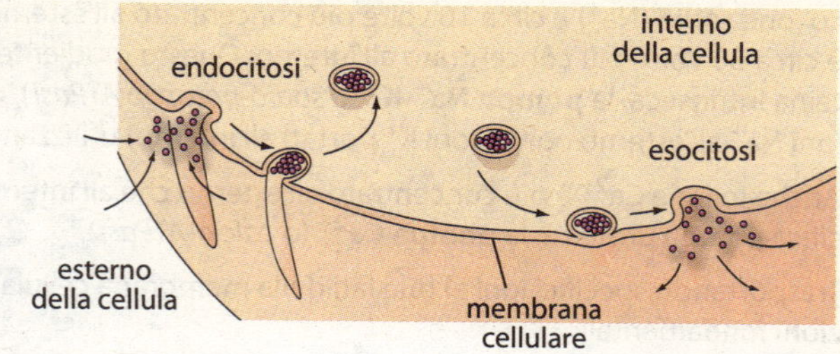

Organismi unicellulari come le amebe si nutrono per fagocitosi. Diversi globuli bianchi del sangue, indicati anche come *fagociti* (si veda § 8.3.1), eliminano batteri e particelle estranee tramite fagocitosi.

Le lipoproteine di tipo LDL, che trasportano il colesterolo nel sangue (si veda box a pagina 361), entrano nelle cellule grazie all'interazione fra specifiche regioni di queste lipoproteine e i recettori delle LDL presenti sulla membrana delle cellule. Una volta penetrate liberano il colesterolo, che viene utilizzato dalla cellula secondo le specifiche necessità.

L'**esocitosi** opera in direzione opposta rispetto all'endocitosi. In questo caso le vescicole endocellulari migrano fino alla membrana e si fondono con essa, riversando il loro contenuto all'esterno.

Le proteine sintetizzate nel reticolo endoplasmatico e rielaborate dall'apparato di Golgi vengono espulse all'esterno mediante vescicole di esocitosi.
Grazie a questo meccanismo la cellula invia all'esterno diverse sostanze come ormoni, neurotrasmettitori ed enzimi digestivi. L'esocitosi di questo materiale non avviene in modo continuo, ma in risposta a uno specifico segnale.

1.9 | Pompe proteiche e potenziale di membrana

In tutte le cellule si ha una diversa concentrazione di ioni ai due lati della membrana, che determina una differenza di potenziale elettrico pari a circa –70 mV (l'interno è negativo rispetto all'esterno). Tale differenza è detta *potenziale di membrana* (o *potenziale di riposo*) ed è il risultato dell'attività di diverse proteine di trasporto.

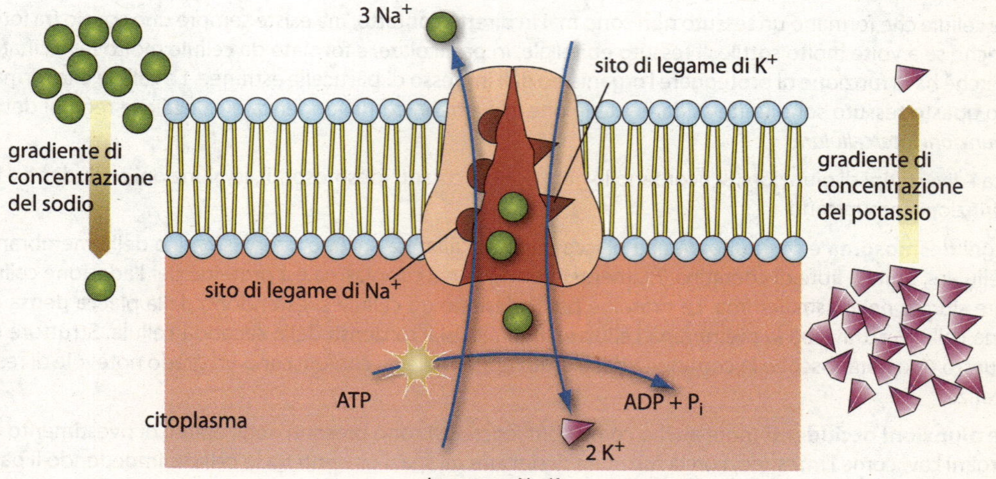

La pompa Na-K

BIOLOGIA

Lo ione sodio (Na^+) è circa 10 volte più concentrato all'esterno della cellula, mentre lo ione potassio (K^+) è circa 30 volte più concentrato all'interno. Questo gradiente di concentrazione è prodotto da una proteina intrinseca, la **pompa Na^+-K^+** (o *sodio-potassio ATPasi*), che trasporta i due ioni contro gradiente (3 ioni Na^+ all'esterno ogni 2 ioni K^+ portati all'interno) utilizzando l'energia prodotta dall'idrolisi dell'ATP.

Anche lo ione Ca^{2+} è più concentrato all'esterno che all'interno della cellula grazie all'attività di una specifica pompa proteica, la **pompa Ca^{2+}** (o *calcio-ATPasi*).

Trasportando specifici ioni ai due lati della membrana cellulare, le pompe ioniche svolgono diverse funzioni fondamentali:

- il trasporto di ioni all'esterno permette di bilanciare la pressione osmotica: se si arrestasse entrerebbe acqua fino a far scoppiare la cellula;
- creano *gradienti elettrochimici* utilizzati dalla cellula per la trasmissione dell'impulso nervoso e per la sintesi di ATP;
- bilanciano le cariche elettriche fra interno ed esterno: se la differenza fosse troppo elevata la cellula ne sarebbe distrutta.

I gradienti di Na^+ e K^+ sono i principali responsabili del potenziale di membrana, controllano il volume cellulare, conferiscono alle cellule nervose e muscolari le loro proprietà di eccitabilità e sono coinvolti nel trasporto di alcune sostanze nutritive (zuccheri, amminoacidi, ecc.).
La pompa Ca^{2+} ha un ruolo molto importante nella contrazione muscolare (§ 6.6.4).

1.10 | Comunicazione tra le cellule

Negli organismi pluricellulari le singole cellule devono comunicare tra loro per coordinare le attività dei tessuti e degli organi.

La comunicazione tra **cellule distanti** avviene indirettamente attraverso messaggeri chimici trasportati dal sangue; una volta raggiunta la cellula bersaglio, queste sostanze si legano a recettori presenti sulla sua superficie, oppure ne attraversano la membrana, innescando modificazioni chimiche all'interno della cellula.

Le **cellule a stretto contatto** possono comunicare direttamente, scambiandosi materiali attraverso giunzioni di vario tipo. Le cellule vegetali comunicano attraverso i **plasmodesmi**, canali che attraversano le pareti cellulari collegando direttamente il citoplasma delle cellule adiacenti. Le cellule animali non presentano plasmodesmi ma diversi tipi di giunzioni, che consentono sia la funzionalità dei tessuti che la comunicazione tra cellule.

Le cellule che formano un tessuto non sono mai in diretto contatto, ma esiste sempre uno spazio fra loro, anche se a volte molto sottile. Il tessuto epiteliale, in particolare, è formato da cellule molto ravvicinate, perché ha la funzione di proteggere l'organismo dall'ingresso di particelle estranee. Le cellule che formano questo tessuto sono unite saldamente le une alle altre in corrispondenza di specifiche regioni dette *giunzioni intercellulari*.

Fra i diversi tipi di giunzioni, si ricordano le giunzioni ancoranti (desmosomi), le giunzioni occludenti e le giunzioni comunicanti.

Ogni **desmosoma** è costituito da una placca densa localizzata sul lato citoplasmatico della membrana cellulare, unita a fibre di cheratina (filamenti intermedi) nel citoplasma e a proteine per l'adesione cellulare situate nel plasmalemma. Le proteine per l'adesione tra cellule si estendono dalla placca densa di una cellula, attraverso la membrana cellulare, fino alla placca densa della seconda cellula. Strutture di questo tipo garantiscono la continuità del tessuto epiteliale e gli conferiscono un grado notevole di resistenza.

Le **giunzioni occludenti** (note anche come *tight junctions*) sono presenti negli epiteli di rivestimento di organi cavi come l'intestino, con la funzione di sigillare gli spazi presenti fra le cellule, impedendo il passaggio di materiali. Sono costituite da file di proteine di membrana che permettono l'adesione delle due cellule adiacenti formando una sorta di cintura.

Strutture diverse sono invece le **giunzioni comunicanti** (note anche come giunzioni serrate e *gap junctions*). Queste sono caratterizzate dalla presenza di complessi proteici, contenenti canali, inseriti nelle membrane delle cellule adiacenti; queste proteine-canale sporgono nello spazio interstiziale e si mettono in contatto, formando canali che permettono il transito di ioni e piccole molecole, come ATP e amminoacidi, da una cellula all'altra.

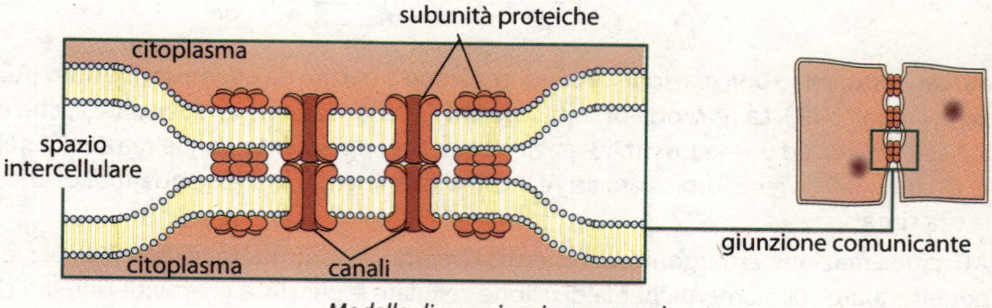

Modello di una giunzione comunicante

Le giunzioni comunicanti sono presenti in particolare nei tessuti epiteliali e in quelli interessati a fenomeni elettrici e scambi di ioni, come il tessuto muscolare, quello cardiaco e quello nervoso.

1.11 | Metabolismo cellulare

> Il metabolismo cellulare è l'insieme delle reazioni di trasformazione della materia e dell'energia che si svolgono all'interno della cellula.

L'insieme delle reazioni di degradazione delle molecole complesse in sostanze più semplici è detto **catabolismo**; l'insieme delle reazioni di sintesi dei costituenti cellulari a partire da composti semplici è detto **anabolismo**. Le reazioni cataboliche (reazioni esoergoniche) liberano l'energia necessaria alla cellula per mantenere le strutture e il livello di organizzazione che la caratterizzano. Le reazioni anaboliche sono quelle di sintesi dei composti necessari alla cellula, come enzimi, fosfolipidi, proteine di membrana ecc. Per poter avvenire richiedono energia (reazioni endoergoniche), che è fornita loro dalle reazioni cataboliche attraverso un trasportatore intermedio: l'ATP.

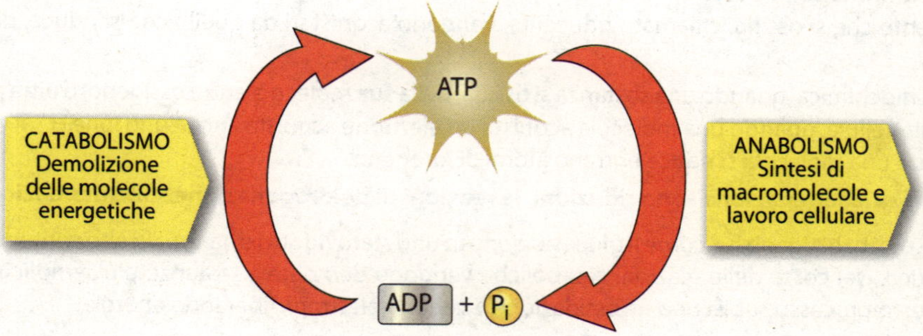

1.11.1 | Il trasportatore dell'energia cellulare: l'ATP

L'adenosintrifosfato (ATP) è formato da un nucleoside, l'adenosina, legato a tre gruppi fosfato. Il legame fra il primo e il secondo fosfato e quello fra il secondo e il terzo (contrassegnati nelle formule con il simbolo ~) sono legami ad alta energia: per formarli, occorre molta energia; la loro rottura, viceversa, libera energia utilizzabile in altre reazioni chimiche.

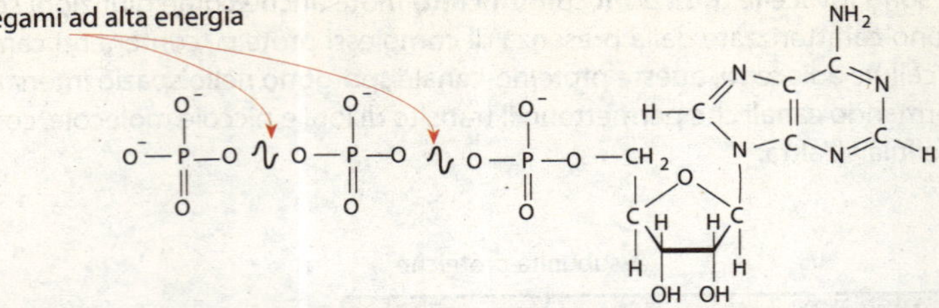

L'(ATP) è sintetizzato attraverso una reazione di condensazione a partire da adenosindifosfato (ADP) e un gruppo fosfato inorganico (P_i). La reazione di sintesi dell'ATP è una reazione endoergonica, che richiede energia (circa 7 kcal/mole), ed è resa possibile grazie al suo accoppiamento con le reazioni cataboliche esoergoniche. Quando l'ATP viene idrolizzato ad ADP e P_i viene liberata la stessa quantità di energia necessaria per la sua sintesi.

L'idrolisi dell'ATP è una reazione esoergonica, e l'energia liberata viene sfruttata dalla cellula per le reazioni di sintesi, per effettuare spostamenti, per la divisione cellulare e per tutte le attività cellulari che la richiedono. Mediante la sintesi e idrolisi di ATP, dunque, la cellula può velocemente accumulare o rendere disponibile energia.

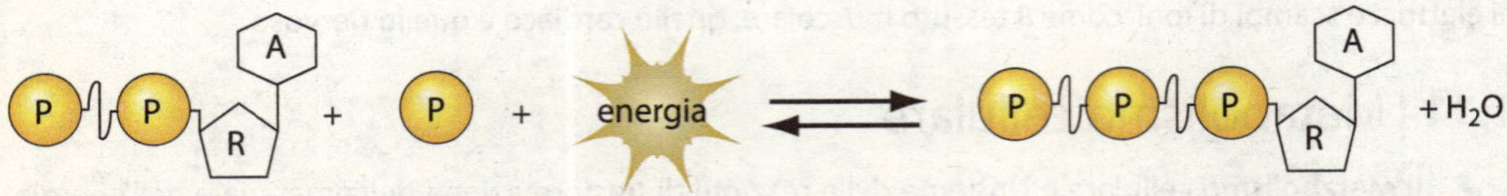

L'ATP è la "moneta di scambio energetico" cellulare e permette il collegamento tra le reazioni cataboliche e quelle anaboliche.

1.11.2 | Reazioni metaboliche e ossidoriduzioni

Le reazioni chimiche sono trasformazioni in cui l'energia dei legami chimici di una sostanza è trasferita nei legami chimici di una sostanza diversa. In molte reazioni cellulari questo trasferimento comporta il passaggio di elettroni da una sostanza a un'altra, o comunque un cambiamento dello stato di ossidazione di alcuni elementi chimici; in questo caso si parla di reazioni di *ossidoriduzione* (si veda la parte di chimica, § 3.1). L'elemento che subisce l'ossidazione perde elettroni, mentre l'elemento che subisce la riduzione acquista elettroni. Le due reazioni avvengono sempre contemporaneamente perché gli elettroni ceduti dall'elemento che si ossida, chiamato riducente, vengono acquistati da quello che si riduce, detto ossidante.

Spesso, in biochimica, quando una sostanza si ossida, nella sua molecola entra ossigeno; d'altra parte, dato che nella cellula, quando una molecola acquista un elettrone acquista anche uno ione H^+, il risultato è che quando una molecola si riduce entrano atomi di idrogeno.

Le reazioni di idrogenazione sono riduzioni, le reazioni di deidrogenazione sono ossidazioni.

Le sostanze organiche, come il glucosio, sono in uno stato ridotto e hanno un alto contenuto energetico. Nel corso delle reazioni cataboliche vengono demolite a sostanze più semplici; durante questo processo subiscono un'ossidazione e cedono elettroni, liberando energia.

I trasportatori di potere riducente

Gli elettroni (e gli ioni H^+) vengono ceduti dalle sostanze energetiche durante le reazioni cataboliche (glicolisi e respirazione), mentre sono utilizzati per ridurre molecole ossidate, come l'anidride carbonica, durante le reazioni anaboliche (per esempio durante la fotosintesi).

Nelle cellule sono presenti alcuni composti che possono acquistare o cedere elettroni (e ioni H^+) e fungono da trasportatori di "potere riducente" (cioè di elettroni) nello stesso modo in cui l'ATP agisce come trasportatore di energia.

Fra questi si ricordano:

- NAD (nicotinammide adenina dinucleotide): nella forma NAD^+ può accettare un protone e due elettroni riducendosi a NADH secondo la reazione[1]:

$$NAD^+ + 2\,e^- + 2\,H^+ \rightarrow NADH + H^+$$

- FAD (flavina adenina dinucleotide): può accettare due elettroni e due protoni riducendosi a $FADH_2$, secondo la reazione:

$$FAD + 2\,e^- + 2\,H^+ \rightarrow FADH_2$$

  Durante la glicolisi e il ciclo di Krebs (§ 1.12) il NAD^+ e il FAD accettano elettroni e pertanto si riducono; nella fase finale della respirazione questi composti ridotti cedono i loro elettroni alla catena di trasporto di elettroni, attraverso la quale giungono all'ossigeno che viene ridotto ad acqua.

- NADP (nicotinammide adenina dinucleotide fosfato): simile al NAD^+, nella forma $NADP^+$ può accettare un protone e due elettroni secondo la reazione:

$$NADP^+ + 2\,e^- + 2\,H^+ \rightarrow NADPH + H^+$$

  Il NADPH viene prodotto durante le reazioni della fase luminosa della fotosintesi (§ 1.14), quando il $NADP^+$ si riduce acquistando gli elettroni ceduti dall'H_2O che viene ossidata a O_2; viene poi utilizzato per sintetizzare glucosio a partire da CO_2 durante la fase oscura della fotosintesi. Anche nelle cellule animali è coinvolto nei processi di sintesi di biomolecole ridotte (per esempio acidi grassi e lipidi).

1.11.3 | Enzimi

Le reazioni metaboliche avvengono grazie all'intervento di proteine dette enzimi. Gli enzimi sono **catalizzatori biologici**: aumentano la velocità delle reazioni biologiche senza parteciparvi direttamente e senza essere consumati.

La sostanza o le sostanze che reagiscono legandosi a un certo enzima sono dette **substrati**. Il substrato si lega all'enzima in un punto preciso, detto **sito attivo**, inserendosi perfettamente in esso come una chiave nella sua serratura e formando il complesso enzima-substrato; le molecole dei substrati risultano così orientate in modo da favorire l'incontro dei gruppi reattivi e facilitare la formazione del prodotto. La complementarità tra l'enzima e il suo substrato spiega come mai ogni enzima sia altamente specifico, cioè possa catalizzare una sola reazione.

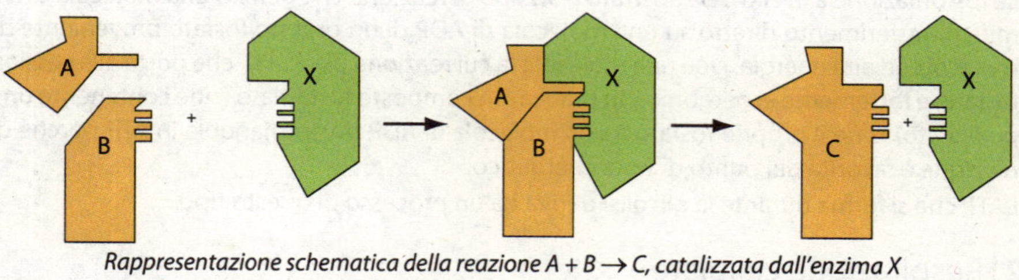

Rappresentazione schematica della reazione A + B → C, catalizzata dall'enzima X

Molti enzimi richiedono per funzionare condizioni di temperatura e pH ben precise e la presenza di determinati **cofattori**: ioni (per esempio lo ione Mg^{2+}) oppure piccole molecole organiche, chiamate **coenzimi**. I coenzimi sono spesso vitamine o composti derivati da queste.

Alcuni coenzimi (fra cui i trasportatori di elettroni visti nel paragrafo precedente) agiscono come accettori di elettroni nelle reazioni di ossidoriduzione, acquistando una coppia di elettroni, che possono poi cedere a un'altra molecola.

I nomi degli enzimi terminano solitamente in *-asi* e fanno riferimento alla loro funzione; così, per esempio, le *idrolasi* catalizzano reazioni di idrolisi, mentre le *polimerasi* catalizzano reazioni di polimerizzazione (la DNA polimerasi, per esempio, catalizza la sintesi del DNA, che è un polimero).

1. Poiché nelle ossidoriduzioni biologiche lo scambio di elettroni è sempre accompagnato da scambi di ioni H^+, per fornire due elettroni al NAD^+ entrano in gioco due ioni H^+, quindi la produzione di una molecola di NADH è accompagnata dalla liberazione di uno ione H^+.

1.12 | Catabolismo del glucosio

La cellula ricava energia tramite la graduale ossidazione di sostanze organiche (cioè una combustione controllata). La principale fonte di energia per le cellule è la demolizione del glucosio ($C_6H_{12}O_6$), processo che coinvolge diverse fasi e può procedere fino all'ossidazione completa, con produzione di CO_2, oppure arrestarsi a livello di composti intermedi.

La prima fase dell'ossidazione è rappresentata dalla glicolisi, una serie di reazioni attraverso le quali il glucosio viene demolito a piruvato (o acido piruvico).

La **glicolisi** è presente praticamente **in tutte le cellule**, dai più semplici batteri alle cellule dei più complessi organismi pluricellulari.

A seconda poi delle capacità dell'organismo e delle condizioni ambientali il piruvato formato con la glicolisi può seguire due percorsi alternativi:

- in assenza di ossigeno (*anaerobiosi*) viene ridotto tramite il processo della fermentazione ad acido lattico, etanolo o altri composti;
- in presenza di ossigeno (*aerobiosi*) viene ossidato a CO_2 durante la respirazione cellulare.

1.12.1 | Glicolisi

La glicolisi comprende nove reazioni biochimiche che avvengono nel citoplasma, ciascuna catalizzata da un enzima specifico. Nel corso di questa via metabolica una molecola di glucosio ($C_6H_{12}O_6$), a 6 atomi di carbonio, viene gradualmente trasformata in due molecole di acido piruvico ($C_3H_4O_3$), a 3 atomi di carbonio, liberando energia. L'energia liberata durante la glicolisi viene sfruttata per produrre due molecole di ATP e due molecole di NADH.

L'equazione globale della glicolisi è:

$$C_6H_{12}O_6 + 2\,P_i + 2\,ADP + 2\,NAD^+ \rightarrow 2\,C_3H_4O_3 + 2\,ATP + 2\,NADH + 2\,H^+.$$

Fosforilazione a livello del substrato

La fosforilazione a livello del substrato è un tipo di reazione che genera una molecola di ATP tramite il trasferimento diretto su una molecola di ADP di un gruppo fosfato proveniente da una molecola ad alta energia, cioè una molecola la cui reazione di idrolisi, che porta alla cessione del fosfato, è fortemente esoergonica. In pratica, un composto fosforilato (cioè contenente un gruppo fosfato) cede il proprio fosfato a una molecola di ADP trasformandola in ATP, perché questa reazione è favorita dal punto di vista energetico.

L'ATP che si forma durante la glicolisi deriva da un processo di questo tipo.

1.12.2 | Respirazione cellulare

In presenza di ossigeno, il piruvato viene ossidato e demolito totalmente con produzione di CO_2 e H_2O nella respirazione cellulare, la seconda fase della degradazione del glucosio.

Questo processo ha luogo nei mitocondri e viene diviso in tre fasi principali: la decarbossilazione del piruvato, il ciclo di Krebs (o dell'acido citrico) e la catena respiratoria.

Nella prima fase, la **decarbossilazione ossidativa del piruvato**, questa sostanza, entrata nel mitocondrio, perde una molecola di CO_2 e allo stesso tempo viene ossidata. Nel corso di questa reazione il piruvato si trasforma in un gruppo acetile (a 2 atomi di C) che si lega a un composto chiamato coenzima A (CoA); si formano così *acetil-coenzima A*, che entra nel ciclo di Krebs, e una molecola di NADH.

Il **ciclo di Krebs**, schematizzato nel seguito, è una serie ciclica di reazioni nella prima delle quali il gruppo acetile (a 2 C) si lega all'acido ossalacetico (a 4 C) formando acido citrico (a 6 C). L'acido citrico subisce quindi una serie di ossidazioni che portano alla formazione di due molecole di CO_2 e una di ATP e alla riduzione di tre molecole di NAD^+ a NADH e una di FAD a $FADH_2$.

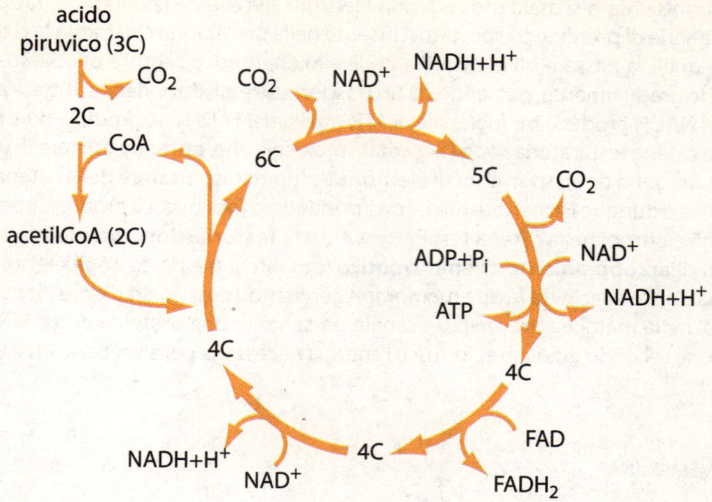

L'ultima reazione rigenera l'acido ossalacetico, che può così iniziare un nuovo ciclo. L'equazione di un "giro completo" del ciclo di Krebs è la seguente:

$$\text{ac.ossalacetico} + \text{acetil-CoA} + ADP + P_i + 3\ NAD^+ + FAD \rightarrow$$
$$\rightarrow \text{ac. ossalacetico} + 2CO_2 + CoA + ATP + 3\ NADH + 3\ H^+ + FADH_2$$

Ogni "giro completo" porta quindi alla formazione di 1 molecola di ATP, 3 molecole di NADH e 1 molecola di $FADH_2$.

Le reazioni di ossidazione della glicolisi e del ciclo di Krebs non richiedono ossigeno. L'ossigeno è invece necessario per l'ultima fase della respirazione, la **catena respiratoria** (o catena di trasporto degli elettroni), nella quale l'energia contenuta nel NADH e nel $FADH_2$ formati nella glicolisi e nel ciclo di Krebs viene utilizzata per produrre ATP.

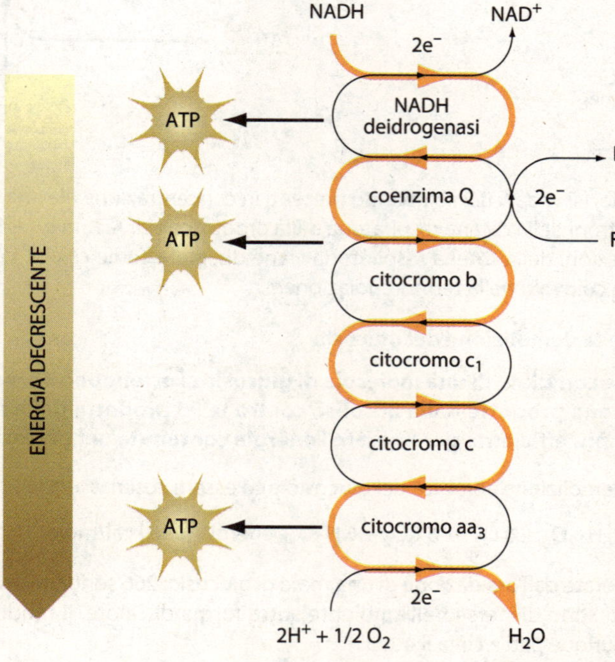

BIOLOGIA

I due coenzimi ridotti infatti si ossidano cedendo elettroni alla catena respiratoria (rappresentata sotto), costituita da una serie di proteine trasportatrici inserite nella membrana che forma le creste mitocondriali, ognuna delle quali fa passare gli elettroni a un livello energetico sempre più basso. L'energia che gli elettroni perdono gradualmente, passando da un trasportatore all'altro, viene sfruttata per produrre ATP: l'ossidazione del NADH produce tre molecole di ATP, quella del $FADH_2$ ne produce due. I componenti più importanti della catena respiratoria sono i *citocromi*, molecole che, potendo esistere in una forma ossidata e una ridotta, fungono da trasportatori di elettroni. L'ultimo trasportatore della catena cede gli elettroni all'ossigeno, che è dunque l'accettore finale, trasformandolo in acqua. La produzione di ATP accoppiata al trasporto degli elettroni nella catena respiratoria è detta **fosforilazione ossidativa** e avviene grazie a un meccanismo di **accoppiamento chemiosmotico**: durante il trasporto degli elettroni, i protoni (ioni H^+) sono pompati nello spazio tra le due membrane generando così un gradiente elettrochimico; gli ioni H^+ rientrano poi nella matrice attraverso un canale presente in una proteina detta *ATP sintetasi* e il loro flusso (che avviene secondo gradiente) fornisce l'energia necessaria per sintetizzare l'ATP a partire da ADP e fosfato.

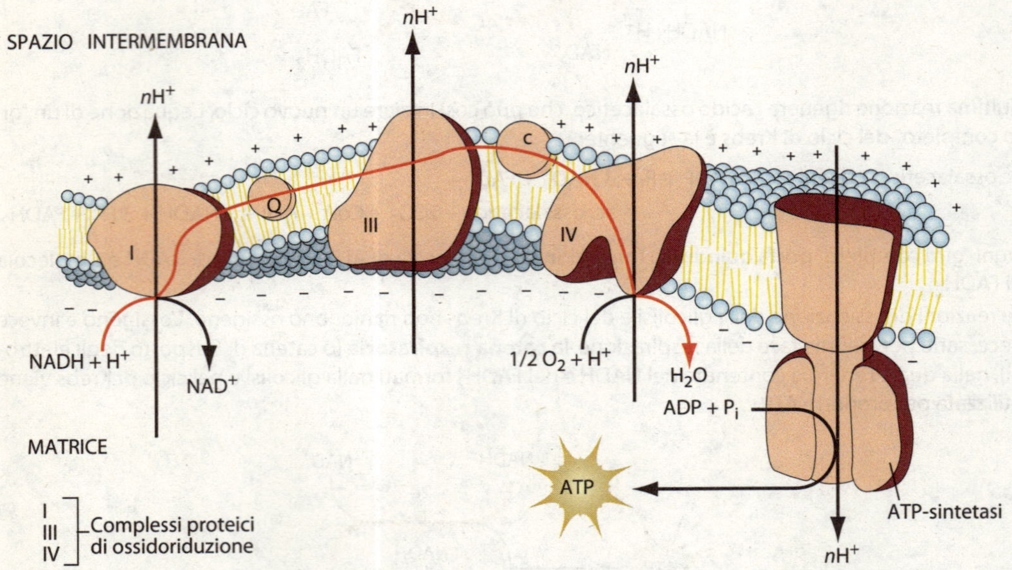

Disaccoppianti

Gli ormoni tiroidei (si veda § 8.2.4), quando presenti in concentrazione elevata, disaccoppiano il trasporto di elettroni della catena respiratoria dalla produzione di ATP; in questo modo l'energia liberata dalle reazioni della catena respiratoria viene dissipata come calore. Per questo motivo tali ormoni sono coinvolti nella termoregolazione.

Bilancio energetico della demolizione del glucosio

Dall'ossidazione completa di una molecola di glucosio si ottengono 38 molecole di ATP; di queste, solo 2 sono prodotte dalla glicolisi, contro le 36 prodotte dalla respirazione, che è dunque la via più efficiente per liberare l'energia contenuta nel glucosio.

Il bilancio totale della demolizione aerobica del glucosio può essere così riassunto:

$$C_6H_{12}O_6 + 6\ O_2 \rightarrow 6\ CO_2 + 6\ H_2O + \text{energia (686 kcal/mole).}$$

Delle 686 kilocalorie liberate dall'ossidazione di una mole di glucosio, 266 sono utilizzate per sintetizzare l'ATP, mentre le restanti sono disperse nell'ambiente sotto forma di calore. Il rendimento energetico dell'intero processo è dunque pari a circa il 40%.

PARTE TERZA

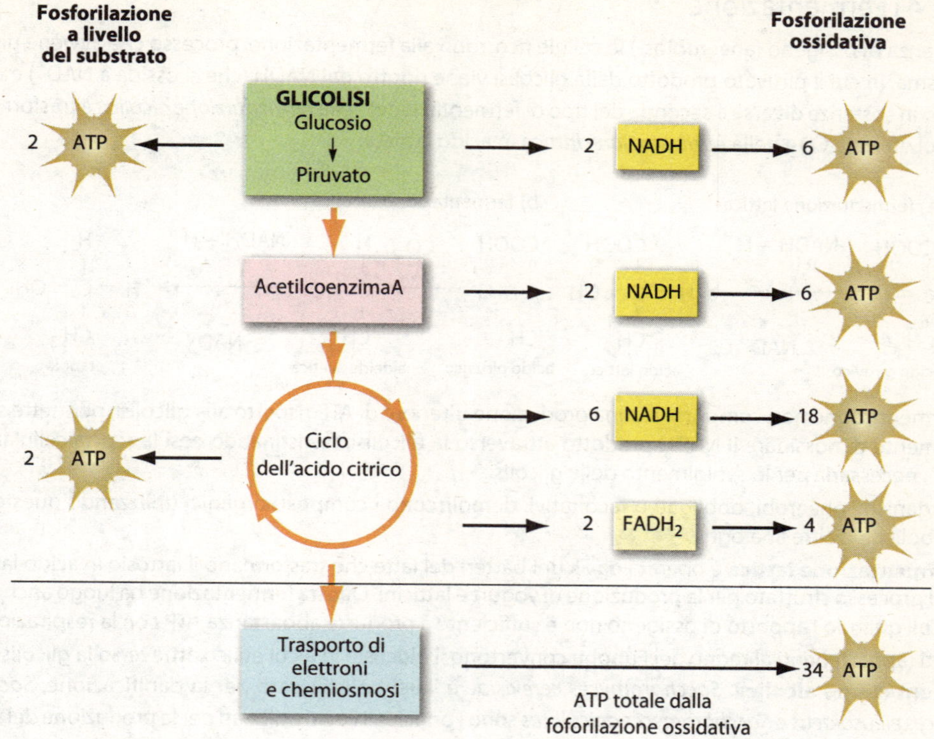

1.12.3 | Fonti alternative di energia

La cellula può ottenere energia per produrre ATP anche da molecole diverse dal glucosio, che vengono utilizzate con la seguente priorità: carboidrati, lipidi e proteine. Queste sostanze vengono convertite in glucosio o in altre molecole che entrano a diversi livelli nella glicolisi o nel ciclo di Krebs.

Polisaccaridi e **disaccaridi** sono trasformati in monosaccaridi, la maggior parte dei quali sono poi convertiti in glucosio o altri intermedi della glicolisi. I **lipidi** (trigliceridi) sono scomposti in glicerolo e acidi grassi; il glicerolo viene convertito in fosfogliceraldeide che è un intermedio della glicolisi, mentre gli acidi grassi sono trasformati in acetilCoA che entra nel ciclo di Krebs. Le **proteine** sono invece idrolizzate ad amminoacidi; dopo aver perso il gruppo amminico, gli amminoacidi possono essere convertiti in piruvato, acetilCoA oppure in composti intermedi del ciclo di Krebs.

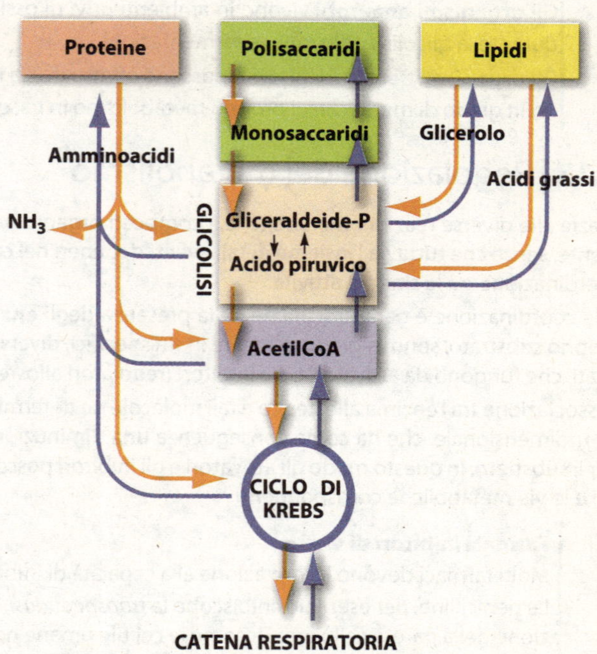

BIOLOGIA

1.12.4 | Fermentazione

In assenza di ossigeno (anaerobiosi) le cellule ricorrono alla fermentazione, processo che avviene nel citoplasma, in cui il piruvato prodotto dalla glicolisi viene ridotto dal NADH (che si ossida a NAD^+) e convertito in sostanze diverse a seconda del tipo di fermentazione: nella *fermentazione alcolica* è trasformato in alcol etilico e CO_2, nella *fermentazione lattica* in acido lattico.

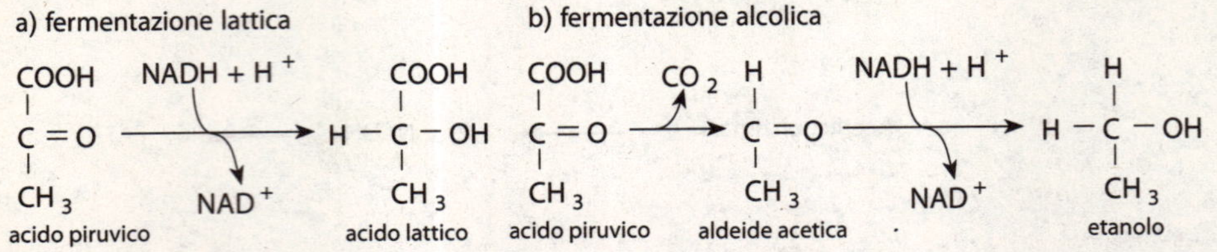

La fermentazione non comporta alcuna produzione ulteriore di ATP rispetto alla glicolisi; permette semplicemente di riossidare il NADH prodotto attraverso la glicolisi, ripristinando così la scorta cellulare di NAD^+, necessaria per lo svolgimento della glicolisi.

Gli organismi anaerobi, obbligati o facoltativi, demoliscono i composti organici utilizzando queste vie metaboliche o altre analoghe.

La **fermentazione lattica** è operata da alcuni batteri del latte che trasformano il lattosio in acido lattico ed è il processo sfruttato per la produzione di yogurt e latticini. Questa fermentazione ha luogo anche nei muscoli quando l'apporto di ossigeno non è sufficiente a produrre abbastanza ATP con la respirazione.

I lieviti (appartenenti al regno dei Funghi) convertono il glucosio in alcol etilico attraverso la glicolisi e la **fermentazione alcolica**. *Saccharomyces cerevisiae* è il lievito utilizzato per la panificazione; *Saccharomyces ellipsoideus* e *Saccharomyces apiculatus* sono i principali lieviti utilizzati per la produzione del vino.

Gli **organismi aerobi** vivono in presenza di ossigeno e utilizzano questo gas per demolire le sostanze organiche, tramite la respirazione cellulare.

Gli **organismi anaerobi** vivono in ambienti privi di ossigeno e per riossidare il NADH, prodotto durante la glicolisi, utilizzano le fermentazioni.

Gli **organismi aerobi facoltativi** possono effettuare sia la respirazione sia la fermentazione, e sono in grado di modificare il proprio metabolismo in base alle condizioni ambientali.

1.13 | Regolazione del metabolismo

Grazie alle diverse reazioni metaboliche, i composti organici vengono smontati e rimontati incessantemente, senza che tuttavia l'insieme di tali eventi degeneri nel caos. Ciò rivela la presenza di una raffinata coordinazione tra le singole attività.

Tale coordinazione è garantita anche dalla presenza degli **enzimi allosterici**, che, oltre a riconoscere il proprio substrato, sono in grado di legare in siti specifici, diversi dal sito attivo, molecole diverse dai substrati, che fungono da attivatori o da inibitori (regolatori allosterici).

L'associazione tra l'enzima allosterico e tali molecole ne determina una modificazione della conformazione tridimensionale, che ha come conseguenza una diminuzione o un aumento dell'affinità dell'enzima per il substrato. In questo modo gli attivatori e gli inibitori possono regolare l'attività degli enzimi allosterici e le vie metaboliche corrispondenti.

Farmaci inibitori di enzimi

Molti farmaci devono la loro azione alla capacità di inibire specifici enzimi.

Le penicilline, per esempio, inibiscono la *transpeptidasi*, enzima batterico coinvolto nella formazione della parete cellulare. Siccome le cellule umane non possiedono parete cellulare, l'enzima transpeptidasi non è presente nelle cellule umane, quindi le penicilline agiscono in modo specifico sui batteri e non danneggiano le cellule umane.

1.14 | Fotosintesi clorofilliana

La fotosintesi clorofilliana è un processo compiuto dai vegetali (piante e alghe) e da alcuni procarioti che permette di catturare l'energia solare e convertirla in energia chimica sotto forma di glucosio. L'energia luminosa viene sfruttata per l'**organicazione del carbonio**, cioè per trasformare la CO_2 (composto inorganico) in glucosio (composto organico).

Per compiere la fotosintesi, i vegetali assorbono dall'ambiente anidride carbonica e acqua, d'altra parte producono glucosio e liberano ossigeno nell'atmosfera. L'equazione globale del processo è:

$$6\,CO_2 + 6\,H_2O + \text{energia (686 kcal/mole)} \rightarrow C_6H_{12}O_6 + 6\,O_2$$

Si noti che **l'equazione globale della fotosintesi è l'esatto contrario di quella della demolizione ossidativa del glucosio**.
La trasformazione della CO_2 in glucosio è dunque una reazione anabolica di riduzione e richiede energia per poter avvenire.

Negli eucarioti, la fotosintesi avviene nei cloroplasti, contenuti nelle parti verdi delle piante; qui l'energia luminosa viene catturata dai pigmenti: la *clorofilla*[1], che è la molecola chiave dell'intero processo, e i *carotenoidi*.

I pigmenti e le altre molecole necessarie per la cattura dell'energia luminosa sono inseriti nelle membrane dei tilacoidi del cloroplasto.

Il processo fotosintetico avviene in due fasi:

- la **fase luminosa** avviene nei tilacoidi e per progredire richiede luce che, catturata dalla clorofilla, viene trasformata in energia chimica sotto forma di ATP e NADPH;
- la **fase oscura**, comprende una serie ciclica di reazioni, detta ciclo di Calvin, che si svolge nello stroma, indipendentemente dalla luce; nel corso di queste reazioni l'energia dell'ATP e il potere riducente del NADPH sono utilizzati per ridurre la CO_2 e produrre glucosio.

Per fissare una molecola di CO_2 sono necessarie 3 molecole di ATP e 2 di NADPH, per produrre **una molecola di glucosio** (ottenuta mediante la fissazione di 6 molecole di CO_2) ne occorrono dunque **18** di **ATP** e **12** di **NADPH**.

Il ciclo di Calvin

Il ciclo di Calvin comprende una serie di reazioni che permettono la sintesi di glucosio a partire da molecole di CO_2.
La CO_2 entra nel ciclo di Calvin legandosi a uno zucchero a 5 atomi di C (il ribulosio-1,5-difosfato, o RuDP), reazione catalizzata dall'enzima ribulosiodifosfato carbossilasi (o *rubisco*). Ciò porta alla formazione di un composto instabile a 6 atomi di C, che immediatamente si decompone in due molecole a 3 atomi di C, il 3-fosfoglicerato (o PGA). Ogni molecola di PGA si lega poi a un gruppo fosfato proveniente dalla scissione dell'ATP, trasformandosi in difosfoglicerato. Quest'ultimo, utilizzando NADPH prodotto nella fase luminosa, viene infine ridotto a 3-fosfogliceraldeide (G3P).
Ogni 6 molecole di CO_2 fissate nel ciclo di Calvin, si ha la formazione di 12 molecole di G3P: 10 di queste continuano il ciclo fino a ricostituire 6 molecole di RuDP, mentre 2, che rappresentano il guadagno netto del ciclo, si uniscono per formare il fruttosio difosfato dal quale poi si origina il glucosio fosfato. Quest'ultimo può essere utilizzato per produrre saccarosio che viene trasportato alle varie parti della pianta, oppure utilizzato per la sintesi di amido o di cellulosa.

1. La clorofilla, nei due tipi di *clorofilla a* e *clorofilla b*, assorbe la luce principalmente nelle regioni del blu e del rosso; i picchi di assorbimento della clorofilla *a* si trovano a 430 nm (blu) e 662 nm (rosso).

1.15 | Organismi autotrofi ed eterotrofi

Gli organismi **autotrofi** sono in grado di produrre sostanze organiche (zuccheri) a partire da sostanze inorganiche semplici (CO_2 e H_2O) prelevate dall'ambiente. Essi si dividono in fotosintetici (o fotoautotrofi) e chemiosintetici (o chemioautotrofi).

- I **fotoautotrofi** sfruttano come fonte di energia per organicare il carbonio la luce solare. La via fotosintetica tipica delle piante superiori e delle alghe, di gran lunga la più importante, utilizza H_2O come composto riducente. Fra i batteri che svolgono la fotosintesi, i cianobatteri (o alghe azzurre) seguono la stessa via delle piante superiori e utilizzano H_2O come composto riducente, mentre gli altri batteri fotosintetici utilizzano altri composti, come H_2S, quindi non producono O_2 (hanno fotosintesi anaerobica).
- I **chemioautotrofi** sfruttano invece l'energia liberata da reazioni di ossidoriduzione. Gli organismi di questo tipo utilizzano reazioni di ossidazione di sostanze inorganiche (composti dell'azoto e dello zolfo, oppure ferro) per procurarsi l'energia (ATP) e le molecole ridotte necessarie per l'organicazione della CO_2. La chemiosintesi è quindi funzionalmente analoga alla fotosintesi.

Gli **eterotrofi** sono gli organismi che non sono in grado di sintetizzare autonomamente molecole organiche partendo da molecole inorganiche semplici e devono perciò prelevarle dall'ambiente, cibandosi di autotrofi (animali erbivori), di altri eterotrofi (animali carnivori), di sostanza organica che ottengono da organismi viventi (parassiti) oppure di prodotti di rifiuto (saprobi).

Tutti gli organismi ottengono l'energia attraverso le reazioni cataboliche di demolizione delle sostanze organiche; gli organismi autotrofi sono in grado di produrle autonomamente, gli eterotrofi le ottengono in modo diretto o indiretto dagli organismi autotrofi, come le piante verdi (si veda anche § 5.12.2). La fonte ultima di tutta l'energia che attraversa i sistemi viventi è rappresentata dunque dal Sole.

Quesiti svolti

1 Solo una delle seguenti affermazioni è CORRETTA. Quale?

- **A** Alcune proteine non contengono azoto
- **B** Nelle proteine è sempre contenuto fosforo
- **C** Nelle proteine è sempre contenuto ossigeno
- **D** Il carbonio è l'unico elemento obbligatoriamente presente in tutte le proteine
- **E** Alcune proteine non contengono carbonio

Gli amminoacidi, che sono i "mattoni" per la costruzione delle proteine, sono derivati degli idrocarburi (composti a base di carbonio e idrogeno), caratterizzati dalla presenza di un gruppo amminico, $-NH_2$, e un gruppo carbossilico, $-COOH$, come indicato nella formula di struttura generica:

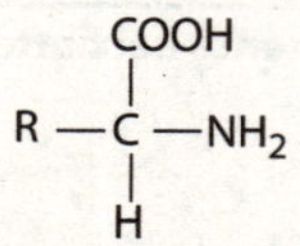

R, invece, indica il gruppo caratteristico di ogni amminoacido che può essere carico positivamente o negativamente, polare o non polare, può contenere zolfo oppure anelli aromatici. Poiché questo componente è diverso nei vari amminoacidi, gli elementi sempre presenti nelle proteine sono carbonio, idrogeno, ossigeno e azoto, quindi la **C** è la risposta esatta.

2 Indicare quale delle seguenti sostanze non è un carboidrato:

- **A** il glucosio
- **B** la cellulosa
- **C** l'amido
- **D** il ribosio
- **E** la glicina

Il glucosio è il monosaccaride che riveste un ruolo centrale nel metabolismo; la cellulosa è il polisaccaride che forma le parete delle cellule vegetali e rappresenta il composto più abbondante in natura; l'amido è il principale polisaccaride di riserva nei vegetali; il ribosio è lo zucchero pentoso presente nell'RNA. Tutte le sostanze appena viste sono carboidrati: la glicina, invece, è un amminoacido; la risposta corretta è quindi la **E**.

3 La più piccola unità in grado di mantenere e riprodurre la vita è:

A il tessuto **B** la cellula **C** l'atomo **D** la molecola **E** la macromolecola

Secondo quanto descritto dalla teoria cellulare, la cellula è l'unità morfologica e fisiologica fondamentale nella struttura degli organismi viventi, dei quali possiede tutte le proprietà.

La risposta esatta è quindi la **B**; le risposte **C** e **D** fanno riferimento alle strutture fondamentali che costituiscono tutta la materia, quindi sono sbagliate, come pure la **E** perché anche se le macromolecole sono tipiche degli esseri viventi, non sono in grado di mantenere e riprodurre le diverse funzioni che caratterizzano un essere vivente. Anche la risposta **A** è sbagliata, infatti un tessuto è una struttura costituita da numerose cellule, che vive e funziona solo se inserita nell'organismo di cui fa parte.

4 Quale delle seguenti affermazioni sui componenti della membrana cellulare è errata?

A Fra le proteine di membrana non sono mai compresi gli enzimi

B La fluidità del doppio strato lipidico permette ai componenti della membrana di diffondere lateralmente

C I legami a idrogeno che si formano fra le molecole di acqua e il polo idrofilo dei fosfolipidi si rompono e si riformano continuamente

D I fosfolipidi della membrana sono costituiti da acidi grassi insaturi e saturi

E Il colesterolo è normalmente presente nelle membrane

La membrana cellulare è formata da un doppio strato di fosfolipidi, in cui sono inserite o a cui aderiscono numerose proteine, responsabili di importanti funzioni (recettori, enzimi, proteine di trasporto ecc.), libere, entro certi limiti, di spostarsi lateralmente. I fosfolipidi di membrana contengono acidi grassi sia saturi che insaturi e la prevalenza di un tipo o dell'altro, insieme alla quantità di colesterolo presente nella membrana, condizionano il grado di fluidità della membrana stessa.

L'unica affermazione errata, fra quelle proposte, è la **A**, che quindi costituisce risposta esatta al quesito.

5 Quale delle seguenti strutture è assente nei batteri?

A Membrana cellulare

B Parete cellulare

C Flagelli

D Capsula

E Nucleolo

I batteri sono, organismi unicellulari procarioti, delimitati, come tutte le cellule, da una membrana cellulare (la risposta **A** è quindi errata). Esternamente alla membrana è presente una parete cellulare formata da uno strato di peptidoglicano e, spesso, anche una capsula di natura polisaccaridica, che generalmente facilita la resistenza in condizioni ambientali sfavorevoli e la virulenza (le risposte **B** e **D** sono errate). I batteri sono spesso dotati di flagelli, di struttura diversa da quelli degli eucarioti, mentre non possiedono il nucleo e neppure un nucleolo; la risposta corretta è quindi la **E**.

6 Il processo di trasporto attraverso il quale la CO_2 entra nella foglia, e il vapore acqueo e l'O_2 escono è:

A il co-trasporto

B il trasporto attivo

C l'osmosi

D la diffusione

E il flusso di massa

La foglia è rivestita da una pellicola protettiva chiamata *cuticola* che limita gli scambi di gas fra la foglia e l'ambiente, per evitare un'eccessiva perdita di acqua. Per effettuare gli scambi gassosi, nell'epidermide fogliare sono presenti delle aperture, dette *stomi*, che si possono aprire o chiudere a seconda delle necessità della pianta. Quando gli stomi sono aperti gli scambi gassosi di CO_2, O_2 e vapore acqueo si verificano semplicemente per diffusione, secondo il gradiente di concentrazione fra l'interno e l'esterno. All'interno dei tessuti fogliari questi gas possono entrare e uscire dalle cellule spostandosi per diffusione, perché la membrana plasmatica è permeabile a piccole molecole neutre, quali sono H_2O, O_2 e CO_2. La risposta corretta è quindi la **D**.

7 **Quale dei seguenti organelli è deputato all'aggiunta di residui di zuccheri alle proteine?**

A Apparato del Golgi
B Lisosoma
C Mitocondrio
D Perossisoma
E Cloroplasto

Nella cellula, l'organulo responsabile della rielaborazione dei prodotti cellulari è l'apparato del Golgi; risposta A. Questo organulo interagisce con altre strutture cellulari (come il reticolo endoplasmatico rugoso, sede della sintesi proteica) per selezionare e modificare le sostanze destinate a raggiungere specifici comparti cellulari o a essere secrete.

8 **I processi di trasporto di ioni operanti nelle cellule di mammifero promuovono il mantenimento di gradienti ionici tra citoplasma e mezzo esterno extracellulare tali che:**

A la concentrazione di K^+ è più elevata dentro la cellula
B la concentrazione di Ca^{2+} è più elevata dentro la cellula
C la concentrazione di Na^+ è più elevata nel citoplasma
D le concentrazioni di Na^+ fuori e dentro la cellula sono mantenute più o meno equivalenti
E nessuna delle precedenti risposte è corretta

Grazie all'attività delle proteine di trasporto (o "pompe proteiche") nel citoplasma è particolarmente elevata la concentrazione dello ione K^+ che viene pompato attivamente verso l'interno della cellula. Particolarmente ridotta è invece la concentrazione citplasmatica di Na^+ e Ca^{2+}, ioni la cui concentrazione è più elevata nei liquidi extracellulari. La risposta corretta è quindi la A.

9 **La soluzione salina fisiologica è una soluzione allo 0,90% di NaCl. Un eritrocita posto in una soluzione allo 0,5% di NaCl:**

A subisce emolisi
B acquista NaCl
C perde acqua
D diventa ipertonico
E subisce un raggrinzimento

Gli eritrociti (o globuli rossi) sono cellule molto semplici, prive di nucleo. Come gli altri tipi di cellule, sono composti prevalentemente da acqua, in cui sono disciolte diverse sostanze, e delimitati da una membrana cellulare semipermeabile, che può essere attraversata dall'acqua ma non dalla maggior parte dei soluti. La concentrazione interna è equivalente a quella di una soluzione allo 0,90% di NaCl, che per questo motivo viene chiamata soluzione fisiologica.

Se un eritrocita viene immerso in una soluzione di NaCl allo 0,5%, meno concentrata della soluzione interna, l'acqua attraversa la membrana cellulare ed entra, spostandosi per osmosi dalla soluzione più diluita (dove c'è più acqua) a quella più concentrata (dove c'è meno acqua). L'eritrocita quindi si gonfia fino a scoppiare, secondo un processo detto *emolisi*; risposta A.

10 **I virus sono considerati parassiti obbligati perché:**

A non possiedono genoma proprio
B non contengono proteine
C sono privi di macchinari biosintetici
D sono di dimensioni ultramicroscopiche
E sono insensibili ai disinfettanti classici

BIOLOGIA

Un virus è costituito semplicemente da un involucro proteico che racchiude il materiale genetico (DNA oppure RNA); è privo degli enzimi necessari per svolgere le reazioni biochimiche, compresa la sintesi proteica e la duplicazione del materiale genetico. Per riprodursi quindi un virus deve introdursi in una cellula ospite, di cui sfrutta le strutture biochimiche, gli enzimi e il sistema energetico. Per questo motivo i virus sono considerati parassiti endocellulari obbligati; risposta C.

---

11 Oltre agli enzimi possono agire da catalizzatori biologici:

- A polisaccaridi
- B molecole di DNA
- C oligosaccaridi
- D molecole di RNA
- E molecole polilipidiche

Né il DNA, né molecole glucidiche, né lipidiche hanno mai mostrato attività catalitica. Alla fine degli anni '70, invece, un gruppo di ricercatori dell'università del Colorado ha scoperto che le molecole di RNA potevano agire da catalizzatori in reazioni implicate nella loro stessa formazione. La risposta esatta è quindi la D.

Diversi autori ritengono che questa attività potrebbe aver avuto un ruolo importante nelle prime fasi di evoluzione della vita. È noto infatti che la replicazione del DNA, necessaria per la riproduzione, richiede enzimi, ma d'altra parte gli enzimi sono codificati dalle informazioni contenute nel DNA. L'RNA, essendo al tempo stesso depositario di informazioni biologiche e dotato di attività catalitica, potrebbe aver avuto un ruolo chiave nell'evoluzione di alcune fondamentali tappe del metabolismo cellulare.

---

12 I citocromi sono:

- A enzimi coinvolti nella catena di trasporto di elettroni nei mitocondri
- B proteine pigmentate responsabili del colore della pelle
- C componenti strutturali del nucleo
- D enzimi che catalizzano la formazione dell'acido piruvico
- E gli organuli responsabili della sintesi proteica

I citocromi sono proteine che fungono da trasportatori di elettroni; questa proprietà deriva dal fatto che contengono un gruppo chimico in grado di acquistare o cedere elettroni, quindi possono esistere in forma ridotta oppure ossidata. In particolare i citocromi contengono un gruppo *eme*, ossia una molecola non proteica contenente ferro. Sono costituenti essenziali delle catene di trasporto di elettroni come quella respiratoria, situata nei mitocondri; la risposta esatta è quindi la A.

---

13 Nelle cellule muscolari, il processo della fermentazione lattica è finalizzato a:

- A ridurre il coenzima NAD^+ a NADH in carenza di ossigeno
- B portare avanti la glicolisi e continuare la sintesi di ATP in assenza di ossigeno
- C produrre ossigeno altrimenti non disponibile in condizioni anaerobiche
- D produrre sostanze direttamente utilizzabili dai mitocondri per la produzione di ATP
- E rendere più efficiente la sintesi di ATP in condizioni aerobiche

La contrazione muscolare richiede una notevole quantità di energia, sotto forma di ATP. La via biochimica più efficiente per la produzione di ATP è la respirazione, ma quando si verifica un consumo di ATP particolarmente rapido l'apporto di ossigeno ai tessuti non è sufficiente a mantenere un livello respiratorio abbastanza elevato da rimpiazzare l'ATP consumato, quindi l'acido piruvico prodotto dalla glicolisi viene trasformato in acido lattico nel processo della fermentazione lattica. La fermentazione non produce ATP (la E è errata), ma ha semplicemente lo scopo di riossidare il NADH a NAD^+ (la A è errata) per permettere alla cellula di portare avanti la glicolisi. La B è la risposta corretta.

14 **Quale delle seguenti affermazioni sulla sintesi di ATP è corretta?**

- **A** Avviene solo in condizioni di anaerobiosi
- **B** Avviene solo nei mitocondri
- **C** Avviene attraverso una reazione endoergonica
- **D** Avviene esclusivamente nelle cellule eucariotiche
- **E** Avviene solo in condizioni di aerobiosi

L'ATP è la principale molecola per lo scambio (accumulo/liberazione) e il trasporto di energia nei sistemi biologici. Le reazioni esoergoniche, cioè quelle cataboliche, liberano energia che viene sfruttata per la reazione endoergonica di sintesi di ATP a partire da ADP e fosfato inorganico. La sintesi di ATP avviene in tutti gli organismi, sia eucarioti sia procarioti; in condizioni di anaerobiosi avviene grazie alla glicolisi, mentre negli organismi aerobi, che possono utilizzare l'ossigeno, avviene grazie alla respirazione cellulare.

La **C** è quindi la risposta esatta.

15 **Che cosa si ottiene alla fine dalla degradazione del glucosio nella glicolisi?**

- **A** CO_2 e H_2O
- **B** Ossalacetato e citrato
- **C** ATP e NADH
- **D** Solo O_2
- **E** Solo CO_2

Nel corso della glicolisi una molecola di glucosio ($C_6H_{12}O_6$) viene gradualmente trasformata in due molecole di acido piruvico ($C_3H_4O_3$). L'energia liberata durante questo processo viene utilizzata per produrre due molecole di ATP e due molecole di NADH.

L'equazione globale della glicolisi è:

$$C_6H_{12}O_6 + 2\ P_i + 2\ ADP + 2\ NAD^+ \rightarrow 2\ C_3H_4O_3 + 2\ ATP + 2\ NADH + 2\ H^+.$$

L'alternativa corretta, fra quelle proposte dal quesito, è la **C**.

16 **La fotosintesi clorofilliana è un processo caratteristico:**

- **A** solo dei funghi
- **B** solo delle alghe
- **C** di tutte le piante verdi
- **D** solo di batteri
- **E** dei funghi e delle piante

La fotosintesi clorofilliana è un processo che permette l'utilizzo dell'energia solare e la sua conversione in energia chimica, per produrre glucosio a partire da anidride carbonica e acqua. I funghi non effettuano questo processo, mentre sono fotosintetiche tutte le piante verdi, oltre alle alghe, ai cianobatteri (o alghe azzurre, procarioti) e ad alcuni altri batteri.

La risposta esatta è quindi la **C**.

17 **Qual è il prodotto finale del ciclo di Calvin che si verifica all'interno del cloroplasto?**

- **A** Una molecola di glucosio
- **B** Gliceraldeide-3-fosfato
- **C** Ribulosio difosfato
- **D** Ossigeno
- **E** Anidride carbonica

Il ciclo di Calvin comprende una serie di reazioni che permettono la sintesi di glucosio a partire da molecole di CO_2. La CO_2 entra nel ciclo di Calvin legandosi al ribulosio-1,5-difosfato (uno zucchero a 5 atomi di C), ciò porta alla formazione di un composto instabile a 6 atomi di C, che immediatamente si decompone in due molecole a 3 atomi di C, il 3-fosfoglicerato (o PGA).
Ogni molecola di PGA si lega poi a un gruppo fosfato proveniente dalla scissione dell'ATP, trasformandosi in difosfoglicerato. Quest'ultimo, utilizzando NADPH e ATP prodotti nella fase luminosa, viene infine ridotto a gliceraldeide-3-fosfato. La risposta corretta è la **B**.

PARTE TERZA

2 | Divisione cellulare e cromosomi

La divisione cellulare è il processo che permette a una cellula di dare origine a due cellule figlie. Tutte le cellule hanno origine dalla divisione di altre cellule, quindi questo processo riveste un'enorme importanza per tutti i viventi.
Ogni cellula, anche la più semplice, contiene una gran mole di informazioni sotto forma di geni che, dal punto di vista chimico, sono tratti di DNA.
Prima di ogni divisione cellulare il DNA si duplica, e ognuna delle due cellule che si originano dalla divisione riceve una "dotazione" di informazioni identica a quella della cellula madre. Il processo di divisione cellulare deve garantire la distribuzione equa di DNA, citoplasma e organuli cellulari.

> Per gli organismi unicellulari la divisione cellulare coincide con la riproduzione, cioè la formazione di altri esseri viventi della stessa specie; mentre nei pluricellulari, oltre alla riproduzione, permette lo sviluppo dell'embrione, l'accrescimento e il rinnovamento dei tessuti e delle cellule morte o danneggiate, che ogni giorno devono essere sostituite in gran numero.

Lo studio della divisione cellulare riguarda il modo in cui il DNA è impacchettato nelle cellule e il modo in cui viene distribuito alle cellule figlie, con modalità diverse nei procarioti e negli eucarioti: mentre nei procarioti, dotati di un'unica molecola di DNA, la divisione cellulare è un processo molto semplice, negli eucarioti, forniti di diverse molecole di DNA, sotto forma di cromosomi, la divisione cellulare è un processo complesso, che garantisce l'equa ripartizione del materiale genetico (**mitosi**) e del materiale citoplasmatico (citodieresi). Oltre alla mitosi, che permette l'accrescimento e il rinnovamento dei tessuti, in tutti gli eucarioti che si riproducono in via sessuata, è presente una particolare linea cellulare, quella delle cellule germinali, che attraverso una divisione cellulare di tipo diverso, la **meiosi**, forma le cellule riproduttive.[1]

2.1 | Divisione cellulare nei procarioti

Le cellule procariotiche sono fornite di un'unica molecola circolare di DNA, libera nel citoplasma.
Questa molecola di DNA (definita a volte "cromosoma batterico"), notevolmente avvolta e ripiegata su se stessa, si trova associata alla membrana cellulare in corrispondenza di una piega della membrana stessa detta *mesosoma*.
I procarioti si dividono per semplice **scissione binaria** (o **fissione binaria**). All'inizio del processo, la molecola di DNA circolare, attaccata alla membrana plasmatica, si duplica, mentre la cellula si accresce. Successivamente, a partire dal mesosoma, si forma un setto trasverso, che divide la cellula madre in due cellule figlie, ciascuna dotata di una molecola di DNA identica a quella della cellula madre.Questa modalità di riproduzione asessuata, rappresentata nella figura a lato, è semplice, veloce, e permette ai batteri una successione di generazioni estremamente rapida.

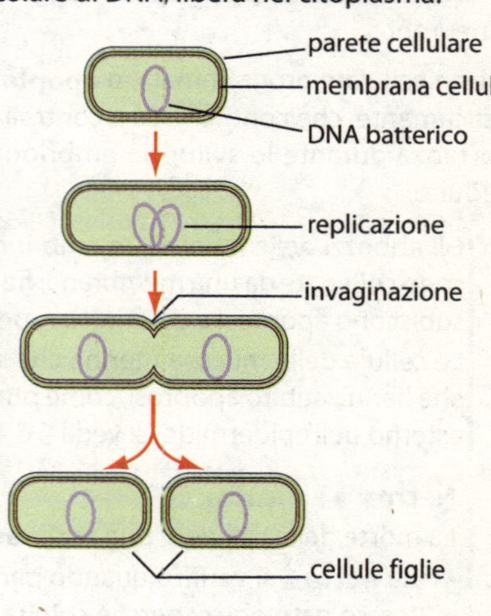

1. La mitosi e la meiosi sono due diverse modalità di divisione del nucleo cellulare. Il termine "cariocinesi", significa "divisione del nucleo cellulare" e quindi può essere riferito a entrambi i processi, spesso, però viene utilizzato come sinonimo di mitosi.

2.2 | Ciclo cellulare degli eucarioti

Una cellula eucariotica vive ed esplica le proprie funzioni finché non si divide, oppure muore (la vita delle cellule riproduttive, invece termina con la fusione con un'altra cellula nel processo della fecondazione; si veda § 2.6). Negli organismi pluricellulari, alcune cellule (come i neuroni o i globuli rossi) una volta raggiunta la maturità perdono la capacità di dividersi, ma la maggior parte, dopo una vita più o meno lunga, va incontro a divisione.

Il ciclo vitale di una cellula eucariotica, definito *ciclo cellulare* è suddiviso in quattro fasi distinte dette G_1, S, G_2, e M.

Le prime tre fasi costituiscono l'**interfase**, il periodo precedente alla divisione cellulare, mentre nel quarto stadio, la mitosi, si verifica la divisione cellulare.

- La **fase G_1** (G deriva dall'inglese *gap* = intervallo) è la prima fase del ciclo ed è un momento di intensa attività biosintetica e di crescita. In questo periodo la cellula raddoppia la proprie dimensioni e produce nuovi organelli, oltre agli enzimi necessari per la duplicazione del DNA che avrà luogo nella fase successiva.
- Nella **fase S** (S significa sintesi) si ha la replicazione del DNA, necessaria affinché durante la divisione cellulare ogni cellula figlia possa ricevere una copia completa del genoma.
- Durante la **fase G_2** la cellula continua a crescere e a formare nuovi organelli, in vista della successiva divisione.

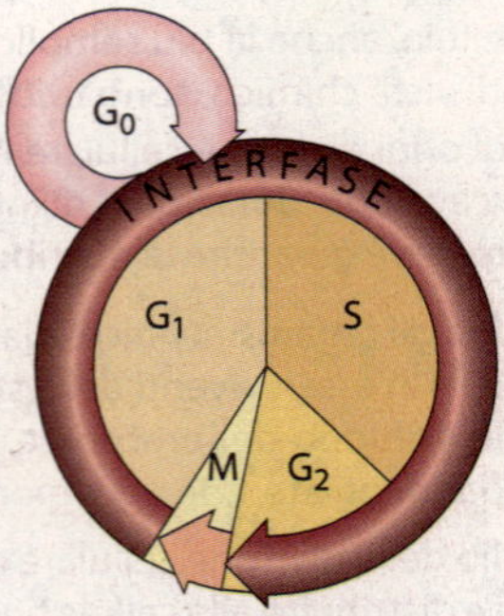

Il ciclo cellulare

La durata del ciclo cellulare varia notevolmente da cellula a cellula.

Nel lievito è di 1,5-3 ore; nelle cellule di mammifero è compresa in media tra le 18 e le 24 ore.

Nell'uomo, il ciclo cellulare degli epatociti (cellule del fegato) ha la durata di un anno, mentre per le cellule dell'epitelio intestinale e per i precursori delle cellule del sangue è di circa 12 ore.

Le cellule che non si dividono, nella maggior parte dei casi rimangono bloccate nella fase G_1, che in questo caso è generalmente indicata come **G_0** e può essere temporanea o permanente. Quest'ultimo caso è rappresentato da una cellula che ha raggiunto la fine dello sviluppo e non si divide più, come per esempio i neuroni.

La morte cellulare programmata, o **apoptosi**, è un processo di autodistruzione cellulare, programmato geneticamente, che contribuisce a controllare il numero di cellule che formano un tessuto. È di grande importanza durante lo sviluppo embrionale, nel corso della differenziazione dei tessuti, ma anche nell'adulto.

Gli abbozzi delle mani di un embrione umano di 40 giorni hanno aspetto palmato, infatti le dita sono collegate da una membrana; fra il 41° e il 56° giorno, le cellule che formano questa membrana subiscono apoptosi e da questo momento le dita risultano libere.

Le cellule della mucosa uterina che si staccano con la mestruazione (si veda § 7.4.4) sono cellule che hanno subito apoptosi, come pure le cellule morte che continuamente si staccano dallo strato esterno dell'epidermide (si veda § 6.4).

Necrosi e apoptosi

La morte delle cellule si può verificare in seguito a due diversi processi:

- la **necrosi** si verifica quando parte delle cellule che formano un tessuto muore per un processo patologico, perché colpita da infezione o perché non riceve sufficiente ossigeno;
- l'**apoptosi** è la morte cellulare programmata geneticamente, in base a esigenze fisiologiche o di sviluppo. L'apoptosi ha avuto un ruolo molto importante nell'evoluzione degli organismi pluricellulari.

Il controllo del ciclo cellulare

Per innescare i cambiamenti che portano alla fase S e quelli che danno il via alla mitosi è fondamentale il ruolo delle *chinasi ciclina-dipendenti* (Cdk). Le chinasi sono enzimi che catalizzano il passaggio di un gruppo fosfato da una molecola di ATP a una proteina (un enzima) che, quindi, viene *fosforilata*. La fosforilazione determina un cambiamento nella conformazione della proteina, che in tal modo può essere attivata o inattivata.

Gli enzimi attivati dalla fosforilazione vanno a catalizzare specifiche reazioni e in tal modo permettono l'innesco dei processi cellulari che caratterizzano la fase S e la mitosi.

Le Cdk non sono sempre attive, ma vengono a loro volta attivate da molecole dette *cicline*, prodotte dalla cellula e destinate a disgregarsi una volta svolta la propria azione. La fase S e la mitosi sono attivate da specifiche cicline che differiscono nei diversi organismi.

Nelle cellule tumorali il meccanismo di regolazione è interrotto e la crescita avviene in modo incontrollato; questo può essere dovuto alla produzione di cicline in eccesso oppure di cicline anomale.

La mitosi può essere indotta anche da fattori esterni, come molti ormoni o fattori di crescita. Le piastrine, per esempio, producono un fattore di crescita che stimola la divisione delle cellule nei tessuti interessati da una ferita; mentre le *interleuchine* sono fattori di crescita attivi sulle cellule del sistema immunitario (si veda § 8.3.3).

2.3 | Il cromosoma eucariote

A differenza di quello dei procarioti, il DNA degli eucarioti è sempre associato a proteine di vario tipo, e il complesso formato da DNA e proteine è detto **cromatina**.

Un cromosoma è una lunga molecola di DNA, associata a specifiche proteine, più o meno spiralizzata e avvolta su sé stessa.

Le proteine più abbondanti sono gli **istoni**, piccole proteine cariche positivamente (basiche), che si legano al DNA, carico negativamente. La funzione degli istoni è quella di avvolgere e compattare i lunghissimi filamenti di DNA in modo da poterli contenere nel ristretto spazio nucleare. Il DNA si avvolge intorno a gruppi di otto istoni, formando i **nucleosomi** (figura sotto), le unità di base della cromatina.

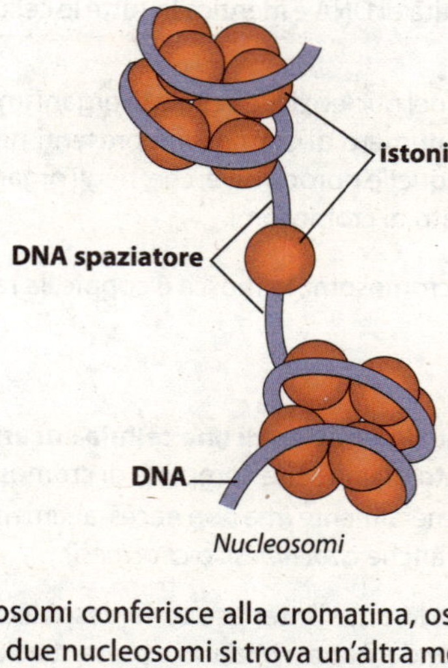

Nucleosomi

La successione dei vari nucleosomi conferisce alla cromatina, osservata al microscopio elettronico, un aspetto "a collana di perle". Fra due nucleosomi si trova un'altra molecola di istone, che serve ad avvicinare i due nucleosomi successivi, compattando la struttura. La fibra risultante ha il diametro di 30 nm. Questa fibra si condensa ulteriormente, formando delle anse che danno origine a una nuova fibra dello spessore di 300 nm, sufficientemente piccola per essere contenuta nel ridotto volume del nucleo. Quando

BIOLOGIA

una cellula si divide, la cromatina si spiralizza ancora di più, finché i cromosomi diventano corpi corti e tozzi, visibili anche al microscopio ottico.

La **funzione degli istoni** è dunque quella di **avvolgere e compattare i lunghi filamenti di DNA** in modo da poterli contenere nel ristretto spazio nucleare.

Ogni cromosoma umano è una molecola di DNA che sarebbe lunga circa 3-4 cm, se fosse completamente distesa. Poiché le cellule umane contengono 46 cromosomi, la lunghezza totale del DNA contenuto in ogni cellula è di circa 2 m, che si riducono a 200 μm quando i cromosomi raggiungono il massimo grado di condensazione.

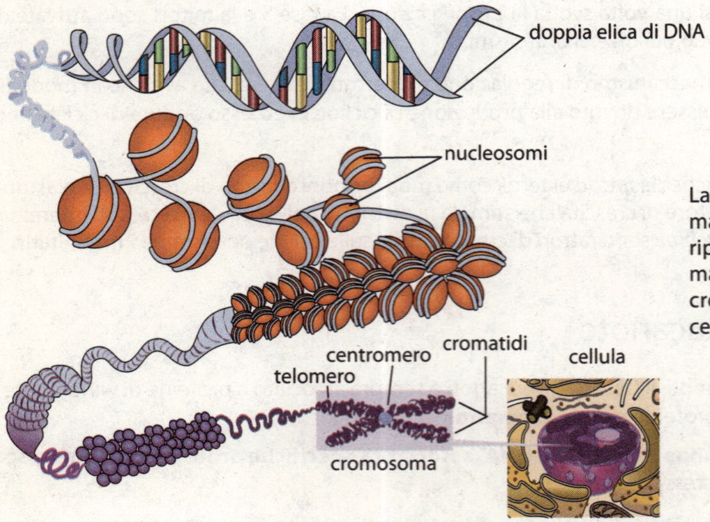

La doppia elica del DNA che forma ogni cromosoma si avvolge ripetutamente su sé stessa, formando corpuscoli visibili al microscopio durante la divisione cellulare

Oltre agli istoni, al DNA sono associate anche altre proteine di vario genere; le sequenze amminoacidiche degli istoni sono molto simili anche in organismi molto diversi tra loro. Le proteine non istoniche formano invece una famiglia piuttosto eterogenea e variano molto da un tipo di cellula all'altro. Oltre che per la presenza delle proteine, il materiale genetico degli eucarioti differisce da quello dei procarioti per la quantità di DNA decisamente maggiore. La quantità di DNA è identica in tutte le cellule di una data specie, ma varia enormemente da specie a specie.

Il numero di cromosomi presenti nel nucleo delle cellule di organismi appartenenti alla stessa specie è caratteristico e costante; il numero di cromosomi presenti nelle cellule di un organismo è uguale per tutte le cellule tranne quelle riproduttive, che, negli organismi a riproduzione sessuata, contengono un numero dimezzato di cromosomi.

La zanzara possiede 3 coppie di cromosomi, la mosca 6 coppie, la rana 13, l'uomo 23 e il cane 39.

2.4 | Mitosi

La mitosi è il processo tramite il quale **il nucleo di una cellula eucariote si divide, dando origine a due nuclei figli**, ciascuno dotato di una serie completa di cromosomi.
Alla divisione del nucleo segue generalmente (ma non necessariamente) la divisione del citoplasma, indicata come **citodieresi** (detta anche *citochinesi*, o *citocinesi*).

All'inizio della mitosi, i cromosomi, che durante l'interfase sono despiralizzati e appaiono come un ammasso di cromatina indifferenziata, si condensano e iniziano a presentarsi sotto forma di corpuscoli corti e tozzi. Dato che il DNA si è duplicato durante la fase S del ciclo cellulare, ogni cromosoma di una cellula che entra in mitosi è costituito da due filamenti di DNA identici, chiamati *cromatidi fratelli*; i cromatidi sono uniti in una regione chiamata *centromero*, mentre le estremità dei cromosomi sono indicate come *te-*

lomeri (si veda anche § 4.6.3). Pur essendo un processo continuo, la mitosi viene suddivisa in quattro fasi: profase, metafase, anafase, telofase.

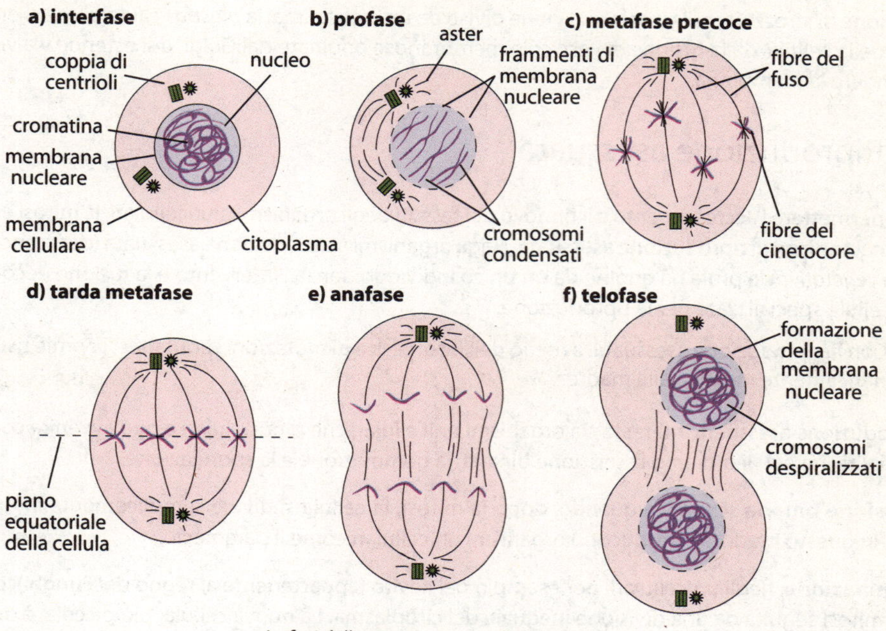

Le fasi della mitosi in una cellula animale

- **Profase**: il DNA si spiralizza, si condensa e comincia ad assumere l'aspetto di corpuscoli visibili al microscopio ottico. La membrana nucleare si dissolve e i nucleoli diventano poco visibili o scompaiono. Contemporaneamente, nel citoplasma, i due centrosomi (ognuno contenente una coppia di centrioli, duplicatisi durante l'interfase) iniziano a migrare verso i due poli opposti della cellula, dando origine al *fuso mitotico*, un insieme di fibre costituite da microtubuli che attraversa tutta la cellula e collega le due coppie. Dai centrioli si dirama anche un insieme di corti microtubuli disposti a raggiera, che formano l'*aster*.
- **Metafase**: i cromosomi, che raggiungono in questa fase il massimo grado di condensazione, si allineano sul piano equatoriale della cellula originando la *piastra metafasica* dopo aver aderito alle fibre del fuso per mezzo dei *cinetocori*, strutture proteiche presenti nel centromero.
- **Anafase**: i centromeri si dividono in due e i due cromatidi fratelli di ogni cromosoma si separano, migrando verso i poli opposti della cellula grazie all'accorciamento delle fibre del fuso mitotico.
- **Telofase**: il fuso gradualmente scompare; i cromatidi, ormai divenuti i "nuovi" cromosomi delle due cellule figlie, gradualmente si despiralizzano, riassumendo la forma distesa tipica dell'interfase; attorno a essi si riforma la membrana nucleare e ricompare il nucleolo.

> **Attenzione**! Durante la fase G1 ogni **cromosoma** è formato da una singola molecola di DNA, associata a proteine; nella fase S il DNA si replica: le due molecole rimangono unite e vengono indicate come **cromatidi**. I due cromatidi sono perfettamente identici e hanno lo stesso contenuto di informazioni; il cromosoma a filamento singolo presente nella cellula appena divisa è quindi perfettamente analogo al cromosoma formato da due cromatidi che si può osservare nella cellula in divisione.

BIOLOGIA

La **citodieresi**, cioè la divisione del citoplasma che segue quasi sempre la mitosi e porta alla formazione di due cellule figlie, si svolge con modalità diverse nelle cellule animali e in quelle vegetali. Nel primo caso, all'equatore della cellula si forma un solco che diventa sempre più profondo fino a dividere in due parti uguali la cellula madre. Nelle cellule vegetali, invece, in cui la rigidità della parete cellulare impedisce la formazione di strozzature, il citoplasma viene diviso da un diaframma, la *piastra cellulare*, che si origina al centro della cellula, dalla fusione di vescicole membranose originate dal Golgi, e si estende via via fino a raggiungere la membrana.

2.5 | Riproduzione asessuata

Oltre a permettere l'accrescimento e il rinnovo dei tessuti degli organismi pluricellulari, la mitosi è alla base dei meccanismi di riproduzione asessuata. Negli organismi a riproduzione asessuata (detta anche *agamica*, o *vegetativa*) la prole ha origine da un unico individuo, senza l'intervento e la fusione (fecondazione) di cellule specializzate per la riproduzione.

Con la riproduzione asessuata, a meno dell'insorgenza di mutazioni spontanee, la prole risulta geneticamente identica alla madre.

La riproduzione asessuata interessa sia organismi unicellulari che pluricellulari e può avvenire con diverse modalità, fra cui ricordiamo la scissione binaria, la gemmazione e la sporulazione.

La **scissione binaria** si verifica quando, dopo la mitosi, la cellula si divide semplicemente in due parti uguali. In questo modo si riproducono organismi unicellulari come il paramecio.

La **gemmazione**, negli unicellulari, per esempio nel lievito (appartenente al regno dei Funghi), consiste in una mitosi seguita da una divisione ineguale del citoplasma. La nuova cellula, più piccola, è destinata ad accrescersi successivamente.

Si parla di gemmazione anche per alcuni pluricellulari, come spugne (*phylum* dei poriferi) e meduse (*phylum* dei celenterati), in cui sul "genitore" si formano delle "protuberanze" che in seguito si staccano, dando origine a nuovi individui, identici a quello di partenza.

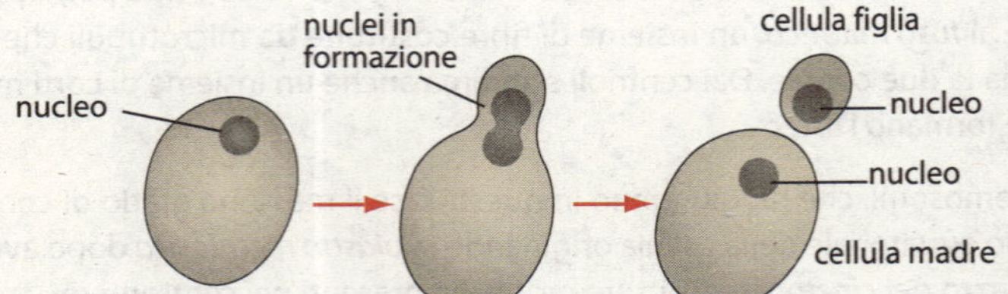

La gemmazione nel lievito

Con **sporulazione** si intende la formazione di particolari cellule riproduttive, le spore, in seguito a mitosi, processo tipico dei funghi. Queste spore sono dotate di una spessa parete che permette loro di resistere in condizioni ambientali avverse, per poi generare un nuovo individuo quando l'ambiente diventa favorevole.

Non si dimentichi che molti vermi, come anellidi e platelminti, se tagliati a metà possono rigenerare la parte mancante (realizzando una riproduzione asessuata) e che nelle piante sono presenti diverse strutture, come stoloni, bulbi e tuberi, che permettono a un individuo di generarne un altro identico a se stesso.

2.6 | Riproduzione sessuata

La riproduzione sessuata (o *gamica* o *anfigonica*) prevede la partecipazione di cellule specializzate per questa funzione, i **gameti** (o *cellule germinali*), prodotti generalmente da due individui di sesso diverso, ognuno dei quali, con i propri cromosomi, contribuisce alla formazione del corredo genetico della progenie. La riproduzione ha luogo quando il gamete maschile si fonde con quello femminile; dalla fusione dei due gameti, detta **fecondazione**, ha origine una cellula, lo **zigote**, che rappresenta la prima cellula del nuovo organismo, da cui si formerà l'individuo adulto, attraverso una serie di divisioni mitotiche successive (§ 6.1).

> Poiché la fusione dei gameti implica l'unione dei corredi cromosomici di origine materna e paterna, la riproduzione sessuata comporta il rimescolamento di materiale genetico diverso. Per questo gli individui figli sono diversi dai loro genitori e diversi tra loro. A differenza della riproduzione asessuata, quella sessuata consente perciò di ottenere un **aumento della variabilità genetica.**

2.6.1 | Cellule aploidi e diploidi

Dato che lo zigote ha origine dalla fusione di due cellule, queste (i gameti) devono avere patrimonio genetico dimezzato rispetto a quello normale della specie.

I gameti infatti si differenziano dalle altre cellule dell'organismo, dette *cellule somatiche*, per il numero di cromosomi:

- le **cellule somatiche** sono **diploidi**, cioè possiedono una doppia serie di cromosomi: ogni cromosoma è presente in due copie che costituiscono una coppia di **cromosomi omologhi**, uno di origine paterna e uno di origine materna. I cromosomi omologhi sono cromosomi aventi la stessa forma, le stesse dimensioni e la stessa sequenza di geni. Il possesso di un numero diploide di cromosomi si indica con la sigla $2n$;
- i **gameti** sono **aploidi**, cioè possiedono un'unica serie di cromosomi: contengono cioè un solo cromosoma di ogni coppia. Il possesso di un numero aploide di cromosomi si indica con la sigla n.

I gameti contengono quindi un numero di cromosomi (n) pari alla metà di quello delle cellule somatiche ($2n$). Il meccanismo che permette la riduzione del numero di cromosomi è la *meiosi* che ha luogo in organi particolari, le *gonadi*. Negli animali le gonadi femminili sono le *ovaie*, quelle maschili i *testicoli*; nelle piante le gonadi femminili sono gli *ovari*, quelle maschili gli *stami*.

Nella partenogenesi il nuovo individuo si origina dalla cellula uovo, che è aploide, quindi anche tutte le sue cellule saranno aploidi.

> La **riproduzione sessuata** avviene attraverso l'alternarsi della **meiosi**, che consente di produrre i gameti, e della **fecondazione**, durante la quale i gameti si uniscono originando il nuovo individuo.
>
> Ogni specie ha un numero di cromosomi caratteristico; nelle specie a riproduzione sessuata tale numero è mantenuto tramite l'alternarsi di meiosi e fecondazione.

Nei diversi organismi la meiosi e la fecondazione avvengono in momenti diversi del ciclo vitale, così è possibile distinguere una generazione aploide e una generazione diploide. Negli animali la meiosi produce direttamente i gameti, quindi la generazione aploide è costituita esclusivamente da queste cellule. Alcuni funghi e alghe, viceversa, rimangono aploidi per gran parte della loro vita: si accrescono per mitosi e producono le cellule riproduttive tramite mitosi, quando queste si fondono si forma uno zigote diploide che subito va incontro a meiosi, ripristinando lo stato aploide. Nelle piante, nelle alghe e in alcuni funghi sono presenti cicli vitali molto complessi, che comprendono una generazione aploide e una diploide, entrambe costituite da organismi pluricellulari.

La **partenogenesi** è un tipo di riproduzione che richiede la formazione dei gameti ma non la loro fusione. In questo caso il nuovo individuo ha origine da una cellula uovo (gamete femminile, § 2.6.1) non fecondata, avviato da stimoli meccanici e fisici, anziché dall'ingresso nell'uovo dello spermatozoo. Questo processo è tipico di diversi invertebrati (i fuchi delle api, per esempio, sono maschi prodotti per partenogenesi) ma si verifica anche in alcuni sauri (rettili).

BIOLOGIA

2.6.2 | Meiosi

Nelle gonadi sono contenute cellule specializzate diploidi (2*n*), chiamate *gametociti*, che vanno incontro alla meiosi, dando origine ai gameti aploidi (*n*). Il processo consiste in due divisioni cellulari successive che, a partire da una cellula diploide, ne producono quattro aploidi; le due divisioni (meiosi I e II) sono simili a due mitosi, ma solo la prima è preceduta dalla replicazione del DNA.

Come la mitosi, ogni divisione è suddivisa in quattro fasi: profase, metafase, anafase e telofase.

- **Profase I**: la cromatina si condensa, e i cromosomi diventano corpuscoli distinti, si forma l'apparato del fuso e scompaiono la membrana nucleare e i nucleoli. I due cromosomi omologhi di ogni coppia si avvicinano e si appaiano; ogni coppia di omologhi appaiati risulta formata da quattro cromatidi ed è perciò chiamata *tetrade* (o *sinapsi*). Talvolta, tra i due omologhi di una coppia si ha il fenomeno del *crossing-over* (§ 2.6.3).
- **Metafase I**: le tetradi si allineano sul piano equatoriale della cellula e ogni coppia di cromosomi omologhi si attacca a una fibra del fuso.
- **Anafase I**: i due cromosomi di ogni coppia si separano e si muovono verso i due poli opposti della cellula grazie all'accorciamento delle fibre del fuso. A questo punto, ognuno dei due è ancora formato da due cromatidi fratelli uniti a livello del centromero.
- **Telofase I**: la cellula di partenza si divide in due cellule figlie, ciascuna contenente un numero aploide di cromosomi.

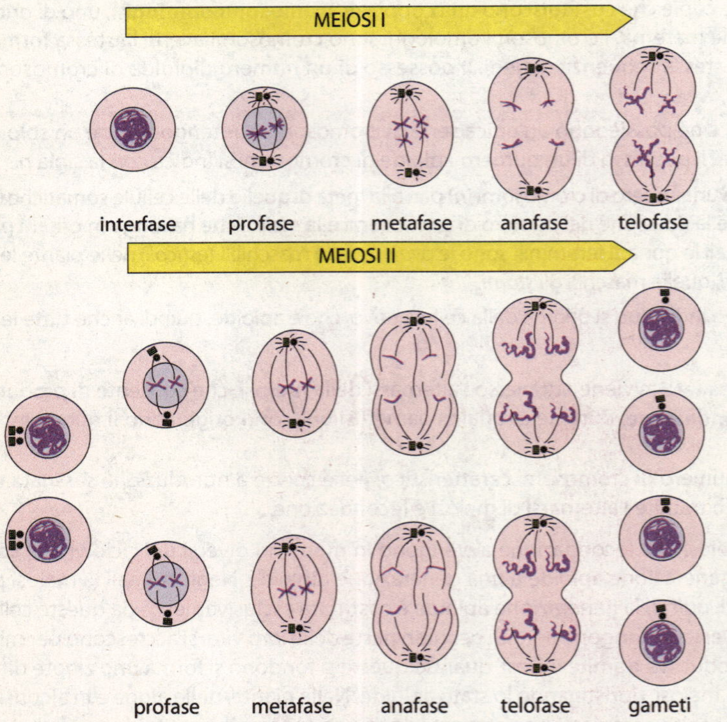

Schema delle fasi principali della meiosi, processo attraverso il quale si ottengono quattro gameti aploidi a partire da un gametocito diploide

> I due prodotti della prima divisione meiotica non sono uguali al gametocito di partenza perché sono aploidi; non sono inoltre uguali tra loro in quanto, per ciascun tipo di cromosoma, hanno ereditato l'uno la copia materna e l'altro la copia paterna. Per ogni coppia, la distribuzione dei due omologhi nelle due cellule figlie è casuale e indipendente da quella degli altri cromosomi: ogni cellula figlia può ricevere con uguale probabilità il cromosoma di origine paterna o quello di origine materna.

Tra la prima e la seconda divisione meiotica può esserci un breve periodo di riposo (*interchinesi*), durante il quale i cromosomi si despiralizzano parzialmente, oppure la meiosi II può seguire immediatamente la meiosi I.

Ognuna delle due cellule figlie va quindi incontro alla meiosi II, molto simile a una normale mitosi.

- **Profase II**: i centrioli migrano ai poli opposti della cellula e si riforma l'apparato del fuso.
- **Metafase II**: i cromosomi si allineano sul piano equatoriale della cellula.
- **Anafase II**: i cromatidi fratelli di ogni cromosoma si separano e si muovono verso i due poli opposti della cellula, diventando i nuovi cromosomi delle cellule figlie.
- **Telofase II**: si formano due nuclei e si ha la citodieresi con la formazione di due cellule figlie.

La prima divisione meiotica è di tipo riduzionale (cioè accompagnata dal dimezzamento del numero dei cromosomi), **mentre la seconda è di tipo equazionale** (cioè non si ha alcuna variazione del numero cromosomico).

La profase I è un processo complesso

La profase della prima divisione meiotica è un processo lungo e complicato; può durare anche diversi giorni e comunque occupa circa il 90% del tempo richiesto per l'intera meiosi. Viene suddivisa in 5 stadi:

- *leptotene*, durante il quale il materiale genetico si condensa;
- *zigotene*, in cui i cromosomi omologhi si appaiano a formare le tetradi;
- *pachitene*, in cui avviene il crossing-over;
- *diplotene*, in cui i cromosomi iniziano a separarsi;
- *diacinesi*, in cui la membrana nucleare e il nucleolo si dissolvono.

2.6.3 | Il crossing-over

Durante la profase della meiosi I, i cromatidi di due cromosomi omologhi possono subire il *crossing-over*, cioè rompersi in punti esattamente corrispondenti, scambiandosi dei segmenti. Il punto di scambio è detto *chiasma*. Lo scambio non comporta né perdita, né guadagno di materiale genetico, ma solo uno scambio reciproco di segmenti corrispondenti. Il punto lungo i cromosomi omologhi in cui avviene lo scambio è casuale. Si noti che il *crossing-over* avviene tra due cromatidi non fratelli di una coppia di omologhi e non tra i cromatidi fratelli dello stesso cromosoma.

I cromatidi della tetrade che partecipano allo scambio di segmenti corrispondenti, sono detti *ricombinanti*, quelli che non si ricombinano sono detti *parentali*.

Alcune osservazioni sulla meiosi e sul crossing-over

In sintesi, la **meiosi** porta a:

- produzione dei gameti necessari per la riproduzione sessuata;
- dimezzamento del numero dei cromosomi nei gameti (da $2n$ a n);
- riassortimento tra cromosomi di origine paterna e materna per produrre nuove combinazioni.

Il **crossing-over**:

- permette il rimescolamento tra parti di cromosoma (**ricombinazione**) e quindi la comparsa di nuove combinazioni tra alleli di origine materna e paterna;
- rende possibile la separazione degli alleli di geni localizzati sullo stesso cromosoma (*geni associati* o *concatenati*), aumentando ulteriormente il numero di possibili combinazioni di alleli;
- è un evento "casuale": la probabilità che si verifichi tra due geni posti sullo stesso cromosoma dipende solo dalla loro distanza reciproca ed è direttamente correlata con la frequenza con cui nella progenie si trovano cromosomi ricombinanti (*frequenza di ricombinazione*). La frequenza di ricombinazione fra due caratteri può quindi essere utilizzata come unità di misura della distanza fra i geni; in questo modo è possibile comprendere l'ordine di allineamento dei geni sul cromosoma e costruire una *mappa cromosomica*[1].

1. In alcuni testi la dicitura "mappa cromosomica" è utilizzata per indicare il cariotipo. Nei quesiti ufficiali però non è mai stata usata con quel significato, bensì con quello di rappresentazione della disposizione dei geni sul cromosoma.

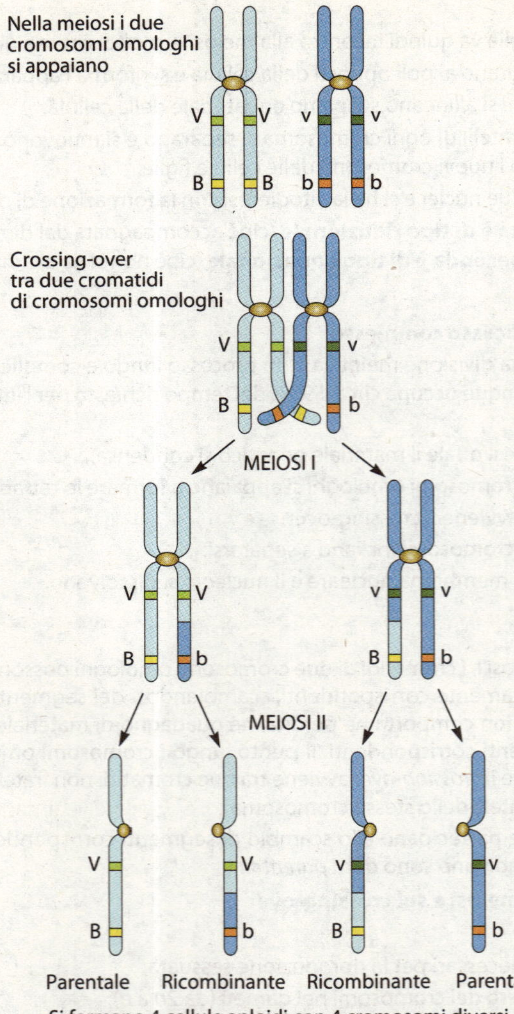

Rappresentazione schematica del crossing-over

La tabella seguente riassume le principali differenze fra riproduzione sessuata e asessuata.

Riproduzione asessuata	Riproduzione sessuata
• avviene per mitosi, in assenza di fecondazione • la prole si origina da un unico individuo • non implica formazione di gameti • non introduce variabilità genetica • genera individui geneticamente identici	• avviene per meiosi e fecondazione • la prole si origina da due individui • implica formazione di gameti • introduce variabilità genetica • genera individui geneticamente differenti

2.7 | Mutazioni cromosomiche e genomiche

Le mutazioni sono alterazioni del patrimonio genetico che possono interessare un singolo gene, ma possono anche consistere nell'alterazione della struttura di un cromosoma (*mutazioni cromosomiche*) o in una variazione nel numero di cromosomi (*mutazioni genomiche*). Mentre le mutazioni geniche sono dovute a errori nella replicazione del DNA (si veda § 4.5), le mutazioni cromosomiche e genomiche sono causate da errori nel corso della meiosi.

Le **mutazioni cromosomiche** sono dovute sostanzialmente alla rottura di un cromosoma; il frammento ottenuto può andare perduto (*delezione*), attaccarsi al cromosoma omologo (*duplicazione*), a un cromosoma non omologo (*traslocazione*) oppure riattaccarsi al cromosoma originale, ma dopo aver ruotato di 180° (*inversione*).

Le **mutazioni genomiche** comportano la perdita o l'acquisto di uno o più cromosomi, oppure una variazione dell'intero corredo cromosomico, per cui ciascun cromosoma risulta rappresentato da più di due omologhi (*poliploidia*). Un esempio di mutazione genomica è l'*aneuploidia*, che consiste nella perdita o nell'acquisto di uno o pochi cromosomi. Questa mutazione è dovuta a una *non disgiunzione*, cioè a una mancata separazione di due cromosomi omologhi durante la meiosi I o di due cromatidi fratelli durante la meiosi II; il risultato sono dei gameti anormali: dei quattro gameti prodotti, due contengono due copie di un cromosoma e due ne sono privi.

2.7.1 | Malattie dovute a mutazioni cromosomiche e genomiche

Le mutazioni cromosomiche e le mutazioni genomiche spesso danno luogo a gravi patologie.

La **sindrome di Down**, o **trisomia 21**, rappresenta un caso di aneuploidia: gli individui malati possiedono tre copie (anziché due) del cromosoma 21 e manifestano ritardo nello sviluppo sia fisico che mentale. Questa sindrome può essere provocata anche da una traslocazione di un frammento del cromosoma 21.

La **sindrome di Edwards**, dovuta alla trisomia del cromosoma 18, è caratterizzata da orecchie deformi, difetti cardiaci, spasticità e altri danni, e porta di solito alla morte entro il primo anno di vita.

2.8 | Gametogenesi

Il processo di formazione dei gameti è detto gametogenesi e avviene nelle gonadi. Negli animali i gameti maschili sono gli *spermatozoi*, quelli femminili le *cellule uovo* (o *uova*). La gametogenesi maschile è detta spermatogenesi, mentre quella femminile è detta ovogenesi.

2.8.1 | Spermatogenesi

Nelle gonadi maschili gli *spermatogoni* (2*n*) si differenziano in *spermatociti primari* (2*n*) che vanno quindi incontro alla prima divisione meiotica, originando cellule aploidi di uguale dimensione, note come *spermatociti secondari* (*n*). Questi vanno incontro alla seconda divisione meiotica producendo cellule aploidi, gli *spermatidi*, che matureranno in spermatozoi.

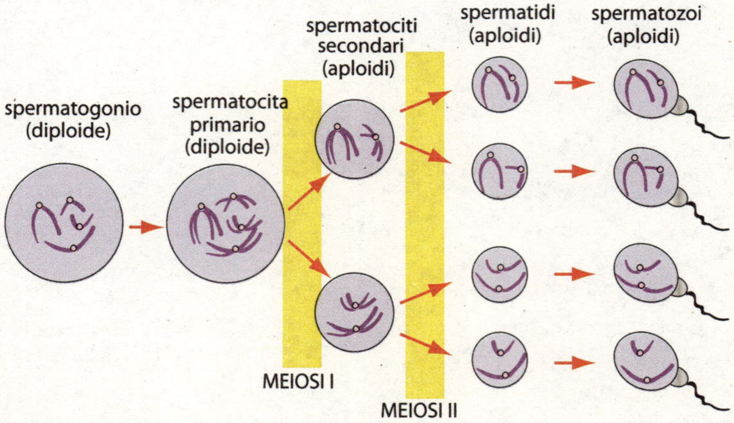

BIOLOGIA

2.8.2 | Ovogenesi

Nelle gonadi femminili gli *ovogoni* (2*n*) si differenziano in *ovociti primari* (2*n*) che vanno incontro alla prima divisione meiotica con produzione di due cellule aploidi di dimensioni diverse: un *ovocita secondario* e una piccola cellula nota come *globulo polare*. Mentre quest'ultimo può andare incontro a una seconda divisione, formando due nuovi globuli polari, oppure degenerare e morire, l'ovocita secondario, se si verifica la fecondazione, va incontro alla seconda divisione meiotica, producendo una cellula uovo e un altro piccolo globulo polare.

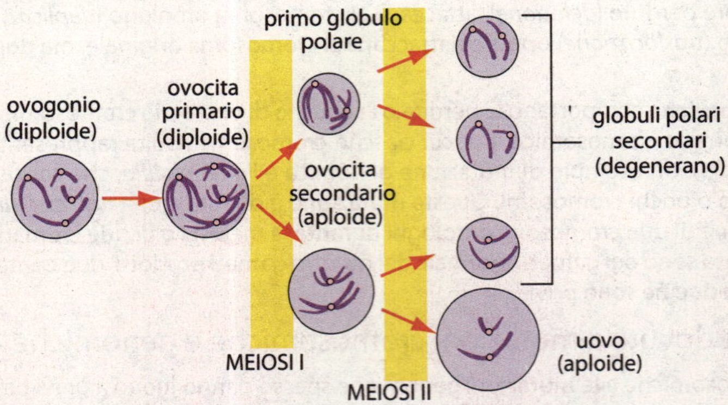

- Uno spermatogonio → quattro spermatozoi (quattro gameti funzionali);
- un ovogonio → una cellula uovo e tre globuli polari (un gamete funzionale + tre cellule ridotte e non funzionali).

Quesiti svolti

1 La replicazione del DNA nucleare in una cellula eucariote si verifica:

A tra la profase e la metafase meiotica o mitotica
B nell'ultima fase della mitosi
C in occasione della sintesi proteica
D prima di ciascuna mitosi o meiosi
E nella profase mitotica

La replicazione del DNA che forma i cromosomi degli eucarioti si verifica durante l'interfase, in particolare durante la fase S, prima della fase di mitosi o di meiosi, in cui la cellula si divide; risposta D.

2 In seguito a divisione mitotica, una cellula contenente 36 cromosomi darà luogo a due cellule contenenti ciascuna:

A 36 cromosomi
B 9 cromosomi
C 18 cromosomi
D 13 cromosomi
E 12 cromosomi

Quando una cellula si divide per mitosi si formano due cellule identiche alla cellula madre; la risposta corretta è quindi la A.

3 Considerando la mitosi, quale delle seguenti affermazioni è errata?

A I cromatidi fratelli si separano in anafase
B I cromosomi omologhi si appaiano
C I cromosomi si dispongono nella piastra equatoriale
D Il corredo cromosomico delle cellule figlie è identico a quello della cellula parentale
E In profase i cromosomi si condensano e la membrana nucleare si dissolve

Le cellule che si formano in seguito a una divisione mitotica hanno lo stesso corredo cromosomico della madre: l'affermazione D è corretta, quindi questa alternativa si può scartare. Durante la profase i cromosomi si condensano e la membrana nucleare si dissolve, anche la E quindi è da scartare. In metafase i cromosomi si dispongono nella piastra equatoriale e durante l'anafase i cromatidi fratelli si separano, anche la A e la C sono dunque da escludere. La risposta corretta è la B, infatti i cromosomi omologhi si appaiano durante la meiosi, ma non durante la mitosi.

4 La riproduzione agamica è:

A propria dei vegetali
B propria dei mammiferi
C il processo di riproduzione senza intervento di cellule sessuali
D il processo di riproduzione con intervento di cellule sessuali
E il processo di riproduzione ottenuto in vitro

BIOLOGIA

Il termine *agamica* è riferito alla modalità riproduttiva in cui i nuovi organismi si originano dalla divisione di una singola cellula parentale, senza l'intervento e la fusione (fecondazione) di cellule specializzate per la riproduzione. Questa modalità non è esclusiva di un gruppo di organismi, bensì è presente sia negli animali che nei vegetali ed è la principale forma di riproduzione degli organismi unicellulari. La risposta esatta è la **C**.

---

5 **Una coppia di cromosomi omologhi è formata da:**

A due cromosomi con alleli genotipicamente tutti uguali
B due cromosomi di origine materna
C due cromosomi con alleli genotipicamente tutti diversi
D un cromosoma con alleli dominanti e uno con alleli recessivi
E un cromosoma di origine materna e uno di origine paterna

Una coppia di cromosomi omologhi è formata da due cromosomi aventi la stessa forma, le stesse dimensioni e la stessa sequenza di geni (in forme alleliche uguali o diverse); in ogni coppia un cromosoma deriva dal padre e uno dalla madre. La risposta corretta è la **E**.

---

6 **Una conseguenza del processo di meiosi è che:**

A il corredo cromosomico delle cellule che ne derivano corrisponde a quello della cellula originaria
B nelle cellule derivanti sono presenti tutti i cromosomi e i loro omologhi
C si originano due cellule
D il cariotipo viene dimezzato
E il DNA delle cellule che si originano è geneticamente identico

La meiosi consiste in due divisioni cellulari successive, che portano alla formazione di quattro cellule a partire da una (la risposta **C** è quindi sbagliata). Dato che una sola delle due successive divisioni cellulari è preceduta dalla duplicazione del DNA, le cellule risultanti possiedono un numero di cromosomi dimezzato rispetto alla cellula parentale. La risposta corretta è quindi la **D**.

---

7 **Attraverso la meiosi e la fecondazione gli animali superiori:**

A danno origine ai gameti
B danno origine a una prole aploide
C aumentano il numero di cellule del proprio organismo
D danno origine a una prole con numero di cromosomi doppio rispetto ai genitori
E danno origine a una prole con lo stesso numero di cromosomi dei genitori

La meiosi è il processo che permette di generare i gameti, cellule con materiale genetico dimezzato (aploidi). La fusione dei gameti (fecondazione), attraverso la formazione dello zigote (diploide) permette di ripristinare il numero di cromosomi tipico della specie. Lo zigote tramite successive divisioni mitotiche origina tutte le cellule dell'organismo (diploide). La risposta corretta è quindi la **E**.

---

8 **Nella meiosi, dopo l'appaiamento degli omologhi, è frequente il "crossing over"; durante quale fase del processo meiotico avviene questo fenomeno?**

A Diacinesi
B Pachitene
C Leptotene
D Zigotene
E Diplotene

PARTE TERZA

La profase della prima divisione meiotica è un processo più lungo e complicato della profase mitotica, infatti, mentre si forma il fuso, i cromosomi omologhi si appaiano e possono scambiarsi frammenti di materiale genetico. Per comprendere le diverse fasi viene suddivisa in 5 stadi:

- *leptotene*, in cui i filamenti cromosomici si condensano;
- *zigotene*, durante il quale avviene i cromosomi omologhi si appaiano formando strutture dette sinapsi;
- *pachitene*, in cui può avvenire il crossing-over, e di conseguenza si scambiano porzioni di materiale genetico;
- *diplotene*, durante il quale i cromosomi appaiati iniziano a separarsi;
- *diacinesi*, in cui avviene la dissoluzione della membrana nucleare e del nucleolo.

La profase I può durare per giorni o anche più a lungo e occupa il 90% del tempo richiesto per quasi tutta la divisione meiotica. La risposta corretta è quindi la **B**.

---

9 La figura rappresenta una cellula in anafase della prima divisione meiotica.

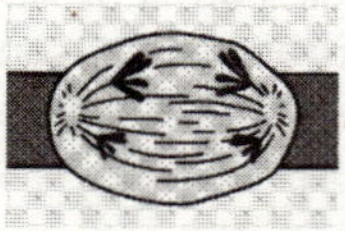

Dalla sua osservazione si può dedurre che la cellula originaria avesse un 2n uguale a:

A 4 **B** 2 **C** 8 **D** 10 **E** 16

La figura mostra una cellula in divisione in cui sono presenti due cromosomi più lunghi e due più brevi; nel momento rappresentato dall'immagine, l'anafase della prima divisione meiotica, i cromosomi omologhi si stanno allontanando uno dall'altro per formare due cellule aploidi, dotate ognuna di 2 cromosomi. La cellula originaria aveva due coppie di cromosomi, quindi 2n = 4; risposta **A**.

---

10 Il corredo cromosomico che viene trasferito alla generazione filiale a seguito del processo meiotico è costituito da:

A la metà dei cromosomi bicromatidici parentali
B la metà dei cromosomi monocromatidici parentali
C lo stesso numero di cromosomi bicromatidici della generazione parentale
D lo stesso numero di cromosomi monocromatidici della generazione parentale
E il doppio del numero dei cromosomi monocromatidici della generazione parentale

In seguito alla meiosi si formano quattro cellule aploidi che contengono un numero di cromosomi dimezzato rispetto alla cellula di partenza, questi inoltre si trovano in forma monocromatidica, sono cioè formati da un unico cromatidio. La risposta corretta è la **B**.

---

11 Se un gamete di un organismo possiede 23 cromosomi vuol dire che:

A è frutto di una mancata disgiunzione durante la meiosi
B deriva dalla divisione di uno zigote con 46 cromosomi
C le cellule somatiche dello stesso organismo possiedono 11 autosomi e 1 cromosoma sessuale
D deriva per mitosi da una cellula che possiede 46 cromosomi
E le cellule somatiche dello stesso organismo possiedono 46 cromosomi

I gameti si formano nelle gonadi, in seguito a meiosi, e hanno un numero di cromosomi dimezzato rispetto alle cellule somatiche. Se un gamete possiede 23 cromosomi, le cellule somatiche dello stesso organismo ne contengono 46; risposta esatta **E**.

12 Quale delle seguenti affermazioni riguardanti la riproduzione sessuata è FALSA?

- **A** La fecondazione può essere esterna o interna
- **B** Uovo è sinonimo di gonade femminile
- **C** Le piante e gli animali più semplici si possono riprodurre anche asessualmente
- **D** Sia le piante sia gli animali si possono riprodurre sessualmente
- **E** Nei testicoli vengono prodotti gli spermatozoi

La riproduzione sessuata è una modalità riproduttiva che richiede la formazione di cellule aploidi specializzate; è presente sia nelle piante che negli animali, gli organismi più semplici però si possono riprodurre anche in modo asessuato. Le affermazioni **C** e **D** sono corrette, quindi si possono escludere. Nella fecondazione esterna, presente per esempio nei pesci e negli anfibi, l'ovulo e lo spermatozoo si incontrano nell'ambiente esterno; nella fecondazione interna, invece, tipica degli uccelli e dei mammiferi, l'incontro fra i gameti avviene all'interno dell'apparato riproduttore femminile. Anche la risposta **A**, corretta, può essere esclusa.

Nella specie umana i gameti maschili sono gli spermatozoi e si formano nelle gonadi maschili, che sono i testicoli (la **E** si può scartare) mentre i gameti femminili sono le cellule uovo, che si formano nelle ovaie (le gonadi femminili). L'affermazione falsa, e quindi la risposta cercata, è la **B**.

3| Ereditarietà

Ogni essere vivente possiede un **programma genetico**, cioè un insieme di istruzioni che specificano le sue caratteristiche e dirigono le sue attività metaboliche. Questo insieme di istruzioni costituisce l'**informazione biologica**, che è ereditaria ed è trasferita da una generazione all'altra attraverso la riproduzione. Le caratteristiche trasmesse attraverso l'informazione biologica con la riproduzione sono dette **caratteri ereditari**. L'ereditarietà, cioè il complesso delle modalità di trasmissione dei caratteri ereditari dagli individui di una generazione ai loro discendenti, è l'oggetto di studio della **genetica**. L'informazione biologica è organizzata in unità fondamentali, dette **geni**, ciascuna delle quali interviene nella determinazione di un carattere ed è ereditata dai genitori. Le diverse forme di uno stesso gene sono dette **alleli**. La combinazione degli alleli di un individuo è detta **genotipo**; il **fenotipo** rappresenta invece l'insieme delle caratteristiche che si manifestano in un individuo, determinate dal suo genotipo e dall'ambiente. Con il termine **genoma** invece si indica il corredo completo di informazione di un organismo, e il DNA che lo contiene fisicamente.

3.1 | Genetica mendeliana

Le regole fondamentali che governano la trasmissione dei caratteri ereditari furono scoperte tra il 1854 e il 1864 da Gregor Mendel (1822-1884), frate cecoslovacco considerato il padre della genetica. Mendel utilizzò il seguente **procedimento sperimentale**:

- scelse come materiale sperimentale le piante di pisello (*Pisum sativum*) che sono facili da coltivare e si riproducono velocemente e più volte durante l'anno;
- focalizzò la sua attenzione su 7 coppie di *caratteri unitari*, cioè caratteri che si presentavano solo con due forme alternative facilmente distinguibili: il carattere forma del seme, per esempio, poteva presentarsi solo nelle due varianti "seme liscio" e "seme rugoso";
- selezionò delle *linee pure*, cioè piante che per autofecondazione davano origine sempre a piante con lo stesso carattere;
- incrociò piante di linea pura che differivano solo per un carattere (*incrocio monoibrido*) o per due caratteri (*incrocio diibrido*);
- effettuò un'analisi numerica dei risultati ottenuti.

3.1.1 | Incrocio a un solo fattore (incrocio monoibrido)

Mendel incrociò piante di linea pura che differivano per un singolo carattere (per esempio, seme giallo o verde), chiamate *generazione parentale* e indicate con il simbolo P.

Trovò che gli individui della progenie, definita *prima generazione filiale* e indicata con il simbolo F_1, avevano tutti lo stesso fenotipo, uguale a quello di uno solo dei due genitori (per esempio, seme giallo), mentre l'altro fenotipo parentale sembrava scomparso. Egli definì **dominante** il carattere che si manifestava nella F_1 e **recessivo** quello che non si manifestava.

Sottoponendo poi ad autofecondazione gli individui della F_1, la progenie, chiamata *seconda generazione filiale* (F_2), risultava composta sia da piante portatrici dell'uno sia da piante portatrici dell'altro carattere parentale (per esempio, sia seme giallo che seme verde), con ricomparsa del carattere apparentemente scomparso nella F_1. I due caratteri, inoltre, si manifestavano secondo un rapporto numerico ben preciso: circa 3/4 della progenie presentava il carattere dominante (seme giallo), mentre solo 1/4 manifestava il carattere recessivo (seme verde).

La **prima legge di Mendel**, nota come **legge della dominanza**, afferma che, incrociando due linee pure differenti per un carattere ereditario, tutti i figli (F_1) sono uguali tra loro e mostrano il carattere di uno dei due genitori (quello dominante).

3.1.2 | Ipotesi di Mendel

Per spiegare i risultati ottenuti Mendel avanzò alcune ipotesi, poi rivelatesi corrette:

- ogni carattere è determinato da una particella materiale, il gene (chiamato da Mendel "fattore"), trasmesso dai genitori ai discendenti attraverso i gameti con la riproduzione;
- i geni esistono in forme alternative (gli alleli);
- un organismo possiede due copie di ogni fattore (due alleli di ogni gene) per ogni carattere ereditato, e ciascun fattore (ogni allele) deriva da uno dei due genitori;
- le due copie di un fattore (i due alleli di un gene) si separano durante la meiosi, così che i gameti possiedono un'unica copia (un solo allele) per ogni carattere.

La **seconda legge di Mendel**, nota come **legge della segregazione**, afferma che ogni individuo possiede due copie di ogni fattore e che esse si separano (segregano) durante la formazione dei gameti.

Gli individui che possiedono due alleli uguali per un dato carattere sono detti **omozigoti** per quel carattere, mentre quelli con due alleli diversi sono detti **eterozigoti**. L'allele dominante si manifesta a livello fenotipico sia nell'individuo omozigote dominante, sia nell'eterozigote; quello recessivo si manifesta invece solo nell'omozigote recessivo.

Due alleli dello stesso gene si indicano con la stessa lettera dell'alfabeto, maiuscola per l'allele dominante (per esempio "Y" per l'allele "seme giallo"), minuscola per quello recessivo ("y" per l'allele "seme verde"). Sono quindi possibili tre genotipi diversi, corrispondenti a due fenotipi:

- genotipo omozigote dominante (YY) → fenotipo dominante (seme giallo)
- genotipo eterozigote (Yy) → fenotipo dominante (seme giallo)
- genotipo omozigote recessivo (yy) → fenotipo recessivo (seme verde)

3.1.3 | Analisi numerica dei risultati dell'incrocio monoibrido

Le piante di linea pura della generazione parentale sono omozigoti per il carattere considerato: quelle a seme giallo hanno genotipo omozigote dominante (YY), quelle a seme verde hanno genotipo omozigote recessivo (yy). Ciascuna linea forma quindi gameti di un solo tipo: le piante a seme giallo solo gameti con l'allele Y, quelle a seme verde solo gameti con l'allele y. La F_1 è dunque costituita da individui tutti con genotipo eterozigote (Yy). Poiché l'allele Y è dominante rispetto all'allele y, il fenotipo degli individui eterozigoti della F_1 è lo stesso di quelli omozigoti dominanti della generazione P (seme giallo).

In base alla legge della segregazione, gli individui della F_1 formano gameti che possono contenere con la stessa probabilità l'allele Y oppure l'allele y; ogni eterozigote produce dunque metà gameti con l'allele Y e metà con l'allele y (1/2 Y e 1/2 y). Le possibili combinazioni genotipiche degli individui della F_2, ottenuti dall'autofecondazione degli individui della F_1 (o, più in generale, dall'incrocio tra due eterozigoti), con le relative probabilità, si possono prevedere costruendo il **quadrato di Punnett**, come illustrato a lato.

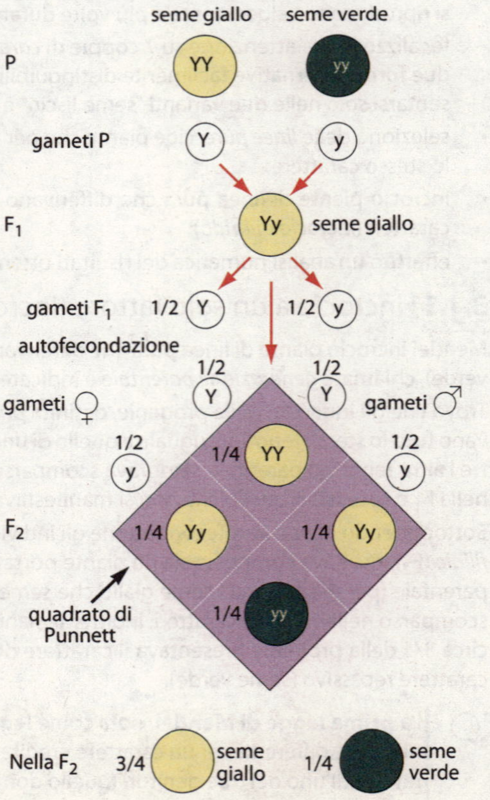

Il quadrato di Punnett è una tabella a due entrate che riporta sui due lati gli alleli che ciascun genitore (padre o madre) può trasmettere alla progenie e la loro probabilità di essere contenuti nei gameti. Dato che la probabilità di ogni combinazione allelica (cioè di ogni genotipo) negli individui della F_2 è data dal prodotto delle probabilità con cui ciascun allele è contenuto nei gameti, i genotipi e le relative probabilità si ricavano scrivendo gli alleli corrispondenti alla riga e alla colonna in cui la casella è situata e moltiplicando le relative probabilità.

Esaminando i risultati dell'incrocio tra piante di linea pura che differiscono per un carattere (seme giallo/seme verde) e analizzando il quadrato di Punnett, si osserva che nella F_2 si hanno:

3 classi genotipiche

- 1/4 omozigoti dominanti (YY);
- 1/2 eterozigoti (Yy);
- 1/4 omozigoti recessivi (yy).

Il loro rapporto numerico è quindi 1/4:2/4:1/4 ovvero 1:2:1.

Poiché gli omozigoti dominanti e gli eterozigoti hanno entrambi fenotipo dominante, le tre classi genotipiche corrispondono a:

2 classi fenotipiche

- 3/4 fenotipo dominante (seme giallo);
- 1/4 fenotipo recessivo (seme verde).

Il rapporto numerico tra le classi fenotipiche è dunque 3/4:1/4 ovvero 3:1. Alle medesime conclusioni si può pervenire anche applicando il teorema delle probabilità composte[1].

3.1.4 | Incrocio a due fattori (incrocio diibrido)

Mendel eseguì anche un incrocio tra piante di linea pura che differivano contemporaneamente per due caratteri, per esempio seme liscio e giallo o rugoso e verde. Le piante a seme liscio e giallo hanno genotipo doppio omozigote dominante (RRYY), mentre quelle a seme rugoso e verde hanno genotipo doppio omozigote recessivo (rryy).

In questo caso le piante della F_1 mostravano, come previsto, entrambi i caratteri controllati dagli alleli dominanti, cioè semi lisci e gialli. Si tratta infatti di piante con genotipo eterozigote sia per la forma che per il colore del seme (RrYy) e quindi tutte con lo stesso fenotipo.

Incrociando le piante della F_1 ricomparivano gli alleli recessivi, e la cosa particolarmente interessante era che oltre a ricomparire i *fenotipi parentali* (seme liscio e giallo oppure verde e rugoso) comparivano assortimenti diversi, detti *fenotipi ricombinanti*, in questo caso piante a semi gialli e rugosi e piante a semi verdi e lisci.

Questo si spiega supponendo che, al momento della formazione dei gameti, i fattori ereditari si distribuiscano ai diversi gameti in modo indipendente gli uni dagli altri; si possono così ottenere quattro possibili combinazioni alleliche, e quindi quattro tipi di gameti, in uguale quantità.

La **terza legge di Mendel**, nota come **legge dell'assortimento indipendente**, afferma che incrociando individui di linea pura differenti per due caratteri, nella F_2 tali caratteri si assortiscono indipendentemente gli uni dagli altri durante la formazione dei gameti, combinandosi secondo le leggi del caso.

In altre parole, un gamete che contenga l'allele R può contenere con identica probabilità l'allele Y o l'allele y dell'altro gene, e lo stesso vale per un gamete che contenga l'allele r. Un doppio eterozigote può formare dunque quattro tipi di gameti: 1/4 RY, 1/4 Ry, 1/4 rY e 1/4 ry.

1. Il teorema delle probabilità composte afferma che la probabilità che due eventi indipendenti si verifichino contemporaneamente è uguale al prodotto delle probabilità dei singoli eventi.

BIOLOGIA

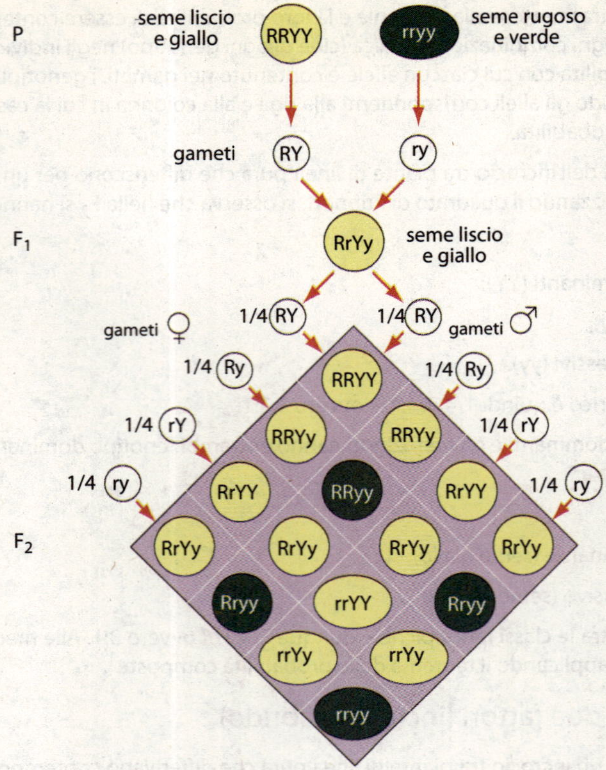

Autofecondando gli individui della F_1 (più in generale, incrociando due doppi eterozigoti) si ottengono i risultati riportati nella figura. Si può notare che nella F_2 si hanno 16 possibili combinazioni (il cui *rapporto* è 9:3:3:1), corrispondenti a:

9 classi genotipiche

- 1/16 RRYY
- 2/16 RrYY
- 2/16 RRYy
- 4/16 RrYy
- 1/16 RRyy
- 2/16 Rryy
- 1/16 rrYY
- 2/16 rrYy
- 1/16 rryy

4 classi fenotipiche

- 9/16 seme liscio e giallo
- 3/16 seme liscio e verde
- 3/16 seme rugoso e giallo
- 1/16 seme rugoso e verde

PARTE TERZA

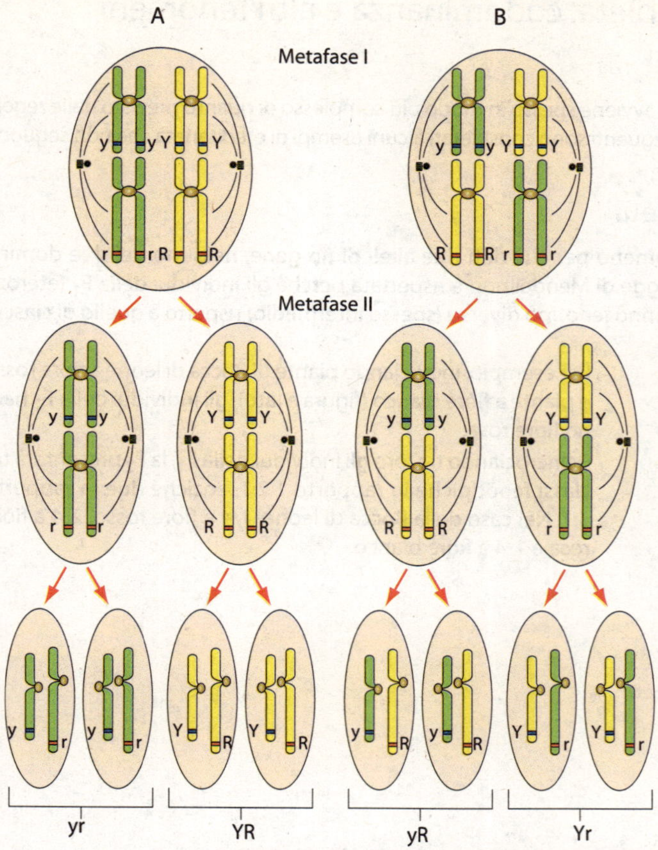

Lo schema propone due cellule doppie eterozigoti Rr Yy che vanno incontro a meiosi.

Durante la metafase I i cromosomi omologhi si appaiano e le coppie si allineano sul piano equatoriale della cellula. A seconda della disposizione dei cromosomi di ogni coppia, la combinazione allelica dei gameti risultanti sarà diversa.

Nel caso A, le due cellule che si formano al termine della meiosi I contengono una gli alleli r e y, e l'altra R e Y.

Nel caso B, le due cellule che si formano al termine della meiosi I contengono le combinazioni rY e Ry.

Degli 8 gameti che si formano al termine della meiosi delle due cellule, 2 contengono la combinazione allelica ry, 2 la combinazione RY, 2 rY e 2 Ry.

Dal momento che 1/2 delle cellule che vanno incontro a meiosi si dividerà secondo lo schema A e 1/2 secondo lo schema B, il rapporto fra i 4 possibili tipi di gameti è 1 : 1 : 1 : 1.

La legge dell'assortimento indipendente riflette le modalità con cui i cromosomi si distribuiscono alle cellule figlie, nel corso della meiosi

3.1.5 | Reincrocio

Mentre un individuo con fenotipo recessivo ha sicuramente genotipo omozigote recessivo, se un individuo ha fenotipo dominante, il suo genotipo può essere sia omozigote che eterozigote. Il genotipo di un individuo con fenotipo dominante si può determinare effettuando un *reincrocio* (detto anche *test-cross* o *back-cross*).

Questa prova consiste nell'incrociare l'individuo a genotipo sconosciuto con uno a fenotipo recessivo, il cui genotipo è sicuramente omozigote recessivo. Se l'individuo a fenotipo dominante (per esempio una pianta a seme liscio) è omozigote (fig. A), la progenie della F_1 avrà tutta genotipo eterozigote e quindi fenotipo dominante (100% di piante a seme liscio). Se l'individuo a fenotipo dominante è eterozigote (fig. B), la progenie della F_1 sarà costituita da individui per metà a fenotipo dominante (piante a seme liscio, con genotipo eterozigote) e per metà a fenotipo recessivo (piante a seme rugoso), con genotipo omozigote recessivo.

(A)

		gameti pianta a seme liscio (genotipo RR)	
		1/2 R	1/2 R
gameti pianta a seme rugoso (genotipo rr)	1/2 r	1/4 Rr	1/4 Rr
	1/2 r	1/4 Rr	1/4 Rr

(B)

		gameti pianta a seme liscio (genotipo Rr)	
		1/2 R	1/2 r
gameti pianta a seme rugoso (genotipo rr)	1/2 r	1/4 Rr	1/4 rr
	1/2 r	1/4 Rr	1/4 rr

3.2 | Dominanza incompleta, codominanza e altri fenomeni ereditari complessi

La trasmissione dei caratteri ereditari avviene spesso in modo più complesso di quanto previsto dalle regole formulate da Mendel. Nei paragrafi seguenti sono considerati alcuni esempi di ereditarietà che non seguono le leggi mendeliane.

3.2.1 | Dominanza incompleta

La dominanza incompleta è il fenomeno per cui, dati due alleli di un gene, nessuno dei due domina sull'altro. In questo caso, la prima legge di Mendel non è rispettata perché gli individui della F_1 (eterozigoti), pur essendo uguali tra loro, hanno fenotipo diverso (spesso intermedio) rispetto a quello di ciascuno dei genitori.

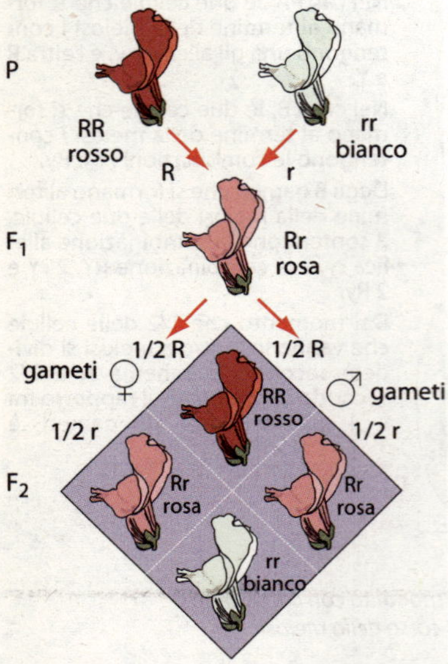

Per esempio, incrociando piante di Bocca di leone a fiore rosso e piante a fiore bianco (figura a lato), gli individui della F_1 hanno fiore rosa.
Reincrociando tra loro gli individui della F_1, la F_2 presenterà tre classi fenotipiche in rapporto 1:2:1, anziché due in rapporto 3:1. Nel caso della Bocca di leone, 1/4 a fiore rosso, 2/4 a fiore rosa e 1/4 a fiore bianco.

3.2.2 | Codominanza

Si ha codominanza quando, in un eterozigote, i due alleli di un gene si esprimono entrambi; questo accade per esempio nel caso degli antigeni che distinguono i gruppi sanguigni del sistema AB0 (§ 3.5.1).

3.2.3 | Alleli multipli

I caratteri scelti da Mendel si presentavano soltanto in due forme alleliche. Vi sono però molti geni che possiedono più di due forme alleliche; si parla in tal caso di *allelia multipla*.
Un tipico esempio di allelia multipla è quello del gene responsabile dei gruppi sanguigni umani del sistema AB0, presente con tre alleli diversi (I^A, I^B e I^0), la cui combinazione determina i gruppi sanguigni A, B, AB e 0 (§ 3.5.1).

3.2.4 | Pleiotropia

La pleiotropia è il fenomeno in base al quale un singolo gene determina effetti fenotipici multipli. I geni che controllano la produzione degli ormoni, per esempio, hanno spesso questo comportamento, perché ogni ormone generalmente esercita molteplici effetti sull'organismo.

3.2.5 | Epistasi

È detto epistasi il fenomeno di interazione fra geni diversi per cui l'azione di un gene interferisce con l'espressione di altri geni. Un esempio è dato dalla sordità congenita dell'uomo, condizione controllata dagli alleli recessivi di due geni (A e B), che si manifesta quando almeno uno dei due è presente in forma omozigote. In questo caso, per esempio per i genotipi aa BB oppure aA bb, la presenza della forma omozigote recessiva per uno dei due geni "maschera" la presenza della forma normale del secondo gene.

Mentre i fenomeni come dominanza incompleta e codominanza sono dovuti all'interazione fra diversi alleli dello stesso gene, l'epistasi è dovuta all'interazione fra geni diversi.

3.2.6 | Geni concatenati

La legge dell'assortimento indipendente (terza legge di Mendel) afferma che due fattori (due geni) responsabili di due diversi caratteri si distribuiscono ai gameti indipendentemente l'uno dall'altro durante la formazione dei gameti. Questa legge è valida a patto che i due geni siano situati su cromosomi diversi; i geni che si trovano sullo stesso cromosoma, invece, detti geni *concatenati* (o *associati* o *linked*), vengono di solito ereditati insieme. Ciò significa, per esempio, che un eterozigote per due geni concatenati A e B (genotipo AaBb) non produce quattro tipi di gameti in uguale quantità (AB, Ab, aB, ab), ma solo due (per esempio AB e ab).

Gli alleli di due geni concatenati possono essere separati solo se tra di essi si verifica un crossing-over; in questo caso, l'eterozigote può produrre quattro tipi di gameti. Il grado di concatenazione dipende dalla distanza fisica tra i due geni: quanto maggiore è tale distanza, tanto maggiore è la probabilità che un evento di crossing-over li separi e, di conseguenza, la loro frequenza di ricombinazione. Geni strettamente concatenati ricombinano con una frequenza prossima allo 0,1%; geni distanti raggiungono una frequenza di ricombinazione del 50%.

3.2.7 | Caratteri quantitativi

Per i propri esperimenti, Mendel scelse dei caratteri che si manifestavano in due forme chiaramente distinguibili. Molti caratteri, invece, si manifestano con una grande varietà di fenotipi, non classificabili con precisione in poche classi distinte. Questi caratteri presentano una variabilità continua e sono detti caratteri quantitativi, nell'uomo, per esempio, sono caratteri quantitativi la statura e la lunghezza del piede. La variabilità continua di questi caratteri è dovuta al fatto che si tratta di *caratteri poligenici*, cioè caratteri controllati da molti geni, che agiscono in maniera cumulativa; il fenotipo è in questo caso il risultato della somma degli effetti dei singoli geni.

Nell'uomo il colore della pelle è determinato da tre geni (A, B e C) che controllano la produzione di melanina, e quindi il grado di pigmentazione della pelle. Ognuno di questi geni può esistere in una forma dominante e una recessiva e il colore della pelle di un individuo è tanto più scuro quanto più sono numerosi gli alleli presenti in forma dominante.
Al genotipo AABBCC corrisponde un colore molto scuro; ai genotipi AaBBCC, AABbCC e AABBCc corrisponde una gradazione un po' più chiara ma sempre scura; un colore chiaro può essere dato dalle combinazioni aAbbcC, aaBbCc e aAbBcc.

3.2.8 | Genotipo e fenotipo

Dal momento che si stanno analizzando le leggi che regolano la trasmissione delle caratteristiche ereditarie è opportuno sottolineare che l'informazione genetica (genotipo) non definisce in modo deterministico le caratteristiche di un organismo, nello stesso modo in cui un treno segue il tracciato dei binari. Si può dire invece che ciò che si manifesta nell'organismo (il fenotipo) risulta dall'interazione fra genotipo e condizioni ambientali.

Le peculiarità dell'ambiente di vita "modellano" un organismo esplicando la loro azione su una serie di caratteristiche definite dalle informazioni genetiche.

La statura e la struttura corporea di un individuo dipendono solo in parte dall'informazione genetica, infatti sono largamente influenzate da variabili ambientali come l'alimentazione, le condizioni igieniche e l'attività fisica.

BIOLOGIA

3.3 | Teoria cromosomica dell'eredità

All'epoca della loro definizione, le leggi dell'ereditarietà di Mendel non furono accolte con il favore che meritavano, anche perché i fattori di cui egli aveva ipotizzato l'esistenza non erano mai stati osservati.

Nei primi anni del Novecento, dopo che i progressi delle tecniche di microscopia avevano permesso di osservare il comportamento dei cromosomi durante la mitosi e la meiosi, Walter Sutton e Teodoro Boveri misero in evidenza l'analogia di comportamento tra i fattori ipotizzati da Mendel e i cromosomi omologhi, osservati durante la meiosi. L'ipotesi che le due copie di ogni fattore (cioè i due alleli di un gene) si separassero durante la formazione dei gameti, trovava riscontro nel fatto che i due cromosomi di una coppia di omologhi si separano durante l'anafase della meiosi I.

Sulla base di questa analogia, i due studiosi formularono la *teoria cromosomica dell'eredità* (1903).

Secondo la teoria cromosomica dell'eredità i geni sono particelle materiali localizzate sui cromosomi. La posizione di un gene su un cromosoma è indicata come **locus genico**.

I cromosomi sono la sede dei geni ma non sono geni essi stessi; ogni cromosoma contiene infatti molti geni. I principi della genetica mendeliana riflettono la disposizione lineare dei geni sui cromosomi.

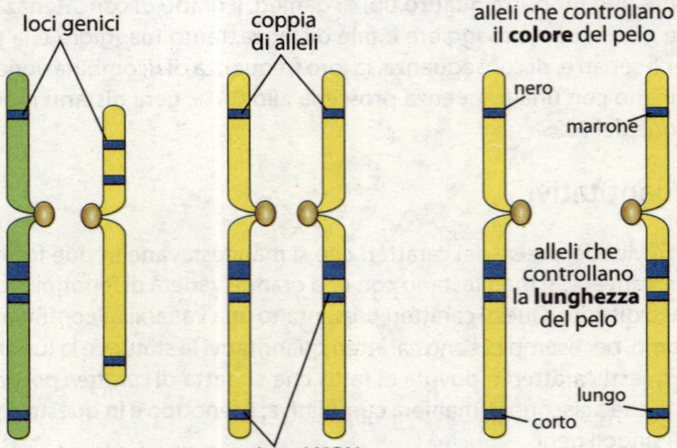

Esempi di cromosomi con diversi loci genici

3.3.1 | I cromosomi umani

Nelle cellule diploidi, i cromosomi sono assortiti in coppie; di queste, una differisce nel maschio e nella femmina. Questa coppia di cromosomi, detti *cromosomi sessuali* (o *eterocromosomi*), è formata da due cromosomi che sono in genere uguali nella femmina e diversi nel maschio. Tutti gli altri cromosomi di un individuo sono detti *autosomi*.

Le **cellule somatiche** umane (diploidi) contengono **46 cromosomi**, ovvero **23 coppie**:

- 22 coppie di autosomi;
- 1 coppia di cromosomi sessuali; le femmine possiedono due cromosomi X (XX), mentre i maschi hanno un cromosoma X e un cromosoma Y (XY).

I **gameti**, essendo aploidi, contengono invece **23 cromosomi**:

- 22 autosomi;
- 1 cromosoma sessuale: le cellule uovo contengono un cromosoma X, gli spermatozoi contengono un cromosoma X o un cromosoma Y.

Il cariotipo

Il cariotipo è l'immagine della totalità dei cromosomi di una specie, o di un individuo, ordinati in base alla lunghezza e alla posizione del centromero. Nel cariotipo delle cellule diploidi i cromosomi sono disposti in coppie di omologhi.

Per analizzare il cariotipo di un individuo occorre utilizzare alcune cellule che si dividano attivamente e isolare i cromosomi durante la metafase, quando si vedono in modo più chiaro. I cromosomi vengono colorati e la loro immagine viene analizzata da un elaboratore elettronico che individua le coppie di omologhi in base a dimensioni e bandeggiature colorate. Queste coppie sono ordinate secondo una specifica numerazione e in tal modo è possibile individuare anomalie nel numero e nella forma dei cromosomi.

Durante la gravidanza è possibile studiare il cariotipo del nascituro effettuando un prelievo di cellule dei villi coriali (*villocentesi*) o cellule fetali presenti nel liquido amniotico (*amniocentesi*).

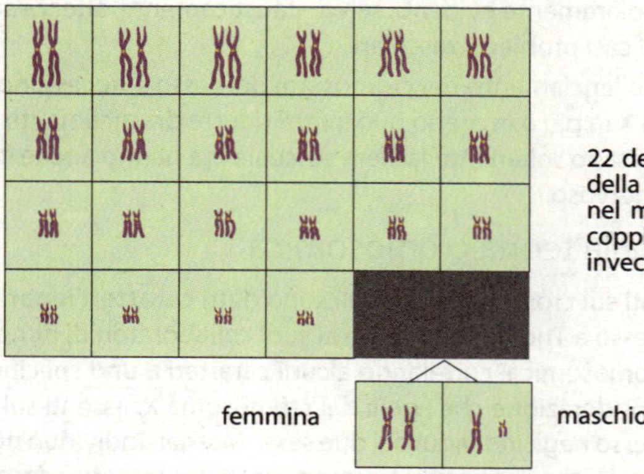

22 delle 23 coppie di cromosomi della specie umana sono uguali nel maschio e nella femmina. La coppia dei cromosomi sessuali è invece diversa nei due sessi.

Rappresentazione del cariotipo normale umano diploide

3.3.2 | Determinazione del sesso nell'uomo

Tutte le cellule diploidi umane possiedono una coppia di cromosomi sessuali il cui assortimento determina il sesso dell'individuo: XX determina il sesso femminile, XY quello maschile.

Nella femmina i due cromosomi sessuali sono uguali e sono dunque omologhi fra loro. Nel maschio, invece, i due cromosomi sessuali sono diversi e non omologhi, anche se durante la meiosi si comportano come se lo fossero, appaiandosi e poi separandosi durante la prima divisione meiotica. Anche nel comune moscerino della frutta (*Drosophila melanogaster*), molto utilizzato negli studi genetici, l'assortimento XX determina il sesso femminile e XY quello maschile.

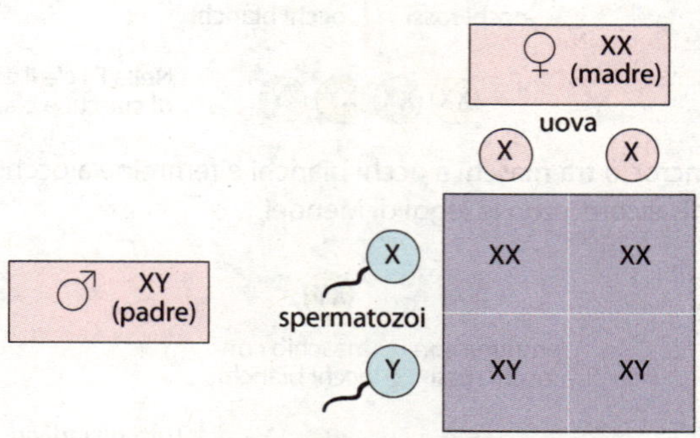

Determinazione del sesso nella specie umana

Il sesso di un individuo dipende da quale dei due cromosomi sessuali è contenuto nello spermatozoo al momento della fecondazione. Se lo spermatozoo contiene un cromosoma X, lo zigote conterrà due cromosomi X e l'individuo sarà dunque femmina; se lo spermatozoo contiene un cromosoma Y, lo zigote conterrà un cromosoma X e uno Y, dando origine a un maschio. Questo meccanismo di determinazione del sesso fa sì che, in una popolazione sufficientemente grande, il 50% degli individui sia di sesso femminile e il 50% di sesso maschile.

Anomalie del numero dei cromosomi sessuali

Nell'uomo sono note diverse sindromi dovute alla presenza di cromosomi sessuali in numero diverso dal normale. La **sindrome di Turner** colpisce gli individui dotati di un solo cromosoma X (cariotipo 45, X0); questi hanno sesso femminile ma sono sterili. Queste donne inoltre sono caratterizzate da bassa statura e presentano in alcuni casi ritardo mentale.

La **sindrome di Klinefelter**, invece, colpisce gli individui con genotipo XXY; questi sono maschi sterili che presentano testicoli particolarmente piccoli e talora deficit mentale.

La **sindrome di Jacobs** (cariotipo 47,XYY) è dovuta a un cromosoma Y soprannumerario. Gli individui colpiti non hanno caratteristiche particolaramente evidenti, salvo, statisticamente, altezza superiore alla media, lieve ritardo mentale, e in alcuni casi problemi vascolari.

Si può quindi osservare che il corretto bilanciamento dei cromosomi del sesso è necessario per un normale sviluppo sessuale: un cromosoma X in più o in meno può infatti ridurre drasticamente la fertilità. Si noti inoltre che tali sindromi non interessano solamente la sfera sessuale ma hanno anche importanti ripercussioni sullo sviluppo del sistema nervoso.

3.3.3 | Verifica sperimentale della teoria cromosomica

I caratteri determinati da geni localizzati sui cromosomi sessuali sono detti **caratteri legati al sesso**. Lo studio della loro trasmissione ha permesso a Thomas Morgan e ai suoi collaboratori di dimostrare sperimentalmente la validità della teoria cromosomica, correlando alcuni caratteri a uno specifico cromosoma, il cromosoma X. Partendo dalla considerazione che i geni del cromosoma X, assenti sul cromosoma Y, dovrebbero trasmettersi in modo diverso negli individui dei due sessi, Morgan individuò nel moscerino della frutta un carattere, il *colore dell'occhio*, che in effetti si trasmetteva diversamente a seconda del sesso. Normalmente, l'occhio è rosso scuro (dominante), ma a causa di una mutazione può essere anche di colore bianco (recessivo). Morgan incrociò femmine a occhi bianchi con maschi a occhi rossi (figura sotto), osservando che il carattere non si trasmetteva secondo le regole mendeliane.

Nella F_1, infatti tutte le femmine erano a occhi rossi e tutti i maschi a occhi bianchi.

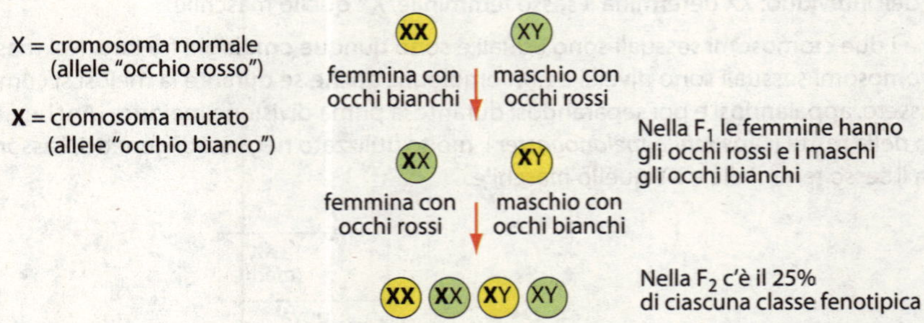

Morgan effettuò anche l'incrocio tra maschi a occhi bianchi e femmine a occhi rossi (figura sotto), ottenendo risultati ancora in disaccordo con le leggi di Mendel.

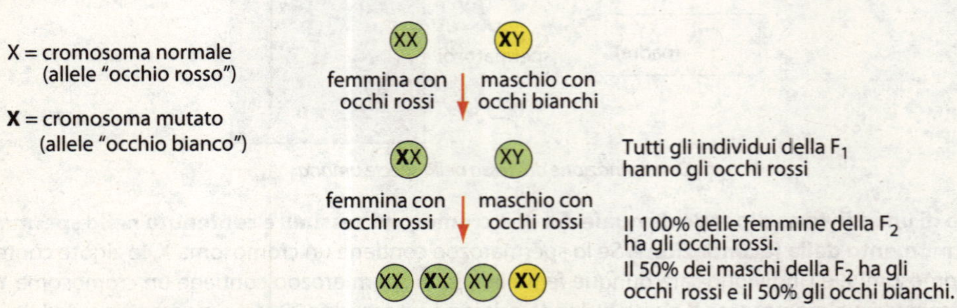

In questo caso, egli ottenne nella F_1 il 100% della progenie a occhi rossi e nella F_2 3/4 degli individui a occhi rossi e 1/4 degli individui a occhi bianchi, solo in apparenza ancora in accordo con le regole di Mendel. Infatti, le femmine erano tutte a occhi rossi e tra i maschi 1/2 avevano occhi rossi e 1/2 occhi bianchi. L'unica spiegazione plausibile di questi risultati è che il carattere colore dell'occhio sia determinato da un gene localizzato sul cromosoma X.

In quest'ultimo incrocio, le femmine parentali hanno due cromosomi X entrambi con il gene normale, mentre i maschi, avendo il cromosoma X con il gene mutato, mostrano il fenotipo a occhi bianchi. Le femmine della F_1 ricevono un cromosoma X con il gene normale dalla madre e uno con il gene mutato dal padre, ma hanno un fenotipo normale perché il carattere occhio rosso è dominante; i maschi hanno ricevuto dalla madre un cromosoma X con il gene normale e hanno quindi anch'essi gli occhi rossi. Applicando lo stesso tipo di interpretazione si possono spiegare anche i risultati ottenuti incrociando una femmina a occhi bianchi (con genotipo omozigote recessivo) e un maschio a occhi rossi (con il gene normale).

3.3.4 | Eredità legata al sesso

Quando si parla di eredità legata al sesso ci si riferisce alla trasmissione di tutti i caratteri controllati da geni situati sui cromosomi sessuali e non solamente quelli responsabili delle caratteristiche sessuali (per esempio, il carattere colore dell'occhio in *Drosophila*). Come si è visto, l'ereditarietà di questi caratteri segue regole particolari in quanto dipende dal sesso della progenie che si sta considerando.

Nell'uomo e in *Drosophila* i **caratteri legati al cromosoma Y**:

- possono essere ereditati solo per via paterna;
- sono presenti solo in individui maschi e non sono mai trasmessi alla progenie femminile;
- sono sempre trasmessi a tutti gli individui della progenie maschile;
- si manifestano sempre a livello fenotipico.

I **caratteri legati al cromosoma X**, invece:

- possono essere ereditati sia per via paterna che per via materna: per via paterna sono trasmessi a tutte le figlie femmine e a nessun figlio maschio; mentre per via materna (da madre eterozigote) sono trasmessi al 50% dei figli a prescindere dal loro sesso (quindi al 50% dei figli maschi e al 50% delle figlie femmine);
- sono presenti sia negli individui maschi che nelle femmine;
- nei maschi si manifestano sempre a livello fenotipico, poiché un maschio possiede un solo allele di un gene situato sul cromosoma X;
- nelle femmine, per valutare il fenotipo risultante, è necessario considerare se l'allele in questione sia dominante o recessivo rispetto all'allele portato dall'altro cromosoma X.

3.4 | Malattie genetiche

3.4.1 | Malattie legate al sesso

Si indicano con questo termine le malattie provocate da geni localizzati sui cromosomi sessuali. Le più note malattie genetiche legate al sesso sono l'emofilia e il daltonismo.

Emofilia

L'emofilia è un'anomalia nel meccanismo di coagulazione del sangue che provoca sanguinamento prolungato delle ferite. Si conoscono due forme principali di emofilia (A e B) dovute agli alleli recessivi di due geni localizzati sul cromosoma X che controllano due diverse tappe del meccanismo di coagulazione del sangue. Dato che l'allele responsabile della malattia è recessivo, nel sesso femminile l'emofilia si manifesta solo nella condizione omozigote recessiva, che si verifica molto raramente, mentre nei maschi il cui cromosoma X porta quell'allele si manifesta sempre.

Daltonismo

Il daltonismo (o cecità ai colori) è dovuto a un'alterazione delle strutture fotosensibili della retina. La forma principale della malattia prevede l'incapacità di distinguere il rosso dal verde. Anche il daltonismo, come l'emofilia, è legato a un gene localizzato sul cromosoma X. Anche in questo caso, dunque, la malattia si manifesta soprattutto nei maschi.

BIOLOGIA

> Sia l'emofilia che il daltonismo sono malattie recessive legate al cromosoma X, pertanto non possono essere trasmesse direttamente da un padre malato al figlio, ma possono essere trasmesse a un nipote attraverso una figlia portatrice. La maggior parte delle malattie legate al sesso sono controllate da geni situati sul cromosoma X; questo è dovuto anche al fatto che il cromosoma Y è molto piccolo e contiene pochi geni.

3.4.2 | Malattie autosomiche

Oltre alle malattie legate al sesso si conoscono molte malattie genetiche autosomiche, cioè malattie dovute a geni localizzati sugli autosomi. Quelle di più facile analisi sono le malattie determinate da un solo gene, dominante o recessivo. Le malattie dovute a un gene dominante si manifestano sia nell'individuo omozigote dominante che nell'eterozigote, quelle dovute a un gene recessivo si manifestano invece solo nell'individuo omozigote recessivo, mentre l'eterozigote è portatore sano.

Malattie autosomiche dominanti

Acondroplasia: malattia genetica dominante che interessa l'apparato osteoarticolare e determina precoce ossificazione delle cartilagini di accrescimento: le ossa rimangono corte e la struttura corporea è quella tipica del nanismo. Non è noto il meccanismo responsabile di questa disfunzione e non si conoscono cure.

Corea di Huntington: malattia ereditaria dominante che si manifesta tra i 35 e i 50 anni di età. Consiste nella degenerazione progressiva dei gangli della base, centri encefalici coinvolti nella coordinazione dei movimenti. Sintomi caratteristici sono movimenti a scatto degli arti e del volto; la malattia progredisce fino alla perdita della capacità di deambulare.

Brachidattilia: insieme di malformazioni delle dita delle mani e dei piedi che sono trasmesse da un allele dominante.

Malattie autosomiche recessive

Albinismo: malattia genetica recessiva caratterizzata dall'incapacità di sintetizzare la melanina e di conseguenza da cute, peli, capelli e iridi privi di pigmenti.

Alcaptonuria: malattia genetica recessiva che interessa il metabolismo dell'amminoacido tirosina; fra i sintomi si riscontra l'artrite della spina dorsale o delle grandi articolazioni e la produzione di urine scure.

Fenilchetonuria: malattia ereditaria recessiva caratterizzata dall'assenza dell'enzima fenilalanina-ossidasi. In questa condizione l'amminoacido fenilalanina non utilizzato per la sintesi delle proteine si accumula nel circolo sanguigno provocando a lungo andare ritardo mentale. Per evitare queste gravi conseguenze è necessario che la malattia venga diagnosticata molto precocemente e che il bambino segua una dieta a basso contenuto di fenilalanina, in modo da evitarne l'accumulo.

Galattosemia: malattia ereditaria recessiva caratterizzata dall'assenza di un enzima necessario per la trasformazione del galattosio in glucosio. In queste condizioni il galattosio si accumula nel fegato e nei globuli rossi, e le conseguenze sono un grave stato di malnutrizione, ingrossamento del fegato e ritardo mentale. La prevenzione si basa sulla diagnosi precoce della malattia e sulla somministrazione di una dieta povera di galattosio.

Fibrosi cistica (o mucoviscidosi): malattia genetica autosomica recessiva, causata da una mutazione di un gene che codifica per una proteina coinvolta nel trasporto di cloro e sodio – e conseguentemente di acqua – attraverso le membrane cellulari. Questa anomalia ha come conseguenza, nelle ghiandole esocrine, la secrezione di muco denso e vischioso, causando ostruzione dei dotti ghiandolari. Fra le manifestazioni cliniche tipiche della malattia, causate da questa alterazione delle ghiandole esocrine, si ricordano infezioni polmonari ricorrenti, insufficienza pancreatica e cirrosi epatica.

Oltre alle malattie qui ricordate, dovute a mutazioni geniche, sono note diverse malattie dovute a mutazioni cromosomiche o genomiche (si veda § 2.7.1).

3.4.3 | Analisi del pedigree

Per identificare, nell'uomo, le caratteristiche di ereditarietà di un certo carattere, o le modalità con cui una malattia ereditaria viene trasmessa da una generazione all'altra, si studiano gli **alberi genealogici**, detti anche *pedigree*.

Il pedigree è la rappresentazione schematica del modo in cui una malattia compare in una famiglia: devono essere raccolte e rappresentate le informazioni relative alla generazione dell'individuo in esame (fratelli e sorelle), detto anche *probando*, a quella dei genitori, a quella dei nonni ecc., includendo il maggior numero possibile di parenti.

Dall'analisi dei questi alberi genealogici si può stabilire se una certa malattia è legata ai cromosomi sessuali oppure autosomica, se si tratta di un carattere dominante oppure recessivo; si possono ricostruire i genotipi degli individui considerati per stabilire quali sono i portatori sani e quali le probabilità, per un certo individuo, di avere figli affetti dalla malattia in esame.

Per analizzare un albero genealogico è importante tenere presenti alcune regole:

- un carattere autosomico si manifesta con ugual frequenza in entrambi i sessi, mentre un carattere portato dai cromosomi sessuali compare con frequenza diversa nei maschi e nelle femmine;
- un carattere autosomico dominante si manifesta in tutte le generazioni e ogni individuo affetto ha un genitore affetto; un figlio generato dall'incrocio fra un individuo sano e un individuo affetto eterozigote ha una probabilità del 50% di essere affetto;
- un carattere autosomico recessivo non si manifesta in tutte le generazioni; gli individui affetti hanno generalmente genitori sani eterozigoti (portatori sani).

Il pedigree viene realizzato utilizzando simboli specifici per i maschi e le femmine, sani oppure affetti, come esemplificato nel box seguente.

Per esempio dal seguente albero genealogico, relativo a una malattia genetica, è possibile stabilire se si tratta di un carattere sessuale oppure autosomico, se dominante o recessivo.

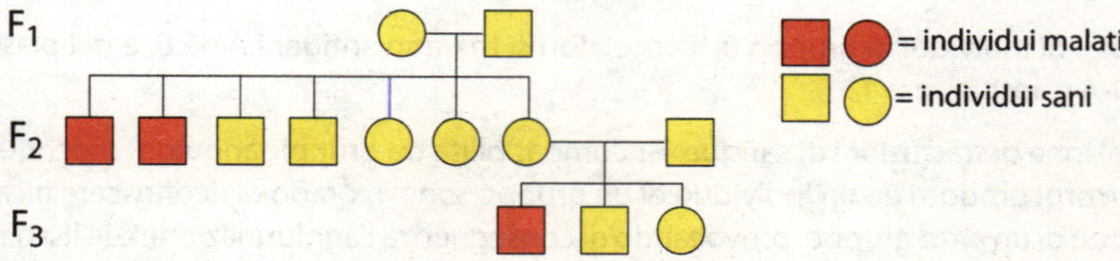

Il pedigree proposto mostra infatti una famiglia in cui, su 13 individui considerati, compaiono 3 maschi malati, mentre le femmine sono tutte sane. Questa prima osservazione ci permette di dedurre che si tratta di un carattere legato ai cromosomi sessuali. Il fatto che si manifesti esclusivamente nei maschi ci fa capire che si tratta di un carattere recessivo portato dal cromosoma X: questo tipo di carattere si manifesta in tutti i maschi che possiedono un cromosoma X recante il gene anomalo, mentre nelle femmine si manifesta solo in omozigosi.

Tale ipotesi permette di spiegare la distribuzione della malattia nella famiglia: la femmina della prima generazione (F_1) è portatrice sana, eterozigote per il carattere in esame, e il maschio della F_1, sano, possiede un cromosoma X normale. Questa coppia ha 7 figli, che costituiscono la seconda generazione (F_2): 2 maschi malati, 2 maschi sani e 3 femmine sane. I maschi malati hanno ricevuto dalla madre il cromosoma X anomalo, mentre i maschi sani hanno ricevuto dalla madre il cromosoma X normale; le femmine, sane, possono essere omozigoti per l'allele normale oppure eterozigoti, portatrici. La femmina della F_2 che, insieme a un maschio normale, dà origine alla generazione F_3, è portatrice (eterozigote), in tal modo si spiega la comparsa di un maschio malato nella F_3.

3.5 | Gruppi sanguigni umani

La distinzione tra i diversi gruppi sanguigni è basata sulla presenza di particolari antigeni sulla membrana cellulare dei globuli rossi e sulla presenza dei corrispondenti anticorpi nel plasma sanguigno. Gli anticorpi sono proteine circolanti prodotte da alcuni globuli bianchi (linfociti), in grado di legare in modo specifico molecole estranee all'organismo (antigeni), neutralizzandole (§ 8.3.3). Gli antigeni sono molecole (in genere proteine) in grado di indurre la produzione di anticorpi in un sistema immunitario estraneo.

I più importanti gruppi sanguigni umani sono quelli del sistema AB0 e del sistema Rh.

3.5.1 | Sistema AB0

Il sistema AB0 considera la presenza/assenza, sulla membrana dei globuli rossi, degli antigeni A e B, e la corrispondente presenza/assenza nel plasma di anticorpi contro gli antigeni A e B.

Su questa base si distinguono i gruppi sanguigni 0, A, B e AB: sui globuli rossi di un individuo di gruppo A, per esempio, si trovano antigeni di tipo A e nel plasma anticorpi anti-B; sui globuli rossi di un individuo di gruppo B si trovano antigeni di tipo B e nel plasma anticorpi anti-A.

Gruppo	Antigeni	Anticorpi nel plasma
A	A	ANTI–B
B	B	ANTI–A
AB	A e B	nessuno
0	nessuno	ANTI–A e ANTI–B

Gruppi sanguigni del sistema AB0

Sui globuli rossi di individui di gruppo 0, invece, non si trovano antigeni A né B, e nel plasma si trovano anticorpi anti-A e anti-B.

In occasione di trasfusioni di sangue, l'incompatibilità tra gruppi sanguigni dipende dal fatto che gli anticorpi prodotti da un individuo di un gruppo sono in grado di riconoscere gli antigeni di un individuo di un altro gruppo, provocando di conseguenza l'agglutinazione e la lisi dei globuli rossi del sangue donato.

Un individuo di gruppo AB è un *accettore universale* perché avendo sui globuli rossi sia l'antigene A che l'antigene B non possiede alcun anticorpo contro questi antigeni.

Un individuo di gruppo 0 è un *donatore universale* perché non possiede alcun antigene sui globuli rossi; dato però che possiede gli anticorpi contro gli antigeni A e B e può ricevere sangue solo dagli individui del suo stesso gruppo.

Determinazione genetica del sistema AB0

La presenza degli antigeni A e B sui globuli rossi umani è determinata da un sistema di tre alleli, I^A, I^B e I^0:

- l'allele I^A codifica l'antigene A;
- l'allele I^B codifica l'antigene B;
- l'allele I^0 non codifica alcun antigene.

Gli alleli I^A e I^B sono dominanti rispetto a I^0 e codominanti tra loro.

PARTE TERZA

Dato che I^A e I^B presentano codominanza, negli eterozigoti ($I^A I^B$) i due alleli si manifestano entrambi, codificando per il rispettivo antigene. In questo modo, quindi, il gruppo sanguigno AB è determinato dal genotipo $I^A I^B$, mentre appartengono al gruppo A gli individui con genotipo $I^A I^A$ e quelli con genotipo $I^A I^0$.

Gruppo	Genotipi possibili
0	$I^0 I^0$
A	$I^A I^A$, $I^A I^0$
B	$I^B I^B$, $I^B I^0$
AB	$I^A I^B$

Determinazione genetica del sistema AB0

3.5.2 | Sistema Rh

In questo sistema vengono distinti due gruppi, Rh^+ e Rh^-, in base alla presenza o meno sui globuli rossi dell'antigene Rh (individuato inizialmente nella scimmia *Macacus rhesus*). Il gruppo è determinato dalla combinazione di due alleli dello stesso gene: D (dominante) e d (recessivo).

In altre parole, un individuo di genotipo DD oppure Dd possiede l'antigene Rh e non produce anticorpi anti-Rh; un individuo di genotipo dd non possiede l'antigene Rh e produce anticorpi anti-Rh.

La conoscenza del proprio gruppo Rh e di quello del partner è importante in caso di gravidanza, per prevenire eventuali complicazioni dovute a incompatibilità sanguigna tra madre e feto. I casi a rischio sono le madri Rh^-, in cui la presenza di un eventuale feto Rh^+ provoca la produzione di anticorpi anti-Rh che, entrando in contatto con i globuli rossi fetali attraverso la placenta, possono determinare emolisi (distruzione dei globuli rossi). Questo fenomeno, detto *eritroblastosi fetale*, è in genere poco importante alla prima gravidanza, perché la produzione di anticorpi è contenuta; può invece causare danni gravissimi al feto in una eventuale seconda gravidanza, perché la produzione di anticorpi è in questo caso molto più massiccia

Quesiti svolti

1 **Per definizione un gene recessivo:**

A è molto raro
B dà un fenotipo malato
C non si manifesta
D si manifesta solo allo stato eterozigote
E si manifesta solo allo stato omozigote

Si definisce recessivo un gene che si manifesta solo nell'omozigote (e non nell'eterozigote); la risposta corretta è la E.

2 **Nei piselli, il carattere "pianta alta" presenta dominanza completa sul carattere "pianta nana". L'incrocio tra una pianta alta e una pianta nana produce circa la metà delle piante alte e la metà nane. I genotipi delle piante che hanno dato origine a questo incrocio sono:**

A entrambe le piante sono omozigoti
B la pianta alta è eterozigote e la pianta nana è omozigote
C la pianta alta è omozigote e la pianta nana è eterozigote
D entrambe le piante sono eterozigoti
E non è possibile un'affermazione certa

Un individuo che mostra un carattere dominante (in questo caso la pianta alta) può essere omozigote oppure eterozigote per quel carattere, mentre un individuo che mostra un carattere recessivo (in questo caso la pianta nana) sarà certamente omozigote per quel carattere. Se, incrociando una pianta alta con una pianta nana, la progenie risulta per metà nana e per metà alta, significa che la pianta alta era eterozigote per quel carattere: la presenza dell'allele recessivo nel genotipo della pianta con fenotipo dominante è necessaria per spiegare la comparsa, nella prole, del fenotipo recessivo. La risposta esatta è quindi la B.

3 **Un individuo viene definito doppio eterozigote, se presenta:**

A un allele normale e un allele mutato
B due alleli identici
C due loci con quattro diversi alleli
D due alleli con due diverse mutazioni
E due alleli con mutazioni non identificate

Un individuo è detto doppio eterozigote se, considerando due loci, è eterozigote per entrambi, quindi presenta due coppie di alleli diversi uno dall'altro; risposta C.

4 **Nell'albero genealogico di una famiglia affetta da una malattia autosomica recessiva si nota che:**

A tutti i figli di un individuo affetto sono a loro volta malati
B il 50% dei maschi sono affetti mentre il 50% delle femmine sono portatrici
C gli individui affetti possono avere entrambi i genitori sani
D ogni soggetto affetto ha almeno un genitore malato
E solo le femmine sono affette

Una malattia autosomica recessiva è controllata da un allele localizzato sugli autosomi, e non sui cromosomi sessuali, quindi colpisce in ugual misura i maschi e le femmine; si possono pertanto escludere le alternative B ed E. Un allele di questo tipo si manifesta solo in omozigosi, quindi spesso in una famiglia sono presenti portatori sani eterozigoti e può capitare che il figlio di un individuo affetto sia sano e anche che un individuo affetto abbia entrambi i genitori sani; la risposta corretta è quindi la C.

5 Due genitori fenotipicamente normali hanno un primo figlio affetto da una malattia autosomica recessiva. Ora aspettano un secondo figlio: quale sarà la probabilità che sia anch'esso ammalato?

A 50%
B 75%
C Sicuramente il figlio sarà ammalato
D 25%
E Sicuramente il figlio sarà sano

Se due genitori sani hanno un figlio malato significa che sono entrambi portatori di una malattia di cui è responsabile un allele recessivo. Indicando con A l'allele normale (dominante) e con a l'allele che determina la malattia (recessivo), due genitori portatori di una malattia ereditaria recessiva sono entrambi eterozigoti (Aa); perché il figlio sia malato il suo genotipo deve essere invece omozigote recessivo (aa). Ogni volta che viene concepito un figlio, la probabilità che questo riceva entrambi gli alleli recessivi è uguale al prodotto delle probabilità che ciascun gamete contenga quell'allele. Essendo i genitori eterozigoti, la probabilità che i gameti di ciascuno di essi contengano l'allele recessivo (a) è pari al 50% (= 1/2). La probabilità che lo zigote (e quindi il figlio) possieda entrambi gli alleli recessivi è dunque uguale a: $1/2 \cdot 1/2 = 1/4$, ovvero il 25%; risposta D

6 Nelle zucche il colore bianco del frutto (W) è dominante sul giallo (w); la forma del frutto schiacciata a disco (D) è dominante sulla forma a sfera (d). Se la progenie dà luogo a quattro classi fenotipiche che stanno tra loro in rapporto 9:3:3:1, qual è il genotipo dei genitori?

A WwDd x WwDd
B WwDD x WwDD
C WWdd x WWdd
D WwDD x Wwdd
E wwdd x WWDD

Il quesito propone un caso di incrocio fra individui differenti per due caratteri (un incrocio "diibrido") in cui nella progenie compaiono quattro classi fenotipiche in rapporto 9:3:3:1, come ci si attende incrociando due individui eterozigoti per entrambi i caratteri considerati. La risposta corretta è la A.

7 Relativamente a un carattere localizzato sul cromosoma X, un individuo di sesso maschile è detto:

A eterozigote
B omozigote
C emizigote
D disomico
E monosomico

Nei maschi della specie umana e di tutti i mammiferi i due cromosomi sessuali sono diversi e non omologhi e vengono indicati come X e Y, mentre nelle femmine sono presenti due cromosomi X uguali. Ciò fa sì che nei maschi ogni gene presente su uno dei cromosomi sessuali non abbia la controparte sull'altro cromosoma. Tale situazione, tipica del sesso maschile, è nota come *emizigosi*, pertanto l'alternativa corretta è la C.

8 Un individuo con la sindrome di Down ha del cromosoma 21:

A tre copie
B una copia
C due copie
D quattro copie
E nessuna copia

Un individuo affetto da sindrome di Down, possiede tre copie del cromosoma 21; si tratta di un caso di aneuploidia. La risposta corretta è la A.

BIOLOGIA

9 Nella specie umana, il padre trasmette il cromosoma X:

A ai soli figli maschi
B alle sole figlie
C a tutti i figli, indipendentemente dal sesso
D ad alcuni figli, in modo casuale
E in nessun caso

Il sesso degli individui della specie umana è definito al momento della fecondazione dal cromosoma sessuale contenuto nello spermatozoo: se è un cromosoma X nascerà una femmina, mentre se è un cromosoma Y nascerà un maschio. Si deduce che il padre trasmette il cromosoma X alle figlie femmine e il cromosoma Y ai figli maschi; risposta B.

10 Se una certa malattia, dovuta a un gene recessivo, si manifesta quasi esclusivamente in individui di sesso maschile, questo significa:

A che tale gene è portato dal cromosoma Y
B che tale gene è portato dagli autosomi e l'espressione della malattia è dovuta al fatto che nascono più maschi che femmine
C che tale gene è portato dagli autosomi e l'espressione della malattia è dovuta al fatto che nascono più femmine che maschi
D che non si può dire nulla circa la localizzazione cromosomica di questo gene
E che tale gene è portato dal cromosoma X

Le malattie che si manifestano prevalentemente negli individui di sesso maschile (come il daltonismo e l'emofilia) sono dovute a geni portati dal cromosoma X. Un carattere recessivo portato da tale cromosoma, infatti, si manifesta nelle femmine solo se omozigoti, mentre nei maschi si manifesta sempre, perché non esiste un altro cromosoma X che possa "contrastare" tali informazioni. La risposta corretta è quindi la E.

11 Genitori di gruppo sanguigno B hanno un figlio di gruppo sanguigno 0. L'incrocio potrebbe essere:

A $I^BI^B \times I^BI^0$ B $I^AI^B \times I^BI^0$ C $I^BI^B \times I^BI^B$ D $I^BI^0 \times I^BI^0$ E $I^BI^B \times I^BI^0$

I gruppi sanguigni del sistema AB0, definiti in base alla presenza/assenza degli antigeni A e B sulla membrana dei globuli rossi, sono determinati geneticamente da tre alleli: I^A, I^B e I^0, con I^A e I^B dominanti su I^0 e codominanti fra loro. Due genitori di gruppo B potrebbero avere genotipo I^BI^0 oppure I^BI^B; in quest'ultimo caso, però, tutti i loro gameti conterrebbero l'allele I^B e non potrebbe nascere un figlio di gruppo 0. Questo tipo di progenie si spiega solo ammettendo che siano entrambi eterozigoti I^BI^0, come suggerito dall'alternativa D.

12 È sicuramente una malattia genetica:

A la rosolia
B l'emofilia
C l'iperuricemia
D il tumore all'utero
E l'AIDS

La rosolia e l'AIDS sono malattie di origine virale, quindi le risposte A ed E sono da scartare. Il tumore dell'utero viene messo in relazione con diversi fattori, piuttosto che con una causa specifica, ma non è certamente una malattia genetica, la risposta D quindi è sbagliata. Non è di origine genetica neppure l'iperuricemia (risposta C), cioè l'eccesso di acido urico nel sangue, che porta alla precipitazione di sali nei tessuti causando dolore alle articolazioni (gotta). La risposta corretta è la B, infatti l'emofilia è un'anomalia della coagulazione del sangue, di origine genetica, dovuta agli alleli recessivi di due geni localizzati sul cromosoma X.

4 | Genetica molecolare

La genetica molecolare indaga i meccanismi chimici che permettono l'espressione delle informazioni genetiche in un individuo e la trasmissione dei caratteri ereditari da un individuo ai propri discendenti. L'unità base dell'eredità è rappresentata dal **gene**, che in questo contesto può essere definito come il tratto di DNA responsabile della determinazione di un dato carattere.

4.1 | Il DNA

Agli inizi degli anni Quaranta, era noto che i geni determinano i caratteri ereditari e che sono localizzati sui cromosomi, ma non se ne conosceva l'esatta natura chimica. Poiché si sapeva che i cromosomi sono costituiti principalmente da acido desossiribonucleico (DNA) e proteine, il depositario dell'informazione biologica doveva essere una di queste due molecole. La maggior parte dei ricercatori riteneva che il materiale genetico fosse costituito dalle proteine e che il DNA, essendo formato da soli quattro nucleotidi, fosse troppo semplice per giustificare la varietà e la ricchezza dell'informazione biologica. Questa ipotesi, però, si rivelò sbagliata.

Nel 1944, O.T. Avery, C.M. MacLeod e M. McCarty riuscirono a dimostrare che il depositario dell'informazione genetica era il DNA, la prova decisiva fu però fornita nel 1952 da A.D. Hershey e M. Chase, i quali dimostrarono che i batteriofagi (§ 1.3), per introdurre nel batterio ospite il loro materiale ereditario, iniettano una molecola di DNA.

Cronologia delle scoperte relative al DNA

Data	Scoperta
1928	F. Griffith scopre il "principio trasformante", qualcosa che, mescolando in coltura batteri virulenti morti e batteri vivi, non virulenti, passava dai primi ai secondi trasformandoli in batteri virulenti
1944	O.T. Avery, C.M. MacLeod e M. McCarty identificano il principio trasformante nel DNA
1949	E. Chargaff, dopo aver analizzato il DNA di numerosi organismi diversi, evidenzia le quattro basi azotate e il fatto che la quantità di adenina corrisponde sempre a quella di timina, mentre la guanina corrisponde alla citosina
1952	A.D. Hershey e M. Chase, utilizzando i batteriofagi, dimostrano che il DNA è coinvolto nella replicazione virale
1952	R. Franklin produce un'immagine di diffrazione ai raggi X del DNA
1953	J. Watson e F. Crick individuano la struttura tridimensionale del DNA e propongono il modello della doppia elica
1958	M. Meselson e F. Stahl dimostrano che la replicazione del DNA è semiconservativa
1962	J. Watson, F. Crick e M. Wilkins, grazie alle loro scoperte sugli acidi nucleici, ricevono il premio Nobel per la Medicina
1969	A.D. Hershey riceve il premio Nobel grazie alla scoperta del meccanismo di replicazione dei virus

4.1.1 | Nucleotidi

Un *nucleotide* è formato da una base eterociclica azotata legata a uno zucchero pentoso (ribosio, nell'RNA o 2-desossiribosio, nel DNA), legato a sua volta a una molecola di acido fosforico.
Idrolizzando un nucleotide si ottiene una molecola di acido fosforico e un *nucleoside*.

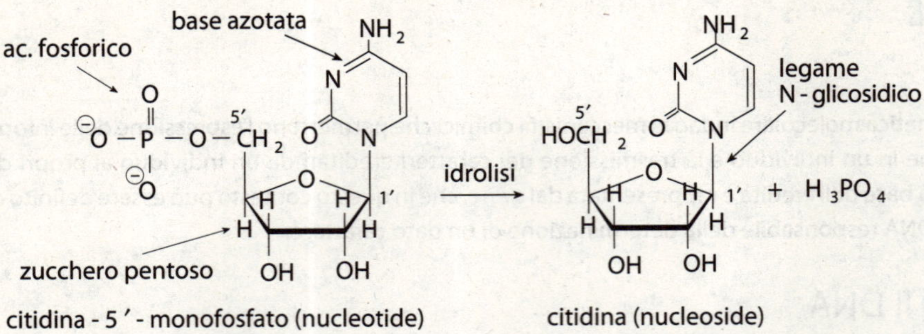

La base eterociclica è legata tramite l'atomo di azoto al carbonio anomerico dello zucchero (C1').
Le basi azotate si dividono in due gruppi:

- *basi pirimidiniche* o *pirimidine*, derivate dall'eterociclo pirimidina: *citosina*, *timina* e *uracile*;
- *basi puriniche* o *purine*, derivate dall'eterociclo purina: *adenina* e *guanina*.

4.1.2 | Struttura del DNA

Il DNA è un acido nucleico ed è quindi un *polimero lineare di nucleotidi*, in cui possono essere presenti quattro diverse basi azotate: due puriniche, *adenina* (A) e *guanina* (G), e due pirimidiniche, *citosina* (C) e *timina* (T).

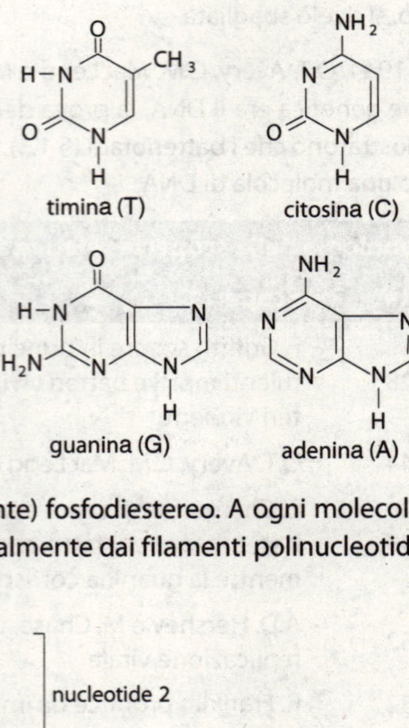

Nei primi anni '50, James Watson e Francis Crick, analizzando tutti i dati allora disponibili, individuarono la struttura tridimensionale del DNA delineando il noto modello della **doppia elica**.

Secondo il modello di Watson e Crick, la molecola è costituita da due filamenti polinucleotidici avvolti a elica intorno a un asse centrale. Ogni filamento è formato da uno scheletro di molecole di zucchero e gruppi fosfato alternati: il gruppo ossidrilico del C5' di un'unità di ribosio è legato al gruppo ossidrilico del C3' del ribosio successivo attraverso un legame (o ponte) fosfodiestereo. A ogni molecola di zucchero è legata una base azotata, quindi le basi sporgono lateralmente dai filamenti polinucleotidici.

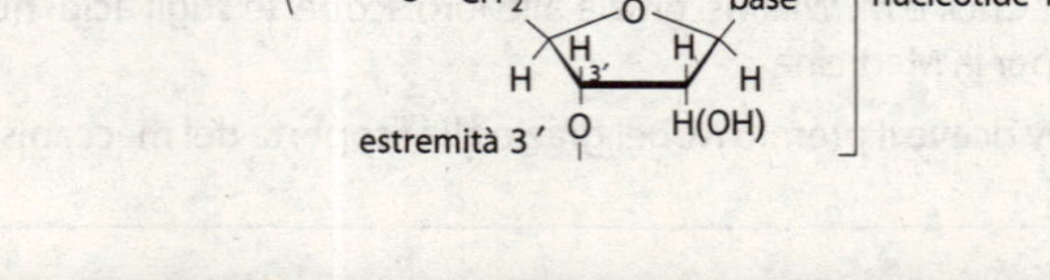

I due filamenti sono uniti da legami a idrogeno tra le basi azotate che si fronteggiano nella doppia elica.

Le basi azotate non si appaiano in modo casuale: la distanza tra i due filamenti nella doppia elica è costante, l'appaiamento, quindi, ha luogo necessariamente tra una purina (formata da due anelli) e una pirimidina (formata da un solo anello).

Le basi appaiate sono dette complementari. In particolare, l'**adenina si appaia con la timina** mediante due legami a idrogeno, mentre **la guanina si appaia con la citosina** attraverso tre legami a idrogeno.

Le regole di Chargaff

Utilizzando la tecnica della cromatografia su carta il biochimico austriaco Erwin Chargaff (1905-2002) riuscì a separare la molecola del DNA nelle basi da cui è formata e a determinare la loro percentuale di abbondanza relativa. I suoi studi fornirono dati molto importanti per la comprensione della struttura del DNA, evidenziata poi da Watson e Crick.

Dal lavoro di questo scienziato derivano le regole di Chargaff, riguardanti i rapporti esistenti fra le 4 basi azotate che formano il DNA:

- esiste un rapporto 1:1 tra le basi puriniche (A+G) e le basi pirimidiniche (T+C) contenute nel DNA di una cellula. Il rapporto è costante in ogni specie, ma per specie diverse le percentuali delle varie basi sono diverse;
- in una molecola di DNA a doppio filamento la percentuale di adenina è pari a quella di timina, e la percentuale di citosina a quella di guanina (%A =þ%T;þ%C =þ%G).

La struttura del DNA è dunque paragonabile a quella di una scala a chiocciola, in cui le ringhiere sono formate da unità alternate di zucchero e gruppi fosfato, mentre i pioli sono costituiti dalle coppie di basi complementari appaiate.

La distanza tra una coppia di basi e la successiva è di 3,4 Å e ogni giro completo dell'elica comprende 10 coppie di basi. Poiché ogni molecola di DNA può essere lunga migliaia di nucleotidi, le quattro basi possono combinarsi in un numero enorme di sequenze. A causa della precisa complementarità tra le basi azotate, la sequenza dei nucleotidi di un filamento determina in modo univoco la sequenza dei nucleotidi di quello complementare.

Ogni filamento ha un'estremità 5′ e un'estremità 3′.

Poiché nella doppia elica l'estremità 3′ di un filamento fronteggia l'estremità 5′ di quello complementare, i due filamenti si dicono *antiparalleli*.

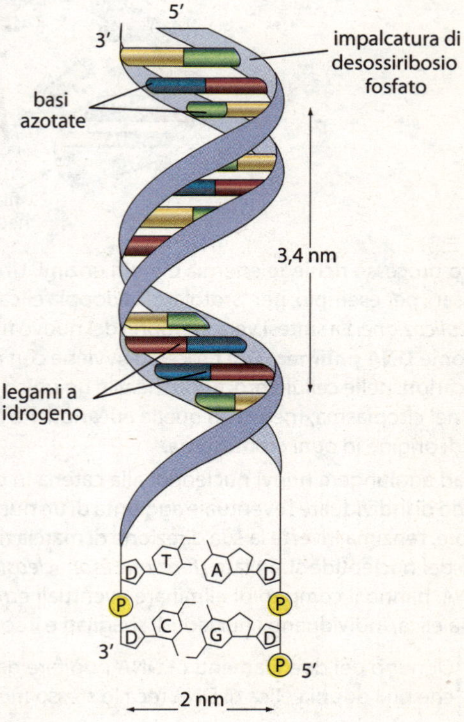

La dimensione del genoma viene descritta in termini di "paia di basi" (in inglese *base pair*, con sigla *bp*) che corrispondono a coppie di nucleotidi appaiati. Questa quantità varia notevolmente nei diversi organismi: nei procarioti è nell'ordine di 10^4-10^7 paia di basi; negli eucarioti è 10^8-10^{11} paia di basi.

Il DNA umano (diploide), disteso, avrebbe la lunghezza di circa 2 metri, corrispondenti a circa 6 miliardi di paia di basi.

BIOLOGIA

4.1.3 | Replicazione del DNA

Per poter essere trasmesso ai discendenti, il materiale genetico, cioè il DNA, deve essere in grado di duplicarsi. Il processo di duplicazione del DNA ha luogo prima che una cellula si divida ed è chiamato *replicazione*. Al momento della replicazione, i due filamenti della doppia elica si separano come in una cerniera lampo grazie alla rottura dei legami a idrogeno tra le basi appaiate. Ciascun filamento può così funzionare come stampo per la sintesi di un nuovo filamento a esso complementare, utilizzando i desossiribonucleotidi liberi presenti nella cellula.

> Gli esperimenti di Meselson e Stahl dimostrarono che **la replicazione del DNA è semiconservativa**, cioè che ognuna delle due molecole figlie di DNA è costituita da un filamento del DNA parentale (conservato) e da un filamento sintetizzato *ex novo*.

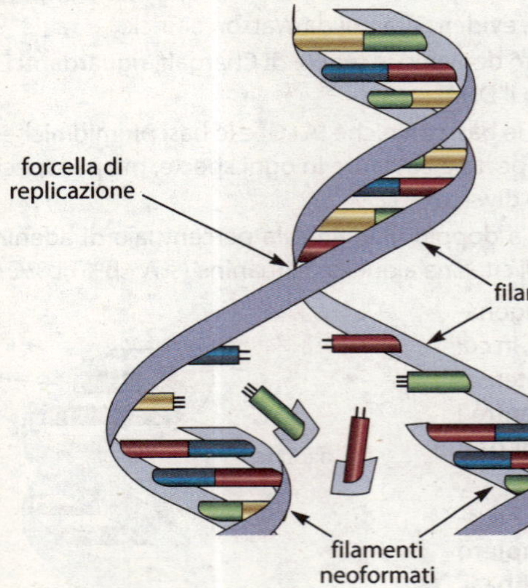

L'intero processo richiede energia e molti enzimi. Un enzima (la DNA-elicasi) e particolari proteine sono necessari, per esempio, per "srotolare" la doppia elica nel punto di origine della replicazione, detto *forcella di replicazione*. La sintesi vera e propria del nuovo filamento è catalizzata invece da un gruppo di enzimi noti come **DNA polimerasi**. Il processo avviene con modalità leggermente differenti nei procarioti e negli eucarioti: nelle cellule procariotiche vi è un unico punto di origine della replicazione e il processo avviene nel citoplasma, mentre in quelle eucariotiche la replicazione ha luogo nel nucleo e vi sono diversi punti di origine in ogni cromosoma.

Oltre ad aggiungere nuovi nucleotidi alla catena in crescita (*funzione polimerasica*), la DNA polimerasi è in grado di individuare l'eventuale aggiunta di un nucleotide sbagliato al filamento in costruzione. In caso di errore, l'enzima inverte la sua direzione di marcia rimuovendo i nucleotidi uno a uno fino ad arrivare al punto del nucleotide sbagliato (*funzione esonucleasica*). Anche altri enzimi, chiamati *nucleasi di restauro del DNA*, hanno il compito di eliminare eventuali errori rimasti dopo la replicazione: scorrendo lungo la doppia elica, individuano i nucleotidi sbagliati e li sostituiscono con quelli corretti.

> Ognuno dei due filamenti di DNA può fare da stampo per la sintesi dell'altro. Si può quindi dire che una doppia elica di DNA reca lo stesso messaggio su entrambi i filamenti.

4.1.4 | L'ipotesi un gene-un enzima

Una volta dimostrato che il DNA contiene tutte le informazioni necessarie per definire lo sviluppo e la fisiologia di una cellula, restava da stabilire in che modo questa molecola svolgesse tale funzione. A questo scopo sono stati importanti gli studi effettuati su microrganismi biochimicamente alterati in seguito a mutazioni. In linea generale, con il termine *mutazione* si intende un cambiamento nell'informazione genetica di un organismo e *mutanti* sono detti gli organismi che presentano una mutazione.

PARTE TERZA

Studiando i mutanti della comune muffa del pane (*Neurospora crassa*), G. Beadle ed E. Tatum dimostrarono l'esistenza, per ciascuna mutazione, di un corrispondente enzima funzionante in modo anomalo. Sulla base dei loro esperimenti, nel 1941 formularono quindi l'ipotesi **"un gene-un enzima"**, secondo la quale un determinato gene è responsabile della sintesi di un determinato enzima, cioè codifica per quell'enzima.

L'espressione "un gene-un enzima" fu in seguito modificata in **"un gene-una proteina"**, dal momento che non tutte le proteine, la cui sintesi è controllata dal DNA, sono enzimi. Poiché ulteriori esperimenti mostrarono che le proteine sono spesso costituite da due o più subunità (catene polipeptidiche) la formulazione originale venne corretta ancora una volta nella forma **"un gene-una catena polipeptidica"**.

L'alcaptonuria (§ 3.4.2) è un esempio della regola "un gene-una proteina". Questa è una malattia autosomica recessiva che ha come sintomi artrite e urine scure quando esposte all'aria. Il colore scuro è dovuto alla presenza di acido omogentisico, un intermedio della degradazione dell'amminoacido tirosina. Questa sostanza si accumula perché, a causa di una mutazione, viene a mancare uno degli enzimi coinvolti nella degradazione della tirosina.

4.2 | Dai geni alle proteine: il ruolo dell'RNA

Una volta individuata la relazione esistente fra i geni e le corrispondenti proteine prodotte dalla cellula, restava da chiarire come un gene, contenuto nel nucleo e formato da una sequenza costituita da solo quattro tipi di nucleotidi, potesse dar luogo a una catena polipeptidica, sintetizzata nel citoplasma e costituita da una sequenza di venti tipi di amminoacidi. Il passaggio dai geni alle proteine è reso possibile dall'intervento dell'*acido ribonucleico* (RNA), un acido nucleico diverso dal DNA, ma formato anch'esso da una sequenza lineare di nucleotidi. Il messaggio contenuto in un gene viene copiato (trascritto) sotto forma di RNA, nel nucleo, in un processo chiamato *trascrizione*. L'RNA si trasferisce poi dal nucleo al citoplasma, dove il messaggio che esso trasporta viene usato per sintetizzare una proteina (*traduzione*).
Il flusso dell'informazione biologica va dunque sempre dal DNA all'RNA, alle proteine.

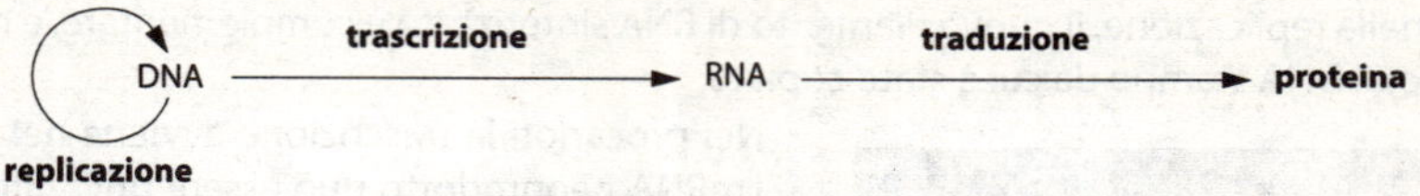

Questa sequenza è stata definita **dogma centrale della biologia molecolare**.

Il dogma centrale della biologia molecolare ammette un'eccezione: l'enzima trascrittasi inversa, presente in alcuni virus a RNA, permette la sintesi di un filamento di DNA a partire da una molecola di RNA.

4.2.1 | Struttura e funzione dell'RNA

L'RNA differisce dal DNA per alcune caratteristiche:

- lo zucchero pentoso è il *ribosio* anziché il desossiribosio;
- è costituito da un *filamento singolo* anziché da una doppia elica;
- contiene quattro basi azotate, tre delle quali (A, G e C) uguali a quelle del DNA e una diversa: al posto della timina si trova infatti l'*uracile* (U), che al pari della timina si appaia con l'adenina;
- negli eucarioti l'RNA è sintetizzato nel nucleo, ma svolge i suoi compiti nel citoplasma.

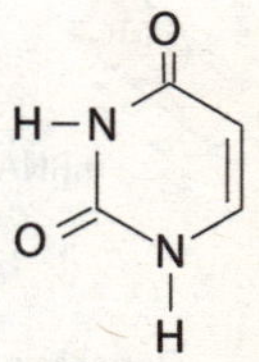

uracile (U)

Esistono tre tipi diversi di RNA, ciascuno dei quali partecipa alla sintesi delle proteine:

- **RNA messaggero** (**mRNA**): trasporta l'informazione genetica dal DNA al citoplasma, dove vengono sintetizzate le proteine;
- **RNA ribosomiale** (**rRNA**): è un elemento costitutivo dei ribosomi;
- **RNA di trasporto** (**tRNA**): trasporta gli amminoacidi liberi nel citoplasma ai ribosomi, durante la sintesi proteica, e serve per tradurre l'informazione contenuta nella sequenza di nucleotidi dell'mRNA in una sequenza di amminoacidi.

4.2.2 | Trascrizione

La trascrizione è il processo mediante il quale l'informazione contenuta in un gene viene copiata (trascritta) in una molecola di mRNA. La sintesi dell'mRNA è catalizzata da un gruppo di enzimi, il più importante dei quali è l'**RNA polimerasi**.

Nel punto di attacco dell'enzima i due filamenti del tratto di DNA corrispondente a un gene (o a un gruppo di geni) si aprono e uno di essi funziona da stampo per la sintesi di una molecola di mRNA a esso complementare, con un meccanismo simile a quello della replicazione. L'RNA polimerasi si sposta lungo il filamento stampo di DNA aggiungendo via via nuovi ribonucleotidi all'estremità 3′ del filamento di mRNA nascente; si dice infatti che la trascrizione avviene in direzione 5′ → 3′.

Per iniziare la sintesi, l'RNA polimerasi si lega a una sequenza specifica sul DNA, detta *promotore*; un'altra sequenza specifica, detta *segnale di terminazione*, indica il punto di arresto della trascrizione.

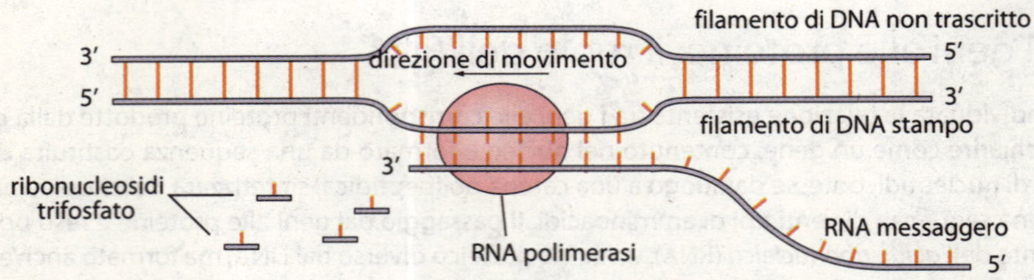

Rappresentazione schematica del processo di trascrizione

> Nella trascrizione, a differenza di ciò che accade nella replicazione, viene copiato solo uno dei due filamenti di DNA, riconosciuto dalla RNA polimerasi per la presenza del promotore.
> Come nella replicazione, il nuovo filamento di RNA sintetizzato è complementare, e non identico, al tratto di DNA stampo da cui è stato copiato.

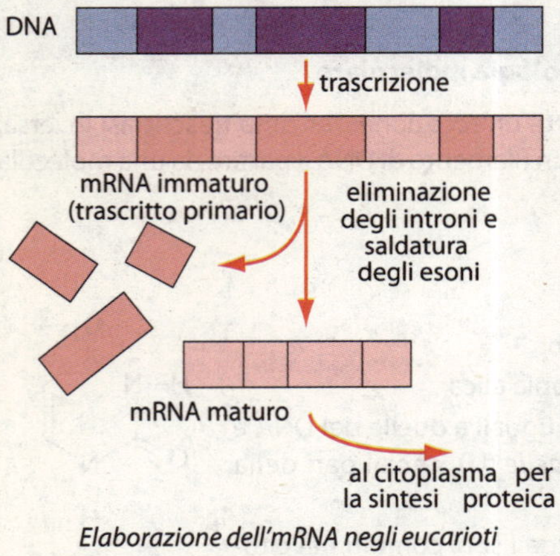

Elaborazione dell'mRNA negli eucarioti

Nei procarioti la trascrizione avviene nel citoplasma e l'mRNA neoprodotto può essere utilizzato immediatamente per la sintesi proteica. Negli eucarioti, invece, la trascrizione ha luogo nel nucleo e l'mRNA deve essere modificato prima di migrare nel citoplasma.
Quasi tutti i geni degli eucarioti pluricellulari sono infatti *discontinui*, sono cioè formati da un'alternanza di sequenze codificanti (che vengono tradotte in proteine), dette *esoni*, e sequenze non codificanti, dette *introni*. Il DNA di un gene discontinuo viene trascritto completamente, copiando sia gli esoni che gli introni e formando un mRNA immaturo; prima che l'mRNA lasci il nucleo gli introni vengono quindi eliminati e gli esoni saldati in sequenza per formare l'mRNA maturo (questo processo è detto *splicing*).

4.3 | Il codice genetico

La traduzione del messaggio contenuto nell'mRNA (scritto con un linguaggio basato su 4 nucleotidi) in una proteina (scritta con un linguaggio basato su 20 amminoacidi) è permessa da un sistema di corrispondenza, che è detto codice genetico. Se la corrispondenza tra nucleotidi e amminoacidi fosse 1:1, i 4 nucleotidi potrebbero specificare solo 4 amminoacidi. Se un amminoacido corrispondesse a una successione di due nucleotidi, sarebbero possibili in totale 16 (= 4^2) combinazioni, ancora insufficienti per specificare tutti gli amminoacidi necessari.

Il codice è invece basato su triplette di nucleotidi, dette *codoni*, che rendono possibili 64 (= 4^3) combinazioni, più che sufficienti per codificare i 20 amminoacidi.

Il codice genetico presenta una serie di interessanti caratteristiche:

- contiene un **segnale di inizio**, rappresentato dal codone AUG (che codifica per l'amminoacido metionina);
- contiene dei **segnali di fine lettura**, rappresentati da tre *codoni di stop* (o *codoni non senso*);
- **non è ambiguo**: un dato codone specifica sempre un unico amminoacido. Per esempio il codone AUU codifica sempre l'isoleucina (Ile);
- **è ridondante** (o *degenerato*): quasi tutti gli amminoacidi sono specificati da più di un codone. Per esempio, l'isoleucina è codificata dai codoni AUU, AUC e AUA;
- **è universale**, cioè è valido per tutti gli organismi, con pochissime eccezioni.[1]

Prima base	Seconda base U		C		A		G		Terza base
U	UUU	Phe	UCU	Ser	UAU	Tyr	UGU	Cys	U
	UUC		UCC		UAC		UGC		C
	UUA	Leu	UCA		UAA	Stop	UGA	Stop	A
	UUG		UCG		UAG	Stop	UGG	Trp	G
C	CUU	Leu	CCU	Pro	CAU	His	CGU	Arg	U
	CUC		CCC		CAC		CGC		C
	CUA		CCA		CAA	Gln	CGA		A
	CUG		CCG		CAG		CGG		G
A	AUU	Ile	ACU	Thr	AAU	Asn	AGU	Ser	U
	AUC		ACC		AAC		AGC		C
	AUA		ACA		AAA	Lys	AGA	Arg	A
	AUG	Met	ACG		AAG		AGG		G
G	GUU	Val	GCU	Ala	GAU	Asp	GGU	Gly	U
	GUC		GCC		GAC		GGC		C
	GUA		GCA		GAA	Glu	GGA		A
	GUG		GCG		GAG		GGG		G

Il codice genetico

I codoni sinonimi differiscono spesso solo per il terzo nucleotide; la presenza dei sinonimi costituisce una difesa contro le mutazioni, perché, in caso si verifichi una mutazione, abbassa la probabilità di inserire un amminoacido sbagliato durante la sintesi proteica.

4.4 | Sintesi proteica (traduzione)

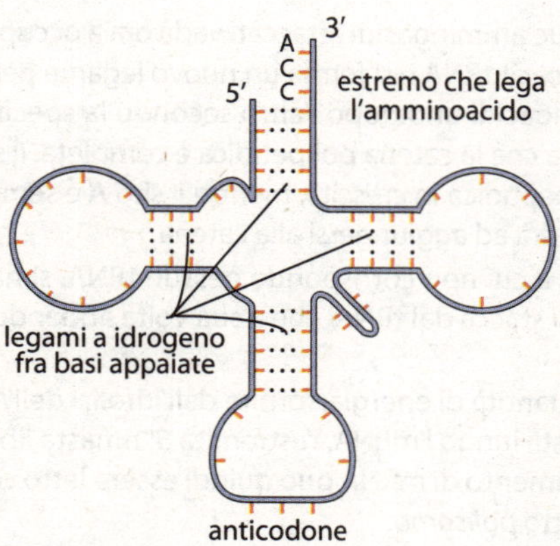

Struttura di una molecola di tRNA

La sintesi proteica, indicata anche come "traduzione" è l'ultima tappa del processo di espressione di un gene. Avviene nel citoplasma e ha sede sui ribosomi. Al processo partecipano tutti e tre i tipi di RNA: l'mRNA, che trasporta il messaggio, l'rRNA, che è parte integrante del ribosoma, e il tRNA, che fa da "interprete" traducendo il linguaggio degli acidi nucleici in quello delle proteine. Questa molecola è infatti in grado da un lato di legare gli amminoacidi, dall'altro di riconoscere i codoni dell'mRNA grazie a una tripletta di nucleotidi, detta *anticodone*, complementare a uno specifico codone sull'mRNA. I tRNA sono molecole relativamente piccole, formate da circa 80 nucleotidi e rappresentabili con una struttura a trifoglio. Ogni cellula ne contiene almeno un tipo per ogni amminoacido; il legame fra un tRNA e lo specifico amminoacido è catalizzato da uno specifico enzima *amminoacil-tRNA-sintetasi*.

I ribosomi possiedono tre importanti siti di legame: uno per l'mRNA, nella subunità minore, e due per il tRNA: il *sito P* (*sito peptidilico*) e il *sito A* (*sito amminoacilico*).

1. La principale eccezione è rappresentata dal DNA mitocondriale, il cui codice è diverso da quello nucleare. Inoltre, in un piccolo gruppo di protisti, i codoni UAA e UAG, anziché essere codoni di stop, codificano per l'amminoacido glutammina.

La sintesi di una proteina avviene in **tre fasi**: inizio, allungamento e terminazione.

- Nella fase di **inizio** l'estremità 5' dell'mRNA si lega alla subunità minore del ribosoma. A questo complesso si associano poi la subunità maggiore del ribosoma e il primo tRNA legato al suo specifico amminoacido (amminoacil-tRNA), che si appaia con il suo anticodone al codone di inizio e va a occupare il sito P.
- La successiva fase di **allungamento** inizia con l'inserimento nel sito A di un amminoacil-tRNA con un anticodone complementare a quello del secondo codone dell'mRNA. A questo punto si forma il legame peptidico tra i primi due amminoacidi e contemporaneamente il tRNA che occupava il sito P esce dal ribosoma. Il ribosoma si sposta quindi di un codone lungo l'mRNA (in direzione da 5' a 3'), in modo che il secondo tRNA con i due amminoacidi attaccati vada ora a occupare il sito P. Nel sito A tornato libero si porta un terzo amminoacil-tRNA e si forma un nuovo legame peptidico. L'operazione si ripete più volte legando gli amminoacidi uno dopo l'altro secondo la specifica sequenza contenuta nell'mRNA che dirige la sintesi, fino a che la catena polipetidica è completa. Il sito P accetta di volta in volta il tRNA che lega la catena polipeptidica in crescita, mentre il sito A è sempre occupato dal tRNA legato al nuovo amminoacido che andrà ad aggiungersi alla catena.
- Quando il ribosoma arriva a uno dei tre codoni di stop, a cui non corrisponde nessun tRNA, si ha la **terminazione**: la traduzione si interrompe, la proteina si stacca dal tRNA, che a sua volta abbandona il sito P, e le due subunità del ribosoma si dissociano.

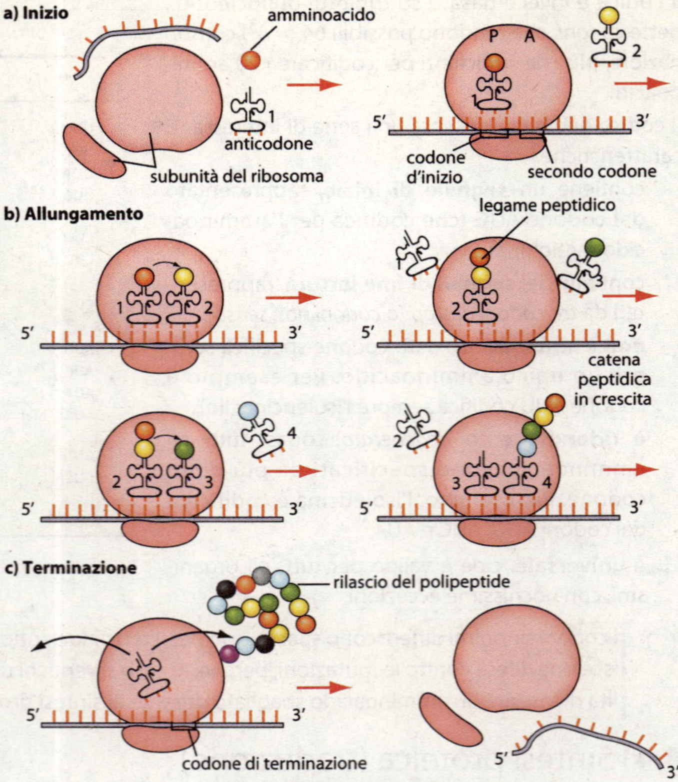

Schema della sintesi proteica

Tutto il processo di sintesi proteica richiede una notevole quantità di energia, fornita dall'idrolisi dell'ATP. Via via che durante l'allungamento il primo ribosoma si sposta lungo l'mRNA, l'estremità 5' rimasta libera può iniziare a essere letta da un altro ribosoma. Lo stesso filamento di mRNA può quindi essere letto contemporaneamente da più ribosomi, l'insieme dei quali è detto *polisoma*.

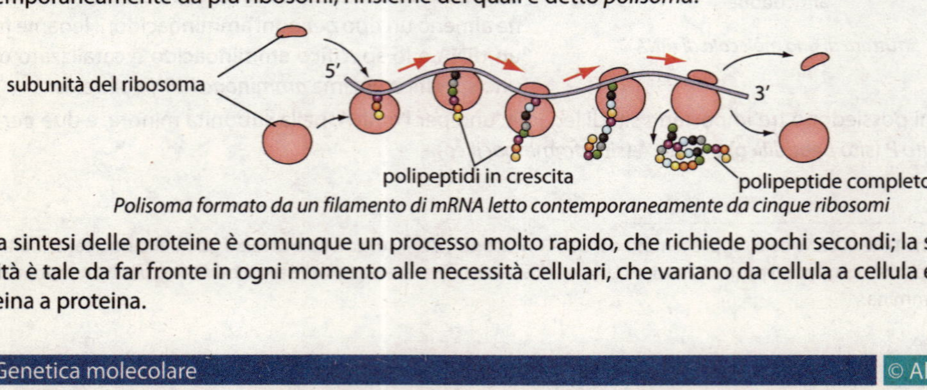

Polisoma formato da un filamento di mRNA letto contemporaneamente da cinque ribosomi

La sintesi delle proteine è comunque un processo molto rapido, che richiede pochi secondi; la sua velocità è tale da far fronte in ogni momento alle necessità cellulari, che variano da cellula a cellula e da proteina a proteina.

PARTE TERZA

4.5 | Mutazioni geniche

Le mutazioni sono **cambiamenti improvvisi del patrimonio ereditario**; le mutazioni geniche, in particolare, interessano un singolo gene. Sono dovute a errori che possono verificarsi durante la replicazione e che, se non vengono corretti (nonostante l'intervento della DNA polimerasi e degli enzimi di restauro del DNA), determinano un'alterazione della sequenza dei nucleotidi nel DNA.

Le mutazioni più semplici interessano un singolo nucleotide e sono dette **mutazioni puntiformi**. Queste mutazioni possono comportare la sostituzione di un nucleotide con un altro oppure la perdita o l'aggiunta di un nucleotide.

La **perdita** e l'**aggiunta** di un nucleotide hanno come effetto lo spostamento della griglia di lettura (sono dette mutazioni *frame-shift*), in modo da alterare tutto il filamento polipeptidico a valle della mutazione; per questo motivo sono quasi sempre responsabili di effetti molto gravi, dovuti alla produzione di una proteina completamente priva di attività biologica.

La **sostituzione** di un nucleotide può portare semplicemente alla produzione di un codone sinonimo, e in questo caso sarà una *mutazione silente*, oppure può provocare due tipi di mutazioni:

- *mutazione missenso*: dà origine a un codone che codifica un amminoacido diverso da quello originario;
- *mutazione non senso*: dà origine a uno dei tre codoni di stop che segnalano l'arresto della sintesi della proteina. Anche le mutazioni non senso, come le mutazioni *frame-shift*, hanno sempre effetti gravissimi.

L'emoglobina (§ 7.1.6), la proteina che trasporta l'ossigeno nel sangue, è formata da quattro subunità: due catene α e due β. L'anemia falciforme, una malattia nella quale le molecole di emoglobina si aggregano tra loro deformando i globuli rossi e rendendoli fragili, è dovuta a una mutazione missenso nel gene della catena β che provoca la sostituzione di un solo amminoacido (valina anziché acido glutammico).

Le mutazioni sono fenomeni casuali e spontanei abbastanza rari.

Il tasso di mutazione spontanea varia da specie a specie e, all'interno della stessa specie, da gene a gene. Nei mammiferi, il tasso medio di mutazione è di circa 1 per gene per 500.000 gameti.

In base al suo effetto, una mutazione può essere definita *vantaggiosa*, se aumenta la probabilità di sopravvivenza dell'individuo che la possiede, *svantaggiosa*, se la diminuisce, *neutra* se non la modifica. Una mutazione che porta alla sostituzione di un amminoacido in una zona critica di una proteina, per esempio il sito attivo di un enzima, sarà probabilmente una mutazione sfavorevole perché responsabile della perdita della funzionalità della proteina. Pur essendo molto importanti dal punto di vista evolutivo (§ 5.4.2), nella grande maggioranza dei casi le mutazioni risultano svantaggiose per l'individuo che le subisce.

Oltre alle mutazioni geniche possono verificarsi *mutazioni cromosomiche*, quando riguardano un cromosoma e *mutazioni genomiche*, quando riguardano l'intero patrimonio ereditario, queste sono spesso incompatibili con la vita, oppure determinano gravi malattie (§ 2.7).

Gli agenti mutageni

Anche se le mutazioni sono eventi spontanei, la loro frequenza può essere aumentata da fattori chimici o fisici, detti agenti mutageni. Sono **mutageni fisici** i raggi ultravioletti, i raggi X e le radiazioni emesse dai materiali radioattivi (raggi γ, α e β).

Un esempio di mutageno chimico è fornito dall'acido nitroso (HNO_2), che provoca la trasformazione della citosina in uracile. Sono **mutageni chimici** anche molti pesticidi e diserbanti.

Soltanto le mutazioni che interessano le cellule riproduttive (gameti) possono essere trasmesse alle generazioni successive; anche quelle che si verificano nelle altre cellule dell'organismo possono però avere importanti conseguenze sulla salute.

BIOLOGIA

Si consideri il tratto di DNA indicato nello schema; cosa succede se subisce una mutazione?

DNA normale	CGT	TGC	TTA	CTA	GGA	TCT	TAC	CTA	GGG
mRNA normale	GCA	ACG	AAU	GAU	CCU	AGA	AUG	GAU	CCC
sequenza amminoacidica normale	Ala	Thr	Asn	Asp	Pro	Arg	Met	Asp	Pro

Sostituzione di un nucleotide: mutazione non senso

DNA mutato	CGT	TGC	TTA	CTA	GGA	**A**CT	TAC	CTA	GGG
mRNA mutato	GCA	ACG	AAU	GAU	CCU	**U**GA	AUG	GAU	CCC
sequenza amminoacidica interrotta	Ala	Thr	Asn	Asp	Pro	**Stop**			

Se la sostituzione di un nucleotide introduce un codone di stop, viene sintetizzato un polipeptide più corto del normale

Sostituzione di un nucleotide: mutazione silente

DNA mutato	CGT	TGC	TTA	CTA	GGA	**G**CT	TAC	CTA	GGG
mRNA mutato	GCA	ACG	AAU	GAU	CCU	**C**GA	AUG	GAU	CCC
sequenza amminoacidica normale	Ala	Thr	Asn	Asp	Pro	Arg	Met	Asp	Pro

Se la sostituzione di un nucleotide introduce un codone sinonimo, viene sintetizzato un polipeptide normale

Sostituzione di un nucleotide: mutazione missenso

DNA mutato	CGT	TGC	TTA	CTA	GGA	**C**CT	TAC	CTA	GGG
mRNA mutato	GCA	ACG	AAU	GAU	CCU	**G**GA	AUG	GAU	CCC
sequenza amminoacidica alterata	Ala	Thr	Asn	Asp	Pro	**Gly**	Met	Asp	Pro

Se la sostituzione di un nucleotide introduce un codone che codifica per un amminoacido diverso, viene sintetizzato un polipeptide con un solo amminoacido diverso

Delezione di un nucleotide: mutazione frame-shift

DNA mutato (T deleta)	CGT	TGC	TTA	CTA	GGA	**CTT**	**ACC**	**TAG**	**GG**
mRNA mutato	GCA	ACG	AAU	GAU	CCU	**GAA**	**UGG**	**AUC**	**CC**
sequenza amminoacidica alterata	Ala	Thr	Asn	Asp	Pro	**Glu**	**Trp**	**Ile**	

Se viene perso un nucleotide, si sfasa tutta le griglia di lettura e la sequenza amminoacidica a valle della mutazione risulta completamente alterata

4.6 | Regolazione dell'espressione genica

Tutte le cellule, dalle più semplici alle più complesse, possiedono moltissimi geni, ma in nessun caso vengono tutti espressi contemporaneamente. Ogni cellula, infatti, svolge le sue attività in modo economico e coordinato, traducendo in proteine solo i geni necessari a seconda delle circostanze.

Uno degli organismi più studiati per comprendere i meccanismi di regolazione dell'espressione genica è il batterio *Escherichia coli*. Questo organismo utilizza di solito il glucosio, ma in mancanza di questo composto può sfruttare anche il lattosio. Per utilizzare questo zucchero, sono necessari degli enzimi che in condizioni normali sono praticamente assenti nella cellula batterica e vengono sintetizzati solo quando il lattosio è presente nell'ambiente al posto del glucosio.

4.6.1 | Regolazione dell'espressione genica nei procarioti

Nei procarioti, la regolazione dell'espressione genica avviene essenzialmente a livello della **trascrizione**, cioè vengono trascritti in mRNA solo i tratti di DNA corrispondenti alle sequenze geniche che devono essere tradotte in proteine. La trascrizione è controllata da specifiche *proteine di regolazione*, codificate da *geni regolatori*. La proteina di regolazione può agire come *repressore* (quando si lega al DNA bloccando la trascrizione del gene) oppure come *attivatore* (quando facilita l'attacco dell'RNA polimerasi al promotore e quindi la trascrizione del gene).

L'efficienza e la semplicità di questo sistema di controllo dipendono anche dal fatto che nei procarioti, mancando il nucleo, la trascrizione è strettamente accoppiata alla traduzione, per cui l'mRNA inizia a essere tradotto dai ribosomi prima ancora che la sua sintesi sia terminata.

Spesso, nel genoma batterico, i geni che codificano proteine implicate nel funzionamento della stessa via metabolica sono disposti in sequenza. L'efficienza del controllo sulla via metabolica è aumentata dal fatto che l'RNA polimerasi trascrive questi gruppi di geni correlati in un'unica molecola di mRNA, in cui le sequenze corrispondenti alle diverse proteine, delimitate dai loro codoni di inizio e di stop, sono adiacenti o distanziate da 100-200 nucleotidi.

Il modello dell'operone

Il sistema più noto di regolazione genica nei procarioti è rappresentato dal modello dell'operone, individuato negli anni Sessanta da F. Jacob e J. Monod, studiando la regolazione genica in *Escherichia coli*. Un operone è un tratto del cromosoma batterico costituito da un *promotore*, un *operatore* e uno o più *geni strutturali*, cioè geni che codificano per specifiche proteine. Il promotore è il sito di attacco dell'RNA polimerasi; l'operatore segue il promotore ed è una breve sequenza di basi a cui si lega la proteina repressore; quest'ultima è codificata da un *gene regolatore*, non necessariamente adiacente all'operone.

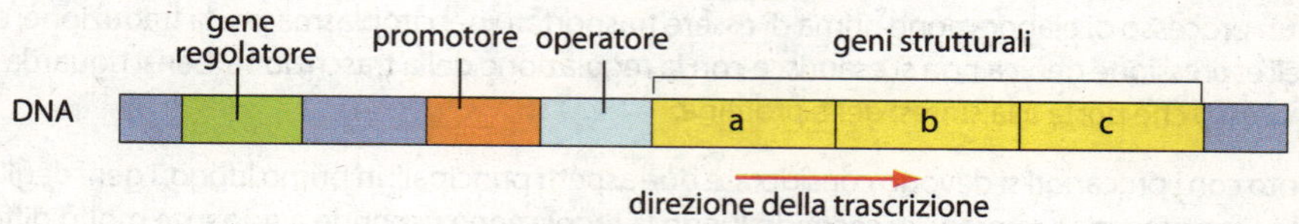

Rappresentazione schematica di un operone

Sono noti due tipi di operoni: *operoni inducibili* e *operoni reprimibili*. Gli **operoni inducibili** normalmente non sono espressi; la loro trascrizione richiede la presenza di una sostanza, detta *induttore*, che inattiva il repressore. In un operone inducibile, il repressore è normalmente legato all'operatore, impedendo all'RNA polimerasi di legarsi al promotore per trascrivere i geni strutturali. Il repressore è attivo fino a che non si lega all'induttore: in presenza di induttore, infatti, si forma un complesso repressore-induttore che si stacca dall'operatore, permettendo all'RNA polimerasi di legarsi al promotore e di iniziare la trascrizione. I geni strutturali codificano in genere per una serie di enzimi e l'induttore è di solito il substrato su cui questi agiscono. Grazie a questo sistema, gli enzimi vengono sintetizzati solo quando è presente il loro substrato e quindi soltanto quando sono effettivamente necessari.

BIOLOGIA

Un esempio di operone inducibile è fornito dall'**operone-lac**, l'operone che contiene i tre geni necessari per l'utilizzazione del lattosio in *Escherichia coli*. In assenza di lattosio, l'operone è inattivo e i tre geni non vengono espressi. In presenza di lattosio, questo zucchero (in realtà un suo derivato) funge da induttore, legandosi al repressore e inattivandolo; l'RNA polimerasi può così legarsi al promotore e trascrivere i tre geni in blocco, formando un'unica molecola di mRNA.

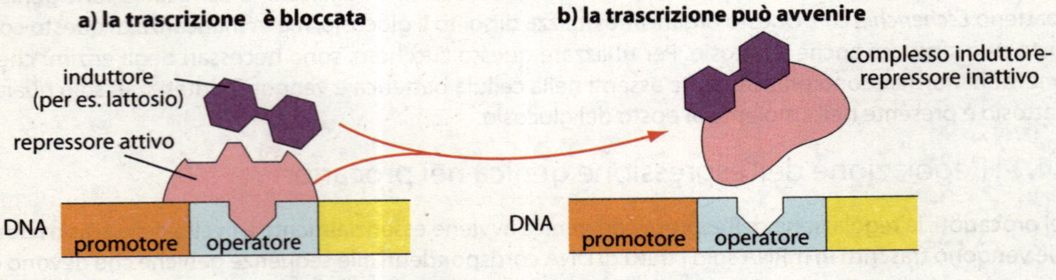

Controllo della trascrizione in un operone inducibile

Gli **operoni reprimibili** sono invece normalmente espressi, tranne quando è presente un *corepressore*, che attiva il repressore. In un operone reprimibile, il repressore è normalmente inattivo e l'operone viene perciò trascritto regolarmente. Il repressore rimane inattivo finché non si lega a un corepressore, formando con esso un complesso repressore-corepressore che si lega all'operatore, impedendo all'RNA polimerasi di trascrivere i geni strutturali dell'operone.

Un corepressore è spesso il prodotto finale della via biosintetica che esso controlla; un esempio è rappresentato dall'**operone-trp**, che codifica gli enzimi deputati alla sintesi dell'amminoacido triptofano in *Escherichia coli*. In assenza di triptofano, l'operone è attivo e i geni degli enzimi necessari per la biosintesi dell'amminoacido vengono trascritti. Quando il triptofano è presente nel terreno di coltura, gli enzimi che lo sintetizzano non sono più necessari e la loro produzione cessa bruscamente; il triptofano agisce infatti come corepressore, legandosi al repressore e attivandolo, in modo da bloccare la trascrizione.

4.6.2 | Regolazione dell'espressione genica negli eucarioti

La regolazione dell'espressione genica negli eucarioti è diversa e più articolata di quella dei procarioti. Come si è già visto (si veda § 4.2.2) il materiale genetico degli eucarioti è molto più complesso di quello dei procarioti, ed è costituito da geni discontinui, che contengono esoni alternati a introni.

L'mRNA appena trascritto (detto anche *primo trascritto* o mRNA *precursore*, o RNA *eterogeneo nucleare* – hnRNA) subisce un processo di elaborazione prima di essere trasportato nel citoplasma per la traduzione, e la regolazione dell'espressione genica non si esaurisce con la regolazione della trascrizione, bensì riguarda diverse fasi del processo che porta alla sintesi delle proteine.

In un confronto con i procarioti si devono considerare due aspetti principali: in primo luogo, i geni degli eucarioti non sono raggruppati in operoni, in secondo luogo la regolazione risponde a esigenze molto differenti. Se, nei procarioti, il controllo dell'espressione genica serve essenzialmente per produrre le proteine di volta in volta necessarie per utilizzare i nutrienti disponibili nell'ambiente, negli eucarioti pluricelluari è indispensabile per permettere il *differenziamento*. È importante ricordare che tutte le cellule di un organismo pluricellulare derivano da un'unica cellula, chiamata *zigote*, che si divide ripetutamente per mitosi (§ 2.4), fino a formare l'individuo adulto. Nel corso dello sviluppo embrionale, le cellule si differenziano, producendo proteine diverse che ne caratterizzano la struttura e la funzione.

Anche se differenziate, **tutte le cellule di un organismo contengono l'intero programma genetico** (lo stesso numero e tipo di geni): sono cioè geneticamente equivalenti. Il differenziamento dipende dal fatto che **ogni cellula**, pur possedendo l'informazione genetica completa, **esprime soltanto i geni che codificano per le sue proteine caratteristiche**.

Gli eucarioti possono regolare l'espressione dei loro geni controllando i diversi processi che permettono di tradurre in proteine il messaggio genetico, come è illustrato di seguito.

Controllo conformazionale

La cromatina si presenta in due forme: *eucromatina*, poco condensata e *eterocromatina*, più condensata. L'eterocromatina è ricca di sequenze ripetute di DNA e non viene trascritta, perché troppo compatta e inaccessibile all'RNA polimerasi; a essere trascritta è invece l'eucromatina, più accessibile come stampo.

Controllo della trascrizione

Come nei procarioti, la trascrizione selettiva dei geni è il principale meccanismo di regolazione dell'espressione genica; questo controllo coinvolge proteine regolatrici che si legano a siti specifici sulla molecola del DNA, però avviene con modalità molto più complesse di quelle viste per i procarioti. Il controllo della trascrizione è legato anche a *modificazioni chimiche a carico del DNA*, in particolare questo processo coinvolge la *metilazione* di alcuni nucleotidi di citosina nelle sequenze geniche che non vengono trascritte.

Molti tumori sono associati alla presenza di variazioni anomale nella metilazione del DNA.

Controllo della trascrizione negli eucarioti

Come nei procarioti, anche negli eucarioti la RNApolimerasi si lega a un sito specifico, detto *promotore*. La trascrizione però dipende anche dalla presenza di particolari sequenze dette *intensificatori* (o *enhancer*), poste a volte anche a grande distanza dal gene trascritto, che aumentano notevolmente la velocità di sintesi dell'RNA. Elementi analoghi agli *enhancer* sono i *silencer* che agiscono a distanza inibendo la trascrizione. La regolazione della trascrizione coinvolge proteine regolatrici, dette *fattori di trascrizione*, che si legano al DNA in corrispondenza dei siti appena visti e possono fungere da attivatori o da inibitori.

Controllo della maturazione e del trasporto dell'RNA

Il precursore dell'mRNA viene profondamente modificato prima di migrare nel citoplasma.

La regolazione dell'espressione genica si può attuare attraverso la maturazione selettiva degli RNA precursori: i trascritti primari di mRNA modificati migrano nel citoplasma, mentre quelli non maturi restano nel nucleo e sono poi degradati.

Lo stesso trascritto primario di mRNA può inoltre essere elaborato in maniere differenti, assemblando diversamente gli esoni e producendo così più di una proteina a partire dallo stesso mRNA.

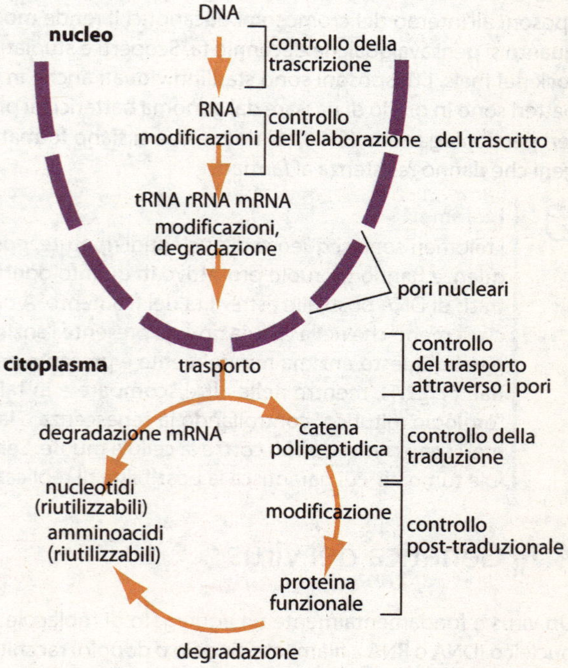

Controllo della traduzione

Il controllo della traduzione si attua attraverso il legame dell'mRNA a proteine inibitrici presenti nel citoplasma, che si legano alla sua estremità 5', impedendo il legame con il ribosoma.

Controllo delle modificazioni post-traduzionali

L'attivazione delle proteine sintetizzate, e la durata della loro vita nella cellula, dipende in gran parte da modificazioni che le catene polipeptidiche subiscono una volta sintetizzate.

Epigenetica

L'epigenetica riguarda i meccanismi di controllo dell'attività genica che non alterano la sequenza dei nucleotidi e che si verificano durante la vita di un organismo. Di solito queste modifiche interessano la regolazione dell'attività dei genomi.

Un importante meccanismo epigenetico è dato dalla condensazione della cromatina, processo che coinvolge diverse modifiche epigenetiche. Una di queste, la metilazione, agisce direttamente a livello del DNA; altri meccanismi invece agiscono sugli istoni o sugli enzimi che regolano queste proteine. Le modifiche epigenetiche influiscono su molti aspetti della biologia della cellula, sia animale che vegetale e hanno un ruolo importante in alcune patologie dell'uomo. Attualmente si ritiene che questi meccanismi siano coinvolti nello sviluppo embrionale, nella differenziazione delle cellule staminali (§ 6.2.1), nell'origine dei tumori e nell'attività del sistema immunitario; è noto inoltre che nelle piante meccanismi epigenetici controllano la fioritura e lo sviluppo dal seme alla pianta.

4.6.3 | Aspetti particolari del genoma degli eucarioti

Sorprendentemente, la maggior parte del DNA eucariotico sembra essere in eccesso (o ha forse una funzione ancora sconosciuta): si pensa infatti che non più del 7% codifichi effettivamente per le proteine. Una parte del DNA non codificante è inglobato nei geni sotto forma di introni, mentre un'altra parte è dispersa nel genoma sotto forma di un gran numero di **sequenze ripetute**, apparentemente prive di qualsiasi funzione, ma probabilmente coinvolte nei processi di regolazione dell'espressione. Tutti i genomi eucariotici finora studiati, inoltre, contengono **trasposoni**: tratti di DNA che possono spostarsi da un punto all'altro del cromosoma, modificando le sequenze originarie. Questa caratteristica è dovuta alla presenza nel trasposone di un gene che codifica per un enzima, la *trasposasi*, responsabile del movimento. L'inserimento di un trasposone in una sequenza di DNA codificante può danneggiare gravemente la sequenza, cioè provocare una mutazione che distrugge la capacità del gene di codificare una proteina funzionale. Ancora più grave è l'effetto se il trasposone si inserisce in una regione di controllo, perché può provocare effetti drastici sull'espressione di un certo gene (o di un gruppo di geni). La presenza dei trasposoni all'interno dei cromosomi eucariotici li rende molto meno stabili e più soggetti a mutazioni di quanto si pensava qualche decennio fa. Scoperti e studiati oltre 50 anni fa dalla biologa Barbara McClintock nel mais, i trasposoni sono stati individuati anche in numerosi procarioti. I trasposoni presenti nei batteri sono in grado di passare dal genoma batterico ai plasmidi, che poi possono trasferirli ad altri batteri per coniugazione (§ 4.8). Si ritiene che si siano formati in questo modo molti plasmidi che portano geni che danno resistenza ai farmaci.

I telomeri

I telomeri sono sequenze di nucleotidi ripetute, poste alle estremità dei cromosomi. Queste sequenze hanno un ruolo protettivo in quanto ogni volta che il DNA si replica vanno persi brevi tratti di DNA posti alle estremità del filamento. A ogni replicazione, quindi, il telomero si accorcia, a meno che nella cellula non sia presente l'enzima *telomerasi*, che ripristina la lunghezza originale. Questo enzima normalmente è presente nelle cellule riproduttive e nelle cellule staminali (§ 6.2.1), mentre nelle altre scompare e in tal modo la lunghezza dei telomeri funge da "orologio mitotico" controllando la senescenza e la morte cellulare: dopo 50-70 divisioni i telomeri sono ormai troppo corti e la cellula muore. L'enzima telomerasi spesso è presente nelle cellule tumorali, cui garantisce la possibilità di replicazione illimitata e l'immortalità.

4.7 | Genetica dei virus

Un virus è fondamentalmente un aggregato di molecole organiche, formato da una molecola di acido nucleico (DNA o RNA a filamento singolo o doppio) racchiusa in un involucro di natura proteica. Si ricordi che per poter funzionare e moltiplicarsi, un virus deve penetrare in una cellula vivente, sfruttandone le materie prime e tutto il macchinario biosintetico (ribosomi, ATP ecc.).

Infezione della cellula ospite e moltiplicazione dei virus

I virus sono *altamente specifici*: possono infettare solo le cellule che possiedono sulla propria superficie determinati recettori. Legatisi tramite le proteine del capside a questi recettori, i virus possono entrare nelle cellule ospiti in modi diversi: la maggior parte inietta nella cellula solo il proprio acido nucleico, abbandonando il capside sulla superficie cellulare; altri entrano invece per intero nella cellula, liberando il loro acido nucleico solamente una volta entrati.

Una volta penetrato all'interno della cellula ospite, il virus deve essenzialmente:

- replicare il proprio genoma;
- produrre i propri elementi costitutivi (proteine);
- autoassemblarsi.

La strategia adottata per la **replicazione del genoma** dipende dal tipo di acido nucleico virale.

- Nei **virus a DNA**, il DNA virale si replica normalmente e viene trascritto sotto forma di mRNA, che dirigerà poi la sintesi dei costituenti virali utilizzando la DNA polimerasi, l'RNA polimerasi, i nucleotidi e gli amminoacidi della cellula ospite.
- Nei **virus a RNA**, la situazione è diversa: in alcuni, l'acido nucleico è replicato da un enzima, detto *RNA replicasi*, che sintetizza nuovo RNA utilizzando come stampo l'RNA virale; in altri, chiamati *retrovirus*, l'RNA virale viene utilizzato come stampo per copiare un singolo filamento di DNA complementare (*cDNA*), mediante un enzima detto *trascrittasi inversa*, penetrato nella cellula infettata insieme all'acido nucleico del virus. Successivamente, il filamento di cDNA fa a sua volta da stampo per la sintesi di un filamento complementare di DNA, formando una doppia elica di cDNA. Questa si integra poi nel genoma della cellula ospite e viene trascritta per dare mRNA e nuove molecole di RNA virale.

Qualunque sia la strategia adottata, le informazioni contenute nel genoma virale permettono di sintetizzare gli enzimi necessari per la duplicazione dell'acido nucleico del virus, i costituenti del capside e gli enzimi necessari per l'uscita delle nuove particelle virali dalla cellula ospite. I costituenti virali così sintetizzati vanno incontro a un processo di autoassemblaggio che consente la produzione di centinaia di nuovi virus. I virus completi fuoriescono dalla cellula ospite attraverso la lisi della cellula infettata, che viene quindi distrutta, oppure possono essere espulsi mediante un processo simile all'esocitosi che permette la moltiplicazione virale senza uccidere la cellula ospite.

BIOLOGIA

Viroidi e prioni

I **viroidi** sono agenti patogeni costituiti da piccole molecole circolari di RNA a singolo filamento. Sono noti soltanto nelle piante, dove provocano numerose malattie; possono essere trasmessi da una pianta all'altra attraverso il contatto con lesioni infette oppure da una generazione a quelle successive. I **prioni** sono particelle di natura esclusivamente proteica (prive di acidi nucleici) responsabili di malattie che colpiscono il sistema nervoso. Sono note forme che colpiscono gli animali, come la *scrapie* degli ovini e l'encefalopatia spongiforme bovina, e forme che colpiscono gli uomini, come la malattia di Jakob-Creutzfeldt, caratterizzata da demenza, scosse muscolari di tipo epilettico e degenerazione del sistema nervoso, fino alla morte. Il cosiddetto morbo della mucca pazza è una variante della malattia di Jakob-Creutzfeldt, che può essere trasmessa all'uomo da mucche affette da encefalopatia spongiforme bovina. Non sono noti i meccanismi che permettono a viroidi e prioni di esercitare un effetto patogeno.

Ciclo litico e ciclo lisogenico dei batteriofagi

Alcuni batteriofagi (virus che attaccano batteri), una volta penetrati nella cellula ospite, possono dar luogo a due tipi di cicli: il ciclo litico o il ciclo lisogenico (o lisogeno).

- Il **ciclo litico** è il normale ciclo riproduttivo virale, che porta alla lisi della cellula batterica e alla fuoriuscita da essa delle nuove particelle virali.
- Nel **ciclo lisogenico**, invece, il batteriofago non uccide la cellula ospite: il suo genoma si integra nel cromosoma batterico e si replica insieme a esso a ogni divisione cellulare, mentre il virus non interferisce con il metabolismo dell'ospite. Da una cellula batterica infettata dal batteriofago si origina quindi una generazione di batteri il cui cromosoma contiene l'acido nucleico virale. Il virus integrato nel cromosoma batterico è detto *profago* e i batteri contenenti profagi sono detti *batteri lisogeni*.

Il profago può rimanere integrato indefinitamente nel cromosoma batterico, oppure può fuoriuscirne, riprendendo il ciclo litico; il passaggio dal ciclo lisogenico a quello litico può essere spontaneo o indotto in laboratorio da raggi X, raggi UV o altri agenti mutageni.

Anche alcuni virus degli eucarioti possono inserirsi nei cromosomi dell'ospite; tali virus, una volta integrati, sono chiamati *provirus*. Possono diventare provirus alcuni virus a DNA, che vanno incontro a un ciclo litico o lisogeno in base al tipo di cellula che infettano, e i retrovirus a RNA, in cui è il cDNA sintetizzato dalla trascrittasi inversa a integrarsi nel genoma dell'ospite. Solitamente, questo DNA si aggiunge stabilmente a quello dell'ospite, senza danneggiarlo, ma in alcuni casi può provocare mutazioni.

I retrovirus sono implicati nell'insorgenza di alcune **forme tumorali**, probabilmente per il fatto che l'inserimento nella cellula ospite di genoma estraneo può alterare l'espressione di alcuni geni cellulari. Il virus HIV, responsabile dell'AIDS, è un retrovirus a RNA.

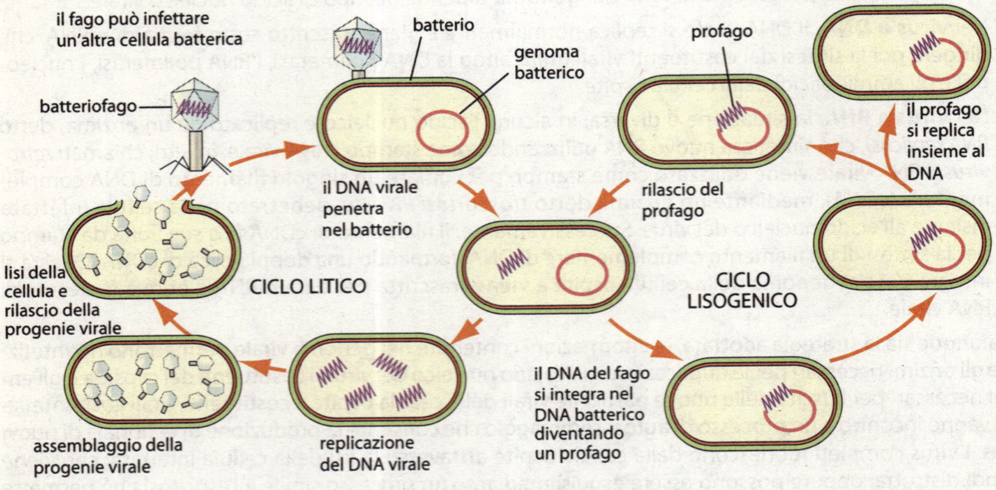

Ciclo litico e ciclo lisogenico di un batteriofago

4.8 | Genetica dei batteri

I batteri si riproducono in modo asessuato, per scissione binaria (§ 2.1), prima di ogni divisione la loro molecola di DNA viene replicata e le due molecole identiche che risultano sono distribuite alle due cellule figlie. È chiaro che con questo tipo di riproduzione il materiale genetico rimane sempre identico, e può cambiare solo in seguito a mutazioni; tuttavia esistono alcuni meccanismi che permettono di scambiare geni tra cellule batteriche diverse, aumentando la variabilità genetica della popolazione: la trasformazione, la trasduzione e la coniugazione.

Trasformazione

La trasformazione è un processo mediante il quale un frammento di DNA, presente nell'ambiente in seguito alla morte di una cellula batterica, penetra in un altro batterio e si integra nel genoma di quest'ultimo, sostituendo il tratto omologo nel suo DNA e creando così una nuova combinazione di geni. Non tutte le specie di batteri possono normalmente inglobare DNA in questo modo; quelle in grado di farlo, dette "competenti", lo sono grazie alla presenza sulla superficie cellulare di recettori per il DNA. I batteri che non lo sono, possono essere resi competenti con particolari metodologie di laboratorio e in questo modo è possibile inserire geni estranei in un batterio.

Trasduzione

Alcuni batteriofagi possono agire come *vettori* di geni, trasportando geni batterici da una cellula a un'altra secondo un processo detto trasduzione. Si riconoscono fondamentalmente due tipi di trasduzione:

- trasduzione *generalizzata*, quando viene incorporato nel capside un frammento qualsiasi del DNA dell'ospite;
- trasduzione *specializzata*, quando viene trasferito un frammento di DNA batterico adiacente al punto di inserimento del profago.

PARTE TERZA

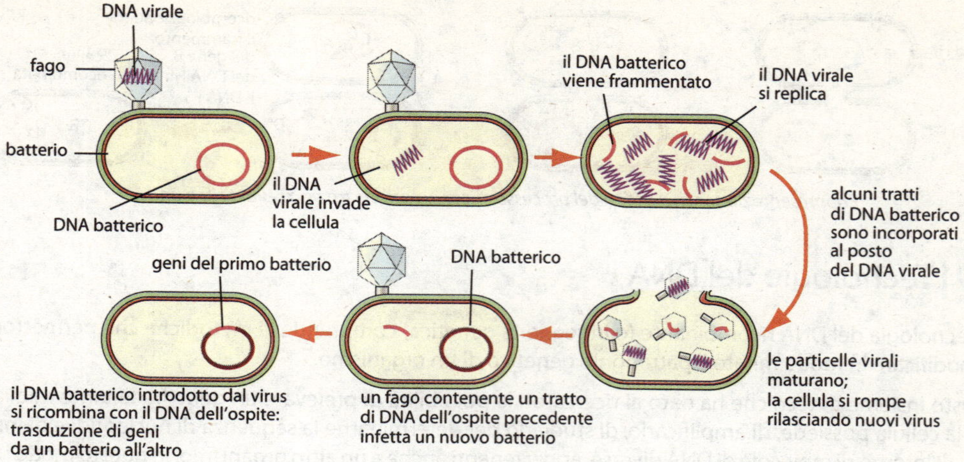

Rappresentazione schematica del processo di trasduzione generalizzata

Plasmidi e coniugazione

In molti batteri, oltre alla molecola di DNA principale (detta a volte "cromosoma batterico"), sono presenti piccole molecole circolari di DNA, chiamate plasmidi, contenenti pochi geni che determinano caratteristiche utili alla cellula, ma non indispensabili per la sopravvivenza (per esempio la resistenza agli antibiotici). I plasmidi si replicano in modo autonomo rispetto al cromosoma batterico e alcuni possono integrarsi stabilmente in esso; la maggior parte di essi possiede inoltre la capacità di passare facilmente da una cellula batterica a un'altra. Attualmente si conoscono diversi tipi di plasmidi; i più noti sono i *plasmidi R*, che portano i geni per la resistenza ai farmaci, e il *plasmide F*, o plasmide della fertilità, del batterio *Escherichia coli*. Il plasmide F può promuovere la coniugazione, un processo in cui il DNA del plasmide è trasferito da un batterio donatore a un batterio ricevente attraverso un ponte citoplasmatico formato da appendici, dette *pili coniugativi*, che si formano sul batterio donatore. Le cellule di *E. coli* prive del plasmide F sono dette cellule F^-, mentre quelle che lo contengono sono dette cellule F^+. Durante la coniugazione tra una cellula F^+ (donatore) e una F^- (ricevente), la cellula F^+ replica il proprio plasmide e ne trasferisce una copia alla cellula F^- attraverso un pilo coniugativo; la cellula F^- si trasforma così in una cellula F^+, diventando capace di produrre pili e di coniugare. La coniugazione è per alcuni aspetti simile alla trasduzione, in quanto comporta il trasferimento di geni batterici da una cellula all'altra; in questo processo, però, i geni sono trasportati da plasmidi, anziché da virus.

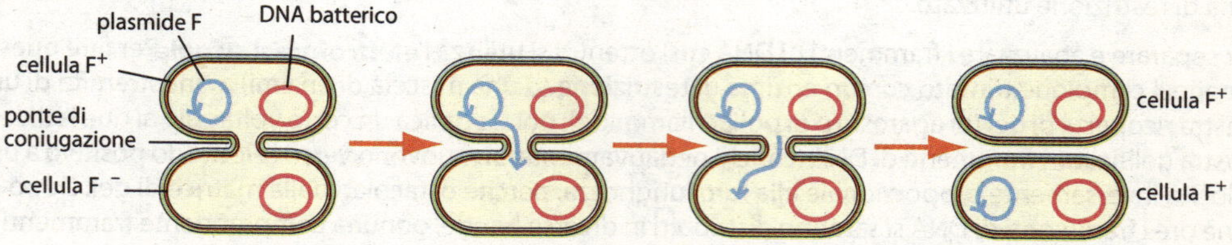

Rappresentazione schematica del processo di coniugazione tra una cellula F^+ e una F^-

Il plasmide F può talvolta integrarsi nella molecola di DNA principale, trasformando la cellula F^+ in una cellula Hfr, anch'essa in grado di formare pili e indurre coniugazione. Durante la coniugazione tra una cellula Hfr e una F^-, insieme al plasmide F può venire trasferita anche una porzione del cromosoma batterico. I geni batterici entrati nella cellula ricevente possono così ricombinare con quelli già presenti, formando nuove combinazioni di geni.

BIOLOGIA

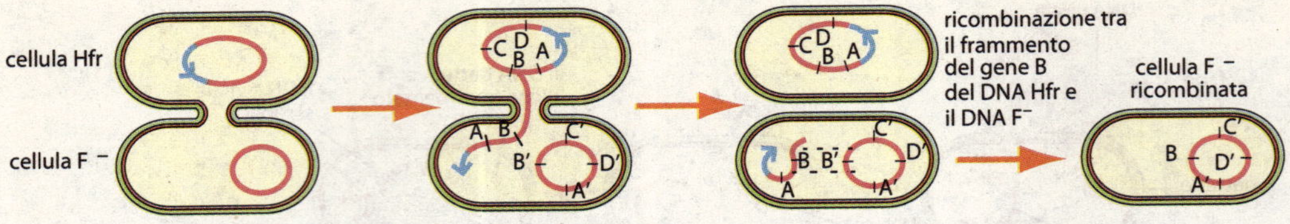

Rappresentazione schematica del processo di coniugazione tra una cellula Hfr e una F⁻

4.9 | Tecnologie del DNA

La tecnologia del DNA ricombinante (o ingegneria genetica) comprende le metodiche che permettono di modificare in modo mirato il patrimonio genetico di un organismo.

Questo insieme di tecniche ha dato ai ricercatori la possibilità di prelevare un gene fra le tante migliaia che la cellula possiede, di amplificarlo, di studiarlo per determinarne la sequenza di nucleotidi e di inserirlo all'interno di molecole di DNA diverse, appartenenti anche a un altro organismo. In questo modo l'ingegneria genetica ha rivoluzionato lo studio della cellula e aperto nuove prospettive in campo terapeutico.

4.9.1 | Enzimi di restrizione e mappatura del DNA

Per ottenere brevi tratti di DNA contenenti i geni che si vogliono studiare, o utilizzare in altro modo, si impiegano gli enzimi di restrizione (o *nucleasi di restrizione*). Questi enzimi sono in grado di tagliare il DNA in corrispondenza di sequenze specifiche, dette *siti di restrizione,* formate da 4-8 coppie di basi. Alcuni enzimi di restrizione operano tagli netti in entrambi i filamenti di DNA, altri, più interessanti ai fini dell'ingegneria genetica, tagliano i due filamenti con uno scarto di alcuni nucleotidi, di conseguenza vi è una breve sequenza di nucleotidi spaiati su ciascuna estremità del taglio, queste sono dette *estremità adesive* perché possono ricongiungersi, sfruttando la complementarità tra le basi rimaste spaiate.

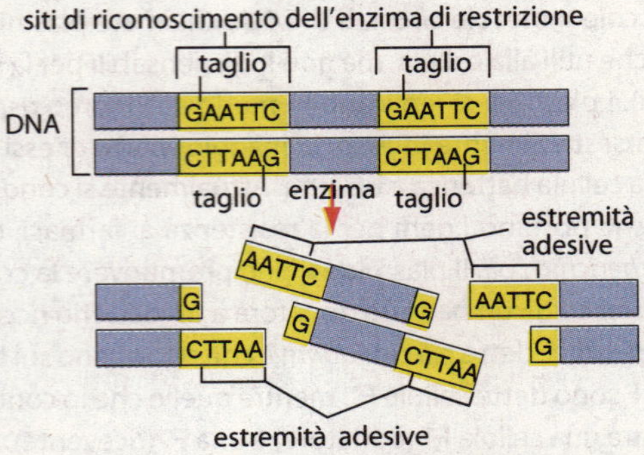

Schema dell'azione di un enzima di restrizione

Sono oggi noti più di 300 enzimi di restrizione diversi, che tagliano il DNA in corrispondenza di sequenze di nucleotidi specifiche; i frammenti che si ottengono hanno lunghezza media diversa a seconda dell'enzima di restrizione utilizzato.

Per separare e analizzare i frammenti di DNA così ottenuti si utilizza l'**elettroforesi su gel**. Per fare questo si pone il campione trattato con un enzima di restrizione (o una miscela di enzimi) a un'estremità di una piastra ricoperta di gel (di agarosio o di poliacrilammide), poi si applica un certo voltaggio ai due lati della piastra gelificata. I frammenti di DNA (carichi negativamente) si muovono verso l'elettrodo positivo a una velocità inversamente proporzionale alla loro lunghezza, perché ostacolati dalla matrice di gel. Dopo alcune ore i frammenti di DNA si saranno distribuiti in diverse bande, ognuna comprendente frammenti di lunghezza simile. Le diverse bande sarebbero invisibili, sul gel, ma vengono rese evidenti trattando il campione con coloranti che si legano al DNA e lo rendono fluorescente, oppure con ^{32}P, isotopo radioattivo del fosforo che entra nella composizione dei nucleotidi e rende radioattivo il campione.

Trattando un tessuto con un certo enzima di restrizione si ottengono sempre gli stessi frammenti di DNA. La presenza di frammenti di lunghezza diversa indica un'anomalia nel DNA, spesso correlabile a malattie genetiche; una mutazione, infatti, può modificare o eliminare un sito di restrizione. I frammenti di lunghezza diversa dal normale, indicati con **RFLP** (che sta per "polimorfismi della lunghezza dei frammenti di restrizione"), vengono ricercati per diagnosticare alcune malattie genetiche.

Tagliando un tratto di DNA con diversi enzimi di restrizione si ottengono frammenti di lunghezza diversa; confrontando la lunghezza dei frammenti derivati da una certa regione di DNA trattata con diverse combinazioni di enzimi di restrizione si può determinare la posizione di ogni sito di taglio, e costruire in tal modo una **mappa di restrizione**. La mappa di restrizione è una mappa "fisica" molto utile, che descrive un tratto di DNA indicando la posizione di specifici siti di riferimento (i siti di restrizione); la mappa definitiva di un tratto di DNA è data tuttavia dalla determinazione della sequenza di nucleotidi. Dalla fine degli anni '70 sono disponibili procedure per determinare la sequenza di nucleotidi di qualsiasi tratto di DNA, in modo semplice e rapido.

Fra gli organismi di cui è stato sequenziato il genoma completo, i primi sono stati alcuni batteri, poi lieviti, poi *Drosophila melanogaster*, ma il progetto più importante in questo campo è quello dell'identificazione di tutti i geni umani, della loro sequenza e della loro localizzazione sui cromosomi, indicato come Progetto Genoma Umano. Fra i risultati che ci si attendono dall'analisi del genoma umano è la definizione delle correlazioni fra determinate patologie e specifiche alterazioni genetiche. Queste conoscenze renderebbero molto più facile l'individuazione e la cura di numerose malattie. Allo stesso tempo, man mano che aumentano le conoscenze sulle funzioni dei diversi geni aumentano anche le preoccupazioni relativamente all'utilizzo che può essere fatto di queste informazioni, problema di enorme portata di cui si occupano i comitati di bioetica.

Il Progetto Genoma Umano

Il programma di mappatura dell'intero genoma dell'uomo, che ha impegnato centinaia di laboratori di ricerca in tutto il mondo, ha fornito un primo set di risultati nel 2001 e si è concluso nel 2003. Un'analisi completa dei dati raccolti richiederà alcune decine d'anni, ma la prima sorpresa è venuta dalla stima del numero dei geni umani, risultati non più di 25.000, mentre le previsioni erano di circa 100.000. Ora che il genoma umano è stato mappato, l'obiettivo è identificare i diversi geni, i loro meccanismi di regolazione, quali proteine controllano e le loro funzioni... una mole di lavoro enorme, per la quale sono indispensabili strumenti e tecnologie in grado di gestire grandi numeri di dati, campioni e informazioni.

La **proteomica** è la disciplina che si occupa dello studio di struttura e funzione di tutte proteine codificate dal genoma umano (attualmente è in corso il Progetto Proteoma Umano).

La **bioinformatica** riguarda l'archiviazione, l'analisi e il confronto fra sequenze di DNA di organismi diversi, realizzata con computer e software particolarmente potenti.

4.9.2 | Ibridazione

Per "cercare" un certo gene su di un cromosoma, per individuare un tratto di mRNA in un tessuto, per stabilire se un certo gene è presente in un dato organismo, o per stabilire se un gene umano presenta mutazioni si usa la tecnica dell'*ibridazione*. Questa tecnica si basa sul fatto che un filamento di DNA si appaia a un altro (o a un filamento di RNA), formando una doppia elica, soltanto se il secondo filamento ha una sequenza complementare. Quindi, una volta che sia nota la sequenza di un certo gene, è possibile preparare delle "sonde" da utilizzare per stabilire se lo stesso gene è presente in un certo campione di acido nucleico.

Una sonda è un tratto di DNA a singolo filamento (formato da 10-1000 nucleotidi), marcato con coloranti fluorescenti o radioisotopi; viene utilizzata nelle reazioni di ibridazione per rivelare la presenza di un acido nucleico (DNA o RNA) con una sequenza di nucleotidi complementare a quella della sonda (in laboratorio si possono sintetizzare sonde con la sequenza desiderata).
Per fare questo si tratta il DNA in esame con enzimi di restrizione e si separano i frammenti con elettroforesi su gel; le bande identificate sul gel vengono trasferite su un foglio di nitrocellulosa o di nylon e il DNA che le forma viene denaturato (in tal modo vengono separati i due filamenti che formano la doppia elica). A questo punto il DNA viene posto in contatto con la sonda marcata radioattivamente; dopo alcune ore di incubazione si sciacqua il foglio a cui aderiscono i frammenti di DNA, in modo da eliminare tutte le molecole di DNA-sonda che non si sono legate ai frammenti presenti nel campione e si va a vedere quali tratti di DNA risultano radioattivi, cioè quali tratti hanno legato la sonda

BIOLOGIA

L'anemia falciforme è una malattia genetica recessiva dovuta al cambiamento di un unico nucleotide: nella sequenza che codifica per la catena β dell'emoglobina una tripletta CTC (GAG nell'mRNA), che codifica per acido glutammico, è sostituita dalla tripletta CAC (GUG nell'mRNA), che codifica per valina. Per eseguire la diagnosi prenatale di tale malattia si estrae il DNA dalle cellule fetali (prelevate tramite amniocentesi) e lo si saggia con due sonde radioattive: una corrispondente alla sequenza genica normale e una corrispondente alla sequenza genica mutata. In questo modo è possibile stabilire se le cellule del feto contengono uno, due o nessun gene difettoso.

4.9.3 | Clonaggio di un gene

Inserendo il DNA ricombinante in un altro organismo, è possibile far esprimere in esso la proteina estranea per cui il gene codifica. Uno degli utilizzi più importanti e sperimentati di questa tecnica riguarda la produzione di sostanze utili.

La produzione di una sostanza attraverso l'ingegneria genetica si articola in cinque tappe:

- isolamento del gene che codifica la proteina che si vuole produrre;
- costruzione del DNA ricombinante, cioè inserimento del gene che interessa nel DNA "vettore";
- introduzione del DNA ricombinante in una cellula ospite che si moltiplichi attivamente;
- clonaggio del gene, cioè produzione di numerose copie del gene grazie alla proliferazione della cellula ospite, e produzione della proteina;

recupero e purificazione della proteina.

La tecnologia del DNA ricombinante è possibile, in ultima analisi, grazie all'universalità del codice genetico, che permette all'organismo ospite di leggere e tradurre, oltre al proprio DNA, anche quello di qualsiasi altro organismo.

La produzione del DNA ricombinante è resa possibile dagli enzimi di restrizione. Un frammento di DNA tagliato con un determinato enzima di restrizione può unirsi a un altro frammento di DNA tagliato con lo stesso enzima, perché i due hanno estremità adesive complementari. Le estremità adesive appaiate grazie alla complementarità delle basi possono poi essere saldate stabilmente da un enzima detto *DNA ligasi*. Usando un opportuno enzima di restrizione e la DNA ligasi è dunque possibile inserire qualsiasi tratto di DNA, preparato artificialmente o isolato da un organismo, nel DNA di un organismo diverso, ottenendo un DNA ricombinante.

Nelle tecniche di ingegneria genetica, il DNA nel quale si inserisce il gene che codifica per una certa proteina, formando il DNA ricombinante, è quello di un plasmide o di un batteriofago. Tale DNA, grazie alla sua capacità di entrare in una cellula ospite e di replicarsi in essa, può agire da veicolo per il trasporto e la moltiplicazione del gene stesso.

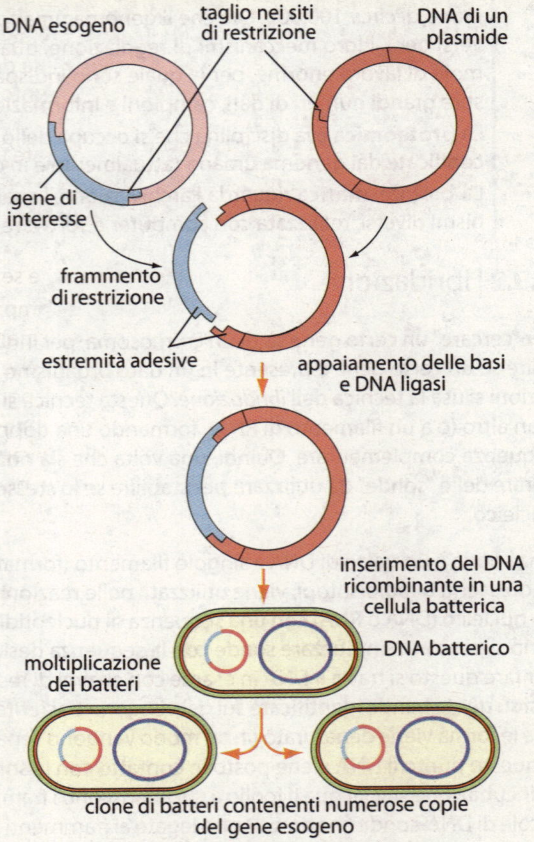

Schema della procedura di clonaggio di un gene

Il DNA ricombinante contenente il gene che interessa viene quindi introdotto in un batterio o un altro microrganismo in grado di moltiplicarsi velocemente, nel quale si comporta esattamente come il DNA originario: viene duplicato al momento della riproduzione e viene trascritto, se ci sono le sequenze adeguate; l'mRNA corrispondente viene poi normalmente tradotto.

Grazie alla rapida proliferazione batterica, è possibile ottenere in breve tempo da una singola cellula contenente il DNA ricombinante un numero enorme di cellule figlie geneticamente identiche (*clone*), anch'esse dotate del gene estraneo. I batteri contenenti il gene clonato possono produrre quindi la proteina a esso corrispondente, esattamente come se fosse una proteina propria. Tale proteina potrà poi essere recuperata dal terreno di coltura dei batteri e purificata.

Con questa tecnica, i batteri funzionano dunque come "fabbriche in miniatura", in grado di produrre grandi quantità di proteine per noi utili e preziose, a costi inferiori rispetto a quelli di altre procedure.

Tra le prime proteine ottenute attraverso l'ingegneria genetica vi sono gli *interferoni*, sostanze ad azione antivirale e antitumorale un tempo ottenute dal sangue con rese bassissime. Basti pensare che da un litro di sangue si ricavano solo 0,5 μg di interferone, contro i 600 μg ottenibili da un litro di coltura di *Escherichia coli* contenente DNA ricombinante.

4.9.4 | Reazione polimerasica a catena

La reazione polimerasica a catena (o PCR) è uno strumento molto importante per produrre rapidamente in laboratorio un gran numero di copie di un tratto di DNA che si vuole studiare, di cui sia nota, almeno in parte, la sequenza nucleotidica. Per fare questo è necessario sintetizzare due oligonucleotidi che rappresentano gli "inneschi" dei filamenti complementari del tratto di DNA che si vuole sintetizzare, dopo di che la reazione procede, sfruttando una polimerasi resistente al calore che produce rapidamente un gran numero di molecole del DNA che si vuole replicare.

Questa tecnica permette di clonare rapidamente una sequenza nucleotidica, senza richiedere l'utilizzo di cellule; in tal modo, a partire anche da un'unica copia della sequenza desiderata è possibile produrre in poche ore una quantità utile di materiale, procedimento che con i metodi standard di clonaggio richiede parecchi giorni.

Si ricordano tre applicazioni della PCR particolarmente utili:

- per produrre una quantità apprezzabile di un certo gene che deve essere studiato;
- per individuare infezioni virali in una fase precocissima: utilizzando come inneschi delle sequenze complementari al genoma virale e utilizzando la PCR su di un campione di sangue, è possibile amplificare e quindi individuare il genoma virale anche se è presente in un'unica copia;
- nella medicina forense permette di ottenere l'"impronta di DNA" (DNA *fingerprint*) di una persona lavorando su campioni piccolissimi, come un capello o una traccia di tessuto che contenga anche una cellula sola. Questa tecnica si basa sul fatto che il genoma di ogni individuo è caratterizzato da una sequenza nucleotidica diversa da quello di ogni altra. In particolare esistono delle regioni del DNA estremamente variabili; utilizzando degli inneschi per queste regioni, e partendo da un campione anche piccolissimo, la PCR può amplificare rapidamente il DNA di questa regione mettendo in evidenza differenze fra un individuo e un altro e permettendo di stabilire con certezza a chi appartiene quel minimo frammento di tessuto.

4.9.5 | Alcune applicazioni dell'ingegneria genetica

L'ingegneria genetica è una tecnica dalle numerose applicazioni e dalle enormi potenzialità, molte delle quali probabilmente ancora da scoprire.

Produzione di sostanze utili

Lo scopo principale di questa tecnica è quello di far produrre a cellule manipolate geneticamente (contenenti DNA ricombinante) sostanze utili di interesse medico, agricolo o industriale.

In **campo medico** gli esempi di proteine umane prodotte grazie all'ingegneria genetica sono ormai numerosi.

Oltre all'interferone, per esempio, si possono produrre con l'ingegneria genetica *ormoni* come l'insulina e l'ormone della crescita, indispensabili per la cura di gravi malattie, come il diabete e il nanismo. Altre

BIOLOGIA

sostanze di utilità medica che si sta cercando di produrre tramite l'ingegneria genetica sono i modulatori del sistema immunitario, i fattori di crescita e le citochine, "messaggeri" chimici attraverso i quali le cellule comunicano tra loro.

Un'altra interessante applicazione dell'ingegneria genetica nel settore medico riguarda la produzione di vaccini. Il vaccino contro l'epatite B viene attualmente prodotto grazie all'ingegneria genetica ed è in fase di studio la possibilità di ottenere con questa tecnica un vaccino contro la malaria.

Ricerca di base

Un'ulteriore, importante possibilità fornita dall'ingegneria genetica è quella di isolare singoli geni e poter così studiare il loro funzionamento e la loro regolazione direttamente sul gene, anziché sull'intero genoma. Rientra in questo campo il Progetto Genoma Umano.

Agricoltura

Il genoma delle piante coltivate può essere modificato introducendo, per mezzo di batteri, geni esogeni utili. Si possono così ottenere piante che producono maggiori quantità di sostanze utili, più resistenti agli stress ambientali (per esempio al freddo) e meno vulnerabili di fronte alle malattie e ai parassiti.

Organismi transgenici

Gli organismi transgenici sono piante o animali in cui sono stati incorporati geni estranei, provenienti da organismi diversi. Per introdurre i geni estranei possono essere utilizzati vettori come i virus, ma è anche possibile iniettare direttamente il DNA.

Per generare un animale transgenico è possibile iniettare il DNA del gene che interessa in una cellula uovo, che poi verrà impiantata nell'utero di una femmina. In alternativa il gene d'interesse può essere iniettato in una cellula staminale embrionale (si veda. § 6.2.1), questa viene poi inserita in una blastocisti (uno stadio precoce dello sviluppo embrionale) che viene impiantata nell'utero di una femmina.

L'impatto delle piante geneticamente modificate (GM) sulla salute umana e sull'ambiente non è sempre prevedibile ed è per questo oggetto di accesi dibattiti, soprattutto per quanto riguarda gli OGM (organismi geneticamente modificati) da usare nell'alimentazione. Per questo motivo l'introduzione di una certa coltura GM destinata all'alimentazione viene valutata accuratamente caso per caso.

Per quanto riguarda gli effetti sull'ambiente, può capitare che una pianta modificata per resistere a un certo diserbante si ibridizzi con specie affini e diventi essa stessa infestante di piante coltivate in annate successive. La soia è certamente una delle colture geneticamente modificate più diffuse nel mondo. In particolare è stata modificata per resistere a un diserbante totale, che elimina cioè tutte le piante infestanti senza danneggiare la soia stessa. L'esperienza fatta in America, però, ha evidenziato che l'uso continuo dello stesso diserbante può determinare la selezione di piante infestanti resistenti a questo erbicida, rendendo necessario l'utilizzo di sostanze diverse.

Piante GM: stato dell'arte

Trent'anni fa venne realizzata con successo la prima pianta transgenica, ovvero una pianta nel cui genoma era stato inserito un gene proveniente da un'altra specie, e tale gene si esprimeva correttamente nel nuovo organismo (vedi Herrera-Estrella *et al.*, *Nature*, 1983). Si trattava di un trasferimento genico effettuato attraverso l'infezione di cellule vegetali con il plasmide del bacillo *Agrobacterium tumefaciens*. Da quel momento a oggi sono stati fatti numerosi altri esperimenti per migliorare le piante (renderle resistenti ai patogeni per esempio, diminuendo l'immissione di pesticidi nell'ambiente) e sono state sviluppate molte altre tecniche (oggi la più diffusa è il "gene gun", una pistola che spara i geni nelle cellule vegetali dopo che questi sono stati fatti aderire a micropallottole d'oro), ma solo poche piante GM vengono coltivate nel mondo, preferendole alle versioni originali per i vantaggi che in effetti apportano all'agricoltura e all'ambiente. Si tratta di soia, mais, cotone e canola (quest'ultima è una pianta poco nota in Europa ma diffusa e consumata nelle americhe).

Quesiti svolti

1 Quale, tra i seguenti composti, NON è un costituente di un generico acido nucleico?

A Timina **B** Adenina **C** Guanina **D** Citosina **E** Glicina

Gli acidi nucleici sono polimeri di nucleotidi e un nucleotide è formato da uno zucchero pentoso che lega un gruppo fosfato e una base azotata. La base può essere adenina, guanina, citosina, timina, uracile. La glicina è un aminoacido, non una base azotata, perciò non può sostituire un acido nucleico: risposta **E**.

2 Il DNA (acido desossiribonucleico):

A è costituito da singole sequenze di amminoacidi
B è costituito da singole sequenze di molecole di desossiribosio
C contiene nella propria struttura molecole di acidi grassi
D è costituito da singole sequenze di basi azotate
E è costituito da due filamenti polinucleotidici avvolti a elica

Il DNA è costituito da due filamenti polinucleotidici, cioè catene di nucleotidi, ognuno formato da una molecola dello zucchero desossiribosio cui sono legati un gruppo fosforico e una fra le quattro possibili basi azotate (adenina, guanina, timina e citosina). I due filamenti sono avvolti a elica e tenuti uniti dai legami a idrogeno che si formano fra le basi complementari: adenina con timina e guanina con citosina. La risposta esatta è quindi la **E**.

3 Se in un tratto di DNA l'adenina rappresenta il 30% delle basi:

A la guanina è il 20%
B la citosina è il 10%
C la guanina è il 10%
D la guanina è il 30%
E l'uracile è il 30%

I due filamenti polinucleotidici che formano il DNA si appaiano in modo da rispettare la complementarità fra le basi azotate: adenina (A) con timina (T) e citosina (C) con guanina (G). Se in una molecola di DNA l'adenina rappresenta il 30% delle basi, un altro 30% sarà dato dalla timina, per un totale di A + T = 60%. Il restante 40% sarà dato per il 20% da guanina e per il 20% da citosina; si deduce che l'alternativa corretta è la **A**.

4 Supponiamo che su un filamento di DNA si susseguano le basi CTAATTGGA. Quali sono le basi complementari sull'altro filamento della doppia elica?

A CTAATTGGA
B GATTAACCT
C TCCAATTAG
D ACGGCCTTG
E GAUUAACCU

Dato che sulle due eliche di DNA si affrontano basi azotate complementari, il filamento complementare a quello proposto (CTAATTGGA) sarà GATTAACCT, come indicato dalla risposta **B**.

BIOLOGIA

5 **Per denaturazione del DNA si intende:**

A l'idrolisi

B l'inattivazione di un gene

C la sostituzione di alcuni nucleotidi nel DNA

D l'associazione con proteine basiche

E la separazione delle due eliche per rottura dei ponti idrogeno

Per "denaturazione" del DNA si intende la separazione dei due filamenti polinucleotidici, dovuta alla rottura dei legami idrogeno fra le basi complementari; risposta E. Il DNA può essere denaturato sottoponendolo a calore o a particolari reagenti, come l'urea.

6 **In una cellula eucariotica la maggior parte dell'RNA è sintetizzata:**

A nei cloroplasti

B nel nucleo

C nei mitocondri

D nel citoplasma

E sulla membrana cellulare

L'acido ribonucleico (RNA) viene sintetizzato utilizzando come stampo il DNA, che negli eucarioti è contenuto nel nucleo, quindi questo processo si svolge per la maggior parte in questa sede; risposta B.

7 **Un "esone" è:**

A un insieme di 6 amminoacidi

B un insieme di 6 monosaccaridi

C una sequenza di DNA che viene trascritta ma non tradotta

D una sequenza di DNA che viene trascritta e tradotta

E un insieme di 6 nucleotidi

Un esone è un tratto di DNA che viene trascritto e tradotto; risposta D. I tratti di DNA che vengono trascritti ma non tradotti sono invece detti introni.

8 **Per processo di traduzione si intende che:**

A avviene la conversione del linguaggio da acidi nucleici a polipeptidi

B si forma una nuova molecola di DNA in base alla regola dell'appaiamento delle basi azotate

C il messaggio portato dal DNA viene copiato da una molecola di RNA

D a ogni base azotata dell'RNA corrisponde un determinato amminoacido della proteina

E si forma una nuova molecola di RNA grazie all'appaiamento delle basi azotate

Con il termine traduzione si fa riferimento alla sintesi delle proteine, che si svolge utilizzando l'RNA messaggero ottenuto su stampo del DNA cellulare. La traduzione è quindi la conversione delle informazioni contenute negli acidi nucleici (sotto forma di sequenze di nucleotidi), nelle corrispondenti proteine, o meglio nei corrispondenti polipeptidi.

La risposta esatta è quindi la A.

9 Le tecniche di ibridazione degli acidi nucleici hanno permesso di identificare geni in cellule e organismi diversi. Da questi dati risulta che cellule diverse dello stesso organismo hanno tutte quante:

- **A** lo stesso DNA, ma RNA diversi
- **B** lo stesso DNA e gli stessi RNA
- **C** gli stessi RNA ma DNA diversi
- **D** DNA ed RNA diversi
- **E** DNA ed RNA uguali solo per le metà paterne e materne

Tutte le cellule che formano un organismo pluricellulare contengono lo stesso DNA, si possono quindi escludere le alternative **C** e **D**, oltre alla **E** che non ha alcun significato. Le cellule che formano i diversi organi e tessuti di un organismo pluricellulare sono differenti perché in ogni cellula vengono trascritti e tradotti in proteine solo alcuni geni: quelli responsabili delle caratteristiche specifiche. Cellule diverse dello stesso organismo hanno quindi lo stesso DNA, ma RNA diversi, come suggerisce l'alternativa **A**.

10 Tra le seguenti affermazioni riguardanti le mutazioni, una è decisamente ERRATA: quale?

- **A** Possono provocare tumori
- **B** Possono essere geniche, genomiche, cromosomiche
- **C** Possono provocare malattie genetiche
- **D** Sono sempre ereditabili
- **E** Possono essere puntiformi

Una mutazione è un cambiamento improvviso del genoma di un organismo che può riguardare un solo gene (mutazione genica), un unico nucleotide (mutazione puntiforme), più geni dello stesso cromosoma (mutazione cromosomica), o anche l'intero genoma (mutazione genomica). Quando una mutazione interessa le cellule somatiche può provocare un tumore e non viene trasmessa alla prole; quando invece interessa le cellule riproduttive può provocare malattie genetiche e viene trasmessa alla prole. L'unica affermazione errata è la **D**: infatti, le mutazioni, come appena visto, non sempre sono ereditabili.

11 Quale delle seguenti affermazioni riferite ai geni è FALSA?

- **A** I geni associati sono localizzati nello stesso cromosoma
- **B** I geni associati al sesso vengono ereditati in maniera diversa da maschi e femmine
- **C** Un gene omeotico controlla la formazione di specifiche strutture durante lo sviluppo
- **D** Tutti i geni contenuti nel cromosoma X sono coinvolti nella determinazione dei caratteri sessuali
- **E** Un gene costitutivo è costantemente trascritto

Un gene è un tratto di DNA che codifica una specifica catena polipepetidica. I geni sono detti associati quando si trovano sullo stesso cromosoma (l'affermazione **A**, corretta, si può scartare). I geni omeotici controllano la definizione del piano corporeo durante lo sviluppo embrionale (la **C** si può scartare), mentre i geni costitutivi codificano proteine fondamentali per la vita della cellula, quindi sono costantemente trascritti (la **E** si può scartare). I cromosomi sessuali sono diversi nei maschi e nelle femmine, controllano i caratteri sessuali, ma contengono anche geni che controllano caratteristiche diverse; tutti questi vengono ereditati in modo diverso dai maschi e dalle femmine. Si deduce che l'affermazione **B** è corretta e la **D** è errata, quest'ultima è quindi la risposta cercata.

12 **Quale reazione catalizza l'enzima trascrittasi inversa?**

- **A** La traduzione dell'RNA in senso inverso
- **B** La trascrizione del DNA partendo dalla sequenza di terminazione e procedendo verso il promotore
- **C** La trascrizione dell'mRNA a partire da uno stampo a DNA
- **D** La trascrizione di DNA virale utilizzando RNA come stampo
- **E** La trascrizione di DNA batterico utilizzando RNA come stampo

La trascrittasi inversa è un enzima virale che catalizza la sintesi di DNA a partire da una molecola di RNA virale; risposta **D**.

13 **A causa della recente pubblicità data al problema della clonazione, il termine "clone" ha assunto diversi significati che non sempre risultano soddisfacenti dal punto di vista scientifico. Quale ritieni debba essere il significato scientificamente corretto da dare al termine "clone"?**

- **A** Una popolazione di cellule o di organismi identici derivanti da uno stesso tipo cellulare o organismico attraverso un processo di riproduzione sessuata
- **B** Una cellula o un organismo uguale a un altro ottenuto per riproduzione asessuata
- **C** Una popolazione di cellule o di organismi identici derivanti da uno stesso tipo cellulare o organismico attraverso un processo di riproduzione asessuata
- **D** Una cellula o un organismo uguale a un altro ottenuto per riproduzione sessuata
- **E** L'insieme degli individui, uguali o diversi che siano, che, appartenendo alla stessa discendenza, risultano geneticamente simili ma non uguali tra loro

In genetica, un clone è un insieme di cellule o di organismi che hanno origine da una stessa cellula o organismo, tramite un processo di riproduzione asessuata, e quindi sono geneticamente identici. La risposta corretta è la **C**.

14 **Un batterio che produce insulina umana:**

- **A** contiene un gene estraneo e lo esprime
- **B** esprime un gene normalmente inattivo
- **C** perde le sue normali capacità metaboliche
- **D** possiede enzimi diversi rispetto a batteri della stessa specie
- **E** ha subito una mutazione

L'insulina umana è una proteina la cui sintesi dipende dalla presenza del gene corrispondente, che non fa parte del normale corredo genetico dei batteri. È estremamente improbabile che un gene di questo tipo compaia in seguito a una mutazione, si può quindi dire che un batterio produce insulina umana se contiene il corrispondente gene umano, per lui estraneo (introdotto artificialmente) e lo esprime; risposta **A**.

5 | Evoluzione, classificazione dei viventi ed ecologia

5.1 | Teoria evolutiva di Lamarck

L'evoluzione è il processo di cambiamento e adattamento che porta a un aumento della diversità genetica e allo sviluppo di nuove forme di vita.

Jean Baptiste de Lamarck (1744-1829) ha avuto il merito di proporre la prima teoria scientifica dell'evoluzione; questa teoria è basata fondamentalmente sui due seguenti assunti.

- **Legge dell'uso e del non uso**: gli organi che sono intensamente usati si sviluppano, mentre quelli non utilizzati si atrofizzano. Secondo Lamarck gli organismi sono in grado di modificare i propri caratteri durante la loro esistenza in risposta agli stimoli ambientali; tali modificazioni sviluppate durante la vita dell'individuo sono dette *caratteri acquisiti*.
- **Legge dell'ereditarietà dei caratteri acquisiti**: i caratteri acquisiti durante la vita dell'individuo possono essere trasmessi alla progenie.

Per Lamarck, dunque, specie nuove, sempre più complesse, si originano da specie preesistenti mediante l'accumulo e la modificazione di caratteri acquisiti.

Secondo la teoria di Lamarck gli antenati delle giraffe dovevano essere erbivori dal collo normale costretti a brucare le foglie degli alberi di acacia durante i periodi di siccità. Lo sforzo continuo per raggiungere le foglie più alte avrebbe causato il graduale allungamento del collo (carattere acquisito), e la trasmissione di questo carattere alla prole avrebbe portato alla comparsa di giraffe con il collo sempre più lungo.

Non vi sono però prove convincenti che dimostrino la validità della teoria di Lamarck, anzi è noto ormai da tempo che i caratteri acquisiti non sono trasmissibili alla progenie. Essendo stata smentita negli anni successivi alla sua formulazione, questa teoria conserva un'importanza solamente storica, infatti è stato il primo tentativo di spiegare scientificamente il processo dell'evoluzione, attorno al quale si svolgeva il dibattito fra creazionisti ed evoluzionisti.

5.2 | Teoria evolutiva di Darwin

Nel 1859 Charles Darwin (1809-1882) pubblicò *L'origine delle specie*, opera in cui esponeva la propria teoria dell'evoluzione. Tale teoria può essere sintetizzata in quattro punti principali:

- gli esseri viventi si riproducono generando organismi simili a se stessi nelle caratteristiche fondamentali, ma con una notevole variabilità fra i singoli e queste differenze sono, almeno in parte, ereditabili;
- gli organismi producono una prole troppo numerosa rispetto alle risorse disponibili per garantirne la sopravvivenza; tra di essi, quindi, è sempre in atto una lotta per l'esistenza;
- quali organismi possano sopravvivere e riprodursi dipende dalle interazioni fra questi e l'ambiente: quelli che, nella variabilità che sempre si manifesta, mostrano le caratteristiche più adatte all'ambiente in cui si trovano, sopravvivono e si riproducono, permettendo il perpetuarsi delle loro caratteristiche vantaggiose. Questo processo è indicato come *selezione naturale*;
- operando generazione dopo generazione, la selezione naturale porta a un accumulo di cambiamenti tale da differenziare i gruppi di organismi, permettendo la comparsa di nuove specie.

BIOLOGIA

5.2.1 | Differenze tra la teoria di Darwin e quella di Lamarck

La principale differenza tra la teoria evolutiva di Darwin e quella di Lamarck consiste nel ruolo giocato dall'ambiente nei processi evolutivi:

- per Lamarck l'ambiente ha un ruolo diretto nell'evoluzione, determinando lo sviluppo dei caratteri acquisiti;
- per Darwin l'ambiente ha un ruolo indiretto: non provoca la comparsa di caratteri nuovi, ma fa sì che gli individui dotati di caratteri che in quel determinato ambiente risultano "favorevoli" sopravvivano meglio e lascino un maggior numero di discendenti, in confronto agli individui in possesso di caratteri meno adatti.

Un'ulteriore differenza risiede nella natura delle variazioni:

- secondo Lamarck le variazioni sono indirizzate esclusivamente verso adattamenti favorevoli;
- secondo Darwin, la variabilità dei caratteri è casuale: esistono caratteri favorevoli, neutrali e sfavorevoli; è poi l'ambiente a selezionare e a far sopravvivere più a lungo gli individui con i caratteri più favorevoli.

Secondo l'interpretazione darwiniana, gli antenati delle giraffe attuali dovevano essere animali con il collo mediamente corto, ma con una certa variabilità; quando l'erba della savana cominciò a scarseggiare, il collo lungo, che consentiva di raggiungere le foglie sui rami degli alberi di acacia, risultò essere un carattere favorevole. Gli individui con il collo più lungo, più adatti all'ambiente, risultarono avvantaggiati nella competizione e furono quindi selezionati a spese di quelli con il collo più corto. Questi trasmisero le loro caratteristiche alla prole; in tal modo la frequenza delle giraffe a collo lungo andò via via aumentando.

5.3 | Prove dell'evoluzione

Le prove a sostegno dell'evoluzione provengono da diverse discipline, tra cui la paleontologia, la biogeografia, la biologia molecolare, l'anatomia e l'embriologia comparata.

Prove paleontologiche

La paleontologia, cioè la disciplina che analizza i resti fossili, è particolarmente importante per lo studio dell'evoluzione. Questa disciplina ha dimostrato che non tutte le specie attualmente esistenti sulla Terra erano presenti anche in un lontano passato e che, per contro, molte specie un tempo esistenti sono ormai scomparse. Grazie alle tecniche di datazione radioattiva, i paleontologi sono in grado di stabilire l'età dei fossili e quindi di stabilire la successione cronologica ed evolutiva delle specie testimoniate dai resti fossili.

Prove biogeografiche

La biogeografia studia la distribuzione delle forme viventi nelle varie regioni del globo e fornisce importanti prove a sostegno della teoria dell'evoluzione.

Uno dei casi più interessanti e più studiati, a questo proposito, è la distribuzione dei fringuelli alle isole Galápagos, osservata anche da Darwin, durante il suo viaggio intorno al mondo. In queste isole sono presenti 14 specie di uccelli riconoscibili come fringuelli, ma molto diversificati, soprattutto per quel che riguarda la forma e le dimensioni del becco, in relazione al tipo di vita e al tipo di alimentazione. Dato che le isole Galápagos, situate a 950 km dalla costa dell'Ecuador, sono sempre state separate dal continente sudamericano, questa distribuzione suggerisce l'ipotesi che tutte le specie derivino da pochi individui, provenienti dal Sud America che, giunti su una di queste isole, si sono adattati alle nuove condizioni ambientali. Eventi casuali avrebbero poi permesso ad alcuni fringuelli di raggiungere le altre isole dell'arcipelago, e si sarebbero evoluti in direzioni diverse a seconda delle condizioni ambientali, fino a generare specie diverse.

Anatomia comparata

L'anatomia comparata dimostra che gli organismi appartenenti a uno stesso gruppo presentano sempre molte somiglianze strutturali. Le zampe di due mammiferi come il gatto e il cavallo, presentano la stessa struttura di base, diversa, per esempio, da quella della zampa di una mosca (un insetto).

Embriologia comparata

L'embriologia è la disciplina che studia lo sviluppo embrionale. Gli stadi dello sviluppo embrionale negli organismi imparentati si assomigliano, indicando un'origine evolutiva comune. Tale somiglianza appare tanto maggiore quanto più precoce è lo stadio embrionale considerato.

Biologia molecolare

Maggiore è la parentela evolutiva di due specie, maggiore è il grado di somiglianza nella sequenza delle basi del loro DNA.

Confrontando la sequenza delle basi del DNA di due specie diverse, i biologi molecolari possono quindi stabilire il loro grado di parentela. Le stesse considerazioni valgono naturalmente per le sequenze degli amminoacidi che formano proteine omologhe, tali sequenze infatti dipendono dalla sequenza delle basi dei geni a esse corrispondenti (si veda anche § 5.6.1).

5.4 | Neo-darwinismo (teoria sintetica dell'evoluzione)

La teoria di Darwin fu contestata dai suoi contemporanei, perché presentava due gravi lacune:

- non proponeva un meccanismo convincente per spiegare come i caratteri ereditari fossero trasmessi da una generazione all'altra (Darwin non conosceva i lavori di Mendel);
- non indicava quale fosse l'origine della variabilità dei caratteri.

I successivi sviluppi della genetica hanno consentito di risolvere questi problemi. La genetica ha infatti individuato nella mutazione e nella ricombinazione genetica che si verifica con la riproduzione sessuata la fonte della variabilità ereditabile.

La moderna teoria dell'evoluzione reinterpreta la teoria evolutiva di Darwin sulla base delle scoperte della genetica ed è chiamata neo-darwinismo (o teoria sintetica dell'evoluzione).

La sintesi tra la genetica mendeliana e l'approccio evolutivo darwiniano ha anche dato origine a una nuova branca della biologia, la *genetica di popolazione*.

5.4.1 | Basi genetiche dell'evoluzione

✔ Una *popolazione* è un gruppo di individui della stessa specie che possono incrociarsi liberamente perché non ostacolati da barriere di alcun tipo che impediscano gli scambi.

La popolazione è il soggetto dell'evoluzione: dal punto di vista evolutivo, infatti, la specie è un gruppo troppo ampio per essere considerato come un'entità unitaria. Quasi sempre è costituita da un insieme di popolazioni i cui membri non si incrociano effettivamente con quelli di altre popolazioni, perché separati da ostacoli di vario tipo. Gli individui di una popolazione tendono pertanto a formare un gruppo riproduttivo chiuso e ad andare incontro a un destino evolutivo indipendente da quelli di un'altra.

Nell'ambito della genetica di popolazione, si definisce *pool genico* l'insieme di tutti gli alleli presenti negli individui di una popolazione in un determinato momento; mentre la *frequenza genica* è la frequenza relativa di un particolare allele in una popolazione.

L'evoluzione può essere considerata il risultato di una modificazione delle frequenze geniche all'interno di una popolazione.

Il principio di Hardy-Weinberg

Nel 1908, G. H. Hardy (matematico inglese) e G. Weinberg (medico tedesco), lavorando indipendentemente, dimostrarono che la ricombinazione che si verifica a ogni generazione negli organismi a riproduzione sessuata non modifica le frequenze con cui compaiono i diversi alleli che costituiscono il *pool* genico. Questo, in realtà, si verifica solo in situazioni ideali, nelle quali siano rispettate queste condizioni:

- la popolazione sia molto grande;
- gli accoppiamenti tra gli individui siano casuali (*popolazione panmittica*);
- non ci siano nella popolazione fenomeni migratori (né emigrazioni, né immigrazioni);
- non si verifichino mutazioni che modificano il *pool* genico;
- tutti gli alleli abbiano lo stesso successo riproduttivo.

BIOLOGIA

In queste condizioni, dato un gene con due soli alleli *T* e *t*, la frequenza di *T* e di *t* nel *pool* genico rimangono costanti nelle generazioni. Si indichi con p la frequenza dell'allele dominante *T* e con q la frequenza dell'allele recessivo *t*. Poiché la somma delle frequenze alleliche deve essere pari al 100%, si ha $p + q = 1$ ed elevando al quadrato $(p + q)^2 = 1^2$; cioè:

$$p^2 + 2pq + q^2 = 1$$

Questa espressione rappresenta appunto il principio di Hardy-Weinberg, dove:

- p^2 → frequenza del genotipo omozigote dominante (*TT*)
- $2pq$ → frequenza del genotipo eterozigote (*Tt*)
- q^2 → frequenza del genotipo omozigote recessivo (*tt*)

In realtà le condizioni di equilibrio previste dal principio di Hardy-Weinberg non si presentano mai in natura. In condizioni reali, le popolazioni sono sempre soggette a fenomeni migratori e presentano *pool* genici instabili, caratterizzati dalla comparsa di mutazioni e dalla continua variazione delle frequenze alleliche, sono cioè continuamente soggette ai processi evolutivi.

Il principio di Hardy-Weinberg può essere utilizzato per determinare le frequenze geniche (alleliche) a partire dalle frequenze dei fenotipi e quindi per stabilire in che modo una popolazione si sta evolvendo.

I fattori che modificano l'ipotetico equilibrio previsto da Hardy-Weinberg, detti **fattori evolutivi fondamentali**, sono: mutazioni, selezione naturale, flusso genico, deriva genetica e accoppiamenti non casuali.

5.4.2 | Mutazioni

Le mutazioni sono eventi casuali che provocano una variazione ereditaria del genotipo. Dal punto di vista evolutivo, le mutazioni sono responsabili della comparsa di nuovi alleli e provocano quindi una modificazione delle frequenze geniche e uno spostamento dalle condizioni di equilibrio.

I nuovi alleli risulteranno favorevoli, neutri o sfavorevoli in base alle condizioni ambientali in cui si trova una popolazione. A seconda del loro valore selettivo e del tasso di mutazione essi potranno essere eliminati dal *pool* genico oppure essere mantenuti con una frequenza costante, risultato di un equilibrio tra il tasso di selezione e quello di mutazione.

Si ricordi che, malgrado il tasso medio di mutazione di un gene sia basso, dato l'alto numero di geni di ogni individuo e l'alto numero di individui che in genere formano le popolazioni, il numero di nuove mutazioni, e quindi di nuovi alleli, che compare a ogni generazione può comunque risultare molto elevato.

Le mutazioni rappresentano la materia prima dell'evoluzione: sono infatti **responsabili della variabilità dei caratteri**, su cui possono agire gli altri fattori evolutivi.

5.4.3 | Selezione naturale

Secondo Darwin, la selezione naturale consisteva fondamentalmente nella sopravvivenza degli individui più adatti; in termini più moderni, la selezione naturale può essere definita come la diversa capacità riproduttiva di genotipi differenti all'interno di una popolazione.

La selezione naturale modifica la distribuzione delle caratteristiche del fenotipo di una popolazione, modificando in questo modo le frequenze alleliche.

La selezione naturale è considerata il fattore principale nella modificazione delle frequenze alleliche di una popolazione; gli altri fattori possono assumere importanza in alcune popolazioni particolari, oppure in alcune fasi della storia evolutiva di una specie.

I diversi tipi di selezione naturale

In base al modo in cui si realizza, si distinguono tre tipi di selezione:

- la **selezione stabilizzatrice** tende a produrre una popolazione più uniforme per quel che riguarda una determinata caratteristica, eliminando le forme estreme. Questo tipo di selezione opera in tutte le popolazioni, in particolare quando l'ambiente è stabile, e tende a ridurre la frequenza dei fenotipi estremi, riducendo la variabilità;
- la **selezione direzionale** tende a far aumentare nel tempo la proporzione di individui con una caratteristica fenotipica estrema. Questa forma di selezione agisce quando gli individui di una popolazione si trovano a fronteggiare dei cambiamenti ambientali;

> Un classico esempio di selezione direzionale è dato dalla sostituzione della forma chiara con la forma scura, causata dall'inquinamento, nelle popolazioni di *Biston betularia*.
> *Biston betularia* è una farfalla notturna, comune in Inghilterra, che ha l'abitudine di posarsi sui tronchi di betulla. La specie mostra due varianti di colore: una forma chiara, dovuta a un allele recessivo, e una forma scura (melanica), dovuta a un allele dominante. Fino alla fine del XIX secolo, quasi tutti gli esemplari erano di colore chiaro, adatto per mimetizzarsi sulla corteccia chiara delle betulle e sfuggire così agli uccelli predatori; in seguito, di pari passo con il progressivo annerimento dei tronchi causato dalle fuliggini industriali, il numero degli esemplari scuri è aumentato drasticamente a scapito di quelli chiari: sulle cortecce scure, infatti, la forma melanica risulta meno visibile e quindi sfugge con maggior facilità ai predatori rispetto a quella chiara. Gli studi genetici hanno dimostrato che, in poco più di cinquant'anni, la selezione naturale innescata dal cambiamento ambientale ha provocato una variazione della frequenza dell'allele dominante da circa il 20% a circa il 100%.

- la **selezione divergente** tende a far prevalere le caratteristiche fenotipiche estreme, eliminando le forme intermedie. Questa forma di selezione porta al *polimorfismo*, cioè alla coesistenza di due o più forme fenotipicamente distinte in una popolazione; in certe circostanze può portare alla formazione di due nuove specie.

Il risultato della selezione: la comparsa di adattamenti

La selezione naturale porta alla diffusione di individui più adatti dei loro predecessori alla sopravvivenza in un dato ambiente. Tutte le caratteristiche che si sviluppano in un processo evolutivo e che rendono un organismo adatto alla sopravvivenza e alla riproduzione in un dato ambiente sono dette adattamenti.

Si distinguono sostanzialmente tre tipi di adattamenti:

- *adattamenti morfologici*, che riguardano la forma e la struttura degli organismi;
- *adattamenti fisiologici*, inerenti al metabolismo degli organismi;
- *adattamenti comportamentali*, inerenti ai particolari comportamenti che gli organismi mettono in atto in risposta a determinati stimoli ambientali.

La "selezione sessuale"

Molto spesso gli accoppiamenti fra animali avvengono in modo non casuale; generalmente è la femmina che, al momento dell'accoppiamento, opera una selezione fra i maschi della popolazione, in base a caratteristiche particolari. In molti uccelli, per esempio, i maschi hanno piumaggio particolarmente vistoso, oppure emettono gorgheggi elaborati; questi caratteri sono favoriti perché le femmine scelgono i maschi con le piume più vistose oppure in grado di produrre il canto più elaborato. Si parla, in questi casi, di selezione sessuale.

5.4.4 | Flusso di geni dovuto a migrazioni

Le migrazioni di individui tra popolazioni possono causare una variazione delle frequenze alleliche, in quanto comportano l'ingresso o la perdita di alleli nelle popolazioni. Se gli individui che entrano in una popolazione o la abbandonano hanno frequenze alleliche diverse da quelle della popolazione originaria, il risultato della migrazione sarà l'alterazione dell'equilibrio genetico.
L'effetto globale di questo fattore è quello di livellare le differenze genetiche tra le popolazioni.

5.4.5 | Deriva genetica

La deriva genetica è una variazione delle frequenze geniche di una popolazione, dovuta a fenomeni casuali, e non all'azione della selezione naturale.

Questo fattore ha scarsa influenza nel caso di popolazioni molto numerose; è invece molto pronunciato in popolazioni piccole. Quando una piccola popolazione si separa da una più grande, le sue frequenze alleliche non necessariamente rispecchiano quelle della popolazione di origine e, qualora la popolazione aumentasse di numero, il suo *pool* genico potrebbe continuare a essere differente da quello del gruppo originario. Questo tipo di deriva genetica è detto anche *effetto del fondatore*.

Se una popolazione subisce una drastica riduzione numerica per ragioni che non hanno niente a che fare con la selezione naturale, per esempio a causa di una catastrofe naturale, si dice che la popolazione passa attraverso un *collo di bottiglia*. Tra gli individui rimasti, sopravvissuti in genere per motivi casuali, le frequenze alleliche sono spesso diverse da quelle della popolazione originaria.

5.4.6 | Modelli di evoluzione

L'evoluzione consiste nella comparsa e nell'affermazione di organismi dotati di caratteristiche nuove. I processi evolutivi a livello intraspecifico (all'interno della specie) permettono la formazione di popolazioni diversificate, ed eventualmente di specie diverse; gli stessi processi, a livello più alto, permettono la comparsa e l'affermazione di modelli strutturali nuovi e la diversificazione dei grandi gruppi di organismi.

La **microevoluzione** consiste nell'insieme dei cambiamenti genetici che interessano una popolazione e che, accumulandosi, portano all'origine di una nuova specie.

La **macroevoluzione** riguarda i cambiamenti che insorgono all'interno di gruppi superiori alla specie, come la comparsa di nuove linee evolutive o le estinzioni di massa.

I fattori che permettono l'evoluzione sono fondamentalmente gli stessi: tra la microevoluzione e la macroevoluzione cambia solamente la scala temporale in cui questi fattori evolutivi agiscono.

Quando si esaminano somiglianze di forma o di funzione tra due specie diverse è importante stabilire se esse siano il risultato di una stretta parentela evolutiva o semplicemente il frutto di adattamenti simili ad ambienti simili. Si distinguono quindi tre modelli di evoluzione: *evoluzione convergente*, *evoluzione parallela* ed *evoluzione divergente*.

Evoluzione convergente

L'evoluzione convergente è il fenomeno per cui organismi che vivono in condizioni ambientali simili sviluppano adattamenti simili, pur non avendo alcuna parentela evolutiva. Questa forma di evoluzione porta alla comparsa di strutture analoghe, cioè strutture che hanno funzione simile, ma diversa origine evolutiva.

Pur essendo rispettivamente un pesce e un mammifero, il tonno e il delfino hanno una forma corporea estremamente idrodinamica e fondamentalmente simile perché vivono nello stesso ambiente e sono quindi soggetti alle stesse pressioni selettive (*convergenza evolutiva*).

Le strutture *analoghe* (che svolgono la stessa funzione, ma hanno origine diversa) non devono essere confuse con quelle *omologhe*, cioè le strutture che svolgono funzione diversa pur avendo la stessa origine evolutiva.

PARTE TERZA

L'ala di un uccello e l'ala di una farfalla, pur avendo la stessa funzione sono fondamentalmente diverse. Basti pensare che l'ala di una farfalla è membranosa e priva di strutture rigide, mentre quella di un uccello è sostenuta da uno scheletro osseo e rivestita di penne.

Evoluzione parallela

L'evoluzione parallela è il processo in base al quale specie imparentate evolvono in modo simile per lunghi periodi di tempo, perché sottoposte alle stesse pressioni selettive.

Evoluzione divergente

L'evoluzione divergente consiste nello sviluppo di caratteristiche diverse in due (o più) popolazioni che condividono un antenato comune.

L'evoluzione divergente può portare alla formazione di varietà diverse della stessa specie, adattate alle condizioni specifiche dell'ambiente in cui vivono, oppure, se agisce sufficientemente a lungo, alla nascita di specie nuove.

Pur essendo entrambi mammiferi appartenenti all'ordine dei carnivori, le foche e i gatti hanno un aspetto radicalmente diverso perché vivono in ambienti differenti e hanno quindi subito pressioni selettive differenti nel corso della loro evoluzione.

5.4.7 | Speciazione

Una specie è un gruppo di individui che possono incrociarsi tra loro, dando origine a prole fertile.

Il complesso di fenomeni che portano alla nascita di una nuova specie prende il nome di speciazione. La condizione che dà inizio alla speciazione è l'**isolamento genetico**, diretta conseguenza dell'isolamento riproduttivo tra due popolazioni di una data specie (cioè l'impossibilità di accoppiarsi per gli organismi appartenenti alle due popolazioni).

L'isolamento riproduttivo e la speciazione sono spesso il risultato dell'isolamento geografico; si parla in questo caso di speciazione allopatrica. In alcune circostanze, la speciazione può aver luogo anche senza isolamento geografico ed è chiamata in tal caso speciazione simpatrica.

Speciazione allopatrica

Se una popolazione viene a essere separata da un'altra da una barriera geografica (come per esempio un corso d'acqua), i due gruppi cessano di scambiarsi geni e restano quindi isolati dal punto di vista riproduttivo.
Una volta separati, sui loro *pool* genici agiscono pressioni selettive diverse che possono farli divergere sempre di più ed evolvere indipendentemente l'uno dall'altro. Se l'isolamento dura sufficientemente a lungo e le pressioni selettive sono abbastanza intense, le due popolazioni possono differenziarsi geneticamente al punto che, se anche tornassero in contatto, non potrebbero più incrociarsi e rimarrebbero comunque isolate riproduttivamente. Si possono così formare due nuove specie. La speciazione allopatrica si verifica facilmente a partire da popolazioni piccole, che vivono ai confini dell'areale, cioè l'area di distribuzione della specie.

Speciazione simpatrica

La speciazione simpatrica è molto comune nelle piante ed è spesso legata al fenomeno della *poliploidia* (§ 2.7), cioè al possesso di un numero di cromosomi multiplo di n e superiore a $2n$. La nascita di una nuova specie per poliploidia può essere dovuta, per esempio, al raddoppio del numero dei cromosomi in alcuni individui di una data specie oppure, più di frequente, al raddoppio del numero cromosomico in individui ibridi.

Un **ibrido** è un individuo originato dall'accoppiamento tra due individui di specie diversa. Gli ibridi sono normalmente sterili perché i loro cromosomi, non essendo omologhi, non possono appaiarsi durante la meiosi, bloccando così la produzione dei gameti. L'eventuale raddoppio del numero cromosomico in un ibrido permette però la nascita di una nuova specie in grado di produrre gameti perché ogni cromosoma ha in questo caso un suo omologo con il quale appaiarsi durante la meiosi.

BIOLOGIA

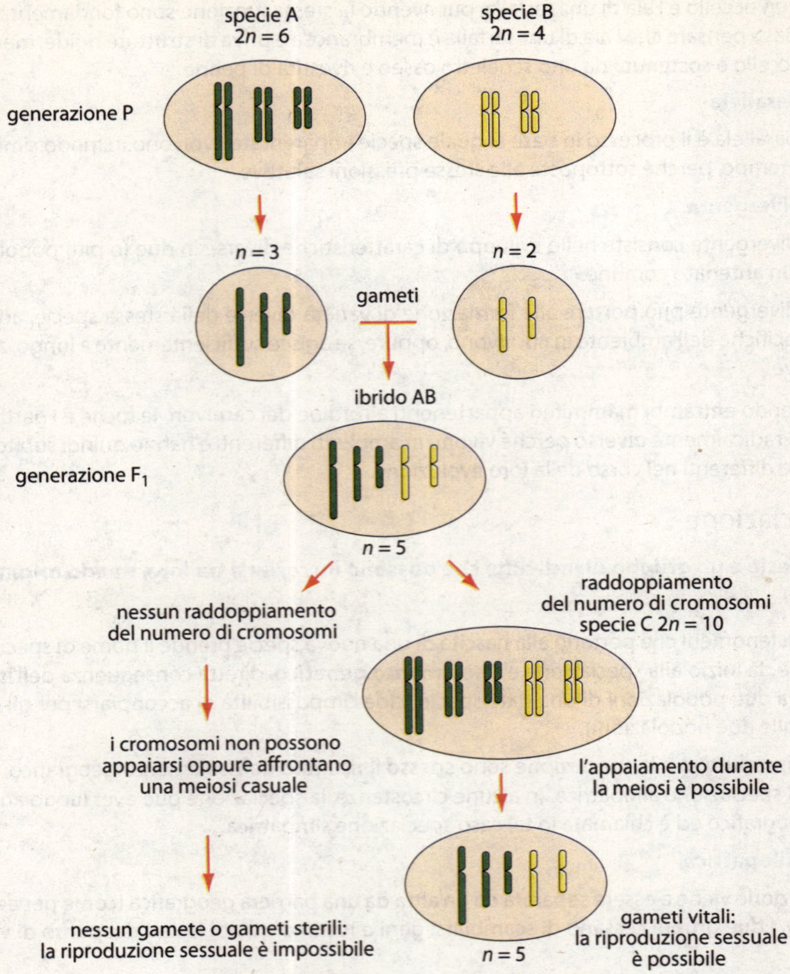

L'ibridazione fra la specie A e la specie B, seguita dal raddoppiamento del numero di cromosomi, genera una nuova specie

Isolamento genetico

A speciazione avvenuta, due specie molto simili possono restare riproduttivamente isolate pur convivendo nello stesso ambiente grazie ai meccanismi di isolamento riproduttivo che impediscono il rimescolamento dei genotipi e quindi garantiscono l'isolamento genetico.

I *meccanismi di isolamento prezigotici*, come per esempio differenze di habitat, differenze di comportamento nel corteggiamento, oppure incompatibilità degli apparati riproduttivi, impediscono la fecondazione fra organismi appartenenti a due specie diverse.

I *meccanismi di isolamento postzigotici* riguardano invece il fatto che gli eventuali ibridi fra due specie non sopravvivono, oppure vivono ma non sono in grado di riprodursi.

Radiazione adattativa

Un fenomeno particolare nell'ambito dei processi evolutivi è quello della radiazione adattativa, che si verifica quando una specie va a occupare un nuovo ambiente, scarsamente colonizzato, dando origine rapidamente a numerose specie diverse, fino a occupare tutte le nicchie ecologiche disponibili. Ciascuna delle specie nuove presenta adattamenti diversi da quelli delle altre, funzionali a una specifica nicchia ecologica, secondo un processo favorito dall'assenza di competitori nel nuovo habitat.

5.5 | Storia della vita sulla Terra

5.5.1 | Origine della vita

In base alle stime attuali, il pianeta Terra ha avuto origine circa 4,7 miliardi di anni fa, e probabilmente 4,5 miliardi di anni fa la crosta terrestre era già solidificata, mentre le più antiche testimonianze fossili, relative a forme di vita primitive, si trovano all'interno di rocce risalenti a circa 3,5-3,8 miliardi di anni fa; la vita quindi ha avuto origine probabilmente intorno a 4 miliardi di anni fa.

Non è ancora del tutto chiaro come si sia originata la vita sulla Terra, ma le ipotesi più accreditate si basano su una teoria proposta indipendentemente da Oparin e Haldane negli anni '20 e verificata sperimentalmente da Stanley Miller negli anni '50.

La sintesi abiotica delle molecole organiche

Secondo le teorie attualmente più accreditate, la comparsa della vita ha richiesto la *sintesi abiotica* delle sostanze biochimicamente importanti. Oparin e Haldane hanno avanzato l'ipotesi che le condizioni ambientali presenti sulla Terra primitiva, molto diverse da quelle attuali, fossero tali da favorire la sintesi spontanea delle molecole organiche. Il carbonio, l'idrogeno, l'azoto e l'ossigeno, presenti nei composti che formavano l'atmosfera primordiale (prevalentemente vapor d'acqua, metano, ammoniaca e idrogeno) avrebbero reagito tra loro, formando diversi composti. L'energia per la formazione di questi legami sarebbe stata fornita da diverse fonti, tra cui la radiazione ultravioletta, i fulmini, il decadimento radioattivo e l'attività vulcanica, allora intensissima.

Le prime molecole organiche complesse si sarebbero quindi formate nell'atmosfera primitiva con un processo non biologico e si sarebbero poi concentrate negli oceani primordiali attraverso le prime piogge, formando un "brodo primordiale" contenente i precursori delle macromolecole biologiche.

L'evoluzione chimica

Amminoacidi, monosaccaridi, nucleotidi e lipidi così formati sarebbero andati incontro a un processo di *evoluzione chimica*, che avrebbe condotto alla comparsa dei primi organismi protocellulari. Questi precursori avrebbero infatti reagito tra loro formando polimeri.

Questi, a loro volta, si sarebbero aggregati a formare goccioline colloidali, chiamate da Oparin *coacervati*, dotate di una membrana lipidica che le separava dall'ambiente esterno e capaci di compiere al proprio interno reazioni enzimatiche. Pur avendo proprietà caratteristiche dei viventi, i coacervati non erano cellule viventi perché non erano in grado di riprodurre se stessi. Quando questi aggregati di macromolecole acquisirono la capacità di riprodursi diedero origine ai primitivi antenati delle cellule viventi, chiamati da Oparin *protobionti*[1].

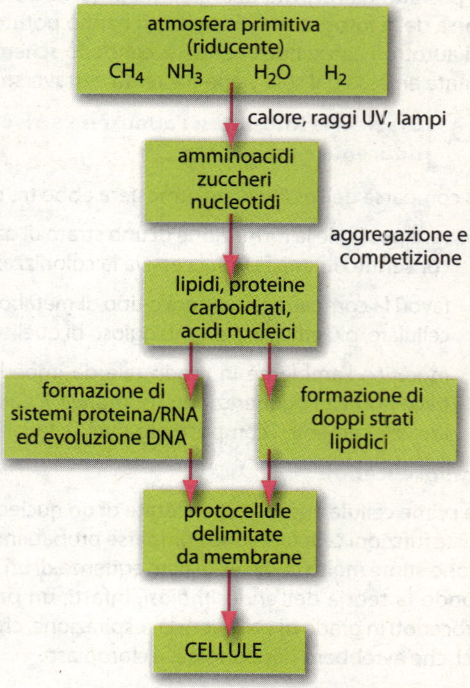

Ipotetica sequenza degli eventi che può avere prodotto le prime cellule viventi

---

1. È noto che il materiale genetico (acidi nucleici) dirige la sintesi delle proteine e che questo processo, come pure la replicazione degli acidi nucleici, richiede diversi enzimi; ma gli enzimi sono a loro volta proteine; allora è inevitabile chiedersi se sono comparse prima le proteine o gli acidi nucleici. Una possibile soluzione di questo problema viene dalla scoperta che l'RNA in alcune condizioni è in grado di catalizzare la sintesi di molecole di RNA. Sembra ragionevole quindi immaginare che il primo passo verso la vita sia stata la replicazione dell'RNA senza l'intervento di proteine a funzione enzimatica.

5.5.2 | Le prime forme viventi

I fossili più antichi trovati finora, somiglianti ai batteri attuali, risalgono a 3,5-3,8 miliardi di anni fa. Dai fossili non è possibile capire che tipo di metabolismo avessero questi organismi primordiali, è però possibile formulare delle ipotesi, infatti, dato che l'atmosfera primordiale era priva di ossigeno libero (era quindi riducente), le prime cellule dovevano essere anaerobie. Esistono invece opinioni diverse sul modo in cui queste cellule si procuravano l'energia: si è a lungo pensato che fossero eterotrofe e si nutrissero delle sostanze organiche presenti nell'ambiente in grande quantità, recentemente però sono stati trovati gruppi di batteri autotrofi chemiosintetici molto primordiali, gli *archebatteri*, che vivono in condizioni simili a quelle che si suppone caratterizzassero la Terra primitiva. È quindi stata formulata l'ipotesi che i primi organismi viventi fossero simili agli archebatteri. In ogni caso, senza l'evoluzione degli autotrofi la vita sulla Terra sarebbe presto cessata, per esaurimento dei composti organici presenti nell'ambiente.

La comparsa della fotosintesi

Fra gli organismi autotrofi, quelli che hanno avuto maggiore successo sono i fotosintetici, in grado di sintetizzare composti organici da sostanze inorganiche semplici (anidride carbonica e acqua) sfruttando l'energia della luce solare attraverso il processo della fotosintesi (§ 1.14), che produce ossigeno libero. L'ipotesi che la comparsa della fotosintesi si sia verificata in una fase molto precoce della storia della vita, è supportata dai ritrovamenti di *stromatoliti*, risalenti a 3,5 miliardi di anni fa. Queste sono strutture rocciose dall'aspetto striato per sottili bande alterne scure e chiare, dovute alla presenza di strati di materiale depositato dall'attività di organismi procarioti simili agli attuali cianobatteri (fotosintetici). Con la comparsa della fotosintesi, gli eterotrofi hanno potuto proseguire la loro evoluzione, avendo a disposizione gli autotrofi come nutrimento, secondo lo schema di flusso di energia tuttora dominante: l'energia radiante emessa dal sole viene trasferita, attraverso gli autotrofi fotosintetici, a tutti i viventi.

Grazie alla fotosintesi l'atmosfera arrivò a contenere il 21% di ossigeno, trasformandosi da riducente a ossidante.

La comparsa dell'ossigeno in atmosfera ebbe tre conseguenze molto importanti:

- rese possibile la formazione di uno strato di ozono (O_3) che, schermando i raggi UV dannosi, avrebbe consentito in una fase successiva la colonizzazione delle terre emerse;
- favorì la comparsa di un nuovo tipo di metabolismo, il *metabolismo aerobico*, basato sulla respirazione cellulare, più efficiente e vantaggioso di quello anaerobico dal punto di vista energetico;
- modificò l'ambiente in modo tale da impedire per sempre il ripetersi della formazione della vita dalla non vita ("generazione spontanea"). L'ossigeno libero, infatti, è molto reattivo e tende a demolire velocemente i composti organici, ostacolandone la formazione e l'accumulo.

I primi eucarioti

Le prime cellule eucariotiche, dotate di un nucleo contenente il DNA e di organuli specializzati per le diverse funzioni cellulari, sono comparse probabilmente oltre 1,5 miliardi di anni fa (a questo proposito esistono stime molto diverse), in conseguenza di un processo di simbiosi fra alcuni organismi procarioti. Secondo la teoria dell'*endosimbiosi*, infatti, un procariote di dimensioni maggiori avrebbe inglobato procarioti in grado di compiere la respirazione, che sarebbero all'origine dei mitocondri, e altri, fotosintetici, che avrebbero dato origine ai cloroplasti.

La comparsa della pluricellularità

I primi organismi pluricellulari hanno avuto origine, probabilmente, circa 600 milioni di anni fa, a partire da un organismo unicellulare (forse un protista ciliato) che si è diviso, formando due cellule figlie che non si sono separate; questo processo, ripetuto più volte avrebbe portato alla formazione di una colonia, un semplice aggregato di cellule indifferenziate, che successivamente si sarebbero differenziate e specializzate. La pluricellularità, anche nelle forme più semplici, richiede infatti un certo livello di *differenziamento cellulare*. Un organismo pluricellulare può vivere più a lungo di un unicellulare (perché le singole cellule possono essere sostituite), può raggiungere dimensioni maggiori e può adattarsi a condizioni ambientali diversificate, utilizzando una più vasta gamma di risorse alimentari.

PARTE TERZA

Con la comparsa degli organismi pluricellulari l'evoluzione subì una straordinaria accelerazione, dando luogo agli spettacolari processi evolutivi degli animali e delle piante: la flora e la fauna in un primo momento si diffusero in ambiente acquatico, poi occuparono le terre emerse originando un gran numero di specie.

5.6 | Classificazione dei viventi

La classificazione degli organismi viventi è oggetto di studio della *sistematica* e della *tassonomia*.
La **sistematica** è la disciplina che studia la diversità esistente fra gli organismi e le loro relazioni evolutive.
La **tassonomia** invece si occupa della classificazione dei viventi, cioè del loro ordinamento all'interno di diverse categorie, basandosi sulle loro relazioni evolutive.

5.6.1 | Tassonomia

Il primo sistema ordinato di classificazione è stato messo a punto dal grande naturalista svedese Carlo Linneo (1707-1778), nel XVIII secolo. Egli organizzò un sistema gerarchico, ancora in gran parte in uso, basato sui principi di *precedenza* e *inclusione*: le diverse categorie sistematiche sono disposte in modo tale che ognuna è inclusa in quelle precedenti e comprende tutte quelle successive. Le categorie tassonomiche principali nella tassonomia moderna sono le seguenti: *dominio*, *regno*, *phylum* (per gli animali) o *divisione* (per le piante), *classe*, *ordine*, *famiglia*, *genere* e *specie*.

L'unità fondamentale di questo sistema è la **specie**.
Anche il ***phylum*** è una categoria molto importante perché i suoi membri presentano caratteristiche anatomiche originali, diverse da quelle degli altri *phyla* e risultato di una precisa tendenza evolutiva.

Data la grande varietà degli esseri viventi sono state poi create ulteriori suddivisioni, indicate con i prefissi *super-*, *sotto-*, *infra-*. Una determinata classe, per esempio, può essere formata da due o più sottoclassi, ciascuna comprendente uno o più ordini.

Il sistema di classificazione di Linneo è in vigore, nelle sue linee fondamentali, ancora oggi[1]. Linneo, però, era un fissista, era cioè fermamente convinto dell'immutabilità delle specie nel tempo. La moderna classificazione è invece fondata sull'idea di evoluzione e sulle teorie evolutive e utilizza quindi il sistema di Linneo per inquadrare i diversi gruppi di viventi, definiti in base alle relazioni di parentela evolutiva.

Una questione fondamentale nella classificazione evolutiva è l'origine di una somiglianza o di una differenza. Le strutture che hanno un'origine comune, ma non necessariamente una funzione comune sono definite *omologhe* (per esempio l'ala di un uccello e la zampa di un cavallo). Viceversa le strutture che hanno la stessa funzione, somiglianza superficiale, ma origini evolutive del tutto differenti sono definite *analoghe*. Per la classificazione evolutiva è importante individuare le strutture omologhe.

Sequenze amminoacidiche di proteine omologhe

Per un corretto ordinamento tassonomico si è dimostrata molto interessante anche l'analisi delle sequenze amminoacidiche di proteine omologhe, cioè proteine che sono presenti, con la stessa funzione, in tutti gli esseri viventi (per esempio il citocromo c, coinvolto nella respirazione cellulare). Queste proteine, pur avendo la stessa funzione, presentano differenze nella sequenza amminoacidica dovute a mutazioni che si sono accumulate nel corso dell'evoluzione, senza alterarne la funzionalità. Lo studio delle sequenze amminoacidiche di queste proteine permette di ricostruire una sorta di albero genealogico in cui a un maggior numero di differenze nella sequenza corrisponde una maggior distanza evolutiva.

1. Linneo in realtà utilizzava cinque categorie tassonomiche: varietà, specie, genere, ordine e classe.

BIOLOGIA

La stessa cosa può essere fatta analizzando le differenze presenti in tratti omologhi di acidi nucleici, in particolare a questo scopo si studiano specifiche porzioni di *RNA ribosomiale*.

Lo studio comparato di acidi nucleici e proteine ha dimostrato che le loro sequenze si dispongono secondo una logica filogenetica: molecole di specie morfologicamente distanti, possiedono sequenze nucleotidiche o sequenze amminoacidiche proporzionalmente meno simili piuttosto che molecole di organismi legati da un grado di parentela più stretto.

5.6.2 | La nomenclatura binomia

Per indicare in modo non equivoco le specie, si utilizza un sistema di nomenclatura, detto nomenclatura binomia, fondamentalmente identico a quello formulato da Linneo nel 1758. Ogni specie viene indicata con due nomi latini: il primo si riferisce al genere a cui l'organismo appartiene ed è un sostantivo, il secondo indica la specie e di solito è un aggettivo.

Il nome scientifico della specie umana, per esempio, è *Homo sapiens*, quello del protozoo parassita che provoca la malaria *Plasmodium falciparum*.

5.6.3 | I cinque regni

La classificazione dei viventi presenta numerosi aspetti controversi, soprattutto quando riguarda gli organismi inferiori, per questo motivo sono stati proposti diversi schemi e quello cui ancora si fa più spesso riferimento a livello scolastico prevede la suddivisione di tutti gli esseri viventi (a esclusione dei virus, § 1.3) nei cinque regni *Monere*, *Protisti*, *Funghi*, *Piante* e *Animali*, in base alla complessità della struttura e alle modalità di nutrizione. Le caratteristiche fondamentali dei cinque regni sono schematizzate nella tabella seguente.

Regno	Tipo cellulare	Nutrizione	Esempi
Monere	procarioti; unicellulari o coloniali	autotrofi ed eterotrofi	batteri; cianobatteri
Protisti	eucarioti; unicellulari, coloniali o pluricellulari con strutture molto semplici	autotrofi ed eterotrofi	amebe; parameci; alghe; mixomiceti
Funghi	eucarioti; pluricellulari filamentosi	eterotrofi	lieviti; funghi; muffe
Piante	eucarioti; pluricellulari	autotrofi fotosintetici	muschi; felci; piante con semi; piante con fiori
Animali	eucarioti; pluricellulari	eterotrofi	spugne; molluschi; insetti; uccelli; mammiferi

Il modello a cinque regni è attualmente messo in discussione perché ricerche recenti hanno permesso di distinguere i procarioti in due grandi gruppi: *archebatteri* ed *eubatteri* (o "batteri veri"). Gli archebatteri hanno struttura cellulare procariotica, quindi sono privi di nucleo delimitato da membrana e di organelli citoplasmatici, d'altra parte, però, alcune importanti caratteristiche biochimiche fanno sì che li si debba considerare distinti sia dagli eucarioti che dagli altri procarioti (gli eubatteri). Secondo questo modello i viventi dovrebbero essere distinti in **tre domini** (il dominio è una categoria superiore al regno):

- il dominio ***Bacteria***, comprendente il regno degli Eubatteri, o "batteri veri";
- il dominio ***Archaea***, comprendente il regno degli Archebatteri;
- il dominio ***Eukarya***, comprendente i quattro regni degli eucarioti: Protisti, Funghi, Piante e Animali.

PARTE TERZA

5.6.4 | Monere

Nello schema tradizionale a cinque regni tutti gli organismi procarioti sono classificati nel regno delle monere, che comprende organismi estremamente diversi.

In base al tipo di metabolismo, gli organismi appartenenti a questo gruppo possono essere suddivisi in tre categorie principali:

- fotoautotrofi: sintetizzano i composti organici a partire dalla CO_2, utilizzando la luce del Sole come fonte di energia;
- chemioautotrofi: sintetizzano i composti organici a partire dalla CO_2 e ricavano l'energia necessaria dall'ossidazione di composti inorganici;
- eterotrofi: assumono dall'ambiente i composti organici necessari come fonte di energia e come elementi strutturali.

Gli archebatteri

Gli archebatteri hanno struttura cellulare di tipo procariotico, parete priva di peptidoglicano e una struttura chimica della membrana cellulare diversa sia dagli eubatteri sia dagli eucarioti. Vivono in condizioni estreme, simili a quelle che si suppone esistessero all'origine della Terra; in base all'habitat e al metabolismo si distinguono 3 gruppi principali:

- gli *ipertermofili* (o termoacidofili) prediligono ambienti caldi e acidi come le sorgenti sulfuree calde, che hanno temperatura intorno ai 70°C e pH intorno a 2-3;
- i *metanogeni* sono organismi anaerobi che ricavano energia dalla riduzione dell'anidride carbonica a metano. Vivono in ambienti privi di ossigeno come il fondo marino, i fanghi o l'intestino dei ruminanti, e sono responsabili della produzione di tutto il metano presente in atmosfera;
- gli *alofili estremi* vivono in acque salate molto concentrate (come quelle del Mar Morto) e possono sopportare livelli di pH molto elevato (fino a 11,5).

Il regno delle monere comprende due grandi gruppi di organismi: i batteri (con metabolismi diversificati) e le alghe azzurre, o cianobatteri (fotoautotrofi).

Batteri

I batteri sono procarioti e quindi privi di organelli membranosi intracellulari come pure di nucleo, hanno invece un'unica molecola circolare di DNA a doppio filamento. Si riproducono in modo asessuato: la divisione cellulare avviene per scissione binaria, dopo la duplicazione del DNA e la separazione di una copia del materiale genetico a ciascuna estremità della cellula (modalità detta anche *amitosi*). Sono noti comunque diversi fenomeni (trasformazione, trasduzione e coniugazione, § 4.8), non legati alla riproduzione, che permettono un certo riassortimento genetico.

Possiedono una parete cellulare costituita di peptidoglicani (ma non gli archebatteri); in condizioni sfavorevoli, molti ceppi batterici possono formare spore resistenti che sono in grado di rimanere quiescenti per lungo tempo, finché le condizioni ambientali non ritornino più favorevoli.

I batteri sono estremamente diversificati, e presentano numerosi tipi di processi metabolici sconosciuti negli organismi superiori.

Batteri gram-positivi e gram-negativi

La distinzione fra batteri gram-positivi e gram-negativi si basa sull'affinità della parete cellulare per il colorante di Gram: un campione batterico viene trattato con un colorante violetto e successivamente con una soluzione iodo-iodurata; viene poi lavato con alcol e trattato con safranina, un colorante rosso. I batteri gram-positivi trattengono il violetto e appaiono blu-viola, mentre i batteri gram-negativi appaiono rossi.

Le differenze di colorazione dipendono da caratteristiche della parete cellulare: la parete dei batteri gram-positivi è più spessa e contiene una maggior quantità di peptidoglicano.

La grande versatilità metabolica dei batteri si riscontra sia tra le varie specie sia all'interno della stessa specie o ceppo.

Il batterio *Escherichia coli* può produrre energia per respirazione o fermentazione, può utilizzare l'ossigeno come accettore finale di elettroni (respirazione aerobia) o al contrario respirare in condizioni anaerobiche utilizzando un composto diverso come accettore finale di elettroni, inoltre può utilizzare il glucosio e il lattosio come fonte di carbonio per produrre tutte le biomolecole necessarie (aminoacidi, lipidi, acidi nucleici ecc.).

Grazie alla grande versatilità metabolica dei batteri, esistono popolazioni batteriche in qualsiasi ambiente, anche il più inospitale.

Si conoscono batteri che crescono e si moltiplicano in condizioni di pH estremo, nell'acqua delle sorgenti termali, dove la temperatura supera i 100 °C, nelle saline, nei lastroni di ghiaccio dell'Antartide o nell'intestino degli animali.
Nell'intestino di ogni uomo sono presenti circa 100.000 miliardi di batteri, rappresentanti di circa 1000 specie diverse; la loro presenza è indispensabile per il corretto svolgimento della digestione e dell'assimilazione delle sostanze nutritive.
Solo alcuni batteri, oltre ad alcuni funghi, sono in grado di demolire la cellulosa, sostanza che forma gran parte dei tessuti vegetali; gli animali erbivori possono digerire questa sostanza solo grazie alla presenza nell'intestino di specifici batteri.

I batteri possono essere eterotrofi o autotrofi e nel secondo caso si distinguono chemioautotrofi o fotoautotrofi. Questi ultimi ricavano dalla radiazione solare l'energia per produrre le sostanze organiche, però, a differenza delle piante, gli elettroni e gli atomi di idrogeno necessari per trasformare le molecole di CO_2 in glucosio non sono forniti dalla molecola d'acqua ma dall'acido solfidrico (H_2S).
Nel caso dei chemioautotrofi, invece, l'energia necessaria alla riduzione della CO_2 in glucosio deriva dall'ossidazione di piccoli composti inorganici. A questo gruppo appartengono i batteri nitrificanti come *Nitrosomonas* o *Nitrobacter* che ossidano NH_3 a NO_2^- o NO_3^- (si veda anche il ciclo dell'azoto § 5.12.3).

Thiobacillus denitrificans (presente nelle sorgenti calde vulcaniche) ossida i composti ridotti dello zolfo (come H_2S) e utilizza come accettore finale di elettroni NO_3^- che viene convertito in N_2: in questo caso la riduzione del nitrato ad azoto molecolare (denitrificazione) è associata all'ossidazione di un composto inorganico.
Alcune specie appartenenti al genere *Pseudomonas* possono utilizzare l'idrogeno (H_2) come fonte di energia ossidandolo ad acqua.

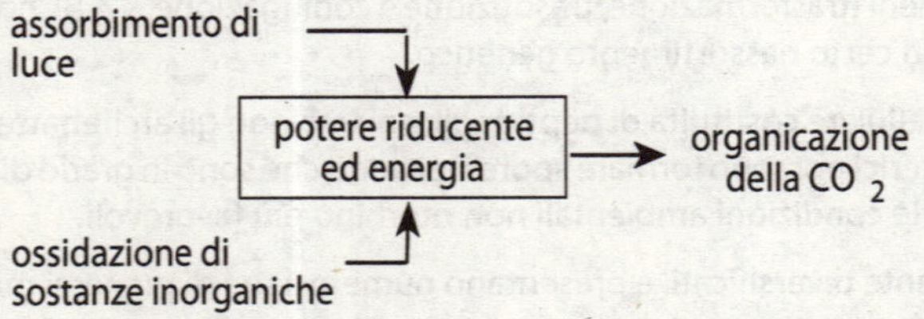

$2H_2 + O_2 \longrightarrow 2H_2O$ (idrogenobatteri)

$H_2S \longrightarrow S \longrightarrow S_2O_3^{2-} \longrightarrow SO_4^{2-}$ (solfobatteri)

$Fe^{2+} \longrightarrow Fe^{3+}$ (ferrobatteri)

$NH_3 \longrightarrow NO_2^- \longrightarrow NO_3^-$ (batteri nitrificanti)

Processi chimici che forniscono energia ai principali batteri autotrofi

Fra i batteri eterotrofi, alcuni sono parassiti, cioè si nutrono a spese di altri organismi viventi. A questo gruppo appartengono i batteri patogeni, quelli che provocano malattie terribili come il colera, il tifo o la tubercolosi. Non si deve dimenticare però che questi sono solo una minima parte, infatti i batteri sono per la maggior parte saprobi, cioè si nutrono di materiale organico morto. A sottolineare la grande diversità metabolica degli organismi appartenenti a questo regno si ricorda anche che alcuni ceppi batterici sono in grado di fissare l'azoto atmosferico (§ 5.12.3) e alcuni producono antibiotici, sostanze che hanno lo scopo di uccidere altri microrganismi o inibirne la crescita.

Cianobatteri (o alghe azzurre)

I cianobatteri sono procarioti autotrofi che effettuano la fotosintesi con un meccanismo simile a quello delle piante: utilizzano H_2O come donatore di elettroni e producono O_2. Possiedono sistemi di membrane interne, coinvolte nello svolgimento della fotosintesi, simili ai tilacoidi dei cloroplasti e la clorofilla rappresenta il principale pigmento per l'assorbimento della luce. Alcuni cianobatteri sono in grado di fissare l'azoto atmosferico. Si riproducono in modo asessuato, vivono sia isolati che in colonie; alcune specie instaurano simbiosi con i funghi formando i *licheni*.

5.6.5 | Protisti

Il regno dei protisti (indicati a volte come *protoctisti*) comprende tutti gli organismi eucarioti che non sono funghi, né piante né animali; prevalentemente unicellulari (di dimensioni mediamente comprese fra 5 e 100 μm) o coloniali, a parte le alghe, che sono pluricellulari ma non sono formate da veri e propri tessuti differenziati. A questo gruppo appartengono organismi molto diversi fra loro: alcuni (le *alghe*) compiono la fotosintesi e risultano quindi simili alle piante, alcuni, detti *protozoi*, non sono fotosintetici e si procurano il cibo per predazione, altri hanno modalità di nutrizione simili a quelle dei funghi (*mixomiceti*).

L'eterogeneo gruppo delle **alghe** comprende organismi accomunati dal fatto di essere vegetali autotrofi che vivono in ambiente acquatico, molto diversificati per quanto riguarda il tipo di pigmenti e la struttura, infatti si va dagli unicellulari ai pluricellulari anche di notevoli dimensioni, sempre però caratterizzati da strutture molto semplici.

La riproduzione può essere sia sessuata che asessuata. I protisti possono essere parassiti interni o esterni, possono vivere sfruttando sostanza organica in decomposizione o mantenere relazioni di simbiosi con altri animali. Alcuni provocano gravi malattie nell'uomo, quali per esempio la malaria e la malattia del sonno.

Le alghe: protisti o piante?
La classificazione delle alghe è estremamente controversa: in passato le alghe pluricellulari erano incluse nelle piante e quelle unicellulari nei protisti, poi è stato elaborato lo schema che include tutte le alghe nei protisti.
Le classificazioni più recenti, basate sul tipo di pigmenti fotosintetici, inquadrano le alghe verdi (unicellulari e pluricellulari) con le piante, mentre le altre alghe sono classificate all'interno di diversi gruppi, che nella maggior parte dei casi comprendono anche organismi eterotrofi. In ogni caso, secondo la maggior parte degli autori, alghe verdi e piante superiori appartengono alla stessa linea filogenetica, mentre le altre alghe fanno parte di linee indipendenti.

5.6.6 | Funghi

I funghi sono organismi eterotrofi, per lo più pluricellulari, alcuni unicellulari. La maggior parte secerne sostanze che effettuano la digestione del materiale nutritizio (cioè la sua riduzione a sostanze più semplici) al di fuori del corpo, seguita dall'assorbimento attraverso la parete cellulare. Hanno il corpo a *tallo*, cioè non suddiviso in radici, fusto e foglie; in particolare il corpo dei funghi superiori, formato da un intreccio di filamenti detti ife, è chiamato micelio. Sono *saprobi* (o *saprofiti*), se si nutrono di materia organica morta, oppure *parassiti*, se si nutrono a spese di esseri viventi.

La maggior parte dei funghi si riproduce alternando la riproduzione asessuata a quella sessuata; in base alle modalità di riproduzione sessuata e alle strutture riproduttive i funghi sono divisi in quattro gruppi (*zigomiceti*, *ascomiceti*, *basidiomiceti* e *deuteromiceti*) che si presentano con una grande varietà di forme.

I lieviti sono ascomiceti unicellulari che effettuano la fermentazione alcolica, utilizzati per la panificazione e per la produzione di alcune bevande alcoliche. Alcuni funghi, in particolare le muffe, producono antibiotici, tra i quali la penicillina.

5.7 | Piante

Le piante sono organismi vegetali **autotrofi pluricellulari**. sono in grado di sintetizzare le molecole organiche ridotte (carboidrati) necessarie alla vita, utilizzando anidride carbonica e acqua tramite il processo della fotosintesi (§ 1.14), mentre ottengono gli altri elementi indispensabili sotto forma di sali disciolti in acqua. Altra importante peculiarità di questi organismi è la presenza, nelle cellule di cui sono formati (cellule vegetali), di *parete cellulare*. I pigmenti fotosintetici sono *clorofilla a* e *b*, e *carotenoidi*, la principale sostanza di riserva è l'*amido*.

Le piante rivestono in ogni ecosistema l'importante ruolo di **produttori** (§ 5.12.2).

5.7.1 | Classificazione del regno vegetale

Le piante possono essere distinte in due grandi categorie: **piante vascolari** e **piante non vascolari**: le prime, dette anche **tracheofite** o **cormofite**, possiedono tessuti differenziati e sistemi specializzati per il trasporto di liquidi all'interno della pianta; le seconde, comprendenti essenzialmente le **briofite** (i cui rappresentanti più noti sono i muschi), non possiedono tali strutture specializzate.

Ognuna di queste categorie è suddivisa in *divisioni* (corrispondenti ai *phyla* per gli animali), sottodivisioni, classi ordini ecc., principalmente in base alla struttura degli organi riproduttivi.

Briofite

Le briofite, i cui più noti rappresentanti sono i muschi, sono le più antiche piante terrestri, ancora parzialmente dipendenti dall'acqua e quindi confinate in luoghi umidi e ombrosi.
Hanno il corpo a tallo e non possiedono un sistema di vasi conduttori adibito al trasporto dei liquidi, per questo sono dette piante *non vascolari*.

PARTE TERZA

Tracheofite (piante vascolari)

Le tracheofite sono piante perfettamente adattate alla terraferma, grazie a una serie di strutture utili a garantire la disponibilità d'acqua alla pianta e la protezione contro l'essiccamento. La comparsa di tessuti differenziati permette di ridurre la perdita d'acqua (un'epidermide protettiva riveste le foglie e le altre parti vive), la presenza di radici molto sviluppate permette un efficiente prelievo di acqua dal suolo, mentre un sistema di vasi conduttori consente la distribuzione dell'acqua e dei sali minerali a tutte le parti della pianta. In base alla struttura degli organi riproduttivi si suddividono in *pteridofite* e *spermatofite*.

- Le **pteridofite** si riproducono mediante *spore*; i più noti rappresentanti di questo gruppo sono gli **equiseti** (divisione *Sphenophyta*) e le **felci** (*Pterophyta*).
- Le **spermatofite** si riproducono mediante *seme*, organo costituito dall'embrione quiescente racchiuso in tessuti nutritivi e protettivi.

  I gameti femminili sono prodotti all'interno di un organo detto *ovulo*; i gameti maschili sono contenuti nel *polline*.

  In base al fatto che l'ovulo sia scoperto oppure racchiuso in una cavità, le spermatofite si dividono in *gimnosperme* e *angiosperme*.

  - Le **gimnosperme** sono caratterizzate dalla presenza di ovulo nudo, cioè non contenuto in un ovario, bensì portati da squame raggruppate intorno a un asse centrale a formare organi di forma conica detti *strobili o coni* (o più comunemente *pigne*). Dopo la fecondazione l'ovulo si trasforma in seme, ma il fatto che manchi un ovario non consente la formazione di un frutto. L'impollinazione è anemofila (operata dal vento). Le gimnosperme comprendono 4 divisioni: cicadee, ginkgo, gnetofite e le più note e rappresentative *conifere* (abeti, pini, larici ecc.).

- Le **angiosperme** sono caratterizzate dall'ovulo racchiuso in una cavità detta ovario, formata dal ripiegamento di foglie specializzate. Presentano inoltre due organi importanti: il fiore, responsabile della riproduzione, e il frutto, responsabile della dispersione dei semi, e quindi dei nuovi individui. Dopo l'impollinazione e la fecondazione, l'ovulo si trasforma in seme e l'ovario in frutto. L'impollinazione è generalmente entomofila (operata da insetti). Il gruppo delle angiosperme è suddiviso in due classi: *monocotiledoni* (con embrione dotato di una sola foglia embrionale o *cotiledone*) e *dicotiledoni* (con embrione dotato di due cotiledoni).

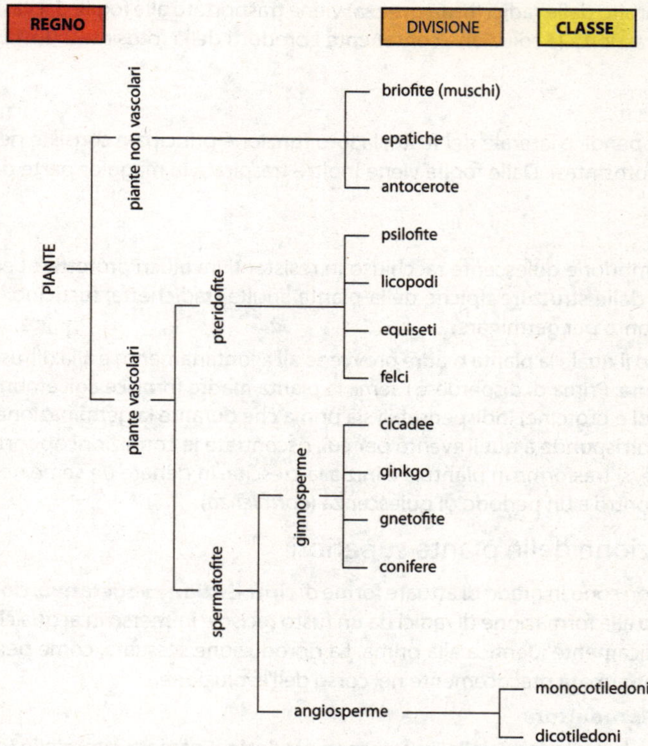

Classificazione schematica del regno delle piante

5.7.2 | Struttura di una pianta superiore

Il corpo di una pianta (*cormo*) è costituito da tre organi fondamentali: le radici, il fusto e le foglie.

La radice

La radice fissa la pianta al suolo e provvede all'assunzione dell'acqua e dei sali minerali dal terreno e al loro trasporto al fusto.

Grazie alla presenza dei *peli radicali*, che aumentano enormemente la loro superficie assorbente, le radici penetrano in vaste zone del terreno in cerca dell'acqua e dei sali minerali necessari.

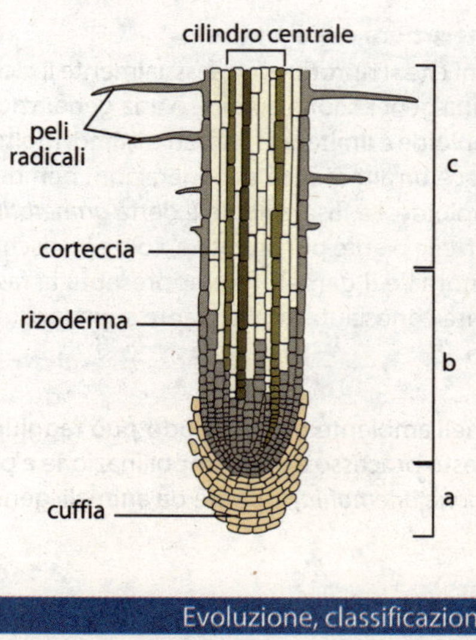

La radice è costituita da un apice radicale che comprende:
a) tessuti meristematici in cui le cellule si dividono continuamente;
b) zona delle cellule in differenziamento;
c) zona dei peli radicali in cui si svolge l'assorbimento di acqua.

BIOLOGIA

In alcune piante, poi, si crea una simbiosi con alcuni funghi per formare le *micorrize*, strutture formate da una radice e da un esteso groviglio di ife fungine che cedono alla pianta sali minerali in cambio di alcuni zuccheri e composti azotati.

Il fusto

Il fusto costituisce la struttura di sostegno della pianta, possiede un accrescimento apicale molto evidente e allungandosi origina come appendici laterali i rami e le foglie. La sua funzione principale è di stabilire il collegamento tra l'apparato radicale e le foglie, assicurando il trasporto di sostanze tra questi due organi.

> Il liquido assorbito dalle radici (**linfa grezza**) viene trasportato alle foglie dai vasi dello *xilema*; il *floema* invece trasporta la soluzione contenente i prodotti della fotosintesi (**linfa elaborata**) a tutta la pianta.

Le foglie

Le foglie sono un'appendice laterale del fusto; la loro funzione principale consiste nell'organicare il carbonio mediante la fotosintesi. Dalle foglie viene inoltre traspirata la maggior parte dell'acqua assorbita dalle radici.

Il seme

Nel seme risiede l'embrione quiescente racchiuso in resistenti involucri protettivi. L'embrione in questo stadio è già dotato delle strutture tipiche della pianta adulta (radichetta, fusticino, cotiledoni e foglie primordiali) ed è pronto per germinare.

Il processo attraverso il quale la pianta madre provvede all'allontanamento e alla diffusione dei semi è definito **disseminazione**. Prima di disperdere i semi, la pianta madre fornisce agli embrioni riserve alimentari (carboidrati, lipidi e proteine) indispensabili sia prima che durante la germinazione.

La **germinazione** corrisponde a quell'evento per cui, riscontrate le condizioni opportune, l'apice del fusticino esce alla luce, si trasforma in plantula e inizia la crescita. In genere un seme non germina appena rilasciato, ma va incontro a un periodo di quiescenza (*dormienza*).

5.7.3 | Riproduzione delle piante superiori

Molte piante superiori sono in grado di attuare forme di **riproduzione vegetativa**, cioè di tipo asessuato; si pensi per esempio alla formazione di radici da un fusto reciso e immerso in acqua che dà origine a una nuova pianta geneticamente identica alla prima. La riproduzione sessuata, come per gli animali, è però la più diffusa e si è affermata precocemente nel corso dell'evoluzione.

Il fiore è l'organo riproduttore

L'**ovario** rappresenta la parte femminile, in cui viene prodotto il gamete femminile (detto *cellula uovo* o *oosfera*).

Gli **stami**, ognuno formato da un sottile filamento che regge un'antera, rappresentano la parte maschile. Nelle antere viene prodotto il *polline*, formato di granuli resistenti, contenenti il gamete maschile.

> **Alternanza di generazioni nelle piante**
>
> In tutti gli organismi che si riproducono sessualmente il ciclo vitale prevede un'alternanza tra una generazione aploide e una generazione diploide. Negli animali la fase aploide è limitata ai gameti e quindi molto ridotta; in tutte le piante si ha invece un'alternanza di generazioni ben definita tra la fase aploide e quella diploide. La fase aploide è detta *gametofito* mentre quella diploide *sporofito*. Nelle piante più primitive, come i muschi, le due fasi hanno esistenza autonoma e il gametofito rappresenta la fase prevalente (la pianta familiarmente conosciuta); nelle piante superiori, invece, il gametofito è molto ridotto.
>
> sporofito (2n)
> ↓ *meiosi*
> spore (n)
> ↓ *mitosi*
> gametofito (n)
> ↓ *mitosi*
> gameti (n)
> ↓ *fecondazione*
> zigote (2n)
> ↓ *mitosi*
> sporofito (2n)

Il polline viene disperso nell'ambiente e in tal modo può raggiungere lo stimma (cioè la parte apicale dell'ovario) di un fiore; questo processo è detto impollinazione e può essere operato dal vento (in questo caso si parla di *impollinazione anemofila*), oppure da animali, generalmente insetti (*impollinazione entomofila*).

A questo punto, il polline produce un prolungamento detto tubetto pollinico, che, attraverso lo stilo raggiunge la cellula uovo e permette la fecondazione.

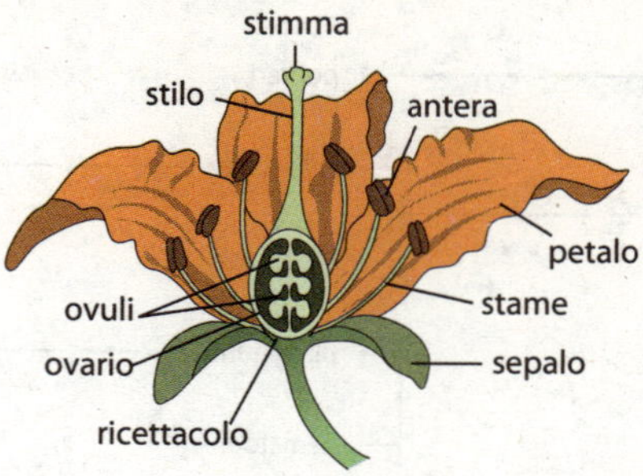

5.8 | Animali

Il regno degli animali comprende organismi **pluricellulari eterotrofi**. Gli animali sono formati da cellule prive di parete cellulare, si riproducono prevalentemente in modo sessuato e sono mobili almeno in una fase della loro vita, spesso infatti gli animali che vivono fissati al substrato sono mobili almeno in una fase larvale.

Gli animali sono classificati in grandi gruppi (*phylum*) in base alla presenza di diversi *piani strutturali*, dove questo termine fa riferimento all'architettura complessiva del corpo di un animale e comprende aspetti come il tipo di simmetria, il numero di strati cellulari da cui si sviluppa l'organismo e la presenza o meno di cavità corporee e di strutture scheletriche.

Di seguito sono brevemente illustrati i principali *phyla* animali.

Poriferi

Quello dei poriferi (spugne) è l'unico *phylum* del regno animale i cui individui sono formati da semplici aggregati di cellule che non costituiscono tessuti differenziati (sottoregno dei *parazoi*). Si ritrovano sia in acqua dolce che salata e sono caratterizzati da numerose cavità attraverso cui l'acqua entra e viene filtrata per raccogliere particelle di cibo. Sono dotati di un impalcatura scheletrica formata da spicole silicee o calcaree e/o da fibre di una proteina detta spongina. Possono riprodursi sia in modo sessuato che asessuato (per gemmazione) e hanno una notevole capacità di riaggregarsi se vengono disgregati.

Celenterati

I celenterati, o *cnidari* (meduse e coralli) sono invertebrati quasi esclusivamente marini, caratterizzati da un rudimentale differenziamento dei tessuti. Sono costituiti da un doppio strato di cellule (ectodermide ed endodermide) che delimita una cavità centrale dotata di una sola apertura (celenteron). I celenterati sono paragonabili a una gastrula (§ 6.1.2) senza mesoderma. Sono caratterizzati da *simmetria raggiata*; si riproducono sia per via asessuata che sessuata con alternanza di generazioni. La classe degli *scifozoi* comprende le meduse, quella degli *antozoi* comprende le attinie (o anemoni di mare) e i coralli.

Platelminti

Con i platelminti, chiamati anche *vermi piatti*, compaiono la *simmetria bilaterale* e lo sviluppo di organi. A esclusione del gruppo dei turbellari, tutti i platelminti sono parassiti di uomini e animali e presentano di conseguenza una regressione dell'apparato digerente e di quello locomotore.þSono ermafroditi. Appartengono a questo gruppo i *cestodi*, comprendenti le tenie, parassiti del tubo digerente degli animali e dell'uomo.

Nematodi

I nematodi sono vermi dotati di un tubo digerente completo provvisto di due aperture (bocca e ano). Detti anche vermi cilindrici, comprendono numerose forme parassite tra cui: l'*ossiuro*, il comune verme intestinale dei bambini; le *filarie*, che provocano una deformazione mostruosa degli arti nota con il nome di elefantiasi; l'*anchilostoma*, che si fissa alle pareti dell'intestino succhiando il sangue; la *trichinella*, che colpisce gli animali ma può contagiare anche l'uomo se ingerisce carni infette.

BIOLOGIA

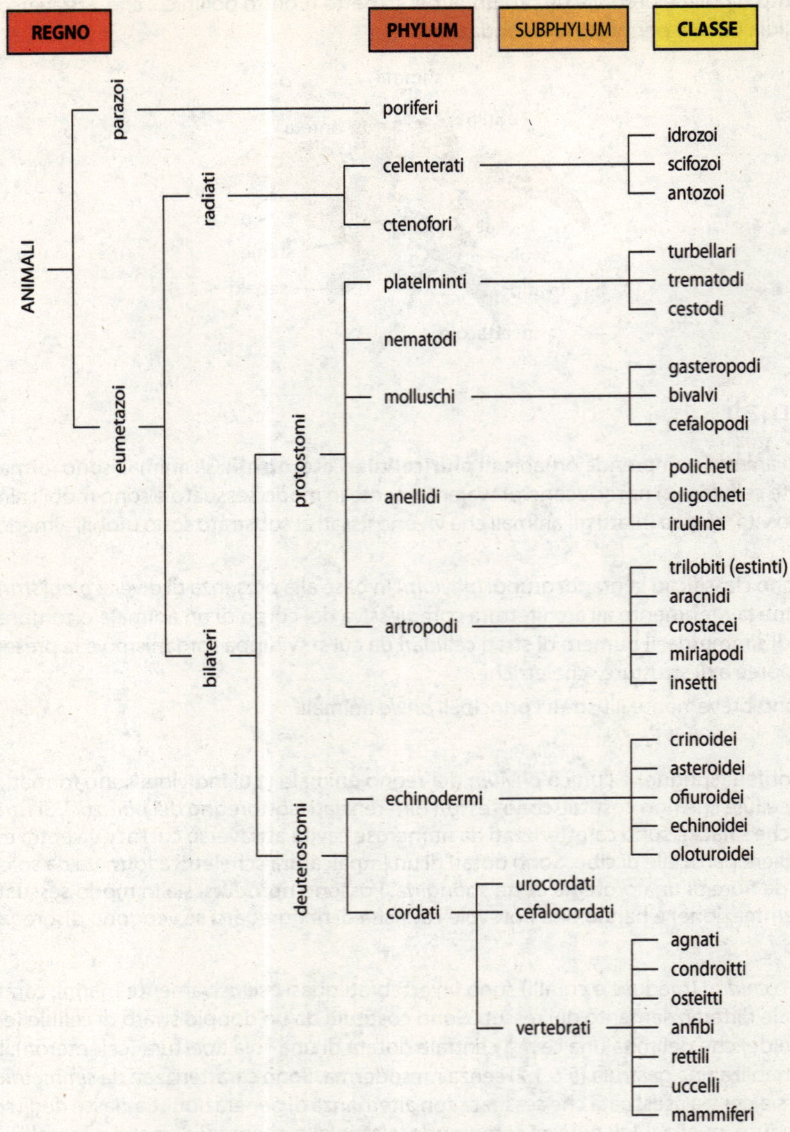

I principali gruppi di animali

Molluschi

Fra i molluschi molti presentano una conchiglia calcarea, prodotta da un tessuto sottostante chiamato mantello. Si muovono per mezzo di un robusto piede muscolare e sono in genere a sessi separati. Il *phylum* comprende diverse classi tra cui i *gasteropodi* (chiocciole), i *bivalvi* (mitili e vongole) e i *cefalopodi* (polpi, seppie e calamari). In alcune classi di *cefalopodi* si assiste a un particolare sviluppo del sistema nervoso e degli organi di senso.

Anellidi

Gli anellidi, detti anche *vermi segmentati*, sono caratterizzati dalla comparsa della metameria (suddivisione corporea in segmenti ripetitivi) che rappresenta un'importante conquista ai fini della locomozione e si ritroverà in artropodi e vertebrati.

Comprendono i lombrichi (i comuni vermi di terra) e le sanguisughe, parassiti di diversi vertebrati.

Artropodi

Quello degli artropodi è il *phylum* che comprende il maggior numero di specie viventi (oltre un milione di specie note) ed è considerato il più evoluto degli invertebrati. Gli artropodi sono caratterizzati da un esoscheletro di chitina e dal corpo generalmente diviso in tre parti (capo, torace e addome) e provvisto di appendici articolate in ogni segmento. Sono per lo più a sessi separati.

Il *phylum* comprende diverse classi tra cui i gli *aracnidi* (ragni, scorpioni, acari), gli *insetti* e i *crostacei* (gamberi, granchi, aragoste).

Echinodermi

Gli echinodermi sono animali marini a simmetria pentaraggiata. Caratteristico di questo gruppo è il *sistema acquifero*, un sistema di canali avente funzione locomotoria e respiratoria, ripieno di liquido, in comunicazione con l'acqua circostante. Gli echinodermi hanno sessi separati.
Il *phylum* comprende gli *asteroidi* (stelle di mare), gli *ofiuroidi* (stelle serpentine) e gli *echinoidi* (ricci di mare).

Cordati

I cordati sono animali a simmetria bilaterale, generalmente a sessi separati, caratterizzati dalla presenza della corda dorsale (o *notocorda*), una struttura cilindrica di sostegno, almeno durante una parte del loro ciclo vitale. Il *phylum* è suddiviso in tre *subphylum*:

- **urocordati**, che presentano la corda dorsale solo nella regione caudale e solo negli stadi embrionali;
- **cefalocordati**, in cui la corda permane per tutto l'arco vitale e occupa l'intera lunghezza del corpo;
- **vertebrati**, in cui la corda dorsale viene sostituita da una struttura scheletrica, la *colonna vertebrale*.

5.9 | Vertebrati

Il *subphylum* dei vertebrati comprende le seguenti classi: *ciclostomi* o *agnati* (lamprede), *condroitti* (pesci cartilaginei), *osteitti* (pesci ossei), *anfibi*, *rettili*, *uccelli* e *mammiferi*.

5.9.1 | Pesci

Quella dei pesci è una superclasse formata da due classi (*condroitti* e *osteitti*) che condividono alcuni caratteri comuni, tra cui la forma del corpo idrodinamica, la respirazione mediante branchie, la temperatura del corpo variabile (sono cioè *eterotermi*), il cuore formato da due cavità e la circolazione sanguigna semplice (il sangue passa una volta sola per il cuore).

Condroitti

I condroitti (comparsi circa 380 milioni di anni fa) sono i pesci più antichi. I più noti animali appartenenti a questa classe sono gli *squali* e le *razze* (sottoclasse degli *elasmobranchi*), caratterizzati da uno scheletro interno di tessuto cartilagineo; altri caratteri distintivi sono i seguenti:

- cute ricoperta di scaglie, dette *scaglie placoidi*, formate da dentina e smalto;
- coda *eterocerca* (formata da due lobi asimmetrici);
- numerose fessure branchiali (da 5 a 7) non ricoperte da una lamina (prive di opercolo);
- bocca in posizione ventrale;
- assenza di organi di galleggiamento;
- fecondazione interna; alcune forme sono ovipare, altre ovovivipare, altre ancora vivipare.

Osteitti[1]

Gli osteitti, o "pesci ossei", caratterizzati dallo scheletro di tessuto osseo, rappresentano la classe più numerosa di vertebrati e gli animali più abbondanti negli ambienti acquatici.

1. Attualmente diversi autori non considerano più quella degli osteitti come una classe, bensì suddividono il gruppo nelle due classi degli *attinopterigi* e dei *sarcopterigi*, che si differenziano in particolare per la struttura delle pinne. Le pinne sono sostenute da raggi ossei negli *attinopterigi*, che comprendono la maggior parte dei pesci ossei viventi, mentre sono carnose nei *sarcopterigi*, classe che comprende pochi generi, fra cui *Latimeria*, parente degli estinti progenitori degli anfibi.

I caratteri più rappresentativi degli osteitti sono i seguenti:

- cute ricoperta di scaglie ossee e da un abbondante strato di muco;
- coda *omocerca* (formata da due lobi simmetrici);
- branchie comunicanti con l'esterno con una sola fessura, ricoperta da un opercolo osseo;
- bocca in posizione frontale;
- presenza di un sacco pieno di gas, la *vescica natatoria*, che funge da organo di galleggiamento;
- fecondazione esterna e produzione di un gran numero di uova di piccole dimensioni.

5.9.2 | Anfibi

Gli anfibi hanno avuto origine nel Devoniano, circa 350 milioni di anni fa, a partire dai *sarcopterigi*, un gruppo di pesci che vivevano nelle acque basse, e potevano sopportare periodi in cui scarseggiava l'acqua, grazie a una specie di polmone che permetteva loro di respirare l'ossigeno atmosferico.

Gli anfibi sono i primi vertebrati ad aver conquistato le terre emerse, ma sono ancora legati all'ambiente acquatico, in cui avvengono la riproduzione e lo sviluppo. I caratteri più importanti della classe sono i seguenti:

- cute nuda e ricoperta da uno spesso strato di muco che protegge dalla disidratazione;
- fecondazione di solito esterna e deposizione delle uova nell'acqua;
- larve acquatiche che respirano mediante branchie e diventano adulte attraverso la *metamorfosi*; adulti terrestri che respirano mediante polmoni;
- cuore formato da tre cavità (due atri e un ventricolo) e circolazione sanguigna doppia (il sangue passa due volte per il cuore) e incompleta (il sangue ossigenato e deossigenato si mescolano nell'unico ventricolo);
- temperatura del corpo variabile (*eterotermi*).

La classe è suddivisa in tre ordini principali: *urodeli* (tritoni e salamandre), *anuri* (rane e rospi) e *apodi* (anfibi poco noti che vivono in gallerie scavate nel terreno umido).

5.9.3 | Rettili

I rettili, i primi vertebrati terrestri del tutto svincolati dall'acqua, comparvero nel Carbonifero e raggiunsero un'incredibile diffusione nel Mesozoico (da circa 200 a 65 milioni di anni fa), quando occupavano tutte le nicchie ecologiche, con forme terrestri, acquatiche, oppure adattate al volo. I *dinosauri*, in particolare, si diversificarono in un gran numero di specie, spesso di grandi dimensioni. Tutti i grandi rettili scomparvero al termine del Cretaceo (65 milioni di anni fa), in un lasso di tempo relativamente breve. Secondo una teoria piuttosto accreditata, la loro estinzione sarebbe stata causata da un drastico e improvviso cambiamento ambientale, dovuto alla caduta sulla Terra di un grande asteroide, che avrebbe provocato la formazione nell'atmosfera di enormi nubi di polveri.

Una delle principali "innovazioni fisiologiche" che rendono i rettili del tutto indipendenti dall'ambiente acquatico, è rappresentata dagli adattamenti dell'apparato riproduttore: uova racchiuse in un guscio coriaceo e dotate di una cavità piena di liquido, la *cavità amniotica*, che protegge l'embrione. Altri caratteri distintivi sono:

- cute secca e rivestita di squame o scudetti cornei;
- fecondazione interna e deposizione delle uova in ambiente terrestre;
- respirazione mediante polmoni (meno efficienti di quelli di uccelli e mammiferi);
- cuore formato da tre cavità e circolazione sanguigna doppia e incompleta;
- temperatura del corpo variabile;
- quattro arti, in alcune forme ridotti oppure assenti.

Gli ordini principali sono tre: *squamati* (serpenti, iguane e lucertole), *cheloni* (tartarughe) e *coccodrilli*.

5.9.4 | Uccelli

Gli uccelli costituiscono la classe di vertebrati comparsa più recentemente (circa 190 milioni di anni fa), come discendenti diretti dei dinosauri. La caratteristica più appariscente di questi animali è la capacità di volare e le loro caratteristiche anatomo-fisiologiche rappresentano in gran parte caratteri utili per l'adattamento al volo; i caratteri distintivi sono:

- cute ricoperta di *penne*, derivate da squame trasformate;
- respirazione mediante polmoni molto efficienti, dotati di *sacchi aerei*;
- cuore formato da quattro cavità (due atri e due ventricoli) e circolazione sanguigna doppia e completa (il sangue ossigenato e deossigenato non si mescolano);
- *omeotermia*, cioè capacità di mantenere la temperatura corporea costante;
- quattro arti, dei quali i due anteriori trasformati in ali;
- fecondazione interna e deposizione di uova rivestite da un guscio calcareo;
- eliminazione di acido urico come prodotto di scarto del metabolismo dei composti azotati;
- scheletro robusto e leggero, caratterizzato da ossa cave;
- bocca provvista di un becco corneo e priva di denti.

5.9.5 | Mammiferi

I primi mammiferi, discendenti di un gruppo primitivo di rettili, comparvero circa 200 milioni di anni fa, ma la loro diffusione iniziò solamente 65 milioni di anni fa, in seguito all'estinzione dei grandi rettili, che rese disponibile un gran numero di nicchie ecologiche.

I mammiferi presentano i seguenti caratteri distintivi:

- corpo in genere rivestito di peli, annessi cutanei con funzione di isolamento termico;
- respirazione mediante polmoni;
- cuore formato da quattro cavità e circolazione sanguigna doppia e completa;
- temperatura corporea costante (*omeotermi*);
- quattro arti;
- presenza di *ghiandole mammarie* che producono il latte, con cui è nutrita la prole;
- sistema nervoso, in particolare l'encefalo, molto sviluppato;
- fecondazione interna e uova di piccole dimensioni.

La classe dei mammiferi comprende 18 ordini, tra cui quello dei primati di cui fa parte anche l'uomo. In 16 dei 18 ordini lo sviluppo embrionale è caratterizzato dalla presenza della *placenta* (si parla quindi di mammiferi *placentati*), un organo che mette in relazione madre e feto permettendo lo scambio di ossigeno, sostanze nutritive e prodotti di rifiuto. I mammiferi non placentati, più primitivi, sono limitati agli ordini dei *monotremi*, ovipari (echidna e ornitorinco), e dei *marsupiali*, che partoriscono prole viva ma i loro neonati, poco più che embrioni, completano lo sviluppo all'interno del marsupio.

5.10 | Ominazione

L'ominazione è l'insieme degli eventi che hanno caratterizzato l'evoluzione dell'uomo.

Classificazione dell'uomo
L'uomo appartiene all'ordine dei primati, e alla famiglia degli ominidi (*Hominidae*) che comprende anche gorilla, scimpanzé, bonobo e orangutan; il gibbone, considerato affine, è classificato nella famiglia degli ilobatidi. Il genere è *Homo*, la specie è *Homo sapiens*.
Nell'ordine dei primati sono incluse anche le cosiddette scimmie del Nuovo mondo (come le scimmie cappuccine), le scimmie del Vecchio mondo (i cercopitechi), i lemuri e i tarsi.

L'ordine dei primati è comparso circa 60 milioni di anni fa con piccoli animali notturni, arboricoli, dotati di vista frontale e alimentazione insettivora. Le scimmie antropoidi comparvero circa 20 milioni di anni fa, e il più noto genere risalente a questo periodo è *Proconsul*: viveva sugli alberi nutrendosi di frutta e foglie, ed è considerato l'antenato comune di gorilla, scimpanzé e uomo.

La separazione fra la linea evolutiva dello scimpanzé e quella dell'uomo è invece molto recente: il sequenziamento del genoma dello scimpanzé (avvenuto nel 2005) e il suo confronto con quello umano portano a ritenere che la separazione fra i due generi si sia verificata circa 6 milioni di anni fa. Le modificazioni più importanti avvenute nel corso dell'evoluzione dell'uomo, rispetto a gorilla e scimpanzé, sono state: acquisizione della postura eretta con conseguente liberazione degli arti superiori; notevole aumento della capacità cranica e sviluppo del cervello; variazioni nella forma di scatola cranica e denti. Oltre che per la morfologia della scatola cranica, lo scheletro si differenzia da quello delle scimmie soprattutto per la presenza del pollice opponibile, la forma diversa del bacino e la presenza di curvature tipiche della colonna vertebrale conseguenti alla postura eretta.

I primi ominidi veri e propri appartengono al genere *Australopithecus*, comparso circa 5 milioni di anni fa, con diverse forme dotate di capacità cranica ancora molto ridotta (circa 500 cm^3); erano dotati di postura eretta e locomozione bipede. Da un ceppo di *Australopithecus africanus* si pensa che abbia avuto origine il genere *Homo*.

Le scoperte di ominidi fossili, che si verificano frequentemente, fanno sì che la storia dell'evoluzione umana venga continuamente rivista e corretta. È certo però che l'albero evolutivo dell'uomo non possa più essere rappresentato come una successione lineare da una forma alla successiva, quanto, piuttosto, come un "cespuglio" di linee a significare che forme diverse sono vissute nello stesso periodo e sono, probabilmente, entrate in contatto tra loro.

Per una breve descrizione di alcuni dei nostri antenati ricordiamo l'*Homo habilis*, comparso circa 2,5 milioni di anni fa, con capacità cranica pari a circa 750 cm^3, capace di costruire rudimentali utensili in pietra scheggiata; *Homo erectus* (circa 900 cm^3), comparso circa 1,6 milioni di anni fa, imparò a utilizzare il fuoco, si organizzò in villaggi e sviluppò il linguaggio; *Homo neanderthalensis*, comparso circa 250.000 anni fa ed estinto circa 30.000 anni fa per cause non comprese, aveva una capacità cranica pari a circa 1.500 cm^3, era organizzato in tribù con tradizioni e rituali propri; *Homo sapiens*, infine, ebbe origine circa 200.000 anni fa nell'Africa orientale e raggiunse l'Europa circa 50.000 anni fa. Questa specie, l'unica di ominidi presente attualmente sul Pianeta, addomesticò per la prima volta gli animali e sviluppò l'agricoltura oltre a dedicarsi in modo particolare alle attività artistiche.

PARTE TERZA

5.11 | Fisiologia animale

Anche se con grande diversità di adattamenti, le funzioni principali degli animali rimangono le stesse lungo tutta la scala evolutiva. Queste funzioni sono svolte dai vari organelli specializzati negli organismi unicellulari e da organi e apparati specifici in quelli pluricellulari.

5.11.1 | Nutrizione

Per sostenere le richieste di energia e materiali delle proprie cellule, gli esseri viventi hanno bisogno di assumere dall'esterno numerose sostanze (organiche e inorganiche).
L'utilizzo delle macromolecole assunte dall'esterno è permesso da due processi: *digestione*, cioè degradazione delle grosse molecole in componenti più semplici, e *assorbimento*, cioè ingresso nelle cellule dell'organismo dei prodotti della digestione.

Organismi unicellulari

Negli organismi unicellulari, le particelle alimentari sono assunte tramite estroflessioni della membrana cellulare (fagocitosi), oppure attraverso un semplice apparato boccale (per esempio il *citostoma* dei parameci). Il cibo viene poi degradato in un vacuolo digestivo e i prodotti della digestione diffondono da questo nel citoplasma.

Apparato digerente a una sola apertura

Gli animali meno evoluti (per esempio le meduse) possiedono un apparato digerente a una sola apertura; in questo caso gli alimenti fluiscono dall'esterno all'interno, mentre i prodotti di rifiuto vanno dall'interno all'esterno. Generalmente un apparato di questo tipo non permette una digestione efficiente del cibo, quindi questo processo viene completato solo all'interno di ciascuna cellula (*digestione intracellulare*).

Apparato digerente a due aperture

Un apparato digerente a due aperture è un "tubo", il *canale gastrointestinale*, dotato di due aperture, la bocca e l'ano. Rappresenta la forma più evoluta e più efficiente, perché permette una suddivisione in compartimenti, ciascuno specializzato in una fase diversa della digestione. Alla bocca seguono solitamente l'*esofago* (che negli uccelli presenta una estroflessione, il *gozzo*, in cui viene immagazzinato il cibo) e poi un organo muscoloso e contrattile che prende il nome di *ventriglio* negli insetti e negli uccelli e di *stomaco* nei mammiferi. Questo organo completa la demolizione meccanica già iniziata dalla bocca e rilascia alcuni enzimi digestivi.

Allo stomaco segue l'*intestino* che completa la digestione, spesso aiutato in questo compito da vari microrganismi simbionti, e assorbe le sostanze digerite. Nella parte finale dell'intestino viene riassorbita l'acqua e il materiale indigerito si compatta formando le feci.

Le differenze tra gli apparati digerenti dei vari animali dipendono dal tipo di nutrimento e dai processi digestivi necessari per degradarlo. Gli erbivori hanno un intestino molto più esteso e articolato di quello dei carnivori perché le piante sono più complesse da digerire. Gli animali che si cibano di liquidi ricchi di sostanze nutritive elementari (come per esempio gli afidi e le zanzare, che si nutrono rispettivamente della linfa dalle piante e del sangue di altri animali) hanno invece un tratto gastrointestinale molto corto e semplificato.

5.11.2 | Respirazione

La maggior parte dei viventi ha bisogno, per vivere, dell'ossigeno presente nell'ambiente. Negli organismi unicellulari e nei pluricellulari più piccoli è sufficiente il processo di diffusione dell'ossigeno attraverso la membrana plasmatica o la cute (negli anellidi, per esempio, si ha *respirazione cutanea*). Gli organismi pluricellulari, in cui molte cellule sono lontane dalla superficie corporea, ricorrono invece a tre accorgimenti:

- sviluppo di organi specializzati per la respirazione;
- sviluppo di un apparato circolatorio per trasportare i gas respiratori ai tessuti e dai tessuti;
- presenza di molecole trasportatrici degli stessi gas.

Come organi respiratori, nell'ambiente acquatico si sono sviluppate le branchie, in quello terrestre, invece, strutture interne all'organismo, per ridurre la perdita d'acqua: le trachee e i polmoni.

Le **branchie** consistono di un complicato sistema di superfici estroflesse, strutturate come filamenti o lamelle, riccamente vascolarizzate e ricoperte da un sottile strato cellulare: in esse l'acqua cede fino all'80% dell'ossigeno scorrendo controcorrente rispetto al sangue.

I **polmoni** sono organi con una elevata superficie di scambio gassoso (sempre più ampia salendo nella scala evolutiva); gli scambi si svolgono negli alveoli (§ 7.2.1) e la distribuzione dell'ossigeno alle cellule è affidata al sangue.

Le **trachee**, tipiche di insetti e aracnidi, sono tubuli che partendo da aperture sulla superficie corporea (dette *stigmi*) si ramificano fino a raggiungere i singoli gruppi di cellule.

5.11.3 | Trasporto di gas e nutrienti

Il primo rudimentale sistema circolatorio si trova negli anellidi, in cui un vaso dorsale contrattile (una sorta di cuore rudimentale) e un vaso ventrale provvedono a distribuire lungo l'animale un fluido paragonabile al sangue degli animali superiori. Negli animali più complessi è presente un sistema circolatorio aperto oppure un sistema chiuso.

Il **sistema circolatorio aperto** (schematizzato nella figura a fianco) è tipico della maggior parte dei molluschi e degli artropodi: il fluido extracellulare (l'*emolinfa*) viene pompato da un cuore in ampie lacune che circondano i diversi organi; da qui, avvenuti gli scambi di sostanze nutritive, il fluido circolatorio è poi raccolto da vasi collettori e convogliato nuovamente verso il cuore.

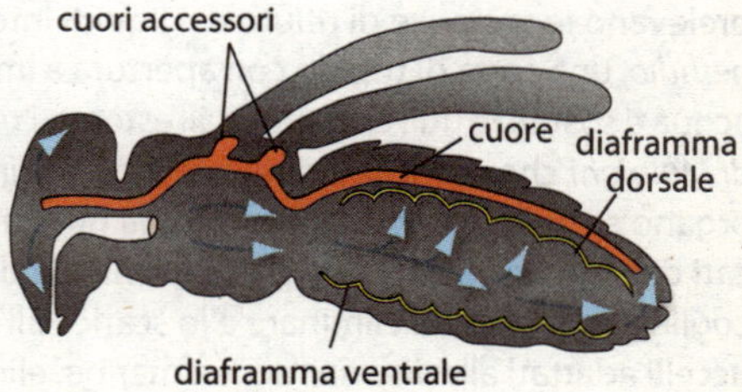

Alcuni molluschi, l'uomo e tutti i vertebrati possiedono invece un **sistema circolatorio chiuso**, in cui il fluido circolatorio (il sangue) è sempre contenuto all'interno di vasi, mentre lo scambio tra i vasi e i tessuti è mediato dal liquido interstiziale (il liquido presente fra le cellule e fra i tessuti). Il sistema chiuso è stato adottato dagli animali più voluminosi e con consumi energetici più elevati perché più efficiente di quello aperto: al suo interno scorre infatti un minor volume di sangue a una maggiore velocità ed è possibile regolarne il flusso ai diversi organi modificando il diametro dei vasi.

5.11.4 | Movimento

Il movimento presuppone l'esistenza di organi contrattili (i *muscoli*) e di un sostegno rigido (lo *scheletro*) su cui tali organi possano fare perno. L'insieme di queste due componenti si chiama *apparato locomotore*.

Alcuni animali, come gli anellidi, hanno speciali cavità corporee ripiene di liquidi che conferiscono al corpo notevole rigidità con la loro pressione (come l'acqua in un palloncino); si parla in tal caso di *scheletro idrostatico*.
I molluschi e gli artropodi hanno sviluppato invece un **esoscheletro**, cioè una struttura di sostegno esterna (di carbonato di calcio nei primi, di chitina negli altri), che funge anche da rivestimento dell'organismo. I muscoli si innestano all'interno dell'esoscheletro (fig. A), permettendo il movimento dei diversi segmenti che lo compongono. La sua rigidità è però un ostacolo per la crescita e l'animale deve subire varie fasi di *muta*, rimuovendo il vecchio esoscheletro ormai stretto e sostituendolo con uno nuovo. Nei vertebrati si trova invece l'**endoscheletro**, su cui si inseriscono i muscoli, esternamente (fig. B). La funzione di protezione passa in questo caso all'apparato tegumentario (pelle e ghiandole annesse).

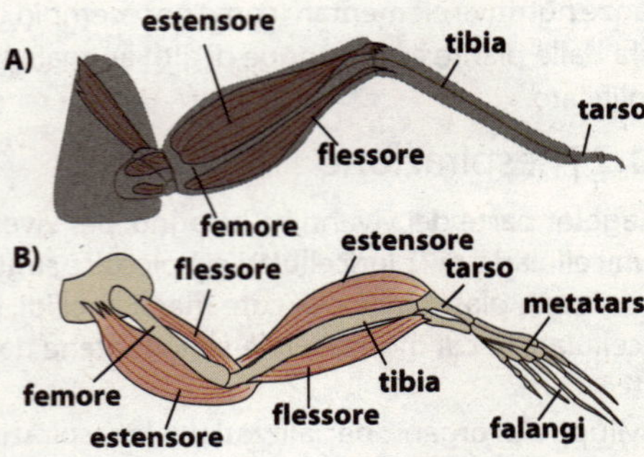

Inserzioni dei muscoli in un invertebrato dotato di esoscheletro (A) e in un vertebrato (B)

5.11.5 | Eliminazione dei rifiuti e osmoregolazione

Gli esseri viventi devono mantenere costante la quantità totale di acqua nell'organismo e la concentrazione dei sali (*osmoregolazione*), oltre a eliminare l'ammoniaca (NH_3), prodotta come rifiuto dal metabolismo delle proteine (*escrezione*). Osmoregolazione ed escrezione sono funzioni associate, perché i rifiuti da eliminare richiedono acqua per diluirli e ridurne la tossicità.

Negli organismi acquatici inferiori, l'ammoniaca viene eliminata rapidamente per semplice diluizione nell'ambiente acquoso esterno; salendo lungo la scala evolutiva e passando all'ambiente terrestre, gli animali devono invece convertire l'ammoniaca in composti meno tossici e più facilmente concentrabili, per risolvere il problema della perdita di acqua. Il prodotto azotato di rifiuto di insetti, uccelli e rettili è l'*acido urico*; quello di tutti gli altri animali terrestri è l'*urea*.

L'apparato escretore più semplice è quello dei platelminti, in cui cellule specializzate, le *cellule a fiamma*, prelevano le sostanze di rifiuto dai liquidi interstiziali e le eliminano all'esterno. Negli anellidi compare il *nefridio*, una sorta di tubulo con apertura a imbuto, che assorbe il liquido dalla cavità corporea, riassorbe acqua e sostanze utili ed espelle all'esterno i rifiuti. Negli insetti i sistemi escretori sono costituiti dai *tubuli di Malpighi* che scaricano direttamente nell'intestino l'acido urico. I vertebrati hanno invece evoluto un organo specifico, il *rene*, composto da numerosi nefridi. In alcuni animali i materiali di rifiuto sono scaricati dai reni nella cloaca, la parte terminale dell'intestino; in altri sono accumulati nella vescica, che raccoglie il prodotto da eliminare e lo scarica all'esterno tramite l'uretra. I pesci ossei, così come i rettili e gli uccelli adattati alla vita nell'acqua marina, eliminano i sali in eccesso tramite apposite *ghiandole del sale*.

5.12 | Ecologia

5.12.1 | Definizioni

Ecologia: scienza interdisciplinare che studia le relazioni intercorrenti tra gli organismi viventi e l'ambiente che li circonda e con cui interagiscono.

Ecosistema (o **sistema ecologico**): entità funzionale fondamentale dell'ecologia, comprendente una comunità biologica e il biotopo da essa occupato.

Popolazione: gruppo di individui appartenenti alla stessa specie, che coesistono in un momento definito nel tempo e nello spazio.

Comunità (o biocenosi): complesso di animali e vegetali coesistenti in una determinata area. L'insieme delle popolazioni animali prende il nome di *zoocenosi*, mentre l'insieme di quelle vegetali viene detto *fitocenosi*.

Biotopo: porzione di spazio occupata da una comunità in un ecosistema.

Habitat: ambiente fisico in cui vive una data specie.

Nicchia ecologica: ruolo di una popolazione nell'economia di un ecosistema. Il concetto di nicchia ecologica è più ampio di quello di habitat: comprende l'ambiente biotico e abiotico di un organismo, ciò che mangia, le specie da cui è mangiato, le relazioni indirette che instaura con gli altri membri dell'ecosistema, le sue preferenze climatiche e così via.

Bioma: complesso di ecosistemi che determina l'aspetto di ogni regione del pianeta Terra ed è caratterizzato principalmente da un certo tipo di vegetazione. I vegetali facenti parte dello stesso bioma presentano adattamenti simili (anche in aree geografiche diverse) perché sottoposti a condizioni ecologiche e climatiche simili. I principali biomi terrestri sono distribuiti secondo fasce climatiche latitudinali e altitudinali.

Biosfera: spazio aereo, terrestre e acquatico del pianeta Terra abitato dagli organismi viventi.

I principali biomi terrestri

Nome	Localizzazione	Vegetali caratteristici
Tundra	Zone più settentrionali del Nord-America, della Siberia e dell'Europa, al di sotto delle regioni dei ghiacci perenni	Muschi, licheni, erbe, giunchi, salici ed eriche nani che si sviluppano durante i pochi mesi della stagione estiva; totalmente assenti gli alberi ad alto fusto.
Taiga (o foresta boreale di conifere)	Ampia fascia a sud della tundra che comprende Europa settentrionale, Siberia e Canada. È il bioma più esteso della Terra	Poche specie arboree, prevalentemente conifere (pini, abeti ecc.)
Foresta decidua (o foresta a latifoglie)	Gran parte di Europa, Cina e Stati Uniti, in aree caratterizzate da marcate differenze climatiche stagionali	Grandi foreste di piante decidue, soprattutto querce, faggi, aceri, castagni, frassini, betulle, olmi e pioppi
Foresta pluviale	Regioni prossime all'equatore	Vegetazione rigogliosa, principalmente latifoglie sempreverdi
Prateria	Zone in cui le precipitazioni sono presenti, ma non sufficienti a garantire la sopravvivenza del bioma forestale	Piante erbacee annuali, soprattutto graminacee
Deserto	Ampie fasce comprese tra 20° N e 20°þS	Vegetazione scarsa o nulla a causa delle precipitazioni estremamente ridotte

BIOLOGIA

5.12.2 | Catene alimentari ed energia

Una catena alimentare è la sequenza di organismi attraverso i quali fluisce l'energia sotto forma di molecole nutritizie; in altre parole, è la successione con cui alcuni organismi si alimentano di quelli che li precedono e costituiscono alimento per quelli che li seguono.

Ogni catena alimentare è formata da tre componenti fondamentali:

- **produttori**: organismi in grado di trasformare semplici composti chimici inorganici, disponibili nell'ambiente, in sostanze organiche (organismi autotrofi, § 1.15);
- **consumatori**: organismi eterotrofi che si nutrono del materiale organico fornito dai produttori, in modo diretto (consumatori *primari*, erbivori) oppure indiretto (consumatori *secondari*, carnivori);
- **decompositori**: organismi che si nutrono di organismi morti o delle deiezioni di quelli vivi; degradano le sostanze organiche complesse in molecole semplici che potranno essere riutilizzate dai produttori. Il ruolo di decompositori è svolto principalmente dai batteri e dai funghi.

Negli ecosistemi, le relazioni alimentari tra specie diverse assumono generalmente la forma di complesse *reti alimentari*, piuttosto che di semplici catene, perché ogni specie è quasi sempre preda e/o predatore di più specie differenti.

Ciascun livello nutrizionale viene denominato *livello trofico*. A ogni livello trofico l'energia diminuisce in quanto viene in parte dissipata, principalmente sotto forma di calore, dagli organismi che lo compongono.

L'entità della perdita di energia da un livello trofico al successivo in una catena alimentare varia da ecosistema a ecosistema, ma è in media pari al 90%. La perdita di energia attraverso la catena alimentare può essere rappresentata graficamente dalla *piramide dell'energia*, una piramide la cui base rappresenta il contenuto energetico (espresso per esempio in kcal) degli organismi produttori e al cui vertice sono invece posti i consumatori di ordine superiore.

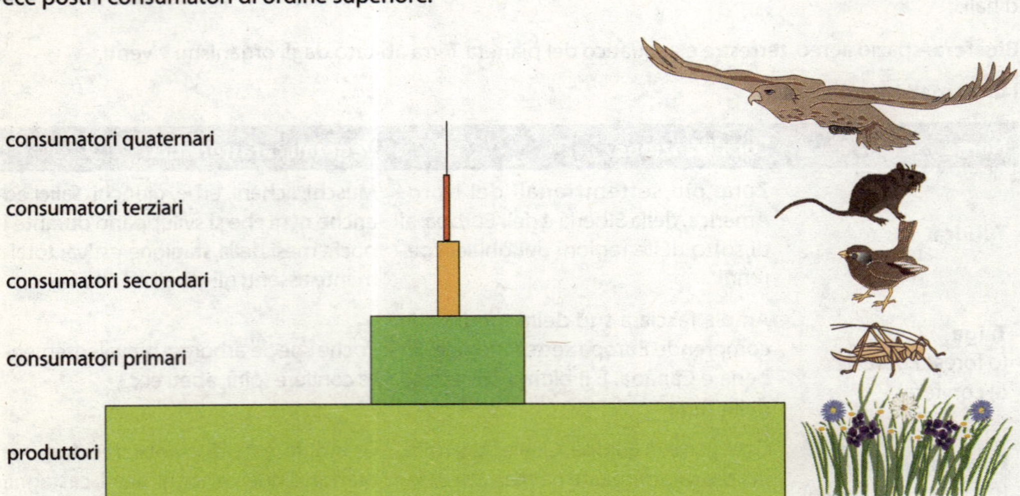

La piramide dell'energia:
la dimensione di ogni gradino rappresenta la quantità di energia disponibile in quel livello trofico

Salendo da un livello trofico al successivo, parallelamente alla diminuzione di energia, si ha una diminuzione di biomassa e, di conseguenza, generalmente anche del numero degli organismi; ogni livello trofico contiene perciò un numero di individui inferiore a quello del livello precedente. Tale diminuzione può essere rappresentata dalla *piramide delle biomasse* e dalla *piramide dei numeri*, che rappresentano rispettivamente la massa totale e il numero degli organismi presenti nei diversi livelli trofici di una catena alimentare in un determinato momento.

5.12.3 | Cicli biogeochimici

Negli ecosistemi si ha un flusso unidirezionale di energia dal Sole agli organismi viventi. La materia viene invece riciclata.

Gli atomi di molti elementi sono soggetti a un percorso ciclico, che coinvolge sia la componente abiotica (atmosfera, idrosfera e litosfera) che quella biotica (produttori, consumatori e decompositori) dell'ecosistema stesso. Particolarmente importanti sono il ciclo del carbonio, che è l'elemento base della materia organica, il ciclo dell'azoto e il ciclo del fosforo.

Il **ciclo del carbonio** si può suddividere in 4 stadi:

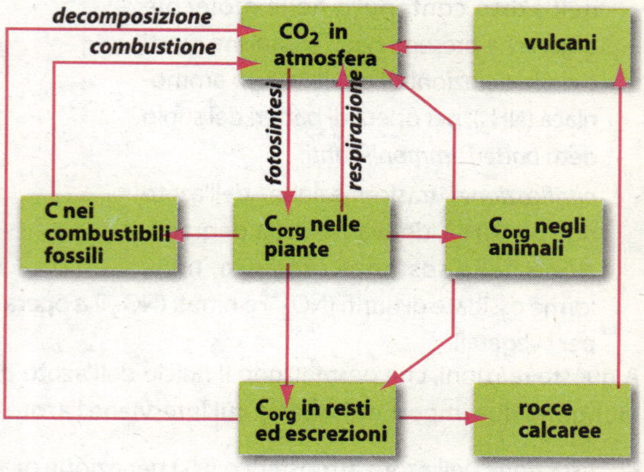

- l'anidride carbonica (CO_2) atmosferica viene utilizzata dalle piante terrestri e marine e trasformata, tramite la *fotosintesi*, in composti organici; i tessuti delle piante entrano nelle catene alimentari, e quindi nella composizione degli animali;
- la CO_2 torna all'atmosfera in seguito ai processi di *ossidazione* della sostanza organica (respirazione, fermentazione, decomposizione) svolti dagli esseri viventi, e alle reazioni di combustione, come incendi naturali e utilizzo di combustibili fossili;
- resti di alghe e gusci di animali marini, formati di carbonato di calcio ($CaCO_3$) si accumulano sul fondo marino, trasformandosi in rocce calcaree;
- il carbonio incorporato nelle rocce calcaree ritorna in circolo in seguito alle eruzioni vulcaniche che liberano CO_2 nell'atmosfera, oppure grazie al dilavamento delle rocce che porta in soluzione il carbonato come bicarbonato di calcio.

Il **ciclo del fosforo** si articola in 4 stadi principali:

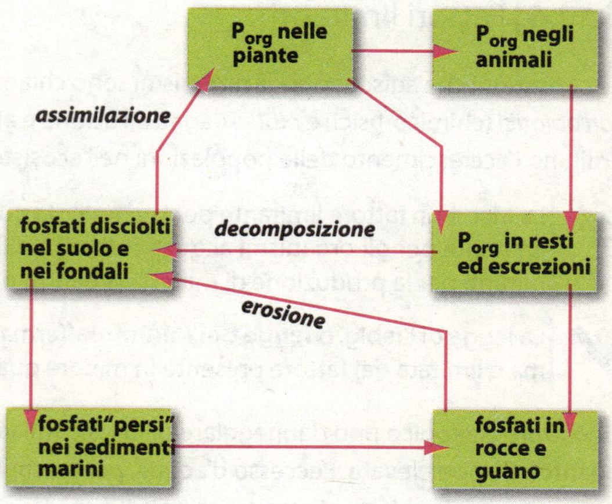

- diffusione del fosforo nel terreno e nelle acque, per erosione (per opera delle piogge) delle rocce che lo contengono;
- *assimilazione* di fosfati da parte delle piante, incorporazione nei composti organici (P_{org}), e trasferimento agli altri organismi attraverso le catene alimentari;
- ritorno nell'ambiente di fosforo organico e inorganico, sotto forma di escrezioni e nei resti degli animali;
- trasformazione batterica del fosforo organico in composti inorganici, che possono essere utilizzati dalle piante.

In ambiente marino una grande quantità di fosforo viene perso nei sedimenti profondi, e va a far parte di rocce sedimentarie da cui potrà essere mobilizzato solo molto tempo dopo, grazie ai movimenti della crosta terrestre.

Il **ciclo dell'azoto** comprende i seguenti stadi principali:

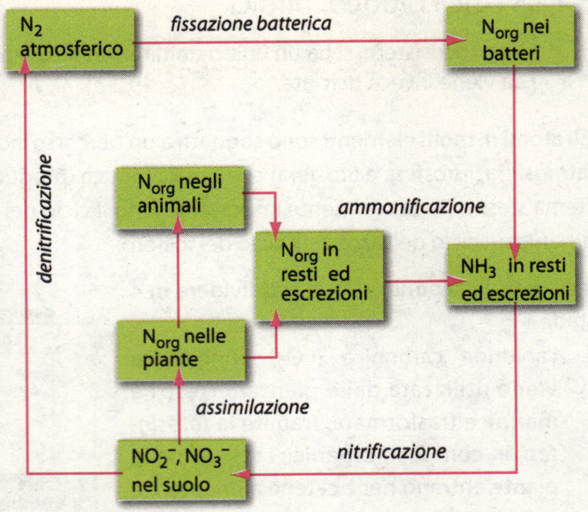

- *assimilazione* da parte delle piante di azoto inorganico (soprattutto nitrati, NO_3^-), assorbito dal terreno e incorporato in composti organici, come amminoacidi e proteine che entrano nelle catene alimentari;
- *ammonificazione*: trasformazione dell'azoto contenuto nelle molecole organiche presenti negli organismi morti o nelle deiezioni di quelli vivi, in ammoniaca (NH_3), per opera di batteri del suolo detti *batteri ammonificanti*;
- *nitrificazione*: trasformazione dell'azoto ridotto (NH_3), derivante dalla degradazione della sostanza organica, nelle forme ossidate di nitriti (NO_2^-) e nitrati (NO_3^-) a opera di batteri, che lo rendono nuovamente disponibile per i vegetali.

A queste reazioni, che permettono il riciclo dell'azoto dalle forme organiche a quelle inorganiche, si aggiungono due importanti stadi in cui interviene l'azoto molecolare, atmosferico:

- *fissazione* dell'azoto atmosferico (N_2) per azione di alcuni organismi (batteri) in grado di trasformarlo in azoto organico, incorporandolo negli amminoacidi come gruppo $-NH_2$. I batteri che realizzano questo processo, arricchendo in questo modo il *pool* di azoto organico possono essere liberi nel suolo (per esempio batteri del genere *Azotobacter*), oppure vivere in simbiosi con altri organismi. Gli azoto-fissatori simbionti più noti sono i batteri del genere *Rhizobium*, che vivono nei tubercoli radicali delle leguminose;
- *denitrificazione*: trasformazione (a opera di batteri) di NO_3^- e NO_2^- in N_2 che ritorna nell'atmosfera.

PARTE TERZA

5.12.4 | Fattori limitanti

Le condizioni che agiscono sugli organismi sono chiamate *fattori ambientali* (o *ecologici*), suddivisi in *fattori abiotici* (chimico-fisici) e *biotici* (legati all'azione e alla presenza di esseri viventi). I fattori ecologici che limitano l'accrescimento delle popolazioni nell'ecosistema sono detti *fattori limitanti*.

La luce è un fattore limitante per i vegetali; la quantità di ossigeno disciolto nell'acqua è un fattore limitante per gli organismi acquatici; l'azoto e il fosforo, generalmente, sono i principali fattori limitanti per la produzione di materia organica da parte dei vegetali.

La legge di Liebig, o **legge del minimo**, afferma che la crescita di una popolazione in un ecosistema è limitata dal fattore presente in minore quantità.

Un fattore ecologico può danneggiare gli organismi viventi anche quando è presente nell'ecosistema in quantità troppo elevata. L'eccesso d'acqua, per esempio, può essere dannoso per le piante tanto quanto la sua carenza. Per ciascun fattore ecologico, ogni specie presenta un certo grado di tolleranza; l'intervallo delle condizioni ecologiche tollerabili per una specie è detto *valenza ecologica*. Le specie che possono sopportare ampie variazioni dei fattori ecologici (ad ampia valenza ecologica) sono dette specie *euriecie*, mentre quelle che presentano limiti di tolleranza molto ristretti (a bassa valenza ecologica) sono dette specie *stenoecie*.

5.12.5 | Crescita delle popolazioni nell'ecosistema

Se una popolazione in un ecosistema non fosse soggetta all'azione di alcun fattore limitante, il suo tasso di accrescimento sarebbe soggetto a un'accelerazione costante e la sua curva di crescita sarebbe di tipo esponenziale. La capacità di accrescimento numerico della popolazione, data dalla differenza tra il tasso di natalità e quello di mortalità, è detta *potenziale biotico*.
In realtà, una popolazione è generalmente vincolata da fattori limitanti e il suo accrescimento non è illimitato. A causa delle limitazioni ambientali, la crescita man mano rallenta e la curva raggiunge un *plateau* assumendo forma sigmoidale. Quando si instaura un equilibrio tra il potenziale biotico e i fattori limitanti, il tasso di natalità e quello di mortalità si equivalgono e la popolazione raggiunge il numero massimo di individui possibile nell'ecosistema. Questo numero è detto *capacità portante*.

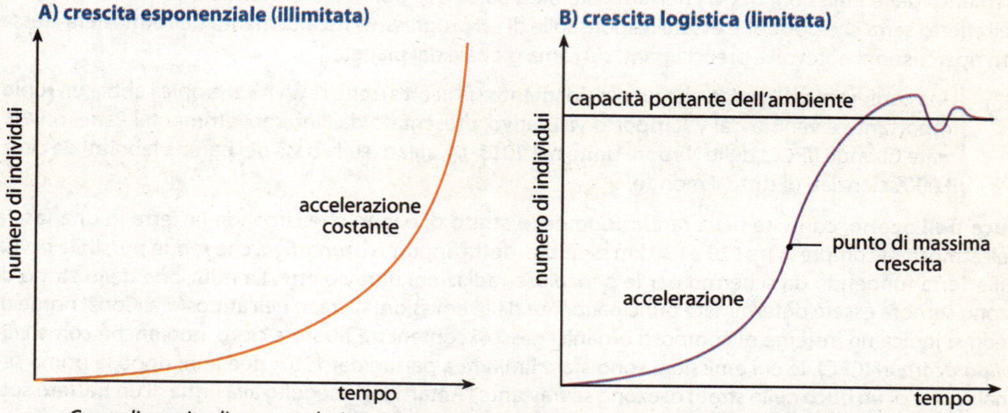

Curva di crescita di una popolazione in un ecosistema in assenza (A) o in presenza (B) di fattori limitanti

5.12.6 | Interazioni tra specie

Competizione

La competizione è un'interazione tra due gruppi di organismi che, concorrendo per la medesima risorsa, si limitano reciprocamente; è dunque un'interazione di tipo negativo, dalla quale entrambi i gruppi risultano svantaggiati. La *competizione interspecifica*, quella che agisce tra organismi di specie diverse, è alla base della selezione naturale ed è pertanto un importante fattore di evoluzione. Oltre a questa sono sempre in atto anche meccanismi di *competizione intraspecifica* (tra organismi della stessa specie), e ciò costituisce uno dei più efficaci fattori limitanti per la crescita di una popolazione.

Il **principio di esclusione di Gause** afferma che in una comunità non possono coesistere due specie aventi la stessa nicchia ecologica. Tra due specie con la stessa nicchia, si scatena inevitabilmente la competizione che porta, prima o poi, una delle due a soppiantare l'altra.

Predazione

La predazione è il processo per cui gli animali di una data specie, detti predatori, si cibano di quelli di altre specie, detti prede, mediante uccisione diretta. La predazione è uno dei fattori limitanti più importanti ed esercita un'efficace azione di selezione, eliminando gli animali malati, meno robusti o semplicemente i meno adatti all'ambiente.

Parassitismo

Il parassitismo è il processo in base al quale una specie, il *parassita*, vive sopra (*ectoparassita*) o dentro (*endoparassita*) un'altra specie, l'*ospite*, utilizzandola come fonte di cibo. Il parassitismo può anche essere considerato un caso limite di predazione e il rapporto ospite-parassita un caso particolare di rapporto preda-predatore.

Simbiosi

Oltre alle interazioni negative, considerate ai paragrafi precedenti, nelle comunità sono presenti anche forme di interazione positiva, dalle quali almeno una delle specie trae vantaggio.

È il caso della simbiosi, un'associazione stretta e spesso permanente tra organismi di specie diversa, che può assumere due forme:

- **commensalismo**: una specie, detta *commensale*, risulta avvantaggiata, mentre l'altra non è danneggiata né favorita in alcun modo;
- **mutualismo**: entrambe le specie traggono vantaggio dalla relazione.

La simbiosi può essere obbligatoria oppure facoltativa.

5.12.7 | Alterazioni ambientali e inquinamento

Effetto serra: consiste nel riscaldamento dell'atmosfera terrestre dovuto all'assorbimento delle radiazioni infrarosse emesse dalla superficie della Terra da parte dell'anidride carbonica atmosferica. Il continuo incremento delle emissioni di CO_2 nell'atmosfera da parte dell'uomo sta portando a un'intensificazione dell'effetto serra che potrebbe essere responsabile di un progressivo riscaldamento dell'atmosfera stessa, con ripercussioni notevoli e preoccupanti sul clima globale del pianeta.

> Una conferma dell'ipotesi che un riscaldamento sia in atto e che l'attività antropica abbia un ruolo importante è venuta dal V Rapporto valutativo, presentato dall'Intergovernmental Panel on Climate Change (IPCC) delle Nazioni Unite nel 2013-14, stilato sulla base dei pareri elaborati da circa 3.000 scienziati di tutto il mondo.

Buco nell'ozono: consiste nella rarefazione dello strato di ozono che circonda la Terra in una fascia dell'atmosfera compresa tra i 20 e i 30 km di quota, detta appunto *ozonosfera*, che rende possibile la vita sulla Terra fungendo da schermo per le pericolose radiazioni ultraviolette. La riduzione dello strato di ozono sembra essere determinata principalmente dalle emissioni di *freon* nell'atmosfera. Con il nome di freon si indica un insieme di composti organici gassosi contenenti fluoro e cloro, noti anche come *clorofluorocarburi* (CFC), le cui emissioni sono state limitate a partire dal 1987, due anni dopo la prima segnalazione di un buco nello strato di ozono sovrastante l'Antartide, in seguito alla firma di un trattato sottoscritto da ventitrè nazioni.

Piogge acide: è un fenomeno di abbassamento del pH naturale delle precipitazioni (già di per sé lievemente acido), determinato dall'emissione nell'atmosfera di quantità massicce di ossidi di zolfo e di azoto, provenienti principalmente dagli scarichi industriali e automobilistici. A contatto con le goccioline di vapore acqueo atmosferico, gli ossidi di zolfo e di azoto si trasformano negli acidi corrispondenti, acido solforico (H_2SO_4) e acido nitrico (HNO_3) che, essendo acidi forti, determinano una drastica riduzione del pH della pioggia. Nelle zone in cui il fenomeno si manifesta con particolare intensità il pH delle precipitazioni può abbassarsi fino a 4, provocando gravi danni agli edifici, ai monumenti, alla vegetazione e a molte specie animali.

Eutrofizzazione: è un fenomeno di alterazione della qualità dell'acqua dovuto all'abnorme proliferazione della flora acquatica (alghe) determinata da un eccessivo apporto di sostanze nutrienti, in particolare nitrati e fosfati.

Pesticidi: chiamati anche *biocidi* o *antiparassitari*, sono sostanze chimiche utilizzate per eliminare i parassiti di varia natura (per esempio gli insetti che danneggiano i raccolti oppure le piante infestanti) dalle colture, dagli animali domestici e dagli ambienti abitati dall'uomo. In base alla specificità di azione, vengono divisi in: *erbicidi* (o *diserbanti*), *insetticidi* e *anticrittogamici* (*alghicidi*, *fungicidi* e *battericidi*). L'uso di queste sostanze andrebbe attentamente controllato e limitato poiché quasi sempre si tratta di composti molto tossici, spesso cancerogeni, che possono arrecare gravi danni all'ambiente.

Molti pesticidi, tra cui il DDT (un insetticida), e molti tensioattivi, come l'ABS (alchilbenzensolfonato), sono dannosi anche perché **non biodegradabili**. Una sostanza è *biodegradabile* se può essere del tutto o in parte degradata dagli organismi decompositori e/o da fattori chimico-fisici. Le sostanze non biodegradabili che vengono assunte dagli esseri viventi non vengono degradate dai normali processi metabolici quindi sono trasferite attraverso le catene alimentari da un livello trofico all'altro e si accumulano negli organismi posti al vertice di tali catene.

> Il DDT, negli uccelli predatori di pesci può raggiungere una concentrazione 10 milioni di volte superiore a quella ambientale.

Quesiti svolti

1 La pinna anteriore di una balena, il braccio di un uomo, l'ala di un pipistrello, la zampa di una lucertola sono definite strutture:

A omologhe
B analoghe
C larvali
D vestigiali
E diverse

La balena, l'uomo, il pipistrello e la lucertola sono *vertebrati tetrapodi*, cioè vertebrati che vivono in ambiente subaereo (anziché in ambiente acquatico). Tutti i tetrapodi sono dotati di due paia di arti, collegati alla colonna vertebrale tramite il cinto pelvico e il cinto scapolare, utilizzati per sostenere il corpo e permetterne il movimento. A seconda dell'ambiente di vita, i diversi gruppi sono poi caratterizzati da specializzazioni degli arti, che risultano modificati in modo da poter svolgere funzioni specifiche. In ogni caso gli arti dei tetrapodi sono costituiti fondamentalmente da tre porzioni, riconoscibili anche quando sono modificate: la prima è formata da un osso lungo (per esempio l'omero del braccio umano), la seconda da due ossa lunghe (nell'avambraccio, il radio e l'ulna), la terza da un certo numero di ossa corte (nella mano: carpo, metacarpo e falangi).
Strutture come l'ala del pipistrello, la pinna della balena, il braccio di un uomo e la zampa di una lucertola, in cui, nonostante le differenze, è possibile riconoscere una comune origine evolutiva ed embrionale, sono dette *omologhe*; risposta A.

2 La legge di Hardy-Weinberg è applicabile se:

A la popolazione è di piccole dimensioni
B la selezione naturale non è in atto
C si verificano mutazioni con frequenza costante
D gli accoppiamenti si verificano tra individui con lo stesso genotipo
E si verifica migrazione all'inizio della stagione riproduttiva

La legge di Hardy-Weinberg è valida per una popolazione di grandi dimensioni, in cui gli individui si accoppiano in modo casuale, in cui si verificano migrazioni né mutazioni, e in cui tutti gli alleli hanno lo stesso successo riproduttivo. Queste condizioni in natura non si verificano praticamente mai, e la selezione naturale è sempre all'opera; la risposta corretta è la B.

3 Una delle affermazioni è errata; indicare quale:

A le mutazioni accelerano il processo evolutivo
B la sopravvivenza di un individuo è determinata dal suo genotipo e dall'ambiente
C nelle popolazioni si verificano variazioni, alcune delle quali sono ereditarie
D le modificazioni dell'ambiente ostacolano il processo evolutivo
E nessuna delle affermazioni precedenti è errata

BIOLOGIA

La teoria dell'evoluzione di Darwin si basa sull'osservazione che in ogni popolazione esiste una notevole variabilità tra le caratteristiche dei diversi individui, caratteristiche che sono in gran parte trasmesse ereditariamente da una generazione all'altra. Poiché gli organismi generalmente producono una prole troppo numerosa rispetto alle risorse ambientali, e sono pochi gli individui che sopravvivono fino alla maturità sessuale, quelli che sopravvivono fino a riprodursi sono i meglio adattati all'ambiente, quelli cioè che hanno i caratteri più vantaggiosi per vivere in quell'ambiente.

La variabilità dei caratteri, dipendente in gran parte dalle mutazioni, è quindi il presupposto fondamentale perché si verifichi il processo evolutivo, inteso non come un progresso verso forme via via "migliori" bensì come un progressivo adattamento all'ambiente. In caso di un mutamento ambientale la direzione delle trasformazioni evolutive cambia, in sintonia con il cambiamento dell'ambiente. In base a quanto appena visto, si deduce che le affermazioni **A**, **B** e **C** sono corrette, mentre l'affermazione errata, quindi la risposta esatta al quesito, è la **D**.

---

4 Accoppiando un mulo e una mula può nascere:

- **A** un asino
- **B** un cavallo
- **C** nulla
- **D** un mulo
- **E** un bardotto

Il mulo (maschio e femmina) deriva dall'incrocio fra un asino (*Equus asinus*) e una cavalla (*Equus caballus*); i muli quindi sono ibridi, derivati dall'accoppiamento fra due specie diverse. Nella maggior parte dei casi l'incrocio fra organismi di specie diversa non è possibile e non produce alcuna prole; l'incrocio fra un asino e una cavalla produce invece il mulo, animale vitale e robusto, ma sterile. Solo l'incrocio fra organismi appartenenti alla stessa specie, infatti, produce prole fertile, e su questa caratteristica si basa la definizione biologica della specie. Accoppiando un mulo e una mula, quindi, non può nascere nulla; risposta **C**.

---

5 Quale di queste affermazioni è CORRETTA?

- **A** La classe è un gruppo di *phyla* correlati
- **B** Il genere è un gruppo di specie correlate
- **C** Il genere è la principale suddivisione di una specie
- **D** L'ordine è la principale suddivisione di una specie
- **E** Il *phylum* comprende più regni

Le categorie tassonomiche sono disposte in modo che ognuna è inclusa in una più grande, secondo un ordinamento gerarchico che vede nella specie la categoria più piccola. Diverse specie sono raggruppate in uno stesso genere, diversi generi sono raggruppati in una stessa famiglia, alcune famiglie in uno stesso ordine, alcuni ordini in una classe, alcune classi formano un *phylum* e diversi *phyla* sono raggruppati nello stesso regno. Tenendo presente questa gerarchia si deduce che la risposta corretta è la **B**.

---

6 Una delle differenze tra piante monocotiledoni e dicotiledoni consiste:

- **A** nell'avere o meno cellule con una parete primaria
- **B** nel produrre o meno spighe
- **C** nell'avere una diversa disposizione dei fasci vascolari nel fusto
- **D** nell'avere o meno un'impollinazione anemofila
- **E** nell'avere o meno i fiori

Le angiosperme (piante con fiori) sono distinte in monocotiledoni e dicotiledoni, a seconda che nel seme siano presenti rispettivamente uno oppure due cotiledoni (le foglioline embrionali). Oltre a questa differenza, diverse caratteristiche distinguono le piante appartenenti ai due gruppi, fra queste ricordiamo che:

- nelle monocotiledoni le parti del fiore (sepali, petali, androceo e gineceo) sono in numero di tre o multipli di tre, mentre nelle dicotiledoni sono multipli di quattro o cinque;
- nelle monocotiledoni, i fasci vascolari (cioè le strutture che permettono il trasporto dei liquidi) sono disposti in modo disordinato nel fusto, mentre nelle dicotiledoni sono disposti ad anello intorno al fusto;
- nelle monocotiledoni, le nervature principali delle foglie sono parallele, mentre nelle dicotiledoni sono reticolate.

Dato che entrambi i gruppi comprendono organismi formati da cellule dotate di parete cellulare, ed entrambi comprendono piante con fiori, si possono escludere le risposte A ed E. Anche la B e la D sono da scartare, infatti sia tra le monocotiledoni che tra le dicotiledoni sono presenti piante che producono spighe e piante a impollinazione anemofila.

La risposta corretta è la C, infatti la disposizione dei fasci vascolari è caratteristica nei due gruppi di piante.

---

7 Cos'è lo xilema?

A Un organello intracellulare
B Un particolare tessuto vegetale
C Un tipo di cellula vegetale
D Un canale di trasporto di membrana
E Una cellula preposta al trasporto della clorofilla

Lo xilema, detto anche legno, è un tipo di tessuto vegetale presente nelle piante vascolari, responsabile del trasporto dell'acqua e dei soluti in essa disciolti.

Gli elementi tipici dello xilema sono i vasi, che vengono classificati a seconda del tipo di lignificazione, della forma della lunghezza ecc. I diversi gruppi di piante possiedono vasi caratteristici, in particolari le gimnosperme possiedono uno xilema più semplice e meno efficente delle angiosperme. La risposta corretta è la B.

---

8 L'impollinazione delle orchidee è svolta da:

A uccelli e insetti
B vento
C pioggia
D nessun agente: le orchidee sono vegetali ermafroditi, non hanno bisogno di impollinazione
E uomo

L'impollinazione è il processo che porta a contatto i granuli pollinici con gli ovari e quindi gli ovuli, permettendo la fecondazione. Nelle piante anemofile l'impollinazione viene effettuata dal vento; nelle entomofile sono invece gli insetti che portano il polline da un fiore all'altro. Sono entomofile le gimnosperme (prive di fiori) e le angiosperme con fiori poco appariscenti, come molte specie arboree (faggio, acero, quercia, pioppo ecc.). Le piante con fiori molto vistosi, invece, sono impollinate da insetti che vengono attratti dall'aspetto dei fiori e dal nettare che questi contengono. Le orchidee appartengono a questo gruppo: addirittura, in alcune specie il fiore riproduce il disegno e la forma dello specifico insetto impollinatore. Alcune specie, poi, sono invece impollinate da uccelli, come i colibrì. La risposta corretta è quindi la A.

---

9 L'esoscheletro è una caratteristica:

A del *phylum* degli artropodi
B solo dei crostacei
C solo degli insetti
D solo degli echinodermi
E di tutti gli invertebrati

BIOLOGIA

L'esoscheletro è presente in molti invertebrati, ma non in tutti (la risposta **E** è errata). Gli artropodi (*phylum* che comprende insetti, crostacei e aracnidi) possiedono un esoscheletro, ma anche gli echinodermi e i molluschi. Si deduce che la risposta corretta è la **A**.

10 In quali animali fa la sua comparsa il celoma?

- **A** Echinodermi
- **B** Cefalopodi
- **C** Gasteropodi
- **D** Anellidi
- **E** Platelminti

Il celoma è una cavità corporea presente fra il canale alimentare e la parete esterna del corpo, delimitata da mesoderma (si veda § 6.1), presente in tutti gli animali più evoluti. Assente nei platelminti e nei nematodi, compare per la prima volta negli anellidi ed è presente in grandi gruppi come molluschi, artropodi, echinodermi e cordati; risposta **D**.

11 La circolazione doppia è una caratteristica:

- **A** solo dei primati
- **B** di tutti i vertebrati
- **C** solo dei mammiferi
- **D** solo dei pesci
- **E** dei vertebrati terrestri

Gli animali che hanno circolazione doppia sono gli omeotermi, quelli che riescono a mantenere costante la temperatura corporea, indipendentemente dalle condizioni ambientali. Questo accade perché con la doppia circolazione il sangue ossigenato rimane completamente separato dal sangue povero in ossigeno, in tal modo i tessuti ricevono una maggior quantità di ossigeno e che garantisce un metabolismo più efficente e una migliore regolazione della temperatura corporea.

Possiedono questa caratteristica fisiologica tutti gli uccelli e tutti i mammiferi, mentre non la possiedono i pesci, gli anfibi e i rettili. Si può quindi dire che è una caratteristica dei vertebrati terrestri; risposta **E**.

12 Considerando il gatto, l'uomo e la locusta, si può dire che:

- **A** il gatto e l'uomo appartengono al *phylum* dei carnivori
- **B** il gatto e la locusta appartengono al *phylum* degli emicefalocordati
- **C** il gatto e l'uomo appartengono al *phylum* dei cordati
- **D** tutte e tre le specie appartengono al *phylum* dei cordati
- **E** il gatto e la locusta appartengono al *phylum* dei cordati, l'uomo al *phylum* dei primati

Il gatto e l'uomo appartengono al *phylum* dei cordati, *subphylum* vertebrati, ed entrambi fanno parte della classe dei mammiferi: il gatto, però, appartiene all'ordine dei carnivori mentre l'uomo a quello dei primati. La locusta è un insetto, quindi appartiene al *phylum* degli artropodi. Si deduce che l'unica affermazione corretta è la **C**.

13 Il pool di riserva nel ciclo dell'azoto si trova:

- **A** nell'acqua
- **B** nel suolo
- **C** nella componente biotica
- **D** nell'aria
- **E** nelle radici delle piante

Gli elementi chimici coinvolti nella costituzione degli esseri viventi si trovano nell'ambiente, da cui vengono prelevati per essere incorporati nelle macromolecole biologiche; alla morte degli organismi, gli elementi chimici ritornano nell'ambiente e vengono continuamente riciclati e riutilizzati passando dagli organismi all'acqua, all'aria, al suolo, e di nuovo agli organismi. La riserva di azoto in natura si trova nell'aria, che è formata per il 78% da questo gas; pochi esseri viventi sono però in grado di utilizzare l'azoto gassoso, mentre le piante utilizzano questo elemento principalmente assorbendolo dal terreno sotto forma di nitrato. La risposta corretta è la D.

---

14 **Quali sono gli organismi in grado di fissare l'azoto?**

A Le piante
B I batteri
C I rettili
D I pesci
E I funghi

Con "fissazione dell'azoto" si intende l'utilizzo dell'azoto atmosferico (N_2) per sintetizzare composti organici contenenti azoto. Questo processo è realizzato da alcuni batteri *azoto-fissatori* che possono essere liberi nel suolo, oppure vivere in simbiosi con altri organismi, in particolare i batteri del genere *Rhizobium* vivono nei tessuti delle radici delle leguminose. La risposta corretta è quindi la B.

---

15 **Il ruolo principale dei batteri e delle muffe in una comunità biologica è:**

A la fissazione dell'azoto
B la sintesi di antibiotici
C la fermentazione alcolica
D la produzione di ossigeno
E la decomposizione del materiale organico

Gli esseri viventi appartenenti ai gruppi dei batteri e delle muffe (funghi filamentosi) presentano metabolismi molto diversificati: fra i batteri alcuni sono in grado di fissare l'azoto atmosferico sotto forma di molecole organiche, alcuni effettuano la fermentazione alcolica. Le muffe inoltre comprendono ceppi che producono antibiotici (la muffa *Pennicilium*, per esempio, è il produttore della penicillina). Tutte le affermazioni proposte dal quesito riguardano attività metaboliche effettivamente svolte dai batteri e dalle muffe, ma la risposta esatta è la E, infatti il loro ruolo ecologico principale è quello di decompositori della sostanza organica che si accumula nell'ambiente (principalmente nel suolo) derivante dalle spoglie degli organismi morti e dalle deiezioni dei viventi.

BIOLOGIA

---

16 **Cos'è la produttività primaria di un ecosistema?**

A La velocità con cui i produttori trasformano l'energia solare in energia chimica
B Il nutrimento dei consumatori secondari
C Il risultato della decomposizione della materia organica
D La biomassa prodotta dai consumatori primari
E La quantità di materia organica presente in una parte o nell'intero ecosistema

La produttività primaria di un ecosistema è definita come la velocità alla quale l'energia solare viene trasformata dalla fotosintesi clorofilliana in sostanza organica, più precisamente questa quantità è indicata come *produttività primaria lorda*.

Poiché una parte di questa energia chimica viene utilizzata per le attività metaboliche si definisce *produttività primaria netta* la differenza fra la produttività lorda e il dispendio energetico dovuto alle attività metaboliche, questa è di solito espressa in termini di calorie incorporate (o biomassa sintetizzata) in una data area, in un particolare periodo di tempo, per esempio $cal/m^2 \cdot anno$. La risposta corretta è quindi la A.

17 Quale di questi animali NON è tipico della fauna italiana ma è stato introdotto dall'uomo?

A Camoscio
B Orso marsicano
C Nutria
D Lupo italico
E Puzzola

Tutti gli animali indicati sono autoctoni (cioè originari) della fauna italiana tranne la nutria (risposta C). Questo roditore è stato importato dal Sud America e allevato per utilizzarne la pelliccia (il cosidetto "castorino"); alcuni esemplari sono poi sfuggiti agli allevamenti e si sono insediati, con successo, in gran parte del territorio italiano occupando ambienti che vanno dai canali di campagna ai laghetti presenti nei parchi cittadini. Si nutrono di vegetali, quindi non predano gli animali autoctoni: risultano però dannose per l'ambiente perché, scavando, danneggiano gli argini e distruggono i nidi degli uccelli acquatici.

6 | Embriogenesi, istologia, apparati tegumentario e locomotore

6.1 | Embriogenesi

L'**embriologia** è la disciplina che studia i processi attraverso i quali dalla cellula uovo fecondata (zigote), in seguito a una serie di successive divisioni cellulari dotate di un programma di sviluppo ben definito, ha origine un nuovo individuo formato da tessuti e organi diversi. Con **embriogenesi** si intende la formazione dell'embrione, cioè l'organismo nella fase precedente la nascita.

6.1.1 | Segmentazione e formazione della blastula

La prima fase dello sviluppo embrionale, detta *segmentazione*, consiste in una serie di rapide divisioni mitotiche che, a partire dallo zigote, determinano un aumento del numero di cellule, senza un corrispondente incremento complessivo di dimensioni. La segmentazione porta perciò alla formazione di cellule (*blastomeri*) progressivamente più piccole e caratterizzate da un rapporto crescente fra il volume nucleare e quello citoplasmatico. Col procedere delle divisioni, si forma una struttura sferica piena, nota come *morula*; successivamente le cellule si dispongono in modo da formare una sfera cava, la *blastula*, all'interno della quale compare una cavità centrale detta *blastocele*.

6.1.2 | Gastrulazione

Completata la segmentazione ha inizio la gastrulazione, processo che permette il differenziamento dei *foglietti embrionali* (o *foglietti germinativi*). La gastrulazione inizia con la formazione di una piccola introflessione sulla superficie della blastula; il solco si estende lateralmente e verso il basso fino alla formazione di una *gastrula* a due strati cellulari, uno esterno detto *ectoderma* e uno interno noto come *endoderma*. A questo stadio, la nuova cavità formatasi è detta *archenteron* e la sua apertura *blastoporo*.

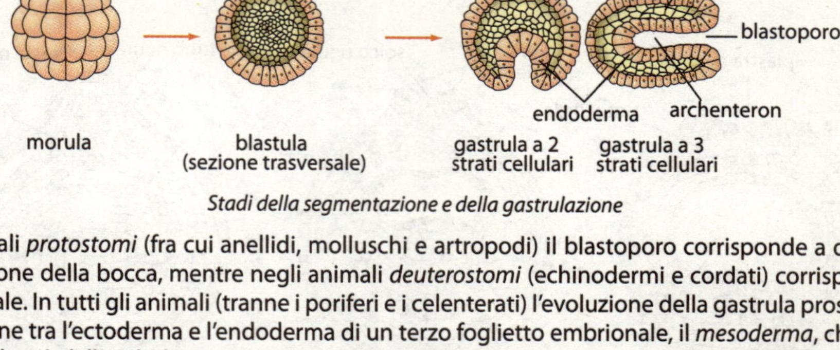

Stadi della segmentazione e della gastrulazione

Negli animali *protostomi* (fra cui anellidi, molluschi e artropodi) il blastoporo corrisponde a quella che sarà la regione della bocca, mentre negli animali *deuterostomi* (echinodermi e cordati) corrisponde alla regione anale. In tutti gli animali (tranne i poriferi e i celenterati) l'evoluzione della gastrula prosegue con la formazione tra l'ectoderma e l'endoderma di un terzo foglietto embrionale, il *mesoderma*, che prende origine per lo più dall'endoderma. Questi tre foglietti embrionali sono i responsabili dello sviluppo dei diversi tessuti, organi e sistemi dell'organismo adulto.

Alla gastrulazione segue infatti l'**organogenesi**, cioè la serie di fenomeni che portano alla formazione degli organi, presenti solo come semplici abbozzi nella gastrula.

Derivazione embrionale dei diversi tessuti, organi e apparati

Foglietto embrionale	Tessuti e organi
Ectoderma	• epidermide e annessi cutanei (peli, ghiandole sudoripare, mammarie, sebacee ecc.) • smalto dei denti • rivestimento della cavità boccale, del naso e del tratto anale • lente dell'occhio • sistema nervoso
Mesoderma	• scheletro, dentina, altri tessuti di sostegno e connettivali • muscoli • apparato circolatorio • apparato escretore • la maggior parte dell'apparato riproduttore • peritoneo e mesenteri
Endoderma	• rivestimento del sistema digerente, tranne la bocca e il canale anale • rivestimento dell'apparato respiratorio • fegato e pancreas • rivestimento della vescica urinaria e uretra

6.1.3 | Neurulazione

Al termine della gastrulazione ha luogo il processo della neurulazione, nel corso del quale da specifiche regioni dei foglietti embrionali inizia a definirsi un rudimentale sistema nervoso. Sotto la regione dorsale dell'ectoderma, si forma un cordone di cellule mesodermiche che prende il nome di *notocorda*. La notocorda stimola l'ectoderma sovrastante a introflettersi e a formare un solco lungo la superficie dorsale dell'embrione. I bordi di questo solco, detti *pieghe neurali*, si avvicinano progressivamente fino a fondersi, formando un tubo chiuso, chiamato *tubo neurale*, che darà origine al sistema nervoso centrale, cioè al cervello e al midollo spinale (§ 8.1.3). Le cellule all'apice di ogni piega neurale sono chiamate cellule della cresta neurale; durante lo sviluppo queste cellule migrano lateralmente dando origine a molti componenti del sistema nervoso periferico, tra cui i gangli sensoriali e le cellule di Schwann.

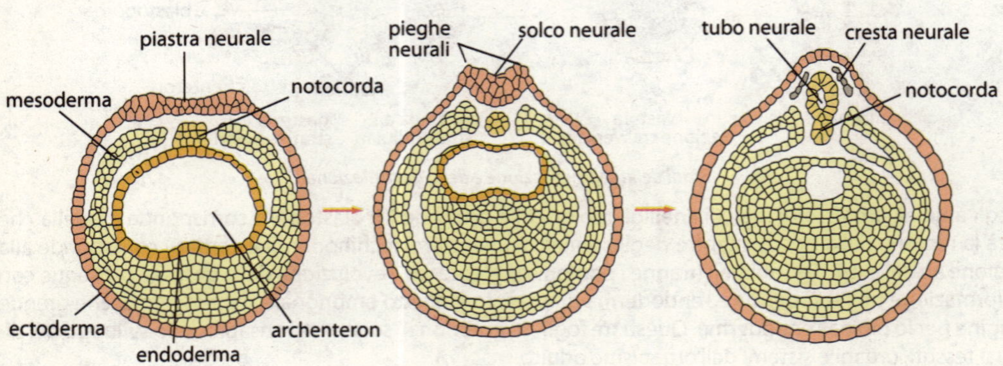

- A 3 giorni dalla fecondazione l'embrione umano si trova nello stadio di morula;
- a 6 giorni, nello stadio di blastula (o blastocisti), l'embrione inizia l'annidamento nella parete uterina;
- a due settimane inizia la gastrulazione;
- a 3 settimane circa il cuore inizia a battere;
- a 3,5 settimane si forma il tubo neurale.

Contemporaneamente alla formazione del tubo neurale, dal mesoderma si formano i *somiti*, gruppi di cellule che si dispongono ai lati del tubo neurale, e da cui hanno origine, via via, le vertebre, i muscoli e le altre strutture che formano l'asse corporeo.

6.2 | Tessuti

6.2.1 | Differenziamento cellulare

Nonostante tutte le cellule embrionali derivino da un singolo zigote e siano quindi caratterizzate dallo stesso DNA, durante lo sviluppo le cellule e i tessuti si differenziano, così da svolgere funzioni uniche e specializzate, mediante la trascrizione selettiva del genoma: con il progredire dello sviluppo, le cellule di tessuti diversi esprimono geni differenti mentre la maggior parte dell'informazione genetica contenuta in ogni singola cellula non viene espressa.

Le **cellule staminali** sono cellule indifferenziate che dividendosi per mitosi possono generare diverse linee cellulari. Attualmente sono in corso numerose ricerche destinate a chiarire il loro possibile ruolo terapeutico per rigenerare tessuti danneggiati e curare alcune malattie degenerative.

Nell'adulto si trovano in quasi tutti i tessuti cellule staminali capaci di produrre solamente cellule dello stesso tipo del tessuto in cui si trovano (dette *unipotenti*), importanti per riparare i tessuti in caso di lesioni. Nel midollo osseo rosso sono invece presenti cellule staminali che danno origine a tutti gli elementi cellulari del sangue (*multipotenti*).

Le staminali più versatili sono però le cellule embrionali nella prima fase dello sviluppo (*totipotenti*) e quelle del cordone ombelicale, in grado di dare origine a tutti i tipi cellulari presenti nell'organismo .

I tessuti vengono classificati in base alle differenze di struttura a livello microscopico, alle prestazioni funzionali e alla loro derivazione embrionale. Le cellule caratteristiche di un dato tessuto sono specializzate per svolgere particolari funzioni e sono sostanzialmente uguali tra loro, avendo grandezza, forma e disposizione caratteristiche.

6.2.2 | Tessuto epiteliale

Il tessuto epiteliale (o *epitelio*), flessibile e resistente, è costituito da cellule contigue, unite strettamente da giunzioni cellulari come le giunzioni desmosomiche e le giunzioni occludenti (§ 1.10), e da pochissima sostanza extracellulare. Generalmente questi strati cellulari sono in contatto con un tessuto connettivo sottostante mediante una *lamina basale* di natura proteica e polisaccaridica. Il tessuto epiteliale forma membrane che, a seconda della struttura e della localizzazione, prendono nomi diversi:

- la *cute* riveste la superficie esterna del corpo;
- le *mucose* rivestono la superficie interna degli organi cavi comunicanti in modo più o meno diretto con l'esterno, come lo stomaco, l'intestino o l'utero;
- le *sierose* rivestono cavità non comunicanti con l'esterno; appartengono a questo gruppo le pleure, che rivestono la cavità pleurica, il pericardio che riveste il cuore e il peritoneo, che riveste la cavità peritoneale (§ 7.3.4).

I tessuti epiteliali sono classificati in base al numero di strati e alla forma delle cellule. A seconda del numero di strati l'epitelio può essere semplice, pluristratificato, o pseudostratificato:

- l'**epitelio semplice** è costituito da un solo strato di cellule;
- l'**epitelio pluristratificato** (o composto) è costituito da più strati cellulari;
- l'**epitelio pseudostratificato** è costituito da un unico strato di cellule di altezza diversa, in modo che l'epitelio sembra pluristratificato.

BIOLOGIA

Le cellule possono essere *cubiche*, *cilindriche* o quasi totalmente appiattite (*pavimentose*).

- Un epitelio pavimentoso semplice si trova negli alveoli polmonari (§ 7.2.1), nella capsula di Bowman (§ 7.4.2) e costituisce l'endotelio dei vasi sanguigni (§ 7.1.2);
- un epitelio pseudostratificato riveste le vie aeree (trachea e bronchi, § 7.2.1);
- un epitelio cilindrico semplice riveste lo stomaco e l'intestino (§ 7.3.3);
- un epitelio cubico semplice si trova nei dotti escretori delle ghiandole esocrine;
- un epitelio pavimentoso composto costituisce le mucose che rivestono bocca e faringe e la cute che riveste esternamente tutto il corpo.

Dal punto di vista della funzione, un epitelio può essere di rivestimento, ghiandolare o sensoriale.

- L'**epitelio di rivestimento** protegge l'organismo dai danni provenienti dall'esterno e dalle infezioni.
- L'**epitelio ghiandolare** è specializzato nella produzione e liberazione di sostanze, dette *secreti*. Le ghiandole possono essere costituite da una singola cellula, ma più spesso sono formate da numerose cellule raggruppate in modo da formare ghiandole di forma diversa: *tubulari*, *alveolari* o *acinose*.
  Se la ghiandola riversa all'esterno il proprio secreto mediante un dotto escretore è detta *esocrina*; se lo riversa direttamente nel sangue è detta *endocrina* e il secreto è detto *ormone* (§ 8.2).
- L'**epitelio sensoriale** è formato da cellule specializzate per la ricezione di specifici stimoli esterni; esempi di cellule sensoriali sono quelle presenti sulla lingua (recettori del gusto) e nelle vie aeree nasali (recettori olfattivi).

6.2.3 | Tessuto connettivo

Il tessuto connettivo è un tessuto di riempimento e di sostegno che avvolge gli organi molli e fa da collegamento tra scheletro e masse muscolari. Unisce tessuti diversi e si insinua tra le fibre muscolari e tra quelle nervose. È costituito da cellule (*macrofagi, fibroblasti, plasmacellule*) che, a differenza di quanto succede per gli epiteli, non sono a stretto contatto, bensì disperse in una *sostanza fondamentale*, o *matrice extracellulare*, che fornisce alimento alle cellule e ne asporta le sostanze di rifiuto.

La sostanza fondamentale è in genere ricca di fibrille proteiche secrete dalle cellule connettivali; le proteine più abbondanti nel tessuto connettivo sono il *collagene* e l'*elastina*. Il collagene è una proteina strutturale fibrosa che nell'uomo rappresenta il 30% delle proteine totali (è la più abbondante).

In base all'abbondanza e al tipo di fibrille si distinguono quattro tipi di tessuto connettivo: connettivo propriamente detto, cartilagineo, osseo e fluido (sangue e linfa).

Connettivo propriamente detto

Il tessuto connettivo propriamente detto è il tipico tessuto di riempimento e di protezione che circonda gli organi; le cellule di questo tessuto sono dette *fibroblasti*. È suddiviso in due tipi principali:

- **lasso**, caratterizzato da una sostanza fondamentale non molto compatta e fibre lassamente intrecciate; riempie gli spazi liberi tra organi e tessuti diversi, lasciandoli però liberi nei loro movimenti;
- **denso**, caratterizzato da una sostanza fondamentale molto addensata, con abbondanti fibre collagene riunite in fasci paralleli o intrecciati; si trova nei tendini e nel derma. In alcuni regioni del corpo assume caratteristiche particolari; nelle corde vocali e nelle pareti delle arterie, per esempio, è presente un connettivo denso particolarmente ricco di elastina (*connettivo elastico*).

Tessuto adiposo

Il tessuto adiposo è un tessuto connettivo specializzato, formato da cellule, dette *adipociti*, contenenti una grossa goccia di grasso (trigliceridi) che ne occupa quasi tutto il volume.

Il **tessuto adiposo bianco**, che rappresenta normalmente circa il 15% del peso corporeo, si trova principalmente al di sotto della cute, dove forma il *pannicolo adiposo*. Costituisce un'importante riserva energetica, ha funzione protettiva per alcune parti del corpo (per esempio il palmo del piede e della mano), inoltre funge da isolante contro il freddo.

Mentre la riserva di glicogeno del corpo umano fornisce circa 600 kcal e può coprire il metabolismo basale per 10 ore, un uomo di 70 kg immagazzina nel tessuto adiposo circa 10 kg di grasso, corrispondenti a 90.000 kcal, sufficienti a coprire il metabolismo basale per 2 mesi.

Il **tessuto adiposo bruno**, presente in piccolissima quantità, è importante per la produzione di calore corporeo. È formato da cellule contenenti numerosi mitocondri, in cui le reazioni della respirazione cellulare non sono accoppiate alla produzione di ATP e l'energia viene dispersa sotto forma di calore.

Tessuto cartilagineo

Il tessuto cartilagineo è un tessuto connettivo consistente e flessibile, formato da una matrice elastica, secreta da particolari cellule specializzate (i *condrociti*). Forma lo scheletro nel periodo fetale, mentre nell'adulto è presente in pochi punti, come il padiglione auricolare e i dischi intervertebrali.
La resistenza alla compressione caratteristica di questo tessuto è dovuta principalmente all'abbondanza di condroitinsolfato (un GAG) nella matrice.

La cartilagine è priva di nervi e vasi sanguigni, e i condrociti ricevono nutrimento e ossigeno per diffusione dai tessuti circostanti; per questo motivo il processo di rigenerazione della cartilagine danneggiata è molto lungo e generalmente incompleto.

Tessuto osseo

Dotato di estrema durezza e forza, ma allo stesso tempo leggero ed elastico, il tessuto osseo è il tessuto ideale per il sostegno del corpo. Il tessuto osseo è un tessuto connettivo mineralizzato: è infatti formato da una matrice organica densa (formata in prevalenza da collagene) impregnata di depositi inorganici costituiti per lo più da carbonato di calcio e fosfato di calcio uniti nei cristalli di *idrossiapatite*. È prodotto da cellule dette *osteoblasti* che, una volta circondate dalla matrice, maturano e si trasformano in *osteociti*.

Durante la vita di un individuo, le ossa sono continuamente rimaneggiate e rimodellate, per tale motivo le ossa cambiano leggermente forma nel corso della vita adulta; le cellule responsabili della distruzione dell'osso sono chiamate *osteoclasti*.

Il **rimodellamento osseo** è regolato da diversi fattori, fra cui l'ormone paratiroideo (§ 8.2.5) che stimola l'attività degli osteoclasti e in tal modo fa aumentare la concentrazione di Ca^{2+} nel sangue e la calcitonina (§ 8.2.4) che agisce in senso opposto; inoltre l'ormone della crescita (§ 8.2.3) stimola l'accrescimento delle ossa, mentre gli ormoni sessuali (§ 8.2.7) accelerano la maturazione dello scheletro e stimolano la chiusura dei punti di accrescimento presenti fra epifisi e diafisi durante lo sviluppo, fino all'inizio dell'età adulta.

Le ossa sono formate da due tipi di tessuto osseo: compatto e spugnoso; esternamente sono rivestite dal periostio (§ 6.5.1).

- Il **tessuto osseo compatto** è formato da un insieme di unità strutturali dette *osteoni*. Ogni osteone è costituito a sua volta da un insieme di lamelle disposte in strati concentrici intorno a un canale centrale (il *canale di Havers*) in cui decorrono fibre nervose, vasi sanguigni e vasi linfatici.
- Il **tessuto osseo spugnoso**, meno compatto, è costituito da un insieme di lamelle (dette *trabecole*) disposte in modo disordinato a formare una rete molto fitta.

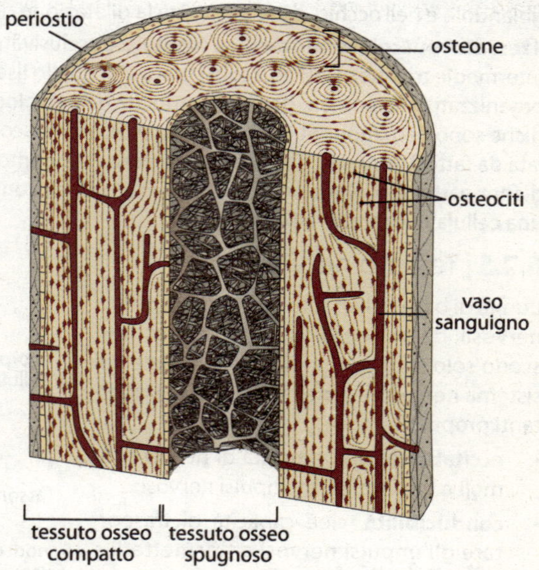

Sezione di osso

BIOLOGIA

6.2.4 | Tessuto muscolare

La funzione principale del tessuto muscolare è di mantenere la postura e, in collaborazione con le ossa, di consentire il movimento. Il tessuto muscolare è costituito da cellule di forma allungata, dotate di due proprietà fondamentali: l'**eccitabilità** e la **contrattilità** in risposta all'eccitamento, cioè la capacità di accorciarsi attivamente e tornare passivamente alla lunghezza originaria. Il citoplasma di queste cellule è ricco di filamenti contrattili di natura proteica, detti *miofilamenti*, e formati fondamentalmente da due tipi di proteine: *actina* e *miosina*. Per sostenere l'elevato consumo di energia metabolica associato alla contrazione, le cellule muscolari sono particolarmente ricche di mitocondri. Nell'uomo (come in tutti i vertebrati e in molti invertebrati) si riconoscono tre tipi di tessuto muscolare: striato (o scheletrico), liscio e miocardico; il meccanismo della contrazione muscolare è sostanzialmente uguale nei tre tipi.

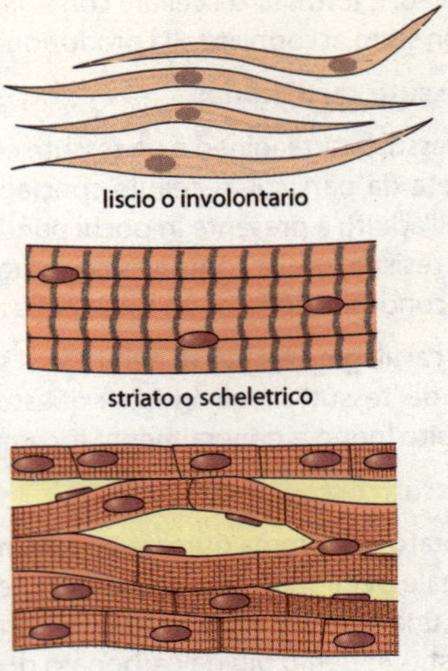

I tre tipi di tessuto muscolare

Il **tessuto muscolare striato** costituisce i muscoli scheletrici, cioè gli organi dell'apparato locomotore che consentono il mantenimento della postura e il movimento dell'organismo, spostando le ossa a cui sono ancorati mediante i *tendini*; la sua contrazione è volontaria. È costituito da cellule cilindriche allungate e polinucleate, dette *fibre muscolari*, nel cui citoplasma i miofilamenti sono riuniti in fasci, detti *miofibrille*.

Nelle miofibrille, i filamenti di actina e miosina sono disposti in modo ordinato e regolare, determinando una successione periodica di bande chiare e scure che conferisce alla miofibrilla l'aspetto striato; le miofibrille sono suddivise in unità contrattili dette *sarcomeri* (§ 6.6.3).

Il **tessuto muscolare liscio** è costituito da cellule fusiformi allungate, con un solo nucleo, nelle quali i miofilamenti non sono organizzati in sarcomeri; per questo motivo non presenta aspetto striato. La contrazione delle fibrocellule del tessuto muscolare liscio è indipendente dalla volontà e risponde a stimoli nervosi o ormonali. Questo tipo di tessuto riveste le pareti dei grossi vasi sanguigni e degli organi cavi dell'apparato digerente (come lo stomaco), urinario e genitale; è presente nei dotti escretori di alcune ghiandole e nell'occhio, dove permette la dilatazione della pupilla.

Il **tessuto muscolare miocardico** costituisce esclusivamente la muscolatura cardiaca. Presenta proprietà intermedie tra quelle del muscolo striato e di quello liscio: come nel muscolo striato, i miofilamenti sono organizzati in sarcomeri, determinando anche nel miocardio il tipico aspetto a bande; le cellule miocardiche sono però mononucleate come quelle del muscolo liscio e la loro contrazione è involontaria, regolata da fattori intrinseci, dal sistema nervoso autonomo e da ormoni. Le cellule adiacenti sono unite mediante particolari giunzioni, i *dischi intercalari*, che consentono la trasmissione degli impulsi elettrici da una cellula miocardica all'altra.

6.2.5 | Tessuto nervoso

L'unità di base del tessuto nervoso è la cellula nervosa, detta **neurone**. I neuroni costituiscono solo il 10% circa di tutte le cellule del sistema nervoso e sono dotati di due importanti proprietà:

- **eccitabilità**, cioè capacità di ricevere stimoli e trasformarli in impulsi nervosi;
- **conducibilità**, cioè capacità di trasportare gli impulsi nervosi e trasmetterli a un'altra cellula.

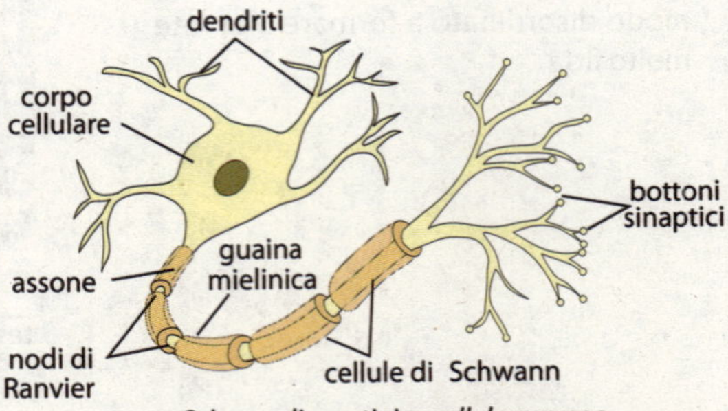

Schema di una tipica cellula nervosa

PARTE TERZA

Il neurone è formato da un corpo cellulare, il *pirenoforo*, da cui si dipartono due o più prolungamenti: un *assone* (o *neurite*) e uno o più *dendriti*; un dendrite è un prolungamento che trasmette gli stimoli dalla periferia al corpo cellulare, mentre l'assone conduce gli impulsi in direzione centrifuga rispetto al corpo cellulare. I neuroni sono organizzati in una fitta rete di vie nervose, che permette di ricevere gli stimoli provenienti dall'ambiente e di rispondere a essi. I corpi cellulari dei neuroni si raggruppano formando centri specifici, detti *nuclei* nel sistema nervoso centrale e *gangli* nel sistema nervoso periferico. Gli assoni dei neuroni (detti anche fibre nervose), uniti in fasci e accompagnati da vasi sanguigni e tessuto connettivo, costituiscono i *nervi*, strutture di collegamento fra il sistema nervoso centrale e tutto il corpo. Gli assoni della maggior parte nei neuroni sono rivestiti da una guaina di sostanza grassa, la *guaina mielinica*; questa è periodicamente interrotta dai *nodi di Ranvier* e ogni internodo (porzione compresa fra due nodi) deriva dalla membrana di una *cellula di Schwann*, avvolta ripetutamente attorno alla fibra. Nelle fibre nervose mieliniche il potenziale d'azione si propaga saltando da un nodo all'altro, in questo modo la trasmissione dell'impulso (§ 8.1.1) risulta più rapida. Le cellule di Schwann fanno parte delle *cellule gliali*, tipi cellulari che insieme ai neuroni costituiscono i tessuti nervosi, con la funzione di nutrire e sostenere i neuroni stessi; fra le cellule gliali si ricordano gli *oligodendrociti*, la *microglia*, e gli *astrociti*. Mentre le cellule di Schwann formano la guaina mielinica degli assoni nel SNP, questo ruolo nel SNC è svolto dagli oligodendrociti, ognuno dei quali, dotato di numerosi prolungamenti, si avvolge attorno a diversi assoni.

I neuroni sono considerati cellule perenni, perché una volta differenziati perdono la capacità di riprodursi, quindi il numero delle cellule nervose va incontro a una continua diminuzione durante la vita di ogni individuo. Dobbiamo però ricordare che ricerche recenti hanno dimostrato che nella regione dell'ippocampo si generano continuamente nuovi neuroni, permettendo così un rinnovamento di queste cellule anche nell'età adulta.

6.2.6 | Capacità proliferativa dei tessuti

In base all'attività proliferativa che manifestano una volta raggiunta l'età adulta, si distinguono tessuti a elementi labili, a elementi stabili e a elementi perenni.

- I **tessuti a elementi labili** sono soggetti a un continuo rinnovamento poiché le loro cellule proliferano attivamente, sostituendo quelle vecchie che vanno perdute (gli epiteli di rivestimento della pelle e delle mucose sono tessuti di questo tipo).
- I **tessuti a elementi stabili** sono costituiti da cellule che, una volta adulte, non si moltiplicano più, ma possono riacquisire questa capacità se necessario, per esempio in caso di lesioni (per esempio i tessuti connettivi).
- I **tessuti a elementi perenni** sono costituiti da cellule che, una volta adulte, perdono definitivamente la capacità di moltiplicarsi e non possono rimpiazzare le eventuali perdite (per esempio il tessuto nervoso e quello muscolare).

6.3 | Apparati

Nel corpo umano i diversi tessuti si aggregano a formare gli *organi*, strutture ben definite sia nella forma sia nella funzione, come per esempio l'occhio o il rene. A un livello organizzativo superiore, più organi possono unirsi collaborando allo svolgimento di una stessa funzione, formando così un *apparato* (o *sistema*).

Faringe, laringe, cavità nasali, trachea, bronchi e polmoni, sono gli organi che compongono l'apparato respiratorio. Essi svolgono compiti specifici collaborando alla realizzazione della funzione comune, che consiste nel permettere gli scambi di gas fra l'interno e l'esterno dell'organismo: i primi costituiscono le vie aeree attraverso cui passa l'aria, mentre nei polmoni si verificano gli scambi gassosi fra l'aria e il sangue.

6.4 | Apparato tegumentario

L'apparato tegumentario **protegge il corpo dagli agenti esterni e dagli stress ambientali**, contiene **recettori sensoriali** inoltre è coinvolto nell'escrezione e nella **termoregolazione** (§ 8.2.11). È costituito dalla pelle e dagli annessi cutanei, tra cui i peli, i capelli e le unghie.

La **pelle**, o **cute**, è formata da due strati: l'epidermide, più esterna, e il derma sottostante.

- L'**epidermide** è costituita da un tessuto epiteliale pluristratificato: lo strato più profondo (*strato basale* o *germinativo*) è formato da cellule vive (*cheratinociti*) che proliferano attivamente, spingendo le sovrastanti cellule più vecchie verso l'esterno; quello più esterno (*strato corneo*) è invece formato da cellule morte, trasformate in scaglie di *cheratina* (una proteina fibrosa) strettamente addossate a formare una barriera protettiva. Nello strato basale si trovano anche i *melanociti*, le cellule responsabili della produzione della *melanina* che conferisce colore alla pelle e protegge il corpo dai raggi solari ultravioletti.
- Il **derma** è costituito da tessuto connettivo e contiene i *follicoli piliferi*, che producono i peli; le *ghiandole sebacee*, associate ai peli; le *ghiandole sudoripare*, produttrici del *sudore* con funzione di termoregolazione (§ 8.2.11) e di escrezione; capillari sanguigni e terminazioni nervose e sensoriali.

Al di sotto del derma si trova un terzo strato, il *sottocute* (o *ipoderma*), formato da tessuto connettivo in cui sono disperse abbondanti cellule adipose, con funzione di termoregolazione e riserva energetica.

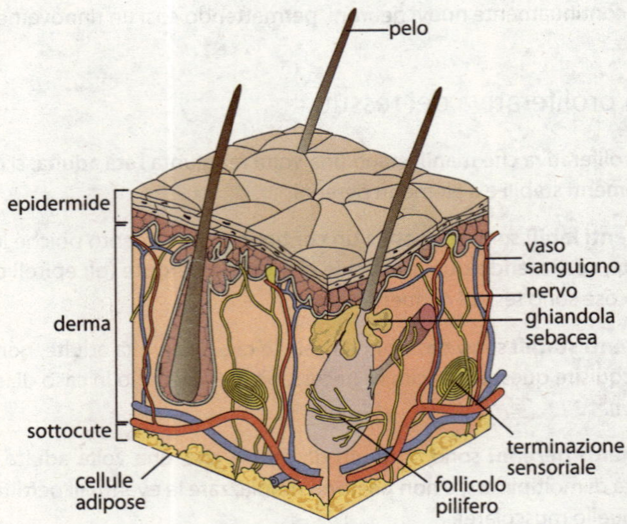

La pelle umana

La pelle è l'organo più esteso del corpo umano: ha un'area mediamente pari a 2 m^2 e un peso pari a circa il 16% di quello corporeo.

Alla cute sono associati gli **annessi cutanei**, organi differenziati derivati dall'epidermide: peli, capelli, unghie, ghiandole sudoripare, ghiandole sebacee e, nella donna, ghiandole mammarie.

Lo sviluppo e l'attività delle ghiandole mammarie sono sottoposti a regolazione ormonale: gli estrogeni e il progesterone durante la pubertà sono responsabili dello sviluppo di tali ghiandole e dei tessuti che formano le mammelle, mentre la produzione di latte, che si verifica dopo il parto, è stimolata dagli ormoni prolattina (prodotta dall'ipofisi) e ossitocina (prodotta dall'ipotalamo).

6.5 | Sistema scheletrico

Il sistema scheletrico è l'insieme delle ossa che formano lo scheletro; insieme al sistema muscolare forma l'**apparato locomotore**, responsabile del movimento. Lo scheletro ha la funzione di **dare supporto fisico all'organismo, permettere il movimento e proteggere alcuni organi molto importanti e delicati**.
Lo scheletro umano è costituito da due componenti principali: la *cartilagine* e l'*osso*. La cartilagine è il principale componente dello scheletro embrionale, ma durante lo sviluppo si indurisce e calcifica formando l'osso, per rimanere solo in alcuni punti dove è richiesta una maggiore flessibilità (per esempio nell'orecchio esterno, nel naso e nelle articolazioni).

6.5.1 | Le ossa

Il corpo umano comprende circa 206 ossa che, in base alla forma, vengono distinte in:

- ossa *lunghe*, con la lunghezza che prevale nettamente sulla larghezza e lo spessore (per esempio la tibia e l'omero);
- ossa *corte*, con lunghezza, larghezza e spessore grossomodo uguali (per esempio le vertebre);
- ossa *piatte*, con lo spessore molto inferiore alla lunghezza e alla larghezza (per esempio le scapole).

Un osso lungo (in figura), è costituito da una *diafisi* centrale formata da tessuto osseo compatto e da un'*epifisi* a ciascuna estremità, formata da tessuto osseo spugnoso rivestito da uno strato di tessuto osseo compatto (§ 6.2.3). La cavità centrale della diafisi è occupata dal *midollo giallo*, ricco di grasso, molle e spugnoso; le epifisi e le cavità delle ossa corte e piatte contengono invece *midollo rosso* in cui vengono prodotte le cellule del sangue.

Tranne che in corrispondenza delle superfici articolari, le ossa sono rivestite dal *periostio*, una membrana fibrosa di tessuto connettivo. Nella parte più prossima all'osso il periostio comprende uno strato di cellule, normalmente quiescenti, che in caso di fratture possono generare osteoblasti, responsabili della produzione del tessuto osseo.

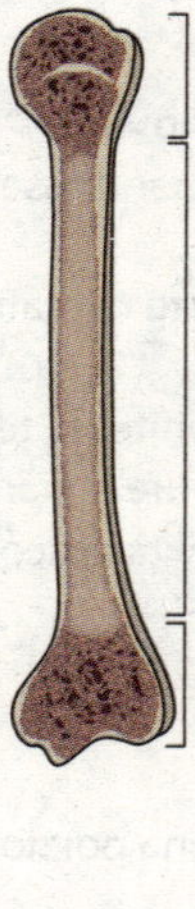

Le fratture ossee

I due tronconi di un osso fratturato possono risaldarsi, grazie alla capacità di autorigenerazione del tessuto osseo e alla collaborazione della cartilagine. In corrispondenza di una frattura si forma subito un coagulo e, poco dopo, un manicotto cartilagineo che unisce i due tronconi formando un callo temporaneo. Questo viene poi sostituito dagli osteoblasti con un callo osseo transitorio, che verrà infine demolito dagli osteoclasti per essere rimpiazzato con un callo osseo definitivo il quale ripristina l'integrità dell'osso.

6.5.2 | Articolazioni e legamenti

I movimenti delle ossa sono possibili grazie alla contrazione dei muscoli inseriti su di esse e alla presenza delle articolazioni.

Le articolazioni rappresentano le zone in cui due o più ossa si collegano tra loro; in base all'ampiezza dei movimenti che permettono, si distinguono tre tipi:

- articolazioni **mobili** (o **diartrosi**);
- articolazioni **semimobili** (o **anfiartrosi**);
- articolazioni **fisse** (o **sinartrosi**).

Al primo tipo appartengono le articolazioni che permettono i movimenti più ampi, come quelle del gomito e del ginocchio; le articolazioni semimobili, come quelle fra le vertebre, permettono solamente movimenti limitati; le articolazioni fisse, infine, come le suture fra le ossa del cranio, non permettono alcun tipo di movimento.

Un'articolazione mobile (figura sotto) è circondata da una guaina di tessuto connettivo detta *capsula articolare* che mantiene in posizione le superfici articolari.

Queste sono rivestite da cartilagine e immerse nel *liquido sinoviale* a funzione lubrificante. Nelle articolazioni sottoposte a notevoli sollecitazioni, le epifisi delle ossa sono collegate anche tramite legamenti, robusti cordoni di tessuto connettivo particolarmente ricchi di collagene ed elastina.

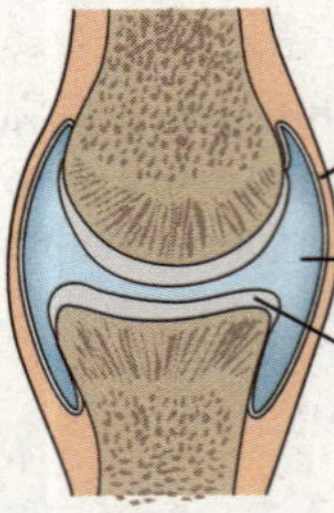

Articolazioni fibrose, cartilaginee e sinoviali

In base al tipo di tessuto che unisce i segmenti ossei, le articolazioni possono essere ulteriormente distinte in:

- **fibrose**, quando le ossa, poste a stretto contatto, sono unite da connettivo fibroso; generalmente sono sinartrosi;
- **cartilaginee**, quando le ossa sono unite da tessuto cartilagineo; possono essere sinartrosi (come quelle tra coste e sterno), oppure anfiartrosi (come le articolazioni fra le vertebre);
- **sinoviali**, quando è presente una cavità articolare, contenente liquido sinoviale; sono tutte diartrosi.

6.5.3 | Lo scheletro

Nello scheletro umano è possibile distinguere una porzione assile e una porzione appendicolare.

Lo **scheletro assile** forma l'asse del corpo ed è costituito dal *cranio*, che protegge l'encefalo, dalla *colonna vertebrale*, che protegge il midollo spinale, e dalla *cassa toracica* (formata da 24 coste, o costole), che insieme allo *sterno* protegge il cuore e i polmoni.

Lo **scheletro appendicolare** è invece formato dalle ossa degli arti, oltre che dal *cinto scapolare* e dal *cinto pelvico*, che collegano gli arti alla colonna vertebrale.

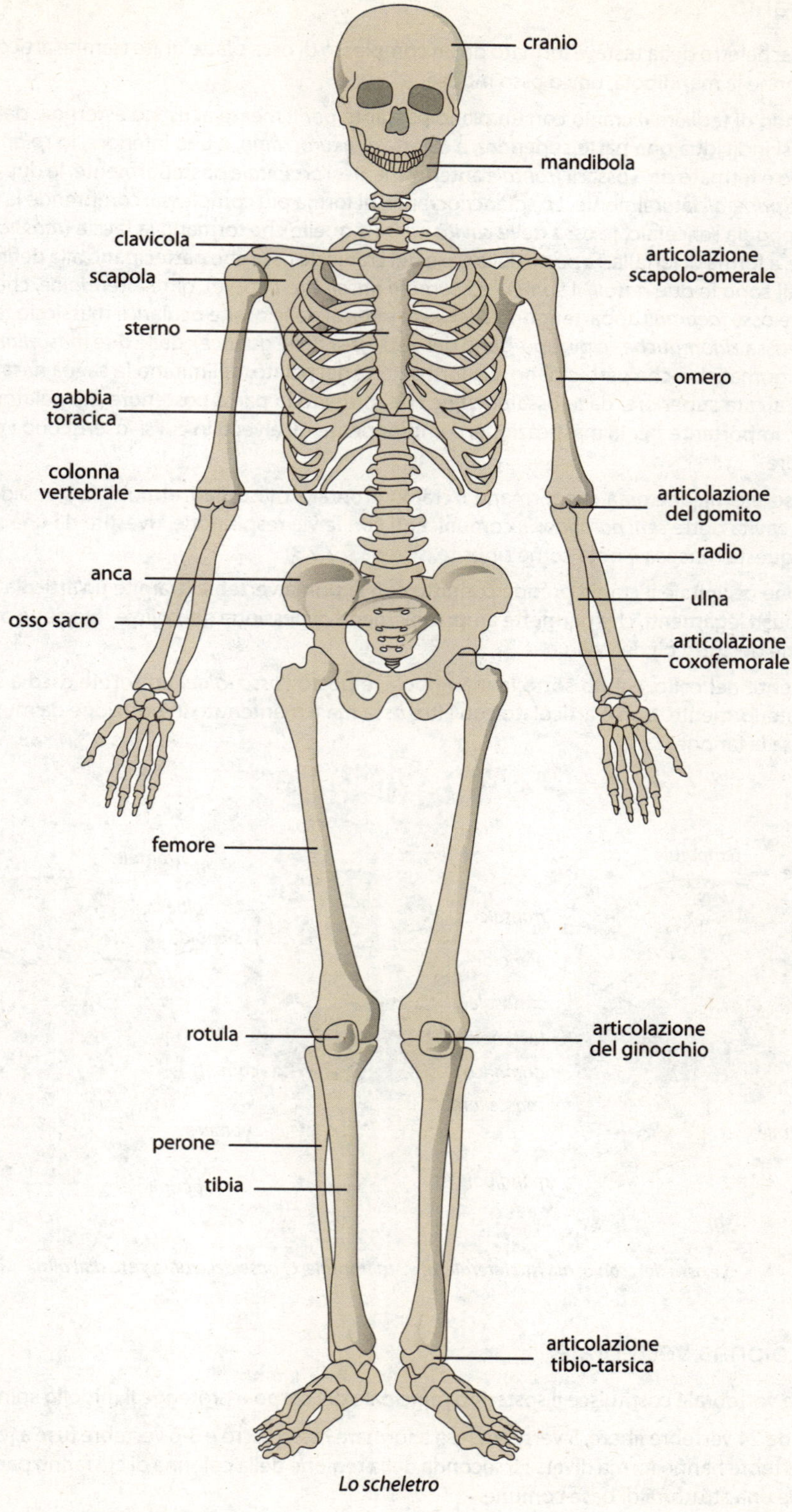

Lo scheletro

6.5.4 | Cranio

Il cranio, lo scheletro della testa, è formato da un complesso di ossa piatte unite tramite articolazioni fisse (suture), tranne la mandibola, unico osso mobile.

Immaginando di tagliare il cranio con un piano passante per il meato acustico esterno e per l'arcata sopracciliare si individua una parte superiore, a calotta, il *neurocranio*, e una inferiore, lo *splancnocranio*. Il neurocranio è formato da 6 ossa: il *frontale* anteriormente, l'*occipitale* posteriormente, le due ossa *temporali* e le due *parietali* lateralmente. Lo splancnocranio, di forma più complessa, comprende la *base del cranio*, su cui poggia l'encefalo, le ossa delle *cavità nasali* e quelle che formano la faccia (*massiccio facciale*). Lo *sfenoide*, a forma di farfalla, fa parte della base del cranio; le ossa che partecipano alla definizione delle cavità nasali sono le due *nasali*, il *vomere* e i *cornetti nasali* (tre coppie), oltre all'*etmoide*, che ne forma il tetto; le due ossa *lacrimali* appartengono alla parte interna delle orbite oculari. Il massiccio facciale è formato dalle ossa *zigomatiche*, le più sporgenti del viso (ossa delle guance); dalle due *mascellari* in continuità con le zigomatiche, che partecipano alla formazione del palato, delimitano le cavità nasali e ospitano i denti dell'arcata superiore; dalle ossa *palatine* che formano la parte posteriore del palato; infine dalla *mandibola*, importante per la masticazione, comprendente gli alveoli in cui si inseriscono i denti dell'arcata inferiore.

Nello spessore di alcune ossa che formano il cranio (frontale, mascellari, etmoide e sfenoide) sono presenti delle cavità dette *seni paranasali*, comunicanti con le vie respiratorie, rivestite da una mucosa (l'infezione di questa mucosa è nota come sinusite, si veda § 7.2.3).

Nella regione occipitale il cranio prende contatto con la prima vertebra, tramite un'articolazione, rafforzata da robusti legamenti, che permette ampi movimenti di flessione del collo e rotazione del capo, grazie all'azione dei muscoli del collo.

Anteriormente nel collo, subito sotto la mandibola, è posto l'*osso ioide*, un sottile osso a semicerchio, aperto posteriormente. Non è articolato con altre ossa ma è mantenuto in posizione da muscoli; serve a tener aperta la faringe.

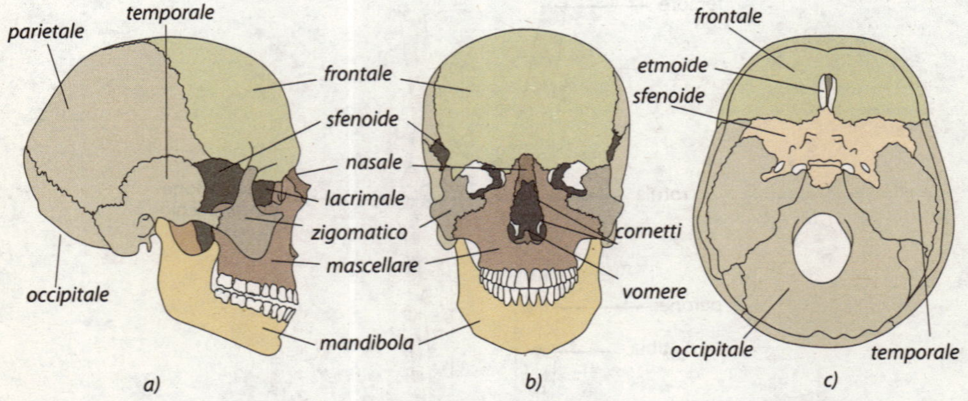

Le ossa del cranio: a) vista laterale; b) vista frontale; c) base del cranio vista dall'alto

6.5.5 | Colonna vertebrale

La colonna vertebrale costituisce il sostegno principale del corpo e protegge il midollo spinale.

È formata da 24 vertebre libere, 5 vertebre fuse a formare l'osso sacro e 3-6 vertebre fuse a formare il coccige. Le vertebre hanno forma diversa a seconda della regione della colonna di cui fanno parte, ma si può individuare una struttura di base comune.

Ogni vertebra (tranne la prima vertebra cervicale) è formata dal corpo vertebrale e dall'arco vertebrale, che delimita il canale vertebrale, all'interno del quale si trova il midollo spinale; in posizione mediana sporge posteriormente un *processo spinoso*, mentre due *processi trasversi* sporgono lateralmente.

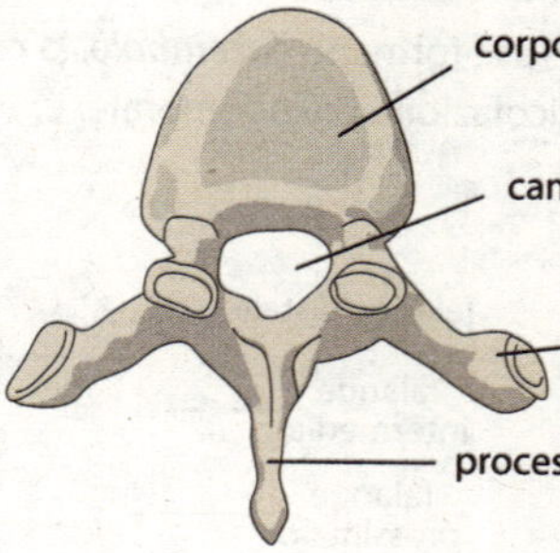

Le vertebre sono articolate fra loro (in corrispondenza dei processi articolari, che sporgono verso l'alto e verso il basso, da ogni arco vertebrale) e separate da dischi di cartilagine, i *dischi intervertebrali*, in modo da permettere una notevole mobilità (flessione, torsione ecc.).

La colonna vertebrale è suddivisa in *cinque regioni:*

- *cervicale*, con 7 vertebre, di cui la prima (*atlante*) si articola con il cranio;
- *dorsale*, con 12 vertebre, su cui si articolano le coste;
- *lombare*, con 5 vertebre;
- *sacrale*, con 5 vertebre fuse in un unico blocco (osso sacro);
- *coccigea*, con 3-6 vertebre fuse tra loro.

La colonna vertebrale presenta delle tipiche curvature che le conferiscono l'elasticità necessaria ad assorbire le vibrazioni prodotte durante la marcia e la corsa: due deviazioni in avanti, la *lordosi cervicale* e la *lordosi lombare* e una all'indietro, la *cifosi dorsale*. La colonna vertebrale è accompagnata da una muscolatura particolarmente robusta che permette di mantenere la postura eretta del tronco, consentendo inoltre i movimenti di flessione laterale e rotazione.

La gabbia toracica

La gabbia toracica (o cassa toracica), l'impalcatura scheletrica che delimita il torace, contiene e protegge organi importanti e delicati come il cuore e i polmoni. Delimitata inferiormente dal diaframma, è formata da 12 paia di coste, articolate posteriormente con le 12 vertebre della regione dorsale della colonna vertebrale, e dallo sterno, al quale le coste si uniscono anteriormente, mediante cartilagine. Le prime sette paia (coste vere) si uniscono direttamente allo sterno, le tre paia successive (coste spurie) raggiungono lo sterno tramite la cartilagine del settimo paio, e le ultime due paia non sono unite allo sterno (coste fluttuanti).

6.5.6 | Cinto scapolare

Il cinto scapolare è la struttura ossea su cui sono articolati gli arti superiori, che in questo modo si connettono alla colonna vertebrale. Dotato di notevole mobilità, è formato anteriormente da due *clavicole* articolate allo sterno, e posteriormente da due *scapole* articolate alle clavicole e collegate alla colonna vertebrale tramite muscoli e tessuto connettivo. Ogni scapola comprende una *cavità glenoidea* che permette l'articolazione con l'omero e quindi con l'arto superiore.

6.5.7 | Cinto pelvico

Il cinto pelvico (o *bacino*) è la struttura ossea su cui sono articolati gli arti inferiori, che in questo modo si mettono in rapporto con la colonna vertebrale. È costituito da due parti uguali, le due anche, articolate posteriormente, tramite un robusto legamento fibroso, all'osso sacro (articolazione sacro-iliaca). Le ossa del cinto pelvico sono unite saldamente da legamenti molto robusti, infatti il bacino deve sopportare il peso di tutta la parte superiore del corpo (tronco e arti superiori).

Ogni anca è formata da tre ossa saldate fra loro: *ilio* (o *ileo*), *ischio* e *pube*. Le ossa pubiche, le più anteriori, sono unite tra loro da un'articolazione semimobile, la sinfisi pubica; i due ischi sono disposti inferiormente, mentre le due ossa iliache, le più grandi, formano le ali delle anche.

Esternamente, ai due lati del bacino, le tre ossa fuse formano l'*acetabolo*, la cavità articolare che prende contatto con la testa del femore, formando l'articolazione coxo-femorale.

6.5.8 | Mano

Lo scheletro della mano è formato da 27 ossa disposte in tre gruppi: carpo (regione del polso), metacarpo (palmo) e falangi (dita). Il *carpo*, la parte prossimale, comprende 8 ossa brevi di forma irregolare, disposte su due file: procedendo dal radio verso l'ulna: *scafoide*, *semilunare*, *piramidale* e *pisiforme* nella prima fila, *trapezio*, *trapezoide*, *capitato* e *uncinato* nella seconda fila.

Queste ultime si articolano con le 5 ossa che formano il *metacarpo*, le quali a loro volta si articolano con la falange basale di ogni dito. Le falangi sono 3 per ogni dito, tranne il primo (*pollice*) che è formato da 2 segmenti.

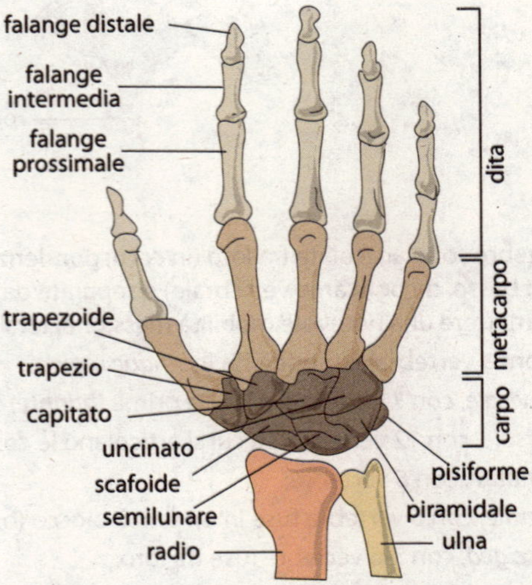

La mano destra vista dalla faccia dorsale

6.5.9 | Piede

Sul piede, segmento terminale dell'arto inferiore, si scarica tutto il peso del corpo, in posizione eretta e durante la deambulazione. La convessità della faccia inferiore permette la distribuzione del peso del corpo in due punti: il calcagno e l'estremità anteriore del metatarso.

Lo scheletro del piede è costituito da 26 ossa disposte in tre gruppi: tarso, metatarso e falangi (dita). Il *tarso*, con 7 ossa brevi, rappresenta la parte prossimale, fra queste l'osso più voluminoso è il *calcagno*, che forma il tallone; sul calcagno poggia l'*astragalo*, articolato con la tibia; anteriormente si trovano lo *scafoide*, il *cuboide*, e le tre *ossa cuneiformi*.

La porzione intermedia, il *metatarso*, è formata da 5 ossa articolate con le ossa del tarso e con le *falangi*. Queste ultime sono presenti con tre segmenti per ogni dito, tranne che nel primo, l'*alluce*, dove le falangi sono due.

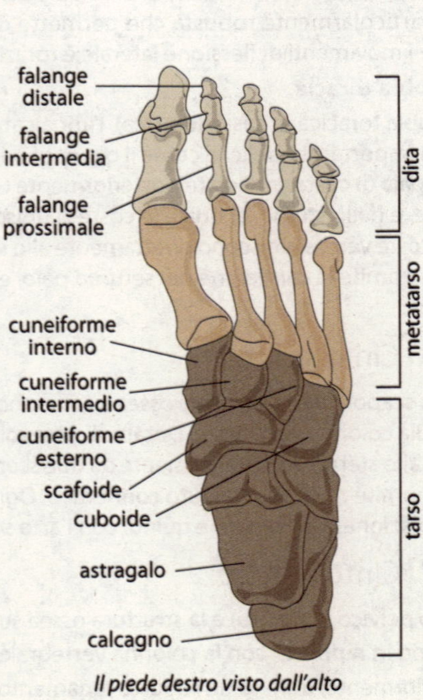

Il piede destro visto dall'alto

6.6 | Sistema muscolare

Il sistema muscolare è costituito dai circa **620 muscoli scheletrici che, contraendosi, permettono lo spostamento dei segmenti ossei su cui sono inseriti, e quindi i movimenti.**

I muscoli sono di solito distinti in lunghi, larghi e brevi, ma possono essere molto diversificati, avere capi multipli (*bicipiti, tricipiti*), oppure più di un ventre muscolare (*poligastrici*).

Sono muscoli volontari, perché durata, forza e quantità delle loro contrazioni sono regolate volontariamente dall'attività del sistema nervoso centrale (§ 6.6.5).

6.6.1 | Principali tipi di movimento

- **Abduzione**: allontanamento di un arto o di una sua parte dall'asse mediano (centrale) del corpo. Un muscolo che contraendosi effettua questo tipo di movimento si dice *abduttore*;
- **adduzione**: avvicinamento di un arto o di una sua parte all'asse mediano del corpo. Un muscolo che contraendosi effettua questo tipo di movimento si dice *adduttore*;
- **flessione**: movimento per cui, riducendo l'angolo formato da due segmenti ossei contigui, i due segmenti si avvicinano. Un muscolo che contraendosi effettua questo tipo di movimento si dice *flessore*;
- **estensione**: movimento per cui, aumentando l'angolo formato da due segmenti ossei contigui, i due segmenti si allontanano. Un muscolo che contraendosi effettua questo tipo di movimento si dice *estensore*;
- **rotazione**: movimento di una parte del corpo attorno al proprio asse.

6.6.2 | Interazioni tra ossa e muscoli

I muscoli scheletrici sono ancorati alle ossa mediante i tendini, strutture elastiche e resistenti costituite di tessuto connettivo contenente abbondante collagene. Quando le estremità del muscolo sono ancorate su due ossa diverse, la contrazione muscolare provoca il movimento di una delle due.

L'estremità del muscolo attaccata all'osso stazionario è chiamata *origine* (nei muscoli degli arti corrisponde all'estremità prossimale); l'estremità attaccata all'osso che si muove durante la contrazione è detta invece *inserzione* (nei muscoli degli arti corrisponde all'estremità distale).

I muscoli non lavorano in modo isolato ma in gruppi; il principale responsabile di un certo movimento è detto muscolo *agonista*, mentre i muscoli che collaborano con il primo sono detti muscoli *sinergisti*.

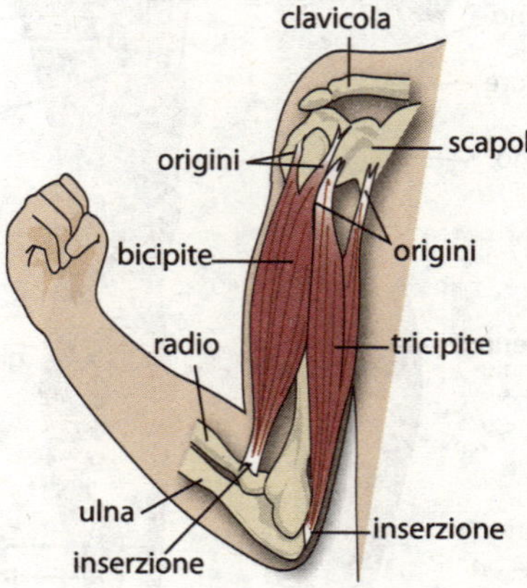

D'altra parte un muscolo contraendosi può solo tirare i pezzi ossei cui è attaccato, quindi per esempio il muscolo responsabile della flessione dell'avambraccio sul braccio non potrà effettuare anche l'estensione dello stesso tratto. Il muscolo che svolge un'azione contraria a un muscolo agonista è detto *antagonista*. Nell'avambraccio per esempio (figura a lato), il bicipite è il muscolo flessore, agonista, mentre il tricipite è il muscolo estensore, antagonista.

BIOLOGIA

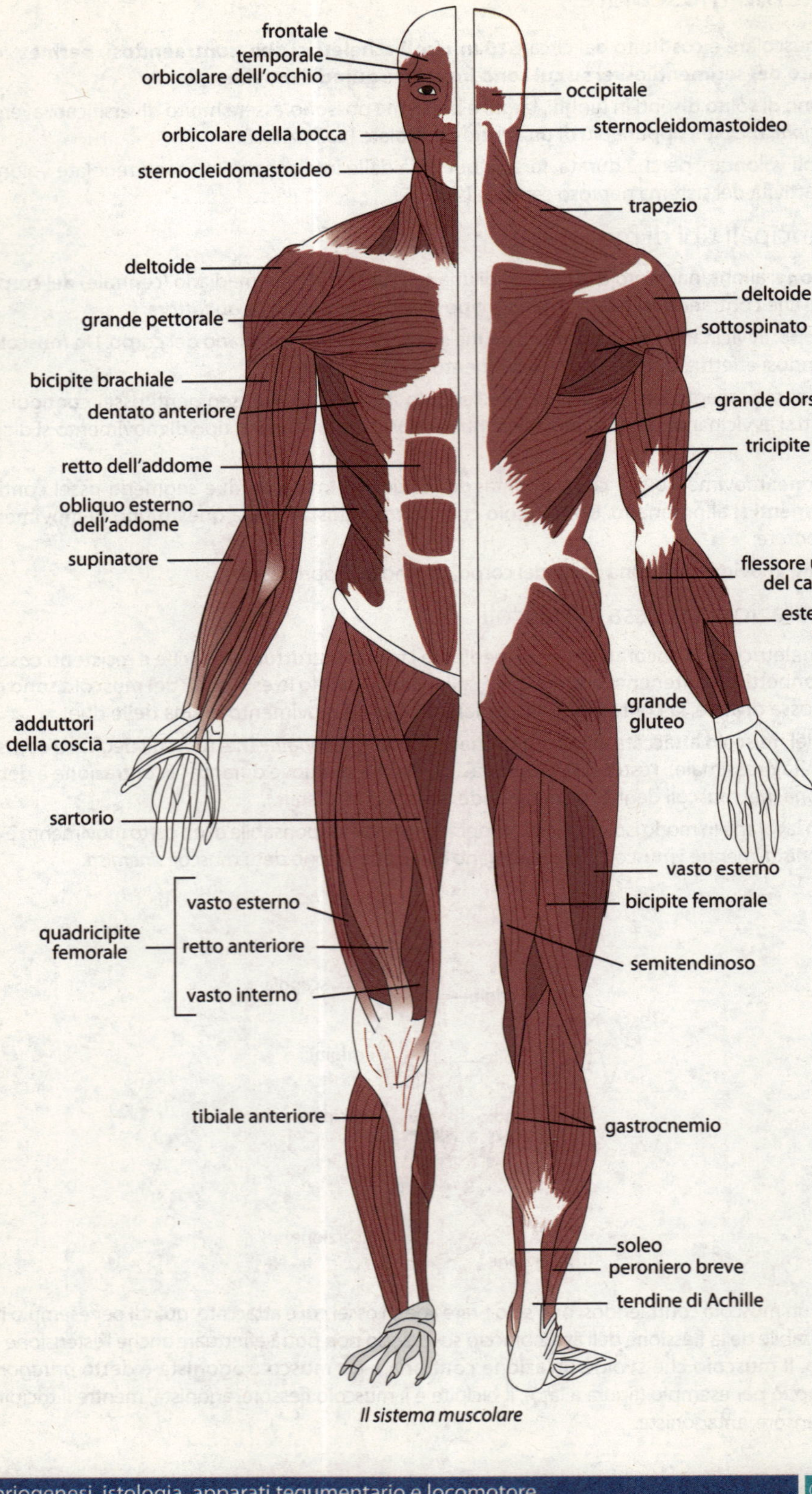

Il sistema muscolare

6.6.3 | Struttura del muscolo scheletrico e della fibra muscolare

Un muscolo scheletrico è costituito da un fascio di lunghe fibre muscolari, unite da tessuto connettivo attraverso il quale passano nervi e vasi sanguigni. Il citoplasma di ogni fibra contiene un gran numero di miofibrille (da alcune centinaia ad alcune migliaia), suddivise in unità contrattili dette *sarcomeri* e circondate dal *reticolo sarcoplasmatico*, un reticolo endoplasmatico modificato in cui sono presenti ioni calcio (Ca^{2+}) in grande quantità.

Il citoplasma della fibra muscolare è detto *sarcoplasma*, mentre la membrana cellulare è chiamata *sarcolemma*. Il sarcolemma è in grado di propagare l'impulso nervoso all'interno della fibra muscolare ed è connesso a un sistema di *tubuli trasversi* (o *tubuli T*), orientati perpendicolarmente alle miofibrille. I tubuli trasversi sono a contatto con il liquido extracellulare e rappresentano dei canali per il flusso degli ioni attraverso la fibra muscolare, consentendo anch'essi la propagazione dell'impulso nervoso nella cellula. Viste al microscopio, le fibre muscolari appaiono striate a causa della disposizione ordinata delle miofibrille nel sarcoplasma.

Ogni miofibrilla è costituita da due tipi di miofilamenti:

- filamenti spessi, formati da *miosina*;
- filamenti sottili, formati da *actina*.

La striatura della fibra deriva dall'alternanza di bande chiare, dette bande I, e bande scure, dette bande A.

- Una *banda I* è la regione della miofibrilla costituita solo da filamenti sottili.
- Una *banda A* è la regione della miofibrilla formata dai filamenti spessi e da una parte dei filamenti sottili a essi sovrapposti.

Si riconoscono inoltre:

- la *zona H*, corrispondente alla regione centrale del sarcomero, costituita solo da filamenti spessi;
- la *linea M*, una linea scura che corre lungo il centro del sarcomero;

la *linea Z*, a cui sono ancorati i filamenti sottili, che separa un sarcomero dall'altro.

Il sarcomero è l'unità funzionale del muscolo scheletrico e può essere definito come la porzione di miofibrilla compresa tra due linee Z successive.

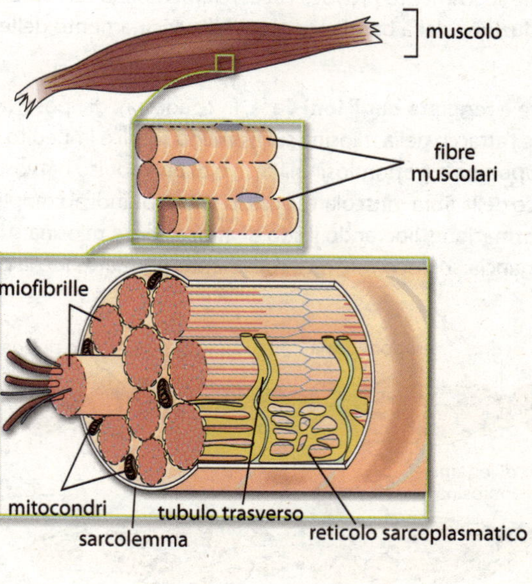

6.6.4 | Meccanismo della contrazione muscolare

I filamenti sottili sono costituiti da due catene di molecole di actina avvolte a elica e associate ad altre due proteine, la *troponina* e la *tropomiosina*.

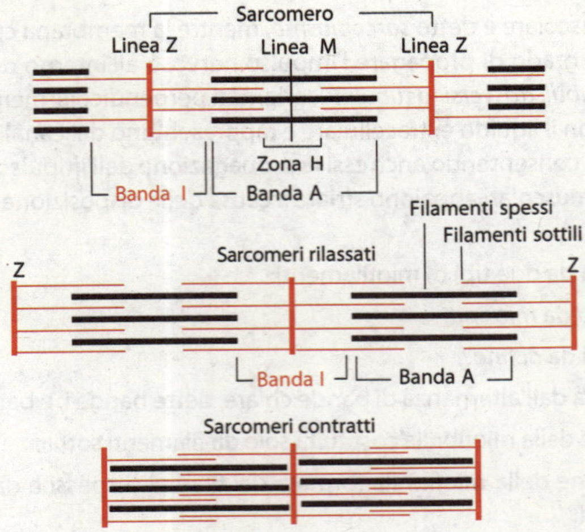

I filamenti spessi sono formati da circa 200 molecole di miosina disposte parallelamente all'asse maggiore della fibra e formate ciascuna da due regioni: una "coda" e una "testa" globulare che sporge dal filamento. La contrazione muscolare è dovuta allo slittamento dei filamenti sottili sopra i filamenti spessi. Lo slittamento è reso possibile dalla testa della miosina che si aggancia sull'actina, formando ponti trasversali actina-miosina; ruotando successivamente sulla propria posizione, le teste della miosina fanno scivolare i filamenti sottili verso il centro del sarcomero.

Durante la contrazione, tale scorrimento provoca l'accorciamento del sarcomero, ovvero l'avvicinamento delle linee Z tra loro, la riduzione della banda I (dovuta all'avvicinamento delle bande A alle linee Z) e la scomparsa della zona H.

La contrazione muscolare è regolata dagli ioni Ca^{2+}. In condizioni di riposo, la loro concentrazione citoplasmatica è molto bassa e l'attacco della miosina sui filamenti sottili è impedito dall'interazione tra l'actina e le proteine regolatrici troponina e tropomiosina. L'arrivo di un impulso nervoso provoca il rilascio di Ca^{2+} dal reticolo sarcoplasmatico della fibra muscolare: il calcio si lega quindi al complesso delle proteine regolatrici e ne modifica la conformazione, liberando il sito di attacco della miosina sull'actina: in questo modo i miofilamenti possono "agganciarsi" e scorrere reciprocamente, permettendo la contrazione.

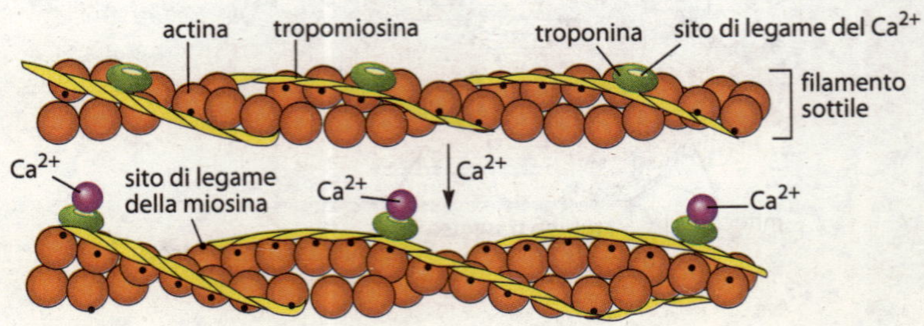

Quando lo stimolo cessa, la pompa del calcio (§ 1.9) ricomincia a pompare attivamente lo ione all'interno del reticolo sarcoplasmatico, determinando il rilassamento del muscolo: la miosina si dissocia dall'actina e il sarcomero torna alla lunghezza originale.

La contrazione muscolare che si verifica senza che il muscolo si accorci, mentre aumenta il tono muscolare è detta **contrazione isometrica**.
La contrazione muscolare che determina l'accorciamento del muscolo, mentre non cambia il tono muscolare, è detta **contrazione isotonica.**

L'ATP nella contrazione muscolare

La contrazione muscolare richiede un'elevata quantità di energia. Le cellule muscolari ottengono l'energia indispensabile per la loro funzione principalmente dall'idrolisi dell'ATP, che è necessaria per attivare la miosina in modo che questa possa attaccarsi all'actina e per permettere lo scorrimento dei filamenti sottili sui filamenti spessi: l'idrolisi dell'ATP permette il distacco delle teste di miosina dai filamenti sottili di actina e il loro successivo riattacco in un altro punto verso l'estremità del sarcomero.

Se dovesse mancare l'ATP, miosina e actina resterebbero strettamente associate tra loro; è ciò che succede tre-quattro ore dopo la morte, quando i muscoli diventano rigidi e contratti (*rigor mortis*).

L'ATP in ogni momento è presente in piccolissima quantità all'interno delle fibrocellule muscolari, quindi deve essere prodotto all'interno di queste stesse cellule. Quando la contrazione muscolare non è molto intensa, anche se è prolungata nel tempo, l'apporto di ossigeno è sufficiente a far procedere la respirazione cellulare, producendo una grande quantità di ATP. In caso di sforzo muscolare molto intenso, invece, il muscolo si viene a trovare in condizioni di anaerobiosi e ricava ATP tramite la glicolisi. Il prodotto finale di questa via metabolica è l'acido lattico che si accumula nel muscolo provocando l'affaticamento muscolare.

Tramite il torrente circolatorio l'acido lattico viene trasportato al fegato, dove può essere utilizzato per la produzione di glucosio, in un processo che richiede ATP, prodotto dalla respirazione cellulare. Per questo motivo si dice che in caso di sforzo muscolare intenso e prolungato l'organismo viene a trovarsi in *debito di ossigeno*.

La mioglobina

La mioglobina è una proteina contenuta nei muscoli con la funzione di trasportare e immagazzinare ossigeno, costituendo così una riserva a cui il muscolo può attingere per produrre l'ATP necessario per la contrazione. La sua struttura è simile a quella dell'emoglobina (§ 7.1.6), ma la mioglobina è formata da una sola catena polipeptidica (anziché quattro) e contiene un solo *gruppo eme*. Dotata di affinità per l'ossigeno maggiore di quella dell'emoglobina, lo cattura dal sistema circolatorio, lo trasporta nelle cellule muscolari e lo rilascia nei momenti in cui è necessario (per esempio in occasione di un intenso sforzo fisico).

Fibre rosse e fibre bianche

Le caratteristiche citologiche e biochimiche delle fibre muscolari sono diverse a seconda della funzione del muscolo di cui fanno parte:

- le **fibre rosse**, o **fibre a contrazione lenta**, formano i muscoli che devono sostenere contrazioni prolungate (come quelli che permettono il mantenimento della postura). La velocità di contrazione è piuttosto bassa ma possiedono un'abbondante vascolarizzazione, oltre a una notevole quantità di mitocondri e di mioglobina, caratteristiche che permettono di produrre grandi quantità di ATP e quindi di sostenere lunghi periodi di contrazione;
- le **fibre bianche**, o **fibre a contrazione veloce**, formano i muscoli soggetti a contrazioni rapide e intense; meno vascolarizzate delle fibre rosse, sono povere di mioglobina e di mitocondri, ma contengono grandi quantità di glicogeno e di enzimi della glicolisi, per cui possono produrre ATP rapidamente, ma per un lasso di tempo non troppo prolungato.

Confronto tra muscolo striato e muscolo liscio

Muscolo striato	Muscolo liscio
• costituito da più cellule, voluminose e polinucleate, fuse tra loro	• costituito da singole cellule, allungate e mononucleate
• presenza di bande chiare e scure	• aspetto uniforme (bande non visibili)
• fibre aventi diametro medio di 10-100 μm	• fibre aventi diametro medio di 2-10 μm
• presenza di miosina e di actina organizzate in filamenti spessi e sottili	• 1/3 della miosina e il doppio dell'actina presenti nel muscolo striato
• meccanismo molecolare di contrazione basato sui ponti trasversali	• meccanismo di contrazione analogo al muscolo striato
• la maggior parte dei muscoli striati è agganciata alle ossa ed è responsabile dei movimenti dello scheletro	• i muscoli lisci circondano gli organi dell'apparato digerente, la vescica, l'utero, i vasi sanguigni, le vie respiratorie; sono presenti anche nell'iride e alla base dei peli
• i movimenti del muscolo striato sono controllati dal sistema nervoso centrale e sono quindi volontari	• i movimenti del muscolo liscio sono controllati dal sistema nervoso autonomo, da fattori intrinseci al muscolo stesso o da ormoni; i movimenti sono perciò involontari;
• i movimenti dei muscoli striati permettono l'interazione tra organismo e ambiente esterno	• i movimenti dei muscoli lisci assicurano il regolare progredire del contenuto delle cavità dirigenti, circolatorie ecc.
• la contrazione è rapida	• la contrazione è più lenta di quella del muscolo striato

6.6.5 | Controllo nervoso della contrazione muscolare

Il rilascio del calcio nel citoplasma, che dà il via alla contrazione, avviene in risposta a un impulso nervoso che arriva alla fibra muscolare attraverso un neurone motore del sistema nervoso somatico (§ 8.1.3). La struttura di connessione tra la terminazione nervosa e il sarcolemma della fibra muscolare è una particolare sinapsi (§ 8.1.2), detta *giunzione neuromuscolare* o *placca motrice*.

L'arrivo di un impulso nervoso all'estremità del neurone motore provoca la liberazione del neurotrasmettitore *acetilcolina* che va a legarsi a specifici recettori sul sarcolemma. Se viene stimolato un numero sufficiente di recettori, la permeabilità del sarcolemma si modifica e si genera un potenziale d'azione che determina il rilascio di Ca^{2+} dal reticolo sarcoplasmatico, nel citoplasma; l'interazione di questo ione con i filamenti di actina innesca la contrazione. Subito dopo l'arrivo di un singolo impulso nervoso, il calcio viene pompato attivamente all'esterno, nel reticolo sarcoplasmatico, e in tal modo la contrazione viene a cessare. Per un'attività muscolare prolungata sono quindi necessari più impulsi nervosi ripetuti.

Ogni neurone motore si collega con più fibre muscolari: la sua estremità, infatti, si ramifica e ogni terminazione prende contatto con una diversa fibra. L'insieme del neurone motore e delle fibre da esso innervate costituisce la cosiddetta *unità motoria*. Il controllo della precisione e della forza di un muscolo dipende dal numero di fibre che in un determinato momento rispondono a uno stimolo:

- i muscoli che compiono movimenti potenti ma poco precisi contengono unità motorie formate da un unico neurone motore che innerva molte fibre muscolari;
- i muscoli che compiono movimenti di precisione contengono unità motorie formate da un neurone motore che innerva poche fibre muscolari.

Relazione tra stimolo e risposta del muscolo

Le fibre muscolari mostrano una risposta allo stimolo nervoso di tipo "tutto o nulla": la contrazione è avviata solo da uno stimolo superiore a un valore minimo, chiamato *valore soglia*. Un singolo ciclo di contrazione è la risposta di una fibra muscolare a uno stimolo pari o superiore al valore soglia e si compone di tre fasi:

- un *periodo latente*, in cui non si ha contrazione; in questo intervallo, infatti, lo stimolo nervoso si propaga lungo il sarcolemma e gli ioni calcio vengono rilasciati dal reticolo sarcoplasmatico;
- un *periodo di contrazione*;
- un breve *periodo di rilassamento*, in cui il muscolo torna a riposo. Questo intervallo inizia con un *periodo refrattario assoluto*, durante il quale la fibra non può rispondere ad alcuno stimolo, seguito da un *periodo refrattario relativo*, in cui è necessario uno stimolo superiore al normale per avviare la contrazione.

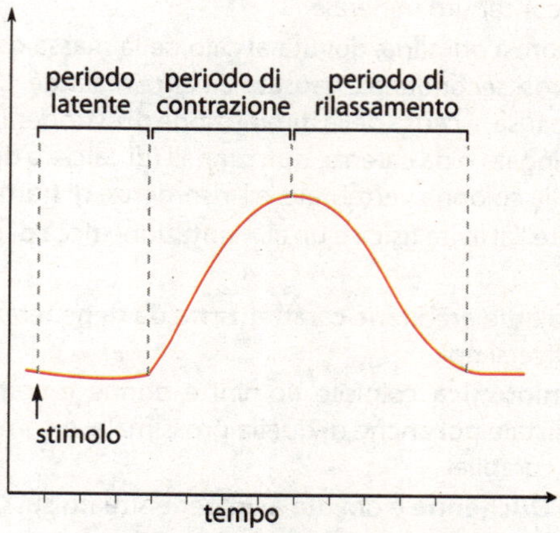

Andamento della contrazione muscolare

Il muscolo intero, invece, non mostra una risposta di tipo "tutto o nulla", anche se esiste un valore soglia minimo necessario per avviarne la contrazione. Ogni muscolo, infatti, è formato da diverse unità motorie che rispondono allo stimolo indipendentemente. La forza della contrazione può dunque essere aumentata aumentando lo stimolo, coinvolgendo più fibre muscolari.

In ogni muscolo, vi sono sempre alcune fibre in stato di contrazione; il muscolo risulta perciò sempre in uno stato di leggera contrazione, detto *tono muscolare*.

6.6.6 | Disturbi dell'apparato locomotore

Artrite

Il termine artrite indica in modo generico l'infiammazione di un'articolazione, accompagnata da calore, dolore, gonfiore, rigidità e arrossamento. Le cause possono essere di tipo infiammatorio (come nel caso dell'artrite reumatoide o della gotta), traumatico (distorsioni, lussazioni ecc.) o infettivo (come in caso di tubercolosi o gonorrea).

Artrosi

L'artrosi è una malattia delle articolazioni caratterizzata da riduzione delle cartilagini articolari.

Cifosi

La cifosi è una curvatura fisiologica della colonna vertebrale con convessità posteriore (presente nella regione dorsale); il termine però si usa anche per indicare la patologia in cui tale curvatura è eccessivamente accentuata, con formazione di una gibbosità (o "gobba").

BIOLOGIA

Scoliosi

La scoliosi è una curvatura della colonna in senso laterale; si nota osservando una persona posteriormente. Nelle forme più gravi la curvatura laterale si accompagna a una curvatura in senso antero-posteriore.

Distorsione

La distorsione è una lesione traumatica di un'articolazione, che comporta allungamento o lacerazione dei legamenti. Le distorsioni sono accompagnate da dolore, gonfiore e riduzione della capacità di movimento.

Ernia del disco

L'ernia del disco è una condizione anomala in cui parte del disco intervertebrale sporge fra le due vertebre, andando a comprimere i nervi spinali. Quando l'ernia interessa la regione cervicale i sintomi sono dolori che interessano la regione scapolare, il braccio e la mano; quando insorge nella regione lombare i dolori interessano la coscia e la gamba.

Osteoporosi

L'osteoporosi è una malattia caratterizzata da degenerazione e aumento della fragilità del tessuto osseo, a causa della diminuzione del contenuto minerale.

La forma più diffusa è l'osteoporosi primaria, dovuta al calo della massa ossea che si verifica con l'avanzare dell'età, mentre l'osteoporosi secondaria è causata da altre malattie. L'osteoporosi colpisce in particolare le donne dopo la menopausa, a causa della diminuzione di estrogeni, ma può essere provocata anche da immobilizzazione prolungata o da carenze nutrizionali (di calcio o di vitamina D); si manifesta con dolore osseo, in particolare della colonna vertebrale, e l'insorgenza di fratture spontanee.

Per la prevenzione è importante l'attività fisica e un'alimentazione ricca di minerali.

Distrofie muscolari

Le distrofie muscolari sono malattie ereditarie caratterizzate da degenerazione progressiva del sistema muscolare. Se ne conoscono diversi tipi.

- La **distrofia muscolare miotonica** colpisce uomini e donne e comporta debolezza muscolare, prima della muscolatura distale poi anche di quella prossimale, e contratture. Consente di raggiungere l'età adulta ma non è curabile.
- La **distrofia muscolare di Duchenne** è dovuta a un gene situato sul cromosoma X e colpisce solo i bambini maschi (circa 3 su 10.000); si manifesta fra i 3 e i 5 anni e provoca un indebolimento progressivo dei muscoli, fino alla completa inabilità.

Quesiti svolti

1 Nel corso dello sviluppo embrionale un organismo aumenta progressivamente in dimensioni per effetto:

- **A** dell'aumento del numero delle cellule
- **B** dell'aumento del volume cellulare
- **C** del differenziamento cellulare
- **D** dell'aumento degli spazi intercellulari
- **E** dell'aumento della migrazione cellulare

L'aumento di dimensioni che accompagna lo sviluppo embrionale è dovuto all'aumento del numero di cellule; risposta **A**.

2 Quale, tra le seguenti caratteristiche, è propria delle cellule epiteliali?

- **A** Si trovano solo sulla superficie corporea
- **B** Generano una corrente elettrica
- **C** Sono in grado di contrarsi
- **D** Alcune svolgono un ruolo secretorio
- **E** Hanno un'abbondante matrice extracellulare

Il tessuto epiteliale riveste la superficie esterna del corpo e la superficie interna degli organi cavi comunicanti con l'esterno, come lo stomaco, l'intestino e l'utero (la risposta **A** è errata). Le cellule epiteliali non hanno un'abbondante matrice extracellulare, non sono in grado di generare una corrente elettrica, nè di contrarsi, possono invece avere ruolo secretorio; le ghiandole esocrine, infatti, sono formate da tessuto epiteliale specializzato nella secrezione. La risposta esatta è quindi la **D**.

3 Quale delle seguenti affermazioni sul tessuto connettivo è falsa?

- **A** I proteoglicani non costituiscono la sostanza basale del tessuto connettivo
- **B** Il collagene forma fibre insolubili con una elevata resistenza elastica
- **C** È costituito principalmente da collagene, elastina e proteoglicani
- **D** Le fibre elastiche sono formate da elastina
- **E** Il tropocollagene è l'unità strutturale del collagene

Il tessuto connettivo è costituito da cellule disperse in una *sostanza fondamentale* (o *matrice*) che fornisce alimento e asporta le sostanze di rifiuto. La sostanza fondamentale è in genere ricca di fibrille proteiche secrete dalle stesse cellule connettivali. I componenti principali del tessuto connettivo sono i proteoglicani, il collagene e l'elastina. I proteoglicani sono macromolecole composte da un asse proteico a cui sono unite covalentemente catene di disaccaridi o glicosamminoglicani.
Il collagene è una proteina fibrosa (nell'uomo è la più abbondante) le cui fibre hanno un'elevatissima capacità di essere stirate senza rompersi. L'unità strutturale del collagene è rappresentata dal tropocollagene, proteina formata da tre catene polipeptidiche associate.

BIOLOGIA

L'elastina è una voluminosa proteina insolubile formata da molte molecole di tropoelastina, idrosolubile, legate da legame covalente. L'elastina è particolarmente abbondante nel connettivo presente in alcune parti del corpo, per esempio nelle pareti dei grandi vasi sanguigni, nei polmoni, nei legamenti, nella pelle, nella vescica e nella cartilagine.

Da quanto appena visto si deduce che l'unica affermazione errata, fra quelle proposte, è la **A**.

---

4 Cos'è l'enartrosi?

- **A** L'articolazione immobile tra le ossa del cranio
- **B** L'articolazione a perno che consente la rotazione dell'avambraccio a livello del gomito
- **C** L'articolazione a cerniera tra omero e testa dell'ulna
- **D** Una patologia infiammatoria a carico delle articolazioni
- **E** L'articolazione che permette la rotazione completa del braccio e della gamba

Una enartrosi è un'articolazione mobile, le cui superfici articolari sono costituite da una forma sferica o semisferica e da una concavità a sua volta sferica. Esempi di enartrosi, nel corpo umano, sono le articolazioni della spalla (articolazione scapolo-omerale) e dell'anca; risposta **E**.

---

5 La sella turcica è un incavo osseo che accoglie:

- **A** ipofisi
- **B** cartilagini del setto nasale
- **C** ghiandola lacrimale
- **D** nervo vago
- **E** timo

La sella turcica è una incavatura, presente nella parte superiore dell'osso sfenoide, che ospita l'ipofisi, la ghiandola endocrina che regola l'attività di gran parte del sistema endocrino. La risposta esatta è la **A**.

---

6 Tra le lamelle ossee del tessuto spugnoso delle ossa piatte è presente:

- **A** tessuto elastico
- **B** tessuto muscolare
- **C** midollo giallo
- **D** midollo rosso
- **E** midollo spinale

Nell'uomo il tessuto osseo presenta due tipologie: *compatto*, costituito di lamelle disposte in strati concentrici attorno a un canale centrale, e *spugnoso*, costituito da una fitta rete formata di lamelle disposte in modo disordinato. Il tessuto osseo spugnoso costituisce la parte centrale delle ossa corte e delle ossa piatte, oltre alle porzioni terminali (epifisi) delle ossa lunghe; nel suo interno è contenuto il midollo rosso, in cui vengono prodotte le cellule del sangue.
La risposta esatta è quindi la **D**.

---

7 Qual è la vera causa della contrazione muscolare?

- **A** Accumulo di glicogeno
- **B** Impulso elettrico
- **C** Liberazione di Ca^{2+}
- **D** Sintesi di ATP nella fibra muscolare
- **E** Deformazione dell'actina

PARTE TERZA

La contrazione muscolare, permessa dal fatto che i filamenti di actina si agganciano a quelli di miosina e scorrono, facendo accorciare ogni sarcomero, è innescata dal fatto che gli ioni Ca^{2+} fuoriescono dal reticolo sarcoplasmatico e passano nel citoplasma della fibrocellula muscolare.
La risposta esatta è quindi la **C**.

7| Apparati circolatorio, respiratorio, digerente e urogenitale

7.1 | Sistema circolatorio cardiovascolare

Il sistema circolatorio cardiovascolare **garantisce la distribuzione a tutte le cellule dell'organismo di ossigeno e sostanze nutritive, l'allontanamento delle sostanze di rifiuto e il trasporto di messaggeri chimici** (per esempio ormoni) agli organi bersaglio. È formato dai vasi sanguigni (vene, arterie e capillari), all'interno dei quali circola il sangue, grazie all'azione di pompa esercitata dal cuore.

7.1.1 | Cuore

Il cuore è un organo di forma conica, alloggiato nella cavità toracica in uno spazio compreso tra i polmoni, detto *mediastino*. È rivestito da una membrana interna, chiamata *endocardio*, e avvolto da una membrana protettiva esterna, detta *pericardio*. In un uomo adulto è grande all'incirca quanto un pugno e pesa in media 300 grammi.

Il cuore è l'organo propulsore del sangue; diviso in una parte destra e una parte sinistra, che non comunicano tra loro, è costituito da quattro camere: due superiori, dette *atri*, separate dal setto interatriale, e due inferiori, dette *ventricoli*, separate dal setto interventricolare. Gli atri sono i settori di ricezione del sangue, i ventricoli sono i settori di propulsione.

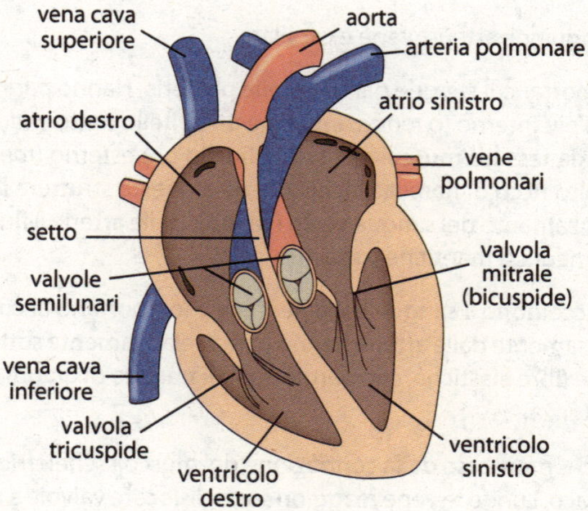

Su entrambi i lati del cuore, tra gli atri e i ventricoli, sono presenti valvole che permettono il flusso del sangue dagli atri ai ventricoli, ma non viceversa. Sul lato destro è presente la *valvola tricuspide*, sul sinistro quella *bicuspide* o *mitralica*.

Le *valvole semilunari* sono localizzate nell'*aorta* e nell'*arteria polmonare* con il compito di prevenire il riflusso del sangue nel cuore.

BIOLOGIA

Il cuore è dotato di **contrazione involontaria e autoritmica**: lo stimolo alla contrazione non proviene dal sistema nervoso, ma si origina nel cuore stesso, in un ammasso di fibre della parete dell'atrio destro, chiamato *nodo seno-atriale*, che rappresenta il *pacemaker* (segnapasso) primario del cuore. Da qui, lo stimolo si propaga inizialmente ai due atri, stimolandoli a contrarsi contemporaneamente, e poi al *nodo atrio-ventricolare*, una particolare zona del tessuto muscolare che separa gli atri dai ventricoli; l'impulso si propaga quindi da questo nodo ai ventricoli mediante il *fascio di His* (un fascio di fibre appartenenti al sistema di conduzione dell'eccitazione) che li fa contrarre contemporaneamente.

Il battito cardiaco (indicato anche come *ciclo cardiaco*) consta di due fasi: diastole e sistole.

- Durante la fase di **diastole** tutto il cuore è rilassato e le quattro cavità si riempiono di sangue.
- Durante la **sistole** gli atri e ventricoli si contraggono. Questa fase comincia con una contrazione degli atri (sistole atriale) che permette il riempimento completo dei ventricoli, a cui segue la contrazione dei ventricoli (sistole ventricolare) che spinge il sangue all'interno delle arterie polmonari e dell'aorta. Nella sistole ventricolare è possibile distinguere una fase di contrazione, in cui i ventricoli si contraggono e tutte le valvole sono chiuse, e una fase di gittata sistolica, in cui si aprono le valvole semilunari e il sangue viene immesso nelle arterie, mentre rimangono chiuse le valvole che separano gli atri dai ventricoli.

La *gittata cardiaca* rappresenta il volume totale di sangue espulso dal ventricolo sinistro in un minuto ed è pari al prodotto del numero di battiti al minuto (in media 72-75) moltiplicato per la *gittata sistolica*, che rappresenta il volume di sangue espulso dal ventricolo sinistro a ogni battito (circa 70 ml).

In un individuo a riposo la gittata cardiaca è in media pari a 5 l/min, ma può salire fino a 25 l/min in condizioni di sforzo.

Nonostante la contrazione cardiaca si generi autonomamente, la frequenza delle contrazioni, pari in media a 72-75 al minuto, è modulata da numerosi fattori nervosi ed endocrini. L'adrenalina e la noradrenalina, liberate dalle ghiandole surrenali e dai neuroni del sistema simpatico, provocano un aumento della frequenza cardiaca. L'acetilcolina liberata dai neuroni del sistema parasimpatico (soprattutto il nervo vago), invece, rallenta la frequenza cardiaca.

7.1.2 | Vasi sanguigni

Esistono tre tipi di vasi sanguigni: arterie, vene e capillari.

Le **arterie** sono i vasi che portano il sangue dal cuore alla periferia. Hanno pareti spesse ed elastiche, formate da tre strati: lo strato più interno (o *tonaca intima*) è un epitelio detto *endotelio*, lo strato intermedio (*tonaca media*) è formato da tessuto muscolare liscio e quello più esterno (*tonaca avventizia*) è formato da tessuto connettivo molto ricco di fibre elastiche. Grazie a questa struttura le arterie sono in grado di contrarsi per aiutare l'avanzamento del sangue verso i tessuti. Nelle arterie il flusso sanguigno è pulsante e la pressione sanguigna media si mantiene costante.

Le **vene** sono i vasi che raccolgono il sangue dalla periferia e lo riportano al cuore. Come le arterie sono formate da tre strati, diversamente dalle arterie hanno pareti relativamente sottili ed estensibili, con poco tessuto muscolare e poche fibre elastiche, che permettono il transito di grandi quantità di sangue opponendo una modesta resistenza.

Il flusso sanguigno venoso è promosso dalla contrazione dei muscoli scheletrici adiacenti alle vene, piuttosto che dal battito cardiaco. Lungo le vene maggiori sono dislocate valvole a nido di rondine che impediscono il riflusso del sangue nella direzione sbagliata.

I **capillari** sono vasi dalle pareti sottilissime, costituite da un unico strato di cellule, l'*endotelio*, attraverso il quale i gas respiratori, le sostanze nutritive, gli enzimi, gli ormoni e le sostanze di rifiuto possono passare facilmente per diffusione o tramite altri meccanismi di trasporto (§ 1.8). Il flusso sanguigno nei capillari è molto lento, e così sono facilitati gli scambi tra il sangue e i tessuti circostanti.

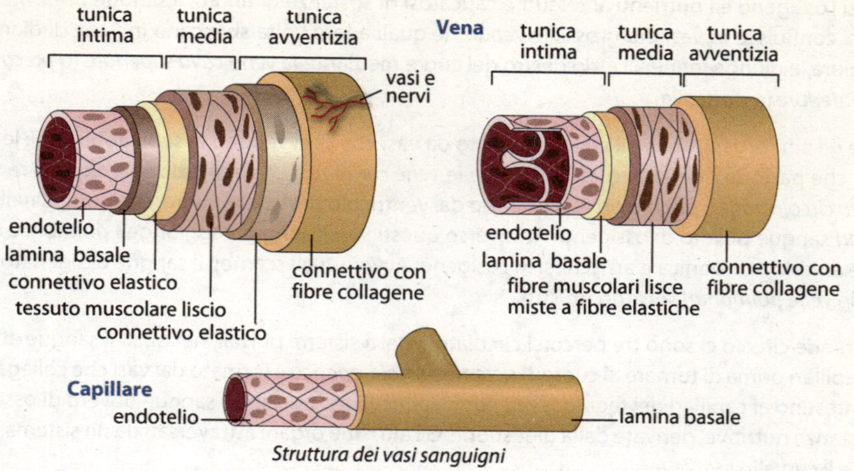

Struttura dei vasi sanguigni

7.1.3 | Circolazione sanguigna

La circolazione del sangue comprende la circolazione sistemica, attraverso la quale il sangue ossigenato viene distribuito ai tessuti e agli organi per fare ritorno al cuore impoverito in ossigeno, e la circolazione polmonare, circuito cuore-polmoni-cuore, che permette l'ossigenazione del sangue deossigenato.

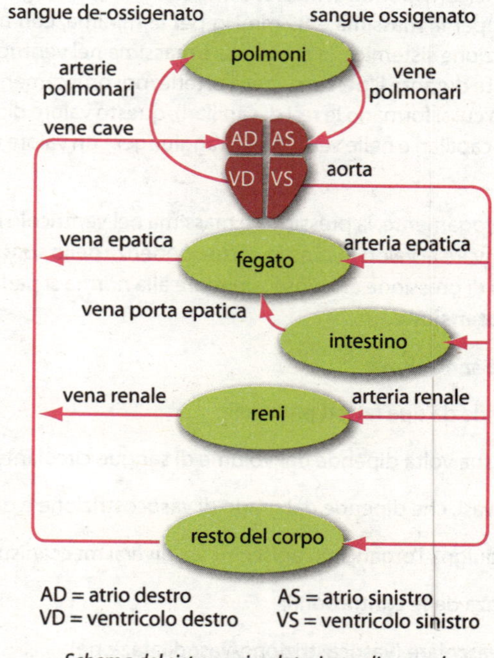

Schema del sistema circolatorio cardiovascolare

Il percorso del sangue nella circolazione sistemica (detta anche *grande circolazione* o *grande circolo*) ha origine dal ventricolo sinistro, da cui viene immesso nell'*aorta*. Questo vaso, il più voluminoso del corpo umano, si ramifica in diverse arterie, dirette alle diverse parti del corpo, e queste in *arteriole*. Le arteriole si ramificano a loro volta formando una fitta rete di capillari che vengono in diretto contatto con le cellule del corpo.

BIOLOGIA

Ceduti l'ossigeno e i nutrienti ai tessuti e caricatosi di sostanze di rifiuto, il sangue presente nei capillari venosi confluisce in vasi più grossi, le *venule*, le quali a loro volta sboccano in vene di diametro via via maggiore, e giunge infine all'atrio destro del cuore mediante la *vena cava superiore* (o *precava*) e la *vena cava inferiore* (o *postcava*).

Come gli altri organi, anche il cuore è irrorato da vasi che provvedono ai suoi fabbisogni: le *arterie coronarie*, che partono direttamente dall'aorta e le *vene coronarie*. La **circolazione polmonare** (detta anche *piccola circolazione* o *piccolo circolo*) ha inizio dal ventricolo destro del cuore, che pompa nelle *arterie polmonari* sangue povero di ossigeno. Attraverso questi vasi il sangue raggiunge i polmoni e qui può rilasciare anidride carbonica e arricchirsi in ossigeno. Avvenuti gli scambi, il sangue ossigenato ritorna, grazie alle *vene polmonari*, all'atrio sinistro.

Nel grande circolo ci sono tre percorsi circolatori, detti sistemi portali, nei quali il sangue attraversa due reti capillari prima di tornare al cuore. Il *sistema portale-epatico* è formato dai vasi che collegano i capillari dell'intestino ai capillari del fegato (*vena porta epatica*), trasportando sangue povero di ossigeno e ricco di sostanze nutritive, derivate dalla digestione. Gli altri due organi attraversati da un sistema portale sono i reni e il cervello.

7.1.4 | Pressione sanguigna

La pressione sanguigna è la forza esercitata dal sangue sulle pareti dei vasi sanguigni, generata dall'azione pompante del cuore. Viene misurata di solito a livello di un'arteria del braccio ed espressa in millimetri di mercurio (mmHg), comprende un valore massimo che corrisponde alla fase di contrazione del cuore (sistole) e un valore minimo che corrisponde al rilassamento (diastole). In un giovane adulto i valori medi di pressione sono 120 mmHg per la massima e 80 mmHg per la minima, con notevoli variazioni individuali.Nell'ambito della circolazione sistemica, la pressione è massima nel ventricolo sinistro durante la sistole, diminuisce gradualmente durante il percorso nelle arterie, poi bruscamente a livello delle arteriole precapillari (le sottili arterie da cui si formano le reti di capillari), questo valore diminuisce ancora gradualmente durante il percorso nei capillari e nelle vene, fino a raggiungere un valore minimo allo sbocco delle vene cave nell'atrio destro.

Nella piccola circolazione, analogamente, la pressione è massima nel ventricolo destro e nelle arterie polmonari, poi diminuisce per arrivare ai valori minimi in corrispondenza dello sbocco nell'atrio sinistro delle vene polmonari. In condizioni di pressione arteriosa superiore alla norma si parla di **ipertensione**; quando i valori sono inferiori di **ipotensione**.

Regolazione della pressione sanguigna

La pressione sanguigna dipende da due fattori principali:

- il flusso sanguigno, che a sua volta dipende dal volume di sangue circolante e dalla gittata cardiaca;
- la resistenza opposta dai vasi, che dipende dal grado di vasocostrizione e dalla viscosità del sangue.

Per regolare la pressione sanguigna l'organismo agisce su tre diversi meccanismi:

- l'attività cardiaca (frequenza delle contrazioni);
- la resistenza del sistema vascolare (vasocostrizione/vasodilatazione);
- il volume sanguigno.

Recettori del volume sanguigno sono presenti nell'atrio destro del cuore, mentre sensori di pressione sono posti sulla parete dell'arco aortico e nella carotide: le informazioni provenienti da questi sensori raggiungono gli specifici centri regolatori posti nel midollo allungato, da cui hanno origine risposte finalizzate al ripristino della pressione fisiologica.

In seguito a un aumento della pressione sanguigna, la prima reazione dell'organismo è data da una riduzione dell'attività del sistema ortosimpatico e da un'attivazione del parasimpatico (§ 8.1.6), questo determina una diminuzione della frequenza e della gittata cardiaca, oltre alla dilatazione dei vasi periferici. La vasodilatazione favorisce la fuoriuscita di fluidi a livello dei letti capillari e quindi la diminuzione del volume plasmatico.

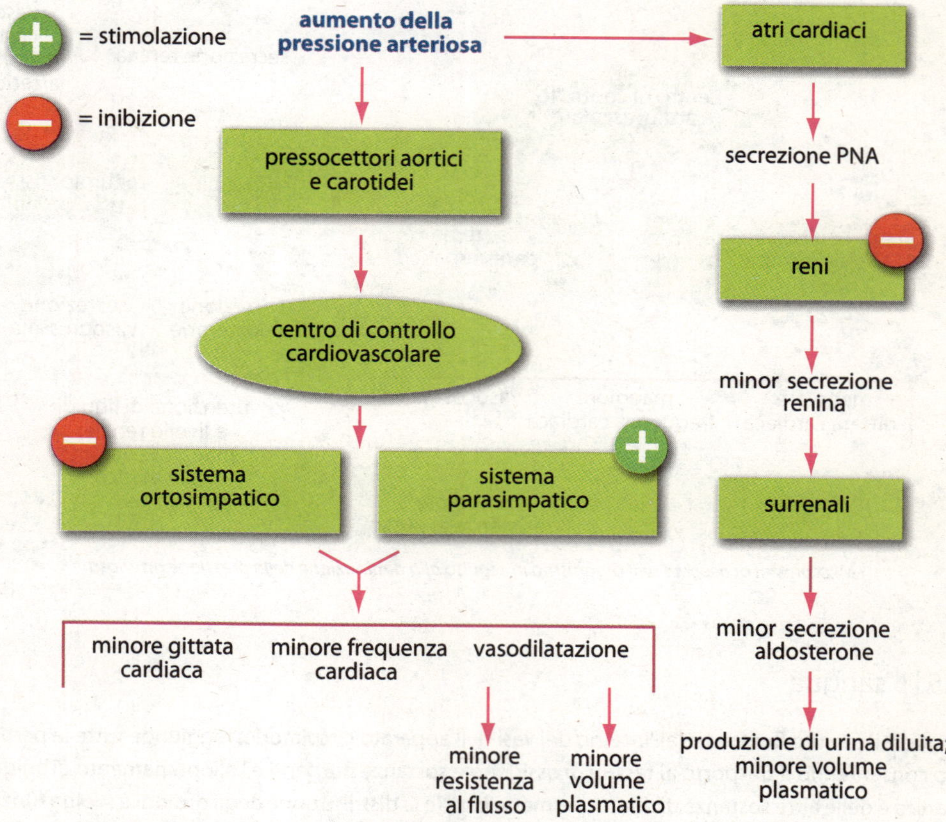

Meccanismi di risposta dell'organismo in seguito all'aumento della pressione arteriosa

Mentre il sistema nervoso permette risposte rapide alle variazioni della pressione sanguigna, per la regolazione a lungo termine di questo parametro è importante l'azione di diversi ormoni, fra cui l'*aldosterone* e l'*ADH* che favoriscono il riassorbimento di acqua a livello renale e quindi la formazione di urina concentrata e l'aumento del volume plasmatico (§ 7.4.2).

Oltre a questi ormoni sono da ricordare la *renina* e il *peptide natriuretico atriale* (ANP); la prima, prodotta in risposta alla produzione di urina diluita, stimola la secrezione di aldosterone e favorisce la ritenzione idrica, il secondo, prodotto in risposta a un aumento della pressione sanguigna, inibisce la secrezione di renina e in tal modo favorisce l'eliminazione di liquidi e la diminuzione della pressione sanguigna. Si ricorda infine che anche le variazioni della temperatura corporea alterano, seppur lievemente, la pressione sanguigna: in caso di aumento della temperatura si verifica vasodilatazione e quindi diminuzione della pressione; in caso di diminuzione della temperatura corporea si verifica vasocostrizione e quindi un aumento della pressione.

BIOLOGIA

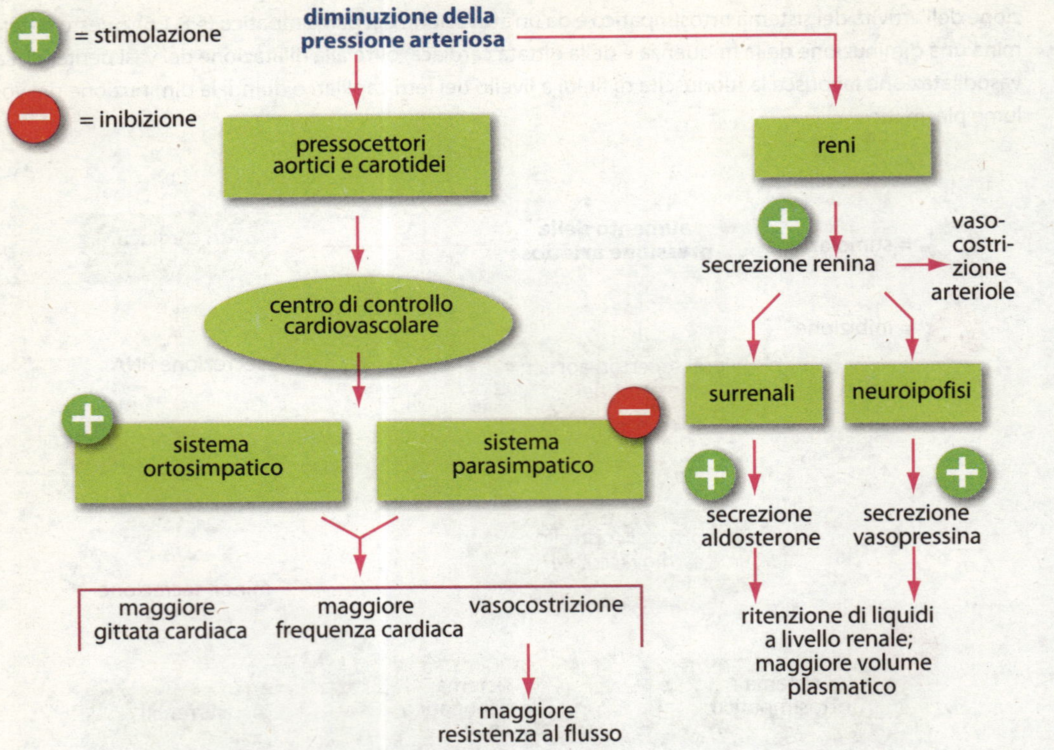

Meccanismi di risposta dell'organismo in seguito alla diminuzione della pressione arteriosa

PARTE TERZA

7.1.5 | Il sangue

Il sangue è il tessuto fluido che, all'interno dei vasi dell'apparato circolatorio, raggiunge tutte le parti del corpo consentendo il trasporto ai tessuti di ossigeno e sostanze nutrienti e l'allontanamento di anidride carbonica e delle altre sostanze di rifiuto; permette inoltre la distribuzione degli ormoni e svolge funzioni di difesa. Nell'uomo sono presenti in media 4-6 litri di sangue, costituito da una componente liquida, il plasma sanguigno, che occupa il 55% del volume, e da una componente particolata che comprende diversi tipi cellulari e ne rappresenta il 45%.

- Il **plasma sanguigno** è una soluzione molto complessa; è costituito per il 90% di acqua in cui sono disciolti proteine (7%) e sali (1%), oltre a piccole molecole organiche assorbite dall'intestino (come amminoacidi e glucosio) e materiali di rifiuto cellulari (come urea e acido urico). Le proteine del plasma hanno numerose funzioni: sono attive nella coagulazione del sangue, permettono il trasporto di sostanze (per esempio le *lipoproteine*, per il trasporto dei lipidi), hanno funzione di regolazione del volume plasmatico e del pH, funzione di riserva proteica, funzione ormonale, oppure difensiva (anticorpi). Attraverso le pareti dei capillari il plasma scambia continuamente acqua e soluti con i liquidi interstiziali.

  La composizione del sangue può variare solo lievemente perché viene mantenuta costante dai meccanismi dell'omeostasi. In particolare il pH del sangue viene mantenuto intorno a 7,4 da diverse sostanze che agiscono come tamponi.

Anche la pressione osmotica del sangue è un parametro molto importante e regolato in modo preciso, infatti gli scambi di acqua e soluti che si verificano fra plasma e liquidi interstiziali a livello dei capillari sanguigni dipendono dall'azione combinata della pressione idrostatica e della pressione osmotica.

La pressione osmotica del plasma corrisponde a quella di una soluzione di NaCl allo 0,9%, che per tale motivo è detta *soluzione fisiologica*.

- I tre tipi principali di **cellule del sangue** (o *elementi figurati*) sono: eritrociti, leucociti e piastrine.
  - Gli **eritrociti**, o **globuli rossi**, responsabili del trasporto dell'ossigeno, hanno forma di disco biconcavo, con diametro pari a circa 7 μm, sono privi di nucleo e di organuli cellulari[1], l'*emoglobina* è il principale costituente. Sono presenti nella concentrazione di circa 4,5 milioni per mm^3 di sangue nella donna, circa 5 milioni nell'uomo.
    Sulla membrana dei globuli rossi si trovano particolari proteine antigeniche, che permettono di distinguere diversi gruppi sanguigni (vedi § 3.5.1).
  - I **leucociti**, o **globuli bianchi**, responsabili della risposta immunitaria, sono presenti con diversi tipi che si distinguono per la forma del nucleo e l'affinità ai coloranti: *granulociti* (*neutrofili, eosinofili* e *basofili*), *monociti*, e *linfociti T* e *B*. Presenti nella concentrazione di 4000-9000 cellule per mm^3 di sangue, possono spostarsi negli spazi interstiziali e nei vasi del sistema linfatico. I granulociti e i monociti, dotati di attività fagocitaria, possono eliminare particelle e microrganismi estranei e sono coinvolti nei meccanismi di difesa aspecifici (infiammazione). I linfociti sono i responsabili della risposta immunitaria specifica (§ 8.3.2).
  - Le **piastrine** sono frammenti cellulari di forma irregolare e di diametro pari a 1-4 μm, presenti nel sangue in una concentrazione che va da 150.000 a 400.000 per mm^3; rivestono un ruolo fondamentale nel processo di coagulazione del sangue.

L'emopoiesi

Le cellule del sangue sono prodotte da organi specifici (detti emopoietici) mediante un processo detto emopoiesi. Gli organi emopoietici sono il *midollo osseo rosso* (che produce eritrociti, granulociti, piastrine, monociti e linfociti) e i diversi organi linfoidi, come il *timo* e la *milza* (che producono solo linfociti). Nel midollo osseo si formano ogni giorno 200 miliardi di globuli rossi e miliardi di piastrine e di globuli bianchi. Tutte le cellule del sangue derivano dalle *cellule capostipite* (o *cellule staminali*) che danno origine a due linee distinte:

- la *linea linfoide*, da cui derivano i precursori dei linfociti;
- la *linea mieloide*, che origina i precursori dei globuli rossi, delle piastrine, dei granulociti e dei monociti.

Grazie a stimoli enzimatici e ormonali, i vari precursori si trasformano in cellule mature, che sono quindi immesse nel sangue circolante. Gli eritrociti, in particolare, si formano nel midollo osseo rosso, vivono circa quattro mesi, dopodiché sono distrutti dalla milza.

L'eritropoiesi (produzione dei globuli rossi) è stimolata dall'ormone eritropoietina, messo in circolo dai reni quando l'apporto di ossigeno è insufficiente.

L'eritropoietina nel doping

L'eritropoietina (EPO) viene utilizzata come doping perché aumentando la concentrazione degli eritrociti migliora il trasporto dell'ossigeno e quindi migliora le attività aerobiche.

Questa sostanza però presenta numerosi effetti indesiderati legati all'aumentata viscosità del sangue, e quindi al rischio di formazione di trombi.

1. Tutti i mammiferi possiedono globuli rossi privi di nucleo, diversamente dagli altri vertebrati che sono dotati di globuli rossi nucleati.

BIOLOGIA

7.1.6 | Emoglobina e trasporto dei gas

Il trasporto di ossigeno

L'ossigeno nel sangue è trasportato principalmente dall'emoglobina, contenuta in grande quantità nei globuli rossi.

L'emoglobina è una proteina a struttura globulare, formata da quattro subunità a due a due uguali, ognuna costituita da una catena polipeptidica (α o β) e da un *gruppo eme*, cioè una molecola non proteica contenente ferro, a cui si può legare una molecola di O_2.

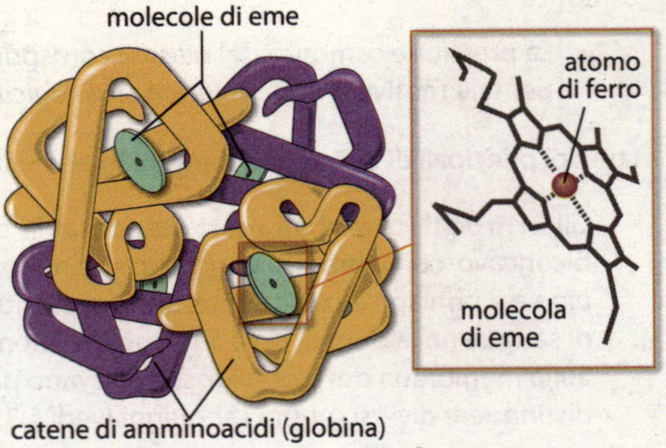

Ogni subunità emoglobinica è molto simile alla mioglobina, proteina di trasporto di O_2 presente nel muscolo; contenendo però quattro gruppi eme (anziché uno solo come la mioglobina), ogni molecola di emoglobina può legare quattro molecole di O_2.

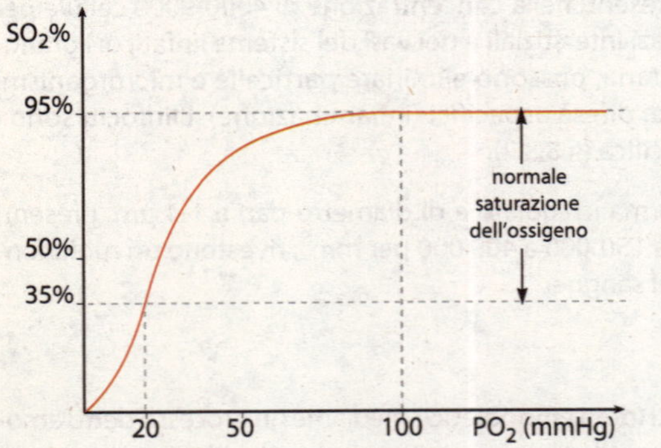

L'emoglobina, deve la sua funzionalità all'esistenza di un meccanismo di regolazione in base al quale questa sostanza manifesta maggior affinità per O_2 quando questo è più abbondante, cioè quando la pressione parziale di O_2 (pO_2) è più elevata, mentre l'affinità è minore quando la pO_2 è più bassa (il grafico a lato mostra la percentuale di saturazione dell'emoglobina in funzione della pO_2). Questo comportamento, fa sì che l'O_2 venga rilasciato nei capillari periferici, dove la pO_2 è bassa (<40 mmHg) e venga legato alla proteina nei capillari alveolari, dove la pO_2 è particolarmente elevata (circa 100 mmHg).

L'affinità dell'emoglobina per l'ossigeno varia anche in funzione del pH: una diminuzione del pH la fa diminuire. Nei tessuti, dove è presente un'elevata quantità di CO_2, il pH si abbassa e l'emoglobina rilascia O_2; negli alveoli polmonari, dove la pCO_2 è bassa, il pH è più elevato e l'emoglobina tende a legare una maggior quantità di O_2.

Il gruppo eme dell'emoglobina, oltre all'ossigeno, può legare anche altre sostanze che, avendo affinità maggiore dell'O_2 per i siti destinati al trasporto di questo gas, agiscono come veleni. Tali composti sono il monossido di carbonio CO, che porta alla formazione di *carbossiemoglobina* e il cianuro (CN^-).

Il trasporto di anidride carbonica

Il trasporto dell'anidride carbonica viene effettuato dal sangue con tre meccanismi diversi:

- una piccola quantità di CO_2 (il 7-10%) viene trasportata in forma disciolta nel plasma;
- il 20% entra nei globuli rossi e si lega all'emoglobina in siti diversi da quelli in cui si lega l'O_2;
- la maggior parte (circa il 70%) è trasportata nel plasma, sotto forma di ione bicarbonato (HCO_3^-). Poiché la pCO_2 nei liquidi interstiziali è maggiore di quella del sangue presente nei capillari, questo gas passa per diffusione dai tessuti al sangue e penetra negli eritrociti, dove si combina con l'acqua e forma acido carbonico (H_2CO_3). L'acido carbonico si dissocia in ione idrogeno (H^+) e ione bicarbonato, che diffonde nel plasma. Nei polmoni, gli ioni HCO_3^- e H^+ si riassociano formando CO_2 e acqua, che sono espulsi durante l'espirazione (§ 7.2.2). Sia la formazione che la dissociazione dell'acido carbonico sono catalizzate da un enzima, l'*anidrasi carbonica*, che è presente nei globuli rossi.

7.1.7 | Scambi di sostanze tra sangue e tessuti

Lo scambio di sostanze tra il sangue e i tessuti prevede una tappa intermedia, rappresentata dal passaggio attraverso il liquido interstiziale, cioè il liquido che occupa gli spazi tra le cellule.
Lo scambio di sostanze avviene per diffusione secondo il gradiente di concentrazione e dipende dalla differenza tra la pressione sanguigna (pressione idrostatica) e la pressione osmotica del sangue. In generale, la pressione idrostatica esercitata dal sangue nel capillare tende a "spingere" i liquidi (e le sostanze disciolte) verso gli spazi interstiziali; la pressione osmotica, al contrario, è maggiore nel sangue rispetto al liquido interstiziale e tende a richiamare liquidi dagli spazi interstiziali, verso l'interno del capillare.
La pressione idrostatica all'estremità arteriosa del capillare è superiore alla pressione osmotica; ciò provoca un flusso netto di liquido fuori dal capillare.
Via via che il sangue scorre lungo il capillare la pressione idrostatica diminuisce, così che all'estremità venosa la pressione osmotica all'interno del capillare risulta maggiore della pressione idrostatica, determinando un flusso netto di liquido dal liquido interstiziale verso l'interno del capillare. Quando il flusso di liquido in entrata supera quello di liquido in uscita il capillare arterioso si trasforma in capillare venoso. Una certa quantità di liquido interstiziale non viene riassorbito dai capillari venosi e torna al circolo sanguigno attraverso i capillari del sistema linfatico (§ 7.1.9).

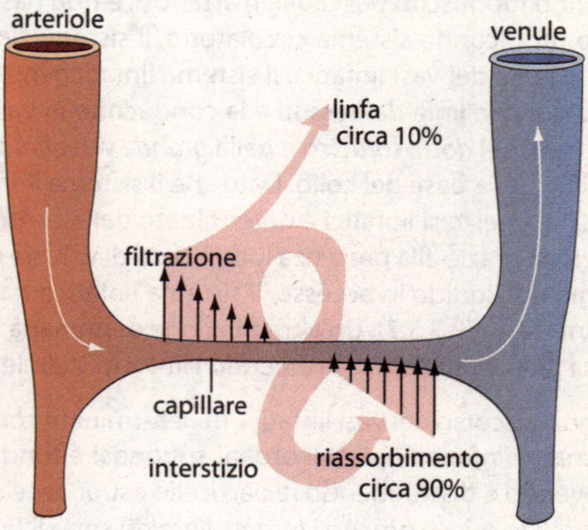

7.1.8 | Coagulazione del sangue

La coagulazione comprende un insieme di reazioni che portano alla formazione del coagulo sanguigno, fase fondamentale del processo di *emostasi*, cioè il processo che permette di arrestare un'emorragia.

Un primo aspetto importante per rallentare la fuoriuscita di sangue dal vaso leso è la contrazione della parete del vaso stesso. Le *piastrine*, poi, aderiscono alle fibre di collagene lasciate scoperte dalla rottura dell'endotelio e liberano sostanze che attirano sul posto altre piastrine, le quali aggregandosi formano una sorta di tappo detto *coagulo temporaneo*.

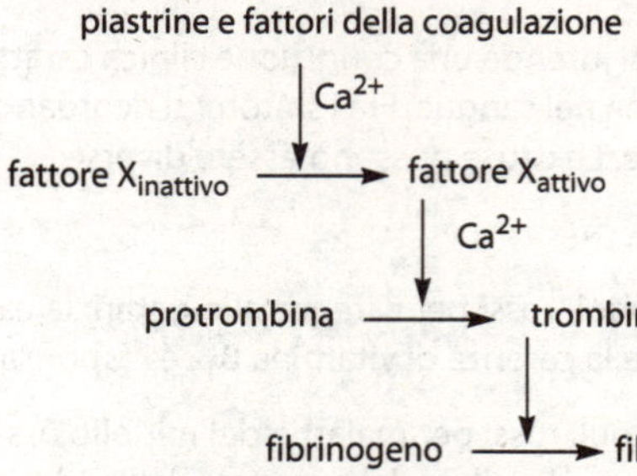

Schema della coagulazione

Questo tampone (trombo bianco) si forma nel giro di 2-4 minuti e dopo pochi minuti inizia la sua dissoluzione, mentre si attiva la fase più propriamente indicata come coagulazione del sangue, una serie di reazioni a cascata che ha come risultato finale la formazione del *coagulo permanente*, un reticolo costituito dalla proteina *fibrina* sulle cui maglie si depositano i globuli rossi a formare una specie di tessuto che consente l'arresto dell'emorragia.

Sostanze che si liberano dal vaso leso, insieme ai fattori liberati dalle piastrine, innescano una serie di reazioni che coinvolgono i *fattori coagulanti*. Tali fattori (indicati con la numerazione romana) sono proteine presenti nel plasma che reagiscono a cascata determinando, in presenza di ioni Ca^{2+}, l'attivazione del fattore X. Quest'ultimo è responsabile della formazione della *trombina* a partire dalla sua forma inattiva (*protrombina*), la trombina poi catalizza la trasformazione del *fibrinogeno* (solubile) in *fibrina*, e quindi la formazione del coagulo sanguigno.

7.1.9 | Sistema linfatico

Il liquido fuoriuscito dai capillari arteriosi, e non riassorbito, va a formare la *linfa*, e torna al sangue attraverso un secondo sistema circolatorio, il sistema linfatico, distinto da quello cardiovascolare e formato dall'insieme dei vasi linfatici. Il sistema linfatico inizia con sottilissimi capillari linfatici a fondo cieco che raccolgono la linfa dai tessuti e la conducono in vasi linfatici di calibro maggiore. Questi confluiscono a loro volta nel *dotto toracico* e nella *grande vena linfatica* che riversano infine il loro contenuto nelle vene succlavie, alla base del collo. Dato che il sistema linfatico non è dotato di un organo propulsore, il flusso della linfa nei vasi linfatici è determinato dalla contrazione dei muscoli scheletrici e procede nella giusta direzione grazie alla presenza lungo i vasi di valvole che impediscono il riflusso. Oltre alla funzione di drenaggio del liquido in eccesso, il sistema linfatico ha il compito di trasportare al sangue i grassi assorbiti dall'intestino (§ 7.3.7). Un'altra funzione di primaria importanza è quella di collaborare con il sangue alla difesa dell'organismo distribuendo i linfociti, cellule responsabili della risposta immunitaria (§ 8.3.2).

Lungo il decorso dei vasi linfatici, in determinate zone del corpo (tra cui collo, ascelle e inguine) sono disseminati i *linfonodi*, piccoli organi spugnosi e tondeggianti che hanno la funzione di filtrare la linfa, rimuovendo e distruggendo le particelle estranee, e di arricchirla di linfociti. Oltre ai linfonodi, altri organi coinvolti in questi processi (*organi linfoidi*) sono il *timo*, le *tonsille*, le *placche di Peyer* (poste nell'intestino) e la *milza*.

La milza

La milza, che in un uomo adulto può pesare da 100 a 250 grammi, svolge molteplici funzioni: agisce da serbatoio e filtro del sangue, partecipa all'emopoiesi producendo alcuni tipi di linfociti e distrugge piastrine e globuli rossi invecchiati. I macrofagi presenti nella milza fagocitano gli eritrociti invecchiati, demoliscono la parte proteica dell'emoglobina e trasformano il gruppo eme in bilirubina, che viene ceduta al fegato dove subisce alcune trasformazioni e viene eliminata con la bile.

7.1.10 | Disturbi dell'apparato cardio-circolatorio e del sangue

Anemia

Con il termine generico di anemia si intende una condizione clinica caratterizzata da una ridotta concentrazione di eritrociti o di emoglobina nel sangue. Fra i sintomi si ricordano debolezza, pallore della cute e delle mucose, tachicardia, vertigine. Le cause possono essere diverse:

- una perdita di sangue;
- produzione insufficiente di globuli rossi per carenze alimentari: la carenza di ferro causa una forma detta *anemia ferropriva*, mentre la carenza di vitamina B_{12} è responsabile dell'*anemia perniciosa*;
- produzione insufficiente di globuli rossi per malattie del midollo osseo; l'*anemia aplastica* è caratterizzata dalla riduzione del numero di cellule del sangue e dalla riduzione dei loro precursori presenti nel midollo osseo. Questa grave malattia può essere causata da alcuni farmaci o dall'esposizione a radiazioni;
- nel caso dell'*anemia emolitica* gli eritrociti sono prodotti in modo normale ma vengono distrutti rapidamente; i sintomi sono basso numero di eritrociti e aumento della bilirubina, che conferisce colore giallastro alle congiuntive e alla pelle. Può essere causata da reazioni autoimmuni, da carenze enzimatiche (come nel caso del favismo), oppure dall'ingestione di sostanze tossiche;

- malattie genetiche come l'*anemia falciforme*, dovuta a una mutazione nel gene che codifica per la catena β dell'emoglobina, o l'*anemia mediterranea*. Sotto il nome di anemia mediterranea (o *talassemia*) si raggruppano malattie ereditarie caratterizzate da emoglobine alterate, che hanno diversi gradi di gravità: nelle forma più lieve (eterozigote), detta anche *Talassemia minor*, gli individui colpiti non ne risentono; la forma più grave (omozigote), detta anche *Talassemia maior*, è invece caratterizzata da bassi valori di emoglobina, bilirubina elevata e deformazione delle ossa del cranio; le aspettative di vita sono notevolmente minori di quelle degli individui sani.

Aneurisma

Un aneurisma è una dilatazione irreversibile di un tratto di un'arteria; può essere congenito oppure dovuto a patologie della parete dei vasi.

Aritmia cardiaca

L'aritmia è un'anomalia del ritmo e della frequenza delle pulsazioni cardiache, dovuta ad alterazione degli impulsi elettrici responsabili delle contrazioni cardiache. Normalmente il cuore batte con una frequenza ritmica regolare compresa tra i 50 e i 100 battiti al minuto.

Tachicardia: frequenza delle pulsazioni superiore alla norma.

Bradicardia: frequenza delle pulsazioni inferiore alla norma.

Arteriosclerosi

Arteriosclerosi è un termine generico che indica ispessimento e indurimento delle pareti delle arterie, con perdita di elasticità.

Aterosclerosi

L'aterosclerosi è il caso più comune di arteriosclerosi, caratterizzato dalla presenza di lesioni accompagnate da notevoli quantità di grassi. La degenerazione aterosclerotica dei vasi è dovuta alle placche di *ateroma*, placche costituite di grassi, proteine, frammenti cellulari e tessuto fibroso, che si formano in condizioni di elevata colesterolemia sulla parete dei vasi. Questo ispessimento riduce il lume dei vasi ostacolando il flusso del sangue, ed è responsabile di complicazioni spesso mortali, come trombosi, emorragie cerebrali e infarto. I fattori di rischio che favoriscono l'insorgenza dell'aterosclerosi e delle malattie cardiovascolari connesse sono: elevata concentrazione nel sangue di grassi (iperlipidemia) e in particolare di colesterolo (ipercolesterolemia), fumo, abitudini di vita sedentarie, obesità, stress e situazioni patologiche come ipertensione e diabete.
Dal punto di vista farmaceutico, si utilizzano farmaci ipocolesterolemizzanti, anticoagulanti e antiaggreganti piastrinici.

Embolia

L'embolia è l'occlusione di un vaso sanguigno da parte di un corpo estraneo. Colpisce spesso le arterie degli arti e la causa più frequente è la presenza di un trombo che si frammenta in minuscoli coaguli sanguigni (tromboembolia) i quali procedono con la corrente sanguigna e si arrestano dove il vaso diventa troppo stretto, provocando ischemia dei tessuti a valle dell'occlusione.
L'embolia gassosa è dovuta all'entrata in circolo di una bolla d'aria, evento che si può verificare durante un intervento chirurgico oppure nei subacquei che fanno immersioni con le bombole, in caso di errori durante la risalita.

Ictus

Detto anche colpo apoplettico, l'ictus è la morte improvvisa di parte delle cellule cerebrali; le cause possono essere due: occlusione di un'arteria con conseguente ischemia cerebrale, o emorragia di un'arteria. I principali fattori di rischio sono: aterosclerosi, fumo e ipertensione.

Infarto

In generale con infarto si intende la degenerazione (necrosi) di una parte di un organo in seguito a insufficiente apporto di ossigeno. L'infarto miocardico è la necrosi di parte del tessuto cardiaco dovuta all'occlusione delle arterie coronarie, che irrorano il cuore. Come per l'ictus, i principali fattori di rischio sono: aterosclerosi, fumo e ipertensione.

BIOLOGIA

Ischemia

L'ischemia è lo stato di sofferenza di un tessuto dovuto a insufficiente apporto di ossigeno con il sangue.

Ittero

Il termine ittero indica la colorazione gialla della cute dovuta all'aumento della bilirubina nel sangue; fra le cause possibili sono un'aumentata distruzione dei globuli rossi determinata da particolari forme di anemia, oppure la diminuita funzionalità del fegato a causa di processi infiammatori, come in caso di epatite. Nei neonati si assiste normalmente alla comparsa di un *ittero fisiologico* dovuto al fatto che l'emoglobina fetale è diversa dall'emoglobina presente dopo la nascita, quindi al momento della nascita i globuli rossi fetali vengono distrutti e sostituiti con nuovi eritrociti.

Leucemia

Il termine leucemia indica un gruppo di malattie caratterizzate da proliferazione incontrollata e conseguente accumulo dei leucociti presenti nel sangue. I tipi diversi di leucemie si differenziano principalmente per i fattori scatenanti, le cellule interessate e la rapidità di progressione.

Shock

Condizione clinica caratterizzata da insufficienza circolatoria, con ridotta ossigenazione e conseguente sofferenza dei tessuti. Lo shock è caratterizzato principalmente da ipotensione arteriosa (la massima generalmente è inferiore a 90 mmHg) accompagnata da debolezza muscolare, confusione mentale, cute pallida o cianotica e sudorazione abbondante; nelle forme più gravi, se non si interviene in tempo, può sopraggiungere il coma. Le cause dello shock possono essere diverse: un'emorragia, gravi perdite di liquidi, un cattivo funzionamento del cuore o lesioni del midollo spinale. Lo *shock anafilattico* è una reazione allergica estremamente violenta, dovuta al fatto che l'allergene (che può essere un farmaco, un veleno di insetto, un cibo ecc.) scatena una risposta immunitaria che causa forte vasodilatazione e fuoriuscita di liquidi dai vasi, con conseguente forte calo della pressione sanguigna.

Trombosi

La trombosi è la formazione di trombi, cioè coaguli di sangue all'interno del cuore o dei vasi. Può essere dovuta ad alterazioni della parete dei vasi, al rallentamento della circolazione, oppure ad alterazione dei fattori plasmatici responsabili della coagulazione.

La trombosi spesso interessa le vene degli arti, le arterie cerebrali, le coronarie, con conseguenze diverse a seconda del sito colpito e delle dimensioni del coagulo. Quando colpisce arterie terminali, il tessuto interessato va incontro a necrosi, provocando un infarto, mentre è meno grave quando colpisce vasi venosi, causando ristagno sanguigno ed edema.

7.2 | Apparato respiratorio

L'apparato respiratorio ha la funzione di **permettere gli scambi gassosi** (assunzione di ossigeno ed eliminazione di anidride carbonica) **tra l'apparato circolatorio e l'ambiente esterno**.

7.2.1 | Anatomia dell'apparato respiratorio

L'apparato respiratorio è formato dai **polmoni**, in cui avvengono gli scambi gassosi, e dalle **vie respiratorie**, che conducono l'aria dall'esterno ai polmoni e viceversa.

I polmoni, costituenti fondamentali dell'apparato respiratorio dell'uomo, sono due organi spugnosi posti nella cavità toracica e rivestiti da due membrane dette *pleure*, separate da un sottile spazio infrapleurico contenente un liquido a funzione lubrificante. La cavità toracica, che ospita il cuore, i polmoni e la porzione superiore del tubo digerente, è separata dalla cavità addominale da un largo muscolo, il diaframma, molto importante nella respirazione.

L'aria entra nel corpo attraverso le *narici* e fluisce nelle *cavità nasali* dove viene filtrata e riscaldata; passa quindi nella *faringe*, poi nella *laringe* e da qui nella *trachea*, le cui pareti sono rinforzate da anelli cartilaginei. Quest'ultima si divide in due *bronchi*: uno diretto al polmone destro e l'altro al sinistro. Le pareti interne della trachea e quelle dei bronchi sono rivestite di cellule ciliate e cellule secernenti muco: il muco intrappola le particelle estranee presenti nell'aria inspirata e viene poi eliminato all'esterno grazie all'attività delle cellule ciliate. I bronchi, a loro volta, si suddividono in *bronchioli* di calibro via via minore, fino ai *bronchioli terminali*, che si dilatano a formare numerose camere dette *alveoli polmonari*, circondate da capillari sanguigni. Qui avvengono gli scambi di gas tra polmoni e sistema circolatorio. Le pareti degli alveoli sono costituite da un unico strato di cellule epiteliali appiattite che può essere attraversato agevolmente per diffusione dai gas respiratori. Avvenuto lo scambio di gas, l'aria percorre in senso inverso le vie respiratorie (bronchioli, bronchi ecc.) e viene emessa all'esterno (espirazione).

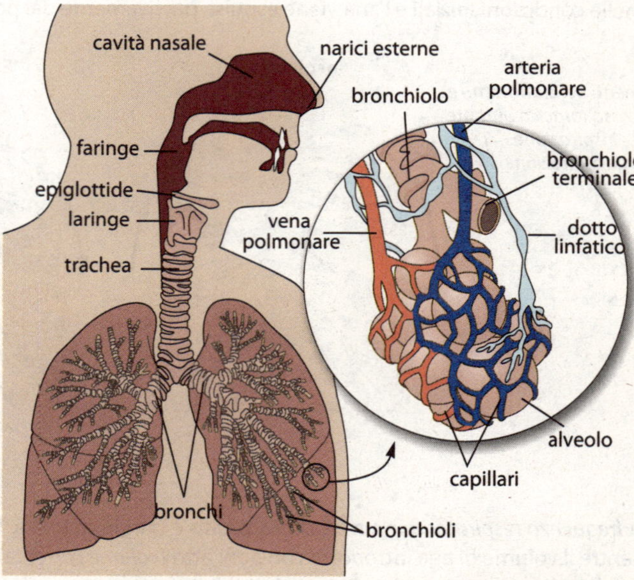

L'apparato respiratorio

I due polmoni umani contengono circa 300 milioni di alveoli, pari a una superficie respiratoria complessiva di circa 70 m^2.

Nella laringe si trovano le **corde vocali**, responsabili della fonazione, cioè dell'emissione di suoni articolati. Le corde vocali sono membrane che permettono l'emissione di suoni quando sono fatte vibrare dalla pressione dell'aria emessa con l'espirazione. Mentre queste strutture producono i suoni, le cavità nasali e quella orale, oltre ai seni paranasali, fungono da cassa di risonanza, e la bocca agisce come strumento di modulazione.

Lo scambio dei gas

Lo scambio dei gas tra sangue e polmoni ha luogo a livello dei capillari che circondano gli alveoli polmonari, e avviene per diffusione, secondo gradiente: i gas si muovono cioè da regioni ad alta pressione parziale verso regioni a bassa pressione parziale. Il sangue che si trova all'interno dei capillari polmonari è sangue deossigenato ed è caratterizzato da una pO_2 minore di quella dell'aria inalata negli alveoli; l'O_2 diffonde perciò dall'aria alveolare nei capillari, dove si lega all'emoglobina contenuta nei globuli rossi. In modo analogo la CO_2 diffonde dai capillari agli alveoli (dai quali è espulsa con l'espirazione), perché pCO_2 è maggiore nei capillari polmonari piuttosto che negli alveoli.

7.2.2 | Ventilazione polmonare

La ventilazione polmonare (cioè la respirazione), è il processo attraverso il quale l'aria viene inalata ed esalata. Lo scopo della ventilazione è quello di introdurre la massima quantità di ossigeno negli alveoli polmonari e di eliminare l'anidride carbonica.

La differenza tra la pressione nello spazio infrapleurico e quella all'interno dei polmoni (che è essenzialmente la pressione atmosferica) mantiene i polmoni espansi, impedendo loro di collassare.

Il meccanismo della ventilazione polmonare, articolato nelle due fasi dell'inspirazione e dell'espirazione, dipende dalle variazioni di pressione all'interno della cavità toracica.

- Durante l'**inspirazione**, il diaframma si abbassa e i muscoli intercostali si contraggono, provocando l'allargamento della cassa toracica; si crea così una depressione che causa l'espansione dei polmoni, richiamando in essi aria atmosferica.
- Durante l'**espirazione**, il rilassamento del diaframma e dei muscoli intercostali riporta la cavità toracica nelle condizioni iniziali e l'aria viene espulsa passivamente dai polmoni.

Movimenti del diaframma e della cassa toracica durante inspirazione ed espirazione

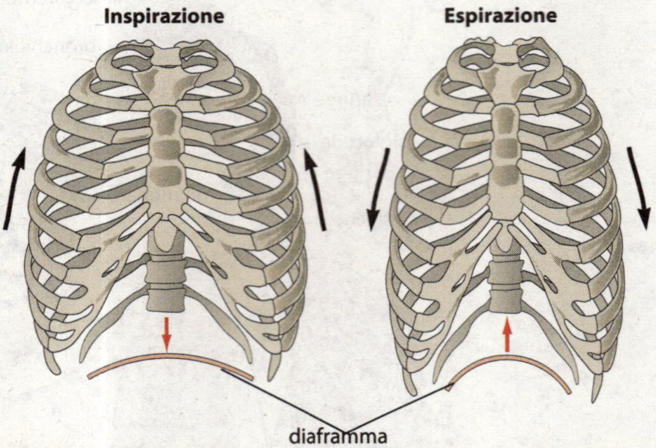

La *frequenza respiratoria* in un maschio adulto è pari in media a 13-16 atti respiratori al minuto, mentre il volume di aria introdotta con ogni atto (*volume corrente*) è in media di 500 ml; quindi la ventilazione polmonare, data dal prodotto della frequenza per il volume, corrisponde mediamente a 7500 ml al minuto.

Controllo della ventilazione

La ventilazione è regolata dai neuroni dei *centri respiratori*, localizzati nel midollo allungato (§ 8.1.4), le cui scariche ritmiche stimolano i muscoli intercostali e il diaframma a contrarsi. L'attività di questi neuroni è modulata in base ai segnali provenienti da *chemiorecettori*, presenti sull'arco dell'aorta, sulla carotide (*glomo carotideo*) e nel midollo allungato stesso.

Questi chemiorecettori rispondono a variazioni della concentrazione di ossigeno e di anidride carbonica, e al pH del sangue: in caso di un aumento di CO_2, di diminuzione di O_2, o di diminuzione del pH, essi inviano impulsi nervosi al centro dell'inspiro, il quale, collegato tramite nervi al diaframma e ai muscoli intercostali, determina un aumento della frequenza respiratoria.

La **tosse** è una inspirazione seguita da un'espirazione forzata, che inizia a glottide chiusa; in questo modo l'aria esce in modo violento e facilita l'espulsione di catarro o corpi estranei. La tosse è controllata dal sistema nervoso e funziona come un riflesso, difficilmente controllabile dalla volontà.

Lo **sbadiglio** è un'inspirazione profonda che si verifica in seguito a stimoli nervosi di natura diversa, come noia, bisogno di sonno o difficoltà digestive. Le cause e il significato fisiologico sono sconosciuti.

7.2.3 | Disturbi dell'apparato respiratorio

Asma bronchiale

L'asma bronchiale è una malattia infiammatoria cronica delle vie respiratorie che colpisce il 5% della popolazione, in particolare bambini. Si manifesta con crisi periodiche, caratterizzate da difficoltà respiratorie, affanno e tosse secca. Le cause sono da cercare in una predisposizione genetica e fattori scatenanti quali inalazione di polveri, pollini o peli di animali. La terapia si basa su broncodilatatori ad azione rapida da utilizzare nei momenti di crisi.

Enfisema

L'enfisema è una patologia dei polmoni caratterizzata da un aumento anomalo degli spazi che contengono aria; è dovuta alla distruzione o alla perdita di elasticità delle pareti degli alveoli, fenomeno che riduce gli scambi di ossigeno e nel tempo è causa di grave insufficienza respiratoria. Le cause non sono del tutto note: esiste una forma ereditaria e sono riconosciuti come fattori responsabili il fumo e l'inquinamento.

Pleurite

La pleurite è una malattia caratterizzata da infiammazione della pleura, accompagnata da dolore che peggiora con la respirazione o con la tosse. La pleurite è causata da patologie del polmone (come la polmonite), da agenti infettivi o sostanze che entrano nello spazio pleurico, oppure da traumi che interessano la pleura.

Sinusite

La sinusite è un'infezione che colpisce le mucose che rivestono i seni paranasali. Può essere acuta o cronica e generalmente è causata da virus o batteri. I sintomi sono scolo di muco purulento e dolore al viso in corrispondenza degli zigomi o della fronte. La terapia, a seconda degli organismi patogeni scatenanti, si basa su mucolitici e antinfiammatori oppure antibiotici.

7.3 | Apparato digerente

L'apparato digerente è il complesso degli organi adibiti alla **masticazione del cibo**, alla **degradazione delle grosse molecole** contenute negli alimenti, fino alle loro unità costituenti, e all'**assorbimento di queste ultime**. L'apparato digerente è formato da un lungo *tubo digerente* (detto anche *canale gastrointestinale*), che si allarga in dilatazioni responsabili di funzioni diverse, e dalle ghiandole annesse. Il tubo digerente inizia con la bocca, seguono poi la faringe, l'esofago, lo stomaco, l'intestino tenue e il crasso (cieco, colon, e retto), che termina con l'ano; è accompagnato dalle ghiandole salivari, dal fegato e dal pancreas.

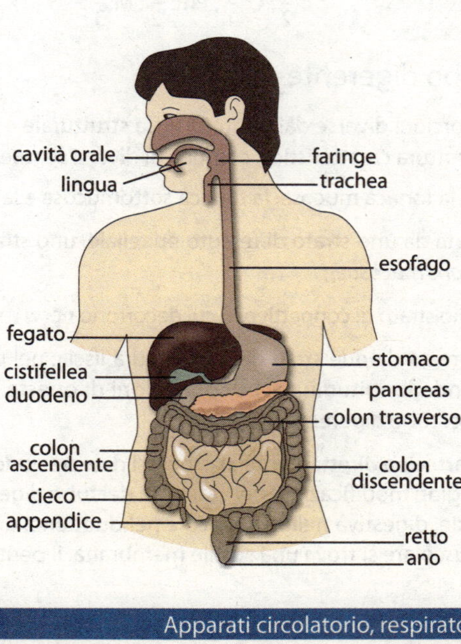

BIOLOGIA

7.3.1 | Bocca

La bocca (o cavità orale) è il primo tratto dell'apparato digerente, il luogo in cui vengono introdotti gli alimenti e inizia la digestione meccanica e chimica del cibo. La *digestione meccanica* consiste nella rottura delle grosse particelle di cibo in pezzi più piccoli attraverso l'azione di masticazione dei denti. Questo trattamento non provoca cambiamenti nella composizione chimica del cibo, ma ha la funzione di rendere più rapida ed efficiente la successiva *digestione chimica*, cioè la demolizione delle macromolecole in molecole più piccole, operata da *enzimi digestivi*. In bocca, la digestione chimica è effettuata dalla saliva, prodotta dalle *ghiandole salivari* e contenente l'enzima *ptialina* (amilasi salivare) che idrolizza l'amido formando il disaccaride maltosio.

7.3.2 | Denti

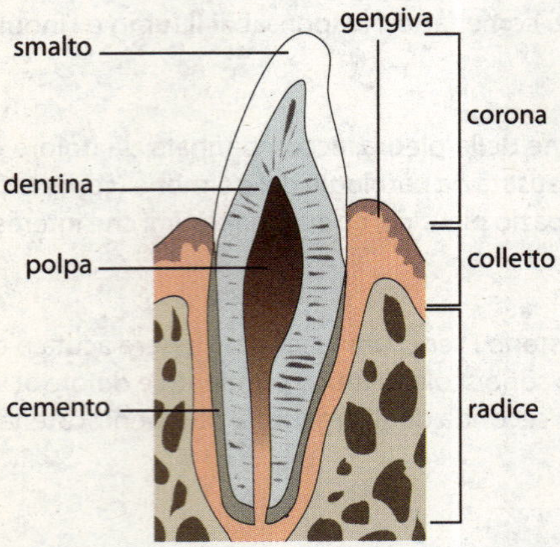

L'uomo è provvisto di denti, impiantati in cavità dette *alveoli dentari*, sia nella mascella (superiormente) che nella mandibola (inferiormente). Ogni dente (a lato) è formato da tre parti: la corona, il colletto e la radice. La corona è la parte visibile del dente ed è costituita da uno strato esterno e duro di *smalto*, un riempimento di *dentina* più tenera e una *polpa* centrale di tessuto connettivo ricco di vasi sanguigni e nervi. Il colletto è la zona di raccordo tra la corona e la radice, nella quale la dentina è rivestita, anziché dallo smalto, da un tessuto osseo detto *cemento*. Nell'uomo, i *denti da latte* sono 20 e permangono fino a circa sei anni, quando ha inizio la muta con la comparsa dei *denti permanenti* (32).

La **formula dentaria** rappresenta schematicamente il numero e le tipologie di denti presenti nella dentatura dei Mammiferi. Si esprime tramite una serie di frazioni, in cui, per ogni tipo di dente viene posto al numeratore il numero di elementi presenti in una sola emiarcata superiore, al denominatore il numero denti di una emiarcata inferiore. Nell'uomo la dentizione permanente è composta da 8 incisivi (I), 4 canini (C), 8 premolari (Pm) e 12 molari (M). Considerando solo le due emiarcate, superiore ed inferiore, si ottiene la seguente formula:

$$\text{I: } \frac{2}{2}\text{; C: } \frac{1}{1}\text{; Pm: } \frac{2}{2}\text{; M: } \frac{3}{3}\,.$$

7.3.3 | Struttura del tubo digerente

Nonostante sia formato da porzioni diverse dal punto di vista strutturale e funzionale, le pareti del tubo digerente presentano una struttura caratteristica, comune ai diversi segmenti.

Partendo dal lume si trovano la tonaca mucosa, la tonaca sottomucosa e la tonaca muscolare:

- la *tonaca mucosa* è formata da uno strato di tessuto epiteliale, uno strato di connettivo e un sottile strato muscolare (*muscularis mucosae*);
- la *tonaca sottomucosa* è uno strato di connettivo in cui decorrono nervi e vasi sanguigni e linfatici;
- la *tonaca muscolare* è formata da due strati di muscolatura liscia: nel primo le fibre hanno disposizione circolare, nel secondo longitudinale. Le contrazioni di queste fibre muscolari permettono l'avanzamento del cibo nel tubo digerente (*peristalsi*).

La mucosa è la tonaca che partecipa direttamente ai processi di secrezione e assorbimento ed è quindi lo strato che presenta le maggiori modificazioni nei vari tratti del tubo digerente: ha funzione protettiva nell'esofago e nel canale anale, digestiva nello stomaco e nel duodeno, di assorbimento nell'intestino. Esternamente alla tonaca muscolare si trova una sottile membrana: il peritoneo viscerale.

7.3.4 | Peritoneo e mesenteri

Il peritoneo è un sottile strato di tessuto, formato da due foglietti, il *parietale* e il *viscerale*, che rivestono rispettivamente la parete dell'addome e quasi tutti gli organi addominali: stomaco, fegato, milza, intestino tenue e crasso (*organi intraperitoneali*).

In alcuni punti i due foglietti vengono in contatto formando grosse pieghe che collegano gli organi viscerali fra loro o alle pareti della cavità addominale, all'interno delle quali decorrono nervi, vasi sanguigni e vasi linfatici (*mesentere, grande omento* e *piccolo omento*). La presenza di questo rivestimento permette agli organi intraperitoneali di spostarsi indipendentemente uno dall'altro.

7.3.5 | Faringe ed esofago

Il cibo masticato viene rimescolato dalla lingua e impastato con la saliva, formando un *bolo* che viene poi spinto nella faringe, dove verrà deglutito. La faringe fa parte anche dell'apparato respiratorio ed è la via attraverso cui l'aria entra nella laringe. Durante la deglutizione, la respirazione viene inibita e l'entrata della laringe è coperta da un lembo di cartilagine detto *epiglottide*, in modo che il bolo imbocchi la via giusta, cadendo nell'esofago.

L'esofago è un tubo muscolare lungo circa 25 cm che collega la faringe allo stomaco, attraversando il diaframma in corrispondenza di un foro detto *iato*. Il movimento del bolo alimentare lungo l'esofago è dovuto alla peristalsi, cioè a onde ritmiche di contrazioni muscolari involontarie che interessano la parete del tubo digerente.

7.3.6 | Stomaco

Lo stomaco è un ampio sacco muscolare che accumula il cibo e ne inizia la digestione. È lungo circa 30 cm ed è localizzato nella cavità addominale superiore. Il passaggio esofago-stomaco è regolato da una valvola detta *cardias*; il passaggio stomaco-duodeno dal *piloro*.

L'interno dello stomaco è rivestito da una mucosa molto spessa, contenente le ghiandole gastriche e le ghiandole piloriche.

- Le **ghiandole gastriche** contengono tre tipi di cellule secernenti: le cellule principali, le cellule parietali e le cellule mucose; le secrezioni delle prime due formano insieme il *succo gastrico*.
  - Le **cellule principali** secernono *pepsinogeno*, la forma inattiva dell'enzima *pepsina*, che demolisce le proteine;
  - le **cellule parietali** secernono acido cloridrico (HCl) che uccide i batteri, dissolve la "colla" intercellulare che tiene unite le particelle di cibo e facilita la conversione del pepsinogeno in pepsina;
  - le **cellule mucose** producono un'abbondante quantità di muco, che ha la funzione di proteggere le pareti dello stomaco dall'autodigestione.
- Le **ghiandole piloriche** producono l'ormone *gastrina*, in risposta all'arrivo del bolo nello stomaco. La gastrina favorisce la contrazione muscolare dello stomaco e stimola la produzione di HCl da parte delle ghiandole gastriche.

Quando il cibo giunge nello stomaco, segnali nervosi di tipo parasimpatico (§ 8.1.6) e segnali ormonali (gastrina) attivano la motilità dello stomaco e la secrezione di succhi gastrici, facilitando il rimescolamento del bolo alimentare e l'attacco da parte degli enzimi digestivi. A questo punto il bolo alimentare è stato trasformato in *chimo*, un liquido brodoso molto acido (pH = 1-2) formato da una miscela di cibo parzialmente digerito e succo gastrico.

Lo stomaco ha funzione di dissolvimento e di digestione, ma non di assorbimento; tuttavia, anche se l'assorbimento di quasi tutte le sostanze ha luogo nell'intestino, l'alcol e certi farmaci, per esempio l'aspirina, possono essere assorbiti direttamente dai capillari sanguigni presenti nella parete dello stomaco.

BIOLOGIA

7.3.7 | Intestino

L'intestino è suddiviso in due porzioni: intestino tenue e intestino crasso.

Intestino tenue

L'intestino tenue è la porzione del tubo digerente nella quale si completa la digestione e ha luogo l'assorbimento del materiale digerito. Ha un diametro medio di circa 4 cm, ed è lungo più di 7 m. Al fine di massimizzare l'area disponibile per l'assorbimento, è altamente convoluto, e caratterizzato dalla presenza di numerose estroflessioni della parete (nel duodeno fino a 3000/cm^2), dette *villi intestinali*; l'area complessiva è pari a circa 300 m^2. L'intestino tenue è diviso in tre sezioni: duodeno, digiuno e ileo.

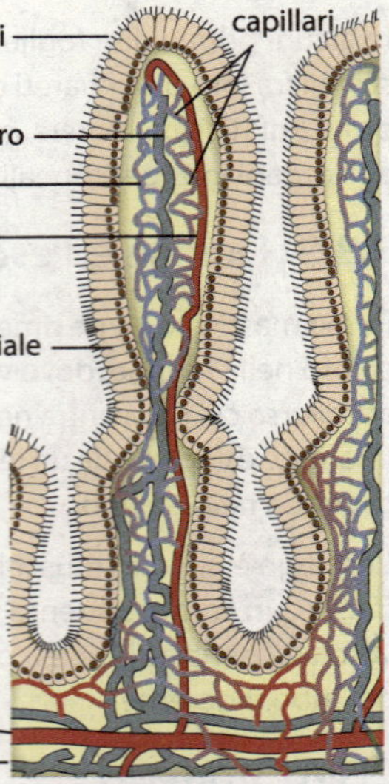

Sezione di un villo intestinale

Il **duodeno** è la porzione dell'intestino e dell'intero apparato digerente che sostiene la maggior parte della digestione. Nel duodeno si riversano le secrezioni delle ghiandole intestinali, che formano il *succo enterico*, quelle del pancreas (*succo pancreatico*) e la bile (prodotta dal fegato), che si mescolano con il chimo acido proveniente dallo stomaco, trasformandolo in un liquido lattescente, detto *chilo*. Il succo enterico contiene enzimi digestivi, muco e sali. Il succo pancreatico contiene numerosi enzimi che permettono la digestione di proteine, carboidrati e lipidi; contiene, inoltre, lo ione bicarbonato che ha la funzione di neutralizzare il pH acido del chimo.

Digestione nell'intestino tenue

Nel succo enterico sono contenuti enzimi che idrolizzano i disaccaridi in monosaccaridi, come la *maltasi*, la *lattasi* e la *saccarasi*, ed enzimi che idrolizzano le proteine (*proteasi*, o *peptidasi*).

Polisaccaridi e proteine sono digeriti nel duodeno anche grazie all'azione rispettivamente dell'*amilasi pancreatica* e di altre peptidasi (*tripsina, chimotripsina, carbossipeptidasi*) contenute nel succo pancreatico. La secrezione del succo pancreatico è stimolata dall'ormone secretina, rilasciato dal duodeno come risposta all'arrivo del chimo acido dallo stomaco.

Nel duodeno ha luogo anche la digestione dei grassi a glicerolo e acidi grassi, operata da enzimi detti *lipasi*, prodotti dal pancreas e dall'intestino tenue, e resa possibile dalla bile.

La **bile**, prodotta tra un pasto e l'altro dal fegato, è un fluido basico che viene accumulato e concentrato nella cistifellea (o *colecisti*) e da qui riversato nel duodeno (tramite un sottile dotto chiamato coledoco) circa 30 minuti dopo l'inizio del pasto; è formata da sali biliari, pigmenti biliari e colesterolo. I sali biliari sono molecole aventi una struttura simile a quella dei detergenti, con un'estremità idrosolubile e un'estremità liposolubile. Il loro ruolo è quello di suddividere le grosse gocce di grasso in numerose goccioline più piccole, di circondare queste ultime e di mantenerle disperse in complessi, chiamati micelle, solubili nell'ambiente acquoso dell'intestino. I grassi vengono quindi emulsionati, e questo processo favorisce l'attacco enzimatico da parte delle lipasi.

Assorbimento nell'intestino tenue

Gran parte dell'assorbimento degli alimenti digeriti ha luogo attraverso le pareti del digiuno e dell'ileo. I monosaccaridi (derivati dalla demolizione dei polisaccaridi) sono assorbiti dalle cellule epiteliali dei villi mediante trasporto attivo e diffusione facilitata, mentre gli amminoacidi (derivati dalla digestione delle proteine) sono assorbiti per trasporto attivo. Dalle cellule della mucosa intestinale queste sostanze passano poi nei capillari sanguigni contenuti nei villi e, tramite i capillari intestinali, confluiscono nella vena porta epatica, vaso che entra nel fegato.

All'interno di ogni villo intestinale si trova anche un piccolo vaso linfatico, detto *vaso chilifero*, nel quale passano gli acidi grassi e il glicerolo (derivati dalla digestione dei grassi), per essere riversati nel circolo sanguigno solo in un secondo momento.

Nell'intestino tenue entrano ogni giorno all'incirca 7-8 litri di liquido, il 90% dei quali viene poi riassorbito nello stesso intestino tenue e nell'intestino crasso.

Intestino crasso

L'intestino crasso è la porzione del tubo digerente in cui si accumulano i prodotti non digeriti e in cui ha luogo il riassorbimento dell'acqua e dei sali ancora contenuti nel materiale proveniente dal tenue. È lungo circa 1,5-2 m ed è suddiviso in tre parti: *cieco, colon* e *retto*. L'assorbimento dei sali e dell'acqua avviene soprattutto nel colon, che circonda il tenue ed è suddiviso in tre tratti (*ascendente, trasverso* e *discendente*). Le masse solide residue (contenenti cibo non digerito, batteri, acqua, e secrezioni digestive) costituiscono le feci, che si accumulano nel retto e vengono espulse dall'ano attraverso il rilassamento di un anello muscolare detto sfintere anale.

Se il materiale digerito si muove troppo velocemente lungo il colon, si ha un riassorbimento insufficiente di acqua che provoca diarrea e disidratazione; al contrario, se il movimento è troppo lento, l'acqua viene riassorbita in quantità eccessiva, causando stipsi.

Le lipoproteine

I prodotti della digestione dei lipidi sono acidi grassi e monogliceridi; gli acidi grassi a catena corta passano direttamente nel circolo sanguigno, mentre quelli a catena lunga vanno a far parte delle lipoproteine.

Costituite da una porzione lipidica e una proteica, le lipoproteine rappresentano la forma in cui i lipidi si trovano nel sangue e vengono trasportati alle varie parti del corpo. Esistono lipoproteine diverse a seconda della densità, della composizione chimica, e del ruolo giocato nel metabolismo dei lipidi.

- I **chilomicroni** sono le lipoproteine più grandi e meno dense; sono sintetizzati dopo i pasti dalle cellule della mucosa intestinale, come prima forma in cui i lipidi alimentari si distribuiscono al cuore, ai muscoli e al tessuto adiposo.
- Le **VLDL** (o lipoproteine a bassissima densità), sintetizzate dal fegato, servono per trasportare i trigliceridi prodotti dal fegato al tessuto adiposo, dove sono immagazzinati.
- Le **LDL** (o lipoproteine a bassa densità) si formano dalle VLDL quando queste hanno ceduto i trigliceridi e sono molto ricche di colesterolo (40%); rappresentano la forma "cattiva" di colesterolo, quella che tende ad accumularsi sulle arterie causandone l'occlusione.
- Le **HDL** (o lipoproteine ad alta densità) sono sintetizzate dal fegato e hanno la capacità di sottrarre il colesterolo in eccesso presente nei tessuti, trasportandolo al fegato dove viene degradato; per questo motivo rappresentano il colesterolo "buono".

7.3.8 | Riepilogo della digestione

La digestione inizia in tratti diversi del tubo digerente per ogni classe di macromolecole alimentari:

- la digestione dei **carboidrati** inizia in bocca (dove il pH è vicino alla neutralità), per azione della ptialina, si interrompe nello stomaco, dove il pH acido del chimo blocca l'attività di questo enzima, e riprende e si completa nel duodeno, dove il pH è leggermente basico, grazie agli enzimi presenti nel succo enterico e nel succo pancreatico;
- la digestione delle **proteine** inizia nello stomaco, per opera della pepsina, e termina nel duodeno, grazie agli enzimi proteolitici pancreatici e intestinali;
- la digestione dei **grassi** inizia dopo quella delle altre macromolecole e ha luogo soltanto nel duodeno, grazie alla bile e alle lipasi pancreatiche e intestinali.

Tabella riepilogativa dei processi digestivi

Organo	Macromolecole	Processi	Enzimi coinvolti
Bocca	Carboidrati	polisaccaridi (amido) → polisaccaridi di dimensioni minori + maltosio	ptialina
Stomaco	Carboidrati	la digestione è sospesa a causa del pH acido	
	Proteine	polipeptidi → peptidi di dimensioni minori	pepsina
Duodeno	Carboidrati	polisaccaridi → maltosio e polisaccaridi di dimensioni minori	amilasi pancreatica
		maltosio → glucosio + glucosio	maltasi
		saccarosio → glucosio + fruttosio	saccarasi
		lattosio → glucosio + galattosio	lattasi
	Proteine	polipeptidi → tripeptidi + dipeptidi	tripsina e chimotripsina (pancreas)
		polipeptidi → peptidi + amminoacidi	carbossipeptidasi (pancreas)
		piccoli peptidi → amminoacidi	peptidasi, dipeptidasi
	Lipidi	trigliceridi → monogliceridi + acidi grassi	lipasi pancreatica, bile

7.3.9 | Fegato

Il fegato è la ghiandola più grande del corpo umano e riveste un ruolo fondamentale nella digestione del cibo, producendo la bile.

Il sangue arriva al fegato per due vie diverse: per un 20% dall'arteria epatica, che trasporta sangue ricco di O_2, necessario per le cellule epatiche, e per il restante 80% dalla vena porta, che trasporta sangue povero di O_2 e ricco di materiali nutritivi, proveniente dall'intestino. Una volta arricchito delle sostanze elaborate dal fegato, il sangue esce dall'organo mediante la vena epatica, che confluisce poi nella vena cava inferiore.

In un uomo adulto il fegato pesa circa 1,5 kg ed è formato da due lobi, ciascuno suddiviso in numerosi *lobuli epatici* (in totale 50.000-100.000) circondati da capillari detti *sinusoidi*, derivati da ramificazioni dell'arteria epatica e della vena porta. Oltre a quella digestiva, il fegato svolge molte altre funzioni non digestive, fra cui ricordiamo le seguenti:

- regola la concentrazione di glucosio nel sangue (*glicemia*) eliminando il glucosio in eccesso e trasformandolo in glicogeno, oppure demolendo il glicogeno a glucosio quando la glicemia è bassa;
- produce l'urea, principale sostanza di scarto del metabolismo dei composti azotati;
- partecipa alla demolizione di frammenti di eritrociti invecchiati, elabora la bilirubina, recupera il ferro ed elimina la parte che non viene riutilizzata sotto forma di pigmenti biliari (responsabili del colore delle feci);
- produce le lipoproteine presenti nel sangue, intervenendo in tal modo nel metabolismo dei lipidi;
- interviene nel metabolismo degli amminoacidi, trasformando gli amminoacidi in eccesso in carboidrati e acidi grassi;
- sintetizza diverse proteine plasmatiche, tra cui i fattori di coagulazione e l'albumina;
- permette la demolizione delle sostanze nocive (*detossificazione*), come l'alcol e molti farmaci
- sotto stimolo dell'ormone della crescita (§ 8.2.3) produce le *somatomedine*, fattori di crescita che accelerano il ciclo cellulare della maggior parte dei tessuti, oltre a incrementare il consumo di proteine e di carboidrati.

7.3.10 | Gli alimenti

Perché la dieta sia correttamente bilanciata, gli alimenti devono contenere tutti i componenti chimici cellulari nelle giuste proporzioni. I principi nutritivi sono distinti in *macronutrienti*, cioè lipidi, carboidrati e proteine, che devono essere assunti ogni giorno in grandi quantità (decine o centinaia di grammi) e *micronutrienti*, tra cui sali minerali e vitamine, che devono essere assunti in quantità minime (milligrammi o microgrammi al giorno), ma sono comunque indispensabili per il corretto funzionamento dell'organismo.

Sono definite **essenziali** quelle sostanze che l'organismo umano non è in grado di sintetizzare e devono quindi essere assunte con gli alimenti. I nutrienti essenziali comprendono 9 dei 20 amminoacidi che costituiscono le proteine, alcuni acidi grassi, i sali minerali e le vitamine.

Le **vitamine** sono molecole organiche di vario tipo che rivestono ruoli di grande importanza nel metabolismo cellulare, spesso infatti sono precursori o componenti di coenzimi. Si distinguono due classi:

- le vitamine *idrosolubili* sono la vitamina C e le vitamine del gruppo B, cioè tiamina (o B_1), riboflavina (o B_2), biotina (o vitamina H), acido pantotenico (o B_5), piridossina (o B_6), acido folico, cobalamina (o B_{12}) e vitamina PP (o niacina);
- le vitamine *liposolubili* sono la vitamina A, la D, la E e la K.

Gli acidi grassi essenziali

Gli acidi grassi essenziali sono acidi grassi insaturi che l'organismo umano non è in grado di produrre: l'acido linoleico (con 2 doppi legami) e l'acido linolenico (con 3 doppi legami). L'acido linoleico è il capostipite della famiglia omega-6, e l'acido linolenico della famiglia omega-3, definite in base alla posizione dei doppi legami. L'acido linoleico si trova principalmente nell'olio di mais, di soia e di noce; il linolenico nell'olio di semi di lino, di noce e di soia, oltre che nei pesci.
A partire dall'acido linoleico e dall'acido linolenico l'organismo può sintetizzare gli acidi grassi delle rispettive famiglie, importanti perché alcuni di questi entrano nella composizione delle membrane, mentre altri sono precursori di bioregolatori, come le prostaglandine – attive nei processi infiammatori e come antiaggreganti piastrinici – e i trombossani, coinvolti nella coagulazione del sangue.

Sostanze alimentari ed effetti della loro carenza

Sostanza	Fonte	Effetti della carenza
grassi e carboidrati	olio, semi oleosi, burro (grassi); cereali, pasta, pane ecc.(carboidrati)	perdita di peso, debolezza
proteine	carne, pesce, uova, latticini e legumi	edema, anemia microcitica, diminuzione della massa muscolare
vitamina A	fegato, uova, latticini; come provitamina A (carotenoidi) in carota, pomodoro, albicocca, melone ecc.	disturbi della vista (cecità notturna); lesioni delle mucose
vitamina B_1 (tiamina)	carne di maiale, fegato, lievito, cereali e legumi	*beri-beri*: alterazioni del sistema nervoso periferico (polinevriti)
vitamina B_2 (riboflavina)	fegato, carne, latte, lievito, vegetali verdi, cereali	lesioni delle gengive (stomatite), della pelle (dermatite) e delle mucose
vitamina PP	fegato, carne, tonno, cereali, lievito, legumi	*pellagra*: arrossamento della lingua, eritema di viso, collo, mani e braccia, pigmentazione brunastra e desquamazione
vitamina C (acido ascorbico)	frutta (agrumi), pomodori, vegetali a foglie verdi	*scorbuto*: alterazione del connettivo che si manifesta con ulcere delle mucose, lesioni e sanguinamento delle gengive, fragilità ossea
vitamina D	olio di fegato di merluzzo, latte e uova; presente come precursore nella pelle, si trasforma in vitamina per esposizione alla radiazione solare	*rachitismo* nei bambini e decalcificazione delle ossa negli adulti
vitamina E	verdure, oli vegetali, semi oleosi	fragilità dei globuli rossi
vitamina K	prodotta dalla flora batterica intestinale; verdure verdi, latte, uova e cereali	disturbi della coagulazione ed emorragie
calcio	latte e latticini, fagioli, pomodori (800 mg/giorno)	fragilità ossea (*rachitismo* nei bambini, *osteoporosi* negli adulti)
fosforo	latte e latticini (800 mg/giorno)	fragilità ossea
iodio	pesce di mare, sale iodato (100-150 mg/giorno)	ingrossamento della tiroide (*gozzo*) negli adulti; cretinismo nei bambini
ferro	carni, interiora, molluschi, legumi (10 mg/giorno)	anemia ipocromica

PARTE TERZA

7.3.11 | Disturbi dell'apparato digerente

Calcoli biliari

I calcoli biliari sono masserelle dure, simili a sassolini del diametro di pochi millimetri, che si possono formare nella cistifellea o nelle vie biliari. Si formano in seguito a precipitazione delle sostanze normalmente contenute nella bile (colesterolo, sali biliari, pigmenti biliari) quando si alterano i rapporti fra questi composti. La loro comparsa è favorita da una dieta ipercalorica, dall'uso di alcuni farmaci e da alterazioni delle vie biliari. Di dimensioni variabili, possono regredire spontaneamente e sciogliersi; quando un calcolo si incastra nel coledoco, la muscolatura della zona interessata si contrae al massimo per cercare di espellerlo, scatenando un processo estremamente doloroso, detto colica biliare.

Celiachia

La celiachia, o intolleranza al glutine, è una grave forma di intolleranza alimentare, ereditaria. Quando un celiaco introduce alimenti contenenti glutine, come il frumento e altri cereali e i loro derivati, l'organismo scatena una risposta immunitaria contro questa sostanza e a lungo andare viene danneggiata gravemente la mucosa intestinale, fino a ridurne drasticamente la capacità di assorbimento. Di conseguenza si manifestano gonfiori addominali, diarrea, perdita di peso, ritardo nell'accrescimento e disturbi dovuti alle carenze vitaminiche. La diagnosi precoce di questa malattia, insieme all'adozione di una dieta priva di glutine, permette di evitare tutti i problemi sopra citati.

Cirrosi epatica

La cirrosi epatica è una patologia del fegato che comporta alterazioni della struttura di quest'organo e morte delle cellule epatiche; questa malattia è responsabile di disturbi digestivi, alterazioni nella circolazione sanguigna, edemi agli arti inferiori. La cirrosi spesso deriva da un eccessivo consumo di alcol; può essere anche conseguenza dell'epatite B.

Diarrea

La diarrea è la produzione di abbondanti feci liquide o semiliquide; deve essere vista come un sintomo e può essere scatenata da numerose cause diverse.

L'allergia ad alcuni alimenti, l'intolleranza al latte vaccino o un'indigestione possono scatenare una diarrea acuta, come pure l'ingestione di sostanze tossiche. Diversi microrganismi possono provocare attacchi di diarrea, si ricordino i batteri presenti negli alimenti mal conservati, che provocano infezioni intestinali destinate, nella maggior parte dei casi, a risolversi rapidamente. La gastroenterite virale invece è una forma infettiva molto contagiosa, detta anche influenza intestinale. Anche lo stress psicologico può manifestarsi con scariche diarroiche.

Dispepsia

Il termine dispepsia è utilizzato in modo generico per indicare i disturbi digestivi, come gonfiore o pesantezza, che compaiono dopo i pasti.

Gastrite

La gastrite è un'infiammazione della mucosa gastrica, causata da stress oppure da alcuni farmaci che causano, come effetto collaterale, una ridotta produzione di muco da parte delle ghiandole gastriche. L'infiammazione deriva dal fatto che i succhi gastrici prendono contatto con la mucosa e lo stomaco si "autodigerisce"; a lungo andare può dare luogo a un'ulcera gastrica.

Peritonite

La peritonite è una grave infiammazione del peritoneo dovuta generalmente a processi infettivi che colpiscono gli organi addominali (come un'appendicite); è molto pericolosa perché il processo infettivo può estendersi rapidamente a gran parte di questi.

Ulcera gastrica

L'ulcera gastrica è una lesione della mucosa dello stomaco dovuta all'azione dei succhi gastrici sulle pareti di questo organo; è comunemente messa in relazione con l'eccessiva produzione di acido cloridrico e la ridotta secrezione di muco da parte delle ghiandole gastriche, favorita da stress, abuso di alcol, caffè, fumo e farmaci, in particolare steroidi. Attualmente si ritiene che possa essere causata dall'infezione da parte del batterio *Helicobacter pylori*, comunemente presente nella flora intestinale, favorita dal concomitante indebolimento delle difese immunitarie.

Vomito

Il vomito è un riflesso di difesa dell'organismo, utile per eliminare cibo avariato o di troppo difficile digestione, oppure sostanze tossiche. Più che un disturbo il vomito deve essere considerato un sintomo, infatti è una manifestazione che si riscontra in seguito a diverse cause scatenanti.

Il meccanismo del vomito è basato essenzialmente sulla contrazione del diaframma e dei muscoli addominali, che in tal modo spingono verso l'alto il contenuto dello stomaco, fino a causarne la fuoriuscita. È controllato da un riflesso nervoso, indipendente dalla volontà, che prende origine dal centro del vomito, situato nel midollo allungato. Questo centro a sua volta riceve informazioni dall'apparato digerente, dal labirinto (responsabile del senso dell'equilibrio) e dalla corteccia cerebrale.

Fra le cause scatenanti si ricordano: malattie dell'apparato digerente (gastriti, ulcere ecc.), coliche (biliari, intestinali o renali), malattie del sistema nervoso, intossicazioni (da alcol, farmaci, alimenti guasti), gravidanza, malattie infettive (come epatite virale o gastroenteriti virali) e disturbi della sfera psichica.

7.4 | Apparato urogenitale

L'apparato riproduttore (o genitale) e quello escretore (o urinario) presentano stretti collegamenti, sia nell'adulto che durante lo sviluppo embrionale; per questo motivo i due apparati sono a volte indicati globalmente come apparato urogenitale.

7.4.1 | Apparato escretore

L'apparato escretore svolge due funzioni fondamentali:

- **collabora all'omeostasi, cioè al mantenimento di caratteristiche costanti all'interno dell'organismo, regolando la concentrazione dei soluti nei liquidi corporei e il volume dei liquidi circolanti** (*osmoregolazione*);
- **provvede all'escrezione, cioè la rimozione dei prodotti di rifiuto del metabolismo.**

È importante avere chiaro il significato dei termini *escrezione* e *secrezione*: l'escrezione è l'eliminazione all'esterno dell'organismo delle sostanze di rifiuto del metabolismo; la secrezione, tipica delle ghiandole, è la liberazione di sostanze che devono svolgere la loro funzione al di fuori delle cellule che le producono.

7.4.2 | Reni e vie urinarie

Gli organi principali dell'apparato escretore sono i reni, organi in cui si realizzano i processi di osmoregolazione e di eliminazione dei prodotti di rifiuto, tramite la produzione dell'urina.

I reni sono due organi di colore rosso scuro a forma di fagiolo, lunghi circa 10 cm, situati nell'addome dietro allo stomaco e al fegato, ai lati dell'aorta. Un rene (rappresentato a lato in sezione longitudinale) è costituito da circa un milione di unità escretrici, dette *nefroni*, disposte in modo tale che nel rene si riconoscono una parte periferica, detta sostanza corticale (o corteccia), e una parte centrale, detta sostanza midollare (o midollo). La zona midollare appare formata da diversi lobi di forma piramidale, detti *papille renali*, con il vertice rivolto verso un'ampia cavità centrale, chiamata *pelvi* o *bacinetto renale*. Dal bacinetto renale ha origine l'*uretere*, un condotto che trasporta l'urina fuori dal rene.

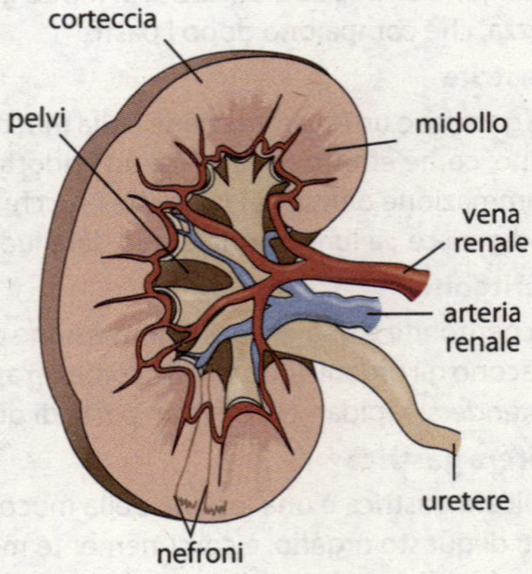

I due ureteri, uno per rene, sboccano a loro volta in un organo muscolare cavo, la *vescica*, in cui si raccoglie l'urina. A intervalli la vescica si svuota e l'urina è espulsa all'esterno attraverso l'*uretra*.

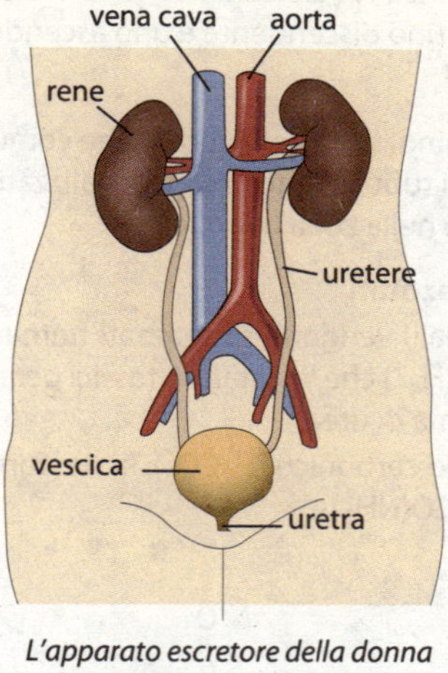

L'apparato escretore della donna

La circolazione sanguigna nel rene

Per capire come funziona un rene è necessario chiarire come si svolge in esso la circolazione sanguigna, che riveste in quest'organo un ruolo particolarmente importante. Il sangue (circa il 25% del volume espulso a ogni battito dal ventricolo sinistro) entra nel rene attraverso l'*arteria renale* che si ramifica in arterie sempre più piccole fino a formare numerose *arteriole afferenti*, ognuna delle quali dà origine a un groviglio di capillari detto *glomerulo renale*. I capillari del glomerulo, anziché convergere in una venula, convergono in un'altra arteriola, detta *arteriola efferente*, la quale dà origine a sua volta a una rete di capillari, chiamati *vasi retti*, che circondano il nefrone. I vasi retti confluiscono alla fine nella *vena renale*, attraverso la quale il sangue lascia il rene, per poi essere riversato nella vena cava inferiore.

Struttura del nefrone

Ogni nefrone (rappresentato sotto), inizia con una struttura a forma di coppa, detta *capsula di Bowman*, che avvolge il glomerulo renale e che continua con il *tubulo renale*, circondato dai vasi retti.

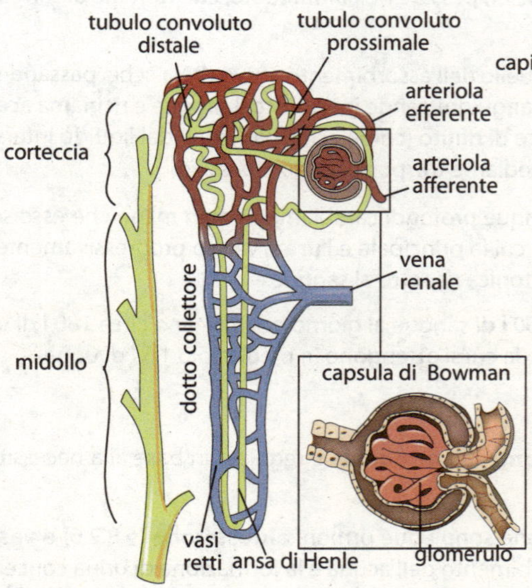

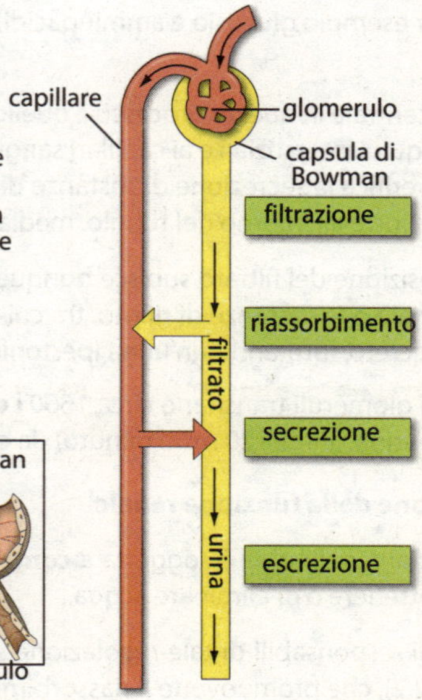

BIOLOGIA

Il tubulo renale è suddiviso in tre parti: il *tubulo contorto* (o *convoluto*) *prossimale*, la successiva *ansa di Henle*, formata da due tratti rettilinei, uno discendente e uno ascendente, e infine il *tubulo contorto distale*, che termina in un *dotto collettore*.

Tutti i dotti collettori confluiscono quindi nella pelvi renale che comunica con l'uretere. I nefroni sono disposti in modo tale che i glomeruli e i tubuli contorti sono localizzati nella zona corticale, mentre le anse di Henle e i dotti collettori decorrono nella zona midollare.

Metabolismo dei composti azotati

Gli amminoacidi (non essenziali) vengono sintetizzati tramite reazioni in cui compaiono come intermedi gli ioni ammonio (NH_4^+) che, risultando tossici per molti organi, vengono eliminati dai reni principalmente sotto forma di urea.

L'urea è la diammide dell'acido carbonico (H_2CO_3); la sua formula di struttura è indicata sotto e si trova indicata anche come $CO(NH_2)_2$.

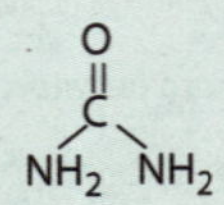

La concentrazione dell'urea nel sangue normalmente varia fra 18 e 40 mg/dl; mentre con l'urina ne vengono eliminati mediamente 15-25 g al giorno.

Funzionamento del rene

La formazione dell'urina è dovuta a processi di **filtrazione**, **riassorbimento** e **secrezione** che avvengono lungo il nefrone.

A causa dell'elevata pressione sanguigna nell'arteriola afferente, circa il 20% del plasma che passa nel glomerulo filtra passivamente, come in un setaccio, attraverso le sottili pareti dei capillari glomerulari, che trattengono solo le macromolecole e le cellule del sangue.

Si forma così un liquido isotonico col plasma, l'*ultrafiltrato* (o *preurina*), che si raccoglie nella capsula di Bowman e viene da qui incanalato nel tubulo renale. Durante il tragitto lungo il tubulo si verifica un imponente riassorbimento che permette il recupero di circa il 99% dell'acqua, dei sali e delle sostanze nutritive (per esempio glucosio e amminoacidi) passate nell'ultrafiltrato, che tornano al sangue attraverso i vasi retti.

Un ruolo centrale in questo processo è quello dell'assorbimento attivo di Na^+ che, passando dal lume dei tubuli ai liquidi interstiziali e ai capillari sanguigni, rende ipertonico il sangue e richiama acqua. Parallelamente si verifica la secrezione di sostanze di rifiuto (come acidi, basi, ioni) dal liquido interstiziale nel filtrato che scorre all'interno del tubulo, mediante trasporto attivo e passivo.

La composizione del filtrato subisce dunque profondi cambiamenti man mano che esso scorre lungo il tubulo renale e le sostanze di rifiuto, tra cui la principale è l'**urea**, vanno progressivamente concentrandosi nel secreto, formando un'urina ipertonica rispetto al sangue.

Nei glomeruli transitano circa 1600 l di sangue al giorno e si formano circa 180 l di ultrafiltrato, o preurina, (circa 120 ml al minuto) da cui si ottengono in media solo 1,5 l di urina.

Regolazione della funzione renale

La formazione dell'urina è soggetta a **controllo ormonale** e regolata in base alla necessità dell'organismo di trattenere o di eliminare acqua.

I principali responsabili di tale regolazione sono i due ormoni **aldosterone** (§ 8.2.6) e **vasopressina** (o ADH, § 8.2.2), che promuovono il riassorbimento dell'acqua e la formazione di urina concentrata.

Renina e peptide natriuretico atriale

In caso di perdita di liquidi, nell'organismo si verifica un aumento di osmolarità (concentrazione osmotica) del sangue che stimola la secrezione di ADH da parte dell'ipotalamo; di conseguenza il corpo trattiene una maggior quantità di acqua e si forma urina concentrata. D'altra parte, la diminuzione della concentrazione di Na^+ nell'urina (quindi la produzione di urina diluita) favorisce la secrezione, da parte di specifiche cellule renali, di *renina*, sostanza che determina un aumento della secrezione di aldosterone.

Oltre ad ADH e aldosterone, anche il *peptide natriuretico atriale* è coinvolto nella regolazione del volume dei liquidi corporei. Il PNA è secreto da cellule miocardiche degli atri cardiaci in risposta alla maggior distensione che si verifica quando aumenta la pressione arteriosa. Questa sostanza esercita diversi effetti che contribuiscono a ridurre il volume dei liquidi corporei: inibisce il riassorbimento dello ione Na^+, inibisce la secrezione di renina e di aldosterone.

La renina e il peptide natriuretico atriale agiscono, quindi, in modo antagonista sulla regolazione del volume dei liquidi corporei e della pressione arteriosa.

7.4.3 | Apparato riproduttore maschile

L'apparato riproduttore maschile comprende le gonadi maschili (i testicoli), in cui vengono prodotti gli spermatozoi, e le vie spermatiche, cioè l'insieme dei tubuli che portano gli spermatozoi dai testicoli all'esterno. I **testicoli**, contengono due componenti funzionali: i *tubuli seminiferi* e le *cellule interstiziali*. Gli spermatozoi sono prodotti nei tubuli seminiferi, lunghi complessivamente più di 100 m, ma avvolti su se stessi a formare i testicoli, dove sono presenti anche le *cellule di Sertoli*, responsabili della nutrizione dei gameti in formazione. Le cellule interstiziali, situate tra i tubuli seminiferi, secernono il testosterone e altri ormoni sessuali maschili (*androgeni*).

I testicoli sono alloggiati in una tasca esterna, lo *scroto*, nella quale la temperatura è inferiore di 2-4 °C rispetto alla temperatura corporea, condizione essenziale per la sopravvivenza degli spermatozoi. Gli spermatozoi, una volta prodotti, vengono immessi nei tubuli dell'*epididimo*, in cui maturano, acquistano motilità e vengono immagazzinati fino all'eiaculazione, cioè l'espulsione all'esterno.

L'epididimo è un tubulo tortuoso lungo circa 5 m che viene attraversato dagli spermatozoi in 9-14 giorni. Durante l'eiaculazione, gli spermatozoi si muovono lungo i dotti deferenti fino all'uretra che attraversa il pene.

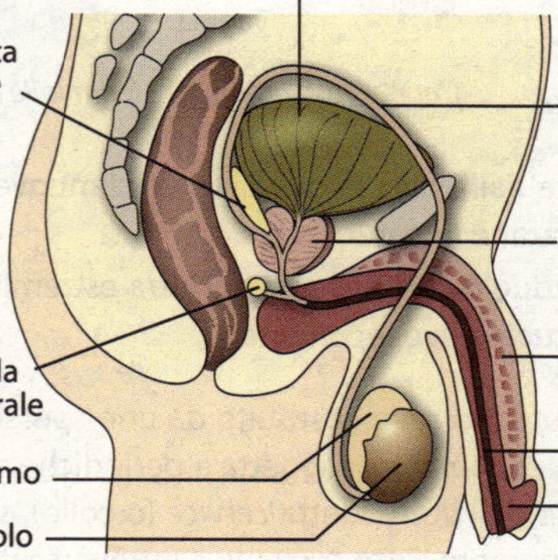

L'apparato riproduttore maschile

Man mano che si muovono lungo l'apparato riproduttore, gli spermatozoi vengono mescolati con un secreto viscoso prodotto da tre organi ghiandolari (le *vescicole seminali*, la *prostata* e le *ghiandole bulbouretrali*), formando il *liquido seminale*. Le due vescicole seminali producono un secreto ricco di fruttosio, fonte di energia per il movimento degli spermatozoi; la prostata rilascia invece un fluido basico che ha la funzione di proteggere i gameti dall'ambiente acido del tratto genitale femminile; le ghiandole bulbouretrali, infine, secernono una piccola quantità di liquido viscoso lubrificante prima dell'eiaculazione.

Se gli spermatozoi non vengono eiaculati, degenerano e sono riassorbiti dai dotti deferenti. Dopo il raggiungimento della maturità sessuale, circa 3 milioni di spermatociti primari vanno incontro ogni giorno alla spermatogenesi (§ 2.8.1), che nell'uomo dura circa 65-75 giorni.

Regolazione ormonale dell'attività riproduttiva maschile

All'inizio della pubertà l'ipotalamo inizia a produrre gli ormoni di rilascio delle gonadotropine che stimolano l'ipofisi a produrre l'ormone follicolostimolante e l'ormone luteinizzante (§ 8.2.3), che vanno ad attivare sia la spermatogenesi che la produzione di ormoni androgeni. Il primo agisce sulle cellule di Sertoli stimolando lo sviluppo dei tubuli seminiferi e la spermatogenesi, il secondo agisce sulle cellule interstiziali stimolando la secrezione di testosterone (il principale ormone androgeno). Il testosterone è responsabile della rapida crescita che si verifica nella fase della pubertà e stimola la comparsa dei caratteri sessuali secondari maschili. Nell'adulto stimola la spermatogenesi e mantiene i caratteri sessuali secondari.

7.4.4 | Apparato riproduttore femminile

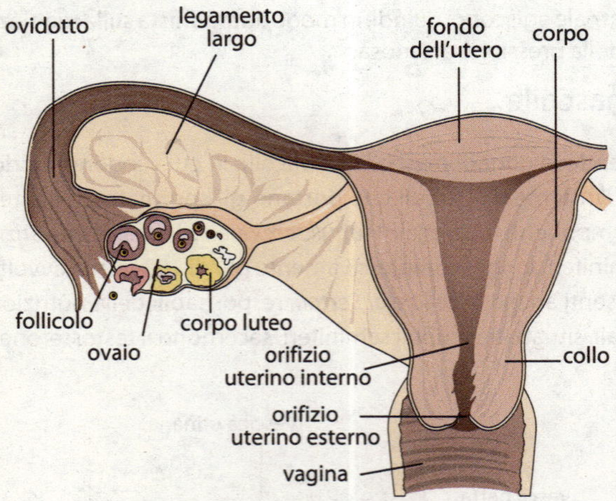

L'apparato riproduttore femminile

I gameti femminili sono le cellule uovo (o ovociti) e vengono prodotti ciclicamente dalle gonadi femminili, le **ovaie**, due organi lunghi circa 3 cm e situati nella cavità addominale al di sotto dell'apparato digerente.
Ogni ovaia è costituita da migliaia di *follicoli oofori*, piccoli ammassi pluristratificati di cellule che contengono, proteggono e nutrono le cellule uovo immature, oltre a produrre ormoni sessuali, gli *estrogeni*. Ogni ovaia è in comunicazione con un condotto allargato all'estremità, la *tuba di Falloppio* (o *ovidotto*), nella quale è rilasciata ogni mese una cellula uovo prodotta dall'ovaia; la cellula uovo si muove poi lungo l'ovidotto grazie al movimento delle ciglia che ne tappezzano le pareti.
Ciascuno dei due ovidotti si apre all'altra estremità nella porzione superiore dell'utero, nel quale si impianta l'eventuale uovo fecondato.

L'**utero** è un organo cavo costituito da uno spesso strato muscolare, detto *miometrio*, e da una mucosa interna, detta *endometrio*, soggetta a periodiche modificazioni nel corso di ogni ciclo mestruale. La porzione inferiore dell'utero, detta *cervice* (o collo), si apre nella vagina, il canale in cui sono depositati gli spermatozoi durante l'atto sessuale e attraverso il quale il neonato è espulso all'esterno al momento del parto. I genitali esterni femminili sono invece indicati con il nome di vulva.

Il ciclo ovarico

Il ciclo ovarico è il processo ciclico di maturazione delle cellule uovo che, in base a un controllo ormonale molto preciso, si svolge nelle ovaie ed è accompagnato da modificazioni cicliche della mucosa uterina (*ciclo mestruale*).
Nelle ovaie sono presenti dalla nascita le cellule uovo immature, nello stadio di ovocita primario, ognuno circondato da uno strato di cellule con cui forma il follicolo primordiale. Alla nascita, infatti, nelle ovaie sono presenti circa 1-2 milioni di follicoli, bloccati nella profase della meiosi I. Da questo momento iniziano a degenerare fino alla pubertà, prima della comparsa delle mestruazioni, in cui ne giungono circa 400.000, di cui circa 400 giungeranno a maturazione(§ 2.8.2).

PARTE TERZA

Con l'inizio della pubertà e l'instaurarsi del ciclo ovarico, a ogni ciclo, per effetto degli ormoni ipofisari *follicolostimolante* (FSH) e *luteinizzante* (LH), alcuni follicoli iniziano a crescere, secondo un processo che può essere diviso in quattro fasi: fase follicolare (o preovulazione), ovulazione, fase luteinica (o postovulazione) e mestruazione.

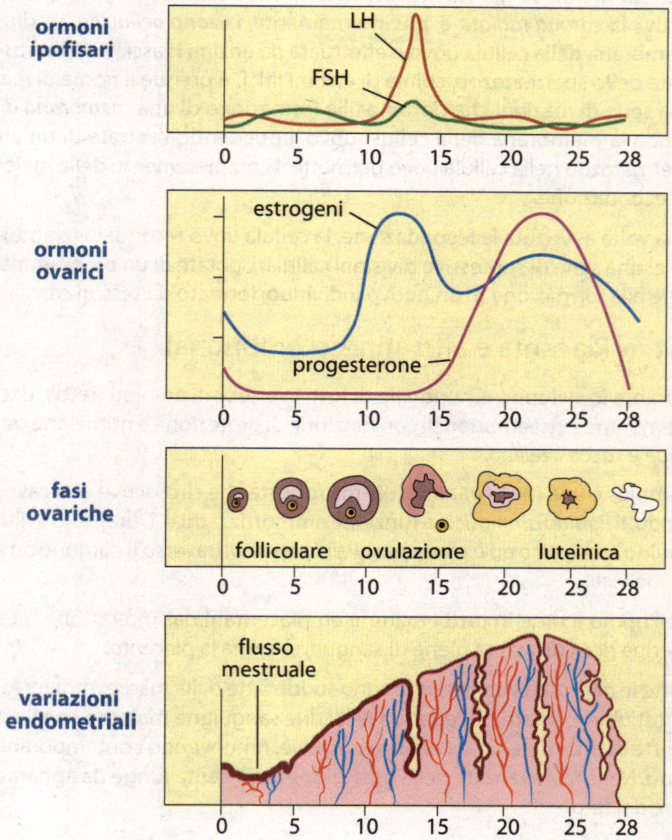

- Durante la **fase follicolare** (5°-14° giorno del ciclo), il follicolo ooforo cresce, si sposta lungo la superficie dell'ovaia e produce estrogeni in quantità crescente. Nel frattempo, l'ovocita primario contenuto nel follicolo va incontro alla meiosi I e si trasforma in ovocita secondario, che inizia la II divisione meiotica e si arresta in metafase.
- Intorno al 14° giorno si ha l'**ovulazione**: un follicolo maturo scoppia e rilascia nella cavità addominale una cellula uovo (nello stadio di ovocita secondario) che entra poi nell'ovidotto. L'ovulazione è provocata da un picco nei livelli di estrogeni e dell'ormone luteinizzante (LH).
- Dopo l'ovulazione, nella **fase luteinica** (15°-28° giorno), l'LH provoca la trasformazione di ciò che resta del follicolo in *corpo luteo*, un ammasso ricco di grasso che secerne ancora estrogeni (ma in quantità sempre minore) e inizia a produrre un altro ormone, il *progesterone*, la cui concentrazione aumenta progressivamente.
  Il progesterone stimola l'endometrio a ispessirsi e a produrre le sostanze necessarie per l'impianto dell'eventuale uovo fecondato. Se la fecondazione non ha luogo, il corpo luteo si atrofizza; in caso contrario si mantiene e continua a produrre per circa tre mesi gli ormoni necessari per la gravidanza.
- **Mestruazione** (1°-4° giorno): sfaldamento della mucosa uterina e sua espulsione all'esterno, innescata dal crollo dei livelli di estrogeni e progesterone, a sua volta causato dalla degenerazione del corpo luteo.

Mentre la maturazione degli spermatozoi è continua e, dalla pubertà in poi, si protrae per tutta la vita, quella delle uova è ciclica e si interrompe intorno ai 50 anni di età, quando la donna raggiunge la menopausa.

Nella prima fase del ciclo ovarico gli estrogeni secreti dalle ovaie inibiscono la secrezione di LH, raggiunta una certa concentrazione, poi, inducono il picco di LH e quindi l'ovulazione. Oltre a regolare la produzione di LH e l'ispessimento della mucosa uterina, durante la pubertà questi ormoni sono responsabili della maturazione degli organi sessuali e dello sviluppo dei caratteri sessuali secondari femminili.

7.4.5 | Fecondazione

La fecondazione ha luogo solitamente nella porzione laterale più ampia dell'ovidotto e può avvenire solo nelle 12-24 ore successive all'ovulazione.

Uno spermatozoo giunto in prossimità di una cellula uovo deve inizialmente attraversare due strati protettivi, la *corona radiata* e, più internamente, la *zona pellucida*. La digestione di questi involucri e della membrana della cellula uovo è effettuata da enzimi rilasciati dall'*acrosoma* (una vescicola presente nella testa dello spermatozoo, colma di enzimi litici) e prende il nome di *reazione acrosomiale*. Essa dà inizio a una serie di reazioni che portano alla formazione di una *membrana di fertilizzazione*, uno strato che circonda la membrana della cellula uovo, impedendo l'entrata di un altro spermatozoo. L'ingresso dello spermatozoo nella cellula uovo permette il completamento della meiosi II, che ha luogo solo se si verifica la fecondazione.

Una volta avvenuta la fecondazione, la cellula uovo fecondata (zigote) va incontro allo sviluppo embrionale: una serie di successive divisioni cellulari, dotate di un programma di sviluppo ben definito, che portano alla formazione di un nuovo individuo, formato da tessuti e organi specifici (§ 6.1).

7.4.6 | Placenta e altri annessi embrionali

Durante lo sviluppo embrionale di tutti i vertebrati amnioti (rettili, uccelli e mammiferi) si formano delle membrane extraembrionali con funzione di protezione e nutrizione per l'embrione: *amnios*, *corion*, *allantoide* e *sacco vitellino*.

L'amnios è una membrana sottile ma robusta che circoscrive una cavità intorno al feto, contenente un liquido, il *liquido amniotico*, a funzione ammortizzatrice. Durante lo sviluppo, il feto fluttua liberamente nel liquido amniotico ed è connesso alla placenta attraverso il cordone ombelicale, nel quale decorrono i vasi ombelicali.

Nell'uomo (come in tutti i mammiferi placentati) dall'interazione fra il corion e una zona della mucosa uterina ricca di lacune piene di sangue, si forma la *placenta*.

Tutte le necessità vitali del feto sono soddisfatte dalla madre attraverso la *placenta* e il *cordone ombelicale*; quest'ultimo infatti, collegando le lacune sanguigne materne con il sistema circolatorio del feto, gli permette di assumere O_2 e sostanze nutritive, rimuovendo contemporaneamente CO_2 e altre sostanze di rifiuto. Nelle fasi avanzate della gestazione la placenta funge da apparato digerente, respiratorio ed escretore del feto.

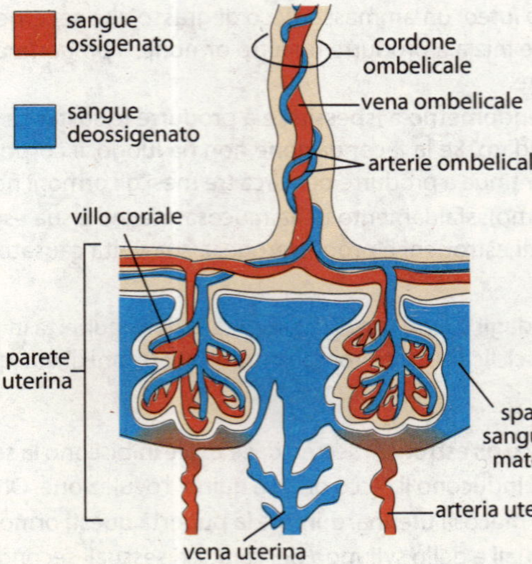

La placenta ha anche funzione ormonale, infatti nei primi tre mesi di gravidanza secerne la *gonadotropina corionica*, e successivamente estrogeni e progesterone; quest'ultimo favorisce lo sviluppo della mucosa uterina e impedisce che si instauri un normale ciclo mestruale.
La placenta secerne inoltre l'*ormone lattogeno placentare*, HPL, che stimola lo sviluppo del feto e prepara le ghiandole mammarie alla lattazione.

7.4.7 | Disturbi dell'apparato uro-genitale

Criptorchidismo

Con criptorchidismo si intende la mancata discesa del testicolo che, anziché occupare la normale posizione all'interno dello scroto, rimane bloccato nell'inguine e se non si interviene può andare incontro ad atrofia. Il criptorchidismo è piuttosto frequente alla nascita ma di solito si risolve spontaneamente nel primo anno di vita; se questo non accade è opportuno intervenire somministrando ormoni o chirurgicamente.

Endometriosi

Con endometriosi si intende la presenza di endometrio al di fuori della normale sede, per esempio nelle ovaie, nelle tube di Falloppio o nella porzione muscolare dell'utero. Questi frammenti di endometrio rispondono alle sollecitazioni ormonali del ciclo ovarico per cui durante la fase mestruale sanguinano, provocando formazione di cisti e dolore.

Glomerulonefrite

La glomerulonefrite è un processo infiammatorio a carico dei glomeruli renali; di solito è conseguenza di una infezione localizzata in un'altra parte del corpo, come per esempio una tonsillite.

Sterilità

La sterilità, cioè l'incapacità di avere figli, può essere causata da diversi fattori.
La sterilità maschile è dovuta generalmente a una ridotta o assente produzione di spermatozoi, causata da anomalie strutturali dei testicoli o infiammazioni degli stessi; anche l'uso eccessivo di fumo, alcol e droghe riduce la produzione di spermatozoi.
La sterilità femminile nella maggior parte dei casi è dovuta a mancata ovulazione, che si verifica in conseguenza di squilibri ormonali, di malattie dell'ovaio, di stress o di anomalie cromosomiche. Altre cause possono essere l'ostruzione delle tube, che non permette alla cellula uovo di giungere nella cavità uterina, oppure problemi a carico dell'utero (come fibromi o endometriosi) che impediscono l'impianto della cellula uovo fecondata.

Quesiti svolti

1 **Quale delle figure rappresenta correttamente il flusso del sangue nel cuore e nelle arterie e vene ad esso connesse?**

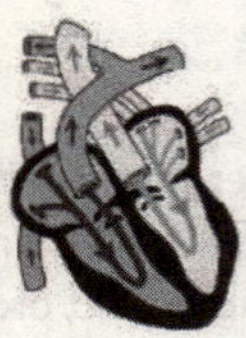

Figura 1

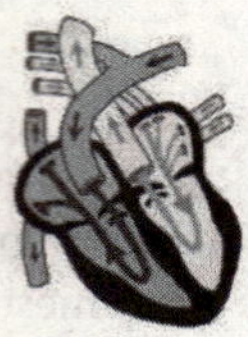

Figura 2

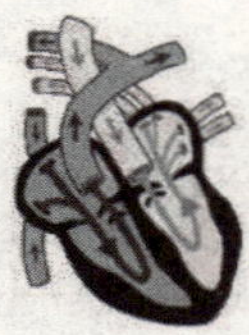

Figura 3

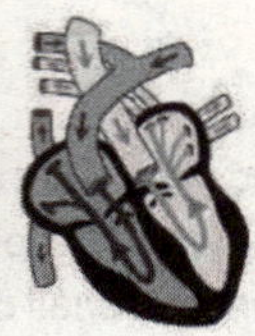

Figura 4

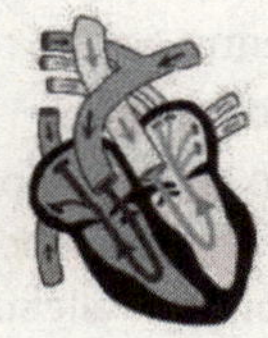

Figura 5

- **A** Figura 3
- **B** Figura 4
- **C** Figura 2
- **D** Figura 1
- **E** Figura 5

Il cuore umano (come quello di tutti i mammiferi) è formato da quattro camere: due atri, camere di ricezione del sangue e due ventricoli, camere di propulsione.

Il sangue arterioso esce dal ventricolo sinistro attraverso l'arteria aorta per dare inizio alla circolazione sistemica; il sangue venoso, raccolto dai tessuti grazie a capillari venosi, poi venule e vene, giunge all'atrio destro tramite le due vene cave. Dall'atrio destro passa nel ventricolo destro e da qui, tramite l'arteria polmonare, raggiunge i polmoni, dove cede anidride carbonica e acquista ossigeno; dai polmoni hanno origne le vene polmonari che portano sangue ossigenato al cuore, in corrispondenza dell'atrio sinistro.

Questa situazione è descritta dalla figura 1, la risposta esatta è quindi la **D**.

2 **Quale dei seguenti eventi non aumenta la quantità di ossigeno catturata e trasportata dai globuli rossi?**

- **A** Un aumento della pressione dell'ossigeno nei polmoni
- **B** Una diminuzione del flusso di sangue nei polmoni
- **C** Un aumento della superficie alveolare
- **D** Un aumento della velocità di respirazione
- **E** Un aumento del numero di molecole di emoglobina nei globuli rossi

L'ossigeno giunge negli alveoli tramite la respirazione e si diffonde nei capillari alveolari, qui viene catturato dalle molecole di emoglobina presenti nei globuli rossi. Sia un aumento della pressione di ossigeno (risposta **A**) che un aumento della superficie alveolare (risposta **C**), che un aumento della velocità di respirazione (**D**), determinano una maggior pressione parziale di O_2 nei capillari alveolari. In tutti questi casi la quantità di ossigeno trasportata dai globuli rossi aumenta, come pure nel caso in cui si abbia un aumento del numero di molecole di emoglobina contenute al loro interno (**E**). La risposta esatta al quesito è quindi la **B**, infatti una diminuzione del flusso di sangue nei polmoni determina una diminuzione della quantità di ossigeno trasportata dai globuli rossi.

3 Il sangue venoso in uscita dal fegato scorre nella:

- A arteria polmonare
- B vena cava inferiore
- C vena porta
- D vena cava superiore
- E arteria epatica

Il sangue giunge al fegato tramite l'arteria epatica, che porta sangue ossigenato necessario per il metabolismo delle cellule epatiche, e la vena porta epatica, che trasporta sangue proveniente dall'intestino, poco ossigenato ma ricco di sostanze nutrienti, derivate dalla digestione degli alimenti. Il sangue in uscita dal fegato scorre invece nelle vene epatiche, che confluiscono nella vena cava inferiore, e tramite questa giunge al cuore. La risposta corretta è la B.

4 Il diametro dei globuli bianchi è nell'ordine di:

- A pochi nanometri
- B un millimetro
- C un centimetro
- D pochi micron
- E millesimi di micron

Le dimensioni dei globuli bianchi, come quelle della maggior parte delle cellule eucariote, sono nell'ordine di pochi micron (μm), la risposta esatta è quindi la D. Se i globuli bianchi avessero dimensioni nell'ordine dei centimetri o dei millimetri sarebbero visibili a occhio nudo; il nanometro (nm) d'altra parte corrisponde alla millesima parte del micron e rappresenta l'ordine di grandezza delle strutture subcellulari, lo spessore della membrana cellulare, per esempio, corrisponde a 8-10 nanometri.

5 Un individuo di gruppo sanguigno B può ricevere sangue di tipo:

- A solo A
- B solo 0
- C da tutti i gruppi sanguigni
- D solo B
- E B oppure 0

Nel plasma di un individuo di gruppo sanguigno B sono presenti anticorpi contro gli antigeni A, che si trovano sui globuli rossi degli individui di gruppo A e AB: se riceve sangue di tipo A oppure AB, si attiva una reazione immunitaria contro i globuli rossi. Questo individuo quindi potrà ricevere solamente sangue di gruppo B, oppure di gruppo 0, in cui non è presente l'antigene A. la risposta corretta è la E.

6 La safena è:

- A la seconda vertebra cervicale
- B un vaso dell'arto inferiore
- C un vaso dell'arto superiore
- D un osso del piede
- E un osso del cranio

Le safene sono vene degli arti inferiori: la vena grande safena percorre la gamba dal piede all'inguine dove si congiunge alla vena femorale comune, mentre vena piccola safena origina nella parte esterna del piede e termina dietro il ginocchio; risposta B.

BIOLOGIA

7 **Il grafico rappresenta il processo della digestione chimica di zuccheri, proteine e grassi lungo il tubo digerente, qui suddiviso in cinque settori uguali.**

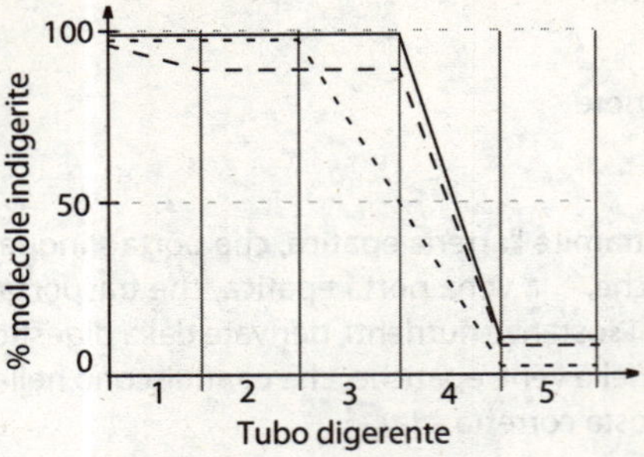

Gli enzimi secreti dal pancreas entrano nel settore:

A 4 **B** 2 **C** 1 **D** 3 **E** 5

Il grafico proposto dal quesito presenta il tubo digerente suddiviso in cinque tratti che sono, nell'ordine: bocca, esofago, stomaco, intestino tenue e intestino crasso. Per interpretare il grafico è necessario ricordare che: la digestione dei carboidrati inizia in bocca, è sospesa nello stomaco e riprende nell'intestino tenue; la digestione delle proteine si svolge nello stomaco e nell'intestino tenue; quella dei lipidi si svolge completamente nell'intestino tenue. Si può quindi dire che la linea continua rappresenta la digestione dei lipidi, la linea a tratti più lunghi rappresenta la digestione dei carboidrati e quella a tratti più brevi la digestione delle proteine.

Gli enzimi secreti dal pancreas, cui fa riferimento il quesito, sono immessi nell'intestino tenue (nel duodeno), rappresentato dal settore 4; risposta **A**.

8 **Durante la digestione, qual è la funzione dell'enzima dipeptidasi?**

A Nell'intestino, idrolizza i peptidi formati da due amminoacidi

B Nello stomaco, idrolizza i peptidi formati da due amminoacidi

C Nell'intestino, idrolizza lunghi peptidi in catene peptidiche più corte

D Nello stomaco, comincia la digestione chimica delle proteine

E Nella bocca, comincia la digestione chimica delle proteine

La dipeptidasi è un enzima prodotto dalle cellule intestinali, nel duodeno, che scinde il legame peptidico presente fra i due amminoacidi che formano un dipeptide; gli amminoacidi così formati vengono assorbiti dalla mucosa intestinale. La risposta corretta è la **A**.

9 **La peristalsi determina:**

A la trasmissione dell'impulso nel sistema nervoso

B la contrazione dei muscoli antagonisti

C la progressione del cibo nell'apparato digerente

D la regolazione della pressione sanguigna

E il riassorbimento nel tubulo renale

La peristalsi è la contrazione della muscolatura liscia che accompagna il tubo gastro-intestinale, responsabile dell'avanzamento del cibo in via di digestione all'interno dell'apparato digerente. La risposta corretta è la **C**.

10 L'organo di maggior importanza nel fornire al tubo gastroenterico gli enzimi necessari alla digestione degli alimenti è:

A lo stomaco
B il pancreas
C il duodeno
D il fegato
E la ghiandola salivare parotide

L'organo più importante per la produzione di enzimi digestivi è il pancreas: infatti, produce enzimi in grado di demolire composti appartenenti a tutti i gruppi di sostanze nutritive. Risposta B.

11 In fisiologia, cosa si intende per "ultrafiltrazione"?

A Un sistema di separazione dei vari componenti di una cellula
B Un processo che avviene a livello della parete capillare del glomerulo renale che permette alle proteine plasmatiche di passare
C Un sistema di filtrazione che avviene a velocità elevata
D Un processo che avviene a livello della parete capillare del glomerulo renale che non permette alle proteine plasmatiche di passare
E Un processo di filtrazione che avviene a livello della membrana plasmatica

Con ultrafiltrazione si intende il processo di filtrazione del sangue che avviene nella capsula di Bowman, grazie al quale una notevole quantità di plasma sanguigno passa all'interno del tubulo renale; non passano però le cellule ematiche, nè le macromolecole plasmatiche; la risposta corretta è quindi la D.

12 In caso di gravidanza:

A cessa la produzione di estrogeni
B matura un nuovo follicolo
C continua la produzione di progesterone
D cessa la produzione di gonadotropina corionica
E il corpo luteo degenera

Durante la gravidanza sono necessari alti livelli di estrogeni e progesterone per aiutare l'utero ad adattarsi alle richieste del feto che cresce. Nei primi tre mesi di gravidanza questi ormoni sono forniti dal corpo luteo, contemporaneamente il trofoblasto (struttura che circonda il feto in crescita, e che darà origine alla placenta) inizia a produrre gonadotropina corionica, questa, circolando nel sangue materno stimola una produzione continua di ormoni da parte del corpo luteo, permettendo così il mantenimento della gravidanza. L' elevata concentrazione di progesterone in circolo inibisce la maturazione di un nuovo follicolo; si deduce quindi che le risposte A, B, D ed E sono errate mentre la risposta corretta è la C.

8 | Sistemi nervoso, endocrino e immunitario

8.1 | Sistema nervoso

Il sistema nervoso comprende il complesso delle strutture che permettono all'organismo di **ricevere informazioni dall'ambiente** (esterno e interno), di **elaborarle**, e di **trasmettere risposte appropriate agli organi effettori** (muscoli e ghiandole); è responsabile, insieme al sistema endocrino, della regolazione di tutte le funzioni corporee.

L'unità di base del sistema nervoso è il neurone (§ 6.2.5). I neuroni sono suddivisi in tre classi:

- *neuroni sensoriali*, in grado di rilevare i diversi stimoli ambientali e di trasmetterli al sistema nervoso centrale;
- *interneuroni*, che ricevono i segnali dai vari neuroni sensoriali e li integrano tra loro;
- *neuroni motori*, che ricevono le risposte agli stimoli eleborate dal sistema nervoso centrale e le trasmettono agli organi effettori, cioè muscoli o ghiandole.

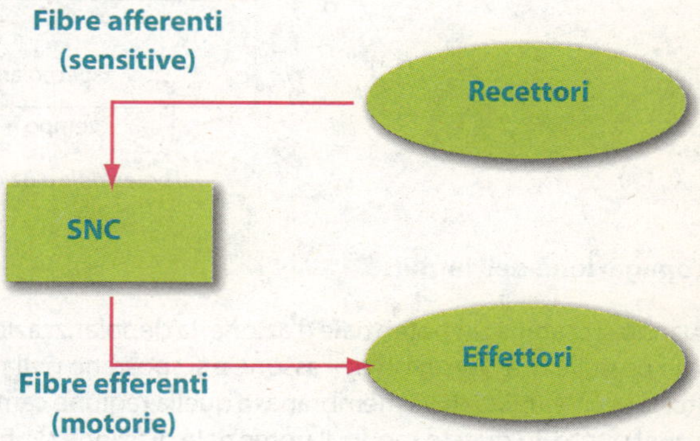

8.1.1 | Impulso nervoso

Il segnale nervoso è di natura elettrica; la trasmissione del segnale (impulso nervoso) è legata a una modificazione transitoria della permeabilità della membrana cellulare agli ioni (soprattutto Na^+ e K^+) che modifica il potenziale di membrana. In un neurone a riposo, la pompa Na^+-K^+ mantiene una differenza di concentrazione per ciascuno di questi due ioni tra i due lati della membrana cellulare, dando luogo a una differenza di potenziale elettrico, detta *potenziale di riposo* (o *potenziale di membrana*), pari a circa – 70 mV (§ 1.9).

Il potenziale d'azione

Quando uno stimolo raggiunge un assone, si verifica una variazione del potenziale di membrana (che diventa meno negativo), processo che prende il nome di *depolarizzazione*.

Se lo stimolo è sufficientemente forte da depolarizzare la membrana fino a – 50 mV, si raggiunge il cosiddetto *valore soglia* (o livello di soglia) e si genera un potenziale d'azione: si aprono i canali del Na^+ e questo ione fluisce all'interno dell'assone, secondo il gradiente di concentrazione creato nella cellula a riposo dalla pompa Na^+-K^+. La membrana dell'assone continua a depolarizzarsi finché la differenza di potenziale attraverso la membrana dell'assone è pari a +30-35 mV. Subito dopo, i canali del Na^+ si chiudono e si aprono quelli del K^+: la fuoriuscita di ioni K^+ tende ad annullare il potenziale d'azione, mentre l'azione della pompa Na^+-K^+ ripristina nel neurone il potenziale di riposo.

Questa fase, in cui il potenziale di membrana scende verso valori negativi, prende il nome di *ripolarizzazione*. La ripolarizzazione è seguita dall'*iperpolarizzazione*, una condizione nella quale il potenziale di membrana risulta più negativo rispetto al normale potenziale di riposo.

I potenziali d'azione mostrano il fenomeno della risposta "tutto o nulla", per cui il potenziale d'azione non si scatena se la depolarizzazione non raggiunge il valore soglia. Stimoli deboli non determinano variazioni significative di permeabilità e provocano quindi solo una leggera depolarizzazione, subito seguita da un ritorno al potenziale di riposo.

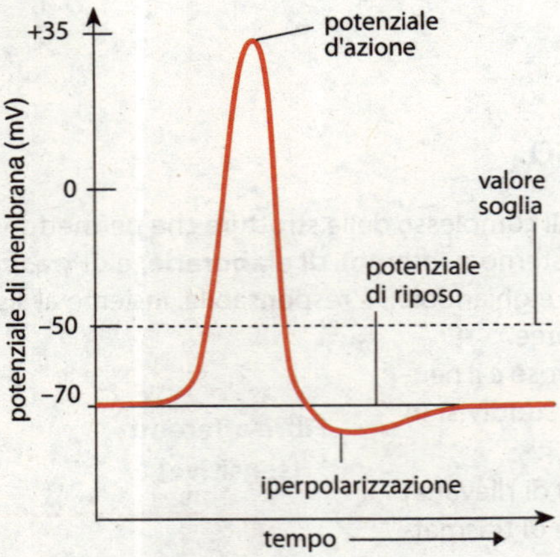

Il potenziale d'azione

Propagazione dell'impulso

Quando si scatena un potenziale d'azione, la depolarizzazione inizia in un piccolo tratto dell'assone: le cariche positive (Na^+) entrano nell'assone e si spostano nella zona immediatamente adiacente. Come risultato, la permeabilità della membrana in quella regione cambia, permettendo al Na^+ di entrare nell'assone in quel punto. In questo modo, il potenziale di azione si propaga lungo tutta la lunghezza del neurone in una specie di reazione a catena.

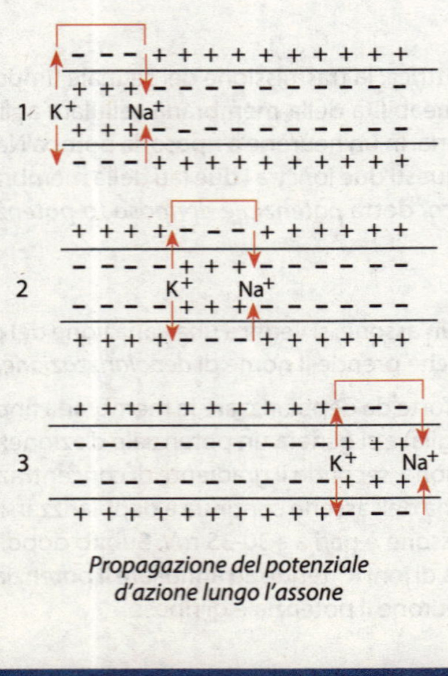

Propagazione del potenziale d'azione lungo l'assone

Anche se i potenziali d'azione possono viaggiare in entrambe le direzioni lungo un assone, generalmente procedono dai dendriti verso il corpo cellulare e da questo lungo l'assone, verso il rigonfiamento terminale della sinapsi (bottone sinaptico). La velocità di conduzione del potenziale d'azione può essere molto elevata (fino a 100 m/s) e dipende dal diametro dell'assone: maggiore è il diametro dell'assone, maggiore sarà la velocità di conduzione dell'impulso lungo di esso.

8.1.2 | Sinapsi

I neuroni trasmettono il segnale ad altre cellule (nervose o effettrici) attraverso strutture specializzate dette *sinapsi chimiche* (in figura) perché al loro interno il segnale viene trasformato da elettrico in chimico, tramite il rilascio, da parte del neurone presinaptico, di molecole-segnale dette *neurotrasmettitori*.

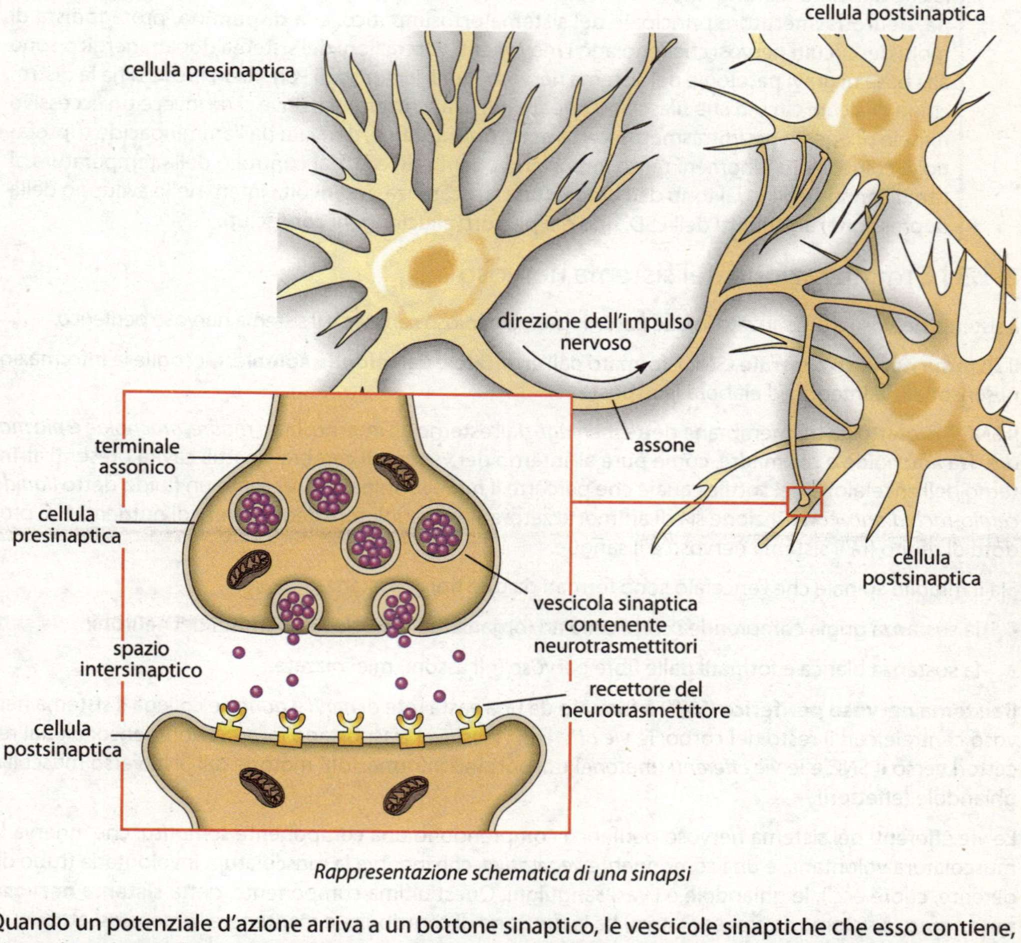

Rappresentazione schematica di una sinapsi

Quando un potenziale d'azione arriva a un bottone sinaptico, le vescicole sinaptiche che esso contiene, piene di molecole di neurotrasmettitore, si fondono con la membrana cellulare, scaricando il proprio contenuto nello *spazio intersinaptico*.

Il neurotrasmettitore si lega allora a recettori presenti sulla membrana del neurone postsinaptico e, se ha effetto eccitatorio, induce l'apertura dei canali ionici, e quindi la depolarizzazione.

Diversamente, i neurotrasmettitori con azione inibitoria (il GABA è il più importante) inducono l'apertura di canali che permettono l'ingresso di ioni Cl^-, provocando iperpolarizzazione.

Passato il segnale, il neurotrasmettitore sarà poi degradato rapidamente da enzimi presenti nella fessura sinaptica o riassorbito dalla terminazione presinaptica.

BIOLOGIA

I principali neurotrasmettitori

Il primo neurotrasmettitore, l'**acetilcolina**, fu scoperto nel 1924 da Otto Loewi. Sintetizzato a partire dalla colina e dall'acetilcoenzima A, l'acetilcolina è un neurotrasmettitore dalle molte facce: ha un'azione eccitatoria quando viene rilasciato a livello delle giunzioni muscolari, inibitoria invece nell'ambito del sistema parasimpatico.

I neurotrasmettitori **aspartato, glutammato** e **glicina** sono amminoacidi che si possono ritrovare tali e quali nelle catene proteiche. Un altro neurotrasmettitore di natura amminoacidica è il **GABA** (acido gamma-aminobutirrico), un derivato del glutammato. In generale, glicina e GABA mediano segnali di natura inibitoria, mentre aspartato e glutammato sono prevalentemente eccitatori. Un'altra importante classe di neurotrasmettitori è quella della **catecolammine**, molecole che derivano dall'amminoacido tirosina. Fra le catecolammine si annoverano la **noradrenalina**, neurotrasmettitore principale del sistema ortosimpatico, e la **dopamina**, protagonista di molti dei circuiti nervosi che regolano i movimenti. Alterazioni del sistema dopaminergico sono alla base di gravi patologie del sistema nervoso, quali il morbo di Parkinson (dove si ha la distruzione di alcuni circuiti che rilasciano dopamina) e la schizofrenia, dove si ha invece un eccessivo rilascio di questo neurotrasmettitore. La **serotonina**, infine, derivata dall'amminoacido triptofano, è coinvolta in fenomeni tanto importanti quanto diversi, dal controllo della temperatura al ritmo sonno-veglia, dal tono dell'umore (una sua carenza è coinvolta infatti nello sviluppo della depressione) agli effetti dell'LSD, uno dei più forti allucinogeni conosciuti.

8.1.3 | Organizzazione del sistema nervoso

Il sistema nervoso è organizzato in due parti: il sistema nervoso centrale e il sistema nervoso periferico.

Il **sistema nervoso centrale** (SNC), formato dall'**encefalo** e dal **midollo spinale**, raccoglie le informazioni sensoriali, le integra ed elabora le risposte.

Il SNC è protetto da tre membrane dette *meningi*, dall'esterno all'interno: *dura madre, aracnoide* e *pia madre*. Tra aracnoide e pia madre, come pure all'interno dei ventricoli cerebrali (sottili cavità presenti all'interno dell'encefalo) e nel sottile canale che percorre il midollo spinale, è presente un fluido detto *liquido cefalo-rachidiano*, con funzione sia di ammortizzatore sia di regolatore degli scambi di nutrienti e di prodotti di rifiuto fra il sistema nervoso e il sangue.

Sia il midollo spinale che l'encefalo sono formati da due tipi di sostanza:

- la sostanza grigia comprende i corpi cellulari (organizzati in *nuclei*) e i dendriti dei neuroni;
- la sostanza bianca è formata dalle fibre nervose (gli assoni) mielinizzate.

Il **sistema nervoso periferico** (SNP) è formato da una vasta rete di *nervi* e *gangli* e collega il sistema nervoso centrale con il resto del corpo: le *vie afferenti* (*sensitive*) trasportano informazioni sensoriali dai recettori verso il SNC e le *vie efferenti* (*motorie*) trasportano informazioni motorie dal SNC verso muscoli e ghiandole (effettori).

Le vie efferenti del sistema nervoso periferico comprendono una componente *somatica*, che innerva la muscolatura volontaria, e una componente *vegetativa*, che innerva la muscolatura involontaria (tubo digerente, cuore ecc.), le ghiandole e i vasi sanguigni. Quest'ultima componente, detta **sistema nervoso autonomo** (o sistema neurovegetativo) ha la funzione di contribuire a mantenere l'omeostasi attraverso meccanismi riflessi, indipendenti dalla volontà.

La barriera emato-encefalica

L'endotelio dei capillari sanguigni che raggiungono il sistema nervoso centrale è particolarmente poco permeabile a causa della presenza, fra le cellule che lo compongono, di numerose giunzioni occludenti e per l'azione delle cellule gliali, che ostacolano gli scambi fra sangue e tessuti nervosi. Tutto ciò fa sì che solo l'acqua, l'ossigeno, l'anidride carbonica e pochi farmaci liposolubili possono penetrare liberamente all'interno dei neuroni, mentre tutte le altre sostanze che entrano in queste cellule lo fanno grazie a processi di trasporto attivo altamente selettivi.

8.1.4 | Encefalo

L'encefalo, l'organo più complesso che si conosca, rappresenta il principale centro di integrazione del sistema nervoso centrale, è contenuto nella scatola cranica e avvolto dalle meningi. Comprende cinque parti principali: il tronco cerebrale, il cervelletto, il talamo, l'ipotalamo e il cervello. Internamente sono presenti i ventricoli cerebrali, spazi cavi collegati fra loro e con il canale centrale del midollo spinale.

Il **tronco cerebrale** è il tratto più antico, si trova in continuità con il midollo spinale ed è formato dal *midollo allungato* (o *bulbo*), dal *ponte* e dal *mesencefalo*. Situato tra i centri superiori e il midollo spinale, filtra l'informazione proveniente dal sistema nervoso periferico, controlla i cicli sonno-veglia e, grazie ai centri posti nel midollo allungato, è responsabile dei riflessi che regolano il battito cardiaco, la respirazione e la pressione sanguigna (oltre alla deglutizione, alla tosse e al vomito). Dal tronco cerebrale emergono i *nervi cranici*, 12 paia di nervi, alcuni motori, altri sensitivi, altri misti, che innervano principalmente la testa e il collo (si veda la tabella al § 8.1.6).

Il **cervelletto** è localizzato nella parte posteriore dell'encefalo, dorsalmente rispetto al tronco cerebrale. È responsabile della coordinazione involontaria dei movimenti, del mantenimento della postura e dell'equilibrio, oltre che della coordinazione dei movimenti abituali.

Il **talamo** è posto fra il cervello e il tronco cerebrale; è formato da due masse di sostanza grigia e rappresenta un importante centro di smistamento e controllo delle informazioni scambiate tra midollo spinale e cervello.

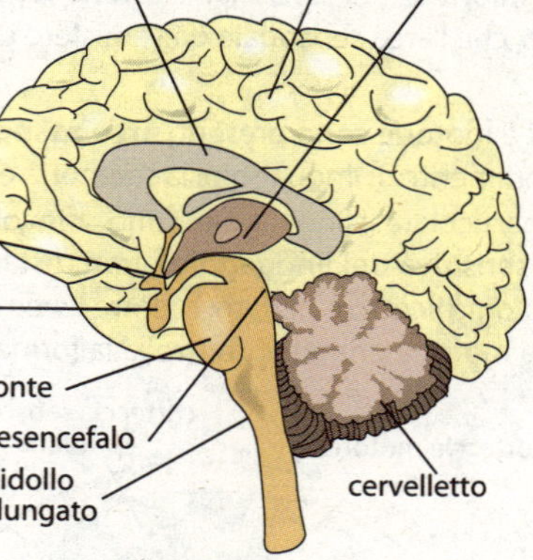

L'encefalo umano

L'**ipotalamo** è situato al di sotto del talamo e del cervello; è responsabile del controllo di numerose funzioni fondamentali tra cui la temperatura corporea, il bilancio idrico, le funzioni sessuali, i meccanismi della fame e della sete e le reazioni che accompagnano gli stati emotivi (ira, paura ecc.), agisce attraverso il sistema neurovegetativo e il controllo della secrezione ormonale. Produce almeno 9 ormoni di rilascio che regolano la secrezione degli ormoni dell'ipofisi, oltre a due ormoni che agiscono direttamente sugli organi bersaglio (§ 8.2.2). L'ipotalamo ha rapporti con le regioni superiori dell'encefalo e con il *sistema limbico*, una complessa rete di tessuti nervosi situata al di sotto degli emisferi cerebrali, che controlla le risposte involontarie legate alle emozioni; rappresenta quindi il principale centro di integrazione fra i sistemi nervoso ed endocrino, e il legame fra emozioni e livelli ormonali.

Lo sviluppo dell'encefalo

L'encefalo si sviluppa a partire da tre dilatazioni del primitivo tubo neurale, dette vescicole encefaliche: il *rombencefalo*, il *mesencefalo* e il *prosencefalo*. Nell'encefalo maturo il *rombencefalo* comprende bulbo, ponte e cervelletto; il *mesencefalo* mantiene lo stesso nome e il *prosencefalo* è costituito a sua volta dal *diencefalo*, comprendente talamo e ipotalamo, e dal *telencefalo* comprendente la porzione più superficiale degli emisferi cerebrali.

Il **cervello**, la parte superiore dell'encefalo, è la struttura del sistema nervoso dove giungono le informazioni sensitive e sono elaborate le risposte motorie di tipo volontario; è sede inoltre di tutte le attività intellettuali. Il cervello è suddiviso in un emisfero destro e un emisfero sinistro, collegati da un fascio molto compatto di fibre nervose detto *corpo calloso*. Alcuni solchi suddividono ogni emisfero in quattro lobi: *frontale, parietale, temporale* e *occipitale*. La superficie del cervello, la **corteccia cerebrale** è la regione più recente dal punto di vista evolutivo; si tratta di un sottile strato di sostanza grigia dove si realizzano i processi associativi più complessi.
La superficie della corteccia forma dei solchi sinuosi, detti *circonvoluzioni*, che permettono un grande sviluppo superficiale nel volume ristretto della scatola cranica. L'estensione della corteccia raggiunge nell'uomo un livello superiore a quello di quasi tutti gli altri animali.
Nella corteccia sono presenti aree sensoriali, aree motorie e aree associative.

- Fra le aree sensoriali ricordiamo i *centri della vista* nei lobi occipitali e i *centri dell'udito* nei lobi temporali; nella parte anteriore di ogni lobo parietale, subito dietro al solco che separa i lobi parietali dai lobi frontali è presente l'*area sensoriale primaria*: a ogni porzione della corteccia è associata una determinata parte del corpo e l'area di corteccia è tanto più estesa quanto più sono numerosi i recettori sensoriali posti in quella parte del corpo.
- In ogni emisfero, nella parte posteriore del lobo frontale, davanti al solco che lo separa dal lobo parietale, si trova l'*area motoria primaria*, strutturata come l'area sensoriale primaria: a ogni porzione di corteccia corrisponde una specifica parte del corpo e l'area della corteccia destinata al controllo di una certa parte è tanto più estesa quanto più sono fini i movimenti compiuti da quella stessa parte del corpo.

> Ogni emisfero riceve informazioni sensoriali e invia impulsi motori al lato opposto del corpo, ciò significa, per esempio, che l'area sensoriale dell'emisfero destro riceve informazioni dalla parte sinistra del corpo.

- Oltre alle aree sensoriali e motorie sono presenti **aree associative**, responsabili di attività cognitive superiori, come l'apprendimento, il linguaggio, la memoria e il giudizio.
  Per quanto riguarda in particolare il linguaggio, sono coinvolte due aree poste nell'emisfero sinistro: l'*area di Wernicke* (area sensitiva del linguaggio), non distante dalla corteccia uditiva, controlla la comprensione del linguaggio scritto e parlato, mentre l'*area di Broca* (o area motoria del linguaggio), posta nei pressi dell'area motoria primaria, controlla la formazione delle frasi.

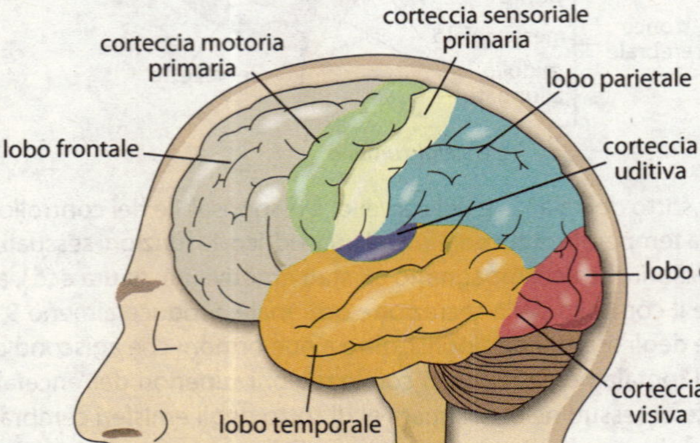

Si ricordi inoltre che l'emisfero destro è responsabile principalmente dei fenomeni intuitivi, artistici e meditativi, il sinistro dell'elaborazione razionale.

8.1.5 | Midollo spinale

Il midollo spinale è un cilindro di tessuto nervoso, attraversato da un sottile canale centrale, racchiuso nella colonna vertebrale; fa parte del sistema nervoso centrale e costituisce la connessione fra il sistema nervoso periferico (i nervi) e l'encefalo, del quale rappresenta un prolungamento.

Ai due lati del midollo spinale, in corrispondenza di ciascuno spazio intervertebrale, emerge un paio di *nervi spinali*, ognuno formato da una componente motoria (radice motoria) e una sensitiva (radice sensitiva; si veda § 8.1.6).

Una sezione trasversale del midollo spinale mostra una parte centrale di sostanza grigia, a forma di H, circondata da sostanza bianca. La sostanza grigia è costituita dai nuclei dei neuroni motori, che emergono nelle radici motorie dei nervi spinali, dagli interneuroni, e da cellule gliali; la sostanza bianca è costituita dalle fibre nervose rivestite dalle guaine mieliniche.

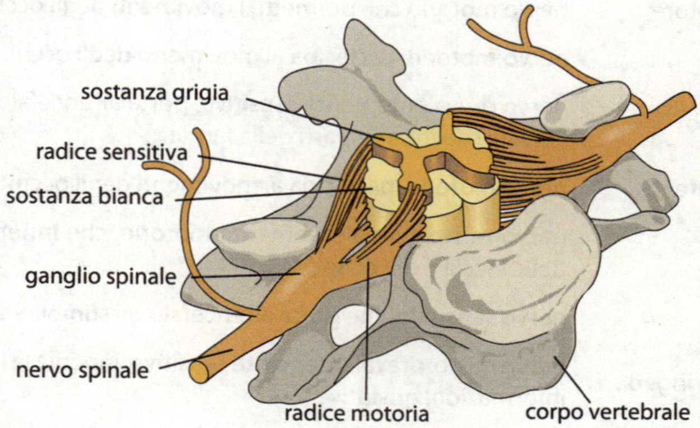

Le fibre mielinizzate che formano la sostanza bianca costituiscono le *vie ascendenti* (o tratti ascendenti) e le *vie discendenti*; le prime portano informazioni di tipo sensoriale all'encefalo, le seconde portano verso gli effettori stimoli di tipo motorio provenienti dall'encefalo. Il midollo spinale ha importanti funzioni di tappa intermedia nella trasmissione di impulsi diretti verso l'encefalo e provenienti dall'encefalo; inoltre è anche sede di attività riflesse.

I riflessi

In risposta ad alcuni stimoli, l'organismo ha sviluppato i cosiddetti riflessi: semplici movimenti stereotipati che non richiedono l'intervento del SNC.

Il rapido movimento con cui si allontana la mano da un oggetto bollente è detto *riflesso di ritrazione*: un neurone sensitivo invia un segnale di pericolo a un interneurone del midollo spinale che, senza attendere una risposta dal cervello, stimola direttamente un neurone motorio del muscolo del braccio.

8.1.6 | Sistema nervoso periferico

Il sistema nervoso periferico è formato dai nervi che collegano i recettori e gli effettori (muscoli e ghiandole) al SNC. I corpi cellulari dei neuroni le cui fibre formano i nervi si trovano raggruppati nei nuclei (all'interno del tronco encefalico e del midollo spinale) o nei gangli (all'esterno del sistema nervoso centrale).

I **nervi** sono fasci di assoni, uniti da tessuto connettivo e vascolarizzati da vasi sanguigni che forniscono loro sostanze nutritive e O_2. Sono responsabili della trasmissione degli impulsi nervosi sulle lunghe distanze e in base al tipo di neuroni da cui sono formati vengono distinti in *nervi sensitivi*, *nervi motori* e *nervi misti*; questi ultimi sono formati sia da neuroni sensitivi che neuroni motori e possono trasmettere impulsi in entrambe le direzioni.

Dal punto di vista anatomico, distinguiamo i nervi cranici, con origine nel tronco encefalico, e i nervi spinali, con origine nel midollo spinale.

I **nervi cranici** sono 12 paia di nervi che emergono dal tronco encefalico (uno a destra e uno a sinistra) e innervano principalmente la testa e il collo. La tabella seguente riepiloga le principali caratteristiche di questi nervi, numerati secondo l'ordine in cui emergono dal tronco cerebrale.

BIOLOGIA

I nervi cranici		
Numero	**Nome**	**Funzione**
1°	olfattivo	nervo sensitivo responsabile della percezione degli odori
2°	ottico	nervo sensitivo con origine nella retina, responsabile della percezione visiva
3°	oculomotore	nervo motorio che permette i movimenti degli occhi
4°	trocleare	nervo motorio, partecipa ai movimenti degli occhi
5°	trigemino	nervo prevalentemente sensitivo, porta all'encefalo informazioni provenienti dalle varie parti della faccia
6°	abducente	nervo motorio, partecipa ai movimenti degli occhi
7°	facciale	nervo misto, prevalentemente motorio, che innerva la muscolatura della faccia e del collo
8°	acustico	nervo sensitivo, che porta all'encefalo gli stimoli uditivi
9°	glossofaringeo	nervo misto, prevalentemente sensitivo, innerva la lingua e conduce le informazioni gustative
10°	vago	nervo misto, formato prevalentemente da fibre efferenti del parasimpatico; innerva tutto il tronco intervenendo, fra l'altro, nella regolazione del battito cardiaco, della pressione sanguigna e del ritmo respiratorio
11°	accessorio	nervo motorio responsabile dei movimenti del collo
12°	ipoglosso	nervo motorio responsabile dei movimenti della lingua

I **nervi spinali** sono 31 paia, ognuno formato dalla confluenza fra una radice anteriore, motoria, formata da fibre dirette dal midollo alla periferia (fibre efferenti), e una radice posteriore, sensitiva, comprendente fibre dirette dalla periferia al midollo (fibre afferenti). I corpi cellulari dei neuroni motori si trovano nella sostanza grigia all'interno del midollo spinale, mentre i corpi cellulari dei neuroni sensitivi si trovano nei *gangli spinali* inseriti nella radice posteriore di ciascun nervo spinale.

Ogni nervo spinale si divide in diversi rami e in alcune regioni sono presenti reti complesse definite *plessi*. I nervi spinali vengono denominati e numerati in base al segmento della colonna vertebrale da cui hanno origine, si individuano così:

- 8 nervi cervicali (le cui radici emergono dagli spazi fra le vertebre cervicali), diretti alla regione del collo e delle spalle (*plesso cervicale*), al diaframma (*nervo frenico*) e agli arti superiori (*plesso brachiale*);
- 12 nervi toracici terminanti nei muscoli intercostali;
- 5 nervi lombari diretti agli arti inferiori (*plesso lombare*);
- 5 nervi sacrali, che formano il *plesso sacrale* da cui si origina il *nervo ischiatico*, che innerva la gamba dalla coscia al piede;
- un nervo coccigeo.

Sistema nervoso autonomo

Il sistema autonomo (o sistema neurovegetativo) è la componente del sistema nervoso che controlla le ghiandole e la muscolatura involontaria, quindi gli apparati digerente e respiratorio, il cuore, i vasi ecc. I recettori situati nei visceri e nella muscolatura inviano segnali al SNC tramite fibre afferenti che appartengono a nervi cranici o a nervi spinali, a seconda dei casi; il SNC elabora le risposte a livello di centri specifici, come il centro di controllo del respiro, o il centro di controllo cardio-vascolare, e invia le risposte tramite fibre efferenti che decorrono all'interno di diversi nervi e raggiungono la muscolatura involontaria (dei vasi, dei bronchi, dello stomaco ecc.), oppure le ghiandole, sia esocrine che endocrine. Le vie nervose del sistema neurovegetativo sono costituite da due neuroni: il *neurone pregangliare* con origine nel sistema nervoso centrale, e il *neurone postgangliare*, che, preso contatto con il primo in corrispondenza di un ganglio, raggiunge l'organo bersaglio. Il sistema nervoso vegetativo comprende due componenti che innervano in molti casi gli stessi organi, ma producono effetti opposti: l'ortosimpatico (o, semplicemente, "simpatico") e il parasimpatico.

L'**ortosimpatico** è responsabile dello stato di allerta, infatti mobilita tutte le risorse dell'organismo in risposta a forti sollecitazioni ambientali: aumenta l'irrorazione sanguigna ai muscoli, provoca vasocostrizione periferica e dilatazione delle vie aeree, accelera il battito cardiaco e stimola la demolizione del glicogeno nel fegato, favorendo un aumento della glicemia, allo stesso tempo inibisce la motilità gastrica. Inoltre stimola l'attività delle ghiandole sudoripare e determina dilatazione della pupilla. Il neurotrasmettitore tipico è la *noradrenalina* (*fibre adrenergiche*).

Il **parasimpatico** adegua in genere l'organismo alle condizioni di riposo, promuovendo le funzioni vegetative: stimola l'attività gastrica, pancreatica e intestinale, determina contrazione dei bronchi e rallentamento del battito cardiaco, induce vasodilatazione e restringe la pupilla; il neurotrasmettitore caratteristico è l'*acetilcolina* (*fibre colinergiche*).

Ricerche recenti hanno dimostrato l'esistenza di una terza struttura appartenente al sistema nervoso autonomo: il **sistema nervoso metasimpatico**, o **"cervello addominale"**. Questa terminologia indica una rete nervosa costituita da circa cento milioni di neuroni situata all'interno delle pareti dell'intestino e dello stomaco; collegata alle fibre nervose ortosimpatiche e parasimpatiche, svolge un ruolo in gran parte indipendente dal sistema nervoso centrale (SNC).

La **psiconeuroimmunologia** è la disciplina che studia le relazioni, individuate da ricerche recenti, fra il sistema endocrino, il sistema nervoso e l'immunitario. La scoperta del cervello addominale, insieme all'individuazione di diversi neurotrasmettitori che possono esercitare un'azione diretta anche sull'apparato digerente o sul sistema immunitario, ha dimostrato l'esistenza di queste strette interconnessioni.

Le sostanze psicoattive

Sono definite psicoattive tutte le sostanze che, influendo sul SNC, alterano lo stato di allerta della coscienza oppure il comportamento.

Esistono quattro classi di sostanze psicoattive:

- gli *stimolanti*, che accrescono il grado di prontezza dell'organismo;
- i *sedativi* e gli *ipnotici*, che riducono l'attività di alcune parti dell'encefalo;
- gli *analgesici*, che inibiscono l'attività dei centri del dolore;
- gli *allucinogeni*, che alterano gravemente la percezione sensoriale.

8.1.7 | Recettori sensoriali e organi di senso

I recettori sensoriali sono strutture anatomiche specializzate nella percezione dei cambiamenti che si verificano nell'ambiente: cellule, o gruppi di cellule, capaci di avvertire determinati segnali e di tradurli in un impulso nervoso che viene trasmesso al sistema nervoso centrale attraverso i nervi sensitivi. I recettori possono essere formati da poche cellule, oppure associarsi formando organi di senso complessi come l'occhio e l'orecchio.

A seconda della posizione nel corpo si distinguono:

- *esterocettori*, localizzati sulla pelle e sensibili a stimoli provenienti dall'ambiente esterno;
- *propriocettori*, che raccolgono stimoli provenienti dai muscoli e dai tendini;
- *enterocettori*, disposti sulla superficie di cavità interne del corpo, come i chemiorecettori sensibili al pH del sangue.

In base alla natura dello stimolo percepito si distinguono:

- *fotorecettori*, sensibili a stimoli luminosi; per esempio i *coni* e i *bastoncelli*, presenti nella retina;
- *meccanorecettori* (o *meccanocettori*), sensibili a stimoli di tipo meccanico come la variazione di pressione. Appartengono a questo gruppo, per esempio, i recettori tattili, i propriocettori che registrano lo stato di tensione di muscoli e tendini, i recettori della pressione sanguigna posti nelle pareti di alcuni vasi e le cellule ciliate che fungono da recettori dell'udito;

- *chemiorecettori* (o *chemocettori*), sensibili a variazioni della concentrazione di specifiche sostanze chimiche. Per esempio i recettori della mucosa olfattiva e delle papille gustative, ma anche i recettori del pH e della pO_2 posti nelle pareti dell'aorta e della carotide;
- *termorecettori* (o *termocettori*), sensibili a stimoli di natura termica;
- *nocicettori* (o *recettori dolorifici*), sensibili alle lesioni di un tessuto, percepiscono stress termici, meccanici, chimici ecc.

Analgesia da stress

L'analgesia da stress è il fenomeno per cui in condizioni estreme, come durante attività agonistiche potenzialmente lesive per l'organismo (si pensi, per esempio, al pugilato), non si avverte il dolore. In queste condizioni, o comunque in ogni situazione che richieda uno sforzo fisico o psichico intenso, vengono liberati gli ormoni dello stress (si veda § 8.2.6), che preparano l'organismo a una reazione di fuga o contrasto. In particolare, l'ormone ipotalamico che, tramite l'attività dell'ipofisi, attiva la secrezione di cortisolo da parte della corteccia surrenale, favorisce anche l'attività di neuroni ipotalamici che producono endorfine. Queste molecole riducono la risposta agli stimoli dolorifici da parte dei neuroni coinvolti nella percezione del dolore, innalzando così la soglia per le sensazioni dolorose. Dal punto di vista evolutivo, questo adattamento è stato selezionato perché una minore percezione del dolore permette una maggior efficienza nelle attività di combattimento o di fuga.

Occhio

L'occhio ha la funzione di captare i segnali luminosi e di trasformarli in segnali nervosi; è coperto da uno strato epidermico, la *sclera*, che costituisce la parte bianca dell'occhio.

In continuità con la sclera, anteriormente si trova la *cornea*, trasparente, attraverso la quale i raggi luminosi entrano nell'occhio. I raggi attraversano poi l'*umor acqueo*, costituito da un liquido salino, ed entrano all'interno dell'occhio attraverso la *pupilla* (o foro pupillare), il cui diametro è controllato dall'*iride*. L'iride è un muscolo pigmentato, opaco alla luce, che agisce come il diaframma di una macchina fotografica, la cui apertura è regolata dall'intensità della luce. Più internamente si trova una lente biconvessa trasparente, il *cristallino*, che costituisce il sistema di messa a fuoco dell'occhio. Appositi muscoli, infatti, ne variano lo spessore permettendo la formazione dell'immagine sulla *retina*. Lo spazio tra il cristallino e la retina è occupato dall'*umor vitreo*, un liquido gelatinoso che mantiene la forma del globo oculare.

Nelle persone *ipermetropi* il bulbo oculare è più corto del normale e l'immagine viene messa a fuoco dietro la retina. Nei *miopi*, invece, il bulbo è più lungo e l'immagine viene messa a fuoco davanti alla retina. Negli *astigmatici* la visione è distorta perché la cornea ha forma irregolare per cui la sua capacità di messa a fuoco varia da un punto all'altro.

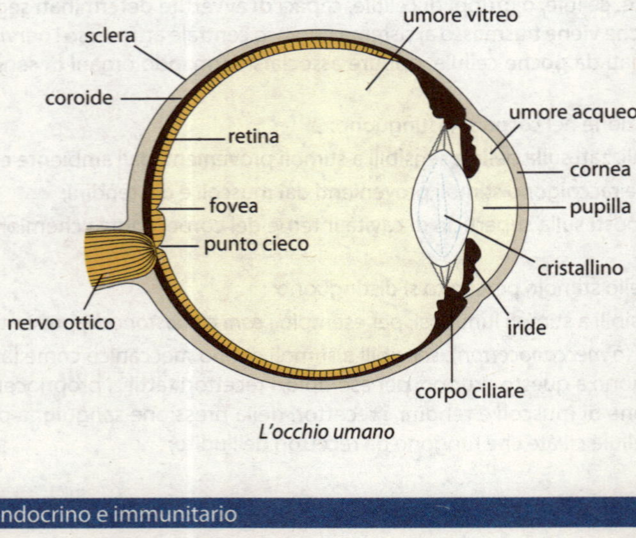

L'occhio umano

PARTE TERZA

La retina è una membrana costituita da tre strati di cellule e rappresenta la superficie fotosensibile dell'occhio.

Sullo strato più profondo sono poste le cellule fotorecettrici, i *coni* e i *bastoncelli*; a questo segue uno strato di cellule, dette *cellule bipolari*, connesse da un lato alle cellule fotosensibili e dall'altro alle cellule dello strato più esterno, chiamate *cellule gangliari*, i cui assoni formano un fascio che esce dal globo oculare originando il *nervo ottico*.

I coni e i bastoncelli contengono pigmenti fotosensibili (la *iodopsina* nei coni e la *rodopsina* nei bastoncelli) che, esposti alla luce, vanno incontro a cambiamenti conformazionali; tali variazioni provocano l'innesco di un potenziale d'azione che dopo aver percorso tutta la cellula si trasmette alle cellule bipolari, le quali lo ritrasmettono a loro volta alle cellule gangliari del nervo ottico.

I **coni** sono responsabili della visione in condizioni di luce brillante e sono quindi importanti per la visione diurna; sono presenti con tre tipi che percepiscono rispettivamente il colore blu, il verde e il rosso, permettendoci di distinguere i colori.
I **bastoncelli**, invece, sono attivi anche in condizioni di luce tenue, ma sono insensibili ai colori.

Orecchio

L'orecchio ha il compito di captare le onde sonore, trasformandone la natura meccanica in un impulso nervoso. È inoltre responsabile del mantenimento dell'equilibrio del corpo.

L'orecchio umano è costituito dall'*orecchio esterno*, formato dal padiglione auricolare e dal condotto (o meato) acustico, dall'*orecchio medio* e dall'*orecchio interno*.

L'orecchio esterno ha la funzione di convogliare le onde acustiche verso il *timpano* e grazie alla sua struttura permette di riconoscere la direzione di provenienza dei suoni. Il timpano è una membrana che vibra con la stessa frequenza delle onde che la colpiscono e trasmette le vibrazioni all'orecchio medio, formato da un sistema di leve costituito dagli *ossicini dell'udito* (nell'ordine, *martello, incudine* e *staffa*); la staffa poggia direttamente sulla *finestra ovale*, una membrana che divide l'orecchio medio dall'orecchio interno. L'orecchio medio è connesso alla faringe tramite un condotto, la *tromba di Eustachio*, che consente il passaggio di aria nella cavità del timpano, indispensabile per eguagliare la pressione sulle due facce di questa membrana. Tale canale, solitamente chiuso, si apre quando si sbadiglia o si deglutisce.

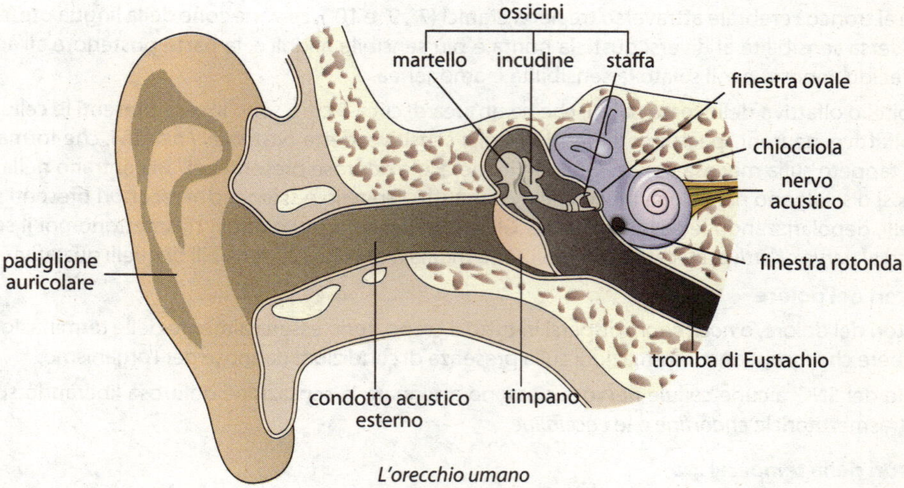

L'orecchio umano

Dalla finestra ovale, le vibrazioni giungono all'orecchio interno, una struttura ripiena di liquido gelatinoso (l'*endolinfa*), in cui si distinguono la *chiocciola* (o *coclea*), organo propriamente acustico, e il *vestibolo*, organo dell'equilibrio.

Nella **chiocciola** è posto l'*organo del Corti*, comprendente i recettori acustici; questi sono cellule ciliate che, spostandosi in conseguenza delle vibrazioni trasmesse dalla finestra ovale, toccano con le loro ciglia un lembo della chiocciola (la *membrana tettoria*) che sporge sopra di loro. Il risultato di questo contatto è l'originarsi nelle cellule ciliate di potenziali d'azione che giungono all'encefalo in corrispondenza dei talami, tramite il *nervo acustico*. Dai talami hanno origine altri neuroni che trasmettono gli impulsi alle aree acustiche della corteccia cerebrale, nel lobo temporale del cervello.

L'**apparato vestibolare** è costituito dall'*utricolo*, dal *sacculo* e dai tre *canali semicircolari*, perpendicolari gli uni agli altri e pieni di endolinfa. L'utricolo e il sacculo sono vescicole contenenti particelle calcaree, gli *otoliti*, che poggiano su un tappeto di cellule ciliate; i movimenti del corpo e del capo provocano uno spostamento dell'endolinfa e degli otoliti che stimola le cellule ciliate a inviare impulsi nervosi a midollo, cervelletto e altri centri encefalici superiori, informando l'organismo sui cambiamenti della sua posizione nello spazio. Alla base dei canali semicircolari sono presenti piccole dilatazioni, dette *ampolle*, in cui sono situate numerose cellule ciliate, intrappolate in un involucro gelatinoso, che funzionano in modo analogo a quelle dell'utricolo e del sacculo, anche se qui non sono presenti otoliti.

Recettori tattili

La nostra pelle è ricca di recettori capaci di fornire sensazioni tattili. Questi recettori sono costituiti dalle terminazioni neuronali di nervi cranici o di nervi spinali rivestite da involucri connettivali di varia forma e consistenza a seconda del tipo di stimolo a cui sono sensibili (per esempio una pressione improvvisa oppure prolungata ecc.). I *corpuscoli di Pacini*, per esempio, intervengono nelle sensazioni di forte e rapida pressione, e sono localizzati nello strato più profondo del derma; sono costituiti da una fibra nervosa centrale, rivestita di strati concentrici di tessuto connettivo.

I recettori tattili sono presenti un po' ovunque, ma la loro distribuzione non è omogenea, prevalendo in alcune zone glabre del corpo, come la cute della mano e del piede o la lingua. Recettori specifici sono pure dislocati nei muscoli, nei tendini e nelle articolazioni: essi informano sulla posizione della testa nello spazio, sulla posizione reciproca delle varie parti del corpo e sul tono muscolare.

Recettori del gusto e dell'olfatto

La percezione del sapore e degli odori dipende da chemiorecettori, cioè recettori sensibili alla presenza di sostanze in soluzione. Sulla lingua sono presenti le *papille gustative*, su cui sono situati i chemiorecettori veri e propri, i *bottoni gustativi*. Questi sono gruppi di circa 40 cellule epiteliali raccolte in una cavità, che rivolgono all'esterno delle ciglia sensibili alle sostanze disciolte nella saliva, mentre all'interno sono connesse con le terminazioni nervose. Le fibre sensoriali trasmettono poi le informazioni gustative al tronco cerebrale attraverso tre nervi cranici (7°, 9° e 10°). Le varie zone della lingua presentano una diversa sensibilità ai diversi gusti: la punta è più sensibile al dolce, la parte posteriore all'amaro, i lati all'acido, mentre per il salato la sensibilità è omogenea.

Nell'epitelio olfattivo delle fosse nasali, che ha un'area di circa 5 cm^2, sono invece presenti le cellule nervose olfattive, neuroni specializzati forniti di ciglia sensitive, dette *bastoncelli olfattivi*, che formano un denso tappeto sulla mucosa nasale. Quando le molecole odorose presenti nell'aria entrano nella cavità nasale, si disciolgono nel velo di muco che riveste tutto l'epitelio e si legano ai recettori presenti sui bastoncelli, depolarizzando le cellule olfattive. Gli assoni dei recettori olfattivi trasmettono poi il segnale nervoso al *nervo olfattivo*. I recettori olfattivi sono migliaia di volte più sensibili di quelli gustativi.

Recettori del dolore

I recettori del dolore, o *nocicettori*, dispersi in tutto il corpo, sono essenzialmente delle terminazioni nervose libere che forniscono informazioni sulla presenza di condizioni dannose per l'organismo.

A livello del SNC, alcune cellule nervose possono attenuare la sensazione dolorosa liberando specifici neurotrasmettitori: le *endorfine* o le *encefaline*.

Recettori della temperatura

I recettori della temperatura, o *termorecettori*, hanno il compito di percepire le stimolazioni termiche esterne e di controllare la regolarità della temperatura corporea. Esistono termorecettori per la percezione del freddo, localizzati vicino alla superficie dell'organismo, e termocettori per la percezione del caldo, posti invece più in profondità.

8.1.8 | Disturbi del sistema nervoso e degli organi di senso

Cataratta

La cataratta è un'alterazione del cristallino che si opacizza e non permette più il passaggio dei raggi luminosi; può essere congenita, dovuta a degenerazione senile oppure conseguenza di un trauma o di malattie.

Encefalite

L'encefalite è un processo infiammatorio che colpisce l'encefalo. Può essere dovuta alla propagazione di infezioni batteriche (come otiti o sinusiti), oppure a infezioni virali (come rabbia o poliomielite); può comparire come complicazione di malattie esantematiche (morbillo, rosolia, varicella) e, molto raramente, in seguito a vaccinazioni (antipolio, antimorbillo).

Epilessia

L'epilessia è una malattia neurologica caratterizzata da un'alterazione dell'attività elettrica del cervello che si manifesta con crisi clinicamente diverse, che compaiono improvvisamente e hanno forte tendenza a ripetersi.

Morbo di Alzheimer

Il morbo di Alzheimer è una malattia degenerativa che si manifesta con perdita progressiva della memoria e delle capacità intellettive; il peggioramento procede in modo più o meno rapido ma è sempre progressivo, fino a portare alla demenza. Per quanto riguarda le cause, pare che sia presente una componente genetica, ma non sono note con sicurezza.

Morbo di Parkinson

Il morbo di Parkinson è una malattia di origine ignota che colpisce prevalentemente maschi di età superiore ai 40 anni e consiste in una degenerazione di strutture del sistema nervoso centrale responsabili del controllo dei movimenti di testa, tronco e arti. Nella maggior parte dei casi si tratta di una malattia progressiva che in un primo tempo causa sintomi quali facile affaticabilità e tremori della mano a riposo, poi diviene sempre più grave fino a rendere sempre più difficoltosi i movimenti e l'espressione verbale.

Spina bifida

La spina bifida è una grave malformazione che interessa il sistema nervoso e consiste nella mancata saldatura delle vertebre, durante lo sviluppo embrionale, con eventuale sporgenza di parte del midollo spinale. Quando il difetto è molto lieve può risultare del tutto asintomatica, nelle forme più gravi può causare alterazione della sensibilità agli arti inferiori, paralisi, oppure essere incompatibile con la vita. Le cause sono da ricercare in una predisposizione genetica e da fattori ambientali, si è visto infatti che la carenza di acido folico durante la gravidanza favorisce la comparsa di questa malformazione.

Meningite

Malattia infiammatoria che colpisce le meningi a livello dell'encefalo o del midollo spinale. Può essere causata da batteri oppure da diversi virus.

8.2 | Sistema endocrino

Il corretto esplicarsi di tutte le funzioni di un organismo è assicurato dalla continua interazione tra il sistema nervoso e il sistema endocrino, che rappresentano i sistemi di coordinazione e comunicazione interna. Essi controllano processi quali il metabolismo, l'accrescimento, la composizione dei liquidi corporei e la maturazione sessuale.

Il sistema endocrino è formato dall'insieme delle **ghiandole endocrine** e delle sostanze che queste ghiandole producono e immettono nel circolo sanguigno: gli **ormoni**. Un ormone è una sostanza prodotta da una ghiandola che, una volta immessa nel torrente circolatorio, raggiunge cellule o organi distanti ed esercita su di essi una funzione. Le principali ghiandole endocrine sono l'*ipofisi*, la *tiroide*, le *paratiroidi*, le ghiandole *surrenali*, le *isole di Langerhans* del pancreas, le *gonadi* (testicolo e ovaia) e l'*epifisi*. A differenza del sistema nervoso, che induce effetti particolarmente rapidi e precisi, il sistema endocrino agisce come regolatore dei processi metabolici in modo lento ma più diffuso e duraturo. Le diverse ghiandole si influenzano fra loro sia in modo sinergico sia in modo antagonista; un ruolo centrale è svolto dall'ipofisi che regola l'attività di numerose ghiandole ed è a sua volta controllata dal sistema nervoso, cui è connessa in corrispondenza dell'ipotalamo; per questo motivo si parla anche di *sistema neuroendocrino*.

Oltre agli ormoni "classici" è importante notare che negli ultimi decenni sono state individuate un gran numero di sostanze che influenzano l'attività delle cellule bersaglio, cui si legano tramite specifici recettori. Fra queste sono da ricordare i fattori di crescita che regolano il ciclo cellulare e le citochine prodotte dalle cellule del sistema immunitario (§ 8.3.3).

Ormoni paracrini e autocrini

Mentre gli ormoni "classici" sono trasportati dal sangue e agiscono su bersagli distanti dalla ghiandola che li ha prodotti, altre sostanze, attive sui tessuti, agiscono con meccanismi diversi:

- un **ormone paracrino** (o ormone tessutale) diffonde nei liquidi interstiziali e agisce su cellule vicine a quella che lo ha prodotto. Funzionano in questo modo le prostaglandine;
- un **ormone autocrino** agisce direttamente sulla stessa cellula che l'ha prodotto. Esempi di questo fenomeno sono le interleuchine prodotte dai linfociti T (si veda § 8.3.3) che si legano a specifici recettori sulla superficie dei linfociti stessi, stimolandone la proliferazione.

Differenze tra regolazione nervosa e ormonale

Segnale nervoso	Segnale ormonale
in parte elettrico e in parte chimico	esclusivamente chimico
effetto rapido e localizzato	effetto lento e diffuso
collegamento diretto con la cellula bersaglio	collegamento indiretto con la cellula bersaglio (attraverso la circolazione sanguigna)
presente solo negli animali	presente sia negli animali che nei vegetali

8.2.1 | Meccanismi di trasmissione del segnale ormonale

La capacità di rispondere a un ormone è legata alla presenza di recettori specifici sulla superficie o all'interno delle cellule bersaglio. Gli ormoni possono essere suddivisi in diversi gruppi in base alla loro natura chimica; le due tipologie principali (steroidei e non steroidei) corrispondono a due diverse modalità di azione sulla cellula bersaglio:

- gli **ormoni steroidei** (per esempio gli estrogeni e l'aldosterone), sintetizzati a partire dal colesterolo, sono insolubili in acqua ma solubili nei lipidi. Per questa loro proprietà, attraversano la membrana cellulare, andando a legarsi a recettori specifici presenti nel citoplasma della cellula bersaglio. Il complesso ormone-recettore entra nel nucleo cellulare dove attiva o disattiva specifici geni regolatori, in tal modo regola la sintesi di determinate proteine, inducendo una specifica risposta cellulare;
- gli **ormoni non steroidei** (per esempio l'insulina), di natura peptidica, sono solubili in acqua ma non nei lipidi. Non potendo entrare nella cellula, i loro recettori sono situati sulla superficie della membrana cellulare; il legame al recettore stimola la produzione, all'interno nella cellula, di un *secondo messaggero*, che attiva una serie di reazioni enzimatiche a cascata. Per molti ormoni il secondo messaggero è *AMP ciclico* (adenosinamonofosfato ciclico), composto che viene sintetizzato, a partire da ATP, grazie all'azione dell'enzima di membrana adenilato ciclasi, attivato dall'interazione dell'ormone con i recettori. L'AMP ciclico svolge funzioni differenti a seconda dell'organo in cui si trova, generalmente va a regolare l'attività di specifici enzimi.

Natura chimica degli ormoni non steroidei

Gli ormoni non steroidei appartengono a diversi gruppi:

- **ammine**: le catecolammine (adrenalina, noradrenalina ecc.) sono piccole molecole derivate dagli amminoacidi tirosina o triptofano;
- **ormoni peptidici**: tutti gli ormoni dell'ipotalamo e dell'ipofisi, oltre a diversi altri, come insulina e secretina, sono catene peptidiche formate da 8-100 amminoacidi;
- **derivati dell'acido arachidonico**: diverse sostanze che agiscono a livello tessutale, come le prostaglandine e i trombossani, attivi nei processi infiammatori, derivano dall'acido grasso polinsaturo acido arachidonico.

8.2.2 | Ipotalamo

L'ipotalamo è localizzato nell'encefalo; insieme all'ipofisi, collegata alla base dell'ipotalamo mediante un sottile peduncolo, costituisce il centro di controllo dell'intero sistema neuroendocrino.

Queste due strutture, infatti, strettamente interconesse dal punto di vista funzionale, controllano i livelli di buona parte degli ormoni circolanti nell'organismo. L'ipotalamo è costituito da neuroni secernenti che producono sia ormoni attivi su organi distanti (ADH e ossitocina), sia *ormoni di rilascio e di inibizione* che agiscono sul lobo anteriore della sottostante ipofisi, regolandone l'attività.

- L' **ormone antidiuretico o vasopressina (ADH)**, peptide formato da 9 amminoacidi, è un regolatore dell'equilibrio idrico-salino: secreto in risposta a un aumento, anche lievissimo, della pressione osmotica del plasma (percepito dalle stesse cellule che producono l'ormone), agisce sulle cellule dei dotti collettori, nel rene, aumentandone la permeabilità all'acqua. Dato che i dotti collettori attraversano la medulla del rene, in cui il liquido interstiziale presenta un'elevata concentrazione salina, un aumento della permeabilità ha come effetto un maggior passaggio di acqua dai dotti collettori verso il liquido interstiziale e i vasi sanguigni, e la produzione di urina concentrata (si veda anche § 7.4.2). Come l'ossitocina, è secreto dall'ipotalamo e si accumula, prima del rilascio nel circolo sanguigno, nella parte posteriore dell'ipofisi, detta *neuroipofisi*.

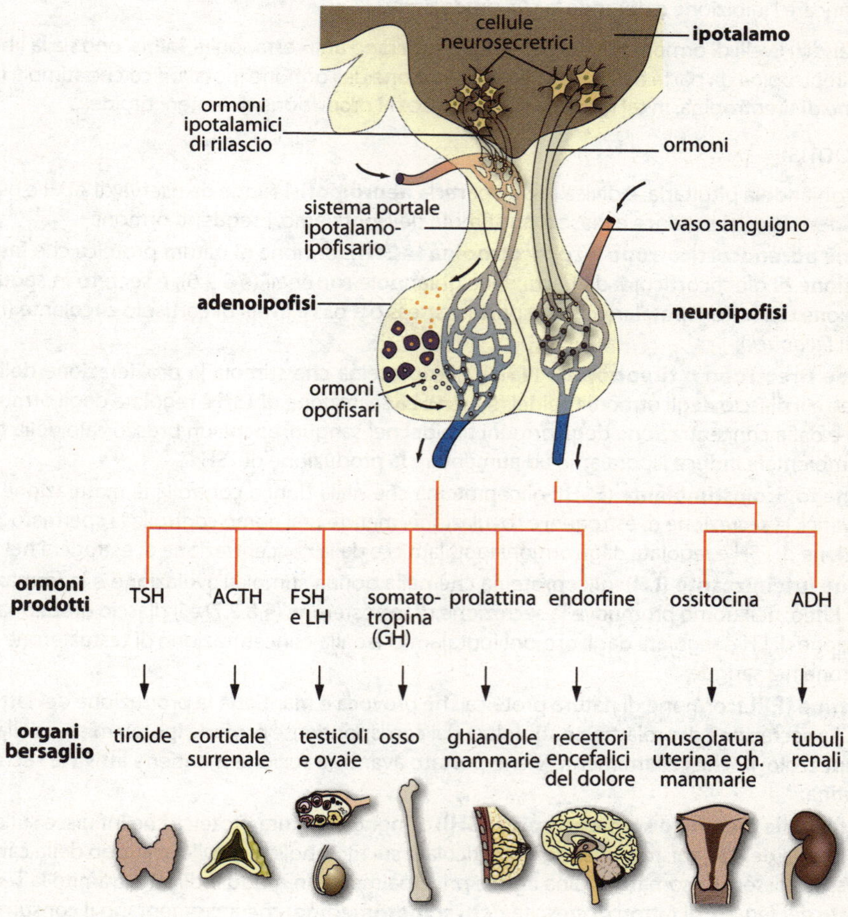

BIOLOGIA

- L'**ossitocina** è un peptide formato da 9 amminoacidi che stimola la contrazione dei muscoli dell'utero durante il parto e la secrezione del latte dalle ghiandole mammarie. La secrezione di ossitocina è controllata dal sistema nervoso ed è regolata in crescendo dalle stesse contrazioni uterine, con un meccanismo di *feedback* positivo.
- Gli **ormoni di rilascio e di inibizione** (detti anche "fattori" di rilascio o di inibizione), per la maggior parte di natura peptidica, vengono secreti dall'ipotalamo nei capillari sanguigni del sistema portale ipotalamo-ipofisario, che portano direttamente al lobo anteriore dell'ipofisi, o *adenoipofisi*. Il rilascio di ogni ormone ipofisario è regolato dal corrispondente ormone ipotalamico. Gli ormoni di rilascio sono siglati con -RH (*releasing hormon*) e gli ormoni di inibizione con -IH (*inhibiting hormon*); la dizione italiana prevede i termini *-liberina* e *-statina*.

L'ormone ipotalamico TRH, o tireoliberina, favorisce la secrezione da parte dell'adenoipofisi di TSH, che a sua volta induce la tiroide a immettere in circolo gli ormoni tiroidei.

La regolazione tramite *feedback* negativo

La maggior parte dei parametri fisiologici in condizioni normali devono essere mantenuti costanti; per questo generalmente la loro regolazione si basa su meccanismi di *feedback* negativo; questo meccanismo è il principale responsabile della regolazione della secrezione di ormoni. Il termine "*feedback* negativo" indica un circuito fisiologico in cui il prodotto di una certa via metabolica va a inibire le prime tappe della stessa via metabolica: in tal modo quando la concentrazione di una sostanza supera un certo livello inibisce la propria stessa sintesi; quando invece la concentrazione della stessa sostanza diventa troppo bassa viene a mancare l'inibizione e riprende la sua produzione.

Quando i livelli di ormoni tiroidei nel sangue superano una certa soglia, inibiscono sia la liberazione di tireotropina da parte dell'ipofisi che la liberazione dell'ormone ipotalamico che stimola la produzione di tireotropina; in tal modo la tiroide riduce la produzione di ormoni tiroidei.

8.2.3 | Ipofisi

L'ipofisi, o ghiandola pituitaria, è divisa in due parti: la **neuroipofisi** funge da riserva di ADH e ossitocina, mentre l'**adenoipofisi** produce e rilascia, su stimolo dell'ipotalamo, i seguenti ormoni:

- **ormone adrenocorticotropo o corticotropina (ACTH)**: ormone di natura proteica che favorisce la secrezione di glucocorticoidi da parte delle ghiandole surrenali (§ 8.2.6); è secreto in seguito a stimolazione dei fattori ipotalamici, in risposta a stress o a bassi livelli di cortisolo circolante (meccanismo di *feedback*);
- **ormone tireotropo o tireotropina (TSH)**: glicoproteina che stimola la proliferazione delle cellule tiroidee e il rilascio degli ormoni tiroidei (§ 8.2.4). La secrezione di TSH è regolata dagli ormoni ipotalamici e dalla concentrazione degli ormoni tiroidei nel sangue; anche un brusco calo della temperatura ambientale induce l'ipotalamo ad aumentare la produzione di TSH;
- **ormone follicolostimolante (FSH)**: glicoproteina che nella donna controlla la maturazione dei follicoli ovarici, la secrezione di estrogeni e l'ovulazione, mentre nell'uomo controlla la spermatogenesi. La secrezione di FSH è regolata dagli ormoni ipotalamici e dalla concentrazione di estrogeni nel sangue;
- **ormone luteinizzante (LH)**: glicoproteina che nella donna stimola l'ovulazione e la formazione del corpo luteo; nell'uomo promuove la secrezione di testosterone (§ 8.2.7) e il rilascio di spermatozoi. La secrezione di LH è regolata dagli ormoni ipotalamici e dalla concentrazione di testosterone o di progesterone nel sangue;
- **prolattina (PRL)**: ormone di natura proteica che provoca e mantiene la produzione del latte dopo il parto. La secrezione di prolattina è stimolata dal corrispondente ormone ipotalamico e dalla suzione del capezzolo: finché l'allattamento viene portato avanti, la suzione mantiene attiva la secrezione di prolattina;
- **ormone della crescita o somatotropina (GH)**: ormone di natura proteica che influisce sulla crescita complessiva dell'organismo, agendo in particolare sul metabolismo, sullo sviluppo delle cartilagini e del tessuto osseo. La somatotropina agisce principalmente in modo indiretto, tramite la secrezione, da parte del fegato, di fattori di crescita detti **somatomedine**, che incrementano il consumo di proteine e carboidrati.

La secrezione di GH è regolata dagli ormoni ipotalamici e dalla concentrazione di ormone della crescita nel sangue: livelli elevati di GH inibiscono la produzione dello stesso ormone.

Se, durante l'infanzia, la produzione di somatotropina non è sufficiente, l'adulto sarà simile a una persona normale, ma più piccolo (*nanismo ipofisario*). Viceversa, l'iperproduzione di somatotropina provoca il *gigantismo*.

8.2.4 | Tiroide

La tiroide è una ghiandola situata alla base del collo, di forma variabile e peso di circa 20-80 g.
Gli ormoni caratteristici della tiroide (spesso indicati semplicemente come ormoni tiroidei) sono **tiroxina** (o tetraiodotironina, T_4) e **triiodotironina** (T_3). Questi ormoni, dal punto di vista chimico amminoacidi contenenti iodio, sono regolatori del metabolismo lipidico, glucidico e proteico e dei meccanismi di crescita corporea. Mantengono elevato il metabolismo, stimolano i processi ossidativi e la produzione di calore. La secrezione di tali ormoni è regolata dagli ormoni ipotalamici, dal TSH e dal livello degli ormoni tiroidei nel circolo sanguigno. In caso di produzione insufficiente di ormoni tiroidei (**ipotiroidismo**) si ha sovrappeso e rallentamento delle funzioni mentali. L'ipotiroidismo può essere causato da carenza di iodio nella dieta o da difetti nella sintesi degli ormoni; la carenza di iodio nella dieta provoca iperattività della tiroide e produce come effetto visibile un ingrossamento del collo detto *gozzo*. In caso di produzione eccessiva di ormoni tiroidei (**ipertiroidismo**) si va incontro ad aumento del metabolismo basale, perdita di peso, iperglicemia, ritmo cardiaco elevato, magrezza eccessiva rispetto all'alimentazione e comportamento irrequieto e nervoso; anche in questo caso l'eccessiva attività della tiroide provoca la comparsa del gozzo.

Oltre a T_3 e T_4, la tiroide secerne **calcitonina**, ormone di natura peptidica che fa diminuire la calcemia (cioè la concentrazione dello ione calcio nel sangue): stimola la deposizione di calcio nelle ossa, inibisce il suo assorbimento intestinale e favorisce la sua eliminazione con l'urina. La secrezione di calcitonina è regolata dalla calcemia: un aumento di questo parametro stimola la secrezione di calcitonina.

8.2.5 | Paratiroidi

Le paratiroidi sono piccole ghiandole (di solito quattro) poste sulla superficie posteriore della tiroide, responsabili della produzione di **paratormone** (o ormone paratiroideo, **PTH**) che, insieme alla calcitonina e alla vitamina D, regola la concentrazione di Ca^{2+} nel sangue, che normalmente è pari a circa 9 mg/dl. Il PTH, ormone di natura polipeptidica, fa aumentare la calcemia stimolando il rilascio di calcio dalle ossa e diminuendone l'escrezione attraverso i reni, con effetto opposto a quello della calcitonina. Il PTH inoltre converte la vitamina D nella sua forma attiva, in grado di stimolare l'assorbimento del calcio nel tubo digerente. La secrezione di paratormone è regolata dalla concentrazione di Ca^{2+} nel sangue, come accade per la calcitonina, ma con un andamento opposto: un aumento della calcemia inibisce la secrezione di paratormone.

8.2.6 | Ghiandole surrenali

Le ghiandole surrenali sono situate sulla sommità dei reni e ciascuna delle due è divisa in due parti: una parte esterna, detta corticale, e una interna, detta midollare.
La **corticale surrenale** produce ormoni steroidei, detti **corticosteroidi**, suddivisi in glucocorticoidi e mineralcorticoidi.

- I **glucocorticoidi**, tra cui *cortisolo* (o *idrocortisone*) e *cortisone*, sono prodotti in risposta alla secrezione di ACTH (§ 8.2.3) e regolano in modo complesso il metabolismo dei carboidrati, delle proteine e dei lipidi, per fornire all'organismo i composti energetici necessari nei periodi di stress. Inducono il metabolismo a demolire le proteine muscolari e a trasformare gli amminoacidi in glucosio (*gluconeogenesi*), quindi innalzano la glicemia; allo stesso tempo favoriscono la mobilizzazione del tessuto adiposo e la liberazione di acidi grassi. Il glucosio prodotto per gluconeogenesi viene bruciato oppure trasformato in glicogeno, nel fegato; questi ormoni riducono l'utilizzo di glucosio da parte della maggior parte degli organi, tranne il cuore e il cervello.

Cortisolo e cortisone sono importanti nelle reazioni allo stress e prevengono le infiammazioni, per questo motivo sono utilizzati (in particolare il cortisone) nella terapia delle infiammazioni, nelle malattie del collagene (come l'artrite reumatoide) e nelle manifestazioni allergiche. Inoltre deprimono le risposte immunitarie, per questo motivo sono anche utilizzati come immunodepressori in alcune forme di cancro che colpiscono i linfociti (come la leucemia). Fra gli effetti collaterali dei farmaci cortisonici vi sono l'aumento della glicemia e la ritenzione idrica.

- I **mineralcorticoidi**, tra cui l'*aldosterone*, agiscono a livello renale controllando l'equilibrio idrico-salino, cioè la concentrazione dei sali nei liquidi organici. Provocano un riassorbimento di sodio (Na^+) e acqua nel rene, con conseguente aumento del volume dei liquidi circolanti. La secrezione di aldosterone è controllata dal sistema renina-angiotensina-aldosterone (§ 7.4.2) in risposta alle variazioni della pressione sanguigna o della concentrazione di Na^+ e K^+ nel sangue: aumenta quando si abbassa la pressione sanguigna, oppure in caso di carenza di Na^+ e di eccesso di K^+.

La **midollare surrenale** è costituita da neuroni simpatici specializzati che secernono le catecolammine **adrenalina** e **noradrenalina**. Anche le catecolammine, come cortisolo e cortisone, sono considerate **ormoni dello stress**, in quanto vengono liberate in condizioni difficili, quando l'organismo deve mettere in atto uno sforzo fisico o psichico intenso. Si è già visto, considerando il ruolo delle catecolammine come neurotrasmettitori, che queste sostanze vengono liberate in condizioni di stress e fanno sì che le risorse energetiche dell'organismo vengono messe a disposizione degli organi più importanti per il mantenimento dei processi vitali (cuore e cervello) e per la fuga (muscoli). L'azione delle catecolammine comprende l'aumento di frequenza del battito cardiaco, l'aumento del tasso di glucosio nel sangue e del flusso sanguigno verso i muscoli, oltre alla dilatazione delle vie aeree e alla vasocostrizione cutanea (pallore). Altri effetti sono l'aumentata sudorazione delle mani e dei piedi e l'innalzamento della soglia del dolore. Queste sostanze agiscono sia come ormoni che come neurotrasmettitori, per questo vengono definite *neurormoni*.

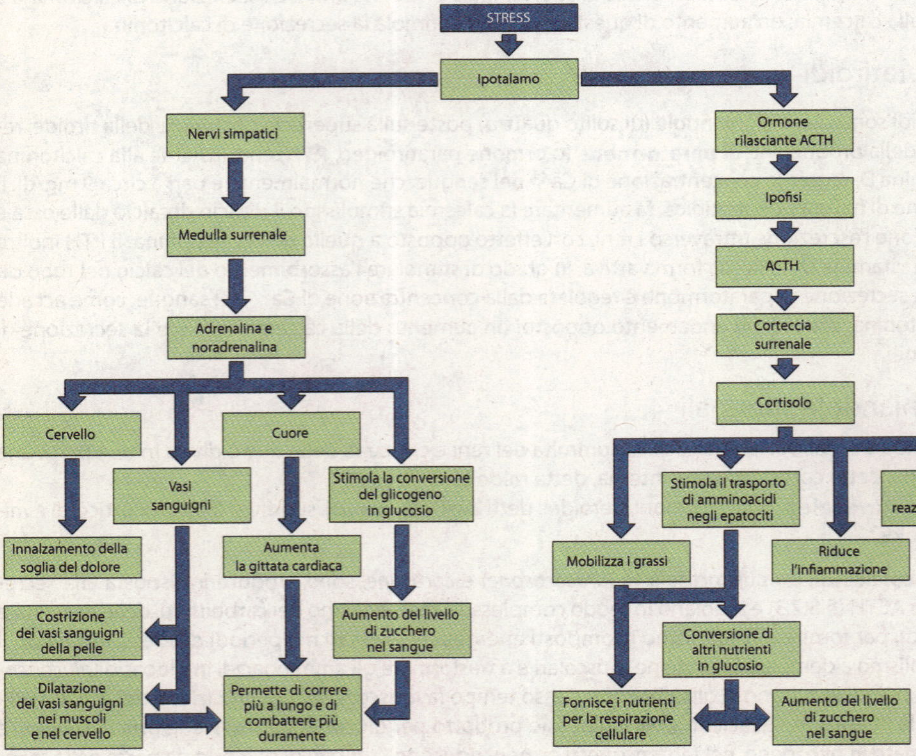

La risposta allo stress

PARTE TERZA

È noto da indagini epidemiologiche che lo stress aumenta la probabilità di ammalarsi di malattie cardiovascolari. Le ragioni non sono note con chiarezza, ma un ruolo può essere giocato dagli ormoni dello stress: adrenalina e noradrenalina, secrete per far fronte a sforzi fisici o psichici determinano un aumento della concentrazione di glucosio a di colesterolo nel sangue; quando però lo stress è puramente psichico queste sostanze non vengono utilizzate dai tessuti e si accumulano nei vasi favorendo l'insorgere di disturbi del sistema cardiocircolatorio, come l'aterosclerosi.

Nella zona più interna della midollare surrenale vengono secreti precursori degli ormoni sessuali, con effetto androgeno e anabolizzante; nelle femmine, gli androgeni prodotti in questo modo sono coinvolti nella regolazione delle pulsioni sessuali.

8.2.7 | Gonadi

Le gonadi (ovaie nel sesso femminile e testicoli in quello maschile), oltre a produrre i gameti, contengono cellule responsabili della produzione degli ormoni sessuali. La secrezione di questi ormoni, di natura steroidea, è controllata dall'FSH e dall'LH prodotti dall'ipofisi.
Gli ormoni sessuali presiedono allo sviluppo dei gonodotti, dei genitali esterni e dei caratteri sessuali secondari (distribuzione dei peli, caratteristiche del timbro della voce, mammelle ecc.), inoltre controllano gli istinti sessuali.

- I **testicoli** producono gli ormoni sessuali maschili, detti **androgeni** (tra cui il *testosterone* e l'*androsterone*).
- Le **ovaie** producono gli ormoni sessuali femminili, come gli **estrogeni** (tra cui l'*estradiolo*) e il **progesterone**, responsabili della modulazione del ciclo ovarico (§ 7.4.4).

8.2.8 | Pancreas

Nel pancreas, immerse nel tessuto esocrino che secerne gli enzimi digestivi, si trovano masserelle formate da cellule endocrine, le **isole di Langerhans**.

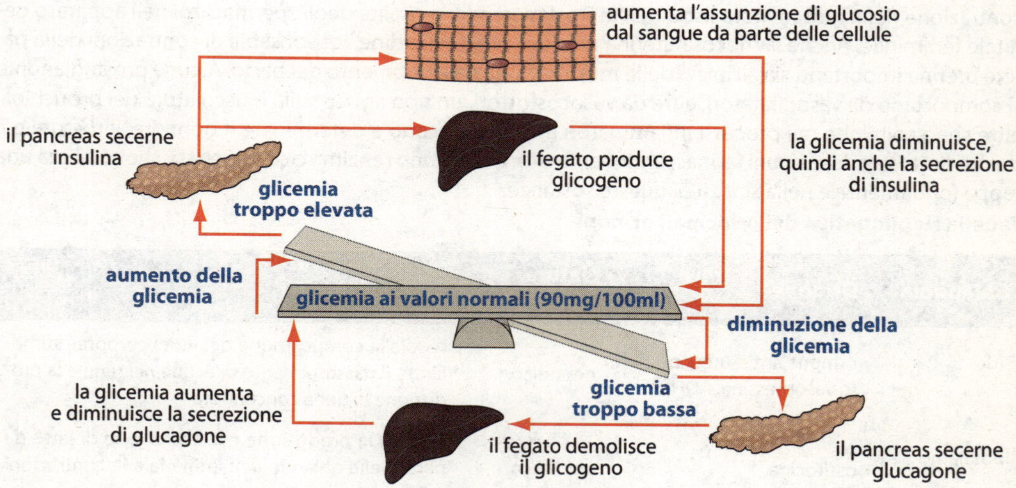

La regolazione della glicemia

Le isole di Langerhans sono formate da due tipi di cellule principali[1]: cellule alfa e cellule beta.

- Le **cellule alfa** (il 20% delle cellule endocrine) secernono **glucagone**, ormone di natura peptidica che fa aumentare il livello di glucosio nel sangue (*glicemia*) favorendo la demolizione del glicogeno e la trasformazione degli amminoacidi in glucosio.

1. Si ricorda che un terzo tipo di cellule, dette cellule delta, secernono *somatostatina*, ormone che nel breve termine determina un aumento della glicemia e inibisce l'attività gastrica, mentre nel lungo termine inibisce la produzione di somatotropina.

BIOLOGIA

- Le **cellule beta** (il 70% delle cellule endocrine) secernono **insulina**, ormone peptidico che ha effetti opposti a quelli del glucagone: favorisce l'assorbimento del glucosio da parte delle cellule, la sintesi di glicogeno a partire da glucosio e la sintesi di grassi, in tal modo determina una riduzione della concentrazione di glucosio nel sangue e favorisce l'accumulo di sostanze energetiche all'interno delle cellule.

La secrezione alternativa di glucagone o insulina è regolata dal tasso di glucosio ematico, con un meccanismo a *feedback* che permette di mantenere costante la glicemia: l'aumento della glicemia che si verifica dopo un pasto (percepito dalle stesse cellule beta) stimola la secrezione di insulina; lontano dai pasti, viceversa, la diminuzione della glicemia stimola la secrezione di glucagone.

Nel nostro organismo diversi ormoni agiscono innalzando il tasso di glucosio nel sangue, sono i cosiddetti **ormoni dello stress**: cortisolo, adrenalina, noradrenalina e glucagone.
Solo l'insulina invece, con un'azione antagonista, permette di abbassare la glicemia.

8.2.9 | Epifisi

Detta anche *ghiandola pineale*, l'epifisi, situata al centro del cervello, in corrispondenza della regione del talamo, produce l'ormone **melatonina**. La funzione della melatonina, liberata con un andamento ciclico che prevede livelli massimi durante la notte e minimi durante il giorno, non è ben nota, pare comunque coinvolta nel mantenimento del ciclo sonno-veglia e del ciclo ovarico.

8.2.10 | Prostaglandine

Le prostaglandine sono sostanze derivate dall'acido arachidonico, prodotte non da una specifica ghiandola, ma dalle membrane cellulari di numerosi tessuti (per questo sono dette ormoni "tessutali"). Agiscono di solito su cellule vicine a quelle che le hanno prodotte, che raggiungono per diffusione nei liquidi interstiziali, e sono responsabili di effetti diversificati e specifici, in concentrazioni molto più basse di quelle in cui si trovano solitamente gli ormoni.
Fra le più note vi sono le prostaglandine dello sperma, prodotte dalle vescicole seminali, che inducono la contrazione della muscolatura liscia dell'utero, favorendo la risalita degli spermatozoi nell'apparato genitale femminile. Anche la mucosa uterina produce prostaglandine, responsabili di contrazioni della parete uterina importanti sia all'inizio delle mestruazioni, sia al momento del parto. Alcune prostaglandine si comportano da vasodilatatori, altre da vasocostrittori, un tipo agisce sulla muscolatura dei bronchioli, altre sono coinvolte nei processi infiammatori e contribuiscono a determinare il gonfiore, il rossore e il dolore dei tessuti lesi; alcuni farmaci antinfiammatori inibiscono l'enzima ciclossigenasi, che catalizza una tappa fondamentale nella sintesi di queste sostanze.

Tabella riepilogativa dei principali ormoni

Ghiandola	Ormone	Natura chimica	Effetti ormonali
ipotalamo	ormone antidiuretico (o vasopressina, ADH)	peptidico	regola la composizione dei fluidi corporei, stimolando il riassorbimento di acqua nel rene e la produzione di urina concentrata
	ossitocina	peptidico	stimola la produzione e la secrezione di latte da parte della ghiandola mammaria e le contrazioni uterine che si verificano durante il parto
	ormoni di rilascio e di inibizione	peptidici	regolano (stimolandolo oppure inibendolo) il rilascio degli ormoni prodotti dall'adenoipofisi
tiroide	tiroxina e triiodotironina	derivati di amminoacidi	entrambi gli ormoni attivano il metabolismo e l'accrescimento, stimolando il consumo di ossigeno da parte dei tessuti, la produzione di calore, i processi di biosintesi
	calcitonina	peptidico	inibisce la liberazione di calcio da parte delle ossa, riducendo la calcemia

Ghiandola	Ormone	Natura chimica	Effetti ormonali
ipofisi (adenoipofisi)	ormone follicolostimolante (FSH)	peptidico	agisce sulle gonadi stimolando la maturazione del follicolo ovarico e la secrezione di estrogeni, nelle femmine, la spermatogenesi nei maschi
	ormone luteinizzante o luteotropina (LH)	peptidico	agisce sulle gonadi stimolando la formazione del corpo luteo nelle ovaie della femmina, e la produzione di testosterone da parte del testicolo, nel maschio
	ormone tireotropo o tireotropina (TSH)	peptidico	stimola la proliferazione delle cellule della tiroide e il rilascio degli ormoni tiroidei
	ormone della crescita o somatotropina (GH)	peptidico	influisce in modo complesso sul metabolismo del glucosio, stimola la sintesi proteica e la crescita delle ossa
	ormone adrenocorticotropo o corticotropina (ACTH)	peptidico	stimola la parte corticale delle ghiandole surrenali a produrre cortisolo (glucocorticoidi) e aldosterone
	prolattina (PRL)	peptidico	stimola la produzione e la secrezione del latte da parte delle ghiandole mammarie
paratiroidi	paratormone (o ormone paratiroideo)	peptidico	stimola il riassorbimento di calcio a livello renale e intestinale, e la liberazione di calcio dalle ossa, innalzando la calcemia
midollare surrenale	adrenalina e noradrenalina	derivati di amminoacidi	preparano l'organismo all'azione: stimolano l'attività cardiaca, l'irrorazione sanguigna ai muscoli, la funzione respiratoria
corticale surrenale	glucocorticoidi (cortisolo, cortisone)	steroidei	regolano il metabolismo dei carboidrati e dei grassi; fanno aumentare la glicemia; hanno effetti antinfiammatori
	aldosterone	steroideo	regola l'equilibrio idrico-salino, aumentando il riassorbimento di sodio e acqua nel rene
pancreas	insulina	peptidico	abbassa la glicemia favorendo l'assorbimento di glucosio; stimola la sintesi di glicogeno nel fegato; inibisce la degradazione dei grassi e ne favorisce l'accumulo
	glucagone	peptidico	fa aumentare la glicemia, stimolando la demolizione del glicogeno a glucosio
ovaie	estrogeni	steroidei	stimolano la comparsa dei caratteri sessuali, regolano, insieme al progesterone, la dinamica del ciclo mestruale, stimolando l'ispessimento della mucosa uterina
	progesterone	steroideo	regola il ciclo mestruale favorendo l'ispessimento della mucosa uterina, in preparazione a un'eventuale gravidanza; inibisce il verificarsi di un'altra ovulazione
testicolo	testosterone (androgeni)	steroidei	controlla la formazione dei testicoli e dei caratteri sessuali secondari maschili, stimola la spermatogenesi e ha effetto anabolizzante
epifisi	melatonina	derivato di amminoacidi	regola l'"orologio biologico", in relazione al ciclo sonno-veglia e all'andamento del ciclo ovarico

BIOLOGIA

8.2.11 | Termoregolazione

L'uomo, come gli altri animali omeotermi, è in grado di mantenere costante la propria temperatura corporea intorno ai 37 °C, almeno entro un certo intervallo di variazione della temperatura ambientale; questo si realizza grazie all'attivazione di specifici sistemi di controllo che coinvolgono il sistema nervoso e il sistema endocrino. Il centro regolatore della temperatura corporea, posto nell'ipotalamo, funziona in modo analogo a un termostato e quando la temperatura corporea si innalza o si abbassa induce modificazioni fisiologiche in grado di riportarla al valore normale. I meccanismi su cui l'organismo agisce riguardano la produzione di calore corporeo e la dispersione di calore.

In caso di **abbassamento della temperatura**, il centro regolatore specifico stimola l'ipofisi a produrre TSH, ormone che attiva la tiroide e favorisce la secrezione di ormoni tiroidei, in grado di accelerare il metabolismo ossidativo e produrre calore; inoltre invia segnali al sistema simpatico che determina vasocostrizione periferica, e quindi diminuisce la dispersione di calore; infine vengono attivati i muscoli scheletrici che contraendosi nei brividi producono calore.

In caso di **aumento della temperatura**, il centro regolatore della temperatura invia segnali al sistema simpatico che stimola l'attività delle ghiandole sudoripare e in tal modo permette di disperdere calore; invia segnali al sistema parasimpatico che provoca vasodilatazione delle arteriole periferiche facilitando la dispersione di calore; infine invia segnali ai muscoli scheletrici che diminuiscono il tono muscolare, in tal modo diminuiscono il metabolismo e la produzione di calore.

La febbre

La febbre è un innalzamento della temperatura corporea che si verifica principalmente in occasione di infezioni batteriche o virali (oppure a causa di patologie che compromettono il meccanismo di regolazione della temperatura). In queste occasioni, gli agenti patogeni o i tessuti lesi producono particolari sostanze che stimolano i globuli bianchi a liberare interleuchine, messaggeri chimici che tramite il circolo sanguigno giungono al centro regolatore della temperatura e (con un'azione mediata anche da prostaglandine) determinano uno spostamento del "termostato" ipotalamico così che la temperatura corporea venga mantenuta più elevata del normale. La febbre è un meccanismo naturale di difesa, infatti la temperatura elevata facilita l'eliminazione dei microrganismi patogeni.

8.2.12 | Disturbi del sistema endocrino

Diabete insipido

Il diabete insipido è una malattia caratterizzata dall'eliminazione di abbondante urina, a causa di patologie dell'ipotalamo o dell'ipofisi che determinano un'insufficiente produzione di vasopressina.

Diabete mellito

Il diabete mellito è una malattia che si manifesta con l'incapacità di regolare il tasso di glucosio nel sangue e viene diagnosticato in base alla glicemia, quando questo valore, a digiuno, supera i 120 mg di glucosio per decilitro di sangue. La glicemia elevata e l'eliminazione di glucosio con le urine, sintomi tipici del diabete, sono dovute alla scarsa produzione di insulina oppure alla presenza di un numero insufficiente di recettori per questo ormone. L'eccesso di glucosio nel sangue è pericoloso perché questo composto reagisce con le proteine alterandone la funzione, con conseguenze gravi come l'invecchiamento precoce dei tessuti e l'insorgenza di lesioni al miocardio, di cecità, di insufficienza renale e di aterosclerosi.

Il *diabete primario* può essere di due tipi:

- il diabete insulino-dipendente (o giovanile, o tipo I) che colpisce individui giovani e magri, è correlato a una carenza di insulina e può essere curato tramite iniezioni di questo ormone. È considerato una malattia autoimmune, causata dalle difese immunitarie dell'organismo stesso che, in concomitanza con un'infezione virale, andrebbero a distruggere le cellule β del pancreas, responsabili della secrezione di insulina. In mancanza di insulina, i tessuti non riescono a utilizzare il glucosio alimentare, quindi vengono favorite la sintesi di glucosio a partire dalle proteine (gluconeogenesi) e l'ossidazione degli acidi grassi: questa via metabolica produce corpi chetonici che accumulandosi nel sangue possono causare il coma cheto-acidoso.
- il diabete non insulino-dipendente (tipo II), molto più frequente, colpisce individui anziani e obesi e non può essere curato con somministrazioni di insulina, perché in questo caso l'ormone viene pro-

dotto, ma i tessuti non sono sensibili. In queste condizioni il glucosio di origine alimentare non viene utilizzato dai tessuti, che non rispondono all'insulina, mentre il fegato produce continuamente glucosio endogeno, tramite i meccanismi di gluconeogenesi. L'accumulo di quantità eccessive di glucosio nel sangue può causare il coma iperglicemico. Non è nota la causa di questo tipo di diabete, ma l'eccessivo consumo di zuccheri e grassi è considerato un fattore predisponente, in quanto questi alimenti stimolano la produzione di insulina e una stimolazione continua potrebbe esaurire le cellule pancreatiche e generare resistenza nei tessuti.

Il *diabete secondario* è causato da qualsiasi agente (traumi, infezioni ecc.) che danneggi il pancreas riducendone la funzionalità.

Morbo di Basedow

Il morbo di Basedow è una malattia della tiroide caratterizzata dall'aumento di attività della ghiandola, comparsa del gozzo e alterazioni della pelle.

8.3 | Sistema immunitario

Il sistema immunitario comprende le cellule e gli organi responsabili dei diversi meccanismi che l'organismo mette in atto per difendersi nei confronti di virus, batteri e altri agenti estranei che penetrano al suo interno.

✔ Le reazioni di difesa che si attivano nei confronti di qualsiasi agente estraneo sono dette **aspecifiche**; quelle mirate contro un determinato invasore sono invece dette **specifiche**.
Nel primo caso si parla anche di **immunità innata**, nel secondo, invece, dato che una reazione specifica si attiva dopo l'esposizione allo specifico antigene, si parla di **immunità acquisita**.

8.3.1 | Immunità innata

Le prime barriere che l'organismo oppone all'ingresso di microrganismi estranei sono di tipo fisico (la pelle e le mucose) e chimico (le lacrime, l'acidità dei succhi gastrici ecc.).

Il **lisozima** è un enzima prodotto da ghiandole esocrine della pelle e della bocca in grado di demolire la parete cellulare di molti batteri. All'azione di queste ghiandole si aggiunge quella di alcuni organi linfoidi, come le tonsille, nel cavo orale. Quando però queste prime barriere protettive vengono superate a causa di una lesione, intervengono altri sistemi di difesa: i fagociti, il complemento, la risposta infiammatoria e gli interferoni.

I **fagociti** sono globuli bianchi capaci di inglobare per fagocitosi, e quindi distruggere, batteri, frammenti cellulari e detriti vari delle dimensioni di alcuni micrometri. Appartengono a questo gruppo i *macrofagi* e i *granulociti*, prodotti dalle cellule staminali del midollo rosso; alcuni circolano nei vasi sanguigni e attraversano le pareti dei capillari per raggiungere i tessuti invasi da microrganismi; altri stazionano nei linfonodi e nella milza (organi del sistema linfatico), nel fegato, nei reni e nel cervello.
I **linfociti NK** (NK = *natural killer*) sono cellule che, agendo secondo le modalità dell'immunità innata, distruggono sia le cellule dell'organismo stesso infette da virus o da parassiti sia le cellule tumorali. Questa azione si esplica attraverso la produzione di varie sostanze, l'attivazione dei macrofagi e l'azione antiproliferativa sulle cellule malate o anomale. In alcuni casi possono anche agire in modo "specifico" secondo i meccanismi dell'immunità acquisita.

Il **complemento** è un insieme di proteine plasmatiche che si attivano con un processo a cascata in presenza di batteri; alcune di esse segnalano ai fagociti la presenza di invasori attirandoli sul posto; altre, una volta attivate, permettono la formazione di proteine che provocano fori nella membrana delle cellule estranee, distruggendole.

Gli **interferoni** sono sostanze ad azione antivirale, appartenenti al gruppo delle citochine, messaggeri chimici di natura proteica, prodotti da diversi tipi di cellule, in grado di modificare il comportamento di altre cellule, vicine o distanti. In caso di infezione virale, la liberazione di interferone, segnala alle cellule circostanti la presenza del virus e le stimola a produrre nel loro citoplasma enzimi che sono in grado di bloccare la traduzione dell'mRNA virale in proteine. Gli interferoni, inoltre, rafforzano l'attività delle cellule preposte alle difese immunitarie e inibiscono la crescita di alcune cellule tumorali. Sono state identificate tre famiglie di interferoni, indicate con le prime tre lettere dell'alfabeto greco: l'interferone α (prodotto da linfociti B e macrofagi), l'interferone β (prodotto dai fibroblasti) e l'interferone γ (prodotto dai linfociti T e dalle cellule NK). Attualmente gli interferoni sono sintetizzati in laboratorio ed è in corso lo studio del loro possibile uso come farmaci antivirali, oltre che come antitumorali, grazie alla loro capacità di inibire la proliferazione cellulare.

La **risposta infiammatoria** è caratterizzata da quattro segni: calore, arrossamento, gonfiore e dolore della parte infiammata. Questo processo è permesso dalle sostanze liberate dai tessuti della parte lesa e da specifiche cellule, come i *mastociti* e i *granulociti basofili*. Tali sostanze, di cui la più importante è l'*istamina,* hanno azione vasodilatatrice, fanno aumentare il flusso sanguigno locale e la permeabilità dei capillari all'acqua, alle proteine del complemento e ai globuli bianchi.

Il risultato è un maggior afflusso di sangue e di globuli bianchi nella parte lesa, in modo da facilitare la distruzione degli agenti estranei e la rigenerazione dei tessuti danneggiati. Se la risposta infiammatoria è particolarmente intensa si ha la formazione di *pus*, costituito da un ammasso di globuli bianchi morti.

8.3.2 | Immunità acquisita

Quando la risposta aspecifica non è sufficiente per bloccare l'infezione, entrano in gioco, in un'azione di contrattacco più mirata, le cellule responsabili della risposta immunitaria specifica che si attivano nei confronti di specifici agenti estranei all'organismo (antigeni).

✔ Si dice **antigene** qualsiasi macromolecola estranea all'organismo, la cui configurazione innesca una risposta immunitaria.

Le cellule principali nei meccanismi dell'immunità acquisita sono i linfociti, affiancati dall'azione dei macrofagi:

- i **macrofagi** sono cellule fagocitarie, coinvolte anche nella risposta aspecifica, che "avvisano" i linfociti T helper della presenza di un antigene;
- i **linfociti B** una volta attivati si trasformano in *plasmacellule*, responsabili della produzione degli *anticorpi*, molecole che si legano a uno specifico antigene, disattivandolo. Gli anticorpi circolanti sono attivi principalmente nei confronti dei virus, dei batteri e delle tossine da questi prodotte;
- i **linfociti T** interagiscono con altre cellule eucariotiche, in particolare quelle del proprio corpo, quando queste hanno incorporato l'antigene (per esempio se sono infettate da un virus); si distinguono diversi tipi di linfociti T:
  - i **linfociti T helper** sono gli "interruttori centrali" del sistema, incaricati di stimolare l'attivazione e la proliferazione dei linfociti B e dei linfociti T killer;
  - i **linfociti T killer** (o **T citotossici**) distruggono le cellule dell'organismo stesso infette da virus o da parassiti;
  - i **linfociti T soppressori** hanno funzioni di regolazione, infatti rallentano la risposta immunitaria quando questa non è più necessaria;
- i **linfociti della memoria**, sono una frazione dei linfociti B e T che persiste nell'organismo dopo la scomparsa dell'antigene, pronta a intervenire se questo si ripresenta.

Tutti questi tipi cellulari derivano dalla divisione di cellule staminali comuni, situate nel midollo rosso delle ossa.

I linfociti sono caratterizzati dal fatto che esprimono sulla membrana cellulare particolari recettori che permettono loro di riconoscere e legare specifiche macromolecole, estranee all'organismo. I linfociti acquisiscono questa capacità nel corso di un periodo di maturazione che per i linfociti B si realizza nel *midollo rosso* mentre per i linfociti T si svolge nel *timo* durante i primi mesi di vita. Durante il periodo della maturazione, nel corso del quale i linfociti diventano *immunocompetenti*, si differenziano linfociti con un gran numero di recettori diversi; successivamente vengono eliminati tutti quelli che riconoscono macromolecole proprie dell'organismo, in tal modo rimangono numerosissimi ceppi diversi, pronti ad attivarsi e a proliferare una volta che lo specifico antigene sia penetrato nell'organismo. I linfociti maturi in parte circolano con il sangue, in parte si localizzano negli organi linfatici, come milza, linfonodi e tonsille.

La *milza* è coinvolta nella risposta immunitaria perché filtra e ripulisce il sangue, controllando la presenza di agenti patogeni e particelle estranee, elimina i globuli rossi invecchiati ed è sede di produzione di linfociti.

Alle funzioni immunitarie partecipano inoltre i *vasi linfatici* e i *linfonodi*; questi ultimi, assieme alle *tonsille*, rinnovano i linfociti circolanti e agiscono da filtro per rimuovere dal circolo microbi e particelle estranee.

L'immunità acquisita è dotata di due importanti caratteristiche: specificità e memoria.
La **specificità** è la capacità di discriminare in modo altamente specifico tra componenti proprie (*self*) e sostanze estranee all'organismo (*non-self*), oltre che tra diversi antigeni anche se molto simili.
La **memoria** è la capacità di rispondere in modo più rapido ed efficace nel caso che uno stesso antigene si ripresenti una seconda volta.

Riconoscimento del *self* dal *non-self*

Il riconoscimento delle cellule del proprio corpo dipende da un gruppo di molecole glicoproteiche che si trovano sulla superficie di tutte le cellule nucleate. Queste proteine sono codificate da un gruppo di geni detto *complesso maggiore di istocompatibilità* (o MHC[1]), i geni che costituiscono questo gruppo sono almeno 20 e nell'uomo ognuno di questi possiede 8-10 forme alleliche.

Dalla combinazione di queste diverse forme si possono generare un numero enorme di proteine diverse, per questo motivo non esistono due individui (che non siano due gemelli identici) caratterizzati dagli stessi marcatori MHC. Esistono due classi di molecole MHC dette classe I e classe II.

Le molecole di classe I si trovano su tutte le cellule dell'organismo e fanno sì che queste vengano riconosciute come appartenenti al *self* dai linfociti T citotossici. Le molecole di classe II si trovano sulle cellule del sistema immunitario (macrofagi e linfociti B attivati) e quando sono associate ad antigeni vengono riconosciute dai linfociti T helper.

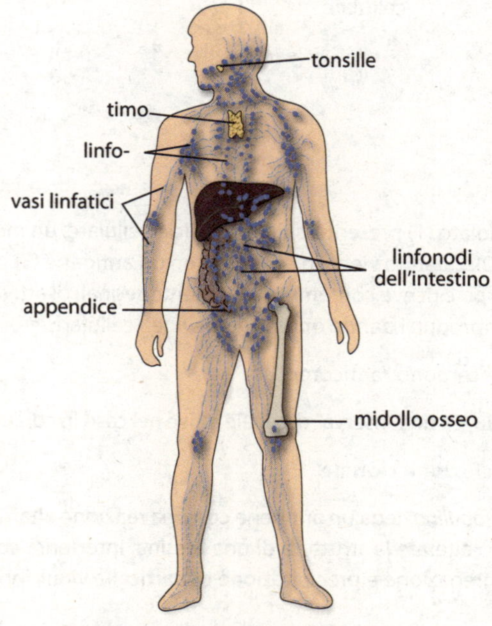

Gli organi coinvolti nei processi di difesa

1. La sigla MHC (*Major Histocompatibility Complex*) è usata in generale, per tutti gli animali, per indicare il complesso di geni che controllano gli antigeni di istocompatibilità. Lo stesso complesso di geni nell'uomo viene indicato in modo specifico con la sigla HLA (*Human Leukocyte Antigens*).

8.3.3 | Risposta immunitaria

Quando il sistema immunitario incontra un certo antigene per la prima volta, reagisce attivando una **risposta immunitaria primaria**, comprendente diversi passaggi.

Generalmente un macrofago entra in contatto con l'antigene, lo ingloba e lo espone sulla superficie cellulare associato alle proprie proteine MHC II, in questo modo viene riconosciuto dagli specifici linfociti T helper (*presentazione dell'antigene*). I linfociti T attivati iniziano a proliferare formando i diversi ceppi (killer, suppressor ecc.), inoltre producono *interleuchine*, sostanze (appartenenti al gruppo delle citochine) che attivano i sia i linfociti T che i B. I primi attaccano e distruggono le cellule infette riconoscendo l'antigene specifico presente sulla superficie cellulare; i secondi si trasformano in plasmacellule, e producono anticorpi specifici contro lo stesso antigene.

Linfociti B e risposta umorale

La risposta umorale, mediata dai linfociti B, consiste fondamentalmente nella liberazione nel torrente sanguigno di forti quantità di **anticorpi** (fino al 20% delle proteine plasmatiche). L'anticorpo, o immunoglobulina, è una proteina a forma di Y, dotata di siti di legame specifici per un particolare antigene.

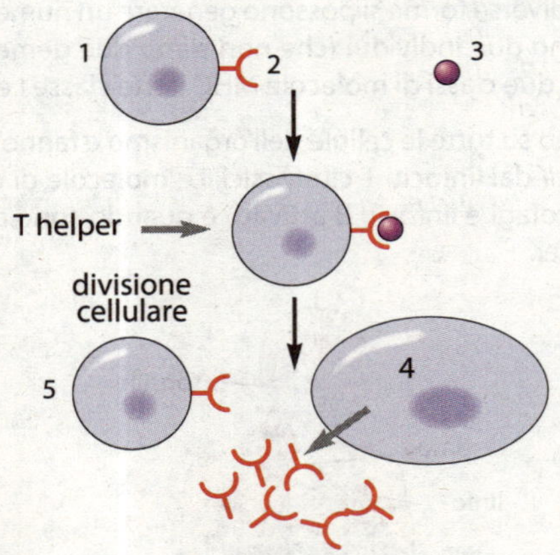

Ciascun linfocita B non stimolato (1) presenta, sulla superficie cellulare, un modello del tipo di anticorpo che è in grado di produrre (2). Quando viene in contatto con un antigene (3) che si adatta perfettamente alla struttura del suo anticorpo e riceve contemporaneamente segnali di attivazione da parte dei linfociti T helper, viene stimolato a riprodursi dando origine a due linee cellulari:

- **plasmacellule** (4) che secernono l'anticorpo;
- **linfociti B della memoria** (5), una "riserva" di cellule attive nel caso in cui l'antigene si ripresenti.

Varietà degli anticorpi e selezione clonale

Ogni anticorpo (o *immunoglobulina*) lega un antigene con una reazione altamente specifica e lo disattiva con meccanismi diversi: può alterare la struttura di una tossina, interferire con le attività vitali di un microrganismo, provocare aggregazione e precipitazione di particelle virali, innescare le reazioni del complemento.

La molecola di un anticorpo è costituita da quattro catene polipeptidiche (2 corte e 2 lunghe, dette rispettivamente leggere e pesanti) unite in una struttura a forma di Y. Ogni catena è formata da una parte *costante* e da una *variabile*; le porzioni variabili delle catene pesanti e leggere interagiscono tra loro delimitando uno spazio a sacca in cui si incastra l'antigene.

PARTE TERZA

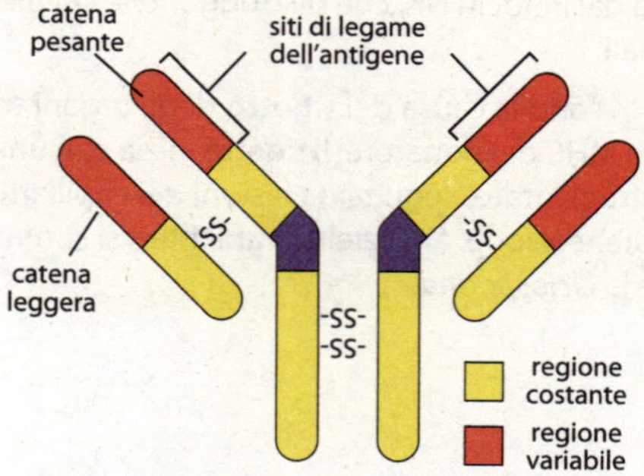

I milioni di antigeni esistenti vengono riconosciuti e combattuti da altrettanti tipi di linfociti, ciascuno in grado di produrre una immunoglobulina specifica. Come si produce questa sterminata varietà, visto che i geni sono in numero limitato?

Si è visto che alla formazione di ogni catena di un anticorpo collaborano più geni (a differenza del resto delle proteine, per cui esiste un solo gene per ogni catena) e che questi geni esistono in numerose forme alleliche, con possibilità di combinarsi variamente tra loro. Ogni linfocita, maturando, "rimescola" i geni in modo casuale e diverso dagli altri, dando origine a una combinazione originale della regione variabile, in questo modo si genera un numero estremamente elevato di anticorpi diversi.

Quando si presenta un antigene quindi, generalmente è già presente un linfocita con l'anticorpo corrispondente: il legame con l'antigene lo stimola a moltiplicarsi formando un clone di cellule che conservano la stessa specificità immunitaria della cellula di partenza. Questa teoria è detta *teoria della selezione clonale* per sottolineare che è l'antigene stesso a "selezionare" le cellule che devono proliferare per innescare la risposta difensiva.

Gli anticorpi sono suddivisi in cinque classi (IgM, IgG, IgA, IgD e IgE) a seconda del modo in cui agiscono. Le IgM danno l'avvio alla risposta immunitaria; le IgG passano attraverso la placenta e proteggono il feto; le IgA sono presenti nelle secrezioni (latte, lacrime e saliva); le IgD si trovano come recettori sui linfociti B; le IgE si trovano sulla superficie dei mastociti e provocano il rilascio di istamina.

Risposta cellulo-mediata

Non sempre la produzione di anticorpi è sufficiente per disattivare un antigene; se l'agente estraneo (per esempio un virus) è penetrato in una cellula dell'organismo il sistema immunitario ricorre all'azione dei linfociti T citotossici (o T *killer*), che riconoscono e distruggono le cellule infette o anormali.

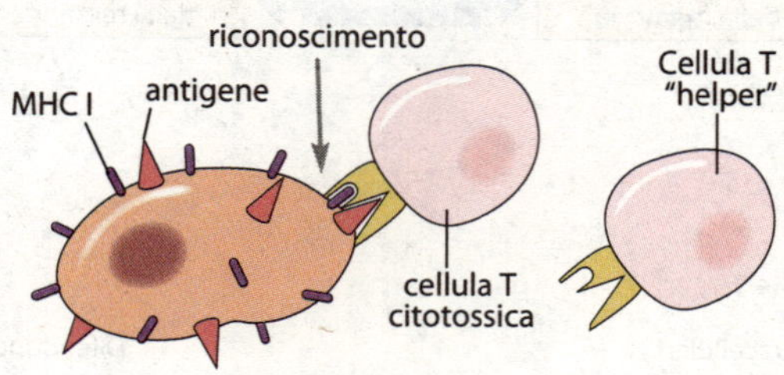

I linfociti T citotossici si attivano quando interagiscono con una cellula che porta in superficie gli antigeni dell'invasore complessati con i propri recettori MHC I, e contemporaneamente sono stimolati dall'azione dall'interleuchina prodotta dai linfociti T helper. I linfociti T citotossici eliminano direttamente le cellule infette mediante alcune proteine, dette *perforine*, che aprono dei fori nella membrana della cellula bersaglio, provocandone la lisi.

BIOLOGIA

Un'attività analoga viene svolta dai linfociti NK, che distruggono le cellule tumorali riconoscendo la presenza di marcatori MHC anormali.

I linfociti T citotossici e NK sono la causa del **rigetto** degli organi trapiantati, perché riconoscono come estranei i marcatori MHC del donatore. Il rigetto inizia con una massiccia infiltrazione di globuli bianchi nel tessuto trapiantato, seguita da lesioni dei capillari fino alla totale distruzione del tessuto. Per evitare questa reazione, ai pazienti trapiantati si somministrano di solito farmaci immunosoppressori, come la *ciclosporina*.

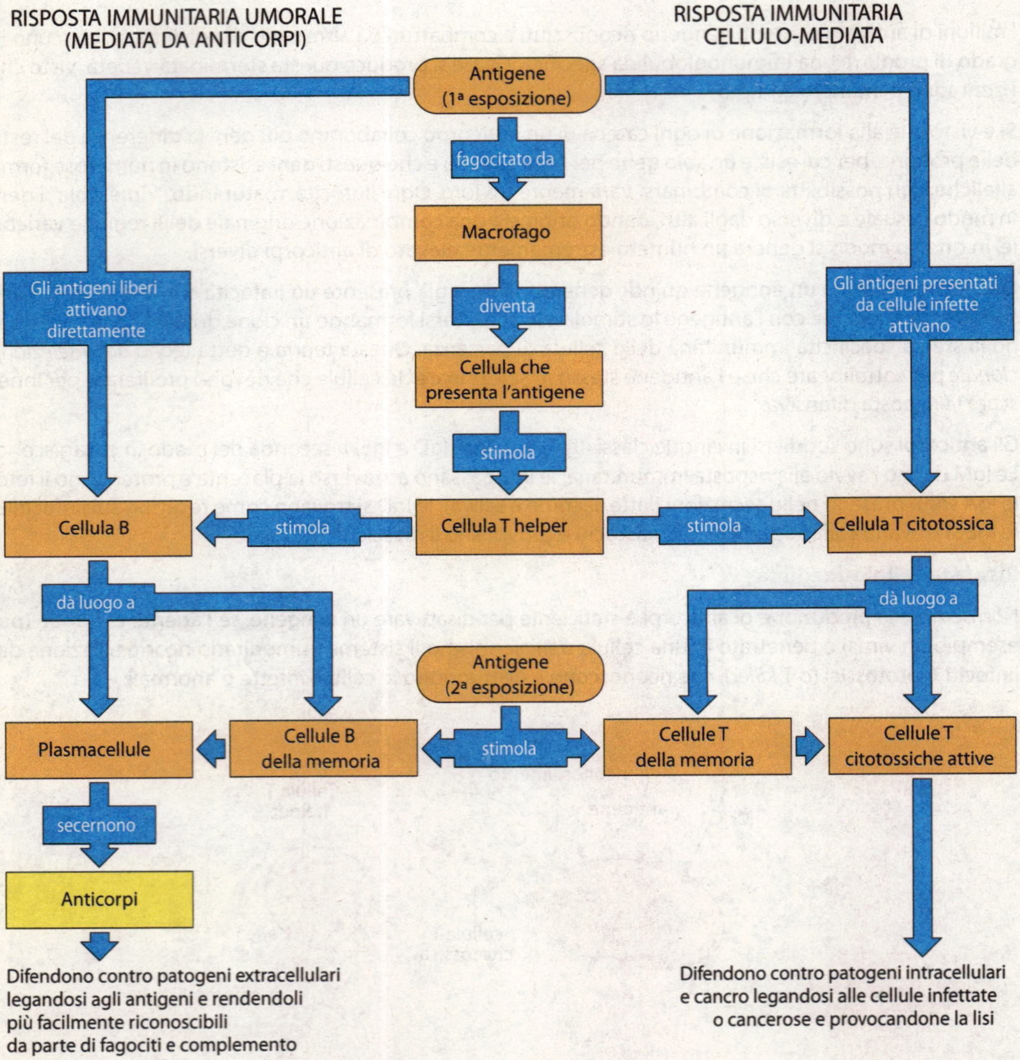

Quando la risposta immunitaria (sia umorale sia cellulo-mediata) non è più necessaria, intervengono i linfociti T soppressori a "spegnere" con messaggi chimici le cellule attivate.

PARTE TERZA

Risposta immunitaria secondaria

Il complesso processo della presentazione dell'antigene ha luogo nell'ambito della risposta immunitaria primaria. Come si è già visto, nel corso della risposta immunitaria si generano dei ceppi di linfociti B e T detti "della memoria", che circolano nell'organismo anche per decenni dopo la risposta primaria, pronti a intervenire nel caso che lo stesso antigene penetri di nuovo nell'organismo.

Mentre nel corso della risposta immunitaria primaria fra l'introduzione dell'antigene e la comparsa dei primi anticorpi trascorre un tempo di latenza che va dai 3 ai 14 giorni, la risposta immunitaria secondaria è molto più rapida, è sufficiente una minor quantità di antigene per indurla, e viene prodotta una maggior quantità di anticorpi.

8.3.4 | Vaccinazione e sieroterapia

I meccanismi visti finora riguardano l'immunità indotta naturalmente, un individuo però può essere immunizzato anche in modo artificiale, inoculando un vaccino o un siero.

Un **vaccino** è una preparazione formata da microrganismi patogeni morti oppure resi innocui (*attenuati*), che viene somministrata per attivare nell'organismo una risposta immunitaria e conferire resistenza alla malattia provocata dagli stessi microrganismi. I patogeni possono essere attenuati con un trattamento termico, chimico o con altri procedimenti, in modo che mantengano le proprietà antigeniche ma non la virulenza. I vaccini possono essere preparati anche con le tossine prodotte dai microrganismi, in forma inattivata, oppure con porzioni del microrganismo stesso, prive di tossicità ma dotate di proprietà antigeniche.

Le vaccinazioni di base che attualmente in Italia vengono somministrate ai bambini sono quelle contro il tetano e la difterite (ottenute dalle tossine batteriche disattivate), contro la poliomielite (preparata con i virus attenuati oppure uccisi) e contro l'epatite B (preparata con proteine antigeniche prive di effetto patogeno, ottenute tramite tecniche di ingegneria genetica).

Se invece un'infezione è già in atto, si può ricorrere alla somministrazione di un **siero**, cioè una preparazione contenente anticorpi contro l'antigene responsabile della malattia, ottenuti immunizzando un animale; prende questo nome perché di solito si ricava dal siero sanguigno di mammiferi.

La sieroterapia è detta *immunizzazione passiva*, perché gli anticorpi sono forniti preformati dall'esterno. È di breve durata, infatti gli anticorpi scompaiono in poco tempo dal sangue del paziente. La vaccinazione è invece detta *immunizzazione attiva*, perché stimola l'azione del sistema immunitario ed è di lunga durata.

8.3.5 | Disordini del sistema immunitario

Può accadere che il sistema immunitario metta in atto risposte anormali, o per l'intensità o perché mirate contro i bersagli sbagliati.

Quando il sistema immunitario perde la capacità di distinguere tra *self* e *non-self*, considerando alcune proteine dell'organismo come sostanze estranee e producendo quindi anticorpi contro le proprie cellule, si ha una **malattia autoimmune**. Sono malattie autoimmuni l'*artrite reumatoide* (caratterizzata da grave infiammazione delle articolazioni) e la *sclerosi multipla* (dovuta alla distruzione da parte dei linfociti T del rivestimento dei nervi).

Un'altra forma di anomalia è quella delle **allergie**, un fenomeno per cui l'organismo scatena una risposta immunitaria contro sostanze normalmente innocue (pollini, polvere domestica, alimenti ecc.). In questo caso, quando l'antigene penetra nell'organismo, i mastociti producono dosi massicce di *istamina* e *prostaglandine*, che originano tutti i noti fenomeni allergici (congestione delle mucose, asma ecc.). Raramente, la risposta infiammatoria può essere così violenta da risultare mortale, a causa della massiccia costrizione delle vie aeree e dell'improvviso abbassamento della pressione sanguigna, dovuto alla liberazione di grandi quantità di sostanze ad azione vasodilatatrice (*shock anafilattico*).

8.3.6 | Malattie

Una malattia rappresenta un'alterazione della struttura e delle normali condizioni di funzionamento di un organismo, determinata da agenti perturbanti o da variazioni esterne. Gli agenti perturbanti possono essere di tipo meccanico (ferite, lesioni, traumi), fisico (temperatura, elettricità), chimico (sostanze nocive) o biologico (virus, batteri e parassiti). Esistono poi malattie che derivano da alterazioni del metabolismo, tra cui il diabete, l'ipertiroidismo e la gotta.
La tabella seguente riporta le più note malattie infettive e parassitarie.

Malattia	Agente eziologico	Modalità di trasmissione
	VIRUS A DNA	
Varicella, mononucleosi, Herpes simplex, Herpes zooster	*Herpesvirus*	varie
Epatite B	*Hepadnaviridae*	ematica e rapporti sessuali
Verruche	*Papillomavirus*	contatto
	VIRUS A RNA	
Parotite, morbillo, influenza	*Paramixovirus*	aerea
Rosolia	*Mixovirus*	aerea
Rabbia	*Rabdovirus*	antropo-zoonosi
Febbre gialla	*Arborvirus*	zanzara *Aedes egypti*
Poliomielite	*Poliovirus*	oro-fecale
AIDS	HIV	ematica, rapporti sessuali
Epatite A e C	Virus dell'epatite	oro-fecale (A); ematica e sessuale (C)
Gastroenterite	*Rotavirus*	oro-fecale
	BATTERI	
Colera	*Vibrio cholerae*	oro-fecale
Tifo	*Salmonella typhi*	oro-fecale
Tubercolosi	*Mycobacterium tubercolosis*	aerea
Difterite	*Corynebacterium difteriae*	aerea
Meningite	*Neisseria meningitidis*	aerea
Polmonite	generi *Pneumococcus* e *Staphylococcus*	aerea
Salmonellosi	genere *Salmonella*	oro-fecale
Botulismo	*Clostridium botulinum*	orale
Tetano	*Clostridium tetani*	varie
Peste	*Pasteurella pestis*	pulce
Ulcera	*Helicobacter pylori*	-
	PARASSITI UNICELLULARI (protozoi)	
Malaria	*Plasmodium falciparum*	zanzara anofele
Malattia del sonno	*Trypanosoma brucei*	mosca tzé-tzé
Amebiasi	*Entoamoeba*	oro-fecale
	PARASSITI PLURICELLULARI	
Elefantiasi	Filarie (vermi nematodi)	zanzara
Verme solitario	*Taenia solium* *Echinococcus granulosus* (vermi platelminti)	oro-fecale

PARTE TERZA

8.3.7 | AIDS

Esistono infezioni che colpiscono direttamente le cellule del sistema immunitario, la più nota delle quali è la sindrome da immunodeficienza acquisita (AIDS). L'AIDS è un insieme di malattie che seguono all'infezione a opera del *virus dell'immunodeficienza umana*, o *HIV*. Questo è un virus a RNA (§ 4.7), che infetta i linfociti T e i macrofagi; dopo il momento dell'infezione (detto *infezione primaria*) il virus inizia una lunga fase (9-10 anni) di persistenza nell'organismo senza dare sintomi evidenti, anche se il numero dei linfociti T circolanti nel sangue decresce costantemente.

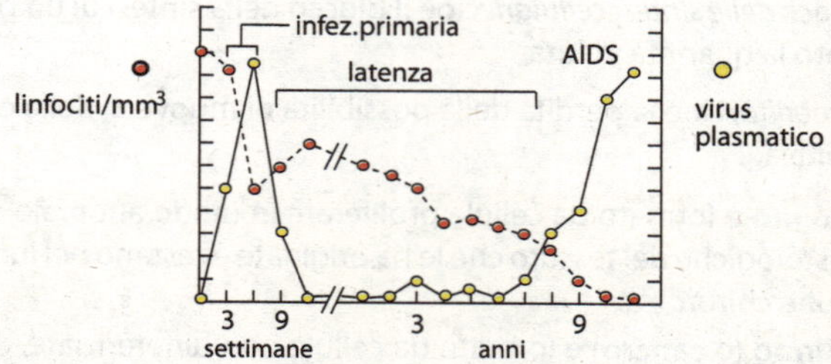

Tipico decorso dell'infezione da HIV

A un certo punto, però, i linfociti diventano insufficienti e si ha una generale compromissione del sistema immunitario (fase di AIDS). Nelle fasi acute della malattia, un individuo è pertanto estremamente vulnerabile a infezioni che sarebbero altrimenti combattute con successo dall'organismo (infezioni opportuniste). Fra le infezioni che caratterizzano l'AIDS ricordiamo polmonite, tubercolosi, esofagiti, diarrea cronica e toxoplasmosi; inoltre aumenta il rischio di sviluppare varie forme di tumore come il sarcoma di Kaposi, tumori del cervello e linfomi. La sopravvivenza media, dal momento della diagnosi di AIDS conclamato, è di 4-5 anni con terapia antiretrovirale, mentre senza questi farmaci la morte sopravviene entro un anno.

L'andamento clinico della sindrome è estremamente variabile tra gli individui perché dipende da fattori genetici sia del virus che dell'ospite, ma anche dalle condizioni igieniche e dalle caratteristiche delle coinfezioni che si sviluppano.

Attualmente l'AIDS è curabile con numerosi farmaci ma ancora non è possibile eradicare totalmente il virus dall'ospite. Le terapie odierne, più efficaci e meglio tollerate di quelle usate nei primi anni Ottanta, nella prima fase di diffusione della malattia, riescono a ridurre a livelli bassissimi la quantità di virus presente nel sangue (viremia), in questo modo i linfociti possono rigenerarsi e la vita prosegue senza le malattie opportunistiche che si presentano nelle persone non curate.

Il virus si trasmette quando i liquidi corporei (sangue, liquido seminale, secrezioni vaginali o latte) di una persona infetta penetrano nei tessuti di un'altra persona.

All'inizio della diffusione di questo virus la trasmissione avveniva soprattutto tra gli omosessuali e i tossicodipendenti; oggi, però, la trasmissione avviene principalmente per via eterosessuale, tramite rapporti sessuali non protetti.

Stime pubblicate dall'organizzazione mondiale della sanità, riportano un numero globale di persone infette da HIV pari a 35 milioni, alla fine del 2013, mentre nel corso dello stesso anno sono state infettate 2,1 milioni di persone e i decessi per AIDS sono stati 1,5 milioni. I paesi più colpiti sono quelli africani, dove vi sono circa 25 milioni di persone infette da HIV, circa il 71% di tutta la popolazione infetta.

Nei paesi in cui le cure antiretrovirali e le cure per le infezioni opportunistiche e neoplastiche sono maggiormente disponibili, la mortalità per AIDS è notevolmente ridotta, e si è allungata di molto la fase priva di sintomi gravi.

8.3.8 | Tumori

Un tumore (o *neoplasia*) è una massa di tessuto che si origina in seguito a processi di divisione cellulare che procedono senza scopo né controllo.

La crescita incontrollata che caratterizza un tumore si verifica a causa della scomparsa di alcuni importanti meccanismi inibitori:

- l'*inibizione da contatto*, cioè il blocco automatico della crescita quando la cellula arriva a contatto con altre cellule;
- l'*inibizione a feedback delle sintesi cellulari*, cioè il blocco della sintesi di un prodotto cellulare quando questo ha raggiunto la quantità voluta;
- l'*inibizione della mobilità*, cioè la perdita della possibilità di muoversi della cellula che ha raggiunto la propria sede definitiva.

Un tumore **benigno** è formato da cellule proliferate in modo anomalo che però mantengono le caratteristiche istologiche del tessuto che le ha originate e restano nel luogo di origine, facilitando così l'asportazione chirurgica.
Un tumore **maligno** (o **cancro**) è formato da cellule non differenziate, che hanno perso le caratteristiche del tessuto d'origine, si dividono rapidamente e possono spostarsi andando a generare altri tumori (*metastasi*) in punti diversi dell'organismo.

Le cellule che si staccano da un tumore maligno si spostano tramite la circolazione sanguigna o linfatica e, quando incontrano un organo adatto a una nuova proliferazione (metastasi), vi penetrano grazie a particolari proteine di superficie. Le cellule tumorali inoltre liberano fattori che favoriscono la crescita dei vasi sanguigni, in modo da essere abbondantemente rifornite di ossigeno e sostanze nutritive.

Le cause dell'insorgenza dei tumori sono numerose e di solito ogni neoplasia è da imputare a diverse concause, in parte genetiche in parte dovute a fattori ambientali; in ogni caso le cellule normali si trasformano in cellule tumorali in seguito a cambiamenti a livello genetico che alterano il controllo del ciclo cellulare. Il 15% circa dei tumori maligni è causato da virus *oncògeni*, cioè virus anomali che "trasportano" geni umani modificati in senso neoplastico; anche in questo caso però si ritiene che l'azione del virus non sia la sola responsabile dell'insorgenza del tumore ma che rappresenti il principale fattore scatenante.

Il tumore al fegato è associato al virus dell'epatite B e C; i tumori della regione anogenitale sono associati al *Papilloma virus*, il sarcoma di Kaposi è associato al virus *Herpes simplex*.

Il 15% è una piccola percentuale e tutte le altre forme di cancro sono dovute a mutazioni del DNA delle cellule somatiche, mutazioni a loro volta causate da fattori diversi, fra cui si ricordano il contatto con *sostanze chimiche cancerogene*, come il benzopirene contenuto nel fumo delle sigarette, o l'azione delle *radiazioni ionizzanti*, come quelle nucleari e i raggi UV. Oltre a questi fattori ben noti, l'alimentazione gioca sicuramente un ruolo importante, infatti gli alimenti contengono un gran numero di sostanze cancerogene (naturali o aggiunte dall'uomo) in gran parte poco note.

Le mutazioni che scatenano una neoplasia interessano principalmente due tipi di geni: *proto-oncogèni* e *geni tumoresoppressori*. I primi sono geni in grado di stimolare la divisione cellulare, normalmente inattivi nelle cellule adulte, che possono attivarsi, e trasformarsi in oncogèni, in seguito a mutazioni. Gli oncogèni noti codificano per fattori di crescita o recettori di fattori di crescita e la loro espressione alterata scatena la divisione cellulare.

I geni tumoresoppressori, invece, sono geni normalmente attivi, che inibiscono la proliferazione cellulare e possono provocare il cancro quando vengono disattivati da una mutazione. Perché da una cellula si sviluppi un tumore maligno è necessario che diverse mutazioni attivino più oncogèni e disattivino più geni tumoresoppressori.

Il sistema immunitario (linfociti T e NK) elimina le cellule neoplastiche non appena compaiono, a volte, però, i loro recettori sono normali, o dissimulati chimicamente così da sfuggire alla distruzione, permettendo al tumore di crescere.

Attualmente la ricerca sul cancro mira a individuare una terapia immunologica basata sull'uso di anticorpi e sulla stimolazione del sistema immunitario del paziente, per evitare gli effetti collaterali dei trattamenti normalmente utilizzati contro i tumori: trattamento chirurgico, farmaci antitumorali (*chemioterapia*) e terapia radiante con raggi γ (*radioterapia*).

Tumori a base ereditaria

Per il 10% circa dei tumori si individua una derivazione ereditaria, per cui lo stesso tumore compare in una famiglia colpendo in giovane età individui correlati con stretto grado di parentela. Per spiegare questo andamento sono chiamate in causa mutazioni dei geni tumoresoppressori. In condizioni normali, per inattivare un gene tumoresoppressore sono necessarie due mutazioni, che danneggiano entrambi i geni presenti sui cromosomi omologhi. Gli individui che ereditano un gene tumoresoppressore mutato sono maggiormente predisposti a sviluppare un cancro perché in questo caso è sufficiente una mutazione che vada ad alterare l'unico gene sano della coppia.

BIOLOGIA

Quesiti svolti

1 **Il cervelletto si trova nel:**

- **A** prosencefalo, sotto al talamo
- **B** mesencefalo
- **C** prosencefalo, sopra al talamo
- **D** midollo spinale
- **E** rombencefalo

L'encefalo si sviluppa a partire da tre dilatazioni del primitivo tubo neurale, dette vescicole encefaliche: il *rombencefalo*, il *mesencefalo* e il *prosencefalo*. Nell'encefalo maturo il *rombencefalo* comprende bulbo, ponte e cervelletto; il *mesencefalo* mantiene lo stesso nome e il *prosencefalo* è costituito a sua volta dal *diencefalo*, comprendente talamo e ipotalamo, e dal *telencefalo* comprendente la porzione più superficiale degli emisferi cerebrali. Il cervelletto si trova quindi nel rombencefalo; risposta **E**.

2 **Guardando con attenzione l'immagine, quali considerazioni si possono fare riguardo alla conduzione degli impulsi nervosi?**

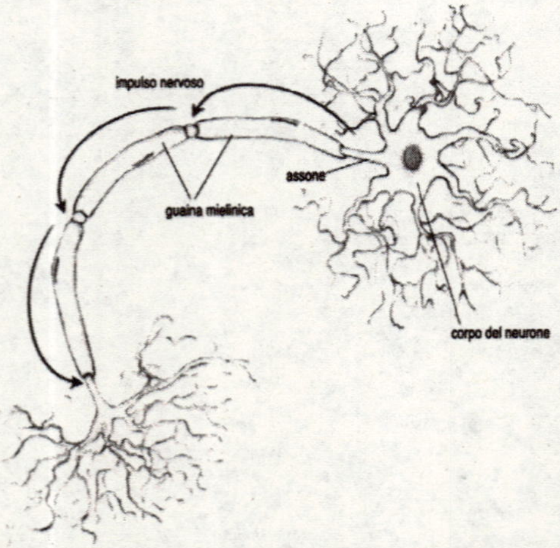

- **A** Grazie alla guaina mielinica, l'impulso nervoso si propaga tramite fenomeno elettrico in modo continuo lungo l'assone
- **B** L'impulso nervoso si propaga con un fenomeno elettrico lungo la guaina mielinica mentre viene mediato da neurotrasmettitori dove si interrompe la guaina stessa
- **C** L'impulso nervoso procede tramite la depolarizzazione della membrana in modo continuo lungo l'assone, salvo nei punti privi di guaina mielinica, in cui la depolarizzazione non avviene
- **D** L'impulso nervoso non si propaga lungo l'assone, isolato dalla guaina mielinica, ma salta direttamente dal corpo del neurone alle sue terminazioni
- **E** L'impulso nervoso si propaga lungo la membrana dell'assone saltando da una porzione priva di mielina alla successiva

La guaina mielinica è un rivestimento lipidico che avvolge gli assoni di alcuni neuroni, che sono detti appunto "mielinizzati". Questa guaina è interrotta periodicamente dai cosidetti nodi di Ranvier: il potenziale d'azione si propaga da un nodo all'altro e così la trasmissione dell'impulso risulta più rapida. L'affermazione corretta è la E.

---

3 Quale delle seguenti sostanze è un neurotrasmettitore?

A Glicogeno
B Acetilcolina
C Bile
D Progesterone
E Pepsina

Fra le sostanze proposte dal quesito, il glicogeno è un polisaccaride che viene prodotto dal fegato con funzione di riserva energetica e la bile è un fluido prodotto dal fegato con la funzione di emulsionare i grassi alimentari facilitandone la digestione; le risposte A e C sono quindi errate. Il progesterone è un ormone prodotto dalle ovaie e la pepsina è un enzima digestivo che agisce nello stomaco; si deduce che anche le alternative D ed E sono errate e che la risposta corretta è la B. L'acetilcolina, infatti, è un neurotrasmettitore tipico dei neuroni motori e delle fibre del sistema parasimpatico.

---

4 Il midollo spinale:

A fa parte del sistema nervoso
B è costituito da tessuto adiposo
C è costituito da tessuto cartilagineo
D serve alla riproduzione delle cellule emopoietiche
E è contenuto all'interno delle ossa lunghe

Il midollo spinale è un cilindro di tessuto nervoso, racchiuso nella colonna vertebrale; fa parte del sistema nervoso centrale e costituisce la connessione fra il sistema nervoso periferico (nervi) e l'encefalo. La risposta corretta è quindi la A.

---

5 Responsabile dei movimenti della muscolatura dell'intestino è:

A il midollo spinale
B il sistema nervoso centrale
C il cervelletto
D il tronco o bulbo
E il sistema nervoso autonomo

Le contrazioni della fibre muscolari che formano la tonaca muscolare dell'intestino, responsabili dell'avanzamento del cibo nel tubo gastro-intestinale, sono indipendenti dalla volontà e quindi sotto il controllo del sistema nervoso autonomo. Risposta C.

---

6 Nell'occhio umano la retina contiene fotorecettori che sono concentrati:

A nella cornea
B nel cristallino
C nella fovea
D nel nervo ottico
E nell'iride

I fotorecettori della retina sono particolarmente concentrati in un punto detto fovea, dove viene messa a fuoco l'immagine su cui concentriamo la nostra attenzione in un certo momento; risposta C.

7 L'interazione tra gli ormoni steroidei e gli organi bersaglio avviene in virtù della presenza di particolari molecole dette recettori. In quale comparto o organulo delle cellule degli organi bersaglio sono localizzati questi recettori?

A Nei lisosomi
B Sulla membrana plasmatica
C Nei mitocondri
D Nel citoplasma
E Nel reticolo endoplasmatico

Gli ormoni steroidei hanno natura lipidica e possono attraversare la membrana cellulare, per questo si legano a specifici recettori che non si trovano sul plasmalemma bensì nel citoplasma; risposta D.

8 Tra gli organi che seguono quale ha una funzione ghiandolare endocrina?

A Il polmone
B La vescica biliare
C Il pancreas
D Il midollo spinale
E La milza

Il polmone è l'organo della respirazione e non produce ormoni (la A è errata). La vescica biliare, detta anche cistifellea o colecisti, conserva la bile ma non la produce: infatti, questa sostanza è prodotta dal fegato (la B è errata). Il midollo spinale fa parte del sistema nervoso e non produce ormoni (anche la D si può scartare), mentre la milza è sede della produzione di linfociti ma non di ormoni (la E è errata). La risposta corretta è la C: il pancreas ha funzione sia esocrina (con la produzione di enzimi digestivi), che endocrina: produce, infatti, insulina e glucagone.

PARTE TERZA

9 L'ormone adrenalina è secreto:

A dalle paratiroidi
B dalla corteccia surrenale
C dall'ipofisi
D dalla tiroide
E dalla midolla surrenale

L'adrenalina è presente nei neuroni come neurotrasmettitore ma esplica anche un'azione ormonale; questa sostanza è infatti prodotta dalla parte midollare delle ghiandole surrenali. Risposta esatta E.

9 | Cultura medica

9.1 | Cronologia delle principali scoperte in biologia

1665	L'inglese Robert Hooke pubblica il trattato *Micrographia* in cui sono discusse le prime osservazioni effettuate con un microscopio.
1668	Francesco Redi (1626-1697) pubblica *Esperienze intorno alla generazione degl'insetti* in cui confuta la teoria della generazione spontanea di insetti.
1670-80	L'olandese Antonie van Leeuwenhoek (1632-1723) migliora notevolmente le lenti del microscopio e riesce a vedere per la prima volta spermatozoi, globuli rossi, batteri e una gran quantità di organismi unicellulari.
1735	Lo svedese Carlo Linneo (1707-1778) pubblica una fondamentale classificazione dei viventi; intorno alla metà del XVIII secolo introduce l'uso dei nomi scientifici per tutte le specie.
1765	Lazzaro Spallanzani (1729-1799) confuta la generazione spontanea dei protozoi tramite un esperimento in cui un brodo nutritivo, sterilizzato tramite bollitura, è posto all'interno di beute chiuse oppure aperte; in tal modo dimostra che solo nelle beute aperte compaiono protozoi.
1791	Luigi Galvani (1737-1798) pubblica *De viribus electricitatis in motu muscolari commentarius*, in cui dimostra la presenza di elettricità nei tessuti vivi attraverso la descrizione di una serie di celebri esperienze sulle rane.
1796	L'inglese Edward Jenner (1749-1823) sperimenta la vaccinazione come metodo per prevenire le malattie infettive. Il primo esperimento viene effettuato utilizzando materiale prelevato dalle ferite di una donna malata di *vaiolo vaccino*, una forma poco virulenta per gli esseri umani.
Fine XVII secolo	Il francese Georges Cuvier (1769-1832) compie importanti studi sull'anatomia di organismi viventi ed estinti, e classifica questi ultimi in base ai resti fossili. È considerato il fondatore della paleontologia dei vertebrati e dell'anatomia comparata; con lui per la prima volta nel mondo scientifico si parla del fenomeno delle estinzioni.
1809	Il francese Jean-Baptiste Lamarck (1744-1829) pubblica l'opera *Filosofia zoologica*, in cui discute la propria teoria dell'evoluzione dei viventi.
1838-39	I tedeschi Matthias Jacob Schleiden (1804-1881) e Theodor Schwann (1810-1882) propongono la teoria cellulare.
Metà del XIX sec.	Il francese Louis Pasteur (1822-1895) fonda la moderna microbiologia occupandosi di un gran numero di argomenti di rilevanza pratica, come le fermentazioni del vino e della birra, le malattie dei polli e del bestiame. Inventa il metodo per la conservazione del latte che porta il suo nome, la pastorizzazione, che permette di uccidere i microrganismi dannosi eventualmente presenti nel latte, portando il liquido a 60-70 °C per breve tempo prima dell'imbottigliamento. Confuta definitivamente la teoria della generazione spontanea. Comprende l'importanza del ruolo dei microrganismi nell'origine e nello sviluppo delle malattie e sviluppa colture attenuate di microrganismi da utilizzare come vaccini per prevenire il colera dei polli, il carbonchio del bestiame e la rabbia nell'uomo.

BIOLOGIA

1859	L'inglese Charles Darwin (1809-1882) pubblica *L'origine delle specie*, in cui discute la propria teoria dell'evoluzione per opera della selezione naturale.
1880-90	Il tedesco Robert Koch (1843-1910), isolando gli agenti responsabili di una serie di malattie infettive, fonda la moderna batteriologia medica. Grazie ai suoi studi sulla tubercolosi, ne individua l'agente responsabile, il *Mycobacterium tuberculosis*, detto anche bacillo di Koch.
1866	Il ceco Gregor Mendel (1822-1884) pubblica il *Saggio sugli ibridi vegetali*, in cui presenta le leggi dell'ereditarietà, da lui scoperte. La sua opera però viene ignorata dal mondo scientifico fino alla fine del secolo XIX.
1902	L'olandese Hugo De Vries (1848-1935) e l'inglese William Bateson (1861-1926) riscoprono il lavoro di Mendel e dimostrano la validità delle sue leggi anche per altri organismi vegetali e animali; Bateson è il primo, nel 1905, a utilizzare il termine *genetica* riferito allo studio dell'ereditarietà e della variabilità dei caratteri.
1903	Il tedesco Theodore Boveri (1862-1915) e lo statunitense Walter Sutton (1877-1916) scoprono che il comportamento dei cromosomi durante la divisione cellulare rispecchia pienamente quanto ipotizzato da Mendel. Nasce la *teoria cromosomica dell'ereditarietà*, che riceverà grandi contributi dagli esperimenti effettuati dallo statunitense Thomas Hunt Morgan (1866-1945) sul moscerino della frutta (*Drosophila melanogaster*): Morgan riconosce la localizzazione dei geni nei cromosomi e il loro ordinamento lineare, e dimostra il fenomeno delle mutazioni.
1911	Il polacco Casimir Funk (1884-1967) scopre la sostanza la cui carenza provoca il beri-beri e la chiama vitamina. Dopo questa scoperta vengono isolate numerose altre sostanze appartenenti a questo gruppo, e la prima vitamina è oggi chiamata vitamina B1.
1921	Il canadese Frederick G. Banting (1891-1941) e lo statunitense Charles H. Best (1899-1978) isolano e producono l'insulina a partire da tessuti di maiale.
1924	Il sovietico Aleksandr Ivanovic Oparin (1894-1980) pubblica *L'origine della vita*, in cui presenta la propria teoria sull'origine della vita sulla Terra.
1928	L'inglese Alexander Fleming (1881-1955) scopre la penicillina, il primo antibiotico.
1930	Il tedesco Gerhard Domagk (1895-1964) scopre i sulfamidici, farmaci con proprietà antibatteriche.
1920-30	Lo sviluppo delle ricerche in biochimica permette di comprendere le vie metaboliche fondamentali come glicolisi, ciclo di Krebs e gluconeogenesi.
1930-40	Grazie alla collaborazione di diversi scienziati, fra cui il tedesco Ernst Mayr (1904-2005), lo statunitense George Gaylord Simpson (1902-1984) e l'ucraino Theodosius Dobzhansky (1900-1975), viene formulata la teoria sintetica dell'evoluzione (o neodarwinismo), reinterpretazione della teoria di Darwin alla luce delle scoperte effettuate nel campo della genetica.
1938	Nasce la biologia molecolare, approccio che prevede di applicare i metodi della fisica e della chimica ai problemi biologici fondamentali.
1940-50	L'ecologia diventa una disciplina indipendente. Il termine è stato coniato nel 1866 dal tedesco Ernst Haeckel (1834-1919). Il più importante concetto dell'ecologia è quello di *ecosistema*, e si deve all'ecologo vegetale inglese Arthur Tansley nel 1935. Su questo concetto, portato al successo nel 1953 dall'opera *Fondamenti di ecologia* dello statunitense Eugene P. Odum (1913-2002), si fonda l'autonomia dell'ecologia come scienza.

1941	Gli statunitensi George W. Beadle (1903-1989) e Edward L. Tatum (1909-1975) formulano l'ipotesi "un gene-un enzima".
1952	Alfred D. Hershey (1908-1997) e Martha Chase (1927-2003), entrambi statunitensi, utilizzando i batteriofagi dimostrano che il DNA è necessario per la replicazione virale, e di conseguenza è la sede dell'informazione biologica. L'inglese Frederick Sanger (1918) determina la sequenza amminoacidica dell'insulina.
1953	Lo statunitense James Watson (1928) e il britannico Francis Crick (1916-2004) propongono il modello della doppia elica per la struttura tridimensionale del DNA.
1958	Francis Crick enuncia il "dogma centrale della biologia molecolare".
1959-60	I francesi Francois Jacob (1920) e Jaques Monod (1910-1976) formulano il concetto di operone.
1961	Viene decodificato il codice genetico.
1969	Scoperta degli enzimi di restrizione; prima sintesi completa di un gene (H. Gobind Khorana)
1970	Gli statunitensi Howard Temin (1934-1994) e David Baltimore (1938), insieme a Renato Dulbecco (1914-2011) scoprono la trascrittasi inversa nei virus.
1975-77	Frederick Sanger, con gli statunitensi Allan Maxam (1942) e Walter Gilbert (1932), sviluppa un metodo per sequenziare il DNA; otterranno così la prima sequenza completa del genoma di un batteriofago
1978	Nasce Louise Browne Un essere umano nasce da un uovo fecondato in provetta.
1980	Viene prodotto interferone umano da parte di un batterio ingegnerizzato.
1982	Scoppia il problema AIDS; vengono scoperti degli oncogeni.
1986	Primo caso di BSE in Gran Bretagna. Si intensificano gli studi sui prioni da parte dello statunitense Stanley Prusiner (1942), che vincerà il Nobel per la Medicina nel 1997.
1990-2000	Studiando la petunia si scopre il meccanismo dell'*RNA interference*, che inibisce l'espressione dei geni durante la traduzione o impedendone la trascrizione.
1995	La tecnologia dei *microarray* permette di studiare l'espressione di migliaia di geni contemporaneamente.
1996	In Scozia nasce la pecora Dolly, primo mammifero clonato con successo da una cellula adulta: morirà nel 2003. Ottenuta la sequenza completa del genoma del lievito di birra (*Saccharomyces cerevisiae*).
2003	Termina il Progetto Genoma Umano.
2004	Pubblicazione della sequenza del genoma umano.
2005	Studi sulle malattie genetiche rivelano che le variazioni più facilmente identificabili sono singoli polimorfismi dei nucleotidi (SNPs), utili nella diagnosi e per lo sviluppo di nuove terapie.
2006	Disponibile il primo test genetico direttamente per il consumatore.
2007	Lo statunitense Craig Venter (1946) annuncia di aver sintetizzato un genoma batterico completo in laboratorio e di averlo sostituito in un batterio naturale, il *Mycoplasma genitalium*, creando una nuova specie, il *Mycoplasma laboratorium*.
2010	Ottenuta la sequenza del genoma dell'uomo di Neanderthal.

9.2 | Terminologia medica

ACE-inibitori, farmaci: classe di farmaci vasodilatatori che inibiscono l'attività dell'enzima *Angiotensin Converting Enzyme* (ACE) e in tal modo riducono la produzione di angiotensina, sostanza che determina vasocostrizione arteriosa e ritenzione idrica, provocando un aumento della pressione sanguigna. Sono utilizzati nella terapia dell'ipertensione arteriosa e nel post-infarto.

Acido acetilsalicilico: principio attivo largamente utilizzato come farmaco antinfiammatorio, antidolorifico e antifebbrile (è il principio attivo dell'Aspirina). È anche antiaggregante piastrinico, per questo è utilizzato, in piccole dosi, nella prevenzione dell'infarto, dell'ictus e delle trombosi.

Acloridria: mancata secrezione di acido cloridrico da parte delle ghiandole gastriche.

Acyclovir: farmaco ad azione antivirale, che agisce inibendo l'azione di un enzima necessario alla replicazione virale. È indicato in caso di infezione da *Herpes simplex*, *Herpes zoster* (fuoco di S. Antonio) e varicella.

Addison, morbo di: malattia cronica caratterizzata da mancata produzione di ormoni da parte della corticale surrenale. Può essere causata da un processo autoimmunitario (80% dei casi) o da infezioni (come AIDS o TBC). La carenza in circolo di aldosterone e glucocorticoidi provoca un deperimento generale, stanchezza cronica, scarsa tolleranza al freddo e abbassamento della pressione arteriosa. La terapia prevede la somministrazione degli ormoni carenti.

Adenoma: tumore benigno di origine epiteliale le cui cellule assumono l'aspetto di una ghiandola e secernono ormoni, oppure che deriva da un epitelio ghiandolare.

Afasia: condizione patologica in cui viene perduta la capacità di produrre e/o comprendere il linguaggio scritto o orale; è dovuta a lesioni che interessano il cervello, dovute a motivi diversi, spesso difficili da individuare.

Agnosia: condizione in cui il paziente non è in grado di riconoscere le informazioni provenienti dagli organi di senso, nonostante questi siano perfettamente funzionali; è dovuta a lesioni della corteccia cerebrale.

Agoaspirato: tecnica diagnostica che prevede l'uso di aghi speciali per prelevare un campione di tessuto da sottoporre ad analisi specifiche.

Alcaloidi: sostanze di origine vegetale che contengono almeno un atomo di azoto; hanno svariate strutture chimiche e sono accomunati dal fatto che esercitano specifiche attività biologiche.
La caffeina, per esempio, presente nel caffè, nel tè e nel cacao, è un alcaloide dotato di azione stimolante sul sistema nervoso centrale.

Alcolismo: stato patologico dovuto a un eccessivo consumo di bevande alcoliche, dovuto al fatto che l'alcol etilico è responsabile di numerosi effetti dannosi per l'organismo.

L'*alcolismo acuto* (l'ubriacatura) è un'intossicazione da alcol etilico dovuta all'ingestione di una quantità eccessiva. Gli effetti, con intensità e caratteristiche diverse anche a seconda dell'abitudine, sono alterazioni del sistema nervoso che si manifestano generalmente con euforia, disinibizione e ridotta capacità di coordinare il linguaggio e i movimenti.
L'*alcolismo cronico* è causato dall'assunzione di dosi eccessive di alcol per periodi di tempo prolungati. In queste condizioni l'organismo in parte si adatta alla presenza di elevate dosi di alcol etilico e compare il fenomeno dell'assuefazione, per cui se questa assunzione si interrompe bruscamente compaiono sindromi da astinenza con manifestazioni quali tremori, agitazione e allucinazioni. L'assunzione costante di elevate dosi di alcol si associa a gravi alterazioni fra cui la cirrosi epatica e un decadimento generale fisico e psichico, dovuto anche all'insorgenza di carenze vitaminiche.

Amniocentesi esame del liquido amniotico, prelevato durante la gravidanza, mediante puntura. L'esame delle cellule dell'embrione che si rinvengono nel liquido e la determinazione del cariotipo permettono di individuare l'eventuale presenza nel feto di gravi anomalie congenite o ereditarie come la spina bifida (colonna vertebrale bifida) o la sindrome di Down (mongolismo).

Anabolizzanti sostanze appartenenti al gruppo degli ormoni androgeni che stimolano la sintesi proteica, con conseguente aumento delle masse muscolari. Gli anabolizzanti sono utilizzati in medicina nei casi in cui l'organismo non produce questi ormoni, per garantire un corretto sviluppo corporeo e sessuale. Sono utilizzati illegalmente per migliorare le prestazioni sportive (*doping*); il loro uso prolungato può avere effetti gravi sulla salute.

Anfetamine (o amfetamine): farmaci che agiscono sul cervello e sul sistema nervoso simpatico, con un effetto stimolante. Vengono utilizzati, in piccole quantità e sotto stretto controllo medico, in casi come grave obesità, narcolessia (patologia caratterizzata da attacchi di sonno improvvisi) o disturbi dell'attenzione. Sono utilizzate in modo illegale come stupefacenti e sostanze dopanti; se assunte per lunghi periodi di tempo danno dipendenza.

Analgesici: farmaci che riducono o eliminano la percezione del dolore. Esistono diversi tipi di farmaci analgesici; l'intensità dell'effetto e gli effetti collaterali sono diversi per le diverse classi di analgesici. Una classificazione comune distingue le seguenti tipologie:

- *analgesici puri*, come il *paracetamolo*, analgesico e antipiretico di uso comune, che può essere utilizzato a tutte le età, per via orale o rettale;
- *antinfiammatori non steroidei* (FANS) (si veda la voce specifica);
- *derivati dell'oppio*, come codeina e morfina. La morfina è il principale alcaloide derivato dall'oppio; agisce riducendo la percezione del dolore e alterando la risposta emotiva; poco efficace se assunta per bocca, per via intramuscolare rimane il miglior rimedio contro i dolori cronici di notevole intensità. Se assunta per periodi prolungati produce assuefazione, quindi diventa necessario aumentare la dose per ottenere lo stesso effetto analgesico.

Anamnesi: insieme delle informazioni raccolte dal medico interrogando il malato circa le circostanze che hanno preceduto la malattia e la storia di eventuali patologie già occorse al paziente stesso e alle persone a lui legate da diretto vincolo di sangue. Insieme all'esame obiettivo del malato, l'anamnesi è fondamentale nella formulazione della diagnosi poiché permette di ricostruire le modalità di insorgenza e il decorso della patologia in atto e fornisce indicazioni sull'esistenza o meno di una predisposizione genetica all'interno del gruppo familiare verso una determinata malattia.

Angioma: tumore benigno che colpisce i vasi sanguigni.

Anoressia: diminuzione o perdita dell'appetito, che può sopravvenire in seguito a diverse malattie (come una gastroenterite o un'influenza) o all'assunzione di alcuni farmaci.
L'anoressia nervosa è un disturbo del comportamento alimentare per il quale i soggetti colpiti (nella maggior parte dei casi ragazze tra i 15 e i 20 anni) percepiscono il proprio corpo come "grasso" anche quando sono decisamente sottopeso e riducono progressivamente l'alimentazione, fino ad arrivare al rifiuto totale.

Ansia: stato di agitazione dovuto a una risposta abnorme a situazioni di pericolo sovrastimate o addirittura immaginarie.

Ansiolitici: farmaci utilizzati nella terapia dell'ansia; sono i farmaci che hanno avuto la maggior diffusione negli ultimi 20 anni. Agiscono sul sistema nervoso centrale, inibendo la risposta emotiva esagerata e inducendo una lieve sedazione. La classe più importante è quella delle *benzodiazepine*; questa classe comprende principi attivi diversi per rapidità e durata dell'effetto, possono facilitare il sonno oppure mirare esclusivamente alla riduzione dell'ansia; l'utilizzo prolungato può dare dipendenza.

Antiacidi: farmaci in grado di neutralizzare l'acidità gastrica, proteggendo la mucosa gastrica dai danni dovuti a un'acidità eccessiva (gastrite, ulcera). Possono agire chimicamente, modificando il pH del chimo, oppure agire sulle ghiandole gastriche, riducendo la secrezione di acido cloridrico.

Antiaggreganti piastrinici: sostanze che inibiscono il processo di aggregazione delle piastrine, sono somministrati ai pazienti a rischio di malattie cardiovascolari per prevenire la formazione di trombi.

Antibiotici: farmaci in grado di distruggere batteri, o quanto meno di inibirne la crescita. Il primo antibiotico, la penicillina, è stato scoperto da A. Fleming nel 1928.

Anticoagulanti: farmaci che inibiscono la coagulazione del sangue. Vengono somministrati per ridurre coaguli sanguigni già formati o per prevenire la formazione di coaguli, in pazienti a rischio di patologie quali infarto, trombosi, embolie ecc. Appartengono a questa categoria l'*eparina*, che agisce come antagonista della trombina, e i *cumarinici*, antagonisti della vitamina K, necessaria per produrre alcuni dei fattori della coagulazione.

Anticolinergici: farmaci che inibiscono l'attività del sistema parasimpatico. Sono utilizzati per esempio per gli spasmi, per il mal di mare e per il Parkinson. Il primo farmaco anticolinergico utilizzato è stato la belladonna.

Antidepressivi: farmaci utilizzati nella terapia della depressione. Attualmente si utilizzano soprattutto gli antidepressivi triciclici e gli inibitori della ricaptazione della serotonina (ISSR). I primi sono più potenti, ma presentano alcuni effetti collaterali fastidiosi, come bocca secca e stitichezza, possono causare abbassamento della pressione arteriosa e sono pericolosi in caso di sovradosaggio. Gli inibitori selettivi della ricaptazione della serotonina, invece sono generalmente meglio tollerati. La serotonina è un neurotrasmettitore sintetizzato nel cervello; è coinvolta nella regolazione di aspetti come il sonno, il dolore, l'aggressività e il comportamento sessuale e pare che abbia un ruolo importante nella depressione. Gli ISSR inibiscono il riassorbimento della serotonina a livello dei recettori nervosi presinaptici; di conseguenza aumenta la disponibilità di questo neurotrasmettitore.

Antiemetici: farmaci utilizzati per contrastare la nausea e il vomito; agiscono sul sistema nervoso centrale oppure sulla progressione del cibo nell'apparato digerente.

Antimicotici: farmaci utilizzati nella terapia delle micosi, cioè le infezioni da funghi.

Antinfiammatori non steroidei (FANS): farmaci utilizzati per il trattamento di infiammazione, dolore moderato e febbre, agiscono bloccando la produzione di prostaglandine. Appartiene a questo gruppo l'acido acetilsalicilico (principio attivo dell'Aspirina); gli effetti collaterali sono disturbi gastrointestinali e alterazione dell'emostasi.

Antipiretici: farmaci utilizzati per abbassare la temperatura corporea. Vengono utilizzati di solito antinfiammatori non steroidei. In ogni caso la febbre è un sintomo di diverse malattie e sparisce curando la malattia che l'ha causata.

Antispastici: farmaci utilizzati nel trattamento degli spasmi dell'apparato digerente, dell'apparato riproduttivo e delle vie urinarie. Appartengono a questo gruppo gli anticolinergici.

Antistaminici: farmaci utilizzati per contrastare l'azione dell'istamina, liberata nel corso delle reazioni allergiche. Come effetti collaterali possono provocare secchezza della bocca e sonnolenza.

Antivirali: farmaci utilizzati nella terapia delle infezioni virali. Molti antivirali bloccano la riproduzione dei virus ma non li uccidono; contro i virus erpetici si utilizza il farmaco Acyclovir.

Ascesso: accumulo di pus che si verifica in una qualsiasi parte del corpo; generalmente si manifesta in seguito a un'infezione provocata da batteri.

Asepsi: procedura mirata a creare e a mantenere un ambiente sterile, privo di microrganismi.

Assuefazione: fenomeno in base al quale, dopo un certo periodo di somministrazione continuativa, l'effetto sull'organismo di un farmaco o di una sostanza psicoattiva (come caffeina, nicotina o alcol) si riduce e per ottenere il risultato desiderato è necessario ricorrere a dosi più elevate.

Astenia: diminuzione della forza muscolare, per cui tutti i movimenti vengono eseguiti con minore energia; il termine viene utilizzato anche per indicare uno stato generale di stanchezza, quindi, oltre alla diminuita efficienza muscolare, anche una minor efficienza intellettiva.

Atrofia: degenerazione di un organo o di una sua parte, conseguente alla diminuzione del volume delle cellule che lo compongono; l'*atrofia muscolare progressiva*, per esempio, è una malattia del midollo spinale caratterizzata dalla degenerazione dei neuroni motori e dalla conseguente atrofizzazione dei gruppi muscolari corrispondenti.

Atropina: alcaloide estratto dalla belladonna; provoca dilatazione della pupilla e aumento della frequenza cardiaca.

Autismo: patologia psichiatrica caratterizzata da un atteggiamento mentale di completo isolamento dal mondo esterno.

Azotemia: concentrazione di composti azotati, non proteici, nel sangue; parametro determinato in gran parte dalla concentrazione di urea nel sangue. Un'azotemia elevata può essere sintomo di disfunzioni renali, per cui questi organi non sarebbero più in grado di eliminare tali sostanze con le urine.

Barbiturici: farmaci che agiscono sul sistema nervoso centrale riducendo il battito cardiaco, la pressione sanguigna e la frequenza respiratoria; danno dipendenza. Sono utilizzati nella fase iniziale dell'anestesia e nel trattamento dell'epilessia. Nella terapia dei disturbi del sonno è consigliabile utilizzare farmaci diversi, come le benzodiazepine.

Betabloccanti: farmaci che interferiscono con i recettori beta del sistema nervoso simpatico; sono utilizzati nella terapia dell'ipertensione e nelle cardiopatie coronariche.

Bioingegneria: disciplina che studia le applicazioni in campo medico delle conoscenze ingegneristiche. Fra le più importanti problematiche bioingegneristiche si ricorda la lo studio delle protesi destinate a migliorare la funzione di organi alterati o addirittura a sostituirli.

Biopsia: tecnica che permette di prelevare un campione di cellule per sottoporle ad analisi citologica o chimica. L'esame citologico effettuato al microscopio è di grande importanza per individuare eventuali cellule tumorali.

Borsite: infiammazione di una borsa sinoviale, in una articolazione; può essere dovuta a un trauma o a un'infezione e si manifesta con una tumefazione molto dolorosa dovuta alla produzione di un eccesso di liquido da parte della membrana sinoviale.

Botulismo: avvelenamento causato dall'ingestione di alimenti contaminati con la tossina botulinica, prodotta dal batterio *Clostridium botulinum*. Il *Clostridium* è un batterio anaerobio e può trovarsi nelle conserve fatte in casa (verdure sottolio, marmellate ecc.) se questi cibi non sono stati perfettamente lavati prima della chiusura dei barattoli. In condizioni anaerobie questo batterio produce la tossina che se poi viene ingerita produce effetti gravissimi: nausea, vomito, dolori addominali e paralisi muscolare che si estende progressivamente fino a causare arresto respiratorio.

Broncospasmo: stato di contrazione della muscolatura liscia della parete dei bronchi.

Bruxismo: patologia in cui il paziente digrigna i denti durante il sonno; è dovuta a malocclusione dentaria o a tensioni nervose.

Bulimia: aumento patologico del senso della fame. I bulimici (di solito donne) ingeriscono grandi quantità di cibo e successivamente spesso ricorrono al vomito, sopraffatti dalla sensazione di non essere in grado di controllare la propria alimentazione; è un disturbo alimentare di origine nervosa legato a una errata percezione corporea, a scarsa autostima e spesso a un atteggiamento antisociale.

Calcemia: concentrazione del calcio (Ca^{2+}) nel sangue; normalmente è pari a circa 9 mg/dl.

Cancrena (o gangrena): morte cellulare (necrosi) più o meno estesa di un tessuto o di un organo. Le cause di cancrena sono diverse e vengono distinte in due gruppi: quelle che agiscono direttamente, come schiacciamenti, congelamenti o infezioni, e quelle che agiscono in modo indiretto, come le trombosi e il diabete.

Candidosi: infezione della cute o delle mucose provocata da funghi del genere *Candida*. Tali funghi sono normalmente presenti sulle mucose ma possono dare luogo a manifestazioni patologiche in caso di alterazioni della normale flora batterica o di diminuzione delle difese immunitarie. Le candidosi più comuni sono quella della mucosa vaginale e il mughetto, infezione della mucosa orale comune nei bambini.

Carcinoma: tumore maligno di origine epiteliale; i più frequenti sono il carcinoma mammario, quello del polmone, del colon, del rene, della cute, della cervice uterina e della prostata.

Cardiotonici: farmaci utilizzati per aumentare il rendimento del cuore in presenza di patologie che ne riducono la funzionalità. I più noti cardiotonici sono la digitale e lo strofanto, che fanno aumentare la forza contrattile del miocardio grazie a un aumento della concentrazione degli ioni Ca^{2+} nelle cellule del cuore.

Chemioprofilassi: prevenzione di malattie infettive tramite somministrazione di farmaci specifici. I pazienti che hanno subito un intervento chirurgico sono sottoposti per alcuni giorni a chemioprofilassi con antibiotici a largo spettro; i soggetti che devono recarsi in paesi a rischio sono sottoposti a chemioprofilassi per prevenire eventuali malattie infettive diffuse nei paesi in cui sono diretti.

Chinetosi o **cinetosi**: mal di movimento. Condizione patologica in cui un'anomala stimolazione del sistema di controllo dell'equilibrio, in occasione di movimenti effettuati su mezzi di trasporto (in auto, in aereo o in nave), produce nausea e vomito. Farmaci in grado di ridurre la chinetosi sono alcuni antistaminici e alcuni anticolinergici, come la scopolamina.

Cisti: formazione rotondeggiante con parete fibrosa, contenente fluidi, grasso o altro che si può sviluppare in qualsiasi punto dell'organismo a causa della presenza di corpi estranei oppure in seguito al versamento di sostanze estranee in un tessuto.

Cistite: infiammazione della vescica urinaria, di tipo acuto o cronico; generalmente è causata da batteri.

Citodiagnosi: esame al microscopio di campioni cellulari prelevati dai tessuti tramite biopsia o da liquidi corporei. Serve a evidenziare le caratteristiche delle cellule per diagnosticare eventuali patologie in atto.

Coma: stato di incoscienza in cui è assente qualsiasi risposta a stimoli esterni; il paziente è privo di contatto con l'ambiente, non ha consapevolezza di se stesso e può perdere alcune funzioni vegetative, come il controllo degli sfinteri o la deglutizione. Il coma può essere dovuto a patologie che compromettono il sistema nervoso centrale, come ictus, tumori o infezioni, oppure a trauma cranico; può essere causato da malattie che compromettono l'intero organismo, come diabete mellito o cirrosi epatica; infine può essere causato da droghe, farmaci o sopravvenire in seguito a intossicazione da monossido di carbonio.

Contusione: trauma in cui la pelle non presenta ferite ma, a causa della rottura di capillari sanguigni, si presenta gonfiore (edema) e colorito bluastro.

Crampo: contrazione muscolare involontaria, improvvisa e dolorosa. Può venire colpito qualsiasi muscolo, ma questo accade con maggiore frequenza al polpaccio, nella parte posteriore della coscia e al piede.

Cytomegalovirus: virus appartenente alla famiglia degli herpesvirus, che si moltiplica nel nucleo delle cellule infettate e produce al loro interno delle grandi inclusioni. Il *Cytomegalovirus* provoca un'infezione comune, relativamente benigna nelle persone sane, ma può provocare conseguenze serie nelle persone immunodepresse e nel feto, se contratto dalla madre durante la gravidanza.

Degenerative, malattie: malattie che hanno origine dalla degenerazione di cellule, tessuti o organi, spesso dovute a cause sconosciute, che ne compromettono la funzione. Le malattie di questo tipo sono molto numerose, ricordiamo l'artrosi e malattie del sistema nervoso come il morbo di Alzheimer e il morbo di Parkinson.

Demenza: disturbo mentale dovuto alla presenza di danni cerebrali organici. Si manifesta con una perdita generale delle capacità intellettive, come memoria e capacità di giudizio.

Dermatite: alterazione patologica della pelle che si presenta infiammata in grado variabile e con manifestazioni diverse, come vescicole o desquamazioni. Può essere causata da malattie della pelle, sostanze irritanti o ipersensibilità individuale.

Diagnosi: processo attraverso il quale il medico individua la presenza di una specifica malattia in seguito all'analisi dei segni e dei sintomi descritti dal malato (si veda la voce "semeiotica"). La prima fase per eseguire la diagnosi è la raccolta dell'anamnesi, cui può seguire una serie di esami specifici (del sangue, delle urine ecc.) mirati a confermare o escludere l'ipotesi diagnostica.

Displasia: termine generico utilizzato per indicare un'alterazione di un organo o di un apparato.

Disvitaminosi: malattie causate da alterato utilizzo metabolico delle vitamine, sia per carenze nella loro assunzione sia per problemi a livello di assorbimento intestinale, sia per effetto di altre malattie.

Diuretici: farmaci che stimolano la diuresi. Sono utilizzati in caso di ipertensione arteriosa o per eliminare edemi.

Dopamina: sostanza che si forma a partire dall'amminoacido tirosina e grazie a una serie di trasformazioni chimiche produce le catecolammine. È utilizzata come farmaco nel trattamento del morbo di Parkinson.

Doping: termine inglese utilizzato nel linguaggio sportivo per indicare l'assunzione di droghe o sostanze eccitanti al fine di aumentare le capacità psicofisiche di un organismo. Fra le sostanze utilizzate sono le amfetamine, stimolanti del sistema nervoso e gli ormoni anabolizzanti che stimolano la sintesi proteica e lo sviluppo delle masse muscolari; l'assunzione di queste sostanze è dannosa e proibita dai regolamenti sportivi, i controlli sono effettuati tramite analisi del sangue e delle urine degli atleti.

Ecocardiogramma: ecografiab del cuore; questo esame fornisce informazioni sull'attività del cuore, rivelando eventuali anomalie nel funzionamento delle valvole, e sulla quantità e la direzione del flusso sanguigno.

Ecografia: esame basato sull'utilizzo degli ultrasuoni. L'ecografia permette di analizzare alcune strutture del corpo umano grazie al fatto che, inviando ultrasuoni verso tali strutture, queste in parte li riflettono e lo strumento che li capta produce un'elaborazione grafica.

Eczema: infiammazione della pelle; l'eczema non è una malattia vera e propria ma rappresenta la manifestazione di diverse malattie.

Edema: gonfiore che si verifica a causa dell'aumento del liquido interstiziale presente nei tessuti. Può essere localizzato o generalizzato; gli edemi del primo tipo sono di solito dovuti a disturbi della circolazione, traumi (come il bernoccolo che si forma dopo aver battuto la testa) o punture di insetti; gli edemi del secondo tipo sono causati da gravi disturbi del cuore, dei reni o del fegato, che compromettono la circolazione.

Elettrocardiogramma (ECG): registrazione grafica delle correnti elettriche e delle variazioni di potenziale che si verificano nel muscolo cardiaco durante la sua attività; permette di esaminare la funzionalità del cuore e di riconoscere la presenza di irregolarità o di malattie cardiache.

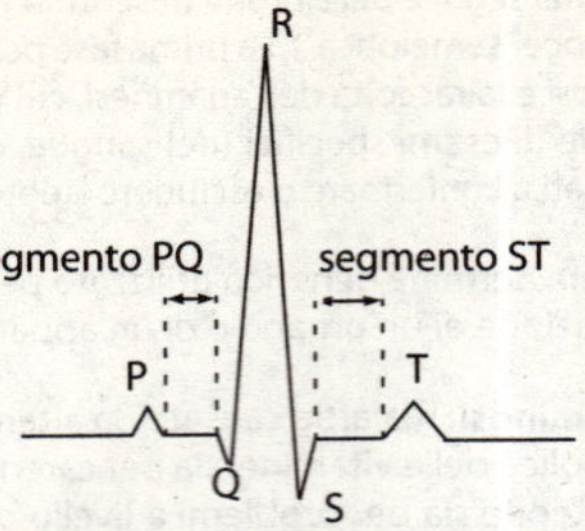

Nel tracciato dell'ECG si identificano diversi tratti:

- l'onda P coincide con la fase di eccitazione della muscolatura atriale; l'inizio di questo tratto definisce il punto in cui il nodo seno-atriale genera il proprio stimolo;
- il segmento orizzontale PQ indica la fase in cui la muscolatura atriale è completamente eccitata e l'eccitazione ha raggiunto il nodo atrio-ventricolare. La lunghezza di tale segmento permette di quantificare il rallentamento che può verificarsi a livello di quest'ultimo nodo;
- il complesso QRS, la parte più evidente del tracciato elettrocardiografico, rappresenta la contrazione ventricolare;
- il segmento ST rappresenta la fase in cui la muscolatura ventricolare è completamente eccitata; la sua lunghezza dipende dalla frequenza cardiaca e dall'attività del sistema neurovegetativo;
- l'onda T rappresenta la regressione dell'eccitazione dalla muscolatura ventricolare.

Elettroencefalogramma (EEG): tracciato grafico che rappresenta l'attività elettrica del cervello, registrata tramite elettrodi posti sul capo. L'EEG riflette il grado di coscienza di un individuo e permette di rilevare malattie come tumori, epilessia, o danni cerebrali.

Ematocrito (Hct): espressione percentuale del volume della parte corpuscolata del sangue in rapporto al volume sanguigno totale. Corrisponde mediamente al 45%: 40-44% nella donna e 43-47% nell'uomo. Oltre il 99% delle cellule del sangue è formato da eritrociti (globuli rossi).

Ematoma: raccolta di sangue che si forma in un organo o in un tessuto a causa della rottura di un vaso sanguigno.

Endoscopia: esame visivo dell'interno delle cavità corporee dell'apparato digerente, respiratorio e genito-urinario. Viene effettuato tramite uno strumento chiamato endoscopio, dotato di un sistema di illuminazione e spesso di strumenti operativi che permettono di eseguire operazioni diagnostiche e chirurgiche, come pinze, forbici ecc.

Epidemiologia: ramo della medicina che studia la frequenza, la distribuzione e i fattori scatenanti delle malattie. Gli studi epidemiologici sono molto importanti per le malattie infettive ma anche per comprendere i fattori che favoriscono il cancro e le malattie cardiovascolari.

Eritema: arrossamento della cute, localizzato o diffuso, dovuto alla dilatazione dei capillari sanguigni, causata da meccanismi infiammatori o da fattori fisici, come il sole o il calore.

Ernia: fuoriuscita di un organo o di una sua parte dalla cavità che di solito lo contiene; per esempio ernia del disco, § 6.6.6.

Eziologia: studio dei fattori che causano una malattia e di come questi interagiscono con gli individui.

Farmacogenomica: studio di DNA, RNA e proteine di una persona per valutarne la risposta a un determinato farmaco e individuare nuovi bersagli ed eventuali nuovi farmaci. Grazie agli studi di Farmacogenomica sarà possibile ottenere terapie personalizzate, che secondo la medicina predittiva avranno maggiore efficacia e meno rischi per i pazienti.

Favismo: malattia ereditaria, portata dal cromosoma X, dovuta alla carenza dell'enzima glucosio-6-fosfato-deidrogenasi. Chi presenta questa alterazione genetica va incontro a una grave crisi emolitica (rottura dei globuli rossi) in seguito a ingestione di fave.

Fecondazione assistita (o artificiale): insieme delle tecniche, seguite in caso di sterilità, che mirano a indurre il concepimento portando a contatto con mezzi artificiali lo spermatozoo e la cellula uovo. Ciò si può realizzare seguendo due metodologie: con l'*inseminazione artificiale* lo sperma viene introdotto artificialmente nelle vie genitali femminili; con la *fecondazione in vitro* il contatto fra la cellula uovo e lo spermatozoo avviene in provetta e l'embrione viene successivamente impiantato nella mucosa uterina. In entrambi i casi questa tecnica è detta *omologa* quando viene utilizzato lo sperma del partner, *eterologa* quando si utilizza quello di un donatore.

Fibroma: tumore benigno formato principalmente da tessuto connettivo fibroso; uno dei più frequenti è quello dell'utero, ma può interessare diversi organi, come lo stomaco e la cute.

Fisiopatologia: scienza che studia le alterazioni funzionali di cellule e organi che sono alla base delle malattie.

Fisioterapia: trattamenti basati sull'utilizzazione di diverse forme di energia nella prevenzione, nella cura e nella riabilitazione di numerose patologie. La termoterapia utilizza il calore; l'idroterapia utilizza l'acqua combinata a trattamenti come massaggi o ginnastica; la terapia manuale comprende i massaggi e le manipolazioni; la chinesiterapia comprende la ginnastica medica.

Fitoterapia: metodologia di cura delle malattie basata sull'utilizzo di piante; la fitoterapia non utilizza i principi attivi isolati dalle piante, ma le piante nel loro complesso.

Gastroenterologia: branca della medicina che studia gli organi deputati alla digestione (esofago, stomaco, intestino, fegato e pancreas) e le loro malattie.

Gastroscopia: esame visivo dell'interno dello stomaco eseguito tramite una sonda.

Geriatria: branca della medicina che studia le patologie collegate all'invecchiamento.

Ginandria: condizione di pseudoermafroditismo caratterizzata dall'appartenenza al sesso femminile (cromosomi sessuali XX) e dalla presenza di caratteri sessuali maschili o ambigui. Generalmente è dovuta a un'iperplasia della ghiandola surrenale che produce un'eccessiva quantità di ormoni sessuali maschili.

Ginecomastia: ingrossamento di una o entrambe le mammelle negli individui di sesso maschile. Si verifica con una certa frequenza durante lo sviluppo, oppure può presentarsi come conseguenza dell'assunzione di alcuni farmaci.

Glicosuria: presenza di glucosio nelle urine, dove normalmente non si trova. Può dipendere da un'alterazione a livello dei tubuli renali oppure essere provocata da una forte iperglicemia, come accade nei diabetici.

Gotta: sindrome cronica ereditaria caratterizzata da un elevato tasso di acido urico nel sangue (iperuricemia) e da dolori articolari dovuti alla deposizione, nelle articolazioni, di cristalli di urato di sodio. Colpisce prevalentemente individui di sesso maschile, con abitudini di vita sedentarie e un regime alimentare globalmente eccessivo.
Questa malattia è causata da alterazioni del metabolismo delle purine, che vengono sintetizzate dall'organismo in quantità decisamente superiore a quella necessaria, non viene quindi causata dallo stile alimentare, ma si ritiene che una dieta ricca di composti azotati (proteine e purine) ne faciliti l'insorgenza. Oltre agli attacchi di gotta l'accumulo di acido urico può favorire la formazione di calcoli e provocare danni ai reni. La cura si basa su farmaci che permettono la degradazione dell'acido urico e su un'alimentazione a basso contenuto proteico.

Herpes: gruppo di virus che causano malattie della pelle caratterizzate dalla presenza di vescicole. I più noti sono l'*Herpes simplex*, che causa il comune herpes del labbro e l'herpes genitale, e l'*Herpes zoster*, responsabile della varicella e del cosiddetto fuoco di S. Antonio.

Immunodeficienza: condizione in cui i meccanismi di risposta immunitaria sono alterati. L'immunodeficienza può essere di natura congenita (in questo caso è trasmessa da alleli recessivi) oppure essere causata da trattamenti farmacologici, radioterapie o malattie come l'AIDS. Chi si trova in condizioni di immunodeficienza risulta sensibile a molti patogeni che un individuo normale non avrebbe difficoltà a tenere sotto controllo.

Immunodeficienza severa combinata (SCID): sindrome ereditaria caratterizzata da un grave danno ai meccanismi della risposta immunitaria. L'allele responsabile è autosomico recessivo.

Immunologia: scienza che si occupa sia dei meccanismi immunitari che delle malattie legate al malfunzionamento di questi meccanismi.

Immunosoppressori: farmaci che riducono le risposte immunitarie; sono utilizzati in caso di trapianti e nelle malattie autoimmuni.

Immunostimolanti: farmaci che accrescono l'attività del sistema immunitario; sono utilizzati per esempio nella terapia delle leucemie.

Incidenza: termine che negli studi epidemiologici indica il numero di nuovi casi che si manifestano in una popolazione in un certo intervallo di tempo.

Incubazione: tempo necessario, dopo il contatto con un agente patogeno, perché si manifestino i primi segni e sintomi della malattia.

Infestazione: insediamento e proliferazione di parassiti in qualche parte dell'organismo umano. Si ricordano per esempio le infestazioni del cuoio capelluto da parte dei pidocchi e le infestazioni dell'intestino da parte di vermi intestinali.

Infezione: penetrazione di agenti patogeni (virus, batteri ecc.) all'interno dell'organismo, senza che questi vengano eliminati dalle difese immunitarie.

Infezione opportunistica: infezione che si sviluppa solo in condizioni favorevoli, per esempio in individui immunodepressi. Le infezioni opportunistiche sono causate da microrganismi che in condizioni normali sono pressoché innocui.

Insufficienza: condizione in cui un organo non funziona in modo adeguato alle necessità dell'organismo. Si parla per esempio di insufficienza cardiaca quando il cuore non è in grado di pompare una quantità di sangue sufficiente a soddisfare le necessità, di insufficienza respiratoria quando il sangue, a causa di varie patologie, non è sufficientemente ossigenato, di insufficienza renale quando i reni non sono in grado di eliminare i cataboliti e le sostanze tossiche, né di mantenere costante la composizione elettrolitica dei liquidi corporei.

Intolleranze alimentari: condizioni in cui l'organismo scatena una risposta anomala all'ingestione di alcuni cibi. Il meccanismo della reazione non è di tipo immunitario, come accade per le allergie, ma è legato alla carenza di determinati enzimi o recettori.

Ipercolesterolemia: elevata concentrazione di colesterolo nel sangue.

Iperplasia: accrescimento del volume di un organo o di un tessuto per aumento del numero delle cellule.

Ipertrofia: aumento di volume di un tessuto o di un organo per aumento del volume delle cellule che lo compongono.

Ipnotici: farmaci che agiscono sul sistema nervoso inducendo sonnolenza e sedazione; in dose eccessiva possono produrre coma e morte per arresto respiratorio. Appartengono a questo gruppo i barbiturici e le benzodiazepine (queste ultime però non inducono arresto respiratorio se non sono assunte in concomitanza con alcol o barbiturici).

Ipossia: ridotta disponibilità di ossigeno a livello cellulare.

Ipotermia: condizione in cui il corpo non riesce a mantenere al valore normale la temperatura, che scende fino al di sotto di 34 °C.

Laparoscopia: tecnica diagnostica e terapeutica che consente di osservare gli organi addominali tramite uno strumento, il laparoscopio, che trasmette all'interno del corpo la luce proveniente da una fonte esterna. Il laparoscopio è uno strumento a fibre ottiche che viene introdotto nella cavità peritoneale attraverso una piccola incisione. Con questo strumento, oltre a effettuare osservazioni, è possibile eseguire biopsie e interventi chirurgici.

Lassativi: farmaci che accelerano il passaggio nel colon delle feci modificandone volume e consistenza secondo diversi meccanismi. I lassativi di massa aumentano il volume delle feci; i lassativi osmotici richiamano acqua nel lume intestinale rendendo le feci più fluide, i lassativi lubrificanti ostacolano l'assorbimento dell'acqua e lubrificano la massa delle feci.

Linfoma: trasformazione neoplastica (tumore) delle cellule che si trovano nei linfonodi.

Lussazione articolare: perdita della normale posizione delle ossa che prendono contatto in un'articolazione. Può essere congenita (il caso più comune è la lussazione congenita dell'anca) ma spesso è dovuta a traumi.

Malassorbimento: alterazione dell'assorbimento intestinale di uno o più principi nutritivi, che vengono così eliminati con le feci. Il malassorbimento può essere dovuto a patologie dell'apparato digerente come carenze enzimatiche, anomalie della mucosa dell'intestino tenue, intestino corto o anomalie dell'ambiente intestinale, tali da ostacolare l'assorbimento.

Malocclusione: alterazione dei normali rapporti esistenti tra le due arcate dentarie, in modo che le superfici masticatorie non combaciano.

Mammografia: esame radiografico della mammella che permette di evidenziarne struttura ed eventuali anomalie; viene effettuata con dosi di raggi X particolarmente basse.

Marasma: sindrome caratterizzata dalla degenerazione dei diversi organi e apparati, a causa di un insufficiente apporto di alimenti proteici ed energetici, come glucidi e lipidi. Si manifesta con perdita di peso e grave astenia, sia nei bambini che negli adulti.

Medicina nucleare: branca della medicina che studia le applicazioni dell'energia nucleare alla ricerca medica, alla diagnostica e alla terapia.

Medicina preventiva: branca della medicina che si occupa di evitare l'insorgenza delle malattie o, quando questo non è possibile, di limitarne gli effetti.

- la *prevenzione primaria* comprende tutti gli interventi mirati a prevenire l'insorgenza della malattia, come le vaccinazioni, l'adozione di specifici standard relativi alla qualità dell'ambiente e la diffusione di informazioni che spingano i singoli ad adottare un corretto stile di vita. Rientrano nella prevenzione primaria, per esempio, le leggi contro il fumo, i programmi di vaccinazione e le campagne di informazione a favore di una corretta alimentazione;
- la *prevenzione secondaria* comprende gli interventi mirati a individuare una malattia che è già comparsa ma non ha ancora dato luogo alle tipiche manifestazioni cliniche, cioè in fase il più possibile precoce. Rientrano nella prevenzione secondaria, per esempio, i programmi di *screening* dei tumori al collo dell'utero (Pap-test);
- la *prevenzione terziaria* consiste nell'attuazione di un corretto intervento terapeutico che impedisca la comparsa di complicazioni o recidive.

Metadone: sostanza chimica sintetica dotata di proprietà simili a quelle della morfina. È attivo per via orale e ha un'azione di lunga durata, sopprimendo i sintomi di astinenza da oppiacei; per questo motivo il metadone è impiegato nei programmi di disintossicazione dei tossicodipendenti.

Metastasi: disseminazione di cellule tumorali dalla sede di sviluppo (un tumore maligno) ad altre parti del corpo, dove possono generare altri tumori.

Miastenia grave: patologia neuromuscolare che si manifesta con grave debolezza muscolare; è dovuta a una reazione autoimmune per cui l'organismo produce anticorpi contro i recettori dell'acetilcolina presenti nelle fibre muscolari.

Micosi: infezioni dovute a funghi, che generalmente interessano la pelle, i peli, le unghie o le mucose. Vengono trasmesse all'uomo dall'ambiente o da individui infetti, e sono favorite da fattori quali umidità, obesità, uso eccessivo di detergenti e assunzione di antibiotici.

Microbiologia: scienza che studia i microrganismi; si divide in diverse branche (batteriologia, virologia, parassitologia e micologia) e ha un ruolo importante nella diagnosi delle infezioni e nella individuazione dei trattamenti terapeutici più efficaci.

Minzione: l'atto di urinare.

Miosi: riduzione del diametro della pupilla.

MOC: mineralometria ossea computerizzata. Tecnica che permette di valutare la densità del tessuto osseo, utilizzata nei programmi di *screening* dell'osteoporosi. Si basa sul fatto che quando un fascio di raggi X attraversa un tessuto osseo perde parte della propria energia e la quantità di energia persa è proporzionale alla densità del tessuto attraversato. Si tratta di un esame rapido e innocuo perché l'intensità della radiazione utilizzata è molto bassa.

Monitoraggio: osservazione continua dei parametri vitali di un paziente, effettuata tramite specifici strumenti.

Morbilità: termine utilizzato negli studi epidemiologici per indicare il numero di casi di una malattia registrati in una popolazione in un certo momento o intervallo di tempo.

Mortalità: termine utilizzato negli studi epidemiologici per indicare il numero di decessi in un certo intervallo di tempo, in termini assoluti o in percentuale.

Mortalità infantile: indica il numero di morti nel primo anno di vita su 1.000 nati vivi. Nel 2000 in Italia è stato pari a 4,31.

Mortalità neonatale: indica il numero di morti nelle prime quattro settimane di vita su 1000 nati vivi. Nel 2000 in Italia è stato pari a 3,17.

Morte cerebrale: stato di cessazione dell'attività cerebrale, che coincide con la morte del soggetto.

Mucolitici: farmaci, a base di sostanze naturali o sintetiche, che facilitano la fluidificazione del muco che si accumula nelle vie aeree e quindi la risoluzione dei processi catarrali.

Nandrolone: farmaco derivato dal testosterone, indicato in alcune forme di osteoporosi. Nonostante il suo uso in campo sportivo sia proibito, per il suo effetto anabolizzante è uno dei composti più utilizzati nel *doping*; a lungo andare provoca gravi effetti collaterali, soprattutto a carico dell'apparato cardiovascolare e del pancreas.

Nanismo: anomalia dello sviluppo caratterizzata da bassa statura. Può essere dovuto a una malattia ereditaria (acondroplasia) oppure a un alterato funzionamento dell'ipofisi (nanismo ipofisario, si veda § 8.2.3).

Natalità: termine utilizzato per indicare il rapporto tra il numero di nati vivi in un anno e l'ammontare totale della popolazione, calcolato a metà dello stesso anno (espresso sotto forma di percentuale).

Necrosi: morte di un gruppo di cellule (un tessuto o un organo) che rimane in continuità con parti viventi dell'organismo.

Nefrite: infiammazione del rene che può colpire i glomeruli, i tubuli o il tessuto connettivo del rene. Può essere conseguenza di infezioni batteriche o virali, di malattie autoimmuni o della somministrazione di alcuni farmaci.

Neoplasia: sinonimo di tumore; massa di tessuto che si origina in seguito a processi di divisione cellulare che procedono in modo incontrollato.

Neurasse: struttura anatomica comprendente l'encefalo e il midollo spinale.

Neuroendocrinologia: branca della medicina che studia le interazioni tra sistema nervoso e sistema endocrino.

Neuroscienze: lo studio del sistema nervoso centrale e periferico in tutte le sue parti e funzioni, a partire dallo sviluppo, dalle relazioni con gli altri apparati del corpo, fino alle patologie che possono intervenire. Le neuroscienze studiano anche i meccanismi biologici che stanno alla base di determinati comportamenti.

Neurotossina: sostanza (di solito di natura proteica) in grado di provocare danni al sistema nervoso centrale. Il piombo e l'arsenico sono neurotossine di natura chimica, altre vengono prodotte da animali (per esempio si trovano nel veleno delle vipere) o da batteri (per esempio il batterio del tetano).

Nevralgia: dolore localizzato nella zona attraversata da un nervo sensitivo.

Omeopatia: sistema terapeutico, elaborato alla fine del XVIII secolo, basato sull'idea che una certa sostanza, somministrata in dosi piccolissime, può curare i disturbi che provocherebbe se somministrata in alte dosi.

Oncogèni: geni presenti in tutti gli organismi, che controllano lo sviluppo cellulare. In alcuni casi possono mutare e attivarsi in modo anomalo, causando un tumore.

Oncologia: branca della medicina che si occupa dello studio e della terapia dei tumori.

Oppiacei: sostanze con effetto analogo a quello della morfina, che agiscono come analgesici stimolando specifici recettori presenti soprattutto nel cervello.

Oppioidi endogeni: sostanze (peptidi) attive come neuromediatori, presenti nel sistema nervoso centrale (talamo e ipotalamo) e nell'apparato digerente, le più note sono le *encefaline* e le *endorfine*. Agiscono sugli stessi recettori dei derivati dell'oppio (morfina, eroina, ecc.) ed esercitano molteplici effetti, il più noto dei quali è quello antidolorifico, che esplicano innalzando la soglia del dolore. Gli oppioidi endogeni influenzano il comportamento agendo sull'aggressività e il movimento, ma anche sull'assunzione di cibo e di liquidi, sull'attività respiratoria e cardiovascolare, influiscono inoltre sull'attività dell'apparato digerente e sul comportamento sessuale.

Osteomalacia: malattia ossea caratterizzata da scarsa mineralizzazione e debolezza delle ossa. Dovuta a carenza di calcio o di vitamina D, è simile al rachitismo ma compare in età adulta.

***Pacemaker* artificiale**: apparecchio elettrico che emette impulsi ritmici che vengono inviati tramite una sonda all'atrio destro. Il *pacemaker* artificiale viene utilizzato quando il nodo senoatriale del cuore (*pacemaker* naturale) non funziona correttamente e le contrazioni cardiache si susseguono in modo irregolare. Il *pacemaker* può essere esterno oppure interno (sottocutaneo), temporaneo o permanente, infine può funzionare in maniera continua oppure attivarsi solo quando la frequenza cardiaca diventa irregolare.

Palliativo: comportamento medico, o farmaco, mirato ad alleviare l'intensità dei disturbi provocati da una malattia senza incidere sulla sua evoluzione. Le cure palliative sono particolarmente importanti nel caso dei malati terminali, per migliorarne le condizioni di vita.

Pandemico: aggettivo utilizzato in epidemiologia per indicare una malattia infettiva a larghissima diffusione, come l'influenza.

Pap test: test utilizzato per individuare precocemente lesioni presenti nel collo dell'utero che potrebbero portare a forme tumorali. È utilizzato per programmi di *screening* su tutta la popolazione femminile a partire dai 21 anni.

Paracetamolo: antidolorifico e antipiretico che può essere utilizzato a tutte le età; è il principio attivo della Tachipirina.

Paralisi: perdita di forza dei muscoli, dovuta a una malattia dei muscoli o del sistema nervoso.

Parodontopatie: malattie che colpiscono il parodonto, cioè il complesso delle strutture che fissano il dente all'osso. Il parodonto è costituito dalla gengiva, dal legamento parodontale, dal cemento che riveste la radice e dal tessuto osseo dell'alveolo dentale.
Le parodontopatie di natura infiammatoria (il 95% dei casi) prendono il nome di *parodontiti* (o periodontiti), quelle di natura degenerativa sono dette *paradontosi*.

Piogeni: termine riferito ad agenti in grado di provocare infiammazioni purulente, cioè accompagnate da produzione di pus; sono piogeni per esempio gli streptococchi e gli stafilococchi.

Piorrea: infezione gengivale accompagnata da produzione di pus; è favorita dalla scarsa igiene orale.

Pirogeni: termine riferito a sostanze in grado di provocare la febbre, come quelle prodotte da alcuni batteri.

Placebo: sostanza priva di azione farmacologica che viene somministrata nei gruppi di controllo per verificare, nel confronto, l'efficacia di un farmaco in via di sperimentazione.

Posologia: studio delle dosi e delle modalità di somministrazione di un farmaco; la posologia è importante sia nella pratica medica quotidiana che nelle fasi di sperimentazione dei farmaci.

Prioni: particelle infettive di natura proteica, responsabili di malattie che colpiscono il sistema nervoso degli animali e dell'uomo.

Probiotici: microrganismi vivi che, una volta ingeriti, hanno effetto positivo sulla flora batterica intestinale. La loro azione è particolarmente utile in caso di infezioni; fra i principali ceppi ricordiamo *Lactobacillus bulgaricus*, *Lactobacillus acidophilus* e *Bifidobacterium bifidum*.

Profilassi: insieme delle tecniche che permettono di prevenire una certa malattia, di solito infettiva. La *profilassi indiretta* comprende procedure di tipo igienico che mirano a eliminare le condizioni di vita adatte alla proliferazione di un certo agente patogeno, per esempio utilizzando acqua potabile, eliminando i rifiuti in modo corretto ecc. La *profilassi diretta* comprende le procedure dirette in modo specifico contro un certo patogeno, come i trattamenti con antibiotici e, soprattutto, i vaccini.

Prognosi: giudizio clinico sull'evoluzione futura di una malattia.

Psoriasi: malattia della pelle cronica, che si presenta con fasi alterne di miglioramento e ricaduta in particolare in occasione di stress. È caratterizzata dalla comparsa di lesioni ricoperte di squame che si staccano facilmente e colpisce prevalentemente i gomiti e le ginocchia, oltre alla regione sacrale e al cuoio capelluto.

Rachitismo: malattia che colpisce i bambini, caratterizzata da scarsa mineralizzazione delle ossa in fase di accrescimento; è causata da carenza di calcio e vitamina D nella dieta o scarsa esposizione ai raggi solari (indispensabili per l'attivazione della vitamina D). Nei bambini rachitici le ossa sono molli e tendono a deformarsi.

Radioterapia: branca della medicina che riguarda l'utilizzo terapeutico delle radiazioni ionizzanti, cioè raggi X, raggi alfa, beta e gamma. Fra gli effetti più importanti delle radiazioni ionizzanti vi è la capacità di bloccare la replicazione cellulare, per questo motivo tali radiazioni sono utilizzate nella terapia dei tumori, per bloccare la crescita delle cellule tumorali.

Rigetto: reazione immunitaria di tipo cellulo-mediato, diretta contro un tessuto trapiantato, che ne impedisce la sopravvivenza.

Risonanza magnetica nucleare (RMN): tecnica diagnostica che permette di esaminare parti interne del corpo, difficilmente raggiungibili; si basa sul fatto che i diversi tessuti del corpo umano emettono onde specifiche quando sono sottoposti a un campo magnetico. Per eseguire questo esame il paziente viene introdotto in una sorta di tubo in cui viene creato un campo magnetico, le onde emesse dai diversi tessuti sono registrate e tradotte in una rappresentazione grafica.

Sedativi: farmaci in grado di ridurre i sintomi dell'ansia e di indurre tranquillità; i più usati sono le benzodiazepine.

Semeiotica: branca della medicina che riguarda il modo in cui devono essere indagati i sintomi riferiti dai pazienti e quali sono le manovre necessarie per individuare i segni prodotti da una patologia (come gonfiori, arrossamenti ecc.). I sintomi e i segni sono analizzati per effettuare la diagnosi di una patologia in corso, e spesso a questo fine sono necessari anche esami specialistici.

Setticemia: grave infezione generalizzata, dovuta all'ingresso di agenti patogeni nel circolo sanguigno.

Sfigmomanometro: strumento utilizzato per misurare la pressione arteriosa.

Sieropositività: condizione che si verifica quando il siero di un individuo risulta positivo al test effettuato per individuare anticorpi contro un certo antigene. La sieropositività non significa che l'individuo è ammalato ma solamente che è venuto in contatto con un certo antigene e ha sviluppato anticorpi contro quello stesso antigene.

Simpaticomimetici: farmaci che provocano effetti analoghi a quelli evocati dal sistema nervoso simpatico. Questo gruppo comprende diverse sostanze, fra cui adrenalina e noradrenalina, che vengono utilizzate in caso di shock.

Sindrome: insieme di sintomi e segni caratteristici di una certa malattia. Il termine sindrome si utilizza quando una malattia non è ben nota, per indicare l'insieme dei sintomi che la caratterizzano.

Soluzione fisiologica: soluzione di NaCl allo 0,9%; la pressione osmotica di tale soluzione corrisponde a quella del plasma, per questo motivo è perfettamente compatibile, dal punto di vista chimico, con i liquidi corporei.

Sonniferi: farmaci che inducono o favoriscono il sonno; un tempo i più usati erano i barbiturici, oggi invece quelli più impiegati sono le benzodiazepine.

Spasmo: contrazione muscolare involontaria, generalmente a carico della muscolatura liscia; può interessare numerosi organi cavi (stomaco, vie aeree ecc.), vasi e sfinteri.

Splancnico: aggettivo riferito a ciò che riguarda gli organi interni.

Splenomegalia: anomalo ingrandimento della milza, dovuto a malattie come le leucemie o i linfomi.

Stenosi: anomalo restringimento di un organo cavo, che determina conseguenze diverse a seconda dell'organo colpito; per esempio stenosi esofagea, stenosi uretrale.

Stomatite: infiammazione acuta o cronica della mucosa della bocca.

Superinfezione: infezione che si somma a un'altra già in atto.

Terapia: complesso degli interventi mirati a eliminare una malattia; la terapia sintomatica è quella che si limita ad affrontare i sintomi di una malattia, nel caso non sia possibile eliminarne le cause.

Terapia genica: tecnica in grado di prevenire o guarire malattie genetiche provocate dalla presenza di geni difettosi. Conoscendo il gene malato è possibile sostituirlo con un gene sano, anche se la pratica non è così semplice come la teoria. È possibile utilizzare la terapia genica a scopo preventivo o terapeutico. Nel 2002 si ha avuto la prima guarigione dall'ADA-SCID, una grave forma di immunodeficienza congenita, grazie alla terapia genica.

Terapia intensiva: complesso degli interventi terapeutici destinati al trattamento di pazienti che si trovano nella condizione in cui le loro funzioni vitali sono gravemente compromesse. La terapia intensiva comprende supporti all'attività cardiaca e alla respirazione, oltre a continui monitoraggi di queste attività, della pressione arteriosa, della diuresi ecc.

Teratogeno: termine riferito a un fattore che può provocare anomalie durante lo sviluppo embrionale; sono noti numerosi agenti teratogeni fisici (come le radiazioni ionizzanti) o chimici (molti pesticidi, fenoli, alcuni metalli e solventi).

Tomografia assiale computerizzata (TAC): tecnica diagnostica basata sull'utilizzo dei raggi X. La TAC si ottiene facendo ruotare attorno al corpo del paziente una serie di emettitori di raggi X che, provenendo da diverse angolature, permettono di ottenere immagini nitide del tessuto da esaminare. Le immagini fornite dalla TAC rappresentano il tessuto da analizzare scomposto in numerose sezioni trasversali, come "fettine" di spessore variabile a seconda del tipo di indagine che si deve effettuare. La TAC è uno degli strumenti diagnostici più moderni e più utilizzati, perché permette di individuare tumori, e alcuni tipi di linfomi, ma anche di osservare ascessi o ematomi; l'unica controindicazione è data dal fatto che i raggi X sono notoriamente dannosi per la salute, e quindi da utilizzare solo in caso di effettiva necessità.

Topico: termine riferito a farmaco che non è destinato all'assunzione per via orale o per iniezione, bensì all'applicazione locale in una zona specifica; per esempio creme, emulsioni o spray.

Tossina: veleno di origine animale, vegetale, fungina o batterica. A differenza dei veleni sintetici, le tossine non hanno effetto immediato ma agiscono solo dopo un certo tempo di latenza, inoltre inducono una reazione da parte del sistema immunitario.

Trapianto: trasferimento di un organo o di una parte di tessuto da una regione a un'altra dello stesso organismo (*trapianto autologo*), oppure da un organismo a un altro della stessa specie (*trapianto omologo*) o di specie diversa (*trapianto eterologo*). Il trapianto viene utilizzato in medicina per sostituire tessuti oppure organi danneggiati.
Il trapianto autologo viene effettuato per esempio per sostituire porzioni di cute o di tessuto osseo. Fra i trapianti omologhi quelli effettuati più frequentemente interessano reni e cornea, oltre a pancreas e fegato. Il problema principale quando viene effettuato un trapianto è quello immunologico, che può sfociare nel rigetto, quando l'organo trapiantato risulta incompatibile dal punto di vista antigenico con l'organismo ricevente. Poiché ogni individuo possiede antigeni di istocompatibilità specifici è necessario selezionare il donatore rispetto al ricevente in modo tale da trovare un grado soddisfacente di istocompatibilità, vengono inoltre somministrati farmaci immunosoppressori, che riducono la risposta immunitaria.

Ustione: lesione prodotta dall'azione del calore, per esempio per contatto con vapori bollenti o con oggetti molto caldi, per effetto dell'elettricità o per contatto con sostanze chimiche caustiche.
L'ustione di 1° grado interessa solo l'epidermide e si manifesta con un arrossamento locale e un lieve gonfiore; l'ustione di 2° grado interessa anche il derma e si manifesta con formazione di bolle contenenti siero; l'ustione di 3° grado comporta la vera e propria distruzione dei componenti della cute; alcuni autori indicano come ustioni di 4° grado quelle che causano la necrosi dei tessuti sottostanti (muscoli, ossa ecc.).
Oltre che dal grado, la gravità di un'ustione dipende dall'estensione dell'area colpita; nei casi più gravi gli aspetti più pericolosi per la salute sono la perdita di sangue (rischio di anemia) e di liquidi, che può portare allo stato di shock, oltre al rischio di contrarre infezioni.

Verruca: formazione cutanea dovuta a proliferazione cellulare dell'epidermide, provocata dal papillomavirus; le verruche sono contagiose per contatto diretto.

Vitiligine: malattia della pelle caratterizzata dalla comparsa di chiazze biancastre dovute a carenza o assenza di melanina, a causa della scomparsa oppure dell'inattività dei melanociti. Interessa l'1% della popolazione, è indolore e non contagiosa, ma causa inestetismi che provocano notevoli disagi psichici nei pazienti. La predisposizione genetica ha un ruolo fondamentale nella comparsa della vitiligine, cui si affiancano fattori scatenanti come stress psicofisici, traumi o malattie virali. Il meccanismo che danneggia i melanociti non è ancora stato chiarito.

Quesiti svolti

1 L'anafilassi è:

- **A** una reazione nervosa
- **B** una patologia renale
- **C** una reazione motoria
- **D** una condizione fisiologica
- **E** una reazione del sistema immunitario

L'anafilassi è una grave reazione allergica, dovuta a una reazione del sistema immunitario attivata contro molecole innocue, che vengono erroneamente riconosciute come antigeni; risposta **E**.

2 Quale delle seguenti alternative non rappresenta un fattore di rischio per l'insorgenza di tumori?

- **A** Esposizione al fumo di altri
- **B** Punture di insetti
- **C** Emissioni radioattive
- **D** Raggi solari
- **E** Presenza di virus oncogeni

I tumori sono provocati generalmente dalla combinazione di diversi fattori scatenanti, quindi spesso più che di vere e proprie cause si parla di fattori di rischio. Il fumo è riconosciuto come fattore di rischio per il tumore al polmone, anche il fumo altrui, la risposta **A** può quindi essere esclusa. La radiazione solare e le emissioni radioattive sono rischiose perché riconosciute come agenti mutageni; anche le alternative **C** e **D** possono quindi essere escluse. I virus oncogeni sono associati a diverse forme di tumore, mentre alle punture di insetti non è attribuito alcun ruolo come fattori di rischio per l'insorgenza di tumori; la risposta corretta è quindi la **B**.

3 Le devastanti epidemie dovute al vaiolo sono state debellate in seguito all'uso di:

- **A** vaccini
- **B** antigeni
- **C** sulfamidici
- **D** specifiche sostanze disinfettanti
- **E** antibiotici

Il vaiolo è una malattia di origine virale che nei secoli scorsi ha causato gravissime epidemie; attualmente questo virus si considera globalmente debellato e questo è stato reso possibile dall'impiego di vaccini; risposta **A**.

4 **Gli esperimenti di Redi e Pasteur dimostrano che:**

A tutti gli organismi viventi sono costituiti da cellule
B tutti gli esseri viventi contengono acidi nucleici
C gli esseri viventi sono generati da altri esseri viventi
D le cellule sia eucariote che procariote sono provviste di nucleo
E non può essere esclusa la generazione spontanea

Gli esperimenti di Redi, nel 1668, e di Pasteur, circa 200 anni dopo, hanno contribuito, in momenti diversi, a confutare la teoria della generazione spontanea, secondo la quale, in particolari condizioni, organismi viventi possono avere origine dalla materia non vivente. Il primo scienziato a dimostrare con un esperimento la falsità di tale teoria fu Francesco Redi, sulla base dell'osservazione che nella carne in putrefazione si formavano vermi solo se la carne era all'aperto e le mosche potevano deporre le loro uova. Il problema si ripresentò quando si scoprirono i microrganismi; Spallanzani nel 1765 e Pasteur nel 1865 dimostrarono la totale falsità della teoria della generazione spontanea anche per gli organismi microscopici. La risposta corretta è la C.

5 **La tubercolosi è una malattia:**

A tropicale
B causata da un protozoo
C non infettiva
D virale
E batterica

La tubercolosi è una malattia infettiva causata dal batterio *Mycobacterium tuberculosis*, chiamato anche bacillo di Koch; risposta E.

6 **Per prevenzione primaria si intende:**

A cercare di impedire l'insorgenza della malattia combattendone le cause e i fattori predisponenti
B arrestare l'evoluzione della malattia evitandone le complicazioni e la cronicizzazione
C evidenziare la malattia in fase iniziale
D controllare il decorso della malattia curandola in modo efficace
E prevedere lo sviluppo della malattia

In genere, in medicina, si definisce *prevenzione primaria* l'insieme delle misure messe in atto nei soggetti a rischio, che non hanno ancora avuto la malattia, per cercare di evitarla; essa consiste, quindi, in una serie di programmi volti al controllo e all'eliminazione delle cause che possono portare a una data patologia. Per *prevenzione secondaria*, invece, si intende l'insieme delle misure applicate a pazienti che già hanno affrontato un primo episodio della malattia allo scopo di evitare una ricaduta. Infine si parla di *prevenzione terziaria* quando si cerca di impedire o controllare l'aggravarsi di una malattia già in atto. Da quanto detto risulta chiaro che solo la prevenzione primaria viene attuata prima che la malattia si presenti. Si deduce che la risposta corretta è la A.

7 **L'agente responsabile della malaria è:**

A un virus
B un procariote
C un protozoo
D un fungo unicellulare
E un parassita pluricellulare

BIOLOGIA

Il responsabile della malaria è *Plasmodium falciparum*, un protozoo parassita che trascorre parte del suo ciclo vitale nelle ghiandole salivari di zanzare del genere *Anopheles* e parte nei globuli rossi umani. Questo protozoo entra nel circolo sanguigno umano tramite la puntura di una zanzara, e provoca la malaria, malattia caratterizzata da crisi febbrili cicliche. La risposta esatta è la **C**.

---

8 L'artrite reumatoide è:

- **A** la degenerazione della capsula articolare delle ossa dovuta a un'infezione batterica
- **B** il deposito del colesterolo nelle arterie
- **C** la perdita dell'elasticità dei tendini delle articolazioni
- **D** una malattia autoimmune
- **E** una degenerazione del miocardio

L'artrite reumatoide è una malattia autoimmune caratterizzata dal fatto che i meccanismi immunitari aggrediscono il rivestimento delle articolazioni, secondo modalità non completamente chiarite. La risposta esatta è quindi la **D**.

---

9 I batteri del genere *Treponema* appartengono alla famiglia delle:

- **A** *Pseudomonadaceae*
- **B** *Spirochetaceae*
- **C** *Leptospiraceae*
- **D** *Enterobacteriaceae*
- **E** *Bacteroidaceae*

Il *Treponema pallidum*, batterio gram negativo della famiglia *Spirochaetaceae*, è l'agente eziologico della sifilide; risposta **B**.

---

10 Sulla base del meccanismo di azione tossica esercitato sulla cellula batterica, la penicillina appartiene al gruppo degli antibiotici:

- **A** inibenti la sintesi della parete cellulare
- **B** inibenti la sintesi proteica
- **C** lesivi della membrana citoplasmatica
- **D** inibenti il metabolismo degli acidi grassi
- **E** inibenti il metabolismo degli acidi nucleici

La penicillina, o meglio le penicilline, sono farmaci molto utili perché hanno specificità d'azione, infatti colpiscono la transpeptidasi, un enzima presente solo nei batteri e non nell'organismo umano. La transpeptidasi è responsabile della formazione di specifici legami che rafforzano la struttura del peptidoglicano, una molecola presente in particolare nella parete cellulare dei batteri gram positivi. La struttura chimica della penicillina è simile a quella del substrato naturale di questo enzima: la transpeptidasi reagisce con la penicillina e così viene disattivata in modo irreversibile. La risposta corretta è la **A**.

---

11 La conservazione degli alimenti in frigorifero ha durata limitata perché:

- **A** vi è un certo sviluppo batterico
- **B** gli alimenti si disidratano
- **C** gli alimenti si congelano
- **D** si sviluppa lo stafilococco
- **E** si denaturano le proteine

Gli alimenti rappresentano un terreno di coltura ottimale per numerosi ceppi batterici degradatori della sostanza organica, la conservazione in frigorifero, a temperatura compresa fra 2 e 4 °C rallenta notevolmente il metabolismo batterico ma non lo arresta completamente, né determina la morte dei batteri presenti. Per questo motivo la conservazione degli alimenti in frigorifero non può avere durata illimitata; risposta **A**.

12 **L'epigenesi è un concetto che riguarda:**

A l'informatica

B l'embriologia

C l'ecologia

D la zoologia

E la genetica

L'epigenetica riguarda quei meccanismi di controllo dell'attività genica che non alterano la sequenza dei nucleotidi e che si verificano durante la vita di un organismo.þ Di solito queste modifiche riguardano la regolazione dell'attività dei genomi e sono particolarmente importanti durante lo sviluppo embrionale; risposta B.

13 **Il metabolismo dei lattobacilli presenti in ambiente vaginale contribuisce prevalentemente a:**

A lubrificare il canale vaginale

B mantenere una costante neutralità in ambiente vaginale

C stimolare la produzione di estrogeni

D ostacolare la proliferazione di germi patogeni in ambiente vaginale

E rendere basico il pH dell'ambiente vaginale per ostacolare l'attecchimento di germi patogeni

I lattobacilli presenti nella vagina producono sostanze che mantengono, in questo organo, un pH acido, utile per ostacolare la proliferazione di microrganismi patogeni. La risposta corretta è quindi la D.

14 **Quale tra le seguenti infezioni è provocata da *Clostridium difficile*?**

A Brucellosi

B Malattia di Lyme

C Colite pseudomembranosa

D Sifilide

E Leptospirosi

Clostridium difficile è un batterio presente normalmente nell' intestino umano che può risultare patogeno se si assumono antibiotici per lungo tempo. In tal caso, l'alterazione che si verifica nella composizione della flora batterica intestinale permette a questo microrganismo di prendere il sopravvento provocando, in genere, forme diarroiche non gravi e, raramente, la colite pseudomembranosa, una forma di colite acuta grave, caratterizzata dalla formazione, sulla mucosa del colon, di placche di cellule, muco e detriti. La risposta corretta è la C.

Glossario

Acido desossiribonucleico: si veda DNA.

Acido nucleico: polimero di nucleotidi; per esempio DNA e RNA.

Acido ribonucleico: si veda RNA.

Acrosoma: vescicola di grandi dimensioni, situata sulla testa dello spermatozoo, contenente enzimi che degradano la membrana della cellula uovo per permettere la fecondazione.

Adattamento: caratteristica evolutiva che rende un organismo in grado di sopravvivere e riprodursi nel proprio habitat.

Adenina: base purinica presente nel DNA e nell'RNA; è in grado di appaiarsi con timina e uracile mediante due legami a idrogeno.

Adenosina monofosfato ciclico: si veda AMP-ciclico.

Adenosina trifosfato: si veda ATP.

Aerobico: si dice di processo biologico che avviene in presenza di ossigeno molecolare (O_2); organismo che non può vivere in assenza di ossigeno molecolare.

Agamia: si veda Riproduzione asessuata.

Alleli: forme alternative dello stesso gene.

Alternanza di generazioni: ciclo riproduttivo che si verifica in alcuni vegetali, mediante il quale un organismo aploide (*n*), detto gametofito, forma gameti che si fondono, due a due, per formare gli zigoti dalla cui germinazione originano organismi diploidi (2*n*), gli sporofiti. Le spore, prodotte per divisione meiotica nello sporofito, danno origine a nuovi gametofiti aploidi, così che il ciclo si ripete.

Amido: principale sostanza di riserva delle piante. L'amido è un carboidrato insolubile formato da varie centinaia di molecole di glucosio. Per via enzimatica si scinde in molecole di glucosio.

Amminoacidi: monomeri costitutivi delle proteine; ognuno possiede un atomo di idrogeno, un gruppo amminico, un gruppo carbossilico, e un residuo laterale (o gruppo R) legati al carbonio α.

AMP-ciclico: o cAMP, adenosina monofosfato ciclico. Nucleotide ciclico ubiquitario sintetizzato a partire dall'ATP dall'enzima adenilato ciclasi. Importante agente regolatore cellulare che agisce come *secondo messaggero* per molti ormoni e trasmettitori.

Anabolismo: insieme delle reazioni anaboliche cellulari, cioè le reazioni attraverso le quali si sintetizzano molecole complesse (macromolecole) a partire da molecole semplici. Le reazioni anaboliche sono reazioni endoergoniche e richiedono perciò energia per poter avvenire.

Anaerobico: si dice di processo biologico che può avvenire in assenza di ossigeno; organismo in grado di vivere in assenza di ossigeno molecolare.

Anaerobi facoltativi: organismi in grado di vivere sia in presenza che in assenza di ossigeno.

Anaerobi obbligati: organismi che possono vivere solo in ambienti privi di ossigeno.

Analogia: fenomeno per cui due o più strutture hanno funzione simile, ma diversa origine evolutiva (esempio: pinne di balena e pinne di pesce).

Anafase: stadio della mitosi o della meiosi caratterizzato dalla migrazione dei cromatidi o dei cromosomi omologhi verso i poli opposti della cellula in divisione.

Anticorpo: proteina immunitaria (immunoglobulina) sintetizzata in risposta alla presenza di sostanze estranee (antigeni) nel corpo. Nella risposta immunitaria ogni anticorpo è in grado di legarsi a uno specifico antigene.

Anticodone: sequenza di tre nucleotidi, presente sul tRNA, che si appaia in modo complementare al corrispondente codone sull'mRNA durante la sintesi proteica.

Antigene: molecola in grado di suscitare una risposta anticorpale (produzione di anticorpi) in un sistema immunitario estraneo; è in genere una proteina o un polisaccaride.

Aploide: (*n*) cellula con cromosomi tutti diversi tra loro, dei quali contiene cioè una sola copia per ogni tipo. È una condizione tipica dei gameti, e di molti microrganismi.

Apparato di Golgi: o complesso di Golgi. Organello citoplasmatico costituito da una serie di cisterne delimitate da membrane e impilate le une sulle altre; è coinvolto nei processi di trasporto e secrezione di proteine.

ATP: adenosina trifosfato. Nucleotide costituito da adenina, ribosio e tre gruppi fosfato. I due fosfati più esterni possiedono legami ad alta energia. L'ATP svolge un ruolo cardine come molecola trasportatrice di energia nei sistemi biologici. L'adenosina difosfato (ADP) contiene due gruppi fosfato e un solo legame ad alta energia.

Autosoma: qualsiasi cromosoma diverso dai cromosomi sessuali.

Autotrofo: organismo in grado di sintetizzare composti organici complessi a partire da sostanze inorganiche semplici, prelevate dall'ambiente.

Base azotata: composto organico ciclico contenente azoto e con comportamento basico (tendenza ad acquistare un atomo di idrogeno); in biologia è comunemente riferito alle purine e alle pirimidine.

Batterio: organismo unicellulare, procariote, il cui materiale genetico non è separato dal citoplasma mediante una membrana nucleare.

Batteriofago: o fago; virus che infetta i batteri.

Calcemia: concentrazione del calcio (Ca^{2+}) nel sangue.

cAMP: si veda AMP-ciclico.

Carboidrato: o glucide o zucchero; composto organico costituito da una catena di atomi di carbonio, a cui si legano idrogeno e ossigeno nella proporzione di 2:1 (la stessa dell'acqua, come appunto indica il nome). Sono carboidrati i monosaccaridi (o zuccheri semplici), come il glucosio e il fruttosio, i disaccaridi, come il lattosio e il saccarosio, e i polisaccaridi, come l'amido, il glicogeno e la cellulosa.

Cariotipo: numero, forma e dimensioni dei cromosomi dell'intero corredo genetico di un organismo.

Catabolismo: insieme delle reazioni cataboliche cellulari, cioè le reazioni di demolizione di molecole complesse (macromolecole) in molecole semplici, con liberazione di energia.

Catalizzatore: sostanza che accelera una reazione chimica abbassandone l'energia di attivazione. Nel corso della reazione rimane inalterato e non viene consumato. Gli enzimi sono proteine che svolgono funzione di catalizzatori nelle cellule e sono dunque catalizzatori biologici.

Catena respiratoria: catena di trasportatori proteici localizzati nelle creste della membrana interna mitocondriale. Ha la funzione di trasportare gli elettroni dai coenzimi ridotti NADH e $FADH_2$ all'ossigeno, con il rilascio di energia, che viene utilizzata per sintetizzare ATP attraverso la fosforilazione ossidativa.

Cellula: unità morfologica e funzionale degli esseri viventi, è formata da citoplasma contenente materiale nucleare e da una membrana che la delimita (a sua volta rivestita da una parete esterna nei batteri, nei funghi e nelle piante).

Cellula uovo: o uovo; cellula sessuale (gamete) femminile.

Cellule somatiche: tutte le cellule di un organismo a esclusione dei gameti. A differenza dei gameti, che sono aploidi, le cellule somatiche sono diploidi.

Cellulosa: principale componente della parete cellulare nelle piante e in molte alghe verdi, è un carboidrato complesso insolubile formato da lunghe catene di molecole di glucosio.

Centriolo: organello citoplasmatico, assente nelle cellule vegetali, formato da nove gruppi di tre microtubuli, disposti a formare un cilindro cavo. Ogni cellula contiene una coppia di centrioli, perpendicolari l'uno all'altro. Nelle cellule animali la coppia di centrioli si duplica prima della divisione cellulare e ha un ruolo importante nell'organizzazione del fuso mitotico durante tale divisione. Nelle cellule provviste di ciglia e flagelli, il centriolo forma il corpuscolo basale di tali appendici.

Centromero: regione del cromosoma duplicato a livello della quale sono associati i cromatidi fratelli; è anche il punto di attacco del cromosoma alle fibre del fuso durante la mitosi e la meiosi.

Cheratina: proteina fibrosa, resistente e dura, a funzione strutturale. È il costituente fondamentale dei derivati epidermici nei vertebrati (strato corneo della cute, unghie, peli, piume ecc.).

Ciclo di Calvin: fase oscura del processo di fotosintesi clorofilliana; è una serie ciclica di reazioni nella quale l'anidride carbonica è convertita in glucosio (organicazione del carbonio) utilizzando le molecole energetiche prodotte durante la fase luminosa.

Ciclo di Krebs: o ciclo dell'acido citrico, o ciclo degli acidi tricarbossilici; serie di reazioni cicliche nella quale l'acetil-CoA viene demolito producendo due molecole di CO_2, oltre a NADH, $FADH_2$ e ATP. È una delle tappe della respirazione cellulare e avviene nei mitocondri.

Ciclo cellulare: ciclo vitale di una cellula eucariotica; è suddiviso in due fasi principali: *interfase*, che rappresenta la fase di crescita ed è quella in cui si ha la duplicazione del DNA, e *mitosi*, che è la fase di divisione cellulare.

Ciclo lisogenico: o ciclo lisogeno. Infezione da parte di un batteriofago che comporta l'integrazione del DNA del virus nel genoma del batterio, senza che si abbia lisi della cellula e liberazione di nuovi virus. Il virus può in seguito riemergere e intraprendere il ciclo litico.

Ciclo litico: infezione da parte di un batteriofago che determina la distruzione (lisi) del batterio ospite.

Ciglio: appendice filiforme della superficie di alcune cellule, dotata di movimento; ha la stessa struttura di un flagello ed è formato da un'estroflessione della membrana cellulare contenente al suo interno fasci di microtubuli disposti in modo caratteristico (nove coppie di microtubuli periferici più due microtubuli centrali); le cellule cigliate possiedono solitamente numerose ciglia disposte in fila che svolgono funzioni locomotorie o permettono con il loro movimento lo spostamento di sostanze lungo la superficie cellulare.

Citocinesi: o citodieresi; divisione e distribuzione del materiale citoplasmatico della cellula madre alle cellule figlie al termine della mitosi e della meiosi.

Citocromi: proteine contenenti ferro che agiscono nelle catene di trasporto degli elettroni, nella fotosintesi e nella respirazione cellulare.

Citoplasma: parte della cellula compresa tra la membrana plasmatica e il nucleo, in cui sono sospesi gli organelli.

Citosina: base pirimidinica presente nel DNA e nell'RNA; è in grado di appaiarsi con la guanina mediante tre legami a idrogeno.

Clone: linea cellulare formatasi per ripetute divisioni mitotiche da un'unica cellula; popolazione di individui generati asessualmente da un comune progenitore.

Clorofilla: pigmento verde delle cellule vegetali, necessario per la cattura dell'energia luminosa durante la fotosintesi.

Cloroplasto: organulo citoplasmatico delle piante e delle alghe verdi, sede della fotosintesi; è delimitato da una membrana e contiene sistemi di membrane detti tilacoidi; è ricco di clorofilla.

Codice genetico: sistema di triplette nucleotidiche che nel DNA e nell'RNA codifica per singoli amminoacidi.

Codominanza: fenomeno genetico per cui entrambi gli alleli di un determinato gene si manifestano, senza che uno domini sull'altro.

Codone: sequenza di tre basi su un filamento di mRNA che codifica per uno specifico amminoacido; complementare a uno specifico anticodone presente su un tRNA.

Coenzima: piccola molecola organica necessaria per l'attività di uno specifico enzima. Il NAD è un coenzima di molti enzimi.

Cofattore: sostanza necessaria per conferire attività a un enzima.

Commensalismo: si veda Simbiosi.

Coniugazione: forma di riproduzione sessuata propria di in alcune alghe e di protozoi ciliati; il temine indica anche lo scambio parziale di materiale genetico tra due batteri.

Convergenza evolutiva: fenomeno per il quale organismi che vivono in condizioni ambientali simili sviluppano strutture analoghe, pur non avendo alcuna parentela evolutiva.

Corpo di Barr: in un individuo di sesso femminile è un cromosoma X che assume forma compatta, non è trascrizionalmente attivo e si trova nel nucleo delle cellule somatiche.

Creste: pieghe della membrana interna del mitocondrio, sede della catena di trasporto degli elettroni e della fosforilazione ossidativa.

Cromatidio: ognuna delle due copie di un cromosoma originate dalla replicazione del DNA durante la fase S del ciclo cellulare, unite a livello del centromero.

Cromatina: complesso di DNA e proteine che nelle cellule non in divisione forma un ammasso di filamenti indifferenziato. Durante la divisione cellulare la cromatina si addensa e i cromosomi diventano visibili al microscopio ottico.

Cromosoma: un'unità del genoma che porta numerosi geni; è costituito da una molecola di DNA e proteine (istoniche e non istoniche). Risulta visibile come entità morfologica solo durante la divisione cellulare. Il numero dei cromosomi è caratteristico e costante in ogni specie.

Cromosoma X: cromosoma sessuale che si trova in due copie nel sesso femminile e in una singola copia nel sesso maschile.

Cromosoma Y: cromosoma sessuale maschile.

Cromosomi omologhi: cromosomi che portano geni corrispondenti in loci corrispondenti. Le cellule diploidi possiedono coppie di cromosomi omologhi.

Cromosomi sessuali: coppia di cromosomi che differisce negli individui di sesso diverso: nella specie umana le femmine possiedono due cromosomi sessuali uguali (due cromosomi X), mentre i maschi hanno due cromosomi sessuali diversi (un cromosoma X e un cromosoma Y).

Crossing-over: scambio di segmenti esattamente corrispondenti tra due cromatidi non fratelli di una coppia di cromosomi omologhi appaiati durante la profase I della meiosi. Il crossing-over consente la ricombinazione tra alleli di un gene ed è un meccanismo che permette di aumentare la variabilità genetica all'interno della specie.

Daltonismo: malattia genetica ereditaria caratterizzata dall'incapacità di distinguere i colori, in particolare il rosso e il verde. È una malattia legata al sesso determinata da un gene localizzato sul cromosoma X.

Darwinismo: teoria evolutiva proposta da Charles Darwin (1809-1882), fondata sul meccanismo della selezione naturale.

Delezione: tipo di mutazione genetica nella quale uno o più nucleotidi del DNA, oppure un tratto di cromosoma, vengono rimossi.

Deriva genetica: variazione delle frequenze geniche di una popolazione dovuta a fattori casuali.

Desossiribosio: zucchero a cinque atomi di carbonio (pentoso) presente nei nucleotidi che costituiscono il DNA.

Differenziamento cellulare: processo attraverso il quale cellule non specializzate si specializzano, assumendo una forma e una funzione specifiche. Implica trascrizione selettiva del genoma.

Diffusione: flusso di molecole da una zona ad alta concentrazione a un'altra a bassa concentrazione, secondo il gradiente di concentrazione; è un processo spontaneo.

Diffusione facilitata: trasporto delle particelle attraverso la membrana che avviene secondo gradiente di concentrazione, ma richiede l'intervento di una proteina trasportatrice. Così come la diffusione semplice, è un trasporto passivo e non richiede quindi dispendio di energia.

Diploide: ($2n$) cellula contenente due copie di ogni cromosoma.

Divergenza evolutiva: fenomeno in base al quale organismi con un antenato comune si differenziano grazie alla comparsa di strutture diverse (per esempio, le pinne del delfino e le braccia umane).

DNA: acido desossiribonucleico. Acido nucleico costituito da nucleotidi composti da desossiribosio (zucchero a 5 atomi di carbonio), un gruppo fosfato e una base azotata (adenina, citosina, guanina, o timina); contiene l'informazione genetica della cellula.

DNA-polimerasi: enzima che sintetizza il nuovo filamento di DNA complementare al filamento stampo, durante la replicazione.

Dominante: si riferisce a un allele in una cellula diploide, l'allele dominante di un gene si manifesta nel fenotipo sia nell'individuo omozigote che in quello eterozigote.

Dominanza incompleta: fenomeno genetico in base al quale nessuno dei due alleli di un determinato gene domina sull'altro. Incrociando due individui che differiscono per un carattere i cui alleli presentano dominanza incompleta la progenie ha un fenotipo intermedio tra quello dei due genitori.

Emofilia: malattia ereditaria dell'uomo, caratterizzata dal diminuito potere di coagulazione del sangue e dalla predisposizione alle emorragie, anche a seguito di lesioni normalmente trascurabili. È una malattia ereditaria legata al sesso, dovuta agli alleli recessivi di due geni situati sul cromosoma X.

Emoglobina: proteina contenente ferro che si trova nei globuli rossi e trasporta l'O_2 in ogni parte del corpo. È una proteina oligomerica formata da quattro subunità uguali a due a due (2 catene α e 2 catene β), a ciascuna delle quali è associato un gruppo eme, in grado di legare una molecola di O_2.

PARTE TERZA

Endocitosi: processo mediante il quale sono introdotte nelle cellule sostanze troppo grandi per passare attraverso la membrana cellulare per diffusione o per trasporto attivo; si attua attraverso la formazione di invaginazioni della membrana, che poi si chiudono e si staccano, formando piccole vescicole che si spostano fluttuando nel citoplasma.

Enzima: proteina che svolge funzione di catalizzatore in una reazione biochimica.

Eredità legata al sesso: eredità determinata da un gene localizzato su uno dei cromosomi sessuali; i caratteri controllati da geni di questo tipo presentano differenti schemi ereditari nel maschio e nella femmina.

Ermafrodita: organismo provvisto di gonadi sia maschili che femminili e dunque in grado di produrre sia gameti maschili che femminili.

Esocitosi: processo mediante il quale sostanze troppo grandi per passare attraverso la membrana cellulare per diffusione o per trasporto attivo sono espulse dalla cellula; il processo avviene attraverso la fusione di vescicole contenenti le sostanze da espellere con la membrana plasmatica.

Eterotrofo: organismo che richiede sostanze organiche preformate, in quanto non è in grado di formarle da sé a partire da precursori inorganici.

Eterozigote: individuo diploide che possiede due alleli differenti di un dato gene per un particolare carattere.

Eucariote: organismo unicellulare o pluricellulare costituito da cellule che contengono un nucleo delimitato da membrana e altri organelli delimitati da membrane.

Evoluzione biologica: processo in base al quale le specie viventi derivano da specie diverse e sono a loro volta soggette a continue graduali modificazioni genetiche che accumulandosi nel corso di milioni di anni, portano alla comparsa di specie nuove. L'evoluzione è permessa dalla comparsa di mutazioni casuali, dalla selezione naturale e dai fenomeni di deriva genetica.

F1, generazione: prima generazione filiale derivante da un incrocio tra individui della generazione parentale (P).

F2, generazione: progenie derivante dall'incrocio tra individui della generazione F_1.

Fago: si veda Batteriofago.

Fagocitosi: tipo di endocitosi attraverso la quale vengono inglobate dalla cellula particelle solide di grosse dimensioni.

Fecondazione: unione del gamete maschile a quello femminile, e successiva fusione dei loro nuclei, per formare lo zigote diploide.

Feedback negativo: processo mediante il quale la concentrazione del prodotto di una via metabolica inibisce la propria via biosintetica.

Feedback positivo: processo mediante il quale una sostanza o un processo generati da una reazione metabolica stimola il fenomeno da cui è generato.

Fenotipo: insieme dei caratteri osservabili di un organismo, prodotti dal genotipo e dall'ambiente.

Fermentazione: trasformazione biochimica operata da microrganismi che trasforma in diversi prodotti (acido lattico, etanolo ecc.) l'acido piruvico prodotto dalla glicolisi. La fermentazione permette agli organismi anaerobi di produrre energia per via glicolitica, in assenza di ossigeno.

Fissione binaria: tipo di riproduzione asessuata caratteristica dei procarioti nella quale vi è replicazione del materiale cromosomico e quindi divisione citoplasmatica.

Fitormoni: ormoni vegetali.

Flagello: appendice filiforme sottile e allungata presente sulla superficie di alcune cellule, ha la stessa struttura interna di un ciglio ed è dotata di movimento. Gli spermatozoi e alcuni organismi unicellulari, per esempio, si muovono grazie alla presenza di un flagello.

Fosfolipidi: molecole organiche lipidiche con struttura simile a quella dei trigliceridi, ma con un gruppo fosforico legato al terzo atomo di carbonio nella molecola del glicerolo, invece di un acido grasso. Ne risulta una molecola con una "testa" idrofila e una "coda" idrofoba. I fosfolipidi sono componenti fondamentali delle membrane cellulari.

Fosforilazione ossidativa: sintesi di ATP che avviene con l'utilizzo dell'energia rilasciata dalle reazioni della catena di trasporto degli elettroni.

Fotosintesi clorofilliana: processo di conversione di energia luminosa in energia chimica, con produzione di zuccheri e ossigeno, a partire da anidride carbonica e acqua, reso possibile dall'intervento della clorofilla che cattura l'energia luminosa. Sono in grado di effettuare la fotosintesi le piante verdi, le alghe e alcuni batteri. Negli eucarioti il processo avviene nei cloroplasti e in tutti gli organismi fotosintetici è suddiviso in due fasi: *fase luminosa*, che ha bisogno di luce e produce composti ricchi di energia, e *fase oscura* (o *ciclo di Calvin*), in cui questi composti energetici sono utilizzati per l'organicazione del carbonio, cioè per sintetizzare glucosio dall'anidride carbonica.

Fuso mitotico: struttura costituita da microtubuli che si forma nelle cellule in divisione e permette il movimento dei cromosomi durante la mitosi e la meiosi.

Gamete: o cellula germinale. Cellula riproduttiva maschile (spermatozoo) o femminile (cellula uovo). Un gamete possiede metà dei cromosomi di una cellula somatica (è aploide) e fondendosi con un gamete dell'altro sesso, durante la fecondazione, da origine allo zigote (diploide).

Gametocito: cellula diploide che va incontro alla meiosi, dando origine ai gameti aploidi.

Gametogenesi: processo di formazione dei gameti; avviene nelle ghiandole sessuali (gonadi).

Gemmazione: tipo di riproduzione asessuata nella quale la prole si genera come una protuberanza che cresce sul corpo del genitore e che successivamente si stacca, andando a costituire un individuo indipendente.

BIOLOGIA

Gene: unità fondamentale dell'informazione biologica; è un segmento di DNA che contiene l'informazione per la sintesi di una catena polipeptidica (proteina) specifica.

Genetica: ramo della biologia che studia le modalità di trasmissione dei caratteri ereditari dagli individui di una generazione ai loro discendenti.

Geni associati: o geni concatenati. Geni localizzati sullo stesso cromosoma. Durante la meiosi si trasmettono in blocco e non seguono la legge di Mendel dell'assortimento indipendente, a meno che non intervenga un crossing-over a separarli.

Geni discontinui: geni eucarioti costituiti da un'alternanza di sequenze che vengono espresse (esoni), e sequenze che non vengono espresse (introni). Un gene discontinuo viene trascritto integralmente; l'mRNA risultante va poi incontro a un processo di maturazione in cui gli introni vengono rimossi e gli esoni rimasti vengono saldati.

Geni omeotici: responsabili della regolazione del differenziamento di strutture anatomiche durante lo sviluppo embrionale.

Genoma: l'insieme completo dei geni di una cellula o di un individuo.

Genotipo: composizione genetica di un intero organismo, con riferimento alla sua combinazione allelica.

Glicemia: concentrazione di glucosio nel sangue; a digiuno il valore normale è pari a 0,8-1,2 g/l.

Glicogeno: polisaccaride formato da molecole di glucosio, costituisce una delle principali sostanze di riserva per gli animali e per i funghi.

Glicolisi: serie di reazioni cellulari in cui una molecola di glucosio è demolita in due molecole di piruvato. È la prima tappa del catabolismo del glucosio e avviene nel citoplasma.

Globulo polare: piccola cellula aploide non funzionale generata durante l'ovogenesi.

Glucosio: monosaccaride a sei atomi di carbonio. È il monomero costitutivo di molti polisaccaridi (amido, glicogeno, cellulosa) ed è il carboidrato più comune in natura.

Golgi: si veda Apparato di Golgi.

Gonade: ghiandola sessuale, maschile (testicolo) o femminile (ovaia). Organo dell'apparato riproduttore nel quale sono prodotti i gameti.

Gruppo sanguigno: caratteristica ereditaria legata alla presenza di specifici antigeni sulla membrana dei globuli rossi. I gruppi sanguigni più noti sono quelli del sistema AB0 (gruppi A, B, AB e 0).

Guanina: base purinica presente nel DNA e nel RNA; è in grado di appaiarsi con la citosina mediante tre legami a idrogeno.

Ibrido: organismo che deriva dall'incrocio (accoppiamento) tra specie differenti. Mendel definiva ibridi gli individui derivati da progenitori con genotipi diversi, per un certo carattere, quindi gli eterozigoti.

Idrolisi: reazione di rottura di una molecola per addizione di acqua.

Inibizione da feedback: si veda *Feedback* negativo.

Interfase: stadio del ciclo cellulare compreso tra due mitosi successive; è suddivisa nelle fasi G_1, S, e G_2. La crescita cellulare e la replicazione del DNA avvengono durante l'interfase.

Inversione: mutazione cromosomica in cui una sezione del cromosoma si rompe e si ricongiunge alla medesima regione, ruotata di 180°.

Ipertonica, soluzione: soluzione che, se paragonata a un'altra, ha maggior concentrazione di particelle solubili e, di conseguenza, maggiore pressione osmotica.

Ipotonica, soluzione: soluzione che, se paragonata a un'altra, ha minore concentrazione di particelle solubili e, di conseguenza, minore pressione osmotica.

Isolamento: meccanismo che impedisce l'incrocio e quindi lo scambio genico tra individui di specie o popolazioni differenti, che pertanto si differenziano sempre di più, eventualmente dando origine a nuove specie.

Isotonica, soluzione: soluzione che, se paragonata a un'altra, ha la stessa concentrazione di particelle solubili e, di conseguenza, la stessa pressione osmotica.

Istoni: piccole proteine cariche positivamente (a comportamento basico) che nelle cellule eucariote sono costituenti fondamentali della cromatina, insieme al DNA.

Lamarckismo: teoria evolutiva di Jean Baptiste de Lamarck (1774-1829), basata sull'ereditarietà dei caratteri acquisiti.

Legame peptidico: legame che collega un amminoacido all'altro lungo una catena polipeptidica; si forma per condensazione tra il gruppo carbossilico di un amminoacido e il gruppo amminico di un altro.

Legge della dominanza: prima legge di Mendel o legge dell'uniformità degli ibridi di prima generazione. La progenie (F_1) derivante dall'incrocio fra due individui appartenenti a linee pure (omozigoti), differenti per un carattere ereditario, è costituita da individui uguali tra loro (ibridi), che mostrano il carattere di uno dei due genitori (dominante). Il carattere apparentemente scomparso è detto recessivo.

Legge della segregazione: seconda legge di Mendel. I due alleli di un gene si separano (segregano) durante la formazione dei gameti, cosicché ogni gamete contiene un solo allele di ogni coppia.

Legge dell'assortimento indipendente: terza legge di Mendel. Nell'incrocio tra due individui appartenenti a linee pure differenti per più di un carattere ereditario, nella seconda generazione tali caratteri si assortiscono indipendentemente gli uni dagli altri durante la formazione dei gameti e si combinano secondo le leggi del caso.

Linkage: tendenza di determinati alleli a essere ereditati assieme, a causa della localizzazione ravvicinata sullo stesso cromosoma.

Lipidi: macromolecole organiche di struttura varia accomunate dall'insolubilità in acqua e dalla solubilità nei solventi organici. Appartengono a questo gruppo diverse sostanze, tra cui i *trigliceridi*, i *fosfolipidi*, gli *steroidi*, i *glicolipidi* e le *cere*.

Lisosoma: organello delimitato da membrana che contiene enzimi idrolitici, in grado di digerire la maggior parte delle macromolecole cellulari.

Locus: in genetica, posizione occupata da un gene lungo un cromosoma.

Mappa cromosomica: schema da cui risulta la posizione reciproca dei geni di un cromosoma, stabilita sulla base della frequenza di ricombinazione fra i geni (a due a due).

Meiosi: processo di divisione cellulare nella quale due successive divisioni nucleari producono quattro gameti aploidi da una cellula germinale diploide.

Membrana cellulare: o membrana plasmatica o plasmalemma; membrana che circonda le cellule e le separa dall'ambiente esterno, regolando l'entrata e l'uscita delle sostanze. È costituita principalmente da fosfolipidi disposti a formare un doppio strato e da proteine immerse in esso.

Membrana nucleare: doppia membrana che circonda il nucleo delle cellule eucariotiche e lo separa dal citoplasma; è interrotta periodicamente da pori che consentono lo scambio di materiali tra nucleo e citoplasma.

Metabolismo: insieme di tutte le reazioni chimiche che avvengono in un organismo, comprendente anabolismo e catabolismo.

Metafase: stadio della divisione cellulare durante la quale i singoli cromosomi (nella mitosi) o le tetradi (nella meiosi) si allineano sul piano equatoriale della cellula in divisione e si legano alle fibre del fuso, formando la piastra equatoriale.

Microtubulo: struttura tubulare costituente del citoscheletro, formata da 13 filamenti di una proteina chiamata tubulina, aggregati a formare un cilindro cavo; i microtubuli sono componenti essenziali del fuso mitotico e delle appendici cellulari (flagelli e ciglia).

Mitocondrio: organello cellulare delimitato da una doppia membrana e sede del processo della respirazione cellulare.

Mitosi: negli eucarioti, divisione cellulare che dà origine a due cellule figlie che sono geneticamente identiche tra loro e alla cellula madre. È suddivisa in quattro fasi principali: profase, metafase, anafase e telofase.

Monomero: molecola che, unita ad altre a essa simili, può costituire un polimero.

Monosaccaride: carboidrato che per idrolisi non può dare carboidrati più semplici; ne sono esempi il glucosio, il fruttosio e il galattosio.

mRNA: RNA messaggero. Tipo di RNA nel quale viene copiato il messaggio contenuto in un gene (o in un gruppo di geni) del DNA durante la trascrizione; l'mRNA trasporta questa informazione dal nucleo al citoplasma, dove funge da stampo per la sintesi di una proteina durante la sintesi proteica.

Mutageno: agente, sia chimico che fisico, che può causare mutazioni nel DNA o aumentare il tasso di mutazioni.

Mutazione: in generale, cambiamento ereditabile nel patrimonio genetico di un organismo. Le mutazioni che riguardano singoli geni sono dette *mutazioni geniche*, quelle che comportano un'alterazione nella struttura di singoli cromosomi *mutazioni cromosomiche* e quelle che comportano una variazione nel numero di cromosomi *mutazioni genomiche*.
Le mutazioni geniche che interessano un singolo nucleotide sono dette *mutazioni puntiformi*.

NAD+: nicotinammide adenin dinucleotide. Coenzima trasportatore di idrogeno ed elettroni ad alta energia, coinvolto nella respirazione cellulare.

NADH: forma ridotta del NAD^+.

NADP+: nicotinammide adenin dinucleotide fosfato. Coenzima trasportatore di idrogeno ed elettroni ad alta energia, coinvolto nella fotosintesi clorofilliana.

NADPH: forma ridotta del $NADP^+$.

Nicotinammide adenin dinucleotide: si veda NAD.

Nondisgiunzione: mancata separazione dei cromosomi omologhi durante la meiosi.

Nucleo: organello delle cellule eucariote delimitato da membrana e contenente il materiale genetico.

Nucleoide: regione della cellula procariote, non delimitata da membrana, dove è localizzato il DNA.

Nucleolo: corpo denso visibile nei nuclei delle cellule non in divisione. Luogo della sintesi del RNA ribosomale.

Nucleosoma: unità di base da cui è formata la cromatina nelle cellule eucariotiche, è costituito da otto molecole di istoni attorno alle quali si avvolge due volte il DNA.

Nucleotide: molecola organica costituita da tre subunità: una base azotata (purina o pirimidina), uno zucchero a cinque atomi di carbonio e un gruppo fosfato; è il monomero costitutivo degli acidi nucleici (DNA e RNA).

Omeostasi: mantenimento di un ambiente interno relativamente stabile, in un organismo.

Omologia: somiglianza tra strutture diverse, dovuta alla medesima origine evolutiva (esempio: pinna di balena, ala di pipistrello e braccio umano).

Omozigote: individuo diploide che possiede due alleli identici di un gene per un particolare carattere.

Oncogène: versione virale modificata di un gene presente in una cellula normale; gli oncogèni codificano per proteine simili a quelle che nella cellula svolgono ruoli importanti nella regolazione della crescita, sovvertendo questo meccanismo e trasformando le cellule normali in cellule tumorali.

Ontogenesi: insieme dei processi di accrescimento e di differenziamento nello sviluppo dell'individuo, dall'uovo fecondato all'adulto.

Organello: struttura presente nel citoplasma delle cellule eucariote, specializzata per lo svolgimento di una specifica funzione (esempio: reticolo endoplasmatico e apparato di Golgi).

Osmosi: diffusione di acqua attraverso una membrana semipermeabile da una regione a bassa concentrazione di soluti a una regione con alta concentrazione di soluti.

Ossidazione: perdita di elettroni o di un atomo di idrogeno da parte di un atomo, uno ione, o una molecola.

BIOLOGIA

Ovaia: gonade femminile; al suo interno si verifica l'ovogenesi con la produzione delle cellule uovo.

Ovogenesi: gametogenesi femminile; porta alla formazione di cellule uovo mature e avviene nelle ovaie.

Parete cellulare: rivestimento esterno rigido delle cellule presente nelle piante, nei funghi e nei batteri. Nelle piante è formato prevalentemente da cellulosa, nei funghi da chitina e nei batteri da acido muramico.

Partenogenesi: forma di riproduzione asessuata in cui un individuo si sviluppa da un uovo non fecondato da uno spermatozoo.

Piastra equatoriale: si veda Metafase.

Pinocitosi: tipo di endocitosi attraverso la quale vengono inglobate dalla cellula goccioline di liquido contenenti eventuali soluti.

Pirimidina: composto eterociclico; indica anche una base azotata derivata dalla pirimidina e quindi formata da un solo anello, come citosina, timina, e uracile.

Plastidi: organuli caratteristici delle cellule vegetali, circondati da una doppia membrana; i più importanti sono i cloroplasti, in cui si svolge la fotosintesi clorofilliana, e gli amiloplasti, che fungono da deposito di amido.

Polipeptide: polimero composto da molti amminoacidi legati tra loro da legami peptidici.

Poliploide: termine riferito a ogni cellula, o organismo, in cui il numero di cromosomi è superiore a *2n*.

Poliribosoma: filamento di mRNA a cui sono associati diversi ribosomi che lo stanno traducendo simultaneamente.

Pool genico: tutti gli alleli di ogni gene di ogni individuo in una data popolazione.

Popolazione: gruppo di individui appartenenti alla stessa specie, che coesistono in un momento definito nel tempo e nello spazio; i membri di una popolazione non sono separati da barriere (geografiche, comportamentali ecc.) che impediscono gli scambi (individuali, genetici ecc.) e possono quindi incrociarsi tra loro.

Pressione selettiva: forza, generata da parametri della selezione naturale, che causa variazioni nel pool genico di una popolazione.

Procariote: organismo costituito da una cellula che non possiede membrana nucleare né organelli delimitati da membrana (cellula batterica).

Profase: stadio della mitosi o della meiosi durante la quale i filamenti di DNA si condensano fino a formare cromosomi visibili; durante la profase I della meiosi avviene l'appaiamento dei cromosomi omologhi e in alcuni casi il crossing-over.

Promotore: sito specifico sul filamento di DNA al quale si lega la RNA polimerasi per iniziare la trascrizione.

Proteina: polimero biologico costituito da amminoacidi uniti da legami peptidici, a formare una catena polipeptidica.

Purina: composto eterociclico; indica anche una base azotata derivata dalla purina e quindi formata da due anelli, come adenina e guanina.

Radiazione adattativa: processo evolutivo mediante il quale una specie dà origine a molte specie diverse, ognuna specializzata per una nicchia ecologica differente.

Recessivo: si riferisce a un allele in una cellula diploide, l'allele recessivo di un gene si manifesta nel fenotipo solo nell'individuo omozigote per quell'allele.

Recettore cellulare: proteina localizzata sulla superficie cellulare, in grado di riconoscere e legare molecole che agiscono come segnali, per esempio ormoni, neurotrasmettitori, o fattori di crescita.

Recettore sensoriale: struttura anatomica che ricevere segnali o stimoli e produce una risposta biologica a essi (fotorecettori, meccanocettori ecc.).

Replicazione: processo di duplicazione del DNA; avviene nel nucleo (nelle cellule eucariote) ed è semiconservativa: ciascuna delle due molecole figlie di DNA è formata da un filamento appartenuto al DNA parentale e un filamento sintetizzato ex-novo.

Respirazione: (1) respirazione cellulare: serie di reazioni biochimiche che richiedono ossigeno e portano alla sintesi di ATP. (2) Respirazione esterna: inalazione ed espirazione di gas (ossigeno e anidride carbonica) e loro scambio negli alveoli polmonari.

Reticolo endoplasmatico: o reticolo endoplasmico; sistema di canali delimitato da membrane che si trova nel citoplasma; trasporta proteine e lipidi alle diverse parti della cellula. È suddiviso in *rugoso* e *liscio* a seconda che ad esso siano associati o meno i ribosomi.

Retrovirus: virus a RNA nel quale l'RNA virale viene utilizzato come stampo per copiare una molecola di DNA complementare all'RNA virale (cDNA).

Rh, fattore: antigene presente sui globuli rossi la cui presenza o assenza è indicata rispettivamente da un + o da un – nella nomenclatura dei gruppi sanguigni.

Ribosoma: organello sede della sintesi proteica, costituito da RNA ribosomiale e proteine; può essere libero nel citoplasma o associato alla membrana del reticolo endoplasmatico.

Ricombinazione: nuova combinazione di geni ottenuta dalla riproduzione sessuale o dal crossing-over negli eucarioti, e da trasformazione, trasduzione, o coniugazione nei procarioti.

Riduzione: processo attraverso il quale un atomo, ione o molecola acquista elettroni o idrogeno; perdita di ossigeno da un atomo, ione o molecola.

Riproduzione asessuata: o riproduzione agamica, o agamia; forma di riproduzione che non comporta l'intervento di gameti e non implica quindi fecondazione; i nuovi individui prendono origine da un unico genitore. Può avvenire per scissione binaria, gemmazione e partenogenesi.

Riproduzione sessuata: forma di riproduzione che comporta l'intervento di gameti, prodotti per meiosi da due individui di sesso diverso, e la loro unione (fecondazione), che dà origine allo zigote.

RNA: acido ribonucleico. Acido nucleico costituito da nucleotidi composti da ribosio (zucchero a 5 atomi di carbonio), un gruppo fosfato, e una base azotata (adenina, citosina, guanina, o uracile); partecipa alla sintesi proteica. I tre tipi fondamentali di RNA sono mRNA, rRNA e tRNA.

RNA messaggero: si veda mRNA.

RNA polimerasi: enzima che permette la sintesi di RNA durante il processo di trascrizione.

RNA ribosomiale: si veda rRNA.

RNA transfer: o RNA di trasporto. Si veda tRNA.

rRNA: RNA ribosomiale. Tipo di RNA che, insieme alle proteine, è parte integrante della struttura del ribosoma.

Selezione naturale: meccanismo proposto da Darwin per spiegare il verificarsi dell'evoluzione: gli individui meglio adattati all'ambiente in cui vivono lasciano più discendenti rispetto agli individui meno adattati. La selezione naturale porta a una graduale variazione delle frequenze geniche in una popolazione.

Semipermeabile: che permette il passaggio del solvente, ma non quello della maggior parte dei soluti; termine normalmente riferito alle membrane biologiche.

Sinapsi: giunzione tra due neuroni o tra un neurone e un effettore a livello della quale si ha la trasmissione dell'impulso nervoso da una cellula all'altra, in genere attraverso il rilascio nello spazio intersinaptico di un neurotrasmettitore.

Sito attivo: regione di un enzima che riconosce e lega il substrato.

Specie: categoria di base del sistema di classificazione tassonomica; due organismi appartengono alla stessa specie se sono in grado di incrociarsi tra loro, generando prole fertile.

Speciazione: processo di diversificazione di una popolazione che dà origine alla nascita di nuove specie.

Spermatogenesi: gametogenesi maschile; porta alla formazione degli spermatozoi e avviene nei testicoli.

Spermatozoo: gamete maschile maturo.

Stampo: molecola che dirige la sintesi di un'altra molecola agendo come modello o schema; l'mRNA per esempio è lo stampo per la sintesi di proteine.

Substrato: sostanza su cui un enzima esercita la sua azione catalitica.

Telofase: stadio finale della mitosi o della meiosi durante la quale i cromosomi si despiralizzano, scompare il fuso mitotico, ricompare il nucleolo e si riforma la membrana nucleare. Alla telofase segue generalmente la citodieresi.

Testicolo: gonade maschile; al suo interno si verifica la spermatogenesi con la produzione degli spermatozoi.

Tetrade: coppia di cromosomi omologhi che si appaiano durante la profase I della meiosi; ogni cromosoma è costituito da due cromatidi fratelli, la tetrade è quindi costituita da quattro cromatidi.

Timina: base pirimidinica presente nel DNA, ma non nell'RNA; è in grado di appaiarsi con l'adenina mediante due legami a idrogeno.

Traduzione: processo attraverso il quale la sequenza nucleotidica del mRNA viene tradotta in una sequenza di amminoacidi di una catena polipeptidica, durante la sintesi proteica.

Trascrizione: processo di sintesi di molecole di RNA su uno stampo di DNA; nelle cellule eucariotiche avviene nel nucleo.

Trasduzione: trasferimento di materiale genetico da un organismo a un altro a opera di un virus.

Trasformazione: assunzione e incorporazione di DNA dall'esterno da parte di una cellula batterica ricevente.

Trasporto attivo: trasporto di una sostanza attraverso una membrana contro un gradiente di concentrazione; richiede energia per avvenire ed è mediato da proteine trasportatrici inserite nella membrana.

Trasporto passivo: trasporto di sostanze attraverso una membrana secondo gradiente di concentrazione e quindi senza dispendio di energia. Sia la diffusione semplice che la diffusione facilitata sono forme di trasporto passivo.

tRNA: RNA transfer o RNA di trasporto. Piccola molecola di RNA che lega uno specifico amminoacido e lo trasporta al complesso ribosoma/mRNA durante la sintesi proteica; il tRNA si appaia al codone corrispondente all'amminoacido trasportato, mediante una specifica tripletta di nucleotidi, detta anticodone.

Uovo: si veda Cellula uovo.

Uracile: base pirimidinica presente nel RNA ma non nel DNA; è in grado di appaiarsi con l'adenina mediante due legami a idrogeno.

Vacuolo: organello delimitato da membrana in cui sono immagazzinati nutrienti solubili e acqua.

Virus: organismo submicroscopico acellulare costituito da un acido nucleico rivestito da un involucro generalmente proteico, detto *capside*; i virus sono parassiti endocellulari obbligati.

Zigote: cellula diploide (2*n*) che deriva dalla fusione di due gameti aploidi (*n*) durante la riproduzione sessuale; è la prima cellula del nuovo organismo.

Indice analitico

A

B

C

D

E

F

G

N

O

P

Q

R

S

T

U

V

Z

parte quarta

CHIMICA

Indice

1 | La composizione della materia

L'oggetto di studio della chimica è la materia. La chimica è infatti la disciplina che studia:

- la struttura e la composizione della materia;
- le trasformazioni che la materia subisce;
- l'energia coinvolta in queste trasformazioni.

1.1 | Miscele e sostanze

La materia è fatta di *atomi*, particelle piccolissime che possono combinarsi tra loro in modo diverso. Riguardo alla composizione chimica la materia può essere sotto forma di:

- **miscele** (o miscugli);
- **sostanze** (o sostanze pure).

1.1.1 | Miscele

Una miscela è un insieme fisico di due o più sostanze e ha composizione variabile.

In base alla possibilità di distinguerne i componenti, le miscele vengono divise in:

- **eterogenee**: formate da due o più fasi (una fase è una porzione di un sistema in cui le proprietà fisiche intensive sono identiche in ogni punto o variano con continuità, separata dal resto da superfici limitanti). Non hanno composizione uniforme in tutti i punti del campione e i componenti sono facilmente distinguibili. Esempi di miscele eterogenee sono le rocce, il sangue e il latte;
- **omogenee**: formate da una sola fase. La composizione è uniforme in tutti i punti del campione e i componenti non sono distinguibili. Esempi di miscele omogenee sono l'acqua di mare, il vino e l'aria. Le miscele omogenee sono chiamate anche *soluzioni*.

La materia è costituita per lo più da miscele.

Metodi di separazione

Separando una miscela nei suoi componenti con metodi fisici (quali per esempio distillazione o filtrazione) si ottengono sostanze pure.

La scelta del metodo di separazione dipende dallo stato fisico dei componenti e dalle loro proprietà chimiche e fisiche. Sono elencati di seguito i metodi di separazione più utilizzati.

- **Filtrazione**: permette di separare i componenti di una miscela eterogenea costituita da un liquido e un solido sfruttando la diversa dimensione delle particelle. Si realizza facendo passare la miscela attraverso un filtro di carta assorbente.
- **Distillazione**: permette di separare i componenti di una miscela sfruttandone la diversa temperatura di ebollizione. La distillazione può essere:
  - semplice: quando si separa un liquido da una soluzione solido-liquido;
  - frazionata: quando si separa un liquido da una soluzione di due o più liquidi.
- **Cromatografia**: permette di separare i componenti della miscela sfruttando la diversa velocità con cui questi migrano attraverso un materiale di supporto (per esempio carta o silice) sotto la spinta di un flusso di solvente (detto in questo caso *eluente*).
- **Centrifugazione**: permette di separare rapidamente i componenti della miscela grazie alla loro differenza di densità sfruttando la forza centrifuga.
- **Estrazione con solventi**: si realizza sfruttando la solubilità di una sola delle sostanze della miscela in un determinato solvente.

CHIMICA

1.1.2 | Sostanze pure

Una sostanza pura è una porzione di materia che ha composizione uniforme, costante e ben definita. A differenza di una miscela, una sostanza pura è formata da un solo tipo di unità fondamentale (un atomo (gas nobili), una molecola (sostanze covalenti) o la cella elementare di un reticolo cristallino tridimensionale (composti ionici). In base alla possibilità di scindere o meno una sostanza in componenti più semplici si distinguono due tipi di sostanze:

- **composti:** possono essere scissi (con procedimenti chimici) in due o più sostanze più semplici, perché formati da atomi di tipo diverso legati tra loro a formare *reticoli cristallini tridimensionali*, come il cloruro di sodio (NaCl), o particelle chiamate *molecole*, come l'acqua (H_2O) o l'ammoniaca (NH_3);
- **elementi** o **sostanze elementari:** non possono essere ulteriormente scomposti in sostanze più semplici, perché formati da atomi uguali.

  I termini "elemento" e "sostanza elementare" sono di solito utilizzati in modo indifferente; anche se nella maggior parte dei casi questa approssimazione è accettabile, è importante avere chiaro che **un elemento è un insieme di atomi con identiche caratteristiche** (numero atomico, peso atomico ecc.), mentre una sostanza elementare è una sostanza pura formata da atomi dello stesso elemento (per esempio O_2, H_2, C, S_8).

  Gli unici elementi presenti in natura come atomi singoli sono i gas nobili, quindi in tutti gli altri casi, quando si parla di un elemento, come l'ossigeno o il ferro, non ci si riferisce a un insieme di atomi singoli bensì a una sostanza formata da atomi dello stesso elemento legati tra loro attraverso i legami chimici. L'ossigeno, per esempio, allo stato elementare si trova come molecola biatomica, O_2, mentre gli atomi che formano un campione di ferro sono legati tra loro tramite legame metallico (si veda § 2.10).

Quanto appena visto ci aiuta a comprendere che:

- un **atomo** è la minima frazione di materia che conserva le caratteristiche chimiche ma non quelle fisiche (a eccezione dei gas nobili) dell'elemento, in quanto incapace di esistenza fisica indipendente;
- una **molecola** è la porzione più piccola di una sostanza pura che ne mantiene le proprietà chimiche e fisiche ed è capace di esistenza indipendente.

Schema riassuntivo della composizione della materia

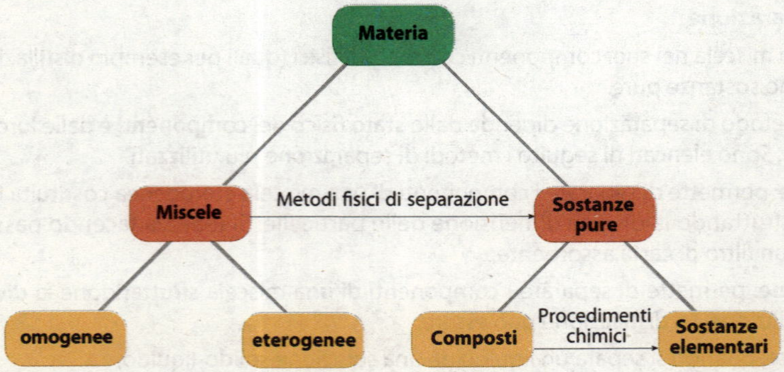

Indicare cosa sono, dal punto di vista chimico, i seguenti alimenti: latte, zucchero, acqua minerale, gelato, olio d'oliva e sale da cucina.

Il latte è una miscela eterogenea: un'emulsione formata da goccioline di grassi disperse in una soluzione acquosa contenente carboidrati, proteine, vitamine e sali minerali. Lo zucchero (saccarosio) è una sostanza pura. L'acqua minerale è una miscela omogenea di acqua e sali disciolti (una *soluzione*). Il gelato è una miscela eterogenea di acqua, zuccheri, proteine, gocce di grasso e bolle d'aria. L'olio d'oliva è una miscela omogenea di grassi. Il sale da cucina, cloruro di sodio, è una sostanza pura, di formula NaCl.

1.2 | Primi modelli atomici

Il concetto di atomo è molto antico: già Democrito nel 400 a.C. aveva proposto una teoria atomica che conteneva tutte le idee fondamentali esposte poi nella teoria atomica di Dalton, la prima dotata di valore scientifico perché impostata su un sistema di misure, spiegazioni e previsioni.

Le prove della reale esistenza degli atomi furono fornite (alla fine del XVIII secolo) dall'osservazione che la materia coinvolta nelle trasformazioni chimiche segue due leggi fondamentali: la legge di conservazione della massa e la legge delle proporzioni definite.

Legge di conservazione della massa (Lavoisier, 1783)

In una reazione chimica, la somma delle masse delle sostanze reagenti è uguale alla somma delle masse delle sostanze prodotte.

Legge delle proporzioni definite (Proust, 1799)

In una sostanza pura, gli elementi che la costituiscono sono combinati secondo un rapporto in peso definito e costante.

Per spiegare il comportamento della materia esposto da queste leggi, Dalton elaborò la teoria atomica che porta il suo nome.

1.2.1 | Teoria atomica di Dalton

La teoria di Dalton (presentata nel 1802) si basa su tre postulati:

1. tutti gli elementi sono fatti di particelle piccolissime chiamate atomi:
   - gli atomi di un elemento sono uguali tra loro e hanno le stesse proprietà chimiche;
   - gli atomi di elementi diversi sono diversi e hanno proprietà diverse;
2. nelle reazioni chimiche gli atomi conservano la loro identità;
3. gli atomi di elementi diversi si combinano tra loro formando composti. In un dato composto, il numero relativo e il tipo di atomi di ogni elemento sono costanti.

Le leggi quantitative della chimica, dedotte da osservazioni di tipo macroscopico sul comportamento della materia, possono essere spiegate alla luce della teoria di Dalton:

- la legge della conservazione della massa si spiega in base al postulato 2: se gli atomi si conservano, anche la loro massa si conserva;
- la legge delle proporzioni definite si spiega facendo riferimento al postulato 3: se il rapporto tra gli atomi degli elementi presenti in un composto è fisso, lo è anche il loro rapporto in peso.

Legge delle proporzioni multiple (Dalton, 1803)

Conseguenza della teoria atomica di Dalton è la legge delle proporzioni multiple secondo la quale: quando due elementi si combinano tra loro per dare più di un composto, le quantità in peso di uno che si combinano con una quantità fissa dell'altro, stanno tra loro in rapporti semplici esprimibili mediante numeri interi piccoli. Questa legge è correlata al postulato 2 secondo cui gli atomi si combinano mantenendo la propria individualità.

C (12 g) + O (16 g) → CO (28 g)

C (12 g) + O (16 g) + O (16 g) → CO_2 (44 g)

$$\frac{\text{Massa di O in } CO_2}{\text{Massa di O in CO}} = \frac{32\text{ g}}{16\text{ g}} = \frac{2}{1} = 2$$

1.2.2 | Modello di Rutherford (1911)

Nel modello di Rutherford l'atomo è costituito da:

- un **nucleo** centrale formato da particelle cariche positivamente, dette **protoni**, e particelle neutre, dette **neutroni**. Nel nucleo risiede la quasi totalità della massa dell'atomo;
- particelle cariche negativamente, dette **elettroni**, in movimento intorno al nucleo in numero uguale a quello dei protoni: l'atomo isolato è elettricamente neutro.

Raggio atomico: 10^{-10} m = 1 Å.
Raggio nucleare: 10^{-14} m = 10^{-4} Å

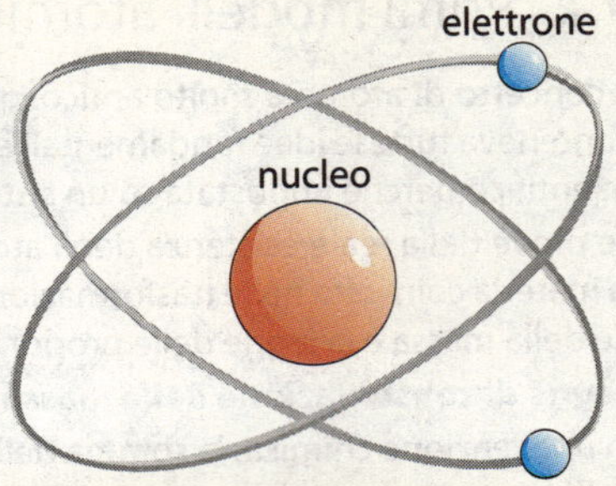

	Carica	Massa
Protone	$+1{,}6 \cdot 10^{-19}$ C	$1{,}67 \cdot 10^{-27}$ kg
Elettrone	$-1{,}6 \cdot 10^{-19}$ C	$9{,}11 \cdot 10^{-31}$ kg
Neutrone	0	$1{,}67 \cdot 10^{-27}$ kg

Il rapporto fra la massa di un nucleone e quella di un elettrone è pari 1.833.
Il rapporto fra il raggio atomico e il raggio nucleare è pari a 10.000.

Ogni atomo è caratterizzato da:

- **Z**, *numero atomico* = numero di protoni contenuti nel nucleo (è generalmente indicato in basso a sinistra del simbolo dell'elemento);
- **A**, *numero di massa* = numero di neutroni e protoni contenuti nel nucleo cioè numero di nucleoni del nucleo (è generalmente indicato in alto a sinistra del simbolo dell'elemento).

L'atomo di ossigeno $^{16}_{8}O$ ha Z = 8 e A = 16.

Tutti gli atomi con lo stesso numero atomico (Z) si comportano chimicamente nello stesso modo e sono classificati come atomi dello stesso elemento chimico.

Gli ioni

Un atomo (o una molecola) può cedere o acquistare uno o più elettroni (processo di ionizzazione), perdendo così la propria neutralità elettrica e trasformandosi in uno *ione*.
Un *catione* (ione positivo) è un atomo che ha perso uno o più elettroni esterni (per esempio H^+).
Un *anione* (ione negativo) è un atomo che ha acquistato uno o più elettroni esterni (per esempio Cl^-)[1].

Nei processi chimici sono coinvolti solo gli elettroni: protoni e neutroni non partecipano.

Nel modello atomico di Rutherford, chiamato anche modello planetario, l'atomo, rappresentato nella figura all'inizio del paragrafo, è costituito da un piccolissimo nucleo centrale in cui sono concentrate la carica positiva e quasi tutta la massa dell'atomo, e da elettroni che gli ruotano intorno a grande distanza su orbite circolari. Tale modello risulta però in disaccordo con la teoria elettromagnetica classica, secondo la quale una carica elettrica in movimento, come l'elettrone, dovrebbe perdere gradualmente energia, descrivendo orbite di raggio sempre più piccolo, fino a cadere sul nucleo.

1.2.3 | Modello di Bohr (1913)

Bohr si basa sul modello di Rutherford e sulla teoria quantistica, proposta da Max Planck agli inizi del secolo scorso, per proporre un nuovo modello in cui si ipotizza l'esistenza di *orbite stazionarie* (o *stati stazionari*) nelle quali gli elettroni si muovono senza irradiare energia. Un elettrone appartiene a un'orbita stazionaria (cioè non emette energia) se il valore del suo momento angolare *mvr* è un multiplo intero di $h/2\pi$ (dove h è la costante di Planck e vale $6{,}625 \cdot 10^{-34}$ J · s).
Un elettrone appartiene quindi a un'orbita stazionaria, ovvero può muoversi indefinitamente senza irradiare, se vale la relazione seguente:

$$mvr = n \cdot \frac{h}{2\pi}$$

dove *n* assume valori interi e prende il nome di *numero quantico principale*.
Secondo il modello di Bohr, quindi:

1. La definizione si riferisce agli ioni monoatomici; esistono però anche gli ioni poliatomici, per esempio NH_4^+ e OH^-, costituiti da aggregati di atomi dotati di carica positiva o negativa.

- l'energia di un elettrone in un atomo cresce al crescere di *n*;
- la posizione dell'elettrone dipende dal suo contenuto energetico: più un elettrone è lontano dal nucleo, maggiore è la sua energia quindi gli elettroni più lontani dal nucleo sono quelli con *n* maggiore;
- un atomo può scambiare energia con l'esterno solo se un suo elettrone passa da un'orbita stazionaria a un'altra. Se ciò avviene, l'energia scambiata è pari alla differenza di energia tra i due stati coinvolti nella transizione.

Gli scambi di energia tra un atomo e l'ambiente che lo circonda avvengono per assorbimento, o emissione, di un fotone con energia pari a $h\nu$. Come mostrato nella figura a lato se un elettrone passa dallo stato $n = 2$ allo stato $n = 1$ si ha l'emissione di un *fotone* di energia pari a:

$$E_2 - E_1 = h\nu$$

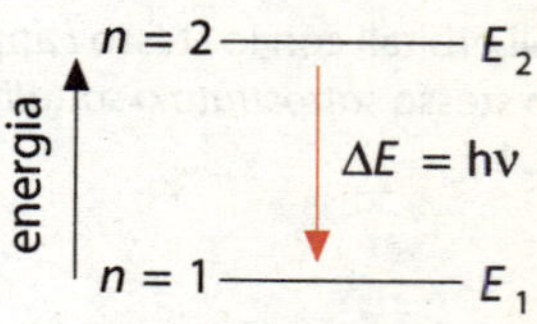

1.2.4 | Modello ondulatorio dell'atomo (1930)

Come nel modello di Bohr, nel modello ondulatorio l'atomo è costituito da un nucleo (contenente protoni e neutroni) e da elettroni. In questo modello però, il movimento degli elettroni intorno al nucleo può essere rappresentato solo ricorrendo al concetto di *probabilità*. Dentro l'atomo l'elettrone si trova confinato in regioni di spazio (chiamate *orbitali*) nelle quali non è identificabile come particella fisica poiché si comporta come se fosse una "nuvola elettronica" più o meno densa.

Principio di indeterminazione di Heisenberg

Il principio di indeterminazione di Heisenberg afferma che è impossibile conoscere simultaneamente e con una precisione grande a piacere la *posizione* e la *velocità* (o equivalentemente la *quantità di moto*) di una particella. Una conseguenza di tale principio è che per un elettrone in un atomo non si può parlare di traiettoria, ma solo di regione di spazio in cui è diversa da zero la probabilità di trovare l'elettrone in un dato istante; ciò a causa della naturale incertezza nella determinazione della sua posizione.

Il concetto di orbitale

Con la meccanica ondulatoria, al concetto di orbita di un elettrone si sostituisce quello di orbitale.

Dato un elettrone di energia prefissata, si definisce orbitale la regione di spazio intorno al nucleo ove esiste un'alta probabilità (almeno del 90%) di trovare l'elettrone dato. Ogni orbitale è identificato da una funzione matematica, detta funzione d'onda ψ, che assegna alle regioni di spazio attorno al nucleo la probabilità di trovare un elettrone dotato di una certa energia. Nella funzione d'onda ψ compaiono alcune costanti numeriche, dette **numeri quantici**. In generale si può affermare che:

- ogni orbitale è univocamente determinato dai tre numeri quantici *n*, *l*, *m*;
- ogni orbitale può ospitare al massimo due elettroni (§ 1.3), che differiscono l'uno dall'altro nel valore del quarto numero quantico, m_s;
- orbitali che ospitano elettroni di pari energia si dicono isoenergetici, o degeneri (n ed l uguali);
- lo stato di un elettrone in un atomo è univocamente determinato dai valori dei suoi quattro numeri quantici *n*, *l*, *m*, m_s.

Valori numerici e significato fisico dei numeri quantici

	Numero quantico	Simbolo	Significato fisico	Valori possibili
1	principale	*n*	Dimensione dell'orbitale. Indica l'energia dell'elettrone.	1, 2, 3,...
2	secondario (o angolare)	*l*	Forma dell'orbitale. Indica il momento angolare dell'elettrone. A parità di *n*, è discriminante per l'energia dell'elettrone.	numero intero $0 \le l \le n - 1$
3	magnetico	*m*	Orientamento dell'orbitale nello spazio.	$0, \pm 1, ..., \pm l$
4	di spin	m_s	Senso di rotazione dell'elettrone intorno al proprio asse.	$+ 1/2; - 1/2$

Nomenclatura degli orbitali

Gli orbitali di un atomo aventi lo stesso *n* appartengono allo stesso *strato* (*guscio*) o *livello energetico*:

- lo strato con $n = 1$ —veniva detto anche→ strato K
- lo strato con $n = 2$ —veniva detto anche→ strato L
- lo strato con $n = 3$ —veniva detto anche→ strato M

Gli orbitali con lo stesso *l* appartengono allo stesso *sottostrato* o *sottolivello*:

- gli orbitali con $l = 0$ —si chiamano→ orbitali *s*
- gli orbitali con $l = 1$ —si chiamano→ orbitali *p*
- gli orbitali con $l = 2$ —si chiamano→ orbitali *d*
- gli orbitali con $l = 3$ —si chiamano→ orbitali *f*

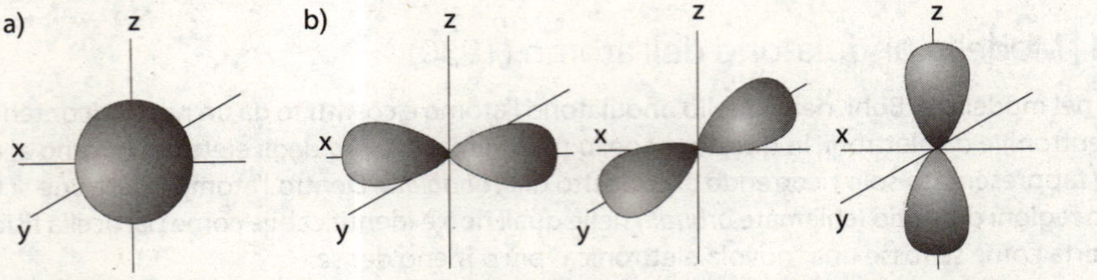

Forma e disposizione spaziale degli orbitali più semplici: a) orbitale di tipo s, b) orbitali di tipo p

Tabella riassuntiva della correlazione tra numeri quantici e orbitali

0	I *n*	I *l*	I *m*	II	III	IV
K	1	0	0	1 orbitale 1*s*	1	2
L	2	0	0	1 orbitale 2*s*	4	8
		1	−1 0 +1	3 orbitali 2*p* ($2p_x$, $2p_y$, $2p_z$) degeneri		
M	3	0	0	1 orbitale 3*s*	9	18
		1	−1 0 +1	3 orbitali 3*p* degeneri		
		2	−2 −1 0 +1 +2	5 orbitali 3*d* degeneri		

0 → simbolo dello strato
I → valori dei numeri quantici
II → numero e tipo di orbitali possibili per ciascun valore di *n*
III → numero totale di orbitali possibili per ciascun valore di *n*
IV → numero massimo di elettroni per ciascun valore di *n*

Il livello energetico con numero quantico principale *n* contiene n^2 orbitali (fino a $n = 4$) e può ospitare al massimo $2n^2$ elettroni.

1.3 | Disposizione degli elettroni negli atomi

La distribuzione degli elettroni nei vari livelli e sottolivelli energetici di un atomo si rappresenta con una notazione indicata come **configurazione elettronica**.

L'ossigeno (Z = 8) ha configurazione elettronica $1s^2\ 2s^2\ 2p^4$, dove i numeri 1 e 2 che precedono le lettere sono i valori del numero quantico principale, *s* e *p* sono i simboli dei sottolivelli (cioè del tipo di orbitale) e gli esponenti rappresentano il numero di elettroni presenti nell'orbitale (o orbitali).

Per scrivere correttamente la configurazione elettronica occorre conoscere l'ordine con cui sono riempiti i vari orbitali. L'ordine di riempimento è basato su tre regole:

- principio di Aufbau;
- principio di esclusione di Pauli;
- principio della massima molteplicità (o regola di Hund).

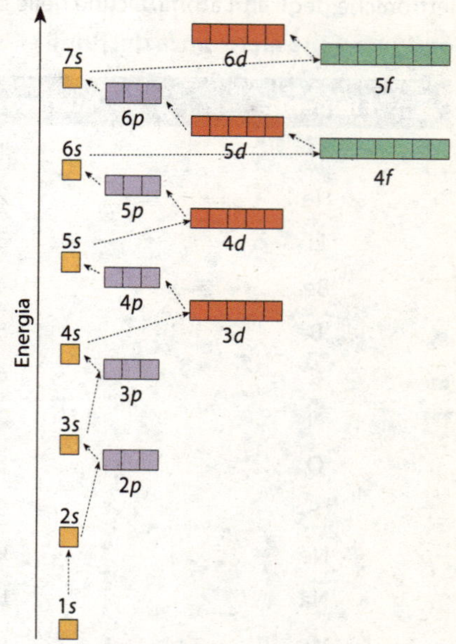

Diagramma di Aufbau che mostra la sequenza di riempimento degli orbitali

Principio di Aufbau

Gli elettroni si dispongono in un atomo occupando prima gli orbitali liberi con energia minore. L'energia di un orbitale dipende in prima istanza dal suo numero quantico principale *n* e in secondo luogo dal suo numero quantico secondario *l*. L'energia di un orbitale aumenta all'aumentare di *n*; a parità di *n* l'energia degli orbitali aumenta all'aumentare di *l*.
L'ordine di energia crescente per i primi otto sottolivelli è il seguente:

1*s*, 2*s*, 2*p*, 3*s*, 3*p*, 4*s*, 3*d*, 4*p*,...

Si noti che il riempimento del quarto livello inizia prima del completamento del terzo. L'energia degli orbitali *nd* è infatti superiore a quella degli orbitali $(n + 1)s$. L'energia degli orbitali *nf* è superiore a quella degli orbitali $(n + 1)p$ e $(n + 2)s$.

Principio di esclusione di Pauli

In un atomo non possono coesistere due o più elettroni che abbiano i quattro numeri quantici uguali. Ogni orbitale può quindi ospitare al massimo due elettroni, che devono avere spin opposto.

Principio della massima molteplicità (regola di Hund)

Se sono disponibili orbitali di pari energia (degeneri), gli elettroni si distribuiscono singolarmente, con spin paralleli (cioè tutti con $m_s = +1/2$ oppure tutti con $m_s = -1/2$), sul numero massimo possibile di questi.

La configurazione elettronica dell'ossigeno (Z = 8) è: $1s^2\ 2s^2\ 2p^4$. Si immagini di costruire tale struttura elettronica partendo dal solo nucleo dell'atomo di ossigeno e aggiungendo gli elettroni uno alla volta. Ogni orbitale si indica con un quadratino, ogni elettrone con una freccia (due frecce con verso opposto indicano due elettroni con numero quantico di spin opposto, ossia antiparalleli). Passo dopo passo si ottiene:

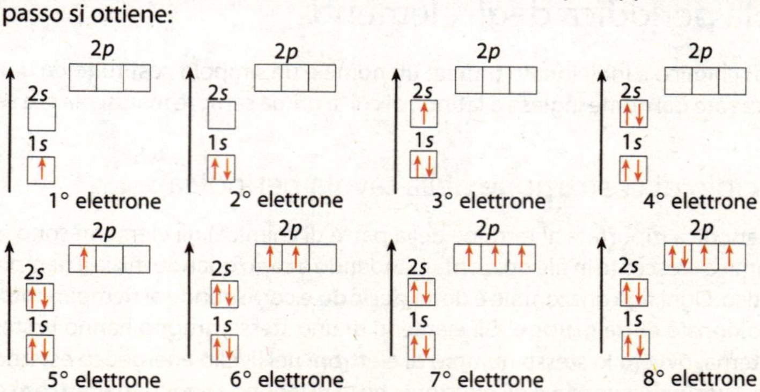

Osservazioni sulla costruzione dell'atomo di ossigeno

- Il terzo elettrone si dispone nell'orbitale sferico perché questo, tra i quattro orbitali del secondo livello energetico, è quello con energia minore.
- Il sesto elettrone non si accoppia all'elettrone già presente in uno dei tre orbitali di tipo *p* ma ne occupa uno dei due liberi, in accordo con il principio della massima molteplicità.

Con una logica analoga a quella seguita per l'atomo di ossigeno si possono ricavare le configurazioni elettroniche degli altri atomi, alcune delle quali sono riportate nella seguente tabella.

Configurazione elettronica dei primi elementi della tavola periodica degli elementi

Elemento	Numero atomico	Configurazione esterna
H	1	$1s^1$
He	2	$1s^2$
Li	3	$1s^2\,2s^1$
Be	4	$1s^2\,2s^2$
B	5	$1s^2\,2s^2\,2p^1$
C	6	$1s^2\,2s^2\,2p^2$
N	7	$1s^2\,2s^2\,2p^3$
O	8	$1s^2\,2s^2\,2p^4$
F	9	$1s^2\,2s^2\,2p^5$
Ne	10	$1s^2\,2s^2\,2p^6$
Na	11	$1s^2\,2s^2\,2p^6\,3s^1$
Mg	12	$1s^2\,2s^2\,2p^6 3s^2$
Al	13	$1s^2\,2s^2\,2p^6\,3s^2\,3p^1$
Si	14	$1s^2\,2s^2\,2p^6\,3s^2\,3p^2$
P	15	$1s^2\,2s^2\,2p^6\,3s^2\,3p^3$
S	16	$1s^2\,2s^2\,2p^6 3s^2\,3p^4$
Cl	17	$1s^2\,2s^2\,2p^6\,3s^2\,3p^5$
Ar	18	$1s^2\,2s^2\,2p^6\,3s^2\,3p^6$

È consigliabile conoscere i simboli degli elementi riportati nella tabella precedente con le corrispondenti configurazioni elettroniche.

1.4 | Tavola periodica degli elementi

Ogni elemento chimico è individuato tramite un nome e un simbolo costituito da una o due lettere (generalmente ricavate dal nome inglese o latino), di cui la prima sempre maiuscola e la seconda sempre minuscola.

1.4.1 | Principio di costruzione della tavola periodica

Nella tavola periodica (riportata al termine della parte di chimica) gli elementi sono incasellati in ordine di numero atomico crescente in file orizzontali, andando a capo quando inizia il riempimento di un nuovo livello energetico. Ogni riga orizzontale è detta **periodo** e corrisponde al riempimento degli orbitali di un livello. Ogni colonna è detta **gruppo**. Gli elementi di uno stesso gruppo hanno la stessa configurazione elettronica esterna, ovvero lo stesso numero di elettroni nel livello energetico esterno, questo viene definito **livello** o **guscio di valenza** e gli elettroni che vi risiedono sono detti **elettroni di valenza**.

I periodi sono 7 (corrispondenti ai sette livelli energetici) e sono indicati con numeri arabi. I gruppi sono invece tradizionalmente indicati con numeri romani e con la lettera A (8 gruppi) o B (10 gruppi). Gli elementi dei gruppi A sono chiamati *elementi rappresentativi* e hanno gli elettroni più esterni negli orbitali *s* o *p*. Gli elementi dei gruppi B sono detti *elementi di transizione* e hanno il sottolivello *d* parzialmente riempito. Nel sesto e nel settimo periodo sono inserite due file di elementi chiamati *elementi di transizione interna* (lantanidi e attinidi), caratterizzati dal sottolivello *f* parzialmente riempito.

Per evitare equivoci causati dal fatto che nella tavola periodica esistono gruppi "A" e gruppi "B" la IUPAC ha proposto una numerazione dei gruppi basata su un numero progressivo da 1 a 18: così I A e II A diventano 1 e 2; III B, IV B, V B, VI B, VII B, VIII B, I B e II B vanno da 3 a 12; III A, IV A, V A, VI A, VII A e 0 da 13 a 18. Attualmente sono in uso entrambi i sistemi e, mentre fino a poco tempo fa i quesiti delle prove di ammissione a Medicina e Odontoiatria facevano riferimento alla numerazione tradizionale, da un paio d'anni si utilizza prevalentemente la numerazione più recente; si consiglia quindi di abituarsi ad utilizzare la numerazione IUPAC.

La tavola periodica può essere suddivisa anche in blocchi:

blocco *s*	→	gruppi 1 (IA) e 2 (IIA); elementi che hanno l'ultimo elettrone in un orbitale *s*
blocco *p*	→	gruppi 13-18 (IIIA – 0); elementi che hanno l'ultimo elettrone in un orbitale *p*
blocco *d*	→	gruppi 3-12 (gruppi B); elementi che hanno l'ultimo elettrone in un orbitale *d*
blocco *f*	→	elementi che hanno l'ultimo elettrone in un orbitale *f*

Diagramma a blocchi della tavola periodica

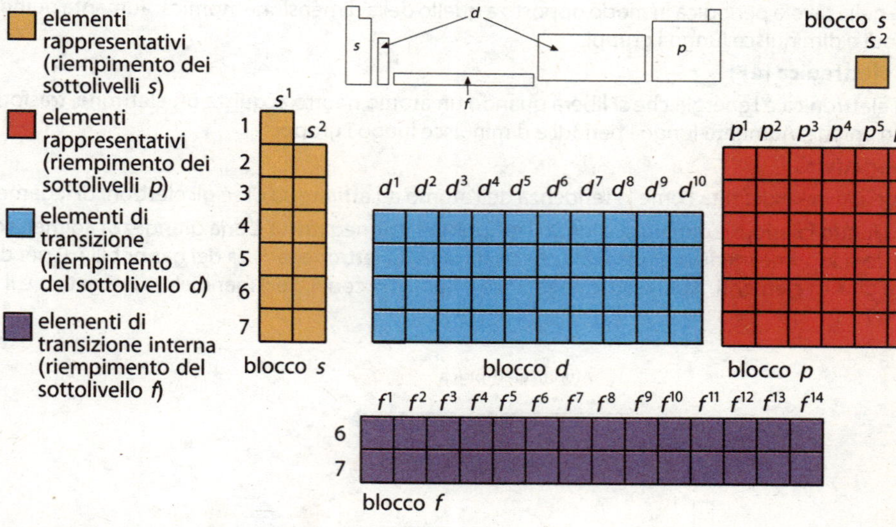

A quale gruppo e a quale periodo appartiene un elemento con configurazione elettronica esterna $3s^2\ 3p^1$? Di che elemento si tratta?

Un elemento con configurazione elettronica esterna $3s^2\ 3p^1$ appartiene al 3° periodo, infatti il periodo corrisponde al livello energetico in corso di riempimento, e quindi al valore del numero quantico principale (*n*). Il gruppo di appartenenza si ricava dal numero degli elettroni di valenza: dato che sono 3, si deduce che questo elemento appartiene al gruppo III A; il numero di elettroni di valenza infatti, corrisponde, per gli elementi rappresentativi, al numero del gruppo occupato nella tavola periodica (secondo la numerazione tradizionale).
L'elemento considerato è quindi l'alluminio (Al).

1.4.2 | Proprietà periodiche degli elementi

La base logica del sistema periodico sta nella periodicità della configurazione elettronica esterna degli atomi che si riflette nella periodicità delle loro proprietà chimiche.

Le proprietà chimiche degli atomi sono determinate in prima istanza dalla configurazione elettronica dello strato più esterno che contiene elettroni.

Dimensione atomica

Secondo il modello ondulatorio, la nube elettronica non ha un confine ben definito; non è quindi possibile determinare con precisione il confine di un atomo. Generalmente, i raggi atomici sono dedotti da misure di distanza tra i centri di atomi adiacenti: per convenzione, infatti, il raggio atomico è definito come la metà della distanza tra i nuclei di due atomi dello stesso elemento in una molecola biatomica (raggio covalente).

La dimensione atomica aumenta lungo i gruppi dall'alto verso il basso, perché in un gruppo, dall'alto verso il basso, aumenta il valore di n, quindi il guscio orbitalico in corso di riempimento è più distante dal nucleo. La dimensione atomica diminuisce da sinistra a destra lungo i periodi, perché procedendo da sinistra a destra aumenta il numero di protoni nel nucleo e quindi la capacità di attrazione del nucleo nei confronti del guscio che è in corso di riempimento.

Potenziale (o energia) di ionizzazione (EI)

Il potenziale di ionizzazione è l'energia necessaria per sottrarre un elettrone a un atomo, ottenendo un catione. Si definisce:

- *energia di prima ionizzazione* → energia necessaria per strappare l'elettrone più esterno a un atomo neutro (allo stato gassoso);
- *energia di seconda ionizzazione* → energia necessaria per strappare l'elettrone più esterno a un catione con carica +1;

L'energia di ionizzazione cui si fa normalmente riferimento è l'energia di prima ionizzazione, grandezza che varia nella tavola periodica in modo opposto a quello della dimensione atomica: aumenta quindi lungo i periodi e diminuisce lungo i gruppi.

Affinità elettronica (AE)

L'affinità elettronica è l'energia che si libera quando un atomo neutro acquista un elettrone, trasformandosi in un anione. Aumenta lungo i periodi e diminuisce lungo i gruppi.

Elettronegatività

L'elettronegatività è definita come la tendenza dell'atomo ad attirare su di sé gli elettroni di legame.

Aumenta lungo i periodi e diminuisce lungo i gruppi. L'elettronegatività è una grandezza adimensionale il cui valore si esprime mediante una scala che va da 0 a 4. L'elettronegatività dei gas nobili è 0 per definizione. Tra gli altri elementi, il più elettronegativo è il fluoro (F) con 4,0 e il meno elettronegativo è il cesio (Cs) con 0,7.

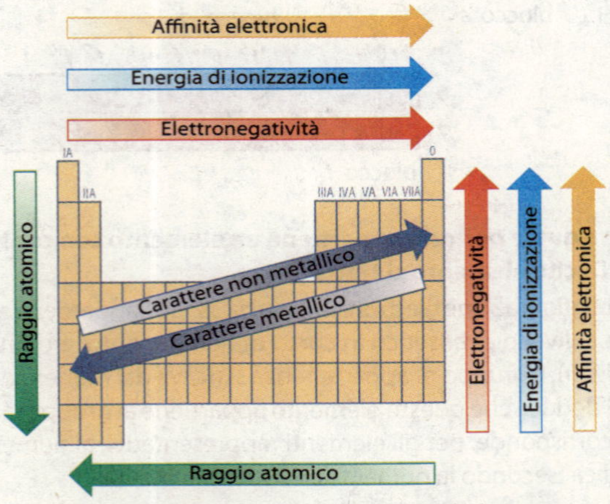

Riepilogo delle proprietà periodiche degli elementi

1.4.3 | Classificazione degli elementi

In base alle proprietà chimiche gli elementi della tavola periodica possono essere classificati in tre gruppi: metalli, non metalli e semimetalli.

Metalli

I metalli sono localizzati a sinistra della linea spezzata che va dal boro all'astato nella tavola periodica. I metalli hanno pochi elettroni nel livello esterno, bassa energia di ionizzazione, bassa affinità elettronica, bassa elettronegatività e formano facilmente ioni positivi. A temperatura ambiente sono generalmente solidi, hanno punti di fusione e densità elevati, sono duttili, malleabili, lucenti e hanno alta conducibilità termica ed elettrica (il carattere metallico diminuisce lungo un periodo da sinistra e destra e aumenta lungo un gruppo dall'alto verso il basso). L'idrogeno (H) è un caso particolare: pur avendo una configurazione elettronica da metallo, possiede le caratteristiche di un non-metallo.

Non metalli

I non metalli sono localizzati a destra della linea spezzata che va dal boro all'astato nella tavola periodica. Ai non metalli mancano pochi elettroni per completare il livello esterno e hanno alta energia di ionizzazione, alta affinità elettronica e alta elettronegatività, formano quindi facilmente ioni negativi. Non sono né duttili, né malleabili, né lucenti e hanno bassa conducibilità termica ed elettrica.

Semimetalli

I semimetalli sono localizzati a cavallo della linea spezzata che divide i metalli dai non metalli e hanno proprietà intermedie tra quelle degli altri due gruppi. La loro reattività chimica dipende dall'atomo con cui si legano; il boro (B), per esempio, si comporta come un non metallo reagendo con il sodio (Na) e come un metallo reagendo con il fluoro (F). Gli elementi classificati come semimetalli sono: boro (B), silicio (Si), germanio (Ge), arsenico (As), antimonio (Sb) e tellurio (Te).

Denominazioni dei gruppi della tavola periodica

Alcuni gruppi della tavola periodica hanno denominazioni proprie:

- IA o 1: metalli alcalini;
- IIA o 2: metalli alcalino-terrosi;
- VIIA o 17: alogeni;
- 0 o 18: gas nobili.

Proprietà dei metalli, dei non metalli e dei gas nobili

	Potenziale di ionizzazione	Affinità elettronica	Elettronegatività
Metalli	basso	bassa	bassa
Non metalli	alto	alta	alta
Gas nobili	molto alto	nulla	nulla

Per quanto riguarda le proprietà degli elementi più comuni e dei loro composti principali si veda anche § 3.4.

CHIMICA

1.5 | Isotopi

Gli isotopi sono atomi aventi lo stesso numero atomico (atomi dello stesso elemento), ma diverso numero di massa perché contenenti un diverso numero di neutroni.
Un determinato isotopo si rappresenta scrivendo in alto a sinistra il numero di massa e in basso a sinistra il numero atomico vicino al simbolo dell'elemento.

$^{18}_{8}O$ e $^{16}_{8}O$ sono due isotopi dell'ossigeno e vengono chiamati rispettivamente ossigeno-18 e ossigeno-16;

$^{12}_{6}C$, $^{13}_{6}C$ e $^{14}_{6}C$ sono tre isotopi del carbonio e sono chiamati rispettivamente carbonio-12, carbonio-13 e carbonio-14.

Gli isotopi di un elemento occupano lo stesso posto nella tavola periodica e hanno lo stesso nome. L'unico elemento i cui isotopi hanno un nome proprio è l'idrogeno che ha tre isotopi:

$^{1}_{1}H$ o H	$^{2}_{1}H$ o D	$^{3}_{1}H$ o T
Idrogeno o Prozio	Deuterio	Trizio
1 protone; 0 neutroni	1 protone; 1 neutrone	1 protone; 2 neutroni

La maggior parte degli elementi naturali possiede due o più isotopi stabili; gli isotopi instabili sono radioattivi ed emettono radiazioni α, β e γ per stabilizzarsi.

Avendo lo stesso numero di protoni, e quindi di elettroni, gli isotopi di un dato elemento hanno le stesse proprietà chimiche.
Avendo diverso numero di massa, gli isotopi di un dato elemento hanno diversa massa atomica.

Sapendo che per il sodio Z = 11 e A = 23, indicare quanti protoni, neutroni ed elettroni possiede la specie chimica Na^{+}.
Per rispondere si ricordi che Z indica il numero dei protoni, e A il numero delle particelle presenti nel nucleo, quindi con la sottrazione (A – Z) si ricava il numero di neutroni; inoltre, in un atomo neutro il numero di elettroni è pari a Z, mentre la presenza di una o più cariche, positive o negative, indica che l'atomo ha, rispettivamente, perso oppure acquistato uno o più elettroni. Lo ione Na^{+} è formato da 11 protoni (infatti Z = 11) e 12 neutroni (23 – 11): dato che ha una carica positiva si può infine stabilire che possiede un elettrone in meno rispetto al numero dei protoni, quindi 10 elettroni.

1.6 | Unità di massa atomica e mole

Si definisce **unità di massa atomica** (u.m.a. o u) la quantità di materia pari a 1/12 della massa di un atomo dell'isotopo 12 del carbonio ($^{12}_{6}C$) a cui è stata attribuita, per convenzione, una massa pari a 12.

$$1 \text{ u.m.a.} = 1{,}67 \cdot 10^{-27} \text{ kg} = 1{,}67 \cdot 10^{-24} \text{ g}$$

Il **peso atomico relativo** (**PA**) di un elemento è pari al rapporto fra la massa assoluta dell'atomo e l'unità di massa atomica.

Il **peso molecolare**[1] (**PM**) è uguale alla somma dei pesi atomici degli atomi che costituiscono la molecola, ognuno moltiplicato per il rispettivo indice.

$$PM_{H_2O} = PA_O + 2 \cdot PA_H = 15{,}99994 + 2 \cdot 1{,}008 = 18{,}015 \approx 18$$

Se si considerano composti ionici, che non sono costituiti da molecole distinte (§ 2.9), si utilizza il **peso formula** (**PF**): questo corrisponde alla somma dei pesi atomici degli atomi che compaiono nella formula minima, ognuno moltiplicato per il rispettivo indice.

$$PM_{MgCl_2} = PA_{Mg} + 2 \cdot PA_{Cl} = 24{,}305 + 2 \cdot 35{,}453 = 95{,}211 \approx 95$$

La **mole** è la quantità di materia che contiene un numero di entità elementari pari al numero di atomi presenti in 12 grammi di carbonio-12.
Una mole di qualsiasi sostanza contiene $6{,}02 \cdot 10^{23}$ unità elementari di quella sostanza.
Da questa definizione deriva che una mole (mol) di un elemento (o di un composto), corrisponde alla quantità di sostanza il cui peso, espresso in grammi, è pari numericamente al suo peso atomico (o peso molecolare, o peso formula).

1. Pur essendo più corretto parlare di *massa atomica relativa* e *massa molecolare relativa*, nei quesiti presenti nei test di ammissione queste grandezze sono indicate più spesso come peso atomico e peso molecolare e in questo testo useremo la terminologia più frequente nei quesiti.

$6{,}02 \cdot 10^{23} = N_A$ = numero di Avogadro = n° di unità elementari contenute in una mole.

- Una mole di $^{12}_{6}C$ (PA = 12) pesa 12 g e contiene $6{,}02 \cdot 10^{23}$ atomi di carbonio.
- Una mole di acqua (H_2O, PM = 18) pesa 18 g e contiene $6{,}02 \cdot 10^{23}$ molecole di acqua.
- Una mole di cloruro di magnesio ($MgCl_2$, PF = 95) pesa 95 g e contiene $6{,}02 \cdot 10^{23}$ formule minime di cloruro di magnesio.

Alla luce della definizione di mole, si può dire anche che C ha PA = 12 g/mol; H_2O ha PM = 18 g/mol; $MgCl_2$ ha PF = 95 g/mol

Calcolo del numero di moli

Mediante una semplice formula è possibile calcolare a quante moli corrisponde una data massa di sostanza (in grammi) e viceversa. Il numero di moli (*n*) si calcola dividendo la massa data (*m*) per la massa di una mole della sostanza considerata, indicata genericamente come peso molare, PM, ed espressa in g/mol.

La formula da applicare è quindi: $n = \dfrac{m \text{ (g)}}{\text{PM (g/mol)}}$

Il numero di moli corrispondenti a 90 g di acqua, il cui peso molare è 18 g/mol ($PM_{H_2O} \approx 18$), è pari a: $n = \dfrac{90 \text{ g}}{18 \text{ g/mol}} = 5$ moli

Indicare quanti atomi di ferro sono contenuti in una mole di ferro, in una mole di pirite, FeS_2, e in una mole di ossido ferrico, Fe_2O_3.

Una mole di ferro (sostanza elementare) contiene $6{,}02 \cdot 10^{23}$ atomi di ferro.

Una mole di pirite, composto di formula FeS_2, contiene una mole di ferro e due di zolfo; quindi $6{,}02 \cdot 10^{23}$ atomi di ferro.

Una mole di ossido ferrico, Fe_2O_3, contiene invece 2 moli di ferro e 3 di ossigeno; $1{,}204 \cdot 10^{24}$ atomi di ferro.

Dato che il PM del carbonio è 12,01, è più pesante:

A 1 grammo di carbonio
B 1 mole di carbonio
C 1 molecola di carbonio
D 1 atomo di carbonio
E 12 atomi di carbonio

L'alternativa C si può escludere subito, infatti il carbonio non forma molecole, bensì diversi reticoli complessi in cui i singoli atomi sono legati da legami covalenti. Il carbonio ha PM = 12,01, una mole di questo elemento pesa 12,01 g, quindi pesa più di 1 g di C. Dato che una mole di C contiene $6{,}02 \cdot 10^{23}$ atomi, sicuramente pesa molto di più di un singolo atomo o di 12 atomi di carbonio. La risposta corretta è quindi la B.

1.6.1 | Legge di Avogadro

La legge di Avogadro stabilisce che a parità di condizioni di pressione e temperatura, volumi uguali di gas diversi contengono un ugual numero di molecole (e quindi anche un ugual numero di moli).

In condizioni[1] di temperatura = **0 °C** e pressione = **1 atm**, **una mole di qualsiasi gas** occupa un volume di **22,4 litri.**

1. In chimica le condizioni di temperatura = 0 °C e pressione = 1 atm sono note come condizioni *standard*. In alcuni casi, però, queste stesse condizioni sono indicate come *normali*: questo genera una notevole confusione, che aumenta ulteriormente se pensiamo che in settori specifici (come termochimica e termodinamica) le condizioni *standard* indicano una temperatura pari a 25 °C.

CHIMICA

1.7 | Formule chimiche

Ogni sostanza può essere rappresentata nel modo più semplice attraverso una formula chimica, formata dai simboli degli elementi costituenti, che ne indica la composizione qualitativa (quali elementi fanno parte della sostanza) e quantitativa (il rapporto di combinazione tra gli elementi).

Esistono diversi tipi di formule.

La **formula bruta** o (grezza) indica esclusivamente il tipo e il numero di atomi che compongono la molecola, senza mostrare come questi sono legati tra loro. La formula viene scritta ponendo uno dopo l'altro, generalmente in ordine crescente di elettronegatività (§ 1.4.2), i simboli degli elementi che formano il composto. Il rapporto quantitativo (stechiometrico) tra di essi si evidenzia associando a ogni simbolo un *indice* numerico che rappresenta il numero di atomi di un dato elemento contenuti in una molecola (o in una formula minima) del composto.

> H_2SO_4 è la formula bruta dell'acido solforico e indica che una molecola del composto è formata da 2 atomi di idrogeno (H), 1 atomo di zolfo (S) e 4 atomi di ossigeno (O).

La formula bruta può essere espressa come:

- **formula minima** → indica il rapporto minimo di combinazione tra gli elementi nel composto;
- **formula molecolare** → indica il rapporto effettivo di combinazione tra gli elementi in una molecola.

> CH_2O → formula minima del glucosio;
> $C_6H_{12}O_6$ → formula molecolare del glucosio.

I composti possono essere suddivisi in due gruppi: molecolari e ionici. I composti molecolari sono formati da molecole; i composti ionici sono formati da ioni positivi e negativi organizzati in modo tale da formare reticoli cristallini tridimensionali (§ 2.9)

La formula di un composto molecolare è generalmente espressa come formula molecolare (con qualche eccezione, come i polimeri), quella di un composto ionico è sempre una formula minima.

> Il cloruro di magnesio è un composto ionico la cui formula bruta è $MgCl_2$. Questa formula è una formula minima e indica che nel composto gli atomi sono combinati secondo un rapporto di un atomo di Mg ogni 2 atomi di Cl.

La **formula di struttura** indica la disposizione spaziale degli atomi nella molecola, mostrando come gli atomi sono legati tra loro e con quale tipo di legame.

> La formula di struttura dell'acido solforico (H_2SO_4) è:
>
> 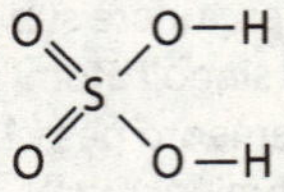
>
>
> La formula di struttura dell'anidride carbonica (CO_2) è: O=C=O

Stabilire se le simbologie proposte indicano sostanze elementari oppure composti: Au, Co, CO, KI, N_2, Ni e NO_2.

Au è il simbolo dell'oro, un elemento.
Co è il simbolo del cobalto, un elemento.
CO è un composto formato da carbonio (C) e ossigeno (O) in rapporto 1:1.
KI è un composto formato da potassio (K) e iodio (I) in rapporto 1:1.
N_2 è una molecola formata da due atomi di azoto.
Ni è il simbolo del nichel, un elemento.
NO_2 è la formula di un composto formato da azoto (N) e ossigeno in rapporto 1:2.

1.7.1 | Calcolo della formula minima e molecolare

Per determinare la formula chimica di un composto è necessario conoscerne la composizione qualitativa, cioè gli elementi di cui è costituito, e quantitativa, vale a dire la percentuale in peso di ogni elemento. Nota la composizione percentuale si può ricavare il rapporto atomico di combinazione tra gli elementi e risalire così alla formula minima del composto.

Calcolare la formula minima dell'etano sapendo che la sua composizione percentuale è: C = 80%, H = 20%.

La composizione percentuale indica che 100 g di composto contengono 80 g di C e 20 g di H. Per calcolare la formula minima si procede quindi nel modo seguente:

- si trasformano le quantità in grammi degli elementi in numero di moli, dividendole per le rispettive masse molari:

$$n\,\text{C} = \frac{80\ \text{g}}{12\ \text{g/mol}} = 6{,}66\ \text{moli di C}$$

$$n\,\text{H} = \frac{20\ \text{g}}{1\ \text{g/mol}} = 20\ \text{moli di H}$$

- si dividono i valori ottenuti per il valore più piccolo, ottenendo così il rapporto minimo di combinazione tra gli elementi:

$$\text{C} = \frac{6,66}{6,66} = 1$$

$$\text{H} = \frac{20}{6,66} = 3,003$$

La formula minima dell'etano è quindi CH_3.

Calcolo della formula molecolare

Per calcolare la formula molecolare di un composto è necessario conoscerne la formula minima e il peso molecolare, quindi si moltiplicano gli indici ricavati della formula minima per un valore pari al rapporto fra il peso molecolare e il peso formula della formula minima.

Indicare quanti atomi di idrogeno contiene ognuna delle formule proposte: $Cr(OH)_3$, $C_6H_{12}O_6$, H_2O, H_2CO_3, $(NH_4)_2SO_4$

Per calcolare gli atomi di H presenti in ogni formula si devono considerare gli indici numerici, ricordando che se un gruppo di atomi compare nella formula più di una volta, viene indicato fra parentesi e il numero posto esternamente, al piede della parentesi, è riferito a tutti gli atomi indicati all'interno della parentesi stessa.

- $Cr(OH)_3$, idrossido cromico, contiene 3 atomi di H.
- $C_6H_{12}O_6$, glucosio, contiene 12 atomi di H.
- H_2O, acqua, contiene 2 atomi di H.
- H_2CO_3, acido carbonico, contiene 2 atomi di H.
- $(NH_4)_2SO_4$, solfato di ammonio, contiene 8 atomi di H.

1.7.2 | Calcolo della composizione percentuale di un composto

Nota la formula molecolare di un composto, è possibile calcolarne la composizione percentuale, ovvero la percentuale in peso di ogni elemento X presente nel composto.

Occorre applicare la formula seguente:

$$\%\ \text{elemento X} = \frac{\text{massa di X in una mole di composto}}{\text{massa molare del composto}} \cdot 100$$

Si calcoli la composizione percentuale dell'anidride nitrosa, N_2O_3.

I pesi atomici degli elementi sono: $PA_N = 14 \qquad PA_O = 16$.
Il peso molecolare di N_2O_3 è:

$$PM_{N_2O_3} = 2 \cdot 14 + 3 \cdot 16 = 28 + 48 = 76$$

Perciò una mole di N_2O_3, pari a 76 g, contiene due moli di atomi di azoto, pari a 28 g e tre moli di atomi di ossigeno, pari a 48 g.
La percentuale dell'azoto nel composto è dunque pari a:

$$\%N = \frac{28 \cdot 100}{76} = 37\%$$

La percentuale dell'ossigeno nel composto è invece pari a:

$$\%O = \frac{48 \cdot 100}{76} = 63\%$$

1.8 | Cenni di chimica nucleare

La chimica nucleare riguarda le reazioni nucleari, cioè quelle che coinvolgono il nucleo degli atomi.

- In una reazione chimica sono coinvolti solo gli elettroni di valenza (§ 2.1 |); reagenti e prodotti contengono gli stessi elementi.
- In una reazione nucleare sono coinvolti i nuclei dei reagenti; i prodotti sono costituiti da elementi diversi da quelli di partenza, quindi varia la massa.
  Viene consumata o prodotta una grande quantità di energia.

Nel corso di una reazione di decadimento radioattivo (si veda l'appendice B, nella sezione di Fisica) il nucleo di un isotopo instabile si trasforma in un nucleo stabile emettendo allo stesso tempo particelle α, o β, oppure radiazioni γ.

Nella tabella seguente sono riepilogate le caratteristiche delle particelle coinvolte nelle reazioni nucleari.

nome	simbolo	massa (u.m.a.)	carica	ΔA a seguito di emissione	ΔZ a seguito di emissione	nuclide prodotto
protone	${}^{1}_{1}p$	1,0073	+1	–1	–1	isotopo dell'elemento precedente nella tavola periodica
neutrone	${}^{0}_{1}n$	1,0087	0	–1	0	isotopo dello stesso elemento
elettrone	${}^{0}_{-1}\beta$	0,00055	–1	0	+1 (neutrone → protone)	isotopo dell'elemento successivo nella tavola periodica
positrone (elettrone positivo)	${}^{0}_{+1}\beta$	0,00055	+1	0	–1 (protone → neutrone)	isotopo dell'elemento precedente nella tavola periodica
particella α (elione)	${}^{4}_{2}\alpha$ ${}^{4}_{2}He$	4,0015	+2	–4	–2	isotopo dell'elemento che precede di 2 caselle nella tavola periodica

Nel corso di una reazione nucleare indotta un nuclide stabile, bombardato con protoni, neutroni, elettroni o positroni si trasforma in altro nuclide, stabile o instabile. Per esempio:

$$^{238}_{92}U \rightarrow \, ^{206}_{82}Pb + 8\,^{4}_{2}\alpha + 6\,^{0}_{-1}\beta$$

Una reazione nucleare è bilanciata quando:

$$\Sigma\ (Z)\text{reagenti} = \Sigma\ (Z)\text{prodotti}$$

e

$$\Sigma\ (A)\text{reagenti} = \Sigma\ (A)\text{prodotti}$$

La massa di un nuclide è sempre di poco inferiore alla somma delle masse dei vari costituenti (elettroni e nucleoni).

L'energia prodotta è data da:

$$E = 931.5\ (\text{MeV u.m.a.}^{-1}) \cdot \Delta m\ (\text{u.m.a.})$$

CHIMICA

Quesiti svolti

1 Il processo della distillazione consiste:

A nella separazione di uno o più componenti di una miscela liquida facendoli passare allo stato aeriforme per riscaldamento e riportandoli poi allo stato liquido per raffreddamento

B nella separazione di un soluto da una soluzione per evaporazione del solvente

C nella trasformazione spontanea di un vapore in un liquido provocata da un aumento di pressione

D nel passaggio spontaneo dallo stato solido a quello aeriforme senza passare dallo stato liquido

E nessuno dei processi indicati

La distillazione è una procedura utilizzata per separare due o più liquidi che formano una miscela, sfruttando il fenomeno per cui dalla miscela in ebollizione si liberano generalmente vapori arricchiti, rispetto al liquido, nei componenti più volatili. A questo scopo la miscela viene scaldata fino alla temperatura di ebollizione e successivamente raffreddata per riportare allo stato liquido la componente passata allo stato di vapore, il liquido così ottenuto ha una composizione diversa dalla miscela di partenza, è infatti arricchito nei componenti più volatili. La risposta esatta è la A.

2 Le caratteristiche chimiche di un elemento dipendono da:

A il peso atomico dell'elemento

B il numero di neutroni e la loro mobilità

C il numero e la collocazione degli elettroni

D il rapporto tra il numero dei protoni e quello dei neutroni

E la massa atomica dell'elemento

Le caratteristiche chimiche di un elemento dipendono dal numero e dalla disposizione degli elettroni, in particolare di quelli presenti nel livello energetico più esterno, infatti questi elettroni possono essere condivisi con altri atomi quando si formano legami covalenti. L'atomo inoltre può trasformarsi in un anione oppure in un catione acquistando o cedendo uno o più elettroni appartenenti a questo strato; la risposta esatta è quindi la C.

3 Sapendo che il numero di massa di un atomo è 15 e che il suo numero atomico è 7 ne segue che il numero di neutroni contenuti nel sopra descritto atomo è:

A 8

B 14

C 15

D 7

E 22

Il numero di massa (A) è dato dalla somma dei neutroni e dei protoni contenuti nel nucleo; mentre il numero atomico (Z) rappresenta il numero dei protoni contenuti nel nucleo. L'atomo proposto dal quesito, con numero di massa 15 e numero atomico 7, conterrà quindi 7 protoni e 15–7 = 8 neutroni. Risposta A.

4 Calcolare il peso molecolare di $MgCl_2$ (assumendo che i numeri di massa di Mg e Cl siano rispettivamente 24 e 35).

A 83 **B** 94 **C** 59 **D** 46 **E** 47

Il peso molecolare di un composto (che sarebbe più corretto indicare come *massa molecolare*) si ricava sommando i pesi atomici degli elementi che compaiono nella formula del composto stesso, moltiplicati per i rispettivi indici. Se $PA_{Mg} = 24$ e $PA_{Cl} = 35$, avremo:

$$PM_{MgCl_2} = PM_{Mg} + 2 \cdot PM_{Cl} = 24 + 2 \cdot 35 = 94$$

Il peso molecolare del cloruro di magnesio è 94 u.m.a.; risposta **B**.

5 Gli elettroni contenuti negli orbitali di tipo *s* e *p* hanno numero quantico secondario *l* rispettivamente:

A 2 e 3 **B** –1 e –2 **C** 0 e –1 **D** 1 e 2 **E** 0 e 1

I numeri quantici caratterizzano i diversi orbitali in cui si dispongono gli elettroni. In particolare il numero quantico principale (*n*) definisce il livello energetico; il numero quantico secondario, o angolare (*l*) è correlato alla forma dell'orbitale, il numero quantico magnetico (*m*) definisce l'orientamento dell'orbitale nello spazio. Un determinato orbitale quindi è definito da una specifica combinazione di questi tre numeri quantici. Gli elettroni contenuti negli orbitali di tipo *s* hanno numero quantico secondario $l = 0$, mentre per quelli contenuti negli orbitali di tipo *p*, $l = 1$. La risposta esatta è la **E**.

6 Tutti gli elementi di uno stesso gruppo hanno identico:

A numero di protoni

B numero di elettroni nello strato esterno

C numero di massa

D potenziale di ionizzazione

E numero atomico

Solo atomi dello stesso elemento hanno lo stesso numero di protoni e lo stesso numero atomico, le risposte **A** ed **E** sono quindi errate. Tutti gli elementi appartenenti a uno stesso gruppo della tavola periodica hanno proprietà chimiche simili ma non identiche: il potenziale di ionizzazione decresce lungo un gruppo, l'alternativa **D** è quindi da scartare. Anche la **C** è errata perché il numero di massa è una caratteristica del singolo atomo, infatti anche atomi dello stesso elemento possono avere numeri di massa differenti (se si tratta di isotopi diversi). Ciò che accomuna tutti gli elementi di uno stesso gruppo è il numero di elettroni nello strato esterno (o configurazione elettronica esterna); risposta **B**.

7 Nella tavola periodica, un elemento che inizia un nuovo livello con un solo elettrone è un:

A metallo alcalino

B gas nobile

C metallo

D metallo alcalino terroso

E alogeno

Un elemento che inizia un nuovo livello con un solo elettrone ha configurazione elettronica esterna ns^1 e appartiene al gruppo I A (primo gruppo della tavola periodica) quindi è un metallo alcalino; risposta **A**.

CHIMICA

8 Tra le seguenti proprietà degli elementi presenta un andamento periodico:

A la massa nucleare

B il numero atomico

C il numero di massa

D la massa atomica

E l'affinità elettronica

Le proprietà chimiche degli atomi sono determinate essenzialmente dalla configurazione elettronica esterna; per questo motivo, dato che la disposizione nella tavola periodica riflette il riempimento dei livelli elettronici, alcune proprietà variano in modo regolare nei gruppi e nei periodi della tavola periodica. Queste proprietà, dette periodiche, sono il raggio atomico, l'affinità elettronica, il potenziale di ionizzazione e l'elettronegatività. La risposta corretta è la **E**. Il numero atomico aumenta invece in modo regolare di un unità via via che si passa da un elemento al successivo, e anche il numero di massa, la massa atomica e la massa nucleare tendono ad aumentare, anche se non in modo regolare, via via che si passa da un atomo all'altro.

9 Il cesio è l'elemento con elettronegatività:

A analoga a quella del potassio

B a metà tra quella del rutenio e quella dello zirconio

C più elevata dell'idrogeno

D più bassa tra tutti gli elementi della tavola periodica

E più alta tra tutti gli elementi della tavola periodica

L'elettronegatività è una proprietà periodica che aumenta nel periodo da sinistra verso destra e diminuisce nel gruppo, andando dall'alto verso il basso. Il cesio, pesto nell'angolo in basso a sinistra della tavola periodica, è l'elemento con la più bassa elettronegatività; risposta **D**.

10 Indicare il catione alcalino:

A Na **B** I^- **C** K^+ **D** Ca **E** Ca^{++}

Un catione è un atomo (o una molecola) che ha perso uno o più elettroni e quindi possiede una o più cariche positive. Un catione alcalino è un catione derivante da un elemento del gruppo I A, detto anche dei "metalli alcalini"; dato che a questo gruppo appartengono idrogeno (H), litio (Li), sodio (Na), potassio (K), rubidio (Rb), cesio (Cs) e francio (Fr), il catione alcalino, fra quelli proposti è K^+, risposta **C**.

11 Quanti atomi sono contenuti in una mole di azoto N_2 (numero di massa 14, numero atomico 7)?

A 14

B $12{,}04 \times 10^{23}$

C 7

D 6,02

E $6{,}02 \times 10^{23}$

Una mole di qualsiasi specie chimica contiene $6{,}02 \cdot 10^{23}$ unità elementari (atomi, molecole o ioni) di quella specie chimica. Una mole di azoto (N_2) contiene quindi $6{,}02 \cdot 10^{23}$ molecole di azoto, che corrispondono a $12{,}04 \times 10^{23}$ atomi; risposta **E**. Si noti che le indicazioni relative al numero di massa e al numero atomico dell'azoto sono, in questo caso, inutili.

12 **Quale delle seguenti affermazioni è CORRETTA?**

A Una molecola di O_2 pesa 32 g
B Una molecola di O_2 pesa 16 g
C Una molecola di O_2 occupa 22,414 l in condizioni standard
D Una mole di O_2 pesa 32 g
E Una mole di O_2 pesa 16 g

Per risolvere questo esercizio è importante distinguere il concetto di mole da quello di molecola. Una mole di una sostanza è la quantità di sostanza con peso (in grammi) pari al peso molecolare e contiene $6{,}02 \cdot 10^{23}$ unità elementari. Dato che l'ossigeno non esiste come atomo isolato, ma come molecola di ossigeno O_2, e che il peso molecolare di O_2 è 32, una mole di ossigeno pesa 32þg e contiene $6{,}02 \cdot 10^{23}$ molecole di ossigeno. La risposta corretta è dunque la D.

13 **Il rapporto fra una mole e una micromole è:**

A 1:1
B 10:1
C 1:1000
D 1:1.000.000
E 1.000.000:1

Il prefisso *micro-*, anteposto a un'unità di misura, indica un sottomultiplo di questa unità secondo il fattore moltiplicativo 10^{-6}. Una micromole quindi corrisponde a 10^{-6} moli, e il rapporto fra una mole e una micromole è 1.000.000 : 1; risposta E.

14 **La differenza fra gli isotopi 127 e 131 dello iodio consiste nel fatto che:**

A il primo possiede due protoni e due neutroni in meno
B il primo possiede quattro protoni in meno
C il primo possiede quattro neutroni in meno
D il primo possiede quattro elettroni in meno
E il secondo possiede quattro protoni in più

Due isotopi sono atomi dello stesso elemento (quindi con lo stesso numero di protoni) caratterizzati da diverso numero di massa, dunque da un diverso numero di neutroni. Lo iodio-127 possiede quattro neutroni in meno dello iodio-131; risposta C.

15 **L'isotopo carbonio-14 (^{14}C) ha un'emivita di 5.760 anni. Dopo 17.280 anni la sua radioattività iniziale sarà ridotta a:**

A un mezzo
B un terzo
C un quarto
D un ottavo
E un sedicesimo

L'emivita (o tempo di dimezzamento) di un isotopo radioattivo è il tempo occorrente perché la metà degli atomi di un campione puro dell'isotopo decadano, trasformandosi in un altro elemento. Più breve è l'emivita, meno stabile è l'atomo. L'emivita del carbonio-14 è pari a 5.760 anni, quindi dopo questo numero di anni saranno decaduti metà degli atomi che formavano un campione e la radioattività si sarà ridotta alla metà; dopo altri 5.760, cioè a 11.520 dal momento iniziale, la radioattività sarà 1/4 di quella iniziale e dopo 17.280 anni, pari a 3 volte il tempo di dimezzamento, la radioattività sarà pari a 1/8 di quella di partenza. Risposta D.

2 | I legami chimici

Solo i gas nobili si trovano in natura allo stato monoatomico. Gli altri atomi isolati sono estremamente instabili e tendono a legarsi tra loro attraverso i legami chimici per formare sostanze pure, ovvero sostanze elementari oppure composti. Escludendo i metalli allo stato elementare (si veda § 2.10) le sostanze pure possono essere di due tipi: *molecolari* o *ioniche*. Le sostanze molecolari sono formate da molecole, i composti ionici da aggregati di ioni positivi e negativi, organizzati in reticoli cristallini tridimensionali (§ 2.9).

2.1 | Elettroni di valenza e simboli di Lewis

Nella formazione dei legami chimici sono coinvolti solo gli elettroni, in particolare gli elettroni contenuti nel livello energetico più esterno, chiamati *elettroni di valenza*.

> Per gli elementi dei gruppi A, il numero di elettroni di valenza è uguale al numero del gruppo cui un elemento appartiene.

Gli elettroni di valenza di un elemento possono essere rappresentati graficamente mediante il *simbolo di Lewis*, costituito dal simbolo chimico dell'elemento circondato da un numero di punti pari al suo numero di elettroni di valenza. Nella tabella sono riportati i simboli di Lewis degli elementi dei primi tre periodi.

Gruppo	I A-1	II A-2	III A-13	IV A-14	V A-15	VI A-16	VII A-17	0-18
Configurazione elettronica esterna	s^1	s^2	s^2p^1	s^2p^2	s^2p^3	s^2p^4	s^2p^5	s^2p^6
I periodo	Ḣ							He: [1]
II periodo	Li·	Be··	·B··	·C··	·N···	·O::	·F:::	:Ne::
III periodo	Na·	Mg··	·Al··	·Si··	·P···	·S::	·Cl:::	:Ar::

1. La configurazione elettronica esterna di He è s^2.

2.2 | Regola dell'ottetto

La configurazione elettronica esterna dei gas nobili ($s^2\ p^6$) è chiamata *ottetto*. Tale configurazione è estremamente stabile ed è responsabile dell'inerzia chimica dei gas nobili.

La **regola dell'ottetto** afferma che gli atomi, nella formazione di legami (siano essi covalenti, dativi o ionici), tendono a raggiungere tale configurazione elettronica mediante:

condivisione di elettroni → **formazione di un legame covalente;**
perdita o acquisto di elettroni → **formazione di un legame ionico.**

La regola dell'ottetto non è però valida universalmente; non vale, per esempio, per gli elementi di transizione.

2.2.1 | Energia di legame

La formazione di un legame chimico è un fenomeno spontaneo che avviene in accordo con il principio fisico secondo il quale ogni sistema tende a raggiungere uno stato di minima energia potenziale, a cui corrisponde la massima stabilità. Una molecola generica A – B si forma se la sua energia è minore dell'energia totale dei due atomi A e B isolati. Quando i due atomi si legano si libera quindi una certa quantità di energia, pari alla differenza di energia tra lo stato iniziale e quello finale.

L'energia che si libera all'atto della formazione di un legame, o che bisogna fornire dall'esterno per romperlo, è detta energia di legame.

La forza di un legame è proporzionale al valore dell'energia di legame.

2.3 | Legame covalente

Un legame covalente si forma quando due atomi con elettronegatività uguale o simile (§ 1.4.2) mettono in comune uno o più elettroni spaiati ciascuno, in modo da raggiungere entrambi l'ottetto o, secondo una visione più moderna, una configurazione elettronica stabile. La coppia condivisa appartiene simultaneamente a entrambi gli atomi.

Un legame covalente è costituito da una coppia di elettroni condivisa tra due atomi; si forma fra atomi la cui differenza di elettronegatività sia inferiore a 1,7.

Perché il legame si formi, due atomi devono avvicinarsi a sufficienza. Man mano che i due atomi si avvicinano gli elettroni dell'uno iniziano a risentire anche della forza di attrazione elettrostatica esercitata dal nucleo dell'altro, e viceversa. Contemporaneamente, però, iniziano a esercitare il loro effetto anche la forza di repulsione tra i due nuclei, carichi positivamente, e la forza di repulsione tra le due nuvole elettroniche dei due atomi. La distanza tra i due nuclei in corrispondenza della quale si instaura un equilibrio tra le forze attrattive nucleo-elettroni e le forze repulsive nucleo-nucleo ed elettroni-elettroni rappresenta la *lunghezza del legame*, si misura in Å e si determina sperimentalmente. L'energia in corrispondenza di questo minimo è l'energia di legame: si determina sperimentalmente e viene di solito espressa in kcal/mol.

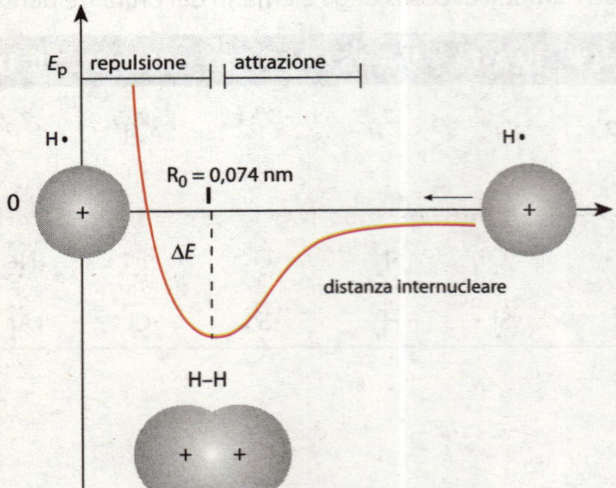

Andamento dell'energia potenziale in funzione della distanza tra i nuclei di due atomi di idrogeno. L'ascissa del punto di minimo della curva (R_0) rappresenta la lunghezza del legame H – H nella molecola H_2. ΔE rappresenta invece l'energia di legame

La lunghezza del legame è proporzionale al raggio degli atomi legati, e inversamente proporzionale alla forza (e quindi all'energia) del legame.
Il legame covalente è direzionale.

La distribuzione delle coppie di elettroni condivisi (doppietti di legame) e non condivisi (doppietti non partecipanti al legame, chiamati anche *doppietti solitari*) in una molecola può essere rappresentata mediante la sua *struttura di Lewis*.

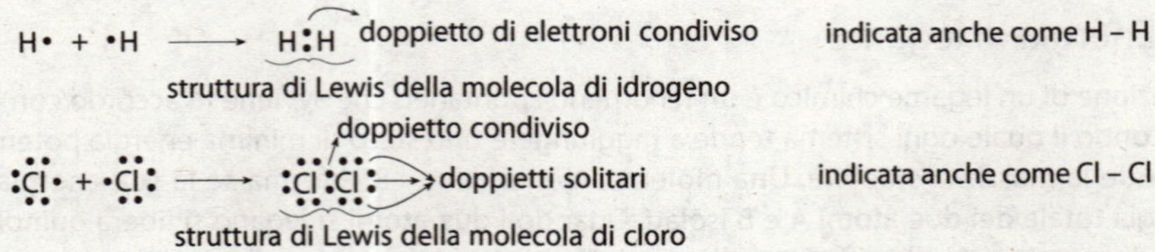

PARTE QUARTA

2.3.1 | Legami covalenti semplici e multipli

In base al numero di coppie condivise (o *doppietti condivisi*) il legame covalente tra due atomi può essere:

semplice → formato da una coppia di elettroni condivisi;

doppio → formato da due coppie di elettroni condivisi;

triplo → formato da tre coppie di elettroni condivisi.

La struttura elettronica esterna dell'azoto è $2s^2\ 2p^3$. Ogni atomo d'azoto possiede quindi un doppietto, nel livello di valenza, e tre elettroni spaiati, nei tre orbitali *p*. Nell'azoto molecolare ($N \equiv N$) i due atomi sono uniti da un legame covalente triplo che si forma grazie alla condivisione dei tre elettroni spaiati di un atomo di azoto con i tre elettroni dell'altro, in modo che ciascuno dei due atomi raggiunga l'ottetto.

Il numero di coppie di elettroni di legame viene detto *ordine di legame*.

Maggiore è l'ordine di legame, maggiore è la forza complessiva che tiene uniti gli atomi e quindi maggiore l'energia complessiva di legame e più breve la distanza di legame.

2.3.2 | Orbitali molecolari, legame σ e legame π

Quando si forma un legame covalente, due orbitali atomici si sovrappongono e si fondono formando un *orbitale molecolare*, di energia e forma diversa rispetto agli orbitali di partenza.

Un orbitale molecolare è la regione di spazio occupata da una coppia di elettroni di legame che circonda entrambi i nuclei dei due atomi legati.

La forma dell'orbitale molecolare dipende dal tipo di orbitali atomici di partenza e dalla loro modalità di sovrapposizione:

- se la sovrapposizione è *frontale* (testa/testa) si forma un *legame covalente σ*, formato da un orbitale che circonda da ogni parte l'asse che congiunge i due nuclei;
- se la sovrapposizione è *laterale* (fianco/fianco) si forma un *legame covalente π*, formato da un orbitale a due lobi giacente su un piano che contiene la congiungente i due nuclei.

La figura seguente illustra le diverse possibilità di sovrapposizione:

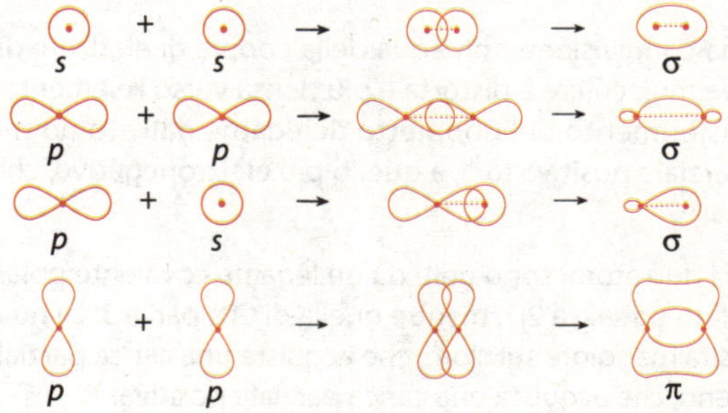

Il legame π si forma solo per sovrapposizione laterale di orbitali *p*. A causa della maggiore sovrapposizione degli orbitali il legame σ è più forte del legame π.

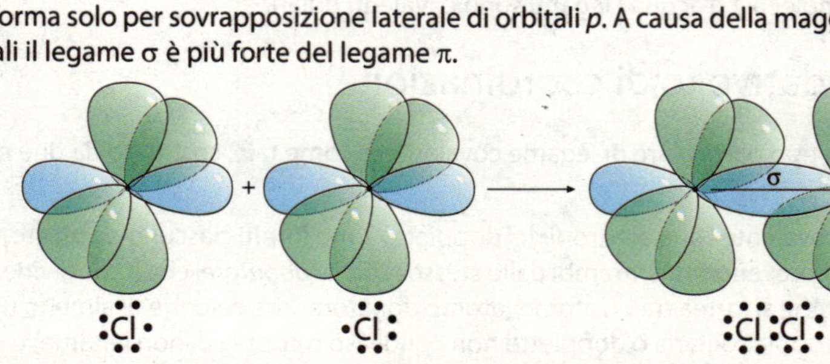

Nella molecola del cloro (Cl_2) i due atomi sono uniti da un legame covalente semplice di tipo σ formatosi per sovrapposizione frontale di due orbitali *p*.

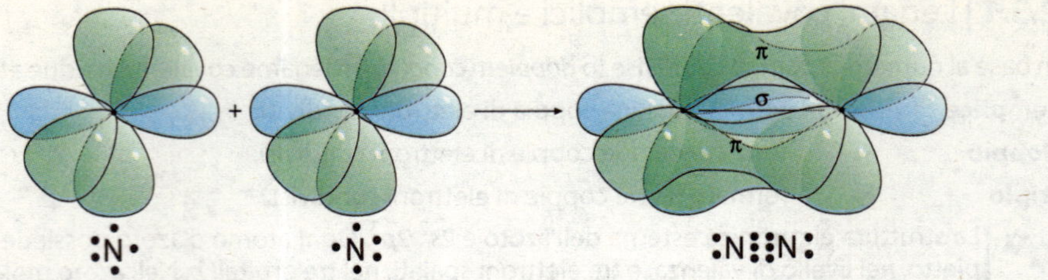

Nella molecola dell'azoto (N_2) i due atomi sono uniti da un legame covalente triplo, formato da un legame σ, originato dalla sovrapposizione frontale dei due orbitali p_x, e da due legami π, originati dalla sovrapposizione laterale dei due orbitali p_y, e dei due orbitali p_z.

Un legame covalente semplice è sempre di tipo σ.
Il legame doppio è formato da un legame σ e un legame π.
Il legame triplo è formato da un legame σ e due legami π.

2.3.3 | Polarità del legame covalente

In base alla differenza di elettronegatività tra gli atomi legati, il legame covalente può essere *puro* (o *omopolare*) oppure *polare* (o *eteropolare*).

Legame covalente puro

- Si forma tra atomi con elettronegatività uguale o simile.
- È caratterizzato da una condivisione equa della coppia di elettroni di legame, quindi la nuvola elettronica dell'orbitale molecolare è simmetrica e non si ha nessuna separazione di carica elettrica.

In H_2 i due atomi di idrogeno sono uniti da un legame covalente puro.

Legame covalente polare

- Si forma tra atomi diversi con piccola differenza di elettronegatività (generalmente compresa tra 0,4 e 1,7).
- È caratterizzato da una condivisione non equa della coppia di elettroni di legame quindi la nuvola elettronica dell'orbitale molecolare è distorta e più densa verso l'elemento più elettronegativo; si ha infatti un parziale trasferimento del doppietto di legame dall'atomo meno elettronegativo, che acquista una carica parziale positiva (δ^+), a quello più elettronegativo, che acquista una carica parziale negativa (δ^-).

Nella molecola HCl i due atomi sono uniti da un legame covalente polare. L'elettronegatività di H è infatti uguale a 2,1, mentre quella di Cl è pari a 3. La nuvola elettronica ha quindi densità maggiore sul cloro, che acquista una carica parziale negativa, e minore sull'idrogeno, che acquista una carica parziale positiva.
Anche nella molecola d'acqua i legami sono covalenti polari.

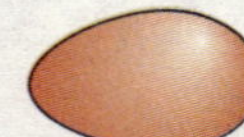

δ+ δ-
H – Cl

2.4 | Legame dativo (o di coordinazione)

Il *legame dativo* è un tipo particolare di legame covalente e, come tale, costituito da due elettroni condivisi tra due atomi.

Mentre nel legame covalente i due elettroni del doppietto sono forniti ciascuno da un atomo, nel legame dativo i due elettroni provengono entrambi dallo stesso atomo (*donatore*) che li condivide con l'altro atomo (*accettore*). Il legame si forma tra un atomo (atomo donatore) che dispone di almeno un *doppietto solitario* (detto anche coppia solitaria o doppietto non condiviso o coppia di non legame) e una specie chimica che ha (o può ottenere) un orbitale vuoto (accettore). Il legame si indica graficamente con una freccia diretta dal donatore verso l'accettore.

Lo ione ammonio (NH_4^+) si ottiene grazie alla formazione di un legame dativo tra l'atomo di azoto dell'ammoniaca (NH_3), sul quale è presente un doppietto solitario, e lo ione idrogeno (H^+) che ha l'orbitale 1*s* vuoto.

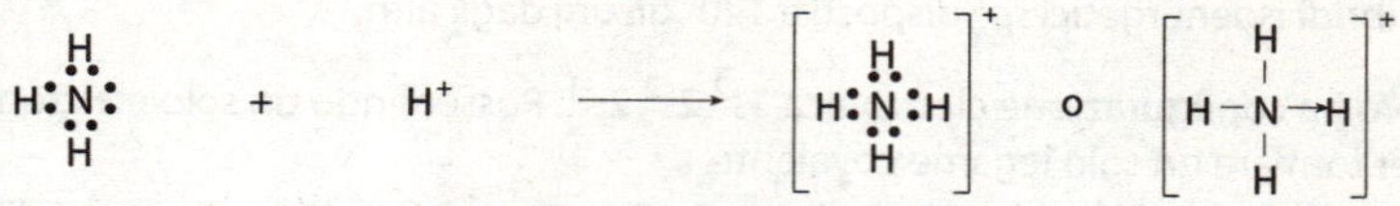

2.5 | Ibridazione e orbitali ibridi

In natura è molto comune incontrare sostanze in cui gli atomi formano un numero di legami covalenti superiore al numero di elettroni spaiati posseduti e/o presentano geometrie incompatibili con le geometrie degli orbitali atomici; ciò si può spiegare ammettendo l'esistenza del processo di *ibridazione* che porta alla formazione degli *orbitali ibridi*.

L' ibridazione consiste nella combinazione degli orbitali atomici esterni, a diversa energia, di un atomo, con formazione di un ugual numero di orbitali atomici isoenergetici, detti appunto orbitali ibridi.

Il carbonio ha la configurazione elettronica esterna indicata a fianco. Avendo solo due elettroni spaiati dovrebbe poter formare solo due legami covalenti. Nel metano (CH_4), invece, un atomo di C lega quattro atomi di H mediante quattro legami covalenti identici tra loro. La formazione dei quattro legami è possibile grazie alla formazione di quattro orbitali ibridi isoenergetici, contenenti ciascuno un elettrone spaiato.

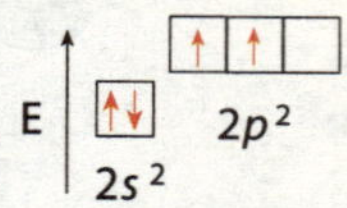

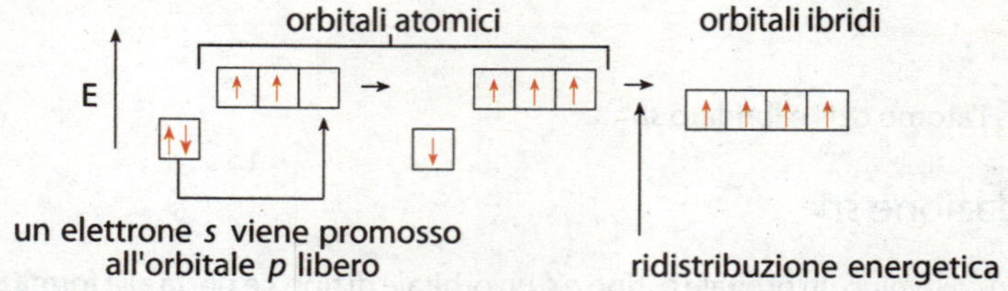

2.5.1 | Ibridazione sp^3

Si ha ibridazione sp^3 quando un orbitale *s* e tre orbitali *p* di uno stesso atomo si combinano formando quattro orbitali ibridi isoenergetici sp^3 diretti verso i vertici di un tetraedro regolare con angoli di circa 109°.

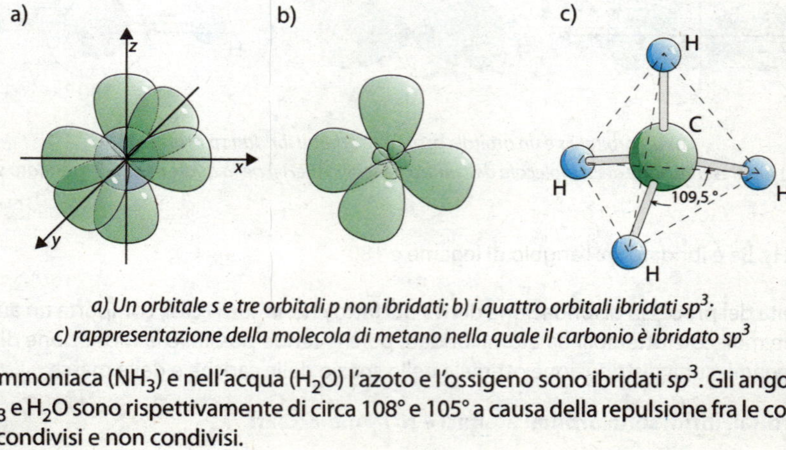

a) Un orbitale s e tre orbitali p non ibridati; b) i quattro orbitali ibridati sp^3; c) rappresentazione della molecola di metano nella quale il carbonio è ibridato sp^3

Nell'ammoniaca (NH_3) e nell'acqua (H_2O) l'azoto e l'ossigeno sono ibridati sp^3. Gli angoli di legame di NH_3 e H_2O sono rispettivamente di circa 108° e 105° a causa della repulsione fra le coppie di elettroni condivisi e non condivisi.

2.5.2 | Ibridazione sp^2

Si ha ibridazione sp^2 quando due orbitali *p* e un orbitale *s* di uno stesso atomo si combinano formando tre orbitali ibridi isoenergetici sp^2 disposti a 120° gli uni dagli altri.

Il boro ha configurazione elettronica $1s^2\ 2s^2\ 2p^1$. Possedendo un solo elettrone spaiato dovrebbe poter formare un solo legame covalente.
L'esistenza della molecola BH_3, nella quale un atomo di boro lega tre atomi di idrogeno mediante tre legami covalenti, si può spiegare ipotizzando che il boro possegga tre orbitali ibridi sp^2 complanari, contenenti un elettrone spaiato ciascuno (si noti che la molecola non obbedisce alla regola dell'ottetto).

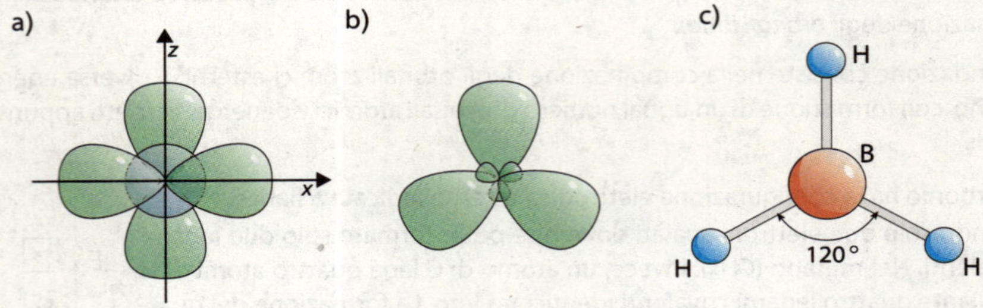

a) Un orbitale s e due orbitali p, non ibridati; b) i tre orbitali ibridati sp^2;
c) rappresentazione della molecola dell'idruro di boro (BH_3) nella quale il boro è ibridato sp^2

In HNO_3 l'atomo di N è ibridato sp^2.

2.5.3 | Ibridazione *sp*

L'ibridazione *sp* coinvolge un orbitale di tipo *p* e un orbitale di tipo *s* e porta alla formazione di due orbitali ibridi isoenergetici *sp* disposti a 180°.

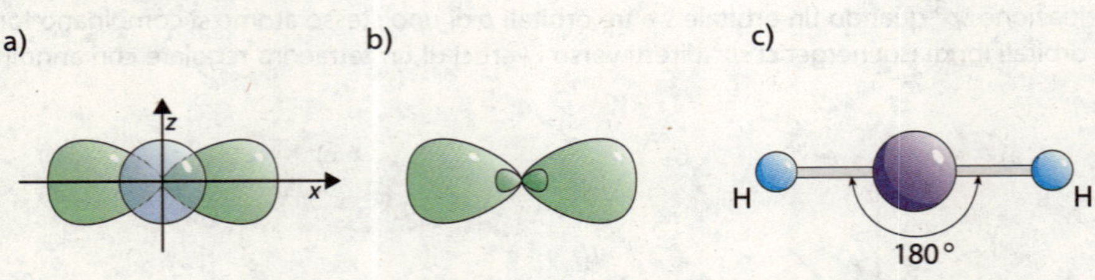

a) Un orbitale s e un orbitale p; b) i due orbitali ibridati sp in un atomo;
c) rappresentazione della molecola dell'idruro di berillio (BeH_2) nella quale il berillio è ibridato sp

In BeH_2, Be è ibridato *sp*: l'angolo di legame è 180°.

La spontaneità del processo di ibridazione deriva dal fatto che, in tutti i casi, comporta un aumento della stabilità delle molecole ottenibili da atomi ibridati, poiché rende possibile la formazione di un maggior numero di legami e una distribuzione ottimale nello spazio delle cariche e delle masse.

Gli orbitali ibridi sono orbitali atomici e NON molecolari.

2.6 | Risonanza e delocalizzazione elettronica

Per alcune sostanze (ioni o molecole) è possibile scrivere più di una formula di struttura; questo fenomeno prende il nome di *risonanza* e si incontra nelle sostanze in cui esiste un sistema di elettroni π esteso a più di due atomi.

Per lo ione nitrito (NO_2^-) è possibile scrivere due formule di struttura:

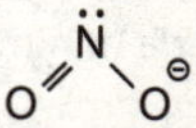

e

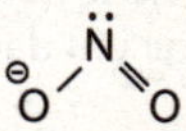

Nessuna delle due formule rappresenta però la struttura reale della molecola: un doppio legame è infatti più corto di un legame semplice, eppure si è osservato sperimentalmente che in NO_2^- i due legami hanno uguale lunghezza.

Le diverse formule possibili sono chiamate **forme limite di risonanza** (o forme mesomere) e si separano con una freccia a due punte; la sostanza reale ha una struttura intermedia tra quella delle forme limite ed è chiamata **ibrido di risonanza**. Per **energia di risonanza** si intende la differenza di energia tra l'ibrido di risonanza (la molecola reale) e la forma limite più stabile.

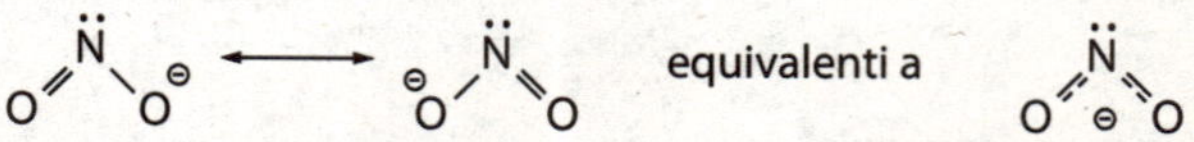

formule limite di risonanza — ibrido di risonanza

La risonanza è dovuta al fatto che gli elettroni del legame π, anziché essere condivisi, nel caso di NO_2^-, solo dall'atomo di N e da un atomo di O, sono delocalizzati su tutta la molecola: formano cioè un orbitale molecolare π delocalizzato, esteso a tutti e tre gli atomi.

Il benzene (§ 8.7) è un idrocarburo ciclico avente formula bruta C_6H_6; i sei atomi di carbonio si trovano ai vertici di un esagono e sono ibridati sp^2, ciascun atomo di carbonio possiede quindi tre orbitali ibridi sp^2 e un orbitale *p* puro. Dei tre orbitali ibridi, due vengono utilizzati per formare legami s con i due atomi di carbonio adiacenti, mentre il terzo viene impiegato per legare l'atomo di idrogeno.

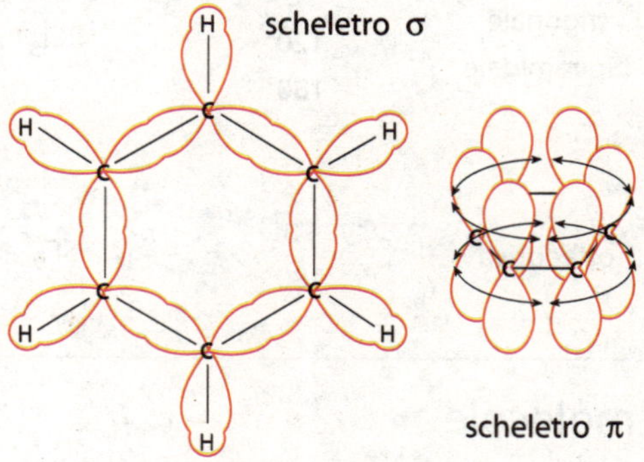

I sei elettroni presenti nei sei orbitali *p* sono delocalizzati in due nubi elettroniche cicliche che si trovano una sopra e l'altra sotto il piano formato dai sei atomi di carbonio.

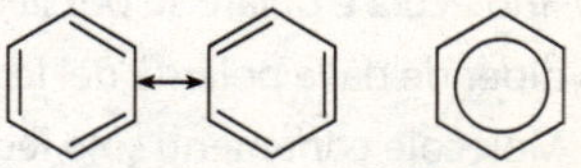

formule limite di risonanza — ibrido di risonanza

In termini di formula di struttura il benzene è quindi un ibrido di risonanza tra due forme limite, rappresentabile nel modo indicato a fianco. L'energia di risonanza del benzene è di circa – 36 kcal/mole rispetto all'ipotetica molecola di cicloesatriene, idrocarburo ciclico a sei atomi di C contenente tre doppi legami alternati a tre legami semplici, che non esiste proprio perché avrebbe energia più alta della molecola reale, il benzene, ibrido di risonanza fra le due possibili forme.

Ibridazione e delocalizzazione degli elettroni π (risonanza) concorrono ad aumentare la stabilità della molecola.

CHIMICA

2.7 | Geometria molecolare (teoria VSEPR)

La geometria di una molecola (o di uno ione poliatomico) dipende dal numero e dal tipo di doppietti elettronici (di legame o solitari) che circondano l'atomo centrale; tale geometria può essere prevista in base alla teoria della repulsione tra le coppie di elettroni del livello di valenza, o *teoria VSEPR* (dall'inglese *Valence Shell Electron Pair Repulsion*).

> La teoria VSEPR stabilisce che i doppietti elettronici del livello di valenza si dispongono alla massima distanza possibile gli uni dagli altri, in modo da minimizzare la repulsione elettrostatica tra di essi.

Per applicare il metodo VSEPR al fine di prevedere la geometria delle molecole è necessario contare il numero di doppietti di elettroni solitari e il numero di atomi (quindi di doppietti condivisi) intorno all'atomo centrale; il numero totale di doppietti solitari + atomi è detto *numero sterico* (*NS*). A differenti valori di *NS* corrispondono diverse geometrie molecolari, come illustrato nella tabella seguente.

NS	Ibridazione	Forma	Angolo di legame	Esempi	
2	*sp*	lineare	180°	CO_2, HCN	O═C═O H—C≡N
3	*sp*^{2}	trigonale planare	120°	BH_3	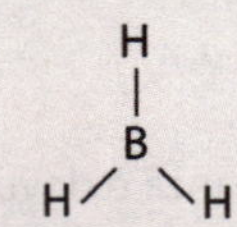
4	*sp*^{3}	tetraedrica	109,5°	H_2O, CH_4	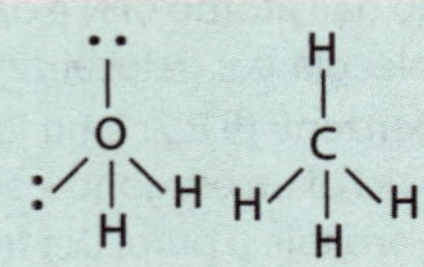
5	*dsp*^{3}	trigonale bipiramidale	90° 120° 180°	PCl_5	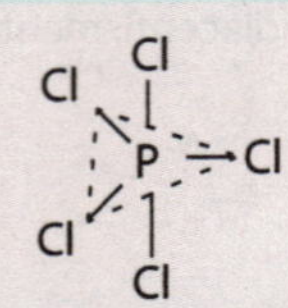
6	*d*^{2}*sp*^{3}	ottaedrica	90° 180°	SF_6	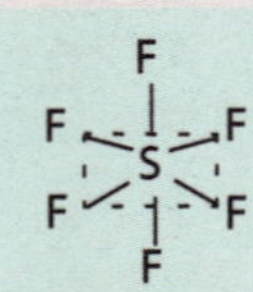

2.8 | Polarità delle molecole

Una molecola è polare se possiede un **momento dipolare netto**.

Ciò dipende dalla polarità dei legami chimici in essa presenti e dalla geometria molecolare.

- Molecole contenenti solo legami covalenti puri sono sempre non polari (o *apolari*).
- Molecole contenenti legami covalenti polari possono essere polari o non polari.
  Dato che il momento dipolare netto di una molecola è la somma vettoriale dei singoli momenti dipolari, caratterizzati, oltre che dall'intensità, anche dal verso e dalla direzione, si verifica che:
  - una molecola formata da due atomi legati da un legame covalente polare è sempre polare.

In $\overset{\delta^+}{H}-\overset{\delta^-}{Cl}$ i due atomi sono legati da un legame covalente polare. La molecola è quindi polare e si comporta come un dipolo elettrico.

- una molecola formata da più di due atomi legati da legami polari è polare solo se i singoli dipoli non si annulano a vicenda.

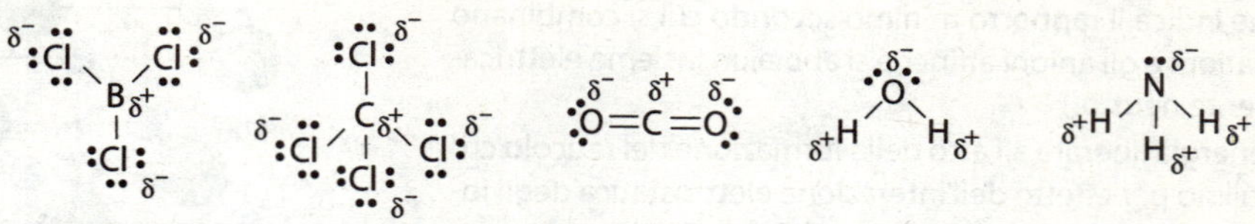

non polare — non polare — non polare — polare — polare

2.9 | Legame ionico

Il legame ionico si forma tra due atomi con elevata differenza di elettronegatività in seguito al **trasferimento di uno o più elettroni di valenza dall'atomo meno elettronegativo a quello più elettronegativo**, con formazione di due ioni di carica elettrica opposta.

Il legame acquista carattere ionico superiore al 50% quando la differenza di elettronegatività tra gli atomi coinvolti è superiore a 1,7. Un legame ionico è un'attrazione di tipo elettrostatico tra due ioni di carica elettrica opposta.

Tipicamente il legame ionico si forma tra un metallo (poco elettronegativo) e un non metallo (o un'altra specie poliatomica contenente un atomo molto elettronegativo) quando gli atomi del metallo cedono uno o più elettroni al non metallo, trasformandosi rispettivamente in ioni positivi (cationi) e ioni negativi (anioni).

Na è un metallo del gruppo IA e ha un elettrone di valenza, mentre Cl è un non metallo del gruppo VIIA e ha sette elettroni di valenza.
Nel composto NaCl, tra i due atomi si ha un'attrazione elettrostatica dovuta al trasferimento dell'elettrone di valenza del Na dal Na al Cl. In questo modo, Na si trasforma in catione sodio Na^+, Cl si trasforma in anione cloruro Cl^- ed entrambi raggiungono l'ottetto.

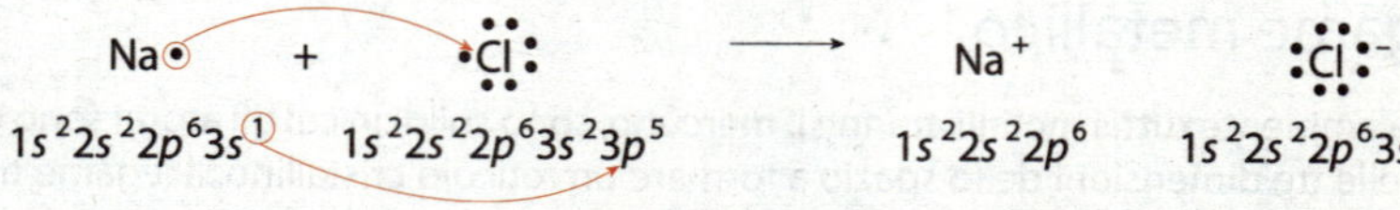

In base alla regola dell'ottetto, qual è la formula del più semplice composto che si può formare da calcio (Ca) e fluoro (F)?
Il calcio (Ca) appartiene al gruppo II A (o gruppo 2), quindi possiede due elettroni di valenza; il fluoro (F) appartiene al gruppo VII A (o gruppo 17) e possiede sette elettroni di valenza. Poiché il calcio è un metallo poco elettronegativo (1,2), e il fluoro un non metallo a elevata elettronegatività (4), fra i due elementi si forma un legame di tipo ionico. In accordo con la regola dell'ottetto, Ca cede i due elettroni di valenza trasformandosi in Ca^{2+}, mentre ogni atomo di F può completare l'ottetto acquistando un elettrone, trasformandosi in F^-. Per bilanciare le cariche positive e negative saranno necessari due ioni F^- ogni ione Ca^{2+}; la formula del composto (fluoruro di calcio) sarà quindi CaF_2.

Nel caso del legame ionico non si formano né orbitali molecolari, né molecole; la forza del legame ionico è puramente elettrostatica. Il legame ionico è adirezionale.

Anziché da molecole, i composti ionici sono formati da un insieme di ioni di carica opposta, disposti in modo tale da formare un *reticolo cristallino* tridimensionale in cui sono minime le forze di repulsione tra gli ioni della stessa carica e massime le forze attrattive tra ioni di carica opposta.

La formula bruta di un composto ionico non rappresenta quindi la composizione di una molecola, ma è semplicemente una *formula minima* (§ 1.7), ovvero una formula che indica il rapporto minimo secondo cui si combinano i cationi e gli anioni affinché si abbia un insieme elettricamente neutro.

L'energia liberata all'atto della formazione del reticolo cristallino per effetto dell'interazione elettrostatica degli ioni positivi con tutti gli ioni negativi del cristallo, e viceversa, prende il nome di *energia reticolare*.

L'energia reticolare dipende dalla natura degli ioni che compongono il cristallo: aumenta all'aumentare della carica degli ioni e al diminuire delle loro dimensioni.

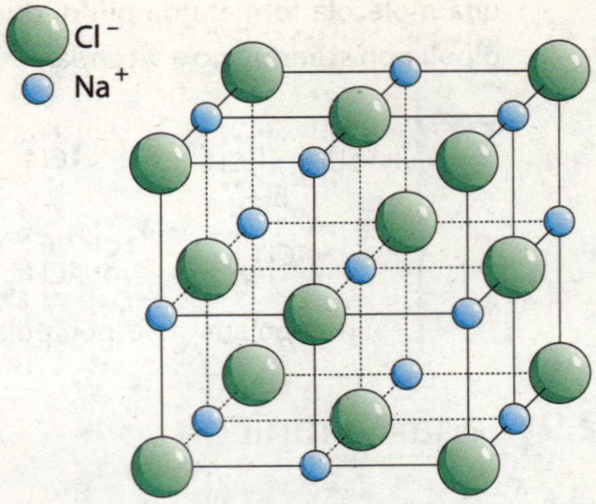

Struttura cristallina del cloruro di sodio

I composti ionici hanno alta temperatura di fusione ed ebollizione e conducono la corrente elettrica allo stato fuso e in soluzione acquosa. La temperatura di fusione di un solido cristallino è tanto più alta quanto più alta è la sua energia reticolare.

Anche le sostanze pure di tipo covalente (come il ghiaccio o lo zucchero), quando si presentano allo stato solido, sono organizzate in un reticolo cristallino tridimensionale. Le forze che tengono insieme le molecole nel reticolo sono in questo caso dovute ai legami intermolecolari (si veda § 2.11), molto più deboli del legame ionico. Per questo motivo fondere un solido covalente richiede molta meno energia di quella necessaria per fondere un composto ionico.

Confronto tra legame ionico e legame covalente

Esempio	Differenza di elettronegatività	Tipo di legame	Forza del legame dovuta a:
H – H	0	covalente puro	orbitale molecolare
H – Cl	0,9	covalente polare	orbitale molecolare e attrazione elettrostatica
NaCl	2,2	ionico	attrazione elettrostatica

2.10 | Legame metallico

A temperatura ambiente tutti i metalli, tranne il mercurio, sono solidi in cui gli atomi sono disposti in modo ordinato nelle tre dimensioni dello spazio a formare un reticolo cristallino. Il legame tra gli atomi del metallo nel cristallo non è né ionico, né covalente.

Si ricordi che i metalli hanno bassa elettronegatività e bassa energia di ionizzazione; tendono quindi a cedere con facilità i loro elettroni di valenza, trasformandosi in cationi. Un pezzo di metallo viene considerato appunto un insieme di cationi che hanno espulso i loro elettroni di valenza e non un insieme di atomi neutri; gli **elettroni** perduti, messi in comune fra tutti gli ioni e **delocalizzati su un orbitale esteso a tutto il metallo**, possono muoversi liberamente in tutto il campione.

Le proprietà fisiche dei metalli, tra cui l'elevata conduttività elettrica e termica, la duttilità e la malleabilità, sono giustificate dalla mobilità degli elettroni. L'attrazione che si esercita tra i cationi del reticolo cristallino e gli elettroni di valenza delocalizzati costituisce il legame metallico. Il legame ha quindi carattere sia elettrostatico che covalente ed è adirezionale.

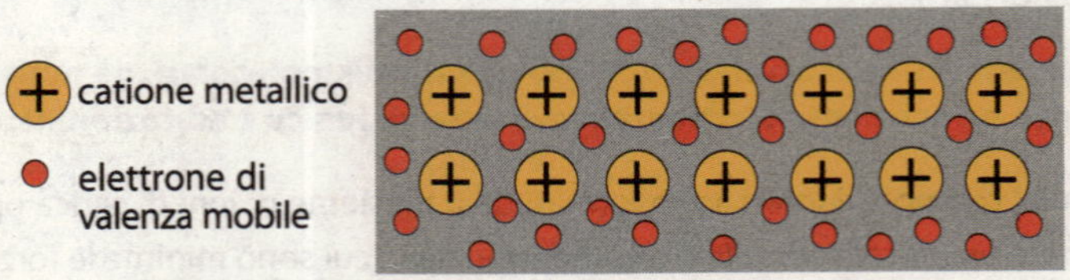

Rappresentazione del reticolo cristallino metallico in sezione

PARTE QUARTA

2.11 | Legami intermolecolari

Le molecole in un solido o in un liquido interagiscono tra loro attraverso i legami intermolecolari: forze attrattive molto più deboli dei legami che uniscono gli atomi nelle molecole

I legami intermolecolari comprendono:

- le interazioni dipolo-dipolo;
- le forze di dispersione (dette anche forze di London o forze di Van der Waals);
- il legame a idrogeno;
- le interazioni ione-dipolo (si veda § 5.2).

Un sistema di nomenclatura alternativo indica genericamente con il nome di forze di Van der Waals tutti i legami intermolecolari.

Lo **stato di aggregazione di un composto** molecolare è determinato proprio dalla forza e dal numero dei legami intermolecolari (si veda anche la sezione di Fisica). Il calore assorbito da una sostanza come l'acqua per fondere o per evaporare è connesso con la rottura di questi legami.

Quando si fonde un composto ionico si rompe il reticolo cristallino. Quando si fonde un composto molecolare si rompono forze di dispersione, interazioni dipolo-dipolo o legami a idrogeno.

Interazioni dipolo-dipolo

Le interazioni dipolo-dipolo sono forze di attrazione che si instaurano *tra molecole polari*. Tali molecole si comportano come *dipoli elettrici spontanei* e *permanenti*, e si attirano reciprocamente orientandosi con l'estremità positiva di un dipolo vicina all'estremità negativa di un dipolo vicino.

Le molecole di acido cloridrico (cloruro di idrogeno) essendo polari mostrano interazioni dipolo-dipolo.

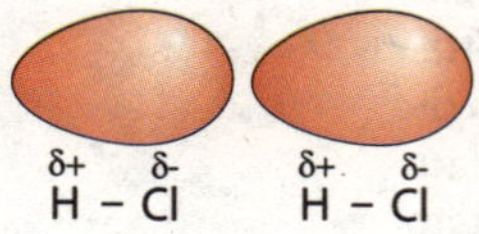

Forze di dispersione

Le forze di dispersione sono forze di attrazione estremamente deboli legate alla formazione di *dipoli temporanei*, anche in molecole di per sé non polari, causati dal rapido moto degli elettroni intorno al nucleo. Nelle molecole apolari è infatti la posizione *media* degli elettroni a rendere la molecola apolare. Nei singoli istanti, invece, la nuvola elettronica può essere spostata ora verso un atomo, ora verso l'altro, trasformando la molecola in un dipolo temporaneo.

I dipoli temporanei interagiscono con le nuvole elettroniche delle molecole vicine polarizzandole (provocando cioè la formazione di *dipoli indotti*) e stabilendo con esse deboli forze attrattive. Le forze di dispersione sono dunque interazioni di tipo attrattivo (stabilizzanti) che si instaurano tra un dipolo temporaneo e i dipoli indotti circostanti. Le forze di dispersione si instaurano *tra tutti i tipi di molecole*, sia polari che apolari, e sono tanto più intense quanto più facilmente la nube elettronica dell'orbitale molecolare può essere distorta.

L'intensità delle forze di dispersione aumenta all'aumentare del PM, della superficie di contatto e del numero di elettroni presenti nella molecola.

La molecola di cloro ha PM = 71 → Cl_2 è gassoso;
la molecola di bromo ha PM = 160 → Br_2 è liquido;
la molecola di iodio ha PM = 254 → I_2 è solido.

2.12 | Legame a idrogeno

Il legame a idrogeno è un'interazione elettrostatica tra un atomo di idrogeno legato con legame covalente a un atomo molto elettronegativo (F, O o N) e il doppietto solitario di un atomo molto elettronegativo (F, O o N) di una molecola adiacente (legame a idrogeno intermolecolare) o della stessa molecola (legame a idrogeno intramolecolare). Il legame a idrogeno è un particolare tipo di interazione dipolo-dipolo ed è la più forte tra le forze di attrazione intermolecolari. Si presenta nelle molecole contenenti raggruppamenti del tipo: H – F; H – O; H – N quindi esiste legame a idrogeno nell'acido fluoridrico (HF), nell'ammoniaca (NH_3) e nell'acqua (H_2O).

Le molecole unite da legami a idrogeno hanno punti di ebollizione notevolmente superiori a quelli di molecole di analoga massa molecolare che non formano però legami a idrogeno. Il legame a idrogeno è un legame *direzionale*.

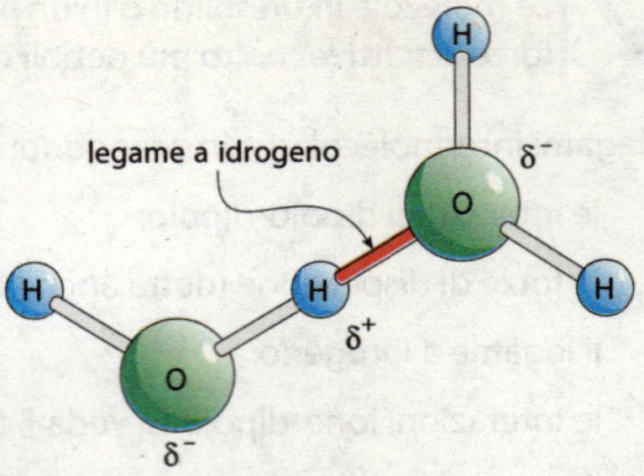

Rappresentazione del legame a idrogeno fra due molecole di H_2O

Le proprietà dell'acqua

La presenza del legame a idrogeno nell'H_2O determina importanti conseguenze:

- la massima densità dell'acqua è a 4 °C;
- l'acqua aumenta di volume nel passaggio da liquido a solido;
- a temperatura ambiente l'acqua è liquida e non gassosa.

La figura a lato mostra la struttura cristallina del ghiaccio (a). Allo stato solido, più molecole di acqua legate insieme con legami a idrogeno si dispongono secondo un anello esagonale caratteristico dei cristalli di ghiaccio (b). La chiusura delle molecole d'acqua in anelli, che caratterizza lo stato solido, spiega l'anomala diminuzione della densità dell'acqua (aumento di volume) nel passaggio di stato liquido → solido.

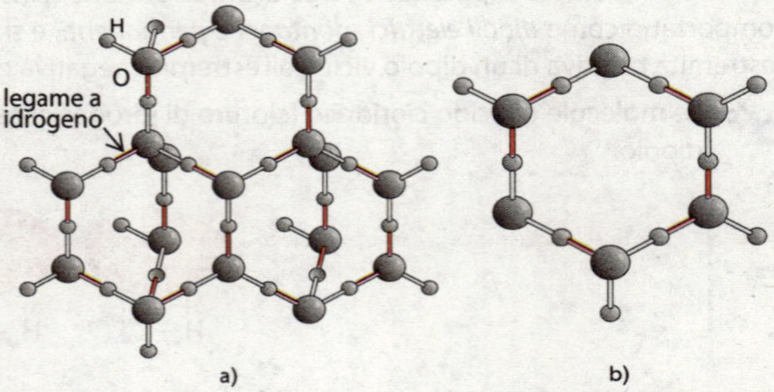

L'acido solfidrico, H_2S, per certi aspetti simile all'acqua, H_2O, non forma legami a idrogeno e di conseguenza, a differenza dell'acqua, a temperatura ambiente è gassoso e non liquido.

Molecola	Polare/ non polare	Interazione dipolo-dipolo	Legame a idrogeno	Forze di dispersione	PM	P. ebollizione °C
N_2	non polare	no	no	sì	28,01	–210,03
NH_3	polare	sì	sì	sì	17,03	–33,43
CO	polare	sì	no	sì	28,01	–191,5
CO_2	non polare	no	no	sì	44,01	–78,5
HCl	polare	si	no	sì	33,46	–85,05
H_2O	polare	sì	sì	sì	18,01	100,0
H_2S	polare	sì	no	sì	34,08	–60,2
CH_4	non polare	no	no	sì	16,04	–161,7
$CHCl_3$	polare	sì	no	sì	119,38	61,26

CLASSIFICAZIONE DEI LEGAMI CHIMICI

LEGAMI CON FORMAZIONE DI ORBITALI MOLECOLARI	**covalente**	**apolare**
		polare
		dativo
		a elettroni delocalizzati (risonanza)
LEGAMI INTERMEDI		**metallico**
		a idrogeno
LEGAMI ELETTROSTATICI		**ionico**
		forze di Van der Waals
		dipolo-dipolo
		ione-dipolo

In blu sono indicati i legami interatomici, in corsivo le forze intermolecolari.

2.13 | Allotropia e polimorfismo

Quando uno stesso elemento presenta due forme che differiscono per la struttura molecolare o per il modo in cui sono concatenati gli atomi, queste due forme hanno caratteristiche fisiche e chimiche diverse: si parla allora di allotropia.

Quando, invece, una sostanza si presenta in forme che differiscono solo per la struttura cristallina, si parla di dimorfismo o, più in generale, di polimorfismo (le forme differiscono solo in alcune proprietà fisiche come il punto di fusione e la densità).

Diamante e grafite, ossigeno (O_2) e ozono (O_3) sono esempi di allotropia.

Le due forme in cui si cristallizza lo zolfo, monoclina e rombica, contengono entrambe molecole S_8 e sono un esempio di dimorfismo.

Per le parti relative alla termodinamica, agli stati di aggregazione della materia e ai passaggi di stato si veda la sezione di fisica.

Quesiti svolti

1 I gas nobili non sono reattivi perché:

A sono presenti allo stato monoatomico
B presentano basse forze di Van der Waals
C hanno pochi elettroni nello strato esterno
D l'orbitale più esterno è completamente occupato dagli elettroni
E non reagiscono con gli acidi

Gli atomi di un elemento tendono a reagire e a formare legami con altri atomi per raggiungere la più stabile configurazione elettronica esterna (ottetto completo). Tutti i gas nobili possiedono configurazione elettronica esterna $ns^2\ np^6$ (tranne l'elio, che ha configurazione elettronica $1s^2$), si trovano quindi ad avere il livello energetico esterno completo; formare legami con altri atomi richiederebbe la rottura di questa situazione di stabilità, per questo motivo e non reagiscono con altri atomi e si trovano sotto forma di atomi isolati; risposta D.

2 Per triplo legame si intende:

A un legame fra tre molecole
B un legame fra tre ioni
C un legame fra tre atomi
D un legame derivante dalla compartecipazione di tre coppie di elettroni
E un legame tra uno ione trivalente positivo e uno ione trivalente negativo

Un legame triplo è un legame covalente, fra due atomi, in cui sono messe in compartecipazione tre coppie di elettroni. La risposta corretta è quindi la D.

3 Quale tra i seguenti elementi può formare 3 legami covalenti semplici con 3 atomi di cloro?

A Na   B F   C Ba   D B   E Kr

A causa della grande differenza di elettronegatività, il cloro forma composti ionici con il sodio (Na) e con il bario (Ba); non forma invece composti con il fluoro (F), né con il gas nobile cripto (Kr); le risposte A, B, C ed E sono quindi errate. La risposta corretta è la D: il boro (B) è un semi metallo e forma composti in cui lega altri atomi con tre legami covalenti, nel nostro caso il cloruro di boro, BCl_3; si noti anche che l'elettronegatività del boro è 2,0 e quella del cloro 3,0, la differenza quindi è compatibile con la formazione di legami covalenti polarizzati.

4 L'energia di legame è maggiore in:

A un legame semplice
B un legame doppio
C un legame triplo
D un legame a idrogeno
E nessuna delle risposte precedenti

PARTE QUARTA

L'energia di legame corrisponde all'energia che si deve spendere per rompere un legame chimico. Per individuare il legame più forte si può innanzitutto scartare il legame a idrogeno (risposta **D**), questo infatti è un legame intermolecolare, decisamente più debole dei legami covalenti. Quello caratterizzato dalla maggiore energia di legame è il legame triplo; risposta **C**.

---

5 **Indicare quale tra le seguenti molecole è apolare:**

A H_2O

B CO_2

C HCl

D NO

E NH_3

La polarità di una molecola dipende dalla *polarità dei legami* chimici in essa presenti e dalla *geometria* della molecola.

Nelle molecole formate da atomi uguali sono presenti solo legami covalenti puri quindi queste sono sempre apolari. Nelle molecole formate da atomi diversi, invece, l'atomo più elettronegativo tende ad attirare verso di sé gli elettroni di legame, creando in tal modo una separazione di carica che viene indicata con il simbolo δ^- per l'atomo più elettronegativo e con il simbolo δ^+ per l'altro atomo. Questa separazione di carica dà luogo alla formazione di un *dipolo elettrico* e di un conseguente *momento dipolare* permanente. Nel caso siano presenti legami polari, la polarità della molecola dipende dalla sua geometria, infatti se questa è simmetrica i diversi momenti dipolari si annullano.

Nel caso proposto dal quesito, le molecole H_2O, HCl, NO e NH_3 sono polari:

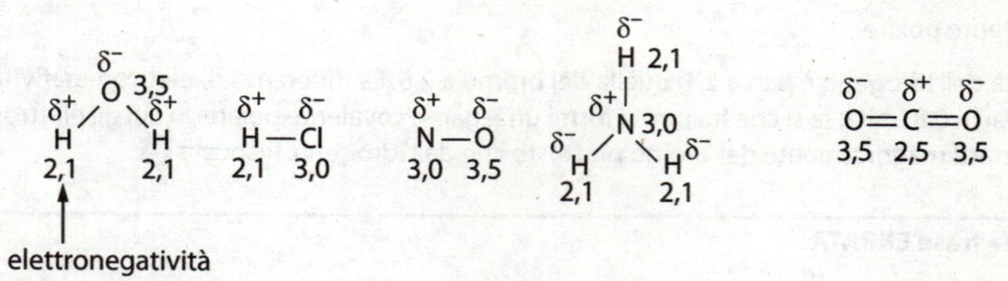

La molecola CO_2 è invece apolare, infatti i dipoli che si formano in corrispondenza dei due legami C=O si annullano perché hanno pari intensità e stessa direzione ma verso opposto. La risposta esatta è quindi la **B**.

---

6 **Gli orbitali ibridi sp^2:**

A formano fra loro angoli di 180°

B sono diretti lungo le tre direzioni dello spazio

C formano fra loro angoli di 90°

D sono diretti lungo i vertici di un triangolo equilatero

E formano fra loro angoli di 109°

Gli orbitali ibridi sp^2 sono tre e si formano in seguito alla fusione di due orbitali *p* e un orbitale *s* di uno stesso atomo. Sono disposti a 120° gli uni dagli altri, diretti lungo i vertici di un triangolo equilatero; risposta **D**. Questo tipo di ibridazione è presente per esempio nel carbonio quando forma tre legami, di cui uno è un doppio legame.

7 **Nella combinazione di un elemento del gruppo I A con uno del gruppo VII A si forma:**

A un legame a idrogeno

B un legame covalente polare

C un legame ionico

D un legame covalente puro

E un legame dipolo/dipolo

Un legame covalente si forma quando due atomi mettono in comune un elettrone ciascuno e, se i due atomi non sono dello stesso elemento, gli elettroni condivisi saranno attratti maggiormente verso il nucleo dell'atomo più elettronegativo. Quando la differenza di elettronegatività è elevata l'atomo più elettronegativo sottrae all'altro atomo un elettrone, si formano così due ioni che interagiscono grazie all'attrazione elettrostatica del legame ionico. Il limite nella differenza di elettronegatività oltre il quale il legame acquista carattere prevalentemente ionico è posto a 1,7. Dato che fra gli elementi del gruppo I A e quelli del gruppo VII A esiste la massima differenza di elettronegatività, si può dire che fra questi elementi si forma un legame ionico; risposta C.

8 **Quale tra i seguenti legami si riscontra nella molecola HBr?**

A Di coordinazione

B Ionico

C Covalente non polare

D Covalente dativo

E Covalente polare

L'elettronegatività dell'idrogeno è pari a 2,1, quella del bromo a 2,8. La differenza di elettronegatività fra i due elementi, pari a 0,8 unità, fa sì che fra loro si formi un legame covalente polare, in cui gli elettroni in comune sono attratti maggiormente del bromo piuttosto che dall'idrogeno. Risposta E.

9 **Trovare la frase ERRATA:**

A un triplo legame comporta la compartecipazione di tre elettroni

B il legame tra idrogeno e cloro nella molecola dell'acido cloridrico (HCl) è di tipo covalente polare

C l'ammoniaca è un gas contenente esclusivamente atomi di idrogeno e azoto

D il legame tra sodio e cloro nel cloruro di sodio (NaCl) è di tipo ionico

E un elemento con bassa energia di ionizzazione può diventare facilmente un catione

Per rispondere al quesito è necessario individuare, fra quelle proposte, l'affermazione errata. L'elettronegatività dell'idrogeno è pari a 2,1, quella del cloro a 3,0 e quella del sodio a 0,9: dalle differenze di elettronegatività si deduce che il legame tra H e Cl nel composto HCl è covalente polare, mentre quello fra Na e Cl nel composto NaCl è un legame ionico; le alternative B e D, corrette, possono essere scartate. L'ammoniaca ha formula NH_3 ed è gassosa in condizioni normali, anche l'affermazione C è quindi corretta. L'energia di ionizzazione è l'energia necessaria per sottrarre un elettrone a un atomo, ed è vero che un elemento a bassa energia di ionizzazione si trasforma facilmente in catione, anche la risposta E è quindi da scartare. La risposta corretta al quesito è la A: un legame triplo non comporta la compartecipazione di tre elettroni ma di sei elettroni, tre per ogni atomo che partecipa al legame.

10 Un legame a idrogeno è un legame:

- **A** in cui gli elettroni vengono condivisi tra due atomi di idrogeno
- **B** apolare tra due atomi di idrogeno
- **C** di natura elettrostatica, fra un atomo di idrogeno, carico positivamente, e un atomo elettronegativo
- **D** covalente tra due atomi di idrogeno
- **E** intramolecolare

Il legame a idrogeno è un legame debole dovuto all'interazione elettrostatica fra una parziale carica positiva e una parziale carica negativa; si forma tra un atomo di idrogeno legato con legame covalente a un atomo molto elettronegativo (F, O o N) e il doppietto solitario di un atomo molto elettronegativo (F, O o N) di una molecola adiacente o della stessa molecola. La risposta corretta è la **C**.

11 I legami presenti nella molecola di acqua (H_2O) sono:

- **A** a ponte di idrogeno
- **B** covalenti apolari
- **C** uno ionico e l'altro covalente
- **D** uno ionico e l'altro dativo
- **E** covalenti polari

La differenza di elettronegatività tra ossigeno e idrogeno è 1,4 (= 3,5 – 2,1), il legame che li unisce nella molecola d'acqua è perciò covalente polare e non ionico. La risposta corretta è la **E**.
Il legame a idrogeno (risposta **A**) è invece il tipo di legame intermolecolare che tiene unite le molecole d'acqua tra loro allo stato liquido e allo stato solido.

12 Nell'acqua, la presenza del legame a idrogeno determina:

- **A** la bassa densità allo stato solido
- **B** la forma della molecola
- **C** l'elevata costante dielettrica
- **D** il basso punto di ebollizione
- **E** la polarità dei legami covalenti O–H

La presenza di legami a idrogeno tra le molecole d'acqua conferisce a questa sostanza proprietà chimico-fisiche eccezionali: tra queste, l'alta temperatura di ebollizione (la risposta **D** è dunque sbagliata) e la bassa densità allo stato solido. La risposta corretta è dunque la **A**: nel ghiaccio, infatti, ogni molecola d'acqua è unita attraverso legami a idrogeno ad altre quattro molecole disposte in modo ben preciso a formare una struttura cristallina relativamente aperta e con ampi spazi vuoti. Quando il ghiaccio fonde, alcuni dei legami a idrogeno si rompono determinando il collasso del reticolo cristallino e l'impaccamento delle molecole in modo meno regolare ma più fitto.
Nel solido le molecole sono dunque più lontane le une dalle altre che nel liquido, occupando un volume maggiore e conferendo al ghiaccio minor densità rispetto all'acqua.
Le proprietà citate nelle risposte **B**, **C** ed **E** non sono invece condizionate in alcun modo dall'esistenza del legame a idrogeno.

13 Tra le molecole dei gas biatomici come N_2, O_2, Cl_2 le forze di Van der Waals sono dovute:

- **A** a dipoli permanenti
- **B** all'energia cinetica
- **C** alla temperatura
- **D** alla pressione
- **E** a dipoli indotti

Le molecole considerate sono molecole biatomiche, ognuna formata da due atomi uguali uniti da un legame covalente puro. Poiché la differenza di elettronegatività tra i due atomi è nulla, la nuvola elettronica è equamente condivisa, non vi è in media alcuna separazione parziale di carica elettrica e le molecole non possono essere dipoli permanenti (la risposta **A** è quindi sbagliata).

A causa dell'estrema mobilità degli elettroni di legame intorno ai due nuclei, può però accadere che la nuvola elettronica sia spostata per brevissimi istanti verso una delle due estremità della molecola formando un dipolo temporaneo. Nell'istante infinitesimo della sua esistenza, il dipolo temporaneo formatosi può esercitare la sua influenza su altre molecole vicine, inducendone la polarizzazione e determinando così la formazione di dipoli indotti. Proprio alla presenza di questi dipoli indotti sono dovute quelle forze attrattive debolissime che sono appunto le forze di Van der Waals. La risposta esatta è dunque la **E**.

3 | Composti inorganici e nomenclatura

3.1 | Numero di ossidazione

È importante calcolare il numero di ossidazione di un atomo per comprendere i processi che si verificano durante le reazioni chimiche, in particolare nel corso delle reazioni di ossidoriduzione (si veda § 4.5).
Dato un atomo legato ad altri atomi (uguali o diversi) in una sostanza, il suo stato di ossidazione o *numero di ossidazione* (N.O.) corrisponde al numero delle cariche che l'atomo formalmente assumerebbe se i doppietti elettronici di legame venissero di volta in volta assegnati all'atomo più elettronegativo tra quelli coinvolti.

Nella molecola HCl il cloro è l'atomo più elettronegativo: i due elettroni di legame vengono quindi assegnati al cloro che assume carica formale – 1.

numero di ossidazione	**→**	**+1 –1**
		H – Cl
elettronegatività	**→**	**2,1 3**

Per determinare i N.O. si può quindi ricorrere alle formule di struttura.

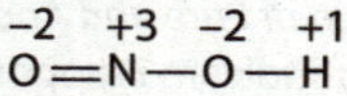

Acido nitroso
HNO_2

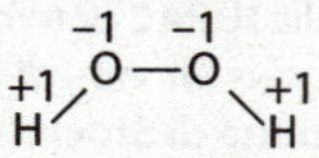

Perossido di idrogeno
H_2O_2

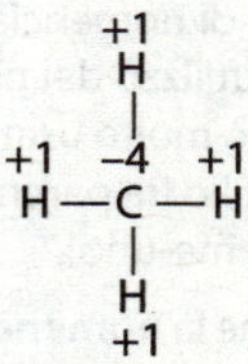

Metano
CH_4

Spesso il numero di ossidazione di un atomo può essere calcolato dalla semplice formula bruta (senza la necessità di conoscere la formula di struttura) attraverso le seguenti regole:

- **tutte le sostanze allo stato elementare hanno numero di ossidazione nullo;**
- **il numero di ossidazione di uno ione monoatomico è uguale alla carica dello ione;**
- **la somma dei numeri di ossidazione di tutti gli atomi presenti in una molecola neutra è pari a 0, mentre in uno ione poliatomico è pari alla carica dello ione;**
- **il N.O. dell'idrogeno è +1, tranne che nei composti con i metalli (idruri) in cui è –1;**
- **nella maggior parte dei composti il N.O. dell'ossigeno è –2. Nei perossidi, in cui vi è un legame O – O, il N.O. è –1; in OF_2 il N.O. è +2;**
- **il N.O. degli elementi del gruppo IA è +1, il N.O. degli elementi del gruppo IIA è +2;**
- **il N.O. degli elementi del gruppo IIIA è +3.**

In H_2SO_4: H ha N.O. = +1; O ha N.O.= –2; carica del composto = 0.
Si può così calcolare il N.O. di S, infatti si ha:
$0 = 2 \cdot (+1) + 4 \cdot (-2) + N.O._S$ da cui: $N.O._S = -2 + 8 = +6$
In NO_3^-: O ha N.O.= –2; carica dello ione = –1.
Si può così calcolare il N.O. di N, infatti si ha:
$-1 = 3 \cdot (-2) + N.O._N$ da cui: $N.O._N = -1 + 6 = +5$
Numerosi composti chimici contengono O, H oppure qualche altro elemento di cui è noto il N.O. Data una formula come, per esempio, Fe_2O_3, il N.O. del ferro, ignoto, si può calcolare rapidamente moltiplicando il N.O. dell'ossigeno per il numero di atomi di ossigeno ($-2 \cdot 3 = -6$) e dividendo il risultato (cambiato di segno) per il numero di atomi di ferro che compaiono nella formula ($6 : 2 = 3$).

A volte, quando si costruiscono le formule dei composti chimici, si parla di **valenza**, intendendo il numero di elettroni di un atomo impegnati nella formazione di legami.
La valenza è un numero sempre positivo, che assume gli stessi valori numerici del **numero di ossidazione**, quest'ultimo però è dotato di segno positivo o negativo perché tiene conto della diversa tendenza ad attrarre gli elettroni di legame.

3.2 | Composti binari

I composti binari sono quelli formati da due soli elementi diversi, come, per esempio, $CaCl_2$, o H_2O.

Per scrivere correttamente la **formula** di un generico composto binario si segue una regola precisa: il catione o l'elemento meno elettronegativo (con numero di ossidazione positivo) deve essere scritto prima dell'anione o dell'elemento più elettronegativo (con numero di ossidazione negativo). Si scrive quindi NaCl, e non ClNa.
Per quanto riguarda la **nomenclatura**, invece, un composto binario prende il nome dall'elemento più elettronegativo (lo ione negativo), cui viene attribuita la desinenza *-uro*, e fatto seguire il nome dell'elemento meno elettronegativo (ione positivo), preceduto dalla preposizione *di*.

LiH → idruro di litio; AgBr → bromuro d'argento;
ZnS → solfuro di zinco; $MgCl_2$ → cloruro di magnesio;
KI → ioduro di potassio; NaF → fluoruro di sodio.

L'unità positiva è spesso rappresentata da un metallo che, in molti casi, può presentare due diversi numeri di ossidazione (la maggior parte dei metalli di transizione e alcuni dei gruppi IV A e V A). In questo caso è necessario distinguere i diversi composti che un dato metallo può formare insieme a uno stesso non metallo. Le regole di nomenclatura stabilite dalla **IUPAC** (*International Union of Pure and Applied Chemistry*) prevedono l'utilizzo dei prefissi numerali greci (*mono-*, *di-*, *tri-* ecc.) per indicare i rapporti numerici fra gli atomi. È però molto usata anche la **notazione di Stock**, in base alla quale si indica il numero di ossidazione del metallo fra parentesi, utilizzando i *numeri romani*; per esempio lo ione Cu^+ è indicato come rame(I) (si legge rame-uno).

È da ricordare infine la **nomenclatura tradizionale**, tuttora utilizzata, secondo la quale i due casi si distinguono aggiungendo la desinenza **-oso**, quando il metallo presenta il numero di ossidazione minore, o la desinenza **-ico**, quando presenta il numero di ossidazione maggiore.

Le tabelle seguenti riportano i nomi di alcuni ioni con diverso numero di ossidazione e i nomi di alcuni composti derivanti da questi ioni.

Elemento	Ione	Nomenclatura tradizionale	Notazione di Stock
Rame	Cu^+	rameoso	rame(I)
	Cu^{2+}	rameico	rame(II)
Ferro	Fe^{2+}	ferroso	ferro(II)
	Fe^{3+}	ferrico	ferro(III)
Piombo	Pb^{2+}	piomboso	piombo(II)
	Pb^{4+}	piombico	piombo(IV)
Manganese	Mn^{2+}	manganoso	manganese(II)
	Mn^{3+}	manganico	manganese(III)

Elemento	Sale	Nomenclatura tradizionale	Notazione di Stock	Nomenclatura IUPAC
Rame	Cu_2S	solfuro rameoso	solfuro di rame(I)	solfuro di dirame
	CuS	solfuro rameico	solfuro di rame(II)	solfuro di rame
Ferro	$FeCl_2$	cloruro ferroso	cloruro di ferro(II)	dicloruro di ferro
	$FeCl_3$	cloruro ferrico	cloruro di ferro(III)	tricloruro di ferro

3.2.1 | Ossidi basici e acidi

Gli ossidi sono composti binari formati dalla combinazione di uno dei vari elementi (tranne i gas nobili e il fluoro) con l'ossigeno. Si preparano per reazione diretta dell'elemento con l'ossigeno. La formula si scrive anteponendo al simbolo dell'ossigeno quello dell'elemento con cui è combinato e attribuendo gli indici opportuni in base al numero di ossidazione di quest'ultimo (il numero di ossidazione dell'ossigeno è pari a –2).

Esistono due tipi di ossidi: ossidi dei metalli (ossidi basici o semplicemente ossidi) e ossidi dei non metalli (ossidi acidi o anidridi).

Ossidi basici

Gli ossidi basici sono composti ionici binari formati da un catione metallico (M^{x+}) e dallo ione ossido (O^{2-}). Se il metallo presenta un solo numero di ossidazione, il nome del composto è *ossido di* seguito dal nome del metallo. Se il metallo (presente in forma ionica) può presentare due numeri di ossidazione diversi, viene indicato secondo la nomenclatura IUPAC con i prefissi numerali greci, oppure con la notazione di Stock (numeri romani) o, infine, secondo la nomenclatura tradizionale con le desinenze -oso e -ico, come visto per i cationi nel paragrafo precedente.

Catione	Formula generale	Formula esempio	Nomenclatura tradizionale	Notazione di Stock	Nomenclatura IUPAC
M^{+}	M_2O	Na_2O	ossido di sodio	ossido di sodio	ossido di sodio
M^{2+}	MO	FeO	ossido ferroso	ossido di ferro(II)	ossido di ferro
		PbO	ossido piomboso	ossido di piombo(II)	ossido di piombo
M^{3+}	M_2O_3	Al_2O_3	ossido di alluminio	ossido di alluminio	ossido di alluminio
		Fe_2O_3	ossido ferrico	ossido di ferro(III)	triossido di diferro
M^{4+}	MO_2	PbO_2	ossido piombico	ossido di piombo(IV)	diossido di piombo

Ossidi acidi (anidridi)

Gli ossidi acidi sono composti binari formati da un non metallo (o da un metallo di transizione con alto numero di ossidazione, per esempio Cr con N.O. = +6) e ossigeno. Secondo la nomenclatura IUPAC il nome del composto è ossido di seguito dal nome dell'elemento, utilizzando prefissi numerali (*mono-*, *bi-*, *tri-*, *tetra-*, *penta-* ecc.) per indicare quanti atomi di ossigeno e quanti del non metallo sono contenuti nella molecola considerata. In base alla nomenclatura tradizionale, se il non metallo forma un solo ossido acido (un solo stato di ossidazione) il nome del composto è anidride, seguito dalla radice del nome del non metallo a cui va aggiunta la desinenza *-ica*. Se il non metallo forma anidridi con due diversi numeri di ossidazione, quando presenta il N.O. minore viene indicato con la desinenza *-oso*, altrimenti *-ico*. In presenza di tre o quattro diversi possibili numeri di ossidazione, i prefissi e desinenze utilizzati sono: *ipo-...-oso*, per il minore, *-oso* per il secondo N.O., *-ico* per il terzo, ed eventualmente *per-...-ico*, per il più elevato fra quattro possibili numeri di ossidazione, come indicato nella tabella seguente.

Numero di ossidazione	Prefisso e desinenza		Esempi: Formula	Esempi: Nome
+ 1 o + 2	ipo-	-osa	Cl_2O	anidride ipoclorosa
+ 3 o + 4		-osa	Cl_2O_3	anidride clorosa
+ 5 o + 6		-ica	Cl_2O_5	anidride clorica
+ 7	per-	-ica	Cl_2O_7	anidride perclorica

CHIMICA

Nella tabella seguente sono riportati i nomi e le formule di alcuni ossidi acidi.

Formula	Numero ossidazione	Nomenclatura tradizionale	Nomenclatura IUPAC
CO	+ 2	anidride carboniosa	ossido di carbonio
CO_2	+ 4	anidride carbonica	biossido di carbonio
N_2O_3	+ 3	anidride nitrosa	triossido di biazoto
N_2O_5	+ 5	anidride nitrica	pentossido di biazoto
P_2O_3	+ 3	anidride fosforosa	triossido di bifosforo
P_2O_5	+ 5	anidride fosforica	pentossido di bifosforo
SO_2	+ 4	anidride solforosa	biossido di zolfo
SO_3	+ 6	anidride solforica	triossido di zolfo

Per ricavare la formula di un composto di cui si conosce il nome, o, viceversa, attribuire il nome alla formula di un composto, spesso è possibile utilizzare il metodo del "minimo comune multiplo" fra le valenze.

L'ossigeno ha valenza 2 (tranne che nei perossidi, in cui ha valenza 1) e l'alluminio (Al) ha valenza 3; qual è la formula dell'ossido di alluminio? Qual è il numero di ossidazione dell'alluminio?

Per ricavare la formula dell'ossido di alluminio, sapendo che l'ossigeno ha valenza 2 e che l'alluminio, appartenente al III gruppo, ha valenza 3, si calcola innanzitutto il minimo comune multiplo fra 3 e 2, che è 6.

Il numero di atomi di ciascun elemento che partecipa alla formazione dell'ossido di alluminio si ricava dividendo il minimo comune multiplo per la valenza dell'elemento. Così l'ossido di alluminio sarà formato da 3 atomi di O (6 : 2 = 3) e 2 atomi di Al (6 : 3 = 2) e la sua formula sarà: Al_2O_3

Il modo più rapido per attribuire gli indici agli elementi che compaiono nella formula di un composto binario è quello di scrivere la valenza di uno come indice al piede dell'altro e viceversa.

Al è un metallo meno elettronegativo dell'ossigeno che quindi tende ad attrarre maggiormente gli elettroni di legame; il N.O. di Al sarà quindi +3 e quello di O −2.

3.2.2 | Idracidi

Con l'unica eccezione dell'acido cianidrico (HCN), gli idracidi sono composti binari formati da H e uno dei seguenti non metalli: S, F, Cl, Br e I. Allo stato puro queste sostanze sono composti molecolari; sciolti in acqua, però, si comportano come acidi liberando ioni H^+ (§ 7.1.1). Quando sono in soluzione acquosa si preferisce perciò chiamarli *idracidi*. In tal caso, il nome si attribuisce aggiungendo la desinenza *-idrico* alla radice del nome del non metallo, preceduto dalla parola *acido*.

$HCl_{(gas)}$ è chiamato clor-uro di idrogeno;
$HCl_{(acquoso)}$ è chiamato acido clor-idrico.

3.3 | Composti ternari

I composti ternari sono composti formati dalla combinazione di tre elementi.

3.3.1 | Idrossidi (o basi)

Gli idrossidi sono composti ionici ternari formati da un catione metallico (M^{x+}) e da tanti ioni idrossido (OH^-) quanti ne occorrono per neutralizzare la carica del catione. Nella formula si scrive prima il catione M^{x+} e poi l'anione OH^-; la formula generale è quindi $M(OH)_x$, dove x è la carica del catione metallico.

Si preparano facendo reagire gli ossidi basici con l'acqua.

$CaO + H_2O \rightarrow Ca(OH)_2$

PARTE QUARTA

Generalmente per questa classe di composti si utilizza la nomenclatura tradizionale e il nome si ottiene sostituendo la parola *idrossido* a quella dell'ossido corrispondente.

Catione	Formula generale	Esempi	
		Formula	Nome
M^{+}	MOH	NaOH	idrossido di sodio
M^{2+}	$M(OH)_2$	$Ca(OH)_2$	idrossido di calcio
		$Fe(OH)_2$	idrossido ferroso
		$Pb(OH)_2$	idrossido piomboso
M^{3+}	$M(OH)_3$	$Al(OH)_3$	idrossido di alluminio
		$Fe(OH)_3$	idrossido ferrico
M^{4+}	$M(OH)_4$	$Pb(OH)_4$	idrossido piombico

Sciolti in acqua, quelli idrosolubili si dissociano e si comportano come basi liberando ioni OH^- (§ 7.1.1).

3.3.2 | Ossiacidi (acidi ossigenati)

Gli ossiacidi sono composti ternari molecolari formati da idrogeno, un non metallo (NM) oppure un metallo di transizione con alto numero di ossidazione e ossigeno, scritti nella formula in quest'ordine. La formula generale è dunque H_xNMO_y. Si preparano facendo reagire gli ossidi acidi (anidridi) con l'acqua.

$N_2O_5 + H_2O \rightarrow 2\,HNO_3$
$CO_2 + H_2O \rightarrow H_2CO_3$

Il nome deriva da quello delle anidridi corrispondenti, sostituendo alla parola anidride la parola *acido* e mantenendo invariati prefissi e desinenze che, anche in questo caso, dipendono dal numero di ossidazione del non metallo.

Numero di ossidazione	Prefisso e desinenza		Esempi	
			Formula	Nome
+1 o +2	ipo-	-oso	HClO	acido ipocloroso
+3 o +4		-oso	$HClO_2$	acido cloroso
+5 o +6		-ico	$HClO_3$	acido clorico
+7	per-	-ico	$HClO_4$	acido perclorico

Nella tabella seguente sono riportati i nomi e le formule di altri ossiacidi rappresentativi.

Formula	Nome	Formula	Nome
H_3BO_3	acido borico	$H_4P_2O_7$	acido pirofosforico
H_2CO_3	acido carbonico	H_3PO_4	acido ortofosforico
HNO_2	acido nitroso	H_2SO_3	acido solforoso
HNO_3	acido nitrico	H_2SO_4	acido solforico
HPO_2	acido metafosforoso	H_2CrO_4	acido cromico
H_3PO_3	acido ortofosforoso	H_2MnO_4	acido manganico
HPO_3	acido metafosforico	$HMnO_4$	acido permanganico

Sciolti in acqua, gli ossiacidi si ionizzano e si dissociano (§ 5.4 e § 7.2) liberando x ioni H^+ e anioni poliatomici NMO_y^{x-}.

Gli acidi mono- e poliprotici

Gli acidi che contengono un solo atomo di idrogeno dissociabile sono detti *monoprotici* perché dissociandosi possono cedere un solo ione H^+, formando un solo tipo di anione. Gli acidi che contengono più atomi di idrogeno dissociabili (per esempio H_2CO_3 e H_3PO_4) sono invece detti *poliprotici* perché dissociandosi possono cedere più di uno ione H^+, formando diversi tipi di anioni.

$$H_2CO_3 \rightleftarrows H^+ + HCO_3^-$$
$$HCO_3^- \rightleftarrows H^+ + CO_3^{2-}$$

Qual è la formula del composto venduto con il nome di acido muriatico?
Il composto commercializzato come acido muriatico, utilizzato come detergente molto energico, per esempio per rimuovere residui calcarei dai servizi igienici, è acido cloridrico, di formula HCl.

Nomenclatura degli anioni derivanti dagli acidi

La nomenclatura di questi anioni si ottiene trasformando le desinenze *-ico* e *-oso* dei corrispondenti acidi, mentre i prefissi rimangono invariati:

-ico → *-ato*
-oso → *-ito*

Per gli idracidi si sostituisce la desinenza *-idrico* con la desinenza *-uro*.

HClO	→	acido ipo-clor-oso	→	ClO^-	→	ione ipo-clor-ito;
$HClO_2$	→	acido clor-oso	→	ClO_2^-	→	ione clor-ito;
$HClO_3$	→	acido clor-ico	→	ClO_3^-	→	ione clor-ato;
$HClO_4$	→	acido per-clor-ico	→	ClO_4^-	→	ione per-clor-ato;
HCl	→	acido clor-idrico	→	Cl^-	→	ione clor-uro.

Se l'anione deriva da un acido poliprotico e contiene ancora atomi di idrogeno, la nomenclatura prevede di anteporre al nome dell'anione i prefissi *idrogeno-* o *diidrogeno-*, in base al numero di atomi di idrogeno presenti nell'anione.

CO_3^{2-}	→	ione carbonato;
HCO_3^-	→	ione idrogenocarbonato (o carbonato acido o bicarbonato);
PO_4^{3-}	→	ione fosfato;
HPO_4^{2-}	→	ione idrogenofosfato (o fosfato acido);
$H_2PO_4^-$	→	ione diidrogenofosfato (o fosfato biacido).

3.3.3 | Sali

I sali sono composti ionici formalmente derivati dagli acidi per sostituzione totale (nei *sali neutri*) o parziale (nei *sali acidi*) degli atomi di idrogeno con uno o più cationi metallici, tanti quanti ne occorrono per neutralizzare la carica dell'anione. I sali neutri degli idracidi sono ovviamente composti binari e non ternari. I sali acidi sono invece composti ternari, se derivati da idracidi, e quaternari, se derivati da ossiacidi. Analogamente agli altri composti ionici, per scrivere correttamente la formula bisogna indicare prima il catione e poi l'anione.
Il nome del composto si ottiene invece indicando prima il nome dell'anione e poi quello del catione.

LiCl	→	cloruro di litio;
NaHS	→	idrogenosolfuro di sodio (sale acido);
K_2CO_3	→	carbonato di potassio;
$Ca(NO_3)_2$	→	nitrato di calcio;
$NaHCO_3$	→	idrogenocarbonato (o bicarbonato) di sodio (sale acido);
Na_2SO_3	→	solfito di sodio;
$Al(H_2PO_4)_3$	→	diidrogenofosfato di alluminio (sale acido);
$FePO_4$	→	fosfato ferrico o fosfato di ferro(III);
Cu_2SO_4	→	solfato rameoso o solfato di rame(I).

Per ricavare la formula di un sale è necessario individuare da quali ioni è formato e poi costruire la formula bilanciando le cariche degli ioni.

PARTE QUARTA

Di solito è possibile calcolare rapidamente quanti ioni di ciascun tipo entrano nella formula del sale calcolando il minimo comune multiplo fra il numero di cariche di ciascuno ione (o valenza dello ione) e dividendo questo valore per il numero di cariche di ciascuno ione.

Per ricavare la formula del *solfato di alluminio* è necessario innanzitutto individuare gli ioni da cui è formato questo sale.
Il catione è Al^{3+}, perché l'alluminio, appartenente al III gruppo, forma esclusivamente ioni di questo tipo.
La desinenza *-ato* del sale indica che lo zolfo è presente con il N.O. di ossidazione più elevato, l'anione solfato deriva infatti dall'acido solforico, in cui questo elemento ha N.O. = +6.
Dato che l'acido solforico ha formula H_2SO_4, lo ione solfato, che si forma dall'acido quando questo perde i due H^+, avrà formula $SO_4{}^{2-}$.
Si può dire che Al^{3+} ha valenza 3, mentre lo ione $SO_4{}^{2-}$ ha valenza 2 (può formare due legami); il minimo comune multiplo fra 2 e 3 è 6, quindi, dividendo questo numero per la valenza di ciascuno ione si ricava che la formula del sale è data da 2 ioni Al^{3+} e 3 ioni $SO_4{}^{2-}$, sarà quindi:

$$Al_2(SO_4)_3$$

Reazioni di preparazione dei sali

I sali possono essere preparati in molteplici modi. Ai fini del superamento del test di ammissione universitario, è opportuno conoscere quelli principali.

a) Acido + base → sale + acqua
$H_2SO_4 + Ca(OH)_2 \rightarrow CaSO_4 + 2\ H_2O$
(reazione di neutralizzazione, § 7.5)

b) Acido + metallo → sale + idrogeno
$H_2SO_4 + Zn \rightarrow ZnSO_4 + H_2$

c) Anidride + ossido → sale
$CO_2 + CaO \rightarrow CaCO_3$

d) Anidride + idrossido → sale + acqua
$CO_2 + 2\ NaOH \rightarrow Na_2CO_3 + H_2O$

e) Acido + ossido → sale + acqua
$2\ HCl + Na_2O \rightarrow 2\ NaCl + H_2O$

f) Acido1 + sale1 → sale2 + acido2
$2\ HCl + CaCO_3 \rightarrow CaCl_2 + H_2CO_3$
(doppio scambio tra un acido e un sale)

g) Sale1 + sale2 → sale3 + sale4
$BaCl_2 + Na_2SO_4 \rightarrow BaSO_4 + 2\ NaCl$
(doppio scambio tra due sali)

Il solfato di alluminio si può considerare come il prodotto della reazione fra idrossido di alluminio e acido solforico:

$$2\ Al(OH)_3 + 3\ H_2SO_4 \rightarrow Al_2(SO_4)_3 + 6\ H_2O$$

Spesso, a causa di una resa troppo bassa o dell'eccessiva violenza della reazione, non tutti questi metodi sono applicabili e per la preparazione di un dato sale è necessario ricorrere a una reazione specifica.

Reazioni di preparazione dei principali composti inorganici

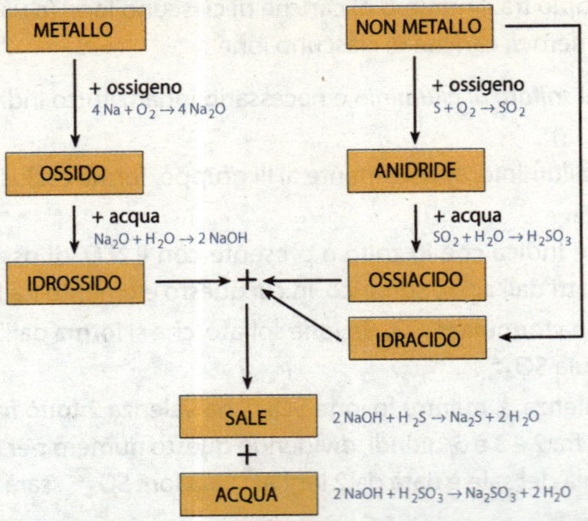

Indicare quale dei seguenti composti è un ossiacido: HCl, H_2O_2, Cl_2O_3, $HClO_3$.

Gli ossiacidi sono composti formati da idrogeno, un non metallo, e ossigeno, scritti nella formula in questo ordine.

Fra i composti elencati, l'unico formato da idrogeno, un non metallo e ossigeno è $HClO_3$, acido clorico.

Indica a quali composti corrispondono le formule seguenti e specifica a quale classe di composti appartengono:

1. HBO_2 **2.** $MgHPO_4$ **3.** ZnO **4.** $Al(OH)_3$ **5.** H_2S **6.** $Ba(ClO)_2$ **7.** NaH **8.** SO_3.

1. Acido borico; è un ossiacido.
2. Idrogenofosfato di magnesio; sale acido.
3. Ossido di zinco; ossido basico.
4. Idrossido di alluminio; idrossido.
5. Acido solfidrico o solfuro di diidrogeno; idracido.
6. Ipoclorito di bario; sale neutro.
7. Idruro di sodio; idruro.
8. Triossido di zolfo; ossido acido.

3.4 | Gli elementi più comuni: proprietà e composti principali

In questo paragrafo vengono considerati in particolare gli elementi chimici che compaiono più spesso nei quesiti proposti nelle prove di ammissione ai corsi universitari.
Sono illustrate le principali proprietà chimiche e i composti più comuni.

3.4.1 | L'idrogeno

- L'idrogeno (H) è l'elemento più semplice; essendo costituito, nell'isotopo più leggero, di un protone e un elettrone la sua configurazione elettronica è $1s^1$;
- è l'elemento più abbondante nell'universo; sulla Terra è presente principalmente come costituente dell'acqua;
- è caratterizzato da elettronegatività intermedia, forma composti con numerosi elementi, può avere numero di ossidazione +1, –1 o 0 (idrogeno elementare);
- l'idrogeno elementare è un gas costituito da molecole biatomiche H_2, poco reattivo a condizioni ambiente, anche se è sufficiente una scintilla perché reagisca violentemente con l'ossigeno atmosferico; ad alta temperatura reagisce con molti metalli e non metalli dando i composti corrispondenti, gli idruri.

L'idrogeno e i suoi principali composti

Z	PA	E.N.	N.O.	Composti	Tipo di legame	Caratteristiche chimiche
1	1,008	2,1	1,–1	NaH KH CaH_2	ionico (H^-)	proprietà basiche
				HF HBr HCl HI H_2S	covalente	proprietà acide
				NH_3	covalente	base debole
				H_2O	covalente	anfotero[1]

1. Una sostanza *anfotera* è una specie chimica che si comporta da base in presenza di acidi e da acido in presenza di basi.

Simboli utilizzati nelle tabelle:

Z = numero atomico
PA = peso atomico
E.N. = elettronegatività
N.O. = numeri di ossidazione

3.4.2 | Gruppo I A (gruppo 1): metalli alcalini

- Tutti i metalli alcalini hanno configurazione elettronica esterna ns^1;
- l'unico elettrone presente nello strato esterno può essere perduto facilmente, hanno quindi bassa elettronegatività, formano ioni monovalenti positivi (Na^+, K^+, Li^+, in cui hanno sempre numero di ossidazione +1) e originano composti ionici, la maggior parte dei quali solubili in acqua;
- sono molto reattivi (in particolare reagiscono violentemente con l'acqua) pertanto non si trovano mai in natura allo stato elementare bensì sotto forma di composti con ossigeno, cloro e altri elementi. Sodio e potassio sono gli elementi più abbondanti in natura, dove si trovano per esempio come NaCl, $NaNO_3$, Na_2CO_3;
- allo stato elementare sono solidi duttili e malleabili (caratterizzati dalla presenza del legame metallico) a basso punto di fusione e di ebollizione;
- gli ossidi dei metalli alcalini hanno carattere basico e reagendo con H_2O formano i corrispondenti idrossidi, che in soluzione acquosa si dissociano completamente (basi forti).

Elemento	Simbolo	Z	PA	E.N.	N.O.	Ossidi	Composti con H e O	Sali
Litio	Li	3	6,941	1,0	1	Li_2O	LiOH	Li_2CO_3 carbonato di Li
Sodio	Na	11	22,99	0,9	1	Na_2O	NaOH	Na_2CO_3 carbonato di Na NaCl cloruro di Na
Potassio	K	19	39,1	0,8	1	K_2O	KOH	KCl cloruro di K KNO_3 nitrato di K

CHIMICA

3.4.3 | Gruppo II A (gruppo 2): metalli alcalino-terrosi

- I metalli alcalino-terrosi hanno configurazione elettronica esterna ns^2;
- hanno bassa elettronegatività e formano ioni bivalenti positivi (Mg^{2+}, Ca^{2+}, Ba^{2+}); hanno sempre numero di ossidazione +2, formano composti ionici, la maggior parte dei quali solubili in acqua, anche se meno solubili dei composti dei metalli alcalini;
- sono molto reattivi e non si trovano mai in natura allo stato elementare; calcio e magnesio, i più abbondanti, si trovano principalmente come carbonati, solfati e alogenuri;
- allo stato elementare sono solidi costituiti da atomi legati nel reticolo con legame metallico;
- gli ossidi hanno carattere basico e reagiscono con H_2O formando i corrispondenti idrossidi, solo parzialmente solubili in acqua.

Elemento	Simbolo	Z	PA	E.N.	N.O.	Ossidi	Composti con H e O	Sali
Magnesio	Mg	12	24,31	1,2	2	MgO	$Mg(OH)_2$	$MgCO_3$ carbonato di Mg $MgCl_2$ cloruro di Mg
Calcio	Ca	20	40,08	1,0	2	CaO (calce viva)	$Ca(OH)_2$ (calce spenta)	$CaCO_3$ carbonato di Ca
Bario	Ba	56	137,3	0,9	2	BaO	$Ba(OH)_2$	$BaSO_4$ solfato di Ba

3.4.4 | Metalli di transizione

- La configurazione elettronica esterna di questi elementi è caratterizzata dal riempimento degli orbitali *d*;
- a eccezione del mercurio (liquido), sono solidi duri, con alti punti di fusione, caratterizzati dalla presenza del legame metallico;
- hanno bassa elettronegatività e tendenza a trasformarsi in cationi, formano in genere composti ionici in cui possono assumere diversi numeri di ossidazione, di cui i più comuni sono +2 e +3;
- il ferro (Fe) è un elemento molto abbondante in natura, infatti si trova in numerosi minerali costituenti della crosta terrestre, come ematite Fe_2O_3, magnetite Fe_3O_4 e pirite FeS_2. Gli ossidi sono solidi duri, e gli idrossidi non sono solubili in H_2O;
- il rame (Cu) è presente in natura anche allo stato elementare ma principalmente sotto forma di minerali in cui forma legami con zolfo o ossigeno, come calcosina, Cu_2S e cuprite, Cu_2O; forma composti soprattutto come Cu(II), l'idrossido più importante è $Cu(OH)_2$;
- lo zinco (Zn) è presente in natura come costituente di diversi minerali, fra cui la *blenda* (ZnS, solfuro di zinco); l'ossido di zinco (ZnO) è un composto poco solubile che in acqua mostra comportamento anfotero.

Elemento	Simbolo	Z	PA	E.N.	N.O.	Ossidi	Composti con H e O	Sali
Ferro	Fe	26	55,85	1,8	3, 2	FeO Fe_2O_3	$Fe(OH)_2$	FeS solfuro ferroso
Rame	Cu	29	63,55	1,9	2, 1	Cu_2O CuO	$Cu(OH)_2$	CuS solfuro rameico $CuSO_4$ solfato rameico
Zinco	Zn	30	65,38	1,6	2	ZnO	$Zn(OH)_2$	ZnS solfuro di zinco

PARTE QUARTA

3.4.5 | Gruppo III A (gruppo 13)

- Gli elementi appartenenti a questo gruppo hanno configurazione elettronica esterna $ns^2\ np^1$; il numero di ossidazione è +3;
- nel gruppo si trovano elementi con caratteristiche chimiche molto diverse: il boro (B) è un semimetallo, e dà luogo a composti contenenti legami covalenti, l'alluminio (Al) è un metallo;
- l'ossido di boro B_2O_3 è un ossido acido e reagisce con H_2O formando acido borico (H_3BO_3); l'ossido di alluminio, Al_2O_3 è anfotero.

Elemento	Simbolo	Z	PA	E.N.	N.O.	Ossidi	Composti con H e O	Sali
Boro	B	5	10,81	2,0	3	B_2O_3	H_3BO_3	KBO_2 metaborato di K $NaBO_2$ metaborato di Na
Alluminio	Al	13	26,98	1,5	3	Al_2O_3	$Al(OH)_3$	$Al_2(SO_4)_3$ solfato di Al $Na_2(SO_4)$ solfato di Na

3.4.6 | Gruppo IV A (gruppo 14)

- Gli elementi appartenenti al gruppo IV A possiedono configurazione elettronica esterna $ns^2\ np^2$;
- presentano valori di elettronegatività e caratteristiche chimiche molto diverse: il carbonio (C) è un non metallo, il silicio (Si) è un semimetallo, il piombo (Pb) è un metallo;
- allo stato elementare sono tutti solidi, caratterizzati da legame covalente (C e Si) o metallico (Pb);
- il carbonio si trova in natura allo stato elementare come grafite, diamante, e carboni fossili, (forme microcristalline di carbonio grafitico, con quantità variabili di impurezze), oltre che come carbonato; costituisce assieme all'idrogeno lo scheletro di tutti i composti organici; la combustione del C porta alla formazione di ossidi a carattere acido;
- il silicio è molto abbondante in natura, non si trova mai allo stato elementare bensì in un gran numero di minerali, principalmente nei silicati, dove compare come ione SiO_4^{4-} l'ossido, SiO_2 (silice), è un composto solido e ha carattere acido; gli acidi silicici presentano numerosi diversi livelli di idratazione;
- il piombo è un metallo, presente in natura come componente di diversi minerali; forma ossidi basici.

Elemento	Simbolo	Z	PA	E.N.	N.O.	Ossidi	Composti con H e O	Sali
Carbonio	C	6	12,01	2,5	±4, 2	CO CO_2	H_2CO_2 H_2CO_3	K_2CO_3 carbonato di K
Silicio	Si	14	28,09	1,8	±4	SiO_2	$SiO_2 \cdot 2H_2O$ acido ortosilicico	Na_2SiO_3 metasilicato di Na $(Mg,Fe,Mn)_2SiO_4$ olivina
Piombo	Pb	82	207,2	1,8	2, 4	PbO PbO_2	$Pb(OH)_2$ $Pb(OH)_4$	$PbSO_4$ solfato piomboso

CHIMICA

3.4.7 | Gruppo V A (gruppo 15)

- Gli elementi appartenenti a questo gruppo sono caratterizzati da configurazione elettronica esterna ns^2np^3;
- l'azoto (N) e il fosforo (P) sono non metalli, i numeri di ossidazione più comuni sono –3, +3 e +5; formano ossidi acidi;
- l'arsenico (As) è un semimetallo e forma ossidi anfoteri;
- l'azoto allo stato elementare è un gas costituito da molecole biatomiche N_2 (costituisce il 78% dell'aria); il fosforo e l'arsenico sono solidi caratterizzati da legami covalenti ed esistono in diverse forme allotropiche.

Elemento	Simbolo	Z	PA	E.N.	N.O.	Ossidi	Composti con H e O	Sali
Azoto	N	7	14,01	3,0	±3,2,4,5	NO NO_2 N_2O N_2O_3 N_2O_5	HNO_2 HNO_3	$Ca(NO_3)_2$ nitrato di Ca NH_4NO_3 nitrato di ammonio
Fosforo	P	15	30,97	2,1	5,4,±3,1	P_2O_3 P_2O_5	HPO_2 HPO_3	Na_3PO_4 fosfato di Na $Ca_3(PO_4)_2$ fosfato di Ca
Arsenico	As	33	74,92	2,0	±3, 5	As_2O_3 As_2O_5		

3.4.8 | Gruppo VI A (gruppo 16)

- Gli elementi del gruppo VI A possiedono configurazione elettronica esterna ns^2np^4;
- sono non metalli, caratterizzati da valori elevati di elettronegatività;
- il numero di ossidazione più comune è –2;
- l'ossigeno in natura si trova allo stato elementare, come gas costituito da molecole biatomiche (O_2, che costituisce il 21% dell'aria), e combinato in numerosi composti;
- lo zolfo in natura si trova specialmente come solfuro di metalli pesanti (PbS, CuS), e anche allo stato elementare.

Elemento	Simbolo	Z	PA	E.N.	N.O.	Ossidi	Composti con H e O	Sali
Ossigeno	O	8	15,99	3,5	–2		H_2O H_2O_2	
Zolfo	S	16	32,06	2,5	6,4,±2	SO_2 SO_3	H_2SO_3 H_2SO_4	$Al_2(SO_3)_3$ solfito di Al $CaSO_4$ solfato di Ca Na_2S solfuro di Na

3.4.9 | Gruppo VII A (gruppo 17): alogeni

- Gli alogeni possiedono configurazione elettronica esterna ns^2np^5;
- sono tutti non metalli caratterizzati da elettronegatività molto elevata;

PARTE QUARTA

- il numero di ossidazione più comune è −1, ma possono presentare (tranne F) anche +1, +3, +5 e +7;[1]
- i composti più comuni sono quelli con gli elementi meno elettronegativi, in cui gli alogeni compaiono come anioni monovalenti (F^-, Cl^- ecc.), come per esempio NaCl, KI;
- gli ossidi reagendo con H_2O formano gli ossiacidi corrispondenti, molti dei quali sono acidi forti; l'unico ossiacido contenente F che è stato isolato è HFO (acido ipofluoroso);
- allo stato elementare sono costituiti da molecole biatomiche; F_2 e Cl_2 sono gas, Br_2 è liquido, I_2 è solido a temperatura ambiente;
- formano composti con l'idrogeno detti alogenuri di idrogeno o acidi alogenidrici: acido fluoridrico (HF), acido cloridrico (HCl), acido bromidrico (HBr) e acido iodidrico (HI).

Elemento	Simbolo	Z	PA	E.N.	N.O.	Ossidi	Composti con H e O	Sali
Fluoro	F	9	18,99	4,0	−1	OF_2	HFO	NaF fluoruro di Na MgF_2 fluoruro di Mg
Cloro	Cl	17	35,45	3,0	±1,3,5,7	Cl_2O Cl_2O_3 Cl_2O_5 Cl_2O_7	HClO $HClO_2$ $HClO_3$ $HClO_4$	$NaClO_2$ clorito di Na $Ba(ClO_3)_2$ clorato di Ba NH_4Cl cloruro di ammonio
Bromo	Br	35	79,90	2,8	±1,3,5,7	Br_2O Br_2O_3 Br_2O_5 Br_2O_7	HBrO $HBrO_2$ $HBrO_3$ $HBrO_4$	NaBrO ipobromito di Na $NaBrO_3$ bromato di Na AgBr bromuro di Ag
Iodio	I	53	126,9	2,5	±1,3,5,7	I_2O I_2O_3 I_2O_5 I_2O_7	HIO HIO_2 HIO_3 HIO_4	KIO_3 iodato di K CuI ioduro rameoso

3.4.10 | Gas nobili (gruppo 18)

- I gas nobili possiedono configurazione elettronica esterna $ns^2\ np^6$ (tranne l'elio, che ha $1s^2$);
- la configurazione elettronica otteziale conferisce loro particolare stabilità, l'energia di ionizzazione è quindi molto elevata;
- non formano composti di alcun tipo, in natura si trovano allo stato elementare come gas monoatomici.

Elemento:	Elio	Neon	Argon	Cripto	Xeno
Simbolo	He	Ne	Ar	Kr	Xe
Z	2	10	18	36	54
PA	4,003	20,18	39,95	83,80	131,3

1. Fra composti degli alogeni con numeri di ossidazione positivi, quelli del Cl sono stabili mentre alcuni del Br e dello I sono instabili e di difficile isolamento. Per questa ragione (e a torto) i numeri di ossidazione del Br e dello I sono spesso riportati come ±1, 5 e ±1, 5, 7 rispettivamente.

CHIMICA

Quesiti svolti

1 Il valore massimo del numero di ossidazione del fosforo è:

A –3 B +2 C +3 D +4 E +5

I principali numeri di ossidazione del fosforo, elemento appartenente al gruppo V A, sono +3 e +5; il massimo numero di ossidazione quindi è +5; risposta E. È interessante notare che, analogamente a quanto accade per la maggior parte degli elementi rappresentativi, il numero di ossidazione massimo corrisponde al numero del gruppo cui l'elemento appartiene.

2 Il numero di ossidazione dell'ossigeno in H_2O_2 è:

A +1 B –1 C +2 D –2 E +4

H_2O_2 è il perossido di idrogeno, o acqua ossigenata. I perossidi, in cui sono presenti due atomi di ossigeno legati fra loro, sono gli unici composti in cui questo elemento ha numero di ossidazione –1; risposta B.

3 Qual è il numero di ossidazione di Si in H_4SiO_4?

A 4 B –2 C 2 D 12 E –4

Per calcolare il numero di ossidazione del silicio nella molecola H_4SiO_4 è sufficiente ricordare che O ha N.O. = –2 (tranne che nei perossidi, come abbiamo appena visto), che H ha N.O. = +1 e che la somma dei N.O. degli elementi che compaiono in una molecola deve essere 0. Avremo quindi:

$$4 \cdot N.O._H + N.O._{Si} + 4 \cdot N.O._O = 0$$

Da cui si ricava: $N.O._{Si} = -4 \cdot N.O._H - 4 \cdot N.O._O = -4 \cdot 1 - 4 \cdot -2 = 4$

Il numero di ossidazione del silicio nell'acido silicico (H_4SiO_4) è 4; risposta A.

4 In quale dei seguenti composti il carbonio presenta il numero di ossidazione più basso?

A CO_2
B $Mg(HCO_3)_2$
C HCHO
D C_2H_4
E $CaCO_3$

Ricordando che O ha N.O. = –2, che H ha N.O. = +1 e che Mg, appartenente al gruppo II A ha N.O. = +2, si ricava che nell'anidride carbonica (CO_2), nel bicarbonato di magnesio ($Mg(HCO_3)_2$) e nel carbonato di calcio ($CaCO_3$) $N.O._C$ = +4; nell'aldeide formica (HCHO) $N.O._C$ = 0 e nell'etano (C_2H_4) $N.O._C$ = –2. La risposta corretta è quindi la D.

5 Quale dei seguenti elementi è un gas nobile?

A F B Cl C H D Br E Ne

I gas nobili sono elio (He), neon (Ne), argon (Ar), cripto (Kr) e xeno (Xe); la risposta esatta è quindi la E.

PARTE QUARTA

6 Quale dei seguenti elementi appartiene agli elementi di transizione?

A Br   B As   C B   D Mn   E Al

Il bromo (Br) è un alogeno, appartenente al settimo gruppo; l'arsenico (As) appartiene al quinto gruppo, il boro (B) e l'alluminio (Al) appartengono al terzo gruppo. L'unico metallo di transizione, fra gli elementi proposti, è il manganese (Mn): la risposta esatta è quindi la D.

7 I metalli sono:

A tutti solidi tranne il vanadio
B tutti solidi tranne il mercurio
C tutti solidi tranne l'alluminio
D tutti liquidi tranne il mercurio
E tutti solidi tranne il sodio

Nei metalli è presente un particolare tipo di legame chimico, con gli elettroni delocalizzati, al quale sono dovute le principali caratteristiche chimiche di questi elementi: tutti solidi, insolubili in acqua, buoni conduttori di elettricità. Fa eccezione il mercurio, che a temperatura ambiente è liquido; risposta B.

8 Un metallo alcalino, in presenza di ossigeno:

A forma l'ossido corrispondente
B forma l'idrossido corrispondente
C resta inalterato essendo scarsamente reattivo
D reagisce in rapporto stechiometrico 1:1
E forma l'anidride corrispondente

I metalli alcalini, cioè quelli del gruppo I A, sono molto reattivi (la C è quindi errata) e in natura si trovano combinati con altri elementi, a formare per esempio ossidi o cloruri. In presenza di ossigeno questi elementi reagiscono formando i corrispondenti ossidi; la risposta corretta è quindi la A. Si ricorda che il termine "anidride", suggerito dall'alternativa E, nella nomenclatura tradizionale indica invece gli ossidi di non metalli.

9 Se M rappresenta un metallo alcalino-terroso, quale fra le seguenti è la formula corretta per il suo composto con il cloro?

A M_2Cl_3 B MCl_2 C MCl^- D M_2Cl E MCl

Un metallo alcalino-terroso appartiene al gruppo II A della tavola periodica, possiede 2 elettroni nel livello energetico esterno, è poco elettronegativo e tende a cedere i propri elettroni esterni per trasformarsi in uno ione con carica +2 (raggiungendo così una configurazione otteziale). Il cloro appartiene al gruppo VII A, possiede 7 elettroni nel livello energetico esterno, è molto elettronegativo, e acquista facilmente un elettrone trasformandosi nello ione cloruro, Cl^-, e completando in questo modo l'ottetto elettronico. Per bilanciare le cariche positive e negative, un composto formato da un metallo alcalino-terroso con il cloro comprende due ioni cloruro ogni catione metallico e la formula sarà MCl_2; risposta B.

10 Il cloruro ferrico è:

A $FeClO$ B $FeCl_2$ C $FeCl_3$ D $FeCl_4$ E $FeCl$

La desinenza *-uro*, caratteristica degli anioni monoatomici, indica che il composto considerato è un sale binario; è infatti formato dall'anione cloruro, Cl^-, e dal catione ferrico. Dato che la desinenza del catione è *-ico*, il ferro presenta in questo composto il numero di ossidazione più alto, cioè + 3 (l'altro numero di ossidazione possibile per il ferro è + 2). Si ricordi che per scrivere correttamente la formula occorre scrivere prima il simbolo del catione e poi quello dell'anione con gli indici opportuni, in modo da ottenere un insieme elettricamente neutro. Nel caso proposto, perché l'insieme delle cariche risulti pari a zero, per ogni ione ferrico, caratterizzato da tre cariche positive (Fe^{3+}), sono necessari tre ioni cloruro, ciascuno dei quali è dotato di un'unica carica negativa. La formula del composto è pertanto $FeCl_3$; risposta **C**.

---

11 Qual è la formula dell'acido iodidrico?

A HI **B** HI_2 **C** HIO_2 **D** HIO_3 **E** H_2I

La desinenza *-idrico* è tipica degli idracidi, composti binari a comportamento acido, formati da H e un elemento molto elettronegativo. L'acido iodidrico, detto anche *ioduro di idrogeno*, è formato dallo ione ioduro, I^-, e dallo ione idrogeno, H^+. Poiché per scrivere correttamente la formula si antepone il simbolo del catione a quello dell'anione e l'insieme scritto deve essere elettricamente neutro, la formula corretta è HI e la risposta esatta è la **A**.

---

12 Il composto NaH_2PO_4:

A è un sale
B non può esistere
C è un idrossido
D non è un sale perché è un composto quaternario
E non è un sale perché possiede ancora proprietà acide

La formula NaH_2PO_4 indica un sale formato dal catione Na^+ e dall'anione HPO_4^-. È un composto quaternario perché è formato da quattro diversi elementi chimici, e ha carattere acido: infatti, l'anione idrogenofosfato possiede ancora proprietà acide. Si tratta quindi di un sale acido quaternario; risposta corretta **A**.

4 | Reazioni chimiche

4.1 | Definizioni

Una reazione chimica è una trasformazione in cui si rompono e si formano legami chimici e viene scambiata una certa quantità di energia chimica (si veda § 6.1). Il modo più sintetico per rappresentarla consiste in una *equazione chimica*, in cui le formule delle sostanze reagenti, a sinistra, sono separate da una freccia dalle formule delle sostanze prodotte, a destra.

$\alpha A + \beta B \rightarrow \gamma C + \delta D$

- A e B si dicono **reagenti**
- C e D si dicono **prodotti**
- α, β, γ e δ sono numeri interi e si dicono **coefficienti stechiometrici**

Per scrivere un'equazione nella forma più completa occorre indicare lo stato fisico di reagenti e prodotti con dei simboli posti dopo la formula della sostanza:

(g) = gas; (l) = liquido; (s) = solido; (aq) = specie chimica in soluzione acquosa.

$C_{(s)} + O_{2\,(g)} \rightarrow CO_{2\,(g)}$ $\qquad 2\,H_{2\,(g)} + O_{2\,(g)} \rightarrow 2\,H_2O_{(l)}$

Reazione **omogenea**: reazione in cui i reagenti si trovano in un'unica fase.

Reazione **eterogenea**: reazione in cui i reagenti si trovano in fasi diverse.

4.2 | Bilanciamento delle reazioni chimiche

Nelle reazioni chimiche, la massa dei reagenti deve essere uguale alla massa dei prodotti; perciò un'equazione chimica deve essere *bilanciata*. Per bilanciare un'equazione, si devono anteporre alle formule dei reagenti e dei prodotti i *coefficienti stechiometrici* tali per cui il numero di atomi per ogni elemento sia uguale nei reagenti e nei prodotti, in modo da rispettare la legge di conservazione della massa (§ 1.2).

$H_2 + O_2 \rightarrow H_2O$	reazione non bilanciata
$2\,H_2 + O_2 \rightarrow 2\,H_2O$	reazione bilanciata

Per bilanciare un'equazione è opportuno attenersi alle seguenti **regole**:

1. contare il numero di atomi di un dato elemento presente nel lato reagenti e nel lato prodotti: se il numero non è lo stesso aggiungere i coefficienti stechiometrici tali da renderlo uguale in entrambi i lati dell'equazione;
2. ripetere questa operazione per ogni elemento che compare nell'equazione;
3. è opportuno iniziare a bilanciare da un elemento diverso da O e H perché questi elementi compaiono spesso in più di due composti;
4. uno ione poliatomico che compare sia tra i reagenti sia tra i prodotti va contato come un tutto unico;
5. il coefficiente 1 non si indica;
6. tutti i coefficienti devono avere il minimo valore intero possibile.

Bilanciare l'equazione $N_2H_{4\,(g)} + N_2O_{4\,(g)} \rightarrow N_{2\,(g)} + H_2O_{(l)}$.

Si bilancia N:	$N_2H_{4\,(g)} + N_2O_{4\,(g)} \rightarrow 2\,N_{2\,(g)} + H_2O_{(l)}$
si bilancia H:	$N_2H_{4\,(g)} + N_2O_{4\,(g)} \rightarrow 2\,N_{2\,(g)} + 2\,H_2O_{(l)}$
si bilancia O:	$N_2H_{4\,(g)} + N_2O_{4\,(g)} \rightarrow 2\,N_{2\,(g)} + 4\,H_2O_{(l)}$
si bilancia H:	$2\,N_2H_{4\,(g)} + N_2O_{4\,(g)} \rightarrow 2\,N_{2\,(g)} + 4\,H_2O_{(l)}$
si bilancia N:	$2\,N_2H_{4\,(g)} + N_2O_{4\,(g)} \rightarrow 3\,N_{2\,(g)} + 4\,H_2O_{(l)}$

CHIMICA

4.3 | Classificazione delle reazioni chimiche

Esistono diversi tipi di reazioni chimiche. Spesso una reazione può appartenere a più classi tra quelle che seguono; il nome utilizzato per descriverla serve per evidenziare un determinato aspetto.

Reazione di sintesi

Due o più sostanze (elementi o composti) reagiscono tra loro formando una sostanza unica (necessariamente un composto).

$H_2 + I_2 \rightarrow 2\,HI$

Reazione di decomposizione (o scissione)

Un unico composto si scinde in due o più sostanze più semplici (elementi o composti).

$CaCO_3 \rightarrow CaO + CO_2$

Reazione di dissociazione

Un composto si dissocia liberando ioni.

$MgCl_2 \rightarrow Mg^{2+} + 2\,Cl^-$

Reazione di ionizzazione

Un composto molecolare reagisce con l'acqua formando ioni positivi e negativi.

$HCl + H_2O \rightarrow H_3O^+ + Cl^-$

Reazione di neutralizzazione

Un acido reagisce con una base formando un sale e acqua (§ 7.5).

$NaOH + HNO_3 \rightarrow NaNO_3 + H_2O$

Reazione di sostituzione (o scambio semplice)

Gli atomi di un elemento sostituiscono gli atomi di un altro in un composto.

$Fe + 2\,HCl \rightarrow FeCl_2 + H_2$

Reazione di doppio scambio (o metatesi)

Reazione che comporta scambio di ioni tra due composti.

$BaCl_2 + Na_2SO_4 \rightarrow BaSO_4 + 2\,NaCl$

Reazione di condensazione

Unione di due molecole mediante l'eliminazione di una molecola d'acqua (si veda § 8.9.2)

$$\underset{\text{metanolo}}{CH_3OH} + \underset{\text{metanolo}}{CH_3OH} \rightarrow \underset{\text{dimetiletere}}{CH_3OCH_3} + H_2O$$

Reazione di idrolisi

Rottura di una molecola per ingresso di acqua, con formazione di due molecole.

$$\underset{\text{dimetiletere}}{CH_3OCH_3} + H_2O \rightarrow \underset{\text{metanolo}}{CH_3OH} + \underset{\text{metanolo}}{CH_3OH}$$

Reazione di addizione

Reazione tipica dei composti organici, in cui un nuovo elemento si aggiunge alla molecola di partenza (si veda § 8.6.8).

$$\underset{\text{2-butene}}{CH_3-CH=CH-CH_3} + H_2 \longrightarrow \underset{\text{butano}}{H-\overset{H}{\overset{|}{C}}H-\overset{H}{\overset{|}{C}}H-CH_2-CH_3}$$

Reazione di ossidoriduzione

Reazione che comporta trasferimento di elettroni da una specie chimica a un'altra (§ 4.5).

$2\ AgNO_3 + Cu \rightarrow Cu(NO_3)_2 + 2\ Ag$

Reazione di combustione

È una reazione di ossidoriduzione in cui una sostanza (*combustibile*) si ossida a opera di una seconda sostanza (*comburente*), di solito ossigeno, con sviluppo di energia termica.

Tipica reazione di combustione è: $CH_4 + 2\ O_2 \rightarrow CO_2 + 2\ H_2O$ + calore

Completa e bilancia le equazioni chimiche seguenti:

$$CO_2 + H_2O \rightarrow$$

$$HCl + Ca(OH)_2 \rightarrow$$

Dalla reazione di CO_2 (diossido di carbonio) con H_2O si forma H_2CO_3, acido carbonico:

$$CO_2 + H_2O \rightarrow H_2CO_3$$

La reazione fra acido cloridrico, HCl, e idrossido di calcio, $Ca(OH)_2$, forma il sale cloruro di calcio, $CaCl_2$, e acqua. La reazione bilanciata è:

$$2\ HCl + Ca(OH)_2 \rightarrow CaCl_2 + 2\ H_2O$$

4.4 | Equazioni ioniche

L'equazione:

$$CaCl_{2\ (aq)} + 2\ AgNO_{3\ (aq)} \rightarrow Ca(NO_3)_{2\ (aq)} + 2\ AgCl_{\ (s)}$$

è un'*equazione molecolare* perché i reagenti e i prodotti sono scritti come se fossero molecole, indipendentemente dal fatto che lo siano realmente o no. Alcune reazioni sono rappresentate meglio dall'*equazione ionica*, in cui gli elettroliti forti sono scritti sotto forma di ioni separati mentre i solidi, i gas e gli elettroliti deboli sono scritti in forma molecolare (per il concetto di elettrolita si veda § 5.4).

Per la reazione sopra riportata, l'equazione ionica è:

$$Ca^{2+}{}_{(aq)} + 2\ Cl^-{}_{(aq)} + 2\ Ag^+{}_{(aq)} + 2\ NO_3^-{}_{(aq)} \rightarrow Ca^{2+}{}_{(aq)} + 2NO_3^-{}_{(aq)} + 2AgCl_{(s)}$$

In questa reazione gli ioni Ca^{2+} e NO_3^- non partecipano alla reazione; la reazione effettiva è quella tra gli ioni Ag^+ e Cl^- a dare il solido AgCl che precipita. Gli ioni che non partecipano alla reazione, ma sono presenti nella miscela di reazione, sono detti *ioni spettatori*. L'equazione ionica può essere scritta anche come *equazione ionica netta* omettendo gli ioni spettatori e riportando solo le specie chimiche che partecipano davvero alla reazione:

$$Cl^-{}_{(aq)} + Ag^+{}_{(aq)} \rightarrow AgCl_{\ (s)}$$

4.5 | Reazioni di ossidoriduzione (redox)

Una reazione redox può considerarsi come la somma di due semireazioni che avvengono contemporaneamente: la semireazione di ossidazione e la semireazione di riduzione.

Ossidazione: una specie chimica si ossida quando cede elettroni e aumenta quindi il suo N.O.

Riduzione: una specie chimica si riduce quando acquista elettroni e diminuisce quindi il suo N.O.

La specie che si ossida cede elettroni alla specie che si riduce ed è quindi l'*agente riducente*.

La specie che si riduce acquista elettroni dalla specie che si ossida ed è quindi l'*agente ossidante*.

Ossidazione: $Na \rightarrow Na^+ + e^-$

il sodio ha perso un elettrone e il suo N.O. è passato da 0 a + 1 ⇒ si è ossidato.

Riduzione: $Cl + e^- \rightarrow Cl^-$

il cloro ha acquistato un elettrone e il suo N.O. è passato da 0 a –1 ⇒ si è ridotto.

La reazione complessiva è: $2\ Na + Cl_2 \rightarrow 2\ NaCl$

CHIMICA

Na si ossida e riduce Cl ⇒ è l'agente **riducente**;
Cl si riduce e ossida Na ⇒ è l'agente **ossidante**.

Elemento	Numero di ossidazione	Elettroni	Capacità
Na: si ossida	aumenta	li cede	riducente
Cl: si riduce	diminuisce	li acquista	ossidante

4.5.1 | Bilanciamento di reazioni redox

Bilanciare una reazione redox significa trovare i valori dei coefficienti stechiometrici tali da garantire, oltre alla conservazione della massa, anche quella della carica.

In qualsiasi reazione redox il numero di elettroni ceduti complessivamente dal riducente deve essere necessariamente uguale al numero di elettroni acquistati dall'ossidante (principio di elettroneutralità).

Per bilanciare una reazione redox si deve seguire il procedimento qui esposto:

1. calcolare i numeri di ossidazione di tutti gli elementi che compaiono nell'equazione chimica;
2. identificare quindi, in base alla variazione dei numeri di ossidazione, la specie che si ossida (quella che aumenta il proprio N.O.) e la specie che si riduce (quella che diminuisce il proprio N.O.);
3. scrivere le due semireazioni;
4. bilanciare le cariche elettriche moltiplicando ciascuna delle due semireazioni per un coefficiente stechiometrico tale per cui il numero di elettroni ceduto dal riducente sia uguale a quello degli elettroni acquistati dall'ossidante;
5. scrivere i coefficienti così calcolati nell'equazione di reazione e verificare che sia completamente bilanciata;
6. se necessario, completare il bilanciamento delle masse procedendo come per le normali reazioni non redox.

- $? \overset{+2}{Cu}\overset{-2}{O} + \overset{-3}{N}\overset{+1}{H_3} \rightarrow ? \overset{0}{Cu} + ? \overset{0}{N_2} + ? H_2O$
- Cu si riduce perché il suo N.O. diminuisce passando da +2 a 0;
  N si ossida perché il suo N.O. aumenta passando da –3 a 0.
- Le due semireazioni sono:

$$\overset{+2}{Cu} + 2e^- \rightarrow \overset{0}{Cu} \text{ riduzione} \quad \text{e} \quad \overset{-3}{N} - 3e^- \rightarrow \overset{0}{N} \text{ ossidazione}$$

- Occorre quindi moltiplicare per 3 la semireazione di riduzione e per 2 la semireazione di ossidazione:

$$3 \cdot (\overset{+2}{Cu} + 2e^- \rightarrow \overset{0}{Cu}) \quad \text{e} \quad 2 \cdot (\overset{-3}{N} - 3e^- \rightarrow \overset{0}{N})$$

- $3\,CuO + 2\,NH_3 \rightarrow 3\,Cu + N_2 + H_2O$
  L'equazione scritta è bilanciata solo per quanto riguarda la carica, ma non per la massa: il numero di atomi di ossigeno e idrogeno è infatti diverso nei reagenti e nei prodotti.
- Si bilancia i numero di atomi di H e O:
  $3\,CuO + 2\,NH_3 \rightarrow 3\,Cu + N_2 + 3H_2O$

4.5.2 | La pila elettrica

Una pila elettrica (o cella elettrochimica o cella voltaica) è un dispositivo che permette di trasformare l'energia chimica liberata da una reazione di ossidoriduzione (esoergonica, o spontanea, si veda § 6.2 |) in energia elettrica.

PARTE QUARTA

L'energia può essere sfruttata facendo avvenire le semireazioni di ossidazione e riduzione in due compartì distinti, chiamati *semicelle* o *semielementi*; le due semicelle sono separate da un ponte salino (o da un setto poroso) e collegate da un conduttore metallico esterno in modo tale che gli elettroni ceduti durante la reazione di ossidazione che avviene in una semicella fluiscono attraverso il circuito esterno all'altra semicella, dove avviene la reazione di riduzione.

Una semicella è costituita da una lamina di un metallo (*elettrodo*) immerso in una soluzione di un suo sale. Il ponte salino è costituito da un tubo a U contenente un elettrolita e chiuso alle estremità da due setti porosi; ha la funzione di mantenere il contatto ionico tra le due soluzioni senza che esse si mescolino.

L'**anodo** è l'**elettrodo negativo** della pila ed è quello su cui avviene la **semireazione di ossidazione**.

Il **catodo** è l'**elettrodo positivo** della pila ed è quello su cui avviene la **semireazione di riduzione**.

I potenziali di riduzione

Ogni specie chimica ha una specifica tendenza ad acquistare elettroni, e quindi a ridursi, misurata dal suo *potenziale di riduzione*.

Maggiore è il potenziale di una specie chimica, maggiore è la sua tendenza a ridursi e, di conseguenza, maggiore è il suo potere ossidante.

La conoscenza dei potenziali di riduzione delle due semicelle di una pila permette di stabilire in quale delle due si verificherà la reazione di ossidazione (anodo) e in quale la reazione di riduzione (catodo).

Si ha riduzione nella semicella con potenziale di riduzione maggiore.
Si ha ossidazione nella semicella con potenziale di riduzione minore.

Accoppiando quindi due semicelle, il flusso di elettroni avviene dalla semicella con potenziale di riduzione minore, in cui si ha ossidazione (anodo), a quella con potenziale di riduzione maggiore, in cui si ha riduzione (catodo).

Il potenziale di una semicella si misura in volt (V) ed è calcolato come differenza di potenziale rispetto a un elettrodo scelto come standard (l'elettrodo a idrogeno), a cui è stato attribuito arbitrariamente un potenziale di 0,00 volt. Il *potenziale di riduzione standard* ($E°$) è misurato a 25 °C, in condizioni di concentrazione degli ioni che partecipano alla reazione pari a 1 M e pressione parziale dei gas pari a 1 atm.

La pila più comune è la **pila Daniell** (pila rame-zinco), costituita da una lamina di zinco immersa in una soluzione acquosa di $ZnSO_4$ 1 M e una lamina di rame immersa in una soluzione di $CuSO_4$ 1 M, opportunamente collegate.
Per la coppia Zn^{2+} / Zn, $E°$ = –0,76 V,
per Cu^{2+}/Cu, E° = +0,34 V,
poiché la coppia Cu^{2+}/Cu possiede il potenziale di riduzione standard più elevato, accoppiando le due semireazioni quella di Cu procede nel senso della riduzione, mentre quella di Zn procede nel senso dell'ossidazione.
Al catodo si svolge la reazione di riduzione:

$$Cu^{2+} + 2\,e^- \rightarrow Cu$$

All'anodo si svolge la reazione di ossidazione:

$$Zn \rightarrow Zn^{2+} + 2\,e^-$$

Complessivamente avviene la reazione:

$$Cu^{2+} + Zn \rightarrow Cu + Zn^{2+}$$

Il risultato finale del processo è la trasformazione di energia chimica in energia elettrica, sotto forma di corrente che percorre il filo che collega i due elettrodi.

CHIMICA

4.5.3 | Elettrolisi

Una cella elettrolitica è un dispositivo in cui, al contrario di ciò che accade in una pila, si trasforma energia elettrica in energia chimica.

L'energia elettrica erogata nella cella elettrolitica permette di far avvenire una reazione endoergonica (si veda § 6.2 |) di ossidoriduzione. L'elettrolisi si realizza immergendo due conduttori metallici ai quali sia stata applicata una differenza di potenziale elettrico nella massa liquida di un elettrolita fuso (si veda § 5.4) o in una soluzione acquosa elettrolitica. Sottoposti al campo elettrico, gli ioni migrano verso i rispettivi elettrodi, sulla superficie dei quali reagiscono: gli anioni migrano verso l'anodo a cui cedono elettroni, ossidandosi, mentre i cationi migrano verso il catodo da cui acquistano elettroni, riducendosi.

In una cella elettrolitica quindi:

- come in una pila, si ha *ossidazione all'anodo e riduzione al catodo*;
- al contrario della pila, l'*anodo* è l'*elettrodo positivo*, il *catodo* l'*elettrodo negativo*.

Gli oggetti dorati sono ricoperti da un sottilissimo strato di oro, depositato sfruttando il fenomeno dell'elettrolisi. In che modo viene effettuata la doratura di un oggetto?
L'oggetto da sottoporre a doratura, che rappresenta il catodo, viene posto in una vasca contenente una soluzione di un sale di oro, per esempio cloruro d'oro (AuCl); l'anodo è costituito da una lamina d'oro. La corrente erogata mantiene il catodo carico negativamente e l'anodo carico positivamente: l'anodo si consuma e l'oro si trasforma in ioni Au^+ che migrano verso il catodo, dove si riducono a oro metallico, formando un sottile strato di oro sull'oggetto da dorare.

4.6 | Stechiometria

La stechiometria studia i *rapporti ponderali tra gli elementi* nei composti e le relazioni ponderali *tra i reagenti e i prodotti* in una reazione chimica.

Tutti i calcoli stechiometrici si basano sull'**osservazione dell'equazione chimica bilanciata**, che può essere letta in quattro modi diversi:
- numero di unità elementari;
- numero di moli;
- massa;
- volume, solo se reagenti e prodotti sono gas e la reazione avviene in condizioni standard o se i gas sono nelle stesse condizioni di temperatura e pressione.

I coefficienti stechiometrici che compaiono nell'equazione chimica indicano infatti il numero di unità elementari di ogni specie chimica che partecipano alla reazione (molecole, ioni, atomi), ma anche il numero di moli; quindi (noto il peso molare delle diverse specie chimiche) la massa e, se reagenti e prodotti sono gas alle stesse condizioni di temperatura e pressione, il volume.

$N_{2(g)}$ +	$3\ H_{2(g)}$ ⇆	$2\ NH_{3(g)}$
1 molecola	3 molecole	2 molecole
1 mole	3 moli	2 moli
28 g	3 x 2 g	2 x 17 g
22,4 l	3 x 22,4 l	2 x 22,4 l

4.6.1 | Calcoli stechiometrici

Nota la quantità di almeno una delle sostanze che partecipano a una reazione, l'equazione chimica bilanciata permette di calcolare le quantità di tutte le altre. I coefficienti stechiometrici indicano infatti il numero di moli dei reagenti e dei prodotti. I grammi corrispondenti si ricavano moltiplicando i coefficienti stechiometrici per le rispettive masse molari.

Calcoli mole-mole

Calcolare il numero di moli di NH_3 prodotte dalla reazione di 6,33 moli di H_2.

La reazione di sintesi dell'ammoniaca (NH_3) è:

$$N_2 + 3H_2 \leftrightarrows 2NH_3$$

Poichè la reazione di una mole di azoto (N_2) con 3 moli di idrogeno (H_2) porta alla formazione di 2 moli di ammoniaca, si imposta una semplice proporzione:

$$3 \text{ mol } H_2 : 2 \text{ mol } NH_3 = 6{,}33 \text{ mol } H_2 : x \text{ mol } NH_3$$

da cui:

$$x = \frac{2 \text{ mol } NH_3 \cdot 6{,}33 \text{ mol } H_2}{3 \text{ mol } H_2} = 4,22 \text{ mol } NH_3$$

Calcoli mole-massa

Calcolare i grammi di NH_3 (PM = 17 g/mol) ottenuti da 2,3 moli di N_2.

La reazione cui si fa riferimento è:

$$N_2 + 3H_2 \leftrightarrows 2NH_3$$

si imposta innanzitutto la proporzione:

$$1 \text{ mol } N_2 : 2 \text{ mol } NH_3 = 2,3 \text{ mol } N_2 : x \text{ mol } NH_3$$

da cui:

$$x = \frac{2 \text{ mol } NH_3 \cdot 2,3 \text{ mol } N_2}{1 \text{ mol } N_2} = 4,6 \text{ mol } NH_3$$

quindi la reazione con H_2 di 2,3 moli di N_2 produce 4,6 moli di NH_3, corrispondenti a:

$$m = n \cdot PM_{NH_3} = 4{,}6 \text{ mol} \cdot 17 \text{ g/mol} = 78{,}2 \text{ g } NH_3$$

Altri calcoli stechiometrici

Nei calcoli stechiometrici si possono utilizzare anche unità diverse dalla mole o dalla massa, per esempio i litri, purché tali unità possano essere messe in relazione al numero di moli.

Data la reazione: $CaCO_{3(s)} \longrightarrow CaO_{(s)} + CO_{2(g)}$
Quanti litri di CO_2 si ottengono dalla decomposizione, in condizioni standard, di 200 g di $CaCO_3$? [PM_{CaCO_3} = 88]

L'equazione chimica proposta indica che una mole di carbonato di calcio $CaCO_3$ (solido), si decompone formando una mole di ossido di calcio CaO (solido), e una mole di anidride carbonica (gassosa). Poiché il quesito propone una quantità di carbonato di calcio espressa in grammi è necessario calcolare a quante moli corrisponde; dato che $PM_{CaCO_3} = 88$, e dato che $n = m/PM$

si avrà:

$$n_{CaCO_3} = \frac{m_{CaCO_3}}{PM_{CaCO_3}} = \frac{200 \text{ g}}{88 \text{ g/mol}} = 2,3 \text{ mol}$$

200 g di $CaCO_3$ corrispondono a 2,3 moli. Poiché l'equazione bilanciata indica che da una mole di $CaCO_3$ si forma una mole di CO_2, nel nostro caso si formeranno 2,3 moli di CO_2.
Poiché in condizioni standard una mole di qualsiasi gas occupa un volume pari a 22,4 litri:

$$2{,}3 \text{ mol} \cdot 22{,}4 \text{ l/mol} = 51{,}5 \text{ l}$$

la decomposizione di 200 g di carbonato di calcio produce 51,5 litri di anidride carbonica.

CHIMICA

Quesiti svolti

1 **Per bilanciare la reazione $HgCl_2 + H_2S \rightarrow HgS + HCl$ occorre aggiungere il coefficiente stechiometrico 2 a:**

A) HCl
B) nessuno dei composti
C) H_2S
D) $HgCl_2$
E) HgS

Bilanciare una reazione significa porre dei coefficienti stechiometrici tali da far sì che ogni elemento sia presente con lo stesso numero di atomi nei reagenti e nei prodotti.
Osservando la reazione proposta, si nota che, mentre Hg è presente con un atomo nei reagenti e uno nei prodotti, Cl compare con due atomi nei reagenti e uno nei prodotti; è necessario quindi aggiungere il coefficiente 2 a HCl, che compare fra i prodotti. La reazione bilanciata sarà quindi:

$$HgCl_2 + H_2S \rightarrow HgS + 2\,HCl$$

Un nuovo conteggio degli atomi dei diversi elementi mostra che la reazione è bilanciata.
La risposta corretta è quindi la A.

2 **L'equazione $C + O_2 \rightarrow CO_2$ indica che:**

A) i reagenti C e O_2 reagiscono per formare CO_2
B) per combustione del carbone si ottiene CO_2
C) una mole di atomi di C e una mole di molecole di O_2 reagiscono dando luogo a una mole di molecole di CO_2 *
D) C e O_2 rappresentano i reagenti e CO_2 il prodotto della reazione
E) C subisce un'ossidazione

In questo quesito la risposta corretta non è facilmente individuabile, perché nessuna delle soluzioni proposte è errata. La risposta A per esempio contiene una affermazione vera e con lei la B, la C, la D e la E. In casi come questo occorre scegliere la risposta che contiene il maggior numero di informazioni esatte. La risposta corretta è allora la C, perché contiene anche le informazioni ricavabili dai coefficienti stechiometrici della reazione data.

3 **La reazione fra H_2SO_4 e NaOH produce:**

A) anidride solforica e acqua
B) ossido di sodio e solfuro di idrogeno
C) solfuro di sodio e acqua
D) solfato di sodio e acqua
E) solfito di sodio e acqua

La reazione fra un acido e una base produce un sale e acqua; il sale che si forma è costituito da un catione derivante dalla base e da un anione derivante dall'acido. In particolare, la reazione fra H_2SO_4 e NaOH produce solfato di sodio, sale in cui si combinano l'anione solfato SO_4^{2-}, derivante da H_2SO_4 e il catione Na^+ derivante da NaOH. Siccome SO_4^{2-} possiede 2 cariche negative e Na^+ una carica positiva, saranno necessari 2 ioni Na^+ per ogni ione SO_4^{2-} e la formula del sale sarà quindi Na_2SO_4. La risposta corretta è la D.

4 Quali sono i prodotti di una reazione tra un ossido metallico e un acido?

A Due sali
B Un idrossido
C Un altro ossido e un sale più debole
D Sale più acqua
E Un acido e una base

Gli acidi inorganici sono composti che contengono un non metallo e reagiscono con l'acqua cedendo ioni H^+ ad H_2O. La reazione fra un ossido metallico e un acido porta alla formazione di un sale e acqua; la componente cationica del sale deriva dal metallo e la componente anionica deriva dall'acido. Per esempio la ruggine (Fe_2O_3, triossido di diferro, o anidride ferrica) reagisce con acido solforico H_2SO_4 nel modo seguente:

$$Fe_2O_3 + 3\ H_2SO_4 \rightarrow Fe_2(SO_4)_3 + 3\ H_2O$$

Il sale $Fe_2(SO_4)_3$ (solfato ferrico) è formato da due ioni Fe^{3+} ogni tre ioni solfato SO_4^{2-}.
La risposta corretta è la D.

5 Una reazione di ossidazione è sempre caratterizzata da:

A un acquisto di elettroni
B una perdita di elettroni
C né acquisto né perdita di elettroni
D una diminuzione del numero di ossidazione
E un acquisto di atomi di ossigeno

Si definisce ossidazione una reazione in cui una specie chimica trasferisce uno o più elettroni, e il suo numero di ossidazione aumenta. La specie che si ossida può cedere realmente elettroni, trasformandosi in catione, oppure formare legami con un elemento più elettronegativo, anche in questo caso quindi cede (formalmente) uno o più elettroni. La risposta esatta è la B.

6 Un ossidante è una sostanza contenente almeno un atomo che nella reazione considerata:

A perde elettroni
B dà luogo a un ossido
C acquista elettroni
D sviluppa ossigeno
E acquista carica negativa

Una specie chimica si ossida quando cede elettroni e aumenta quindi il suo numero di ossidazione, si riduce quando acquista elettroni e il suo numero di ossidazione diminuisce. Le due reazioni sono sempre accoppiate, infatti la specie che si ossida cede elettroni alla specie che si riduce e rappresenta quindi l'agente riducente. Viceversa la specie che si riduce acquista elettroni dalla specie che si ossida ed è quindi l'agente ossidante. La risposta esatta è pertanto la C.

7 Nella reazione: $Zn + FeCl_2 \rightarrow ZnCl_2 + Fe$, lo ione che si riduce è:

A nessuno, si ha solo ossidazione
B Zn^{2+}
C Fe^{3+}
D Cl^-
E Fe^{2+}

La reazione proposta è una ossidoriduzione; per individuare quale elemento si riduce e quale si ossida è necessario osservare i numeri di ossidazione degli elementi presenti nei reagenti e nei prodotti. Il numero di ossidazione dello Zn passa da 0 (Zn) a +2 (in $ZnCl_2$), mentre quello del Fe passa da +2 (in $FeCl_2$) a 0; l'elemento che si riduce è quindi il Fe, presente come Fe^{2+}.

La risposta esatta è la **E**.

---

8 **Nella reazione $I_2 + 2\ Fe^{2+} \rightarrow 2\ I^- + Fe^{3+}$:**

A I_2 si riduce e Fe^{2+} si ossida

B I_2 si ossida e Fe^{2+} si riduce

C I_2 è il riducente

D Fe^{2+} è l'ossidante

E non si hanno variazioni del numero di ossidazione

Nella reazione proposta il numero di ossidazione dello iodio passa da 0 a –1, mentre quello del ferro passa da +2 a +3; lo iodio quindi si riduce, acquistando elettroni da Fe^{2+}, che si ossida. Si può dire che I_2 si comporta da ossidante e Fe^{2+} da riducente; l'alternativa corretta è quindi la **A**.

---

9 **I metalli alcalini:**

A sono ossidanti

B acquistano elettroni

C non sono ionizzabili

D cedono elettroni ossidandosi

E formano anioni riducendosi

I metalli alcalini sono gli elementi del gruppo I A, caratterizzati da un solo elettrone nel livello energetico esterno. In conseguenza di questa configurazione elettronica cedono facilmente l'elettrone esterno, ossidandosi e trasformandosi in cationi monovalenti. La risposta corretta è la **D**.

---

10 **Facendo reagire 4 moli di H_2 con 2 moli di O_2 quante moli di acqua si formano?**

A 8

B 1

C 4

D 2

E 6

La reazione bilanciata della sintesi dell'acqua è

$$2\ H_2 + O_2 \rightarrow 2\ H_2O$$

In presenza di sufficiente ossigeno, quindi, il numero di moli di acqua che si formano è pari al numero di moli di idrogeno che reagiscono. Nell'esercizio proposto 4 moli di idrogeno (H_2) reagiscono stechiometricamente con 2 moli di ossigeno (O_2), si formeranno quindi 4 moli di acqua; risposta **C**.

5 | Soluzioni

5.1 | Definizioni

Una soluzione è una miscela omogenea (§ 1.1.1) costituita da almeno due componenti (*solvente* e *soluto*) le cui quantità relative possono essere variate con continuità.

Il **solvente** è il componente che si presenta nello stesso stato di aggregazione della soluzione ed è la specie presente nella soluzione in quantità maggiore.

Il **soluto** è la sostanza che viene sciolta dal solvente ed è presente nella soluzione in quantità minore.

In base alla fase in cui si presentano, si distinguono soluzioni:

- gassose → miscele di gas in cui non si fa distinzione tra soluto e solvente;
- liquide → il solvente è liquido, il soluto può essere solido, liquido o gassoso;
- solide → il solvente è solido, il soluto può essere solido, liquido o gassoso.

L'acqua di mare è una soluzione liquida, l'aria una soluzione gassosa; le leghe (per esempio il bronzo, costituito da rame e stagno) sono soluzioni solide.

La tabella seguente riporta i componenti dell'**aria** secca con le rispettive concentrazioni espresse in percentuale di volume.

Componenti	Simbolo	% in volume
Azoto	N_2	78,03
Ossigeno	O_2	20,99
Argon	Ar	0,94
Anidride carbonica	CO_2	0,03
Idrogeno	H_2	0,01
Neon	Ne	0,0012
Elio	He	0,0004

In relazione ai problemi di inquinamento si sente parlare spesso di PM_{10}; cosa indica questa sigla?

L'aria atmosferica è una miscela di gas in cui, solitamente, si trovano in sospensione particelle di polveri e altri microframmenti. Filtrata da queste particelle l'aria è una soluzione gassosa.
La sigla PM_{10} indica particelle microscopiche, presenti nell'aria atmosferica, di diametro medio non superiore a 10 μm. Sono considerate pericolosi inquinanti perché possono contenere sostanze nocive e, per le loro dimensioni molto ridotte, riescono a raggiungere le vie aeree più profonde.

5.2 | Il processo di dissoluzione

Il processo di dispersione delle particelle di soluto tra le molecole del solvente prende il nome di *dissoluzione* o *solvatazione*. Alla fine di tale processo tutte le particelle di soluto sono state separate le une dalle altre e sono state circondate dalle molecole del solvente; si dice allora che le particelle sono solvatate. La solvatazione è possibile se le forze attrattive che si instaurano tra le particelle di soluto e solvente sono sufficienti a controbilanciare quelle tra le particelle del solvente da un lato e quelle tra le particelle del soluto dall'altro.

Quando il solvente è l'acqua, il processo prende il nome di *idratazione* e si dice che le particelle sono idratate. L'idratazione è un caso particolare di solvatazione.

L'acqua è un buon solvente per la maggior parte dei composti ionici in quanto, grazie alla sua polarità, è in grado di solvatare sia cationi sia anioni (interazioni ione-dipolo).

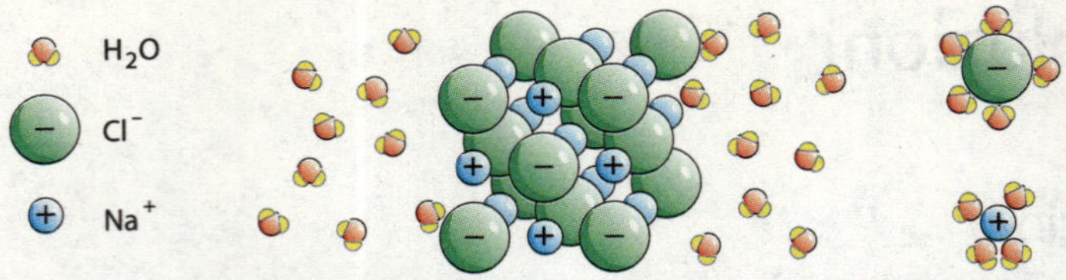

Rappresentazione schematica del processo di dissoluzione del cloruro di sodio in acqua

5.2.1 | Solubilità

La quantità di soluto che si può sciogliere in una data quantità di solvente non è illimitata.

Una soluzione **satura** è una soluzione contenente la massima quantità di un dato soluto che un dato volume di solvente è in grado di sciogliere a una certa temperatura. Se si aggiunge un'ulteriore quantità di soluto a una soluzione satura, il soluto aggiunto non si scioglie più e precipita come *corpo di fondo*.

La solubilità di un soluto è la **concentrazione della soluzione satura**; viene di solito espressa in moli/l, ma si può trovare anche espressa in g/l o nelle altre forme in cui viene espressa la concentrazione.

Una soluzione che contiene una quantità di soluto inferiore a quella presente in una soluzione satura è una soluzione **insatura**. Una soluzione che contiene una quantità di soluto maggiore di quella della soluzione satura è detta **sovrassatura**. Una soluzione contenente una concentrazione di soluto relativamente bassa è una soluzione **diluita**; una soluzione in cui la concentrazione del soluto è relativamente alta viene detta **concentrata**. È opportuno tenere presente che i termini diluito e concentrato non hanno un preciso significato quantitativo.

5.2.2 | Fattori che influenzano la solubilità

Natura del solvente e del soluto e interazioni tra di essi

Le sostanze in cui le particelle sono unite da forze intermolecolari simili tendono a essere solubili le une nelle altre. In generale si può affermare che "il simile scioglie il simile". Pertanto:

- le sostanze non polari sono solubili in solventi non polari, così lo iodio (non polare) è solubile in esano (non polare);
- le sostanze ioniche e quelle molecolari polari sono solubili nei solventi polari, per esempio il cloruro di sodio (ionico) e il glucosio (polare) sono solubili in acqua (polare);
- le sostanze non polari e quelle polari sono insolubili le une nelle altre, quindi l'esano (non polare) non è solubile in acqua (polare).

Temperatura

La solubilità delle sostanze la cui dissoluzione è un processo endotermico aumenta all'aumentare della temperatura, in accordo con il principio di Le Chatelier (§ 6.4.2).

La dissoluzione di un solido ionico e della maggior parte dei solidi molecolari polari è endotermica: queste sostanze sono quindi più solubili ad alta temperatura.

$$\text{calore} + KNO_{3(s)} + H_2O_{(l)} \rightleftarrows K^+_{(aq)} + NO_3^-{}_{(aq)}$$

La solubilità delle sostanze la cui dissoluzione è un processo esotermico diminuisce all'aumentare della temperatura. La dissoluzione di un gas in un liquido è un processo esotermico; i gas sono di conseguenza meno solubili ad alta temperatura.

$$NH_{3(g)} + H_2O_{(l)} \rightleftarrows NH_{3(aq)} + \text{calore}$$

PARTE QUARTA

Pressione

Questo parametro influenza la solubilità dei gas nei liquidi. La solubilità di un gas in un liquido è infatti proporzionale alla pressione parziale del gas sopra la soluzione.

Quando si stappa una bottiglia di acqua minerale gasata la pressione del gas in superficie cala bruscamente e con essa si riduce anche la solubilità dell'anidride carbonica che abbandona il liquido con la conseguente formazione di bollicine.

5.2.3 | Fattori che influenzano la velocità di dissoluzione

Agitazione

Agitando la soluzione si aumenta la velocità di dissoluzione del soluto nel solvente.

Temperatura

Aumentando la temperatura, aumenta la velocità della reazione di dissoluzione.

Grado di suddivisione del soluto

Maggiore è la suddivisione del soluto, maggiore è la superficie di contatto tra il solvente e il soluto e maggiore è quindi la velocità della reazione di dissoluzione.

5.2.4 | Soluzioni acquose e regole di solubilità

Le soluzioni più comuni sono le soluzioni acquose nelle quali il solvente è l'acqua. L'acqua, infatti, è un ottimo solvente: è un dipolo e può formare legami a idrogeno o legami ione-dipolo con il soluto.

- I solidi covalenti apolari e i solidi metallici (per le definizioni si veda la parte di Fisica) sono insolubili in acqua;
- la solubilità in acqua di un solido molecolare dipende dalla sua polarità e dalla possibilità di formare legami a idrogeno con le molecole del solvente;
- i solidi ionici sono generalmente solubili in acqua perché gli ioni del solido possono formare legami ione-dipolo con il solvente. Esistono però anche solidi ionici insolubili in acqua. Genericamente, sono considerate insolubili le sostanze che precipitano quando si mescolano volumi uguali di soluzioni 0,1 M dei corrispondenti ioni.

È utile tener presenti le seguenti **regole di solubilità in acqua**.

Composti solubili	Composti insolubili
• Tutti i cloruri (Cl^-), i bromuri (Br^-) e gli ioduri (I^-) sono solubili, tranne quelli di Ag^+, Pb^{2+} e Hg^{2+}. • Tutti i solfati (SO_4^{2-}) sono solubili, tranne quelli di Ca^{2+}, Sr^{2+}, Ba^{2+}, Pb^{2+} e Hg_2^{2+}. • Tutti i sali contenenti NO_3^-, ClO_3^-, ClO_4^-, e $C_2H_3O_2^-$ sono solubili con poche eccezioni. • Tutti i composti dei metalli alcalini sono solubili, tranne alcuni composti del litio.	• Tutti i composti contenenti gli ioni CO_3^{2-}, PO_4^{3-}, SO_3^{2-} e S^{2-} sono insolubili, tranne quelli di NH_4^+ e dei metalli alcalini (gruppo IA). • Tutti gli ossidi metallici e gli idrossidi sono insolubili, tranne quelli dei metalli alcalini; quelli di Ca^{2+}, Sr^{2+} e Ba^{2+} sono debolmente solubili.

Se un sommozzatore risale troppo rapidamente da un'immersione, può essere soggetto alla formazione di emboli gassosi. In che modo questo fenomeno è correlato ai principi che regolano la solubilità dei gas nei liquidi?

La solubilità di un gas in un liquido aumenta all'aumentare della pressione.

L'azoto, a temperatura ambiente, è poco solubile nel sangue e solo una piccolissima quantità dell'azoto inspirato con l'aria si scioglie nel sangue. I sommozzatori, però, respirano aria sotto pressione e in queste condizioni una certa quantità di azoto si scioglie nel sangue. Se il sommozzatore riemerge troppo rapidamente, la pressione del gas disciolto diventa superiore alla pressione atmosferica; l'azoto allora fatto (fuoriesce) dalla soluzione, e può formare bollicine di gas nel sangue e nei tessuti.

CHIMICA

5.3 | Concentrazione delle soluzioni

La concentrazione di una soluzione esprime il rapporto tra la quantità di soluto e la quantità di soluzione o di solvente. La concentrazione di una soluzione può essere espressa con diverse unità di misura.

Composizione percentuale peso/peso (% p/p)

La composizione percentuale peso/peso indica il numero di grammi di soluto contenuti in 100 grammi di soluzione. Si calcola con la formula:

$$\% \text{ p/p} = \frac{\text{massa soluto (g)}}{\text{massa soluzione (g)}} \cdot 100$$

Composizione percentuale peso/volume (% p/v)

La composizione percentuale peso/volume indica il numero di grammi di soluto contenuti in 100 millilitri di soluzione. Si calcola con la formula:

$$\% \text{ p/v} = \frac{\text{massa soluto (g)}}{\text{volume soluzione (ml)}} \cdot 100 \, .$$

La salinità media dell'acqua di mare è pari al 35‰ p/v. Se mettiamo in una stufa a 60 °C 200 ml di acqua di mare, quanto sale pesiamo una volta che l'acqua sia evaporata completamente?

Una salinità del 35‰ corrisponde a 35 g di sale per litro di soluzione. Dato che:

$$35 \text{ g/l} \cdot 0{,}2 \text{ l} = 7{,}0 \text{ g}$$

dopo la completa evaporazione dell'acqua potremo raccogliere 7,0 g di sale.

In una soluzione acquosa del volume complessivo di 500 ml sono presenti 20 g di idrossido di sodio (NaOH). Qual è la concentrazione della soluzione, espressa in percentuale peso/volume?

Poiché la percentuale peso/volume indica i grammi di soluto presenti in 100 ml di soluzione imposto la seguente proporzione:

$$20 \text{ g} : 500 \text{ ml} = x : 100 \text{ ml} \qquad \text{da cui:} \quad x = \frac{100 \text{ ml} \cdot 20 \text{ g}}{500 \text{ ml}} = 4 \text{ g}$$

Si tratta quindi di una soluzione al 4% p/v.

Molarità (M)

La molarità indica il numero di moli di soluto contenute in un litro di soluzione:

$$\text{M} = \frac{n \text{ (mol)}}{V \text{ (l)}}$$

La concentrazione molare viene indicata ponendo fra parentesi quadre la formula della sostanza cui si fa riferimento; per esempio la notazione [HCl] = 0,5 M indica una soluzione contenente 0,5 moli di HCl per litro di soluzione.

Considerando la soluzione dell'esempio precedente, 20 g di idrossido di sodio in 500 ml di volume complessivo, sapendo che il peso formula dell'idrossido di sodio è 40, calcolare la concentrazione molare della soluzione.

La concentrazione molare (o molarità) di una soluzione indica il numero di moli di soluto presenti in un litro di soluzione, quindi è necessario calcolare a quante moli (n) corrispondono 20 g di NaOH. Ricordando che PM_{NaOH}= 40 g/mol:

$$n = \frac{m \text{ (g)}}{\text{PM (g/mol)}} = \frac{20 \text{ g}}{40 \text{ g/mol}} = 0{,}5 \text{ mol}$$

Per calcolare la molarità si imposta la proporzione:

$$0{,}5 \text{ mol} : 0{,}5 \text{ l} = x : 1 \text{ l}$$

da cui si ricava:

$$x = \frac{1 \text{ l} \cdot 0{,}5 \text{ mol}}{0{,}5 \text{ l}} = 1 \text{ mol/l}$$

La soluzione ha concentrazione 1 molare, o 1 M.

PARTE QUARTA

Molalità (m)

La molalità indica il numero di moli di soluto disciolte in 1 kg di solvente. Si calcola con la formula:

$$m = \frac{n\ (\text{mol})}{\text{massa solvente (kg)}}$$

Per soluzioni acquose molto diluite, i valori della molarità e della molalità sono praticamente coincidenti.

Frazione molare (χ)

La frazione molare esprime il rapporto fra il numero di moli di un componente e il numero di moli totali di tutti i componenti la soluzione. Si calcola con la formula:

$$\chi_A = \frac{n\ \text{componente A (mol)}}{n\ \text{totali (mol)}}$$

La frazione molare è un numero sempre compreso fra 0 e 1. La somma delle frazioni molari di tutti i componenti del sistema è sempre uguale a 1.

Normalità (N)

La normalità indica il numero di equivalenti (si veda il paragrafo seguente) di soluto contenuti in un litro di soluzione. È sempre un multiplo della molarità della medesima soluzione e si calcola con la formula:

$$N = \frac{n_{eq}\ (\text{eq})}{V\ (\text{l})}.$$

Un vino moscato passito di Pantelleria ha un contenuto alcolico indicato in etichetta come 15,5% vol. Cosa significa? Quanto alcol contiene un bicchiere di vino da 150 ml?

L'etichetta del vino riporta il titolo alcolometrico, cioè il numero di ml di alcol puro contenuti in 100 ml di bevanda (misurati alla temperatura di 20 °C). Per calcolare la quantità di alcol contenuta in 150 ml è sufficiente risolvere la proporzione seguente:

$$100\ \text{ml}_{\text{vino}} : 15{,}5\ \text{ml}_{\text{alcol}} = 150\ \text{ml}_{\text{vino}} : x\ \text{ml}_{\text{alcol}}$$

quindi:

$$x = \frac{15,5\text{ml}_{\text{alcol}} \cdot 150\text{ml}_{\text{vino}}}{100\text{ml}_{\text{vino}}} = 23,2\text{ml}_{\text{alcol}}$$

Un bicchiere di passito da 150 ml contiene 23,3 ml di alcol.

5.3.1 | L'equivalente chimico e la massa equivalente

L'equivalente chimico è un'unità di quantità di materia la cui definizione dipende dal tipo di sostanza considerata e dalla reazione in cui questa è coinvolta.

- Un equivalente di acido = frazione di mole che cede una mole di ioni H^+ dissociandosi (§ 7.1.1).
- Un equivalente di base = frazione di mole che cede una mole di ioni OH^- dissociandosi. (§ 7.1.1).
- Un equivalente di ossidante = frazione di mole che acquista una mole di elettroni in una reazione redox (§ 4.5).
- Un equivalente di riducente = frazione di mole che cede una mole di elettroni in una reazione redox.

In generale si può affermare che un equivalente di una specie chimica reagisce sempre con un equivalente di un'altra, dando un equivalente di prodotto.

Mentre la mole è una quantità definita e costante di materia (contenente un numero di Avogadro di particelle), l'equivalente è una quantità variabile, definita di volta in volta dall'equazione chimica bilanciata. Il numero di equivalenti è comunque sempre un multiplo intero (1, 2, 3 ecc.) del numero di moli.

CHIMICA

La massa in grammi di un equivalente è detta *massa equivalente* (ME) o *peso equivalente* (PE) e si esprime in g/eq. Il valore del PE di un composto si calcola attraverso il rapporto tra il suo peso molare (PM) e il numero di equivalenti contenuti in una mole.

$$\text{PE (g/eq)} = \frac{\text{PM (g/mol)}}{\text{n° di equivalenti contenuti in una mole di sostanza}}$$

Il numero di equivalenti (n_{eq}) corrispondenti a una data massa di composto si calcola dividendo la massa data (m) per il peso equivalente del composto:

$$n_{eq} = \frac{m\ \text{(g)}}{\text{PE (g/eq)}}$$

Nella reazione: $H_2SO_4 + 2\,NaOH \rightarrow Na_2SO_4 + 2\,H_2O$

una mole di H_2SO_4 scambia due moli di ioni H^+ e corrisponde quindi a due equivalenti di H_2SO_4. Il peso equivalente dell'acido è dunque pari a:

$$\text{PE} = \frac{98\ \text{g/mol}}{2\ \text{eq/mol}} = 49\ \text{g/eq}$$

Nella reazione: $H_2SO_4 + NaOH \rightarrow NaHSO_4 + H_2O$

invece, una mole di H_2SO_4 scambia una mole di ioni H^+ e corrisponde quindi a un equivalente di H_2SO_4. In questo caso, allora, il peso equivalente dell'acido corrisponde al suo peso molare (PE = PM).

Lo ione permanganato (MnO_4^-) può ridursi a ione Mn^{2+} acquistando 5 elettroni secondo la semireazione:

$$MnO_4^- + 8\,H^+ + 5\,e^- \rightarrow Mn^{2+} + 5\,H_2O$$

Una mole di MnO_4^- contiene in questo caso 5 equivalenti di MnO_4^-, il suo PE è quindi pari a:

$$\text{PE} = \frac{119\ \text{g/mol}}{5\ \text{eq/mol}} = 23,8\ \text{g/eq}$$

Lo stesso ione può ridursi anche a MnO_2 acquistando 3 elettroni secondo la semireazione:

$$MnO_4^- + 4\,H^+ + 3\,e^- \rightarrow MnO_2 + 2\,H_2O$$

Una mole di MnO_4^- contiene in questo caso 3 equivalenti di MnO_4^-, il suo PE è quindi pari a:

$$\text{PE} = \frac{119\ \text{g/mol}}{3\ \text{eq/mol}} = 39,67\ \text{g/eq}$$

La normalità di una soluzione si calcola dividendo il numero di equivalenti di soluto (n_{eq}) per il volume della soluzione espresso in litri. Si ha quindi: $N = \frac{n_{eq}\text{(eq)}}{V\text{ (l)}}$

Il numero di equivalenti contenuti in una mole di un sale che si dissocia in ioni corrisponde al numero di cariche unitarie positive o negative che il sale libera dissociandosi.

Dato che NaCl in acqua si dissocia in Na^+ e Cl^-, si ha che:

$$\text{PE}_{NaCl} = \frac{58,45\text{g/mol}}{1\text{eq/mol}} = 58,45\text{g/eq};$$

Dato che $CuSO_4$ in acqua si dissocia in Cu^{2+} e SO_4^{2-}, si ha che:

$$\text{PE}_{CuSO_4} = \frac{159,6\text{g/mol}}{2\text{eq/mol}} = 79,8\text{g/eq}$$

Per ricavare la normalità di una soluzione a molarità nota e viceversa valgono le relazioni:

$$N = M \cdot n_{eq}\text{/mol} \qquad \text{e} \qquad M = \frac{N}{n_{eq}\text{/mol}}$$

PARTE QUARTA

Poiché, a seconda dei casi, il numero di equivalenti per mole può essere pari a 1, 2, 3..., la normalità di una soluzione è sempre superiore o tutt'al più uguale alla sua molarità, mai inferiore.

5.3.2 | Diluizione

Una soluzione diluita può essere preparata aggiungendo solvente, per sempio acqua, a una soluzione concentrata. Diluendo la soluzione il numero di moli (o di equivalenti) di soluto non varia, vale quindi la relazione:

n° moli soluto nella soluzione concentrata = n° moli soluto nella soluzione diluita

ovvero: $$M_{conc} \cdot V_{conc} = M_{dil} \cdot V_{dil}$$

dove:

M_{conc} = molarità della soluzione concentrata
M_{dil} = molarità della soluzione diluita
V_{conc} = volume della soluzione concentrata
V_{dil} = volume della soluzione diluita

e analogamente: $$N_{conc} \cdot V_{conc} = N_{dil} \cdot V_{dil}$$

dove:

N_{conc} = normalità della soluzione concentrata
N_{dil} = normalità della soluzione diluita

5.4 | Ionizzazione e dissociazione ionica

I soluti che sciolti in acqua **liberano ioni**, rendendo conduttrice la soluzione risultante, sono detti **elettroliti** e le loro soluzioni sono chiamate soluzioni elettrolitiche.

Le sostanze che sciolte in acqua non si dissociano e formano quindi soluzioni che non conducono la corrente elettrica sono invece chiamate *non elettroliti*.
Tra gli elettroliti, i composti ionici (per esempio NaCl) sciolti in acqua si dissociano, i composti molecolari polari (per esempio HCl) prima si ionizzano e poi si dissociano (si noti che non tutte le sostanze molecolari polari si dissociano, la molecola del glucosio: per esempio, è polare ma non si dissocia in acqua).

- Per **dissociazione ionica** (o elettrolitica) si intende il processo di separazione degli ioni positivi e negativi presenti in un composto ionico, provocato dall'acqua.
- Per **ionizzazione** si intende il processo di formazione di ioni positivi e negativi operato dall'acqua su un composto molecolare polare come HCl. L'acqua trasforma perciò il composto molecolare in un composto ionico che quindi si dissocia.

La dissociazione può essere totale o parziale. Si può definire il *grado di dissociazione*, α:

$$\alpha = \frac{\text{n° di moli dissociate}}{\text{n° di moli totale}}$$

- **Elettrolita forte**: sostanza che in acqua si dissocia totalmente ($\alpha = 1$).
- **Elettrolita debole**: sostanza che in acqua si dissocia parzialmente ($\alpha < 1$).

I sali solubili, gli acidi forti e le basi forti sono elettroliti forti.
Gli acidi e le basi deboli sono elettroliti deboli.

5.5 | Proprietà colligative delle soluzioni

Quando si aggiunge un soluto non volatile a un solvente, le proprietà fisiche della soluzione che si forma sono diverse da quelle del solvente puro. Alcune proprietà, per esempio la densità e il pH, dipendono oltre che dalla concentrazione delle particelle di soluto, anche dalla natura dei componenti della soluzione; non è così per le proprietà colligative, che sono: abbassamento della tensione di vapore, innalzamento ebullioscopico, abbassamento crioscopico e il fenomeno della pressione osmotica.

Le proprietà colligative sono proprietà delle soluzioni di un soluto non volatile in un solvente volatile che dipendono esclusivamente dalla concentrazione, ovvero dal numero TOTALE delle particelle di soluto in soluzione (molecole o ioni) e NON dalla loro natura.

CHIMICA

5.5.1 | Abbassamento della tensione di vapore: legge di Raoult

Per la legge di Raoult, la tensione di vapore (per la definizione si veda la parte di Fisica) di una soluzione ideale (P_{sol}) è pari alla somma delle tensioni di vapore dei componenti, ciascuna moltiplicata per la rispettiva frazione molare nella fase liquida. Ne consegue che la tensione di vapore di una soluzione contenente un soluto non volatile è sempre inferiore a quella del solvente puro.

5.5.2 | Innalzamento ebullioscopico e abbassamento crioscopico

L'aggiunta di un soluto non volatile a un solvente dà luogo a una soluzione il cui punto di ebollizione è maggiore (*innalzamento ebullioscopico*) e il cui punto di congelamento è minore (*abbassamento crioscopico*) di quello del solvente puro. L'entità dell'effetto è proporzionale alla concentrazione molale (m) della soluzione secondo le relazioni:

$$T_{eb}\ \text{soluzione} - T_{eb}\ \text{solvente} = \Delta T_{eb} = K_{eb} \cdot \text{m}$$

$$T_c\ \text{solvente} - T_c\ \text{soluzione} = \Delta T_c = K_c \cdot \text{m}$$

dove: K_{eb} = *costante ebullioscopica molale* del solvente;

K_c = *costante crioscopica molale* del solvente.

K_{eb} e K_c sono costanti caratteristiche per ogni solvente (si veda anche § 5.5.4).

L'acqua salata bolle a una temperatura superiore a 100°C e ghiaccia a una temperatura inferiore a 0°C. È questo il motivo per cui d'inverno, sulle strade ghiacciate, si usa spargere del sale (soluto non volatile) per sciogliere il ghiaccio.

5.5.3 | Osmosi e pressione osmotica

Separando due soluzioni a diversa concentrazione (o una soluzione e il suo solvente) con una membrana semipermeabile, cioè permeabile solo al solvente e non al soluto (fig. a), si verifica il fenomeno dell'*osmosi* che consiste nel movimento netto del solvente attraverso la membrana dalla soluzione più diluita a quella più concentrata (o dal solvente puro verso la soluzione), fino al raggiungimento di una situazione di equilibrio (fig. b). Il risultato di ciò è l'innalzamento del livello della soluzione più concentrata rispetto a quella più diluita (o al solvente puro).

La pressione che occorre applicare sulla soluzione più concentrata per riportarla al livello di quella più diluita, è detta *pressione osmotica* (fig. c).

La pressione osmotica (π) di una soluzione in cui il soluto è un non elettrolita si calcola mediante una relazione molto simile a quella dell'equazione di stato dei gas ideali:

$$\pi \cdot V = n \cdot RT$$

da cui: $\pi = \frac{n}{V} \cdot RT = \text{M} \cdot RT$

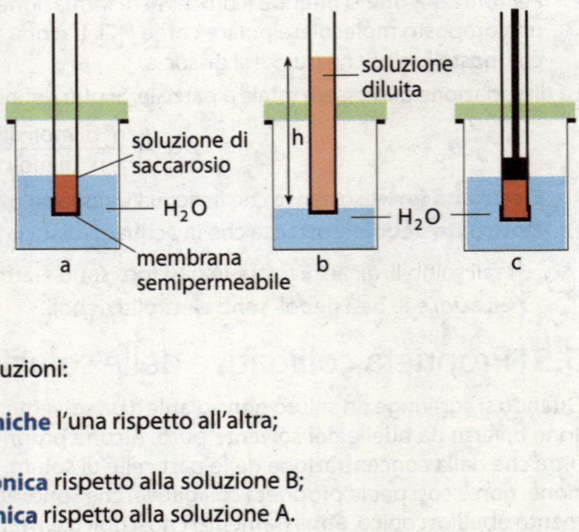

Confrontando la pressione osmotica di due soluzioni:

se $\pi_A = \pi_B$ $\Leftrightarrow$ le due soluzioni sono **isotoniche** l'una rispetto all'altra;

se $\pi_A > \pi_B$ $\Leftrightarrow$ la soluzione A è **ipertonica** rispetto alla soluzione B; la soluzione B è **ipotonica** rispetto alla soluzione A.

Se due soluzioni aventi diversa pressione osmotica sono separate da una membrana semipermeabile si ha passaggio netto di solvente dalla soluzione ipotonica (meno concentrata) a quella ipertonica (più concentrata) fino al raggiungimento di una condizione di equilibrio.

PARTE QUARTA

Una soluzione allo 0,9 % p/v di NaCl è chiamata **soluzione fisiologica** perché ha la stessa pressione osmotica dei fluidi corporei (π = 7,8 bar) ed è quindi isotonica rispetto a questi.
Per tale motivo, nelle banche del sangue, i globuli rossi vengono conservati in soluzione fisiologica; se i globuli rossi vengono immersi in una soluzione più diluita di quella fisiologica (a minor pressione osmotica, e quindi ipotonica rispetto al contenuto cellulare), l'acqua entra nella cellula per diluirne il contenuto, rigonfiandola fino a farla eventualmente scoppiare.

5.5.4 | Proprietà colligative nelle soluzioni elettrolitiche

Dato che un elettrolita in soluzione si dissocia in ioni, una mole di elettrolita in soluzione libera più particelle di una mole di un non elettrolita e ha quindi maggior effetto sulle proprietà colligative.

Per calcolare l'effetto sulle proprietà colligative indotto dalla presenza di un elettrolita è necessario considerare il numero totale di particelle in cui l'elettrolita si dissocia, introducendo nella formula un *coefficiente* detto *di Van't Hoff (i)*.

Assumendo che gli ioni siano indipendenti gli uni dagli altri:

i = numero di ioni in cui l'elettrolita è dissociato.

Nel caso in cui il soluto sia un elettrolita, l'innalzamento ebullioscopico (ΔT_{eb}) e l'abbassamento crioscopico (ΔT_c) si calcolano tramite le formule seguenti:

$$\Delta T_{eb} = K_{eb} \cdot m \cdot i \qquad \Delta T_c = K_c \cdot m \cdot i$$

Analogamente, per il calcolo della pressione osmotica per soluzioni di elettroliti, vale la relazione:

$$\pi = M \cdot RT \cdot i$$

In modo alternativo, per calcolare la pressione osmotica si può utilizzare l' *osmolarità*.

Osmolarità

L'osmolarità è un'espressione della concentrazione di una soluzione che sottolinea il *numero di particelle* di soluto presenti nella soluzione stessa.

L'osmolarità esprime il numero di *osmoli* di soluto contenute in un litro di soluzione, dove il numero di osmoli si calcola moltiplicando il numero di moli per il coefficiente *i*; si ha quindi:

$$OSM = \frac{n_{osm}}{(V)(l)} \quad \text{ma} \quad n_{osm} = n \cdot i \quad \text{quindi} \quad OSM = M \cdot i$$

1. In una soluzione di glucosio ($C_6H_{12}O_6$) 0,5 M poichè $C_6H_{12}O_6$ non è un elettrolita,
$$i = 1, \quad \text{quindi} \quad OSM = M = 0,5$$
2. In una soluzione di NaCl 0,5 M, una mole di NaCl si dissocia liberando due moli di particelle secondo la seguente equazione:
$$NaCl \rightarrow Na^+ + Cl^- \qquad i = 2, \quad \text{quindi} \quad OSM = M \cdot 2 = 0,5 \cdot 2 = 1$$
3. In una soluzione di $BaCl_2$ 0,5 M, una mole di sale si dissocia liberando 3 moli di particelle:
$$BaCl_2 \rightarrow Ba^{2+} + 2\,Cl^- \qquad i = 3, \quad \text{quindi} \quad OSM = M \cdot 3 = 0,5 \cdot 3 = 1,5$$

Ricordando che R, la costante dei gas, ha il valore di 0,0821 l atm K^{-1} mol^{-1},
alla temperatura di 25°C (298 K) la pressione osmotica delle tre soluzioni, sarà pari a:

1. $\pi_{glucosio} = M \cdot RT \cdot i = 0,5 \cdot 0,0821 \cdot 298 \cdot 1 = 12,233$ atm.
2. $\pi_{NaCl} = M \cdot RT \cdot i = 0,5 \cdot 0,0821 \cdot 298 \cdot 2 = 24,466$ atm.
3. $\pi_{BaCl_2} = M \cdot RT \cdot i = 0,5 \cdot 0,0821 \cdot 298 \cdot 3 = 36,699$ atm.

La pressione osmotica della soluzione di glucosio è pari alla metà della pressione osmotica di una soluzione di NaCl e a un terzo di una soluzione di $BaCl_2$ di pari concentrazione.
Analogamente l'innalzamento ebullioscopico e l'abbassamento crioscopico nella soluzione di NaCl 0,5 M e nella soluzione di $BaCl_2$ saranno di entità rispettivamente doppia e tripla rispetto a quelli della soluzione di glucosio di pari concentrazione.

CHIMICA

La pressione osmotica del plasma sanguigno, pari a circa 7,5 atm, è dovuta alla presenza nel plasma di proteine ed elettroliti disciolti. Le proteine rappresentano in 7% in peso del plasma, però il loro contributo alla pressione osmotica del sangue è irrilevante rispetto al ruolo giocato dagli elettroliti. Come si spiega questo fenomeno?

Per comprendere questo fenomeno è sufficiente soffermarsi sulla relazione che definisce la pressione osmotica: $\pi = M \cdot R \cdot T \cdot i$. Le proteine hanno un peso molecolare molto elevato, quindi la concentrazione molare di queste sostanze è bassa; inoltre per le proteine $i = 1$, mentre per gli elettroliti $i > 1$.

5.6 | Sospensioni e colloidi

Le soluzioni sono miscele omogenee aventi composizione uniforme in ogni punto.

Le **miscele eterogenee** sono invece costituite da più fasi disperse una nell'altra, ma distinguibili almeno al microscopio. A seconda delle fasi in cui si trovano i componenti, si distinguono:

- **aerosol**: miscela eterogenea costituita da una fase solida o liquida dispersa in una fase gassosa; per esempio la nebbia è un aerosol formato di acqua dispersa nell'aria;
- **emulsione**: miscela di due fasi liquide disperse una nell'altra; per esempio olio e aceto;
- **sospensione**: sistema costituito da una fase solida dispersa in una fase liquida; per esempio il sale nell'olio;
- **colloidi** (o *dispersioni colloidali*): miscugli in cui le particelle hanno dimensioni intermedie tra quelle contenute nelle soluzioni e quelle delle sospensioni grossolane; per esempio sono colloidi i pigmenti utilizzati per le vernici.

PARTE QUARTA

Quesiti svolti

1 Quale dei seguenti sistemi è omogeneo?

- **A** Sospensione
- **B** Lega metallica
- **C** Emulsione
- **D** Soluzione con corpo di fondo
- **E** Nebbia

Un sistema è omogeneo quando i diversi componenti sono presenti in un'unica fase. Per individuare, fra quelli proposti, il sistema omogeneo, è importante ricordare che una fase è una porzione di materia con proprietà fisiche costanti, delimitata da una superficie di discontinuità fisicamente definibile.

Una sospensione è formata una fase solida dispersa in una fase liquida, quindi la risposta **A** è errata; un'emulsione è una miscela di due fasi liquide disperse una nell'altra, ma distinguibili perché immiscibili, come l'olio e l'acqua, anche la risposta **C** è quindi errata. Una soluzione con corpo di fondo comprende una fase solida (il corpo di fondo), mentre la nebbia è un aerosol, cioè un sistema formato da minuscole goccioline di liquido sospese nell'aria; neanche questi ultimi due sono quindi sistemi omogenei, e anche le risposte **D** ed **E** sono errate. La risposta esatta è la **B**, infatti una lega metallica è una soluzione solida, formata da due o più sostanze allo stato solido, con composizione uniforme in ogni punto.

2 Quale affermazione riguardante le miscele è FALSA?

- **A** Le miscele possono essere omogenee o eterogenee
- **B** Le miscele possono essere solide, liquide o gassose
- **C** In una miscela possono essere presenti una o più fasi
- **D** Nelle miscele sono presenti gli atomi
- **E** Miscela è sempre sinonimo di soluzione

Una miscela è un insieme di due o più sostanze. Le miscele sono dette *eterogenee* quando sono formate da due o più fasi, *omogenee* quando sono formate da una sola fase; le affermazioni **A** e **C**, corrette, non rappresentano quindi risposta al quesito. Anche la **D** si può scartare: infatti, come tutta la materia, le miscele sono formate da atomi. Possono essere solide, liquide o gassose, e sono dette soluzioni solo le miscele omogenee. Si deduce che l'affermazione falsa, risposta corretta al quesito, è la **E**.

3 Quale delle seguenti sostanze si scioglie meglio in acqua?

- **A** Etere dietilico
- **B** Benzina
- **C** Cellulosa
- **D** Grasso neutro
- **E** Solfato di rame

In generale si può affermare che "il simile scioglie il simile", quindi soluti polari si sciolgono in solventi polari e soluti apolari si sciolgono in solventi apolari. La benzina è una miscela di alcani, apolari, e quindi non è solubile in acqua, solvente polare; i grassi neutri sono ugualmente insolubili in acqua. L'etere dietilico è debolmente polare ed è solubile in acqua solo in piccola quantità; la cellulosa è un polimero di glucosio a elevato peso molecolare in cui numerose catene di glucosio si uniscono in fasci tramite legami a idrogeno e la struttura risultante è insolubile in acqua.

CHIMICA

Fra i composti proposti dal quesito quello che si scioglie meglio in acqua è certamente il solfato di rame, un sale che in ambiente acquoso si dissocia completamente; risposta **E**.

---

4 La molarità di una soluzione esprime:

- **A** le molecole di soluto in 100 g di acqua
- **B** le moli di soluto in 100 ml di soluzione
- **C** le moli di soluto in un litro di soluzione
- **D** le moli di soluto per kg di solvente
- **E** i grammi equivalenti di soluto in un litro di soluzione

La molarità rappresenta uno dei modi in cui si può esprimere la concentrazione di una soluzione, in particolare indica il numero di moli di soluto contenute in un litro di soluzione. La risposta esatta è quindi la **C**.

---

5 Una soluzione acquosa di acido solforico 0,1 M contiene:

- **A** 0,1 mol di acido in 100 ml di soluzione
- **B** 0,001 mol di soluto in 1 litro di soluzione
- **C** 0,1 mol di acido in 10 litri di acqua
- **D** 1 ml di acido in 1 ml di soluzione
- **E** 0,0001 mol di acido in 1 ml di soluzione

Per rispondere correttamente al quesito è sufficiente ricordare il significato della molarità, e procedere per esclusione. Una soluzione 0,1 M (0,1 molare) contiene 0,1 moli di soluto in un litro di soluzione. Si possono così escludere sia le risposte **A** e **C** (il volume indicato è sbagliato) che la risposta **B** (in questo caso è sbagliata la quantità di soluto). Anche l'alternativa **D** è da escludere perché fa riferimento ai ml di acido anziché alle moli. Ne consegue che la risposta corretta è la **E**, a cui si può risalire in modo diretto con una semplice equivalenza. Poiché 1 l = 1000 ml, la soluzione data contiene 0,1 moli in 1000 ml e quindi 0,1/1000 = 0,0001 moli di soluto in 1 ml di soluzione.

---

6 In 500 ml di soluzione sono disciolti 90 g di glucosio (PM = 180). Pertanto la soluzione è:

A 0,25 M **B** 0,5 M **C** 2 M **D** 1 M **E** 4 M

La molarità di una soluzione rappresenta il numero di moli di soluto per litro di soluzione, secondo l'espressione:

$$M = \frac{n(\text{mol})}{V(\text{l})}.$$

Nel caso proposto dal quesito 90 g di glucosio sono disciolti in 0,5 l di soluzione.

Dato che per il glucosio PM = 180, una mole di glucosio pesa 180 g, quindi 90 g corrispondono a 0,5 moli.

L'espressione appena vista permette di calcolare la molarità della soluzione;

dato che $n = 0{,}5$ mol e $V = 0{,}5$ l

sarà:

$$M = \frac{n(\text{mol})}{V(\text{l})} = \frac{0{,}5 \text{ mol}}{0{,}5 \text{ l}} = 1 \text{ mol/l}$$

La soluzione proposta dal quesito è 1 M; risposta **D**.

---

7 A quale volume si devono diluire 100 ml di NaOH 6M per ottenere NaOH 0,5M?

A 1200 ml **B** 600 ml **C** 300 ml **D** 200 ml **E** 900 ml

Per rispondere a questo quesito è necessario ricordare che quando si diluisce una soluzione il numero totale di moli in soluzione (n) non cambia, quindi dato che:

$$n = M \cdot V$$

dove: V = volume della soluzione e M = molarità della soluzione

PARTE QUARTA

Indicando con V_{conc} e M_{conc} volume e molarità della soluzione concentrata, con V_{dil} e M_{dil} volume e molarità della soluzione diluita, sarà:

$$V_{conc} \cdot M_{conc} = V_{dil} \cdot M_{dil}$$

da cui si ricava:

$$V_{dil} = \frac{V_{conc} \cdot M_{conc}}{M_{dil}}$$

nel nostro caso $V_{conc} = 100\ ml = 0{,}1\ l$ $\quad M_{conc} = 6\ mol/l$ $\quad$ e $\quad M_{dil} = 0{,}5\ mol/l$

da cui si ricava:

$$V_{dil} = \frac{0,1\ l \cdot 6\ mol/l}{0,5\ mol/l} = 1,2\ l$$

Dati 100 ml di una soluzione di NaOH 6 M, per ottenere una soluzione 0,5 M devo diluire la prima a 1,2 litri, o 1.200 ml; risposta **A**.

---

8 Quanti grammi di un soluto al 5% (p/v) sono sciolti in 600 ml di soluzione?

A 5 g **B** 600 g **C** 50 g **D** 30 g **E** 300 g

La concentrazione percentuale p/v esprime i grammi di soluto disciolti in 100 ml di soluzione. Una soluzione al 5% p/v contiene 5 g di soluto in 100 ml di soluzione, quindi i grammi di soluto da sciogliere in 600 ml si ricavano dalla proporzione seguente:

$$100\ ml : 5\ g = 600\ ml : x\ g$$

da cui si ricava

$$x = \frac{600\ ml \cdot 5\ g}{100\ ml} = 30\ g$$

Per preparare la soluzione richiesta sono necessari 30 g di soluto; risposta **D**.

---

9 Un grammo equivalente di $Ca(OH)_2$ è uguale a:

A un quarto di mole
B dieci moli
C una mole
D due moli
E mezza mole

Un grammo equivalente (detto anche, semplicemente, equivalente) di una base forte è quella quantità di sostanza che dissociandosi cede una mole di ioni OH^-. Poiché una mole di idrossido di calcio cede due moli di ioni OH^- un grammo equivalente di $Ca(OH)_2$ corrisponde a mezza mole; risposta **E**.

---

10 In quale delle seguenti soluzioni la pressione osmotica è maggiore?

A Glucosio 1 M
B Cloruro di sodio 0,6 M
C Cloruro di calcio 0,5 M
D Cloruro di sodio 0,7 M
E Glucosio 0,5 M

La pressione osmotica di una soluzione è proporzionale alla sua osmolarità, ovvero al numero di osmoli (n_{osm}) contenute in un litro di soluzione. Se il soluto non si dissocia in ioni (non elettrolita), il valore dell'osmolarità della soluzione coincide con quello della molarità. Se il soluto invece si dissocia (elettrolita), il numero di osmoli presenti in un litro è superiore al numero di moli di soluto e si può calcolare moltiplicando il numero di moli (n) per il numero di particelle che un'unità di soluto libera dissociandosi (i).
Il glucosio è un non elettrolita. In una soluzione 1 M di glucosio si ha dunque:

$$n_{osm}/l = n/l = 1$$

mentre in una soluzione 0,5 M si ha: $n_{osm}/l = 0{,}5$.

Un'unità di cloruro di sodio (NaCl) in soluzione si dissocia secondo la reazione:

$$NaCl \rightarrow Na^+ + Cl^-$$

liberando complessivamente due ioni. In questo caso, pertanto, si ha $i = 2$ e dunque:

per la **B**: $n_{osm}/l = n/l \cdot 2 = 0{,}6 \cdot 2 = 1{,}2$

per la **D**: $n_{osm}/l = n/l \cdot 2 = 0{,}7 \cdot 2 = 1{,}4$

Un'unità di cloruro di calcio ($CaCl_2$) in soluzione si dissocia invece nel modo seguente:

$$CaCl_2 \rightarrow Ca^{2+} + 2\,Cl^-$$

liberando complessivamente tre ioni. In questo caso si ha quindi $i = 3$ e dunque:

$$n_{osm}/l = n/l \cdot 3 = 0{,}5 \cdot 3 = 1{,}5$$

La soluzione che contiene il maggior numero di osmoli in un litro e ha pertanto la maggior pressione osmotica è dunque quella di $CaCl_2$; risposta **C**.

---

11 Se due soluzioni acquose hanno la stessa concentrazione espressa in osmolarità esse hanno anche:

- **A** lo stesso pH
- **B** la stessa conducibilità elettrica
- **C** la stessa densità
- **D** la stessa temperatura di congelamento
- **E** la stessa concentrazione espressa in molarità

L'osmolarità è un'espressione della concentrazione di una soluzione che sottolinea il numero di particelle di soluto presenti nella soluzione stessa. Due soluzioni con la stessa osmolarità hanno la stessa concentrazione in termini di numero di particelle, e sono equivalenti per quanto riguarda le *proprietà colligative*. Hanno quindi la stessa pressione osmotica, oltre alla stessa temperatura di congelamento e di ebollizione. In base a quanto appena visto si deduce che la risposta esatta è la **D**, infatti due soluzioni con la stessa osmolarità hanno lo stesso punto di congelamento, mentre il pH, la conducibilità elettrica e la densità non dipendono solamente dal numero di particelle ma anche dalla natura chimica della sostanza in soluzione.

---

12 Gli elettroliti sono:

- **A** soluti le cui soluzioni acquose conducono la corrente elettrica e che esistono in soluzione sotto forma di ioni
- **B** sostanze che liberano ioni solo se sottoposte a una differenza di potenziale elettrico
- **C** molecole che si formano in soluzione sotto lo stimolo energetico di un campo elettrico
- **D** sostanze solide che conducono bene la corrente elettrica e per questo sono usate per la costruzione di elettrodi
- **E** sostanze polari

Gli elettroliti sono soluti che sciolti in acqua liberano ioni, rendendo conduttrice la soluzione risultante. La risposta esatta è quindi la **A**.

6| Termodinamica, cinetica delle reazioni ed equilibrio chimico

6.1| Calore di reazione e variazione di entalpia

Spesso le reazioni chimiche sono accompagnate da sviluppo o assorbimento di calore.
Le reazioni che sviluppano calore sono dette reazioni **esotermiche**.
Le reazioni che assorbono calore sono dette reazioni **endotermiche**.
Per esprimere le variazioni termiche che accompagnano una reazione i chimici fanno ricorso a una funzione di stato chiamata *entalpia* (H) che indica il contenuto termico del sistema e si può immaginare come energia immagazzinata sotto forma di legami chimici. Il calore (Q) assorbito o sviluppato dal sistema a pressione costante (detto *calore di reazione*) è uguale alla variazione di entalpia (ΔH) della reazione, dove:

$$\Delta H = H_{prod} - H_{reag} = Q$$

In una reazione esotermica	$H_{prod} < H_{reag}$	e quindi	$\Delta H < 0$
In una reazione endotermica	$H_{prod} > H_{reag}$	e quindi	$\Delta H > 0$

$3\,H_{2\,(g)} + N_{2\,(g)} \rightarrow 2\,NH_{3\,(g)}$ $\quad \Delta H = H_{prod} - H_{reag} = -92{,}4$ kJ

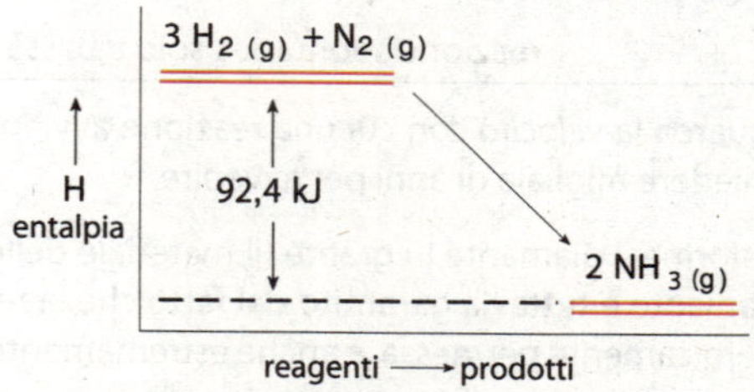

Il ΔH di una reazione ha lo stesso valore, ma segno opposto, rispetto a quello della reazione inversa.
Il calore può essere considerato come un reagente della reazione (nelle reazioni endotermiche) o come un prodotto (nelle reazioni esotermiche); come tale, va indicato nell'equazione di reazione. Un'equazione che riporta anche il dato del calore di reazione è detta equazione termochimica.

$N_{2\,(g)} + 3\,H_{2\,(g)} \rightarrow 2\,NH_{3\,(g)} + 92{,}4$ kJ oppure $2\,NH_{3\,(g)} + 92{,}4$ kJ $\rightarrow N_{2\,(g)} + 3\,H_{2\,(g)}$

In commercio si trovano caffé, tè e altre bevande, in contenitori di plastica, che, esercitando una pressione sul fondo e agitando il contenitore per alcuni secondi, si scaldano. I contenitori hanno un doppio fondo nel quale si trovano, separati da una membrana, cloruro di calcio e acqua. Come si spiega il riscaldamento della bevanda?
La pressione sul fondo del contenitore provoca la miscelazione del cloruro di calcio ($CaCl_2$) con l'acqua che scioglie il sale. La reazione di dissoluzione è esotermica, quindi libera il calore che permette di riscaldare la bevanda.

Legge di Hess

Dato che l'entalpia è una funzione di stato, il *ΔH* di una reazione dipende solo dagli stati iniziale e finale e ha quindi lo stesso valore indipendentemente dal fatto che essa avvenga in un solo stadio o attraverso una serie di passaggi intermedi.

6.2 | Spontaneità delle reazioni chimiche ed energia libera

Spesso le reazioni esotermiche sono reazioni spontanee. Il segno della variazione di entalpia non è però l'unico fattore da cui dipende la spontaneità di una reazione. Gli altri due fattori sono la temperatura T e la variazione di entropia del sistema, ΔS (si veda anche la sezione di Fisica). Tra i tre parametri ΔH, T e ΔS esiste una relazione espressa matematicamente dall'*equazione di Gibbs* che indica l'andamento dell'energia libera, ΔG:

$$\Delta G = \Delta H - T\Delta S$$

dove T è la temperatura assoluta alla quale avviene la reazione.

La spontaneità di una reazione dipende dal segno della variazione di energia libera associata alla reazione stessa: una reazione è *spontanea* se caratterizzata da una *diminuzione di energia libera*, ovvero se l'energia libera dei prodotti è minore dell'energia libera dei reagenti.

Si possono verificare tre casi:

1. $\Delta G < 0$ → la reazione è **spontanea**. Una reazione spontanea è detta **esoergonica**. Spesso le reazioni esotermiche sono anche esoergoniche;
2. $\Delta G > 0$ → la reazione **non** è **spontanea**. In questo caso la reazione si dice **endoergonica**;
3. $\Delta G = 0$ → la reazione **è all'equilibrio** (§ 6.4).

La tabella seguente riepiloga gli effetti dei segni di ΔH e di ΔS e della temperatura sulla spontaneità di una reazione chimica.

ΔH	ΔS	ΔG	
–	+	–	reazione spontanea a ogni temperatura
+	–	+	reazione non spontanea a ogni temperatura
+	+	+/–	reazione spontanea solo a elevata temperatura
–	–	+/–	reazione spontanea solo a bassa temperatura

La termodinamica non riguarda la *velocità* con cui una reazione avviene. Una reazione termodinamicamente spontanea può richiedere migliaia di anni per avvenire.

La reazione che trasforma il diamante in grafite (il materiale delle matite) è una reazione spontanea. Il valore del diamante è tuttavia garantito dal fatto che la reazione di trasformazione, nonostante sia termodinamicamente permessa, è anche estremamente lenta (miliardi di anni) e, macroscopicamente, è come se non avvenisse.

PARTE QUARTA

6.3 | Cinetica chimica

Il ramo della chimica che si occupa della velocità delle reazioni chimiche e dei fattori che la influenzano prende il nome di cinetica chimica. La cinetica chimica poggia sulla teoria delle collisioni.

Teoria delle collisioni

Data la reazione $\alpha\,A + \beta\,B \rightarrow \gamma\,C + \delta\,D$, affinché A e B reagiscano è necessario che:

1. A e B *si urtino*: la teoria delle collisioni afferma che la velocità di una reazione è proporzionale al numero di collisioni per secondo tra le molecole reagenti;
2. l'urto sia *efficace energeticamente e spazialmente*: perché l'urto sia efficace e i legami tra le particelle reagenti possano rompersi, queste, oltre a possedere sufficiente energia cinetica, devono collidere con un orientamento reciproco opportuno. Esiste una energia di soglia al di sotto della quale l'urto tra A e B non è seguito dalla formazione dei prodotti di reazione; tale energia prende il nome di **energia di attivazione (E_a)** e corrisponde all'energia minima richiesta per la formazione del *complesso attivato*. Il complesso attivato è un aggregato di atomi a vita infinitesima in cui si stanno rompendo i vecchi legami e si stanno formando i legami nuovi. Il momento della reazione in cui si forma il complesso attivato viene detto *stato di transizione.*

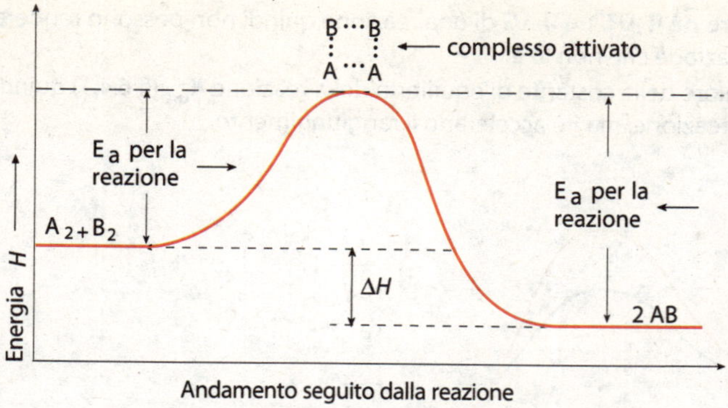

Diagramma dell'energia potenziale per la reazione esoergonica

$$A_2 + B_2 \rightarrow 2\,AB$$

Nonostante i prodotti abbiano energia più bassa dei reagenti, perché la reazione avvenga, i reagenti devono passare attraverso uno stato di transizione chiamato complesso attivato, caratterizzato da un maggior contenuto energetico.

Il valore dell'energia di attivazione E_a è caratteristico per ogni reazione ed è indipendente dalla concentrazione dei reagenti. Maggiore è il valore di E_a, minore è la velocità di reazione.

6.3.1 | Velocità di reazione

Si consideri la reazione A → B in cui A è il reagente e B il prodotto della reazione.

Indicando con [A] la concentrazione molare della specie reagente e con v la velocità della reazione, si pone per definizione:

$$v = -\frac{\Delta[A]}{\Delta t}$$

e sperimentalmente si riscontra che $v = k[A]^m$

dove:

k = costante di velocità (o costante cinetica) della reazione (da determinare sperimentalmente);

m = ordine di reazione (da determinare sperimentalmente).

- La velocità di reazione aumenta all'aumentare della concentrazione del reagente.

  In particolare, se la velocità di reazione è direttamente proporzionale alla concentrazione del reagente, la reazione si dice reazione del primo ordine, mentre, se è direttamente proporzionale al quadrato della concentrazione del reagente, la reazione si dice del secondo ordine. La velocità di una reazione del primo ordine è direttamente proporzionale al numero di molecole del reagente con energia maggiore o uguale all'energia di attivazione E_a.
- La velocità di reazione aumenta all'aumentare della temperatura; ciò è dovuto al fatto che, all'aumentare della temperatura, aumenta anche l'energia cinetica media delle molecole del reagente (si veda la sezione di Fisica).
- La velocità di una reazione eterogenea (§ 4.1) aumenta all'aumentare della superficie di contatto tra i reagenti.
- La velocità di una reazione aumenta all'aumentare della concentrazione di catalizzatore presente.

6.3.2 | Catalizzatori

I catalizzatori sono sostanze che fanno aumentare la velocità di una reazione senza parteciparvi direttamente. In più di un'occasione sono stati oggetto di domande nelle prove di ammissione. È importante dunque conoscere alcune loro proprietà.

Un catalizzatore è una sostanza che fa aumentare la velocità di reazione abbassandone l'energia di attivazione.

CHIMICA

I catalizzatori **non fanno variare né il ΔH, né il ΔG** di una reazione quindi non possono rendere esotermica e spontanea una reazione che non lo è.
I catalizzatori **non variano** il valore della costante di equilibrio della reazione K_{eq} (§ 6.4.1) quindi non spostano l'equilibrio della reazione, ma ne accelerano il raggiungimento.

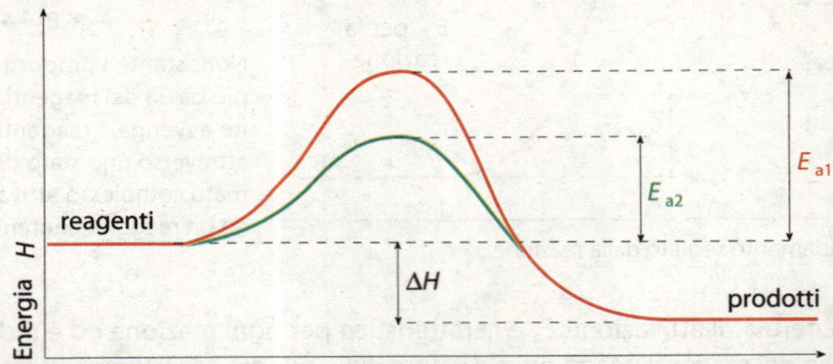

E_{a1} = energia di attivazione SENZA catalizzatore
E_{a2} = energia di attivazione CON catalizzatore

I catalizzatori inoltre:

- fanno sì che la reazione avvenga con un meccanismo diverso da quello della reazione non catalizzata;
- contribuiscono a rendere più efficaci gli urti tra i reagenti;
- si ritrovano chimicamente inalterati alla fine della reazione;
- non compaiono nelle equazioni globali di reazione;
- sono selettivi, quindi intervengono solo sulla reazione che interessa accelerare.

La reazione di sintesi dell'acqua ($2\ H_{2\ (g)} + O_{2\ (g)} \rightarrow 2\ H_2O_{\ (l)}$) non avviene a temperatura ambiente se non è innescata da una fiamma o una scintilla; aggiungendo un catalizzatore alla miscela di reazione, invece, la reazione può avvenire senza bisogno di innesco.

Le reazioni biologiche avvengono per azione di catalizzatori specifici: gli *enzimi*.

La combustione della benzina produce gas di scarico inquinanti, come ossidi di azoto, anidride solforosa e monossido di carbonio. La marmitta catalitica contiene maglie di metalli come platino, palladio, rodio o ossido di cerio. Quale funzione hanno questi metalli?
Le maglie metalliche poste all'interno della marmitta catalitica attivano reazioni che trasformano i gas di scarico tossici in altri gas, meno dannosi, come anidride carbonica, azoto e acido solfidrico.

Lo zucchero (saccarosio), quando è assimilato e bruciato dalle cellule del nostro corpo, fornisce una notevole quantità di energia (5605 kJ/mol), però all'aria non brucia spontaneamente. Questa reazione quindi ha:
A energia di attivazione molto elevata e $\Delta H < 0$
B energia di attivazione molto elevata e $\Delta H > 0$
C energia di attivazione molto bassa e $\Delta H < 0$
D energia di attivazione molto bassa e $\Delta H > 0$
La reazione di combustione del saccarosio libera una notevole quantità di energia, quindi è esotermica e ha $\Delta H < 0$. D'altra parte, il saccarosio non brucia spontaneamente all'aria e questo significa che l'energia di attivazione, necessaria per innescare la reazione, è molto elevata, come indicato dalla risposta A.

6.4 | Equilibrio chimico

Le reazioni che procedono fino al completo esaurimento dei reagenti sono considerate irreversibili e sono dette *reazioni a completamento* (o reazioni complete). Spesso però le reazioni (specialmente quelle che avvengono in un sistema chiuso, da cui i prodotti non possono essere allontanati) non sono a completamento perché i prodotti, una volta formati, possono reagire tra loro per riformare i reagenti.

Nella reazione di decomposizione di N_2O_4 in NO_2, oltre alla reazione diretta:

$$N_2O_{4\,(g)} \rightarrow 2\,NO_{2\,(g)}$$

man mano che si forma NO_2, avviene anche la reazione inversa:

$$2\,NO_{2\,(g)} \rightarrow N_2O_{4\,(g)}$$

Le reazioni che avvengono in entrambe le direzioni sono dette *reazioni reversibili*. Una reazione reversibile si rappresenta con due frecce contrapposte tra reagenti e prodotti:

$$N_2O_{4\,(g)} \rightleftarrows 2\,NO_{2\,(g)}$$

In una reazione reversibile la reazione diretta e quella inversa procedono con velocità diverse fino al raggiungimento di uno stato di equilibrio. Una volta raggiunto questo stato, la concentrazione dei reagenti e dei prodotti non varia nel tempo.

Questo non significa che una volta raggiunto l'equilibrio non ci siano più molecole di reagenti che si trasformano in prodotti e viceversa: le concentrazioni rimangono costanti perché tante molecole di reagente si trasformano in prodotti quante molecole di prodotti si trasformano in reagenti.

In una reazione all'equilibrio, le velocità delle due reazioni (diretta e inversa) si equivalgono.

Si deve osservare che:

- l'equilibrio di una reazione chimica è, come tutti gli equilibri in natura, un equilibrio dinamico;
- tutte le reazioni sono in realtà reversibili (avvengono cioè in entrambi i sensi);
- le reazioni considerate complete sono quelle in cui l'equilibrio è estremamente spostato verso i prodotti.

6.4.1 | Costante di equilibrio

Considerando la generica reazione chimica $\alpha\,A + \beta\,B \rightleftarrows \gamma\,C + \delta\,D$, a una data temperatura e all'equilibrio, il rapporto tra il prodotto della concentrazione molare dei prodotti e quello della concentrazione molare dei reagenti, ciascuna elevata a un esponente uguale al rispettivo coefficiente stechiometrico, è una costante chiamata *costante termodinamica di equilibrio* della reazione, indicata con il simbolo K_{eq}:

$$K_{eq} = \frac{[C]^{\gamma} \cdot [D]^{\delta}}{[A]^{\alpha} \cdot [B]^{\beta}}$$

Questa espressione è nota come **legge di azione di massa**.

I valori di concentrazione di reagenti e prodotti che soddisfano la legge di azione di massa NON sono quelli iniziali, ma quelli che si hanno quando il sistema ha raggiunto l'equilibrio.

Poiché l'espressione della legge di azione di massa dipende dalla specifica reazione bilanciata, K_{eq} non ha dimensioni (unità di misura) fisse.

La K_{eq} rappresenta la costante di equilibrio della reazione scritta come sopra. Per la reazione opposta $\gamma\,C + \delta\,D \rightleftarrows \alpha\,A + \beta\,B$ la costante, è:

$$K'_{eq} = \frac{[A]^{\alpha} \cdot [B]^{\beta}}{[C]^{\gamma} \cdot [D]^{\delta}} = \frac{1}{K_{eq}}$$

CHIMICA

Proprietà della costante di equilibrio

- K_{eq} è una costante specifica per ogni reazione a una data temperatura, e varia al variare della temperatura.
- Il valore della K_{eq} dà un'indicazione diretta di quanto la reazione proceda verso la formazione dei prodotti:
  - se il valore di K_{eq} è molto alto la reazione è spostata verso destra e all'equilibrio la miscela di reazione contiene più prodotti che reagenti;
  - se il valore di K_{eq} è molto basso la reazione è spostata verso sinistra e all'equilibrio la miscela di reazione contiene più reagenti che prodotti;
  - se il valore di K_{eq} è vicino a 1 all'equilibrio la miscela di reazione contiene quantità di reagenti e prodotti approssimativamente uguali.

Le diverse espressioni della costante di equilibrio

La costante di equilibrio può essere espressa in diversi modi:

- in funzione della concentrazione molare (§ 5.3). Si indica in tal caso come K_c:

$$K_c = \frac{[C]^{\gamma} \cdot [D]^{\delta}}{[A]^{\alpha} \cdot [B]^{\beta}}$$

- in funzione delle pressioni parziali dei reagenti e dei prodotti (indicata con K_P), se la reazione è omogenea in fase gassosa:

$$K_P = \frac{P_C^{\gamma} \cdot P_D^{\delta}}{P_A^{\alpha} \cdot P_B^{\beta}}$$

Il pK_{eq}

Moltissime sono le reazioni di cui è stata misurata la costante di equilibrio. Questi valori sono spesso riportati per comodità come pK_{eq}:

$$pK_{eq} = -\text{Log}\, K_{eq}$$

Indicare l'espressione della costante di equilibrio per la reazione:

$$CH_{4(g)} + 2\,H_2S_{(g)} \rightarrow CS_{2(g)} + 4\,H_{2(g)}$$

L'espressione della costante di equilibrio per la reazione proposta è:

$$K_{eq} = \frac{[CS_2] \cdot [H_2]^4}{[CH_4] \cdot [H_2S]^2}$$

6.4.2 | Principio dell'equilibrio mobile o di Le Chatelier

Il principio di Le Chatelier stabilisce che quando si applica una sollecitazione a un sistema all'equilibrio, le condizioni di equilibrio si spostano in modo da annullare la sollecitazione; se varia uno dei parametri di un sistema all'equilibrio, questo reagisce in modo da controbilanciare tale variazione.

I parametri che possono variare sono essenzialmente la concentrazione di uno dei componenti del sistema, la temperatura e la pressione.

Variazione della concentrazione di uno dei componenti

Variando le concentrazioni di uno o più reagenti, o di uno o più prodotti, le velocità delle reazioni diretta e inversa non saranno più uguali: si osserverà inizialmente una variazione della composizione del sistema, dopodiché si ripristinerà una nuova condizione di equilibrio, caratterizzata da concentrazioni di reagenti e prodotti diverse da quelle dell'equilibrio iniziale, ma tali da determinare lo stesso valore di K_{eq}.

- **Aggiunta di un reagente**: il sistema lo consuma per ristabilire il valore della costante di equilibrio. La reazione procede nella direzione della formazione di nuovi prodotti e si dice che l'equilibrio si sposta verso destra.

- **Sottrazione di un reagente**: il sistema lo riforma. La reazione procede nella direzione di formazione di nuovi reagenti e si dice che l'equilibrio si sposta a sinistra.
- **Aggiunta di un prodotto**: il sistema lo consuma. La reazione procede nella direzione di formazione di nuovi reagenti e si dice che l'equilibrio si sposta a sinistra.
- **Sottrazione di un prodotto**: il sistema lo riforma. La reazione procede nella direzione della formazione di nuovi prodotti e si dice che l'equilibrio si sposta verso destra.

Il sistema ristabilisce l'equilibrio spostandosi nella direzione in cui si consuma il componente aggiunto o si riforma il componente sottratto.

Aggiungendo un reagente o sottraendo un prodotto l'equilibrio si sposta a destra.
Sottraendo un reagente o aggiungendo un prodotto l'equilibrio si sposta a sinistra.

Se nella reazione $CO + 2\ H_2 \leftrightarrows CH_3OH$ si aumenta la concentrazione del metanolo (CH_3OH), l'equilibrio si sposta a sinistra.

Variazione della temperatura

La variazione della temperatura provoca una variazione del valore numerico della costante di equilibrio (ma non della sua espressione). Il principio di Le Chatelier permette di prevedere qualitativamente come varia K_{eq} al variare della temperatura. Nelle reazioni endotermiche e in quelle esotermiche il calore può essere considerato rispettivamente come un reagente e un prodotto della reazione.

Nelle **reazioni endotermiche**, aumentando la temperatura l'equilibrio si sposta a destra e la K_{eq} aumenta. Viceversa, abbassando la temperatura l'equilibrio si sposta a sinistra e la K_{eq} diminuisce.

Nelle **reazioni esotermiche**, aumentando la temperatura l'equilibrio si sposta a sinistra e la K_{eq} diminuisce. Viceversa, abbassando la temperatura l'equilibrio si sposta a destra e la K_{eq} aumenta.

Variazione della pressione

Se la pressione varia K_{eq} rimane costante (essa infatti dipende solo dalla temperatura), tuttavia l'equilibrio della reazione può essere alterato. La posizione dell'equilibrio si può spostare variando la pressione nel sistema solo se l'equilibrio:

- comprende componenti in fase gassosa;
- comporta una variazione del numero di moli complessive nel passaggio dai reagenti ai prodotti ($\Delta n \neq 0$).

Più precisamente, e ricordando la legge universale dei gas che correla la pressione al numero di moli ($P = nRT / V$):

- **se $\Delta n > 0$,** cioè per le reazioni in cui il numero di moli totali dei prodotti è maggiore di quello dei reagenti valgono le seguenti considerazioni:
  - **aumento di pressione**: il sistema tende a opporsi alla sollecitazione. La reazione procede nella direzione che comporta una diminuzione del numero di moli e quindi della pressione. L'equilibrio si sposta perciò verso sinistra;
  - **diminuzione di pressione**: la reazione procede nella direzione che comporta un aumento del numero di moli e quindi un aumento di pressione. L'equilibrio si sposta perciò verso destra;
- **se $\Delta n < 0$,** cioè per le reazioni in cui il numero di moli totali dei prodotti è minore di quello dei reagenti si ha:
  - **aumento di pressione**: il sistema si oppone alla sollecitazione evolvendo nella direzione che comporta una diminuzione del numero di moli e della pressione. L'equilibrio si sposta in questo caso verso destra;
  - **diminuzione di pressione**: la reazione procede nella direzione che comporta un aumento del numero di moli e di pressione. L'equilibrio si sposta verso sinistra.

Riepilogando:

- le reazioni caratterizzate da un aumento del numero di moli ($\Delta n > 0$) sono ostacolate da un aumento di pressione (o da una diminuzione di volume) e favorite da una sua diminuzione;
- le reazioni caratterizzate da una diminuzione del numero di moli ($\Delta n < 0$) sono invece favorite da un aumento di pressione e ostacolate da una sua diminuzione.

CHIMICA

Indicare su quali fattori si può intervenire per modificare lo stato di equilibrio della reazione esotermica $H_{2\,(g)} + I_{2\,(g)} \rightleftarrows 2\,HI_{\,(g)}$, spostandolo verso la formazione dei prodotti: temperatura, pressione o concentrazione dei reagenti?

Se si modificano le concentrazioni delle specie chimiche che compaiono nella reazione si modifica sempre l'equilibrio, in particolare per aumentare la quantità di prodotto formato si dovrebbe aumentare la concentrazione dei reagenti (H_2 e I_2) oppure diminuire la concentrazione del prodotto HI. Poiché la reazione è esotermica, si può considerare il calore come un prodotto della reazione, quindi una diminuzione della temperatura determina uno spostamento dell'equilibrio verso la formazione del prodotto HI. Un cambiamento nelle condizioni di pressione invece non ha nessun effetto sull'equilibrio della reazione, perché la reazione non comporta una variazione nel numero complessivo di molecole, infatti:

$$\Delta n = 2 - 2 = 0$$

e in questo caso la variazione di pressione non ha alcun effetto.

6.5 | Equilibrio di solubilità e precipitazione

In una soluzione di un solido ionico poco solubile contenente corpo di fondo si instaura un equilibrio eterogeneo tra il soluto indisciolto e gli ioni idratati.

Solfato d'argento: $Ag_2SO_{4\,(s)} \rightleftarrows 2\,Ag^+_{(aq)} + SO_4^{2-}{}_{(aq)}$

Per cui:

$$K_{eq} = \frac{[Ag^+]^2 \cdot [SO_4^{2-}]}{[Ag_2SO_4]}$$

Dato che Ag_2SO_4 è un solido puro, non esiste in soluzione come tale, ma è presente solo come corpo di fondo, non ha significato parlare della sua concentrazione molare in soluzione.

Questa può quindi essere considerata costante e incorporata insieme alla K_{eq} in una nuova costante, chiamata **prodotto di solubilità** e indicata con K_s (o K_{ps}):

$$K_{s(Ag_2SO_4)} = [Ag^+]^2 \cdot [SO_4^{2-}] = \text{costante}$$

Minore è il prodotto di solubilità, maggiore è la tendenza del solido a precipitare.

Effetto dello ione comune

Aggiungendo a una soluzione satura di un solido ionico poco solubile una sostanza che contenga uno ione comune si ha uno spostamento dell'equilibrio nella direzione in cui lo ione si consuma (in base al principio di Le Chatelier): si ha dunque precipitazione di un'ulteriore quantità di soluto in modo tale che il prodotto della concentrazione degli ioni in soluzione rimanga costante. L'aggiunta di uno ione comune a quelli già presenti in soluzione diminuisce quindi la solubilità di un solido ionico.

L'aggiunta di $AgNO_3$ (fonte di Ag^+) o di Na_2SO_4 (fonte di SO_4^{2-}) a una soluzione satura di Ag_2SO_4 porta a un'ulteriore precipitazione di Ag_2SO_4 e quindi a una minor solubilità del sale nella soluzione risultante.

Cosa succede se si aggiungono 5 ml di KCl 0,1 M a 1 litro di soluzione satura di AgCl? (K_{ps}AgCl = $2{,}8 \cdot 10^{-10}$)

AgCl è un sale poco solubile che dà luogo all'equilibrio $AgCl \rightarrow Ag^+ + Cl^-$ per il quale $K_{ps} = 2{,}8 \cdot 10^{-10}$. KCl è un sale solubile che si dissocia completamente secondo la reazione $KCl \rightarrow K^+ + Cl^-$.

Aggiungendo KCl a una soluzione satura di AgCl, gli ioni Cl^-. liberati dal sale solubile interferiscono con l'equilibrio di solubilità del cloruro di argento e lo spostano a sinistra; in questo modo si "consumano" gli ioni Cl^-. in eccesso e si ripristina il rapporto di equilibrio fra gli ioni. Quindi si forma un precipitato di AgCl e gli ioni Ag^+ in soluzione diminuiscono.

Quesiti svolti

1 Una reazione con $\Delta G > 0$ è detta:

A esotermica
B endotermica
C di equilibrio
D esoergonica
E endoergonica

In una reazione in cui ΔG è positivo, l'energia libera dei prodotti è maggiore dell'energia libera dei reagenti e la reazione di conseguenza non è spontanea. Una reazione con queste caratteristiche è detta reazione *endoergonica*; risposta E.

2 La velocità di una reazione chimica:

A è sempre costante dall'inizio alla fine di una reazione
B dipende dalle concentrazioni di reagenti e prodotti
C non dipende dalla concentrazione dei prodotti
D raddoppia raddoppiando la concentrazione di reagenti e prodotti
E è influenzata dalla concentrazione dei prodotti che si accumulano col suo procedere

La velocità di una reazione chimica dipende dalle concentrazioni dei reagenti, mentre è indipendente da quelle dei prodotti. La velocità di una reazione aumenta all'aumentare della concentrazione dei reagenti secondo modalità caratteristiche di ogni singola reazione; man mano che i reagenti si trasformano in prodotti diminuisce la loro concentrazione e di conseguenza anche la velocità della reazione. Si deduce che la risposta esatta è la C.

3 Al crescere della temperatura, la velocità di una reazione chimica:

A cresce al crescere della temperatura nelle reazioni endotermiche, decresce al crescere della temperatura in quelle esotermiche
B cresce in ogni caso al crescere della temperatura
C cresce al crescere della temperatura nelle reazioni esotermiche, decresce al crescere della temperatura in quelle endotermiche
D è direttamente proporzionale alla temperatura centigrada
E è direttamente proporzionale alla temperatura assoluta

Per qualsiasi reazione, la velocità aumenta con la temperatura assoluta ma non in modo direttamente proporzionale, quindi la risposta esatta è la B. Si presti attenzione a non farsi ingannare dalle risposte A e C che parlano di reazioni endotermiche o esotermiche: la temperatura influenza in modo diverso la posizione dell'equilibrio di una reazione a seconda che sia esotermica o endotermica, ma non la velocità con cui si raggiunge tale equilibrio.

4 Una reazione reversibile si trova all'equilibrio solo quando:

A tutti i reagenti si sono trasformati in prodotti
B decorre con la stessa velocità in entrambe le direzioni
C un altro sistema reagisce a sua volta con il prodotto della reazione
D produce un gas che quindi si trova in equilibrio con la fase acquosa
E la velocità della reazione diretta è pari a zero

CHIMICA

Quando una reazione reversibile si trova all'equilibrio la concentrazione dei reagenti e dei prodotti rimane costante; questo si verifica perché all'equilibrio la velocità della reazione diretta è uguale alla velocità della reazione inversa. La risposta esatta è quindi la **B**.

---

5 Cosa indica la costante di equilibrio di una reazione?

- **A** I rapporti di concentrazione tra reagenti e prodotti di una miscela all'equilibrio
- **B** La concentrazione dei reagenti alla quale questi sono in equilibrio tra loro
- **C** La concentrazione dei reagenti alla quale la reazione procede con velocità media
- **D** La concentrazione dei reagenti alla quale la reazione procede con velocità massima
- **E** La velocità media della reazione all'equilibrio

Data una qualsiasi reazione all'equilibrio, la costante di equilibrio indica il rapporto tra il prodotto della concentrazione molare dei prodotti e quello della concentrazione molare dei reagenti, ciascuna elevata a un esponente uguale al rispettivo coefficiente stechiometrico. Risposta **A**.

---

6 Quale affermazione riguardante la costante di equilibrio è FALSA?

- **A** Se ha un valore elevato l'equilibrio è spostato verso i prodotti (verso destra nell'equazione chimica)
- **B** Il suo valore non varia al variare della concentrazione iniziale di reagenti e prodotti
- **C** Il suo valore varia al variare della temperatura
- **D** È sempre priva di unità di misura
- **E** Il suo valore non cambia con l'aggiunta di catalizzatori

Per rispondere al quesito è necessario individuare, fra quelle proposte, l'affermazione falsa, relativamente alla costante di equilibrio. Questa grandezza è indipendente dalla concentrazione iniziale dei reagenti e un suo valore elevato indica che la reazione è spostata verso destra: le affermazioni **A** e **B** sono corrette quindi non rappresentano risposte al quesito.

Il valore della costante di equilibrio varia al variare della temperatura, mentre non è modificato dall'aggiunta di catalizzatori; anche la **C** e la **E** sono quindi da scartare.

La risposta corretta è la **D**: infatti, la costante di equilibrio può avere o meno un'unità di misura, a seconda della sua formulazione, la quale a sua volta dipende dalle caratteristiche della reazione come è descritta dall'equazione chimica.

---

7 La costante di equilibrio di una reazione chimica, all'aumentare della temperatura:

- **A** aumenta sempre
- **B** diminuisce sempre
- **C** resta costante
- **D** aumenta a basse pressioni e diminuisce ad alte pressioni
- **E** può aumentare o diminuire, a seconda della reazione

Il valore della costante di equilibrio indica la tendenza di una reazione a procedere verso la formazione dei prodotti. Questa grandezza è costante a temperatura costante e varia al variare della temperatura, a seconda delle caratteristiche termodinamiche della reazione. Se per esempio si somministra calore a un sistema in cui si svolge una reazione esotermica (che produce calore) l'equilibrio si sposta a sinistra, verso i reagenti, e il valore di K_{eq} diminuisce; viceversa accade considerando una reazione endotermica. La risposta corretta è quindi la **E**.

PARTE QUARTA

8 Un valore nullo di variazione dell'energia libera indica che la reazione è:

- **A** esoergonica
- **B** all'equilibrio
- **C** endotermica
- **D** spontanea
- **E** esotermica

Ogni sistema chimico è caratterizzato da un particolare valore di energia libera (*G*), dipendente dall'entalpia (*H*), dall'entropia (*S*) e dalla temperatura (*T*). Una reazione chimica spontanea (o esoergonica) è accompagnata da una diminuzione di energia libera ($\Delta G < 0$). Poiché il quesito propone il caso in cui $\Delta G = 0$, le risposte **A** e **D** sono da scartare. Sono errate anche al **C** e la **E**, riferite alle variazioni entalpia, infatti l'andamento dell'energia libera non dà indicazioni sulle variazioni subite dall'entalpia. La risposta esatta è la **B**, infatti quando una reazione è all'equilibrio l'energia libera non varia ($\Delta G = 0$).

9 Quale delle seguenti condizioni favorisce il procedere verso destra della reazione di equilibrio:

$$H_{2\,(g)} + I_{2\,(g)} = 2HI_{\,(g)}?$$

- **A** Sottrazione di I_2 gassoso
- **B** Diminuzione della pressione
- **C** Aggiunta di I_2 gassoso
- **D** Aggiunta di HI gassoso
- **E** Aumento della pressione

Per spostare verso destra una reazione e farla procedere verso la formazione dei prodotti si deve andare a modificare almeno uno degli aspetti che determinano la posizione dell'equilibrio: se aggiungiamo reagenti o sottraiamo prodotti della reazione, questa procede verso destra. Se la reazione è esotermica possiamo farla procedere verso destra sottraendo calore al sistema, se invece è endotermica è necessario dare calore al sistema. Se si tratta di una reazione gassosa è possibile influenzare la formazione dei prodotti modificando le condizioni di pressione, solo nel caso in cui il numero di molecole (o di moli) presenti nei reagenti, nell'equazione bilanciata, sia diverso dal numero di molecole presenti nei prodotti; in questo caso abbiamo due molecole dei reagenti e due nei prodotti, quindi un aumento o una diminuzione della pressione non influenza la formazione dei prodotti. L'unico modo, fra quelli suggeriti, per far procedere la reazione verso destra è di aggiungere I_2 gassoso; risposta **C**.

10 L'effetto di un catalizzatore su una reazione chimica di equilibrio è quello di:

- **A** spostare l'equilibrio a destra
- **B** spostare l'equilibrio a sinistra
- **C** accelerare il raggiungimento dell'equilibrio
- **D** aumentare il valore della costante di equilibrio
- **E** far avvenire la reazione in modo non violento

Un catalizzatore non è in grado di spostare l'equilibrio di una reazione; le affermazioni **A** e **B** sono dunque errate. Anche la **D** è sbagliata, infatti se l'equilibrio non si sposta non varia neppure il valore della costante di equilibrio. A parità di temperatura, l'effetto del catalizzatore è quello di aumentare il numero di particelle reagenti che possiedono un'energia cinetica sufficiente per superare la barriera energetica della reazione, in questo modo un catalizzatore accelera il raggiungimento dell'equilibrio; risposta **C**.

8 Un valore nullo di variazione dell'energia libera indica che la reazione è:

A esoenergetica

B all'equilibrio

C endotermica

D spontanea

E esotermica

Ogni sistema chimico è caratterizzato da un particolare valore di energia libera (G), che dipende dall'entalpia (H), dall'entropia (S) e dalla temperatura (T). Una reazione in cui corrisponde [illegible] a una diminuzione di energia libera [illegible]. Tutto questo [illegible] le risposte C e E sono da scartare [illegible] ... e la D [illegible] energia libera [illegible] la risposta esatta è la B [illegible] una reazione è all'equilibrio [illegible].

9 Quale delle seguenti condizioni favorisce il procedere verso destra della reazione di equilibrio?

$$H_{2(g)} + I_{2(g)} \rightleftharpoons 2HI_{(g)}$$

A sottrazione di I_2 gassoso

B diminuzione della pressione

C aggiunta di I_2 gassoso

D riduzione di H_2 gassoso

E aumento della pressione

Per spostare verso destra una reazione e farla procedere verso la formazione dei prodotti si deve andare a modificare almeno uno degli stati che determinano la posizione dell'equilibrio: se aggiungiamo reagenti o sottraiamo prodotti della reazione, questa procede verso destra. [illegible] Se la reazione è esotermica possiamo farla procedere verso destra sottraendo calore al sistema [illegible] [illegible] nell'equazione bilanciata [illegible] lo stesso numero di molecole [illegible] quindi un aumento o una diminuzione della pressione non influenza [illegible] l'unico modo, fra quelli proposti, per far procedere la reazione verso destra è di aggiungere il gas come reagente, risposta C.

10 L'effetto di un catalizzatore su una reazione chimica di equilibrio è quello di:

A spostare l'equilibrio a destra

B spostare l'equilibrio a sinistra

C accelerare il raggiungimento dell'equilibrio

D aumentare il valore della costante di equilibrio

E far avvenire la reazione in modo non violento

Un catalizzatore non [illegible] la posizione dell'equilibrio [illegible] le affermazioni A e B sono quindi errate. Anche la D [illegible] non varia [illegible] il valore della costante di equilibrio [illegible] l'effetto del catalizzatore è quello di aumentare il numero di particelle presenti che possiedono un'energia cinetica sufficiente per superare la barriera energetica della reazione. In questo modo un catalizzatore accelera il raggiungimento dell'equilibrio: risposta C.

7 | Acidi e basi

7.1 | Definizioni

7.1.1 | Definizione secondo Arrhenius

Acido: specie chimica che in soluzione acquosa si dissocia liberando uno (monoprotico) o più (poliprotico) ioni idrogeno H^+ (che esistono in realtà solo sotto forma di *ione idronio*, H_3O^+).

L'acido nitrico (HNO_3) è un acido monoprotico che in soluzione acquosa si dissocia liberando uno ione H^+ (o protone) secondo la reazione: $HNO_{3\ (aq)} \rightarrow NO_3^-{}_{(aq)} + H^+{}_{(aq)}$

Base: specie chimica che in soluzione acquosa libera uno o più ioni idrossido OH^-.

L'idrossido di sodio (NaOH) è una base che in soluzione acquosa si dissocia liberando uno ione OH^- secondo la reazione: $NaOH_{(aq)} \rightarrow Na^+{}_{(aq)} + OH^-{}_{(aq)}$

Acido e base reagendo fra loro formano sale e acqua

$$\underset{\text{acido}}{HNO_3} + \underset{\text{base}}{NaOH} \rightarrow \underset{\text{sale}}{NaNO_3} + \underset{\text{acqua}}{H_2O}$$

Questa reazione si chiama reazione di neutralizzazione e l'energia liberata dalla reazione è detta calore di neutralizzazione.

La definizione di Arrhenius presenta alcuni limiti:

- è applicabile solo alle soluzioni acquose;
- restringe il campo delle sostanze acide e basiche a quelle contenenti rispettivamente atomi di idrogeno e gruppi OH dissociabili;
- fa pensare ad acidità e basicità come caratteristiche assolute dei vari composti.

7.1.2 | Definizione secondo Brønsted-Lowry

Acido: specie chimica in grado di trasferire uno o più ioni H^+ accettati da una base.

Base: specie chimica in grado di accettare uno o più ioni H^+ ceduti da un acido.

- Quando un acido cede uno ione H^+ si trasforma nella sua base coniugata.
- Quando una base acquista uno ione H^+ si trasforma nel suo acido coniugato.

Secondo questa teoria non esistono acidi e basi a sé stanti, ma solo **coppie acido/base coniugata**.

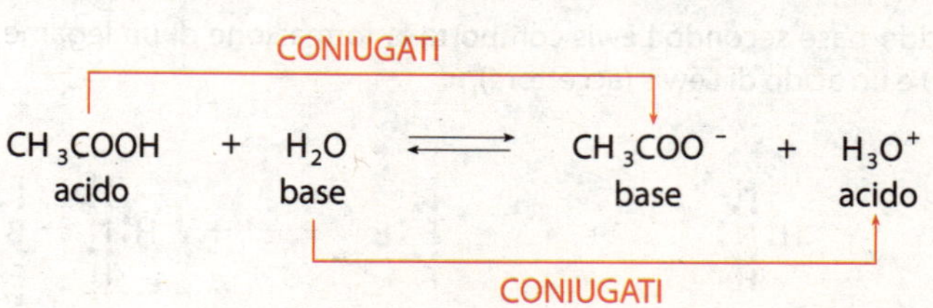

Una coppia acido/base coniugata è una coppia di specie chimiche che differiscono soltanto per uno ione H^+.

Qualunque reazione che comporta il trasferimento di uno ione H^+ da un acido a una base è una reazione acido-base secondo Brønsted-Lowry e può essere così schematizzata:

$$\text{acido} + \text{base} \rightleftarrows \text{base coniugata} + \text{acido coniugato}$$

Un acido può, in determinate circostanze, comportarsi da base e viceversa (si veda § 7.1.3).

L'acido acetico (CH_3COOH) può anche comportarsi da base in presenza di un acido più forte, come per esempio l'acido perclorico ($HClO_4$). Si ha infatti:

CH_3COOH	+	$HClO_4$	$\rightleftarrows$	$CH_3COOH_2^+$	+	ClO_4^-
base		acido		acido coniugato		base coniugata

7.1.3 | Sostanze anfotere

Una *sostanza anfotera* è una specie chimica che si comporta da base in presenza di acidi e da acido in presenza di basi.

L'H_2O è un anfotero { con HNO_3 si comporta da base; con NH_3 si comporta da acido }

Si ha infatti:

HNO_3	+	H_2O	$\rightleftarrows$	NO_3^-	+	H_3O^+
acido		base		base coniugata		acido coniugato
NH_3	+	H_2O	$\rightleftarrows$	NH_4^+	+	OH^-
base		acido		acido coniugato		base coniugata

7.1.4 | Definizione secondo Lewis

Acido: specie chimica che può accettare un doppietto di elettroni non condivisi.

Base: specie chimica che può fornire un doppietto di elettroni non condivisi.

Sono acidi di Lewis:

- lo ione H^+;
- alcuni cationi metallici;
- le molecole che presentano una lacuna elettronica.

Il trifluoruro di boro (BF_3) è un acido di Lewis perché presenta una lacuna elettronica sul boro che in questo composto è circondato solo da sei elettroni.

Una reazione acido-base secondo Lewis comporta la formazione di un legame dativo tra una base di Lewis (donatore) e un acido di Lewis (accettore).

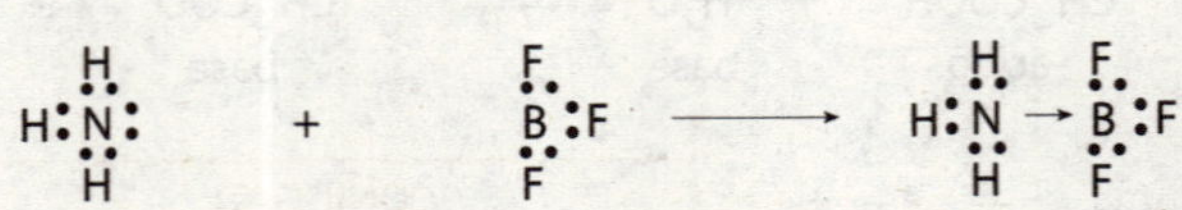

BF_3 (trifluoruro di boro)
acido di Lewis

NH_3 (ammoniaca)

7.2 | Forza degli acidi e delle basi

Si consideri il generico composto XOH.

In H_2O tale composto si può dissociare in due modi: $\begin{cases} XOH \rightarrow X^+ + OH^- \\ XOH \rightarrow XO^- + H^+ \end{cases}$

Il fattore determinante per la dissociazione è l'elettronegatività di X. Si vedano, per esempio, i seguenti casi:

1. X ha bassa elettronegatività:

$$\overset{0,8}{X} - \overset{3,5}{O} - \overset{2,1}{H} \longrightarrow X^+ + OH^-$$; XOH in questo caso si comporta da base.

legame a maggior carattere ionico (X—O) · legame a maggior carattere covalente (O—H)

Per esempio: $NaOH \rightarrow Na^+ + OH^-$

2. X ha elevata elettronegatività:

$$\overset{3}{X} - \underset{\delta^-}{\overset{3,5}{O}} - \underset{\delta^+}{\overset{2,1}{H}} \longrightarrow XO^- + H^+$$; XOH in questo caso si comporta da acido.

legame a maggior carattere covalente (X—O) · legame a maggior carattere ionico (O—H)

Per esempio: $Cl-O-H \rightarrow ClO^- + H^+$

3. X ha elettronegatività simile a quella dell'idrogeno:

$$\overset{2,1}{X} - \overset{3,5}{O} - \overset{2,1}{H}$$

in questo caso, si è in presenza di un anfotero (è il caso dell'acqua, con X = H).

Un acido (o una base) di Arrhenius è tanto più forte quanto più si dissocia in H_2O.
Acidi e basi forti sono sostanze che in soluzione acquosa sono totalmente dissociate nei loro ioni costituenti.
Acidi e basi deboli sono sostanze che in soluzione acquosa sono dissociate solo parzialmente.

HCl, HNO_3 e H_2SO_4 sono acidi forti; CH_3COOH e H_2CO_3 sono acidi deboli.
NaOH e KOH sono basi forti; NH_3 è una base debole.

Gli acidi e le basi sono quindi elettroliti caratterizzati da un grado di dissociazione α (§ 5.4) compreso tra 0 e 1. Tra gli ioni e le molecole non dissociate in soluzione si stabilisce un equilibrio chimico.
Un generico acido HA in soluzione acquosa è soggetto all'equilibrio di dissociazione:

$$HA \rightleftarrows H^+ + A^-$$

a cui corrisponde una costante detta **costante di dissociazione dell'acido** e indicata con simbolo K_a:

$$K_a = \frac{[H^+] \cdot [A^-]}{[HA]}$$

K_a è correlata al grado di dissociazione α ed è una misura della forza di un acido: maggiore è il valore di K_a, maggiore è la forza dell'acido.

$K_a < 10^{-4}$ ⇒ acido debole
$10^{-4} < K_a < 10^{-1}$ ⇒ acido medio
$K_a > 10^{-1}$ ⇒ acido forte

CHIMICA

Gli acidi forti in soluzione acquosa sono elettroliti forti ($\alpha = 1$) e sono completamente dissociati. Il pH della soluzione dipende solo dalla concentrazione dell'acido.
Gli acidi deboli in soluzione acquosa sono elettroliti deboli e sono dissociati solo parzialmente. Il pH di una loro soluzione dipende dalla concentrazione dell'acido e dal valore della K_a (§ 7.4).
Analogamente, per la generica base XOH in soluzione acquosa vale il seguente equilibrio:

$$XOH_{(aq)} \rightleftarrows X^+_{(aq)} + OH^-_{(aq)}$$

a cui corrisponde una costante detta **costante di dissociazione della base, K_b**:

$$K_b = \frac{[X^+] \cdot [OH^-]}{[XOH]}$$

Maggiore è il valore di K_b, maggiore è la forza della base.
La tabella sottostante riporta i valori delle costanti di dissociazione di alcuni acidi.

	Nome	Modo di dissociazione		K_a
1	Acido perclorico	$HClO_4$	ClO_4^-	$\approx 10^9$
2	Acido cloridrico	HCl	Cl^-	$\approx 10^3$
3	Acido solforico	H_2SO_4	HSO_4^-	$\approx 10^3$
4	Ione ossonio	$[H_3O]^+$	H_2O	≈ 55
5	Acido nitrico	HNO_3	NO_3^-	≈ 20
6	Ione idrogenosolfato	$[HSO_4]^-$	SO_4^{2-}	$\approx 2 \times 10^{-2}$
7	Acido solforoso	H_2SO_3	HSO_3^-	$\approx 1{,}7 \times 10^{-2}$
8	Acido fosforico	H_3PO_4	$H_2PO_4^-$	$\approx 7 \times 10^{-3}$
9	Acido acetico	CH_3COOH	CH_3COO^-	$\approx 1{,}8 \times 10^{-5}$
10	Ione esaaquoalluminio	$[Al(H_2O)_6]^{3+}$	$[Al(OH)(H_2O)_5]^{2+}$	$\approx 1{,}3 \times 10^{-5}$
11	Acido carbonico	H_2CO_3	HCO_3^-	$\approx 3{,}1 \times 10^{-7}$
12	Ione idrogenosolfito	$[HSO_3]^-$	SO_3^{2-}	$\approx 6 \times 10^{-8}$
13	Ione diidrogenofosfato	$[H_2PO_4]^-$	$(HPO_4)^{2-}$	$\approx 6 \times 10^{-8}$
14	Acido ipocloroso	$HClO$	ClO^-	$\approx 10^{-8}$
15	Acido cianidrico	HCN	CN^-	$\approx 7 \times 10^{-10}$
16	Acido borico	H_3BO_3	$H_2BO_3^-$	$\approx 6 \times 10^{-10}$
17	Ione ammonio	$[NH_4]^+$	NH_3	$\approx 5 \times 10^{-10}$
18	Ione idrogenocarbonato	$[HCO_3]^-$	CO_3^{2-}	$\approx 4{,}6 \times 10^{-11}$
19	Perossido di idrogeno	H_2O_2	HO_2^-	$\approx 2 \times 10^{-12}$
20	Ione monoidrogenofosfato	$[HPO_4]^{2-}$	PO_4^{3-}	$\approx 3{,}5 \times 10^{-15}$
21	Acqua	H_2O	OH^-	$\approx 1{,}8 \times 10^{-16}$
22	Ione idrossido	OH^-	O^{2-}	$\approx 10^{-24}$

7.3 | Prodotto ionico dell'acqua: K_w

Utilizzando strumenti ad altissima sensibilità, si può rilevare anche per l'acqua pura una conducibilità elettrica, seppure molto bassa, che dimostra la presenza di ioni in soluzione. La presenza di tali ioni dipende dal fatto che l'acqua si dissocia, anche se in modo estremamente limitato, secondo la seguente reazione di *autoprotolisi* (o *autoionizzazione*):

$$H_2O + H_2O \rightleftarrows H_3O^+ + OH^-$$

per la quale:

$$K_c = \frac{[H_3O^+] \cdot [OH^-]}{[H_2O]^2} = 3,25 \cdot 10^{-18}$$

Dato che la concentrazione dell'acqua indissociata può essere considerata praticamente costante e pari alla concentrazione molare dell'acqua (55,5 mol/l) si può scrivere:

$$K_c \cdot [H_2O]^2 = K_w = [H_3O^+] \cdot [OH^-] = 10^{-14} \qquad \text{(a 25 °C)}$$

dove K_w è una costante chiamata **prodotto ionico dell'acqua** (l'espressione $[H^+] \cdot [OH^-] = 10^{-14}$ è del tutto equivalente). Questa relazione vale per qualunque soluzione acquosa.

Il valore di K_w aumenta all'aumentare della temperatura (la reazione di autoprotolisi è endotermica).

La relazione $K_w = 10^{-14}$ (a 25 °C) vale sia per l'acqua pura che per le soluzioni acquose diluite di diversa natura.

La relazione $[H_3O^+] = [OH^-] = \sqrt{K_w} = 10^{-7}$ mol/l vale invece solo in acqua pura o in soluzioni neutre.

In base alle quantità relative di ioni H_3O^+ e OH^- le soluzioni si dividono in tre gruppi:

1. soluzioni **acide** ↔ $[H_3O^+] > [OH^-]$
2. soluzioni **basiche** ↔ $[H_3O^+] < [OH^-]$
3. soluzioni **neutre** ↔ $[H_3O^+] = [OH^-]$

Relazione tra K_a e K_b

Il prodotto della costante di dissociazione di un acido (K_a) per la costante di dissociazione della sua base coniugata (K_b) è uguale al prodotto ionico dell'acqua:

$$K_a \cdot K_b = \frac{[H^+] \cdot [A^-]}{[HA]} \cdot \frac{[HA] \cdot [OH^-]}{[A^-]} = [H^+] \cdot [OH^-] = K_w = 10^{-14}$$

K_a e K_b sono quindi *inversamente proporzionali:* se il valore di K_a è alto (e l'acido è quindi forte) il valore di K_b sarà di conseguenza basso (e la sua base coniugata sarà debole).

Un acido forte (per esempio con $K_a = 10^{-1}$) è sempre coniugato con una base debolissima ($K_b = 10^{-13}$).
Una base forte (per esempio con $K_b = 10^{-2}$) è sempre coniugata con un acido debolissimo ($K_a = 10^{-12}$).
Un acido debole (per esempio con $K_a = 10^{-6}$) è sempre coniugato con una base debole, ma di forza comparabile ($K_b = 10^{-8}$), e viceversa.

Per l'acido ipocloroso, HClO, $K_a = 3{,}0 \approx 10^{-8}$, indicare la base coniugata e la sua K_b.
HClO, in soluzione acquosa, dà luogo all'equilibrio: $HClO + H_2O \rightarrow HClO^- + H_3O^+$
La base coniugata dell'acido ipocloroso è lo ione ipoclorito, $HClO^-$, che con l'acqua dà la reazione: $HClO^- + H_2O \rightarrow HClO + OH^-$
Poiché $$K_a \cdot K_b = K_w,$$
avremo: $$K_b = \frac{K_w}{K_a} = \frac{10^{-14}}{3 \cdot 10^{-8}} = 3,3 \cdot 10^{-7}$$
Lo ione ipoclorito, base coniugata dell'acido ipocloroso, ha $K_b = 3{,}3 \approx 10^{-7}$.

CHIMICA

7.4 | pH di una soluzione acquosa

La concentrazione degli ioni H^+ (ovvero H_3O^+) viene spesso espressa come pH, dove:

$$pH = \text{coLog}\,[H_3O^+] = -\text{Log}\,[H_3O^+] = \text{Log}\,\frac{1}{[H_3O^+]}$$

In acqua pura $[H_3O^+] = [H^+] = 10^{-7}$ M $\Rightarrow$ pH = 7.

In base al valore del pH le soluzioni vengono divise in tre gruppi:

soluzioni acide	$\rightarrow$	$[H_3O^+] > 10^{-7}$ M	$\Rightarrow$	pH < 7
soluzioni neutre	$\rightarrow$	$[H_3O^+] = [OH^-] = 10^{-7}$ M	$\Rightarrow$	pH = 7
soluzioni basiche	$\rightarrow$	$[H_3O^+] < 10^{-7}$ M	$\Rightarrow$	pH > 7

Analogamente, la concentrazione degli ioni OH^- si può esprimere come pOH:

$$pOH = \text{coLog}\,[OH^-] = -\text{Log}\,[OH^-] = \text{Log}\,\frac{1}{[OH^-]}$$

dalla relazione: $[H_3O^+] \cdot [OH^-] = 10^{-14}$ segue che: $pH + pOH = 14$

La Coca-Cola ha pH = 2,8. Calcola la concentrazione di ioni H^+ in questa bevanda. È acida o basica?

Un pH = 2,8 indica che questa bevanda è acida. Per ricavare, dal valore del pH, la concentrazione di ioni H^+ si utilizza la relazione: $[H^+] = 10^{-pH}$ mol/l.

Nel nostro caso: $[H^+] = 10^{-2,8} = 1,6 \cdot 10^{-3}$ mol/l

7.4.1 | Calcolo del pH delle soluzioni acquose di acidi e basi forti

Un generico acido forte HA reagisce totalmente con H_2O secondo la reazione:

$$HA + H_2O \rightarrow H_3O^+ + A^-$$

Dato che un acido forte è totalmente dissociato si ha $[H_3O^+] = C_A$ = concentrazione nominale dell'acido e quindi: $pH = -\text{Log}\,[H_3O^+] = -\text{Log}\,C_A$

Il pH di una soluzione 0,01 M di HCl è pari a: $pH = -\text{Log}\,0,01 = -\text{Log}\,10^{-2} = 2$

Una generica base forte BOH reagisce totalmente con H_2O secondo la reazione:

$$BOH \rightarrow B^+ + OH^-$$

Si ha: $[OH^-] = C_B \Rightarrow pOH = -\text{Log}\,C_B$ e quindi: $pH = 14 - pOH \Rightarrow pH = 14 + \text{Log}\,C_B$

Calcolare il pH e il pOH di una soluzione di KOH 0,0001 M.

KOH è una base forte, quindi, in soluzione acquosa, si dissocia completamente secondo la reazione: $KOH \rightarrow K^+ + OH^-$

La concentrazione di ioni OH^- nella soluzione è pari alla concentrazione della base, in questo caso: $[OH^-] = 1,0 \cdot 10^{-4}$ M e $pOH = -\text{Log}\,1,0 \cdot 10^{-4} = 4$.

$$pH = 14 - pOH = 14 - 4 = 10.$$

La soluzione proposta ha pH = 10 e pOH = 4.

7.4.2 | La misura del pH

Per misurare il pH di una soluzione acquosa si possono utilizzare:

- il **piaccametro**, uno strumento ad alta sensibilità che permette di eseguire la misura immergendo un elettrodo nella soluzione in esame;
- gli **indicatori**, sostanze che assumono colore diverso a seconda del pH della soluzione. Gli indicatori sono acidi o basi deboli nei quali la forma indissociata ha un colore diverso da quella dissociata. Il pH in corrispondenza del quale l'indicatore cambia colore è detto *pH di viraggio*;

- le **cartine indicatrici**, strisce di carta imbevute di una miscela di indicatori. Il pH si determina confrontando il colore assunto da una striscia bagnata nella soluzione da esaminare con una scala cromatica fornita nella confezione.

Il tornasole è rosso a $pH < 6$ e blu a $pH > 8$.
Il metilarancio è rosso a $pH < 3$ e giallo a $pH > 4{,}5$.

La tabella seguente riporta le concentrazioni di ioni H_3O^+ e OH^- e i valori di pH di alcuni sistemi acquosi.

Acidità crescente ↑	1×10^{0}	1×10^{-14}	0	HCl 1 M (0,0)
	1×10^{-1}	1×10^{-13}	1	HCl 0,1 M (1,0)
	1×10^{-2}	1×10^{-12}	2	Succo gastrico (1,6–1,8)
	1×10^{-3}	1×10^{-11}	3	Succo di limone (2,3), aceto (2,4–3,4)
	1×10^{-4}	1×10^{-10}	4	Acqua di selz (3,8), succo di pomodoro (4,2)
	1×10^{-5}	1×10^{-9}	5	Caffè espresso (5,0)
	1×10^{-6}	1×10^{-8}	6	Latte (6,3–6,6), urina (5,5–7,0)
Neutralità	1×10^{-7}	1×10^{-7}	7	Acqua pura (7,0), saliva (6,2–7,4)
Basicità crescente ↓	1×10^{-8}	1×10^{-6}	8	Sangue (7,35–7,45), bile (7,8–8,6)
	1×10^{-9}	1×10^{-5}	9	Bicarbonato di sodio (8,4), acqua marina (8,4)
	1×10^{-10}	1×10^{-4}	10	Latte di magnesia (10,5)
	1×10^{-11}	1×10^{-3}	11	Ammoniaca per uso domestico (11,5)
	1×10^{-12}	1×10^{-2}	12	Soda per bucato (12,0)
	1×10^{-13}	1×10^{-1}	13	NaOH 0,1 M (13,0)
	1×10^{-14}	1×10^{-0}	14	NaOH 1 M (14,0)

7.5 | Reazioni di neutralizzazione e idrolisi salina

Un acido e una base reagiscono tra loro formando sale e acqua nella reazione di neutralizzazione.

Mescolando quantità equivalenti di una soluzione di HNO_3 (acido) e di una soluzione di NaOH (base) si ha:

$$\underset{\text{acido}}{HNO_3} + \underset{\text{base}}{NaOH} \rightarrow \underset{\text{sale}}{NaNO_3} + \underset{\text{acqua}}{H_2O}$$

La reazione riportata nell'esempio scritta in forma ionica è:

$$H_3O^+_{(aq)} + NO_3^-{}_{(aq)} + Na^+_{(aq)} + OH^-_{(aq)} \rightarrow 2\,H_2O_{(l)} + NO_3^-{}_{(aq)} + Na^+_{(aq)}$$

Dato che gli ioni spettatori non reagiscono con l'acqua, la reazione netta è:

$$H_3O^+_{(aq)} + OH^-_{(aq)} \rightarrow 2H_2O_{(l)}$$

La reazione è detta **neutralizzazione** perché gli ioni H_3O^+ della soluzione acida si combinano con gli ioni OH^- di quella basica cosicché la soluzione risultante è neutra ($pH = 7$).

La soluzione è neutra solo quando reagiscono uguali quantità di acido forte e base forte oppure uguali quantità di acido debole e base debole di uguale forza.

Quando la reazione di neutralizzazione ha luogo tra un acido debole e una base forte, oppure tra un acido forte e una base debole, la soluzione finale non è neutra e ha quindi un pH diverso da 7. Ciò è dovuto al fenomeno dell'idrolisi salina.

L'**idrolisi salina** è il fenomeno in base al quale gli ioni derivanti dalla dissociazione del sale reagiscono con le molecole d'acqua, scambiando ioni H_3O^+.

Agli effetti dell'idrolisi salina, **i sali vanno distinti in quattro classi**.

- Un sale proveniente dalla reazione di una *base debole* con un *acido forte*, in soluzione acquosa si idrolizza e dà una *soluzione acida* (pH < 7); si ha *idrolisi acida*.

> NH_4Cl è il sale di NH_3 (base debole) e HCl (acido forte). Sciolto in acqua il sale si dissocia in ioni NH_4^+ e Cl^-. Gli ioni NH_4^+ reagiscono con l'acqua:
>
> $$NH_4^+ + H_2O \rightleftarrows NH_3 + H_3O^+$$
>
> Si ha dunque produzione di ioni H_3O^+ che rendono acida la soluzione.

- Un sale proveniente dalla reazione di una *base forte* con un *acido debole*, in soluzione acquosa si idrolizza e dà una *soluzione basica* (pH > 7); si ha *idrolisi basica*.

> CH_3COONa è il sale di NaOH (base forte) e CH_3COOH (acido debole). In acqua il sale si dissocia in Na^+ e CH_3COO^-. Gli ioni CH_3COO^- reagiscono con l'acqua:
>
> $$CH_3COO^- + H_2O \rightleftarrows CH_3COOH + OH^-$$
>
> Si ha dunque produzione di ioni OH^- che rendono basica la soluzione.

- Un sale proveniente dalla reazione di un *acido forte* con una *base forte* in soluzione acquosa non si idrolizza e dà una *soluzione neutra* (a pH = 7).

- Un sale, proveniente dalla reazione di un *acido debole* con una *base debole*, in soluzione acquosa si idrolizza e dà una *soluzione acida*, *neutra* o *basica* a seconda che l'acido sia più forte ($K_a > K_b$), ugualmente debole ($K_a = K_b$) o più debole ($K_a < K_b$) della base.

Qual è il volume di NaOH 0,30 M necessario per titolare 40,0 ml di HNO_3 0,15 M?

La titolazione è una tecnica che permette di stabilire la normalità di una soluzione, acida o basica, sfruttando la sua reazione di neutralizzazione con una soluzione, rispettivamente di base, o di acido, a concentrazione nota.

Per titolare un acido a concentrazione ignota si aggiunge alla soluzione da titolare una soluzione contenente una base a concentrazione nota, goccia goccia, fino al raggiungimento del punto di equivalenza, cioè il punto in cui la concentrazione molare degli ioni H^+ è uguale a quella degli di ioni OH^-. In queste condizioni il numero di equivalenti di base presenti nella soluzione è uguale al numero di equivalenti di acido.

Dato che il numero di equivalenti è pari al prodotto della normalità per il volume, avremo:

$$N_{NaOH} \cdot V_{NaOH} = N_{HNO_3} \cdot V_{HNO_3}$$

Dato che abbiamo un acido monoprotico e una base monoprotica, normalità e molarità coincidono, quindi:

$$V_{NaOH} = \frac{N_{HNO_3} \cdot V_{HNO_3}}{N_{NaOH}} = \frac{0,15\ eq/l \cdot 0,04\ l}{0,30\ eq/l}$$

Per titolare 40,0 ml di HNO_3 0,15 M sono necessari 20 ml di NaOH 0,30 M.

7.6 | Soluzioni tampone

Una soluzione tampone è costituita da una soluzione acquosa di un acido debole e di un suo sale con una base forte (o di una base debole e di un suo sale con un acido forte) in concentrazioni opportune (abbastanza elevate e circa uguali).

> Una miscela equimolecolare di acido acetico (CH_3COOH, acido debole) e di acetato di sodio (CH_3COONa, sale dell'acido acetico con l'idrossido di sodio, che è una base forte) è una soluzione tampone.

PARTE QUARTA

Una miscela equimolecolare di ammoniaca (NH_3, base debole) e di cloruro di ammonio (NH_4Cl, sale dell'ammoniaca con l'acido cloridrico, che è un acido forte) è una soluzione tampone.

Le soluzioni tampone hanno la proprietà di **mantenere il proprio pH quasi invariato anche dopo l'aggiunta di piccole quantità di acidi o di basi forti**. Il pH inoltre non varia se alla soluzione viene addizionato solvente puro: **diluendo una soluzione tampone il suo pH rimane invariato**.

Il pOH di una soluzione tampone formata da ammoniaca e cloruro di ammonio (NH_4Cl) è dato da:

$$pOH = pK_b + \log C_S/C_B$$

dove C_S = concentrazione del sale e C_B = concentrazione della base.

In una miscela equimolecolare di acido acetico e di acetato di sodio, l'acido acetico dà luogo all'equilibrio di dissociazione:

$$CH_3COOH \rightleftharpoons H^+ + CH_3COO^-$$

Aggiungendo HCl (in concentrazione bassa rispetto a quella del tampone), il pH varia di poco, perché gli ioni H^+ liberati dall'acido forte vengono quasi completamente "catturati" dalla base CH_3COO^- (base molto più forte di Cl^-) per formare CH_3COOH. Analogamente, l'aggiunta di una piccola quantità di KOH, base forte, viene "tamponata" da CH_3COOH.
Per questo tampone si ha $pH = pK_a + \log C_S/C_A$,
dove C_S = concentrazione del sale e C_A = concentrazione della base

Il sangue umano mantiene un pH costante (compreso fra 7,35 e 7,45) grazie all'esistenza di parecchi sistemi tamponanti.

Spiega perché, in caso di acidità di stomaco, è consigliato assumere una soluzione di bicarbonato di sodio.

Il bicarbonato di sodio ($NaHCO_3$, il cui nome corretto è idrogenocarbonato di sodio o carbonato acido di sodio), sciolto in acqua, dà luogo a una soluzione basica, perché lo ione, base coniugata di un acido debole, si comporta da base e accetta ioni H^+.
Con acidità di stomaco si intende la sensazione di bruciore allo stomaco che accompagna diverse patologie gastriche. Dato che, spesso, questa sensazione è dovuta all'azione dei succhi gastrici (acidi) sulla mucosa dello stomaco, il bicarbonato può servire a tamponare l'eccessiva acidità.

Si sente spesso parlare del problema delle piogge acide. Qual è il pH normale dell'acqua piovana? E quello delle piogge acide? A quali composti, presenti in atmosfera, è dovuta questa acidità?

Il pH normale dell'acqua piovana è circa 5,5-6, leggermente acido per la presenza naturale di CO_2 che, disciolta nell'acqua, produce H_2CO_3. Il pH delle precipitazioni definite "acide" va da 2 a 5: questa acidità è dovuta all'immissione in atmosfera di ossidi di azoto e di zolfo derivanti soprattutto dalla combustione del petrolio. Tali ossidi, combinandosi con l'acqua, producono acido nitrico, acido nitroso, acido solforico e acido solforoso, che abbassano il pH delle precipitazioni.

CHIMICA

Quesiti svolti

1 Secondo Brønsted-Lowry l'acido coniugato della base CO_3^{2-} è:

A CO_2

B HCO_3^-

C H_2CO_3

D H_3O^+

E OH^-

Nella definizione di Brønsted e Lowry un acido è una sostanza che cede protoni a un'altra sostanza, detta base, che li acquista. Quando l'acido cede il protone alla base, si trasforma nella corrispondente base coniugata; contemporaneamente, la base che accetta il protone si trasforma nel corrispondente acido coniugato.

Lo ione carbonato, CO_3^{2-}, deriva dall'acido carbonico, H_2CO_3, che è un acido diprotico (cioè può cedere due ioni H^+) nel corso delle due seguenti reazioni:

1) $H_2CO_3 + H_2O \rightleftarrows HCO_3^- + H_3O^+$
acido 1 — base coniugata 1

2) $HCO_3^- + H_2O \rightleftarrows CO_3^{2-} + H_3O^+$
acido 2 — base coniugata 2

L'acido coniugato della base CO_3^{2-} sarà quindi lo ione idrogenocarbonato (o bicarbonato) HCO_3^-; risposta B.

2 Individuare, tra le seguenti sostanze, l'acido forte:

A acido acetico

B acido carbonico

C acido oleico

D idrossido di sodio

E acido nitrico

Un acido forte è una sostanza che in soluzione acquosa reagisce completamente cedendo i propri ioni H^+ alla molecola d'acqua, che nella reazione funge da base. Per individuare l'acido forte fra i composti proposti dal quesito, si può innanzitutto scartare l'idrossido di sodio (risposta D), perché è una base forte. L'acido acetico e l'acido oleico sono acidi organici e come gli altri composti di questo tipo sono acidi deboli, anche le risposte A e C sono quindi errate. L'acido carbonico (H_2CO_3) è un acido inorganico debole (anche la B è errata), mentre l'acido nitrico è un acido forte. La E è quindi la risposta esatta.

3 A quale dei seguenti valori del pH si ha la massima concentrazione di ioni H_3O^+?

A 6,12 B 8,14 C 6,6 D 3,11 E 3,5

Il pH è il cologaritmo della concentrazione di ioni H_3O^+, quindi valori bassi di pH corrispondono a valori elevati di concentrazione di ioni H_3O^+. Fra i valori di pH proposti dal quesito, quello corrispondente alla massima concentrazione di H_3O^+ sarà pertanto il più basso: 3,11; risposta D.

4 Se una soluzione ha pH = 3 la concentrazione di ioni OH^- è:

A $1 \cdot 10^{-11}$
B 11
C $1 \cdot 10^{-3}$
D $1 \cdot 10^{-8}$
E non ci sono OH^- perché la soluzione è acida

Poiché l'esercizio chiede di individuare la concentrazione di ioni OH^-, è utile risalire al pOH della soluzione in questione. Mentre il pH è definito come l'inverso del logaritmo in base 10 della concentrazione molare degli ioni H^+, il pOH è il cologaritmo della concentrazione ioni OH^-:

$$pOH = -Log\,[OH^-]$$

Dato che, in soluzione acquosa, pH + pOH = 14, si ha pOH = 14þ–þ3 = 11, da cui si ricava che $[OH^-] = 10^{-pOH} = 10^{-11}$. La risposta corretta è quindi la **A**.

5 Il pH di una soluzione acquosa che contiene 10^{-3} moli di HCl in 100 ml è:

A 3
B 10
C 2
D 11
E 4

L'acido cloridrico (HCl) è un acido forte e cede completamente gli ioni H^+, quindi in una sua soluzione acquosa la concentrazione degli ioni H^+ corrisponde alla concentrazione dell'acido. La soluzione proposta contiene 10^{-3} moli di HCl in 100 ml, che corrispondono a 10^{-2} moli in 1 litro, quindi è 10^{-2} M. Pertanto avremo:

$$pH = -Log_{10}[H^+] = -Log_{10}[10^{-2}] = 2$$

La soluzione proposta ha pH = 2; risposta **C**.

6 La soluzione acquosa A contiene una mole per litro di H_2CO_3, mentre la soluzione acquosa B contiene una mole per litro di H_2SO_4. Il pH della soluzione A è:

A uguale a quello della soluzione B perché entrambi gli acidi sono diprotici
B uguale a quello della soluzione B perché i due acidi hanno la stessa forza
C minore di quello della soluzione B
D maggiore di quello della soluzione B
E non si può rispondere senza conoscere le rispettive K_a

H_2CO_3, acido carbonico, è un acido debole, mentre H_2SO_4, acido solforico, è un acido forte. Entrambi gli acidi sono diprotici, cioè ogni molecola di acido può liberare 2 ioni H^+, però il primo in soluzione acquosa cede ad H_2O solo parte dei propri ioni H^+, mentre il secondo si dissocia completamente. Il pH di una soluzione di acido carbonico sarà quindi maggiore di quello di una soluzione di acido solforico di pari concentrazione; risposta **D**.

7 Quale delle seguenti alternative, riguardanti il prodotto ionico dell'acqua, è corretta?

A $K_w = [H^+] \cdot [OH^-] = 10^7$ a 25 °C
B $K_w = [H^+] \cdot [OH^-] = 10^{14}$ a 25 °C
C $K_w = [H^+] \cdot [OH^-] = 10^{-7}$ a 25 °C
D $K_w = [H^+] \cdot [OH^-] \cdot [H_2O] = 10^{-18}$ a 25 °C
E $K_w = [H^+] \cdot [OH^-] = 10^{-14}$ a 25 °C

Il prodotto ionico dell'acqua, K_w, corrisponde al prodotto della concentrazione degli ioni H^+ per la concentrazione degli ioni OH^-, ed è pari a 10^{-14}, alla temperatura di 25 °C. La risposta corretta è quindi la **E**.

---

8 **In una soluzione a pH = 7 il rapporto tra la concentrazione di H^+ e quella di OH^- è pari a:**

A 14 **B** 0 **C** 1 **D** 10 **E** 7

In una soluzione neutra, a pH = 7, abbiamo $[H^+] = [OH^-] = 10^{-7}$ M. Il rapporto tra la concentrazione degli ioni H^+ e quella degli ioni OH^- è quindi pari a 1, come indicato dalla risposta **C**.

---

9 **Una soluzione che ha pH = 14 è da considerarsi:**

A fortemente basica
B debolmente acida
C neutra
D acida
E fortemente acida

La scala del pH va da 0 a 14; sono definite acide le soluzioni con pH < 7 e basiche quelle con pH > 7; si deduce che una soluzione che ha pH = 14 è fortemente basica. Risposta **A**.

---

10 **Se un litro di soluzione acquosa di HCl a pH = 4 viene diluito con acqua a 10 litri, il pH della soluzione ottenuta è:**

A 0,4 **B** 10 **C** 3 **D** 5 **E** 14

Poiché il pH è il cologaritmo della concentrazione di ioni H^+, pH = 4 corrisponde a una concentrazione di ioni $H^+ = 10^{-4}$ M. Se un litro di soluzione di HCl a pH = 4 viene diluito a 10 litri la concentrazione dell'acido cloridrico diventa 10 volte minore e così quella dello ione H^+, che sarà pari a 10^{-5}, corrispondente a pH = 5. La risposta corretta è la **D**.

---

11 **Una soluzione contenente 3 g/litro di cloruro di sodio è:**

A acida
B basica
C isotonica
D ipertonica
E neutra

Il pH delle soluzioni saline dipende dalla natura del sale, e quindi dalla forza dell'acido e della base dalla cui reazione il sale proviene. Il cloruro di sodio (NaCl) si dissocia nell'acqua secondo la reazione:

$$NaCl \rightarrow Na^+ + Cl^-$$

Na^+, essendo l'acido coniugato della base forte NaOH è un acido estremamente debole ($K_a < 10^{-14}$). Cl^-, essendo la base coniugata dell'acido forte HCl è una base estremamente debole ($K_b < 10^{-14}$); una soluzione di cloruro di sodio è quindi neutra. La **E** è la risposta esatta.

---

12 **Indicare quale delle seguenti sostanze dà in acqua una soluzione basica:**

A HCl
B SO_3
C CaO
D CO_2
E CH_3COOH

HCl è un acido forte e CH_3COOH (acido acetico) è un acido debole; le risposte **A** ed **E** possono quindi essere scartate. Gli altri tre composti proposti dal quesito sono ossidi, quindi in soluzione acquosa avran-

PARTE QUARTA

no comportamento acido oppure basico a seconda che contengano un metallo oppure un non metallo. SO_3 (anidride solforica) e CO_2 (anidride carbonica) sono ossidi di non metalli e danno luogo a soluzioni acide, anche le alternative **B** e **D** sono quindi errate.

La risposta corretta è la **C**; infatti CaO (ossido di calcio) è un ossido di un metallo (Ca) e reagisce con H_2O formando il corrispondente idrossido, $Ca(OH)_2$, a comportamento basico.

8 | Chimica organica

Quasi tutti i composti del carbonio appartengono alla categoria dei composti organici.

La chimica organica è la chimica dei composti del carbonio.

Oltre al carbonio, i composti organici contengono sempre idrogeno, spesso ossigeno e azoto, più raramente zolfo, alogeni, fosforo e altri elementi.

I composti organici sono milioni, ma il loro studio è facilitato dal fatto che possono essere riuniti in *classi*, ciascuna contraddistinta da proprietà chimico-fisiche caratteristiche.

L'estrema versatilità del carbonio è legata alle sue particolari caratteristiche:

- unico tra gli elementi della tavola periodica, ha una spiccata tendenza alla *concatenazione*, ovvero a legarsi con altri atomi di carbonio formando catene aperte o chiuse ad anello. Le catene aperte possono essere inoltre lineari o ramificate;
- ha configurazione elettronica esterna $2s^2 2p^2$: appartiene dunque al gruppo IV A della tavola periodica e ha quattro elettroni nel livello esterno. Grazie alla sua posizione centrale nella tavola periodica e al suo valore intermedio di elettronegatività tende a raggiungere l'ottetto condividendo elettroni e formando legami covalenti con altri atomi;
- il suo numero di ossidazione può variare da + 4 a – 4;
- può essere ibridato sp^3, sp^2 o sp (§ 2.5). Si ha:
  - ibridazione sp^3 → se l'atomo di carbonio è legato a quattro atomi; i quattro orbitali ibridi degeneri sono orientati verso i vertici di un tetraedro regolare con angoli di 109,5°;
  - ibridazione sp^2 → se l'atomo di carbonio è legato a tre atomi; i tre orbitali ibridi degeneri sp^2, si dispongono su un piano passante per il nucleo dell'atomo e sono orientati verso i vertici di un triangolo equilatero con angoli di 120°;
  - ibridazione sp → se l'atomo di carbonio è legato a due atomi; i due orbitali ibridi degeneri sp, sono disposti lungo una retta passante per il nucleo dell'atomo, a 180° l'uno dall'altro.
- può formare legami covalenti carbonio-carbonio *semplici*, *doppi* o *tripli*;
  - legami semplici → C – C (atomi di C ibridati sp^3);
  - legami doppi → C = C (atomi di C ibridati sp^2);
  - legami tripli → C ≡ C (atomi di C ibridati sp).

Nei composti organici gli atomi di carbonio sono sempre ibridati e formano sempre quattro legami covalenti.

I composti organici più semplici (idrocarburi) sono catene di atomi di carbonio legati fra loro da legami semplici, doppi o tripli, e a tanti atomi di idrogeno quanti sono necessari per saturare le 4 valenze.

CHIMICA

Classificazione degli atomi di carbonio

Un atomo di carbonio può essere classificato in base al numero di atomi di carbonio a esso legati:

atomo di carbonio **primario** → legato a un solo altro atomo di carbonio;
atomo di carbonio **secondario** → legato a due altri atomi di carbonio;
atomo di carbonio **terziario** → legato a tre altri atomi di carbonio;
atomo di carbonio **quaternario** → legato a quattro altri atomi di carbonio.

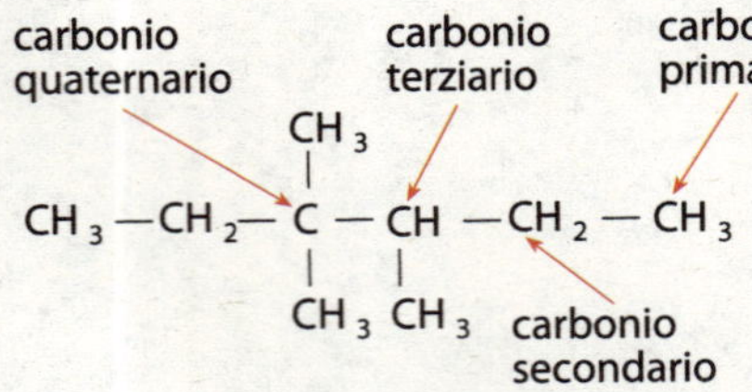

8.1 | Nomenclatura dei composti organici

I composti organici sono denominati in base a precise regole di nomenclatura (nomenclatura sistematica IUPAC). Questo sistema di regole rende possibile attribuire un nome a qualunque composto organico ed è concepito in modo tale da permettere a chi lo legga di "tradurlo" senza ambiguità nella formula di struttura corrispondente.

Ogni composto può quindi essere indicato con un nome ottenibile tramite la nomenclatura sistematica: tuttavia, molti composti organici, noti ben prima che queste regole venissero introdotte, continuano a essere indicati con un "nome d'uso" (per esempio: acido acetico, glucosio) che non permette di risalire alla relativa struttura, se non la si conosce in precedenza.

Il nome sistematico di qualunque composto organico è costituito da tre parti che possiamo così schematizzare:

prefisso — radice — desinenza

- la **desinenza** indica la classe di composti organici cui il composto appartiene (si veda § 8.28);
- la **radice** indica il numero di atomi di C nella catena più lunga (principale) che è possibile individuare nel composto (si veda § 8.6.2)
- il **prefisso** (presente nei casi più complessi) indica la posizione nella catena principale dei vari sostituenti e/o gruppi funzionali.

8.2 | Gruppi funzionali

Quando, legati agli atomi di carbonio, sono presenti atomi, o gruppi di atomi, diversi dall'idrogeno questi sono detti gruppi funzionali.

Un gruppo funzionale è un atomo o un gruppo di atomi che, legato alla catena carboniosa, è responsabile delle proprietà chimico-fisiche del composto.

Moltissimi composti organici sono caratterizzati dalla presenza di uno o più gruppi funzionali.

I composti aventi lo stesso gruppo funzionale presentano analoghe proprietà chimico-fisiche e possono essere raggruppati nella stessa **classe**. Le reazioni caratteristiche della classe avvengono in corrispondenza del gruppo funzionale e non coinvolgono il resto della molecola.

In base al numero di gruppi funzionali presenti nella molecola i composti organici si dividono in:

- *monofunzionali* → contenenti un solo gruppo funzionale;
- *polifunzionali* → contenenti due o più gruppi funzionali (uguali o diversi).

Nella tabella sono riportati la struttura e il nome dei principali gruppi funzionali, la classe di cui sono caratteristici, la formula generale della classe e la desinenza.

Gruppo funzionale	Nome	Classe	Formula generale	Desinenza
$>C=C<$	doppio legame	alcheni	C_nH_{2n}	-ene
$-C\equiv C-$	triplo legame	alchini	C_nH_{2n-2}	-ino
$-X$	alogeno	alogenuri alchilici		
$-OH$	gruppo ossidrilico	alcoli	$R-OH$	-olo
$-O-$	gruppo etere	eteri	$R-O-R'$	-etere
$-C(=O)-$	gruppo carbonilico	aldeidi	$R-C(=O)H$	-ale
		chetoni	$RR'C=O$	-one
$-C(=O)OH$	gruppo carbossilico	acidi carbossilici	$R-C(=O)OH$	-oico
$-C(=O)OR$	gruppo estere	esteri	$R-C(=O)-O-R'$	-ato di -ile
$-C(=O)X$	alogeno	alogenuri acilici	$R-C(=O)X$	
$-C(=O)-O-C(=O)-$		anidridi (organiche)	$R-C(=O)-O-C(=O)-R$	
$-C(=O)NR'R''$	gruppo ammidico	ammidi	$R-C(=O)NR'R''$	-ammide
$-NH_2$	gruppo amminico	ammine (primarie)	$R-NH_2$	
$-C\equiv N$	ciano o nitrile	nitrili	$R-C\equiv N$	
$-NO_2$	gruppo nitro	nitroderivati	$R-NO_2$	
$-SH$	gruppo tiolico	tioli (o mercaptani)	$R-SH$	

Il simbolo R indica un generico gruppo alchilico e il simbolo X indica un generico alogeno (Cl, F, Br o I).

8.3 | Reattività dei composti organici

La reattività, cioè l'*attitudine a trasformarsi*, di un qualunque composto per azione di un determinato reagente dipende, oltre che dalle condizioni di reazione, dal tipo di legame che deve essere rotto e dal tipo di legame che deve essere formato.

Per comprendere la reattività di un composto organico è utile analizzare la molecola considerando il gruppo funzionale come un centro di reazione cui siano legati vari sostituenti. La natura del centro reattivo determina il tipo di reazione, la natura dei sostituenti la reattività.

Nella maggior parte delle reazioni, sulla molecola che reagisce si sviluppa, a un certo momento, una carica positiva o negativa: se tale carica, positiva o negativa, è su un atomo di carbonio si parla rispettivamente di *carbocatione* o di *carbanione*. Un carbocatione e un carbanione si formano quando si ha una *rottura eterolitica* del legame covalente, in cui uno dei due atomi trattiene il doppietto elettronico e l'altro ne resta privo:

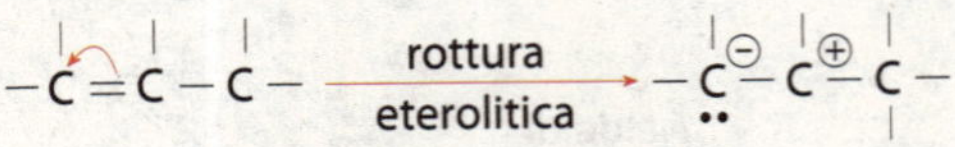

Un atomo di carbonio con un elettrone spaiato è invece un *radicale libero* che si può originare in seguito a *rottura omolitica* del legame covalente, nella quale ciascuno dei due atomi originariamente legati mantiene uno dei due elettroni di legame:

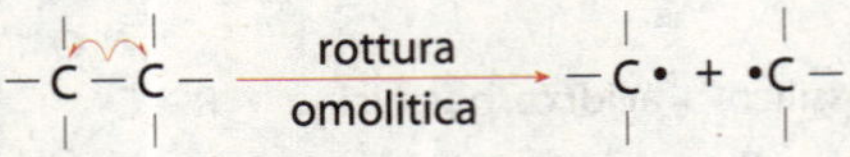

Reagenti elettrofili e nucleofili

Nelle reazioni organiche i reagenti vengono divisi in due categorie:

- **reagenti elettrofili** (acidi di Lewis): sostanze con una lacuna elettronica, oppure una carica positiva, totale o parziale, come, per esempio, lo ione H^+, BCl_3, oppure l'atomo di C nel gruppo carbonilico –CO. Sono detti elettrofili perché reagiscono con atomi o molecole ricche di elettroni (nucleofili);
- **reagenti nucleofili** (basi di Lewis): sostanze in grado di fornire elettroni perché dotate di carica negativa (totale o parziale) o di almeno un doppietto solitario, come, per esempio OH^-, CN^-, l'atomo di N nel gruppo amminico $-NH_2$. Sono detti nucleofili perché reagiscono con gli atomi e le sostanze povere di elettroni (elettrofili).

8.4 | Isomeria

I composti organici, dato il loro elevatissimo numero, presentano il fenomeno dell'isomeria, in base al quale alla medesima formula bruta possono corrispondere due o più composti diversi.

Si dicono isomeri due o più composti aventi la stessa formula bruta (e quindi lo stesso peso molecolare), ma diversa formula di struttura o diversa disposizione spaziale degli atomi.

Si ricordi che le molecole sono oggetti tridimensionali. Gli isomeri sono composti diversi e hanno quindi (spesso) proprietà chimiche e fisiche diverse.

8.4.1 | Isomeria conformazionale

Gli isomeri conformazionali si differenziano per **l'orientamento spaziale relativo dei gruppi di atomi**; possono trasformarsi l'uno nell'altro per rotazione intorno a un legame semplice C – C, senza rottura di alcun legame chimico. Si noti che i composti contenenti legami doppi e tripli, che non permettono questo tipo di rotazione, non presentano questo tipo di isomeria.

Due isomeri conformazionali, pur avendo in linea di principio proprietà differenti, si interconvertono tra loro con grande rapidità e non sono normalmente separabili.

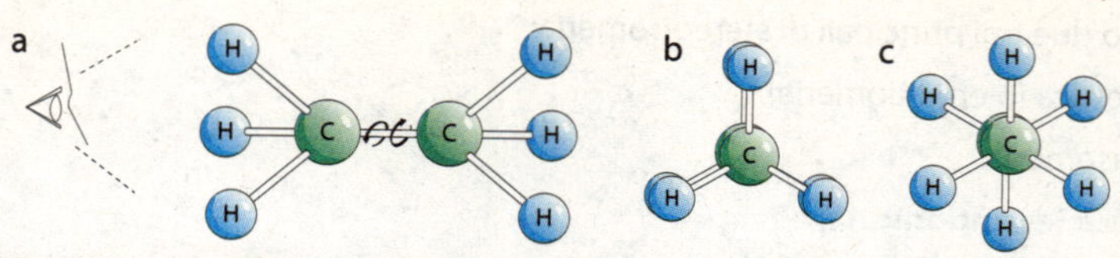

Nell'etano (C_2H_6) la libera rotazione dei due gruppi $-CH_3$ intorno al legame σ C – C dà origine a un numero infinito di isomeri conformazionali (o conformazioni) (a). Si individuano due conformazioni fondamentali: nella conformazione eclissata i legami C – H dei due atomi di C sono allineati (b); la conformazione sfalsata si ottiene facendo ruotare di 60° un atomo di C rispetto all'altro (c).

8.4.2 | Isomeria di struttura (o di catena)

L'isomeria di struttura è relativa alla forma della catena carboniosa che può essere lineare, ramificata o ciclica. Gli isomeri di catena sono composti che hanno la stessa formula bruta, ma **diversa formula di struttura**. Gli isomeri di catena hanno proprietà diverse e sono separabili.

$CH_3-CH_2-CH_2-CH_3$ *n* - butano (catena lineare)

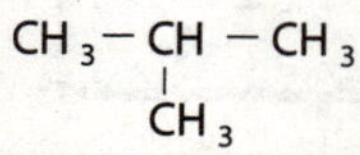

metilpropano (catena ramificata)

L'*n*-butano e il metilpropano (aventi entrambi formula bruta C_4H_{10}) hanno diversa formula di struttura e sono isomeri di catena.

8.4.3 | Isomeria di posizione

Gli isomeri di posizione sono composti che hanno la stessa formula bruta, ma **diversa posizione nella catena di un sostituente** (atomo o gruppo funzionale) o di un particolare tipo di legame. Gli isomeri di posizione hanno proprietà diverse e sono separabili.

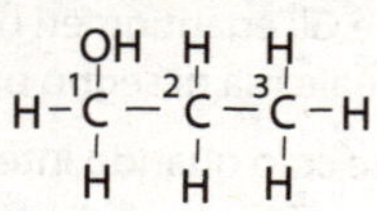

1 - propanolo

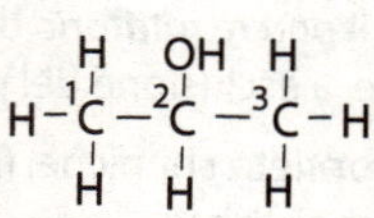

2 - propanolo

I due composti (formula bruta C_3H_8O) sono isomeri di posizione: nel primo il gruppo funzionale –OH è legato all'atomo di C numero 1, nel secondo all'atomo di C numero 2.

8.4.4 | Isomeria di gruppo funzionale

Gli isomeri di gruppo funzionale sono composti che hanno la stessa formula bruta, ma **diverso gruppo funzionale**. Gli isomeri di gruppo funzionale hanno proprietà marcatamente diverse e sono facilmente separabili.

L'etanolo e l'etere dimetilico (aventi entrambi formula bruta C_2H_6O) sono isomeri di gruppo funzionale.

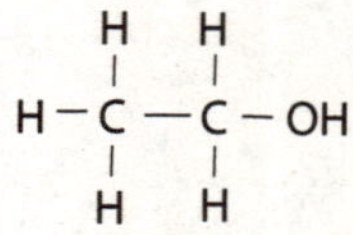

etanolo
(gruppo funzionale: ossidrile)

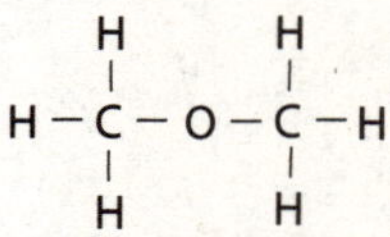

etere dimetilico
(gruppo funzionale: etere)

8.4.5 | Stereoisomeria

Gli stereoisomeri sono composti in cui gli atomi sono legati nello stesso ordine o sequenza, ma **disposti in modo diverso nello spazio**. A differenza degli isomeri conformazionali, gli stereoisomeri NON possono essere convertiti l'uno nell'altro senza rottura di legami chimici (tranne in casi molto particolari).

Si distinguono due tipi principali di stereoisomeria:

- isomeria ottica (o enantiomeria);
- diastereoisomeria.

Isomeria ottica (enantiomeria)

Si dicono enantiomeri (o antipodi ottici) gli stereoisomeri che sono l'immagine speculare uno dell'altro, ma NON sono sovrapponibili, come le nostre mani: speculari con i palmi affacciati ma non sovrapponibili.

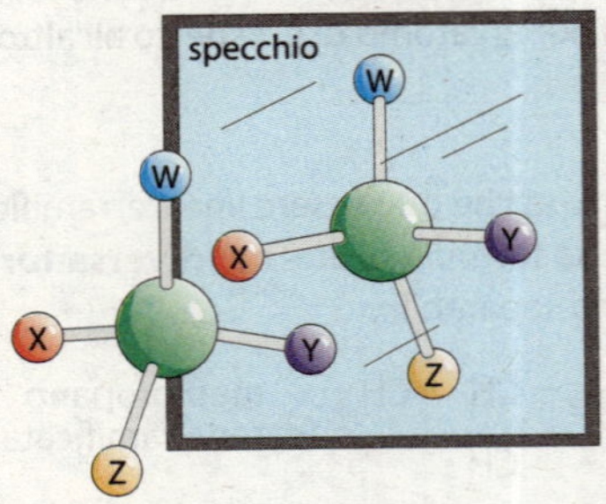

L'esistenza degli enantiomeri è legata alla presenza nella molecola di almeno un atomo di carbonio chirale.

Un atomo di **carbonio chirale** (o atomo di carbonio asimmetrico) è un atomo di carbonio (ibridato sp^3) legato a quattro atomi o gruppi atomici tutti diversi tra loro.

Un composto contenente *n* atomi di carbonio chirali può presentare un numero massimo di stereoisomeri pari a 2^n (*regola di van't Hoff*).

Gli enantiomeri sono sostanze dotate di **attività ottica** (dette perciò *otticamente attive*). Una sostanza otticamente attiva è in grado di far ruotare di un certo angolo il piano di vibrazione della luce piano-polarizzata (una forma di luce che vibra in un unico piano) che abbia attraversato una sua soluzione. Il valore di tale angolo rappresenta il *potere rotatorio* della sostanza in questione.Gli enantiomeri hanno le stesse proprietà chimiche e fisiche, a esclusione del potere rotatorio che è uguale ma di segno opposto.

Due enantiomeri hanno proprietà chimiche, fisiche e biologiche diverse solo quando interagiscono con altre entità (fisiche o chimiche) chirali.

L'enantiomero che ruota verso destra il piano della luce polarizzata è detto *destrogiro* e si indica con il segno (+) davanti al nome del composto, quello che lo fa invece ruotare verso sinistra è detto *levogiro* e si indica con il segno (–).

Una miscela equimolecolare dei due enantiomeri è detta *racemo* ed è otticamente inattiva.

Diastereoisomeria

Si dicono diastereoisomeri (o diastereomeri) gli stereoisomeri che NON sono l'immagine speculare uno dell'altro.

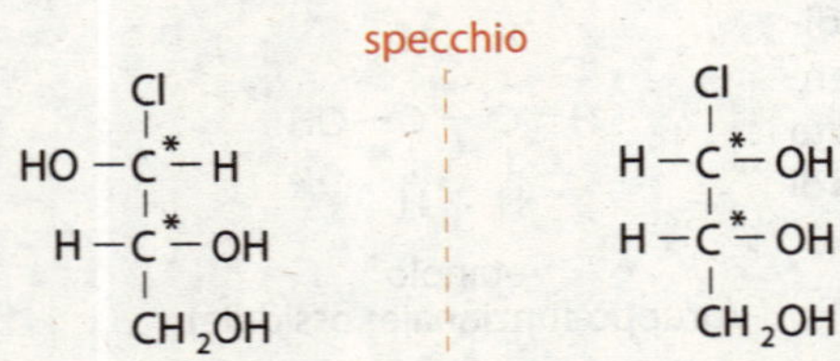

Isomeria geometrica

Un particolare tipo di diastereoisomeria è l'isomeria geometrica (o isomeria *cis-trans*).

Gli isomeri cis-trans sono composti che differiscono per la disposizione spaziale degli atomi, o gruppi atomici, legati a un carbociclo (idrocarburo ciclico) o ad atomi di carbonio uniti da un doppio legame (in posizione non terminale lungo la catena).

Si avrà l'isomero *cis* quando i due sostituenti più ingombranti (e a maggior peso molecolare) sono dalla stessa parte rispetto al doppio legame; si avrà invece l'isomero *trans* quando i due sostituenti più ingombranti sono da parti opposte rispetto al doppio legame.

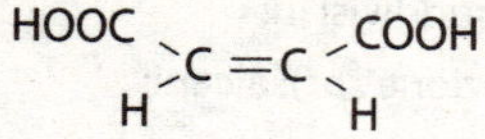

acido maleico (cis)

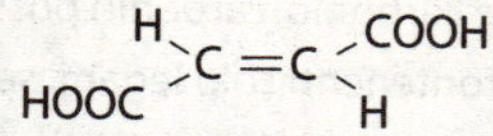

acido fumarico (trans)

L'isomero cis ha proprietà chimiche, fisiche e biologiche differenti da quelle del composto trans. Per esempio, l'acido fumarico (trans) è presente in tutte le nostre cellule, mentre l'acido maleico (cis) è un veleno.

Non si ha isomeria cis-trans quando allo stesso carbonio sp^2 sono legati due sostituenti uguali.

Riepilogo dei diversi tipi di isomeria

Isomeri costituzionali (o strutturali)
stessa formula bruta ma diversa concatenazione degli atomi
- i. di catena
- i. di posizione
- i. di gruppo funzionale

Stereoisomeri
stessa formula bruta, stessi legami e gruppi funzionali, ma diversa disposizione nello spazio
- **i.conformazionali** – si convertono uno nell'altro senza rottura di legami
- **i.configurazionali** – si convertono uno nell'altro per rottura di legami
  - i. ottici o enantiomeri – sono immagine speculare, non sovrapponibile, uno dell'altro
  - diastereoisomeri – non sono speculari

8.5 | Idrocarburi

Gli idrocarburi sono i composti organici più semplici. Sono composti binari costituiti solo da carbonio e idrogeno e, in base alla loro struttura, vengono suddivisi in diverse classi; una prima importante distinzione viene posta fra idrocarburi **aromatici** e **alifatici**: gli aromatici contengono anelli carboniosi con legami a elettroni delocalizzati (§ 2.6), mentre gli alifatici non contengono legami a elettroni delocalizzati.

Principali classi di idrocarburi

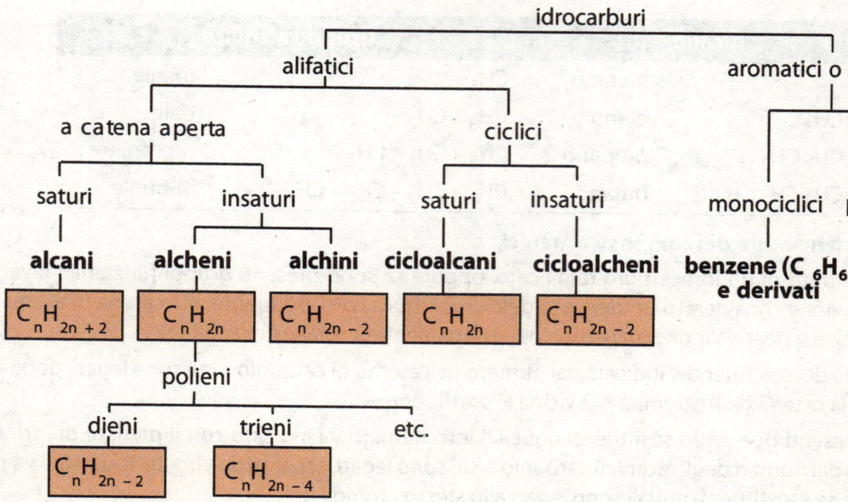

CHIMICA

8.6 | Idrocarburi alifatici: alcani, alcheni e alchini

Gli idrocarburi alifatici comprendono alcani, alcheni e alchini (a catena aperta o ciclici).

In base al tipo di legame carbonio-carbonio possono anche essere suddivisi in:

- *saturi* → contenenti solo legami semplici C – C (ibridazione sp^3): alcani;
- *insaturi* → contenenti uno o più legami multipli; comprendono:
  - alcheni → contenenti uno o più doppi legami C = C (ibridazione sp^2);
  - alchini → contenenti uno o più tripli legami C ≡ C (ibridazione *sp*).

8.6.1 | Nomenclatura degli alcani e regole generali di nomenclatura

Secondo la nomenclatura IUPAC, il nome di un idrocarburo è formato da una radice che indica il numero di atomi di carbonio che costituiscono la molecola, seguito da una desinenza diversa a seconda della classe di appartenenza (alcani, alcheni o alchini), come indicato nella tabella seguente.

Il prefisso indica il numero di atomi di carbonio		La desinenza indica la classe
met – un atomo	**es** – sei atomi	**– ano** (alcani)
et – due atomi	**ept** – sette atomi	**– ene** (alcheni)
prop – tre atomi	**ott** – otto atomi	**– ino** (alchini)
but – quattro atomi	**non** – nove atomi	
pent – cinque atomi	**dec** – dieci atomi	

$CH_3 - CH_2 - CH_2 - CH_3$ butano	$CH_3 - CH = CH - CH_3$ 2-butene	$CH_3 - C \equiv C - CH_3$ 2-butino

Gruppi alchilici

Negli idrocarburi a catena ramificata un gruppo laterale legato alla catena base sostituisce formalmente un atomo di idrogeno ed è indicato genericamente come *sostituente*. Se il sostituente deriva da un idrocarburo è detto *gruppo alchilico* ed è indicato genericamente con il simbolo R–.

Un gruppo alchilico è un frammento di molecola derivato formalmente da un idrocarburo per eliminazione di un atomo di idrogeno. La desinenza caratteristica dei gruppi alchilici è *-ile*: il nome del gruppo alchilico si ottiene sostituendo la desinenza dell'idrocarburo con la desinenza *-ile*.

Al crescere del numero di atomi di carbonio si possono avere gruppi alchilici diversi corrispondenti alla medesima formula bruta.

Alcano		Gruppo alchilico	
CH_4	metano	$CH_3 -$	metile
$CH_3\,CH_3$	etano	$CH_3 - CH_2 -$	etile
$CH_3\,CH_2\,CH_3$	propano	$CH_3 - CH_2 - CH_2 -$	*n*-propile
$CH_3\,CH_2\,CH_2\,CH_3$	butano	$CH_3 - CH_2 - CH_2 - CH_2 -$	*n*-butile

Regole di nomenclatura dei composti organici

- Nel caso si tratti di un idrocarburo ramificato, oppure se sono presenti gruppi funzionali diversi, il composto viene considerato un derivato dell'idrocarburo corrispondente alla catena di atomi di C più lunga che si riesce a individuare (non necessariamente scritta in orizzontale);
- la posizione dei sostituenti è indicata dal numero dell'atomo di carbonio a cui sono legati, dopo aver numerato la catena dall'estremità più vicina al sostituente;
- se sono presenti due o più sostituenti uguali il loro numero va indicato con il prefisso di-, tri- ecc., preceduto dai numeri degli atomi di carbonio a cui sono legati, separati da virgole. Il numero va ripetuto anche se i sostituenti uguali sono legati allo stesso atomo.

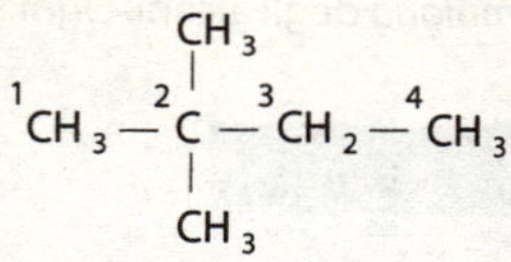

2, 2 - dimetilbutano

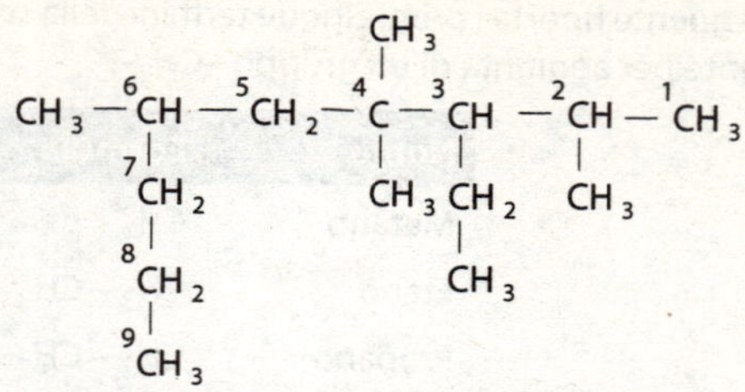

3 - etil - 2, 4, 4, 6 - tetrametilnonano

8.6.2 | Alcani

- Gli alcani sono idrocarburi alifatici saturi;
- hanno formula generale C_nH_{2n+2} (con n = 1, 2, 3,...);
- la desinenza caratteristica della classe è *-ano*;
- contengono solo legami covalenti semplici C – C (legami σ);
- sono privi di gruppi funzionali.

Il legame semplice

I due atomi di carbonio impegnati in un legame covalente semplice C – C sono sempre ibridati sp^3 e possiedono perciò quattro orbitali ibridi equivalenti sp^3. Quando un orbitale sp^3 di un atomo di carbonio si sovrappone frontalmente a un orbitale sp^3 di un altro atomo di carbonio si origina un legame covalente semplice di tipo σ (§ 2.3.2), intorno al quale i gruppi legati possono ruotare liberamente.

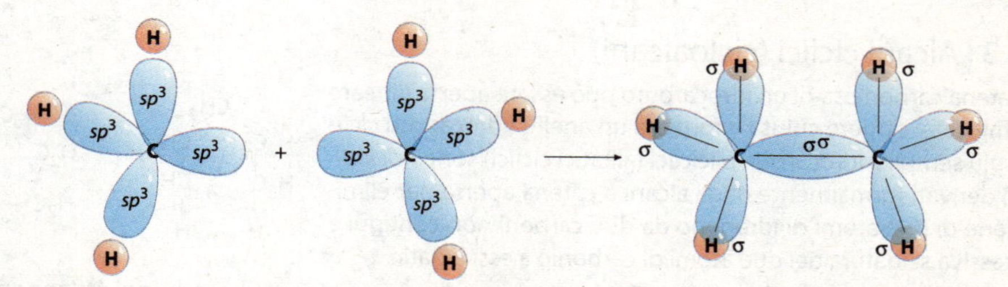

Nell'etano ($CH_3 - CH_3$) ogni atomo di carbonio utilizza uno dei suoi quattro orbitali ibridi sp^3 per legarsi all'altro mediante un legame σ; i sei orbitali ibridi sp^3 rimanenti (tre per ciascun atomo) si sovrappongono a sei orbitali *s* di sei atomi di idrogeno originando altrettanti legami σ C – H.

Il legame semplice carbonio-carbonio è sempre un legame di tipo σ.

L'idrocarburo più semplice è il metano (CH_4) la cui struttura è riportata di seguito.

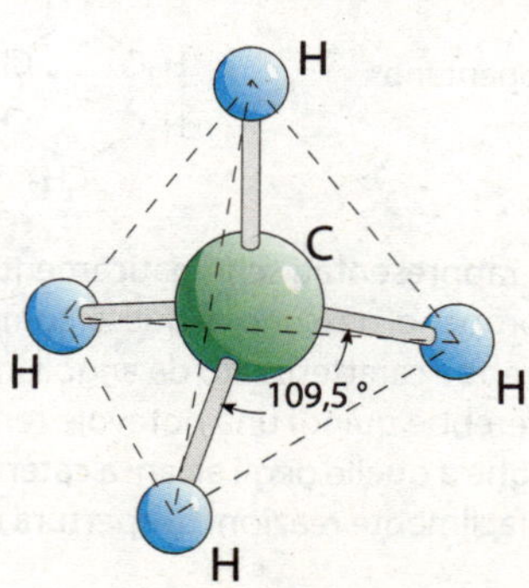

CHIMICA

La tabella seguente riporta i primi cinque termini della *serie omologa* degli alcani. Ogni termine si ottiene dal precedente per aggiunta di un gruppo $-CH_2-$.

Nome	Formula
Metano	CH_4
Etano	$CH_3 - CH_3$
Propano	$CH_3 - CH_2 - CH_3$
Butano	$CH_3 - CH_2 - CH_2 - CH_3$
Pentano	$CH_3 - CH_2 - CH_2 - CH_2 - CH_3$

Le formule che compaiono nella tabella sono dette *formule razionali* (o *condensate*); in esse sono evidenziati solo i legami tra gli atomi di carbonio.

Isomeria negli alcani

Gli alcani presentano:

- isomeria conformazionale (§ 8.4.1): si ha libera rotazione intorno ai legami C – C;
- isomeria di struttura (§ 8.4.2): la catena può essere lineare o ramificata, aperta o chiusa a ciclo (§ 8.6.3);
- isomeria ottica (§ 8.4.5): se la molecola contiene almeno un atomo di carbonio chirale.

Mentre metano, etano e propano non hanno isomeri strutturali, esistono due composti con la formula C_4H_{10}, tre con la formula C_5H_{12} e cinque con la formula C_6H_{14}. Il numero degli isomeri strutturali aumenta esponenzialmente al crescere del numero di atomi di carbonio della molecola.

8.6.3 | Alcani ciclici (cicloalcani)

La catena carboniosa di un idrocarburo può essere aperta (lineare o ramificata) oppure chiusa a formare un anello (idrocarburi ciclici). I più semplici idrocarburi aliciclici (alifatici ciclici) sono i *cicloalcani*, derivati formalmente dagli alcani a catena aperta per eliminazione di due atomi di idrogeno da due carboni non contigui e successiva saldatura dei due atomi di carbonio a essi legati.

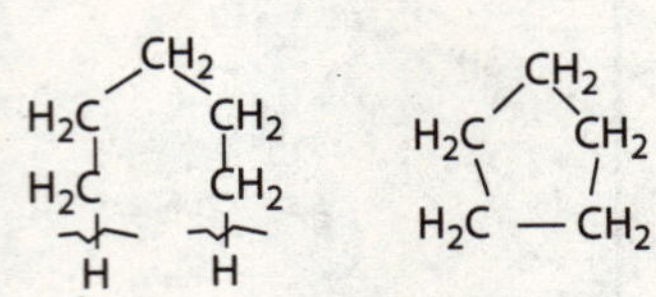

I cicloalcani hanno formula generale C_nH_{2n}, con $n \geq 3$. Il nome di questi idrocarburi si ottiene anteponendo il prefisso *ciclo-* al nome dell'alcano corrispondente a catena aperta.

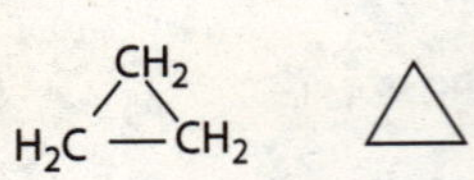

ciclopropano

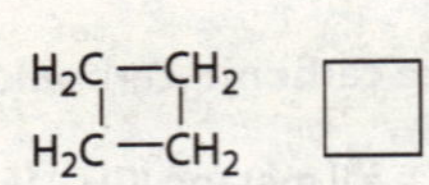

ciclobutano

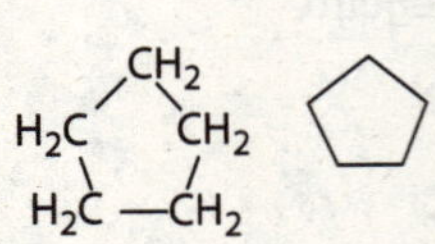

ciclopentano

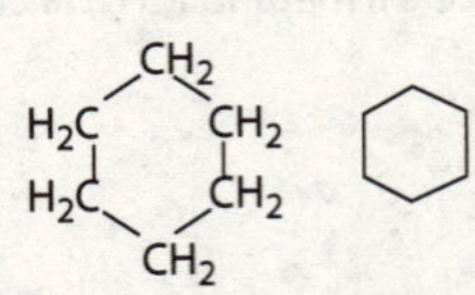

cicloesano

Gli idrocarburi ciclici possono essere rappresentati schematicamente mediante poligoni regolari. Si tenga però presente che, tranne il ciclopropano, nessuno di questi composti ha struttura planare; se il cicloesano, per esempio, fosse planare sarebbe caratterizzato da angoli interni di 120°, anziché di 109,5° come previsto per il C ibridato sp^3, e mostrerebbe quindi una notevole tensione angolare. I cicloalcani presentano proprietà chimico-fisiche analoghe a quelle degli alcani a catena aperta. Il ciclopropano e il ciclobutano sono piuttosto instabili, danno facilmente reazioni di apertura dell'anello con formazione della corrispondente catena lineare.

I cicloalcani presentano isomeria strutturale, conformazionale, cis-trans e ottica.

a) Isomeria conformazionale
Per il cicloesano si individuano 2 conformazioni fondamentali:

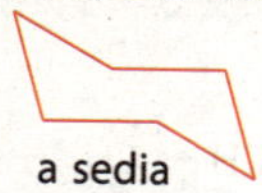

a sedia

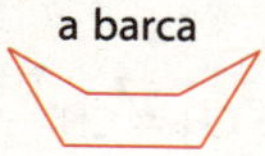

a barca

b) Isomeria cis - trans

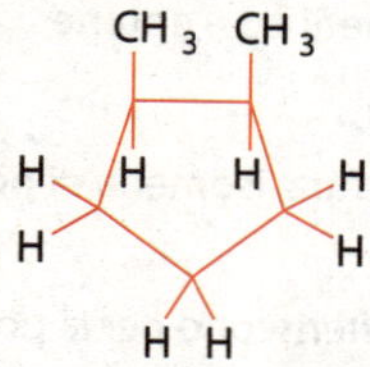

cis - 1,2 - dimetilciclopentano

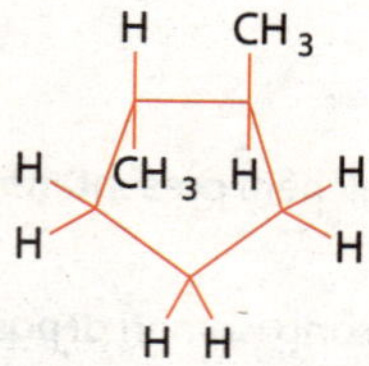

trans - 1,2 - dimetilciclopentano

8.6.4 | Alcheni

- Gli alcheni sono idrocarburi alifatici insaturi;
- hanno formula generale C_nH_{2n} (con $n \geq 2$);
- la desinenza caratteristica della classe è *-ene*;
- contengono uno o più doppi legami C = C (formati da un legame σ e un legame π);
- il *doppio legame* è considerato il gruppo funzionale degli alcheni.

L'idrocarburo più semplice è l'etene ($CH_2 = CH_2$), chiamato comunemente etilene.

Il legame doppio

I due atomi di carbonio impegnati in un legame covalente doppio C = C sono sempre ibridati sp^2 e posseggono perciò tre orbitali ibridi equivalenti sp^2 e un orbitale *p* puro. Quando due atomi di carbonio ibridati sp^2 si avvicinano a sufficienza, uno dei tre orbitali ibridi sp^2 di ciascun atomo di carbonio si sovrappone frontalmente all'altro originando un legame σ, mentre l'orbitale *p* puro di uno si sovrappone lateralmente all'orbitale *p* dell'altro originando un legame π.

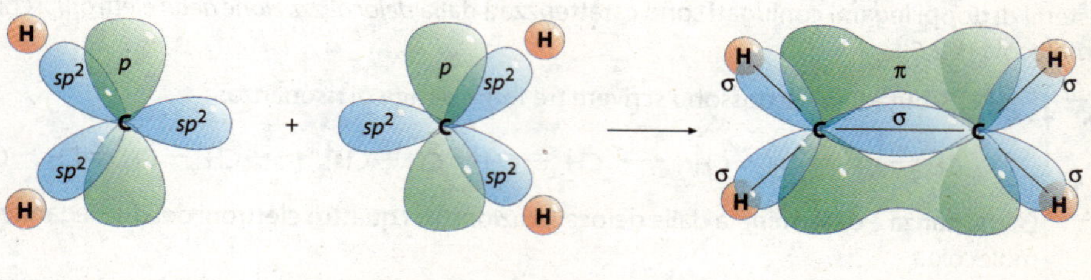

Nell'etene (o etilene, $CH_2 = CH_2$) ogni atomo di carbonio usa uno dei suoi tre orbitali ibridi sp^2 e l'orbitale *p* puro per legarsi all'altro mediante un legame σ e un legame π; gli orbitali ibridi sp^2 rimanenti (due per ogni atomo) si sovrappongono ai quattro orbitali *s* di quattro atomi di idrogeno originando altrettanti legami σ C – H.

Il doppio legame carbonio-carbonio è sempre costituito da un legame di tipo σ e uno di tipo π.

La presenza del legame π impedisce la libera rotazione dei gruppi legati intorno al doppio legame carbonio-carbonio e irrigidisce quindi la struttura.

CHIMICA

Nomenclatura

Il nome dell'alchene si ottiene dal nome dell'alcano a ugual numero di atomi di C sostituendo la desinenza *-ano* con la desinenza *-ene*; si numera la catena più lunga dall'estremità più vicina al doppio legame, la posizione di questo si identifica indicando prima del nome il numero dell'atomo di C sul quale inizia il doppio legame.

$\overset{5}{C}H_3-\overset{4}{C}H_2-\overset{3}{C}H=\overset{2}{C}H-\overset{1}{C}H_3$

2 - pentene

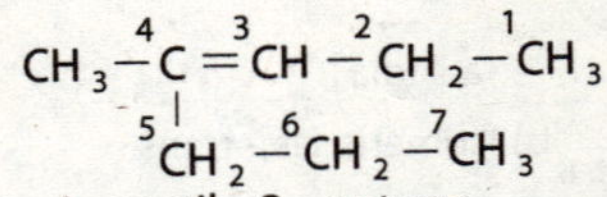

4 - metil - 3 - eptene

Isomeria negli alcheni

A partire dal butene (C_4H_8) gli alcheni presentano isomeria di struttura, isomeria di posizione e isomeria cis-trans (§ 8.4).

L'1-butene e il 2-butene sono isomeri di posizione perché differiscono per la posizione del doppio legame. Il cis-2-pentene e il trans-2-pentene sono isomeri geometrici.

$\overset{1}{C}H_2=\overset{2}{C}H-\overset{3}{C}H_2-\overset{4}{C}H_3$

1 - butene

$\overset{1}{C}H_3-\overset{2}{C}H=\overset{3}{C}H-\overset{4}{C}H_3$

2 - butene

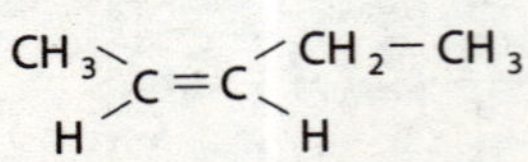

cis - 2 - pentene

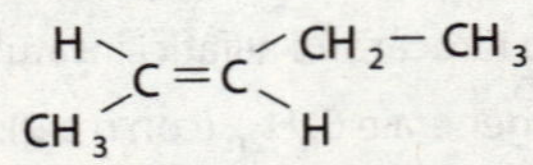

trans - 2 - pentene

Alcheni polifunzionali: i dieni

Gli alcheni polifunzionali contengono più di un doppio legame nella molecola. I più semplici sono i dieni, contenenti due doppi legami e aventi formula generale C_nH_{2n-2}.

In base alla loro posizione relativa i due doppi legami possono essere:

- *cumulati* (o *alleni*): adiacenti lungo la catena: $-\overset{|}{C}=C=\overset{|}{C}-$
- *isolati*: separati da più di un legame semplice: $-\overset{|}{C}=\overset{|}{C}-\underset{|}{\overset{|}{C}}-\overset{|}{C}=\overset{|}{C}-$
- *coniugati*: separati da un solo legame semplice: $-\overset{|}{C}=\overset{|}{C}-\overset{|}{C}=\overset{|}{C}-$

I sistemi di doppi legami coniugati sono caratterizzati dalla *delocalizzazione degli elettroni* π che stabilizza la molecola (§ 2.6).

Per l'1, 3-butadiene si possono scrivere tre forme limite di risonanza:

$$\overset{\oplus}{C}H_2-CH=CH-\overset{\ominus}{C}H_2 \longleftrightarrow CH_2=CH-CH=CH_2 \longleftrightarrow \overset{\ominus}{C}H_2-CH=CH-\overset{\oplus}{C}H_2$$

La risonanza è determinata dalla delocalizzazione dei quattro elettroni dei due legami π sull'intera molecola.

8.6.5 | Alchini

- Gli alchini sono idrocarburi alifatici insaturi;
- hanno formula generale C_nH_{2n-2} (con $n \geq 2$);
- la desinenza caratteristica della classe è *-ino*;
- contengono uno o più tripli legami $C \equiv C$ (formati da un legame σ e due legami π);
- il *triplo legame* è considerato il gruppo funzionale degli alchini.

L'idrocarburo più semplice è l'etino ($CH \equiv CH$), chiamato anche acetilene.

Il legame triplo

I due atomi di carbonio impegnati in un legame covalente triplo C ≡ C sono sempre ibridati *sp* e possiedono perciò due orbitali ibridi equivalenti *sp* e due orbitali *p* puri.

Quando due atomi di carbonio ibridati *sp* si avvicinano a sufficienza, uno dei due orbitali ibridi *sp* di ciascun atomo di carbonio si sovrappone frontalmente a un orbitale *sp* dell'altro originando un legame σ, mentre i due orbitali *p* puri di uno si sovrappongono lateralmente ai due orbitali *p* dell'altro originando due legami π.

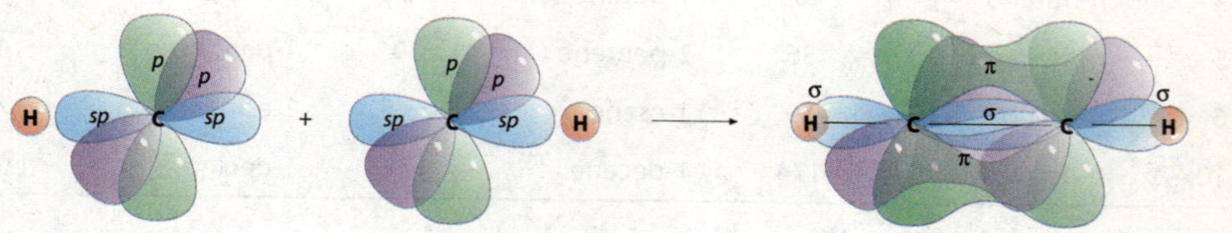

Nell'etino (o acetilene, CH ≡ CH) ciascun atomo di carbonio utilizza uno dei due orbitali ibridi *sp* e i due orbitali *p* puri per legarsi all'altro mediante un legame σ e due legami π; gli orbitali ibridi *sp* rimanenti (uno per ciascun atomo) si sovrappongono a due orbitali *s* di due atomi di idrogeno originando altrettanti legami σ C – H.

Il triplo legame carbonio-carbonio è sempre costituito da un legame di tipo σ e due di tipo π.

Nomenclatura e isomeria

Il nome dell'alchino deriva dal nome dell'alcano corrispondente sostituendo la desinenza *-ano* con la desinenza *-ino*; valgono per il resto le regole viste per alcani e alcheni. A partire dal butino gli alchini presentano isomeria di posizione e a partire dal pentino isomeria di struttura.

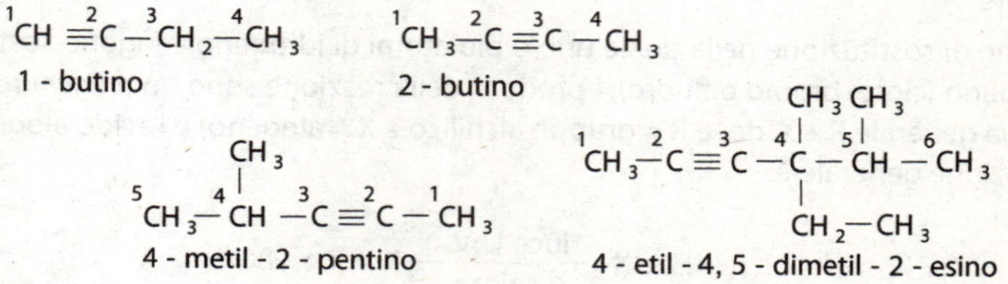

1 - butino; 2 - butino; 4 - metil - 2 - pentino; 4 - etil - 4, 5 - dimetil - 2 - esino

8.6.6 | Proprietà fisiche degli idrocarburi alifatici

Gli idrocarburi sono composti molecolari apolari, insolubili in acqua.

Poiché H e C hanno valori di elettronegatività simili e intermedi nella scala di elettronegatività, i legami C – C e C – H sono legami covalenti puri. Pertanto le molecole sono apolari e non esistono né interazioni dipolo-dipolo né, tantomeno, legami a idrogeno. Le uniche interazioni intermolecolari possibili sono le forze di Van der Waals. In conseguenza della mancanza di polarità, quindi, gli idrocarburi:

- sono pressoché insolubili in acqua e solubili nei solventi organici apolari tra cui etere, benzene e cloroformio;
- sono generalmente meno densi dell'acqua;
- hanno basso punto di fusione ed ebollizione. Poiché all'aumentare del numero degli atomi di carbonio aumenta il numero delle interazioni di Van der Waals, i valori del punto di fusione e di ebollizione aumentano all'aumentare dei C presenti nella molecola. A temperatura ambiente, infatti, i primi quattro alcani (C_1-C_4) sono gas, i dodici seguenti (C_5-C_{16}) sono liquidi e dal diciassettesimo in poi sono solidi.

CHIMICA

La tabella seguente mostra i punti di ebollizione di alcuni dei più semplici alcani, alcheni e alchini.

n° C	Alcani	p.eb. (°C)	Alcheni	p.eb. (°C)	Alchini	p.eb. (°C)
1	metano	– 162				
2	etano	– 88,5	etene	– 102	etino	– 75
3	propano	– 42	propene	– 48	propino	– 23
4	*n*-butano	0	1-butene	– 6,5	1-butino	9
5	*n*-pentano	36	1-pentene	30	1-pentino	40
6	*n*-esano	69	1-esene	63,5	1-esino	72
10	*n*-decano	174	1-decene	171	1-decino	182

8.6.7 | Proprietà chimiche e reazioni degli alcani

Gli alcani, detti anche *paraffine* (dal latino *parum affinis* = poco reattivo), sono caratterizzati da una bassissima reattività chimica, non vengono attaccati nemmeno da acido nitrico bollente, o acido solforico concentrato. Questo è dovuto al fatto che i legami C – C e C – H sono legami forti, assai poco polarizzati per la scarsa differenza di elettronegatività tra H e C (pari a 0,4).

Data la scarsa reattività, tutte le reazioni degli alcani avvengono in condizioni drastiche (presenza di un catalizzatore e/o di calore) e sono inoltre altamente aspecifiche (tutti i legami C – C o C – H sono perfettamente equivalenti e non vi è una posizione della molecola che reagisce preferenzialmente rispetto alle altre).

> Le principali reazioni chimiche cui danno luogo gli alcani sono: *alogenazione*, *combustione* e *deidrogenazione*.

Alogenazione

È una reazione di sostituzione nella quale uno o più atomi di idrogeno vengono sostituiti da altrettanti atomi di alogeno (cloro, bromo o fluoro); i prodotti della reazione sono un *alogenuro alchilico* (indicato con la formula generale R – X, dove R = gruppo alchilico e X = alogeno) e l'acido alogenidrico corrispondente. La reazione generale è:

$$R{-}H + X_2 \xrightarrow[\text{o calore}]{\text{luce U.V.}} R{-}X + HX$$

La reazione porta spesso a miscele di prodotti alogenati, a diversi livelli di sostituzione.

$$CH_4 + n\,Cl_2 \xrightarrow{\text{calore o luce}} \underbrace{\begin{cases} CH_3Cl & \text{(clorometano)} \\ CH_2Cl_2 & \text{(diclorometano)} \\ CHCl_3 & \text{(cloroformio)} \\ CCl_4 & \text{(tetracloruro di carbonio)} \end{cases}}_{\text{cloroderivati}} + \underbrace{n\,HCl}_{\text{acido cloridrico}}$$

Combustione

È una reazione di ossidazione in cui l'idrocarburo (combustibile) reagisce con l'ossigeno (comburente) a dare anidride carbonica e acqua secondo la reazione generale:

$$C_nH_{2n+2} + \frac{3n+1}{2}\,O_2 \rightarrow n\,CO_2 + (n+1)\,H_2O + \text{calore}$$

La reazione è fortemente esotermica, ma a temperatura ambiente non avviene spontaneamente e deve essere innescata, perché caratterizzata da un'elevata energia di attivazione. Se la combustione avviene in difetto di ossigeno, oltre all'anidride carbonica, si ottengono anche monossido di carbonio (CO), altamente tossico, e altri composti di ossidazione parziale.

Deidrogenazione

Con la reazione di deidrogenazione degli alcani vengono eliminate molecole di idrogeno, producendo composti insaturi (alcheni e alchini), per esempio:

$$\underset{\text{etano}}{CH_3\text{–}CH_3} \rightarrow H_2 + \underset{\text{etene}}{CH_2\text{=}CH_2}$$

Cracking

È una reazione di frammentazione di una catena idrocarburica lunga in frammenti più piccoli, condotta ad alta temperatura ed eventualmente in presenza di catalizzatori. Il *cracking* dà luogo a una miscela di prodotti derivanti dalla frammentazione della molecola di partenza in diversi punti.

Il processo si effettua sui residui della distillazione frazionata del petrolio (idrocarburi ad alto PM, § 8.8) per aumentare la resa in benzine e idrocarburi a basso PM.

$$CH_3 - (CH_2)_n - CH_2 - CH_2 - CH_2 - (CH_2)_m - CH_3 \xrightarrow{\text{calore (+ cataliz.)}}$$

$$\longrightarrow \underset{\text{alchene}}{CH_3 - (CH_2)_n - CH = CH_2} + \underset{\text{alcano}}{CH_3 - (CH_2)_m - CH_3}$$

La reazione del propano C_3H_8 con ossigeno O_2 (combustione) avviene con formazione di CO_2 e H_2O; quante moli di ossigeno sono necessarie per bruciare una mole di propano?

L'equazione bilanciata della combustione del propano è:

$$C_3H_8 + 5\,O_2 \rightarrow 3\,CO_2 + 4\,H_2O$$

quindi per bruciare una mole di propano sono necessarie 5 moli di ossigeno.

8.6.8 | Proprietà chimiche e reazioni degli alcheni

Oltre alle reazioni degli alcani, gli alcheni danno reazioni specifiche dovute alla presenza del doppio legame, che ne rappresenta il gruppo funzionale e li rende più reattivi. La fragilità del legame ¼ (§ 2.3.2) rende disponibili due elettroni *p* che vengono utilizzati per legare un reagente elettrofilo.

La reazione caratteristica degli alcheni è la reazione di addizione al doppio legame. Si tratta in genere di un'**addizione elettrofila.**

Le reazioni di addizione prendono nomi diversi in base al tipo di reagente addizionato.

- **Idrogenazione**

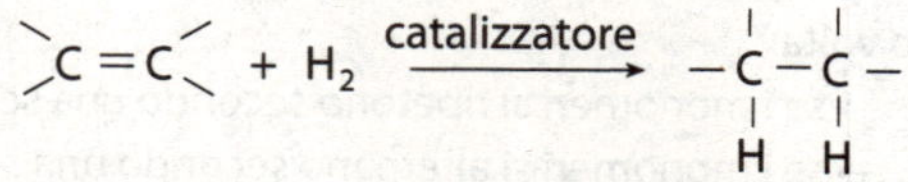

alchene — alcano corrispondente

$$\underset{\text{2-pentene}}{CH_3\text{–}CH = CH\text{–}CH_2\text{–}CH_3} + H_2 \longrightarrow \underset{\text{pentano}}{H\text{–}CH_2\text{–}\overset{H}{C}H\text{–}\overset{H}{C}H\text{–}CH_2\text{–}CH_3}$$

- **Alogenazione**

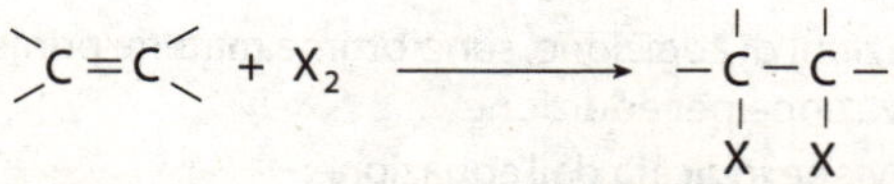

alchene — dialogenuro vicinale

- **Idratazione**

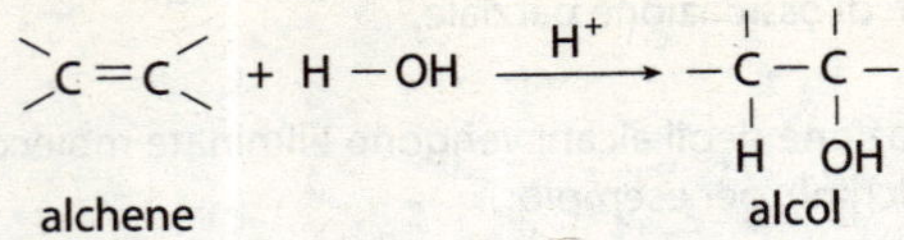

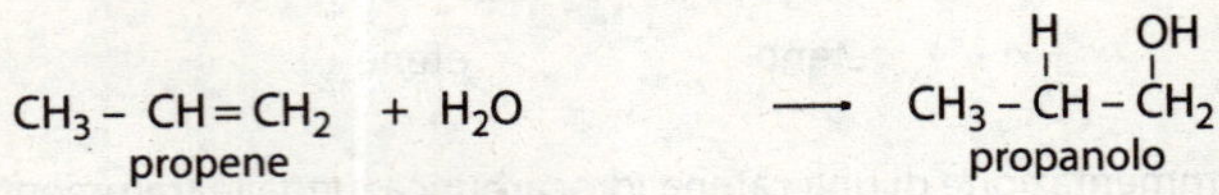

- **Addizione di acidi alogenidrici**

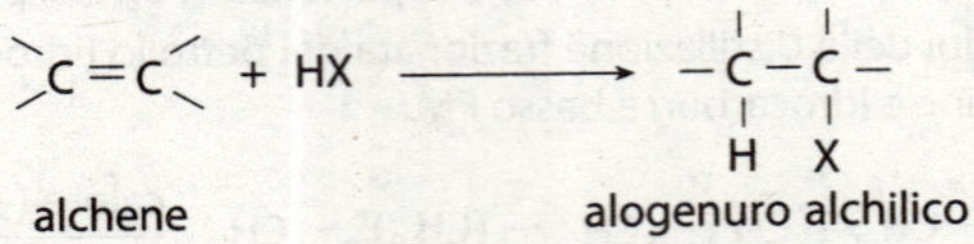

Polimerizzazione

Un *polimero* è una grossa molecola organica, ad alto peso molecolare, costituita dalla ripetizione di un numero enorme di unità più semplici, chiamate *monomeri*.

Attualmente sono disponibili diverse tecniche per ottenere polimeri artificiali di vario tipo. In base al metodo di preparazione si distinguono fondamentalmente due tipi di polimeri:

- **polimeri di addizione**: ottenuti mediante una serie di reazioni di addizione a catena (poliaddizione), ciascuna delle quali è innescata da una particella reattiva e ne produce una simile. La particella reattiva è in genere un radicale libero, un anione o un catione;
- **polimeri di condensazione**: ottenuti mediante reazione tra due gruppi funzionali diversi di due monomeri (che devono essere per lo meno bifunzionali) con eliminazione di una molecola piccola, generalmente acqua.

I polimeri possono essere lineari o ramificati.

In base al tipo di monomero si distinguono inoltre:

- *omopolimeri* → formati da monomeri uguali;
- *copolimeri (o eteropolimeri)* → formati da monomeri diversi.

I copolimeri possono essere a loro volta:

- *alternati* → se i monomeri si ripetono secondo una sequenza regolare;
- *irregolari* → se i monomeri si alternano secondo una sequenza casuale.

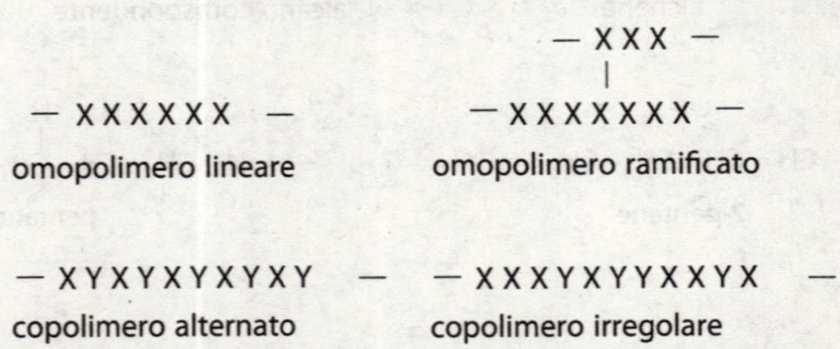

Alcheni e alchini, suscettibili di reazioni di addizione, sono ottime materie prime per la sintesi di polimeri attraverso le reazioni di polimerizzazione per addizione.

Una reazione di polimerizzazione viene indicata dall'equazione:

$$R-CH_2CH_2\cdot + nCH_2=CH_2 \rightarrow R-(CH_2CH_2)n-CH_2CH_2\cdot$$

Esistono sia polimeri naturali (come caucciù e cellulosa) sia artificiali, cioè sostanze che non esistono in natura ma che sono state "inventate" e prodotte dall'uomo. Questi ultimi (come polietilene e PVC) derivano dalla polimerizzazione di alcheni.

Polimero	Monomero
Naturali	
amido e glicogeno	α-glucosio
cellulosa	β-glucosio
proteine (copolimeri)	amminoacidi
acidi nucleici (copolimeri)	nucleotidi
caucciù (gomma naturale)	isoprene (2-metilbutadiene)
Artificiali	
polietilene (PE)	etilene
polivinilcloruro (PVC)	cloruro di vinile
polistirene (o polistirolo)	stirene
polipropilene	propilene
politetrafluoroetilene (Teflon)	tetrafluoroetilene
neoprene	2-clorobutadiene

La celluloide è stata la prima materia plastica sintetica. A quando risale la sintesi di questo polimero?
Celluloide è il nome commerciale di un polimero chiamato anche nitrato di cellulosa, ottenuto nel 1869 da John Wesley. La celluloide è stata utilizzata per la fabbricazione di numerosi oggetti (per esempio giocattoli e articoli sanitari) e come supporto per le pellicole cinematografiche. Attualmente è stata in gran parte sostituita da altri materiali, a causa della sua elevata infiammabilità.

Cosa indica la sigla CFC?
La sigla CFC è l'acronimo di clorofluorocarburi, gas derivati dal metano e dall'etano per sostituzione degli atomi di idrogeno con atomi di alogeni (cloro, fluoro, bromo). Questi composti, noti anche con il nome di freon, in passato sono stati utilizzati in diversi campi, per esempio nei frigoriferi, come gas di propulsione per aerosol e come solventi. Attualmente non vengono più utilizzati perché riconosciuti responsabili del "buco nell'ozono".

8.6.9 | Proprietà chimiche e reazioni degli alchini

La presenza del triplo legame conferisce agli alchini proprietà chimiche simili a quelle degli alcheni: gli alchini danno infatti reazioni di **addizione**; se a una mole di alchino viene addizionata una mole di reagente si ottiene un prodotto insaturo (un alchene); se le moli aggiunte sono due si ottiene invece un prodotto saturo (un alcano).

- **Idrogenazione**

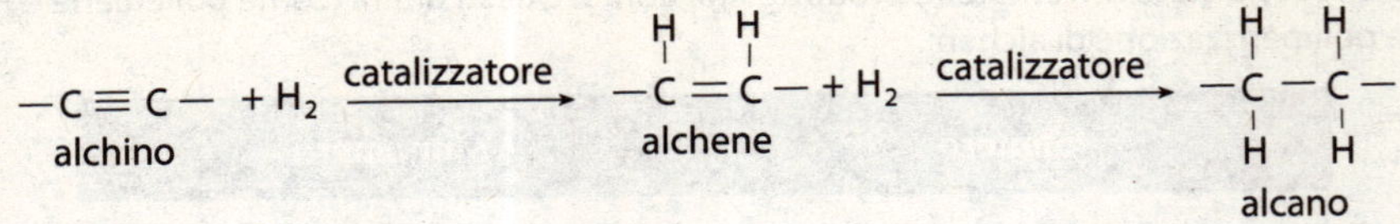

- **Alogenazione**

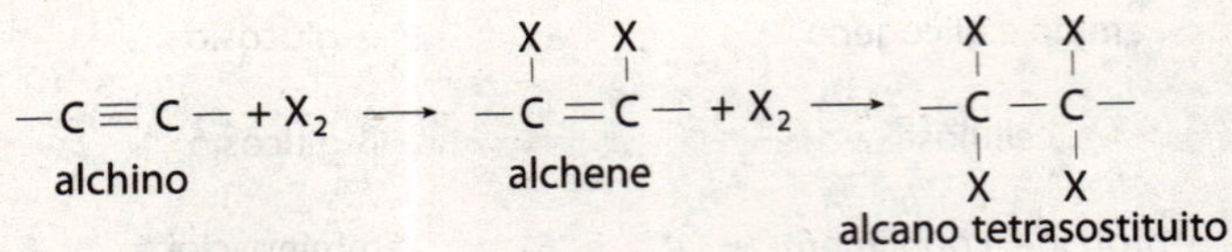

- **Addizione di acidi alogenidrici**

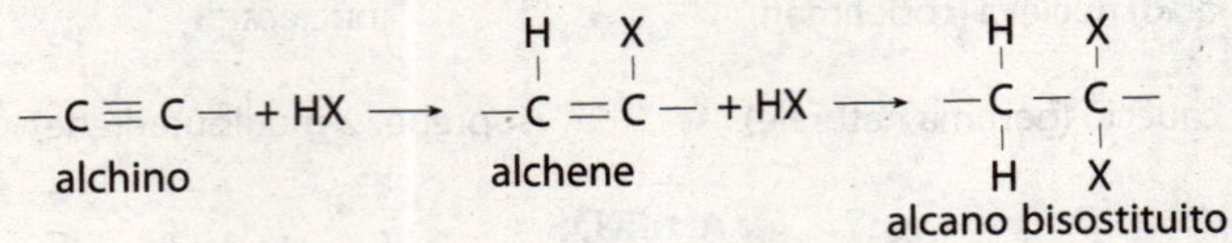

- **Idratazione**

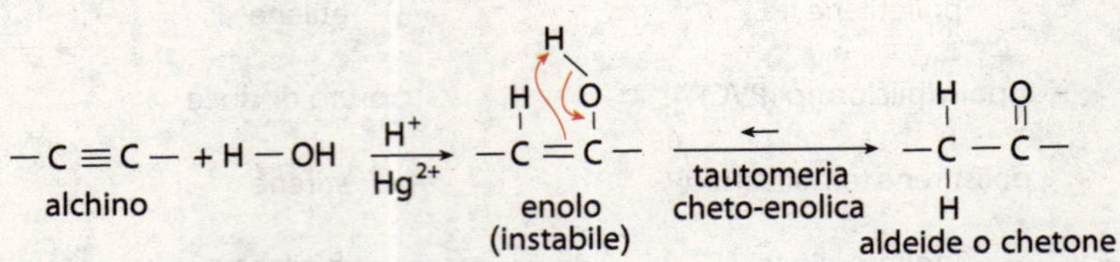

Interconversioni tra idrocarburi alifatici

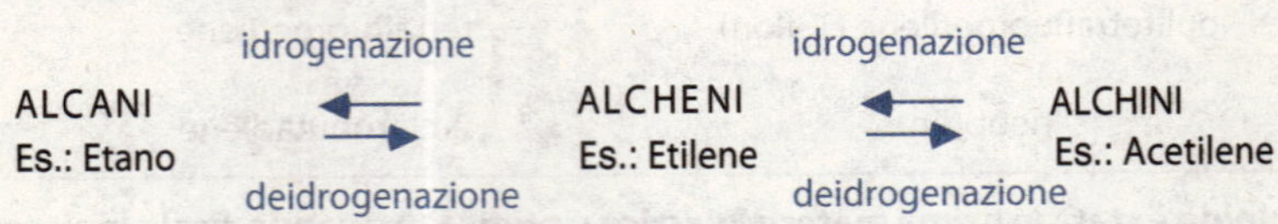

Quali delle seguenti formule indicano composti isomeri tra loro?

1. $CH_3–CH_2Cl$
2. $CH_3–CHCl_2$
3. $CH_3–CCl_3$
4. $CH_2Cl–CH_2Cl$

Sono isomeri due composti che hanno la stessa formula bruta ma diversa formula di struttura. Nel nostro caso, il composto 1 ha formula bruta C_2H_5Cl, il composto 2 ha formula bruta $C_2H_4Cl_2$, il composto 3 ha formula bruta $C_2H_3Cl_3$ e il composto 4 ha formula bruta $C_2H_4Cl_2$. I due isomeri sono quindi il composto 2 e il composto 4.

8.7 | Idrocarburi aromatici

I composti aromatici sono particolari idrocarburi ciclici insaturi. Il più semplice e più importante idrocarburo aromatico è il **benzene** la cui formula bruta è C_6H_6. Il benzene è un composto ciclico a sei atomi di carbonio in cui l'alternanza di legami semplici e doppi fa sì che si realizzi una delocalizzazione degli elettroni di legame π su tutta la molecola, come illustrato al § 2.6.

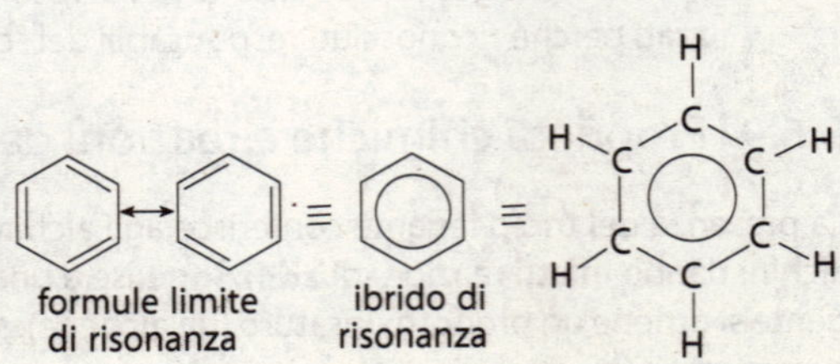

Il benzene viene considerato un ibrido di risonanza tra due forme limite. La delocalizzazione degli elettroni π si rappresenta nella formula con un cerchio interno all'esagono e conferisce alla molecola una particolare stabilità.

Dal punto di vista chimico, infatti, il comportamento del benzene è molto più simile a quello di un idrocarburo saturo che a quello di un triene ciclico: non dà reazioni spontanee di addizione, bensì di *sostituzione*.

8.7.1 | Derivati del benzene

Il benzene può essere considerato il precursore della serie degli idrocarburi aromatici, derivati formalmente sostituendo uno o più atomi di idrogeno dell'anello con altrettanti radicali alchilici o gruppi funzionali. Se il sostituente è un gruppo alifatico (saturo o insaturo) si ottengono gli *areni*.

Per la nomenclatura dei derivati monosostituiti è indifferente dove si forma il legame, dato che tutte le posizioni sono equivalenti, e si utilizzano in genere nomi comuni.

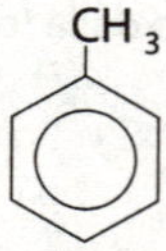
toluene

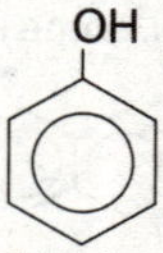
fenolo

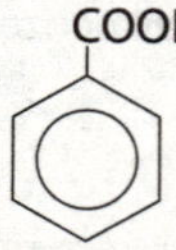
acido benzoico

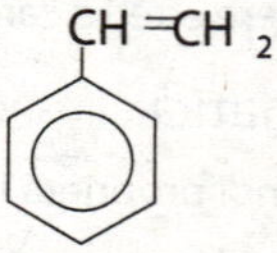
stirene

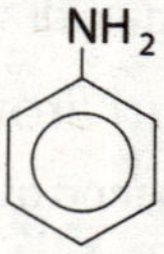
anilina

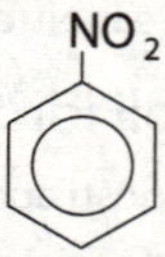
nitrobenzene

Quando sono presenti due sostituenti, bisogna indicare la loro posizione reciproca sull'anello. Si possono utilizzare due sistemi:

- indicare la posizione dei sostituenti numerando gli atomi di carbonio dell'anello a partire da uno di quelli che reca un sostituente;
- indicare la posizione del secondo sostituente rispetto al primo con i prefissi *orto-* (sostituenti in posizione 1,2), *meta-* (sostituenti in 1,3) e *para-* (sostituenti in 1,4).

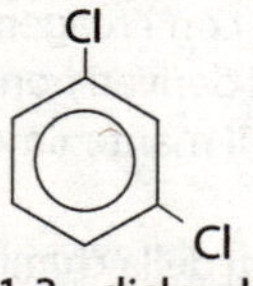
1,3 - diclorobenzene o *meta* - diclorobenzene

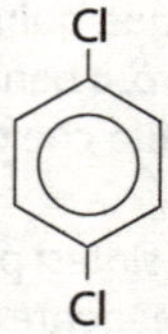
1,4 - diclorobenzene o *para* - diclorobenzene

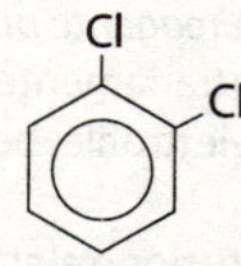
1,2 - diclorobenzene o *orto* - diclorobenzene

Per i derivati polisostituiti la posizione dei sostituenti si indica mediante la numerazione degli atomi di carbonio dell'anello in modo che a uno di essi sia assegnato il numero 1 e che gli altri due ricevano il numero più basso possibile.

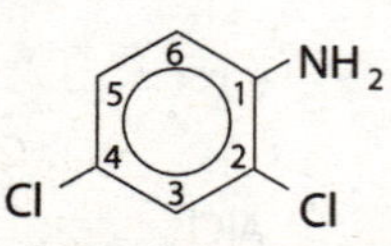
1 - ammino - 2, 4 - diclorobenzene o 2, 4 - dicloroanilina

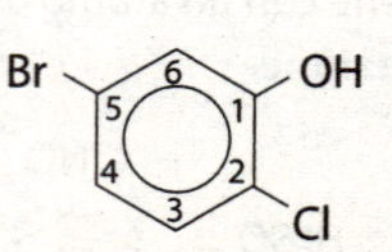
2 - cloro - 5 - bromo fenolo

8.8 | Petrolio

Il petrolio è una miscela di idrocarburi alifatici (alcani lineari e ciclici, alcheni e alchini) e aromatici, mono- e policiclici.

Il petrolio greggio estratto dal sottosuolo non è utilizzabile come tale e deve essere sottoposto a *distillazione frazionata* in speciali colonne di distillazione all'interno delle raffinerie. Da tale processo si ottengono varie frazioni a diverso punto di ebollizione e PM, principalmente gas di petrolio (metano, etano, propano e butano), il così detto GPL, benzina e nafta, cherosene, gasolio e un residuo "pesante" formato da una miscela di idrocarburi ad alto punto di ebollizione.

Frazione	p. eb. (°C)	Numero di atomi di C
gas di petrolio	< 40	1-4
benzina e nafta	40-170	5-10
cherosene	170-250	10-15
gasolio leggero	250-320	15-20
gasolio pesante	300-350	20-25
residuo	oltre 350	oltre 25

Il gasolio pesante viene poi sottoposto a cracking (§ 8.6.7) per ottenere molecole più semplici (oli leggeri e idrocarburi gassosi) e aumentare la resa in benzina. Sul residuo pesante si effettua invece un processo di distillazione sottovuoto che permette di ottenere oli carburanti, oli lubrificanti e bitumi.

8.9 | Derivati degli idrocarburi

8.9.1 | Alcoli

Gli alcoli (o alcooli) hanno formula generale R – OH (alcoli monofunzionali);

- il gruppo funzionale è il gruppo ossidrilico (o ossidrile) –OH;
- la desinenza caratteristica della classe è *-olo*.

In base al tipo di atomo di C a cui è legato il gruppo –OH gli alcoli si suddividono in:

- primari → gruppo –OH legato a un atomo di carbonio primario;
- secondari → gruppo –OH legato a un atomo di carbonio secondario;
- terziari → gruppo –OH legato a un atomo di carbonio terziario.

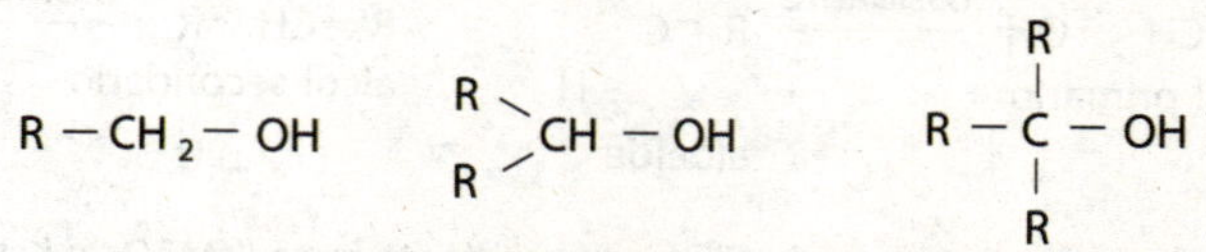

alcoli primari   alcoli secondari   alcoli terziari

Nomenclatura

- Si numera la catena più lunga contenente il gruppo –OH in modo che esso riceva il numero più basso possibile;
- il nome dell'alcol si ottiene sostituendo la lettera finale dell'idrocarburo corrispondente con la desinenza *-olo* e indicando con un numero la posizione del gruppo –OH;
- nel caso degli alcoli polifunzionali si utilizzano le desinenze *-diolo* e *-triolo*, rispettivamente per gli alcoli contenenti due e tre gruppi OH;
- per alcuni alcoli sono tuttora molto utilizzati anche i nomi d'uso.

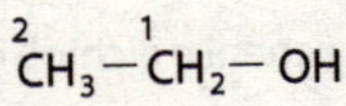

etanolo (primario)
o alcol etilico

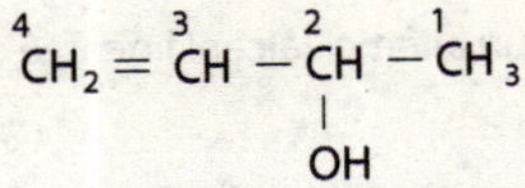

3 - buten - 2 - olo (secondario)

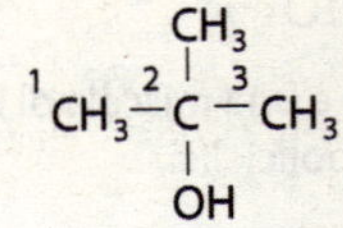

2 - metil - 2 - propanolo
o *ter*-butanolo (terziario)

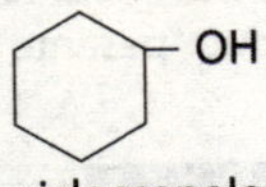

cicloesanolo
(secondario)

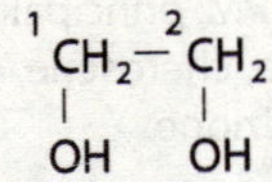

1, 2 - etandiolo
o glicole etilenico

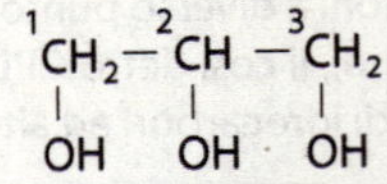

1, 2, 3 - propantriolo
o glicerolo o glicerina

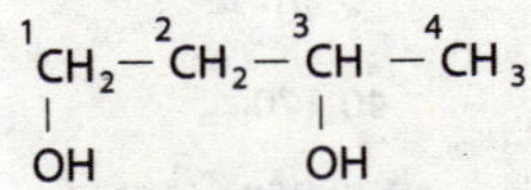

1, 3 - butandiolo

Proprietà fisiche

Le proprietà fisiche degli alcoli sono determinate sia dal gruppo –OH (a carattere idrofilo) sia dalla porzione alchilica della molecola (a carattere idrofobico). La presenza del gruppo –OH rende la molecola polare e fa sì che gli alcoli possano formare legami a idrogeno intermolecolari e legami a idrogeno con l'acqua, di conseguenza:

- hanno punti di fusione ed ebollizione più alti degli idrocarburi a ugual numero di atomi di C;
- gli alcoli inferiori (fino a 3 atomi di C) sono solubili in acqua in tutte le proporzioni; la solubilità diminuisce gradualmente all'aumentare del numero di atomi di C della catena.

Proprietà chimiche

Le proprietà chimiche degli alcoli sono determinate principalmente dal gruppo ossidrilico. La presenza dell'atomo di ossigeno, molto più elettronegativo dell'atomo di carbonio, provoca infatti una separazione di cariche nella molecola rendendola più reattiva di quella degli idrocarburi.

Come l'acqua, gli alcoli sono sostanze anfotere che possono comportarsi come acidi o basi molto deboli, a seconda delle condizioni sperimentali.

La reazione più caratteristica degli alcoli è quella di **ossidazione**. Gli alcoli primari possono essere ossidati ad aldeidi, quelli secondari a chetoni.

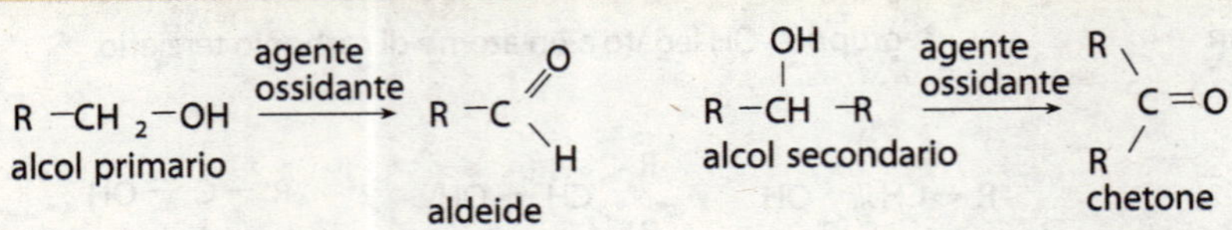

Nell'ossidazione degli alcoli primari, se si utilizza un ossidante forte ($KMnO_4$ o K_2CrO_7) l'aldeide prodotta viene a sua volta ossidata ad acido carbossilico. Per fermarsi allo stadio di aldeide è necessario trattare l'alcol primario con un ossidante blando. Gli alcoli possono essere ottenuti per idratazione degli alcheni (§ 8.6.8) o per riduzione delle aldeidi e dei chetoni (§ 8.9.3).

Alcoli più comuni

Il **metanolo** si utilizza come solvente, come anticongelante e come materia prima per la preparazione della formaldeide e altri composti organici; è tossico per l'organismo. L'**etanolo** si può ottenere mediante fermentazione biologica a opera di microrganismi (lieviti) oppure per idratazione dell'etilene in ambiente acido. Si usa principalmente come carburante e nell'industria alimentare per la preparazione delle bevande alcoliche (in tal caso non è però consentito l'impiego di etanolo ottenuto per sintesi chimica).

Fenoli

Sono alcoli aromatici contenenti uno o più gruppi –OH legati direttamente a un residuo arilico, hanno formula generale Ar – OH, la desinenza caratteristica della classe è *-olo*. Il nome dei fenoli deriva da quello degli idrocarburi corrispondenti preceduto dal prefisso *idrossi-* e da uno o più numeri che identificano la posizione dei gruppi –OH. Sono tuttavia ancora molto utilizzati i nomi d'uso.

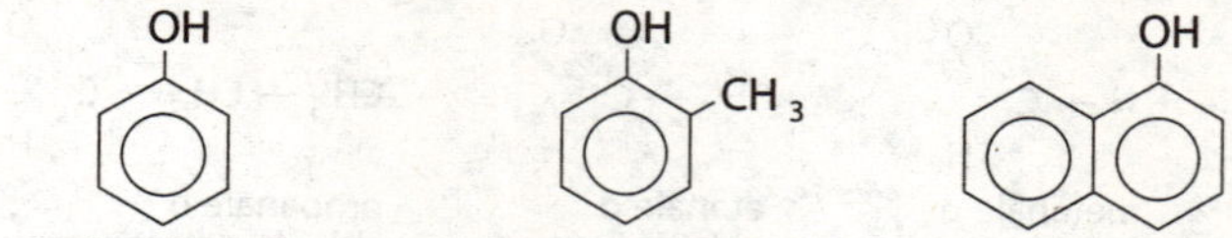

fenolo o idrossibenzene — *orto* - cresolo o 1 - idrossi - 2 - metilbenzene — α- naftolo

Come gli alcoli, formano legami a idrogeno intermolecolari e con l'acqua, perciò sono solubili in acqua (anche se non in tutte le proporzioni); inoltre, tranne i cresoli, sono solidi il cui punto di fusione aumenta al crescere del numero dei gruppi –OH. Le proprietà chimiche dei fenoli sono simili a quelle degli alcoli alifatici; la presenza dell'anello benzenico influenza però le proprietà del gruppo –OH, che dà reazione di dissociazione acida più facilmente degli alcoli alifatici.

Tioli e tiofenoli

- I tioli hanno formula generale R – SH (tioalcoli) o Ar – SH (tiofenoli);
- il gruppo funzionale è il *gruppo solfidrilico* –SH.

Il nome di un tiolo deriva da quello dell'idrocarburo corrispondente sostituendo la lettera finale con la desinenza *-tiolo*. I tioli sono detti anche *mercaptani*.

8.9.2 | Eteri

Gli eteri hanno formula generale R – O – R. Sono formalmente derivati dall'acqua per sostituzione dei due atomi di H con due gruppi alchilici (o arilici) che possono essere uguali (*eteri simmetrici* o *semplici*) o diversi (*eteri asimmetrici* o *misti*); l'angolo di legame R – O – R è di circa 110°. Il nome si ottiene dalla parola etere preceduta (o seguita) dal nome dei due radicali, indicati in ordine alfabetico.

$CH_3 - CH_2 - O - CH_2 - CH_3$
etere dietilico o dietiletere (semplice)

$CH_3 - O - CH_2 - CH_3$
etilmetiletere (misto)

Gli eteri non formano legami a idrogeno intermolecolari e hanno quindi punti di ebollizione inferiori a quelli degli alcoli. Gli eteri a basso PM sono in genere liquidi molto volatili e altamente infiammabili; sono inoltre ottimi solventi di molte sostanze organiche. Il legame etereo è molto forte e può essere scisso solo trattando con acidi forti a caldo.

> Gli eteri si ottengono mediante una reazione di *condensazione* (disidratazione) tra due alcoli.

Una reazione di condensazione consiste, in generale, nell'unione di due molecole mediante l'eliminazione di una molecola d'acqua.

$$\underset{\text{alcol}}{R - OH} + \underset{\text{alcol}}{HO - R} \xrightarrow[140°C]{H_2SO_4} \underset{\text{etere}}{R - O - R} + H_2O$$

8.9.3 | Aldeidi e chetoni

Le aldeidi hanno formula generale 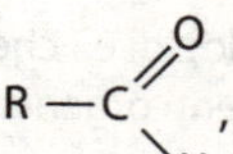, mentre quella dei chetoni è 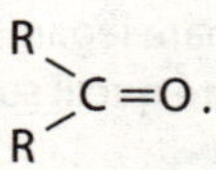.

Il gruppo 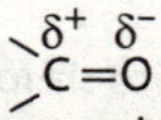, comune alle due classi, è detto *gruppo carbonilico* o *carbonile*; tale gruppo funzionale è fortemente polarizzato e in esso il C è ibridato sp^2 (§ 2.5.2).

Nomenclatura

La desinenza caratteristica delle aldeidi è *-ale*, quella dei chetoni *-one*.
Il nome delle *aldeidi* deriva da quello dell'idrocarburo corrispondente sostituendo la lettera finale con la desinenza *-ale*; la catena va numerata a partire dal carbonio carbonilico. Le aldeidi aromatiche e quelle di uso commerciale vengono spesso denominate con nomi tradizionali.

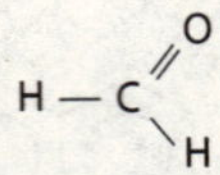

metanale o
aldeide formica

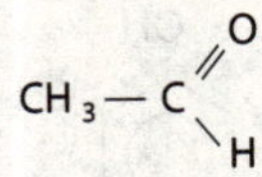

etanale o
aldeide acetica

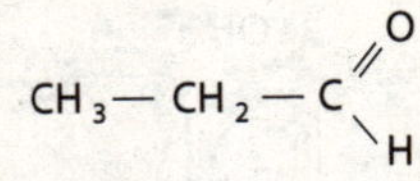

propanale o
aldeide propionica

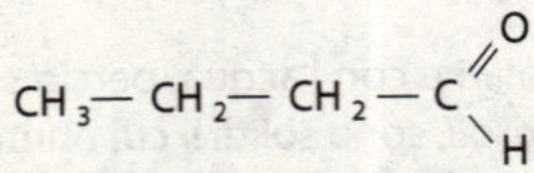

butanale o aldeide butirrica

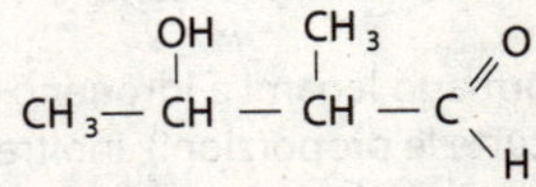

3 - idrossi - 2 - metilbutanale

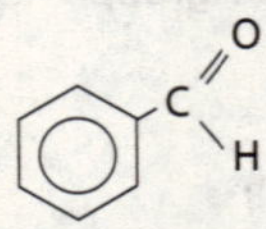

benzaldeide o
aldeide benzoica

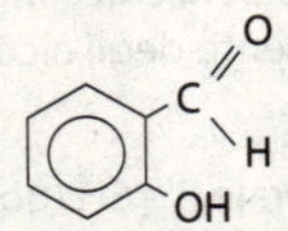

orto - idrossibenzaldeide o
aldeide salicilica

Il nome dei *chetoni* deriva da quello dell'idrocarburo corrispondente sostituendo la lettera finale con la desinenza *-one*; la catena va numerata dall'estremità più vicina al carbonio carbonilico. Sono tuttora utilizzati i nomi d'uso e, per i chetoni più semplici, la parola chetone preceduta dal nome dei due radicali legati al gruppo carbonilico.

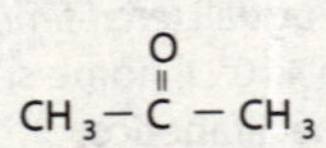

propanone o acetone
o dimetilchetone

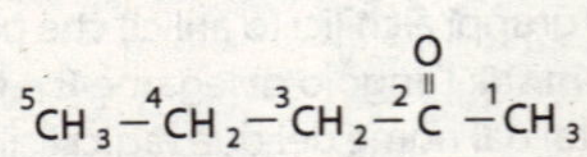

2 - pentanone
o metilpropilchetone

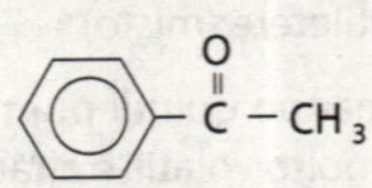

acetofenone
o fenilmetilchetone

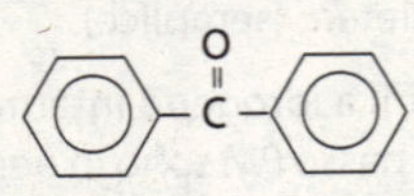

benzofenone
o difenilchetone

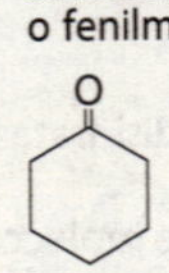

cicloesanone

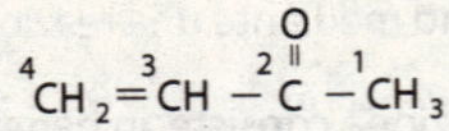

3 - buten - 2 - one

Proprietà fisiche

La presenza del gruppo carbonilico influenza le proprietà fisiche delle aldeidi e dei chetoni:

- essendo composti polari ma non potendo formare legami a idrogeno intermolecolari, hanno punti di fusione ed ebollizione più alti degli idrocarburi a ugual numero di atomi di C, ma più bassi degli alcoli corrispondenti;
- potendo formare legami a idrogeno con l'acqua: le aldeidi e i chetoni inferiori (fino a 5 C) sono idrosolubili, mentre quelli superiori sono solubili nei solventi organici.

Proprietà chimiche

La presenza dell'atomo di ossigeno, molto elettronegativo, fa sì che il gruppo carbonilico sia fortemente polarizzato e quindi piuttosto reattivo.

La presenza di questo gruppo funzionale sia nelle aldeidi sia nei chetoni determina la somiglianza delle proprietà chimiche di queste due classi di composti. La reazione tipica è una reazione di addizione detta *nucleofila*, perché avviene in seguito all'attacco da parte di una base di Lewis (gruppo nucleofilo, in grado di cedere un doppietto elettronico) sul C del gruppo carbonilico, che avendo una parziale carica positiva si comporta da elettrofilo.

Addizione di idrogeno (riduzione) e formazione di alcoli

L'addizione di idrogeno, o riduzione, di un'aldeide e di un chetone fornisce rispettivamente un alcol primario e un alcol secondario.

Ossidazione

Le aldeidi si ossidano facilmente a dare gli acidi carbossilici corrispondenti.

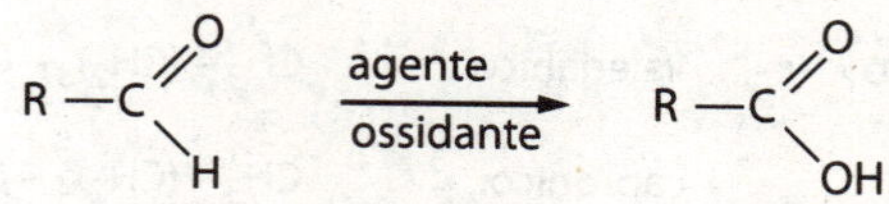

I chetoni vengono invece ossidati solo da ossidanti forti che spezzano la catena a livello del gruppo carbonilico, dando prodotti ossidati a catena più corta.

Aldeidi e chetoni più comuni

La **formaldeide** (o aldeide formica o metanale), l'aldeide più semplice, viene commercializzata come soluzione acquosa al 37% con il nome di **formalina** e come tale impiegata come conservante e disinfettante. È utilizzata anche come materia prima per la produzione di materie plastiche. Si prepara industrialmente per ossidazione del metanolo. L'**acetone** (o propanone), il chetone più semplice, viene largamente utilizzato come solvente perché in grado di sciogliere molte sostanze organiche, vernici, coloranti, resine e smalti per unghie. Si prepara industrialmente, per esempio per ossidazione dell'alcol isopropilico. Le aldeidi e i chetoni sono largamente diffusi in natura e molti, specialmente quelli ad alto PM, hanno odori gradevoli; l'aldeide cinnamica, per esempio, si trova nella cannella.

8.9.4 | Acidi carbossilici

Gli acidi carbossilici hanno formula generale 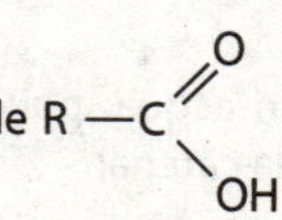

Il gruppo funzionale è il *gruppo carbossilico*, 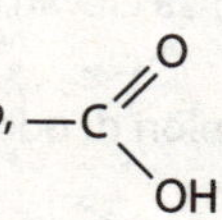 formato da un gruppo carbonilico e uno ossidrilico. Il C del gruppo carbossilico è ibridato sp^2.

Nomenclatura

La desinenza caratteristica della classe è *-oico*.

Il nome di un acido carbossilico si ottiene dal nome dell'idrocarburo corrispondente preceduto dalla parola *acido*, sostituendo la lettera finale con la desinenza *-oico*, la numerazione della catena inizia dal carbonio del gruppo carbossilico. Sono tuttora molto utilizzati i nomi d'uso, derivati dal nome della fonte originale; quando si utilizzano i nomi d'uso la posizione degli eventuali sostituenti viene specificata indicando gli atomi di C della catena con le lettere greche α, β, γ, iniziando dal carbonio adiacente al gruppo carbossilico, cioè dal C numero 2.

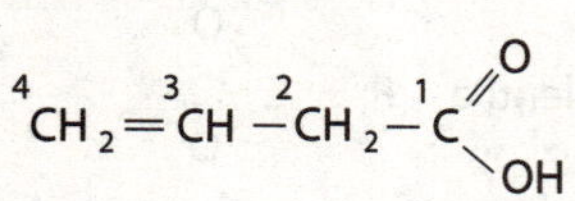

acido 3 - butenoico

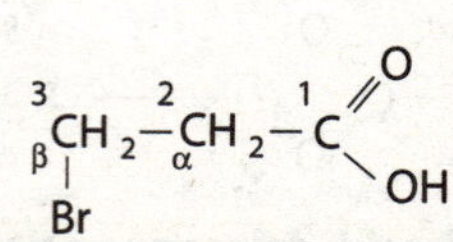

acido 3 - bromopropanoico (o β - bromopropionico)

CHIMICA

La tabella seguente riporta i primi otto acidi carbossilici alifatici.

Nome IUPAC	Nome d'uso	Formula
metanoico	formico	H – COOH
etanoico	acetico	CH_3 – COOH
propanoico	propionico	CH_3 – CH_2 – COOH
butanoico	butirrico	CH_3 – $(CH_2)_2$ – COOH
pentanoico	valerianico	CH_3 – $(CH_2)_3$ – COOH
esanoico	capronico	CH_3 – $(CH_2)_4$ – COOH
eptanoico	enantico	CH_3 – $(CH_2)_5$ – COOH
ottanoico	caprilico	CH_3 – $(CH_2)_6$ – COOH

L'**acido formico**, contenuto nelle secrezioni di alcuni insetti (per esempio api e formiche rosse) e alcune piante (per esempio le ortiche) è un liquido caustico di odore pungente dotato di proprietà antisettiche e utilizzato come conservante e come mordente in tintoria. L'**acido acetico**, contenuto nell'aceto, è l'acido carbossilico più importante: viene largamente utilizzato come materia prima in numerose sintesi industriali. L'**acido citrico**, un acido tricarbossilico abbondante in tutti gli agrumi, si ottiene mediante la fermentazione di sostanze zuccherine ed è ampiamente utilizzato nell'industria alimentare e in quella farmaceutica: si utilizza inoltre per la tintura e la stampa di tessuti.

Proprietà fisiche

Gli acidi carbossilici sono *molecole polari* che possono formare legami a idrogeno intermolecolari e con l'acqua, di conseguenza:

- fino a 4 C sono completamente solubili in acqua, poi la solubilità diminuisce fino ad annullarsi all'aumentare del numero di atomi di C della catena;
- hanno punti di fusione ed ebollizione abbastanza elevati e più alti degli idrocarburi e degli alcoli corrispondenti;
- quelli a basso PM (fino a 8 C) sono liquidi incolori di odore pungente, mentre quelli superiori sono solidi quasi inodori a basso punto di fusione.

Proprietà chimiche

Le proprietà chimiche sono determinate essenzialmente dal gruppo carbossilico. Gli acidi carbossilici sono acidi che in soluzione acquosa si dissociano secondo la reazione:

$$RCOOH + H_2O \rightleftarrows RCOO^- + H_3O^+$$

La dissociazione dello ione è favorita da due cause:

- dall'effetto elettronattrattore dell'O del gruppo C = O che indebolisce il legame O – H;
- dalla stabilizzazione per risonanza dello *ione carbossilato* (R–COO⁻), che è in realtà un ibrido di risonanza tra due forme limite:

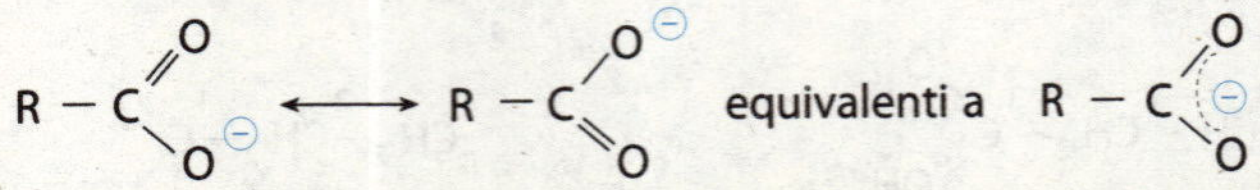

Pur essendo più acidi dell'acqua e dell'acido carbonico (H_2CO_3), tutti gli acidi carbossilici sono acidi deboli ($K_a \approx 10^{-4} - 10^{-5}$).

Gli acidi carbossilici si possono ottenere per ossidazione delle aldeidi (§ 8.9.3). Al contrario, trattando un acido con un riducente blando è possibile ottenere l'aldeide corrispondente; trattando l'acido con un riducente forte si ottiene invece l'alcol primario.

In quale sostanza di origine naturale possiamo trovare acido etanoico?

Acido etanoico è il nome IUPAC dell'acido carbossilico a 2 atomi di carbonio, di formula CH_3–CO-OH, chiamato comunemente acido acetico.
È molto diffuso in natura come intermedio di numerose reazioni biochimiche ed è presente in particolare nell'aceto, come prodotto della fermentazione operata a partire dall'etanolo da batteri del genere *Acetobacter*. Viene utilizzato come regolatore di acidità nell'industria alimentare; è impiegato come reagente nella produzione delle colle da legno (come acetato di polivinile) oltre che di molte fibre sintetiche.

L'acido citrico è molto diffuso in natura, in particolare nel succo di limone; è anche utilizzato nell'industria alimentare, come acidulante e conservante, con la sigla E 330. Il nome IUPAC di questa sostanza è acido 3-carbossi-3-idrossi-1,5-pentandioico e la formula di struttura è indicata sotto. Qual è la formula bruta di questo composto?

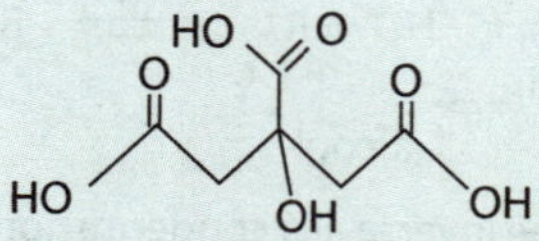

Nella formula di struttura proposta, la catena degli atomi carbonio è rappresentata da una linea spezzata dove ogni vertice è un atomo di carbonio, gli atomi di idrogeno non sono indicati, mentre sono scritti solo i legami doppi e gli atomi diversi dal carbonio.
Dalla formula di struttura dell'acido citrico si può vedere che è formato da 6 atomi di carbonio, 7 atomi di ossigeno e 8 atomi di idrogeno (4 indicati e 4 sottintesi), la formula bruta sarà quindi $C_6H_8O_7$.

Acidi grassi

Gli acidi grassi sono acidi carbossilici caratterizzati da una lunga catena idrocarburica lineare (più di 8 C) che può essere satura o insatura.

n° C	Nome IUPAC	Nome d'uso	Formula
		Acidi grassi saturi	
12	*n*-dodecanoico	laurico	$CH_3–(CH_2)_{10}–COOH$
14	*n*-tetradecanoico	miristico	$CH_3–(CH_2)_{12}–COOH$
16	*n*-esadecanoico	palmitico	$CH_3–(CH_2)_{14}–COOH$
18	*n*-ottodecanoico	stearico	$CH_3–(CH_2)_{16}–COOH$
		Acidi grassi insaturi	
16	*cis*-9-esadecenoico	palmitoleico	$CH_3–(CH_2)_5–CH{=}CH–(CH_2)_7–COOH$
18	*cis*-9-ottadecenoico	oleico	$CH_3–(CH_2)_7–CH{=}CH–(CH_2)_7–COOH$
18	*cis, cis*-9, -12-ottadeca-dienoico	linoleico	$CH_3–(CH_2)_4–(CH{=}CH–CH_2)_2–(CH_2)_6–COOH$
18	*cis, cis, cis*-9, -12, -15 -ottadecatrienoico	linolenico	$CH_3–CH_2–(CH{=}CH–CH_2)_3–(CH_2)_6–COOH$

CHIMICA

8.9.5 | Esteri

Gli esteri hanno formula generale: 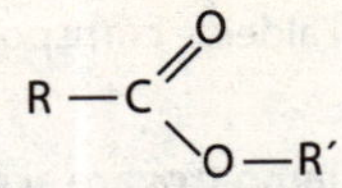

Sono formalmente derivati dagli acidi per sostituzione del gruppo –OH con un gruppo –OR,′ detto *gruppo alcossidico.*

Il nome di un estere si ricava dal nome dell'acido sostituendo la desinenza *-ico* con la desinenza *-ato*, seguito dal nome del radicale R′ del gruppo alcossidico –OR′.

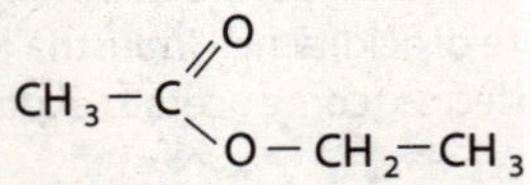
acetato di etile o etanoato di etile

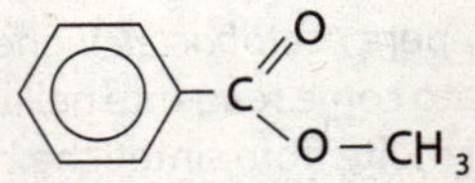
benzoato di metile

Gli esteri si ottengono mediante una reazione di attacco nucleofilo di un alcol su un acido carbossilico (in presenza di un catalizzatore acido), detta *esterificazione*. È una reazione di *condensazione* tra due composti con eliminazione di una molecola d'acqua:

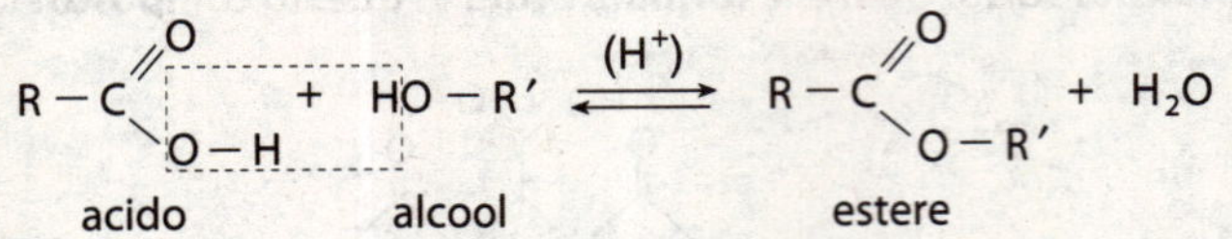

La reazione è reversibile: la reazione inversa alla condensazione è l'*idrolisi*. Idrolizzando un estere si ottengono l'acido e l'alcol di partenza. Molto importanti sono gli esteri del glicerolo con gli acidi grassi, detti *trigliceridi* (si veda la parte di Biologia, cap. 1).

8.9.6 | Anidridi

Le anidridi hanno formula generale: 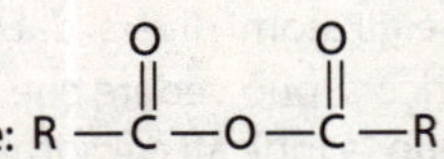

Il nome di un'anidride deriva da quello dell'acido corrispondente sostituendo la parola *acido* con la parola *anidride*.

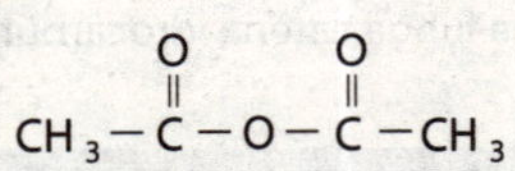
anidride acetica

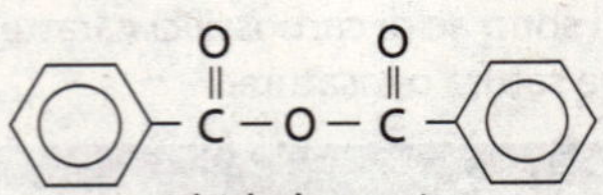
anidride benzoica

Le anidridi si preparano per condensazione tra acidi carbossilici, secondo la reazione:

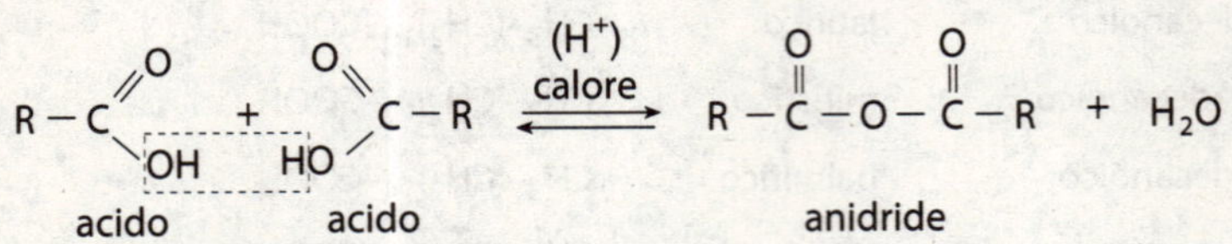

La reazione è reversibile: idrolizzando le anidridi si ottengono gli acidi di partenza.

8.9.7 | Ammine

Le ammine sono formalmente derivati organici dell'ammoniaca (NH_3) ottenuti sostituendo uno o più atomi di idrogeno con altrettanti gruppi alchilici o arilici.

Si hanno quindi tre gruppi di ammine aventi formula generale:

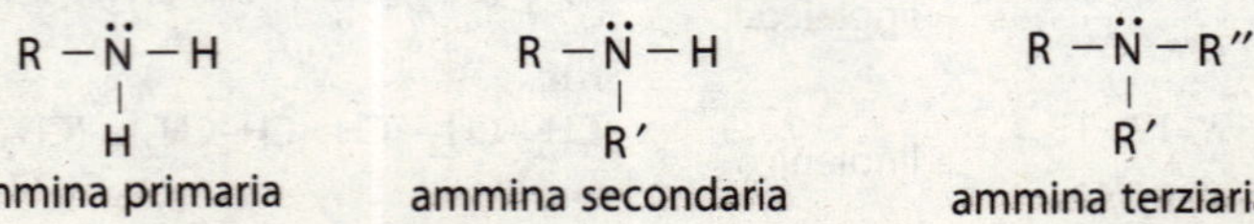

PARTE QUARTA

Esistono inoltre i *sali di ammonio quaternari*, la cui formula è riportata sotto, formalmente considerabili analoghi organici dello ione ammonio (NH_4^+).

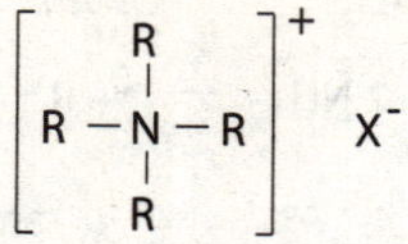

L'ammina più importante dal punto di vista commerciale è l'*anilina*, preparata industrialmente per riduzione del nitrobenzene e utilizzata soprattutto per la preparazione di coloranti, smalti e vernici. Molti composti di notevole importanza biologica, tra cui la serotonina (un neurotrasmettitore) e la morfina sono ammine.

Le ammine sono molecole polari che possono formare legami a idrogeno con se stesse (a esclusione di quelle terziarie) e con l'acqua. Il legame a idrogeno nelle ammine è però meno forte che negli alcoli perché l'N è meno elettronegativo dell'O; di conseguenza le ammine:

- hanno punti di fusione ed ebollizione più elevati di quelli degli idrocarburi di uguale PM, anche se inferiori a quelli degli alcoli corrispondenti;
- sono solubili in acqua quando la catena carboniosa non supera i 5 C.

Il doppietto elettronico libero presente sull'azoto spiega le proprietà basiche delle ammine (sono basi più deboli degli idrossidi alcalini, ma più forti dell'acqua), che possono acquistare ioni H^+ dall'acqua secondo la reazione:

$$R-NH_2 + H_2O \rightleftarrows R-NH_3^+ + OH^-$$

Scrivere la formula di struttura dei seguenti composti:

1. **2 pentanone**
2. **acido butanoico**
3. **dietilammina**
4. **propil, metil etere**

1. Chetone a 5 atomi di C, con gruppo C=O in posizione 2:

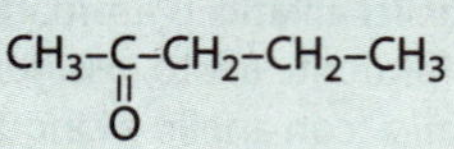

2. Acido organico a 4 atomi di C: 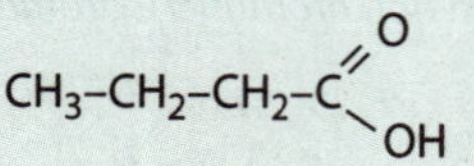

3. Derivato dell'ammoniaca in cui 2 atomi H sono sostituiti da altrettanti gruppi etilici (il nome IUPAC è N-etil-etilammina): $CH_3-CH_2-NH-CH_2-CH_3$
4. Etere contenente un gruppo propilico e un gruppo metilico (il nome IUPAC è etossimetano):

$$CH_3-CH_2-CH_2-O-CH_3$$

8.9.8 | Ammidi

Le ammidi hanno formula generale: 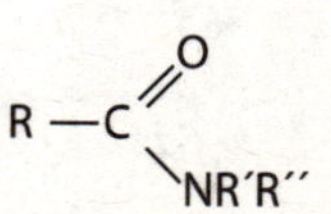

dove: R′, R′′= H o gruppo alchilico.

Sono formalmente derivate dagli acidi per sostituzione del gruppo –OH di un acido carbossilico con un gruppo $-NH_2$ (gruppo amminico), oppure –NHR (ammina primaria) o –NR′R′′(ammina secondaria).

Il nome si ricava sostituendo la desinenza *-oico* dell'acido con la desinenza *-ammide*.

Le ammidi si ottengono da una reazione di condensazione tra un acido carbossilico (o un suo derivato, come un estere o un'anidride) e l'ammoniaca (o un'ammina primaria o secondaria).

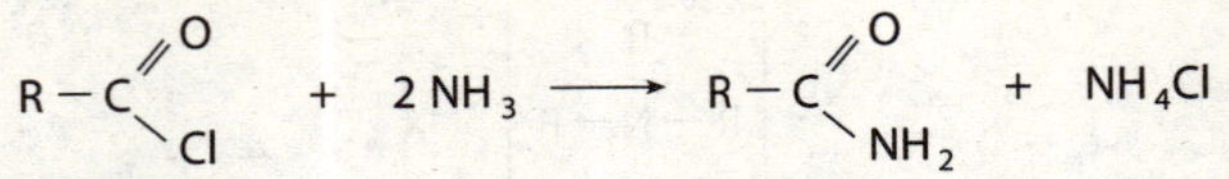

cloruro acilico ammide

La reazione è reversibile: vengono idrolizzate in ambiente basico o acido liberando l'acido carbossilico corrispondente e ammoniaca, o ione ammonio, rispettivamente.

Nitrili (o cianuri)

I nitrili hanno formula generale R–C≡N e sono formalmente derivati dall'acido cianidrico (HCN) per sostituzione dell'atomo di H con un gruppo alchilico o arilico; il gruppo funzionale è il gruppo –C≡N, detto gruppo *ciano* o *nitrile*; la desinenza caratteristica della classe è *-nitrile*.

$CH_3-CH_2-CH_2-C\equiv N$ butanonitrile o cianuro di propile

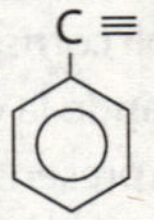

benzonitrile o cianuro di fenile

Indicare a quale classe appartiene e come è denominato ognuno dei composti elencati.

1. $CH_3–CH_2–O–CH_2–CH_3$ **2.** $C_2H_5–COO–CH_3$

3. $CH_3–NH–CH_2CH_3$ **4.** $CH_3–CHOH–CH_2–CH_2–CH_3$

1. Eteri: dietiletere.
2. Esteri: etanoato di metile (o acetato di metile).
3. Ammine: metil etil ammina (N-metil-etanammina).
4. Alcoli: 2-pentanolo.

8.9.9 | Eterocicli (o composti eterociclici)

Gli eterocicli sono composti organici ciclici alifatici o aromatici, in cui l'anello contiene uno o più atomi diversi dal carbonio (*eteroatomi*), generalmente azoto, ossigeno o zolfo.

Gli eterocicli più comuni sono *pentatomici* (con anello a cinque atomi) ed *esatomici* (con anello a sei atomi). In base alla struttura si dividono in *non aromatici* e *aromatici*.

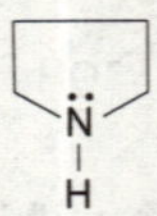

pirrolidina

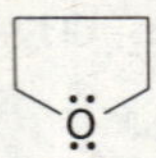

tetraidrofurano

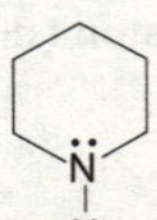

piperidina

La pirrolidina, il tetraidrofurano e la piperidina sono eterocicli non aromatici.

Gli eterocicli non aromatici hanno proprietà chimico-fisiche analoghe a quelle dei corrispondenti composti non ciclici in cui l'eteroatomo è legato a due gruppi alchilici.

Gli eterocicli più importanti sono quelli aromatici.

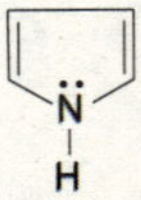

pirrolo

furano

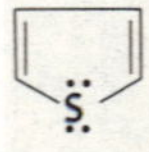

tiofene

pentatomici

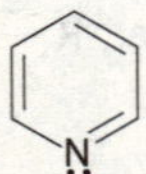

piridina

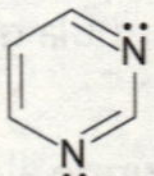

pirimidina

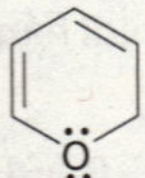

α - pirano

esatomici

In genere, gli eterocicli aromatici danno reazioni di sostituzione elettrofila, come il benzene.

Oltre agli eterocicli formati da un solo anello (monociclici), esistono anche gli eterocicli formati da due o più anelli condensati (policiclici).

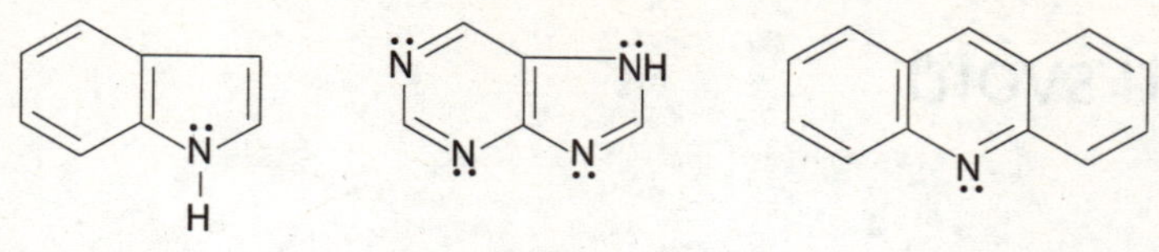

Molti eterocicli hanno enorme importanza biologica e farmacologica: contengono anelli eterociclici, per esempio, la caffeina, la nicotina, la cocaina, l'istamina (responsabile delle manifestazioni allergiche), alcuni amminoacidi, molti coenzimi e le basi azotate degli acidi nucleici (DNA e RNA).

Quadro riassuntivo delle principali classi di composti organici

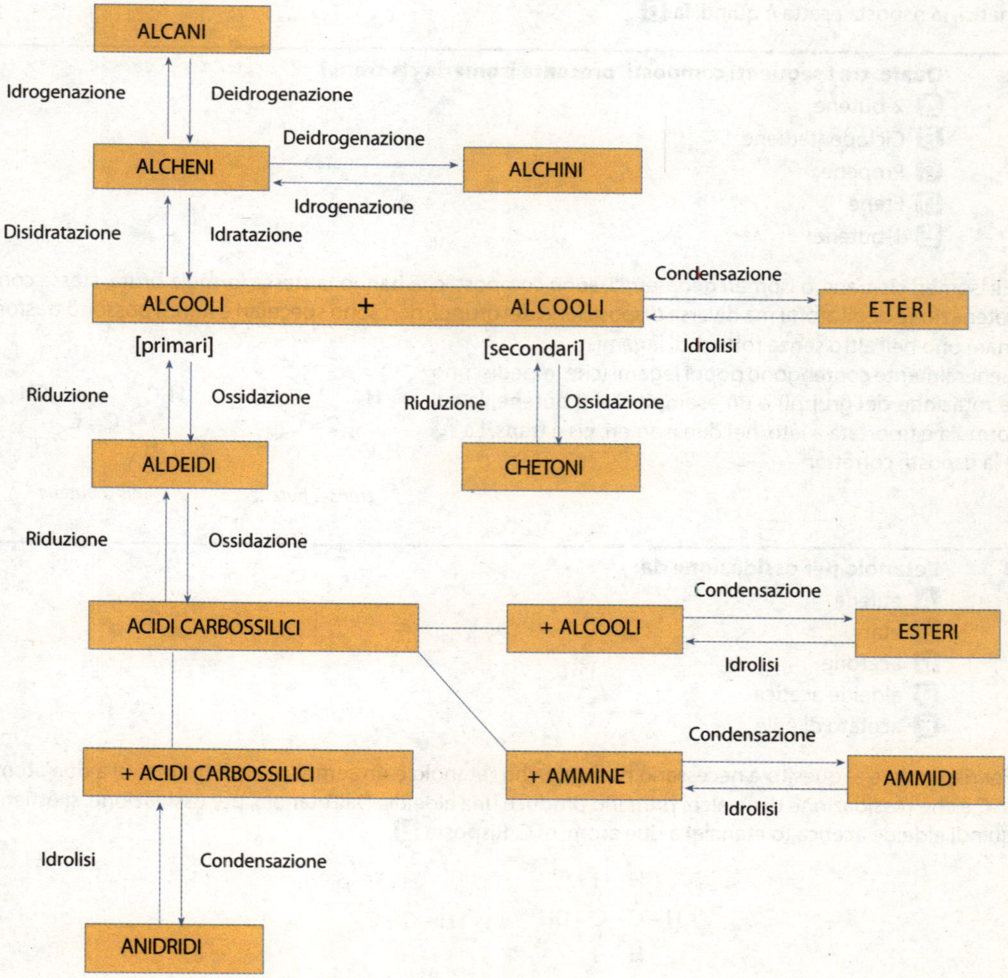

Quesiti svolti

1 **Il petrolio è:**

- **A** un idrocarburo particolare
- **B** una miscela di composti inorganici
- **C** una miscela di idrocarburi
- **D** una soluzione di benzene
- **E** una miscela di alcani diversi

Il termine petrolio non indica uno specifico idrocarburo, bensì una miscela di idrocarburi alifatici e aromatici, la risposta esatta è quindi la **C**.

2 **Quale, tra i seguenti composti, presenta isomeria cis-trans?**

- **A** 2-butene
- **B** Ciclopentadiene
- **C** Propene
- **D** Etene
- **E** 1-butene

Gli isomeri cis-trans, o isomeri geometrici, sono composti che hanno la stessa formula bruta, stessa concatenazione degli atomi ma diversa disposizione dei gruppi, non sono speculari e non si possono trasformare uno nell'altro senza rottura di legami.
Generalmente contengono doppi legami (che impediscono la rotazione dei gruppi) e un esempio è il 2-butene, la cui formula è riportata a lato, nei due isomeri, cis e trans. La **A** è la risposta corretta.

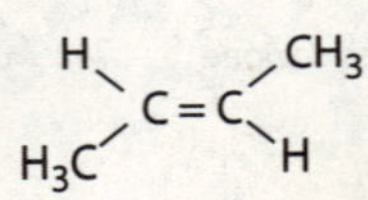

trans-2 butene

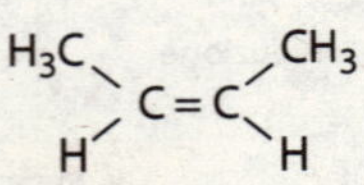

cis-2 butene

3 **L'etanolo per ossidazione dà:**

- **A** etilene
- **B** etano
- **C** acetone
- **D** aldeide acetica
- **E** acetato di etile

Per rispondere al quesito è necessario ricordare che l'etanolo è un semplice alcol (primario) a due atomi di C e che l'ossidazione di un alcol primario produce una aldeide. Dall'etanolo, per ossidazione, si ottiene quindi aldeide acetica (o etanale) a due atomi di C. Risposta **D**.

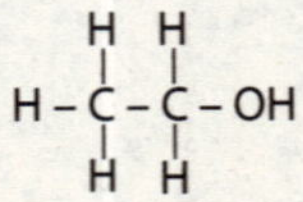

etanolo

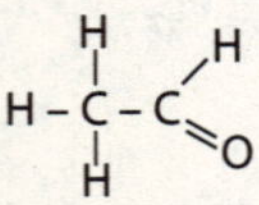

aldeide acetica

4 **L'acetone è:**

- **A** un acido impiegato per pulire le unghie
- **B** un chetone molto semplice
- **C** la più semplice aldeide
- **D** il prodotto di riduzione di un acido
- **E** un solvente inorganico

L'acetone è un chetone molto semplice, di formula CH_3–CO–CH_3; risposta **B**.

5 **Gli alcoli sono:**

- **A** idrocarburi ciclici
- **B** composti organici contenenti il gruppo $-NH_2$
- **C** sali dell'acido pimelico
- **D** composti organici contenenti il gruppo –OH
- **E** sostanze a carattere basico

La classe degli alcoli comprende derivati degli idrocarburi caratterizzati dalla presenza nella molecola del gruppo ossidrilico (–OH); risposta **D**.

6 **Quale delle seguenti affermazioni è FALSA?**

- **A** La molecola del butano ha massa minore della molecola dell'alcol butilico
- **B** L'alcol butilico ha 4 atomi di C
- **C** Il butano è un alcano
- **D** Nel butano e nell'alcol butilico tutti gli atomi di carbonio hanno ibridazione sp^3
- **E** Tra una molecola di butano e una di alcol butilico si formano legami a idrogeno

Il butano è l'alcano a 4 atomi di C, e ha formula bruta C_4H_{10}; l'alcol butilico, o butanolo, deriva dal butano per sostituzione di un H con un gruppo –OH, e ha formula bruta $C_4H_{10}O$; le alternative **A**, **B** e **C** sono quindi corrette. È vero anche che nel butano e nel butanolo, essendo presenti solo legami semplici, gli atomi di C hanno ibridazione sp^3; l'affermazione falsa, risposta corretta al quesito è la **E**: tra le molecole di butano e alcol butilico non si formano legami a idrogeno, perché la differenza di elettronegatività fra H e C nel butano non è abbastanza elevata da permettere la formazione di questo tipo di legame.

7 **A quale delle seguenti formule corrisponde l'etanale?**

- **A** $H_2C=O$
- **B** CH_3–CH_2–CHO
- **C** CH_3–CH_2–CH_2–CHO
- **D** CH_3–CO–CH_3
- **E** CH_3–CHO

Come si deduce dal prefisso *et-* e dalla desinenza *-ale*, l'*etanale* è un'aldeide a due atomi di C. Ricordando che il gruppo funzionale delle aldeidi è –CHO, si deduce che la formula dell'etanale è CH_3–CHO; risposta **E**.

8 **La molecola dei chetoni è caratterizzata dal gruppo:**

- **A** ossidrilico
- **B** carbonilico
- **C** ammidico
- **D** carbammilico
- **E** carbossilico

CHIMICA

I composti appartenenti alla classe dei chetoni sono caratterizzati dalla presenza, nella molecola, del gruppo $>C=O$, detto *carbonilico*; la risposta esatta è quindi la **B**.

---

9 Per quale motivo gli alcheni sono più reattivi degli alcani?

- **A** Per la presenza nella molecola del legame tra carbonio e gruppo ossidrilico
- **B** Per la presenza nella molecola del legame doppio tra carbonio e ossigeno
- **C** Per la presenza nella molecola del legame doppio tra carbonio e idrogeno
- **D** Per la presenza nella molecola del legame doppio tra atomi di carbonio
- **E** Per la presenza nella molecola del legame semplice tra atomi di carbonio

Gli alcheni sono più reattivi degli alcani perché contengono almeno un doppio legame fra atomi di carbonio; risposta **D**. Gli elettroni del doppio legame formano una nuvola elettronica che può essere attaccata da reagenti elettrofili (che appunto "cercano elettroni"), come per esempio gli ioni H^+ degli acidi. In queste reazioni si rompe il doppio legame fra due atomi di carbonio e si creano legami fra i due C e gli atomi entranti (reazione di addizione).

---

10 Quale dei seguenti composti è un acido carbossilico?

- **A** $HCOOH$
- **B** $CH_3–CH_2–CHO$
- **C** $CH_3–CH_2–SH$
- **D** $CH_3–CO–CH_3$
- **E** $CH_3–CH_2–CH_2OH$

Un acido carbossilico è un composto che contiene il gruppo –COOH, la cui struttura è riportata a lato. L'unico composto di questo tipo, fra quelli proposti, è l'acido formico, di formula HCOOH; risposta **A**.

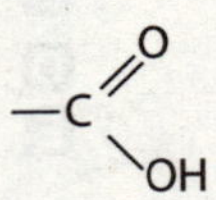

---

11 Quale dei seguenti composti possiede nella molecola non più di un atomo di ossigeno?

- **A** Alcol etilico
- **B** Glicole
- **C** Acido acetico
- **D** Diidrossichetone
- **E** Dialdeide

L'alcol etilico deriva dall'etano per sostituzione di un H con un gruppo –OH; il glicole è un diolo, cioè un alcol con due gruppi –OH; l'acido acetico è l'acido organico a due atomi di C e come tutti i composti di questo tipo è caratterizzato dal gruppo carbossilico –COOH; un diidrossichetone contiene il gruppo carbonilico ($>C=O$), proprio dei chetoni e delle aldeidi, e due gruppi ossidrilici (–OH); una dialdeide, infine, contiene due gruppi carbonilici. Si deduce che tutti i composti proposti dal quesito, tranne l'alcol etilico, contengono più di un atomo di ossigeno; la risposta esatta è quindi la **A**.

---

12 La reazione fra un acido carbossilico e un alcol con eliminazione di acqua produce:

- **A** un estere
- **B** un etere
- **C** una anidride
- **D** un acido bicarbossilico
- **E** un chetone

La reazione fra un acido carbossilico e un alcol è una condensazione che produce un estere e acqua; risposta **A**.

13 **I composti eterociclici sono:**

- **A** molecole formate da più anelli diversi
- **B** composti ciclici che contengono nel loro anello (o anelli) anche atomi diversi dal C
- **C** derivati del benzene che hanno un gruppo funzionale attaccato all'anello
- **D** composti formati dagli stessi anelli disposti in modo diverso
- **E** composti contenenti elementi radioattivi

I composti eterociclici sono composti organici ciclici, alifatici o aromatici, in cui l'anello contiene uno o più atomi diversi dal carbonio, generalmente azoto, ossigeno o zolfo. Risposta **B**.

14 **Le ammine:**

- **A** sono basiche perché l'azoto ha un doppietto elettronico disponibile
- **B** sono acide perché hanno due idrogeni sull'azoto
- **C** non sono né basiche né acide perché il doppietto elettronico non condiviso stabilizza il gruppo amminico
- **D** possono dare anidridi
- **E** nessuna delle precedenti risposte è corretta

Le ammine sono composti organici che si possono considerare derivati dell'ammoniaca (NH_3), ottenuti per sostituzione di uno, due o tutti e tre gli idrogeni con gruppi alchilici. La presenza di un doppietto elettronico disponibile sull'azoto rende basici questi composti; il doppietto infatti può essere utilizzato per formare un legame dativo con uno ione H^+ ceduto da una molecola di H_2O.

La risposta corretta è la **A**.

15 **Quale dei seguenti fenoli ha forza acida maggiore in soluzione acquosa?**

- **A** p-clorofenolo
- **B** Fenolo
- **C** p-etilfenolo
- **D** p-nitrofenolo
- **E** p-cresolo (p-metilfenolo)

I fenoli sono sostanze derivate dagli idrocarburi aromatici per sostituzione di uno o più atomi di idrogeno con gruppi ossidrile (–OH). A differenza degli alcoli, con cui condividono il gruppo funzionale ossidrilico, i fenoli sono acidi, e questo accade perché l'anione che si forma per perdita dell'idrogeno del gruppo –OH è particolarmente stabile, dato che la carica negativa è dispersa, per risonanza, su tutto l'anello aromatico.

L'acidità dei fenoli aumenta in presenza di gruppi sostituenti elettronattrattori, come gli alogeni (fluoro, cloro, bromo, iodio), il gruppo nitro (NO_2), il gruppo nitrile ($C\equiv N$), i doppi e tripli legami carbonio-carbonio, perché tali gruppi migliorano l'effetto di dispersione della carica negativa dell'anione. Diversamente, i gruppi elettronrepulsori, come i gruppi alchilici, i gruppi ossidrile (OH) e alcossile (OR), i gruppi amminici (NH_2, NHR, NR_2), i gruppi tiolo (SH) e mercapto (SR), diminuiscono l'acidità.

Fra i composti proposti dal quesito, il p-nitrofenolo e il p-clorofenolo contengono gruppi elettronattrattori; dato che il gruppo nitro presenta, fra i due, un maggior effetto elettronattrattore, si deduce che il composto con maggior forza acida è il p-nitrofenolo, risposta **D**.

9 | Composti organici di interesse biologico

I composti più importanti dal punto di vista biologico, detti anche **biomolecole**, appartengono a quattro classi: **carboidrati**, **proteine**, **acidi nucleici** e **lipidi**.

I composti compresi nelle prime tre classi sono polimeri formati da unità più semplici: i carboidrati, in particolare i polisaccaridi, sono polimeri di monosaccaridi, le proteine sono polimeri di amminoacidi e gli acidi nucleici sono polimeri di nucleotidi. La classe dei lipidi comprende invece composti di struttura chimica eterogenea, accomunati principalmente dalle caratteristiche fisiche simili.

9.1 | Carboidrati

I carboidrati (detti anche *saccaridi*, *glucidi* o *zuccheri*) sono composti ternari contenenti carbonio, ossigeno e idrogeno. Gli atomi di H e O si trovano nello stesso rapporto che nell'acqua (da cui il nome carboidrati, ovvero idrati di carbonio) e possono perciò essere indicati con la formula generale $C_n (H_2O)_m$, dove $m \leq n$.

> ✔ I carboidrati contengono vari gruppi alcolici e un gruppo aldeidico (negli *aldosi*) oppure chetonico (nei *chetosi*); possono perciò essere considerati *poliidrossialdeidi* o *poliidrossichetoni*.

Contenendo uno o più atomi di carbonio asimmetrici sono composti otticamente attivi.

La desinenza caratteristica della classe è *-osio* o *-oso*.

In base alla loro struttura i carboidrati vengono suddivisi in:

- *monosaccaridi* (o zuccheri semplici): non possono essere ulteriormente idrolizzati a dare zuccheri più semplici;
- *disaccaridi*: forniscono per idrolisi due molecole di monosaccaridi;
- *oligosaccaridi*: forniscono per idrolisi da tre a dieci molecole di monosaccaridi;
- *polisaccaridi*: forniscono per idrolisi un numero elevato di molecole di monosaccaridi (superiore a 100).

9.1.1 | Monosaccaridi

I monosaccaridi vengono suddivisi in aldosi e chetosi; in base al numero di atomi di carbonio presenti nella molecola possono essere anche suddivisi in:

- *triosi*: a 3 atomi di carbonio
- *pentosi*: a 5 atomi di carbonio
- *tetrosi*: a 4 atomi di carbonio
- *esosi*: a 6 atomi di carbonio

CHIMICA

Possono essere considerati derivati del benzene anche i composti aromatici policiclici formati da due o più anelli benzenici condensati o concatenati.

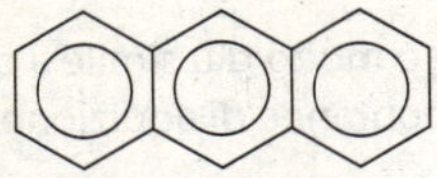

antracene

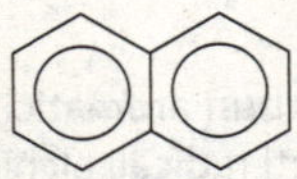

naftalene

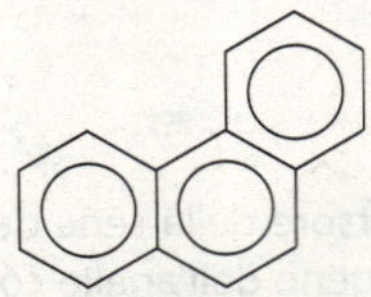

fenantrene

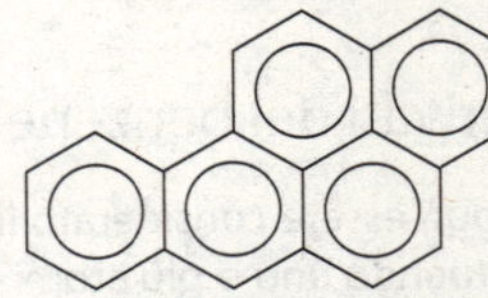

benzopirene

La naftalina è una sostanza utilizzata come insetticida, in particolare contro le tarme. A quale classe di composti chimici appartiene? Qual è la sua formula chimica?

La naftalina, il cui nome corretto è naftalene, è un idrocarburo aromatico policiclico; la sua molecola è formata da due anelli benzenici fusi, come indicato dalla formula:

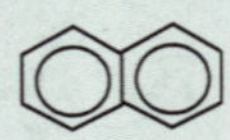

L'esposizione eccessiva a questa sostanza provoca la distruzione dei globuli rossi e causa sintomi di nausea, vomito e diarrea; è inoltre sospettata di avere effetto cancerogeno.

8.7.2 | Proprietà fisiche degli idrocarburi aromatici

Gli idrocarburi aromatici sono composti apolari e hanno quindi proprietà fisiche analoghe a quelle degli altri idrocarburi:

- sono insolubili in acqua e solubili nei più comuni solventi organici apolari;
- sono meno densi dell'acqua;
- il punto di fusione e quello di ebollizione aumentano all'aumentare del numero di atomi di carbonio della molecola;
- a temperatura ambiente il benzene e i suoi analoghi sono liquidi, mentre i derivati policiclici sono in genere solidi con tendenza a sublimare.

8.7.3 | Proprietà chimiche degli idrocarburi aromatici

La presenza della nuvola di elettroni π delocalizzati rende il benzene un centro ricco di elettroni che si comporta come un *reagente nucleofilo* (base di Lewis) e tende quindi a reagire con i reagenti elettrofili (acidi di Lewis). Contrariamente agli idrocarburi insaturi, però, il benzene e i suoi derivati non danno reazioni di addizione elettrofila, bensì di **sostituzione elettrofila** che consentono il mantenimento del sestetto aromatico.

La reazione di sostituzione elettrofila è una delle reazioni di sintesi più importanti della chimica organica e prende nomi diversi a seconda del reagente inserito. Se il reagente non è un elettrofilo sufficientemente reattivo, occorre utilizzare un catalizzatore in grado di renderlo tale.

Reazioni di questo tipo sono, per esempio, la nitrazione e l'alogenazione. La prima è la reazione con acido nitrico (presente in miscela con acido solforico), che ha come risultato la sostituzione di un atomo di idrogeno con un gruppo NO_2; la seconda è la reazione con un cloruro, che porta alla sostituzione di un atomo di idrogeno del benzene con un atomo di cloro.

Nitrazione e alogenazione

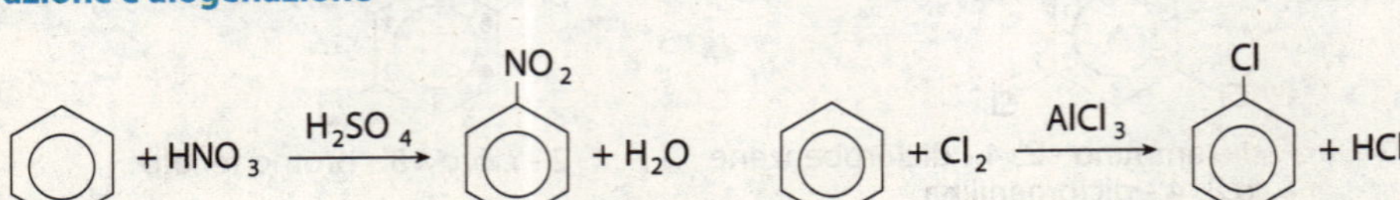

Il più importante aldoesoso è il **glucosio** (o destrosio). Altri aldoesosi abbondanti in natura sono il galattosio e il mannosio. L'unico chetoesoso abbondante in natura, in particolare nella frutta, è il **fruttosio** (o levulosio). Gli aldopentosi più importanti sono il **ribosio** e il **desossiribosio**, costituenti degli acidi nucleici (§ 9.4) e di altre biomolecole.

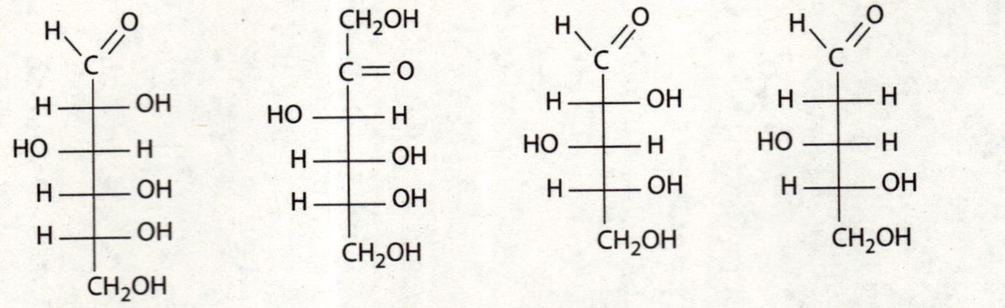

(+) glucosio — (–) fruttosio — (–) ribosio — (–) 2 desossiribosio

In questo tipo di formula, detta *formula* o *proiezione di Fischer*, la molecola viene rappresentata come catena lineare. La catena carboniosa viene scritta in verticale, con l'atomo di carbonio più ossidato in alto e quello più ridotto in basso; all'incrocio fra i tratti orizzontali e quelli verticali si trovano atomi di C che non vengono indicati, ma sono sottintesi.

Ciclizzazione dei monosaccaridi

Alcune proprietà chimiche dei monosaccaridi non possono essere giustificate da questa struttura lineare (il glucosio, per esempio, non dà alcune reazioni tipiche delle aldeidi). In realtà, i monosaccaridi in soluzione acquosa tendono a dare una reazione di ciclizzazione intramolecolare, che coinvolge il gruppo aldeidico (o chetonico) e il gruppo ossidrilico legato al C4 o al C5, che porta alla formazione di un *emiacetale ciclico*.

Il legame che si realizza tramite l'atomo di O viene detto *ponte glicosidico*. La ciclizzazione può dar luogo a due diverse strutture, chiamate *anomeri*, che differiscono solo per la posizione del gruppo –OH legato al C1 rispetto al piano dell'anello. Nell'*anomero* α l'ossidrile si trova al di sotto di tale piano, mentre nell'*anomero* β si trova al di sopra. Il C1, che nella forma emiacetalica diventa chirale, è detto *carbonio anomerico*. La reazione è una reazione di equilibrio, e quindi reversibile, ma l'equilibrio è normalmente spostato verso le forme emiacetaliche.

PARTE QUARTA

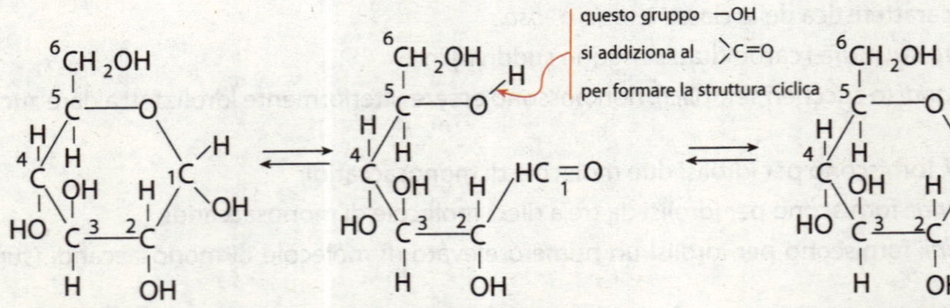

α - glucosio (forma semiacetalica) — forma aldeidica aciclica del (+) glucosio — β - glucosio (forma semiacetalica)

La miscela all'equilibrio di glucosio contiene il 36,4% dell'anomero α, il 63,6% dell'anomero β e solo lo 0,003% della forma aciclica.

Per azione di blandi ossidanti un aldoso subisce l'ossidazione del gruppo aldeidico potenziale (il gruppo sul C1) e viene trasformato nel corrispondente acido aldonico. I carboidrati che subiscono questo tipo di reazione (monosaccaridi adosi e alcuni disaccaridi) vengono detti *zuccheri riducenti*.

Per determinare il potere riducente di uno zucchero vengono effettuati saggi con composti ossidanti detti saggi di Tollens, Fehling e Benedict.

9.1.2 | Disaccaridi

I disaccaridi sono formati da due monosaccaridi uniti mediante un legame, detto *legame glicosidico*, tra il carbonio anomerico di un monosaccaride e un gruppo ossidrilico dell'altro.

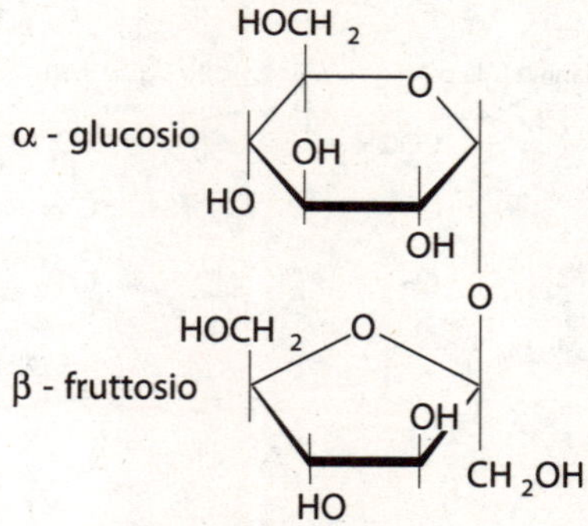

saccarosio

Il **saccarosio**, il comune zucchero da tavola, è uno zucchero non riducente perché entrambi gli atomi di carbonio anomerici partecipano al legame glicosidico e non ci sono gruppi aldeidici liberi. Il *lattosio*, invece, formato dall'unione di una molecola di α-glucosio con una di β-galattosio è uno zucchero riducente, perché il gruppo aldeidico del glucosio non è coinvolto nel legame glicosidico.

9.1.3 | Polisaccaridi

I polisaccaridi sono polimeri, ad alto peso molecolare, formati dall'unione di numerose molecole di monosaccaridi legate mediante legami glicosidici; fra i più importanti si ricordano l'amido, la cellulosa e il glicogeno (si veda a questo proposito il § 1.2.1, nella parte di Biologia).

9.2 | Amminoacidi, peptidi e proteine

9.2.1 | Amminoacidi

Gli amminoacidi sono composti bifunzionali contenenti i gruppi funzionali *amminico* ($-NH_2$) e *carbossilico* (–COOH).

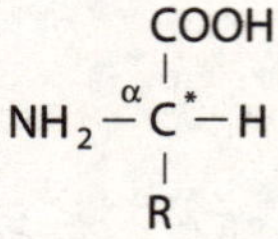

Gli amminoacidi naturali sono α-amminoacidi (il gruppo amminico è legato all'atomo di carbonio immediatamente adiacente al gruppo carbonilico) e hanno la formula generale riportata sopra; tranne la glicina (in cui R = H), tutti contengono almeno un atomo di carbonio chirale e sono quindi composti otticamente attivi.

In base alla natura del gruppo R che li differenzia, gli amminoacidi vengono suddivisi in:

- amminoacidi con R apolare;
- amminoacidi con R polare neutro;
- amminoacidi con R polare con carica – (acidi);
- amminoacidi con R polare con carica + (basici).

CHIMICA

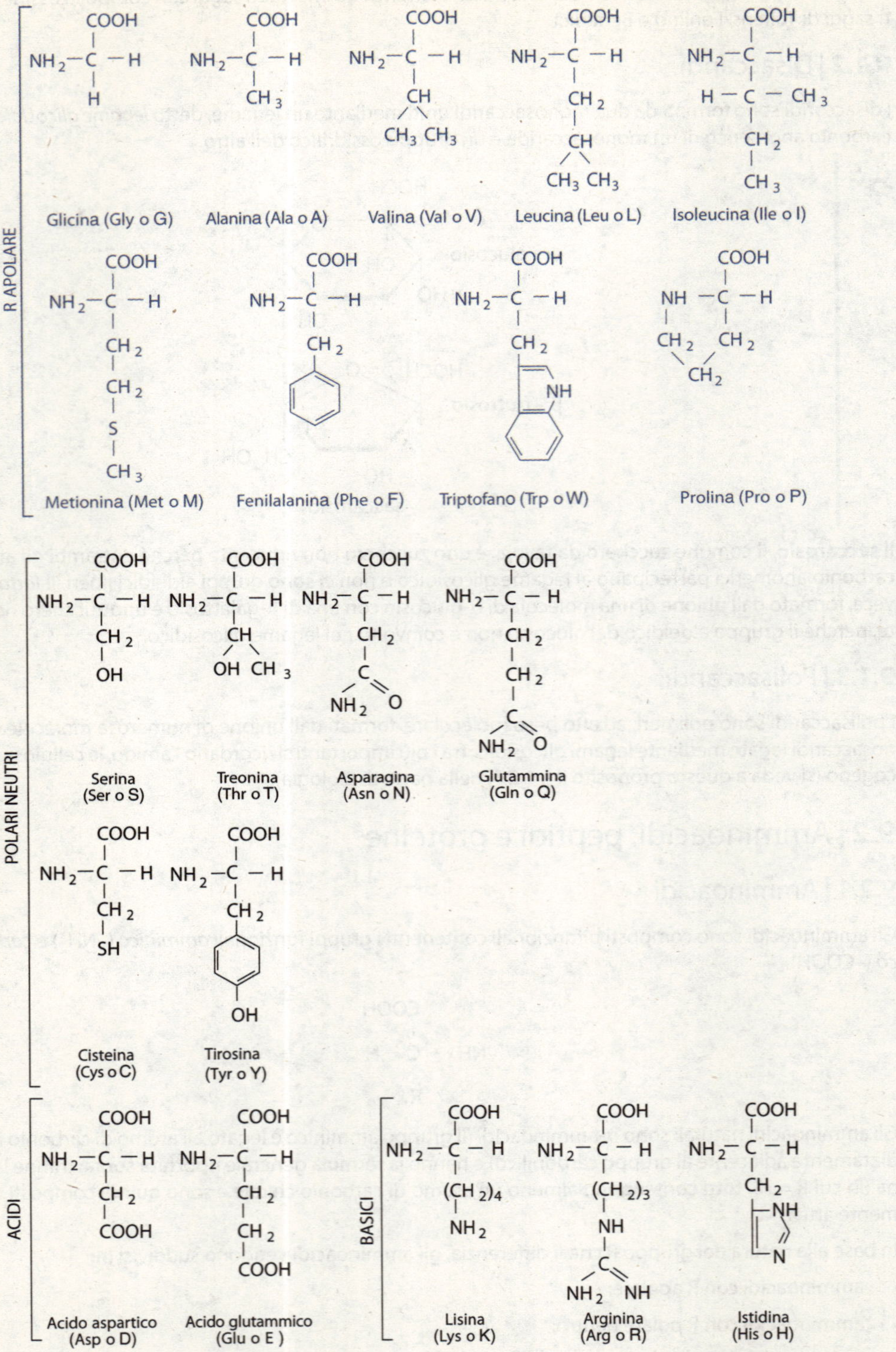
R APOLARE
Glicina (Gly o G)
Alanina (Ala o A)
Valina (Val o V)
Leucina (Leu o L)
Isoleucina (Ile o I)
Metionina (Met o M)
Fenilalanina (Phe o F)
Triptofano (Trp o W)
Prolina (Pro o P)
POLARI NEUTRI
Serina (Ser o S)
Treonina (Thr o T)
Asparagina (Asn o N)
Glutammina (Gln o Q)
Cisteina (Cys o C)
Tirosina (Tyr o Y)
ACIDI
Acido aspartico (Asp o D)
Acido glutammico (Glu o E)
BASICI
Lisina (Lys o K)
Arginina (Arg o R)
Istidina (His o H)

9.2.2 | Peptidi e proteine

Le **proteine** sono polimeri biologici risultanti dall'unione di 20 diversi amminoacidi (tutti appartenenti alla serie stechiometrica L).

Sono grosse molecole contenenti spesso alcune centinaia di amminoacidi, la varietà di combinazioni e strutture possibili è quindi enorme, come pure la varietà di funzioni specifiche. Anche i **peptidi** sono polimeri di amminoacidi, ma più semplici delle le proteine, contengono infatti fino a qualche decina di amminoacidi.

Chimicamente, peptidi e proteine sono poliammidi, risultanti dalla condensazione del gruppo amminico di un amminoacido con il gruppo carbossilico dell'amminoacido successivo; il legame ammidico che si forma prende il nome di *legame peptidico*:

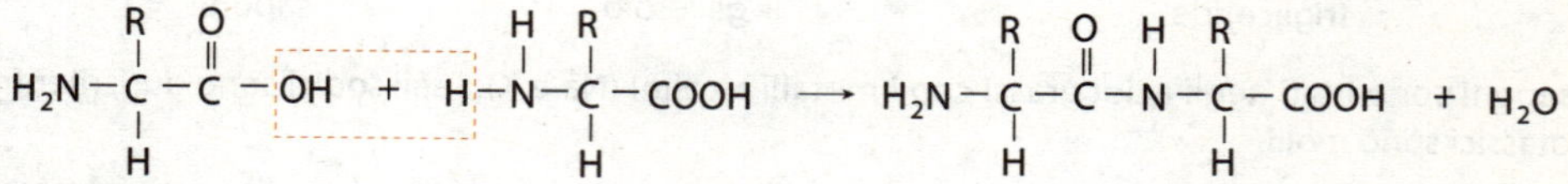

Il gruppo ammidico $-\overset{\displaystyle O}{\overset{\|}{C}}-NH-$ di una proteina viene comunemente chiamato *gruppo peptidico*. L'atomo di idrogeno legato all'azoto può formare legame a idrogeno con l'ossigeno di un altro gruppo carbonilico. Solitamente si parla di *oligopeptidi* quando contengono pochi amminoacidi (per convenzione da 2 a 10), di *polipeptidi* quando ne contengono più di 10, e di proteine quando la catena è formata da più di 100 amminoacidi (si veda anche il § 1.2.2 nella parte di Biologia).

9.3 | Lipidi

All'ampia classe dei lipidi appartengono sostanze piuttosto eterogenee dal punto di vista chimico, accomunate soprattutto dalla somiglianza delle proprietà fisiche, in particolare l'insolubilità in acqua e la solubilità nei solventi organici non polari.

I lipidi principali sono i *trigliceridi*, le *cere*, i *fosfolipidi* e gli *steroidi*. I lipidi che contengono solo carbonio, idrogeno e ossigeno (come trigliceridi e cere) sono detti lipidi *semplici*, mentre quelli che contengono anche altri elementi (come i fosfolipidi) sono detti lipidi *complessi*.

9.3.1 | Trigliceridi

I trigliceridi sono formalmente derivati da una reazione di esterificazione (§ 8.9.5) tra il glicerolo (alcol trivalente) e tre molecole di acidi grassi.

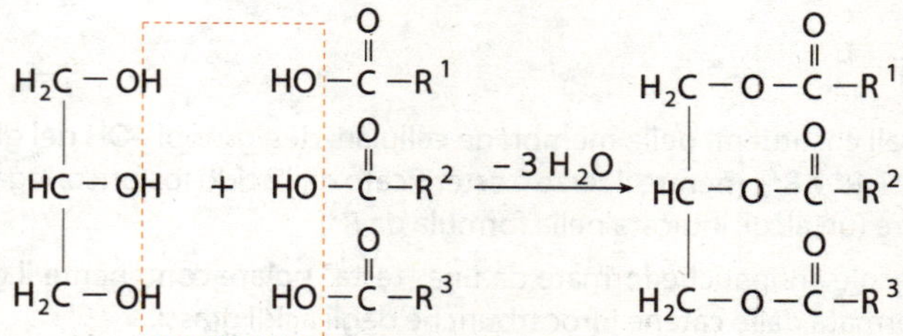

glicerolo acidi grassi trigliceride

I tre gruppi R possono essere uguali (trigliceridi *semplici*) o diversi (trigliceridi *misti*). Gli *oli* e i *grassi* sono miscele di trigliceridi; gli oli a temperatura ambiente sono liquidi e contengono acidi grassi insaturi, i grassi sono solidi e contengono acidi grassi saturi.

Gli acidi grassi contenuti nei trigliceridi hanno in genere catena lineare e numero pari di atomi di carbonio.

Saponi

La reazione di idrolisi basica di un trigliceride fornisce glicerolo e i sali degli acidi grassi e prende il nome di *saponificazione*.

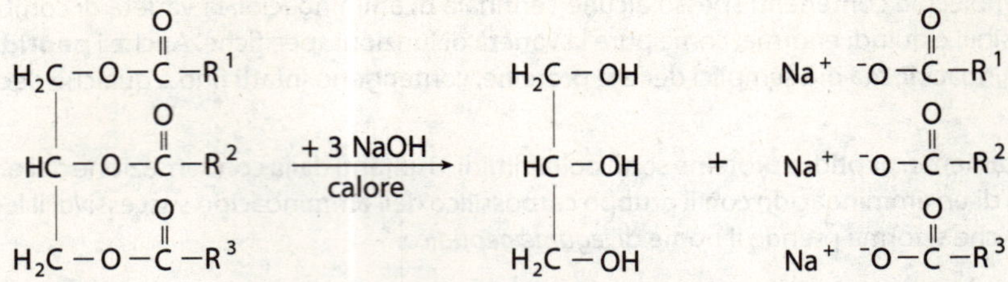

trigliceride — glicerolo — saponi

I saponi sono i sali degli acidi grassi con i metalli alcalini (Na e K). I sali sodici sono duri, mentre quelli potassici sono molli.

L'azione detergente dei saponi si spiega in base alla loro struttura *anfifilica* (o *anfipatica*), formata da una porzione idrofoba (il gruppo R) e una idrofila (il gruppo COO^-Na^+). Dispersi in acqua i saponi formano micelle, aggregati sferici nei quali le porzioni idrofobe sono rivolte all'interno e quelle idrofile all'esterno. Le particelle di sporco si sciolgono nella parte idrofoba interna, formando con le micelle un'emulsione che viene eliminata con il risciacquo.

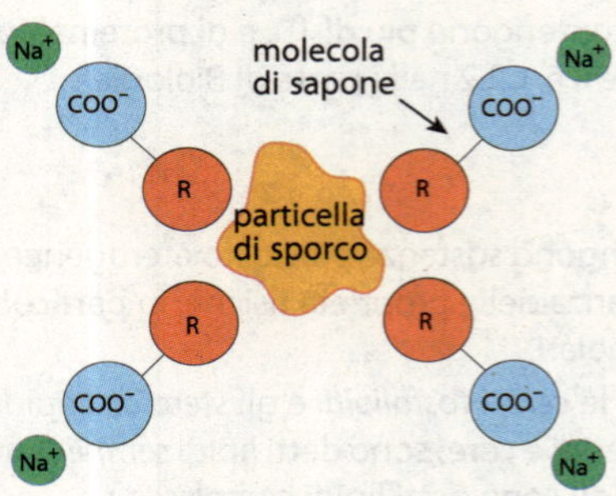

9.3.2 | Cere

Le cere sono esteri di acidi grassi con alcoli monovalenti a lunga catena. Si trovano nelle cuticole degli artropodi e dei vegetali; un rivestimento ceroso si trova, per esempio, su molte foglie e su frutti come mele, pere e prugne.

9.3.3 | Fosfolipidi

Nei fosfolipidi, principali costituenti delle membrane cellulari, due gruppi –OH del glicerolo sono esterificati da due acidi grassi (R^1 e R^2), mentre il terzo è esterificato dall'acido fosforico, legato a sua volta a una piccola molecola polare (un alcol, indicata nella formula da R^3).

I fosfolipidi sono molecole anfipatiche formate da una "testa" polare contenente il gruppo fosfato e da una "coda" idrofoba formata dalle catene idrocarburiche degli acidi grassi.

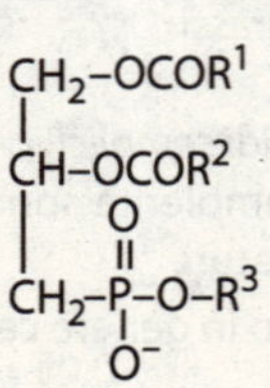

9.3.4 | Steroidi

Gli steroidi hanno una struttura base comune costituita da quattro anelli condensati.

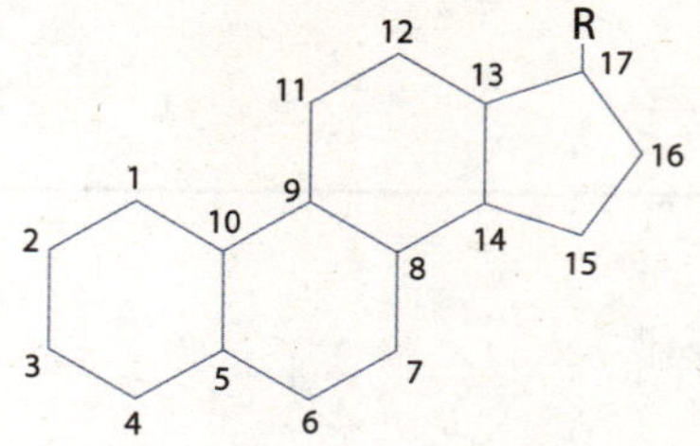

Ai quattro anelli possono essere legati vari sostituenti, portando a numerosi derivati caratterizzati da specifiche funzioni biologiche. Gli steroidi che legano un gruppo –OH in posizione 3 e una catena alifatica in posizione 17 sono detti *steroli*.

Lo sterolo più importante è il *colesterolo*, la cui struttura è riportata sotto.

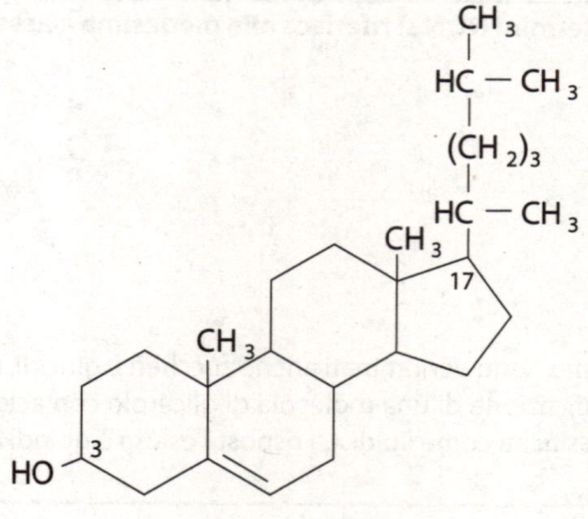

9.4 | Nucleotidi e acidi nucleici

Gli acidi nucleici, DNA (acido desossiribonucleico) e RNA (acido ribonucleico), rappresentano un'altra classe di polimeri biologicamente importanti e svolgono ruoli fondamentali nell'ereditarietà e nella sintesi proteica; possono essere considerati polimeri lineari di nucleotidi.

Per la trattazione di questo argomento si veda la parte di Biologia.

Indicare il polimero artificiale, fra i seguenti: gomma naturale, acido ribonucleico, DNA, cloruro di polivinile e albumina.

La gomma naturale si ottiene dal lattice della pianta tropicale *Hevea brasiliensis*. L'acido ribonucleico (RNA) è presente in tutte le cellule come mediatore dell'informazione genetica contenuta nel DNA. Il DNA è sede dell'informazione biologica in tutte le cellule. L'albumina è una proteina presente, fra l'altro, nel latte, nell'albume d'uovo e nel plasma sanguigno. Il cloruro di polivinile, detto anche polivinilcloruro, o PVC, è il polimero del cloruro di vinile (-C_2H_3Cl-). Questo polimero sintetico, quindi artificiale, è una delle materie plastiche più utilizzate nel mondo.

CHIMICA

Quesiti svolti

1 **Il saccarosio è:**

- **A** un disaccaride
- **B** un polialcol
- **C** un trigliceride
- **D** un monosaccaride
- **E** un polisaccaride

Il saccarosio è un disaccaride formato da una molecola di glucosio e una di fruttosio; risposta **A**.

2 **Quale dei seguenti termini NON si riferisce alla medesima classe di composti?**

- **A** Carboidrati
- **B** Idrati di carbonio
- **C** Zuccheri
- **D** Gliceridi
- **E** Glucidi

I carboidrati, o idrati di carbonio, sono denominati anche zuccheri o glucidi, mentre i gliceridi sono i composti che derivano dall'esterificazione di una molecola di glicerolo con acidi grassi a elevato numero di atomi di carbonio e sono classificati come lipidi. La risposta esatta è quindi la **D**.

3 **Glucosio e fruttosio:**

- **A** hanno diverso numero di atomi di C
- **B** hanno diverso gruppo funzionale
- **C** hanno diverso peso molecolare
- **D** sono entrambi disaccaridi
- **E** sono entrambi polisaccaridi

Glucosio e fruttosio sono due monosaccaridi a 6 atomi di C, con le formule di struttura indicate a lato, nella forma aperta.
I due zuccheri hanno lo stesso numero di atomi di carbonio e la stessa formula molecolare $C_6H_{12}O_6$, quindi anche lo stesso peso molecolare.
Si differenziano per il gruppo funzionale: aldeidico nel glucosio e chetonico nel fruttosio; la risposta corretta è quindi la **B**.

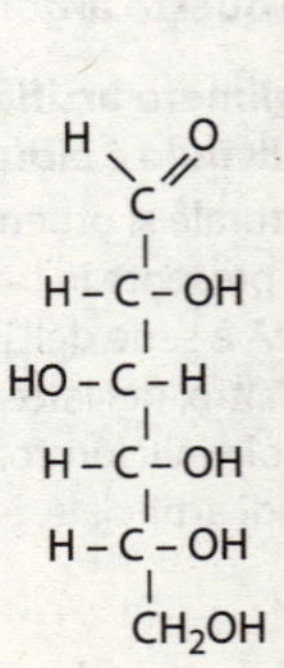

glucosio

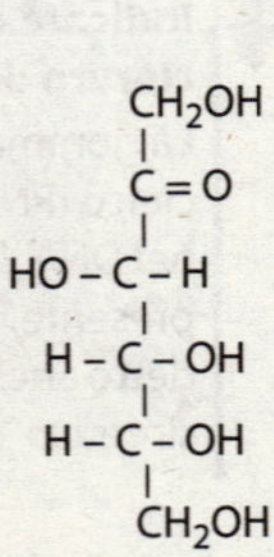

fruttosio

4 **Quando si ossida il glucosio in presenza di ossigeno in eccesso, si ottiene:**

- **A** CH_3COOH
- **B** $CH_3COCOOH$
- **C** H_2O e CO
- **D** H_2O e CO_2
- **E** CH_3CHO

L'ossidazione del glucosio ($C_6H_{12}O_6$) in presenza di ossigeno in eccesso ha come risultato la demolizione della molecola di glucosio fino a produrre H_2O e CO_2, secondo la reazione:

$$C_6H_{12}O_6 + 6\ O_2 \rightarrow 6\ CO_2 + 6\ H_2O$$

Risposta **D**.

5 **I trigliceridi sono:**

- **A** idrocarburi
- **B** alcoli terziari
- **C** acidi carbossilici
- **D** lipidi
- **E** alcoli trivalenti

I trigliceridi sono composti formati da una molecola di glicerolo (alcol derivato dal propano, con tre gruppi –OH) che lega, con legami estere, 3 molecole di acidi grassi. I trigliceridi appartengono alla classe dei lipidi; risposta **D**.

6 **La saponificazione è:**

- **A** un processo di scissione di ammidi di acidi aromatici
- **B** un processo di scissione di esteri di acidi grassi
- **C** un processo di scissione di saponi
- **D** un processo di sintesi di acidi grassi
- **E** un processo di sintesi di detersivi sintetici

La saponificazione è una reazione di scissione (*idrolisi*) di trigliceridi (esteri di acidi grassi) condotta in presenza di basi forti (NaOH, KOH). La reazione produce il glicerolo e i sali degli acidi carbossilici (saponi). La risposta corretta è la **B**.

7 **L'acido glutammico è:**

- **A** un dolcificante prodotto dagli amidi
- **B** un amminoacido naturale
- **C** un derivato del glucosio
- **D** un acido corrosivo e velenoso
- **E** una vitamina

L'acido glutammico è un amminoacido naturale caratterizzato dal gruppo laterale $-CH_2-CH_2-COOH$ a carattere acido. La risposta esatta è la **B**.

8 **Indicare quale tra questi composti presenta caratteristiche anfotere:**

- **A** amminoacidi
- **B** monosaccaridi
- **C** ammine
- **D** acidi bicarbossilici
- **E** metano

Un *anfotero* è una sostanza che si comporta sia da acido che da base. Fra i composti proposti dal quesito, gli amminoacidi hanno caratteristiche anfotere grazie alla presenza di un gruppo amminico ($-NH_2$), basico, e di un gruppo carbossilico (–COOH), acido; risposta **A**.

9 Individuare il polimero artificiale:

- **A** cellulosa
- **B** caucciù
- **C** polivinilcloruro
- **D** RNA
- **E** insulina

La cellulosa è un polimero di glucosio prodotto da tutte le cellule vegetali; il caucciù, o gomma naturale, è un polimero prodotto dalla pianta tropicale *Hevea brasiliensis*; l'RNA è un acido nucleico, cioè un polimero di nucleotidi, presente in tutte le cellule; l'insulina è un ormone di natura peptidica, cioè un polimero di amminoacidi. Tutte queste sono sostanze naturali; l'unico polimero artificiale, fra quelli proposti, è il polivinilcloruro, o PVC, polimero sintetico utilizzato per produrre moltissimi oggetti. La risposta corretta è la **C**.

Glossario

Abbassamento del punto di congelamento (DT crioscopico): variazione della temperatura di congelamento di un liquido dovuta all'aggiunta di un soluto non volatile; è una proprietà colligativa.

Abbassamento della pressione di vapore: proprietà colligativa dovuta alla presenza in soluzione di un soluto non volatile.

Acido: composto che è in grado di cedere ioni idrogeno e/o ricevere elettroni.

Acido e base coniugati: acido e base di Brønsted legati dal trasferimento di un protone dall'uno all'altro.

Acido debole: acido che, in una soluzione acquosa, subisce una dissociazione parziale.

Acido di Arrhenius: specie che cede protoni (H^+) in una soluzione acquosa.

Acido di Brønsted: donatore di protone.

Acido di Lewis: specie in grado di accettare una coppia di elettroni.

Acido forte: acido che, in una soluzione acquosa, subisce una dissociazione totale.

Acido monoprotico: acido che può cedere unicamente un protone; la molarità di un acido monoprotico è pari alla sua normalità.

Acido poliprotico: acido capace di cedere più di un protone.

Affinità elettronica: energia liberata dall'atomo all'acquisto di un elettrone.

Agente ossidante: in una reazione redox è la specie che acquista elettroni e si riduce.

Agente riducente: in una reazione redox è la specie che perde elettroni e si ossida.

Alogeno: non metallo appartenente al gruppo VIIA della tavola periodica; presenta una elevata elettronegatività e una elevata affinità elettronica.

Ambiente esterno: tutta la materia e l'energia non compresa nel sistema in esame.

Anione: ione dotato di carica negativa.

Anodo: elettrodo su cui avvengono fenomeni di ossidazione.

Atomo: forma elementare di ogni elemento esistente in natura; chimicamente parlando non può essere ulteriormente decomposto.

Base: composto che cede ioni idrossido o elettroni o che riceve protoni.

Base debole: base che subisce una dissociazione parziale in una soluzione acquosa.

Base di Arrhenius: specie che cede ioni OH^- in una soluzione acquosa.

Base di Brønsted: specie chimica in grado di accettare uno o più protoni cedutigli da un acido.

Base di Lewis: specie chimica in grado di cedere una coppia di elettroni.

Base forte: base che subisce una dissociazione completa in una soluzione acquosa.

Calore: forma di energia rappresentante l'energia cinetica delle molecole che si trasferisce spontaneamente da un corpo più caldo a uno più freddo.

Calore latente molare di evaporazione: ΔH necessario per trasformare una mole di liquido in vapore, a temperatura e pressione costanti.

Calore latente molare di fusione: ΔH necessario per trasformare una mole di solido in liquido, a temperatura e pressione costanti.

Calore latente molare di sublimazione: ΔH necessario per trasformare una mole di solido in gas, a temperatura e pressione costanti.

Calore specifico molare: quantità di calore necessaria per aumentare di un grado centigrado la temperatura di una mole di una sostanza.

Caloria (cal): unità di misura dell'energia termica (1 cal = 4,184 J). È l'energia necessaria per innalzare la temperatura di un grammo di H_2O da 14,5 °C a 15,5 °C (1 kcal = 1000 calorie).

Calorimetro: strumento utilizzato per misurare il calore assorbito o ceduto da una reazione.

Catalisi: accrescimento della velocità di reazione mediante l'aggiunta di una sostanza che non viene modificata dalla reazione (catalizzatore). Questo si ottiene attraverso la diminuzione dell'energia di attivazione.

Catalizzatore: sostanza che incrementa la velocità di una reazione (diretta o inversa).

Catione: ione dotato di carica positiva.

Catodo: elettrodo su cui avvengono fenomeni di riduzione.

Cella di Daniell: cella elettrochimica in cui l'anodo è sede dell'ossidazione del metallo Zn mentre il catodo è sede della riduzione dello ione Cu^{2+}.

Cella elettrochimica: cella in cui avviene un fenomeno di ossidoriduzione e in cui sono presenti due elettrodi tra cui si crea una differenza di potenziale elettrico.

Cella elettrolitica: cella elettrochimica che utilizza una sorgente di differenza di potenziale (generatore) per far avvenire una reazione di ossidoriduzione non spontanea.

Cella galvanica: cella elettrochimica che sfrutta una ossidoriduzione spontanea per produrre lavoro; altrimenti chiamata cella voltaica.

CHIMICA

Celsius (°C): scala di temperatura definita attribuendo rispettivamente i valori 0 °C e 100 °C alla temperatura di congelamento e di ebollizione dell'acqua. 0 °C = 273,16 K.

Complesso attivato: stato di transizione di una reazione nel quale i legami presenti nei reagenti sono parzialmente rotti e quelli dei prodotti sono in via di formazione.

Composizione percentuale: percentuale del peso molecolare totale di un composto attribuito a un elemento.

Composto: sostanza pura formata da due o più atomi di tipo diverso che può essere scissa in sostanze più semplici mediante una trasformazione chimica. Un composto può essere molecolare (se costituito da molecole) oppure ionico (se costituito da ioni).

Concentrazione: quantità di soluto per unità di solvente o quantità relativa di un componente in una miscela.

Configurazione elettronica: nomenclatura utilizzata per descrivere la distribuzione elettronica dei vari sottolivelli energetici di un atomo.

Costante 619

(R): costante che appare nell'equazione della legge dei gas perfetti ($PV = n \cdot RT$); il suo valore dipende dalle unità di misura utilizzate per le altre grandezze.

Costante di dissociazione acida (K_a): costante di equilibrio che misura il grado di dissociazione di un acido in specifiche condizioni. Per un generico acido HA si ha:

$$K_a = \frac{[H_3O^+] \cdot [A^-]}{[HA]}$$

Costante di dissociazione basica (K_b): costante di equilibrio che misura il grado di dissociazione di una base in specifiche condizioni. Per una generica base di tipo BOH si ha:

$$K_b = \frac{[B^+] \cdot [OH^-]}{[BOH]}$$

Costante di dissociazione dell'acqua (K_w): costante di equilibrio della reazione di dissociazione dell'acqua; vale 10^{-14} a 25 °C.

Costante di equilibrio (K_{eq}): rapporto tra le concentrazioni all'equilibrio dei prodotti e dei reagenti, tutti elevati ai propri coefficienti stechiometrici con cui compaiono nella reazione.

Cristallo: solido i cui atomi o molecole sono disposti secondo un reticolo tridimensionale regolare.

Densità (ρ): proprietà fisica di una sostanza definita come la quantità di massa per unità di volume.

Diagramma di fase: per una sostanza pura è il grafico nel piano pressione temperatura che indica, per ogni condizione, in quale fase la sostanza può esistere.

Diffusione: movimento casuale delle molecole di un gas, tendente a uniformare la distribuzione del gas nel suo contenitore.

Dipolo elettrico: specie contenente cariche opposte separate da una certa distanza.

Distribuzione di Maxwell-Boltzmann: distribuzione delle velocità molecolari delle particelle di un gas a una data temperatura.

Eccitazione: spostamento di un elettrone di un atomo o di una molecola a un livello energetico superiore.

Elemento: sostanza che non può essere scomposta per produrre altri elementi o componenti. Tutti gli atomi di uno stesso elemento hanno lo stesso numero di protoni.

Elettrodo: conduttore elettrico che costituisce il polo di una cella elettrochimica: in esso avviene una reazione di riduzione o di ossidazione.

Elettrolisi: processo in cui una corrente elettrica viene fatta passare in una soluzione producendo reazioni chimiche che altrimenti non avverrebbero spontaneamente.

Elettrolita: specie chimica che in acqua subisce il fenomeno di dissociazione elettrolitica con la conseguente produzione di ioni.

Elettrone (e^-): particella subatomica che sta intorno al nucleo portando una singola carica negativa ($1{,}6 \cdot 10^{-19}$). La massa di un elettrone è considerata trascurabile (1/1837 della massa del protone).

Elettrone di valenza: elettrone situato nel più alto livello energetico di un atomo la cui tendenza a essere catturato o perso determina le caratteristiche chimiche dell'atomo a cui appartiene.

Elettronegatività: capacità di un atomo di attrarre verso di sé gli elettroni di legame. Generalmente si usa una scala comparativa da 1 a 4, dove 4 indica l'elettronegatività massima.

Elettroni accoppiati: due elettroni sullo stesso orbitale con spin opposto (+ 1/2 e – 1/2).

Energia di attivazione (E_a): minimo quantitativo di energia necessario per attivare una reazione. È l'energia richiesta dai reagenti per raggiungere lo stato attivato.

Energia di ionizzazione: energia necessaria per rimuovere un elettrone dal livello di valenza di un atomo.

Energia di legame: energia (variazione di entalpia) richiesta per rompere un legame.

Energia libera di Gibbs (G): energia totale disponibile in un sistema per creare lavoro. La variazione dell'energia libera è calcolata con la relazione:

$$\Delta G = \Delta H - T\Delta S.$$

Se ΔG è negativa, la reazione è spontanea e si dice esoergonica, mentre se ΔG è positiva la reazione non è spontanea e si dice endoergonica.

Entalpia (H): quantità di calore contenuta in un sistema a pressione costante. La variazione di entalpia in una reazione è uguale alla differenza tra l'entalpia dei prodotti e l'entalpia dei reagenti.

Entropia: funzione di stato legata al grado di disordine di un sistema. Un sistema molto ordinato ha una entropia bassa; la variazione di entropia (ΔS) nel corso di una reazione è pari alla differenza tra l'entropia dei prodotti e l'entropia dei reagenti della reazione.

Equazione chimica: espressione utilizzata per descrivere la quantità e la natura dei reagenti e dei prodotti di una reazione.

Equazione di Gibbs-Helmholtz: $\Delta G = \Delta H - T\Delta S$.

PARTE QUARTA

Equazione di Nernst: equazione che lega il voltaggio di una cella elettrochimica alla concentrazione dei reagenti e dei prodotti nella cella.

Equilibrio: stato di una reazione chimica in cui le velocità della reazione diretta e inversa si equivalgono; un sistema in equilibrio non evolve a meno che non intervengano cambiamenti nelle condizioni della reazione.

Equilibrio di fase: coppia temperatura-pressione in cui due o tre fasi di una particolare sostanza coesistono in equilibrio.

Equivalente: la definizione di equivalente dipende dal tipo di sostanza considerata:

un equivalente di acido o di base = quantità in grammi di acido o base che cede rispettivamente una mole di ioni H^+ od OH^- dissociandosi;

un equivalente di ossidante o riducente = quantità in grammi di ossidante o riducente che rispettivamente acquista o cede una mole di elettroni in una reazione redox.

Eterogeneo: si dice di sistema a composizione non uniforme.

Faraday (F): carica totale di una mole di elettroni (1 F = 96.487 C), da non confondersi con il farad che rappresenta una unità di misura della capacità elettrica di un conduttore.

Fase: uno dei tre stati della materia: solido, liquido e gassoso.

Formula di Lewis: metodo per rappresentare gli elettroni condivisi, e non, in un atomo, ione o molecola; è anche indicata come struttura di Lewis.

Formula molecolare o bruta: formula che mostra il numero e l'identità di tutti gli atomi presenti in una molecola o composto.

Forze di Van der Waals: deboli forze di attrazione intermolecolari comprendenti il legame a idrogeno, le interazioni dipolo-dipolo e le forze di dispersione.

Forza elettromotrice (fem): differenza di potenziale tra gli elettrodi di una cella elettrochimica non attraversata da corrente.

Forze intermolecolari: forze attrattive e repulsive tra le molecole.

Forze intramolecolari: forze attrattive e repulsive tra gli atomi di una molecola.

Fotone: quanto di onda elettromagnetica, la cui energia è pari alla costante di Planck moltiplicata per la frequenza dell'onda.

Frazione molare (χ): unità di misura della concentrazione; esprime il rapporto tra il numero di moli di un componente e il numero totale di moli di tutte le specie.

Funzione di stato: funzione che dipende solo dallo stato del sistema e non dal meccanismo di evoluzione dello stesso o dal cammino seguito dal sistema durante la sua evoluzione.

Gas: stato fisico della materia a elevato disordine, nel quale le molecole interagiscono solo debolmente; in natura si parla di gas a pressioni relativamente basse e temperature alte; altrimenti si parla di vapore.

Gas ideale: gas ipotetico il cui comportamento è descritto dalla legge dei gas ideali. Le particelle di un gas ideale hanno volume nullo e non danno luogo a fenomeni di interazione reciproca a distanza. Gli urti tra le molecole di un gas ideale sono perfettamente elastici.

Gas inerte o gas nobile: elemento appartenente al gruppo 18 (o gruppo 0) della tavola periodica. I gas inerti sono caratterizzati dall'avere una configurazione otteziale al livello più esterno; per questo motivo sono gli elementi meno reattivi della tavola periodica.

Gas reale: gas che non segue la legge dei gas ideali.

Grammo equivalente: sinonimo di equivalente.

Gruppo: colonna della tavola periodica degli elementi; contiene elementi simili nelle loro proprietà fisiche o chimiche.

Ibridazione: processo di ricombinazione di due o più orbitali atomici con la conseguente formazione di nuovi orbitali isoenergetici.

Idrolisi: reazione tra acqua e una seconda specie che induce la dissociazione delle molecole dell'acqua.

Indicatore acido-base: sostanza utilizzata in basse concentrazioni nella titolazione di una soluzione; cambia colore in funzione del pH della soluzione.

Innalzamento del punto di ebollizione (ΔT ebullioscopico): variazione della temperatura di ebollizione di un liquido dovuta all'aggiunta di un soluto non volatile; è una proprietà colligativa.

Interazione dipolo-dipolo: forza attrattiva tra due dipoli dipendente dal loro momento dipolare e dalla loro distanza.

Ione idronio: ione H_3O^+ in soluzione acquosa.

Ione idrossido: ione OH^- in soluzione acquosa.

Ioni: atomi o molecole dotati di carica elettrica a causa della perdita o acquisto di elettroni.

Isotopi: sono atomi con lo stesso numero di protoni, ma con differente numero di neutroni.

Joule (J): unità di misura dell'energia;

$$1 \text{ J} = 1 \text{ kg·m}^2/\text{s}^2.$$

Kelvin (K): scala di temperatura (conosciuta anche come scala di temperatura assoluta) avente la stessa unità della scala Celsius e zero assoluto definito come 0 K. 0 K = – 273,16 °C.

Legame covalente: legame chimico formato tramite la condivisione di una coppia di elettroni tra due atomi. È caratterizzato dalla formazione di un orbitale molecolare responsabile della forza del legame.

Legame covalente apolare o puro: legame covalente tra due atomi aventi la stessa elettronegatività.

Legame covalente polare: legame covalente tra atomi con elettronegatività differenti nel quale la densità elettronica non è uniformemente distribuita; la forza del legame è anche dotata di una componente elettrostatica dovuta all'attrazione tra le cariche di segno opposto situate alle estremità opposte della molecola.

CHIMICA

Legame dativo: legame covalente in cui i due elettroni di legame sono ceduti da uno solo dei due atomi coinvolti nel legame; è chiamato anche legame di coordinazione.

Legame a idrogeno: attrazione di natura elettrostatica tra un atomo di idrogeno legato con un atomo a elevata elettronegatività in una molecola e un atomo con elevata elettronegatività in un'altra molecola.

Legame ionico: legame chimico formato grazie ad attrazioni elettrostatiche tra ioni positivi e negativi.

Legame metallico: tipo di legame in cui gli elettroni di valenza degli atomi del metallo sono delocalizzati all'interno del reticolo metallico.

Legge dei gas ideali: $PV = n \cdot RT$ dove R è la costante dei gas ideali. Tale legge può essere applicata a ogni gas reale che si trovi a bassa pressione e a una temperatura superiore alla sua temperatura critica.

Legge di Boyle: a temperatura costante, il volume di una sostanza gassosa è inversamente proporzionale alla pressione esercitata su di essa.

Legge di Charles: a pressione costante, il volume di una sostanza gassosa è direttamente proporzionale alla temperatura assoluta del gas.

Legge di conservazione della massa: in una reazione, la massa dei prodotti deve essere pari alla massa dei reagenti.

Legge di Dalton: la somma delle pressioni parziali dei componenti di una miscela gassosa deve eguagliare la pressione totale della miscela.

Legge di Graham: la velocità di diffusione di un gas è inversamente proporzionale alla radice quadrata del peso molecolare del gas.

Legge di Henry: la solubilità di un gas in una soluzione è direttamente proporzionale alla pressione parziale del gas.

Legge di Hess: l'energia scambiata in una reazione complessa è pari alla somma delle energie scambiate nelle singole reazioni che la compongono.

Legge di Raoult: la pressione parziale di un componente di una soluzione è proporzionale alla frazione molare dello stesso.

Legge di velocità: espressione matematica che lega la velocità di reazione alla concentrazione dei reagenti. La legge di velocità per una data reazione deve essere determinata sperimentalmente.

Liquido: stato della materia nel quale le forze molecolari sono intermedie tra quelle presenti nei gas e quelle presenti nei solidi. Si distingue dalla fase gassosa per il volume definito e dalla fase solida per il fatto che le molecole si possono mescolare liberamente tra loro.

Massa atomica relativa: massa di un atomo espressa in rapporto all'u.m.a.(unità di massa atomica).

Meccanismo di reazione: serie di passaggi che avvengono nel corso di una reazione chimica con creazione e distruzione di prodotti intermedi e di legami chimici.

Membrana semipermeabile: membrana che può essere attraversata per diffusione da alcune sostanze (ioni o piccole molecole) ma non da altre.

Metalli alcalini: elementi che si trovano nel gruppo IA della tavola periodica. Sono altamente reattivi e cedono facilmente il loro elettrone di valenza per formare un composto ionico con un non metallo.

Metalli alcalino-terrosi: elementi che si trovano nel gruppo IIA della tavola periodica. Le loro proprietà chimiche sono simili a quelle dei metalli alcalini se non per il fatto che gli elettroni di valenza sono due.

Metalli di transizione: elementi appartenenti al gruppo B della tavola periodica degli elementi; sono caratterizzati dall'avere i sottolivelli *d* o *f* parzialmente pieni.

Metalli: una delle classi di elementi localizzata nella parte centrale o sinistra della tavola periodica degli elementi, caratterizzata da elettronegatività ed energia di ionizzazione basse: cedono facilmente elettroni per formare legami ionici. Sono caratterizzati da elevata conduttività elettrica, lucentezza e malleabilità.

Metalloide: elemento con caratteristiche intermedie tra quelle del metallo e quelle del non metallo.

Modello di Bohr: modello dell'atomo di idrogeno che postula la presenza di elettroni su orbite circolari intorno a un nucleo carico positivamente.

Molalità: unità di misura della concentrazione; esprime le moli di soluto per chilogrammo di solvente.

Molarità: unità di misura della concentrazione; esprime le moli di soluto per litro di soluzione.

Mole (mol): quantità di un elemento (composto) pari al suo peso atomico (molecolare) espresso in grammi; una mole contiene $6{,}02 \cdot 10^{23}$ atomi (molecole).

Molecola apolare: molecola la cui densità elettronica è uniformemente o simmetricamente distribuita sulla molecola e che non presenta quindi alcun momento dipolare netto.

Molecola polare: molecola che presenta una distribuzione di carica non omogenea.

Momento dipolare: grandezza vettoriale la cui intensità dipende dalle cariche del dipolo elettrico e dalla loro distanza. La direzione del momento dipolare è quella che va dalla carica positiva a quella negativa.

Neutrone: la più grande particella subatomica appartenente al nucleo, priva di carica e con massa leggermente superiore a quella del protone.

Non elettrolita: composto che non si dissocia in acqua e la cui soluzione acquosa non conduce elettricità.

Non metallo: elemento con energia di ionizzazione, affinità elettronica ed elettronegatività elevate; generalmente acquista elettroni per formare anioni. I non metalli sono localizzati nella parte in alto a destra della tavola periodica degli elementi.

Normalità: unità di misura della concentrazione; esprime i grammi equivalenti di soluto per litro di soluzione.

Nucleo: parte centrale di un atomo, carica positivamente e contenente protoni e neutroni.

Numero atomico: numero di protoni in un nucleo; questo numero caratterizza ogni elemento chimico e determina la sua posizione nella tavola periodica degli elementi.

Numero di Avogadro: numero di atomi o di molecole contenuti in una mole di sostanza; è pari a $6{,}022 \cdot 10^{23}$.

Numero di massa: numero totale di protoni e neutroni in un atomo.

Numero di ossidazione: dato un atomo legato ad altri atomi uguali o diversi per formare un composto, il suo stato di ossidazione (o numero di ossidazione) è il numero delle cariche che l'atomo assume se i doppietti elettronici di legame vengono assegnati formalmente all'atomo più elettronegativo.

Numero quantico: numero utilizzato per descrivere il livello energetico disponibile per un elettrone. Lo stato di un elettrone in un atomo è definito da quattro numeri quantici.

Numero quantico angolare (*l*): secondo numero quantico; indica il sottolivello a cui si trova l'elettrone; è legato al momento angolare posseduto dall'elettrone.

Numero quantico di spin (m_s): quarto numero quantico; definisce il verso di rotazione di un elettrone attorno al suo asse; può assumere solo i valori + 1/2 e – 1/2.

Numero quantico magnetico (*m*): terzo numero quantico; definisce il particolare orbitale del sottolivello nel quale si trova l'elettrone.

Numero quantico principale (*n*): primo numero quantico; indica il livello energetico occupato dall'elettrone.

Nuvola elettronica: regione di spazio che circonda l'atomo o la molecola dove è diversa da zero la probabilità di trovare gli elettroni dell'atomo o della molecola.

Orbitale atomico: regione di densità elettronica non nulla, definita da un'unica combinazione dei primi tre numeri quantici e contenente non più di due elettroni (con spin opposto).

Orbitale molecolare: orbitale formato dalla sovrapposizione di due o più orbitali atomici di atomi che partecipano a un legame chimico; la sua energia è inferiore a quella degli orbitali atomici da cui ha origine.

Orbitali degeneri: orbitali che possiedono la stessa energia.

Orbitali delocalizzati: orbitale molecolare la cui densità elettronica è distribuita sull'intera molecola invece di essere localizzata attorno a ciascun atomo.

Ordine di reazione: esponente a cui bisogna elevare la concentrazione dei reagenti per il calcolo della velocità di reazione.

Osmosi: movimento spontaneo di un solvente attraverso una membrana semipermeabile dovuto alla differenza di concentrazione tra le soluzioni ai lati della membrana.

Ossidazione: reazione che implica una perdita di elettroni cioè un aumento del numero di ossidazione.

Ottetto: configurazione elettronica esterna con otto elettroni di valenza ($ns^2\ np^6$); è una configurazione elettronica particolarmente stabile.

Passaggio che determina la velocità di reazione: passaggio più lento del meccanismo di reazione che determina la velocità globale della reazione.

Periodo: linea orizzontale della tavola periodica degli elementi; contiene elementi con lo stesso numero di livelli elettronici occupati o parzialmente occupati.

Peso atomico: rapporto fra la massa dell'atomo e l'unità di massa atomica. La massa dell'atomo è la media delle masse dei diversi isotopi di quell'elemento chimico presenti in natura, pesata sulla loro percentuale di presenza.

Peso equivalente (PE): peso in grammi di un equivalente di sostanza.

Peso molare (PM): peso in grammi di una mole di una sostanza atomica o molecolare.

Peso molecolare: somma dei pesi atomici di tutti gli atomi che costituiscono la molecola.

pH: indice del contenuto di ioni idrogeno in una soluzione acquosa; è pari all'opposto del logaritmo della concentrazione dello ione idrogeno.

pOH: indice del contenuto di ioni idrossido in una soluzione acquosa; è pari all'opposto del logaritmo della concentrazione dello ione idrossido.

Precipitato: solido non solubile; si separa da una soluzione generalmente a causa della miscelazione di due o più soluzioni o a causa di variazioni della temperatura.

Pressione: forza normale alla superficie per unità di superficie; si misura in atmosfere, torr (mmHg) o pascal.

Pressione critica: pressione di vapore di una data sostanza corrispondente alla sua temperatura critica.

Pressione di vapore: pressione esercitata da un vapore in equilibrio con la propria fase liquida; è altamente variabile al variare della temperatura del sistema liquido-vapore.

Pressione osmotica: pressione che deve essere esercitata su una soluzione per prevenire il passaggio di solvente puro attraverso una membrana semipermeabile (si veda anche osmosi).

Pressione parziale: pressione di un componente di una miscela gassosa; è pari alla pressione che eserciterebbe tale componente se occupasse da solo tutto il volume occupato dalla miscela.

Prima legge della termodinamica: legge che afferma che la variazione di energia interna di ogni sistema in natura è pari alla somma algebrica del lavoro e del calore forniti dall'esterno al sistema. Secondo il primo principio della termodinamica, l'energia in natura non si crea e non si distrugge ma può solo trasformarsi da una forma a un'altra.

Principio della massima molteplicità (o Regola di Hund): se più elettroni occupano orbitali degeneri (di pari energia) essi si distribuiscono, con spin paralleli, sul numero massimo possibile di questi.

Principio di Aufbau: gli elettroni si posizionano in un atomo in modo da occupare il livello a minima energia ancora disponibile: prima di iniziare a riempire un nuovo livello, l'elettrone completa quello di energia inferiore.

Principio di Avogadro: nelle stesse condizioni di pressione e temperatura, volumi uguali di gas diversi contengono lo stesso numero di molecole.

Principio di esclusione di Pauli: in un atomo non possono esistere due o più elettroni con i quattro numeri quantici rispettivamente uguali.

CHIMICA

Principio di indeterminazione di Heisenberg: principio che stabilisce l'impossibilità di determinare contemporaneamente e senza incertezza sia la quantità di moto sia la posizione di una particella.

Principio di Le Châtelier: se un sistema in equilibrio viene disturbato, questo tenderà a reagire in modo da controbilanciare il disturbo e ristabilire l'equilibrio.

Processo spontaneo: processo che si verifica in natura senza l'apporto di energia dall'ambiente esterno.

Prodotto di ionizzazione: termine generale per indicare la costante di dissociazione di sali, acidi e basi deboli; è pari al prodotto tra le concentrazioni degli ioni della base e dell'acido coniugati.

Prodotto di solubilità: costante di equilibrio per una reazione di soluzione di un elettrolita debolmente solubile. È dato dal prodotto delle concentrazioni degli ioni provenienti dalla dissociazione dell'elettrolita, ove ciascuna concentrazione è elevata a un esponente pari al coefficiente stechiometrico col quale lo ione compare nella reazione di dissociazione del sale stesso.

Prodotto intermedio di reazione: specie che non appare tra i prodotti finali di reazione ma che è presente temporaneamente nel corso della reazione.

Proprietà chimiche: proprietà di una sostanza, come l'energia di ionizzazione e l'elettronegatività, legate ai cambiamenti chimici che la sostanza subisce.

Proprietà colligative: proprietà di una soluzione dipendenti unicamente dal numero di particelle di soluto e non dalla natura delle stesse.

Proprietà fisiche: proprietà di una sostanza, come la massa, legate alle sue caratteristiche fisiche e non chimiche.

Protone: particella subatomica dotata di carica positiva e massa leggermente inferiore a quella del neutrone.

Punto di congelamento: temperatura alla quale, a una data pressione, le fasi solida e liquida coesistono in equilibrio.

Punto di ebollizione: temperatura alla quale la pressione di vapore di un liquido eguaglia la pressione esterna.

Punto di fusione: temperatura alla quale le fasi liquida e solida di una sostanza coesistono in equilibrio.

Punto triplo: condizioni di pressione e temperatura alle quali solido, liquido e vapore di una sostanza coesistono in equilibrio.

Radioattività: capacità di alcuni isotopi instabili di subire trasformazioni nucleari spontanee con emissione di una o più particelle. La natura della particella emessa determina il tipo di decadimento radioattivo.

Raggio atomico: metà della distanza tra due nuclei di un elemento nel suo stato normale (non eccitato).

Reagente in eccesso: in una reazione chimica è il reagente in eccesso rispetto ai prodotti che possono essere formati.

Reagente limitante: in una reazione chimica è il reagente presente in minore quantità che limita la quantità di prodotti ottenibili.

Reazione di neutralizzazione: reazione di acidi e basi nelle quali ioni H^+ e OH^- si combinano per produrre acqua e una soluzione neutra.

Reazione di ossido-riduzione: reazione che combina processi di ossidazione e di riduzione, chiamata anche redox.

Reazione endotermica: reazione che, per avere luogo, necessita calore dall'esterno (ΔH positivo).

Reazione esotermica: reazione che libera calore verso l'esterno (ΔH negativo).

Regola dell'ottetto: la configurazione di otto elettroni s^2p^6 prende il nome di ottetto ed è una configurazione di grande stabilità, alla quale gli atomi tendono quando si legano con altri atomi. La regola viene meno quando un atomo, in un certo composto, impegna anche orbitali di tipo d oltre a quelli di tipo *s* e *p* per formare legami.

Regola di Hund: vedi Principio della massima molteplicità.

Riduzione: reazione che comporta un guadagno di elettroni e la riduzione del numero di ossidazione.

Sale: solido ionico formato da un anione e da un catione che non siano rispettivamente ioni idrossido o protoni.

Secondo principio della termodinamica: vi sono tre enunciati equivalenti tra loro:

1) enunciato di Kelvin: è impossibile realizzare, con una macchina termica, una trasformazione il cui unico risultato sia quello di trasformare integralmente in lavoro il calore assorbito da una sorgente;
2) enunciato secondo Clausius: il calore passa spontaneamente dai corpi caldi ai corpi freddi e non viceversa;
3) terzo enunciato: in un sistema isolato, ogni trasformazione spontanea (irreversibile) comporta un aumento di entropia del sistema.

Semireazione: è la reazione che avviene a un elettrodo di una cella elettrochimica. La riduzione o l'ossidazione rappresentano la metà di una reazione di ossidoriduzione.

Sistema aperto: sistema che può scambiare sia energia sia materia con l'ambiente esterno.

Sistema chiuso: sistema che può scambiare con l'esterno energia ma non materia.

Sistema isolato: sistema che non può scambiare né materia né energia con l'ambiente esterno.

Solido: stato della materia caratterizzato dal fatto che ogni molecola è ferma in una posizione precisa.

Solido ionico: solidi costituiti da ioni positivi e negativi, legati tra loro da legami ionici.

Solubilità: quantità di soluto che può essere disciolto in un solvente a una determinata temperatura senza che si formi il corpo di fondo.

Soluto: componente di una soluzione che è presente in quantità minore rispetto al solvente.

Soluzione: miscela omogenea di due o più componenti. Può contenere componenti in ogni fase disciolti in altre fasi.

Soluzione acida: soluzione acquosa che contiene più ioni H^+ che ioni OH^-; il pH di tale soluzione è inferiore a 7.

PARTE QUARTA

Soluzione acquosa: soluzione in cui il solvente è l'acqua.

Soluzione basica: soluzione acquosa che contiene più ioni OH^- che ioni H^+; il pH di tale soluzione è superiore a 7.

Soluzione neutra: soluzione acquosa in cui la concentrazione degli ioni H^+ è uguale a quella degli ioni OH^- (pH = 7).

Soluzione non satura: soluzione in cui può essere ancora disciolto del soluto.

Soluzione satura: soluzione nella quale è disciolta la massima quantità di soluto possibile a una data temperatura.

Solvente: componente di una soluzione presente in quantità maggiore e in cui viene disciolto il soluto.

Sottolivello: suddivisione dei livelli elettronici o energetici definita da particolari valori del numero quantico angolare (*l*); *s*, *p* e *d* sono i principali sottolivelli, ognuno dei quali è composto da più orbitali che differiscono tra loro per il valore del terzo numero quantico *m*.

Sottolivello d: sottolivello corrispondente a $l = 2$ (l = numero quantico del momento angolare). Si trova a partire dal terzo livello energetico principale, e contiene cinque orbitali di tipo *d*.

Sottolivello p: sottolivello corrispondente a $l = 1$; si trova a partire dal secondo livello energetico principale ($n \geq 2$). Contiene tre orbitali di tipo *p* orientati ad angolo retto tra loro e chiamati orbitali p_x, p_y e p_z.

Sottolivello s: sottolivello corrispondente $l = 0$; contiene un solo orbitale di forma sferica ed è presente in tutti i livelli energetici.

Specie anfotere: specie in grado di reagire sia con ioni H^+ sia con ioni OH^- in funzione del tipo di reazione. Si comportano da acidi o da basi a seconda del composto con cui reagiscono.

Spin elettronico: numero legato alla rotazione di un elettrone attorno al proprio asse; sono possibili due soli stati: + 1/2 e – 1/2, corrispondenti ai due valori del numero quantico di spin dell'elettrone.

Stato: insieme di proprietà macroscopiche definite che possono essere specificate per la riproduzione esatta del sistema.

Stato eccitato: stato elettronico a energia superiore a quella dello stato fondamentale.

Sublimazione: passaggio di stato da solido a gassoso.

Tavola periodica: tabella che contiene tutti gli elementi chimici conosciuti organizzati in righe (periodi) e colonne (gruppi) a seconda della loro struttura elettronica e del loro numero atomico.

Temperatura: misura dell'energia cinetica media delle particelle di un sistema.

Temperatura critica: temperatura massima alla quale le fasi liquido e vapore di una sostanza possono coesistere; è anche la temperatura al di sopra della quale la sostanza non diviene liquida per nessun valore di pressione. È la temperatura al di sopra della quale i gas reali hanno un comportamento vicino a quello dei gas ideali.

Teoria cinetica molecolare: teoria formulata per spiegare il comportamento dei gas; ipotizza che le molecole del gas siano puntiformi, senza volume, in costante movimento casuale e non sottoposte a forze intermolecolari, eccetto quando subiscono collisioni con il recipiente che le contiene o con altre molecole.

Terza legge della termodinamica: legge che stabilisce che l'entropia di un cristallo perfetto allo zero assoluto è nulla.

Titolazione acido-base: processo utilizzato per la determinazione della concentrazione di una soluzione.

Torr: unità di misura della pressione; è pari a 1 mmHg.

Trasformazione adiabatica: processo nel quale non si verificano scambi di calore tra sistema e ambiente.

Trasformazione isobara: processo che avviene a pressione costante.

Trasformazione isocora: processo che avviene a volume costante.

Trasformazione isotermica: processo che avviene a temperatura costante. Possono esserci variazioni di entalpia a causa di scambi di calore o di variazioni di volume e pressione ma la temperatura deve rimanere costante.

Unità di massa atomica (u.m.a.): un dodicesimo (1/12) della massa di un atomo dell'isotopo 12 del carbonio (^{12}C).

Velocità di reazione: velocità con cui una sostanza viene prodotta o consumata in una reazione.

Vita media: tempo necessario alla concentrazione di un reagente per decrescere fino alla metà del valore iniziale.

Zero assoluto: temperatura alla quale tutte le sostanze non presentano energia termica; 0 K = – 273,16 °C. È una temperatura non raggiungibile in natura.

Tavola periodica degli elementi

Legenda

82 S 1,8 4/**2** 207,2 **Pb** (Xe)$4f^{14}5d^{10}6s^{2}6p^{2}$ Piombo	
Numero atomico	S = solido*, L = liquido*, G = gas*, A = artificiale
Stati di ossidazione (in **grassetto** il più stabile)	Elettronegatività
Simbolo+	Peso atomico (in *corsivo* quello dell'isotopo più comune)
Nome	Configurazione elettronica

* In condizioni standard

\+ In grigio gli elementi artificiali

	1 I A	2 II A	3 III B	4 IV B	5 V B	6 VI B	7 VII B	8 VIII B	9 VIII B	10 VIII B
1	1 G 2,1 1/–1 1,0079 **H** $1s^{1}$ Idrogeno									
2	3 S 1,0 **1** 6,941 **Li** (He)$2s^{1}$ Litio	4 S 1,5 **2** 9,01218 **Be** (He)$2s^{2}$ Berillio								
3	11 S 0,9 **1** 22,98977 **Na** (Ne)$3s^{1}$ Sodio	12 S 1,2 **2** 24,305 **Mg** (Ne)$3s^{2}$ Magnesio								
4	19 S 0,8 **1** 39,0983 **K** (Ar)$4s^{1}$ Potassio	20 S 1,0 **2** 40,08 **Ca** (Ar)$4s^{2}$ Calcio	21 S 1,3 **3** 44,9559 **Sc** (Ar)$3d^{1}4s^{2}$ Scandio	22 S 1,5 **4**/3/2 47,88 **Ti** (Ar)$3d^{2}4s^{2}$ Titanio	23 S 1,6 **5/4**/3/2 50,9415 **V** (Ar)$3d^{3}4s^{2}$ Vanadio	24 S 1,6 6/**3**/2 51,996 **Cr** (Ar)$3d^{5}4s^{1}$ Cromo	25 S 1,5 7/6/4/3/**2** 54,9380 **Mn** (Ar)$3d^{5}4s^{2}$ Manganese	26 S 1,8 **3**/2 55,847 **Fe** (Ar)$3d^{6}4s^{2}$ Ferro	27 S 1,8 **3/2** 58,9332 **Co** (Ar)$3d^{7}4s^{2}$ Cobalto	28 S 1,8 3/**2** 58,69 **Ni** (Ar)$3d^{8}4s^{2}$ Nichel
5	37 S 0,8 **1** 85,4678 **Rb** (Kr) $5s^{1}$ Rubidio	38 S 1,0 **2** 87,62 **Sr** (Kr)$5s^{2}$ Stronzio	39 S 1,3 **3** 88,9059 **Y** (Kr)$4d^{1}5s^{2}$ Ittrio	40 S 1,4 **4** 91,22 **Zr** (Kr)$4d^{2}5s^{2}$ Zirconio	41 S 1,6 **5**/3 92,9064 **Nb** (Kr)$4d^{4}5s^{1}$ Niobio	42 S 1,8 **6**/5/4/3/2 95,94 **Mo** (Kr)$4d^{5}5s^{1}$ Molibdeno	43 A 1,9 **7** *98* **Tc** (Kr)$4d^{6}5s^{1}$ Tecnezio	44 S 2,2 8/6/**4/3**/2 101,07 **Ru** (Kr)$4d^{7}5s^{1}$ Rutenio	45 S 2,2 4/**3**/2 102,9055 **Rh** (Kr)$4d^{8}5s^{1}$ Rodio	46 S 2,2 4/**2** 106,42 **Pd** (Kr)$4d^{10}5s^{0}$ Palladio
6	55 L 0,7 **1** 132,9054 **Cs** (Xe)$6s^{1}$ Cesio	56 S 0,9 **2** 137,33 **Ba** (Xe)$6s^{2}$ Bario	57 S 1,1 **3** 138,9055 **La*** (Xe)$5d^{1}6s^{2}$ Lantanio	72 S 1,3 **4** 178,49 **Hf** (Xe)$4f^{14}5d^{2}6s^{2}$ Afnio	73 S 1,5 **5** 180,9479 **Ta** (Xe)$4f^{14}5d^{3}6s^{2}$ Tantalio	74 S 1,7 **6**/5/4/3/2 183,85 **W** (Xe)$4f^{14}5d^{4}6s^{2}$ Tungsteno	75 S 1,9 7/6/4/2/ 186,207 **Re** (Xe)$4f^{14}5d^{5}6s^{2}$ Renio	76 S 2,2 8/6/**4**/3 190,2 **Os** (Xe)$4f^{14}5d^{6}6s^{2}$ Osmio	77 S 2,2 6/**4**/3/2 192,22 **Ir** (Xe)$4f^{14}5d^{7}6s^{2}$ Iridio	78 S 2,2 **4**/2 195,08 **Pt** (Xe)$4f^{14}5d^{9}6s^{1}$ Platino
7	87 L 0,7 **1** *223* **Fr** (Rn)$7s^{1}$ Francio	88 S 0,9 **2** 226,0254 **Ra** (Rn)$7s^{2}$ Radio	89 S 1,1 **3** 227,0278 **Ac**** (Rn)$6d^{1}7s^{2}$ Attinio	104 A *261* **Rf** (Rn)$5f^{14}6d^{2}7s^{2}$ Rutherfordio	105 A *262* **Db** (Rn)$5f^{14}6d^{3}7s^{2}$ Dubnio	106 A *266* **Sg** (Rn)$5f^{14}6d^{4}7s^{2}$ Seaborgio	107 A *264* **Bh** (Rn)$5f^{14}6d^{5}7s^{2}$ Bohrio	108 A *277* **Hs** (Rn)$5f^{14}6d^{6}7s^{2}$ Hassio	109 A *268* **Mt** (Rn)$5f^{14}6d^{7}7s^{2}$ Meitnerio	110 A *271* **Ds** (Rn)$5f^{14}6d^{9}7s^{1}$ Darmstadtio

58 S 1,1 4/**3** 140,12 **Ce** (Xe)$4f^{2}5d^{0}6s^{2}$ Cerio	59 S 1,1 **4/3** 140,9077 **Pr** (Xe)$4f^{3}5d^{0}6s^{2}$ Praseodimio	60 S 1,2 **3** 144,24 **Nd** (Xe)$4f^{4}5d^{0}6s^{2}$ Neodimio	61 A **3** *145* **Pm** (Xe)$4f^{5}5d^{0}6s^{2}$ Promezio	62 S 1,2 **3**/2 150,36 **Sm** (Xe)$4f^{6}5d^{0}6s^{2}$ Samario	63 S **3**/2 151,96 **Eu** (Xe)$4f^{7}5d^{0}6s^{2}$ Europio	64 S 1,1 **3** 157,25 **Gd** (Xe)$4f^{7}5d^{1}6s^{2}$ Gadolinio
90 S 1,3 **4** 232,0381 **Th** (Rn)$5f^{0}6d^{2}7s^{2}$ Torio	91 S 1,5 **5**/4 231,0359 **Pa** (Rn)$5f^{2}6d^{1}7s^{2}$ Protattinio	92 S 1,7 **6**/5/4/3 238,0289 **U** (Rn)$5f^{3}6d^{1}7s^{2}$ Uranio	93 A 1,3 **6/5/4**/3 237,0482 **Np** (Rn)$5f^{4}6d^{1}7s^{2}$ Nettunio	94 A 1,3 6/5/**4**/3 *244* **Pu** (Rn)$5f^{6}6d^{0}7s^{2}$ Plutonio	95 A 1,3 6/5/4/**3** *243* **Am** (Rn)$5f^{7}6d^{0}7s^{2}$ Americio	96 A 4/**3** *247* **Cm** (Rn)$5f^{7}6d^{1}7s^{2}$ Curio

Metalli — Semimetalli — *

Non metalli — Gas nobili — **

11 I B	12 II B	13 III A	14 IV A	15 V A	16 VI A	17 VII A	18 Gas Nobili	Livelli riempiti lungo il periodo
							2 G — 0 4,0026 **He** $1s^2$ Elio	1*s*
		5 S 2,0 3 10,81 **B** $(He)2s^2 2p^1$ Boro	6 S 2,5 ±4/2 12,011 **C** $(He)2s^2 2p^2$ Carbonio	7 G 3,0 5/4±3/1 14,0067 **N** $(He)2s^2 2p^3$ Azoto	8 G 3,5 −2 15,9994 **O** $(He)2s^2 2p^4$ Ossigeno	9 G 4,0 −1 18,998403 **F** $(He)2s^2 2p^5$ Fluoro	10 G — 0 20,179 **Ne** $(He)2s^2 2p^6$ Neon	2*s*, 2*p*
		13 S 1,5 3 26,98154 **Al** $(Ne)3s^2 3p^1$ Alluminio	14 S 1,8 ±4 28,0855 **Si** $(Ne)3s^2 3p^2$ Silicio	15 S 2,1 5/4/±3/1 30,97376 **P** $(Ne)3s^2 3p^3$ Fosforo	16 S 2,5 6/4/±2 32,06 **S** $(Ne)3s^2 3p^4$ Zolfo	17 G 3,0 7/5/3/±1 35,453 **Cl** $(Ne)3s^2 3p^5$ Cloro	18 G — 0 39,948 **Ar** $(Ne)3s^2 3p^6$ Argon	3*s*, 3*p*
29 S 1,9 2/1 63,546 **Cu** $(Ar)3d^{10}4s^1$ Rame	30 S 1,6 2 65,38 **Zn** $(Ar)3d^{10}4s^2$ Zinco	31 L 1,6 3 69,72 **Ga** $(Ar)3d^{10}4s^2 4p^1$ Gallio	32 S 1,8 4 72,59 **Ge** $(Ar)3d^{10}4s^2 4p^2$ Germanio	33 S 2,0 5/±3 74,9216 **As** $(Ar)3d^{10}4s^2 4p^3$ Arsenico	34 S 2,4 6/4/−2 78,96 **Se** $(Ar)3d^{10}4s^2 4p^4$ Selenio	35 L 2,8 5/±1 79,904 **Br** $(Ar)3d^{10}4s^2 4p^5$ Bromo	36 G 0 83,80 **Kr** $(Ar)3d^{10}4s^2 4p^6$ Cripto	4*s*, 3*d*, 4*p*
47 S 1,9 2/1 107,868 **Ag** $(Kr)4d^{10}5s^1$ Argento	48 S 1,7 2 112,41 **Cd** $(Kr)4d^{10}5s^2$ Cadmio	49 S 1,7 3 114,82 **In** $(Kr)4d^{10}5s^2 5p^1$ Indio	50 S 1,8 4/2 118,69 **Sn** $(Kr)4d^{10}5s^2 5p^2$ Stagno	51 S 1,9 5/±3 121,75 **Sb** $(Kr)4d^{10}5s^2 5p^3$ Antimonio	52 S 2,1 6/4/−2 127,60 **Te** $(Kr)4d^{10}5s^2 5p^4$ Tellurio	53 S 2,5 7/5/±1 126,9045 **I** $(Kr)4d^{10}5s^2 5p^5$ Iodio	54 G 0 131,29 **Xe** $(Kr)4d^{10}5s^2 5p^6$ Xeno	5*s*, 4*d*, 5*p*
79 S 2,4 3/1 196,9665 **Au** $(Xe)4f^{14}5d^{10}6s^1$ Oro	80 L 1,9 2/1 200,59 **Hg** $(Xe)4f^{14}5d^{10}6s^2$ Mercurio	81 S 1,8 3/1 204,383 **Tl** $(Xe)4f^{14}5d^{10}6s^2 6p^1$ Tallio	82 S 1,8 4/2 207,2 **Pb** $(Xe)4f^{14}5d^{10}6s^2 6p^2$ Piombo	83 S 1,8 5/3 208,99804 **Bi** $(Xe)4f^{14}5d^{10}6s^2 6p^3$ Bismuto	84 S 2,0 6/4/2 *209* **Po** $(Xe)4f^{14}5d^{10}6s^2 6p^4$ Polonio	85 S 2,2 7/5/3/±1 *210* **At** $(Xe)4f^{14}5d^{10}6s^2 6p^5$ Astato	86 G 0 *222* **Rn** $(Xe)4f^{14}5d^{10}6s^2 6p^6$ Rado	6*s*, (4*f*), 5*d*, 6*p*
111 A *272* **Rg** $(Rn)5f^{14}6d^{10}7s^1$ Roentgenio	112 A 285 **Cn** $(Rn)5f^{14}6d^{10}7s^2$ Copernicio	113 A *284* **UUt** $(Rn)5f^{14}6d^{10}7s^2 7p^1$ Ununtrio	114 A *289* **Fl** $(Rn)5f^{14}6d^{10}7s^2 7p^2$ Flerovio	115 A *288* **UUp** $(Rn)5f^{14}6d^{10}7s^2 7p^3$ Ununpentio	116 A *292* **UUh** $(Rn)5f^{14}6d^{10}7s^2 7p^4$ Ununhexio	117 A *310* **UUs** $(Rn)5f^{14}6d^{10}7s^2 7p^5$ Ununseptio	118 A *314* **UUo** $(Rn)5f^{14}6d^{10}7s^2 7p^6$ Ununoctio	7*s*, (5*f*), 6*d*

65 S 1,2 4/3 158,9254 **Tb** $(Xe)4f^9 5d^0 6s^2$ Terbio	66 S 3 162,50 **Dy** $(Xe)4f^{10}5d^0 6s^2$ Disprosio	67 S 1,2 3 164,9304 **Ho** $(Xe)4f^{11}5d^0 6s^2$ Olmio	68 S 1,2 3 167,26 **Er** $(Xe)4f^{12}5d^0 6s^2$ Erbio	69 S 1,2 3/2 168,9342 **Tm** $(Xe)4f^{13}5d^0 6s^2$ Tulio	70 S 1,1 3/2 173,04 **Yb** $(Xe)4f^{14}5d^0 6s^2$ Itterbio	71 S 1,2 3 174,967 **Lu** $(Xe)4f^{14}5d^1 6s^2$ Lutezio
97 A 4/3 *247* **Bk** $(Rn)5f^9 6d^0 7s^2$ Berchelio	98 A 3 *251* **Cf** $(Rn)5f^{10}6d^0 7s^2$ Californio	99 A 3 *252* **Es** $(Rn)5f^{11}6d^0 7s^2$ Einsteinio	100 A 3 *257* **Fm** $(Rn)5f^{12}6d^0 7s^2$ Fermio	101 A 3/2 *258* **Md** $(Rn)5f^{13}6d^0 7s^2$ Mendelevio	102 A 3/2 259 **No** $(Rn)5f^{14}6d^0 7s^2$ Nobelio	103 A 3 *260* **Lr** $(Rn)5f^{14}6d^1 7s^2$ Laurenzio

CHIMICA

Indice analitico

parte quinta

MATEMATICA

Indice

1 | Insiemi, numeri e operazioni

1.1 | Insiemi

Un *insieme* può essere inteso come una *collezione di oggetti* (detti *membri* o *elementi* dell'insieme): il concetto di *insieme* e quello di *elemento di un insieme* sono **concetti primitivi**, ossia non definibili tramite concetti più semplici.

Un insieme A risulta definito quando esiste una "regola" specifica (o *univoca*) che permette di stabilire se un qualunque elemento *x* appartiene o meno all'insieme A.

Esempi di insiemi:

- insieme delle consonanti dell'alfabeto italiano;
- insieme degli stati europei;
- insieme dei numeri relativi;
- insieme delle frazioni.

1.1.1 | Simbologia

- $x \in A$; *x* appartiene ad A
- $x \notin A$; *x* non appartiene ad A
- $A \subseteq B$; A è contenuto in B (A è **sottoinsieme** di B)
- $A \subset B$; A è contenuto propriamente in B (A è **sottoinsieme proprio** di B)

1.1.2 | Definizioni

Due insiemi A e B sono **uguali** quando contengono gli stessi elementi.

L'**insieme vuoto** (indicato con $\varnothing$) è un insieme privo di elementi.

Può capitare che la definizione di un insieme non sia completa, ossia che non consenta di identificare univocamente l'insieme.

Per esempio, l'insieme $A = \{x \mid 1 < x < 5\}$, ossia l'insieme dei numeri compresi fra 1 e 5 (estremi esclusi), non è univocamente determinato: se infatti *x* è un numero intero, l'insieme A conterrà solo tre elementi (ossia $A = \{2; 3; 4\}$), mentre se *x* è un numero decimale, l'insieme A sarà infinito.

Occorre, in altre parole, indicare l'*ambiente* da cui trarre gli elementi dell'insieme.

L'**insieme ambiente** o **universo** (indicato con U) contiene la totalità dei possibili elementi.

In questo senso, l'insieme delle vocali dell'alfabeto italiano ha come universo U proprio l'alfabeto italiano:

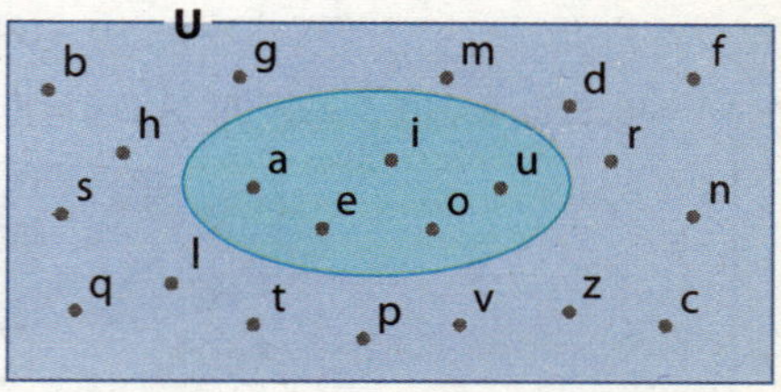

MATEMATICA

1.1.3 | Corrispondenze fra insiemi

Dati due insiemi A e B, se esiste un criterio che permette di associare elementi di A con elementi di B, si dice che i due insiemi sono legati da una *corrispondenza* (o *relazione*).

Dati gli insiemi A = {1, 2, 3, 4, 5, …} e B = {0, 1} un esempio di corrispondenza è: associare a ogni numero dispari di A l'elemento "0" di B e a ogni numero pari di A l'elemento "1" di B.

Corrispondenza univoca

Tra due insiemi A e B vi è una corrispondenza univoca (da A a B) quando a **ogni** elemento a di A corrisponde **uno e un solo** elemento b di B.

Per affermare che tra due insiemi A e B vi è una corrispondenza univoca, è necessario che sia definita una legge che permette di decidere, preso un qualunque elemento $a \in A$, qual è **il** corrispondente elemento $b \in B$.

La corrispondenza univoca fra gli elementi di A e quelli di B viene anche detta **funzione** o **applicazione** φ di A in B e viene indicata con $\varphi: A \rightarrow B$.

Corrispondenza biunivoca

Tra due insiemi vi è una corrispondenza biunivoca quando a **ogni** elemento di un insieme corrisponde **uno e un solo** elemento dell'altro insieme **e viceversa**.

Per affermare che tra due insiemi A e B vi è una corrispondenza biunivoca, è necessario che sia definita una legge che associa a ogni elemento $a \in A$, uno e un solo elemento $b \in B$, e viceversa a ogni $b \in B$ uno e un solo elemento $a \in A$. La corrispondenza biunivoca fra gli elementi di A e quelli di B viene anche detta **trasformazione** tra A e B.

1.1.4 | Operazioni con gli insiemi

Intersezione

L'insieme **intersezione** di A e B è l'insieme degli elementi appartenenti **contemporaneamente** ad A **e** a B, ossia a entrambi gli insiemi. In simboli:

$$A \cap B = \{x \mid x \in A \text{ e } x \in B\}$$

A = {0, 3, 8}; B = {0, 3, 22, 70}: $A \cap B = \{0, 3\}$

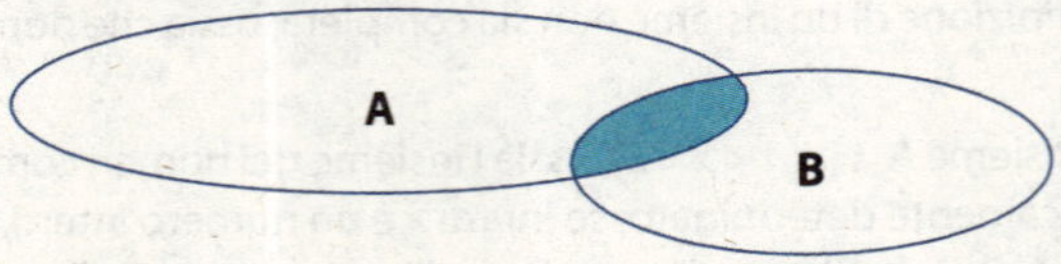

Unione

L'insieme **unione** di A e B è l'insieme degli elementi appartenenti ad A **oppure** a B, ossia ad almeno uno dei due insiemi. In simboli:

$$A \cup B = \{x \mid x \in A \text{ oppure } x \in B\}$$

A = {0, 3, 8}; B = {0, 3, 22, 70}: $A \cup B = \{0, 3, 8, 22, 70\}$

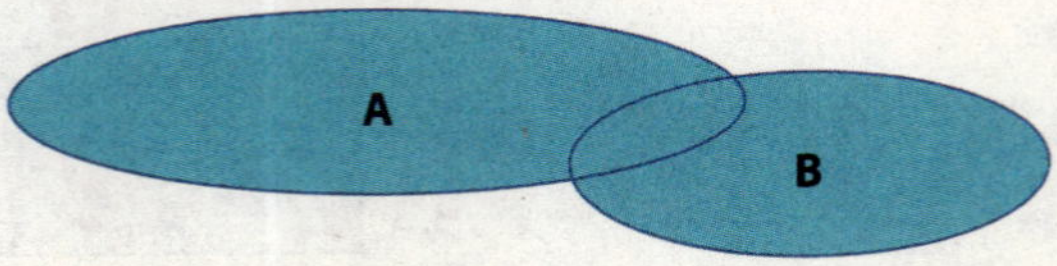

PARTE QUINTA

Uno dei primi obiettivi da perseguire è quello di essere in grado di *classificare* i numeri, ossia conoscere i differenti *insiemi numerici* (insieme dei naturali, insieme degli interi relativi, insieme dei razionali…). Partendo dai numeri naturali, con successivi ampliamenti delle **classi numeriche**, si arriva fino ai numeri reali. Nella seguente rappresentazione insiemistica appare evidente che ciascuna classe è un ampliamento di quella che la precede.

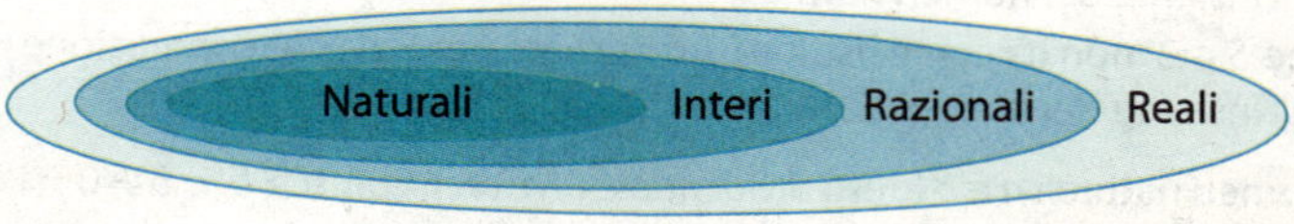

1.2 | Numeri naturali

I numeri naturali costituiscono un insieme infinito, generalmente indicato con il simbolo $\mathbb{N}$:

$$\mathbb{N} = \{1, 2, 3, \ldots, n, \ldots\}$$

I numeri naturali devono il loro nome al fatto che traducono l'azione *naturale* del contare.

1.2.1 | Operazioni fondamentali e loro proprietà

Alla base dell'aritmetica si trovano, oltre alla definizione di numero naturale, le definizioni delle operazioni (*addizione, sottrazione, moltiplicazione, divisione, elevamento a potenza* ed *estrazione di radice*), delle quali è importante conoscere le proprietà. In primo luogo occorre ricordare l'**ordine** con cui devono essere svolte le operazioni che si trovano nella medesima espressione.

Il corretto **ordine di priorità decrescente** è il seguente:

1: parentesi 2: potenze e radici 3: moltiplicazioni e divisioni 4: addizioni e sottrazioni

$$3 + 4 \cdot (3 + 2)^2 = 3 + 4 \cdot (5)^2 = 3 + 4 \cdot 25 = 3 + 100 = 103$$

La tabella seguente riporta le principali proprietà delle quattro operazioni fondamentali (addizione, sottrazione, moltiplicazione e divisione).

Operazione	Proprietà	
Addizione	commutativa →	$a + b = b + a$
	associativa →	$(a + b) + c = a + (b + c) = a + b + c$
Sottrazione	invariantiva →	$a - b = (a \pm c) - (b \pm c)$
Moltiplicazione	commutativa →	$a \cdot b = b \cdot a$
	associativa →	$(a \cdot b) \cdot c = a \cdot (b \cdot c) = a \cdot b \cdot c$
	distributiva rispetto alla somma →	$a \cdot (b + c) = a \cdot b + a \cdot c$
Divisione	invariantiva →	$a : b = (a : c) : (b : c) = (a \cdot c) : (b \cdot c)$
	distributiva rispetto alla somma →	$(a + b) : c = a : c + b : c$

Si noti che in una frazione la proprietà distributiva della divisione rispetto alla somma è applicabile solo al dividendo (numeratore) e **non** al divisore (denominatore).

$$(6 + 9) \div 3 = 6 \div 3 + 9 \div 3 \quad \text{mentre} \quad 24 \div (4 + 8) \neq 24 \div 4 + 24 \div 8$$

Le proprietà dell'elevamento a potenza e dell'estrazione di radice verranno trattate nei capitoli successivi.

1.2.2 | Divisione con resto, criteri di divisibilità e numeri primi

Nell'insieme dei numeri naturali non è detto che il problema di dividere fra loro due naturali *a* e *b* abbia soluzione (nel senso che non è detto che il quoziente fra due numeri naturali sia anch'esso un numero naturale).

L'operazione $12 \div 4$ ha come risultato il numero naturale 3: tale operazione **può** quindi essere effettuata nell'insieme dei numeri naturali.

L'operazione $5 \div 3$ non ha come risultato un numero naturale: tale operazione **non può** essere effettuata nell'insieme dei numeri naturali.

Dati due numeri naturali *a* e *b* (detti *dividendo* e *divisore*), con $a \geq b$ e $b \neq 0$, si definisce *divisione con resto* l'operazione che consiste nel determinare due numeri naturali *q* ed *r* (detti *quoziente* e *resto*), con $0 \leq r < b$, tali che $a = q \cdot b + r$.

Se $r = 0$, *a* si dice **divisibile** per (o **multiplo** di) *b*, mentre *b* è detto **divisore** (o **fattore**) di *a*.

Esistono alcuni *criteri di divisibilità* che consentono di stabilire rapidamente se un qualsiasi numero intero *n* sia divisibile (o meno) per 2, 3, 4, 5, 6, 8, 9 e 11.

***n* è divisibile:**	
per 2	se è divisibile per 2 l'ultima sua cifra;
per 3	se è divisibile per 3 la somma delle sue cifre;
per 4	se è divisibile per 4 il numero formato dalle ultime due cifre;
per 5	se l'ultima sua cifra è 0 oppure 5;
per 6	se è divisibile per 2 e per 3;
per 8	se è divisibile per 8 il numero formato dalle ultime tre cifre;
per 9	se è divisibile per 9 la somma delle sue cifre;
per 11	se è divisibile per 11 la differenza fra la somma delle cifre di posto pari e la somma delle cifre di posto dispari.

Qualsiasi numero naturale è **sempre** divisibile (senza resto) per sé stesso e per l'unità.

Si consideri, per esempio, il numero naturale 12: si ha che $12 \div 12 = 1$ e che $12 \div 1 = 12$.

Alcuni numeri naturali ammettono anche altri divisori (oltre a sé stessi e all'unità).

Si consideri ancora il numero naturale 12: i suoi divisori sono: 1, 2, 3, 4, 6 e 12.

Si dicono **primi** i numeri naturali maggiori di 1 che ammettono come divisori **solo** sé stessi e l'unità.

I primi dieci numeri primi sono: 2, 3, 5, 7, 11, 13, 17, 19, 23, 29.

1.2.3 | Scomposizione in fattori primi

La scomposizione in fattori primi di un numero naturale maggiore di 1 è la rappresentazione del numero stesso come **prodotto dei suoi fattori primi** (ossia come prodotto dei suoi divisori che siano anche numeri primi): indipendentemente dal procedimento utilizzato per il calcolo, la scomposizione in fattori primi è **unica**.

La scomposizione in fattori primi di 126 è: $126 = 2 \cdot 3 \cdot 3 \cdot 7 = 2 \cdot 3^2 \cdot 7$.

Per scomporre un numero in fattori primi si utilizza il metodo delle *divisioni successive*: si procede per tentativi cercando un numero primo (partendo dai valori più piccoli: 2, 3, 5, …) che sia divisore del numero

PARTE QUINTA

dato finché si trova il primo fattore. A questo punto si riapplica il procedimento al quoziente ottenuto e così via fino a quando si trova come quoziente 1.

$$\begin{array}{r|l} \mathbf{126} & \mathbf{2} \\ \mathbf{63} & \end{array} \rightarrow \begin{array}{r|l} 126 & 2 \\ \mathbf{63} & \mathbf{3} \\ \mathbf{21} & \end{array} \rightarrow \begin{array}{r|l} 126 & 2 \\ 63 & 3 \\ \mathbf{21} & \mathbf{3} \\ \mathbf{7} & \end{array} \rightarrow \begin{array}{r|l} 126 & 2 \\ 63 & 3 \\ 21 & 3 \\ \mathbf{7} & \mathbf{7} \\ \mathbf{1} & \end{array} \rightarrow 126 = 2 \cdot 3 \cdot 3 \cdot 7 = 2 \cdot 3^2 \cdot 7$$

1.2.4 | Massimo Comune Divisore e minimo comune multiplo

Il **Massimo Comune Divisore** (M.C.D.) di due o più interi è il maggiore fra gli interi che dividono (senza resto) tutti i numeri dati. Il **minimo comune multiplo** (m.c.m.) di due o più interi è il minore fra gli interi multipli di tutti i numeri dati.

Per determinare il **M.C.D.** di due o più numeri, li si scompone in fattori primi e si calcola il prodotto dei **fattori primi comuni**, ciascuno preso una volta sola con il **minimo esponente** con cui figura.

Per determinare il **m.c.m.** di due o più numeri, li si scompone in fattori primi e si calcola il prodotto dei **fattori primi comuni e non comuni**, ciascuno preso una volta sola con il **massimo esponente** con cui figura.

M.C.D.(24, 144, 60) = 12 e m.c.m.(24, 144, 60) = 720 infatti:

$$\left.\begin{array}{r} 24 = 2^3 \cdot 3 \\ 144 = 2^4 \cdot 3^2 \\ 60 = 2^2 \cdot 3 \cdot 5 \end{array}\right\} \begin{array}{l} \text{M.C.D.}(24, 144, 60) = 2^2 \cdot 3 = 4 \cdot 3 = 12 \\ \text{m.c.m.}(24, 144, 60) = 2^4 \cdot 3^2 \cdot 5 = 16 \cdot 9 \cdot 5 = 720 \end{array}$$

1.3 | Numeri interi relativi

Nell'insieme dei numeri naturali non sempre è possibile effettuare l'operazione di sottrazione fra due numeri.

L'operazione 4 – 7 non può essere effettuata nell'insieme dei numeri naturali.

Per rendere possibile la sottrazione anche nei casi in cui il minuendo è minore del sottraendo si introducono i numeri *interi negativi* (mentre i numeri naturali considerati sinora prendono il nome di numeri *interi positivi*) e lo zero.

Gli infiniti numeri interi positivi (ossia i numeri naturali), lo zero e gli infiniti numeri interi negativi costituiscono l'insieme dei numeri interi relativi.

I numeri relativi costituiscono quindi un insieme infinito, indicato con il simbolo $\mathbb{Z}$:

$$\mathbb{Z} = \{\dots, -n, \dots, -3, -2, -1, 0, +1, +2, +3, \dots, +n, \dots\}$$

L'introduzione dello zero rende necessaria la seguente osservazione.

Negli interi, come in ogni altro insieme numerico, **non si può dividere per zero.**
L'operazione $a \div 0$ è priva di significato.

Viceversa, l'operazione $0 \div a$ ha sempre significato per ogni $a \neq 0$ e si ha: $0 \div a = 0$.

Per il prodotto vale inoltre la notevole **legge dell'annullamento del prodotto**:

Il prodotto tra due numeri si annulla se e solo se almeno uno dei due numeri è uguale a zero.

MATEMATICA

1.3.1 | Valore assoluto di un numero relativo

Il *valore assoluto* (o *modulo*) di un numero relativo a (indicato con $|a|$) è una quantità **positiva o nulla** così definita:

$$|a| = \begin{cases} a & \text{se } a \geq 0 \\ -a & \text{se } a < 0 \end{cases}$$

Il numero $-a$ non è necessariamente negativo: se $a = -3 \rightarrow -a = -(-3) = +3 > 0$.

$|-3| = 3 \,;\, |+7| = 7\,.$

Due numeri relativi aventi lo **stesso valore assoluto e segni contrari** si dicono **opposti** (o anche simmetrici o contrari). Due numeri relativi **aventi lo stesso segno** si dicono **concordi**. Due numeri relativi **aventi segno diverso** si dicono **discordi**.

1.3.2 | Confronto fra numeri relativi

Due numeri relativi si dicono **uguali** se hanno lo **stesso valore assoluto** e lo **stesso segno**.

Ogni numero positivo è maggiore di ogni numero negativo. Fra due numeri positivi è maggiore quello che ha il valore assoluto maggiore, mentre **fra due numeri negativi è maggiore quello che ha il valore assoluto minore**. Inoltre lo zero è minore di ogni numero positivo e maggiore di ogni numero negativo.

1.3.3 | Operazioni fra numeri relativi

Addizione di numeri relativi: se i due numeri sono concordi, si addizionano i valori assoluti e si mantiene lo stesso segno; se i due numeri sono discordi, si calcola la differenza fra i valori assoluti e si tiene il segno del numero con valore assoluto maggiore.

Per "visualizzare" le operazioni fra numeri relativi può essere utile fare riferimento a una sorta di scala termometrica (come quella utilizzata nei comuni termometri):

$(-2) + (-3) = -5$

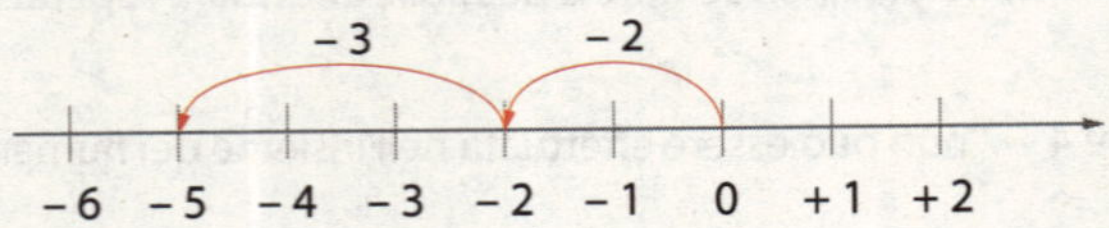

$(-4) + (+2) = -2$

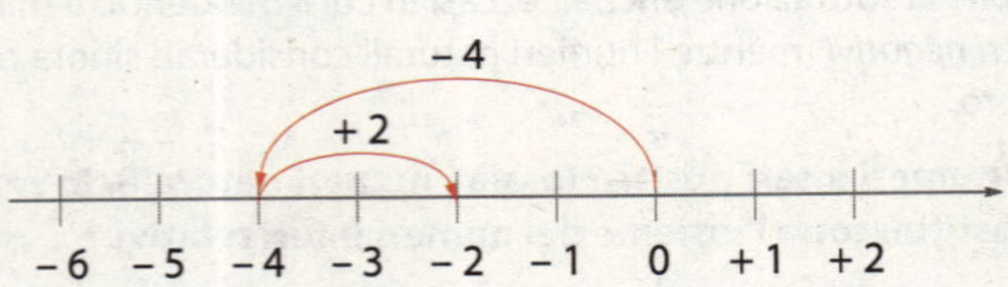

Sottrazione fra numeri relativi: la sottrazione è l'operazione inversa dell'addizione, quindi sottrarre un numero equivale ad addizionare il suo opposto. Conviene quindi trasformare la sottrazione in un'addizione e utilizzarne le relative regole.

$(-3) - (-4) = (-3) + (+4) = +1$

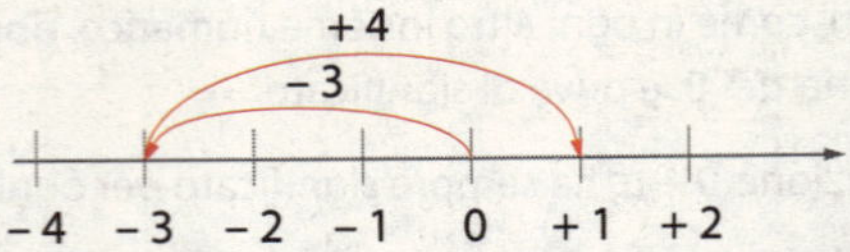

Anche le operazioni di moltiplicazione e di divisione risultano facilitate se si utilizza il concetto di valore assoluto.

Moltiplicazione e divisione fra numeri relativi: si esegue la moltiplicazione (o la divisione) fra i valori assoluti e si tiene il segno positivo se i due numeri sono concordi, negativo se sono discordi.

$(-2)\cdot(-3) = +6$; $(-4)\cdot(+2) = -8$; $(+6)\div(-3) = -2$; $(-12)\div(-4) = +3$

Per meglio memorizzare le regole sul segno di un prodotto o di un quoziente fra numeri relativi, può essere utile la seguente tabella:

Segno degli operandi		Segno del risultato
+	+	+
+	−	−
−	+	−
−	−	+

1.4 | Numeri razionali

Come si è visto, nell'insieme dei numeri interi relativi non sempre è possibile effettuare l'operazione di quoziente fra due numeri interi.

L'operazione $3 \div 8$ non ha soluzione nell'insieme dei numeri interi.

Per rendere possibile il quoziente anche nei casi in cui il dividendo non sia multiplo del divisore si introducono i numeri *razionali*.

Tutte le possibili frazioni (rapporti fra numeri interi relativi) costituiscono l'insieme dei numeri razionali.

I numeri razionali costituiscono quindi un insieme infinito, indicato con il simbolo $\mathbb{Q}$:

$$\mathbb{Q} = \{a/b \mid a, b \in \mathbb{Z} \text{ e } b \neq 0\}$$

La frazione $\frac{3}{8}$ è il rapporto fra l'intero 3 (il *numeratore*) e l'intero 8 (il *denominatore*).

È utile osservare che tutti gli interi possono essere pensati come frazioni con denominatore unitario, per cui si ricava la seguente catena di inclusioni fra insiemi numerici:

$$\mathbb{N} \subset \mathbb{Z} \subset \mathbb{Q}$$

1.4.1 | Proprietà invariantiva e frazioni equivalenti

La proprietà invariantiva, valida per l'insieme $\mathbb{N}$ dei naturali, vale anche per l'insieme $\mathbb{Q}$ dei razionali.

Moltiplicando o dividendo i due termini di una frazione per uno stesso numero (purché diverso da zero) **si ottiene una frazione equivalente a quella data.**

Da un altro punto di vista, è possibile affermare che il valore di un numero non varia se questo viene moltiplicato per 1. In una frazione, moltiplicare sia il numeratore che il denominatore per lo stesso numero equivale a moltiplicare la frazione per 1: la frazione non cambia. Lo stesso accade anche se, anziché moltiplicare, si divide per lo stesso numero sia numeratore che denominatore.

$$\frac{1}{2} = \frac{1}{2}\cdot 1 = \frac{1}{2}\cdot\frac{3}{3} = \frac{1\cdot 3}{2\cdot 3} = \frac{3}{6}; \quad \frac{5}{15} = \frac{5}{15}\div 1 = \frac{5}{15}\div\frac{5}{5} = \frac{5\div 5}{15\div 5} = \frac{1}{3}$$

Una frazione viene detta **irriducibile** o **ridotta ai minimi termini** quando i suoi termini sono *primi fra loro* (ossia quando il loro M.C.D. vale 1). Per ridurre una frazione ai minimi termini si divide sia il numeratore che il denominatore per il loro M.C.D. Questa operazione prende anche il nome di "semplificazione".

$$\frac{24}{60} \xrightarrow{\text{essendo M.C.D.}(24,\,60)\,=\,12} \frac{24\div 12}{60\div 12} = \frac{2}{5}$$

MATEMATICA

1.4.2 | Operazioni tra frazioni

Addizione e sottrazione tra frazioni: per addizionare (o sottrarre) fra loro due o più frazioni occorre che esse abbiano lo stesso denominatore.

Per ridurre più frazioni al *minimo comune denominatore* si riducono le frazioni ai minimi termini (se non lo sono già), si cerca il m.c.m. dei denominatori e si trasforma ciascuna frazione nella frazione equivalente che abbia il m.c.m. trovato come denominatore.

Una volta ridotte le frazioni al minimo comune denominatore, si considera come somma (o differenza) delle frazioni date una nuova frazione avente per numeratore la somma (o la differenza) fra i numeratori e per denominatore il minimo comune denominatore trovato.

$$\frac{3}{4}+\frac{5}{6}-\frac{7}{8}\xrightarrow{\text{essendo m.c.m.}(4,\,6,\,8)\,=\,24}\frac{18}{24}+\frac{20}{24}-\frac{21}{24}=\frac{18+20-21}{24}=\frac{17}{24}$$

$$\frac{1}{2}-\frac{4}{6}+\frac{12}{15}=\frac{1}{2}-\frac{2}{3}+\frac{4}{5}\xrightarrow{\text{essendo m.c.m.}(2,\,3,\,5)\,=\,30}\frac{15}{30}-\frac{20}{30}+\frac{24}{30}=\frac{15-20+24}{30}=\frac{19}{30}$$

Moltiplicazione tra frazioni: il prodotto fra due o più frazioni è la frazione avente per numeratore il prodotto dei numeratori e per denominatore il prodotto dei denominatori.

$$\frac{3}{4}\cdot\frac{5}{6}\cdot\frac{7}{8}=\frac{3\cdot5\cdot7}{4\cdot6\cdot8}=\frac{5\cdot7}{4\cdot2\cdot8}=\frac{35}{64}$$

Per quando riguarda il segno di un prodotto tra frazioni, vale ancora la regola e la tabella vista nel § 1.3.3: il prodotto è positivo se le due frazioni sono concordi, negativo se sono discordi.

Inoltre, in un prodotto tra frazioni è possibile effettuare la semplificazione prima di svolgere il prodotto, dividendo il numeratore di una delle due frazioni e il denominatore dell'altra per il loro M.C.D.

$$\frac{3}{4}\cdot\frac{5}{6}=\frac{{}^{1}\cancel{3}}{4}\cdot\frac{5}{\cancel{6}_{2}}=\frac{1}{4}\cdot\frac{5}{2}=\frac{5}{8}\qquad\frac{7}{5}\cdot\frac{15}{4}=\frac{7}{{}_{1}\cancel{5}}\cdot\frac{\cancel{15}^{3}}{4}=\frac{7}{1}\cdot\frac{3}{4}=\frac{21}{4}$$

Divisione tra frazioni: per dividere fra loro due frazioni si moltiplica la prima per la reciproca (ossia la frazione ottenuta scambiando fra loro numeratore e denominatore) della seconda.

$$\frac{3}{4}\div\frac{5}{6}=\frac{3}{4}\cdot\frac{6}{5}=\frac{18}{20}=\frac{9}{10}\qquad\frac{4}{7}\div2=\frac{4}{7}\cdot\frac{1}{2}=\frac{4}{14}=\frac{2}{7}$$

Confronto tra frazioni: per confrontare fra loro due o più frazioni occorre che esse abbiano lo stesso denominatore. Una volta ridotte le frazioni al minimo comune denominatore, si confrontano fra loro i numeratori.

Per confrontare fra loro le tre frazioni $\frac{3}{4}$, $\frac{5}{6}$ e $\frac{7}{8}$, le si riduce allo stesso denominatore, ottenendo $\frac{18}{24}$, $\frac{20}{24}$ e $\frac{21}{24}$. Essendo $18 < 20 < 21$, si ottiene: $\frac{18}{24}<\frac{20}{24}<\frac{21}{24}\rightarrow\frac{3}{4}<\frac{5}{6}<\frac{7}{8}$.

Se le frazioni da confrontare sono soltanto due (per esempio a/b e c/d) esiste un metodo più rapido: si confrontano i due prodotti $a\cdot d$ e $b\cdot c$ e si utilizza la regola seguente.

La frazione più grande è quella il cui numeratore compare nel prodotto maggiore.

Per confrontare fra loro le due frazioni $\frac{4}{5}$ e $\frac{3}{4}$, si calcolano i due prodotti $4\cdot4=16$ e $5\cdot3=15$. Essendo $16 > 15$, il numeratore che compare nel prodotto maggiore è 4, per cui la frazione maggiore è $\frac{4}{5}$, ossia $\frac{4}{5}>\frac{3}{4}$.

1.4.3 | Numeri decimali e frazioni generatrici

Ogni numero razionale (ossia ogni frazione) può anche essere rappresentato in forma di **numero decimale**: è sufficiente **dividere il numeratore per il denominatore** utilizzando la nota regola di divisione fra interi.

$\frac{2}{5} = 2 \div 5 = 0{,}4$

Trattandosi di una divisione fra interi, possono presentarsi due casi:

1. a un certo punto della divisione si trova un resto nullo: il quoziente risulta quindi formato da una parte intera (eventualmente nulla) seguito dalla virgola e da un numero finito di cifre (eventualmente nessuna). Si è ottenuto un *numero decimale limitato*;

   $\frac{8}{5} = 8 \div 5 = 1{,}6$

2. per quanto si prosegue nell'operazione di divisione non si trova mai un resto nullo: il quoziente risulta allora formato da una parte intera (eventualmente nulla) seguita dalla virgola e da un numero infinito di cifre. Si è ottenuto un *numero decimale illimitato*. I resti sono numeri interi minori del divisore, quindi proseguendo nell'operazione di divisione si deve ripresentare un resto già ottenuto in precedenza: da questo punto in poi, tutti i resti che seguono si ripetono sempre nello stesso ordine e così pure le cifre del quoziente. Il gruppo di cifre decimali che si ripetono nel quoziente viene detto *periodo* (mentre il gruppo delle eventuali cifre fra la virgola e la prima ricorrenza del periodo viene detto *antiperiodo*) e il numero decimale è *illimitato periodico*.

   $\frac{10}{3} = 3{,}333... = 3{,}(3) = 3{,}\bar{3}$: il periodo è 3.

   $\frac{4}{15} = 0{,}2666... = 0{,}2(6) = 0{,}2\bar{6}$: l'antiperiodo è 2 mentre il periodo è 6.

Data una frazione è sempre possibile trovare il corrispondente numero decimale.

È vero anche il viceversa: dato un numero decimale limitato o illimitato periodico è possibile trovare la frazione corrispondente, che prende il nome di *frazione generatrice*.

Di nuovo si presentano due casi.

1. Se il numero decimale è limitato, si forma la frazione moltiplicando e dividendo il numero decimale per il numero costituito dalla cifra 1 seguita da tanti zeri quante sono le cifre decimali del numero dato: la frazione ottenuta potrà poi essere ridotta ai minimi termini.

   $0{,}06 = \frac{0{,}06 \cdot 100}{100} = \frac{6}{100} = \frac{3}{50}$

2. Se il numero decimale è illimitato periodico, si forma la frazione avente per numeratore la differenza fra il numero costituito dalla parte intera seguita dall'antiperiodo e dal periodo preso una sola volta e il numero composto dalla parte intera e dall'eventuale antiperiodo e, per denominatore, un numero composto da tanti 9 quante sono le cifre del periodo seguito da tante cifre 0 quante sono quelle dell'eventuale antiperiodo.

   - $0{,}(13) = \frac{13-0}{99} = \frac{13}{99}$: in questo caso non c'è antiperiodo.
   - $2{,}18(4) = \frac{2184-218}{900} = \frac{1966}{900} = \frac{983}{450}$: in questo caso l'antiperiodo è 18.

MATEMATICA

1.4.4 | Operazioni tra numeri decimali

Addizione e sottrazione tra numeri decimali: per addizionare (o sottrarre) fra loro due o più numeri decimali è conveniente allineare una sotto l'altra le virgole dei diversi numeri. Questo assicura che i decimi siano addizionati (o sottratti) ai decimi, i centesimi ai centesimi e così via.

Per effettuare la somma $\begin{array}{r} 0,6\ + \\ 0,07\ + \\ \hline 0,008\ = \end{array}$ si utilizza l'allineamento $\begin{array}{l} 0,6\quad\ \ + \\ 0,07\quad + \\ \underline{0,008\ =} \\ 0,678 \end{array}$

Moltiplicazione tra numeri decimali: per moltiplicare fra loro due o più numeri decimali si effettua il calcolo come se fossero interi ("dimenticandosi" della virgola). Il risultato avrà un numero di cifre decimali pari alla somma dei numeri di cifre decimali dei fattori.

$$\begin{array}{rcl} 0,675 \quad \times & \rightarrow & \text{3 cifre decimali } + \\ 0,42 \quad = & \rightarrow & \underline{\text{2 cifre decimali } =} \\ \hline 1350 & & \\ 2700 & & \\ \hline 0,28350 & \leftarrow & \text{5 cifre decimali} \end{array}$$

Divisione tra numeri decimali: per dividere fra loro due numeri decimali si moltiplicano sia il dividendo che il divisore per l'opportuno multiplo di 10 (per la proprietà invariantiva il quoziente non cambia) in modo che diventino entrambi interi, quindi si effettua la divisione nel modo usuale.

$0,675 \div 0,25 = 675 \div 250 = 2,7$

L'espressione $\{9,18 - [6,3 - (3,2 + 5,6)]\} + \{[(-4,1 + 4,21) - (3,65 \div 5)] - 9,06\}$ si svolge (applicando le regole viste finora) nel modo seguente:

$$\begin{aligned} &\{9,18 - [6,3 - (3,2 + 5,6)]\} + \{[(-4,1 + 4,21) - (3,65 \div 5)] - 9,06\} \\ &= \{9,18 - [6,3 - 8,8]\} + \{[0,11 - 0,73] - 9,06\} \\ &= \{9,18 - [-2,5]\} + \{[-0,62] - 9,06\} \\ &= \{9,18 + 2,5\} + \{-0,62 - 9,06\} = 11,68 - 9,68 = 2 \end{aligned}$$

Confronto tra numeri decimali: conviene aggiungere alcuni zeri dopo l'ultima cifra decimale di ciascun numero in modo che tutti i numeri abbiano lo stesso numero di cifre dopo la virgola. Si effettua poi il confronto nella maniera usuale.

Per confrontare fra loro 0,62, 0,073 e 0,0084 conviene trasformarli rispettivamente in 0,6200, 0,0730 e 0,0084 da cui si ricava che:

$$0,0084 < 0,0730 < 0,6200$$

Può capitare che venga richiesto di confrontare numeri decimali con frazioni: in questi casi, occorre "uniformare" i numeri, trasformandoli tutti in frazioni oppure tutti in forma decimale.

Per disporre in ordine crescente i seguenti numeri (decimali e frazionari):

$$x = 0,8; \quad y = 0,63; \quad z = 13/20; \quad w = 7/25$$

si trasformano prima i decimali in frazioni:

$$x = 0,8 = 8/10 \quad y = 0,63 = 63/100 \quad z = 13/20 \quad w = 7/25$$

poi li si riduce tutti allo stesso denominatore 100:

$$x = 80/100 \quad y = 63/100 \quad z = 65/100 \quad w = 28/100$$

Infine dal confronto fra i numeratori si deduce che l'ordine crescente è *w*, *y*, *z*, *x*.

1.5 | Percentuali

Le percentuali sono in sostanza delle frazioni: **per cento** è un sinonimo di **centesimi**, nel senso che 25% significa 25 centesimi.

- $25\% = \dfrac{25}{100}$
- $2000\% = \dfrac{2000}{100}$
- $0{,}3\% = \dfrac{0{,}3}{100} = \dfrac{3}{1000}$

Una percentuale è pertanto una frazione con denominatore pari a 100. È possibile esprimere le percentuali sia come frazioni che come numeri decimali.

- $25\% = \dfrac{25}{100} = \dfrac{1}{4} = 0{,}25$
- $10\% = \dfrac{10}{100} = \dfrac{1}{10} = 0{,}1$
- $100\% = \dfrac{100}{100} = 1$

Dal momento che 100% rappresenta l'unità, moltiplicare o dividere un numero qualsiasi (intero, decimale o frazionario) per 100% non ne cambia il valore. Quindi:

- per convertire un numero (intero, decimale o frazionario) in percentuale lo si moltiplica per 100% (ossia si moltiplica per 100 e si affianca il simbolo di percentuale);
- per convertire una percentuale in un numero lo si divide per 100% (ossia si divide per 100 e si toglie il simbolo di percentuale).

Convertire 0,67 in percentuale: $0{,}67 \cdot 100\% = 67\%$, da cui $0{,}67 = 67\%$.

Convertire 35% in frazione: $35\% = \dfrac{35\%}{100\%} = \dfrac{35}{100} = \dfrac{7}{20}$, da cui $35\% = \dfrac{7}{20}$.

In altre parole, per convertire una percentuale in un numero decimale è sufficiente eliminare il segno di percentuale (%) e spostare la virgola di due posizioni a sinistra (il che equivale a dividere per cento):

$$25\% = 0{,}25\,; \quad 2000\% = 20\,; \quad 0{,}3\% = 0{,}003$$

La maggior parte dei problemi con le percentuali è riconducibile all'espressione:

Il tasso T percentuale di B è A

↓ ↓ ↓ ↓

Il 10 % di 60 è 6

Generalmente sono date due variabili ed è richiesto di calcolare la terza. Le formule da utilizzare in questo caso sono:

$$A = T \cdot B\,; \quad B = \frac{A}{T}\,; \quad T = \frac{A}{B} \qquad [1]$$

Per trovare il 15% di 50 si applica la prima delle [1] e si ottiene:

$$A = 0{,}15 \cdot 50 = 7{,}5$$

Per calcolare il numero B di cui 5 è il 10% si applica la seconda delle [1] e si ottiene:

$$B = \frac{5}{10\%} = \frac{5 \cdot 100}{10} = 50$$

1.5.1 | Problemi di sconto

Si tratta di problemi del tipo: "A quanto ammonta lo sconto se una automobile che costa 6000 euro è scontata del 14%?".

La formula da applicare in questo tipo di problemi è la seguente:

$$\text{sconto} = \text{costo} \cdot \text{tasso di sconto} \qquad [2]$$

Essendo il tasso di sconto espresso in termini percentuali, la formula equivale alla relazione già incontrata: $A = T \cdot B$.

Per calcolare a quanto ammonta lo sconto se una automobile che costa 6000 euro è scontata del 14% si applica la [2] e si ottiene:

$$\text{sconto} = € \, 6000 \cdot 0{,}14 = € \, 840$$

1.5.2 | Problemi di interesse

Si tratta di problemi del tipo: "A quanto ammonta l'interesse che fruttano 5.000 euro investiti per 6 mesi a un tasso del 6%?".

Anche in questo caso c'è un tasso espresso in percentuale e il modo di procedere è analogo a quello visto nel paragrafo precedente. Compare tuttavia, nella formula da applicare per il calcolo dell'interesse, un nuovo elemento da considerare: il *tempo*.

$$\text{interesse} = \text{capitale} \cdot \text{tempo} \cdot \text{tasso di interesse} \qquad [3]$$

Il tasso di interesse va inteso come *tasso annuale*, a meno che il problema non ne specifichi uno diverso: tutti i tempi vanno convertiti in anni (o frazioni di anno).

Per calcolare l'interesse che fruttano 5000 euro investiti per 6 mesi a un tasso del 6% si applica la [3] e si ottiene:

$$\text{interesse} = € \, 5000 \cdot 0{,}5 \cdot \frac{6}{100} = € \, 150$$

1.5.3 | Variazione percentuale

È opportuno infine ricordare la formula per ottenere la *variazione percentuale di una variabile* di cui si conoscono il valore iniziale e finale (ammontare originale e nuovo ammontare). Essa è la stessa sia che si consideri un *incremento* sia che si consideri un *decremento* percentuale: l'unica differenza che si osserva è il segno della variazione percentuale (positivo nel primo caso, negativo nel secondo).

$$\text{variazione percentuale} = \frac{\text{nuovo ammontare} - \text{ammontare originale}}{\text{ammontare originale}} \cdot 100\% \qquad [4]$$

Il numero di auto vendute da un concessionario è passato da 300 a 360. Per calcolare l'incremento percentuale di tale numero si applica la [4] e si ottiene:

$$\text{variazione percentuale} = \frac{360 - 300}{300} \cdot 100\% = 20\% \quad \text{(incremento)}$$

Il valore di un'azione è sceso da 30 a 24. Per calcolare il suo decremento percentuale si utilizza ancora la [4] e si ottiene:

$$\text{variazione percentuale} = \frac{24 - 30}{30} \cdot 100\% = -20\% \quad \text{(decremento)}$$

1.6 | Potenze di un numero razionale

La *potenza* di un numero razionale *a*, detto *base*, con *esponente* intero *n* è il prodotto di *n* fattori tutti uguali ad *a*:

$$a^n = \underbrace{a \cdot a \cdot \ldots \cdot a}_{n \text{ volte}} \quad \text{con} \begin{cases} a \in \mathbb{Q} \\ n \in \mathbb{N} \end{cases}$$

$$3^4 = \underbrace{3 \cdot 3 \cdot 3 \cdot 3}_{4 \text{ volte}} = 81 \, ; \quad (-5)^3 = \underbrace{(-5) \cdot (-5) \cdot (-5)}_{3 \text{ volte}} = -125$$

Poiché la potenza di un numero è sempre riconducibile a una operazione di moltiplicazione, è possibile enunciare la seguente regola che permette di stabilire il segno di una potenza.

Se la base è positiva, il valore della potenza è sempre positivo.
Se la base è negativa, il valore della potenza è positivo se l'esponente è pari, negativo se l'esponente è dispari.

$(+5)^3 = +125 \, ; \quad (-2)^4 = +16 \, ; \quad (-3)^3 = -27$

1.6.1 | Proprietà delle potenze

Le seguenti proprietà sono conseguenze della definizione di potenza.

Il valore di una potenza con esponente unitario è sempre uguale alla base:

$$a^1 = a$$

Il valore di una potenza con base nulla è sempre nullo qualunque sia l'esponente (purché diverso da zero):

$$0^n = 0 \quad \text{con } n \neq 0$$

Dalla precedente osservazione è possibile ricavare la seguente.

Condizione necessaria e sufficiente affinché il valore di una potenza sia nullo è che sia nulla la base della potenza.

È utile inoltre osservare che al simbolo 0^0 non si attribuisce alcun significato.

Il valore di una potenza con base unitaria è sempre unitario qualunque sia l'esponente:

$$1^n = 1$$

1.6.2 | Potenze e operazioni fondamentali

Il prodotto di due o più potenze aventi la stessa base è una potenza avente per base la stessa base e per esponente la somma degli esponenti:

$$a^m \cdot a^n = a^{(m+n)}$$

Il quoziente di due potenze aventi la stessa base è una potenza avente per base la stessa base e per esponente la differenza degli esponenti.

$$\frac{a^m}{a^n} = a^{(m-n)}$$

- $(-2)^3 \cdot (-2)^4 = [(-2) \cdot (-2) \cdot (-2)] \cdot [(-2) \cdot (-2) \cdot (-2) \cdot (-2)]$
  $= (-2) \cdot (-2) \cdot (-2) \cdot (-2) \cdot (-2) \cdot (-2) \cdot (-2) = (-2)^7 = (-2)^{3+4} = -128$
- $\dfrac{(-3)^5}{(-3)^3} = \dfrac{(-3) \cdot (-3) \cdot (-3) \cdot (-3) \cdot (-3)}{(-3) \cdot (-3) \cdot (-3)} = (-3) \cdot (-3) = (-3)^2 = (-3)^{5-3} = +9$

MATEMATICA

In base alla precedente proprietà sul quoziente di due potenze risulta possibile dare un valore a due simboli (a^0 e a^{-n}) finora privi di significato come potenze.

La potenza con esponente nullo di una base qualsiasi (purché diversa da zero) **è sempre uguale all'unità.**

$$a^0 = 1 \quad \text{con } a \neq 0$$

Infatti, indicando con n un numero intero positivo qualsiasi, si ha:

$$a^0 = a^{n-n} = \frac{a^n}{a^n} = 1$$

La proprietà sul quoziente di due potenze consente anche di dare significato alle potenze con esponente negativo.

La potenza con esponente negativo è uguale al reciproco della stessa potenza, ma con esponente opposto.

$$a^{-n} = \frac{1}{a^n}$$

Infatti, indicando con n un numero intero positivo qualsiasi, si ha: $a^{-n} = a^{0-n} = \frac{a^0}{a^n} = \frac{1}{a^n}$.

- $5^{-2} = \frac{1}{5^2} = \frac{1}{25}$
- $\left(-\frac{2}{3}\right)^{-3} = \left(-\frac{3}{2}\right)^3 = -\frac{27}{8}$

1.6.3 | Proprietà distributive delle potenze

Per le potenze vale la proprietà distributiva sia rispetto alla moltiplicazione che rispetto alla divisione.

La potenza del prodotto di più fattori è uguale al prodotto delle potenze di ciascun fattore.

$$(a \cdot b \cdot c \cdot \ldots)^n = a^n \cdot b^n \cdot c^n \cdot \ldots$$

La potenza di un quoziente di due numeri è uguale al quoziente delle potenze di ciascuno dei due numeri dati.

$$\left(\frac{a}{b}\right)^n = \frac{a^n}{b^n} \quad \text{con } b \neq 0$$

- $(2 \cdot 3 \cdot 4)^2 = 2^2 \cdot 3^2 \cdot 4^2$
- $\left(\frac{3}{4}\right)^2 = \frac{3^2}{4^2}$

Una conseguenza della proprietà distributiva rispetto al prodotto è la seguente.

La potenza di una potenza di una base qualsiasi è una potenza avente per base la stessa base e per esponente il prodotto degli esponenti.

$$(a^m)^n = a^{m \cdot n}$$

$(3^2)^3 = 3^{2 \cdot 3} = 3^6$

PARTE QUINTA

Quesiti svolti

1 **Quale delle seguenti affermazioni è esatta?**

- **A** Tutti i numeri pari sono divisibili per 4
- **B** I numeri pari non sono mai divisibili per 4
- **C** Non tutti i numeri pari sono divisibili per 4
- **D** I numeri divisibili per 4 non sono mai pari
- **E** Nessuna delle altre risposte è corretta

Osservando che 2, primo numero pari, non è divisibile per 4, si può escludere la risposta **A**. Poiché invece 8, altro numero pari, è divisibile per 4, si possono escludere anche le alternative **B** e **D**. Sempre considerando gli esempi relativi a 2 e a 8 si deduce che alcuni numeri pari sono divisibili per 4, mentre altri non lo sono, pertanto la risposta esatta è la **C**.

2 **Qual è la scomposizione in fattori primi del numero 312?**

A $2^3 \cdot 3 \cdot 13$ **B** $2^2 \cdot 3^2 \cdot 13$ **C** $2^4 \cdot 3^3$ **D** $2^5 \cdot 3^2$ **E** $2^3 \cdot 3^2$

Applicando il metodo delle divisioni successive al numero 312 si ricava:

$$\begin{array}{r|l} \mathbf{312} & \mathbf{2} \\ \mathbf{156} & \end{array} \rightarrow \begin{array}{r|l} 312 & 2 \\ \mathbf{156} & \mathbf{2} \\ \mathbf{78} & \end{array} \rightarrow \begin{array}{r|l} 312 & 2 \\ 156 & 2 \\ \mathbf{78} & \mathbf{2} \\ \mathbf{39} & \end{array} \rightarrow \begin{array}{r|l} 312 & 2 \\ 156 & 2 \\ 78 & 2 \\ \mathbf{39} & \mathbf{3} \\ \mathbf{13} & \end{array} \rightarrow \begin{array}{r|l} 312 & 2 \\ 156 & 2 \\ 78 & 2 \\ 39 & 3 \\ \mathbf{13} & \mathbf{13} \\ \mathbf{1} & \end{array} \rightarrow 312 = 2 \cdot 2 \cdot 2 \cdot 3 \cdot 13 = 2^3 \cdot 3 \cdot 13$$

La risposta corretta è dunque la **A**.

3 **In una popolazione di 100 studenti, 70 seguono un corso di inglese e 50 uno di francese. Quanti sono gli studenti che seguono entrambi i corsi?**

- **A** Più di 50
- **B** Esattamente 50
- **C** Non più di 20
- **D** Da 20 a 50
- **E** Esattamente 20

Il quesito non specifica se, all'interno della popolazione considerata, ciascuno studente frequanti almeno un corso di lingua, pertanto non si può stabilire il numero esatto di coloro che seguono entrambi i corsi (risposte **B** ed **E** errate).
Dal momento che la somma degli studenti che frequentano il corso di inglese e di quelli che frequentano il corso di francese, 50 + 70 = 120, è superiore al numero dei componenti delle popolazione considerata (ossia 100) possiamo dedurre che di sicuro almeno 120 – 100 = 20 studenti seguono entrambi i corsi, quindi si può eliminare anche la risposta **C**.
Infine, poiché al massimo il numero degli studenti che frequentano entrambi i corsi è pari al numero di quelli che frequentano il corso meno numeroso, cioè quello di francese che conta 50 partecipanti, si può senza dubbio affermare che il numero delle persone che frequentano sia il corso di inglese sia quello di francese è compreso tra 20 e 50, quindi la risposta esatta è la **D**.

4 **Calcolare il M.C.D. e il m.c.m. di 48, 60 e 72.**

A 2 e 1440 **B** 3 e 720 **C** 12 e 720 **D** 24 e 1440 **E** 36 e 720

Il primo passo consiste nella scomposizione in fattori primi dei numeri dati:

$$48 = 2^4 \cdot 3$$

$$60 = 2^2 \cdot 3 \cdot 5$$

$$72 = 2^3 \cdot 3^2$$

per cui risulta:

$$\text{M.C.D.} = 2^2 \cdot 3 = 12$$

$$\text{m.c.m.} = 2^4 \cdot 3^2 \cdot 5 = 720$$

La risposta corretta è dunque la **C**.

5 **Dividere un numero per 0,05 è lo stesso che moltiplicarlo per:**

A 2 **B** 5 **C** 20 **D** 50 **E** 100

Dividere per 0,05 $= \frac{5}{100} = \frac{1}{20}$, significa moltiplicare per il suo reciproco, cioè per 20.

La risposta esatta è la **C**.

6 **L'inverso di $\frac{1}{1+a^2}$ è:**

A $1 + \frac{1}{a^2}$

B $-(1 + a^2)$

C $1 + a^2$

D $-\frac{1}{1+a^2}$

E 1

Dato un qualsiasi numero $n \neq 0$, si possono definire:

- il suo inverso, o reciproco: $\frac{1}{n}$
- il suo opposto: $-n$
- il suo antireciproco, o opposto dell'inverso: $-\frac{1}{n}$

Ovviamente, tali definizioni si estendono al caso di un'espressione letterale diversa da zero, pertanto l'inverso di $\frac{1}{1+a^2}$ è:

$$\frac{1}{\frac{1}{1+a^2}} = 1 \cdot \frac{1+a^2}{1} = 1 + a^2$$

quindi la risposta corretta è la **C**.

Si osservi che le alternative **D** e **B** rappresentano, rispettivamente, l'opposto e l'antireciproco dell'espressione considerata.

PARTE QUINTA

7 **Calcolare il valore dell'espressione:**

$$|(-\mathbf{240}) \div \mathbf{8}| \div (-\mathbf{10}) + \{(-\mathbf{26}) \div [-\mathbf{3} + \mathbf{2} \cdot (-\mathbf{5})] - [-\mathbf{6} \cdot |\mathbf{2} - \mathbf{6}| \div (-\mathbf{12})]\} \div (-\mathbf{3})$$

A $-8/3$ **B** 3 **C** $16/3$ **D** -3 **E** $-4/3$

I passaggi sono i seguenti:

$$\begin{aligned} &|(-240) \div 8| \div (-10) + \{(-26) \div [-3 + 2 \cdot (-5)] - [-6 \cdot |2 - 6| \div (-12)]\} \div (-3) \\ &= 30 \div (-10) + \{(-26) \div [-13] - [-6 \cdot 4 \div (-12)]\} \div (-3) \\ &= -3 + \{2 - [-24 \div (-12)]\} \div (-3) = -3 + \{2 - 2\} \div (-3) = -3 + 0 \div (-3) = -3 \end{aligned}$$

Quindi la risposta corretta è la **D**.

8 **Una procedura iterativa consiste nel dividere un liquido in tre parti uguali, eliminare la prima, accantonare la seconda e adoperare la terza per il ciclo successivo. Qual è il rapporto fra accantonato ed eliminato dopo 10 iterazioni?**

A 1 **B** 1/3 **C** 1/2 **D** 2 **E** 1/10

Poiché a ogni iterazione la quantità di liquido accantonata è uguale a quella eliminata (in entrambi i casi pari a un terzo della quantità disponibile all'inizio dell'operazione), il rapporto fra queste due quantità sarà sempre pari a 1, indipendentemente dal numero di iterazioni. La risposta corretta è quindi la **A**.

9 **Data la relazione $x : a = b : c$, quanto vale x?**

A ab/c **B** ac/c **C** bc/c **D** abc **E** a/bc

Per rispondere al quesito è sufficiente applicare la relazione che dice che, in ogni proporzione, il prodotto tra i medi è uguale al prodotto tra gli estremi. Si ottiene:

$$c \cdot x = a \cdot b \rightarrow x = \frac{a \cdot b}{c}$$

La risposta corretta è dunque la **A**.

10 **La spesa farmaceutica annua italiana è ipoteticamente diminuita da 5 miliardi a 4,5 miliardi. La variazione percentuale è del:**

A –5% **B** –25% **C** 10% **D** 5% **E** –10%

Per determinare la risposta esatta è sufficiente applicare la formula per il calcolo della variazione percentuale subita da un certo valore:

$$\text{variazione percentuale} = \frac{\text{nuovo ammontare} - \text{ammontare originale}}{\text{ammontare originale}} \cdot 100\%$$

Essendo l'ammontare originale pari a 5 miliardi e il nuovo ammontare pari a 4,5 miliardi, si ha:

$$\text{variazione percentuale} = \frac{(4{,}5 - 5) \cdot 10^9}{5 \cdot 10^9} \cdot 100\% = -\frac{0{,}5}{5} \cdot 100\% = -10\%$$

quindi la risposta esatta è la **E**.

Si presti attenzione a non rispondere **C**: dal momento che il valore considerato ha subito una diminuzione, la sua variazione percentuale deve necessariamente risultare negativa.

MATEMATICA

11 **Quanto vale la decima parte di 10^{20}?**

A 1^{20} **B** 10^2 **C** 10^{10} **D** 10^{19} **E** 10^{20}

La decima parte di un numero si ottiene dividendo per dieci il numero dato. Nel caso in esame si ha:

$$\frac{10^{20}}{10} = 10^{20-1} = 10^{19}$$

La risposta corretta è dunque la **D**.

12 **L'espressione $(2^n + 2^{n+1})^2$ con *n* intero positivo, è anche uguale a:**

A $9 \cdot 4^n$ **B** 2^{4n+2} **C** 4^{4n+2} **D** 2^{2n^2+2n} **E** $3 \cdot 4^n$

Sfruttando le proprietà delle potenze è possibile scrivere:

$$(2^n + 2^{n+1})^2 = (2^n + 2^n \cdot 2)^2$$

ed effettuando un raccoglimento a fattore comune (§ 2.3.1):

$$(2^n + 2^n \cdot 2)^2 = [(1+2) \cdot 2^n]^2 = (3 \cdot 2^n)^2 = 3^2 \cdot 2^{2n} = 3^2 \cdot (2^2)^n = 9 \cdot 4^n$$

La risposta corretta è dunque la **A**.

13 **Quanto vale l'espressione $10^3 - 10^2$?**

A 10

B $9 \cdot 10^2$

C $9 \cdot 10$

D 10^5

E Nessuna delle precedenti risposte

Anche in questo caso conviene sfruttare le proprietà delle potenze:

$$10^3 - 10^2 = 10 \cdot 10^2 - 10^2$$

ed effettuando un raccoglimento a fattore comune (§ 2.3.1):

$$10 \cdot 10^2 - 10^2 = (10-1) \cdot 10^2 = 9 \cdot 10^2$$

si ricava che la risposta corretta è la **B**.

14 **$(-2)^{-3}$ è uguale a:**

A 8

B 6

C – 0,125

D 0,125

E – 4

Con alcuni semplici passaggi si trova:

$$(-2)^{-3} = \frac{1}{(-2)^3} = \frac{1}{-8} = -\frac{1}{8} = -0,125$$

La risposta corretta è la **C**.

PARTE QUINTA

2 | Algebra classica: monomi e polinomi

2.1 | Monomi

Si dice **monomio** qualunque espressione algebrica numerica o letterale in cui *non* figurano addizioni o sottrazioni.

Le espressioni $2ab$; $\frac{1}{2}xy^2$; $\left(-\frac{1}{3}\right) \cdot \frac{a^2}{b}$ rappresentano tre monomi.

I numeri 2, $\frac{1}{2}$ e $\left(-\frac{1}{3}\right)$ e le espressioni letterali ab , xy^2 e $\frac{a^2}{b}$ prendono rispettivamente il nome di *coefficienti numerici* e di *parti letterali* dei corrispondenti monomi.

2.1.1 | Grado di un monomio intero

Un monomio in cui le lettere non figurano a denominatore viene detto **monomio intero**.

Grado complessivo: è la somma degli esponenti delle lettere del monomio.
Grado relativo a una lettera: è l'esponente con cui tale lettera compare.

x^2y è un monomio di terzo grado (secondo grado rispetto a x e primo grado rispetto a y).

2.1.2 | Monomi simili e somma tra monomi

Due o più monomi sono **simili se hanno la stessa parte letterale**.

Dati due o più monomi, **la loro somma algebrica è un monomio soltanto se i monomi sono simili tra loro.**

La somma algebrica di due o più monomi simili **è un monomio simile agli addendi e avente per coefficiente la somma algebrica dei coefficienti**.

- $15abc^3$ e $24abc^3$ sono monomi simili e la loro somma vale $39abc^3$;
- $12ab^4c^2$ e $4ab^3$ non sono monomi simili e la loro somma non è un monomio.

2.1.3 | Prodotto tra monomi e potenza intera di un monomio

Il prodotto di due o più monomi è un monomio avente per coefficiente il prodotto dei coefficienti e per parte letterale il prodotto delle parti letterali.

Ogni fattore letterale compare, quindi, nel prodotto con un esponente uguale alla somma degli esponenti con i quali compare nei singoli monomi.

$(12x^3yz^2) \cdot (4xy^2) = 48x^4y^3z^2$

MATEMATICA

Dalla regola del prodotto si ha quella della potenza (con esponente intero positivo) di un monomio.

Per elevare alla potenza *n*-esima un monomio si eleva alla potenza *n*-esima sia il coefficiente che ciascun fattore della parte letterale.

$(3x^2yz^3)^3 = 27x^6y^3z^9$

2.1.4 | Quoziente tra monomi

Un monomio si dice divisibile per un altro monomio (purché diverso da zero) **se esiste un terzo monomio che moltiplicato per il secondo dia come risultato il primo.**

Il terzo monomio prende allora il nome di *quoziente* tra il primo monomio, detto *dividendo*, e il secondo monomio, detto *divisore*. Indicando i tre monomi rispettivamente con le lettere Q, A e B, è possibile quindi scrivere:

$$A \div B = Q \leftrightarrow A = B \cdot Q$$

Dal momento che il grado del monomio A è uguale alla somma dei gradi dei monomi B e Q (osservazione che discende direttamente da quanto detto riguardo il prodotto tra monomi) risulta immediato che **il grado del monomio quoziente Q è uguale alla differenza dei gradi dei monomi dividendo A e divisore B.**

Affinché un monomio sia divisibile per un altro **è necessario che il dividendo contenga tutte le lettere che figurano nel divisore, ciascuna elevata a un esponente maggiore o uguale a quello che essa ha nel divisore.**

Se vale la precedente condizione allora il quoziente di due monomi è un monomio (intero) che si determina con la seguente regola.

Il coefficiente del monomio quoziente è uguale al quoziente dei coefficienti del dividendo e del divisore; la parte letterale è uguale al quoziente delle parti letterali, ossia è costituita da tutti i fattori letterali del monomio dividendo, ciascuno elevato alla differenza degli esponenti che esso ha nel monomio dividendo e nel monomio divisore.

$(-15a^5b^3c^4) \div (3a^3b^2c) = (-15/3)a^{5-3}b^{3-2}c^{4-1} = -5a^2bc^3$

Infatti $(-5a^2bc^3) \cdot (3a^3b^2c) = -15a^5b^3c^4$

Quando due monomi non sono divisibili l'uno per l'altro, non esiste un monomio quoziente *intero*: in questi casi il monomio quoziente è un *monomio frazionario*.

$(12x^3yz^2) \div (-4xy^3zw) = \dfrac{12x^3yz^2}{-4xy^3zw} = -\dfrac{3x^2z}{y^2w}$

2.1.5 | Massimo Comune Divisore (M.C.D.) di più monomi

È quel monomio che ha come coefficiente il M.C.D. dei coefficienti e come parte letterale il prodotto delle **lettere comuni** ai monomi dati, ciascuna di esse presa una volta sola con il **minimo esponente** con cui compare.

$8a^2b^3c^3; \quad 12ab^4c^2; \quad 16a^3b^3 \quad \rightarrow \quad \text{M.C.D.} = 4ab^3$

2.1.6 | Minimo comune multiplo (m.c.m.) di più monomi

È quel monomio che ha come coefficiente il m.c.m. dei coefficienti e come parte letterale il prodotto delle **lettere comuni e non comuni** ai monomi dati, ciascuna di esse presa una volta sola con il **massimo esponente** con cui compare.

$12a^3b^2; \quad 15abc^3; \quad 24a^3c^4 \quad \rightarrow \quad \text{m.c.m.} = 120a^3b^2c^4$

PARTE QUINTA

2.2 | Polinomi

La somma algebrica di più monomi (non tutti simili fra loro) si chiama polinomio. I singoli monomi prendono il nome di **termini** del polinomio.

L'espressione $\frac{3}{9}a^2 - \frac{1}{2}a^3b - \frac{5}{4}ab^2c + 2a^5 - 3ab$ è un polinomio.

I binomi e i trinomi sono polinomi costituiti da due e tre termini rispettivamente.

2.2.1 | Grado di un polinomio

Il grado di un polinomio è il massimo fra i gradi dei suoi termini.

$2xy^2 + 3x^2 + 5y$ è un polinomio di 3º grado, in quanto, fra i tre monomi che lo costituiscono, quello di grado massimo è $2xy^2$, ossia un monomio di 3º grado.

Un *polinomio omogeneo* è un polinomio costituito da termini aventi lo stesso grado.

$2xy + 3x^2 + y^2$ è un polinomio omogeneo di 2º grado.

2.2.2 | Somma e differenza di polinomi

La somma algebrica di due o più polinomi è un polinomio avente per termini tutti quelli dei polinomi addendi.

Dopo aver scritto la somma di più polinomi si deve operare la **riduzione dei termini simili**, ossia effettuare la somma algebrica degli eventuali monomi simili.

$$(4xy^2 - 3x^2 + 5y) + (4x^2 + 2y) = 4xy^2 \underline{-3x^2} + \underline{\underline{5y}} + \underline{4x^2} + \underline{\underline{2y}} = 4xy^2 + x^2 + 7y$$

Similmente, la differenza di due polinomi è la somma del primo con l'opposto del secondo, ossia il secondo polinomio in cui sia stato cambiato il segno a tutti i termini.

$$(4xy^2 - 3x^2 + 5y) - (4x^2 + 2y) = 4xy^2 \underline{-3x^2} + \underline{\underline{5y}} - \underline{4x^2} - \underline{\underline{2y}} = 4xy^2 - 7x^2 + 3y$$

2.2.3 | Prodotto e quoziente di un polinomio per un monomio

La moltiplicazione di un polinomio per un monomio può essere vista come una applicazione della proprietà distributiva della moltiplicazione rispetto all'addizione (algebrica).

Il prodotto di un polinomio per un monomio è un polinomio i cui termini si ottengono moltiplicando ciascun termine del polinomio per il monomio.

$$(4x^2 - 3x - 2y + 3z) \cdot (2xy) = 8x^3y - 6x^2y - 4xy^2 + 6xyz$$

Un polinomio si dice *divisibile* per un monomio quando tutti i termini (ossia tutti i monomi) del polinomio sono divisibili per il monomio.

Quando un polinomio è divisibile per un monomio, **il quoziente** (per la proprietà distributiva del quoziente rispetto alla somma) **è uguale al polinomio i cui termini si ottengono dividendo ciascun termine del polinomio per il monomio.**

$$(4a^3b^4 - 8a^2b + 3a^2b^2 - 6a^4b) \div (2a^2b) = 2ab^3 - 4 + \frac{3}{2}b - 3a^2$$

Quando il polinomio non è divisibile per il monomio si ha una *frazione algebrica* (§ 2.4).

MATEMATICA

2.2.4 | Prodotto di polinomi

Anche la moltiplicazione di polinomi può essere vista come un'applicazione della proprietà distributiva della moltiplicazione rispetto all'addizione.

Il prodotto fra due polinomi **è uguale al polinomio i cui termini si ottengono moltiplicando ciascun termine del primo polinomio per tutti i termini del secondo.**

$(a+b+c)\cdot(x+y) = a\cdot(x+y)+b\cdot(x+y)+c\cdot(x+y) = ax+ay+bx+by+cx+cy$

$$(a^2c+ab^3+bc^2)\cdot(a^3x^2+b^2c^3x) =$$
$$= a^2c\cdot(a^3x^2+b^2c^3x)+ab^3\cdot(a^3x^2+b^2c^3x)+bc^2\cdot(a^3x^2+b^2c^3x) =$$
$$= a^5cx^2+a^2b^2c^4x+a^4b^3x^2+ab^5c^3x+a^3bc^2x^2+b^3c^5x$$

Il grado del polinomio prodotto è quindi uguale (per quanto visto sul prodotto fra monomi) alla somma dei gradi dei polinomi fattori.

$$(2a^2b-3ab^2)\cdot(ab+5b^2) = 2a^2b\cdot(ab+5b^2)-3ab^2\cdot(ab+5b^2) =$$
$$= 2a^3b^2+10a^2b^3-3a^2b^3-15ab^4 =$$
$$= 2a^3b^2+7a^2b^3-15ab^4$$

in questo caso il primo fattore è un polinomio (omogeneo) di 3° grado, il secondo un polinomio (omogeneo) è di 2° grado, quindi il prodotto è un polinomio (omogeneo) di 5° grado.

Il prodotto di più polinomi si ottiene moltiplicando dapprima i primi due, il prodotto così ottenuto per il terzo e così via fino a esaurire tutti i fattori.

2.2.5 | Prodotti notevoli

Nelle applicazioni si presentano spesso alcune moltiplicazioni di particolari polinomi che danno luogo a risultati facilmente memorizzabili e quindi ottenibili in modo più semplice e rapido (evitando l'applicazione della regola generale del § 2.2.4).

1. $(a+b)\cdot(a-b) = a^2-b^2$
2. $(a+b)^2 = a^2+2ab+b^2$
3. $(a-b)^2 = a^2-2ab+b^2$
4. $(a+b+c)^2 = a^2+b^2+c^2+2ab+2ac+2bc$
5. $(a+b)^3 = a^3+3a^2b+3ab^2+b^3$
6. $(a-b)^3 = a^3-3a^2b+3ab^2-b^3$
7. $a^3+b^3 = (a+b)\cdot(a^2-ab+b^2)$
8. $a^3-b^3 = (a-b)\cdot(a^2+ab+b^2)$

$$(3a+2b)\cdot(3a-2b) = (3a)^2-(2b)^2 = 9a^2-4b^2$$
$$(x^2y+2y^2)\cdot(x^2y-2y^2) = (x^2y)^2-(2y^2)^2 = x^4y^2-4y^4$$
$$(3a+2b)^2 = (3a)^2+2\cdot(3a)\cdot(2b)+(2b)^2 = 9a^2+12ab+4b^2$$
$$(x^2y-2y^2)^2 = (x^2y)^2+2\cdot(x^2y)\cdot(-2y^2)+(-2y^2)^2 = x^4y^2-4x^2y^3+4y^4$$
$$(3a-2b)^3 = (3a)^3+3\cdot(3a)^2\cdot(-2b)+3\cdot(3a)\cdot(-2b)^2+(-2b)^3 =$$
$$= 27a^3-54a^2b+36ab^2-8b^3$$

PARTE QUINTA

2.2.6 | Potenza *n*-esima di un binomio e triangolo di Tartaglia

Se si osservano le formule (viste nel paragrafo precedente) per lo sviluppo del quadrato e del cubo di un binomio e la regola per la potenza con esponente nullo e con esponente unitario dello stesso binomio, ossia:

$$(a+b)^0 = 1$$
$$(a+b)^1 = a+b$$
$$(a+b)^2 = a^2+2ab+b^2$$
$$(a+b)^3 = a^3+3a^2b+3ab^2+b^3$$

si nota che ciascuno dei quattro sviluppi precedenti si presenta come **un polinomio omogeneo dello stesso grado della potenza e ordinato secondo le potenze decrescenti di a e crescenti di b.**

Tale osservazione consente di prevedere la parte letterale dei monomi che costituiranno lo sviluppo della potenza *n*-esima (con *n* intero e positivo) del binomio stesso. Per esempio, la quarta, la quinta e la sesta potenza del binomio avranno come parti letterali rispettivamente le seguenti:

$$(a+b)^4 = ?a^4 + ?a^3b + ?a^2b^2 + ?ab^3 + ?b^4$$
$$(a+b)^5 = ?a^5 + ?a^4b + ?a^3b^2 + ?a^2b^3 + ?ab^4 + ?b^5$$
$$(a+b)^6 = ?a^6 + ?a^5b + ?a^4b^2 + ?a^3b^3 + ?a^2b^4 + ?ab^5 + ?b^6$$

dove i punti interrogativi sostituiscono i coefficienti (per ora incogniti) dello sviluppo.

Tali coefficienti incogniti si ricavano tramite il cosiddetto *triangolo di Tartaglia*:

potenza con esponente 0:	1
potenza con esponente 1:	1 1
potenza con esponente 2:	1 2 1
potenza con esponente 3:	1 3 3 1
potenza con esponente 4:	1 4 6 4 1
potenza con esponente 5:	1 5 10 10 5 1
potenza con esponente 6:	1 6 15 20 15 6 1

per la cui costruzione basta ricordare che:

1. al vertice compare il numero 1;
2. ogni riga inizia e termina con il numero 1;
3. ogni altro numero si ottiene sommando i due numeri soprastanti della riga precedente (per esempio, il 15 presente nell'ultima riga si ottiene sommando 5 e 10).

Si è quindi in grado di calcolare anche i coefficienti (oltre alle parti letterali) dello sviluppo della potenza *n*-esima del binomio. In particolare, la quarta, la quinta e la sesta potenza del binomio avranno i seguenti sviluppi:

$$(a+b)^4 = a^4+4a^3b+6a^2b^2+4ab^3+b^4$$
$$(a+b)^5 = a^5+5a^4b+10a^3b^2+10a^2b^3+5ab^4+b^5$$
$$(a+b)^6 = a^6+6a^5b+15a^4b^2+20a^3b^3+15a^2b^4+6ab^5+b^6$$

$$(3a-2b)^4 = (3a)^4 + 4\cdot(3a)^3\cdot(-2b) + 6\cdot(3a)^2\cdot(-2b)^2 + 4\cdot(3a)\cdot(-2b)^3 + (-2b)^4 =$$
$$= 81a^4 - 216a^3b + 216a^2b^2 - 96ab^3 + 16b^4$$

MATEMATICA

2.3 | Scomposizione di un polinomio in fattori

Un'operazione di fondamentale importanza per l'algebra è la *scomposizione di un polinomio in fattori*, ossia la **trasformazione di una somma algebrica di più monomi in un prodotto**.

Non sempre tale scomposizione è possibile, né esiste una regola generale da seguire. Verranno indicati nel seguito alcuni metodi da utilizzare nei diversi casi di scomposizione: solo la pratica può aiutare nella risoluzione di questa tipologia di esercizi.

2.3.1 | Raccoglimento a fattore comune

È il tipo più semplice di scomposizione in fattori: consiste nel **mettere in evidenza un fattore comune a tutti i termini** (ossia i monomi) **del polinomio da scomporre**. La migliore applicazione di questo metodo consiste nel mettere in evidenza il M.C.D. dei termini del polinomio.

Per eseguire il raccoglimento a fattore comune **si calcola il M.C.D. dei monomi del polinomio e si pone il polinomio uguale al prodotto di due fattori di cui il primo è il M.C.D. stesso e il secondo è il quoziente tra il polinomio e il M.C.D.**

$15x^6 - 25x^4 + 5x^3 = 5x^3 \cdot (3x^3 - 5x + 1)$ dove M.C.D.: $5x^3$

$3x^2 - 6ax + 12xy = 3x \cdot (x - 2a + 4y)$ dove M.C.D.: $3x$

$6a^4b - 8a^2b^3 + 2a^3b^2 = 2a^2b \cdot (3a^2 - 4b^2 + ab)$ dove M.C.D.: $2a^2b$

2.3.2 | Raccoglimento a fattore parziale

Se il polinomio è del tipo:

$$ax + bx + ay + by$$

è possibile mettere in evidenza, nei primi due termini, il fattore comune x e, negli ultimi due, il fattore comune y:

$$ax + bx + ay + by = x \cdot (a + b) + y \cdot (a + b)$$

mettendo poi in evidenza il fattore $(a + b)$ si ha:

$$ax + bx + ay + by = x \cdot (a + b) + y \cdot (a + b) = (a + b) \cdot (x + y)$$

$$3x + 6y - 2x^2 - 4xy = 3 \cdot (x + 2y) - 2x \cdot (x + 2y) = (x + 2y) \cdot (3 - 2x)$$

$$\frac{1}{3}x^2 - 2xy + \frac{1}{3}xy^2 - 2y^3 = \frac{1}{3}x^2 + \frac{1}{3}xy^2 - 2xy - 2y^3 =$$

$$= \frac{1}{3}x \cdot (x + y^2) - 2y \cdot (x + y^2) = (x + y^2) \cdot \left(\frac{1}{3}x - 2y\right)$$

2.3.3 | Scomposizione tramite i prodotti notevoli

Le uguaglianze dedotte affrontando i prodotti notevoli (§ 2.2.5) si possono leggere in senso "inverso" ed essere quindi utili come metodi ulteriori per la scomposizione in fattori di un polinomio.

Per esempio, dal prodotto notevole:

$$(a + b) \cdot (a - b) = a^2 - b^2$$

si ricava la regola di scomposizione:

$$a^2 - b^2 = (a + b) \cdot (a - b)$$

semplicemente invertendo i due membri: tale regola viene espressa a parole dicendo che la differenza dei quadrati di due monomi o polinomi è uguale al prodotto della somma delle basi per la loro differenza.

$$x^2 - 4y^2 = x^2 - (2y)^2 = (x+2y)\cdot(x-2y)$$

$$16a^2 - 9b^4 = (4a)^2 - (3b^2)^2 = (4a+3b^2)\cdot(4a-3b^2)$$

$$(x+y)^2 - (x-y)^2 = [(x+y)+(x-y)]\cdot[(x+y)-(x-y)]$$
$$= [x+y+x-y]\cdot[x+y-x+y] = 2x\cdot 2y = 4xy$$

$$x^2 + 2x + 1 = (x+1)^2$$

$$9a^4 + 4b^6 - 12a^2b^3 = (3a^2 - 2b^3)^2$$

$$8x^3 + 12x^2 + 6x + 1 = (2x+1)^3$$

$$a^6 - 64b^3 = (a^2 - 4b)\cdot(a^4 + 4a^2b + 16b^2)$$

La scomposizione in fattori di un polinomio risulta utile anche per rispondere a quesiti di calcolo numerico.

Per calcolare il prodotto $101 \cdot 99$ si usa il prodotto notevole $(a+b)\cdot(a-b) = a^2 - b^2$:

$$101 \cdot 99 = (100+1)\cdot(100-1) = 100^2 - 1^2 = 10000 - 1 = 9999$$

2.4 | Semplificazione di frazioni algebriche

Il quoziente fra due espressioni algebriche A e B (che possono essere monomi o polinomi), dove B non sia identicamente nullo, **prende il nome di frazione algebrica**.

Molte delle proprietà delle frazioni numeriche (come la proprietà invariantiva) continuano a valere anche per le frazioni algebriche.

Moltiplicando o dividendo sia il numeratore che il denominatore di una frazione algebrica per una stessa espressione (purché diversa da zero) **si ottiene una frazione algebrica equivalente a quella data.**

Quando si *dividono* sia il numeratore che il denominatore di una frazione algebrica per un monomio o un polinomio che sia un divisore comune, si parla di *semplificazione della frazione algebrica*. Per **semplificare una frazione algebrica** si deve:

1. scomporre in fattori (se necessario) numeratore e denominatore;
2. eliminare i fattori comuni tra numeratore e denominatore.

$$\frac{16x^3y^2z^4}{12x^2y^2z^2} = \frac{4xz^2(4x^2y^2z^2)}{3(4x^2y^2z^2)} = \frac{4xz^2}{3}$$

$$\frac{3x^2 + xy}{9x^2 - y^2} = \frac{x(3x+y)}{(3x+y)(3x-y)} = \frac{x}{3x-y}$$

$$\frac{4x^2 - 4x + 1}{8x^4 - x} = \frac{(2x-1)^2}{x\cdot(8x^3-1)} = \frac{(2x-1)^2}{x\cdot(2x-1)\cdot(4x^2+2x+1)} = \frac{2x-1}{x\cdot(4x^2+2x+1)}$$

MATEMATICA

Quesiti svolti

1 Il grado di un monomio è:

- **A** il massimo esponente delle sue lettere
- **B** la somma degli esponenti delle sue lettere
- **C** il prodotto degli esponenti delle sue lettere
- **D** il quoziente degli esponenti delle sue lettere
- **E** la differenza fra il massimo e il minimo degli esponenti delle sue lettere

Per quanto visto nel § 2.1.1, la risposta corretta è la **B**.

2 Il M.C.D. e il m.c.m. fra $8ab^2$, $3a$, $2abc$ sono rispettivamente:

- **A** $3c$, $2abc$
- **B** a, $24ab^2c$
- **C** $2abc$, $48a^3b^3c$
- **D** $8a$, $24a$
- **E** $3a$, $8ab^3c$

Per calcolare il M.C.D. e il m.c.m., si riducono i monomi in fattori primi:

$$8ab^2 = 2^3ab^2; \quad 3a = 3a; \quad 2abc = 2abc$$

Seguendo le regole viste nel § 2.1.5 e nel § 2.1.6, si ha:

$$\text{M.C.D.} = a$$

$$\text{m.c.m.} = 3 \cdot 2^3ab^2c = 24ab^2c$$

Per cui la risposta corretta è la **B**.

3 La somma dei quadrati di due monomi di 1° grado non simili tra loro è:

- **A** uguale al quadrato della loro somma
- **B** un polinomio di secondo grado
- **C** un binomio di 4° grado
- **D** uguale al doppio del logaritmo naturale del loro prodotto
- **E** uguale alla metà del logaritmo naturale del loro quoziente

Elevando al quadrato un monomio di primo grado si ottiene un monomio di secondo grado. La somma di due monomi di secondo grado (non simili tra loro) è ancora un polinomio di secondo grado, perché il grado di un polinomio è uguale al grado massimo fra i suoi termini.

La risposta corretta è la **B**.

PARTE QUINTA

4 **Qual è il risultato dell'espressione $\frac{d}{3ad^2} - \frac{2b}{6b^2d} + \frac{a}{a^2b}$?**

A $\frac{d-2b+a}{18a^3b^3d^3}$

B $\frac{b-a+3d}{3abd}$

C $\frac{d-2b+a}{abd}$

D 3

E Nessuna delle precedenti

La risposta corretta è la **B**: trovando il m.c.m. tra i denominatori e riducendo l'espressione a un'unica frazione si ottiene:

$$\frac{2ab^2d - 2a^2bd + 6abd^2}{6a^2b^2d^2} = \frac{2abd(b-a+3d)}{6a^2b^2d^2} = \frac{b-a+3d}{3abd}$$

5 **L'espressione $(a/b + c/d)/(b/d + a/c)$ è uguale a:**

A $(a+c)/(a+b)$

B c/b

C a/d

D a/c

E nessuna delle precedenti

L'espressione data può essere riscritta nella forma:

$$\frac{\left(\frac{a}{b}+\frac{c}{d}\right)}{\left(\frac{b}{d}+\frac{a}{c}\right)} = \frac{\frac{ad+bc}{bd}}{\frac{bc+ad}{cd}} = \frac{cd(ad+bc)}{bd(ad+bc)} = \frac{c}{b} \quad \text{(risposta B)}$$

6 **Stabilire il grado del polinomio $2x^4 + 5x^3y^2 + x^2y^2z^2$.**

A 4º grado **B** 5º grado **C** 6º grado **D** 8º grado **E** 15º grado

I tre monomi che costituiscono il polinomio sono rispettivamente di 4º, 5º e 6º grado: il polinomio è quindi di 6º grado (il massimo fra i gradi dei monomi che lo costituiscono). La risposta corretta è la **C**.

7 **Il quadrato del trinomio $(a - b - c)$ è uguale a:**

A $(a+b+c) \cdot (a-b-c)$

B $a^2 - b^2 - c^2 + 2ab + 2bc + 2ac$

C $a^2 + b^2 + c^2 - 2ab + 2bc - 2ac$

D $a^2 + b^2 + c^2 - 2ab - 2bc - 2ac$

E $a^2 + b^2 + c^2 - 2ab - 2bc + 2ac$

Ricordando il prodotto notevole riguardante il quadrato di un trinomio (§ 2.2.5) e prestando attenzione ai segni, si ricava che la risposta corretta è la **C**.

MATEMATICA

8 **L'espressione $a^3 - b^3$ è uguale a:**

A $(a+b)(a^2+b^2+ab)$

B $(a-b)(a^2+b^2-ab)$

C $(a-b)(a^2+b^2+2ab)$

D $(a-b)(a^2+b^2+ab)$

E $(a+b)(a^2+b^2-2ab)$

Anche in questo caso si ricorre a un prodotto notevole (differenza fra due cubi): la risposta corretta è la D.

9 **L'espressione $(a^2+b^2)^2$ è uguale a:**

A $(a^2+b^2)-(2ab)^2$

B $(a+b)^3 \cdot (a-b)$

C $(a-b)^3 \cdot (a+b)$

D $[(a-b)^2+2ab]^2$

E $(a^2+b^2)+2ab$

Svolgendo il quadrato del binomio contenuto nel testo del quesito si ottiene $a^4+2a^2b^2+b^4$ ossia un'espressione che non coincide con alcuna delle risposte proposte. Diversamente dal solito, conviene partire dalle risposte individuando quella che, attraverso opportuni passaggi algebrici, risulta uguale all'espressione contenuta nel testo del quesito. Svolgendo la D si ottiene:

$$[(a-b)^2+2ab]^2 = [a^2+b^2-2ab+2ab]^2 = (a^2+b^2)^2$$

da cui si deduce che è proprio la risposta cercata.

10 **La scomposizione in fattori del polinomio $x^4 - 7x^3 + 18x^2 - 20x + 8$ è:**

A $(x-1) \cdot (x^3-2)$

B $(x-1) \cdot (x-2)^3$

C $(x-1)^2 \cdot (x+1)$

D $(x-1)^2 \cdot (x-2)^2$

E $(x-1) \cdot (x^3+2)$

Anche in questo caso, conviene partire dalle risposte calcolando i prodotti presenti nelle alternative. In primo luogo si osserva che la C è sicuramente errata in quanto il prodotto indicato non dà luogo a un polinomio di quarto grado, bensì di terzo: infatti il termine di grado massimo del polinomio prodotto (che dovrebbe essere un termine di quarto grado) può solo derivare dal prodotto dei termini di grado massimo dei polinomi fattori (rispettivamente di secondo e primo grado, il cui prodotto è un termine di terzo grado).

Similmente si osserva che le alternative A, D ed E sono anch'esse sicuramente errate in quanto i prodotti indicati generano dei polinomi il cui termine noto è diverso da 8: infatti il termine noto di ciascun polinomio prodotto (che dovrebbe essere pari a 8) può solo derivare dal prodotto dei termini noti dei polinomi fattori (che invece danno luogo a prodotti pari a 2, 4 e –2 rispettivamente).

Quindi per esclusione la risposta esatta è la B. Effettivamente svolgendo il prodotto si ottiene:

$$(x-1) \cdot (x-2)^3 = (x-1) \cdot (x^3-6x^2+12x-8) = x^4-7x^3+18x^2-20x+8$$

11 **Il polinomio $36 - a^2 - 2ab - b^2$ scomposto in fattori dà:**

- **A** $(6 - a + b) \cdot (6 + a + b)$
- **B** $(6 - a - b) \cdot (6 + a + b)$
- **C** $(6 - a - b) \cdot (6 + a - b)$
- **D** $(6 - a + b) \cdot (6 + a - b)$
- **E** nessuna delle precedenti

Il polinomio dato, riscritto nella forma $36 - (a^2 + 2ab + b^2) = 36 - (a + b)^2$, è la differenza di due quadrati. Pertanto esso è uguale a:

$$[6 - (a + b)] \cdot [6 + (a + b)] = (6 - a - b) \cdot (6 + a + b)$$

La risposta corretta è dunque la **B**.

12 **Quale delle espressioni sotto elencate è uguale alla espressione algebrica:**

$$\frac{a^2 - b^2}{a(a + b)}$$

- **A** $1 - b/a$
- **B** $(a + b)/a$
- **C** $-b$
- **D** $(a - b^2)/(a + b)$
- **E** Nessuna delle precedenti

Il denominatore della frazione algebrica proposta è già scomposto in fattori; è necessario fattorizzare anche il numeratore:

$$\frac{a^2 - b^2}{a(a + b)} = \frac{(a - b)(a + b)}{a(a + b)} = \frac{a - b}{a} = \frac{a}{a} - \frac{b}{a} = 1 - \frac{b}{a}$$

La risposta corretta è la **A**.

13 **Semplificare la seguente frazione algebrica $\frac{x^2 - 1}{x^3 + x + 2x^2}$.**

- **A** $x + 1$
- **B** $\frac{x - 1}{x(x + 1)}$
- **C** $\frac{x + 1}{x}$
- **D** $\frac{-1}{x^3 + x + 2x^2}$
- **E** $\frac{x}{x(x + 1)}$

Per eseguire la semplificazione, si devono scomporre in fattori i termini della frazione:

$$\frac{x^2 - 1}{x^3 + 2x^2 + x} = \frac{(x + 1)(x - 1)}{x(x^2 + 2x + 1)} = \frac{(x + 1)(x - 1)}{x(x + 1)^2} = \frac{x - 1}{x(x + 1)}$$ (risposta **B**)

3 | Radicali e numeri reali

3.1 | Numeri razionali, irrazionali e reali

Dati l'insieme dei numeri razionali e i punti di una retta orientata, si ha che a ogni numero razionale corrisponde un punto sulla retta, ma non viceversa; in altre parole **manca** la corrispondenza **biunivoca** tra i numeri razionali e i punti della retta orientata. Esistono inoltre problemi non risolubili nell'insieme dei numeri razionali. Per rendersene conto basta pensare all'equazione $x^2 = 2$, la cui soluzione è $\pm\sqrt{2}$, ossia un numero **non** esprimibile sotto forma di frazione.

Per mostrare che $\sqrt{2}$ non è esprimibile sotto forma di frazione, occorre prima ricordare la definizione di radice quadrata: $\sqrt{2}$ indica un numero che, elevato al quadrato, è uguale a 2. Si supponga ora (per assurdo) che $\sqrt{2}$ sia esprimibile sotto forma di frazione, ossia:

$$\sqrt{2} = m/n$$

con *m* ed *n* numeri interi **primi fra loro** (ossia tali che il loro rapporto sia irriducibile). In base alla definizione di radice quadrata dovrebbe risultare:

$$2 = (m/n)^2 = m^2/n^2$$

Ma se i due numeri *m* ed *n* sono primi fra loro, anche i loro quadrati sono primi fra loro, pertanto il rapporto m^2/n^2 è irriducibile e non può essere uguale a 2.

Più in generale, l'estrazione di radice non può portare né a un numero decimale limitato, né a un numero decimale illimitato periodico, perché in entrambi i casi lo si potrebbe trasformare in una frazione (§ 1.4.3).

I numeri non esprimibili sotto forma di frazione sono quindi numeri decimali **illimitati non periodici**. Tali numeri prendono il nome di **numeri irrazionali**.

$\sqrt{2}$, $\sqrt{3}$, π, $\log 5$, $\sqrt[3]{4}$ sono numeri irrazionali.

Per eliminare questi e altri limiti che si incontrano lavorando con i numeri razionali si deve passare ai numeri reali $\mathbb{R}$. **L'insieme dei numeri reali è l'unione dell'insieme dei razionali e dell'insieme degli irrazionali** ($\mathbb{R} = \mathbb{Q} \cup \mathbb{I}$) e coincide quindi con l'insieme dei numeri decimali.

L'insieme $\mathbb{R}$ dei numeri reali è in corrispondenza biunivoca con i punti di una retta orientata.

Nell'insieme dei numeri reali (come in qualsiasi altro insieme numerico) **non** si può dividere per zero.

3.2 | Radicali algebrici e aritmetici

Il simbolo $\sqrt[n]{a}$ (da leggersi "radice *n*-esima di *a*") prende il nome di *radicale*, *a* si chiama *radicando*, mentre *n* (con $n \in \mathbb{N}$) prende il nome di *indice della radice*.

Esistono due tipi di radicali: il radicale algebrico e il radicale aritmetico.

Il *radicale algebrico* $\sqrt[n]{a}$ è **ogni** numero reale la cui potenza *n-esima* è uguale al numero reale *a*.

- $\sqrt{4} = \pm 2$ infatti $(+2)^2 = (-2)^2 = 4$
- $\sqrt[3]{8} = +2$ infatti $(+2)^3 = 8$

MATEMATICA

Per il radicale algebrico $\sqrt[n]{a}$ si hanno **quattro casi:**

1	Con $a > 0$ e n pari $\rightarrow$ il radicale algebrico assume due valori reali opposti	esempio: $\sqrt{9} = \pm 3$
2	Con $a > 0$ e n dispari $\rightarrow$ un valore positivo	esempio: $\sqrt[3]{8} = 2$
3	Con $a < 0$ e n pari $\rightarrow$ nessun valore reale	esempio: $\sqrt[2]{-4}$ non esiste
4	Con $a < 0$ e n dispari $\rightarrow$ un valore negativo	esempio: $\sqrt[3]{-27} = -3$

Nel caso di radicando nullo, si pone $\sqrt[n]{0} = 0$ per ogni $n \in \mathbb{N}$.

Il *radicale aritmetico* $\sqrt[n]{a}$ (con $a \geq 0$) è invece **il** numero reale **non negativo** la cui potenza *n-esima* è uguale ad a.

$\sqrt{4} = 2$ infatti $2^2 = 4$.

3.2.1 | Proprietà invariantiva dei radicali aritmetici

$$\sqrt[n]{a^m} = \sqrt[np]{a^{mp}} \quad \text{oppure} \quad \sqrt[n]{a^m} = \sqrt[n/q]{a^{m/q}}$$

$\sqrt[6]{27a^6b^9} = \sqrt[6]{(3a^2b^3)^3} = \sqrt{3a^2b^3}$

È importante osservare che la proprietà invariantiva vale nel caso in cui la base della potenza che costituisce il radicando sia positiva: quando invece il segno della base della potenza non è definito, occorre prestare la massima attenzione per evitare che il radicando possa diventare negativo. Per esempio, $\sqrt[6]{a^3} = \sqrt{a}$, infatti $a^3 > 0$ implica $a > 0$; ma $\sqrt[4]{a^2} \neq \sqrt{a}$, infatti $a^2 > 0$ non implica $a > 0$. In altre parole, mentre nel primo caso l'esistenza di $\sqrt[6]{a^3}$ implica l'esistenza di $\sqrt{a}$, nel secondo caso l'esistenza di $\sqrt[4]{a^2}$ non implica l'esistenza di $\sqrt{a}$; infatti, a potrebbe essere negativo e in questo caso $\sqrt{a}$ non esisterebbe, quindi $\sqrt[4]{a^2} \neq \sqrt{a}$. La vera uguaglianza è $\sqrt[4]{a^2} = \sqrt{|a|}$; in questo modo infatti si garantisce l'esistenza di entrambi i membri per ogni valore di a.

3.2.2 | Operazioni con i radicali aritmetici

Prodotto fra radicali: $\sqrt[n]{a} \cdot \sqrt[n]{b} = \sqrt[n]{ab}$.

$\sqrt{3} \cdot \sqrt{2} = \sqrt{6}$; $\sqrt[2]{3} \cdot \sqrt[3]{2} = \sqrt[6]{3^3} \cdot \sqrt[6]{2^2} = \sqrt[6]{3^3 \cdot 2^2}$

Quoziente fra radicali (purché $b \neq 0$): $\dfrac{\sqrt[n]{a}}{\sqrt[n]{b}} = \sqrt[n]{\dfrac{a}{b}}$.

$\dfrac{\sqrt[3]{6}}{\sqrt[3]{2}} = \sqrt[3]{3}$; $\dfrac{\sqrt[2]{2}}{\sqrt[3]{3}} = \dfrac{\sqrt[6]{2^3}}{\sqrt[6]{3^2}} = \sqrt[6]{\dfrac{8}{9}}$

Per poter eseguire una moltiplicazione o una divisione fra radicali è necessario che i radicali abbiano **lo stesso indice**: se così non fosse, occorre prima effettuare una *riduzione di più radicali allo stesso indice.*

PARTE QUINTA

Riduzione di più radicali allo stesso indice: si tratta di trasformare radicali con indice diverso in radicali aventi lo stesso indice (sfruttando la proprietà invariantiva).

Trasformare i seguenti radicali portandoli a indice comune uguale a sei:

- $\sqrt[4]{a^2b^6} = \sqrt{|ab^3|} = \sqrt[6]{|a^3b^9|}$
- $\sqrt[3]{2a+2b} = \sqrt[3]{2(a+b)} = \sqrt[6]{4(a+b)^2}$
- $\sqrt[18]{27a^{12}(a+b)^3} = \sqrt[18]{[3a^4(a+b)]^3} = \sqrt[6]{3a^4(a+b)}$

Potenza: $(\sqrt[n]{a})^m = \sqrt[n]{a^m}$.

$(\sqrt[4]{4})^3 = \sqrt[4]{4^3} = \sqrt[4]{64} = \sqrt{8}$

Radice di radice: $\sqrt[m]{\sqrt[n]{a}} = \sqrt[m \cdot n]{a}$.

$\sqrt[3]{a\sqrt{ab}} = \sqrt[3]{\sqrt{a^3b}} = \sqrt[6]{a^3b}$

Trasporto di un fattore fuori dal segno di radice (estrazione di radice):

se $a \geq 0$ allora $\sqrt[n]{a^nb} = a\sqrt[n]{b}$.

$\sqrt{12} = \sqrt{4 \cdot 3} = \sqrt{2^2 \cdot 3} = 2 \cdot \sqrt{3}$

Eseguendo l'operazione di estrazione di radice è necessario **fare attenzione ai segni.**

$\sqrt{ax^2+bx^2} = \sqrt{x^2(a+b)} = |x|\sqrt{a+b}$: x è in valore assoluto perché altrimenti, se x fosse negativo, l'uguaglianza perderebbe di significato.
Analogamente si ha: $\sqrt{x^2-2xy+y^2} = \sqrt{(x-y)^2} = |x-y|$.

In maniera simile si esegue l'operazione inversa, ossia il *trasporto di un fattore sotto il segno di radice*:

- se $a \geq 0$ allora $a\sqrt[n]{b} = \sqrt[n]{a^nb}$;
- se $a < 0$ allora $a\sqrt[n]{b} = -\sqrt[n]{|a|^nb}$.

3.2.3 | Somma di radicali aritmetici simili

In generale, **la somma algebrica di due o più radicali non si può esprimere sotto forma di un unico radicale.**

- $\sqrt[n]{a} + \sqrt[n]{b} \neq \sqrt[n]{a+b}$
- $\sqrt[n]{a} - \sqrt[n]{b} \neq \sqrt[n]{a-b}$

Per poter calcolare la somma algebrica è necessario che i due radicali siano *simili*.

Due o più radicali si dicono simili quando hanno lo stesso indice, lo stesso radicando e differiscono, eventualmente, **solo per un fattore moltiplicativo.**
La somma algebrica di due o più radicali **simili** è un radicale, simile ai dati, avente per fattore moltiplicativo la somma algebrica dei fattori moltiplicativi.

$\sqrt{3}$ e $2\sqrt{3}$ sono due radicali simili: la loro somma è $(1+2) \cdot \sqrt{3} = 3 \cdot \sqrt{3}$.

$2 \cdot \sqrt[4]{ab^2}$, $-4 \cdot \sqrt[4]{ab^2}$ e $3 \cdot \sqrt[4]{ab^2}$ sono radicali simili: la loro somma è $\sqrt[4]{ab^2}$.

MATEMATICA

3.2.4 | Radicali doppi

Per *radicale doppio* si intende un radicale del tipo $\sqrt{a \pm \sqrt{b}}$.

Se $(a^2 - b)$ è un quadrato perfetto è possibile applicare la formula seguente:

$$\sqrt{a \pm \sqrt{b}} = \sqrt{\frac{a + \sqrt{a^2 - b}}{2}} \pm \sqrt{\frac{a - \sqrt{a^2 - b}}{2}} = \sqrt{\frac{a + c}{2}} \pm \sqrt{\frac{a - c}{2}}$$

dove si è posto $\sqrt{a^2 - b} = c$.

$\sqrt{6 + \sqrt{20}}$ da cui $a = 6, b = 20$ e $(a^2 - b) = 16$ è un quadrato perfetto. Pertanto, applicando la formula dei radicali doppi, si ottiene:

$$\sqrt{6 + \sqrt{20}} = \sqrt{\frac{6 + \sqrt{16}}{2}} + \sqrt{\frac{6 - \sqrt{16}}{2}} = \sqrt{\frac{6 + 4}{2}} + \sqrt{\frac{6 - 4}{2}} = \sqrt{5} + 1$$

$\sqrt{4 - 2\sqrt{3}} = \sqrt{4 - \sqrt{12}}$ da cui $a = 4, b = 12$ e $(a^2 - b) = 4$ è un quadrato perfetto. Pertanto, applicando la formula dei radicali doppi, si ottiene:

$$\sqrt{4 - 2\sqrt{3}} = \sqrt{4 - \sqrt{12}} = \sqrt{\frac{4 + \sqrt{4}}{2}} - \sqrt{\frac{4 - \sqrt{4}}{2}} = \sqrt{\frac{4 + 2}{2}} - \sqrt{\frac{4 - 2}{2}} = \sqrt{3} - 1$$

Esiste anche una "formula inversa" che consente, data la somma o la differenza di due radicali, di trasformarli in un unico radicale doppio:

$$\sqrt{x} \pm \sqrt{y} = \sqrt{a \pm \sqrt{b}} \qquad \text{dove} \begin{cases} a = x + y \\ b = 4xy \end{cases}$$

$\sqrt{5} - 1 = \sqrt{5} - \sqrt{1}$ da cui $x = 5$ e $y = 1$: si ricava quindi $a = 6$ e $b = 20$. Applicando la "formula inversa" dei radicali doppi, si ottiene:

$$\sqrt{5} - 1 = \sqrt{5} - \sqrt{1} = \sqrt{6 - \sqrt{20}}$$

3.2.5 | Potenza con esponente razionale (frazionario)

Di fondamentale importanza risulta essere la relazione: $a^{m/n} = \sqrt[n]{a^m}$.

- $1^{m/n} = 1$ (con $n \neq 0$)
- $\sqrt[2]{a^3} = a^{3/2}$
- $0^{m/n} = 0$ (con $m \neq 0$ e $n \neq 0$)
- $\sqrt[3]{a^2 b} = a^{2/3} b^{1/3}$
- $5^{3/4} = \sqrt[4]{5^3}$
- $a^{-1/2} = \dfrac{1}{\sqrt{a}}$

Applicando le proprietà delle potenze risulta possibile **moltiplicare e dividere fra loro radici con uguale radicando**:

$$\sqrt[n]{a} \cdot \sqrt[m]{a} = \sqrt[nm]{a^{m+n}} \qquad \sqrt[n]{a} / \sqrt[m]{a} = \sqrt[nm]{a^{m-n}} \text{ (con } a \neq 0)$$

- $\sqrt[2]{3} \cdot \sqrt[3]{3} = \sqrt[2 \cdot 3]{3^{3+2}} = \sqrt[6]{3^5}$
- $\sqrt[3]{4} / \sqrt[4]{4} = \sqrt[3 \cdot 4]{4^{4-3}} = \sqrt[12]{4}$

3.2.6 | Razionalizzazione delle frazioni

Razionalizzare una frazione significa eliminare dal denominatore eventuali espressioni irrazionali.

Per raggiungere questo scopo si moltiplicano numeratore e denominatore per un *fattore razionalizzante* opportuno. Nella tabella seguente sono riportati i principali tipi di frazione con i rispettivi fattori razionalizzanti.

	Frazione	Fattore razionalizzante	Frazione razionalizzata
1	$\frac{1}{\sqrt{a}}$	$\sqrt{a}$	$\frac{\sqrt{a}}{a}$
2	$\frac{1}{a\sqrt{b}}$	$\sqrt{b}$	$\frac{\sqrt{b}}{ab}$
3	$\frac{1}{\sqrt[3]{a}}$	$\sqrt[3]{a^2}$	$\frac{\sqrt[3]{a^2}}{a}$
4	$\frac{1}{\sqrt[n]{a^m}}$	$\sqrt[n]{a^{n-m}}$ $(m < n)$	$\frac{\sqrt[n]{a^{n-m}}}{a}$
5	$\frac{1}{\sqrt{a} \pm \sqrt{b}}$	$\sqrt{a} \mp \sqrt{b}$	$\frac{\sqrt{a} \mp \sqrt{b}}{a-b}$
6	$\frac{1}{a \pm \sqrt{b}}$	$a \mp \sqrt{b}$	$\frac{a \mp \sqrt{b}}{a^2 - b}$

- $\frac{1}{\sqrt{2}} = \frac{1}{\sqrt{2}} \cdot \frac{\sqrt{2}}{\sqrt{2}} = \frac{\sqrt{2}}{2}$ (caso 1 della tabella: il fattore razionalizzante è $\sqrt{2}$);
- $\frac{1}{2\sqrt{3}} = \frac{1}{2\sqrt{3}} \cdot \frac{\sqrt{3}}{\sqrt{3}} = \frac{\sqrt{3}}{2 \cdot 3} = \frac{\sqrt{3}}{6}$ (caso 2: il fattore razionalizzante è $\sqrt{3}$);
- $\frac{2}{\sqrt[3]{5}} = \frac{2}{\sqrt[3]{5}} \cdot \frac{\sqrt[3]{5^2}}{\sqrt[3]{5^2}} = \frac{2\sqrt[3]{5^2}}{5}$ (caso 3: il fattore razionalizzante è $\sqrt[3]{5^2}$);
- $\frac{1}{\sqrt[3]{5^5}} = \frac{1}{5 \cdot \sqrt[3]{5^2}} = \frac{1}{5 \cdot \sqrt[3]{5^2}} \cdot \frac{\sqrt[3]{5}}{\sqrt[3]{5}} = \frac{\sqrt[3]{5}}{25}$

  (caso 4: essendo $n = 3$ ed $m = 5$, prima di applicare la regola si è resa necessaria una estrazione di radice, in modo da rispettare la condizione $m < n$, ottenendo $n = 3$ ed $m = 2$: si ha quindi che il fattore razionalizzante è $\sqrt[3]{5}$);
- $\frac{2}{\sqrt{7} + \sqrt{5}} = \frac{2}{\sqrt{7} + \sqrt{5}} \cdot \frac{\sqrt{7} - \sqrt{5}}{\sqrt{7} - \sqrt{5}} = \frac{2 \cdot (\sqrt{7} - \sqrt{5})}{7 - 5} = \sqrt{7} - \sqrt{5}$

  (caso 5: il fattore razionalizzante è $\sqrt{7} - \sqrt{5}$).

MATEMATICA

Quesiti svolti

---

1 **$\sqrt{3}$ è un numero:**

- **A** intero
- **B** razionale
- **C** immaginario
- **D** reale
- **E** nessuna delle risposte proposte

Per quanto visto, $\sqrt{3}$ è un numero irrazionale (non è esprimibile sotto forma di frazione). Ciononostante, non sarebbe corretto scegliere la risposta **E**. Per rispondere correttamente occorre osservare che $\sqrt{3}$, oltre a essere un numero irrazionale, appartiene all'insieme $\mathbb{R}$ dei numeri reali.

La risposta corretta è dunque la **D**.

---

2 **La radice algebrica di indice dispari di un numero negativo:**

- **A** non esiste
- **B** è sempre un numero dispari
- **C** esiste sempre ed è unica
- **D** è sempre un numero pari
- **E** nessuna delle precedenti

La risposta corretta è la C.

---

3 **La radice cubica di 64 è uguale a:**

A 8 **B** 4 **C** 16 **D** 12 **E** 2

Ricordando che 64 è pari a 4^3, è immediato ottenere:

$$\sqrt[3]{64} = \sqrt[3]{4^3} = 4 \text{ (risposta B)}$$

In alternativa, esprimendo 64 come potenza di 2, si ottiene ancora:

$$\sqrt[3]{64} = \sqrt[3]{2^6} = \sqrt[3]{(2^2)^3} = 2^2 = 4$$

---

4 **Il radicale $\sqrt[4]{a^8b^4c^4}$ è uguale a:**

A $\sqrt[8]{a^{12}b^8c^8}$ **B** $\sqrt[10]{a^{20}b^{10}c^{10}}$ **C** $\sqrt[6]{a^{12}b^5c^5}$ **D** $\sqrt[8]{a^{12}b^6c^6}$ **E** $\sqrt[6]{a^{12}b^8c^6}$

La risposta corretta è la B. Infatti applicando due volte la proprietà invariantiva dei radicali si ha:

$$\sqrt[4]{a^8b^4c^4} = \sqrt[2]{a^4b^2c^2} = \sqrt[10]{a^{20}b^{10}c^{10}}$$

5 **L'espressione $\frac{a}{a+b}\sqrt{\frac{a}{b}+\frac{b}{a}+2}$ (dove $a, b > 0$) è uguale a:**

A $\sqrt{\frac{a}{b}}$ B $\sqrt{\frac{a^2}{b^2}}$ C $\sqrt{\frac{a^2}{b}}$ D $\sqrt{\frac{a}{b^2}}$ E $\sqrt{\frac{a}{a+b}}$

Trasportando il fattore sotto il segno di radice (operazione inversa dell'estrazione di radice) e semplificando, si ottiene:

$$\frac{a}{a+b}\sqrt{\frac{a}{b}+\frac{b}{a}+2} = \sqrt{\left(\frac{a}{a+b}\right)^2 \cdot \left(\frac{a}{b}+\frac{b}{a}+2\right)}$$

$$= \sqrt{\frac{a^2}{a^2+b^2+2ab} \cdot \frac{a^2+b^2+2ab}{ab}} = \sqrt{\frac{a^2}{ab}} = \sqrt{\frac{a}{b}}$$

La risposta corretta è quindi la A.

6 **L'espressione $\sqrt{4x^4-4x^2+1}$, con x un numero reale, equivale a:**

A $2x^2-2x+1$

B $\pm(2x^2-2x+1)$

C $\pm(2x^2-1)$

D $2x^2-1$

E $|2x^2-1|$

Il radicando del radicale dato è il quadrato di un binomio, cioè $4x^4-4x^2+1 = (2x^2-1)^2$: pertanto è non negativo, (e il radicale quindi esiste), per ogni valore reale di x.

Poiché $2x^2-1$ può assumere sia valori positivi che negativi, nel semplificare l'esponente del radicando con l'indice della radice è necessario passare al modulo del radicando per mantenere il segno positivo del radicale aritmetico e dunque scrivere:

$$\sqrt{(2x^2-1)^2} = |2x^2-1|$$

La risposta esatta è quindi la E.

7 ***A* è un numero reale; quanti valori reali di *Y* soddisfano la relazione $Y^2 = A$?**

A Uno

B Due

C Dipende dal valore di A

D Infiniti

E Nessuna delle altre risposte è corretta

La risposta esatta è la C:

- se $A > 0$ esistono due valori reali di Y che soddisfano la relazione $Y^2 = A$, precisamente $Y = \pm\sqrt{A}$;
- se $A = 0$ esiste un solo valore reale di Y che soddisfa la relazione $Y^2 = 0$, cioè $Y = 0$;
- se $A < 0$ non esiste alcun valore reale di Y che soddisfi la relazione $Y^2 = A$, poiché non esiste alcun numero reale che, elevato a potenza pari, assuma valore negativo.

8 **Eseguire la razionalizzazione di $\dfrac{1}{\sqrt{3}\cdot(\sqrt{5}-\sqrt{3})}$.**

A $\dfrac{\sqrt{15}+3}{6}$ B $\dfrac{\sqrt{3}}{\sqrt{3}-\sqrt{5}}$ C $\dfrac{5\sqrt{3}}{3}$ D $\sqrt{3}+\sqrt{5}$ E $\dfrac{5\sqrt{3}}{6}$

Prima di effettuare la vera e propria razionalizzazione, è utile svolgere il prodotto a denominatore:

$$\frac{1}{\sqrt{3}\cdot(\sqrt{5}-\sqrt{3})}=\frac{1}{\sqrt{15}-3}$$

Ora è facile individuare il fattore razionalizzante $\sqrt{15}+3$. La razionalizzazione sarà quindi:

$$\frac{1}{\sqrt{15}-3}\cdot\frac{\sqrt{15}+3}{\sqrt{15}+3}=\frac{\sqrt{15}+3}{15-9}=\frac{\sqrt{15}+3}{6}$$

La risposta corretta è la A.

PARTE QUINTA

4 | Equazioni e sistemi di equazioni

4.1 | Uguaglianze, disuguaglianze e identità

Confrontando due numeri (relativi) a e b qualunque, può essere vera una soltanto fra le seguenti tre relazioni:

$$a = b \quad a < b \quad a > b$$

nel primo caso si dirà che i due numeri a e b verificano una **uguaglianza**, nel secondo e nel terzo caso si dirà che essi verificano una **disuguaglianza**.

Ciò che è vero tra numeri lo è però solo parzialmente tra espressioni letterali.

Un'**espressione algebrica letterale assume** in generale **valori diversi a seconda dei valori numerici assegnati alle lettere** che in essa figurano.

Per esempio, l'espressione $A = 3x + 4$ assume (tra gli altri) i seguenti valori:

$$\text{per } x = 1 \rightarrow A = 3 \cdot 1 + 4 = 7$$
$$\text{per } x = 2 \rightarrow A = 3 \cdot 2 + 4 = 10$$
$$\text{per } x = 3 \rightarrow A = 3 \cdot 3 + 4 = 13$$

Può così capitare che, indicando con A e B due espressioni letterali, al variare del valore numerico assegnato alle lettere, possano valere **tutte e tre** le seguenti relazioni:

$$A = B \quad A < B \quad A > B$$

Si considerino le due espressioni $A = 3x + 4$ e $B = 12 - x$. Esse assumono (tra gli altri) i seguenti valori:

$$\text{per } x = 1 \rightarrow \begin{cases} A = 3 \cdot 1 + 4 = 7 \\ B = 12 - 1 = 11 \end{cases} \rightarrow A < B$$

$$\text{per } x = 2 \rightarrow \begin{cases} A = 3 \cdot 2 + 4 = 10 \\ B = 12 - 2 = 10 \end{cases} \rightarrow A = B$$

$$\text{per } x = 3 \rightarrow \begin{cases} A = 3 \cdot 3 + 4 = 13 \\ B = 12 - 3 = 9 \end{cases} \rightarrow A > B$$

Si sono già incontrate uguaglianze del tipo:

$$(a + b + c)^2 = a^2 + b^2 + c^2 + 2ab + 2ac + 2bc$$

$$a^3 - b^3 = (a - b) \cdot (a^2 + ab + b^2)$$

Si tratta di uguaglianze **sempre verificate**, ossia verificate **per ogni valore assegnato alle lettere** che in essa figurano.

Un'uguaglianza tra due espressioni algebriche letterali **verificata per ogni valore numerico assegnato alle lettere** prende il nome di **identità**.

L'uguaglianza $a^2 + b^2 = (a + b)^2 - 2ab$ è un'identità in quanto il primo membro è identico al secondo membro per ogni valore delle lettere a e b; si ha infatti che:

$$(a + b)^2 - 2ab = a^2 + b^2 + 2ab - 2ab = a^2 + b^2$$

MATEMATICA

4.2 | Equazioni

Si consideri ora l'uguaglianza:

$$2x + 1 = 7$$

è facile constatare che l'uguaglianza non è sempre verificata. Ponendo $x = 1$, per esempio, i due *membri* (ossia le due espressioni rispettivamente a sinistra e a destra del segno di uguaglianza) assumono valori diversi

$$2 \cdot 1 + 1 \neq 7$$

per cui l'uguaglianza non è verificata.

Un'uguaglianza tra due espressioni algebriche letterali **verificata solo per particolari valori numerici assegnati alle lettere** prende il nome di **equazione.**

In questo caso le lettere prendono il nome di *incognite*.

L'equazione $2x + 1 = 7$ è verificata per $x = 3$; infatti, sostituendo 3 al posto di x, l'equazione diventa $2 \cdot 3 + 1 = 7$ che è un'*identità numerica* (ossia un'identità tra due membri numerici e non più letterali).

4.2.1 | Soluzione di un'equazione

Risolvere un'equazione significa trovare i valori dell'incognita per i quali la relazione di uguaglianza diventa una identità numerica.

La **soluzione** di un'equazione è rappresentata dall'insieme di **tutti e soli** i valori dell'incognita che soddisfano l'uguaglianza.

L'equazione $3x - 2 = 4$ ha come soluzione il valore $x = 2$ (infatti, sostituendo 2 al posto di x, l'equazione diventa $3 \cdot 2 - 2 = 4$).

4.2.2 | Equazione impossibile, indeterminata, determinata

Equazione impossibile: è un'equazione che non ammette soluzioni reali cioè non è verificata per nessun valore reale dell'incognita.

Si consideri l'equazione:

$$x^2 = -4$$

si tratta di una equazione impossibile in quanto non esiste nessun numero il cui quadrato sia un numero negativo.

Equazione indeterminata: è un'equazione che ammette infinite soluzioni.

Si consideri, per esempio, l'equazione:

$$(x + 1)^2 + x = x^2 + 3x + 1$$

svolgendo il *prodotto notevole* si ottiene:

$$x^2 + 1 + 2x + x = x^2 + 3x + 1$$

ossia un'identità, verificata per ogni valore di x e quindi con infinite soluzioni.

Equazione determinata: è un'equazione che ammette un numero finito di soluzioni.

Si consideri l'equazione:

$$x^2 = 16$$

si tratta di una equazione determinata in quanto ammette le due soluzioni $x = +4$ e $x = -4$.

4.2.3 | Classificazione delle equazioni

Un'equazione si dice **numerica** quando **oltre all'incognita non contiene altre lettere**.

$2x + 1 = 0$ è un'equazione numerica.

Un'equazione si dice **letterale** quando **oltre all'incognita contiene anche altre lettere** (dette *parametri*) **che si considerano costanti**.

$x + a = 2$ è un'equazione letterale.

Un'equazione si dice **intera** quando **l'incognita non compare nel denominatore**.

$\frac{x}{2} - 5 = 3$ è un'equazione intera.

Un'equazione si dice **frazionaria** quando **l'incognita compare nel denominatore**.

$\frac{1}{x^2} + x = 1$ è un'equazione frazionaria.

Un'equazione si dice **irrazionale** quando l'incognita compare nell'argomento di un radicale.

$x + \sqrt{3x+1} = 3$ è un'equazione irrazionale, mentre $\sqrt{5}x + 4x - \sqrt{7} = 0$ **non** è irrazionale.

Nel seguito si incontreranno ulteriori tipi di equazioni, come quelle esponenziali, logaritmiche e trigonometriche.

4.2.4 | Forma normale e grado di un'equazione

Un'equazione è *in forma normale* quando è nella forma $P(x) = 0$ dove $P(x)$ è un polinomio nell'incognita x ordinato secondo le potenze decrescenti della stessa x: i metodi per portare un'equazione in forma normale verranno esposti nel § 4.2.7 e nel § 4.2.8.

Il grado di un'equazione a una sola incognita è **il massimo esponente con cui l'incognita compare nell'equazione ridotta in forma normale**.

$2x + 1 = 0$ → è un'equazione di **primo grado**.

$2x + x^2 = 1$ → è un'equazione di **secondo grado**.

$\frac{x+1}{x} - 3x = 0$ → occorre prima ridurla in forma normale.

Moltiplicando ambo i membri per x e ordinando il polinomio si ottiene:

$$-3x^2 + x + 1 = 0$$

si tratta quindi di un'equazione di **secondo grado**.

4.2.5 | Teorema fondamentale dell'algebra

Un'equazione non indeterminata di grado *n* ammette al massimo *n* soluzioni nell'insieme dei numeri reali, alcune delle quali potrebbero coincidere.

- $x + 1 = 0$ → $x = -1$: la soluzione è unica.
- $x^2 = 0$ → $x = 0$ e $x = 0$: le soluzioni sono due, reali e coincidenti.
- $x^2 = -4$ → non ammette soluzioni nell'insieme dei numeri reali.

MATEMATICA

4.2.6 | Metodo della verifica

Per rispondere a domande a risposta multipla relative alle soluzioni di una equazione, spesso non è necessario e talvolta neanche conveniente risolvere le equazioni: **risulta più rapido sostituire nell'equazione le soluzioni proposte e trovare quale fra queste la soddisfa (cioè quale tra queste è la vera soluzione)**. Si usa, in altre parole, il "metodo della verifica".

Risolvere la seguente equazione: $x^2 - 1 = 0$

A $x = 2\,;x = 1$
B $x = 1\,;x = -1$
C $x = 0\,;x = -1$
D $x = 0\,;x = 2$
E $x = 1$

La soluzione corretta è la B in quanto, sostituendo nell'equazione i valori $x = 1$ e $x = -1$, si ottiene in entrambi i casi una identità.

Nonostante il metodo della verifica consenta di risolvere la quasi totalità dei quesiti sulle equazioni, è evidente che la conoscenza dei metodi risolutivi classici permette di scegliere la strada più veloce. Si consiglia pertanto di studiare comunque i paragrafi seguenti.

4.2.7 | Condizioni di esistenza delle espressioni frazionarie

Le uguaglianze (e le identità) tra frazioni algebriche (ossia espressioni con denominatori letterali) sono soggette a ben determinate *condizioni di esistenza*.

Prima di risolvere una equazione frazionaria si devono scartare tutti gli *zeri* dei denominatori (ossia tutti i valori numerici che annullano i denominatori), in quanto, in corrispondenza di tali valori, **l'espressione frazionaria perde di significato** (ossia **non esiste**).

Si consideri, per esempio, l'equazione:

$$\frac{x-2}{(x-3)(x+5)} = 0$$

il primo membro perde di significato (ossia non esiste) in corrispondenza dei due valori $x = 3$ e $x = -5$: questi due valori devono essere scartati prima di fare qualsiasi altra operazione (anche una semplice semplificazione). Si scriverà allora:

$$\text{C.E.}\quad x \neq 3\,;\quad x \neq -5$$

ossia "le Condizioni di Esistenza sono: x diverso da 3 e x diverso da – 5". In altre parole **l'espressione frazionaria esiste solo per valori di x diversi dagli zeri del denominatore**.

4.2.8 | Equazioni equivalenti

Due equazioni si dicono *equivalenti* quando ammettono la **stessa soluzione**.

$2x + 1 = 0$ è equivalente a $4x + 2 = 0$: entrambe ammettono come soluzione $x = -1/2$.

Per risolvere una equazione si cerca di trasformarla in un'altra a essa equivalente, ma di forma più semplice: è quindi importante conoscere i seguenti principi di equivalenza.

Aggiungendo ad ambedue i membri di una equazione la medesima espressione algebrica si ottiene un'equazione equivalente a quella data.

Indicando con A, B ed M tre espressioni algebriche *sempre definite*, si ha:

$$A = B \xrightarrow{\text{è equivalente a}} A + M = B + M$$

PARTE QUINTA

- Se uno stesso termine figura come addendo in entrambi i membri di una equazione, esso può essere soppresso (in quanto ciò equivale ad aggiungere ai due membri la medesima quantità, ossia l'opposto del termine stesso):

$$3x^2 + 2x = 12 + 2x \xrightarrow[\text{è equivalente a}]{\text{(sommando} - 2x)} 3x^2 = 12$$

- Si può sempre "spostare" un addendo da un membro all'altro purché lo si cambi di segno (in quanto ciò equivale ad aggiungere ai due membri l'opposto del termine):

$$9x^2 + 4 = -5x \xrightarrow[\text{è equivalente a}]{\text{(sommando} - 4)} 9x^2 = -5x - 4$$

Moltiplicando o dividendo entrambi i membri di una equazione per la medesima espressione algebrica (purché sempre definita e diversa da zero) si ottiene un'equazione equivalente a quella data.

Indicando con A e B due espressioni algebriche *sempre definite* e con M una espressione algebrica *sempre definita* e *sempre diversa da zero*, si ha:

$$A = B \xrightarrow{\text{è equivalente a}} A \cdot M = B \cdot M \text{ e inoltre: } A = B \xrightarrow{\text{è equivalente a}} \frac{A}{M} = \frac{B}{M}$$

- Se i due membri hanno un fattore numerico comune, questo può essere soppresso (equivale a dividere ambo i membri per quel fattore):

$$9x + 6 = 12 + 3x \xrightarrow[\text{è equivalente a}]{\text{(dividendo per 3)}} 3x + 2 = 4 + x$$

- Moltiplicando i due membri per una espressione opportuna, si possono eliminare i denominatori dall'equazione (in quanto ciò equivale a moltiplicare ambo i membri per il m.c.m. dei denominatori):

$$\frac{4x-2}{3} = 3 + \frac{3x}{4} \xrightarrow[\text{è equivalente a}]{\text{(moltiplicando per 12)}} 16x - 8 = 36 + 9x$$

- Cambiando i segni di tutti i termini di una equazione se ne ottiene una equivalente (in quanto ciò equivale a moltiplicare per – 1):

$$-4x^2 + 2 = -5x \xrightarrow[\text{è equivalente a}]{\text{(moltiplicando per} - 1)} 4x^2 - 2 = 5x$$

È possibile ora illustrare i passi necessari per portare un'equazione nella sua forma normale:

1. svolgere le eventuali operazioni indicate nella forma iniziale (come eliminazione delle parentesi o elevamenti a potenza);
2. eliminare gli eventuali denominatori (moltiplicando ambo i membri per il m.c.m. dei denominatori); se l'equazione è frazionaria si deve porre la condizione di esistenza del m.c.m. (per evitare l'annullamento del denominatore);
3. spostare tutti i termini nel primo membro sfruttando i principi di equivalenza;
4. ridurre i termini simili e ordinare il polinomio secondo le potenze decrescenti della x.

Per portare in forma normale l'equazione $\frac{(x-1)^2}{x} = 1$ occorre:

1. svolgere l'elevamento al quadrato: $\frac{x^2 - 2x + 1}{x} = 1$
2. porre la C.E. del denominatore (ossia C.E.: $x \neq 0$) ed eliminare il denominatore (moltiplicando ambo i membri per x): $x^2 - 2x + 1 = x$
3. spostare tutti i termini nel primo membro: $x^2 - 2x + 1 - x = 0$
4. ridurre i termini simili e ordinare il polinomio: $x^2 - 3x + 1 = 0$

MATEMATICA

4.2.9 | Equazioni intere di primo grado

Si chiamano anche equazioni **lineari** e (dopo averle ridotte in forma normale) sono equivalenti alla seguente forma generale:

$$ax + b = 0 \qquad [5]$$

Dopo aver spostato il termine noto a destra del segno di uguaglianza e supponendo che sia $a \neq 0$, è possibile dividere ambo i membri per a, ottenendo:

$$x = -\frac{b}{a} \qquad [6]$$

$$3x + 4 = 0 \rightarrow 3x = -4 \rightarrow x = -\frac{4}{3}$$

Dalla [6] discende che un'equazione intera di primo grado in una incognita $ax + b = 0$ **ammette sempre una e una sola soluzione nell'ipotesi che sia $a \neq 0$**: in tal caso si dice che l'equazione è *determinata*. Se invece risulta $a = 0$, la [5] diventa:

$$0 \cdot x + b = 0 \quad \text{ossia:} \quad 0 \cdot x = -b$$

la quale risulta evidentemente **impossibile** se $b \neq 0$, **indeterminata** se $b = 0$.

- $3x + 3 = 4x - 10 \rightarrow -x = -13 \rightarrow x = 13$
  l'equazione è determinata;
- $\frac{x+1}{2} = x - \frac{2x+3}{4} \rightarrow \frac{2x+2}{4} = \frac{4x-2x-3}{4} \rightarrow 2x - 2x = -2 - 3 \rightarrow 0 \cdot x = -5$
  l'equazione è impossibile;
- $\frac{2x+5}{4} - 1 = \frac{x}{2} + \frac{1}{4} \rightarrow \frac{2x+5-4}{4} = \frac{2x+1}{4} \rightarrow 2x + 5 - 4 = 2x + 1 \rightarrow$
  $\rightarrow 2x - 2x = +1 - 5 + 4 \rightarrow 0 \cdot x = 0$
  l'equazione è indeterminata.

4.2.10 | Equazioni frazionarie di primo grado

La risoluzione delle equazioni frazionarie richiede di prestare attenzione alle condizioni di esistenza da porre affinché l'equazione non perda di significato e al fatto che tutte le soluzioni eventualmente trovate dovranno essere confrontate con le condizioni poste.

Per risolvere l'equazione:

$$\frac{x^2-3}{x+1} = x + \frac{2x}{x+1}$$

si comincia col porre le condizioni di esistenza dei denominatori:

$$\text{C.E.:} \quad x + 1 \neq 0 \rightarrow x \neq -1$$

a questo punto, calcolando il denominatore comune e riducendo a forma intera (moltiplicando ambo i membri per il denominatore comune che, dopo aver posto le C.E. è sicuramente diverso da zero) si ha:

$$\frac{x^2-3}{x+1} = \frac{x^2+x+2x}{x+1} \rightarrow x^2 - 3 = x^2 + x + 2x$$

$$\rightarrow x^2 - x^2 - 3x = 3 \rightarrow -3x = 3$$

per cui, dividendo per il coefficiente della x (ossia -3) si ottiene:

$$-3x = 3 \rightarrow x = -1$$

La soluzione trovata è evidentemente inaccettabile, in quanto contrasta con la condizione di esistenza posta all'inizio. Si conclude quindi che l'equazione data è impossibile.

PARTE QUINTA

4.2.11 | Equazioni incomplete di secondo grado

La forma normale di un'equazione di secondo grado è:

$$ax^2 + bx + c = 0$$

Assumendo che sia $a \neq 0$ (altrimenti si avrebbe un'equazione di primo grado), se uno degli altri due parametri, b oppure c, è nullo, l'equazione viene detta *incompleta*. Si distinguono tre casi:

1° caso: $c = 0$ (il termine noto è nullo) $\rightarrow$ l'equazione si dice *spuria*:

$$ax^2 + bx = 0 \xrightarrow{\text{scomponendo in fattori}} x \cdot (ax + b) = 0 \xrightarrow{\text{per la legge dell'annullamento del prodotto}} \begin{cases} x_1 = 0 \\ x_2 = -\dfrac{b}{a} \end{cases}$$

dove x_1 e x_2 indicano le **due** soluzioni (ossia il massimo numero di soluzioni previsto dal teorema fondamentale dell'algebra per un'equazione di secondo grado).

Qualsiasi equazione intera priva di termine noto ammette la soluzione nulla $x = 0$.

2° caso: $b = 0 \rightarrow$ l'equazione si dice *pura*:

$$ax^2 + c = 0 \rightarrow x^2 = -\frac{c}{a} \xrightarrow{\text{estraendo la radice algebrica di entrambi i membri}} x_{1,2} = \pm\sqrt{-\frac{c}{a}}$$

Per la realtà di tali soluzioni bisogna che sia $-c/a \geq 0 \rightarrow a$ e c discordi. In caso contrario, non esistono soluzioni reali.

3° caso: $b = 0$ e $c = 0 \rightarrow$ l'equazione viene detta *monomia*:

$$ax^2 = 0 \rightarrow x_{1,2} = 0 \text{ (soluzione doppia)}$$

4.2.12 | Equazioni complete di secondo grado

Se nessuno dei tre parametri a, b e c si annulla, l'equazione si dice *completa*:

$$ax^2 + bx + c = 0$$

le soluzioni sono date dalla *formula risolutiva*:

$$x_{1,2} = \frac{-b \pm \sqrt{b^2 - 4ac}}{2a}$$

Il segno del radicando $\Delta = b^2 - 4ac$ (detto *discriminante*) influenza la realtà delle radici:

se $\Delta > 0$ $\rightarrow$ le radici sono reali distinte;

se $\Delta = 0$ $\rightarrow$ le radici sono reali e coincidenti;

se $\Delta < 0$ $\rightarrow$ non esistono radici reali.

$$2x^2 - 6x + 1 = 0 \xrightarrow{\text{applicando la formula}} x_{1,2} = \frac{6 \pm \sqrt{36-8}}{4} = \frac{6 \pm 2\sqrt{7}}{4} = \frac{3 \pm \sqrt{7}}{2}$$

$$2x^2 - 8x + 8 = 0 \xrightarrow{\text{essendo } \Delta = 0} x_{1,2} = \frac{8 \pm \sqrt{64-64}}{4} = \frac{8 \pm 0}{4} = 2 \left(\text{soluzione doppia}\right)$$

$$3x^2 - 5x + 4 = 0 \xrightarrow{\text{essendo } \Delta < 0} x_{1,2} = \frac{5 \pm \sqrt{25-48}}{6} = \frac{5 \pm \sqrt{-23}}{6} \left(\text{nessuna soluzione}\right)$$

Se b è pari, si può usare la *formula ridotta*:

$$x_{1,2} = \frac{-b/2 \pm \sqrt{(b/2)^2 - ac}}{a} \xrightarrow{\text{se } k = b/2} x_{1,2} = \frac{-k \pm \sqrt{k^2 - ac}}{a}$$

MATEMATICA

4.2.13 | Equazioni frazionarie di secondo grado

Come per le equazioni frazionarie di primo grado, anche la risoluzione delle equazioni frazionarie di secondo grado richiede di prestare attenzione alle condizioni di esistenza da porre affinché i denominatori non si annullino e al fatto che tutte le soluzioni eventualmente trovate dovranno poi essere confrontate con le condizioni poste.

Per risolvere l'equazione:

$$\frac{3x-1}{x+1} - x = 0$$

si calcola il denominatore comune, si pone la condizione di esistenza (ossia C.E.: $x \neq -1$) e si riduce a forma intera:

$$\frac{3x-1}{x+1} - x = 0 \rightarrow -x^2 + 2x - 1 = 0 \rightarrow x^2 - 2x + 1 = 0 \rightarrow x_{1,2} = 1 \pm \sqrt{0} = 1$$

l'equazione ha dunque due radici reali coincidenti: la soluzione è accettabile in quanto non contrasta con la condizione di esistenza.

4.2.14 | Somma e prodotto delle radici di un'equazione di secondo grado

Data l'equazione di secondo grado $ax^2 + bx + c = 0$, se $\Delta \geq 0$ (ossia se il discriminante è non negativo), è possibile conoscere la somma s e il prodotto p delle radici x_1 e x_2 senza dover risolvere l'equazione stessa. Si ha infatti che:

$$s = x_1 + x_2 = -\frac{b}{a} \quad \text{e} \quad p = x_1 \cdot x_2 = \frac{c}{a}$$

$$2x^2 - 12x + 10 = 0 \quad \rightarrow \quad \begin{cases} s = x_1 + x_2 = -\dfrac{-12}{2} = 6 \\ p = x_1 \cdot x_2 = \dfrac{10}{2} = 5 \end{cases} \quad \rightarrow \quad \begin{cases} x_1 = 1 \\ x_2 = 5 \end{cases}$$

Risulta ora possibile determinare due numeri reali conoscendo la loro somma s e il loro prodotto p: è infatti sufficiente risolvere l'equazione:

$$x^2 - sx + p = 0$$

Per trovare i due numeri la cui somma valga 5 e il cui prodotto valga – 14, occorre risolvere l'equazione:

$$x^2 - sx + p = 0 \quad \rightarrow \quad x^2 - 5x - 14 = 0 \quad \rightarrow \quad x_{1,2} = \frac{5 \pm \sqrt{25 + 56}}{2} = \frac{5 \pm 9}{2}$$

per cui i due numeri cercati sono:

$$x_1 = 7 \ \text{e} \ x_2 = -2$$

4.2.15 | Scomposizione di un trinomio di secondo grado in fattori

Il trinomio $ax^2 + bx + c$ è scomponibile tramite la relazione:

$$ax^2 + bx + c = a \cdot (x - x_1) \cdot (x - x_2)$$

dove x_1 e x_2 sono le due radici dell'equazione $ax^2 + bx + c = 0$.

Scomporre in fattori il trinomio $2x^2 + 2x - 4$. Si cercano le radici dell'equazione $2x^2 + 2x - 4 = 0$ tramite la formula risolutiva ridotta:

$$x_{1,2} = \frac{-1 \pm \sqrt{1+8}}{2} \rightarrow \begin{cases} x_1 = 1 \\ x_2 = -2 \end{cases} \quad \rightarrow \quad 2x^2 + 2x - 4 = 2 \cdot (x-1) \cdot (x+2)$$

4.2.16 | Regola di Cartesio

La *regola di Cartesio* consente di determinare il segno delle radici di un'equazione di secondo grado (purché *completa* e con *discriminante positivo*) senza dover risolvere l'equazione stessa. È opportuno però premettere la seguente definizione.

Si dice che i tre coefficienti a, b e c (dell'equazione generale $ax^2 + bx + c = 0$), considerati nell'ordine scritto, presentano una **permanenza** ogni volta che due coefficienti consecutivi hanno lo stesso segno, mentre presentano una **variazione** ogni volta che due coefficienti consecutivi hanno segni opposti.

A questo punto è possibile esporre la regola di Cartesio.

In una equazione di secondo grado completa, con discriminante positivo e scritta in forma normale, **a ogni permanenza** di segno nei coefficienti a, b, c, **corrisponde una soluzione negativa**, mentre **a ogni variazione corrisponde una soluzione positiva**.
Se l'equazione ha radici di segno opposto, la radice positiva ha il maggiore valore assoluto se la variazione precede la permanenza; viceversa, la radice negativa ha il maggiore valore assoluto se la permanenza precede la variazione.

$2x^2 + 3x + 1 = 0 \xrightarrow{\text{Cartesio}}$ due permanenze $\rightarrow$ due radici negative.

Infatti le due radici sono:

$$x_{1,2} = \frac{-3 \pm \sqrt{9-8}}{4} = \frac{-3 \pm \sqrt{1}}{4} = \frac{-3 \pm 1}{4} \rightarrow \begin{cases} x_1 = -1 \\ x_2 = -1/2 \end{cases}$$

$x^2 - 6x + 5 = 0 \xrightarrow{\text{Cartesio}}$ due variazioni $\rightarrow$ due radici positive.

Infatti le due radici sono:

$$x_{1,2} = \frac{6 \pm \sqrt{36-20}}{2} = \frac{6 \pm \sqrt{16}}{2} = \frac{6 \pm 4}{2} \rightarrow \begin{cases} x_1 = 5 \\ x_2 = 1 \end{cases}$$

$3x^2 + 3x - 18 = 0 \xrightarrow{\text{Cartesio}}$ una permanenza e una variazione
$\rightarrow$ due radici di segno opposto.

Infatti le due radici sono:

$$x_{1,2} = \frac{-3 \pm \sqrt{9+216}}{6} = \frac{-3 \pm \sqrt{225}}{6} = \frac{-3 \pm 15}{6} = \frac{-1 \pm 5}{2} \rightarrow \begin{cases} x_1 = 2 \\ x_2 = -3 \end{cases}$$

In quest'ultimo caso, dal momento che la permanenza precede la variazione, la radice negativa ha il maggiore valore assoluto. Infatti:

$$|x_1| = |2| = 2 < |x_2| = |-3| = 3$$

4.2.17 | Equazioni di grado superiore al secondo

Per risolvere tali equazioni occorre, in generale, scomporre in fattori per poi sfruttare la regola dell'annullamento del prodotto.

Data l'equazione di terzo grado $x^3 - 5x^2 + 4x = 0$ si scompone in fattori con un raccoglimento a fattor comune e si applica la legge dell'annullamento del prodotto (§ 1.3):

$$x \cdot (x^2 - 5x + 4) = 0 \rightarrow \begin{cases} x_1 = 0 \\ x^2 - 5x + 4 = 0 \xrightarrow{\text{applicando la formula}} \begin{cases} x_2 = 1 \\ x_3 = 4 \end{cases} \end{cases}$$

In altri casi, può essere utile effettuare un cambio di variabili: per esempio, un'equazione di quarto grado può diventare di secondo grado se contiene solo le potenze pari dell'incognita (in questo caso l'equazione viene detta *biquadratica*).

Data l'equazione di quarto grado $x^4 - 5x^2 - 36 = 0$ ponendo $t = x^2$ la si trasforma in un'equazione di secondo grado

$$x^4 - 5x^2 - 36 = 0 \xrightarrow{\text{ponendo } t = x^2} t^2 - 5t - 36 = 0$$

$$\rightarrow \begin{cases} t_1 = -4 \rightarrow x^2 = -4 \rightarrow \text{nessuna radice reale in } x \\ t_2 = 9 \rightarrow x^2 = 9 \rightarrow x_{1,2} = \pm\sqrt{9} = \pm 3 \end{cases}$$

4.3 | Proporzioni

L'uguaglianza tra due rapporti è detta proporzione.

Dati a, b, c e d, con $b \neq 0$ e $d \neq 0$, se $a/b = c/d$ si ha la proporzione:

$$a : b = c : d$$

che si legge: "*a* sta a *b* come *c* sta a *d*".

a e *c* = *antecedenti* — *b* e *d* = *conseguenti*

a e *d* = *estremi* — *b* e *c* = *medi*

Vale la notevole relazione[1]:

$$a \cdot d = b \cdot c \qquad [7]$$

Il prodotto dei medi è uguale al prodotto degli estremi.

Esistono diversi tipi di problemi risolvibili mediante proporzioni.

Se 12 donne su 100 sono bionde, quante donne su 300 non sono bionde?
Si utilizza la proporzione:

$$12 : 100 = x : 300 \rightarrow x = \frac{300 \cdot 12}{100} = 36$$

dove x indica il numero di **donne bionde** su 300. Il numero richiesto è:

$$300 - x = 264$$

Un'automobile viaggia alla velocità di 90 km/h, percorrendo 12 km con ogni litro di benzina. Quanto tempo impiega per consumare un litro di benzina?
Vale la proporzione:

$$90 \text{ km} : 1 \text{ h} = 12 \text{ km} : x \text{ h} \rightarrow x = \frac{12}{90} \text{ h} = \frac{2}{15} \text{ h} = 8 \text{ minuti}$$

1. Insieme alla [7], valgono anche le seguenti relazioni di importanza minore:

$a : c = b : d$	Proprietà del permutare
$b : a = d : c$	Proprietà dell'invertire
$a \cdot n : b = c \cdot n : d \quad \frac{a}{n} : \frac{b}{n} = c : d \quad (n \neq 0)$	Proprietà invariantiva
$(a \pm b) : (c \pm d) = a : c = b : d$	Proprietà del comporre/scomporre

4.4 | Sistemi di equazioni

4.4.1 | Equazioni in due incognite e sistemi di equazioni

Si consideri un'equazione del tipo $ax + by = c$, ossia un'equazione di primo grado *in due incognite*, per esempio $2x + y = 0$: se si assegna all'incognita x un valore arbitrario (per esempio il valore 1) si ottiene una equazione *nella sola incognita* y. Risolvendola, si trova un valore numerico per l'incognita y (ossia – 2) che, insieme al valore arbitrario assegnato alla y, costituisce una soluzione dell'equazione di partenza.

Ovviamente, il procedimento sopra descritto può essere ripetuto all'infinito, assegnando via via valori arbitrari alla x e trovando, per ognuno di questi, il corrispondente valore per la y: ciascuna delle coppie di valori così trovate costituisce una diversa soluzione dell'equazione.

Questo ragionamento vale non soltanto per la particolare equazione considerata, ma per qualsiasi equazione in due incognite.

Un'equazione in due (o più) incognite ammette in generale **infinite soluzioni**, ciascuna delle quali è rappresentata da una coppia di valori (uno per la x e uno per la y).

$\begin{cases} x = 1 \\ y = -2 \end{cases}$ e $\begin{cases} x = 2 \\ y = -4 \end{cases}$ sono due delle infinite soluzioni dell'equazione $2x + y = 0$

$\begin{cases} x = 1 \\ y = 1 \end{cases}$ e $\begin{cases} x = 2 \\ y = 2 \end{cases}$ sono due delle infinite soluzioni dell'equazione $x - y = 0$

Si considerino ora **due** equazioni nelle stesse due incognite, per esempio $2x + y = 0$ e $x - y = 0$: ci si ponga il problema di trovare (se esiste) una soluzione *comune* alle due equazioni, ossia una coppia di valori che verifichi entrambe le equazioni.

L'insieme di due (o più) equazioni (nelle stesse incognite) delle quali si voglia trovare una soluzione comune **prende il nome di sistema di equazioni.**

4.4.2 | Soluzione di un sistema

Risolvere un sistema significa trovare la soluzione comune alle due (o più) infinità di soluzioni delle singole equazioni che compongono il sistema.

L'insieme delle coppie di valori numerici che soddisfano contemporaneamente tutte le equazioni costituenti il sistema prende il nome di **soluzione** del sistema.

La soluzione di un sistema è dunque contemporaneamente soluzione di ogni equazione costituente il sistema. Si tratta, in altre parole, di trovare l'intersezione fra gli insiemi delle soluzioni delle singole equazioni.

4.4.3 | Grado di un sistema

Il grado di un sistema è il **prodotto dei gradi delle equazioni** che lo costituiscono.

$\begin{cases} 3x + y = 1 & 1^\circ \text{ grado} \\ 2xy + x = 0 & 2^\circ \text{ grado} \end{cases}$ → è un sistema di 2° grado.

I sistemi di primo grado vengono anche detti *sistemi lineari*.

$\begin{cases} x - 2y = 0 & 1^\circ \text{ grado} \\ 3x + 2y = 8 & 1^\circ \text{ grado} \end{cases}$ → è un sistema di 1° grado, ossia lineare.

MATEMATICA

4.4.4 | Metodi risolutivi dei sistemi lineari

Esistono tre diversi metodi risolutivi dei sistemi di equazioni: *sostituzione*, *confronto* e *riduzione*. Per ognuno di questi si mostra la risoluzione *passo-passo* applicata al sistema:

$$\begin{cases} x - 2y = 0 \\ 3x + 2y = 8 \end{cases}$$

- **Sostituzione**: consiste nel ricavare da una delle equazioni (per esempio dalla prima) una delle incognite (per esempio la x), quindi sostituire l'espressione trovata nell'altra equazione.

$$\begin{cases} x = 2y \\ 3x + 2y = 8 \end{cases} \rightarrow \begin{cases} x = 2y \\ 3 \cdot (2y) + 2y = 8 \end{cases} \rightarrow \begin{cases} x = 2y \\ 8y = 8 \end{cases} \rightarrow \begin{cases} x = 2y \\ y = 1 \end{cases} \rightarrow \begin{cases} x = 2 \\ y = 1 \end{cases}$$

- **Confronto**: consiste nel risolvere entrambe le equazioni rispetto alla stessa incognita (per esempio la y), per poi confrontare le due espressioni trovate.

$$\begin{cases} x - 2y = 0 \\ 3x + 2y = 8 \end{cases} \rightarrow \begin{cases} y = x/2 \\ y = \dfrac{8 - 3x}{2} \end{cases} \rightarrow \begin{cases} y = x/2 \\ \dfrac{x}{2} = \dfrac{8 - 3x}{2} \end{cases} \rightarrow \begin{cases} y = x/2 \\ 4x = 8 \end{cases} \rightarrow \begin{cases} x = 2 \\ y = x/2 \end{cases} \rightarrow \begin{cases} x = 2 \\ y = 1 \end{cases}$$

- **Riduzione**: consiste nel sommare (o sottrarre) membro a membro le due equazioni in modo da far "scomparire" una delle due incognite.

$$\begin{cases} x - 2y = 0 \\ 3x + 2y = 8 \end{cases} \rightarrow \begin{cases} x - 2y = 0 \\ 3x + 2y = 8 \end{cases}$$

$$\overline{4x + 0 = 8} \rightarrow \begin{cases} 4x = 8 \\ x - 2y = 0 \end{cases} \rightarrow \begin{cases} x = 2 \\ y = x/2 \end{cases} \rightarrow \begin{cases} x = 2 \\ y = 1 \end{cases}$$

4.4.5 | Carattere dei sistemi lineari

Un sistema lineare (ossia un sistema di primo grado) può essere:

- possibile
  - determinato ⟷ una soluzione
  - indeterminato ⟷ infinite soluzioni
- impossibile ⟷ nessuna soluzione

Non esiste un sistema lineare con due o tre soluzioni!

Dato un sistema lineare di due equazioni in due incognite:

$$\begin{cases} a_1x + b_1y = c_1 \\ a_2x + b_2y = c_2 \end{cases}$$

è possibile stabilirne il carattere (ossia determinare se sia determinato, indeterminato o impossibile) ancora prima di risolverlo. Si possono presentare i seguenti tre casi:

1. $a_1/a_2 \neq b_1/b_2$ → il sistema è determinato (quindi risolubile tramite uno dei metodi mostrati nel paragrafo precedente);
2. $a_1/a_2 = b_1/b_2 = c_1/c_2$ → il sistema è indeterminato;
3. $a_1/a_2 = b_1/b_2 \neq c_1/c_2$ → il sistema è impossibile.

Il sistema $\begin{cases} 2x - y = 1 \\ 6x - 3y = 2 \end{cases}$ è impossibile, infatti: $\dfrac{2}{6} = \dfrac{-1}{-3} \neq \dfrac{1}{2}$ (caso 3).

PARTE QUINTA

Quesiti svolti

1 **L'equazione $x^2 = -1$ è soddisfatta per:**

- **A** $x = -1$
- **B** $x = 1$
- **C** $x = \pm 1$
- **D** $x = \pm 2$
- **E** nessun valore reale

Applicando il metodo della verifica si trova rapidamente che i valori proposti dalle alternative **A**, **B**, **C** e **D** non soddisfano l'equazione: la risposta corretta risulta quindi essere la **E**. Alla medesima conclusione si sarebbe potuti giungere osservando che, essendo $\Delta < 0$, l'equazione non ha soluzioni reali: le due soluzioni (la cui esistenza viene garantita dal teorema fondamentale dell'algebra essendo l'equazione di secondo grado) sono numeri complessi coniugati.

2 **Qual è la soluzione dell'equazione $\sqrt{x+1} = 2$?**

- **A** $x = 1$
- **B** $x = 3$
- **C** $x = -1$
- **D** $x = 4$
- **E** $x = -2$

Anche in questo caso il metodo della verifica risulta più rapido della risoluzione classica. La risposta corretta è la **B**.

3 **Risolvere l'equazione $\frac{3x+2}{x-4} - \frac{2-x}{x+1} = 3 + \frac{x+12}{x-4}$.**

- **A** $x = 1$
- **B** $x = 2$
- **C** $x = 3/2$
- **D** $x = -2$
- **E** $x = 1$ e $x = -2$

Risolvendo l'equazione frazionaria si ottiene:

$$\frac{3x+2}{x-4} - \frac{2-x}{x+1} = 3 + \frac{x+12}{x-4} \rightarrow \qquad \text{C.E.: } x \neq 4 \text{ e } x \neq -1$$

$$\rightarrow \frac{(3x+2)(x+1)-(2-x)(x-4)}{(x-4)(x+1)} = \frac{3(x-4)(x+1)+(x+12)(x+1)}{(x-4)(x+1)} \rightarrow$$

$$\rightarrow 3x^2 + 5x + 2 + x^2 - 6x + 8 = 3x^2 - 9x - 12 + x^2 + 13x + 12 \rightarrow$$

$$\rightarrow -5x = -10 \rightarrow x = 2$$

La soluzione trovata è compatibile con le C.E. (ossia $x \neq 4$ e $x \neq -1$) per cui la risposta corretta è la **B**. Ancora una volta, il metodo della verifica sarebbe stato più rapido.

MATEMATICA

4 **Risolvere l'equazione $|x-2| = 3$.**

A $x=5$ **B** $x=1$ **C** $x=-1$ **D** $x=5$ e $x=-1$ **E** $x=-2$

Ancora una volta è consigliabile utilizzare il metodo della verifica. Il valore $x=5$ della risposta **A** soddisfa l'equazione proposta ma non rappresenta la soluzione dell'equazione: infatti, per soluzione di una equazione in x si intende l'insieme tutti e soli i valori di x che soddisfano l'equazione.

La risposta esatta è solo la **D** in quanto contiene **tutti** i valori di x ($x=5$ e $x=-1$) che soddisfano l'equazione $|x-2| = 3$. Si riportano comunque i passaggi della soluzione tradizionale.

Ricordando che $|x-2| = \begin{cases} x-2 & \text{se } x-2 \geq 0 \\ -(x-2) & \text{se } x-2 < 0 \end{cases}$ si devono considerare i due sistemi:

$$\begin{cases} x-2 \geq 0 \\ x-2 = 3 \end{cases} \rightarrow \begin{cases} x \geq 2 \\ x = 5 \end{cases} \rightarrow \text{soluzione accettabile} \quad \text{e} \quad \begin{cases} x-2 < 0 \\ -x+2 = 3 \end{cases} \rightarrow \begin{cases} x < 2 \\ x = -1 \end{cases} \rightarrow \text{soluzione accettabile}$$

per cui la risposta corretta è nuovamente la **D**.

5 **Un'equazione di secondo grado ha come unica radice il valore – 1. Il suo discriminante è:**

A minore di zero
B maggiore di zero
C un numero immaginario
D uguale a – 1
E uguale a zero

Un'equazione di secondo grado ha due radici reali coincidenti (ossia un'unica radice *doppia*) quando il suo discriminante è nullo. La risposta corretta è la **E**.

6 **La somma degli anni di Mario e Giuseppe è 25. La somma degli anni di Mario e Carlo è 20. La somma degli anni di Giuseppe e Carlo è 31.**
Quanti anni ha il più vecchio dei tre?

A 17 **B** 18 **C** 19 **D** 20 **E** 21

Indicando con le iniziali del nome corrispondente l'età di ciascuno dei tre amici, il quesito proposto può essere rappresentato tramite il seguente sistema:

$$\begin{cases} M+G = 25 \\ M+C = 20 \\ G+C = 31 \end{cases}$$

Ricavando i valori di G e C in funzione di M, si ottiene:

$$\begin{cases} M+G = 25 \\ M+C = 20 \\ G+C = 31 \end{cases} \rightarrow \begin{cases} G = 25-M \\ C = 20-M \\ G+C = 31 \end{cases} \rightarrow \begin{cases} G = 25-M \\ C = 20-M \\ (25-M)+(20-M) = 31 \end{cases} \rightarrow$$

$$\rightarrow \begin{cases} G = 25-M \\ C = 20-M \\ 45-2M = 31 \end{cases} \rightarrow \begin{cases} G = 25-M \\ C = 20-M \\ 2M = 14 \end{cases} \rightarrow \begin{cases} G = 25-7 = 18 \\ C = 20-7 = 13 \\ M = 7 \end{cases}$$

La risposta corretta è la **B**, infatti il più vecchio dei tre ha 18 anni.

7 L'equazione $3x^5 + 96 = 0$ ha per soluzione:

A $x = -2$ B $x = 2$ C $x = -0,5$ D non ha soluzioni reali E $x = 0$

Risolvendola si ha:

$$3x^5 = -96 \rightarrow x^5 = -32 \rightarrow x = \sqrt[5]{-32} = -2$$

La risposta corretta è la A.

8 Un bambino possiede *N* biglie. Se ne avesse il triplo ne avrebbe 6 in meno della sorellina che ne ha 18. Quanto vale *N*?

A 4 B 6 C 8 D 12 E 24

L'esercizio è facilmente risolubile "traducendo" il testo in un'equazione (di primo grado) nell'incognita *N*. Il testo dice che:

$$3N = 18 - 6$$

da cui segue:

$$3N = 12 \rightarrow N = 4 \quad \text{(risposta A)}$$

È opportuno fare una osservazione di carattere generale: le equazioni e i sistemi lineari rappresentano degli strumenti estremamente efficaci per la risoluzione di molti problemi per i quali si è spesso portati a procedere mentalmente. Il consiglio è dunque quello di impostare un'equazione o un sistema di equazioni ogni volta che il quesito lo consente.

9 Il sistema di equazioni $\begin{cases} 2x + y = 3 \\ 4x + 2y = 6 \end{cases}$:

A non ha soluzioni

B ha come unica soluzione $x = 1, y = 1$

C ha infinite soluzioni

D ha come unica soluzione $x = 2, y = 1$

E ha come unica soluzione $x = 1, y = 2$

Dato che:

$$\frac{a_1}{a_2} = \frac{b_1}{b_2} = \frac{c_1}{c_2} = \frac{1}{2}$$

il sistema è indeterminato (risposta C).

10 Se un terzo di un numero è uguale a 3 più un quarto del numero stesso, qual è il numero?

A 3 B 9 C 12 D 24 E 36

Indicando con *x* il numero da determinare, è possibile esprimere la relazione presentata nel testo tramite l'equazione:

$$\frac{1}{3}x = 3 + \frac{1}{4}x$$

che risolta dà:

$$4x = 36 + 3x \rightarrow x = 36$$

La risposta esatta è la E.

MATEMATICA

11 ***x* e *y* sono due numeri naturali tali che la loro somma dà un numero *a* e *x* è il successivo di *y*. Quanto vale $x^2 - y^2$?**

- **A** Non si può determinare
- **B** a
- **C** $-a$
- **D** $2a+1$
- **E** a^2

Le informazioni contenute nel testo equivalgono al sistema:

$$\begin{cases} x+y = a \\ x = y+1 \end{cases}$$

Poiché il binomio $x^2 - y^2$ può essere scomposto nella forma:

$$x^2 - y^2 = (x-y)(x+y)$$

e dal momento che dal sistema precedente si ricava:

$$\begin{cases} x+y = a \\ x-y = 1 \end{cases}$$

si ottiene:

$$x^2 - y^2 = (x-y)(x+y) = 1 \cdot a = a$$

quindi la risposta esatta è la B.

12 **Se una grandezza *x* è proporzionale al quadrato di una grandezza *y* e *y* è inversamente proporzionale a una grandezza *z*, allora:**

- **A** x è direttamente proporzionale a z^2
- **B** x è inversamente proporzionale a z^2
- **C** x è direttamente proporzionale a z
- **D** x è inversamente proporzionale a z
- **E** x è direttamente proporzionale a $\sqrt{z}$

Se una grandezza x è proporzionale al quadrato di una grandezza y il loro quoziente è costante, dunque si può scrivere:

$$\frac{x}{y^2} = h$$

mentre se y è inversamente proporzionale a una grandezza z il loro prodotto è costante, quindi si ha:

$$yz = k$$

Ricavando y dalla seconda relazione e sostituendo il valore trovato nella prima si ottiene:

$$yz = k \rightarrow y = \frac{k}{z}$$

$$\frac{x}{y^2} = h \rightarrow x = hy^2 \rightarrow x = h\left(\frac{k}{z}\right)^2 \rightarrow xz^2 = hk^2$$

Poiché il prodotto di due costanti è una costante, ponendo $hk^2 = H$ si ricava:

$$xz^2 = H$$

che equivale ad affermare che la grandezza x è inversamente proporzionale a z^2.
La risposta corretta è pertanto la **B**.

PARTE QUINTA

5 | Disequazioni

5.1 | Disequazioni

✔ **Una disuguaglianza** tra due espressioni algebriche letterali **verificata solo per alcuni valori numerici assegnati alle lettere** prende il nome di **disequazione**.

✔ Risolvere una disequazione significa trovare **tutti** i valori dell'incognita che la soddisfano.

Le soluzioni di una disequazione sono quindi **tutti** i valori dell'incognita (di solito infiniti) che, sostituiti nella disequazione, la rendono una disuguaglianza vera.

5.1.1 | Rappresentazione grafica della soluzione di una disequazione

Come si vedrà dai successivi esempi, in generale una disequazione è (a differenza di una equazione) verificata da una **infinità** di valori numerici, per esempio:

- da tutti i valori di x minori di un certo numero a, ossia $x < a$;
- da tutti i valori di x maggiori di un certo numero b, ossia $x > b$;
- da tutti i valori di x compresi tra due certi numeri c e d, ossia $c < x < d$.

Se tra i valori assunti dall'incognita si possono considerare anche i valori estremi, le tre scritture precedenti diventano rispettivamente $x \leq a$, $x \geq b$ e $c \leq x \leq d$. Nella pratica, è molto utile rappresentare *graficamente* la soluzione di una disequazione, indicando su di una retta (che rappresenta l'insieme di tutti i valori numerici reali) quali valori soddisfano la disequazione e quali no. Si osservino i seguenti tre esempi, dove le soluzioni sono individuate graficamente da segmenti:

$x > -1$ →

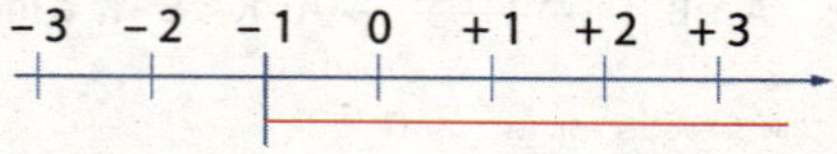

$x < +2$ →

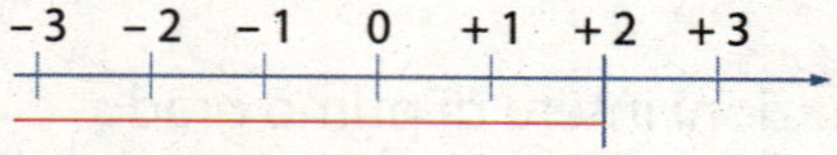

$-2 < x < +1$ →

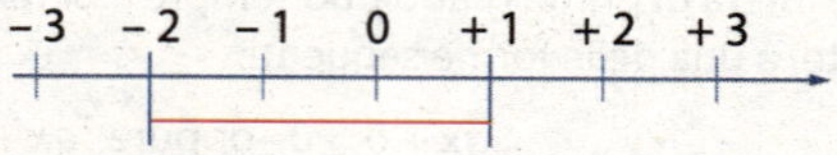

5.1.2 | Disequazioni e metodo della verifica

Poiché una disequazione è, in generale, verificata da una infinità di valori numerici, il metodo della verifica non è applicabile.

Risolvere la seguente disequazione: $2x + 1 \geq 0$

A $x \leq -2$ **B** $x \geq 0$ **C** $x > -1/2$ **D** $x \geq -1/2$ **E** $x \geq -2$

Mentre la prima e l'ultima risposta non soddisfano la disequazione, le altre tre la soddisfano, eppure la sola risposta corretta è la **D**. La soluzione di una disequazione è, infatti, l'insieme di **tutti** e soli i valori dell'incognita che la soddisfano.

In altre parole, le disequazioni vanno risolte in modo "tradizionale".

5.1.3 | Disequazioni equivalenti

Due disequazioni si dicono *equivalenti* quando ammettono la **stessa soluzione**.

Come per le equazioni, anche per risolvere le disequazioni è importante conoscere i principi di equivalenza che consentono di trasformare una disequazione in un'altra a essa equivalente.

Aggiungendo ad ambedue i membri di una disequazione la medesima espressione algebrica si ottiene una disequazione equivalente a quella data.

Indicando con A, B e K tre espressioni algebriche *sempre definite*, si ha:

$$A > B \xrightarrow{\text{è equivalente a}} A + K > B + K$$

$x - 3 > 0 \xrightarrow[\text{è equivalente a}]{\text{(sommando + 3)}} x > 3$ quindi, come per le equazioni, è possibile spostare un termine da un membro all'altro, purché lo si cambi di segno.

Moltiplicando o dividendo entrambi i membri di una disequazione per la medesima espressione algebrica sempre definita e sempre positiva si ottiene una disequazione dello stesso verso ed equivalente a quella data.

Indicando con A e B due espressioni algebriche *sempre definite* e con K una espressione algebrica *sempre definita* e **sempre positiva** si ha:

$$\text{se } K > 0: \quad A > B \xrightarrow{\text{è equivalente a}} A \cdot K > B \cdot K \text{ e inoltre } A > B \xrightarrow{\text{è equivalente a}} \frac{A}{K} > \frac{B}{K}$$

$2x > 3 \xrightarrow[\text{è equivalente a}]{\text{(dividendo per 2)}} x > \frac{3}{2}$: la disequazione mantiene lo stesso verso.

Moltiplicando o dividendo entrambi i membri di una disequazione per la medesima espressione algebrica sempre definita e sempre negativa si ottiene una disequazione di verso opposto ed equivalente a quella data.

Indicando con A e B due espressioni algebriche *sempre definite* e con K una espressione algebrica *sempre definita* e **sempre negativa** si ha:

$$\text{se } K < 0: \quad A > B \xrightarrow{\text{è equivalente a}} A \cdot K < B \cdot K \text{ e inoltre } A > B \xrightarrow{\text{è equivalente a}} \frac{A}{K} < \frac{B}{K}$$

$-5x > 7 \xrightarrow[\text{è equivalente a}]{\text{(dividendo per } -5)} x < -\frac{7}{5}$: la disequazione cambia verso.

5.1.4 | Disequazioni intere di primo grado

Una disequazione intera di primo grado può sempre essere ricondotta (tramite le proprietà viste nel paragrafo precedente) a una delle forme seguenti:

$$ax + b > 0 \quad \text{oppure} \quad ax + b < 0 \qquad [8]$$

applicando ancora le proprietà viste nel paragrafo precedente si ha:

$$ax > -b \rightarrow \begin{cases} x > -\frac{b}{a} & \text{se } a > 0 \\ x < -\frac{b}{a} & \text{se } a < 0 \end{cases} \qquad \text{oppure } ax < -b \rightarrow \begin{cases} x < -\frac{b}{a} & \text{se } a > 0 \\ x > -\frac{b}{a} & \text{se } a < 0 \end{cases} \qquad [9]$$

$2x + 1 > 0 \rightarrow 2x > -1 \rightarrow x > -\frac{1}{2}$

$3 - 4x < 0 \rightarrow -4x < -3 \rightarrow x > +\frac{3}{4}$

5.1.5 | Segno di un prodotto o di un quoziente

Prima di analizzare le disequazioni frazionarie è utile studiare come si comporta il segno di un prodotto o di un quoziente di due espressioni algebriche.

Siano A e B due espressioni algebriche *sempre definite*. Allora, per quanto riguarda il prodotto si ricava:

$A \cdot B > 0 \leftrightarrow$ A e B sono concordi $\qquad A \cdot B < 0 \leftrightarrow$ A e B sono discordi

e analogamente per il quoziente si ha:

$\frac{A}{B} > 0 \leftrightarrow$ A e B sono concordi $\qquad \frac{A}{B} < 0 \leftrightarrow$ A e B sono discordi

Per cui si ricava che:

$$A \cdot B > 0 \leftrightarrow \frac{A}{B} > 0 \leftrightarrow \text{A e B sono concordi}$$

$$A \cdot B < 0 \leftrightarrow \frac{A}{B} < 0 \leftrightarrow \text{A e B sono discordi}$$

5.1.6 | Disequazioni frazionarie di primo grado

Una disequazione viene detta **frazionaria** quando **l'incognita compare al denominatore**.

Il metodo seguito per risolvere le equazioni frazionarie (ossia trovare le Condizioni di Esistenza, quindi eliminare i denominatori moltiplicando ambo i membri per il denominatore comune) non è purtroppo applicabile anche alle disequazioni, in quanto, per poter moltiplicare per il denominatore comune occorre tener conto del suo segno.

Per evitare di dover considerare i due possibili casi (ossia denominatore comune positivo e denominatore comune negativo) conviene procedere come nel seguente esempio.

Per risolvere una disequazione frazionaria si comincia col portare tutti i termini al primo membro, calcolando poi il denominatore comune e riducendo i termini simili:

$$\frac{2}{x-1} \geq -1 \rightarrow \frac{2}{x-1} + 1 \geq 0 \rightarrow \frac{2+x-1}{x-1} \geq 0 \rightarrow \frac{x+1}{x-1} \geq 0$$

Si cercano ora i valori di x che rendono concordi il numeratore e il denominatore. Per fare questo si deve *studiare il segno* di numeratore e denominatore: si comincia quindi col cercare i valori di x che rendono *positivi* numeratore e denominatore (ricordandosi di scartare per quest'ultimo gli eventuali zeri):

$$N \geq 0 \rightarrow x+1 \geq 0 \rightarrow x \geq -1$$
$$D > 0 \rightarrow x-1 > 0 \rightarrow x > 1$$

Questi risultati vengono rappresentati graficamente nel seguente diagramma, dove il tratto unito indica la positività, il tratteggio indica la negatività, il pallino nero indica che il valore $x = -1$ deve essere incluso dalla soluzione, mentre il pallino bianco indica che il valore $x = +1$ deve essere escluso dalla soluzione:

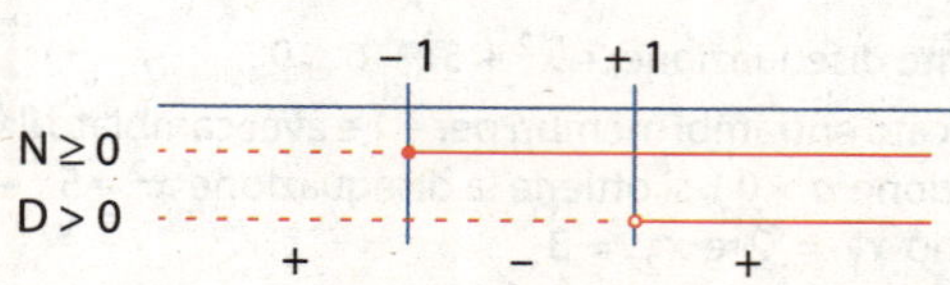

La soluzione cercata è quindi $x \leq -1$ e $x > 1$; infatti, in tali intervalli, c'è concordanza di segno fra il numeratore $(x + 1)$ e il denominatore $(x - 1)$.

5.1.7 | Segno di un trinomio di secondo grado e disequazioni

Le disequazioni di secondo grado (in forma normale) si presentano nelle seguenti forme:

$$ax^2 + bx + c > 0 \quad \text{oppure} \quad ax^2 + bx + c < 0 \qquad [10]$$

Senza ledere la generalità si può assumere $a > 0$ (in caso contrario, è sufficiente moltiplicare entrambi i membri per – 1 e cambiare verso alla disequazione). In tale circostanza, risolvere una delle due disequazioni [10] equivale a *studiare il segno* del trinomio di secondo grado $ax^2 + bx + c$.

Sia $\Delta = b^2 - 4ac$ il discriminante del trinomio: sotto l'ipotesi $a > 0$ si presentano i tre casi riportati nella tabella seguente.

	Radici del trinomio $ax^2 + bx + c$	$ax^2 + bx + c > 0$ è soddisfatta da:	$ax^2 + bx + c < 0$ è soddisfatta da:
$\Delta > 0$	due radici distinte x_1 e x_2 con $x_1 < x_2$	$x < x_1$ e $x > x_2$	$x_1 < x < x_2$
$\Delta = 0$	due radici coincidenti $x_{1,2} = -b/2a$	$x \neq -b/2a$	non ammette soluzioni
$\Delta < 0$	nessuna radice reale	tutti i valori di x	non ammette soluzioni

Se la disequazione ammette l'uguaglianza (ossia non prevede una disuguaglianza stretta) e si presenta quindi in una delle nelle seguenti forme:

$$ax^2 + bx + c \geq 0 \quad \text{oppure} \quad ax^2 + bx + c \leq 0$$

sempre sotto l'ipotesi $a > 0$ la tabella precedente diventa:

	Radici del trinomio $ax^2 + bx + c$	$ax^2 + bx + c \geq 0$ è soddisfatta da:	$ax^2 + bx + c \leq 0$ è soddisfatta da:
$\Delta > 0$	due radici distinte x_1 e x_2 con $x_1 < x_2$	$x \leq x_1$ e $x \geq x_2$	$x_1 \leq x \leq x_2$
$\Delta = 0$	due radici coincidenti $x_{1,2} = -b/2a$	tutti i valori di x	$x = -b/2a$
$\Delta < 0$	nessuna radice reale	tutti i valori di x	non ammette soluzioni

5.1.8 | Disequazioni intere di secondo grado

Applicando quanto visto nel paragrafo precedente (in particolare la tabella riassuntiva), risulta possibile risolvere le disequazioni intere di secondo grado.

Risolvere la seguente disequazione: $x^2 - x + 1 < 0$.
Essendo $\Delta = b^2 - 4ac = -3 < 0$, dalla tabella (ultima riga e ultima colonna) si ricava che la disequazione non ammette soluzioni.

Risolvere la seguente disequazione: $-x^2 + 5x - 6 \leq 0$.
Dopo aver moltiplicato entrambi membri per – 1 e aver cambiato il verso della disuguaglianza (per rispettare la condizione $a > 0$), si ottiene la disequazione $x^2 - 5x + 6 \geq 0$. Le radici del trinomio a primo membro sono $x_1 = 2$ e $x_2 = 3$.
La soluzione della disequazione risulta quindi (penultima colonna della tabella):

$$x \leq x_1 \text{ e } x \geq x_2 \rightarrow x \leq 2 \text{ e } x \geq 3$$

PARTE QUINTA

Risolvere la seguente disequazione: $x^2 - 3x + 2 < 0$.
Le radici del trinomio sono $x_1 = 1$ e $x_2 = 2$, per cui la soluzione è costituita dalle x comprese tra 1 e 2. Nella tabella (prima riga e ultima colonna) si legge infatti:

$$x_1 < x < x_2 \rightarrow 1 < x < 2$$

Ovviamente, si poteva anche scomporre il primo membro in fattori e studiarne il segno, pervenendo allo stesso risultato.

$$x^2 - 3x + 2 = (x-1) \cdot (x-2) \rightarrow \begin{cases} x - 1 > 0 \\ x - 2 > 0 \end{cases}$$

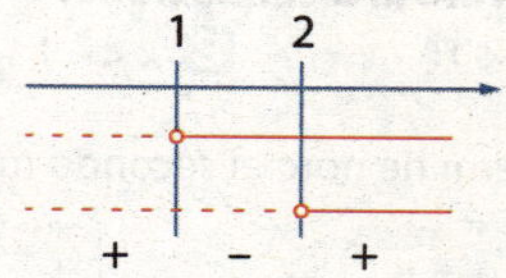

5.1.9 | Disequazioni frazionarie di secondo grado

Per risolvere una disequazione frazionaria di secondo grado si procede (come nel § 5.1.6) allo studio del segno di numeratore e denominatore, per poi verificare dove i segni siano concordi o discordi a seconda del verso della disequazione di partenza.

Per risolvere la seguente disequazione frazionaria:

$$\frac{x^2 - 2x}{x^2 - 1} < 0$$

si cercano i valori di x che rendono discordi il numeratore e il denominatore. Per fare questo si studia il segno di numeratore e denominatore: si comincia sempre col cercare i valori di x che rendono *positivi* numeratore e denominatore. Il numeratore ammette due radici reali e distinte (ossia $x_1 = 0$ e $x_2 = 2$) ed è quindi positivo per valori esterni (ossia $x < 0$ e $x > 2$). Il denominatore ammette anch'esso due radici reali e distinte (ossia $x_1 = -1$ e $x_2 = +1$) ed è positivo per valori esterni (ossia $x < -1$ e $x > +1$). In forma grafica:

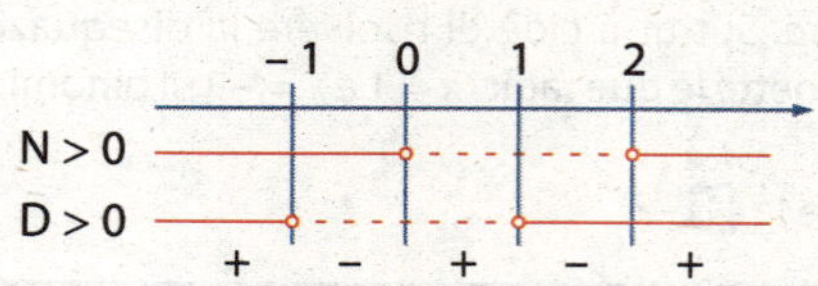

Negli intervalli (− 1, 0) e (1, 2) la frazione è negativa e la disequazione è quindi verificata: la soluzione cercata è pertanto $-1 < x < 0$ e $1 < x < 2$.

5.1.10 | Disequazioni di grado superiore al secondo

Le disequazioni di grado superiore al secondo si risolvono scomponendo in fattori il polinomio (di grado superiore al secondo) nel prodotto di due o più fattori (di primo o secondo grado).

Risolvere la seguente disequazione: $x^3 - 5x^2 + 4x > 0$.
Effettuando un raccoglimento a fattore comune, si ottiene: $x \cdot (x^2 - 5x + 4) > 0$.
Studiando il segno dei singoli fattori si ricava:

1° fattore > 0 per $x > 0$
2° fattore > 0 per $x < 1$ e $x > 4$

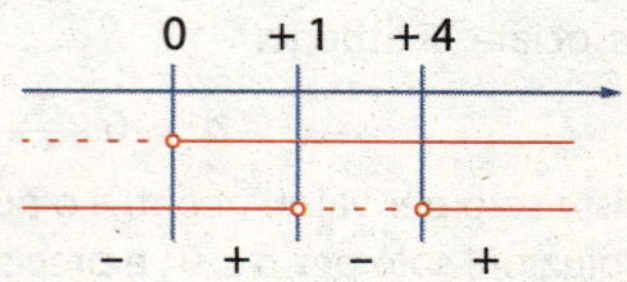

la soluzione della disequazione risulta dunque $0 < x < 1$ e $x > 4$.

Quesiti svolti

1 **Risolvere la disequazione: $1 - x > 0$.**

A $x < 1$ **B** $x < -1$ **C** $x > -1$ **D** $x > 1$ **E** $x > 0$

Portando il termine noto al secondo membro si ottiene:

$$-x > -1$$

dividendo quindi ambo i membri per – 1:

$$x < 1 \quad \text{(il verso della disequazione è cambiato)}$$

La risposta corretta è quindi la **A**.

2 **Risolvere la disequazione: $(2x + x^2 + 1)/(x^2 - 1) > 0$.**

A $x > 0$
B $x < -1$ e $x > 1$
C $-1 < x < 1$
D $x < 0$
E x qualunque

Si è già detto che le disequazioni, diversamente da quanto accade per le equazioni, vanno risolte in modo tradizionale. Per rispondere ai quesiti sulle disequazioni è dunque molto importante scegliere una "strada veloce".
In questo esercizio è sufficiente notare che il numeratore è un quadrato perfetto ($2x + x^2 + 1 = (x + 1)^2$) per concludere che la disequazione è soddisfatta dai valori di x che rendono positivo il denominatore e non annullano il numeratore. Si tratta cioè di risolvere la disequazione di secondo grado $x^2 - 1 > 0$. L'equazione equivalente ammette le due radici $x = 1$ e $x = -1$: il binomio $x^2 - 1$ è positivo per valori esterni all'intervallo delle due radici.
La risposta corretta è dunque la **B**.

3 **La disequazione $-x^2 - a > 0$, con a numero reale:**

A per ogni valore di a non ha soluzioni
B ha come insieme delle soluzioni l'insieme $\mathbb{R}$ per ogni valore di a
C ha come insieme delle soluzioni l'insieme $\mathbb{R}$ se a è positivo
D ha sempre un numero finito di soluzioni
E non ha soluzioni se a è positivo

È immediato osservare che la disequazione considerata ammette soluzioni solo se il parametro a è negativo. In caso contrario il primo membro, come somma di quantità negative o nulle ($x^2 \geq 0 \ \forall x \in \mathbb{R}$ e $a \geq 0$), sarebbe minore o uguale a zero quindi la disequazione non sarebbe mai verificata (risposta **E**).
In alternativa, è possibile individuare la risposta esatta risolvendo la disequazione proposta; passando all'equazione associata, si ottiene:

$$-x^2 - a = 0 \ \rightarrow \ x^2 = -a \ \rightarrow \ x = \pm\sqrt{-a}$$

Poiché $\sqrt{-a}$ esiste solo per valori negativi o nulli del parametro reale a, anche la disequazione considerata ammette soluzioni solo per $a \leq 0$, e precisamente:

$$-x^2 - a > 0 \ \leftrightarrow \ -\sqrt{-a} < x < \sqrt{-a}$$

PARTE QUINTA

4 **Nell'insieme dei numeri reali la disequazione $|x-1| \leq 2$ è verificata per:**

A $1 \leq x \leq 3$

B $-2 \leq x \leq 2$

C $-1 \leq x \leq 2$

D $-1 \leq x \leq 3$

E $-1 < x \leq 2$

Per rispondere al quesito per via algebrica occorre "eliminare" il valore assoluto studiando il segno dell'argomento del valore assoluto stesso e trattando separatamente il caso di argomento positivo e quello di argomento negativo. Si ottiene il seguente sistema:

$$\begin{cases} x-1 \leq 2 \text{ per } x \geq 1 \\ 1-x \leq 2 \text{ per } x < 1 \end{cases} \rightarrow \begin{cases} x \leq 3 \text{ per } x \geq 1 \\ x \geq -1 \text{ per } x < 1 \end{cases} \rightarrow \begin{cases} 1 \leq x \leq 3 \\ -1 \leq x < 1 \end{cases} \rightarrow -1 \leq x \leq 3$$

per cui la risposta corretta è la **D**.

Il quesito poteva essere risolto anche per via geometrica (come si vedrà meglio nel § 7.3 del capitolo di geometria analitica) ricavando il grafico dell'equazione $y = |x-1|$ che si ottiene disegnando il grafico della retta $y = x-1$ e "ribaltando" verso l'alto la parte di grafico che si trova al di sotto dell'asse delle x, come nel disegno seguente:

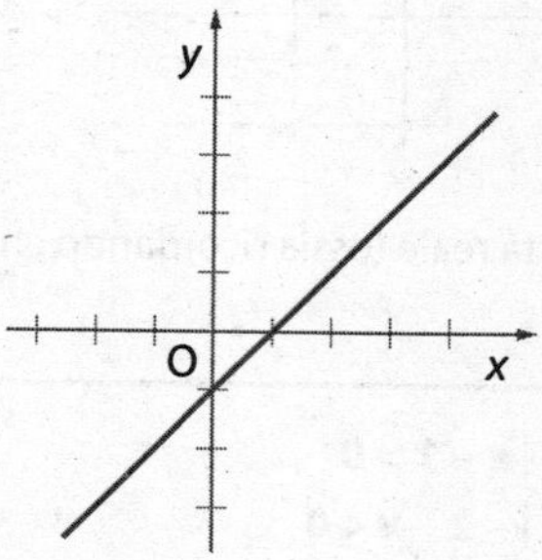

$y = x-1$

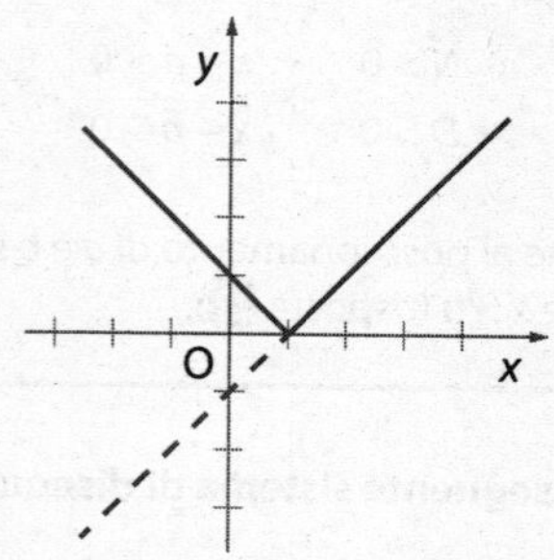

$y = |x-1|$

A questo punto risulta facile individuare i valori che soddisfano la disequazione $|x-1| \leq 2$: si tratta di tutti i punti del grafico aventi ordinata minore o uguale a 2, ossia tutti quelli al di sotto della retta orizzontale $y = 2$.

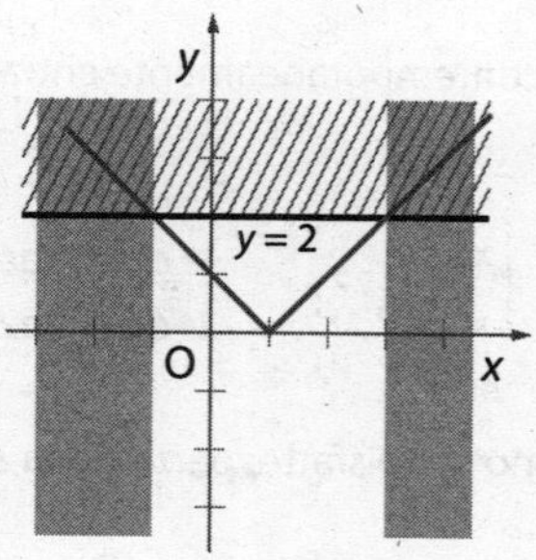

Ovviamente anche per via geometrica si conferma che la risposta corretta è la **D**.

MATEMATICA

5 **Le soluzioni della seguente disequazione $x^2 - 6x + 5 < 0$ sono:**

A $x < 1$ o $x > 1$
B $1 < x < 5$
C $2 < x < 3$
D $x < -6$
E non esistono nell'insieme reale

Il trinomio contenuto nel primo membro della disequazione data è negativo per valori interni all'intervallo delle radici dell'equazione associata $x^2 - 6x + 5 = 0$ le cui soluzioni sono $x_1 = 1$ e $x_2 = 5$. La disequazione è quindi verificata per $1 < x < 5$ (risposta **B**).

---

6 **Dire per quali valori di x vale la disequazione $\frac{x-a}{x-b} > 0$ con $a > b > 0$.**

A Per $x > a$
B Per $x < b$
C Per $b < x < a$
D Per $x > a$ e $x < b$
E Per $x < a$ e $x > b$

Si cercano i valori di x che rendono concordi il numeratore e il denominatore:

$$\begin{matrix} N > 0 \\ D > 0 \end{matrix} \rightarrow \begin{matrix} x - a > 0 \\ x - b > 0 \end{matrix} \rightarrow \begin{matrix} x > a \\ x > b \end{matrix}$$

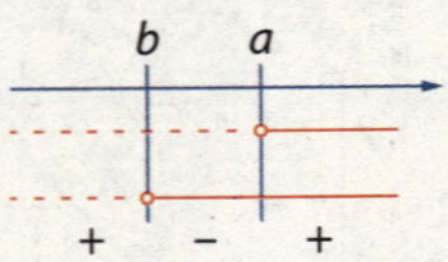

prestando attenzione al posizionamento di a e b sulla retta reale (ossia ricordando che $b < a$) si ricava che la soluzione è $x < b$ e $x > a$ (risposta **D**).

---

7 **Risolvere il seguente sistema di disequazioni $\begin{cases} x - 1 > 0 \\ -2 - x < 0 \end{cases}$.**

A $x < -2$ e $x > 1$
B $x > 1$
C $-2 < x < 1$
D Il sistema è impossibile
E $x > -2$

Si cercano i valori di x che soddisfano contemporaneamente entrambe le disequazioni.

$$\begin{cases} x - 1 > 0 \\ -2 - x < 0 \end{cases} \rightarrow \begin{cases} x > 1 \\ -x < 2 \end{cases} \rightarrow \begin{cases} x > 1 \\ x > -2 \end{cases} \rightarrow \begin{matrix} 1^a \text{ disequazione} \\ 2^a \text{ disequazione} \end{matrix}$$

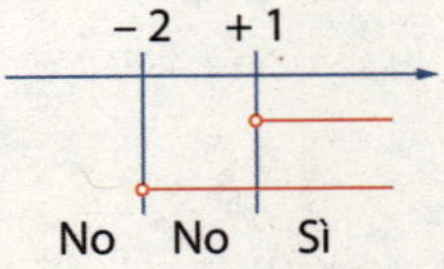

Per $x > 1$ entrambe le disequazioni sono soddisfatte; pertanto la soluzione del sistema è $x > 1$ (risposta **B**).

PARTE QUINTA

6 | Logaritmi ed esponenziali

Per introdurre i logaritmi è opportuno iniziare dalla definizione di equazione esponenziale.

Un'equazione esponenziale è un'equazione in cui l'incognita compare all'esponente.

Indicati con *a* e *b* due numeri reali, l'equazione esponenziale *elementare* assume la forma:

$$a^x = b$$

La risoluzione consiste, quando ciò è possibile, nel trasformare *b* (il secondo membro) in una potenza di *a* (la base della potenza al primo membro), per poi trasformare l'uguaglianza fra potenze in una uguaglianza fra esponenti.

- $2^x = 1 \xrightarrow{\text{può essere riscritta nella forma}} 2^x = 2^0 \rightarrow x = 0$
- $5^x = \frac{1}{25} \xrightarrow{\text{può essere riscritta nella forma}} 5^x = 5^{-2} \rightarrow x = -2$
- $4^x = 8 \xrightarrow{\text{può essere riscritta nella forma}} 2^{2x} = 2^3 \rightarrow 2x = 3 \rightarrow x = 3/2$
- $3^x = \sqrt[3]{9} \xrightarrow{\text{può essere riscritta nella forma}} 3^x = 9^{1/3} \rightarrow 3^x = 3^{2/3} \rightarrow x = 2/3$

La soluzione di un'equazione esponenziale elementare esiste ed è unica se e solo se sono verificate le tre condizioni: a > 0, a ≠ 1, *b* > 0.

Talvolta (come nel caso dell'equazione $2^x = 5$) non è possibile trasformare *b* in una potenza di *a* e l'equazione $a^x = b$ non sarebbe risolubile: è necessario utilizzare il concetto di logaritmo.

6.1 | Definizione di logaritmo

Data l'equazione esponenziale elementare $a^x = b$, si introduce la seguente definizione.

Dati due numeri positivi *a* e *b* (con $a \neq 1$), **si chiama logaritmo in base *a* del numero *b*** (detto anche *argomento*) **l'esponente da attribuire alla base *a* per ottenere il numero *b*.**

In simboli:

$$x = \log_a b \text{ se e solo se } a^x = b$$

- $\log_2 4 = 2 \leftrightarrow 2^2 = 4$
- $\log_3 81 = 4 \leftrightarrow 3^4 = 81$
- $\log_{1/2} 2 = -1 \leftrightarrow \left(\frac{1}{2}\right)^{-1} = 2^1 = 2$
- $\log_3 \frac{1}{9} = -2 \leftrightarrow (3)^{-2} = \frac{1}{3^2} = \frac{1}{9}$

Per la definizione precedente si può allora "risolvere" l'equazione $2^x = 5$, la cui soluzione è quindi $\log_2 5$: in realtà, l'introduzione del logaritmo non consente di risolvere in senso stretto l'equazione (ossia ricavare il valore numerico della radice), ma solo di scriverne la soluzione in forma esplicita utilizzando la nuova simbologia.

MATEMATICA

Dalla definizione di logaritmo derivano le seguenti proprietà.

Il logaritmo in base a dell'argomento b esiste se e solo se sono verificate le tre condizioni: $a > 0$, $a \neq 1$, $b > 0$. In particolare, **il logaritmo di un numero negativo non esiste nell'insieme dei numeri reali.**

Per esempio, se esistesse il logaritmo in base 2 del numero – 4 si avrebbe la seguente equazione esponenziale:

$$\log_2(-4) = x \leftrightarrow 2^x = -4$$

la quale è assurda in quanto la potenza di un numero positivo, qualsiasi sia l'esponente, non è mai negativa.

Il logaritmo dell'unità è sempre nullo, qualsiasi sia la base: $\log_a 1 = 0 \leftrightarrow a^0 = 1$

Il logaritmo della base è sempre uguale all'unità: $\log_a a = 1 \leftrightarrow a^1 = a$

- $\log_2 1 = 0 \leftrightarrow 2^0 = 1$
- $\log_5 1 = 0 \leftrightarrow 5^0 = 1$
- $\log_2 2 = 1 \leftrightarrow 2^1 = 2$
- $\log_5 5 = 1 \leftrightarrow 5^1 = 5$

6.2 | Segno del logaritmo

Se $a > 1$, il logaritmo di un numero positivo minore di 1 è negativo, mentre quello di un numero positivo maggiore di 1 è positivo.
Se $0 < a < 1$, il logaritmo di un numero positivo minore di 1 è positivo, mentre quello di un numero positivo maggiore di 1 è negativo.

- $\log_2 16 = 4$
- $\log_{1/2} 4 = -2$
- $\log_5 \frac{1}{25} = -2$
- $\log_{1/3} \frac{1}{27} = 3$

6.3 | Teoremi sui logaritmi

Il logaritmo del prodotto di due o più numeri positivi è uguale alla somma dei logaritmi dei singoli fattori:

$$\log_a bc = \log_a b + \log_a c$$

Il logaritmo del quoziente di due numeri positivi è uguale alla differenza fra il logaritmo del numeratore e quello del denominatore:

$$\log_a \frac{b}{c} = \log_a b - \log_a c$$

Il logaritmo della potenza di un numero positivo è uguale al prodotto dell'esponente per il logaritmo della base della potenza:

$$\log_a b^m = m \cdot \log_a b$$

Il logaritmo della radice di un numero positivo è uguale al prodotto del reciproco dell'indice per il logaritmo del radicando:

$$\log_a \sqrt[n]{b} = \frac{1}{n} \cdot \log_a b$$

PARTE QUINTA

Combinando gli ultimi due teoremi si ha:

$$\log_a \sqrt[n]{b^m} = \log_a b^{\frac{m}{n}} = \frac{m}{n}\log_a b$$

- $\log_a(3 \cdot 2) = \log_a 3 + \log_a 2$
- $\log_a (3/2) = \log_a 3 - \log_a 2$
- $\log_a 8 = \log_a 2^3 = 3 \cdot \log_a 2$
- $\log_a \sqrt{3} = \log_a 3^{1/2} = \frac{1}{2} \cdot \log_a 3$

6.4 | Sistemi di logaritmi maggiormente utilizzati

L'insieme dei logaritmi di tutti i numeri reali positivi, rispetto alla stessa base *a*, prende il nome di *sistema dei logaritmi in base a*.

Esistono quindi infiniti sistemi di logaritmi, poiché infinite sono le possibili basi (ossia tutti i numeri *positivi* e *diversi da uno*).

6.4.1 | Logaritmi decimali e logaritmi naturali

Tra gli infiniti sistemi di logaritmi, due sono quelli maggiormente utilizzati: i *logaritmi decimali* e i *logaritmi naturali*.

I **logaritmi decimali** hanno come base il numero 10 e si indicano nella forma[1]:

$$\text{Log}\, x \quad \text{equivalente a:} \quad \log_{10} x$$

I **logaritmi naturali** (o **neperiani**) hanno come base un numero irrazionale (detto appunto numero di Nepero o di Eulero) indicato con la lettera *e*, il cui valore approssimato è:

$$e = 2{,}71828\ldots$$

I logaritmi naturali si indicano nella forma[2]:

$$\ln x \quad \text{equivalente a:} \quad \log_e x$$

6.4.2 | Passaggio da un sistema di logaritmi a un altro

Si supponga di conoscere il logaritmo in base *a* di un numero positivo *b* e di voler calcolare, dello stesso numero *b*, il logaritmo in un'altra base *c*. Si ponga $\log_c b = x$ da cui:

$$c^x = b$$

Si calcoli il logaritmo in base *a* di quest'ultima espressione:

$$\log_a c^x = \log_a b \rightarrow x\log_a c = \log_a b \rightarrow x = \frac{\log_a b}{\log_a c}$$

per cui si perviene alla seguente formula:

$$\log_c b = \frac{\log_a b}{\log_a c} \qquad [11]$$

La [11] può essere utilizzata per passare dai logaritmi decimali a quelli naturali e viceversa:

$$\ln b = \frac{\text{Log}\, b}{\text{Log}\, e} \qquad \text{e} \qquad \text{Log}\, b = \frac{\ln b}{\ln 10}$$

1. Per i logaritmi decimali si usa anche la simbologia: log *x*
2. Per i logaritmi naturali si usa anche la simbologia: lg *x*

MATEMATICA

Quesiti svolti

1 **Il valore dell'espressione $\log_a \sqrt{0{,}001}$, con *a* numero reale positivo:**

- **A** è un numero sempre negativo
- **B** è un numero sempre positivo
- **C** è un numero irrazionale per ogni valore di *a*
- **D** è uguale a $-\frac{3}{2}$ per ogni valore di *a*
- **E** è uguale a $-\frac{3}{2}$ se il valore della base è 10

Ricordando la definizione di logaritmo si ha:

$$\log_a \sqrt{0{,}001} = x \quad \leftrightarrow \quad a^x = \sqrt{0{,}001} \quad \leftrightarrow \quad a^x = 10^{-3/2}$$

quindi, per $a = 10$, si ha:

$$a^x = 10^{-3/2} \quad \rightarrow \quad 10^x = 10^{-3/2} \quad \rightarrow \quad x = -\frac{3}{2}$$

e la risposta esatta è la **E**.
È possibile arrivare alla soluzione anche osservando che il valore dell'espressione $\log_a \sqrt{0{,}001}$ dipende dal valore assunto dal parametro *a*, quindi le risposte **A**, **B**, **C** e **D** sono errate. In particolare, poiché:

$$\sqrt{0{,}001} = \sqrt{\frac{1}{1000}} = \sqrt{\frac{1}{10^3}} = \sqrt{10^{-3}} = 10^{-3/2} \in (0, 1)$$

se $a \in (0, 1)$ il logaritmo assume valori positivi, mentre se $a \in (1, +\infty)$ assume valori negativi.

2 **Quale dei seguenti numeri differisce dagli altri?**

- **A** $\log_2 8$
- **B** $\log_5 125$
- **C** $\log_e e^3$
- **D** $\log_e 16$
- **E** $\log_{10} 1000$

Per individuare l'unico logaritmo che differisce dagli altri è opportuno scrivere ogni argomento come potenza avente come base la base del logaritmo considerato. In tal modo, applicando la definizione stessa di logaritmo, si ottiene:

A: $\log_2 8 = \log_2 2^3 = 3$;

B: $\log_5 125 = \log_5 5^3 = 3$;

C: $\log_e e^3 = 3$;

D: $\log_e 16$ non può essere scritto nel modo richiesto;

E: $\log_{10} 1000 = \log_{10} 10^3 = 3$;

quindi il numero che differisce da tutti gli altri è $\log_e 16$, risposta **D**.

PARTE QUINTA

3 **L'espressione $\log_{10}\frac{4(1-x)+x^2}{(x-2)^2}$ ha il valore (per x diverso da 2):**

A 1

B $2\log_{10}(6-2)$

C 0

D 10^4x

E $-\infty$

Svolgendo il prodotto a numeratore dell'argomento della funzione, si ottiene:

$$\log_{10}\frac{4-4x+x^2}{(x-2)^2}$$

Ora, osservando che tale numeratore è lo sviluppo del quadrato di un binomio, si ha:

$$\log_{10}\frac{(x-2)^2}{(x-2)^2}$$

Semplificando numeratore e denominatore (operazione lecita in quanto $x \neq 2$ per ipotesi), si ricava:

$$\log_{10}1 = 0$$

quindi la risposta corretta è la C.

4 **Se $x = e^{-\ln 2}$ si può dire che:**

A $x = 2\log e$

B $x = 1/2$

C $x = 2$

D $x = \ln 2$

E nessuna delle precedenti

Conviene intanto ricordare la seguente uguaglianza:

$$a^{\log_a b} = b \rightarrow e^{\ln 2} = 2$$

Per definizione, infatti, ln 2 è l'esponente da attribuire ad e per ottenere 2. Quindi:

$$x = e^{-\ln 2} = \frac{1}{e^{\ln 2}} = \frac{1}{2}$$

La risposta esatta è dunque la B.

5 **Se $\log_x 196 = -2$, quanto vale x?**

A 7

B 1/7

C 14

D 1/14

E − 392

La risposta corretta è la D, infatti, per la definizione di logaritmo, occorre trovare il valore di x per cui:

$$x^{-2} = 196 \rightarrow \frac{1}{x^2} = 196 \rightarrow x^2 = \frac{1}{196} \rightarrow x = \frac{1}{\sqrt{196}} = \frac{1}{14}$$

6 **L'uguaglianza seguente:**

$$(\log_\alpha \alpha^2) \cdot (\log_{\alpha^2} \alpha) = 1$$

è sempre vera?

- **A** Sì, sempre
- **B** No, mai
- **C** Sì, ma solo per α positivo
- **D** Sì, ma solo per α negativo
- **E** Sì, ma solo per α positivo e diverso da uno

Occorre analizzare singolarmente ciascuno dei due fattori a primo membro. Per il primo e il secondo fattore si ha rispettivamente:

$$\log_\alpha \alpha^2 = 2 \cdot \log_\alpha \alpha = 2$$

$$\log_{\alpha^2} \alpha = \log_{\alpha^2} (\alpha^2)^{1/2} = \frac{1}{2} \cdot \log_{\alpha^2} \alpha^2 = \frac{1}{2} \cdot 1 = \frac{1}{2}$$

quindi, considerando il prodotto fra questi due fattori, si ottiene:

$$(\log_\alpha \alpha^2) \cdot (\log_{\alpha^2} \alpha) = 2 \cdot \frac{1}{2} = 1$$

quindi l'uguaglianza è sempre verificata, ma solo nel caso in cui la base α rispetti le condizioni di esistenza, ossia α sia positiva e diversa da uno (risposta **E**).

---

7 **Il $\log m^n$, con $m > 0$, è uguale a:**

- **A** $n \log m$
- **B** $(\log m) \cdot (\log n)$
- **C** $(\log m)^n$
- **D** $m \log n$
- **E** nessuna delle precedenti

Si applica direttamente una delle proprietà dei logaritmi: $\log m^n = n \cdot \log m$. La risposta corretta è quindi la **A**.

---

8 **$\log a/b = 0$ implica:**

- **A** $a = 0$
- **B** $b = 0$
- **C** $a = b$
- **D** $a = 1/b$
- **E** $a = 0$ e $b = 0$

Affinché un logaritmo sia nullo, il suo argomento deve essere unitario:

$$\log(a/b) = 0 = \log 1 \rightarrow a/b = 1 \rightarrow a = b$$

Quindi la risposta corretta è la **C**.

7 Geometria analitica

7.1 | Coordinate cartesiane e geometria analitica

7.1.1 | Rette e segmenti orientati

Una retta si dice *orientata* quando viene stabilito su di essa un verso positivo, che sarà indicato con una freccia.

Se sulla retta orientata si fissa un punto O, questo divide la retta in due *semirette*: la semiretta positiva di origine O è quella che contiene tutti i punti che si incontrano, a partire da O, percorrendola nel verso della freccia, l'altra è la semiretta negativa.

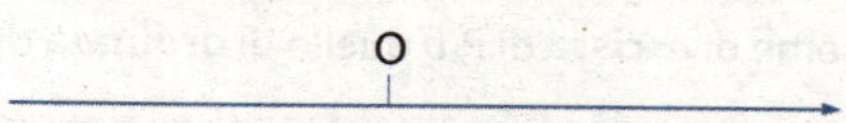

Fissato sulla retta un secondo punto A, il segmento compreso fra O (chiamato *origine* della semiretta) e A è anch'esso orientato e può essere quindi positivo oppure negativo.

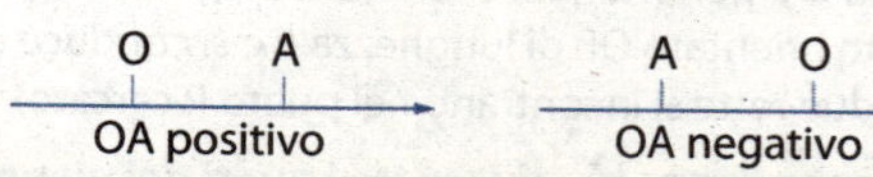

Si dirà **misura del segmento orientato OA**, rispetto ad una unità prefissata *u*, **il numero reale assoluto che esprime il rapporto fra OA e u**, preso col segno positivo se il verso del segmento coincide con quello della retta, negativo in caso contrario.

7.1.2 | Ascisse sulla retta

Si consideri una retta orientata sulla quale siano stati fissati un'origine O e un secondo punto P (oltre ovviamente all'unità di misura *u*).

La misura del segmento OP (presa col suo segno e indicata con $\overline{OP}$) **prende il nome di ascissa del punto P.**

L'ascissa del punto P è quindi un numero *reale* positivo, negativo o nullo a seconda che il punto P appartenga alla semiretta positiva, alla semiretta negativa oppure coincida con l'origine O: in questo modo **a ogni punto della retta si associa un numero reale**. Viceversa, dato un numero reale *a* (positivo, negativo o nullo), esiste sulla retta *r* un unico punto P tale che la misura del segmento $\overline{OP}$ (rispetto all'unità fissata) sia pari ad *a*, ossia tale che l'ascissa di P sia proprio *a*.

Si è così stabilita **una corrispondenza biunivoca tra i punti della retta r e l'insieme dei numeri reali** $\mathbb{R}$.

In altre parole, è possibile far corrispondere a ogni punto della retta *r* un ben preciso numero reale *a* e, viceversa, a ogni numero reale *a* un ben determinato punto della retta *r*.

7.1.3 | Riferimento cartesiano e coordinate di un punto

Si fissino ora sul piano **due** rette orientate, fra loro *ortogonali*.

> Le due rette orientate prendono il nome di **assi coordinati**: una delle due si chiamerà **asse delle *x*** o **asse delle ascisse**, mentre l'altra **asse delle *y*** o **asse delle ordinate**.

Il punto di intersezione fra i due assi prende il nome di *origine del sistema di riferimento* (generalmente indicata con O). I due assi dividono l'intero piano in quattro parti, convenzionalmente chiamate *quadranti* e numerate in senso antiorario.

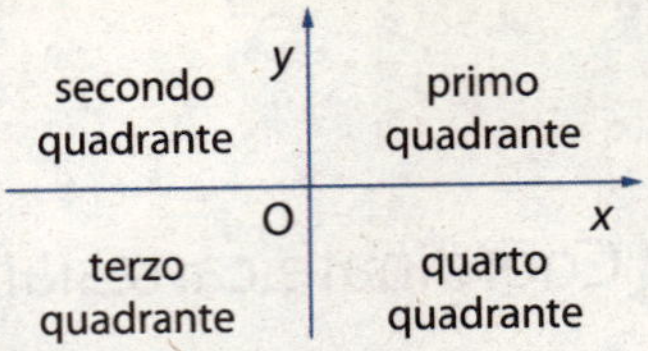

Si consideri ora un qualsiasi punto P del piano: da P si conducano le parallele ai due assi coordinati e siano A e B i loro punti di intersezione con l'asse delle x e delle y rispettivamente. Fissata l'usuale unità u su entrambi gli assi, siano a e b rispettivamente le misure dei segmenti orientati OA e OB, ossia:

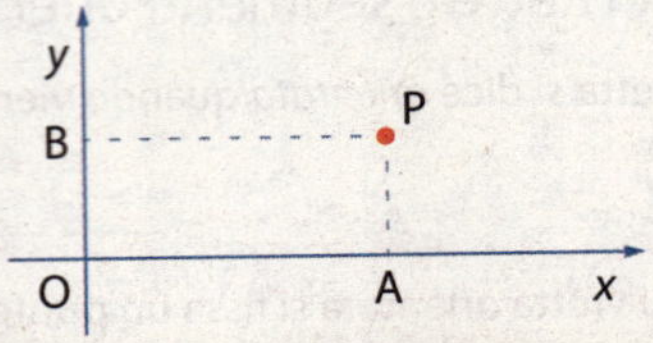

$$\overline{OA} = a \qquad \overline{OB} = b$$

> **I due numeri *a* e *b* così trovati prendono il nome di coordinate cartesiane ortogonali del punto P.**

Più precisamente, a prende il nome di **ascissa** di P, b quello di **ordinata** di P.

> In questo modo **a ogni punto del piano si associa una coppia di numeri reali**.

Vale anche il viceversa: data una coppia di numeri reali a e b, è sempre possibile determinare uno e un solo punto P che abbia per ascissa a e per ordinata b (si prende sull'asse x il segmento orientato OA di lunghezza a, sull'asse y il segmento orientato OB di lunghezza b e si conduce da A la parallela all'asse y e da B la parallela all'asse x: queste due rette si incontrano nel punto P cercato).

> Si è così stabilita **una corrispondenza biunivoca tra i punti del piano e l'insieme delle coppie ordinate di numeri reali.**

Nel piano cartesiano a lato sono riportati alcuni punti con le corrispondenti coordinate cartesiane.

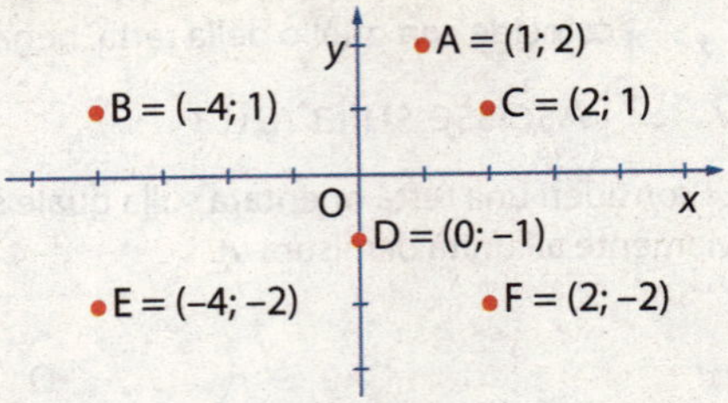

7.1.4 | Distanza tra due punti e coordinate del loro punto medio

Dati due punti A e B, di coordinate $(x_1; y_1)$ e $(x_2; y_2)$ rispettivamente, valgono le seguenti relazioni per calcolare la loro distanza e le coordinate del loro punto medio (ossia il punto medio del segmento avente A e B come estremi).

$$\overline{AB} = \begin{cases} |y_2 - y_1| & \text{se } x_1 = x_2 \\ |x_2 - x_1| & \text{se } y_1 = y_2 \\ \sqrt{(x_2 - x_1)^2 + (y_2 - y_1)^2} & \text{in generale} \end{cases}$$

$$\text{Punto medio: } M = \left(\frac{x_1 + x_2}{2}; \frac{y_1 + y_2}{2}\right)$$

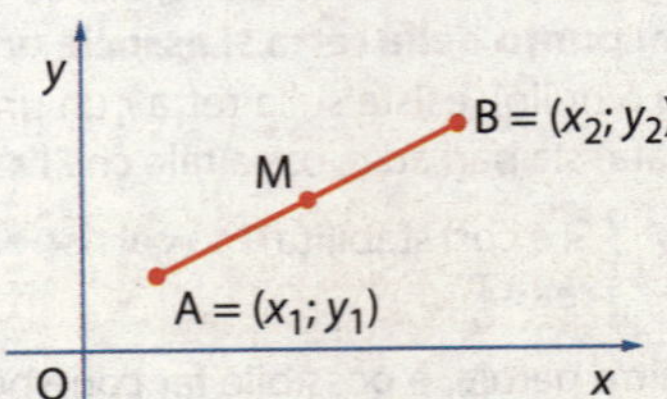

7.2 | Curve nel piano

L'utilità della geometria analitica non è quella di riscrivere la geometria in termini algebrici, bensì quella di rappresentare graficamente entità algebriche che non siano necessariamente funzioni. Come si è visto (§ 4.4.1), una generica equazione in due incognite $F(x, y) = 0$ è soddisfatta da infinite coppie di valori, ciascuna nella forma (x,y), ossia come coppia ordinata di numeri reali, e come tale può essere rappresentata in un sistema di riferimento cartesiano ortogonale (in quanto alla coppia ordinata corrisponde uno e un solo punto del piano).

Rappresentando sul piano cartesiano gli infiniti punti $(x; y)$ le cui coordinate soddisfano un'equazione del tipo $F(x, y) = 0$ si ottiene una **curva**.

Ogni equazione del tipo $F(x, y) = 0$ può quindi essere rappresentata graficamente nel piano cartesiano: per questo motivo vale la seguente definizione.

Qualsiasi equazione in due incognite $F(x, y) = 0$ è detta anche **curva**.

Tale rappresentazione è basata sui seguenti due punti:

- le coordinate dei punti della curva soddisfano l'equazione $F(x, y) = 0$;
- ogni coppia di numeri che soddisfa l'equazione $F(x, y) = 0$ rappresenta le coordinate di un punto appartenente alla curva.

7.2.1 | Condizione di appartenenza

Un punto P di coordinate $(x_0; y_0)$ appartiene quindi alla curva $F(x, y) = 0$ se e solo se le sue coordinate soddisfano l'equazione della curva, ossia se e solo se vale la seguente relazione:

$$F(x_0, y_0) = 0$$

Il punto $P = (2; 3)$ appartiene alla curva di equazione $4y - 5x - 2 = 0$ in quanto:

$$4 \cdot 3 - 5 \cdot 2 - 2 = 12 - 10 - 2 = 0$$

7.2.2 | Curve del piano come luoghi geometrici

È utile ricordare che con il termine **luogo geometrico** si indica l'insieme di tutti e soli i punti che godono di una determinata proprietà.

La circonferenza di raggio *r* è il luogo geometrico dei punti del piano distanti *r* da un punto fisso detto centro.

Risulta ora possibile condensare la definizione di curva (come diagramma di una equazione) e la condizione di appartenenza in un'unica definizione.

La curva di equazione $F(x, y) = 0$ è il luogo geometrico dei punti del piano le cui coordinate soddisfano l'equazione stessa.

7.2.3 | Curve algebriche e curve trascendenti

$F(x, y) = 0$ è una **curva algebrica** se $F(x, y)$ è un polinomio nelle variabili *x* e *y*: l'*ordine* della curva algebrica è il grado del polinomio $F(x, y)$.

$F(x, y) = x - 2y + 1 = 0$ è una curva algebrica del primo ordine.
$F(x, y) = x^2 + y^2 - 2x + y + 1 = 0$ è una curva del secondo ordine.

Se $F(x, y)$ non può essere rappresentato in forma polinomiale, la **curva** si dirà **trascendente**: le curve trascendenti che occorre conoscere verranno trattate nel § 8.2 e nel § 9.2.

$F(x, y) = y - \log x = 0$ è una curva trascendente.

MATEMATICA

7.3 | Curve algebriche del primo ordine: le rette

7.3.1 | Equazione generale della retta

La forma più generale di una equazione di primo grado in due incognite (detta anche equazione *lineare*) è la seguente:

$$ax + by + c = 0 \qquad [12]$$

Il diagramma cartesiano di una equazione lineare è una retta.

Infatti si consideri l'equazione lineare:

$$F(x, y) = 2x - y - 3 = 0$$

scegliendo arbitrariamente alcuni valori per la x si possono determinare le seguenti coppie ordinate:

per $x = -1$ si ha $y = -5$ ossia il punto $(-1; -5)$;
per $x = 0$ si ha $y = -3$ ossia il punto $(0; -3)$;
per $x = +1$ si ha $y = -1$ ossia il punto $(+1; -1)$;
per $x = +2$ si ha $y = +1$ ossia il punto $(+2; +1)$;
per $x = +3$ si ha $y = +3$ ossia il punto $(+3; +3)$;
per $x = +4$ si ha $y = +5$ ossia il punto $(+4; +5)$.

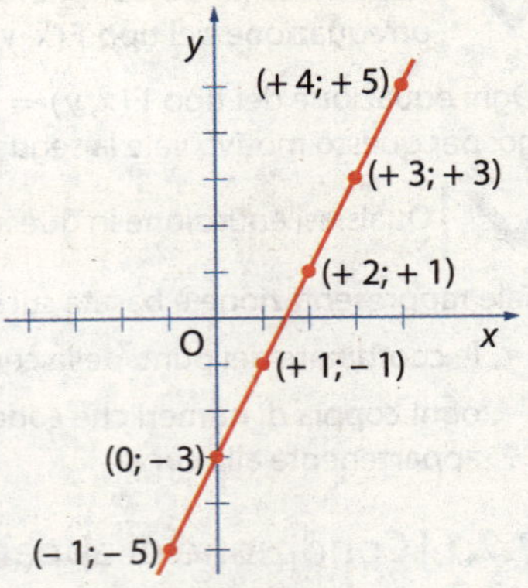

Riportando tali punti sul piano cartesiano e unendoli con una linea continua si ottiene il grafico della funzione, ossia una retta.

L'esempio precedente è stato proposto a scopo puramente didattico: **per disegnare una retta è sufficiente determinare due soli punti** appartenenti a essa. Si scelgono quindi arbitrariamente due valori "comodi" di una delle due variabili e (tramite l'equazione) si determinano i corrispondenti valori dell'altra variabile. Procedendo in questo modo si evita di perdere tempo prezioso durante lo svolgimento del test.

Si consideri l'equazione $F(x, y) = x - y + 1 = 0$: assegnando per esempio all'incognita x il valore $x = 0$ si ricava $y = 1$, per cui il punto $A = (0; 1)$ appartiene alla curva di equazione $x - y + 1 = 0$.
Similmente, assegnando alla y il valore $y = 0$ si ricava $x = -1$, per cui il punto $B = (-1; 0)$ appartiene anch'esso alla curva.

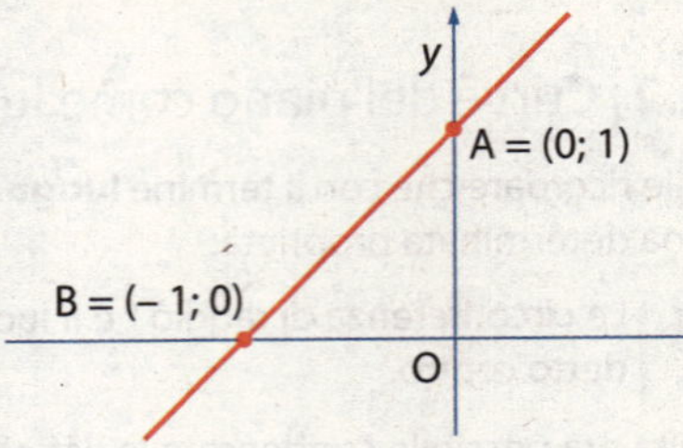

7.3.2 | Casi particolari

Nell'equazione generale della retta [12]:

$$ax + by + c = 0$$

compaiono i tre parametri a, b, c i quali non sempre sono diversi da zero. Se uno dei tre parametri si annulla, si ha uno dei seguenti casi particolari.

1. $a = 0 \;\rightarrow\; by + c = 0 \;\rightarrow\; y = -c/b \;\rightarrow\; y = k$ (dove k indica una costante)
   Il diagramma dell'equazione $y = k$ è rappresentato da una retta **orizzontale**.
   Al variare del parametro k si ottengono tutte le possibili rette orizzontali, tra le quali si trova anche l'asse delle x.
   L'asse x ha equazione $y = 0$.

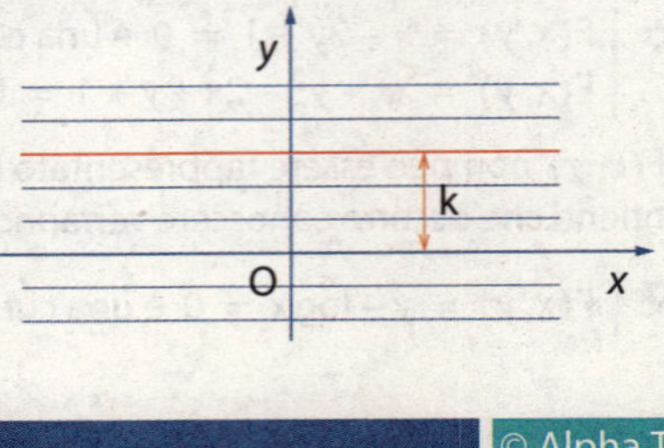

2. $b = 0 \rightarrow ax + c = 0 \rightarrow x = -c/a \rightarrow x = h$ (dove h indica una costante)
Il diagramma dell'equazione $x = h$ è rappresentato da una retta **verticale.**

Al variare del parametro h si ottengono tutte le possibili rette verticali, tra le quali si trova anche l'asse delle *y*.
L'asse *y* ha equazione $x = 0$.

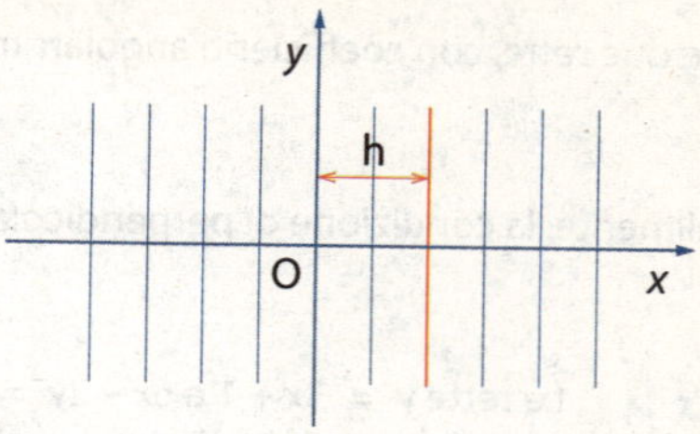

3. $c = 0 \rightarrow ax + by = 0$
Si tratta di un'equazione sicuramente soddisfatta dalle coordinate dell'origine: in altre parole il punto O = (0; 0) sicuramente appartiene alla retta. L'equazione $ax + by = 0$ rappresenta (al variare di a e b) un *fascio* di rette passanti per l'origine O = (0; 0).
La bisettrice del primo e terzo quadrante ha equazione $y = x$. La bisettrice del secondo e quarto quadrante ha equazione $y = -x$.

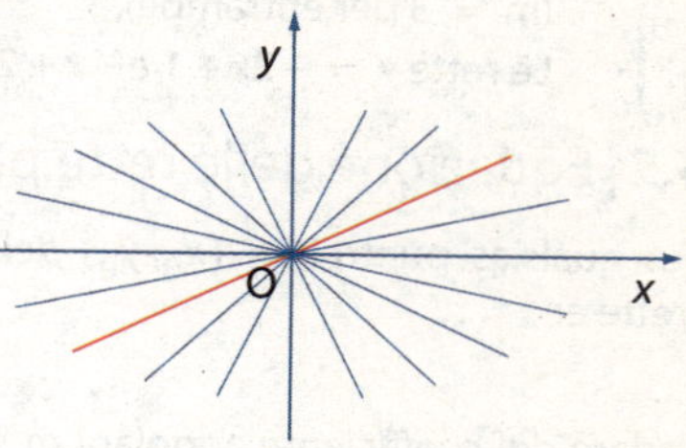

Particolarmente importante è la seguente osservazione.

Quando il termine noto è nullo, la curva F (*x*, *y*) = 0 passa per l'origine qualunque sia la sua equazione (e il suo ordine).

7.3.3 | Equazione canonica della retta e coefficiente angolare

L'equazione generale della retta (ossia $ax + by + c = 0$) è in forma implicita (si veda § 8.1): per esplicitarla si devono eseguire i seguenti passaggi, nell'ipotesi che sia $b \neq 0$:

$$ax + by + c = 0 \rightarrow by = -ax - c \rightarrow y = -\frac{ax}{b} - \frac{c}{b} \qquad [13]$$

Introducendo le seguenti definizioni:

$$-\frac{a}{b} = m \xrightarrow{\text{def}} \textbf{coefficiente angolare}; \qquad -\frac{c}{b} = q \xrightarrow{\text{def}} \textbf{termine noto}$$

la [13] diventa:

$$y = mx + q$$

che prende il nome di **equazione canonica della retta.**

L'equazione generale $3x + 2y - 4 = 0$ diventa (in forma canonica) $y = -\frac{3}{2}x + 2$.

È di fondamentale importanza la seguente osservazione.

Mentre l'equazione generale $ax + by + c = 0$ rappresenta **tutte** le rette, l'equazione canonica $y = mx + q$ tralascia le rette verticali (parallele all'asse *y*) e **non** rappresenta dunque **tutte** le rette del piano (si è infatti posto $b \neq 0$ per passare da una equazione all'altra).

Data una retta di equazione $ax + by + c = 0$, **il suo coefficiente angolare è un indice di quanto la retta è inclinata rispetto all'asse *x*.**
Per le rette verticali (le cui equazioni **non** possono essere portate in forma canonica) **non si definisce il coefficiente angolare.**

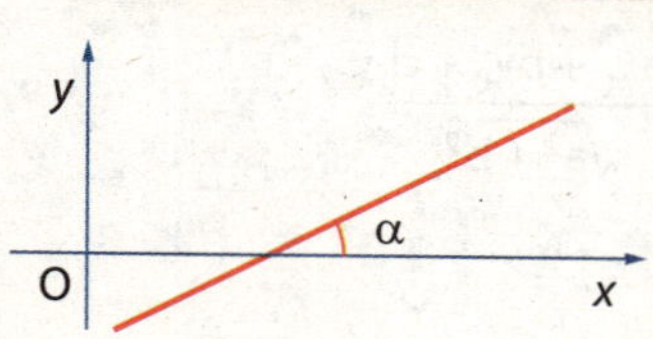

Indicando con α l'angolo orientato in senso antiorario formato dalla retta e dalla semiretta positiva delle ascisse, si ha che:
se l'angolo α è acuto (< 90°) $\rightarrow m > 0$
se l'angolo α è ottuso (> 90°) $\rightarrow m < 0$
se $\alpha = 0$ $\rightarrow m = 0$
Per la definizione di tangente (§ 9.2) si ha m = tg α.

MATEMATICA

7.3.4 | Rette parallele e perpendicolari

Date due rette, con coefficienti angolari m_1 e m_2, la **condizione di parallelismo** è:

$$m_1 = m_2$$

Similmente, la condizione di perpendicolarità è:

$$m_1 \cdot m_2 = -1$$

- Le rette $y = 3x + 1$ e $6x - 2y = 5$ sono parallele poiché hanno lo stesso coefficiente angolare ($m = 3$ per entrambe).
- Le rette $y = -2x + 1$ e $-x + 2y = 0$ sono invece perpendicolari.

7.3.5 | Equazione delle rette passanti per uno o per due punti

Per un qualsiasi punto $P = (x_0; y_0)$ del piano passano infinite rette. L'equazione di una qualsiasi di queste rette è:

$$y - y_0 = m(x - x_0)$$

Al variare del coefficiente angolare m si ottengono tutte le possibili rette passanti per P (a esclusione dell'unica retta verticale).

Le rette passanti per il punto P (1; 2) hanno equazione: $y - 2 = m(x - 1)$

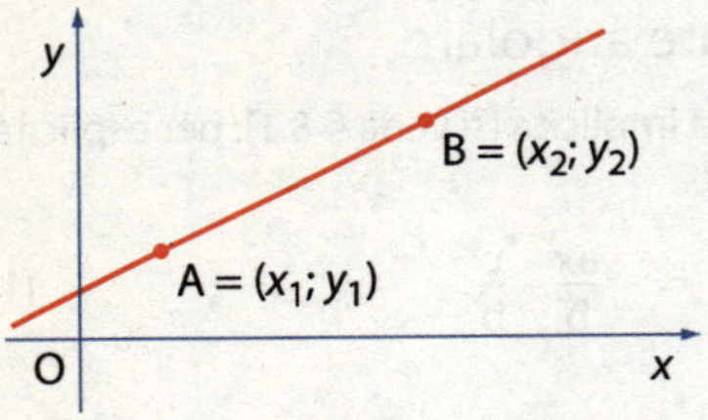

Siano dati ora due punti A e B (di coordinate $(x_1; y_1)$ e $(x_2; y_2)$ rispettivamente): l'equazione della retta passante per i due punti è data dalla formula seguente:

$$\frac{y - y_1}{y_2 - y_1} = \frac{x - x_1}{x_2 - x_1}$$

L'equazione della retta passante per A = (1; 2) e B = (2; 0) è: $\frac{y-2}{-2} = \frac{x-1}{2-1} \rightarrow y = -2x + 4$

7.3.6 | Equazione segmentaria della retta

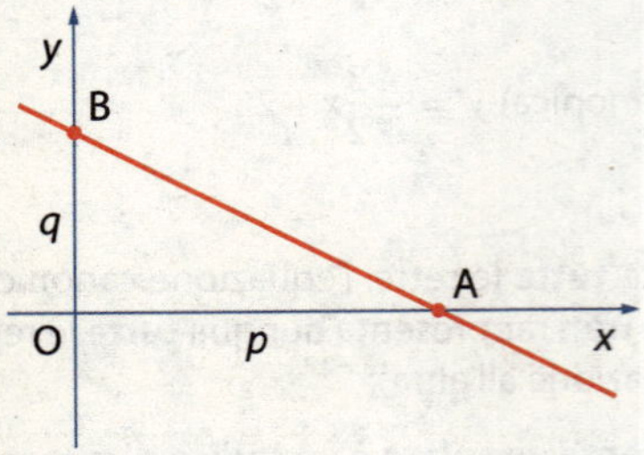

Nel caso particolare in cui si voglia calcolare l'equazione della retta passante per due punti A e B posizionati, rispettivamente, sull'asse x e sull'asse y (di coordinate, per esempio, $A = (p; 0)$ e $B = (0; q)$) si utilizza l'*equazione segmentaria della retta*:

$$\frac{x}{p} + \frac{y}{q} = 1$$

7.3.7 | Distanza di un punto da una retta

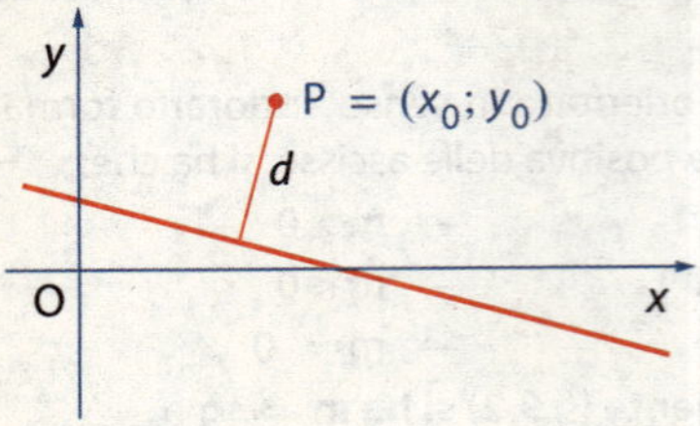

Data la retta $ax + by + c = 0$ e il punto $P = (x_0; y_0)$, la distanza d fra la retta e il punto è pari a:

$$d = \frac{|ax_0 + by_0 + c|}{\sqrt{a^2 + b^2}}$$

7.4 | Curve algebriche del secondo ordine: le coniche

Come si è visto, le rette sono rappresentate analiticamente da equazioni di primo grado in due incognite. Viceversa le curve rappresentate da equazioni di secondo grado prendono il nome di *coniche*: il nome deriva dal fatto che tali curve si ottengono dall'**intersezione fra una superficie conica a due falde e un piano**.

A seconda dell'inclinazione e della posizione del piano rispetto all'asse della superficie conica si hanno i diversi tipi di conica:

1. circonferenza
2. ellisse
3. parabola
4. iperbole

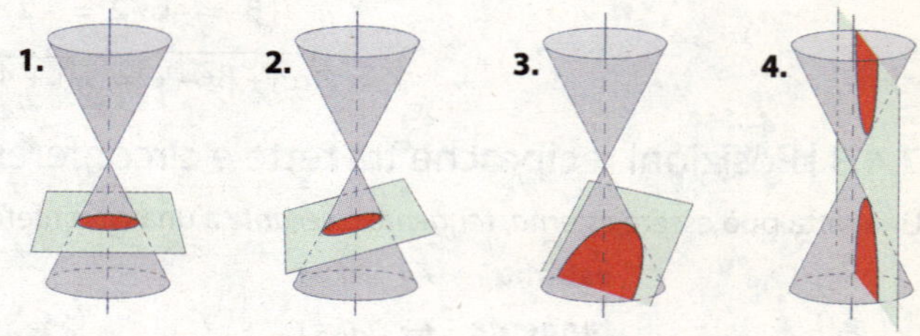

7.4.1 | Equazione generale di una conica

L'equazione generale di una conica coincide con la forma più generale di equazione di secondo grado in due incognite:

$$F(x, y) = Ax^2 + Bxy + Cy^2 + Dx + Ey + F = 0 \qquad [14]$$

Al variare dei coefficienti A, B, C, D, E, F, si ottengono tutte le coniche possibili.

Nella lettura dei paragrafi seguenti si tenga presente che il primo obiettivo da conseguire è quello di saper riconoscere le coniche dalle loro equazioni; in altre parole, data l'equazione di una conica, è necessario saper dire di che conica si tratta. Le coniche che più frequentemente compaiono nei quesiti dei test sono la circonferenza e la parabola.

7.4.2 | Circonferenza

La circonferenza è il luogo dei punti del piano per i quali è costante la distanza da un punto fisso detto centro.

In base alla precedente definizione è possibile ricavare l'*equazione normale della circonferenza*:

$$x^2 + y^2 + ax + by + c = 0 \qquad [15]$$

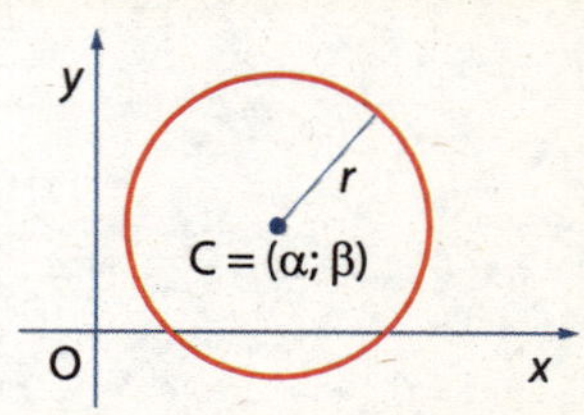

Se si moltiplica la [15] per una costante k (diversa da zero) si ottiene l'*equazione generale della circonferenza*:

$$kx^2 + ky^2 + kax + kby + kc = 0$$

L'equazione generale della circonferenza è una equazione di secondo grado mancante del termine in *xy* e avente i coefficienti dei termini di grado massimo uguali tra loro.

L'equazione generale della circonferenza si ottiene quindi dall'equazione generale delle coniche [14] ponendo B = 0 e A = C (ciò significa che l'equazione è priva del termine in *xy* e che i coefficienti dei termini di grado massimo sono uguali tra loro).

La curva di equazione $x^2 + y^2 - 2x + 4y - 1 = 0$ è una circonferenza.
La curva di equazione $x^2 + y^2 - 2x + 3xy - 3y = 0$ **non** è una circonferenza.

Data l'equazione di una circonferenza, per trovarne le coordinate del centro $C = (\alpha; \beta)$ e il raggio *r* si utilizzano le relazioni seguenti:

$$a = -2\alpha \rightarrow \alpha = -\frac{a}{2} \qquad b = -2\beta \rightarrow \beta = -\frac{b}{2}$$

$$c = \alpha^2 + \beta^2 - r^2 \rightarrow r = \sqrt{\alpha^2 + \beta^2 - c}$$

Per trovare il centro e il raggio della circonferenza di equazione:

$$x^2 + y^2 - 2x + 4y - 1 = 0$$

si utilizzano le relazioni viste sopra e si ottiene:

$$C = (\alpha; \beta) \rightarrow \begin{cases} \alpha = -a/2 = 1 \\ \beta = -b/2 = -2 \end{cases} \rightarrow C = (1; -2)$$

$$r = \sqrt{\alpha^2 + \beta^2 - c} = \sqrt{1+4+1} = \sqrt{6}$$

7.4.3 | Posizioni reciproche tra rette e circonferenze

Una retta può essere *esterna*, *tangente* o *secante* a una circonferenza:

esterna ↔ $d > r$

tangente ↔ $d = r$

secante ↔ $d < r$

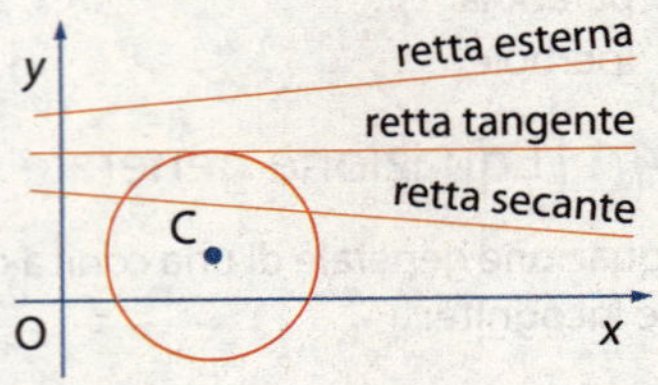

ove r è il raggio della circonferenza, mentre d è la distanza fra il centro della circonferenza e la retta.

Dal punto di vista algebrico, per trovare le (eventuali) intersezioni fra una retta e una circonferenza si deve risolvere il sistema (di secondo grado) fra le loro equazioni: se il sistema non ha soluzioni la retta è esterna, se il sistema ha una sola soluzione la retta è tangente, se le soluzioni sono due la retta è secante.

7.4.4 | Ellisse

L'ellisse è il luogo geometrico dei punti del piano per i quali è costante la somma delle distanze da due punti fissi detti fuochi.

Indicando con F_1 ed F_2 i due fuochi e con 2a la somma (costante) delle distanze di un punto P dagli stessi due fuochi F_1 ed F_2, si ha che l'ellisse è il luogo dei punti P tali che:

$$PF_1 + PF_2 = 2a$$

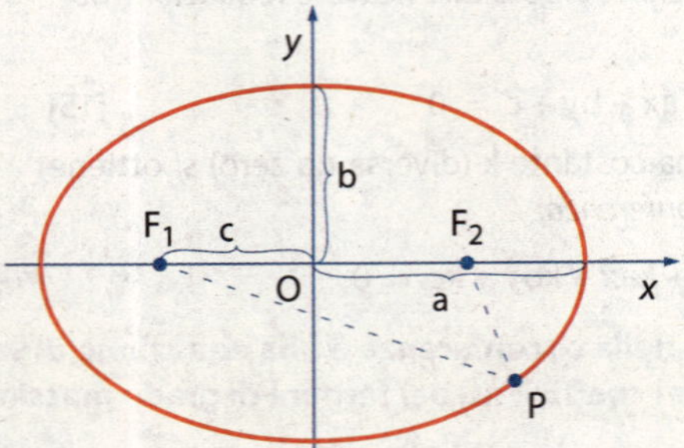

Si supponga (senza ledere la generalità) che i due fuochi F_1 ed F_2 abbiano le seguenti coordinate:

$$F_1 = (-c; 0) \qquad F_2 = (c; 0)$$

per cui i due fuochi si trovano sull'asse delle x, entrambi a distanza c dall'origine degli assi (in modo che l'origine stessa sia il punto medio del segmento $\overline{F_1F_2}$): sotto queste ipotesi, l'*equazione canonica* (o *normale*) *dell'ellisse* è la seguente:

$$\frac{x^2}{a^2} + \frac{y^2}{b^2} = 1$$

Per le ellissi scritte in forma canonica si utilizza la seguente nomenclatura:

a = semiasse maggiore **b = semiasse minore** **c = semidistanza focale**

PARTE QUINTA

La relazione che lega i tre parametri a, b, c è la seguente:

$$c^2 = a^2 - b^2$$

7.4.5 | Eccentricità dell'ellisse

L'eccentricità dell'ellisse è definita dal rapporto $e = \frac{c}{a}$.

Dal momento che $a > c$, si ha che $0 \le e < 1$.

L'eccentricità di un'ellisse è un indice di quanto l'ellisse è "schiacciata".
La circonferenza è un'ellisse con eccentricità nulla: i due fuochi coincidono in un punto (il centro della circonferenza) e la loro distanza è $2c = 0$ ossia $c = 0$, che implica $e = 0$.

7.4.6 | Parabola

La parabola è il luogo geometrico dei punti del piano equidistanti da un punto fisso detto fuoco e da una retta fissa detta direttrice.

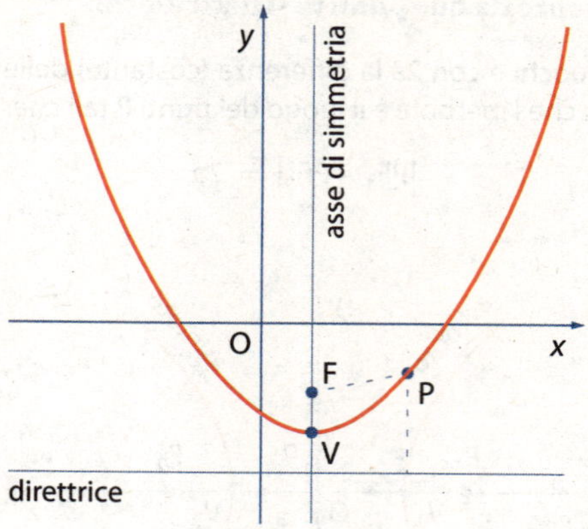

Si supponga che la direttrice sia una retta orizzontale (parallela all'asse delle *x*): allora, l'equazione generale della parabola risulta essere:

$$y = ax^2 + bx + c \qquad [16]$$

che (al variare di a, b, c) rappresenta tutte le parabole con direttrice orizzontale. Le coordinate del fuoco F e l'equazione della direttrice sono rispettivamente (con $\Delta = b^2 - 4ac$):

$$F = \left(-\frac{b}{2a}; -\frac{\Delta}{4a} + \frac{1}{4a}\right) \qquad y = -\frac{\Delta}{4a} - \frac{1}{4a}$$

La parabola di equazione $y = x^2 - 2x - 3$ (con $\Delta = 16$) ha come direttrice la retta $y = -17/4$, mentre le coordinate del fuoco sono $F = (1; -15/4)$.

L'equazione dell'*asse di simmetria* (la retta ortogonale alla direttrice passante per il fuoco F) e le coordinate del vertice V (il punto di intersezione tra la parabola e l'asse di simmetria) sono invece:

$$x = -\frac{b}{2a} \qquad V = \left(-\frac{b}{2a}; -\frac{\Delta}{4a}\right)$$

La parabola con direttrice orizzontale è anche una funzione (§ 8.1).

MATEMATICA

Nel caso in cui la direttrice sia verticale (e di conseguenza l'asse di simmetria sia orizzontale), l'equazione della parabola diventa:

$$x = ay^2 + by + c$$

si tratta in pratica di una equazione che differisce dalla [16] solo per lo scambio della x con la y: tutte le formule finora trovate continuano a valere, a patto di effettuare ovunque lo scambio della x con la y.
Per esempio, le coordinate del fuoco F sono:

$$F = \left(-\frac{\Delta}{4a} + \frac{1}{4a}; -\frac{b}{2a}\right)$$

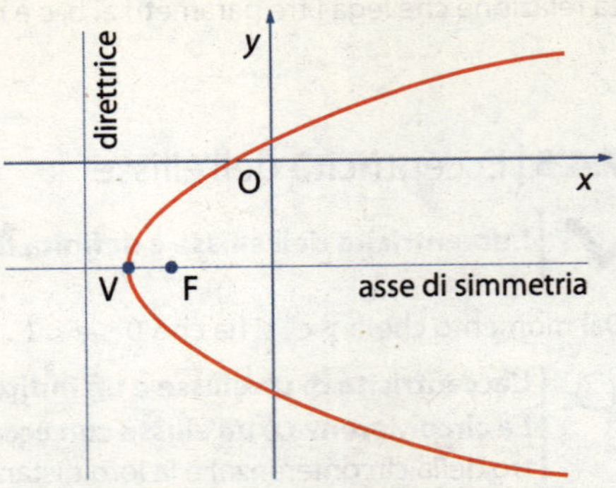

La parabola con direttrice verticale non è una funzione (§ 8.1).

7.4.7 | Iperbole

L'iperbole è il luogo geometrico dei punti del piano per i quali è costante (in valore assoluto) la differenza delle distanze da due punti fissi detti fuochi.

Indicando con F_1 ed F_2 i due fuochi e con 2a la differenza (costante) delle distanze di un punto P dagli stessi due fuochi F_1 ed F_2, si ha che l'iperbole è il luogo dei punti P tali che:

$$|PF_1 - PF_2| = 2a$$

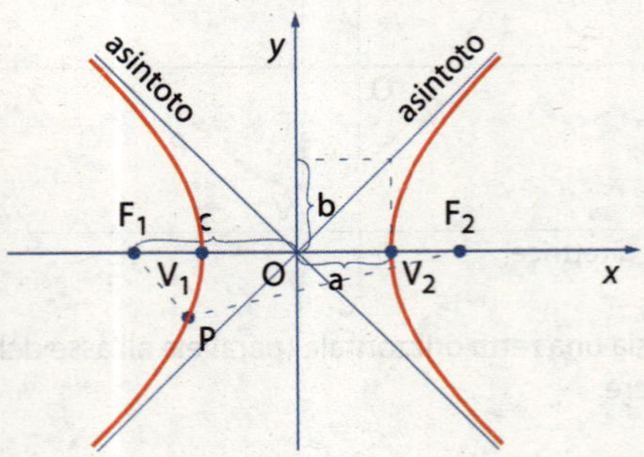

Si supponga ora che i due fuochi F_1 ed F_2 abbiano le seguenti coordinate:

$$F_1 = (-c; 0) \qquad F_2 = (c; 0)$$

per cui i due fuochi si trovano sull'asse delle x, entrambi a distanza c dall'origine degli assi (in modo che l'origine stessa sia il punto medio del segmento $\overline{F_1F_2}$): sotto queste ipotesi, l'*equazione canonica* (o *normale*) *dell'iperbole* è la seguente:

$$\frac{x^2}{a^2} - \frac{y^2}{b^2} = 1$$

Per le iperboli scritte in forma canonica si utilizza la seguente nomenclatura:
a = semiasse trasverso   b = semiasse non trasverso   c = semidistanza focale

La relazione che lega i tre parametri a, b, c è la seguente:

$$c^2 = a^2 + b^2$$

PARTE QUINTA

7.4.8 | Eccentricità dell'iperbole

L'eccentricità dell'iperbole è definita dal rapporto $e = \frac{c}{a}$.

L'eccentricità è un indice dello "schiacciamento" dell'iperbole, come per l'ellisse, ma, a differenza di quest'ultima, si ha sempre che $e > 1$.

7.4.9 | Asintoti di un'iperbole

Quando una curva (per esempio un'iperbole) si avvicina indefinitamente ad una retta, il suo comportamento viene detto **asintotico** e la retta in questione **asintoto della curva**.

Un'iperbole possiede sempre due asintoti: se l'equazione dell'iperbole è quella canonica (ossia $x^2/a^2 - y^2/b^2 = 1$), allora i due asintoti hanno le seguenti equazioni:

$$y = -\frac{b}{a}x \qquad y = \frac{b}{a}x$$

Gli asintoti dell'iperbole di equazione $\frac{x^2}{16} - \frac{y^2}{9} = 1$ sono: $y = -\frac{3}{4}x$ e $y = \frac{3}{4}x$

7.4.10 | Iperbole equilatera

Un'iperbole si dice **equilatera** quando i suoi asintoti sono perpendicolari tra loro.

Ricordando la condizione di perpendicolarità tra due rette e le equazioni degli asintoti dell'iperbole, si ha che la definizione di iperbole equilatera si trasforma nella seguente condizione:

$$-\frac{b}{a} \cdot \frac{b}{a} = -1 \xrightarrow{\text{eliminando i denominatori}} b^2 = a^2$$

L'equazione canonica di una iperbole equilatera può allora essere riscritta:

$$\frac{x^2}{a^2} - \frac{y^2}{a^2} = 1 \xrightarrow{\text{moltiplicando ambo i membri per } a^2} x^2 - y^2 = a^2$$

Le equazioni degli asintoti di una iperbole equilatera sono:

$$y = -x \qquad y = x$$

ossia coincidono con le bisettrici degli assi coordinati.

Si immagini ora di "ruotare" di 45° il diagramma di una iperbole equilatera: effettuando questa "rotazione" in senso antiorario si ha che gli asintoti vengono a coincidere con i due assi coordinati e il diagramma dell'iperbole è tutto contenuto nel primo e nel terzo quadrante.

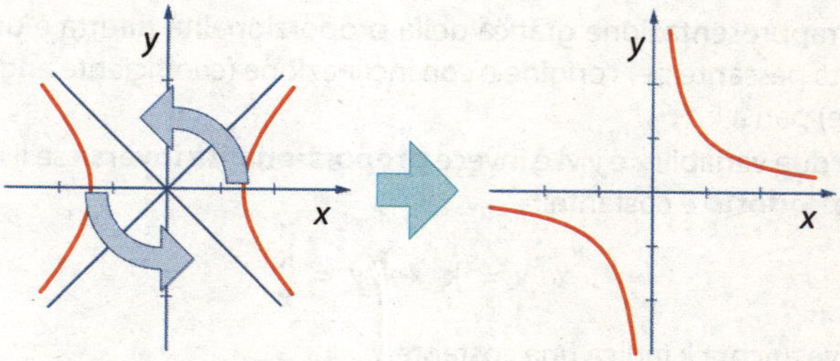

È possibile dimostrare che, effettuando questa "rotazione", l'equazione dell'iperbole equilatera diventa particolarmente semplice:

$$xy = k$$

In questi casi si parlerà di **iperbole equilatera riferita ai propri asintoti**, in quanto i suoi asintoti coincidono con gli assi del sistema di riferimento cartesiano. **L'iperbole equilatera riferita ai propri asintoti è anche una funzione.**

MATEMATICA

7.5 | Metodo pratico per il riconoscimento di una conica

Finora è stato affrontato il problema di trovare, data la definizione di una conica come luogo geometrico, la sua equazione (generale o canonica). In questo paragrafo si affronterà il problema opposto: data una equazione di secondo grado in due incognite (tipicamente x e y), individuare di che conica si tratta.

Si è visto (§ 7.4.1) che la forma più generale di equazione di una conica coincide con la forma più generale di equazione di secondo grado in due incognite:

$$F(x, y) = Ax^2 + Bxy + Cy^2 + Dx + Ey + F = 0$$

dove al variare dei coefficienti A, B, C, D, E, F, si ottengono tutte le coniche possibili.

Data l'equazione di una conica si calcoli per essa la quantità:

$$\Delta = B^2 - 4AC$$

Si possono presentare i seguenti tre casi.

1. Se $\Delta = B^2 - 4AC < 0$ allora la conica è un'ellisse; in particolare è una circonferenza se $A = C$ e $B = 0$;
2. se $\Delta = B^2 - 4AC = 0$ allora la conica è una parabola;
3. se $\Delta = B^2 - 4AC > 0$ allora la conica è un'iperbole; inoltre l'iperbole è equilatera se e solo se $A + C = 0$.

Data la conica di equazione: $3y^2 + 2x - y + 1 = 0$, di che conica si tratta?
Essendo $A = 0, B = 0, C = 3$ si ha che $\Delta = 0$ quindi la conica è una parabola.

Data la conica di equazione: $2x^2 - 4y^2 - 3x - 5 = 0$, di che conica si tratta?
Essendo $A = 2, B = 0, C = -4$ si ha che $\Delta = +32$ quindi la conica è una iperbole: essendo $A + C = 2 - 4 = -2 \neq 0$, l'iperbole non è equilatera.

7.6 | Proporzionalità diretta e inversa fra grandezze

Tra due variabili x e y vi è **proporzionalità diretta** se il loro **rapporto** è costante:

$$\frac{y}{x} = k \leftrightarrow y = k \cdot x$$

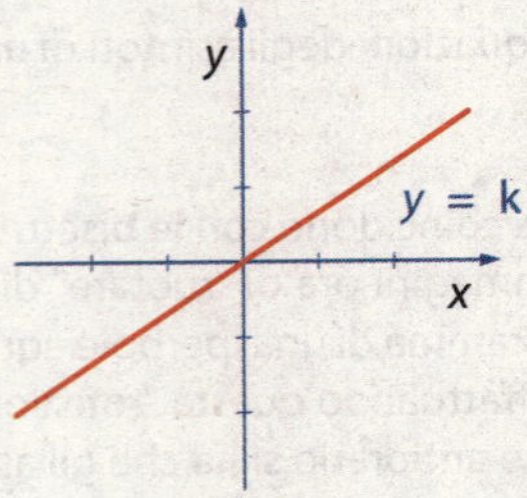

dove k indica una costante.
La rappresentazione grafica della proporzionalità diretta è una retta passante per l'origine e con inclinazione (coefficiente angolare) pari a k.
Tra due variabili x e y vi è invece **proporzionalità inversa** se il loro **prodotto** è costante:

$$x \cdot y = k \leftrightarrow y = \frac{k}{x}$$

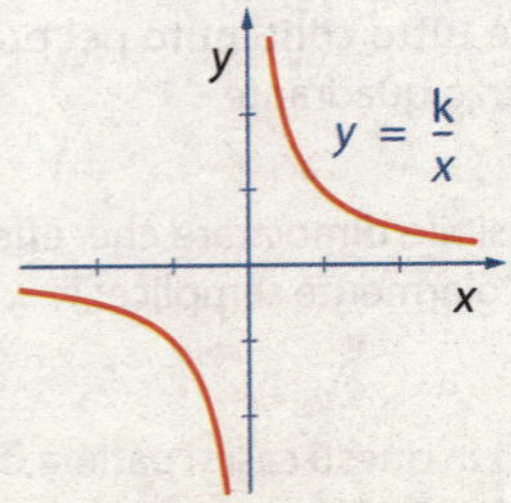

dove ancora k indica una costante.
La rappresentazione grafica della proporzionalità inversa è un'iperbole equilatera riferita ai propri asintoti. In altre parole, *la curva è asintotica agli assi coordinati*: nel caso di k positivo, al crescere di una delle due variabili (per esempio, la x), l'altra (la y) deve necessariamente decrescere (per mantenere costante il prodotto) facendo quindi in modo che la curva si avvicini sempre di più all'asse (delle x).

Quesiti svolti

1 I punti di coordinate cartesiane (3; 2), (6; 4), (9; 6):

- **A** possono rappresentare i vertici di un triangolo rettangolo
- **B** possono rappresentare i vertici di un triangolo scaleno
- **C** possono rappresentare i vertici di un triangolo isoscele
- **D** sono allineati
- **E** sono equidistanti dall'origine degli assi cartesiani

È facile concludere che i tre punti sono allineati (risposta **D**), se si osserva che il rapporto fra l'ascissa e l'ordinata di ogni punto è sempre lo stesso ($3/2 = 6/4 = 9/6$).

2 Le due rette $y = 3x + 2$ e $6y = 18x - 4$:

- **A** si incontrano nel punto (0; 4)
- **B** si incontrano nel punto (3; 1)
- **C** si incontrano nel punto (0; 3)
- **D** sono parallele
- **E** sono sghembe

Scrivendo la seconda equazione in forma esplicita:

$$6y = 18x - 4 \rightarrow y = \frac{18}{6}x - \frac{4}{6} \rightarrow y = 3x - \frac{2}{3}$$

si ricava che le due rette hanno il medesimo coefficiente angolare $m = 3$; quindi esse rappresentano due rette fra loro parallele. La risposta esatta è la **D**.

3 Se $y = 4x \cdot (x + 1)$, il grafico di y in funzione di x in un piano cartesiano è:

- **A** un cerchio
- **B** una retta
- **C** un'iperbole
- **D** una parabola
- **E** una curva di tipo esponenziale

Per riconoscere la natura di questa conica conviene svolgere il prodotto a secondo membro:

$$y = 4x \cdot (x + 1) \rightarrow y = 4x^2 + 4x$$

È più facile ora capire che si tratta di una parabola (risposta **D**) passante per l'origine (in quanto il termine noto è nullo) con asse di simmetria parallelo all'asse y.

4 Una parabola e una circonferenza possono avere in comune al più:

- **A** quattro punti
- **B** due punti
- **C** un punto
- **D** cinque punti se il fuoco della parabola coincide con il centro della circonferenza
- **E** infiniti punti

MATEMATICA

Si è detto che, per determinare i punti di intersezione fra due curve, si ricorre al sistema tra le equazioni delle curve.
Nel caso in questione il sistema è di quarto grado, quindi ammette al massimo quattro radici: si ricava che una parabola e una circonferenza possono avere al più quattro punti di intersezione (risposta **A**).
Alla stessa conclusione si poteva pervenire anche ragionando graficamente: il massimo numero di intersezioni si ha quando la parabola e la circonferenza sono posizionate come mostrato nella figura a lato.

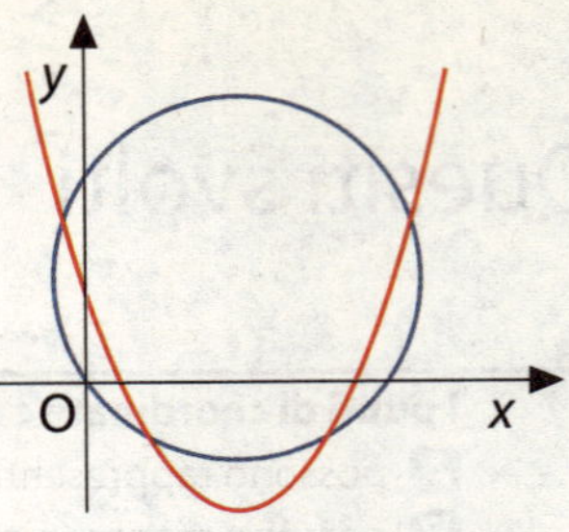

---

5 In un piano cartesiano la distanza fra i punti (2; 1) e (3; 2) è:

A 2
B radice quadrata di 2
C 4
D 8
E radice quadrata di 8

I due punti proposti dal quesito non hanno in comune né l'ascissa, né l'ordinata: si deve quindi utilizzare la formula generale per la distanza fra due punti.

$$\text{Distanza} = \sqrt{(x_2 - x_1)^2 + (y_2 - y_1)^2} = \sqrt{(3-2)^2 + (2-1)^2} = \sqrt{1+1} = \sqrt{2}$$

per cui la risposta corretta è la **B**.

---

6 Quale delle seguenti espressioni rappresenta una circonferenza in coordinate cartesiane?

A $x + y = R$
B $x - y = R$
C $x^2 + y^2 = R^2$
D $(x + y)^2 = R$
E Nessuna delle precedenti

L'espressione contenuta nella risposta **C** è l'equazione canonica della circonferenza di raggio R, per cui la **C** risulta essere la risposta esatta. A questa conclusione si sarebbe potuti giungere anche procedendo per esclusione: le espressioni contenute nelle risposte **A** e **B** sono equazioni di primo grado, quindi rappresentano (in coordinate cartesiane) due rette. Infine, l'espressione contenuta nella risposta **D**, una volta sviluppato il quadrato a primo membro, contiene il termine in xy per cui non può rappresentare una circonferenza.

---

7 La circonferenza di equazione $x^2 + y^2 - 2x = 0$ ha il centro:

A sull'asse x
B sull'asse y
C sulla retta $x = y$
D nel punto di coordinate (0; 2)
E nell'origine degli assi

Nell'equazione proposta dal quesito manca il termine in y, quindi ci si trova nel caso particolare $b = 0$: il centro si trova sull'asse delle x (risposta **A**).

8 Gli elementi necessari per definire la parabola come luogo geometrico sono:

- **A** il fuoco e la direttrice
- **B** i due fuochi
- **C** le due direttrici
- **D** il fuoco e le due direttrici
- **E** tre dei suoi punti

Per definizione, la parabola è il luogo geometrico dei punti del piano equidistanti da un punto fisso detto fuoco e da una retta fissa detta direttrice: la risposta corretta è quindi la **A**.

9 Quale fra i seguenti rappresenta il grafico della funzione $2x - 3y = \frac{2}{3}$?

A

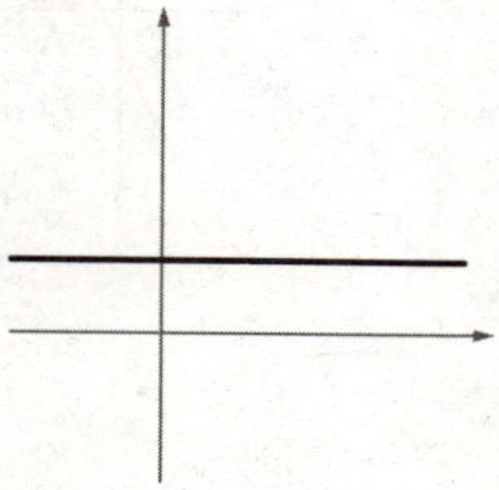

B

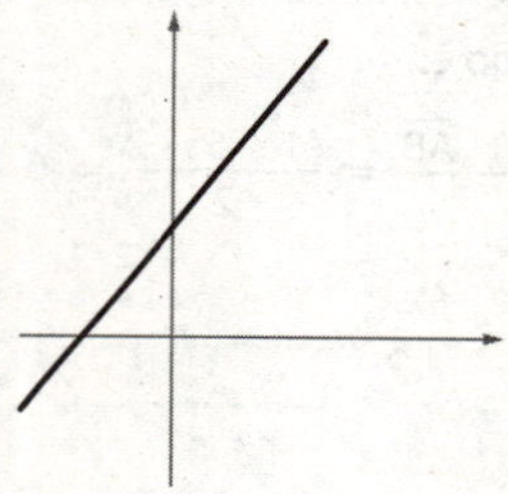

C

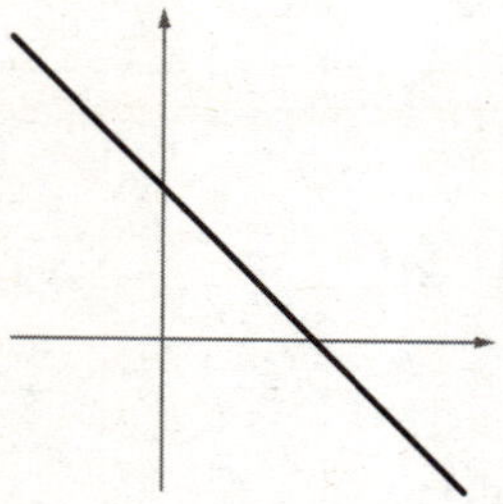

D

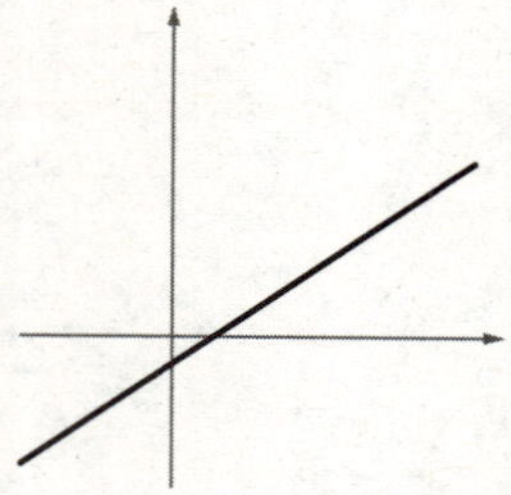

E

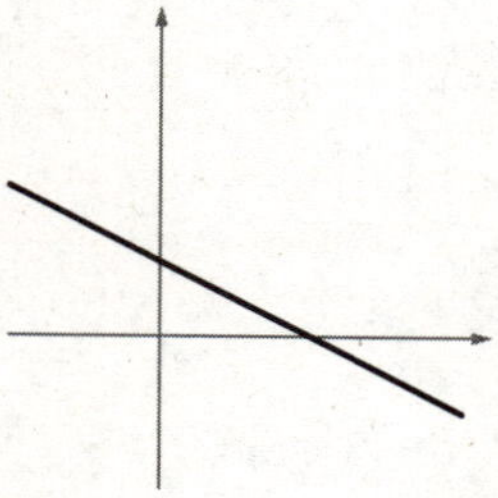

La funzione $2x - 3y = \frac{2}{3}$ equivale (esplicitandola rispetto alla *y*) alla funzione:

$$y = \frac{2}{3}x - \frac{2}{9}$$

quindi si tratta di una retta con coefficiente angolare positivo e che interseca l'asse delle *y* in un punto di ordinata negativa (per l'esattezza $-2/9$) e l'asse delle *x* in un punto di ascissa positiva (per l'esattezza $1/3$).

L'unico grafico con queste caratteristiche è quello individuato dalla lettera **D**.

10 **La regione limitata di piano avente per contorno l'asse delle *x*, la retta $y = 2x - 1$ e le due rette verticali $x = 1$ e $x = 3$, ha area uguale a:**

- **A** 1
- **B** 3
- **C** 4
- **D** 5
- **E** 6

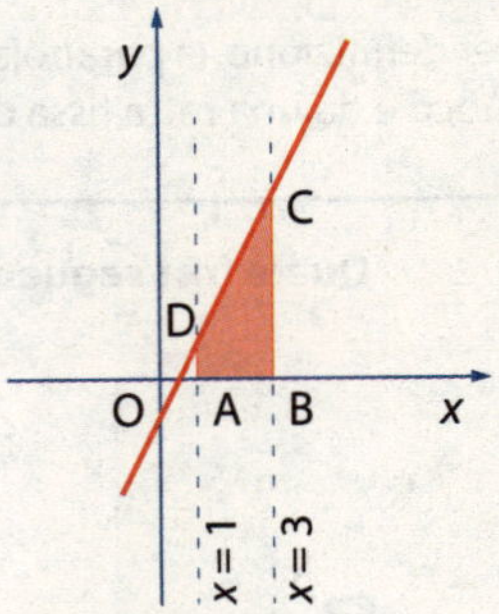

Disegnando le rette $x = 1$, $x = 3$ e $y = 2x - 1$, determinando le coordinate dei punti di intersezione delle prime due rette sia con l'asse delle *x* che con la retta $y = 2x - 1$ (come soluzioni del sistema fra le rispettive equazioni), si ricava che la regione di cui si chiede l'area è quella evidenziata in figura: tale area coincide con l'area del trapezio ABCD. Osservando che le coordinate dei punti sono:

$$A = (1; 0)\ ;\ B = (3; 0)\ ;\ C = (3; 5)\ ;\ D = (1; 1)$$

si ricava che l'area del trapezio è:

$$A_{ABCD} = \frac{(\overline{AD} + \overline{BC}) \cdot \overline{AB}}{2} = \frac{(1 + 5) \cdot 2}{2} = 6$$ (risposta **E**)

PARTE QUINTA

8 | Funzioni

Per introdurre il concetto di funzione è utile ricordare le definizioni di corrispondenza univoca fra insiemi (§ 1.1.3).

8.1 | Definizione di funzione

Lo studio di diversi fenomeni della natura e la risoluzione di svariati problemi tecnici e matematici porta a considerare alcune grandezze **variabili** (convenzionalmente indicate in matematica con le lettere *x*, *y*, *z*...) e altre grandezze **costanti** (convenzionalmente indicate in matematica con le lettere a, b, c...). In molti casi, la variazione di una grandezza (sia essa un tempo, una lunghezza, una superficie, una temperatura...) è legata alla variazione di un'altra grandezza.

La lunghezza di una circonferenza *y* è legata alla lunghezza del raggio *x* dalla seguente formula:

$$y = 2\pi x$$

In questi casi, ossia quando la variazione della grandezza *y* è legata alla variazione della grandezza *x*, si dice che *y* è **funzione** della variabile *x*.

Una funzione è quindi una relazione che lega due grandezze variabili in modo che, assegnati valori arbitrari a una di esse (variabile indipendente), **risultino univocamente determinati i corrispondenti valori dell'altra** (variabile dipendente).

In pratica il concetto di funzione coincide con quello di **corrispondenza univoca**: la definizione corretta di funzione è infatti la seguente.

Dati due insiemi non vuoti X e Y, si chiama **funzione** (o **applicazione**) da X in Y una qualsiasi legge che fa corrispondere a **ogni** elemento *x* di X **uno e un solo** elemento *y* di Y: quest'ultimo elemento *y* viene detto **immagine** di *x*.

Le notazioni più utilizzate per indicare una funzione da X in Y sono le seguenti:

$$y = f(x); \quad f{:}X \to Y; \quad X \xrightarrow{f} Y$$

Una funzione è rappresentata da una equazione che stabilisce il legame tra la variabile indipendente (generalmente indicata con *x*) **e la variabile dipendente** (generalmente indicata con *y*).

Se l'equazione è risolta rispetto a una delle due variabili (di norma la variabile dipendente *y*), essa viene detta *in forma esplicita*:

$$y = f(x)$$

Se viceversa tutti i termini si trovano a primo membro, l'equazione viene detta *in forma implicita*:

$$F(x, y) = 0$$

Si utilizzano inoltre le seguenti notazioni:

- la variabile $x \in X$ è convenzionalmente detta **variabile indipendente**;
- la variabile $y \in Y$ è convenzionalmente detta **variabile dipendente**;
- l'insieme X è detto **dominio** (o **campo di esistenza**) della funzione;
- l'insieme $f(X)$ è l'insieme delle immagini di tutti gli elementi di X, viene detto **codominio** (o **immagine** del dominio) e potrebbe non coincidere con l'intero insieme Y: $f(X) \subseteq Y$.

MATEMATICA

8.1.1 | Funzioni suriettive, iniettive e biettive

Una funzione da X in Y si dice **suriettiva** quando **ogni elemento di Y è immagine di almeno un elemento di X**.

In simboli:

$$f(X) = Y$$

Infatti, ogni elemento di Y non è necessariamente l'immagine di un elemento di X: vi può essere un elemento di Y che non è immagine di alcun elemento di X.

Si considerino i due insiemi X = {1, 2, 3} e Y = {1, 2, 4, 6} e la funzione:

$$y = 2x$$

allora $f(X) = \{2, 4, 6\}$: si tratta quindi di un sottoinsieme proprio di Y e la funzione **non** è suriettiva.

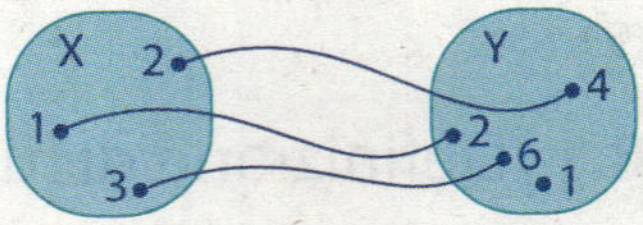

Una funzione da X in Y si dice **iniettiva** se **a elementi distinti di X fa corrispondere elementi distinti di Y**.

In simboli:

$$\text{se } x_1 \neq x_2 \text{ allora } f(x_1) \neq f(x_2)$$

Infatti, un elemento di $f(X)$ potrebbe essere l'immagine di più di un elemento di X.

Sia X = {– 1, 1, 2}, Y = {1, 2} e:

$$y = |x|$$

allora $f(X) = \{1, 2\}$ e l'elemento $y = 1$ è immagine di due elementi distinti di X (ossia $x = 1$ e $x = -1$) e la funzione **non** è inettiva.

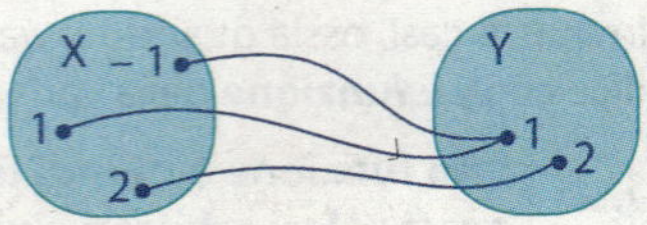

Una funzione da X in Y che sia **contemporaneamente iniettiva e suriettiva** si dice **biettiva** o **biunivoca.**

8.1.2 | Campo di esistenza

Il campo di esistenza (o **dominio**) di una funzione **è l'insieme dei valori della variabile indipendente per cui la funzione risulta definita.**

Nel seguito si riportano i campi di esistenza per le principali tipologie di funzioni.

1. **Funzioni razionali intere**: esistono per ogni valore reale della x.

   $y = x + 2$: esiste per ogni $x \rightarrow$ C.E.: $\mathbb{R}$ (dove $\mathbb{R}$ indica l'insieme dei numeri reali)

2. **Funzioni razionali frazionarie**: il denominatore deve essere diverso da zero.

   $y = \dfrac{x+3}{x+2}$: esiste per $x \neq -2 \rightarrow$ C.E.: $x \neq -2$

3. **Funzioni irrazionali**: se l'indice di radice è pari, il radicando deve essere non negativo.

   $y = \sqrt{x+2}$: esiste per $x \geq -2 \rightarrow$ C.E.: $x \geq -2$

4. **Funzioni trascendenti:** si distinguono diversi casi.

   4.1 Esponenziali: esistono per ogni valore della x.

   4.2 Logaritmiche: l'argomento dei logaritmi deve essere positivo.

   4.3 Trigonometriche: verranno definite nel § 9.2.

   - $y = 3^x$ esiste per ogni $x \rightarrow$ C.E.: $\mathbb{R}$
   - $y = \log(x+2)$ esiste per $x > -2 \rightarrow$ C.E.: $x > -2$

PARTE QUINTA

Trovare il campo di esistenza di una funzione significa in generale risolvere una disequazione (o un sistema di disequazioni).

- $y = \sqrt{x+1} \rightarrow x+1 \geq 0 \rightarrow$ C.E.: $x \geq -1$
- $y = \dfrac{1}{x} \rightarrow x \neq 0 \rightarrow$ C.E.: $x \neq 0$
- $y = \log(x-1) \rightarrow x-1 > 0 \rightarrow$ C.E.: $x > 1$

È chiaro che si possono presentare delle combinazioni dei casi visti: in questi casi si deve ricorrere a **sistemi di disequazioni**.

$$y = \frac{\log(x+3)}{x-4} \cdot \sqrt{x-7} \rightarrow \begin{cases} x+3 > 0 \\ x-4 \neq 0 \\ x-7 \geq 0 \end{cases} \rightarrow \begin{cases} x > -3 \\ x \neq 4 \\ x \geq 7 \end{cases} \rightarrow \text{C.E.: } x \geq 7$$

8.1.3 | Funzioni crescenti e decrescenti

Una funzione *f* viene detta **crescente** se, comunque scelti due elementi x_1 e x_2 (appartenenti al dominio della *f*) con $x_1 < x_2$, si ha:

$$f(x_1) < f(x_2)$$

In altre parole, al crescere di *x* cresce anche il valore di $f(x)$.

Per esempio, la funzione:

$$y = 5x$$

è crescente:

$$2 < 3 \rightarrow f(2) < f(3) \quad \text{infatti:} \quad f(2) = 10 < f(3) = 15$$

Una funzione *f* viene invece detta **decrescente** se, comunque scelti due elementi x_1 e x_2 (appartenenti al dominio della *f*) con $x_1 < x_2$, si ha:

$$f(x_1) > f(x_2)$$

In altre parole, al crescere di *x* decresce il valore di $f(x)$.

8.1.4 | Funzioni pari e dispari

Una funzione *f* viene detta **pari** se, comunque scelto un elemento *x* (appartenente al dominio della funzione *f*) si ha:

$$f(x) = f(-x)$$

Per esempio, la funzione:

$$f(x) = x^2$$

è una funzione pari:

$$f(4) = f(-4) = 16$$

Una funzione *f* viene invece detta **dispari** se, comunque scelto un elemento *x* (appartenente al dominio della *f*) si ha:

$$f(x) = -f(-x)$$

Per esempio, la funzione:

$$f(x) = x^3$$

è una funzione dispari:

$$f(4) = -f(-4) = 64$$

MATEMATICA

8.2 | Rappresentazione grafica delle funzioni

Come si è visto, una qualsiasi funzione stabilisce un legame tra la variabile indipendente (generalmente indicata con x) e la variabile dipendente (generalmente indicata con y) espressa in termini algebrici attraverso un'equazione: tramite le coordinate cartesiane (§ 7.1) è possibile anche *rappresentare graficamente* le funzioni.

Si consideri la funzione:

$$y = f(x)$$

per ogni valore della variabile indipendente x è possibile calcolare il corrispondente valore della variabile dipendente y: qualsiasi coppia di valori (x, y), ossia $(x, f(x))$, così ottenuta è una coppia ordinata di numeri reali e come tale può essere rappresentata in un sistema di riferimanento cartesiano ortogonale (in quanto alla coppia ordinata corrisponde uno e un solo punto del piano).

Rappresentando sul piano cartesiano tutti i possibili punti $(x, f(x))$ si ottiene una **curva** che prende il nome di **diagramma** (o **grafico**) **della funzione**.
Ogni funzione del tipo $y = f(x)$ può quindi essere rappresentata graficamente nel piano cartesiano.

Infatti si consideri la funzione:

$$y = x^2 - 1$$

scegliendo arbitrariamente alcuni valori per la x si possono determinare le seguenti coppie ordinate:

per $x = -3$	si ha $y = +8$	ossia il punto $(-3; +8)$;
per $x = -2$	si ha $y = +3$	ossia il punto $(-2; +3)$;
per $x = -1$	si ha $y = 0$	ossia il punto $(-1; 0)$;
per $x = 0$	si ha $y = -1$	ossia il punto $(0; -1)$;
per $x = +1$	si ha $y = 0$	ossia il punto $(+1; 0)$;
per $x = +2$	si ha $y = +3$	ossia il punto $(+2; +3)$;
per $x = +3$	si ha $y = +8$	ossia il punto $(+3; +8)$.

Riportando tali punti sul piano cartesiano e unendoli con una linea continua, si ottiene il grafico della funzione, ossia una parabola.

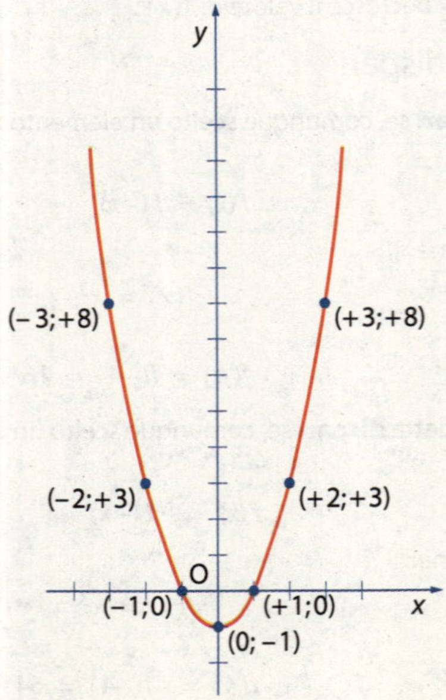

PARTE QUINTA

Ovviamente il grafico di una funzione riflette le caratteristiche algebriche della funzione stessa: per esempio, **il grafico di una funzione pari risulta simmetrico rispetto all'asse delle y** (si veda, per esempio, il grafico di $y = x^2$ nel § 8.2.5), mentre **il grafico di una funzione dispari risulta simmetrico rispetto all'origine degli assi** (si veda, per esempio, il grafico di $y = x^3$ nel § 8.2.5).

Inoltre, poiché una funzione è una relazione univoca da X in Y (in quanto fa corrispondere a ogni elemento *x* di X **uno e un solo** elemento *y* di Y), **un qualsiasi diagramma rappresenta il grafico di una funzione se e solo se il diagramma è unisecato** (ossia intersecato una sola volta) **dalle rette verticali**.

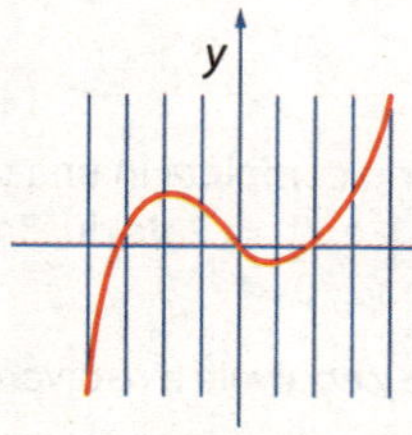

È una funzione.

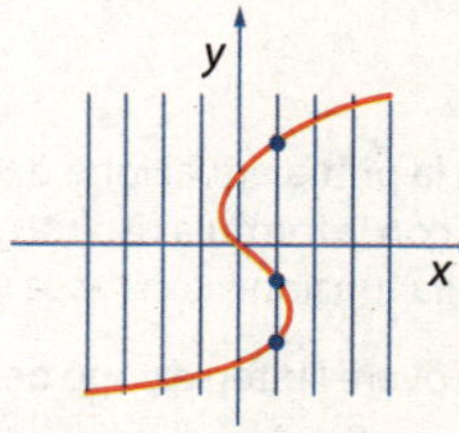

Non è una funzione.

8.2.1 | Condizione di appartenenza

Come per le curve algebriche (§ 7.2.1), un punto P di coordinate $(x_0; y_0)$ appartiene al diagramma della funzione $y = f(x)$ se e solo se le sue coordinate soddisfano l'equazione della curva, ossia se e solo se vale la seguente relazione:

$$y_0 = f(x_0)$$

Il punto $P = (2; 3)$ appartiene alla curva di equazione $y = 2x - 1$ in quanto:

$$3 = 2 \cdot 2 - 1$$

8.2.2 | Intersezione tra curve

Date due curve $y = f(x)$ e $y = g(x)$ si consideri un loro (eventuale) punto di intersezione $P = (x_0; y_0)$. Per la condizione di appartenenza, P deve appartenere contemporaneamente a entrambe le curve, ossia soddisfare contemporaneamente entrambe le equazioni; le coordinate del punto P saranno allora le soluzioni del sistema:

$$\begin{cases} y = f(x) \\ y = g(x) \end{cases}$$

Le coordinate del punto di intersezione di due curve sono la soluzione del sistema formato dalle equazioni delle due curve.

Gli eventuali punti di intersezione fra le curve di equazione $y = x - 1$ e $y = x^2 - 3x + 2$ si trovano risolvendo il sistema:

$$\begin{cases} y = x - 1 \\ y = x^2 - 3x + 2 \end{cases}$$

In questo modo si perviene alle due soluzioni $(3; 2)$ e $(1; 0)$ che quindi rappresentano le coordinate dei due punti di intersezione fra le curve date.

8.2.3 | Intersezioni con gli assi

Trovare le intersezioni con gli assi di una funzione equivale a risolvere il sistema fra l'equazione della funzione stessa e l'equazione di ciascuno degli assi.

L'asse *x* ha equazione $y = 0$. L'asse *y* ha equazione $x = 0$.

MATEMATICA

Trovare le intersezioni della curva di equazione $y = f(x)$ con l'asse x (ossia trovare i cosiddetti "zeri" della funzione) equivale quindi a risolvere il sistema:

$$\begin{cases} y = f(x) \\ y = 0 \end{cases} \xrightarrow{\text{applicando il metodo del confronto (§ 4.4.4)}} \begin{cases} f(x) = 0 \\ y = 0 \end{cases}$$

Per trovare le intersezioni della curva $y = x^2 - 3x + 2$ con l'asse x si risolve il sistema:

$$\begin{cases} x^2 - 3x + 2 = 0 \\ y = 0 \end{cases}$$

Poiché la prima equazione è un'equazione di secondo grado completa in una sola incognita, la si risolve con la formula risolutiva (§ 4.2.12) ottenendo $x_1 = 1$ e $x_2 = 2$: le due intersezioni del grafico della funzione con l'asse x sono quindi i punti $(1, 0)$ e $(2, 0)$.

Similmente, trovare l'intersezione della curva $y = f(x)$ con l'asse y equivale a risolvere il sistema:

$$\begin{cases} y = f(x) \\ x = 0 \end{cases}$$

8.2.4 | Segno di una funzione

Studiare il segno di una funzione $y = f(x)$ significa trovare i valori della variabile indipendente x in corrispondenza dei quali la variabile y (ossia il valore assunto dalla funzione) risulta positiva, nulla o negativa rispettivamente.

Per studiare il segno di una funzione è sufficiente ricercare i valori della x in corrispondenza dei quali la funzione risulta positiva o nulla: in tutti gli altri punti del C.E. la funzione sarà negativa.

In altre parole, per studiare il segno della funzione $y = f(x)$ si risolve la disequazione $f(x) \geq 0$.

Per studiare il segno della funzione $y = x^2 - 3x + 2$ si risolve la disequazione:

$$x^2 - 3x + 2 \geq 0$$

Poiché si tratta di una disequazione di secondo grado in una sola incognita, la si risolve (come si è visto nel § 5.1.8) ottenendo $x \leq 1$ e $x \geq 2$: questo è l'insieme dei valori di x in corrispondenza dei quali la funzione è positiva o nulla.
Di conseguenza, la funzione sarà negativa nell'intervallo $1 < x < 2$.

Dal punto di vista grafico lo studio del segno della funzione permette di capire quali sono le zone del piano cartesiano in cui la funzione è positiva (ossia al di sopra dell'asse delle x) e quelle in cui è negativa (al di sotto dell'asse x): dove la funzione si annulla si avranno le intersezioni con l'asse delle x (ossia gli "zeri" della funzione).

Dal precedente esempio si è ricavato che la funzione $y = x^2 - 3x + 2$ è positiva per $x < 1$ e $x > 2$, negativa per $1 < x < 2$ e nulla per $x = 1$ e $x = 2$ (questi ultimi sono quindi gli "zeri" della funzione).
Inoltre è facile ricavare che l'intersezione con l'asse delle y ha coordinate $(0; 2)$.
In effetti, il grafico della funzione $y = x^2 - 3x + 2$ è riportato a lato.

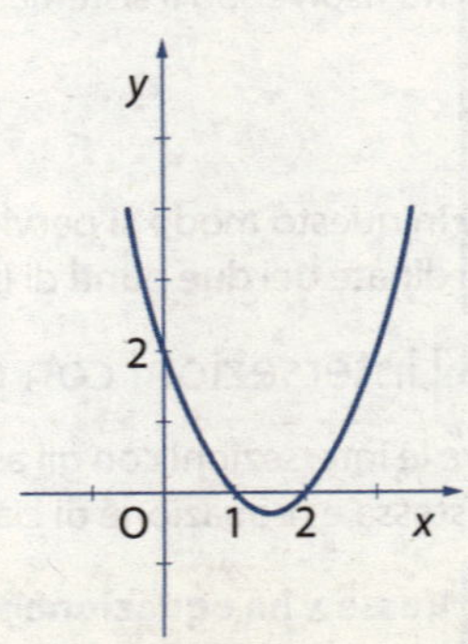

PARTE QUINTA

8.2.5 | Grafici di alcune funzioni notevoli

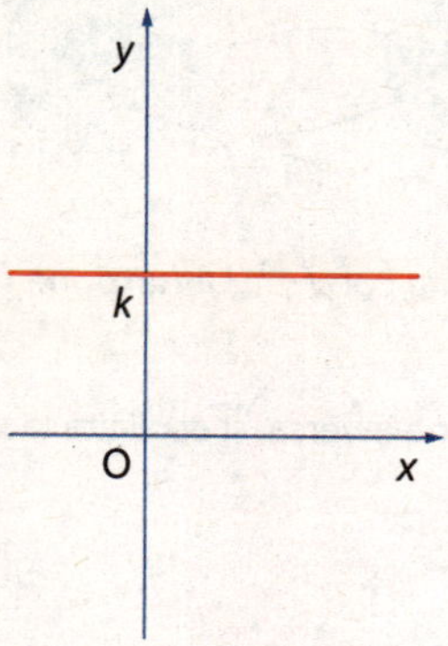

$y = k$ (k costante)

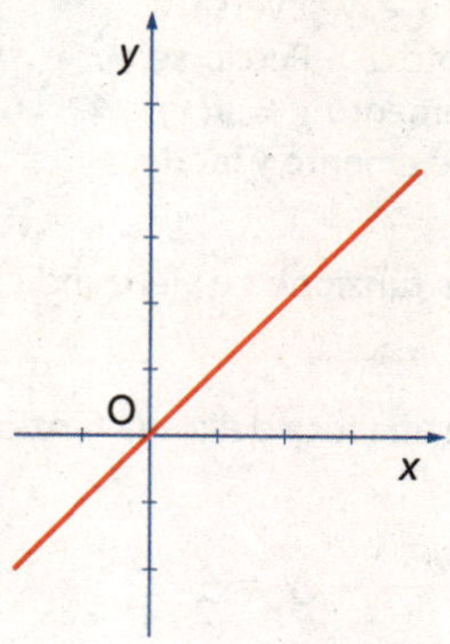

$y = x$

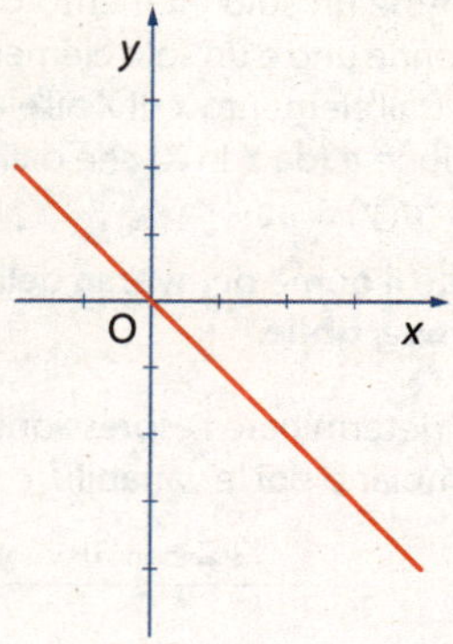

$y = -x$

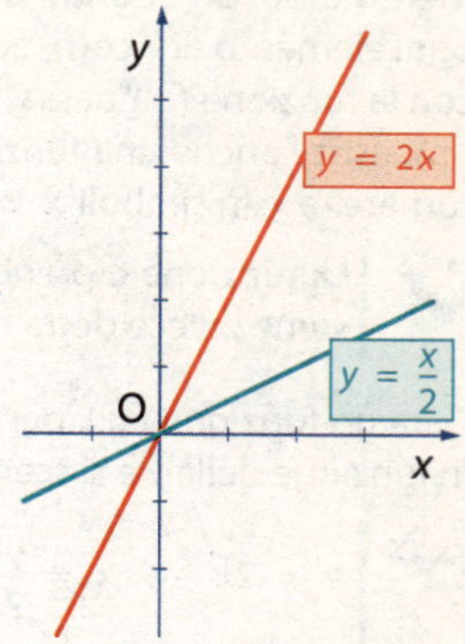

$y = 2x$ e $y = \frac{x}{2}$

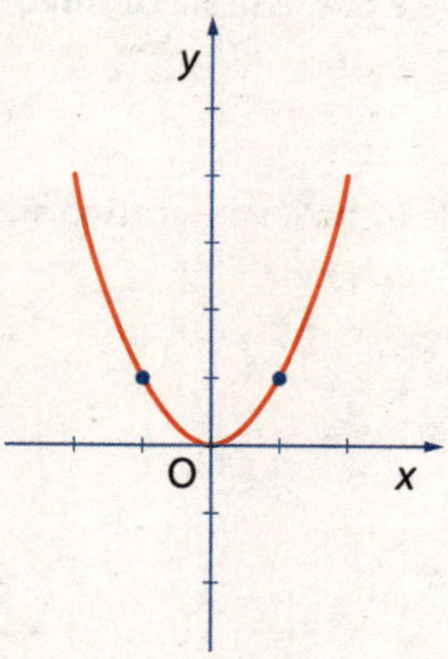

$y = x^2$

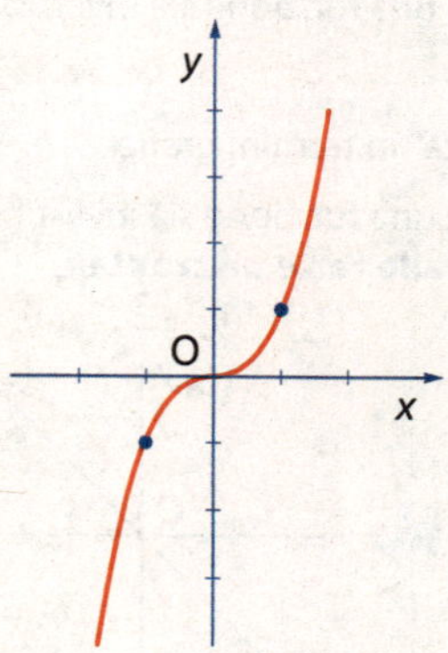

$y = x^3$

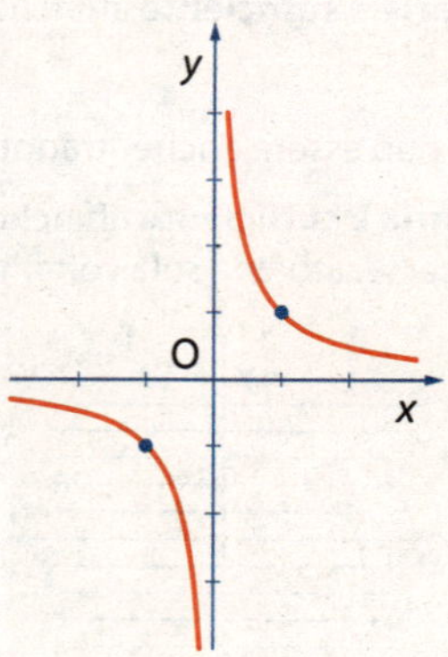

$y = \frac{1}{x}$

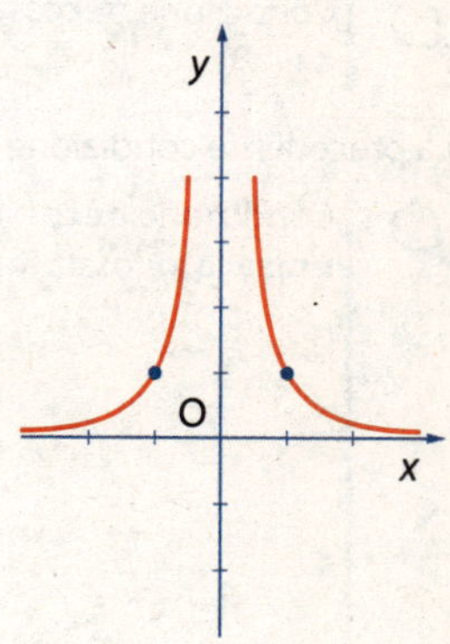

$y = \frac{1}{x^2}$

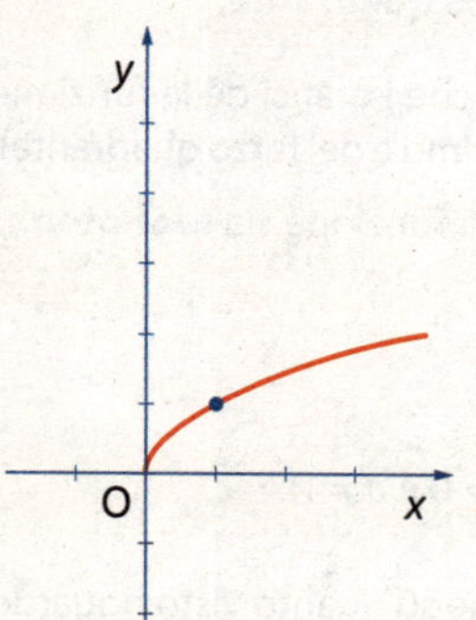

$y = \sqrt[2]{x}$

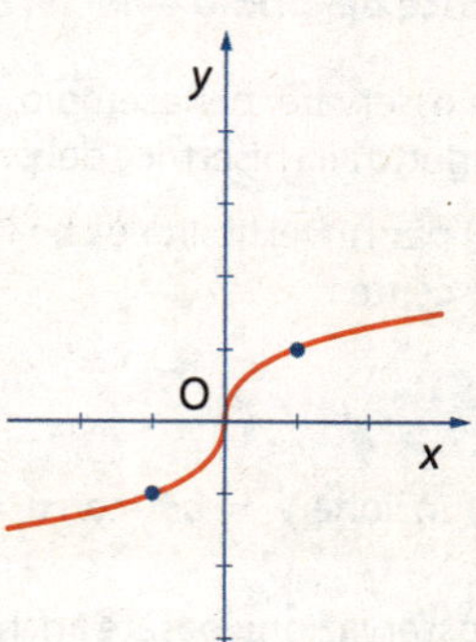

$y = \sqrt[3]{x}$

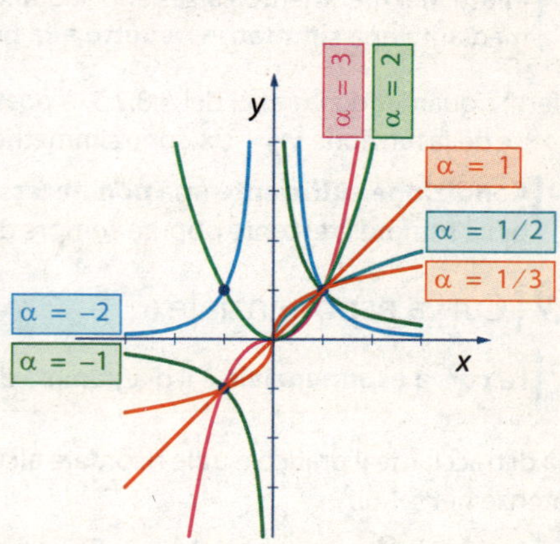

$y = x^{\alpha}$

MATEMATICA

8.2.6 | Funzione inversa

Si consideri una funzione $y = f(x)$ **biunivoca** da X in Y: a ogni elemento di X corrisponde uno e un solo elemento di Y e, viceversa, a ogni elemento di Y corrisponde uno e un solo elemento di X. Perciò, se con la funzione *f* si "passa" dall'elemento *x* di X all'elemento $y = f(x)$ di Y, esiste anche una funzione *g* (da Y in X) che dall'elemento *y* fa "ritornare" a *x*: in simboli $x = g(y)$.

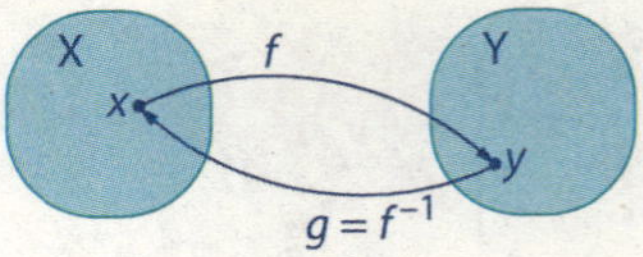

La funzione *g* prende il nome di **inversa** della funzione *f* e viene indicata con f^{-1}. La funzione *f* viene invece detta **invertibile**.

Data un funzione *f* (*x*), per determinare l'espressione analitica della sua funzione inversa, si esplicita la *x* in funzione della *y* e si scambiano poi le variabili.

$$y = 2x \rightarrow x = \frac{y}{2} \xrightarrow{\text{scambiando le variabili}} y = \frac{x}{2}$$

$$y = x^n \rightarrow x = \sqrt[n]{y} \xrightarrow{\text{scambiando le variabili}} y = \sqrt[n]{x}$$

$$y = a^x \rightarrow x = \log_a y \xrightarrow{\text{scambiando le variabili}} y = \log_a x$$

Condizione **necessaria e sufficiente** affinché una funzione sia invertibile è che essa sia **biunivoca.**

La precedente condizione può essere anche "tradotta" in termini grafici.

Condizione **necessaria e sufficiente** affinché una funzione sia invertibile è che **il suo grafico sia unisecato** (ossia intersecato una sola volta) **dalle rette orizzontali.**

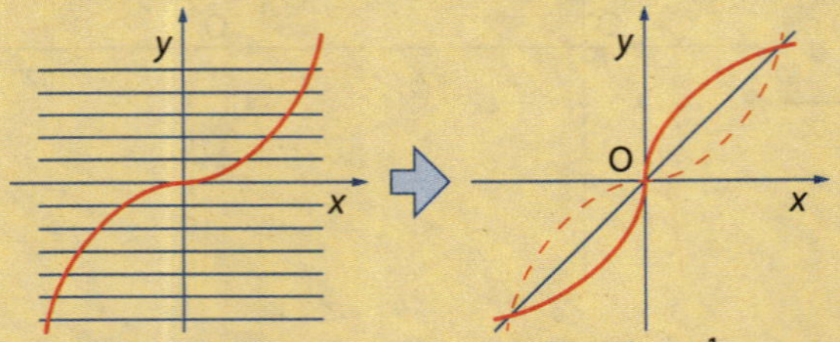

grafico di *f* (*x*) — grafico di f^{-1} (*x*)

Infatti, nel riferimento cartesiano, il grafico della funzione inversa f^{-1} si ottiene da quello della *f* mediante una **simmetria rispetto alla bisettrice del primo e del terzo quadrante.**

In effetti, riguardando i grafici del § 8.2.5, è possibile osservare, per esempio, che i grafici della funzione $y = x^3$ e della funzione $y = \sqrt[3]{x}$ sono simmetrici (rispetto alla bisettrice del primo e del terzo quadrante).

Condizione sufficiente (ma **non necessaria**) per l'invertibilità è che la funzione sia **monotóna,** ossia sempre crescente oppure sempre decrescente.

8.2.7 | Curva esponenziale

La **curva esponenziale** è il diagramma della funzione $y = a^x$ (con $a > 0$ e $a \neq 1$).

Prima di tracciarne il grafico è utile ricordare alcune osservazioni (basate anche su quanto visto riguardo le potenze nel § 1.6).

La funzione esponenziale è definita per ogni valore di *x* ed è sempre positiva, quindi non si annulla mai. Essendo $a^0 = 1$ si ha che **la curva esponenziale sicuramente passa per il punto** $(\mathbf{0; 1})$.

A questo punto è possibile enunciare l'ultima osservazione sulla curva esponenziale.

La curva esponenziale $y = a^x$ è una curva **decrescente se $0 < a < 1$, crescente se $a > 1$.**

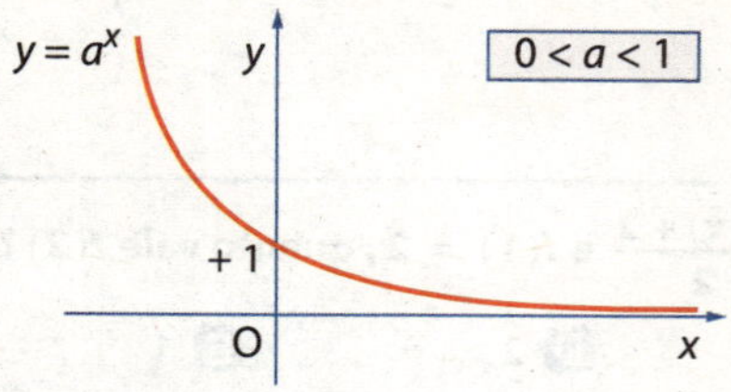

Se $0 < a < 1$ la curva è decrescente

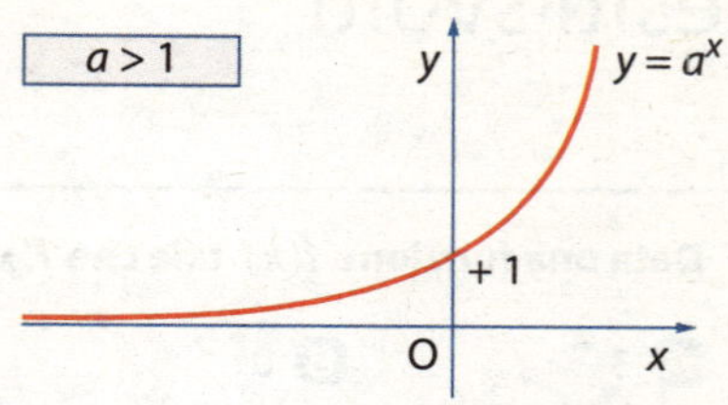

Se $a > 1$ la curva è crescente

$2 < 3 \rightarrow (1/5)^2 > (1/5)^3$

$2 < 3 \rightarrow 5^2 < 5^3$

8.2.8 | Curva logaritmica

La **curva logaritmica** è il diagramma della funzione $y = \log_a x$ (con $a > 0$, $a \neq 1$ e $x > 0$).

Anche in questo caso, prima di tracciarne il grafico è utile fare alcune osservazioni (basate anche su quanto visto nel § 6.1 e nel § 6.2).

La funzione logaritmica è definita solo per i valori positivi della x, quindi non esiste per $x \leq 0$.

In altre parole, il dominio (o campo di esistenza, § 8.1.2) della funzione logaritmica è C.E.: $x > 0$.
Ricordando che **il logaritmo dell'unità è sempre nullo, qualsiasi sia la base**, e che **il logaritmo della base è sempre uguale all'unità**, si ha la seguente osservazione.

Essendo $\log_a 1 = 0$ si ha che **la curva logaritmica sicuramente passa per il punto $(1, 0)$**.

Essendo $\log_a a = 1$ si ha che **la curva logaritmica sicuramente passa per il punto $(a, 1)$**.

Infine, ricordando le definizioni di curva crescente e decrescente viste nel § 8.1.3, si ha la seguente osservazione.

La curva logaritmica $y = \log_a x$ è una curva **decrescente se $0 < a < 1$, crescente se $a > 1$.**

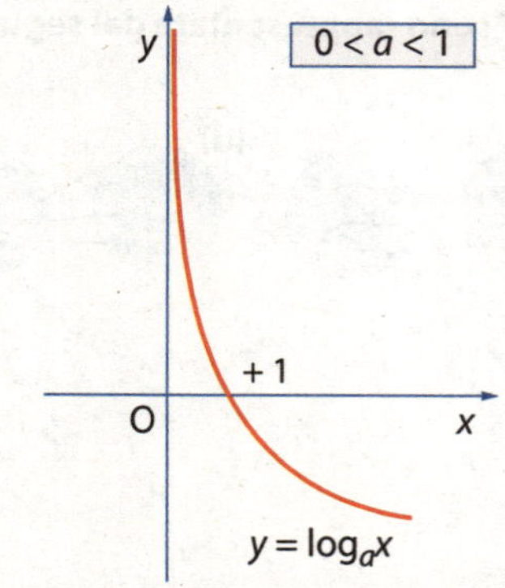

Se $0 < a < 1$ la curva è decrescente

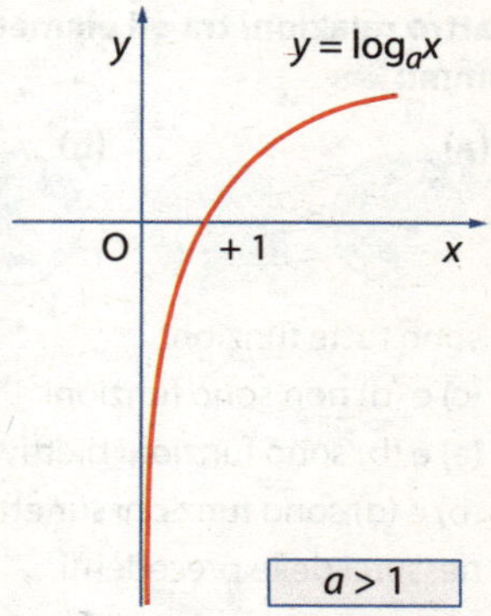

Se $a > 1$ la curva è crescente

$2 < 3 \rightarrow \log_{1/5} 2 > \log_{1/5} 3$

$2 < 3 \rightarrow \log_5 2 < \log_5 3$

È facile osservare che le curve esponenziale e logaritmica sono simmetriche (rispetto alla bisettrice del primo e del terzo quadrante) in quanto le due funzioni sono l'una l'inverso dell'altra.

MATEMATICA

Quesiti svolti

1 **Data una funzione $f(x)$ tale che $f(x+1) = \dfrac{2f(x)+2}{2}$ e $f(1) = 2$, quanto vale $f(2)$?**

A 3 B 0 C 1/2 D 2 E 1

La funzione data, semplificando per 2, equivale a:

$$f(x+1) = f(x) + 1 .$$

Per trovare quanto vale $f(2)$ si pone $x = 1$ ottenendo:

$$f(1+1) = f(1) + 1$$

ossia:

$$f(2) = f(1) + 1$$

quindi, essendo $f(1) = 2$, si ricava:

$$f(2) = 2 + 1 = 3$$

Si conclude quindi che la risposta esatta è la A.

2 **La relazione rappresentata dal seguente diagramma:**

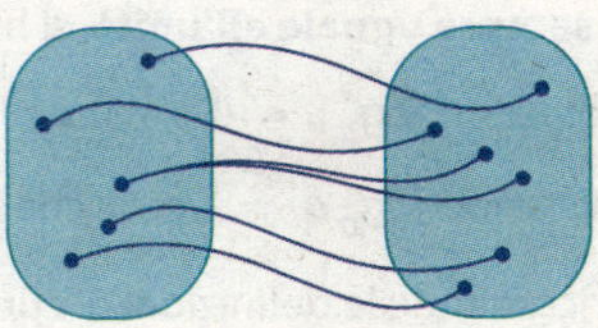

- A non è una funzione
- B è una funzione iniettiva
- C è una funzione biiettiva
- D nessuna delle altre risposte è corretta
- E è una funzione suriettiva

La risposta esatta è la A in quanto dal diagramma si nota che esiste un elemento dell'insieme di partenza che ha due immagini distinte nell'insieme di arrivo e ciò contraddice la definizione stessa di funzione.

3 **Quattro relazioni tra gli elementi di due insiemi X e Y sono rappresentate dai seguenti diagrammi:**

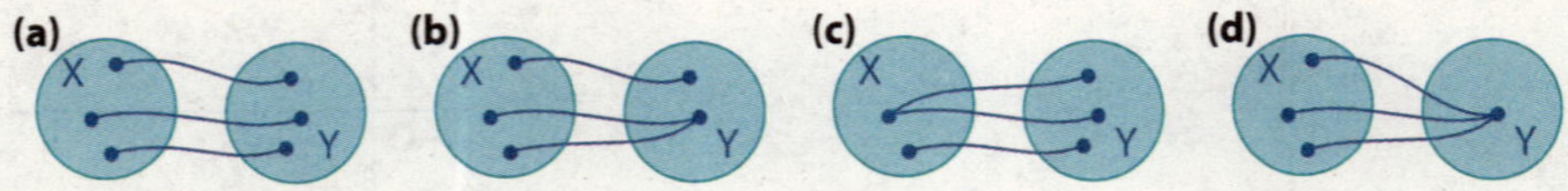

- A sono tutte funzioni
- B (c) e (d) non sono funzioni
- C (a) e (b) sono funzioni biettive
- D (b) e (d) sono funzioni suriettive ma non iniettive
- E nessuna delle precedenti

Le relazioni rappresentate non sono tutte delle funzioni, perché la (c) non associa a ogni elemento di X uno e un solo elemento di Y e quindi non è una funzione. La relazione (a) è l'unica funzione biettiva fra quelle rappresentate. Le funzioni (b) e (d) sono suriettive perché a ogni elemento di Y corrisponde un elemento di X; ma non sono iniettive perché a elementi distinti di X non corrispondono elementi distinti di Y. La risposta corretta è quindi la D.

4 **Determinare il dominio della funzione $y = \sqrt{x-1}$.**

A $x > 0$
B $x \geq 1$
C $x \leq 2$
D $x > 1$
E $x > -1$

Il procedimento da seguire per determinare il dominio di una funzione è quello già visto per determinare il campo di esistenza delle espressioni frazionarie o irrazionali.
Nel quesito proposto, il radicando deve essere positivo o nullo, quindi:

$$x - 1 \geq 0 \;\rightarrow\; x \geq 1 \quad \text{(risposta B)}$$

5 **La funzione $y = \frac{x^4}{4}$ è:**

A crescente
B decrescente
C pari
D dispari
E nessuna delle precedenti

La risposta corretta è la C, infatti:

$$f(-x) = \frac{(-x)^4}{4} = \frac{x^4}{4} = f(x)$$

Si noti che la funzione proposta non è né monotóna crescente, né monotóna decrescente. Per mostrarlo, è sufficiente trovare opportuni controesempi.
Per mostrare che la funzione non è monotóna crescente si scelgono x_1 e x_2 con $x_1 < x_2$ (per esempio $x_1 = -3$ e $x_2 = -2$) e si verifica se $f(x_1) < f(x_2)$: essendo $f(-3) = +81/4 > f(-2) = +4$, la funzione non è monotóna crescente.
Similmente, per mostrare che la funzione non è monotóna decrescente si scelgono x_1 e x_2 con $x_1 < x_2$ (per esempio $x_1 = +2$ e $x_2 = +3$) e si verifica se $f(x_1) > f(x_2)$: essendo $f(+2) = +4 < f(+3) = +81/4$, la funzione non è monotóna decrescente.

6 **Il campo di esistenza della funzione $\log \frac{x^2 - 2x + 1}{x + 1}$ è:**

A $x \neq -1$
B $x > -1$
C $x > -1$ e $x \neq 1$
D $x < -1$
E l'insieme $\mathbb{R}$

Affinché la funzione esista è necessario che l'argomento del logaritmo sia positivo:

$$\frac{x^2 - 2x + 1}{x + 1} > 0 \;\rightarrow\; \frac{(x-1)^2}{x+1} > 0$$

poiché a numeratore vi è un quadrato che è sempre non negativo, il segno della frazione algebrica dipende dal segno del denominatore e quindi essa risulta non negativa per $x > -1$ a cui va unita la condizione $x \neq 1$ per far sì che non si annulli il numeratore (risposta C).

7 **Date le funzioni reali nella variabile x:**

$$f(x) = x^3 - 1 \qquad g(x) = x^2 \qquad h(x) = \sqrt{x^2 - 2}$$

si può affermare che:

- **A** il dominio è $\mathbb{R}$ per tutte le funzioni
- **B** il codominio è $\mathbb{R}$ per tutte le funzioni
- **C** le funzioni $g(x)$ e $h(x)$ non sono iniettive
- **D** le funzioni $f(x)$ e $h(x)$ sono iniettive
- **E** il dominio è lo stesso per tutte le funzioni

Le funzioni $f(x)$ e $g(x)$ sono definite su $\mathbb{R}$, mentre $h(x)$ è definita per $x \leq -\sqrt{2}$ e $x \geq \sqrt{2}$.

Le funzioni $g(x)$ e $h(x)$ hanno immagini soltanto positive, quindi il loro codominio non è $\mathbb{R}$.

Le stesse funzioni non sono iniettive perché ciascun valore positivo di y può essere immagine di due valori distinti di x, per esempio:

$$g(1) = g(-1) = 1 \qquad \text{perché: } 1^2 = 1 \text{ e } (-1)^2 = 1$$

$$h(2) = h(-2) = \sqrt{2} \qquad \text{perché: } \sqrt{2^2 - 2} = \sqrt{2} \text{ e } \sqrt{(-2)^2 - 2} = \sqrt{2}$$

La risposta esatta è pertanto la **C**.

8 **Quando x è pari a 5, la funzione $f(x) = \dfrac{x\sqrt{x-1}}{x^2 - 3x - 6}$ assume il seguente valore:**

- **A** 0
- **B** 5/2
- **C** –4
- **D** –1
- **E** è indeterminata

Per determinare il valore assunto da una funzione in corrispondenza di un determinato valore dell'incognita x, nota la sua equazione $f(x)$, è sufficiente sostituire in tale equazione ogni occorrenza dell'incognita con il valore dato, svolgendo poi gli eventuali calcoli presenti.

Nel caso in esame si ottiene:

$$f(x) = \frac{x\sqrt{x-1}}{x^2 - 3x - 6},\ x = 5 \ \rightarrow\ f(5) = \frac{5\sqrt{5-1}}{5^2 - 3(5) - 6} \ \rightarrow\ f(5) = \frac{5\sqrt{4}}{25 - 15 - 6} \ \rightarrow$$

$$\rightarrow\ f(5) = \frac{10}{4} \ \rightarrow\ f(5) = \frac{5}{2}$$

pertanto la risposta corretta è la **B**.

9 **Il logaritmo in base 5 di 24:**

- **A** è compreso tra 1 e 2
- **B** è compreso tra 2 e 3
- **C** non esiste
- **D** è compreso tra – 1 e 1
- **E** è uguale a 24/5

PARTE QUINTA

Il numero 24 non è una potenza intera di 5, quindi il logaritmo in base 5 di 24 non potrà essere un numero intero. È sufficiente però osservare che:

$$5 < 24 < 25$$

e quindi:

$$5^1 < 24 < 5^2$$

A questo punto, calcolando il logaritmo in base 5 (funzione **crescente** dell'argomento) della precedente relazione si ricava:

$$\log_5 5 = 1 < \log_5 24 < \log_5 5^2 = 2 \cdot \log_5 5 = 2$$

per cui $1 < \log_5 24 < 2$ (risposta **A**).

---

10 Data una funzione $y = f(x)$ è sempre vero che:

- **A** la funzione reciproca ha lo stesso dominio della funzione $f(x)$
- **B** la funzione inversa ha lo stesso dominio della funzione $f(x)$
- **C** la funzione inversa è data da $y = \frac{1}{f(x)}$
- **D** la funzione inversa è data da $y = -f(x)$
- **E** la funzione reciproca è data da $y = \frac{1}{f(x)}$

La risposta esatta è la **E**, per la definizione stessa di funzione reciproca.

La risposta **A** è errata; infatti, se la funzione $f(x)$ interseca l'asse delle x in almeno un punto del suo dominio, in tale punto la funzione reciproca $y = \frac{1}{f(x)}$ non è definita, poiché si annulla il denominatore.

La risposta **B** è errata poiché il dominio della funzione inversa di $f(x)$, coincide con il codominio della funzione $f(x)$:

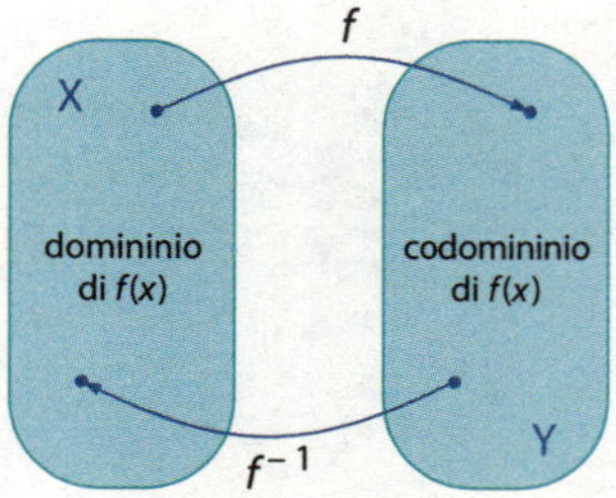

La risposta **C** è errata in quanto la funzione inversa di $f(x)$ indicata con $y = f^{-1}(x)$, non corrisponde a $y = [f(x)]^{-1} = \frac{1}{f(x)}$.

Infine, la risposta **D** è errata poiché la funzione $y = -f(x)$ è l'opposta della funzione $y = f(x)$, non l'inversa che, come già precisato, è $y = f^{-1}(x)$.

MATEMATICA

9 | Trigonometria

9.1 | Angoli e loro misura

I più importanti sistemi di misura degli angoli sono il sistema *sessagesimale* e il sistema *circolare*. Quest'ultimo è quello utilizzato dalla trigonometria.

Il sistema **sessagesimale** è il sistema che ha come unità di misura il **grado**, definito come la trecentosessantesima parte dell'angolo giro (oppure, il che è lo stesso, come la novantesima parte dell'angolo retto).

Il sistema **circolare** è invece il sistema che si basa sulla **misura in radianti** degli angoli. Il sistema circolare utilizza quindi come unità di misura il **radiante**, definito come l'arco di una circonferenza (o come il corrispondente angolo al centro che insiste su un arco) lungo quanto il raggio (si veda la figura riportata a lato).

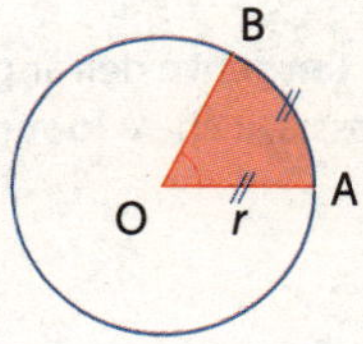

$\widehat{AB} = \overline{AO}$

All'angolo di 360° corrisponde (nel sistema circolare) l'angolo di 2π, all'angolo di 180° corrisponde l'angolo di π e così via. Per trasformare un angolo da radianti in gradi e viceversa si usa la proporzione:

$$180° : \pi = x° : x_{rad} \qquad [17]$$

Dalla [17] si ricavano le relazioni seguenti:

$$x° = x_{rad} \cdot \frac{180°}{\pi} \qquad x_{rad} = x° \cdot \frac{\pi}{180°}$$

Trasformare 15° in radianti: $x_{rad} = 15° \cdot \frac{\pi}{180°} = \frac{\pi}{12}$

È quindi possibile ricavare la seguente tabella che fornisce la conversione in radianti degli angoli principali.

$360° = 2\pi$	$270° = \frac{3}{2}\pi$	$180° = \pi$	$90° = \frac{\pi}{2}$	$60° = \frac{\pi}{3}$	$45° = \frac{\pi}{4}$
$36° = \frac{\pi}{5}$	$30° = \frac{\pi}{6}$	$18° = \frac{\pi}{10}$	$15° = \frac{\pi}{12}$	$10° = \frac{\pi}{18}$	$5° = \frac{\pi}{36}$

9.2 | Definizione delle funzioni goniometriche

9.2.1 | Circonferenza goniometrica

Una circonferenza è detta **orientata** quando si fissa su di essa **il verso antiorario come positivo**.

Viene detta **circonferenza goniometrica** una qualsiasi circonferenza orientata alla quale sia associato un sistema di riferimento cartesiano ortogonale con origine nel centro della circonferenza e nel quale si assume come unità di misura dei segmenti il raggio della circonferenza. In questo modo **la circonferenza goniometrica ha raggio unitario e centro nell'origine del sistema di riferimento**.

MATEMATICA

9.2.2 | Seno, coseno e tangente

Si consideri una circonferenza goniometrica e un qualsiasi angolo orientato α con il primo lato coincidente con la semiretta positiva delle x.

Sulla circonferenza goniometrica, si indichi con P il punto di intersezione fra il secondo lato dell'angolo e la circonferenza, e con H l'intersezione fra il primo lato dell'angolo e la retta verticale passante per P.

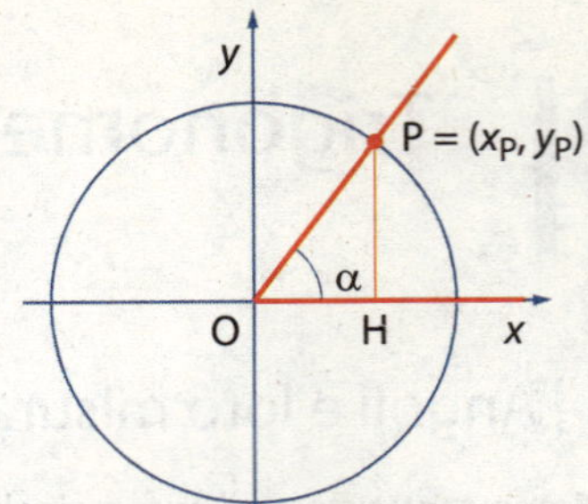

Si hanno le seguenti definizioni.

Si chiama **seno** dell'angolo orientato α **l'ordinata del punto P**, ossia: $\operatorname{sen}\alpha \overset{\text{def}}{=} y_P = \frac{PH}{OP}$

Si chiama **coseno** dell'angolo orientato α **l'ascissa del punto P**, ossia: $\cos\alpha \overset{\text{def}}{=} x_P = \frac{OH}{OP}$

Si chiama **tangente** dell'angolo orientato α **il rapporto (se esiste) fra l'ordinata e l'ascissa del punto P**, ossia, il che è lo stesso, **il rapporto (se esiste) fra il seno e il coseno** dell'angolo stesso:

$$\operatorname{tg}\alpha \overset{\text{def}}{=} \frac{y_P}{x_P} = \frac{\operatorname{sen}\alpha}{\cos\alpha} = \frac{PH}{OH}$$

Sono molto importanti le seguenti osservazioni.

Il seno, il coseno e la tangente di un angolo orientato α sono adimensionali, in quanto definiti anche come rapporto tra lunghezze di segmenti.
Il seno, il coseno e la tangente di un angolo orientato α sono numeri reali relativi (quindi potrebbero essere negativi).
Il seno, il coseno e la tangente di un angolo orientato α sono funzioni dell'angolo, ossia dipendono solo dall'ampiezza dell'angolo α.
La tangente degli angoli orientati α tali che il punto P venga a trovarsi sull'asse delle y non esiste.

Per esempio, se $\alpha = \pi/2$ allora $\cos\alpha = \cos(\pi/2) = 0$ quindi si annulla il denominatore presente nella definizione di tangente (per cui la frazione perde di significato).

9.2.3 | Valore delle funzioni goniometriche per angoli particolari

È importante conoscere i valori che le funzioni goniometriche assumono in corrispondenza degli angoli (detti anche *archi notevoli*) riportati nella tabella seguente.

	$0° = 0_{rad}$	$30° = \frac{\pi}{6}$	$45° = \frac{\pi}{4}$	$60° = \frac{\pi}{3}$	$90° = \frac{\pi}{2}$	$180° = \pi$	$270° = \frac{3}{2}\pi$	$360° = 2\pi$
sen	0	$\frac{1}{2}$	$\frac{\sqrt{2}}{2}$	$\frac{\sqrt{3}}{2}$	1	0	-1	0
cos	1	$\frac{\sqrt{3}}{2}$	$\frac{\sqrt{2}}{2}$	$\frac{1}{2}$	0	-1	0	1
tg	0	$\frac{\sqrt{3}}{3}$	1	$\sqrt{3}$	**non esiste**	0	**non esiste**	0

9.2.4 | Archi associati

Esistono alcune formule che consentono di ricavare, a partire dai valori della tabella del paragrafo precedente, i valori delle funzioni goniometriche in corrispondenza di altri angoli.

- α; $(90° - \alpha)$ (angoli complementari):

$$\text{sen}\,(90° - \alpha) = \cos\alpha$$
$$\cos\,(90° - \alpha) = \text{sen}\,\alpha$$
$$\text{tg}\,(90° - \alpha) = 1/\text{tg}\,\alpha$$

Da queste relazioni si ricavano i valori delle funzioni trigonometriche degli angoli di 60° e 90° partendo dagli angoli di 0° e 30°.

$$\text{sen}\frac{\pi}{3} = \cos\frac{\pi}{6} = \frac{\sqrt{3}}{2}; \quad \cos\frac{\pi}{3} = \text{sen}\frac{\pi}{6} = \frac{1}{2}$$

- α; $(180° - \alpha)$ (angoli supplementari):

$$\text{sen}\,(180° - \alpha) = \text{sen}\,\alpha$$
$$\cos\,(180° - \alpha) = -\cos\alpha$$
$$\text{tg}\,(180° - \alpha) = -\text{tg}\,\alpha$$

Da queste relazioni si ricavano i valori delle funzioni trigonometriche degli angoli 120°, 135°, 150°, 180°.

- α; $(180° + \alpha)$:

$$\text{sen}\,(180° + \alpha) = -\text{sen}\,\alpha$$
$$\cos\,(180° + \alpha) = -\cos\alpha$$
$$\text{tg}\,(180° + \alpha) = \text{tg}\,\alpha$$

Da queste relazioni si ricavano i valori delle funzioni trigonometriche degli angoli 210°, 225°, 240°, 270°.

- α; $-\alpha$ (angoli opposti):

$$\text{sen}\,(-\alpha) = -\text{sen}\,\alpha$$
$$\cos\,(-\alpha) = \cos\alpha$$
$$\text{tg}\,(-\alpha) = -\text{tg}\,\alpha$$

Da queste relazioni si ricavano i valori delle funzioni trigonometriche degli angoli 300°, 315°, 330°, 360°.

9.2.5 | Rappresentazione grafica di seno, coseno e tangente

Prima di affrontare la rappresentazione grafica, è utile fornire la seguente definizione.

Una funzione $y = f(x)$ si dice **periodica** di periodo T quando vale la seguente relazione:

$$f(x) = f(x + kT)\ \forall x \in \mathbb{R} \text{ e } \forall k \in \mathbb{Z}$$

Più semplicemente, **una funzione è periodica quando il suo grafico si ripete periodicamente.**

Sinusoide: è il grafico della funzione:

$$y = \text{sen}\,x$$

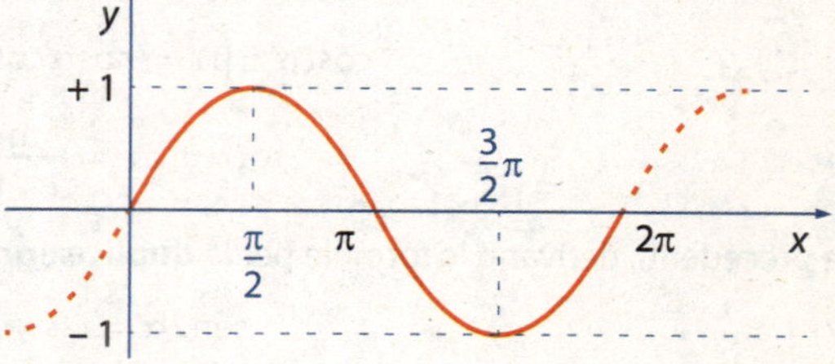

Proprietà

È una funzione limitata tra − 1 e + 1 e periodica con periodo T pari a 2π.

$$-1 \leq \text{sen}\,x \leq 1 \quad \forall x$$
$$T = 2\pi = 360°$$

Cosinusoide: è il grafico della funzione:

$$y = \cos x$$

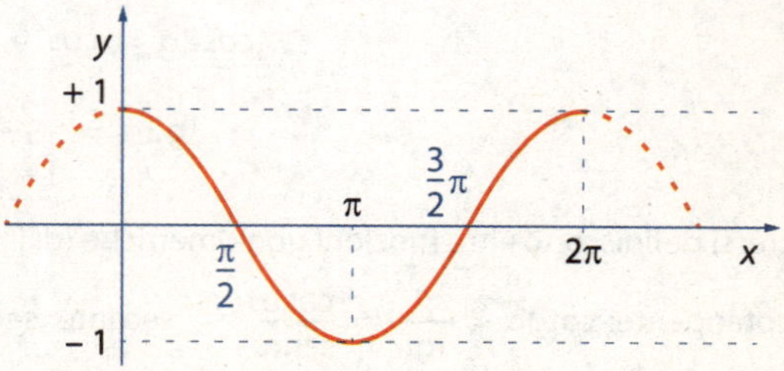

Proprietà

È una funzione limitata tra − 1 e + 1 e periodica con periodo T pari a 2π.

$$-1 \leq \cos x \leq 1 \quad \forall x$$
$$T = 2\pi = 360°$$

MATEMATICA

Tangentoide: è il grafico della funzione:

$$y = \text{tg}\,x$$

Proprietà

Diversamente dalle precedenti, è una funzione **non** limitata e periodica con periodo T pari a π.

$$-\infty < \text{tg}\,x < +\infty$$
$$T = \pi = 180°$$

La tangentoide presenta infiniti *asintoti verticali* (le rette verticali, tratteggiate in figura, a cui la curva si avvicina indefinitamente senza mai intersecarle, definite nel § 7.4.9) di equazione:

$$x = \pi/2 + k\pi \quad \text{con}\, k \in \mathbb{Z}$$

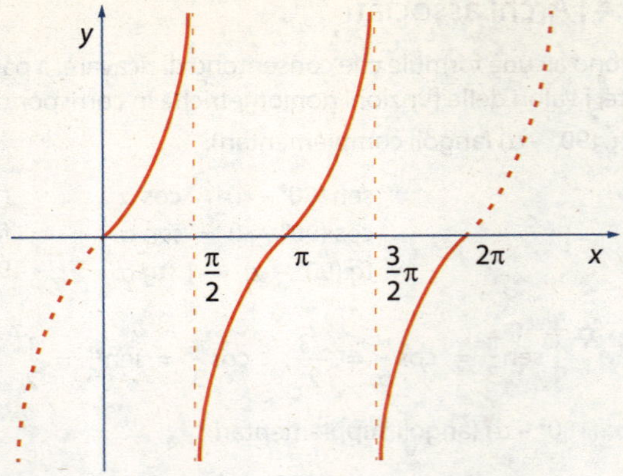

9.3 | Teorema fondamentale della trigonometria

Si torni a considerare la circonferenza goniometrica. Per il teorema di Pitagora, applicato al triangolo OPH, si ha:

$$PH^2 + OH^2 = OP^2 = 1$$

dove si è sfruttato il fatto che l'ipotenusa OP, essendo un raggio della circonferenza goniometrica, ha valore unitario. Sostituendo ora PH con $\text{sen}\alpha$ e OH con $\cos\alpha$, si ha:

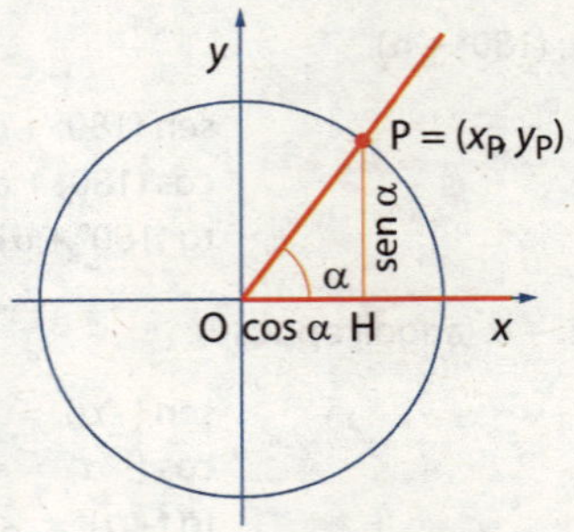

$$\text{sen}^2\alpha + \cos^2\alpha = 1$$

Dalla relazione precedente (chiamata anche *unità trigonometrica*) si ricavano le relazioni seguenti:

$$\text{sen}\alpha = \pm\sqrt{1-\cos^2\alpha} \qquad \cos\alpha = \pm\sqrt{1-\text{sen}^2\alpha} \qquad \text{sen}\alpha = \pm\frac{\text{tg}\alpha}{\sqrt{1+\text{tg}^2\alpha}} \qquad \cos\alpha = \pm\frac{1}{\sqrt{1+\text{tg}^2\alpha}}$$

9.4 | Formule trigonometriche principali

Per la **somma e sottrazione di archi** si utilizzano le seguenti formule:

$$\text{sen}(\alpha\pm\beta) = \text{sen}\alpha\cos\beta \pm \cos\alpha\,\text{sen}\beta$$

$$\cos(\alpha\pm\beta) = \cos\alpha\cos\beta \mp \text{sen}\alpha\,\text{sen}\beta$$

$$\text{tg}(\alpha\pm\beta) = \frac{\text{tg}\alpha \pm \text{tg}\beta}{1 \mp \text{tg}\alpha\cdot\text{tg}\beta}$$

Dalle precedenti, derivano le formule per la **duplicazione di archi**:

$$\text{sen}2\alpha = 2\,\text{sen}\alpha\cos\alpha$$

$$\cos 2\alpha = \cos^2\alpha - \text{sen}^2\alpha$$

$$\text{tg}2\alpha = \frac{2\text{tg}\alpha}{1-\text{tg}^2\alpha}$$

Inoltre, si definiscono altre funzioni goniometriche (di importanza minore):

cotangente: $\text{cotg}\alpha \overset{\text{def}}{=} \frac{1}{\text{tg}\alpha} = \frac{\cos\alpha}{\text{sen}\alpha}$ secante: $\sec\alpha \overset{\text{def}}{=} \frac{1}{\cos\alpha}$ cosecante: $\text{cosec}\alpha \overset{\text{def}}{=} \frac{1}{\text{sen}\alpha}$

PARTE QUINTA

9.5 | Equazioni goniometriche

Un'equazione goniometrica è un'equazione in cui l'incognita compare nell'argomento di una funzione goniometrica.

Anche per le equazioni trigonometriche vale l'osservazione fatta per gli altri tipi di equazioni: si può usare il metodo della verifica. Per usare il metodo della verifica si devono comunque conoscere i valori delle funzioni trigonometriche degli angoli più "importanti": 0°, 30°, 45°, 60°, 90°, 120°, 135°, 150°, 180°, 210°, 225°, 240°, 270°, 300°, 315°, 330°, 360°.

Nel seguito si riportano comunque alcuni esempi svolti di equazioni trigonometriche elementari. Le equazioni goniometriche elementari sono equazioni del tipo:

- $\text{sen}x = a$ con $-1 \le a \le 1$
- $\cos x = b$ con $-1 \le b \le 1$

se a e b fossero minori di – 1 o maggiori di + 1 l'equazione sarebbe impossibile

- $\text{tg}x = c$ con c qualsiasi

Per risolvere l'equazione $\text{sen}x = 1/2$, si devono trovare gli angoli il cui seno vale $1/2$: per farlo, si disegna la circonferenza goniometrica.
Si traccia la retta orizzontale $y = 1/2$ si individuano le intersezioni di questa con la circonferenza e si cercano gli angoli tali che il punto P venga a trovarsi in suddette intersezioni.

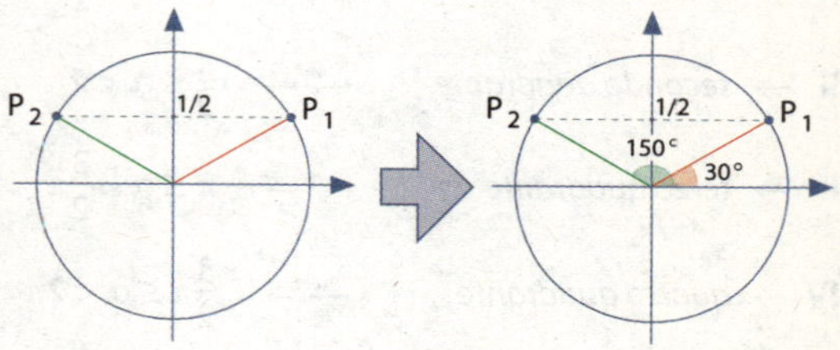

Si trovano così due angoli ($30° = \pi/6$ e $150° = 5\pi/6$) il cui seno vale $1/2$.
Oltre ai due angoli trovati, si devono però considerare (per la periodicità) tutti gli angoli che si ottengono sommando multipli di 2π. La soluzione diventa quindi:

$$x = \pi/6 + 2k\pi \quad \text{e} \quad x = 5\pi/6 + 2k\pi \quad \text{con } k \in \mathbb{Z}$$

Le equazioni elementari **ammettono infinite soluzioni** a causa della periodicità delle funzioni goniometriche.

Come si è visto nell'esempio precedente, prima si trovano gli angoli (che soddisfano l'equazione) compresi fra 0 e 2π (per seno e coseno) oppure fra 0 e π (per tangente e cotangente), poi si aggiungono a ciascuno di questi tutti i possibili multipli del periodo della funzione goniometrica ($2k\pi$ per seno e coseno, $k\pi$ per tangente e cotangente).

1. $\cos x = -\frac{1}{2} \rightarrow x = \pm\frac{2}{3}\pi + 2k\pi$ con $k \in \mathbb{Z}$;
2. $\cos x = 0 \rightarrow x = \pm\frac{\pi}{2} + 2k\pi = \frac{\pi}{2} + k\pi$;
3. $\text{sen}x = \frac{\sqrt{2}}{2} \rightarrow x = \frac{\pi}{4} + 2k\pi$ e $x = \frac{3}{4}\pi + 2k\pi$;
4. $\text{sen}x = 2 \rightarrow$ impossibile (la sinusoide è compresa tra – 1 e + 1);
5. $\cos x = -3 \rightarrow$ impossibile (la cosinusoide è compresa tra – 1 e + 1);
6. $\text{tg}x = 0 \rightarrow x = 0 + k\pi = k\pi$ (il periodo della tangentoide è π);
7. $\text{tg}x = \sqrt{3} \rightarrow x = \frac{\pi}{3} + k\pi$;
8. $\text{tg}x = \frac{\sqrt{3}}{3} \rightarrow x = \frac{\pi}{6} + k\pi$.

MATEMATICA

9.6 | Disequazioni goniometriche

Una disequazione goniometrica è una disequazione in cui l'incognita compare nell'argomento di una funzione goniometrica.

Si è già detto che le disequazioni vanno risolte in modo tradizionale (non vale per esse il "metodo della verifica"). Non bisogna tuttavia allarmarsi perché, se un quesito dovesse contenere una disequazione trigonometrica, questa sarebbe certamente di facile risoluzione. Ciò che diventa determinante in questi casi è la strada che si sceglie per risolvere la disequazione.

Per poter affrontare efficacemente le disequazioni goniometriche è importante conoscere il segno delle funzioni goniometriche (al variare dell'angolo).

Si ricorda (§ 7.1.3) che nel sistema di riferimento cartesiano ortogonale i due assi dividono l'intero piano in quattro parti, convenzionalmente chiamate *quadranti* e numerate in senso antiorario: ovviamente, anche la circonferenza goniometrica viene suddivisa dagli assi cartesiani in quattro quadranti:

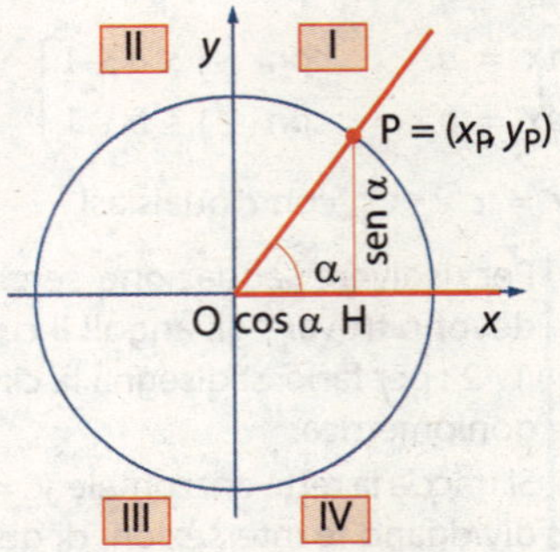

I → *primo quadrante* $\overset{def}{\longleftrightarrow}$ $0 \leq \alpha < \frac{\pi}{2}$

II → *secondo quadrante* $\overset{def}{\longleftrightarrow}$ $\frac{\pi}{2} \leq \alpha < \pi$

III → *terzo quadrante* $\overset{def}{\longleftrightarrow}$ $\pi \leq \alpha < \frac{3}{2}\pi$

IV → *quarto quadrante* $\overset{def}{\longleftrightarrow}$ $\frac{3}{2}\pi \leq \alpha < 2\pi$

Il segno di ciascuna funzione goniometrica **non cambia all'interno di ciascun quadrante** (ossia al variare dell'angolo, rimanendo nello stesso quadrante).

Nella seguente tabella è riportato il segno di ciascuna funzione goniometrica nei quattro quadranti:

Quadrante / Funzione	I	II	III	IV
seno	+	+	−	−
coseno	+	−	−	+
tangente	+	−	+	−

Si prendono ora in esame alcuni semplici casi.

1. $\text{sen}x > 0$ → $2k\pi < x < \pi + 2k\pi$ (ossia 1° e 2° quadrante)

2. $\cos x > 0$ → $2k\pi < x < \frac{\pi}{2} + 2k\pi$ e $\frac{3}{2}\pi + 2k\pi < x < 2(k+1)\pi$ (ossia 1° e 4° quadrante)

3. $\text{tg}x > 0$ → $k\pi < x < \frac{\pi}{2} + k\pi$ (ossia 1° e 3° quadrante)

In altri casi la soluzione potrebbe essere più complessa e richiedere quindi di ragionare sia sulla rappresentazione grafica delle funzioni goniometriche che sulla circonferenza goniometrica (come si è fatto per le equazioni goniometriche).

$\text{sen}x > \cos x$ → $\frac{\pi}{4} + 2k\pi < x < \frac{5}{4}\pi + 2k\pi$

Quesiti svolti

---

1 **L'angolo di 300° corrisponde a:**

A $2\pi_{\text{rad}}$

B $3/5\pi_{\text{rad}}$

C $5/3\pi_{\text{rad}}$

D $4/3\pi_{\text{rad}}$

E $3/4\pi_{\text{rad}}$

Applicando la formula del § 9.1 si ha:

$$x_{\text{rad}} = x° \cdot \frac{\pi}{180°} = 300° \cdot \frac{\pi}{180°} = \frac{300°}{180°} \cdot \pi = \frac{5}{3}\pi$$

per cui la risposta corretta è la **C**.

---

2 **Il seno di un angolo:**

A si misura in radianti

B è una grandezza adimensionale

C si misura in gradi

D ha le dimensioni di una lunghezza

E ha le dimensioni del reciproco di una lunghezza

Il seno di un angolo è stato definito (nel § 9.2.2) come rapporto fra segmenti (ossia fra grandezze omogenee), quindi è una grandezza adimensionale (risposta **B**).

---

3 **Delle seguenti relazioni una sola è corretta. Quale?**

A $\text{sen}\alpha + \cos\alpha = 1$

B $\text{sen}^2\alpha = 1 - \cos^2\alpha$

C $\text{tg}\alpha = \dfrac{\cos\alpha}{\text{sen}\alpha}$

D $\text{sen}^2\alpha = (\text{sen}\alpha) \cdot (\cos\alpha)$

E $\text{sen}\alpha - \cos\alpha = 1$

Una delle relazioni fondamentali della trigonometria è la cosiddetta unità trigonometrica:

$$\text{sen}^2\alpha + \cos^2\alpha = 1$$

Sottraendo $\cos^2\alpha$ a entrambi i membri si ottiene $\text{sen}^2\alpha = 1 - \cos^2\alpha$. La risposta esatta è dunque la **B**.

4 L'equazione sen$x = -1/2$ è soddisfatta per:

A $x = 0$

B $x = -\pi/6 + 2k\pi$

C $x = -\pi/3 + 2k\pi$

D $x = +\pi/6 + 2k\pi$ oppure $x = -\pi/6 + 2k\pi$

E $x = \pi/3 + 2k\pi$

Si tratta di trovare quali sono gli angoli il cui seno è uguale a $-1/2$. Si consiglia in questi casi di visualizzare gli angoli attraverso la circonferenza goniometrica (circonferenza di raggio unitario).
Come mostrato nella figura, i due angoli che soddisfano la condizione richiesta sono $x = -\pi/6$ e $x = -5/6\pi$, ai quali va poi aggiunto il termine $2k\pi$ che tiene conto della periodicità della sinusoide.

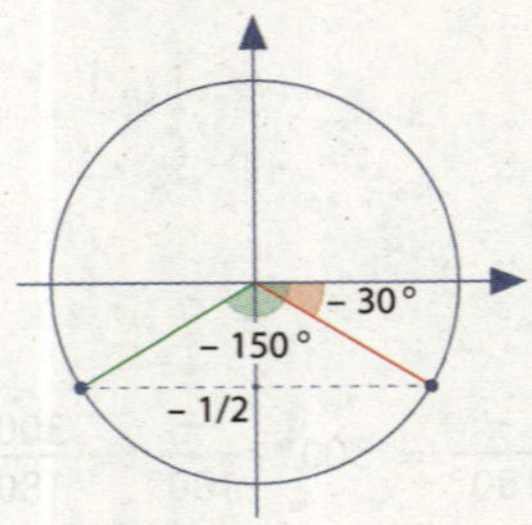

La soluzione completa dell'equazione sen$x = -1/2$ è dunque:

$$x = -\pi/6 + 2k\pi \text{ e } x = -5/6\pi + 2k\pi$$

Tra le risposte proposte si sceglie la **B** (nel quesito non è chiesta la soluzione completa dell'equazione ma se i valori di x proposti la soddisfano).

5 L'equazione sen$x = 3/2$ è vera se:

A $x = 300°$

B $x = 20° + 2k\pi$

C $x = \pi/3 + k\pi$

D $x = \pi/6 + k\pi$

E non è mai vera

Si è visto che la sinusoide è una funzione limitata tra + 1 e – 1. Ciò significa che non esiste nessun angolo il cui seno è più grande di 1 o più piccolo di – 1. La risposta esatta è dunque la **E**.

6 Si indichi la relazione errata:

A $\text{sen}(-\alpha) = -\text{sen}\,\alpha$

B $\cos(-\alpha) = \cos\alpha$

C $\cos(180° - \alpha) = -\cos\alpha$

D $\text{sen}(180° - \alpha) = -\text{sen}\,\alpha$

E $\text{tg}(-\alpha) = -\text{tg}\,\alpha$

Le relazioni contenute nelle risposte proposte fanno parte delle relazioni che legano tra loro le funzioni trigonometriche degli archi associati. Tra queste una delle più utilizzate dice che angoli supplementari hanno lo stesso seno; in simboli si ha: $\text{sen}(180° - \alpha) = \text{sen}\,\alpha$. È dunque evidente che l'espressione contenuta nella risposta **D** è falsa.

PARTE QUINTA

7 **La funzione $y = \dfrac{1}{1 + \text{sen}^2 x}$ assume i seguenti valori:**

A $\frac{1}{2} \le y \le 1$

B $\frac{1}{2} < y < 1$

C $1 < y < 2$

D $1 \le y \le 2$

E $y < \frac{1}{2}, y > 1$

Ricordando che la funzione seno assume esclusivamente valori compresi tra −1 e 1, estremi inclusi, è immediato dedurre che il suo quadrato assume solo valori compresi tra 0 e 1, estremi inclusi.

Poiché nell'equazione della funzione data $\text{sen}^2 x$ compare a denominatore, $y = \dfrac{1}{1 + \text{sen}^2 x}$ assume il suo valore minimo in corrispondenza del valore massimo di $\text{sen}^2 x$, cioè 1:

$$y_{min} = \frac{1}{1 + (\text{sen}^2 x)_{max}} = \frac{1}{1+1} = \frac{1}{2}$$

mentre assume il suo valore massimo in corrispondenza del valore minimo di $\text{sen}^2 x$, cioè 0:

$$y_{max} = \frac{1}{1 + (\text{sen}^2 x)_{min}} = \frac{1}{1+0} = 1$$

La funzione data assume pertanto tutti i valori compresi tra $\frac{1}{2}$ e 1, estremi inclusi, quindi la risposta esatta è la A.

8 **Nel cerchio goniometrico le funzioni seno e coseno sono entrambe negative:**

A nel primo quadrante

B nel secondo quadrante

C nel terzo quadrante

D nel quarto quadrante

E seno e coseno non sono mai entrambe negative

Ricordando la tabella del § 9.6, si ricava immediatamente che la risposta corretta è la C.

9 **L'espressione $(\text{sen}x) \cdot (\cos x)$ è uguale a:**

A $0{,}5 \cdot \text{sen}2x$

B $\cos(x/2)$

C $\text{sen}x$

D $2 \cdot \text{sen}2x$

E $1 - \text{sen}^2 x \cos^2 x$

Una delle formule di duplicazione degli archi è: $\text{sen}2x = 2\text{sen}x \cdot \cos x$; dividendo ambo i membri per 2 si ricava:

$$\text{sen}x \cdot \cos x = \frac{1}{2}\text{sen}2x \quad \rightarrow \quad \text{sen}x \cdot \cos x = 0{,}5 \cdot \text{sen}2x$$

quindi la risposta corretta è la A.

MATEMATICA

10 L'equazione trigonometrica sen x – cos x = 0 ha come soluzione uno dei seguenti valori di x. Quale?

- **A** $3\pi/4$ + multipli di π oppure $3\pi/4$ – multipli di π
- **B** $\pi/4$ + multipli di π oppure $\pi/4$ – multipli di π
- **C** $\pi/4$ + multipli di $\pi/2$ oppure $\pi/4$ – multipli di $\pi/2$
- **D** $2\pi/3$ + multipli di $\pi/2$ oppure $2\pi/3$ – multipli di $\pi/2$
- **E** $\pi/2$ + multipli di $\pi/2$ oppure $\pi/2$ – multipli di $\pi/2$

Spostando il termine – cos x a secondo membro si ricava:

$$\text{sen}\, x = \cos x$$

Si tratta quindi di trovare quale risposta contiene angoli il cui seno è uguale al coseno. Si consiglia di visualizzare gli angoli attraverso la circonferenza goniometrica.

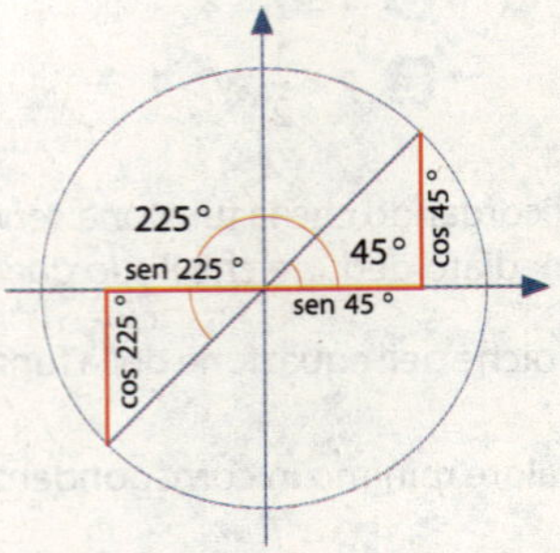

La soluzione dell'equazione sen x = cos x risulta quindi:

$$x = \frac{\pi}{4} \pm 2k\pi \quad \text{e} \quad x = \frac{5}{4}\pi \pm 2k\pi \qquad \text{con } k \in \mathbb{N}$$

ossia:

$$x = \frac{\pi}{4} \pm k\pi \qquad \text{con } k \in \mathbb{N}$$

La risposta esatta è quindi la **B**.

10 | Probabilità e statistica

10.1 | Calcolo delle probabilità

10.1.1 | Il concetto di evento

Un concetto di primaria importanza nella teoria della probabilità è quello di *evento*. Si pensi al lancio di un dado: qualsiasi affermazione sul possibile risultato del lancio non può essere prevista *a priori*: ogni risultato è quindi *incerto* (o *aleatorio*). Ogni punteggio possibile ("1", "2",...,"6") è un evento aleatorio, come lo sono anche tutte le possibili affermazioni ("il risultato è un numero pari", "il risultato è un numero divisibile per 3",...).

Per evento si intende qualsiasi fatto fisico o concettuale che viene descritto (a parole) da un enunciato che ammetta due soli valori logici: vero o falso.

Generalmente gli eventi descrivono il risultato di un *esperimento* (fisico o concettuale): il lancio di una moneta, il numero di pezzi difettosi in un lotto di produzione, il risultato (somma) del lancio di due dadi, ... Quindi per ogni esperimento, benché risulti impossibile prevederne il "risultato", è invece possibile *enumerare* o *descrivere l'insieme di tutti i risultati (esiti) possibili.*

Per l'esperimento "lancio di un dado", l'insieme di tutti gli esiti possibili è {1, 2, 3, 4, 5, 6}: l'evento "esce un numero pari" comprende quindi gli esiti {2, 4, 6}.
Per l'esperimento "lancio di due monete" l'insieme di tutti gli esiti è {TT, TC, CT, CC}: l'evento "escono due teste" comprende il solo esito {TT}.

L'insieme di tutti i possibili esiti è chiamato **spazio dei risultati** e viene indicato con *U*: **qualsiasi evento può essere visto come insieme di esiti e quindi come sottoinsieme** (eventualmente improprio) **di *U***. Allora un generico evento *E* è vero, cioè accade, se l'esperimento ha generato un esito tale da appartenere a E (pensato come sottoinsieme di *U*). Di conseguenza, anche l'intero spazio dei risultati e l'insieme vuoto ∅ sono da considerarsi eventi, chiamati rispettivamente **evento certo** ed **evento impossibile**. Chiaramente l'evento certo è sempre vero (l'esito sicuramente appartiene a *U*), mentre l'evento impossibile è sempre falso (nessun esito può appartenere all'insieme vuoto ∅).

Poiché gli eventi sono insiemi (di esiti), su di essi è possibile operare mediante le usuali operazioni insiemistiche di unione, intersezione e complementazione.

Se *E* e *F* sono eventi allora:

- l'evento *opposto* (o complementare) $\bar{E}$ è un evento vero se *E* è falso. In altre parole, due eventi *E* ed $\bar{E}$ si dicono opposti quando il verificarsi di *E* esclude il verificarsi di $\bar{E}$ e viceversa.

  Dal lancio di una moneta si possono verificare due eventi tra loro opposti: l'uscita della faccia contenente la testa o di quella contenente la croce.

- l'evento *unione* $E \cup F$ è un evento vero se *almeno* uno dei due eventi è vero;
- l'evento *intersezione* $E \cap F$ è un evento vero se *entrambi* gli eventi sono veri.

Si consideri l'esperimento "lancio di un dado" e il corrispondente spazio dei risultati $U = \{1, 2, 3, 4, 5, 6\}$. Se $E = \{1, 2, 3\}$ e $F = \{3, 4\}$ allora:

- $E \cup F = \{1, 2, 3, 4\}$
- $E \cap F = \{3\}$
- $\bar{E} = \{4, 5, 6\}$
- $\bar{F} = \{1, 2, 5, 6\}$

Se l'esito dell'esperimento è "4" allora F, $E \cup F$ e $\bar{E}$ sono veri, mentre E, $E \cap F$ e $\bar{F}$ sono falsi.

MATEMATICA

Due eventi si dicono **incompatibili** (o disgiunti) quando non possono avvenire contemporaneamente (in caso contrario gli eventi si dicono *compatibili*). In simboli, i due eventi E ed F sono incompatbili se:

$$E \cap F = \varnothing$$

Nel lancio di un dado, l'evento "esce il numero 2" e l'evento "esce il numero 4" sono due eventi incompatibili (ma non opposti).

Infine, due eventi E ed F si dicono **indipendenti** se il verificarsi di E non cambia la probabilità che si verifichi F e viceversa (in caso contrario gli eventi si dicono *dipendenti*).

Nel lancio di due dadi, l'evento "esce il numero 1 sul primo dado" e l'evento "esce il numero 6 sul secondo dado" sono due eventi indipendenti.

10.1.2 | Probabilità di un evento

Dopo aver chiarito il concetto di evento è possibile fornire la definizione di probabilità.

La probabilità di un evento E, indicata con $P(E)$, è il rapporto tra il numero dei casi favorevoli al manifestarsi di E e il numero dei casi possibili, giudicati egualmente probabili.

La probabilità che lanciando una moneta esca "croce" è $1/2$. Infatti c'è un solo caso favorevole (l'uscita della "croce") su due casi possibili ("testa" oppure "croce") .
La probabilità che dal lancio di un dado esca il numero 2 è $1/6$. Infatti i casi possibili sono 6 (le 6 facce del dado) mentre il caso favorevole (l'uscita del numero 2) è uno solo.

La probabilità di un evento è quindi un numero compreso tra 0 e 1. In particolare si ha:

$$P(E) = 0 \text{ se l'evento } E \text{ è impossibile}$$

$$P(E) = 1 \text{ se l'evento } E \text{ è certo}$$

La probabilità che dal lancio di un dado (con le facce numerate da 1 a 6) esca il numero 7 è pari a 0: si tratta di un evento impossibile.
La probabilità che dal lancio di un dado esca un numero minore di 7 è pari a 1: si tratta di un evento certo (ossia che si verifica sicuramente).

Se E ed $\bar{E}$ sono due eventi opposti la somma delle loro probabilità è uguale a 1:

$$P(E) + P(\bar{E}) = 1 \quad \rightarrow \quad P(\bar{E}) = 1 - P(E)$$

In altre parole, la probabilità che E **non** si verifichi è pari a $1 - P(E)$.

La probabilità che, dal lancio di un dado, **non** esca il numero 2 è uguale a $5/6$ ossia è pari alla differenza tra 1 e la probabilità che esca proprio il numero 2.

Determinare la probabilità che sia uguale a 4 la somma dei numeri usciti dal lancio di due dadi.
I casi favorevoli sono tre e sono descritti nella tabella seguente:

1° Dado	2° Dado	Somma
1	3	4
3	1	4
2	2	4

$$\left.\begin{array}{l}\text{numero di casi favorevoli} = 3\\ \text{numero di casi possibili} = 36\end{array}\right\} \rightarrow \text{La probabilità dell'evento è } P = \frac{3}{36} = \frac{1}{12}$$

10.1.3 | Teorema delle probabilità totali

Siano *E* ed *F* due eventi *incompatibili*; la probabilità che si verifichi *E* **oppure** *F* (ossia la probabilità che si verifichi l'evento $E \cup F$) è uguale alla somma delle probabilità dei singoli eventi. In simboli, se i due eventi *E* ed *F* sono incompatibili allora:

$$P(E \cup F) = P(E) + P(F)$$

Dal lancio di un dado, ciascun numero ha probabilità 1/6 di uscire; la probabilità che esca il numero 1 **oppure** il 6 è $P(1, 6) = 1/6 + 1/6 = 1/3$.

La formula che vale in generale per due eventi compatibili qualsiasi è:

$$P(E \cup F) = P(E) + P(F) - P(E \cap F)$$

10.1.4 | Teorema delle probabilità composte

Siano *E* ed *F* due eventi *indipendenti*; la probabilità che essi si verifichino **contemporaneamente** (ossia la probabilità che si verifichi l'evento $E \cap F$) è data dal prodotto delle probabilità dei singoli eventi. In simboli, se i due eventi *E* ed *F* sono indipendenti allora:

$$P(E \cap F) = P(E) \cdot P(F)$$

La probabilità che, lanciando due volte un dado, esca due volte il numero 1 è data da:

$$P = 1/6 \cdot 1/6 = (1/6)^2 = 1/36$$

Analogamente, nel caso di tre o più eventi *indipendenti E, F, G… Z* la probabilità che si verifichino tutti **contemporaneamente** è data ancora dal prodotto delle probabilità dei singoli eventi:

$$P(E \cap F \cap G \cap ... \cap Z) = P(E) \cdot P(F) \cdot P(G) \cdot ... \cdot P(Z)$$

La probabilità che, lanciando tre volte un dado, esca tre volte il numero 1 è data da:

$$P = 1/6 \cdot 1/6 \cdot 1/6 = (1/6)^3 = 1/216$$

I due teoremi visti sono spesso utili per calcolare la probabilità di particolari eventi.

Si tirano due dadi. Qual è la probabilità di ottenere un 6 e un numero diverso da 6?
Per la risoluzione di questo problema si può procedere in due modi distinti: utilizzando la definizione oppure utilizzando i due teoremi visti sul calcolo delle probabilità. Per utilizzare la definizione si tratta ancora una volta di trovare il numero di casi favorevoli al manifestarsi dell'evento (i casi possibili sono in totale $6 \cdot 6 = 36$).

Configurazione	1° Dado	2° Dado	N° di casi
1ª	6	da 1 a 5	5
2ª	da 1 a 5	6	5

Complessivamente i casi favorevoli sono $5 + 5 = 10$ e la probabilità richiesta vale 10/36.
Nel caso invece si vogliano usare i teoremi visti si procede nel modo seguente: l'evento si verifica se la configurazione dei dadi è una delle due riportate nella precedente tabella.
Per il teorema delle probabilità composte, la probabilità di ognuna delle due configurazioni (che risultano essere naturalmente equiprobabili) si ottiene dal prodotto delle probabilità relative ai valori assunti dai singoli dadi; per la prima configurazione, per esempio, si ha:

$$P_1 = \frac{1}{6} \cdot \frac{5}{6} = \frac{5}{36}$$

Dato che le due configurazioni sono incompatibili tra loro, per il teorema delle probabilità totali, la probabilità cercata si ottiene sommando le probabilità delle due configurazioni:

$$P = P_1 + P_2 = \frac{5}{36} + \frac{5}{36} = \frac{10}{36}$$

MATEMATICA

10.1.5 | Probabilità e coefficiente binomiale

Spesso un dato esperimento può essere pensato come costituito da n **ripetizioni** di un esperimento più semplice: se, per esempio, si chiede qual è la probabilità che esca k volte "testa" se una moneta viene lanciata n volte (oppure, indifferentemente, se si lanciano n monete) questo equivale a ripetere n volte il singolo esperimento "lancio di una moneta". Le configurazioni distinte possono essere numerose e occorre una formula per poterle contare: per questo "conteggio" si utilizza il *coefficiente binomiale* che fondamentalmente risponde alla domanda "dati n oggetti, in quanti modi ne posso scegliere k?". La formula per il calcolo del coefficiente binomiale "n su k" è la seguente[1]:

$$\binom{n}{k} = \frac{n!}{(n-k)! \cdot k!}$$

Qual è la probabilità che lanciando 6 volte una moneta escano esattamente 4 teste?

Lanciando 6 volte una moneta, la probabilità di ottenere una certa sequenza contenente esattamente 4 volte testa e, di conseguenza, 2 volte croce è data da:

$$P_1 = \frac{1}{2} \cdot \frac{1}{2} \cdot \frac{1}{2} \cdot \frac{1}{2} \cdot \frac{1}{2} \cdot \frac{1}{2} = \frac{1}{2^6} = \frac{1}{64}$$

Occorre però prestare attenzione al fatto che questa è la probabilità di ottenere una sola configurazione, per esempio T T T T C C dove ci sono prima le 4 teste e poi le 2 croci: esistono però altre configurazioni. Si potrebbero presentare le seguenti sequenze:

TTTTCC
TTTCTC
TTTCCT
TTCTTC
...
CTCTTT
CCTTTT

Occorre quindi contare tutte queste possibili configurazioni: applicando la formula per il calcolo del coefficiente binomiale al caso dei 6 lanci (quindi $n = 6$) con la testa che esce 4 volte (quindi $k = 4$) si ottiene:

$$\binom{6}{4} = \frac{6!}{(6-4)! \cdot 4!} = \frac{6!}{2! \cdot 4!} = \frac{6 \cdot 5}{2} = \frac{30}{2} = 15$$

La probabilità cercata è quindi data dal prodotto del coefficiente binomiale e della probabilità di una singola configurazione:

$$P_2 = 15 \cdot P_1 = 15 \cdot \frac{1}{64} = \frac{15}{64}$$

In un quesito a risposta multipla si commette facilmente l'errore di calcolare la probabilità di ottenere una sola configurazione e quindi di rispondere erroneamente $P = 1/64$ che rappresenta invece la probabilità di una sola delle 15 possibili sequenze di 4 teste e 2 croci.

Il valore del coefficiente binomiale può anche essere trovato tramite il metodo per il calcolo dei coefficienti della potenza n-esima di un binomio (§ 2.2.6).

$\binom{n}{k}$ è il $(k+1)$-esimo valore della $(n+1)$-esima riga del triangolo di Tartaglia (§ 2.2.6).

È utile ricordare infine altre proprietà del coefficiente binomiale.

$$\binom{n}{0} = \binom{n}{n} = 1 \; ; \quad \binom{n}{1} = \binom{n}{n-1} = n \, .$$

1. Con $n!$ (n fattoriale) si intende il prodotto dei primi n numeri naturali (per esempio $4! = 4 \cdot 3 \cdot 2 \cdot 1 = 24$). Inoltre per definizione si ha: $0! = 1$.

10.2 | Statistica

La statistica comprende le tecniche di raccolta ed elaborazione dei dati al fine di trarre da essi delle informazioni sintetiche.

10.2.1 | Distribuzioni statistiche

Il punto di partenza di un'indagine statistica consiste sempre nella raccolta dei dati e nella loro classificazione: dopo aver definito il *carattere* che si intende analizzare (per esempio "colore degli occhi") e le sue *modalità* (per esempio "occhi verdi", "occhi azzurri"…), si procede alla rilevazione, che consiste nell'assegnare ciascuna osservazione alla corrispondente modalità del carattere.

Al fine di ottenere una descrizione sintetica del fenomeno, è utile associare a ciascuna modalità il numero di ricorrenze, ossia il numero delle osservazioni che rientrano in tale modalità: questo numero prende il nome di *frequenza* (o *intensità*).

L'insieme delle modalità e delle rispettive frequenze prende il nome di distribuzione statistica (o distribuzione delle frequenze).

La distribuzione statistica si ottiene dunque riclassificando le osservazioni in base alla frequenza con cui ciascuna modalità compare.

Distribuzione del colore degli occhi di 100 individui:

Modalità	Frequenza
Verdi	12
Azzurri	16
Castani	58
Neri	14

La distribuzione statistica è a tutti gli effetti una *funzione* (per la definizione di funzione si veda § 8.1) **in quanto associa a ciascuna modalità la corrispondente frequenza.**

Come tutte le funzioni, anche la distribuzione statistica può essere rappresentata sia in forma tabellare (elencando le modalità e le corrispondenti frequenze come nell'esempio precedente) che in forma grafica.

La stessa distribuzione dell'esempio precedente (sul colore degli occhi di 100 individui) può essere rappresentata sia tramite un istogramma (grafico a sinistra, che mostra la frequenza di ciascuna modalità) sia tramite un areogramma o diagramma "a torta" (grafico a destra, che mostra l'incidenza percentuale di ciascuna modalità sul totale).

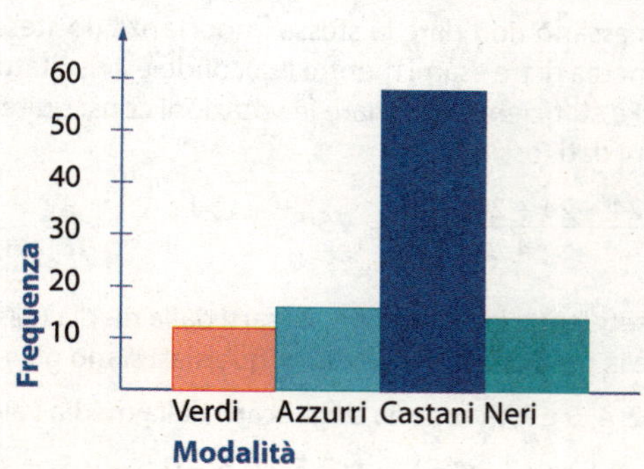

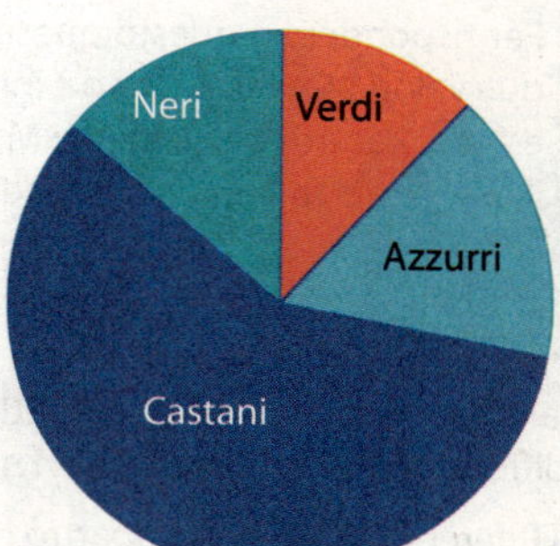

10.2.2 | Moda, mediana e media aritmetica

Si è già detto che la statistica si pone la finalità di trarre dai dati delle informazioni sintetiche: la distribuzione statistica rappresenta già una forma di sintesi dei dati, ma è spesso necessario disporre di un unico valore numerico che sintetizzi tutti i dati della distribuzione rappresentandone, in qualche modo, il "centro". Esiste più di un "valore centrale" (che più correttamente prende il nome di *indice di posizione* o *di tendenza centrale*) che può essere utilizzato a tal fine; i più importanti sono la *moda*, la *mediana* e la *media aritmetica* della distribuzione.

La moda rappresenta sicuramente il "valore centrale" più intuitivo: **la moda è** infatti **la modalità che presenta la massima frequenza.**

Dati i sette numeri 2, 3, 5, 1, 5, 3, 5 la loro moda è 5 (è la modalità con il maggior numero di ricorrenze).

Per definire invece la mediana di una distribuzione è necessario *ordinare* le osservazioni, ponendole in *ordine crescente*: **la mediana è l'osservazione che occupa la posizione centrale della successione.** Nel caso la successione sia costituita da un numero N dispari di elementi, la mediana coincide con l'elemento che occupa la posizione $(N+1)/2$.

Dati i sette numeri 2, 3, 5, 1, 5, 3, 5 la loro successione ordinata è:

1, 2, 3, 3, 5, 5, 5

quindi la mediana è 3 (quarto elemento in una successione di sette).

Nel caso la successione sia costituita da un numero N pari di elementi, si presentano due elementi centrali che occupano le posizioni $N/2$ e $(N/2)+1$: la mediana è, in questo caso, per definizione la semisomma dei due elementi.

Dati gli otto numeri 2, 3, 5, 1, 5, 3, 5, 7 la loro successione ordinata è:

1, 2, 3, 3, 5, 5, 5, 7

quindi la mediana è la semisomma di 3 e 5 (quarto e quinto elemento, rispettivamente, in una successione di otto), ossia $4 = (3+5)/2$.

Infine, **la media aritmetica** (o semplicemente *media*) **di n numeri è la somma degli n numeri divisa per n**:

$$\text{media di } x_1, x_2, \dots, x_n = M(x_1, x_2, \dots, x_n) = \frac{x_1 + x_2 + \dots + x_n}{n}$$

La media aritmetica dei quattro numeri 2, 4, 5 e 7 è $\frac{2+4+5+7}{4} = \frac{18}{4} = 4{,}5$.

Uno studente universitario, dopo aver sostenuto tre esami, ha una media di 24 trentesimi. Nell'esame successivo lo studente consegue 30. Qual è la sua media dopo i quattro esami?
Per rispondere a questo quesito è necessario non dare la stessa importanza (lo stesso peso) ai due valori 24 e 30. Il primo è infatti la media di tre esami mentre il secondo è il risultato di un solo esame. Per trovare la media M dei voti è sufficiente sommare le votazioni conseguite e dividere il risultato per il numero totale di esami dati (ossia 4):

$$M = \frac{24+24+24+30}{4} = 25{,}5$$

Una particolarità della media aritmetica è la seguente: la somma degli scarti dalla media (ossia la somma delle differenze fra ciascuno degli n numeri e la media) è **sempre nulla**, qualsiasi siano gli n numeri.

Riferendosi ancora ai quattro numeri 2, 4, 5 e 7, la somma degli scarti dalla media vale:

$$(2-4{,}5)+(4-4{,}5)+(5-4{,}5)+(7-4{,}5) = -2{,}5-0{,}5+0{,}5+2{,}5 = 0$$

10.3 | Calcolo combinatorio

Il calcolo combinatorio si propone di stabilire il numero totale dei gruppi che si possono formare con un dato numero di oggetti, una volta fissata la legge di composizione di tali gruppi.

10.3.1 | Disposizioni

Disposizioni semplici

Con disposizioni di n oggetti a k a k ($D_{n,k}$), si definisce il numero di modi in cui è possibile disporre n oggetti presi k alla volta (a k a k) ove ciascuna disposizione differisce dalle altre **per gli oggetti oppure per il loro ordine**. Si ha che:

$$D_{n,k} = n(n-1)(n-2)(\ldots)(n-k+1) = \frac{n!}{(n-k)!}$$

Quanti sono i numeri di tre cifre distinte che si possono formare con le quattro cifre 1, 3, 5 e 7?
Si tratta di disposizioni semplici di 4 oggetti a 3 a 3. Applicando la relazione vista si ha:

$$D_{4,3} = 4 \cdot 3 \cdot 2 = 24 .$$

In quanti possibili modi diversi possono sedersi dieci persone su una panca con quattro posti?
Anche in questo caso i modi possibili sono tanti quante sono le disposizioni semplici di 10 oggetti presi a 4 a 4, ossia $D_{10,4} = 10 \cdot 9 \cdot 8 \cdot 7 = 5040$.

Disposizioni con ripetizione

Sono disposizioni di n oggetti a k a k dove ciascun elemento figura al massimo k volte:

$$D^{rip}_{n,k} = n^k$$

Quante parole con 4 lettere si possono formare disponendo di 7 lettere dell'alfabeto e potendo ripetere la stessa lettera?
Si tratta di disposizioni con ripetizione di 7 oggetti a 4 a 4. Applicando la relazione si ha:

$$D^{rip}_{7,4} = 7^4$$

10.3.2 | Permutazioni

Permutazioni semplici

Le permutazioni sono disposizioni di n oggetti a n a n, quindi **differiscono** l'una dall'altra **solo per l'ordine** degli oggetti. Vale la seguente relazione:

$$P_n = D_{n,n} = n(n-1)(n-2)(\ldots)1 = n!$$

In quanti modi diversi possono sedersi 4 persone su una panca con 4 posti?
Si tratta di permutazioni semplici di quattro oggetti: $4! = 4 \cdot 3 \cdot 2 = 24$.

Permutazioni con ripetizione

Sono permutazioni di n oggetti di cui k uguali:

$$P^{rip}_{n,k} = \frac{n!}{k!}$$

Quanti anagrammi (anche senza significato) si ottengono con le lettere della parola CANNONE?
Si tratta di 7 oggetti di cui 3 uguali (le tre "N") quindi: $P^{rip}_{7,3} = \frac{7!}{3!} = 7 \cdot 6 \cdot 5 \cdot 4 = 840$.

MATEMATICA

10.3.3 | Combinazioni

Combinazioni semplici

Le combinazioni, diversamente dalle disposizioni, **differiscono** l'una dall'altra **solo per gli oggetti** e **non per l'ordine** degli oggetti.

I gruppi {1, 3, 5} e {3, 5, 1} rappresentano due disposizioni, ma una sola combinazione, mentre i gruppi {1, 3, 5} e {1, 3, 6} rappresentano due disposizioni e due combinazioni.

Riprendendo l'esempio precedente, le quattro persone che si siedono nei quattro posti a disposizione, costituiscono, comunque si dispongano, sempre **una sola** combinazione.

Vale la relazione:

$$C_{n,k} = \frac{n!}{(n-k)! \cdot k!}$$

In un torneo quadrangolare di calcio, ciascuna delle quattro squadre partecipanti (A, B, C e D) deve incontrare le altre tre squadre una sola volta. Quante partite vengono giocate in totale?

Il numero di partite del torneo corrisponde al numero di gruppi di due squadre che si possono formare con le quattro squadre A, B, C e D. Occorre però tenere presente che, tra una coppia e l'altra, vi deve essere almeno una squadra diversa (la partita tra A e B e la partita tra B e A sono la stessa partita). Il numero di partite richiesto è dato dunque dal numero di combinazioni di quattro oggetti presi a due a due:

$$C_{4,2} = \frac{4!}{(4-2)! \cdot 2!} = \frac{4!}{2 \cdot 2} = 3 \cdot 2 = 6$$

A una riunione partecipano 6 persone: se ogni persona ha stretto la mano a tutte le altre, quante strette di mano vi sono state?

Per lo stesso ragionamento esposto per l'esercizio precedente, il numero di strette di mano è dato dal numero di combinazioni di sei oggetti presi a due a due:

$$C_{6,2} = \frac{6!}{(6-2)! \cdot 2!} = \frac{6!}{4! \cdot 2} = \frac{6 \cdot 5}{2} = 15$$

Combinazioni con ripetizione

Sono combinazioni di n oggetti a k a k dove ciascun elemento figura al massimo k volte:

$$C^{rip}_{n,k} = \frac{(n+k-1)!}{(n-1)! \cdot k!}$$

In quanti modi è possibile distribuire 4 caramelle (indistinguibili) fra 2 bambini?

Si tratta del classico problema di suddivisione in gruppi di oggetti indistinguibili. Indicando con 1 il primo bambino e con 2 il secondo, la situazione in cui le 4 caramelle vengono assegnate tutte al primo bambino può essere scritta come "1-1-1-1", mentre se si dividono equamente 2 caramelle al primo e 2 al secondo si scriverà "1-1-2-2". Si tratta quindi di combinazioni con ripetizione di 2 oggetti (i numeri 1 e 2 che rappresentano i bambini) presi a gruppi di 4 (ossia il numero di caramelle da distribuire):

$$C^{rip}_{2,4} = \frac{(2+4-1)!}{(2-1)! \cdot 4!} = \frac{5!}{1 \cdot 4!} = 5$$

Quesiti svolti

1 La probabilità di un evento è un numero reale:

A compreso tra – 1 e + 1
B compreso tra 0 e 1
C compreso tra 0 e 100
D qualsiasi
E maggiore di 1

La probabilità di un evento *E* è definita come il rapporto fra il numero di casi favorevoli al verificarsi di *E* e il numero di casi possibili. Si tratta cioè di un rapporto il cui denominatore è sempre maggiore o al più uguale al numeratore: la probabilità è sempre minore o al più uguale a uno (risposta B).

2 In un sacchetto sono contenute molte palline rosse, nere e bianche. Quante palline bisogna estrarre come minimo dal sacchetto, per essere sicuri di averne almeno due dello stesso colore?

A 4
B 6
C 3
D Tutte
E Per rispondere occorre conoscere il numero delle palline presenti nel sacchetto

Diversamente da ciò che potrebbe sembrare inizialmente, per rispondere non è necessario conoscere il numero di palline contenute nel sacchetto. Si vuole mostrare che, estraendo quattro palline dalla scatola, certamente almeno due di queste avranno lo stesso colore (risposta A esatta).

Prima estrazione : la pallina estratta è bianca, rossa o nera.

Seconda estrazione: la seconda pallina estratta può essere dello stesso colore della prima (nel qual caso si è raggiunto l'obiettivo) o di uno degli altri due colori disponibili.

Terza estrazione: la terza pallina estratta può essere dello stesso colore di una delle prime due palline estratte (nel qual caso si è raggiunto l'obiettivo) o del terzo e ultimo colore presente nella scatola.

Quarta estrazione: Se le prime tre palline estratte erano di colori diversi (una rossa, una nera e una bianca) il colore della quarta pallina deve necessariamente coincidere con uno di quelli già estratti.

3 Una scatola contiene 12 cioccolatini: 4 sono fondenti e 8 al latte. Tre cioccolatini vengono estratti a caso dalla scatola, uno dopo l'altro. Qual è la probabilità *P* che i tre cioccolatini estratti siano al latte?

A 3/12 B 12/55 C 7/11 D 14/55 E 3/5

La probabilità che il primo cioccolatino estratto sia al latte è pari a $8/12 = 2/3$. Dopo la prima estrazione, nella scatola sono rimasti 11 cioccolatini di cui 7 al latte e quindi la probabilità che la seconda estrazione dia come risultato un cioccolatino al latte (supposto al latte il primo estratto) è pari a $7/11$. Allo stesso modo, dopo la seconda estrazione sono rimasti 10 cioccolatini di cui 6 al latte; pertanto la probabilità che il terzo cioccolatino estratto sia al latte (supposti al latte i primi due) è pari a $6/10 = 3/5$.

Per il teorema delle probabilità composte, la probabilità che eventi indipendenti si verifichino contemporaneamente è data dal prodotto delle probabilità dei singoli eventi; le tre estrazioni costituiscono eventi indipendenti, che devono avvenire contemporaneamente e quindi la probabilità cercata è pari a:

$$P = 2/3 \cdot 7/11 \cdot 3/5 = 14/55$$

per cui la risposta corretta è la **D**.

4 **Si hanno 10 quesiti per ognuno dei quali sono suggerite 4 risposte, delle quali una sola giusta. Calcolare qual è la probabilità di rispondere correttamente a tutte e dieci le domande se si risponde a caso.**

A 1/40 **B** 1/4 **C** 1/10 **D** 1/14 **E** $(1/4)^{10}$

Per ciascun quesito, la probabilità di indovinare a caso l'unica risposta esatta fra le quattro proposte è pari a 1/4. Dal momento che si tratta di eventi fra loro indipendenti, si applica il teorema delle probabilità composte, per cui la probabilità cercata è pari a:

$$P = \underbrace{1/4 \cdot 1/4 \cdot \ldots \cdot 1/4}_{10 \text{ volte}} = (1/4)^{10}$$

per cui la risposta corretta è la **E**.

5 **Si considerino due dadi da gioco non truccati; le facce di ciascuno dei dadi sono numerate da 1 a 6. Lanciando i dadi, qual è la probabilità che il totale ottenuto (somma dei numeri sulle due facce rivolte verso l'alto) sia uguale a 5?**

A 1/2 **B** 1/3 **C** 1/4 **D** 1/9 **E** 1/12

I casi favorevoli sono quattro e sono descritti nella seguente tabella:

1° dado	2° dado	Somma
1	4	5
2	3	5
3	2	5
4	1	5

Poiché i casi possibili sono 36, si conclude che la probabilità P richiesta è uguale a:

$$P = \frac{4}{36} = \frac{1}{9} \text{ (risposta D)}$$

6 **A e B sono due eventi indipendenti. La probabilità che A si verifichi è 2/5; la probabilità che B non si verifichi è 5/6. Quale è la probabilità che A e B si verifichino contemporaneamente?**

A 1/15 **B** 2/15 **C** 1/3 **D** 17/30 **E** 13/15

La probabilità che due eventi indipendenti si verifichino contemporaneamente è data dal prodotto delle probabilità dei singoli eventi. La probabilità che A si verifichi è uguale a 2/5 e la probabilità che B si verifichi è $(1 - 5/6) = 1/6$. La probabilità richiesta è dunque $2/5 \cdot 1/6 = 1/15$ e la risposta corretta è la **A**.

7 **Tirando contemporaneamente due dadi, quante possibilità vi sono di ottenere lo stesso numero su entrambi?**

A 1 su 6 **B** 1 su 12 **C** 1 su 24 **D** 1 su 36 **E** 1 su 100

La probabilità che esca su entrambi i dadi un numero fissato (per esempio il numero 1) è pari a:

$$1/6 \cdot 1/6 = 1/36$$

Il quesito però non fissa il numero che deve uscire: richiede solo che sia lo stesso su entrambi i dadi, per cui (applicando il teorema delle probabilità totali) si ha:

Probabilità che esca il numero 1 su entrambi i dadi:	1/36 +
Probabilità che esca il numero 2 su entrambi i dadi:	1/36 +
Probabilità che esca il numero 3 su entrambi i dadi:	1/36 +
Probabilità che esca il numero 4 su entrambi i dadi:	1/36 +
Probabilità che esca il numero 5 su entrambi i dadi:	1/36 +
Probabilità che esca il numero 6 su entrambi i dadi:	1/36 =
Probabilità che esca lo stesso numero su entrambi i dadi:	1/6

quindi la risposta cercata è la **A**.

Si giunge alla stessa conclusione notando che l'evento di cui si vuole calcolare la probabilità di successo può essere visto come: "il lancio del secondo dado dà lo stesso risultato del primo, a prescindere da quale esso sia". In sostanza l'esito del primo lancio è ininfluente ai fini del calcolo della probabilità; è il secondo dado che deve dare lo stesso risultato del primo e ciò ha 1 possibilità su 6 di accadere.

8 **Individua fra le seguenti affermazioni quella corretta:**

A si chiama moda di una distribuzione statistica il dato che ricorre meno frequentemente

B si dice mediana di una serie di dati posti in ordine crescente il valor medio

C si chiama probabilità di un evento il numero dei casi ad esso favorevoli

D se P è la probabilità di un evento, la probabilità del suo evento contrario è P – 1

E due eventi compatibili si dicono indipendenti se il verificarsi dell'uno non influisce sulla probabilità del verificarsi dell'altro

È utile ricordare le seguenti definizioni:

- moda di una distribuzione statistica: dato che ricorre più frequentemente all'interno della distribuzione (risposta **A** errata);
- mediana di una serie di dati posti in ordine crescente: valore che occupa la posizione centrale della successione se i dati sono in numero dispari; semisomma dei due valori centrali se i dati sono in numero pari (risposta **B** errata);
- probabilità di un evento: rapporto tra il numero dei casi favorevoli al manifestarsi dell'evento ed il numero dei casi possibili, giudicati ugualmente probabili (risposta **C** errata);
- probabilità del complementare di un evento *E*: detto $\bar{E}$ il complementare (o opposto, o contrario) dell'evento *E*, sussiste la relazione:

$$P(E) + P(\bar{E}) = 1 \quad \rightarrow \quad P(\bar{E}) = 1 - P(E) \quad \text{(risposta D errata)}$$

- eventi indipendenti: due eventi compatibili si dicono indipendenti se il verificarsi dell'uno non influisce sulla probabilità del verificarsi dell'altro (risposta **E** esatta).

La risposta corretta è quindi la **E**.

MATEMATICA

9 In totale quante strette di mano si scambiano 10 persone intervenute ad una riunione?

- **A** 10
- **B** 25
- **C** 45
- **D** 90
- **E** 100

Si ragioni nel modo seguente. La prima persona presa in considerazione stringe la mano una e una sola volta ad ognuna delle altre 9 persone; anche la seconda persona stringe la mano alle altre 9 persone, ma la stretta di mano tra la prima e la seconda persona è già stata conteggiata, quindi sarebbe un errore considerarla una seconda volta: in questo caso se ne contano solamente 8. Analogamente bisogna contare 7 strette di mano per la terza persona, 6 per la quarta ...1 per la nona persona e nessuna per la decima. Il numero cercato è quindi dato da:

$$9 + 8 + 7 + 6 + \dots + 1 + 0$$

In sostanza questa non è altro che la somma dei primi 10 termini di una progressione aritmetica di ragione –1 e per la quale $a_1 = 9$ e $a_{10} = 0$. Applicando la formula già vista si ha:

$$S_{10} = \frac{9+0}{2} \cdot 10 = 45$$

La risposta corretta risulta essere dunque la **C**.

10 Un campione di 6 osservazioni ha come media 26; 2 ulteriori osservazioni forniscono entrambe il valore 28. La media complessiva allora è:

- **A** 26,5
- **B** non si può calcolare senza conoscere il valore delle 6 osservazioni precedenti
- **C** 26,25
- **D** 27
- **E** 26,75

Dalla formula per il calcolo della media aritmetica di una serie di numeri:

$$\text{media aritmetica} = \frac{\text{somma dei valori dati}}{\text{numero degli addendi sommati}}$$

si ottiene immediatamente:

$$\text{somma dei valori dati} = (\text{media aritmetica}) \cdot (\text{numero degli addendi sommati})$$

quindi si deduce che nel caso in oggetto la somma delle prime 6 osservazioni è $26 \cdot 6 = 156$.

La risposta al quesito è dunque la **A**; infatti, per determinare la media delle 8 osservazioni compiute – le sei iniziali, la cui somma è 156, più le ultime due, entrambe paria a 28 – è sufficiente calcolare:

$$\text{media aritmetica} = \frac{26 \cdot 6 + 28 + 28}{8} = \frac{156 + 28 + 28}{8} = \frac{212}{8} = 26{,}5$$

11 | Geometria elementare

Nei paragrafi che seguono si riportano solo gli enunciati dei teoremi fondamentali (senza le dimostrazioni), unitamente alle definizioni di maggiore importanza.

11.1 | Geometria piana

Gli enti geometrici fondamentali sono il *punto*, la *retta* e il *piano*: si tratta di **concetti primitivi**, ossia non definibili tramite concetti più semplici.

La geometria *razionale* o *euclidea* (da Euclide, il più importante matematico dell'antichità che ne riorganizzò in forma deduttiva tutte le conoscenze) è basata su 5 **postulati** o **assiomi**, proposizioni derivate direttamente dall'intuizione e che si accettano senza dimostrazione:

1. si può tracciare una retta da un punto qualsiasi a ogni altro punto;
2. si può prolungare indefinitamente una linea retta;
3. si può descrivere un cerchio con centro e raggio qualsiasi;
4. tutti gli angoli retti sono uguali fra loro;
5. se una retta, che interseca altre due rette, forma dalla stessa parte angoli la cui somma è minore di due angoli retti, le due rette, indefinitamente prolungate, finiscono con l'incontrarsi.

11.1.1 | Angoli e rette

Ciascuna delle due parti di piano individuate da due semirette uscenti da uno stesso punto è detta **angolo**.

Il punto comune alle due semirette è detto *vertice* dell'angolo (indicato dalla lettera V nella figura a fianco), mentre le due semirette prendono anche il nome di *lati* dell'angolo. Se i due lati sono ortogonali, l'angolo viene detto *retto*; se sono opposti, l'angolo viene detto *piatto*; se i due lati coincidono, l'angolo viene detto *giro*.

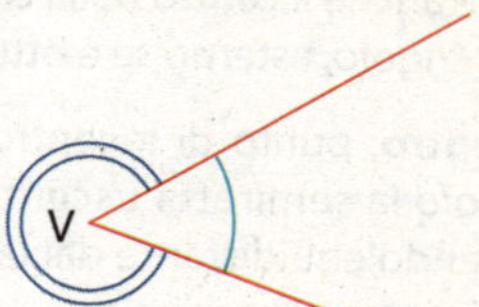

Due angoli aventi lo stesso vertice si dicono *consecutivi* se la loro intersezione è un lato di entrambi. Due angoli consecutivi si dicono *supplementari* se la loro unione è un angolo piatto, *complementari* se è un angolo retto.

Per la misura degli angoli si usa il sistema *sessagesimale*, che ha come unità di misura il **grado**, ottenuto dividendo l'angolo giro in 360 parti uguali.

Due angoli si dicono *opposti al vertice* quando i lati dell'uno sono i prolungamenti dei lati dell'altro. Due angoli opposti al vertice sono *congruenti* (ossia uguali).

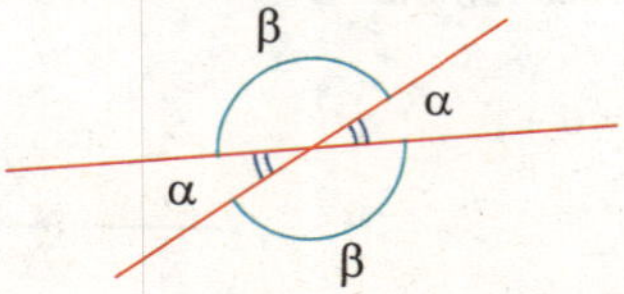

Angoli formati da due rette (*a* e *b*) tagliate da una trasversale *c*

Gli angoli:

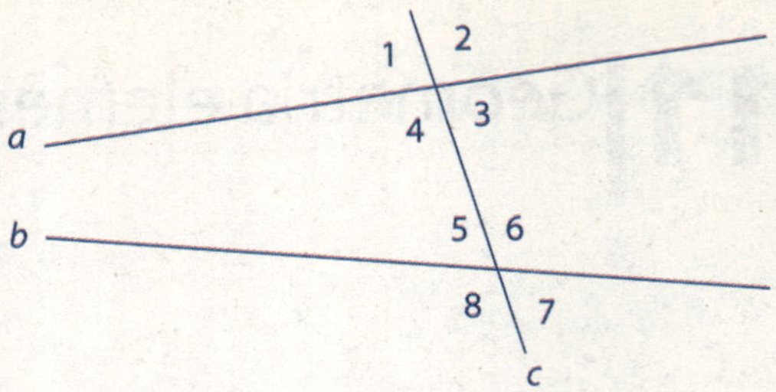

- 4 e 6; 3 e 5 sono detti *alterni interni* (risultano congruenti se le rette *a* e *b* sono parallele);
- 2 e 8; 1 e 7 sono detti *alterni esterni* (risultano congruenti se le rette *a* e *b* sono parallele);
- 1 e 5; 4 e 8; 2 e 6; 3 e 7 sono detti *corrispondenti* (risultano congruenti se le rette *a* e *b* sono parallele);
- 4 e 5; 3 e 6 sono detti *coniugati interni* (risultano supplementari se le rette *a* e *b* sono parallele);
- 1 e 8; 2 e 7 sono detti *coniugati esterni* (risultano supplementari se le rette *a* e *b* sono parallele).

11.1.2 | Triangoli

Il triangolo ABC è detto:

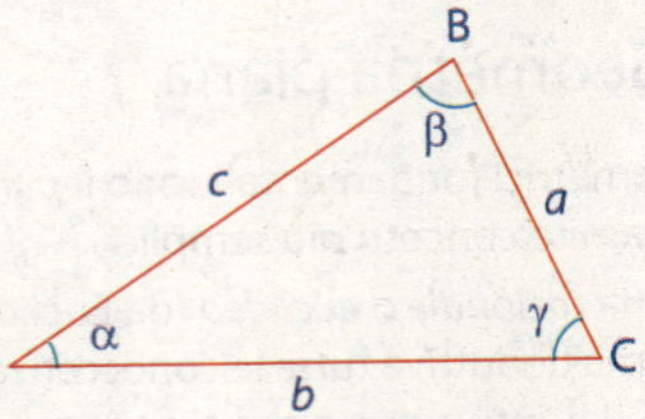

- *Scaleno* se $a \neq b \neq c$
- *Isoscele* se $a = b$ o $a = c$ o $b = c$
- *Equilatero* se $a = b = c$
- *Rettangolo* se α o β o $\gamma = 90°$

Punti notevoli di un triangolo

- **Ortocentro**: punto di incontro delle altezze (si definisce *altezza relativa a un lato* il segmento di perpendicolare condotto al lato dal vertice opposto). L'ortocentro è interno al triangolo se questo è acutangolo (ossia se ha tutti gli angoli interni minori di 90°), esterno se è ottusangolo, coincidente con il vertice dell'angolo retto se è rettangolo.
- **Baricentro**: punto di incontro delle mediane (si definisce *mediana relativa a un lato* il segmento che unisce il punto medio del lato con il vertice dell'angolo opposto). Il baricentro è sempre interno al triangolo.
- **Circocentro**: punto di incontro degli assi dei lati del triangolo (si definisce *asse relativo a un lato* la perpendicolare al lato passante per il suo punto medio). Il circocentro (essendo equidistante dai vertici) è anche il centro della circonferenza circoscritta al triangolo ed è interno al triangolo se questo è acutangolo, esterno se è ottusangolo, coincidente con il punto medio dell'ipotenusa se è rettangolo.
- **Incentro**: punto di incontro delle bisettrici degli angoli del triangolo (si definisce *bisettrice di un angolo* la semiretta uscente dal vertice che divide l'angolo in due parti congruenti). L'incentro (essendo equidistante dai lati) è anche il centro della circonferenza inscritta nel triangolo ed è sempre interno al triangolo.

Relazioni tra gli elementi di un triangolo

In ogni triangolo la somma degli angoli interni è uguale a un angolo piatto:

$$\alpha + \beta + \gamma = 180°$$

Similmente, la somma degli angoli esterni di un triangolo qualsiasi è pari a un angolo giro:

$$\alpha' + \beta' + \gamma' = 360°$$

Inoltre, ciascun angolo esterno è pari alla somma dei due angoli interni non adiacenti:

$$\alpha' = \beta + \gamma \qquad \beta' = \alpha + \gamma \qquad \gamma' = \alpha + \beta$$

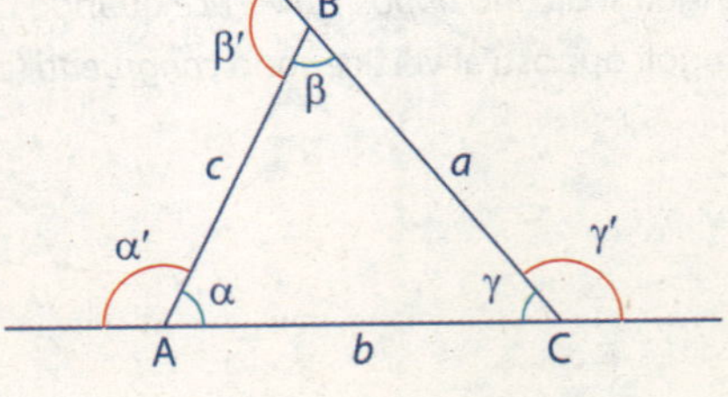

In ogni triangolo ciascun lato è minore della somma degli altri due e maggiore della loro differenza. In ogni triangolo il lato maggiore (minore) è opposto all'angolo maggiore (minore) e viceversa.

11.1.3 | Criteri di congruenza fra triangoli

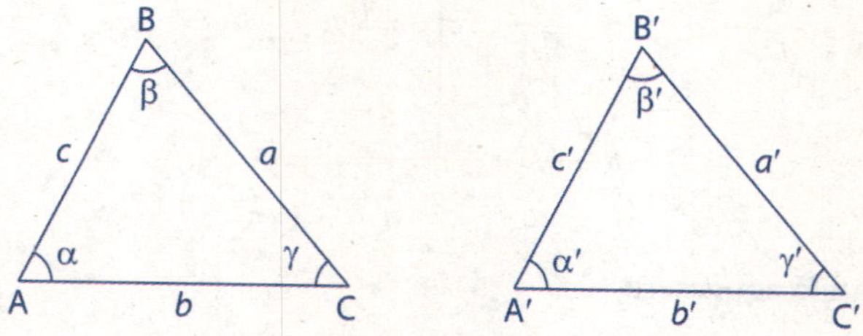

I triangoli ABC e A'B'C' sono congruenti se si verifica una delle seguenti condizioni:

- hanno congruenti due lati e l'angolo compreso;
  (per esempio: $b \equiv b'$; $c \equiv c'$; $\alpha \equiv \alpha'$);
- hanno congruenti due angoli e il lato a essi comune;
  (per esempio: $\alpha \equiv \alpha'$; $\beta \equiv \beta'$; $c \equiv c'$);
- hanno congruenti due angoli e il lato opposto a uno di essi;
  (per esempio: $\alpha \equiv \alpha'$; $\beta \equiv \beta'$; $a \equiv a'$);
- hanno i tre lati rispettivamente congruenti;
  (ossia: $a \equiv a'$; $b \equiv b'$; $c \equiv c'$).

11.1.4 | Perimetro e area dei triangoli

Perimetro di un triangolo

$$P = a + b + c$$

Area di un triangolo

$$A = \frac{ah_a}{2} = \frac{bh_b}{2} = \frac{ch_c}{2}$$

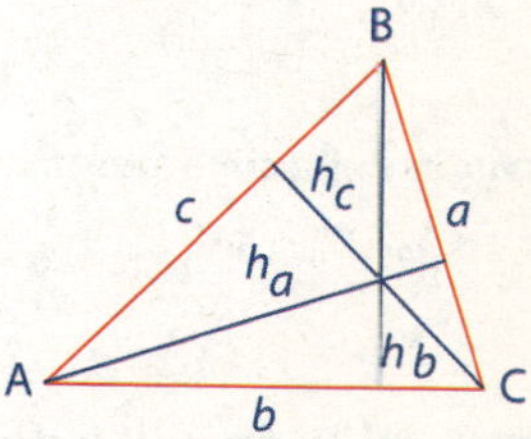

Formula di Erone

Serve per calcolare l'area di un triangolo qualunque conoscendo le misure dei tre lati:

$$A = \sqrt{p(p-a)(p-b)(p-c)}$$

ove p è il semiperimetro (ossia $p = P/2$); oppure:

$$A = r \cdot p = \frac{a \cdot b \cdot c}{4R}$$

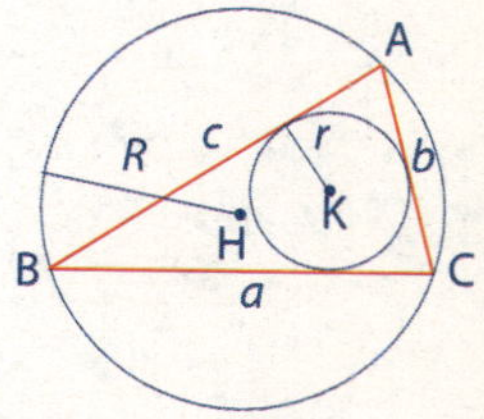

ove r e R sono i raggi delle circonferenze inscritta e circoscritta.

Raggio della circonferenza inscritta in un triangolo:

$$r = \frac{A}{p} = \sqrt{\frac{(p-a)(p-b)(p-c)}{p}}$$

Raggio della circonferenza circoscritta a un triangolo:

$$R = \frac{abc}{4A}$$

MATEMATICA

11.1.5 | Triangoli equilateri

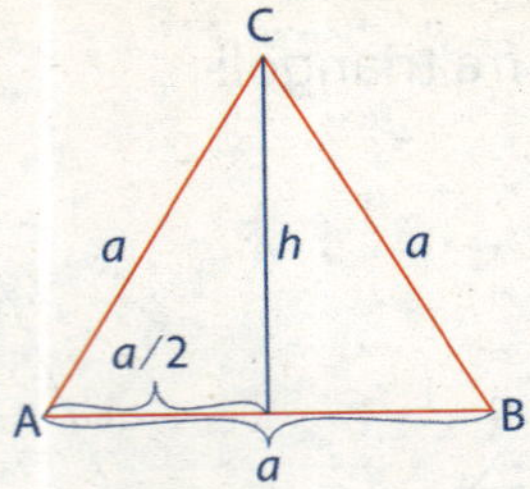

Perimetro di un triangolo equilatero

$$P = 3a$$

Altezza di un triangolo equilatero

$$h = \sqrt{a^2 - \frac{a^2}{4}} = \frac{\sqrt{3}}{2}a = \frac{3}{2}R = 3r$$

Area di un triangolo equilatero

$$A = \frac{ah}{2} = \frac{\sqrt{3}}{4}a^2 = \frac{\sqrt{3}}{3}h^2 = \frac{3\sqrt{3}}{4}R^2 = 3\sqrt{3}r^2$$

dove r ed R sono i raggi delle circonferenze inscritta e circoscritta al triangolo.

Raggio della circonferenza inscritta in un triangolo equilatero:

$$r = \frac{h}{3} = \frac{\sqrt{3}}{6}a = \frac{R}{2}$$

Raggio della circonferenza circoscritta ad un triangolo equilatero:

$$R = \frac{2}{3}h = \frac{\sqrt{3}}{3}a = 2r$$

11.1.6 | Triangoli isosceli

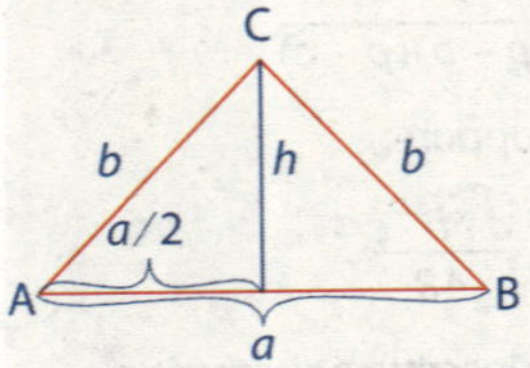

PARTE QUINTA

Perimetro di un triangolo isoscele

$$P = a + 2b$$

Area di un triangolo isoscele

$$A = \frac{ah}{2} = \frac{1}{2}a\sqrt{b^2 - \frac{a^2}{4}}$$

11.1.7 | Triangoli rettangoli

Sia ABC un triangolo rettangolo in C (dove quindi a e b sono i cateti, mentre c è l'ipotenusa).

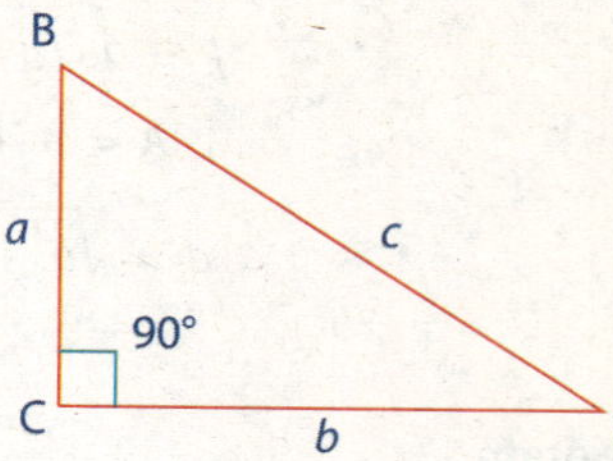

Perimetro di un triangolo rettangolo

$$P = a + b + c$$

Area di un triangolo rettangolo

$$A = \frac{ab}{2}$$

Altezza relativa all'ipotenusa

$$h = \frac{ab}{c}$$

Raggio della circonferenza inscritta

$$r = p - c = (a + b - c)/2$$

Raggio della circonferenza circoscritta

$$R = c/2$$

Teorema di Pitagora

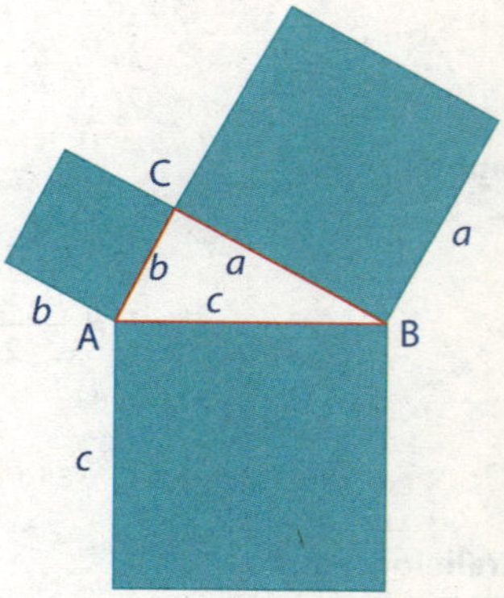

In qualsiasi triangolo rettangolo, l'area del quadrato costruito sull'ipotenusa è uguale alla somma delle aree dei quadrati costruiti sui cateti.

Sia ABC un triangolo rettangolo con ipotenusa c e cateti a e b:

$$c^2 = a^2 + b^2 \rightarrow \begin{cases} a = \sqrt{c^2 - b^2} \\ b = \sqrt{c^2 - a^2} \\ c = \sqrt{a^2 + b^2} \end{cases}$$

Primo teorema di Euclide

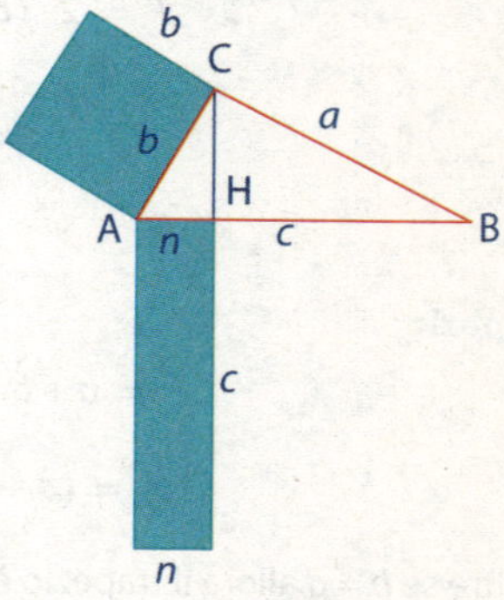

In qualsiasi triangolo rettangolo, un cateto è medio proporzionale fra l'ipotenusa e la sua proiezione sull'ipotenusa.

Sia ABC un triangolo rettangolo in C:

- cateto: $\overline{AC} = b$;
- ipotenusa: $\overline{AB} = c$
- proiezione di AC su AB: $\overline{AH} = n$;

allora si ha il seguente teorema:

$$c : b = b : n \quad \rightarrow \quad b^2 = c \cdot n$$

Secondo teorema di Euclide

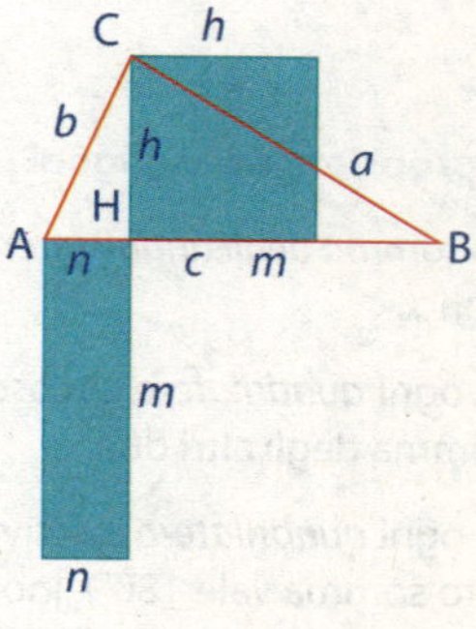

In qualsiasi triangolo rettangolo, l'altezza relativa all'ipotenusa è media proporzionale fra le proiezioni dei cateti sull'ipotenusa.

Sia ancora ABC un triangolo rettangolo in C:

- altezza relativa all'ipotenusa AB: $\overline{CH} = h$
- cateti: $\overline{AC} = b$ e $\overline{BC} = a$
- ipotenusa: $\overline{AB} = c$
- proiezione di AC sull'ipotenusa: $\overline{AH} = n$
- proiezione di BC sull'ipotenusa: $\overline{BH} = m$

allora si ha il seguente teorema:

$$m : h = h : n \quad \rightarrow \quad h^2 = m \cdot n$$

MATEMATICA

11.1.8 | Perimetro e area dei poligoni

Rettangolo

$$P = 2 \cdot (a + b)$$

$$A = a \cdot b$$

$$d = \sqrt{a^2 + b^2}$$

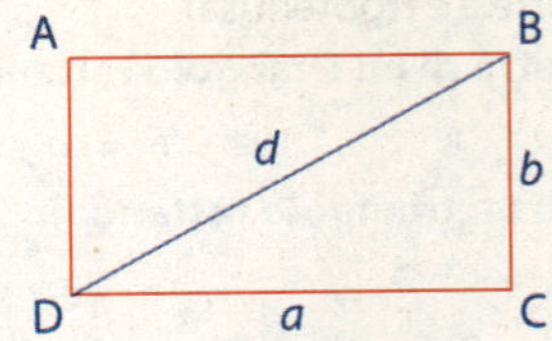

Quadrato

$$P = 4 \cdot a$$

$$A = a^2$$

$$d = a\sqrt{2}$$

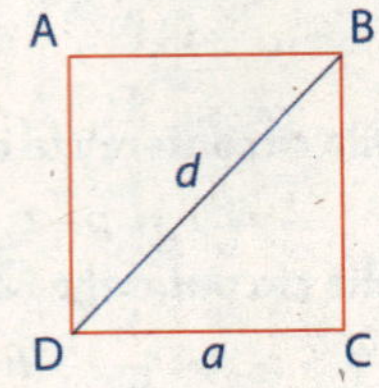

Rombo

$$P = 4 \cdot a$$

$$A = \frac{d_1 \cdot d_2}{2}$$

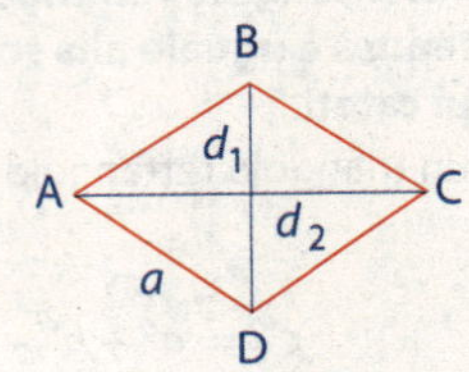

Parallelogrammo

$$P = 2 \cdot (a + b)$$

$$A = a \cdot h$$

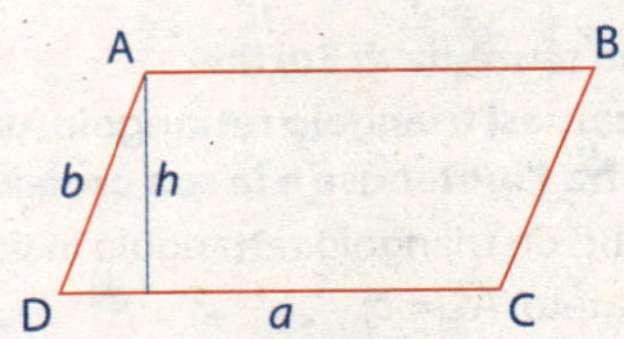

Trapezio

$$P = a + b + c + d$$

$$A = (a + c) \cdot \frac{h}{2}$$

Inoltre se $b = d$ allora il trapezio è detto isoscele.

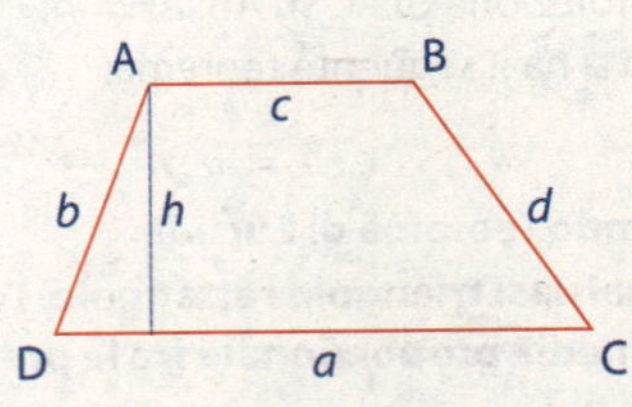

Altre proprietà dei poligoni

- La *somma degli angoli interni di un poligono* vale $(N - 2) \cdot 180°$, dove N indica il numero di lati del poligono.
- In ogni *quadrilatero* circoscrivibile ad una circonferenza, la somma di due lati opposti è uguale alla somma degli altri due.
- In ogni *quadrilatero* inscrivibile in una circonferenza, gli angoli opposti sono supplementari (ossia la loro somma vale 180°). Inoltre, il prodotto delle misure delle diagonali è uguale alla somma dei prodotti delle misure dei lati opposti (*teorema di Tolomeo*).

11.1.9 | Poligoni regolari

Un poligono si dice **regolare** quando ha tutti i lati e tutti gli angoli uguali: ogni poligono regolare è inscrivibile e circoscrivibile a una circonferenza. Queste due circonferenze hanno lo stesso centro che viene detto **centro del poligono**.

Indicando con R il raggio della circonferenza circoscritta, è possibile esprimere il lato e l'area di un qualsiasi poligono regolare in funzione di R.

Poligono regolare	Misura del lato	Misura dell'area
Triangolo	$R\sqrt{3}$	$(3\sqrt{3}/4)\,R^2$
Quadrato	$R\sqrt{2}$	$2R^2$
Esagono	R	$(3\sqrt{3}/2)\,R^2$

Si definisce **apotema** il segmento di perpendicolare tracciato dal centro di un poligono regolare a un lato: l'apotema coincide con il raggio della circonferenza inscritta nel poligono.

11.1.10 | Circonferenza e cerchio

La circonferenza è il luogo geometrico dei punti equidistanti da un punto fisso (detto centro).

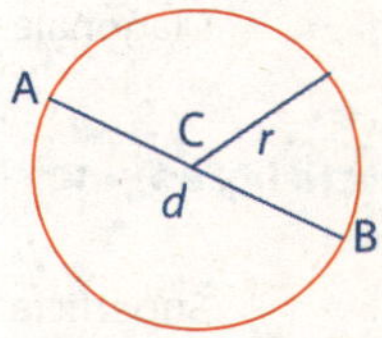

$$d = 2r = \overline{AB} = \text{diametro} \qquad P = 2\pi r = \pi d$$

Il cerchio è l'insieme formato dai punti di una circonferenza e dai punti interni alla circonferenza. La sua area è:

$$A = \pi r^2 = \frac{\pi d^2}{4}$$

Angoli alla circonferenza e angoli al centro

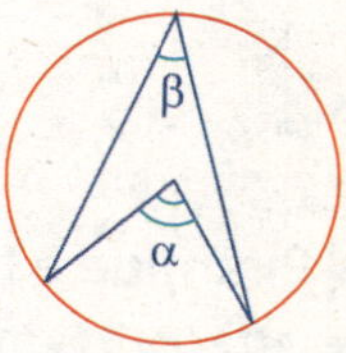

1. In una circonferenza un angolo al centro (cioè con il vertice nel centro) è il doppio del corrispondente angolo alla circonferenza (angolo convesso con il vertice sulla circonferenza e i cui lati sono entrambi secanti o uno secante e l'altro tangente alla circonferenza) che insiste sullo stesso arco:

$$\alpha = 2\beta$$

2. Angoli alla circonferenza che insistono sullo stesso arco o su archi congruenti, sono congruenti.

$$\alpha = \alpha'$$

3. Angoli alla circonferenza che insistono su una semicirconferenza, sono retti.

$$\alpha = \alpha' = 90°$$

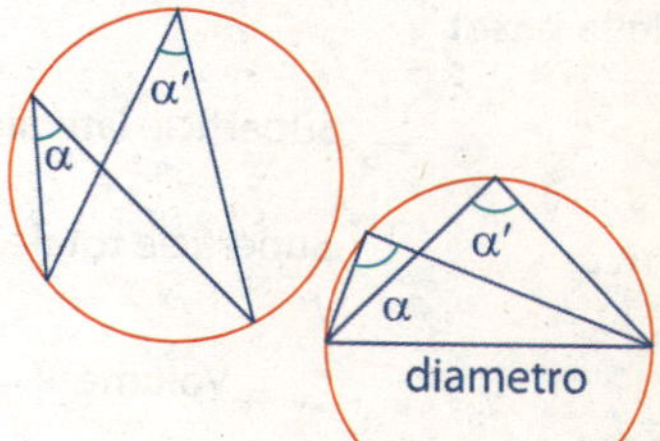

Settore circolare

$$\text{arco AB} = l = \frac{\pi r}{180°}\cdot \alpha°$$

$$P = \frac{\pi r}{180°}\cdot \alpha° + 2r$$

$$A = \frac{l \cdot r}{2} = \frac{\pi \cdot r^2}{360°}\cdot \alpha°$$

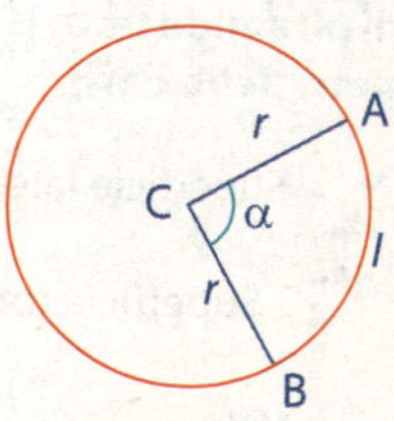

MATEMATICA

11.2 | Geometria solida

11.2.1 | Parallelepipedi

Cubo

Superficie laterale $S_l = 4a^2$

Superficie totale $S_t = 6a^2$

Volume $V = a^3$

Diagonale $d = a\sqrt{3}$

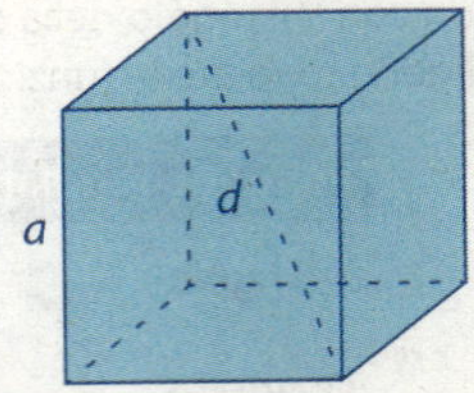

Parallelepipedo rettangolo

Superficie laterale $S_l = 2c(a+b)$

Superficie totale $S_t = 2(ab+ac+bc)$

Volume $V = a \cdot b \cdot c$

Diagonale $d = \sqrt{a^2+b^2+c^2}$

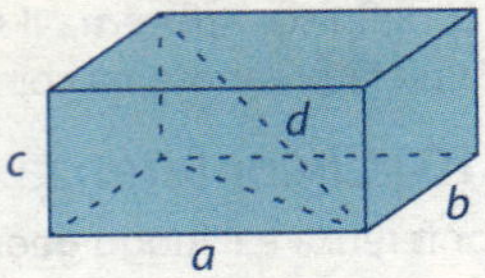

Prisma retto (P_B e S_B indicano il perimetro e la superficie della base)

Superficie laterale $S_l = P_B \cdot h$

Superficie totale $S_t = S_l + 2S_B$

Volume $V = S_B \cdot h$

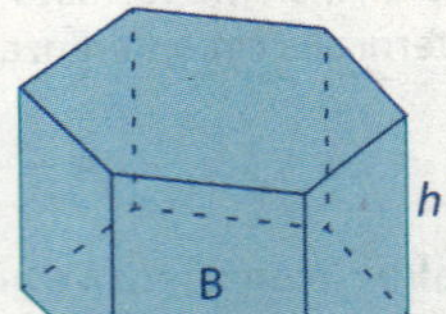

11.2.2 | Piramide e tronco di piramide

Piramide retta (P_B e S_B indicano il perimetro e la superficie della base)

Superficie laterale $S_l = \frac{a}{2} \cdot P_B$

Superficie totale $S_t = S_l + S_B$

Volume $V = \frac{S_B \cdot h}{3}$

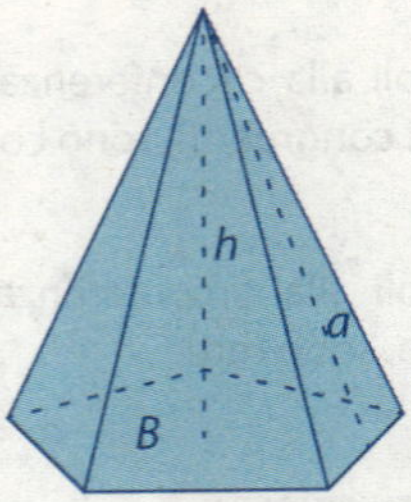

Tronco di piramide retta (S_B, $S_{B'}$, P_B e $P_{B'}$ indicano le superfici e i perimetri delle basi)

Superficie laterale $S_l = \frac{a}{2} \cdot (P_B + P_{B'})$

Superficie totale $S_t = S_l + S_B + S_{B'}$

Volume $V = \frac{h}{3} \cdot (S_B + S_{B'} + \sqrt{S_B \cdot S_{B'}})$

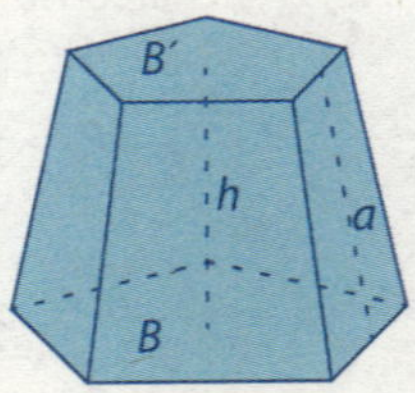

11.2.3 | Cilindro

Superficie laterale $S_l = 2\pi \cdot r \cdot h$

Superficie totale $S_t = 2\pi \cdot r \cdot h + 2\pi r^2 = 2\pi \cdot r \cdot (h + r)$

Volume $V = \pi \cdot r^2 \cdot h$

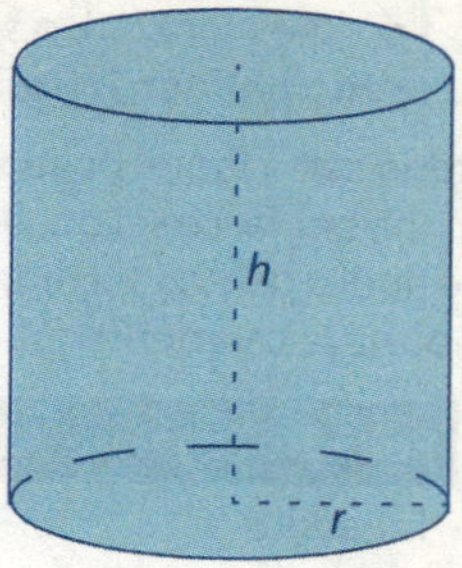

11.2.4 | Sfera

Superficie $A = 4\pi r^2$

Volume $V = \frac{4}{3}\pi r^3$

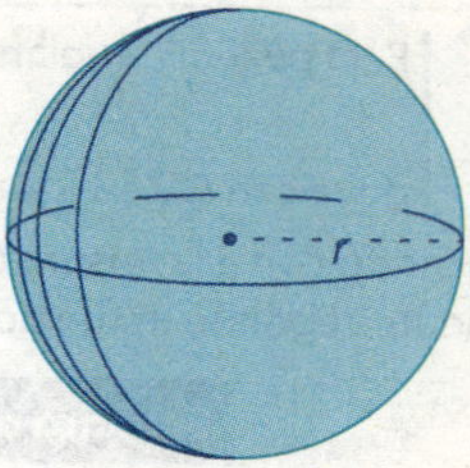

11.2.5 | Cono e tronco di cono

Cono (*a* indica l'apotema)

Superficie laterale $S_l = \pi \cdot r \cdot a$

Superficie totale $S_t = \pi \cdot r \cdot a + \pi \cdot r^2 = \pi \cdot r \cdot (a + r)$

Volume $V = \frac{1}{3}\pi \cdot r^2 \cdot h$

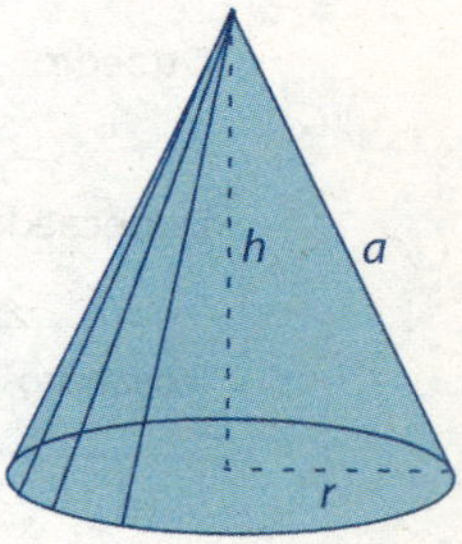

Tronco di cono (*a* indica l'apotema)

Superficie laterale $S_l = \pi \cdot (r + R) \cdot a$

Superficie totale $S_t = \pi \cdot (r + R) \cdot a + \pi \cdot r^2 + \pi \cdot R^2$

Volume $V = \frac{1}{3}\pi \cdot (R^2 + r^2 + r \cdot R) \cdot h$

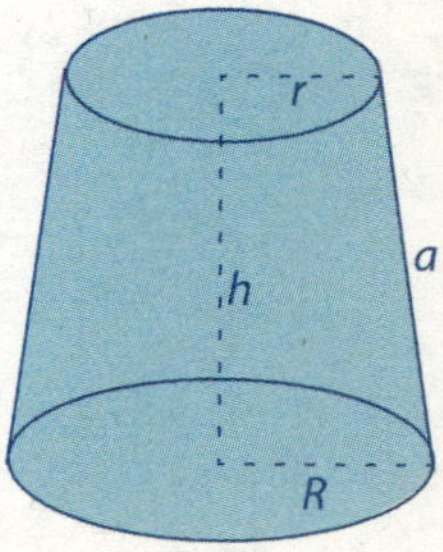

MATEMATICA

11.2.6 | Poliedri regolari

Un poliedro (figura solida individuata da poligoni, o *facce*, non tutti complanari e disposti in modo che i loro lati, o *spigoli*, siano comuni esattamente a due di essi) **si dice regolare se le facce sono poligoni regolari uguali e gli angoloidi sono uguali.**

Esistono solo cinque poliedri regolari: il **tetraedro** (ha per facce quattro triangoli equilateri), l'**esaedro** o cubo (ha per facce sei quadrati), l'**ottaedro** (ha per facce otto triangoli equilateri), il **dodecaedro** (ha per facce dodici pentagoni regolari) e l'**icosaedro** (ha per facce venti triangoli equilateri). La tabella seguente ne riporta le caratteristiche principali.

Poliedro regolare	Facce	Lati di ogni faccia	Vertici	Spigoli
Tetraedro	4	3	4	6
Esaedro	6	4	8	12
Ottaedro	8	3	6	12
Dodecaedro	12	5	20	30
Icosaedro	20	3	12	30

Per i poliedri regolari vale la **relazione di Eulero**:

$$F + V = S + 2$$

dove con F, V ed S si indicano rispettivamente il numero delle facce, dei vertici e degli spigoli.

Indicando con a la misura dello spigolo, è possibile esprimere la superficie e il volume di un qualsiasi poliedro regolare in funzione di a.

Poliedro regolare	Superficie	Volume
Tetraedro	$\sqrt{3}\,a^2$	$\frac{\sqrt{2}}{12}a^3$
Esaedro	$6a^2$	a^3
Ottaedro	$2\sqrt{3}\,a^2$	$\frac{\sqrt{2}}{3}a^3$
Dodecaedro	$3\sqrt{25+10\sqrt{5}}\,a^2$	$\frac{15+7\sqrt{5}}{4}a^3$
Icosaedro	$5\sqrt{3}a^2$	$\frac{5}{12}(3+\sqrt{5})\,a^3$

PARTE QUINTA

Quesiti svolti

1 Sapendo che in un triangolo rettangolo un cateto è la metà dell'altro e che l'area del triangolo è pari a 64 m^2, determinare quale delle seguenti lunghezze approssima meglio la lunghezza dell'ipotenusa del triangolo.

A 12 m

B 14 m

C 18 m

D 24 m

E 36 m

Se si indica con x il cateto avente la lunghezza minore, allora il secondo cateto ha lunghezza pari a $2x$. L'area del triangolo è pertanto uguale a:

$$A = \frac{b \cdot h}{2} = \frac{2x \cdot x}{2} = x^2$$

Essendo l'area pari a 64 m^2, si ricava $x^2 = 64\ m^2$, da cui $x = 8$ m. Pertanto i due cateti del triangolo hanno lunghezza 8 m e 16 m rispettivamente. Applicando il teorema di Pitagora, è ora possibile determinare la lunghezza dell'ipotenusa:

$$\text{ipotenusa} = \sqrt{8^2\ m^2 + 16^2\ m^2} = \sqrt{64\ m^2 + 256\ m^2} = \sqrt{320\ m^2} \approx 18\ m$$

La risposta corretta è quindi la C.

2 Si consideri un quadrato con lato pari a 2.
Su ogni lato del quadrato si costruisca un semicerchio avente per base il lato del quadrato stesso, come rappresentato nella figura seguente.
Qual è l'area della figura così ottenuta?

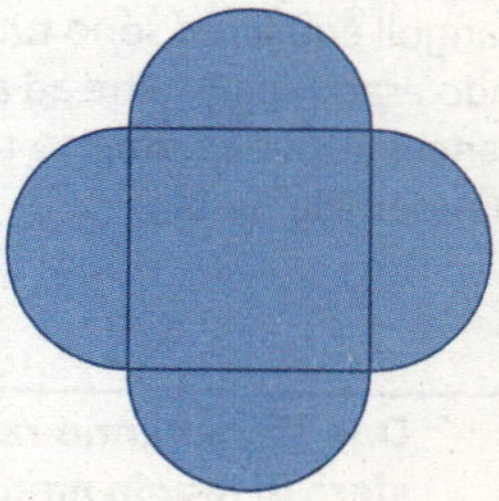

A $2 + 4\pi$

B $2 - 4\pi$

C $4 + 8\pi$

D $4 + 2\pi$

E $8 - 4\pi$

La risposta corretta è la D. Infatti, l'area del quadrato è $2 \cdot 2 = 4$, mentre l'area di ogni semicerchio è $\pi r^2/2$, ossia $\pi/2$ (essendo il raggio pari a 1). Poiché i semicerchi sono quattro, l'area della figura ottenuta è pari a:

$$\text{area totale} = \text{area quadrato} + 4 \cdot \text{area semicerchio} = 4 + 2\pi$$

MATEMATICA

3 Tre segmenti di lunghezza rispettivamente 8, 6, 4 possono essere:

- **A** i lati di un triangolo rettangolo
- **B** i lati di un triangolo scaleno
- **C** i lati di un triangolo isoscele
- **D** i lati di un triangolo equilatero
- **E** non possono essere i lati di un triangolo

La prima cosa da fare è verificare se i tre valori considerati possono corrispondere alle lunghezze dei lati di un triangolo. Si ricordi che in un triangolo ciascun lato deve essere minore della somma degli altri due e maggiore della loro differenza; nel caso in esame si ha:

$$6-4 = 2 < 8 < 6+4 = 10$$

$$8-4 = 4 < 6 < 8+4 = 12$$

$$8-6 = 2 < 4 < 8+6 = 14$$

Poiché tutte le relazioni sono verificate, i tre segmenti di lunghezza 4, 6, 8 possono essere i lati di un triangolo (risposta **E** errata); tale triangolo non può sicuramente essere né equilatero né isoscele, dal momento che le misure dei tre segmenti sono tutte diverse tra loro e quindi le risposte **C** e **D** sono errate; il triangolo in questione non può essere nemmeno rettangolo poiché le tre lunghezze considerate non formano una terna pitagorica (il quadrato della lunghezza maggiore, 64, non è uguale alla somma dei quadrati delle altre due lunghezze, 52) quindi anche la risposta **A** è errata.

In conclusione, la risposta esatta è la **B**.

4 Dati due esagoni regolari *E* e *F* tali che l'apotema di *F* è tripla di quella di *E*, l'area di *E*:

- **A** è uguale a quella di *F*
- **B** è tripla di quella di *F*
- **C** è la terza parte di quella di *F*
- **D** è la nona parte di quella di *F*
- **E** è la quarta parte di quella di *F*

L'area di un esagono si trova facendo il prodotto fra il semiperimetro p e l'apotema a (per la definizione di apotema si veda il § 11.1.9: si tratta in pratica della misura dell'altezza di ciascuno dei sei triangoli equilateri che formano l'esagono). Guardando i due esagoni come l'unione di sei triangoli equilateri e, ricordando che i triangoli equilateri sono tutti simili tra loro, si conclude che il secondo esagono (*F*), oltre ad avere un'apotema tripla di quella di *E*, ha anche il semiperimetro tre volte più grande. Ne segue che la sua superficie S_F è:

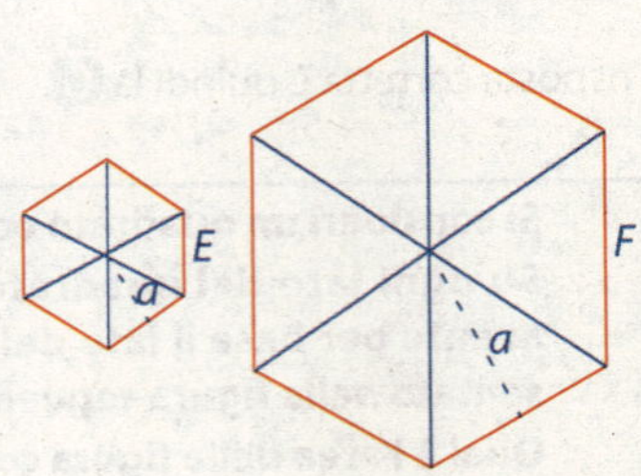

$$S_F = 3a \cdot 3p = 9ap = 9S_E \text{ (risposta D)}$$

5 Due sfere hanno raggio l'uno il triplo dell'altro. Quante volte è maggiore il volume della sfera di raggio maggiore rispetto all'altro?

- **A** 3
- **B** π
- **C** 9
- **D** 3π
- **E** 27

Indicando con r il raggio di una delle sfere, l'altra ha raggio uguale a $R = 3r$. Indicando con V e V' i volumi delle due sfere e applicando la formula relativa al calcolo del volume di una sfera, si ha:

$$V = \frac{4}{3}\pi r^3 \qquad V' = \frac{4}{3}\pi R^3 = \frac{4}{3}\pi(3r)^3 = \frac{4}{3}\pi \cdot 27r^3 = 27 \cdot \frac{4}{3}\pi r^3 = 27 \cdot V$$

La risposta esatta è quindi la **E**.

In generale, se il rapporto di similitudine fra due figure piane è pari a x, allora il rapporto fra le aree vale x^2. Se il rapporto di similitudine fra due figure solide è pari a x, allora il rapporto fra le superfici vale ancora x^2, mentre il rapporto fra i volumi vale x^3.

---

6 **L'area di un cerchio vale 314 m^2. Indicare quale delle misure sotto elencate approssima il raggio di tale cerchio:**

- **A** 20 m
- **B** 100 m
- **C** 31,4 m
- **D** 10 m
- **E** 6,28 m

L'area di un cerchio di raggio r vale πr^2. Sapendo che $\pi r^2 = 314 \text{ m}^2$ si ricava:

$$r^2 = \frac{314 \text{ m}^2}{\pi} \approx \frac{314 \text{ m}^2}{3,14} = 100 \text{ m}^2 \quad \Rightarrow \quad r \approx 10 \text{ m}$$

pertanto la risposta esatta è la **D**.

---

7 **La superficie di una sfera di raggio R è:**

- **A** quattro volte l'area del cerchio di raggio R
- **B** un terzo del volume della sfera
- **C** il volume della sfera diviso il quadrato dell'area del cerchio di raggio R
- **D** 4/3 del perimetro della circonferenza di raggio R
- **E** due volte l'area del cerchio di raggio R

La superficie di una sfera di raggio R è uguale a $4\pi R^2$.
Poichè πR^2 è l'area di un cerchio di raggio R, si conclude che la superficie sferica è quattro volte l'area di tale cerchio, quindi la risposta esatta è la **A**.

---

8 **Se una sfera ha diametro $d = 6$ cm, il suo volume V è approssimativamente:**

- **A** $V = 113$ cm
- **B** $V = 113 \text{ cm}^2$
- **C** $V = 113 \text{ cm}^3$
- **D** $V = 904 \text{ cm}^2$
- **E** $V = 904 \text{ cm}^3$

Dalla lettura delle unità di misura è possibile scartare le risposte **A**, **B** e **D**; ciò che viene chiesto è infatti un volume (cm^3) e non una lunghezza (cm) o un'area (cm^2).

$$V = \frac{4}{3}\pi r^3 \approx \frac{4}{3} \cdot 3,14 \cdot r^3 = \frac{4}{3} \cdot 3,14 \cdot 27 \text{ cm}^3 \approx 113 \text{ cm}^3$$

da cui si conclude che la risposta esatta è la **C**.

MATEMATICA

9 **Se un quadrato e un cerchio sono equivalenti, allora:**

- **A** la diagonale del quadrato è minore del diametro del cerchio
- **B** il lato del quadrato e il raggio del cerchio sono grandezze commensurabili
- **C** il perimetro del quadrato è maggiore della lunghezza della circonferenza
- **D** il perimetro del quadrato è minore della lunghezza della circonferenza
- **E** nessuna delle precedenti affermazioni è vera

Due figure sono equivalenti quando hanno la stessa area. Un quadrato di lato a e un cerchio di raggio r sono equivalenti se $a^2 = \pi r^2$, ossia se $a = \sqrt{\pi} \cdot r$. Il perimetro del quadrato è pari a $4a = 4\sqrt{\pi}\, r > 2\pi r$, da cui segue che la **C** è la risposta esatta.

È opportuno ricordare che **a parità di superficie, il cerchio è la figura geometrica con perimetro minore; a parità di volume, la sfera è il solido con superficie minore.**

10 **Il luogo dei punti di un piano equidistanti da due punti A e B è costituito da:**

- **A** l'asse del segmento AB
- **B** la parabola con vertice in A e fuoco in B
- **C** l'ellisse con fuochi A e B
- **D** l'iperbole di vertici A e B
- **E** la circonferenza con centro nel punto medio del segmento AB

La risposta esatta è la **A**. Infatti tutti i punti P dell'asse del segmento AB sono equidistanti dagli estremi del segmento stesso e, viceversa, ogni punto P equidistante dai due punti A e B giace sull'asse del segmento (si provi a ragionare sulla figura seguente).

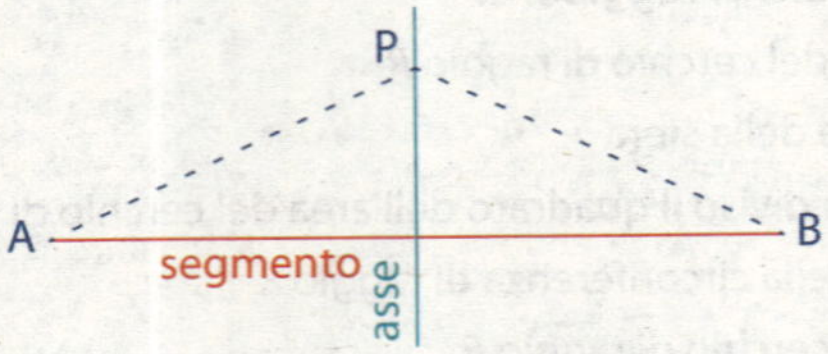

Il luogo geometrico cercato è quindi proprio l'asse del segmento AB.

11 **Siano *S* e *s* le due aree rispettivamente del cerchio circoscritto e del cerchio inscritto in un triangolo equilatero di lato *l*. Allora:**

- **A** *S* è il doppio di *s*
- **B** *S* è il quadruplo di *s*
- **C** il triplo di *S* è uguale al quadruplo di *s*
- **D** il rapporto *S*/*s* dipende da *l*
- **E** le superfici dei due cerchi sono grandezze fra loro incommensurabili

Ragionando sulla figura e indicando con r ed R rispettivamente il raggio della circonferenza inscritta e quello della circonferenza circoscritta, è possibile ricavare la seguente relazione:

$$R = 2r$$

per cui si ha:

$$s = \pi \cdot r^2$$

$$S = \pi \cdot R^2 = \pi \cdot (2 \cdot r)^2 = 4 \cdot \pi \cdot r^2 = 4 \cdot s$$

quindi la risposta corretta è la **B**.

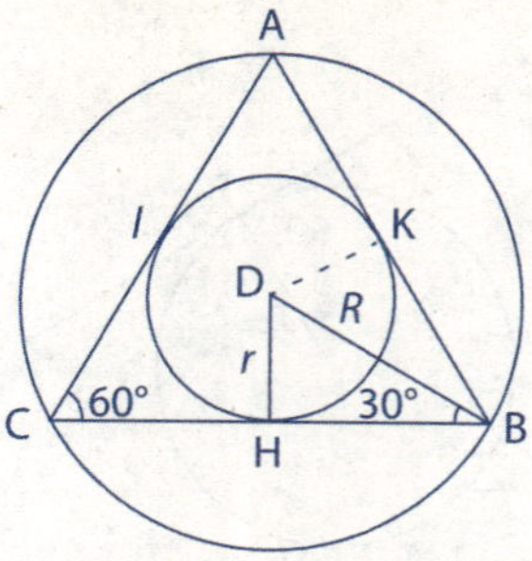

---

12 **Affinché due triangoli isosceli siano simili è sufficiente che:**

- **A** abbiano basi uguali
- **B** abbiano altezze uguali
- **C** abbiano la stessa area
- **D** abbiano gli angoli al vertice uguali
- **E** due triangoli isosceli sono sempre simili

Due triangoli sono *simili* se hanno gli angoli ordinatamente congruenti e i lati ordinatamente proporzionali (possono quindi differire nelle dimensioni).
Si possono scartare la risposta **A**, la **B** (due possibili controesempi sono forniti dalla figura a lato) e la **E**. Anche la risposta **C** risulta quindi sbagliata. Per esclusione la risposta corretta è la **D**.
A questa conclusione si sarebbe potuti giungere anche direttamente. Se due triangoli *isosceli* hanno lo stesso angolo al vertice (indicato con α), allora anche gli angoli rimanenti devono essere congruenti: infatti, la somma dei due angoli alla base di ciascun triangolo isoscele deve essere pari a $180° - \alpha$ e, essendo tali angoli alla base uguali fra loro, il loro valore deve essere $(180° - \alpha)/2$ per entrambi i triangoli.
Avendo tutti gli angoli ordinatamente congruenti, i due triangoli sono simili: la risposta corretta è la **D**.

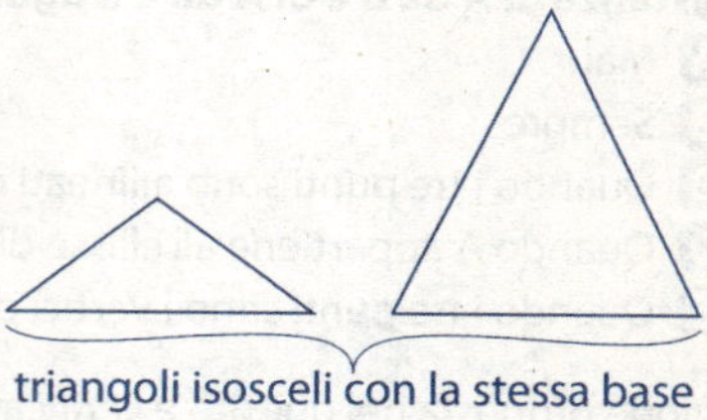

triangoli isosceli con la stessa base

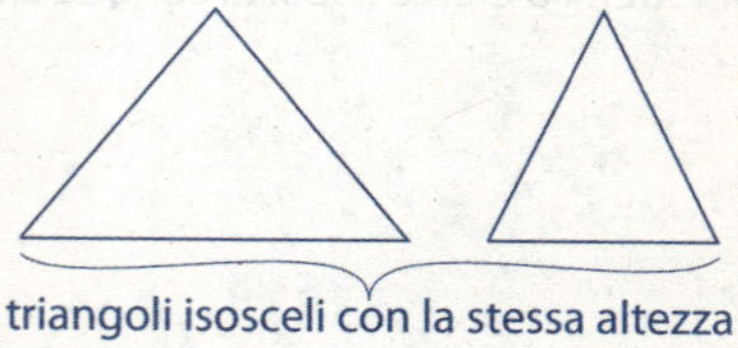

triangoli isosceli con la stessa altezza

---

13 **La tangente a una circonferenza in un punto P:**

- **A** è parallela al raggio passante per P
- **B** è ortogonale al raggio passante per P
- **C** forma un angolo qualunque col raggio passante per P
- **D** taglia la circonferenza secondo una corda
- **E** nessuna delle precedenti

MATEMATICA

La tangente a una circonferenza è sempre perpendicolare al raggio condotto fino al punto di tangenza; viceversa la retta perpendicolare a un raggio e passante per l'intersezione tra raggio e circonferenza è tangente alla circonferenza.

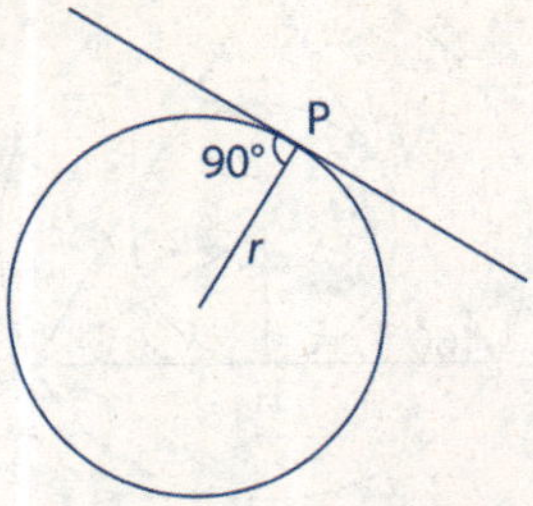

La risposta corretta è la **B**.

14 Un triangolo, di cui un lato coincide con il diametro della circonferenza in cui è inscritto, risulta sempre:

- **A** scaleno
- **B** isoscele
- **C** equilatero
- **D** equiangolo
- **E** rettangolo

Essendo un triangolo inscritto in una semicirconferenza, è sicuramente un triangolo rettangolo (risposta **E**).

15 Quando tre punti A, B, C del piano verificano la seguente condizione: "La somma delle distanze di A da B e di A da C è uguale alla distanza tra B e C"?

- **A** Mai
- **B** Sempre
- **C** Quando i tre punti sono allineati opportunamente
- **D** Quando A appartiene all'ellisse di cui B e C sono i fuochi
- **E** Quando i tre punti sono i vertici di un opportuno triangolo isoscele

La condizione proposta nel quesito è verificata se i tre punti sono allineati e il punto A appartiene al segmento di estremi B e C. La risposta corretta è dunque la **C**.

APPENDICE A

SIMBOLI MATEMATICI

$<$	"Minore di"	$>$	"Maggiore di"
$\leq$	"Minore o uguale a"	$\geq$	"Maggiore o uguale a"
$=$	"Uguale"	$\neq$	"Diverso"
$\subset$	Inclusione propria fra insiemi	$\subseteq$	Inclusione fra insiemi
$\cup$	Unione fra insiemi	$\cap$	Intersezione fra insiemi
$\in$	"Appartiene a"	$\notin$	"Non appartiene a"
$\exists$	"Esiste"	$\forall$	"Per ogni"
$\varnothing$	Insieme vuoto	$\equiv$	"Identicamente uguale a"
$\rightarrow$	Implicazione	$\leftrightarrow$	Doppia implicazione

APPENDICE B

ALFABETO GRECO

Caratteri greci		Nome	Caratteri greci		Nome	Caratteri greci		Nome
minuscoli	maiuscoli		minuscoli	maiuscoli		minuscoli	maiuscoli	
α	Α	alfa	ι	Ι	iota	ρ	Ρ	ro
β	Β	beta	κ	Κ	cappa	σ	Σ	sigma
γ	Γ	gamma	λ	Λ	lambda	τ	Τ	tau
δ	Δ	delta	μ	Μ	mi	υ	Υ	ipsilon
ε	Ε	épsilon	ν	Ν	ni	φ	Φ	fi
ζ	Ζ	zeta	ξ	Ξ	csi	χ	Χ	chi
η	Η	eta	ο	Ο	omicron	ψ	Ψ	psi
ϑ	Θ	theta	π	Π	pi	ω	Ω	omega

APPENDICE C

APPROFONDIMENTI

C.1 | Progressioni

Si consideri una qualsiasi legge che a ogni numero naturale $n \in \mathbb{N}$ (con n diverso da zero) associ un numero reale $a_n \in \mathbb{R}$. Questa legge, che può essere pensata come una funzione da $\mathbb{N}$ a $\mathbb{R}$ (per la definizione di funzione si veda § 8.1), trasforma l'insieme numerico:

$$1, 2, 3, \ldots, n-2, n-1, n, \ldots$$

nell'insieme numerico:

$$a_1, a_2, a_3, \ldots, a_{n-2}, a_{n-1}, a_n, \ldots \qquad [18]$$

Si dirà allora che i numeri dell'insieme [18] sono **ordinati in una progressione** (o che **costituiscono una progressione**).

Ciascun numero dell'insieme [18] prende inoltre il nome di **termine della progressione**.

C.1.1 | Progressioni aritmetiche

Una **progressione** si dice **aritmetica** quando è **costante la differenza tra ciascun termine** (escluso il primo) **e il precedente**: tale differenza viene detta **ragione** della progressione aritmetica (normalmente indicata con la lettera d).

La progressione 1, 3, 5, 7, 9, … è aritmetica di ragione 2, in quanto la differenza tra ciascun termine e quello che lo precede vale 2.

Si considerino ora due termini consecutivi della medesima progressione aritmetica, a_n e a_{n+1}: per quanto visto si ha la formula seguente (dove d indica la ragione della progressione, ossia $a_{n+1} - a_n = d$):

$$a_{n+1} = a_n + d$$

In altre parole vale la seguente osservazione.

In una progressione aritmetica, **qualsiasi termine si ottiene dal precedente aggiungendogli la ragione**.

C.1.2 | Calcolo dell'*n*-esimo termine

Si consideri una generica progressione aritmetica:

$$a_1, a_2, a_3, \ldots, a_{n-2}, a_{n-1}, a_n, \ldots$$

la cui ragione sia indicata (come al solito) con la lettera d.

L'*n*-esimo termine a_n di una progressione aritmetica è uguale alla somma del primo termine a_1 con il prodotto della ragione d per il numero dei termini che precedono a_n.

In simboli:

$$a_n = a_1 + d \cdot (n-1)$$

Determinare il decimo termine a_{10} della progressione aritmetica 1, 3, 5, 7, …

La ragione della progressione proposta è pari a 2; applicando la formula si ha:

$$a_{10} = a_1 + 2 \cdot (10-1) = 1 + 2 \cdot 9 = 19$$

PARTE QUINTA

C.1.3 | Calcolo della somma dei primi n termini

La somma dei primi n termini $a_1, a_2, \ldots, a_n$ di una progressione aritmetica è uguale alla semisomma dei termini estremi a_1 e a_n, moltiplicata per il numero n dei termini.

In simboli:

$$S_n = \frac{a_1 + a_n}{2} \cdot n$$

Determinare la somma dei primi 8 termini della progressione: 2, 5, 8, 11, 14, ...
Si tratta di una progressione aritmetica di ragione 3, quindi l'ottavo termine è:

$$a_8 = a_1 + 3 \cdot (8 - 1) = 2 + 3 \cdot 7 = 23$$

Applicando la formula per il calcolo della somma dei primi 8 termini si ha:

$$S_8 = \frac{a_1 + a_8}{2} \cdot 8 = \frac{2 + 23}{2} \cdot 8 = 25 \cdot 4 = 100$$

C.1.4 | Progressioni geometriche

Una **progressione** si dice **geometrica** quando è **costante il quoziente tra ciascun termine** (escluso il primo) **e il precedente**: tale quoziente viene ancora detto **ragione** della progressione geometrica (normalmente indicata con la lettera q).

La progressione 2, 4, 8, 16, 32, ... è geometrica di ragione 2, in quanto il quoziente tra ciascun termine e quello che lo precede vale 2.

Si ha quindi la formula seguente (dove q indica naturalmente la ragione della progressione, ossia $a_{n+1}/a_n = q$):

$$a_{n+1} = a_n \cdot q$$

In una progressione geometrica, **qualsiasi termine si ottiene dal precedente moltiplicandolo per la ragione.**

C.1.5 | Calcolo dell'n-esimo termine

L'n-esimo termine a_n di una progressione geometrica è uguale al prodotto del primo termine a_1 per la ragione q elevata al numero dei termini che precedono a_n.

In simboli:

$$a_n = a_1 \cdot q^{n-1}$$

C.1.6 | Calcolo della somma dei primi n termini

La somma dei primi n termini $a_1, a_2, \ldots, a_n$ di una progressione geometrica (di ragione diversa dall'unità) **è espressa da:**

$$S_n = a_1 \cdot \frac{1 - q^n}{1 - q}$$

Determinare la somma dei primi 10 termini della progressione: 2, 4, 8, 16, ...
Si tratta di una progressione geometrica di ragione 2, quindi il decimo termine è:

$$a_{10} = a_1 \cdot q^{10-1} = 2 \cdot 2^9 = 2^{10} = 1024$$

mentre la la somma vale

$$S_{10} = a_1 \cdot \frac{1 - 2^{10}}{1 - 2} = 2 \cdot \frac{1 - 1024}{-1} = 2 \cdot 1023 = 2046$$

C.2 | Teoremi sui triangoli

È possibile ricavare, a partire dalle definizioni delle funzioni goniometriche, alcune importanti applicazioni alla geometria piana, in particolare per ciò che riguarda i triangoli.

Per i **triangoli rettangoli** ($\gamma = 90°$) si ha:

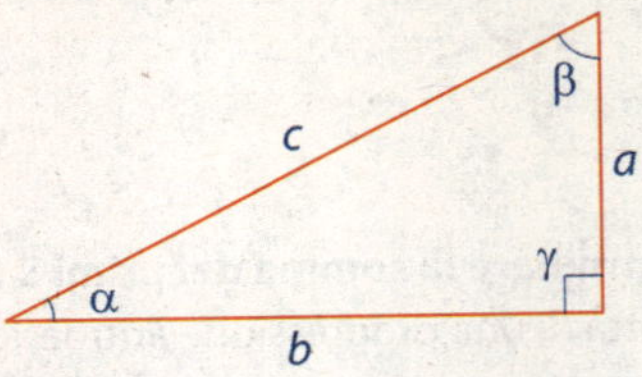

1. $a = c \cdot \text{sen}\alpha$
2. $a = c \cdot \cos\beta$
3. $a = b \cdot \text{tg}\alpha = b \cdot \text{cotg}\beta$
4. $b = a \cdot \text{tg}\beta = a \cdot \text{cotg}\alpha$

Per i **triangoli di qualunque genere** valgono i seguenti teoremi:

5. **Teorema delle proiezioni**:

$$a = b \cdot \cos\gamma + c \cdot \cos\beta$$

6. **Area del triangolo**:

$$A = \frac{1}{2} \cdot a \cdot b \cdot \text{sen}\gamma$$

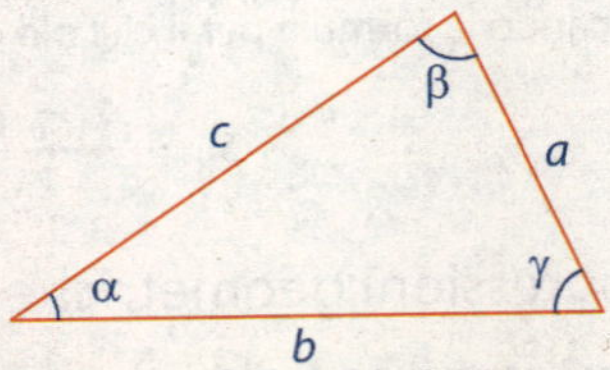

7. **Teorema di Carnot** (o **del coseno**):

In un triangolo qualunque è possibile ricavare la misura di un lato conoscendo gli altri due lati e l'angolo compreso fra essi attraverso la relazione:

$$a^2 = b^2 + c^2 - 2 \cdot b \cdot c \cdot \cos\alpha \quad \text{con } \alpha \text{ angolo opposto al lato } a.$$

Quest'ultimo teorema è una generalizzazione del Teorema di Pitagora, il cui enunciato può essere ricavato semplicemente ponendo $\alpha = 90°$ nella relazione del teorema del coseno.

8. **Teorema dei seni**:

$$\frac{a}{\text{sen}\alpha} = \frac{b}{\text{sen}\beta} = \frac{c}{\text{sen}\gamma} = 2R$$

dove R rappresenta raggio della circonferenza circoscritta al triangolo.

Inoltre:

$$R = \frac{a \cdot b \cdot c}{4A} \qquad r = \frac{A}{p}$$

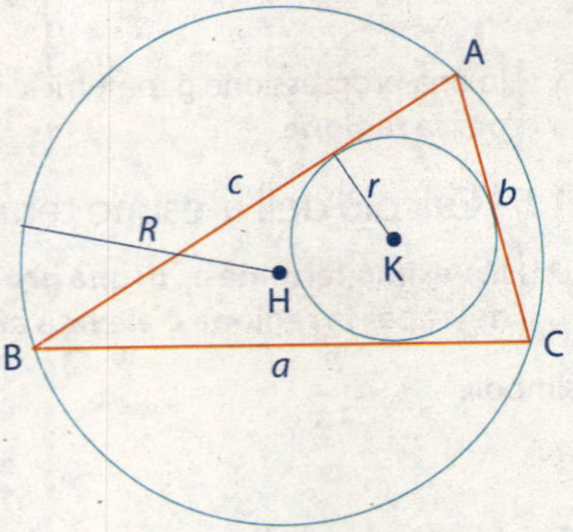

dove:

- A = area triangolo;
- r = raggio della circonferenza inscritta;
- $p = \dfrac{a+b+c}{2}$ = semiperimetro del triangolo.

PARTE QUINTA

Indice analitico

parte sesta

FISICA

Indice

1 | Scalari e vettori

1.1 | Grandezze scalari

Misurare una grandezza fisica (come la lunghezza di un tavolo o la durata di un evento) significa fissare un'opportuna **unità di misura** (per esempio, rispettivamente, il metro o il minuto) e stabilire quante volte essa è contenuta nella grandezza data.

Si dice **scalare** una grandezza che può essere descritta indicando un numero, eventualmente accompagnato dalla relativa unità di misura.

Il record del mondo sui 100 metri piani e l'altezza del monte Everest sono grandezze scalari (un tempo e una lunghezza, rispettivamente). Allo stesso modo, anche se non ha alcuna unità di misura, la percentuale di bambini maschi in una classe elementare è una grandezza scalare: viene espressa infatti con un *numero puro*.

1.1.1 | Sistema internazionale delle unità di misura

In fisica si definiscono sette grandezze **fondamentali** fra loro indipendenti, tra cui la lunghezza, la massa e il tempo. Tutte le altre prendono il nome di grandezze **derivate** nel senso che si possono ricavare tramite opportune "ricette" matematiche a partire dalle grandezze fondamentali.

La velocità è una grandezza derivata definita come rapporto di due grandezze fondamentali:

$$\text{velocità} = \frac{\text{lunghezza}}{\text{tempo}}$$

Per convenzione, il sistema di unità di misura attualmente adottato è il Sistema internazionale (SI) o MKS (dalle iniziali dei simboli per le unità di misura metro, chilogrammo e secondo); in questo sistema le sette grandezze fondamentali hanno le unità di misura riportate nella tabella seguente.

Grandezza fondamentale	Unità di misura nel SI	Simbolo
lunghezza	metro	m
massa	chilogrammo	kg
tempo	secondo	s
intensità di corrente	ampere	A
temperatura	kelvin	K
intensità luminosa	candela	cd
quantità di materia	mole	mol

Il SI non è il solo sistema di unità di misura esistente; un altro molto usato è il CGS (dalle iniziali di centimetro, grammo e secondo), nel quale per lunghezza, massa e tempo si usano rispettivamente le unità di misura centimetro, grammo e secondo. In questo testo, in generale, si utilizzano le unità di misura del SI.

In Appendice è riportata una tabella di conversione fra SI e CGS.

1.1.2 | Unità di misura: multipli e sottomultipli

In entrambi i sistemi SI e CGS si aggiungono prefissi alle unità di misura in modo da rendere i numeri più "maneggevoli". La tabella seguente riporta i prefissi più usati.

Multipli				Sottomultipli			
deca (da)	10^{1}	mega (M)	10^{6}	deci (d)	10^{-1}	micro (μ)	10^{-6}
etto (h)	10^{2}	giga (G)	10^{9}	centi (c)	10^{-2}	nano (n)	10^{-9}
chilo (k)	10^{3}	tera (T)	10^{12}	milli (m)	10^{-3}	pico (p)	10^{-12}

Questi prefissi si usano moltiplicando la corrispondente potenza di 10 per le unità di misura a cui vengono affiancati:

$$1 \text{ millisecondo} = 1 \text{ ms} = 10^{-3} \cdot 1 \text{ secondo} = 10^{-3} \text{ s}$$

$$1 \text{ gigametro} = 1 \text{ Gm} = 10^{9} \cdot 1 \text{ metro} = 10^{9} \text{ m}$$

Per passare da un'unità di misura a un suo multiplo o sottomultiplo si inverte la definizione:

$$1 \text{ hg} = 10^{2} \text{ g} = 100 \text{ g} \Rightarrow 1 \text{ g} = \frac{1 \text{ hg}}{100} = 10^{-2} \text{ hg}$$

$$1 \text{ pm} = 10^{-12} \text{ m} \Rightarrow 1 \text{ m} = \frac{1 \text{ pm}}{10^{-12}} = 10^{12} \text{ pm}$$

Si esprima la lunghezza 7 Gm (gigametri) in pm (picometri).

In esercizi di questo tipo bisogna lavorare con le potenze di 10; in particolare, una volta note le definizioni dei prefissi per le unità di misura, si devono applicare le proprietà:

$$10^{a} \cdot 10^{b} = 10^{a+b} \quad \text{oppure} \quad 10^{a}/10^{b} = 10^{a-b}$$

Conviene sempre passare per l'unità di misura senza prefisso (il metro nell'esempio):

$$7 \text{ Gm} = 7 \cdot (10^{9} \text{ m}) = 7 \cdot 10^{9} \cdot (\mathbf{1\ m}) = 7 \cdot 10^{9} \cdot (10^{12} \text{ pm}) =$$
$$= 7 \cdot (10^{9} \cdot 10^{12}) \text{ pm} = 7 \cdot 10^{9+12} \text{ pm} = 7 \cdot 10^{21} \text{ pm}$$

1.1.3 | Notazione scientifica o esponenziale

Ogni numero razionale può essere scritto nella forma $a \cdot 10^{b}$, dove a è un numero decimale con una sola cifra diversa da zero prima della virgola, mentre b è un numero intero.

$0{,}0025 = 2{,}5 \cdot 10^{-3}$; $\quad -562{,}5 = -5{,}625 \cdot 10^{2}$; $\quad -0{,}070 = -7{,}0 \cdot 10^{-2}$

Nel trasformare –0,070 in notazione esponenziale non si può tralasciare lo zero dopo il 7. In fisica, infatti, gli zeri a destra dell'ultima cifra diversa da zero dopo la virgola contengono un'informazione non trascurabile: per esempio, qui, «7 centesimi e 0 millesimi» anziché «7 centesimi». Trascurando questo zero nel passaggio alla notazione esponenziale, l'informazione rispetto al numero di partenza sarebbe incompleta (si veda più avanti il § 1.4.2).

1.1.4 | Ordine di grandezza

L'ordine di grandezza (ODG) di un numero indica con quale potenza di 10 lo si può sostituire in calcoli approssimati. Dato un numero espresso nella notazione esponenziale $a \cdot 10^{b}$, il suo ODG è:

pari all'esponente b se $|a| < 5$ oppure pari a $b + 1$ se $|a| \geq 5$

$\text{ODG}(0{,}0025) = -3$; $\quad \text{ODG}(-562{,}5) = 2 + 1 = 3$; $\quad \text{ODG}(-0{,}070) = -2 + 1 = -1$

PARTE SESTA

1.2 | Dimensioni di una grandezza fisica

Per ciascuna delle grandezze fondamentali viste al § 1.1 si introduce un'etichetta di riconoscimento che, racchiusa fra parentesi quadre, indica la grandezza stessa o, più correttamente, la sua *dimensione*. Nella tabella seguente vengono riportate le dimensioni delle grandezze fondamentali.

Grandezza	Dimensione
lunghezza	[L]
massa	[M]
tempo	[T]
intensità di corrente elettrica	[i]
temperatura	[K]
intensità luminosa	[I]
quantità di materia	[m]

Le dimensioni di una grandezza derivata si ricavano dalle dimensioni delle grandezze fondamentali, secondo la stessa relazione che lega la grandezza derivata alle grandezze fondamentali.

Le dimensioni della velocità media, definita come $\frac{\Delta s}{\Delta t}$, sono $\frac{[L]}{[T]}$.

Se due grandezze fisiche hanno le stesse dimensioni, si dicono **omogenee**.
Alcune grandezze fisiche (tipicamente quelle definite come rapporto fra due grandezze omogenee) sono prive di dimensioni: si tratta di grandezze fisiche **adimensionali**.

La lunghezza di un tavolo e l'altezza di un muro sono grandezze omogenee e hanno entrambe dimensione [L].

Gli **angoli**, che nel SI e nel CGS si misurano in radianti (simbolo: rad), sono grandezze scalari adimensionali. Si noti che, quando non è accompagnata dall'indicazione dei radianti, la dicitura «π» non rappresenta l'angolo piatto, bensì il numero puro che vale circa 3,14.
Dunque, per esempio: 2π rad è l'angolo giro; 2π è un numero puro che vale circa 6,28.

Quali sono le dimensioni di $\cos\vartheta$?
Il coseno di un angolo (così come il seno e la tangente) sono funzioni trigonometriche definite come rapporto tra due segmenti, pertanto sono adimensionali.

1.2.1 | Regole per l'analisi dimensionale

Le dimensioni vengono trattate proprio come le quantità algebriche nel calcolo letterale. Questo implica alcune regole pratiche:

1. i numeri puri, gli angoli e tutte le grandezze adimensionali in genere non hanno dimensioni; nell'analisi dimensionale si possono sostituire con un 1;
2. moltiplicare o dividere una grandezza fisica per un numero puro non varia le dimensioni del risultato;
3. le grandezze fisiche possono essere sommate o sottratte solo se hanno le stesse dimensioni (ossia se sono omogenee);
4. i due membri di un'equazione o di un'uguaglianza fisica devono avere le stesse dimensioni.

Se p è il perimetro di una stanza (con dimensioni $[L]$), il doppio del perimetro ha ancora dimensioni $[L]$. In formule:

$$[2p] = [2] \cdot [p] = 1 \cdot [L] = [L]$$

Questo perché il numero puro 2 è adimensionale.

Le operazioni "1 m + 1 kg" e "22 m/s – 10 s" non hanno senso in fisica.

FISICA

1.3 | Grandezze vettoriali

Queste grandezze sono individuate, oltre che da un numero (*modulo* o *intensità*) che ne esprime la misura rispetto a un'unità prefissata, anche da una *direzione* e da un *verso*.

Si supponga di dover descrivere lo spostamento di una formica a partire dalla sua tana. È chiaro che specificare la lunghezza di questo spostamento, per esempio 3 cm, non è sufficiente: questo basta soltanto a stabilire che la formica, dopo essersi spostata, si trova in qualche punto di una circonferenza di raggio 3 cm centrata nella tana! **Lo spostamento non è una grandezza scalare, ma vettoriale**. Per stabilire la posizione finale della formica è necessario conoscere *anche* la direzione lungo la quale si è mossa e, lungo questa direzione, il verso: per esempio sapere che, a partire dalla sua tana, la formica si è spostata di 3 cm, *in direzione verticale e verso nord*, consente di capire dove è arrivata.

I vettori si rappresentano simbolicamente con delle frecce.

Nella figura è rappresentato un vettore.

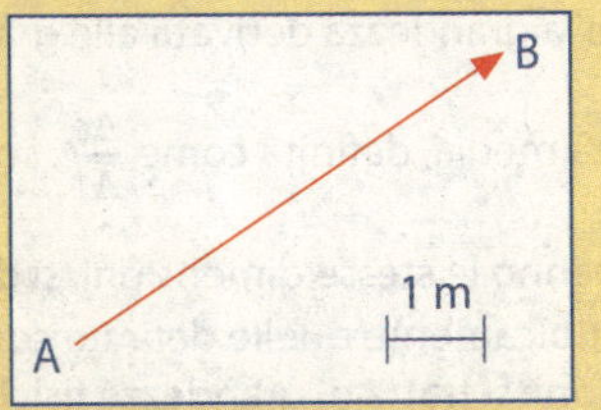

- A è il punto di "partenza" o **punto di applicazione**.
- Il **modulo** o **intensità** del vettore è pari alla lunghezza della freccia (rapportata alla relativa unità di misura).
- La **direzione** del vettore è la retta a cui appartiene la freccia.
- Il **verso** del vettore è quello indicato dalla freccia (per ogni direzione si possono avere due versi).

Esistono diverse notazioni per indicare un vettore. Le più utilizzate sono il grassetto **v** o la barra sopra la lettera $\bar{v}$. In questo testo viene adottato l'uso del grassetto.

Il modulo di un generico vettore **v** è indicato con il simbolo |**v**| oppure con il corsivo *v*.

Due vettori si dicono:
- **paralleli** quando giacciono su direzioni (rette) coincidenti o parallele;
- **concordi** quando sono paralleli e hanno lo stesso verso;
- **antiparalleli** o **discordi** quando sono paralleli ma hanno verso opposto;
- **ortogonali** o **perpendicolari** quando le loro direzioni formano un angolo di 90° tra loro.

1.3.1 | Multipli di un vettore

Un certo vettore **v** può essere moltiplicato per uno scalare *s* (cioè per un numero), ottenendo come risultato un **vettore multiplo** di **v**, che ha *la stessa direzione* ma *modulo diverso*. Il verso del multiplo è concorde o discorde con quello del vettore **v** a seconda che lo scalare *s* sia positivo o negativo; il modulo del vettore prodotto è pari al prodotto dello scalare *s* per il modulo del vettore **v**.
Moltiplicando un vettore per 2, si ha cioè:

$$|\mathbf{2v}| = |2 \cdot \mathbf{v}| = 2 \cdot |\mathbf{v}| = 2v$$

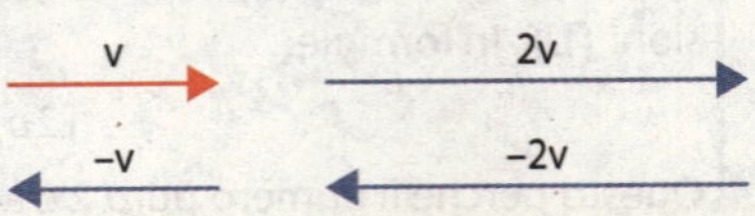

Si definisce **opposto** di un vettore **v** il vettore –**v** , che ha lo stesso modulo ma verso opposto.

1.3.2 | Somma e differenza fra vettori

I vettori si sommano con la **regola del parallelogramma**: la **somma** di due vettori $\mathbf{v}_1$ e $\mathbf{v}_2$ è il vettore $\mathbf{v}_1 + \mathbf{v}_2 = \mathbf{v}$, diretto lungo la diagonale del parallelogramma avente per lati i vettori $\mathbf{v}_1$ e $\mathbf{v}_2$. Il vettore $\mathbf{v}$ ha per modulo la lunghezza della diagonale.

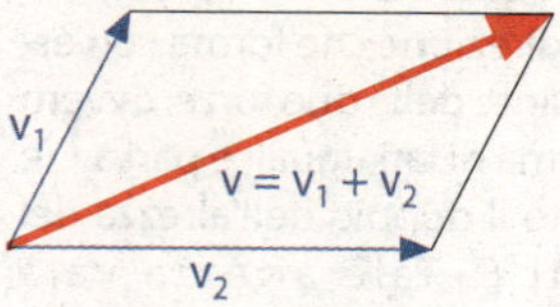

Vale la relazione $0 \leq |\mathbf{v}| \leq |\mathbf{v}_1| + |\mathbf{v}_2|$, ma in generale si ha:

$$|\mathbf{v}| \neq |\mathbf{v}_1| + |\mathbf{v}_2|$$

Il vettore somma prende il nome di **risultante**. Il modulo del vettore risultante si ricava in generale applicando la seguente relazione trigonometrica: detto α l'angolo tra i due vettori $\mathbf{v}_1$ e $\mathbf{v}_2$, la loro somma $\mathbf{v}$ ha modulo:

$$|\mathbf{v}| = \sqrt{|\mathbf{v}_1|^2 + |\mathbf{v}_2|^2 + 2 \cdot |\mathbf{v}_1| \cdot |\mathbf{v}_2| \cdot \cos\alpha}$$

Di seguito si riportano tre esempi in cui tale calcolo può essere effettuato più rapidamente, ricordando che $\cos(0°) = 1$, $\cos(90°) = 0$ e $\cos(180°) = -1$.

$\mathbf{v}_1$ e $\mathbf{v}_2$ sono ortogonali tra loro ($\alpha = 90°$).
Direzione e verso del vettore risultante $\mathbf{v}$ si costruiscono con la regola del parallelogramma; il modulo del vettore somma si ricava applicando il teorema di Pitagora:

$$|\mathbf{v}| = \sqrt{|\mathbf{v}_1|^2 + |\mathbf{v}_2|^2}$$

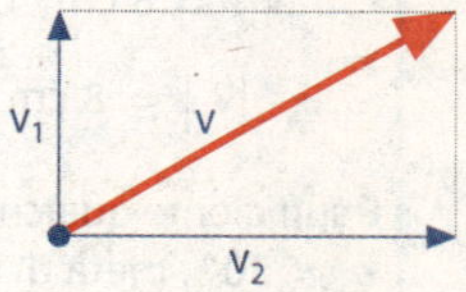

$\mathbf{v}_1$ e $\mathbf{v}_2$ sono paralleli e concordi ($\alpha = 0°$).
Il vettore risultante $\mathbf{v}$ ha la stessa direzione e lo stesso verso di $\mathbf{v}_1$ e $\mathbf{v}_2$; il modulo è dato da:

$$|\mathbf{v}| = |\mathbf{v}_1| + |\mathbf{v}_2|$$

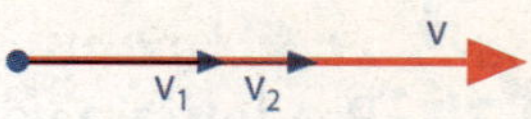

$\mathbf{v}_1$ e $\mathbf{v}_2$ sono antiparalleli ($\alpha = 180°$).
Il vettore risultante $\mathbf{v}$ ha la stessa direzione di $\mathbf{v}_1$ e $\mathbf{v}_2$ e lo stesso verso del vettore di modulo maggiore; il modulo è invece dato da:

$$|\mathbf{v}| = |\mathbf{v}_2| - |\mathbf{v}_1| \text{ se } |\mathbf{v}_2| > |\mathbf{v}_1|; \quad |\mathbf{v}| = |\mathbf{v}_1| - |\mathbf{v}_2| \text{ altrimenti}$$

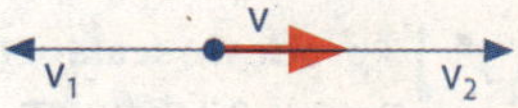

La **differenza** tra due vettori si ottiene sommando al primo vettore l'opposto del secondo:

$$\mathbf{v}_1 - \mathbf{v}_2 = \mathbf{v}_1 + (-\mathbf{v}_2)$$

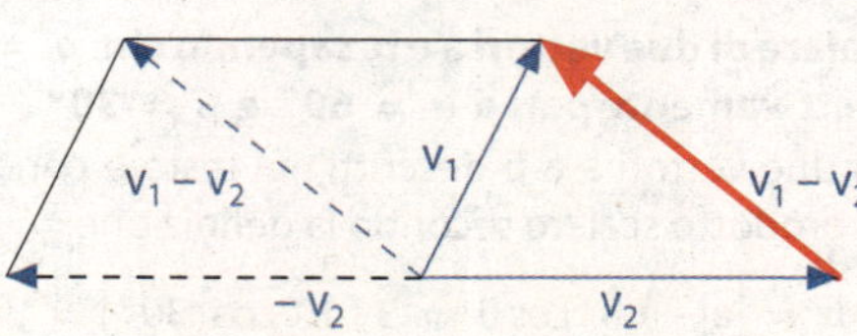

FISICA

Si supponga di voler calcolare il modulo della risultante R di due forze che hanno lo stesso modulo F, formano tra loro un angolo $\alpha < 90°$ e sono applicate allo stesso punto: in questo caso si può usare la regola grafica del parallelogramma, facendo attenzione alle caratteristiche geometriche del problema.

Senza perdere in generalità, si può rappresentare una delle due forze lungo la direzione orizzontale in un riferimento cartesiano, e l'altra lungo la direzione che forma con essa un angolo $\alpha < 90°$. La risultante delle due forze, ovvero la diagonale del parallelogramma di lati uguali e pari a F, è quindi un vettore lungo quanto il doppio dell'altezza del triangolo isoscele di lati F. Tale altezza vale $h = F\cos(\alpha/2)$, dunque $R = 2F\cos(\alpha/2)$.

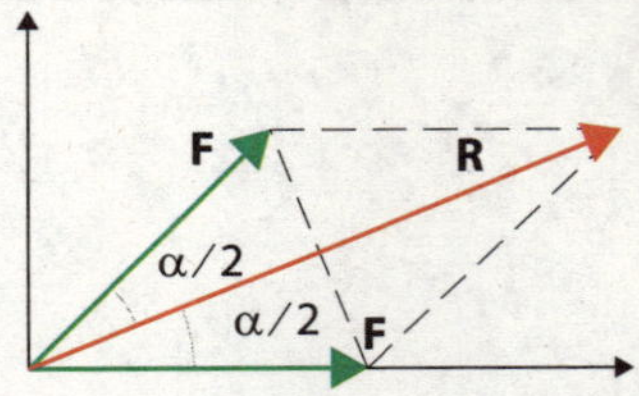

1.3.3 | Scomposizione di un vettore

Dato un riferimento cartesiano in cui giace un vettore **v** qualsiasi, le **componenti del vettore sono le sue proiezioni ortogonali sugli assi**; in altre parole, sono i due vettori $\mathbf{v}_x$ e $\mathbf{v}_y$ paralleli rispettivamente agli assi x e y, tali che la loro somma dà il vettore **v**.

Le definizioni delle funzioni trigonometriche *seno* e *coseno* consentono di scomporre un vettore lungo due assi ortogonali orientati.

Nella figura è riportata la scomposizione di **v**, un generico vettore. $\mathbf{v}_x$ e $\mathbf{v}_y$ sono le componenti del vettore lungo gli assi cartesiani e si ha $\mathbf{v} = \mathbf{v}_x + \mathbf{v}_y$.
Se, per esempio, $|\mathbf{v}| = 8\text{ cm}$ e $\alpha = 30°$, si ha:

$$|\mathbf{v}_x| = 8\text{ cm} \cdot \cos(30°) = 8\text{ cm} \cdot (\sqrt{3}/2) = 4\sqrt{3}\text{ cm}$$

$$|\mathbf{v}_y| = 8\text{ cm} \cdot \text{sen}(30°) = 8\text{ cm} \cdot (1/2) = 4\text{ cm}$$

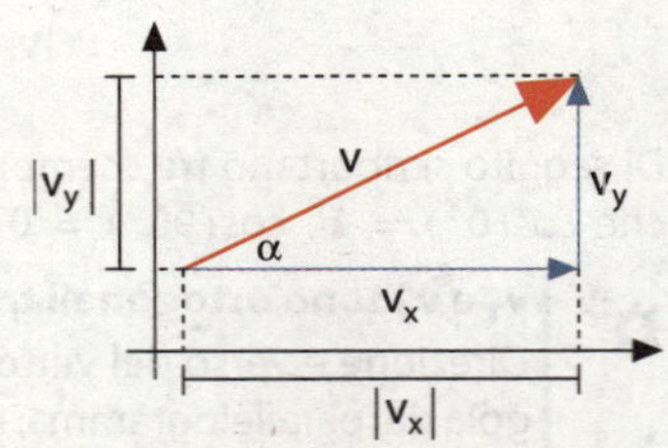

È sufficiente qualche nozione di geometria piana per riconoscere, nell'esempio precedente in cui $\alpha = 30°$, metà di un triangolo equilatero di lato **v** e altezza $\mathbf{v}_x$. Dunque, conoscendo il lato, si può concludere senza utilizzare la trigonometria che le componenti cercate sono:

$$|\mathbf{v}_x| = \text{altezza} = \mathbf{v} \cdot (\sqrt{3}/2); \quad |\mathbf{v}_y| = \text{base} = \mathbf{v}/2$$

1.3.4 | Prodotti tra vettori

Diversamente dai numeri, i vettori possono essere moltiplicati fra loro in due modi diversi: mediante il prodotto *scalare* e il prodotto *vettoriale*.

Il **prodotto scalare** tra due vettori **a** e **b** è uno scalare (*cioè un numero puro!*) così definito:

$$\mathbf{a} \cdot \mathbf{b} = |\mathbf{a}| \cdot |\mathbf{b}| \cdot \cos\vartheta, \quad \text{dove } \vartheta \text{ è l'angolo tra } \mathbf{a} \text{ e } \mathbf{b}$$

Il prodotto scalare tra due vettori è dunque pari a $\mathbf{a} \cdot \mathbf{b} = |\mathbf{a}| \cdot |\mathbf{b}_p|$, dove $\mathbf{b}_p$ è la componente di **b** parallela ad **a**, che vale appunto $|\mathbf{b}| \cdot \cos\vartheta$.

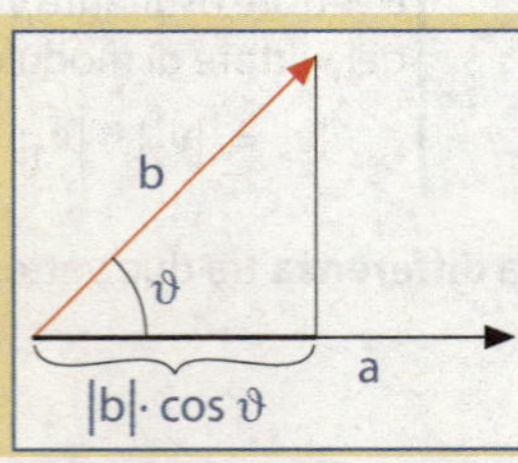

Si calcoli il prodotto scalare di due vettori a e b, sapendo che $a = 3$, $b = 1$, e che formano con l'asse x angoli rispettivamente pari a $\alpha = 60°$ e $\beta = 30°$.
L'angolo ϑ formato dai due vettori **a** e **b** descritti nel testo è pari a $\alpha - \beta = 30°$. Si procede quindi a calcolare il loro prodotto scalare secondo la definizione:

$$\mathbf{a} \cdot \mathbf{b} = |\mathbf{a}| \cdot |\mathbf{b}| \cdot \cos\vartheta = 3 \cdot 1 \cdot \cos(30°) = 3\sqrt{3}/2$$

Il **prodotto vettoriale** $\mathbf{a} \wedge \mathbf{b}$ è un vettore così definito:

- **Intensità**: $|\mathbf{a}| \cdot |\mathbf{b}| \cdot \text{sen}\vartheta = |\mathbf{a}_n| \cdot |\mathbf{b}|$ dove $\mathbf{a}_n$ è la componente di **a** perpendicolare a **b**
- **Direzione**: perpendicolare al piano individuato da **a** e da **b**
- **Verso**: determinato dalla *regola della mano destra*, illustrata nella figura sottostante: se il pollice si dispone come **a** e l'indice come **b** allora il medio indica la direzione e il verso del prodotto vettoriale tra i due.

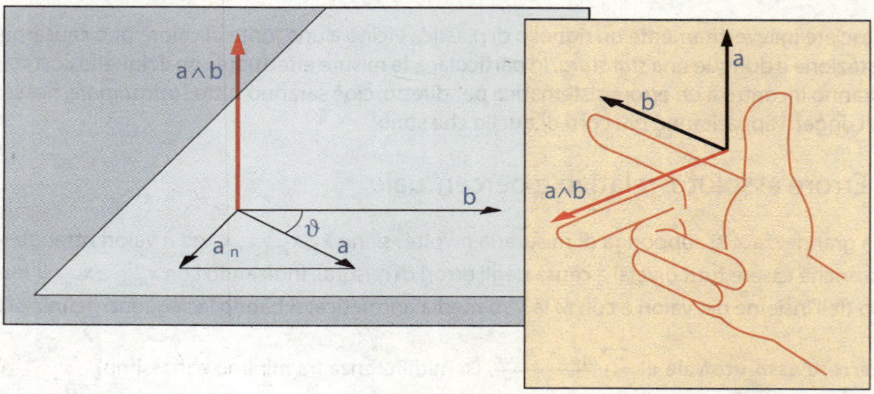

Si calcoli il prodotto vettoriale dei vettori a e b descritti nell'esercizio precedente.
Prima di calcolare il prodotto vettoriale, si osserva che, poiché il risultato è un vettore (e *non un numero* come nel caso del prodotto scalare), il problema richiede tre informazioni: il risultato $\mathbf{a} \wedge \mathbf{b}$ è descritto completamente solo conoscendone modulo, direzione e verso.
Si calcola il *modulo* secondo la definizione:

$$|\mathbf{a} \wedge \mathbf{b}| = |\mathbf{a}| \cdot |\mathbf{b}| \cdot \text{sen}\vartheta = 3 \cdot 1 \cdot \text{sen}(30°) = 3 \cdot 1/2 = 3/2$$

La direzione è perpendicolare al piano in cui giacciono i due vettori (in questo caso al piano del foglio) e il verso è *entrante* nel foglio (regola della mano destra).

Ricordando che $\text{sen}(90°) = 1$, $\text{sen}(0°) = \text{sen}(180°) = 0$, $\cos(90°) = 0$, $\cos(0°) = 1$ e $\cos(180°) = -1$, si ricavano i valori del prodotto scalare e vettoriale in tre casi particolari:

Se a e b sono ortogonali ($\vartheta = 90°$):

- $\mathbf{a} \cdot \mathbf{b} = |\mathbf{a}| \cdot |\mathbf{b}| \cdot \cos(90°) = 0$
- $|\mathbf{a} \wedge \mathbf{b}| = |\mathbf{a}| \cdot |\mathbf{b}| \cdot \text{sen}(90°) = |\mathbf{a}| \cdot |\mathbf{b}|$

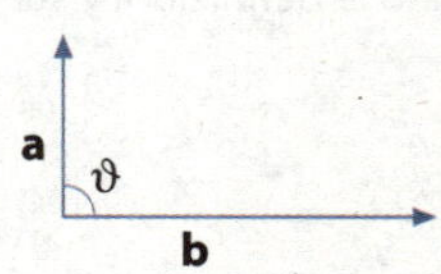

Dunque il prodotto scalare è nullo, mentre il modulo del prodotto vettoriale è massimo.

Se a e b sono paralleli e concordi ($\vartheta = 0°$):

- $\mathbf{a} \cdot \mathbf{b} = |\mathbf{a}| \cdot |\mathbf{b}| \cdot \cos(0°) = |\mathbf{a}| \cdot |\mathbf{b}|$
- $|\mathbf{a} \wedge \mathbf{b}| = |\mathbf{a}| \cdot |\mathbf{b}| \cdot \text{sen}(0°) = 0$

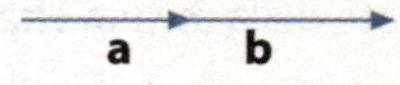

Dunque il prodotto scalare è massimo, mentre il prodotto vettoriale è nullo.

Se a e b sono antiparalleli ($\vartheta = 180°$):

- $\mathbf{a} \cdot \mathbf{b} = |\mathbf{a}| \cdot |\mathbf{b}| \cdot \cos(180°) = -|\mathbf{a}| \cdot |\mathbf{b}|$
- $|\mathbf{a} \wedge \mathbf{b}| = |\mathbf{a}| \cdot |\mathbf{b}| \cdot \text{sen}(180°) = 0$

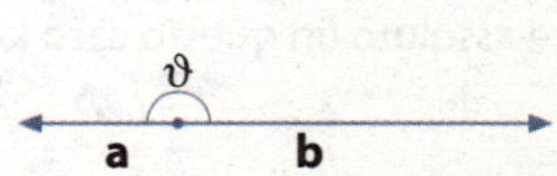

Dunque il prodotto scalare è minimo, mentre il prodotto vettoriale è ancora nullo.

FISICA

1.4 | Errori di misura

Non si può misurare una grandezza fisica con una precisione assoluta: ogni misura è affetta da errori, che possono essere suddivisi in due categorie.

Errori sistematici: derivano da difetti strumentali o dall'applicazione di leggi errate; sono errori sempre nello stesso verso, cioè o sempre per eccesso o sempre per difetto rispetto alla misura *vera*.
Errori accidentali: sono inevitabilmente legati a ogni procedura di misura; sono errori casuali nel senso che possono avvenire sia in eccesso sia in difetto rispetto alla misura *vera*.

Lasciare inavvertitamente un righello di plastica vicino a una fonte di calore può causarne una dilatazione e dunque una *staratura*. In particolare, le misure effettuate con il righello così starato andranno incontro a un errore sistematico per difetto, cioè saranno tutte *sottostimate*, nel senso che gli oggetti appariranno più corti di quello che sono.

1.4.1 | Errore assoluto, relativo e percentuale

Data una grandezza x, si supponga di misurarla n volte: siano $x_1, x_2, \dots, x_n$ gli n valori ottenuti (che potrebbero anche essere tutti diversi a causa degli errori di misura). Indicando con x_{max} e x_{min} il massimo e il minimo dell'insieme dei valori e con M la loro media aritmetica, si hanno le seguenti definizioni.

L'**errore assoluto** vale $\varepsilon = \dfrac{x_{max} - x_{min}}{2}$ (semidifferenza fra minimo e massimo).

L'**errore relativo** vale $\varepsilon_r = \varepsilon / M$ (rappresenta una *normalizzazione* dell'errore assoluto).

L'**errore percentuale** vale $\varepsilon_{\%} = (100 \cdot \varepsilon_r)\%$.

L'errore relativo e l'errore percentuale di una misura sono indici della sua accuratezza: minore è il loro valore, maggiore è l'accuratezza. Ogni misura deve essere accompagnata dall'errore e dall'unità di misura. La misura e l'errore si esprimono nelle stesse unità.

Un maestro chiede ad alcuni alunni della sua classe di misurare con un righello il lato più lungo di un foglio A4, facendo molta attenzione. Il risultato delle misure trovate da dieci studenti, espresse in cm, è:

29,8; 29,8; 29,6; 29,7; 29,7; 29,9; 29,8; 30,0; 29,7; 29,8

Calcolare media ed errore assoluto, relativo e percentuale. Il righello è starato?

Secondo le definizioni viste sopra si calcolano le grandezze richieste:

$$M = \frac{29{,}8 + 29{,}8 + 29{,}6 + \dots + 29{,}8}{10} = 29{,}78$$

$$\varepsilon = \frac{x_{max} - x_{min}}{2} = \frac{30{,}0 - 29{,}6}{2} = 0{,}2$$

$$\varepsilon_r = \frac{\varepsilon}{M} = 6{,}72 \cdot 10^{-3}; \quad \varepsilon_{\%} = 100 \cdot \varepsilon_r = 0{,}67\%$$

Il risultato della misura effettuata dagli studenti è dunque:

$$x = (29{,}78 \pm 0{,}2)\ \text{cm}$$

Questo significa che secondo gli studenti il foglio A4 è lungo minimo 29,58, massimo 29,98 cm. Si preferisce solitamente indicare il risultato approssimandolo alla prima cifra interessata dall'errore assoluto (in questo caso la prima decimale):

$$x = (29{,}8 \pm 0{,}2)\ \text{cm}$$

Il valore vero della lunghezza di un foglio A4 (29,7 cm) è contenuto nell'intervallo indicato dalla misura degli studenti, perciò non si può concludere che lo strumento sia starato.

1.4.2 | Cifre significative

Quando un numero rappresenta la misura di una certa quantità, le cifre significative sono quelle che apportano effettivamente delle informazioni sulla misura.

- L'informazione contenuta nel numero $a = 0{,}024$ è «2 centesimi e 4 millesimi».
- L'informazione contenuta nel numero $b = 0{,}0240$ è «2 centesimi, 4 millesimi e 0 decimi di millesimo».

Dunque, i numeri *a* e *b* non hanno lo stesso significato: *b* contiene più informazioni.

Regole per la determinazione delle cifre significative

- Le cifre diverse da zero sono significative;
- Gli zeri compresi fra due cifre diverse da zero sono significativi;
- Per un numero decimale con lo zero davanti alla virgola, esso e gli eventuali zeri che precedono le cifre diverse da zero *non sono* cifre significative.

- Le cifre significative di $a = 0{,}024$ sono 2 e 4;
- le cifre significative di $b = 0{,}0240$ sono 2, 4 e lo 0 dopo il 4;
- tutte le cifre di $c = 1{,}205$ sono significative.

1.4.3 | Propagazione degli errori

Se, anziché l'errore associato a una grandezza *misurata*, si vuole conoscere l'errore associato a una grandezza *calcolata* a partire dalle misure effettuate (ciascuna delle quali affetta da errore), si tratta di valutare come si propagano gli errori quando si eseguono operazioni tra più misure.

Per misurare l'area *A* di un tavolo di lunghezza *a* e larghezza *b* si utilizza la semplice relazione $A = a \cdot b$. Dato che le misure di *a* e *b* sono di per sé affette da errore, la misura *indiretta* dell'area *A* sarà affetta da un errore che è la *propagazione* di quello su *a* e *b*.

Regole base per la propagazione dell'errore

- L'errore **assoluto** su una **somma** o una **differenza** di più misure è uguale alla somma degli errori **assoluti** delle singole misure.
- L'errore **percentuale** su un **prodotto** o su un **quoziente** di più misure è uguale alla somma degli errori **percentuali** delle singole misure.

Sia dato un quadrato di cui si conosce la misura del lato, pari a $L = (10 \pm 2)$ cm. Calcolare errore assoluto e percentuale su perimetro e superficie del quadrato.

Il perimetro del quadrato vale $P = 4L = 40$ cm. Si tratta della *somma* di quattro grandezze (in questo caso coincidenti: il lato) di cui è noto l'errore assoluto $\varepsilon = 2$ cm. Si può pertanto scrivere che l'errore assoluto su *P* vale:

$$\varepsilon_P = \varepsilon + \varepsilon + \varepsilon + \varepsilon = 4\varepsilon = 8 \text{ cm}$$

Così l'errore relativo sul perimetro, per definizione, vale:

$$\varepsilon_{rP} = \frac{\varepsilon_P}{P} = \frac{8 \text{ cm}}{40 \text{ cm}} = 0{,}2 \quad \text{(è un numero puro)}$$

L'errore relativo sul lato si ricava dal valore del lato e dal suo errore assoluto secondo la definizione:

$$\varepsilon_r = \frac{\varepsilon}{L} = \frac{2 \text{ cm}}{10 \text{ cm}} = 0{,}2 \quad \text{(è un numero puro)}$$

L'area del quadrato è data dal *prodotto* del lato per se stesso: $A = L^2 = 100 \text{ cm}^2$, pertanto si sommano gli errori relativi sui lati per trovare l'errore relativo sull'area:

$$\varepsilon_{rA} = \varepsilon_r + \varepsilon_r = 0{,}4 \quad \text{(è un numero puro)}$$

A questo punto, per trovare l'errore assoluto sull'area, si inverte la definizione di ε_{rA}:

$$\varepsilon_{rA} = \frac{\varepsilon_A}{A} \Rightarrow \varepsilon_A = \varepsilon_{rA} \cdot A = 0{,}4 \cdot 100 \text{ cm}^2 = 40 \text{ cm}^2$$

FISICA

Quesiti svolti

1 La massa totale degli abitanti dell'Italia è all'incirca:

A 3 milioni di tonnellate
B 30 milioni di chilogrammi
C 300 mila quintali
D 3 miliardi di grammi
E 30 milioni di tonnellate

Considerando la popolazione italiana composta da circa 56 milioni di persone e supponendo una massa media per persona pari a 60 chilogrammi, la massa totale degli abitanti dell'Italia è uguale a:

$$60 \text{ kg} \cdot 56.000.000 = 3.360.000.000 \text{ kg} = 3.360.000 \text{ tonnellate}$$

La risposta esatta è quindi la A.

2 Qual è il numero di millimetri quadri in un decimetro quadro meno il numero di decimetri cubi in un metro cubo?

A 9
B 90
C 900
D 9000
E 90000

L'operazione da fare è:

$$\frac{1 \text{ dm}^2}{1 \text{ mm}^2} - \frac{1 \text{ m}^3}{1 \text{ dm}^3}$$

Riportando per chiarezza tutte le unità a multipli del metro quadro e del metro cubo, l'operazione si riduce a:

$$\frac{10^{-2} \text{ m}^2}{10^{-6} \text{ m}^2} - \frac{1 \text{ m}^3}{10^{-3} \text{ m}^3} = 10^4 - 10^3 = 9000 \quad \text{(risposta D)}$$

3 Un microgrammo corrisponde alla milionesima parte di:

A 1 cg
B 1 mg
C 1 g
D 1 dg
E 1 ng

Il microgrammo (simbolo μg) è la milionesima parte del grammo (risposta C).

4 **Il prefisso Giga equivale a:**

A 10^{12} **B** 10^3 **C** 10^6 **D** 10^9 **E** 10^{20}

È sufficiente ricordare la potenza di dieci che lega il prefisso Giga all'unità. La risposta esatta è dunque la **D**.

5 **In quale dei seguenti elenchi i prefissi per le unità di misura sono in ordine crescente?**

A n, k, h, M, T
B p, da, c, M, G
C μ, m, d, T, M
D d, p, da, k, G
E In nessuno dei precedenti elenchi

La risposta esatta è la **E**.

In tutti gli elenchi c'è sempre almeno un'inversione che "rovina" l'ordine crescente: quali? Nell'alternativa **A**, h (che sta per 10^2) dovrebbe venire prima di k (10^3); nella **B**, c (10^{-2}) dovrebbe venire prima di da (10^1); nella **C**, d (10^{-1}) dovrebbe venire prima di m (10^{-3}); infine, nella **D**, p (10^{-12}) dovrebbe venire prima di d.

6 **Se una sorgente radioattiva emette 10^7 particelle alfa al secondo, ognuna da 4 Mev:**

A il nuclide figlio è certamente instabile
B la potenza emessa è 4 GeV/s
C dopo 10^7 secondi la sorgente è dimezzata
D l'energia emessa al secondo è $4 \cdot 10^{13}$ eV
E l'energia emessa al secondo è $10^7/4 \cdot 10^6$ eV

Il calcolo dell'energia totale emessa dalla sorgente in un secondo dà:

$$E = 10^7 \cdot 4 \cdot 10^6 \text{ eV} = 4 \cdot 10^{13} \text{ eV} \qquad \text{(risposta D)}$$

Si noti che per risolvere questo esercizio non è necessaria alcuna nozione di fisica nucleare: è sufficiente conoscere il significato del prefisso mega (10^6) per le unità di misura.

7 **Nel 1926 Perrin ottenne il premio Nobel per i suoi studi sulle dimensioni di atomi o molecole. Un suo famoso esperimento prevede di lasciar cadere una goccia di acido oleico sulla superficie dell'acqua in un catino. L'acido resterà a galla formando una chiazza circolare che (per le speciali proprietà dell'acido stesso) avrà spessore pari alle dimensioni tipiche di una sola molecola (strato monomolecolare). Sapendo che il volume di acido oleico contenuto nella goccia che viene lasciata cadere è di 10^{-4} cm³ e che rimane costante misurando il diametro della chiazza (circa 28 cm) prodotta nell'acqua, dare una stima delle dimensioni dello strato molecolare sapendo che il volume di acido oleico resterà sempre lo stesso.**

A $1{,}6 \cdot 10^{-7}$ cm
B $6{,}4 \cdot 10^{-7}$ m
C $1{,}6 \cdot 10^{-17}$ cm
D $28 \cdot 10^{-4}$ cm
E $1{,}6 \cdot 10^{7}$ cm

Visualizzando correttamente il problema secondo la minuziosa descrizione dell'esperimento di Perrin, esso si riduce a un esercizio di geometria solida: la chiazza circolare di acido oleico è assimilabile a un cilindro che ha diametro di base *d* pari a 28 cm e un'altezza che è lo spessore *h* dello strato che si chiede di trovare. Conoscendo il volume *V* del cilindro non resta che fare una divisione.

$$h = \frac{V}{\pi\left(\frac{d}{2}\right)^2} = \frac{10^{-4}\ \text{cm}^3}{3{,}14 \cdot \left(\frac{28\ \text{cm}}{2}\right)^2} = \frac{10^{-4}}{3{,}14 \cdot 14^2}\ \text{cm}$$

L'unica difficoltà del problema sta nell'eseguire la divisione senza l'aiuto di una calcolatrice, ma si può proseguire il calcolo con qualche approssimazione:

$$\frac{10^{-4}}{3{,}14 \cdot 14^2} \cong \frac{10^{-4}}{3 \cdot (2 \cdot 7)^2} = \frac{10^{-4}}{3 \cdot 4 \cdot 49} \cong \frac{10^{-4}}{3 \cdot 4 \cdot 50} = \frac{10^{-4}}{600} = \frac{10^{-4}}{6 \cdot 10^2} = \frac{1}{6} \cdot 10^{-6}$$

Giunti a questo punto del calcolo, anche senza sapere quanto fa esattamente 1 diviso 6, si possono escludere tutte le alternative tranne la prima, sulla base degli ordini di grandezza e delle unità di misura. Dato che 1/6 è compreso tra $1/8 = 0{,}125 = 1{,}25 \cdot 10^{-1}$ e $1/5 = 0{,}2 = 2 \cdot 10^{-1}$, si conclude che la risposta esatta è la **A**.

---

8 Quali dei seguenti termini corrisponde a una grandezza fisica?

A Poise
B Ampere
C Metro
D Temperatura
E Chilogrammo

Nelle risposte ai quesiti si possono incontrare termini nuovi. È una situazione che si presenta di frequente nello svolgimento dei test composti da quesiti a risposta multipla e, per questo motivo, bisogna imparare a gestirla nel modo migliore.
In questo caso, in particolare, non si è ancora definito il termine "poise" (si tratta dell'unità di misura della viscosità). È tuttavia sufficiente osservare che la temperatura è una grandezza fisica per concludere che la risposta esatta è la **D**.

---

9 Le intensità di due grandezze fisiche si dicono direttamente proporzionali quando:

A crescono contemporaneamente
B la loro somma è costante
C la loro differenza è costante
D il loro prodotto è costante
E il loro rapporto è costante

Due grandezze x e y si dicono *direttamente* proporzionali quando il loro rapporto è costante, ovvero al crescere dell'una l'altra cresce in proporzione, e si può scrivere $y = kx$ (risposta **E**).
Quando il prodotto di due grandezze è costante, invece, queste si dicono *inversamente* proporzionali.

---

10 Data la misura della lunghezza di un circuito in chilometri, si riconoscano tra le seguenti le dimensioni dell'errore assoluto e dell'errore relativo della misura.

A [L]; [L]
B [L]; $[L]^2$
C Adimensionale; [L]
D [L]; adimensionale
E Sono entrambe grandezze adimensionali

Per ricavare le dimensioni dell'errore assoluto di una misura si utilizza la definizione.

Supponendo che la misura del circuito sia per esempio la media di una serie di misure, e ricordando che dividere per un numero non cambia le dimensioni:

$$\varepsilon = \frac{x_{max} - x_{min}}{2} \quad \Rightarrow \quad [\varepsilon] = [x_{max} - x_{min}] = [x] = [L]$$

L'errore assoluto ha sempre le dimensioni della misura a cui è associato.

L'errore relativo è definito come $\varepsilon_r = \varepsilon / X$, dove X è la misura. Essendo il rapporto di due grandezze con le stesse dimensioni, ε_r è una grandezza adimensionale. In questo caso:

$$\varepsilon_r = \frac{\varepsilon}{X} \quad \Rightarrow \quad [\varepsilon_r] = \frac{[L]}{[L]} = 1$$

La risposta corretta è pertanto la **D**.

11 Quale delle seguenti operazioni NON è permessa in fisica, per ragioni dimensionali?

- **A** Velocità · Tempo
- **B** Velocità – Tempo
- **C** Altezza + Base
- **D** Altezza – Base
- **E** Altezza · Base

In fisica non ha senso sottrarre o sommare grandezze con dimensioni diverse: l'unica operazione non permessa tra quelle elencate è la **B**, perché velocità e tempo hanno dimensioni diverse.

12 Sottraendo tra loro due grandezze espresse in metri si ottiene...

- **A** una lunghezza espressa in metri
- **B** una lunghezza espressa in metri quadrati
- **C** una superficie espressa in metri quadrati
- **D** un numero puro
- **E** una lunghezza espressa in metri se le due lunghezze di partenza hanno valori diversi, altrimenti 0

L'operazione descritta è la seguente:

$$d = L_1 - L_2$$

La differenza tra due grandezze omogenee (quali due lunghezze) è permessa e dà come risultato ancora una grandezza omogenea (qui, dunque, una lunghezza). Anche se $L_1 = L_2$ e quindi $d = 0$, la differenza d mantiene le dimensioni di una lunghezza. La risposta corretta è la **A**.

13 Due forze di ugual modulo pari a 1 N agiscono in direzioni perpendicolari l'una all'altra. Quanto vale il modulo della forza risultante?

A $\sqrt{2}$ N **B** 2 N **C** $\sqrt{3}$ N **D** $\sqrt{2}/2$ N **E** $\sqrt{2}/3$ N

Per la regola del parallelogramma, la risultante **R** di due forze **F1** e **F2** è la diagonale del parallelogramma che ha per lati le due forze.
Un parallelogramma con lati uguali e perpendicolari è in realtà un quadrato, in questo caso di lato 1. La sua diagonale misura $\sqrt{2}$. La risposta corretta è dunque la **A**.

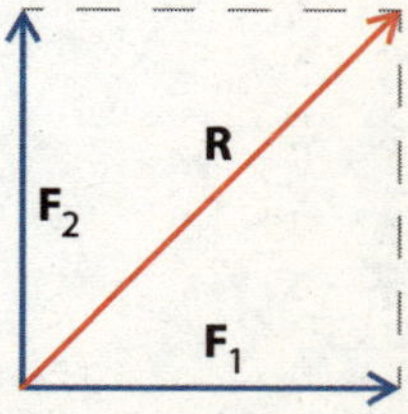

FISICA

14 **Un corpo è soggetto contemporaneamente a due forze di 10 N. A quale forza risultante è soggetto il corpo?**

- **A** 20 N
- **B** 10 N
- **C** 0 N
- **D** 15 N
- **E** Nessuna delle precedenti

Le forze sono vettori e, come tali, vanno sommate con la regola del parallelogramma. È evidente quindi che la sola conoscenza dei moduli di due forze non è sufficiente per determinare la loro somma: la risposta esatta è la **E**.

15 **Si considerino due vettori a e b, di modulo 5 e 10 rispettivamente, che formano tra loro un angolo di 60°. Allora il prodotto scalare *c* e il modulo del prodotto vettoriale *d* tra i due valgono, rispettivamente:**

- **A** $c = 25 ; d = 25\sqrt{3}$
- **B** $c = 25\sqrt{3} ; d = 25$
- **C** $c = 50 ; d = 25\sqrt{3}$
- **D** $c = 50 ; d = 50\sqrt{3}$
- **E** $c = 25 ; d = 0$

La risposta esatta è la **A**. Secondo le definizioni di prodotto scalare e vettoriale tra due vettori, e ricordando che $\cos(60°) = 1/2$ e $\mathrm{sen}(60°) = \sqrt{3}/2$, si ha infatti:

$$c = a \cdot b \cdot \cos(60°) = 25 ; \quad d = |\mathbf{a} \wedge \mathbf{b}| = a \cdot b \cdot \mathrm{sen}(60°) = 25\sqrt{3}$$

16 **La misura della massa di un corpo è (20,0 ± 0,5) mg. Quanto vale l'errore percentuale?**

A 0,5% **B** 2,5% **C** 5,0% **D** 25% **E** 50%

Quando la misura di una grandezza è indicata nella forma $(M \pm \varepsilon)$, M rappresenta il valore medio di più misure, mentre ε indica l'errore assoluto associato a M. Si definiscono errore relativo ε_r ed errore percentuale $\varepsilon_{\%}$ le due quantità:

$$\varepsilon_r = \frac{\varepsilon}{M} \qquad \varepsilon_{\%} = \frac{\varepsilon}{M} \cdot 100\%$$

Sostituendo i valori, si ottiene:

$$\varepsilon_{\%} = \frac{0{,}5 \text{ mg}}{20 \text{ mg}} \cdot 100\% = 2{,}5\ \% \quad \text{(risposta B)}$$

PARTE SESTA

2| Cinematica

La *cinematica* studia e descrive il moto dei corpi senza interessarsi delle cause che lo producono. L'insieme di cinematica, *statica* (che studia l'equilibrio dei corpi) e *dinamica* (che analizza le cause del moto) prende il nome di *meccanica*.

2.1 | Punto materiale, traiettoria, sistemi di riferimento

Nel descrivere il moto di un corpo (per esempio un'automobile che percorre un circuito) si ricorre spesso a una comoda approssimazione, considerando l'oggetto come un punto in cui è concentrata tutta la massa del corpo: si trascura cioè la sua estensione spaziale, preoccupandosi soltanto della posizione. Tale punto prende il nome di **punto materiale**.

La **traiettoria** di un punto materiale è la linea che unisce tutte le posizioni (P_1, P_2, ..., P_n) occupate dal punto al trascorrere del tempo, per esempio in un riferimento cartesiano.
Il vettore che congiunge l'origine degli assi e ciascun punto P_i della traiettoria è detto **vettore posizione** e si indica con $\mathbf{s}_i$. La direzione e il verso di $\mathbf{s}_i$ sono indicati in figura.

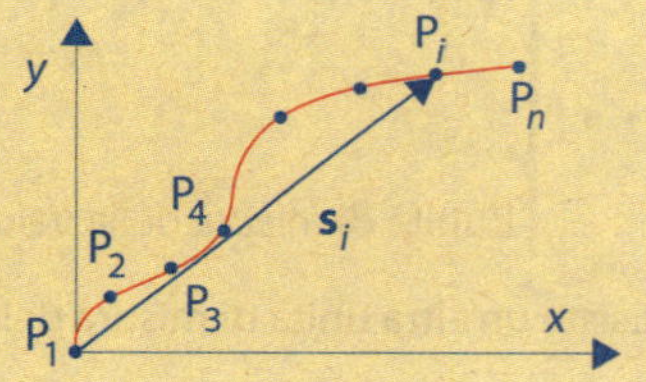

Dire che un oggetto è in quiete o in moto ha senso solo se si è precedentemente fissato un **sistema di riferimento**, rispetto al quale è possibile esprimere le posizioni occupate dal corpo nel tempo e tracciarne la relativa traiettoria. Il sistema di riferimento che si sceglie è normalmente *solidale* con la Terra, cioè in quiete rispetto a essa. Il moto del corpo è di conseguenza un *moto relativo* perché riferito a quel sistema. A seconda che il movimento avvenga lungo una retta, su un piano o nello spazio tridimensionale, per rappresentarlo si useranno rispettivamente una retta, un sistema di due assi ortogonali (**piano cartesiano**) o un sistema di tre assi ortogonali (**terna cartesiana**).

2.2 | Grandezze cinematiche

Per fissare le idee, si consideri che le grandezze cinematiche vengano osservate all'inizio e alla fine di intervalli di tempo ben precisi: tali istanti si possono chiamare, indifferentemente (e con ovvio riferimento dei pedici all'inizio e alla fine dell'osservazione), t_1 e t_2, oppure t_i e t_f, oppure ancora t_0 e t. Di conseguenza, le varie grandezze descritte nel seguito saranno indicate con gli stessi pedici dell'istante a cui si riferiscono.

2.2.1 | Spostamento

Il *vettore spostamento* unisce la posizione occupata nell'istante iniziale da un punto materiale in moto a quella occupata nell'istante finale. Si definisce quindi come una differenza di vettori posizione e si indica con $\Delta\mathbf{s}$:

$$\Delta\mathbf{s} = \mathbf{s}_2 - \mathbf{s}_1$$

L'unità di misura dello spostamento nel SI è il metro, mentre nel CGS è il centimetro.

In generale l'operatore matematico Δ applicato a una grandezza fisica g indica la **variazione** di g e si calcola sottraendo al valore assunto da g nell'istante finale il valore assunto da g nell'istante iniziale: $\Delta g = g_2 - g_1$.

FISICA

Si supponga di dover disegnare il vettore spostamento di un punto materiale che si muove su un piano cartesiano, sapendo che nell'istante iniziale il punto occupa la posizione (1;3) e nell'istante finale raggiunge la posizione (4;1).

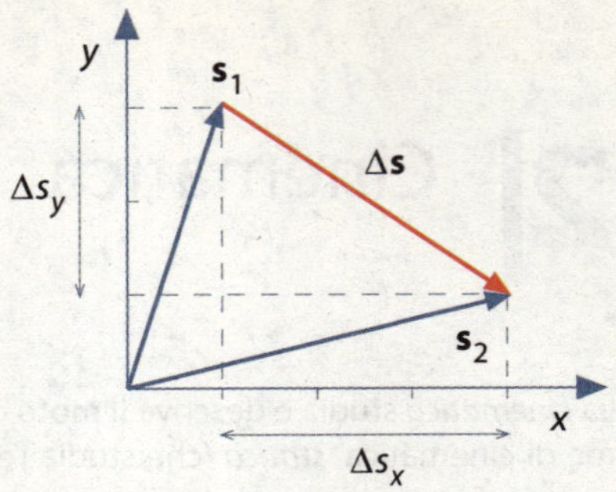

Per farlo si rappresentano il vettore posizione iniziale $\mathbf{s}_1$ e quello finale $\mathbf{s}_2$ nel piano cartesiano, secondo la definizione (cioè il vettore che va dall'origine degli assi al punto occupato). Si disegna poi il vettore spostamento $\Delta\mathbf{s} = \mathbf{s}_2 - \mathbf{s}_1$ come *differenza tra vettori* (cfr. § 1.3.2). Se inoltre si vuole calcolare la lunghezza di $\Delta\mathbf{s}$, osservando il diagramma si applica il teorema di Pitagora alle componenti del vettore:

$$|\Delta\mathbf{s}| = \Delta s = \sqrt{(\Delta s_x)^2 + (\Delta s_y)^2} = \sqrt{(4-1)^2 + (3-1)^2} = \sqrt{13}$$

2.2.2 | Velocità

La **velocità media** è un vettore definito come rapporto tra la variazione del vettore posizione (rispetto a una terna cartesiana) e la variazione di tempo:

$$\mathbf{v} = \frac{\mathbf{s}_2 - \mathbf{s}_1}{t_2 - t_1} = \frac{\Delta\mathbf{s}}{\Delta t}$$

L'unità di misura della velocità nel SI è il $m \cdot s^{-1} = m/s$ (nel CGS è il cm/s).

Esiste un'altra unità di misura della velocità molto usata: il km/h. Si ricorda che:

$$1\ km = 1000\ m = 100.000\ cm = 10^5\ cm; \qquad 1\ h = 60\ min = 60 \cdot 60\ s = 3600\ s = 3{,}6 \cdot 10^3\ s$$

Per passare da km/h a m/s si moltiplica per $\frac{1000}{3600} = \frac{10}{36} = \frac{1}{3{,}6}$ (ossia si divide per 3,6).

Per passare da m/s a km/h si moltiplica quindi per 3,6.

$$v = 60\ \frac{km}{h} = \frac{60 \cdot 1000}{3600}\ \frac{m}{s} = \frac{60}{3{,}6}\ \frac{m}{s} = 16{,}7\ \frac{m}{s}$$

$$v = 10\ \frac{m}{s} = 10 \cdot 3{,}6\ \frac{km}{h} = 36\ \frac{km}{h}$$

Un'automobile percorre il tragitto Milano-Torino a una velocità media di 100 km/h. Se la distanza tra le due città è di circa 140 km, quanto tempo è durato il tragitto?

Secondo la definizione, il modulo della velocità media vale $v = \Delta s/\Delta t$.

Tale modulo è appunto un dato del problema, mentre l'altro è il modulo del vettore spostamento $\Delta\mathbf{s}$. Per trovare il tempo impiegato a percorrere il tragitto è sufficiente invertire la relazione $v = \Delta s/\Delta t$:

$$\Delta t = \frac{\Delta s}{v} = \frac{140\ km}{100\ km/h} = 1{,}4\ h$$

Infine, trasformando in ore e minuti:

$$\Delta t = 1{,}4\ h = 1\ h + 0{,}4\ h = 1\ h + (0{,}4 \cdot 60\ min) = 1\ h + 24\ min$$

La velocità media è un vettore!

È parallela al vettore $\Delta\mathbf{s}$ perché la si ricava come rapporto tra il vettore $\Delta\mathbf{s}$ e un numero sempre positivo (Δt), e ha modulo pari al modulo di $\Delta\mathbf{s}$ diviso Δt:

$$v = \Delta s/\Delta t$$

PARTE SESTA

La velocità media non è la media delle velocità! Si veda l'esercizio che segue.

Un camion viaggia a 200 km/h per mezz'ora, poi a 150 km/h per un'ora, infine a 50 km/h per due ore. Qual è la sua velocità media?

Si è tentati di rispondere:

$$v = \frac{200 + 150 + 50}{3}\frac{\text{km}}{\text{h}} = 133{,}3\ \frac{\text{km}}{\text{h}}$$

Ma questo procedimento è errato, poiché non si è utilizzata la definizione di velocità media $v = \Delta s/\Delta t$: per trovarla serve dunque ricavare lo spazio totale percorso e dividerlo per il tempo totale impiegato. Conviene rappresentare i dati del problema in una tabella:

	v (km/h)	**t (h)**	**Δs = v · Δt (km)**
1° tratto	200	0,5	100
2° tratto	150	1	150
3° tratto	50	2	100
Totale	/	3,5 h	350 km

A questo punto è facile calcolare il modulo della velocità media secondo la definizione:

$$v = \frac{\Delta s}{\Delta t} = \frac{350\ \text{km}}{3{,}5\ \text{h}} = 100\ \frac{\text{km}}{\text{h}}$$

Al contrario, sapere che un mezzo ha percorso un certo tragitto con una velocità media di 100 km/h non consente di per sé di conoscere la velocità da esso tenuta nei singoli tratti del tragitto. Per aumentare la quantità di informazioni sullo stato di moto, occorre ridurre l'ampiezza degli intervalli temporali nei quali si effettuano le misure. Il rapporto spazio/tempo viene così calcolato per intervalli di tempo via via più piccoli, al limite prossimi a zero.

Matematicamente, questo si ottiene effettuando un *passaggio al limite* secondo la relazione seguente, che fornisce la definizione di **velocità istantanea**:

$$\mathbf{v}_{\text{ist}} = \lim_{t_2 \to t_1} \frac{\mathbf{s}_2 - \mathbf{s}_1}{t_2 - t_1} = \lim_{\Delta t \to 0} \frac{\Delta \mathbf{s}}{\Delta t} = \mathbf{s}'(t)$$

Il simbolo $\mathbf{s}'(t)$ indica la *derivata* del vettore posizione **s** e corrisponde all'operazione matematica di passaggio al limite del rapporto delle differenze. Per questo motivo si dice che la velocità istantanea è data dalla derivata dello spazio rispetto al tempo.

2.2.3 | Accelerazione

L'**accelerazione media** è un vettore definito come rapporto tra la variazione del vettore velocità (rispetto a una terna cartesiana) e la variazione di tempo:

$$\mathbf{a} = \frac{\mathbf{v}_2 - \mathbf{v}_1}{t_2 - t_1} = \frac{\Delta \mathbf{v}}{\Delta t}$$

L'unità di misura dell'accelerazione nel SI è il $\text{m} \cdot \text{s}^{-2} = \text{m/s}^2$ (nel CGS è il cm/s^2).

L'accelerazione media è un vettore!

Direzione e verso: gli stessi della variazione di velocità $\Delta\mathbf{v}$, poiché Δt è un numero sempre positivo. **Modulo**: pari al rapporto fra il modulo della variazione di velocità $|\Delta\mathbf{v}|$ e il tempo Δt impiegato per tale variazione.

L'accelerazione media è stata definita come variazione del vettore velocità nel tempo. Si può avere una variazione del vettore velocità ($\Delta \mathbf{v} \neq 0$) anche se il suo modulo è $|\mathbf{v}|$ = costante: è sufficiente che cambi la direzione. Infatti, **il vettore velocità è sempre tangente alla traiettoria**.

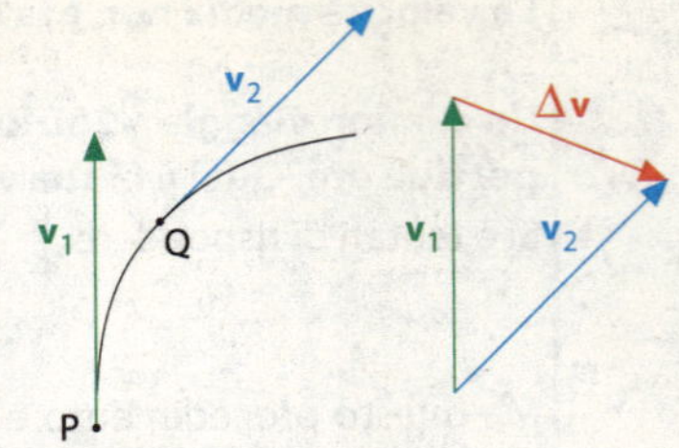

Per esempio, il vettore velocità associato al moto di un'automobile che viaggia a 50 km/h su un circuito circolare ha sempre lo stesso modulo, ma cambia direzione in ogni punto della traiettoria. In altre parole, **si può avere accelerazione diversa da zero anche se la velocità rimane costante in modulo**.

Nel caso di traiettoria curva, l'accelerazione del punto materiale che la percorre è sempre diversa da zero: in ogni punto, infatti, cambia quanto meno la direzione della sua velocità.

Analogamente a quanto visto per la velocità, un'informazione completa sull'accelerazione si ha quando gli intervalli di tempo nei quali la si misura sono piccoli. Si definisce così l'**accelerazione istantanea**:

$$\mathbf{a}_{ist} = \lim_{t_2 \to t_1} \frac{\mathbf{v}_2 - \mathbf{v}_1}{t_2 - t_1} = \lim_{\Delta t \to 0} \frac{\Delta \mathbf{v}}{\Delta t} = \mathbf{v}'(t)$$

Quali sono le dimensioni dell'accelerazione?

A partire dalla definizione, $a = \Delta v / \Delta t$, sostituendo alla velocità e al tempo le loro dimensioni, si ricavano quelle di a:

$$[a] = \frac{[\Delta v]}{[\Delta t]} = \frac{[L]/[T]}{[T]} = \frac{[L]}{[T]} \cdot \frac{1}{[T]} = \frac{[L]}{[T]^2}$$

Si consideri un corpo in movimento lungo una traiettoria curvilinea con velocità costante in modulo: l'accelerazione è diversa da zero ed è diretta come $\Delta \mathbf{v}$ (caso a della figura sottostante). Se l'intervallo di tempo diminuisce, i vettori velocità in due istanti successivi arrivano quasi a coincidere e la differenza di velocità si dispone lungo una direzione che tende a diventare perpendicolare a tali vettori (caso b); al limite, l'accelerazione istantanea sarà perfettamente perpendicolare alla velocità e quindi diretta verso il centro della curva (caso c).

Perciò si parla in questi casi di **accelerazione centripeta**.

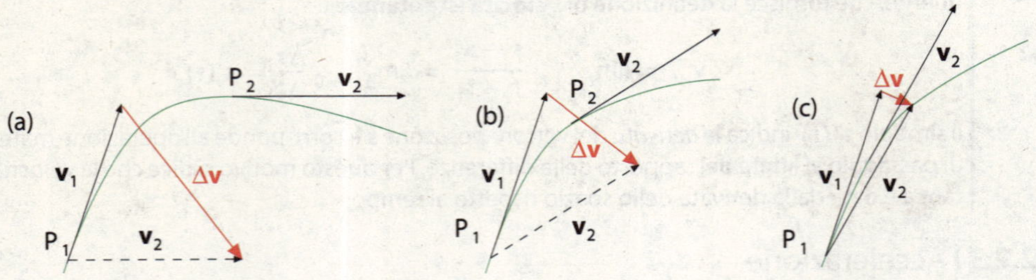

2.3 | Moti particolari

Si procede a una carrellata dei principali moti particolari e delle loro proprietà. In generale:

Il moto è **rettilineo** quando la velocità **v** ha *direzione costante* (il modulo può variare).
Il moto è **uniforme** quando la velocità **v** ha *modulo costante* (la direzione può variare).

È rettilineo il moto di un atleta che percorre i 100 metri piani, anche se la sua velocità aumenta progressivamente in modulo. È uniforme il moto della punta di una lancetta di orologio, anche se la traiettoria descritta non è diritta ma circolare.

2.3.1 | Moto rettilineo uniforme

È il moto più semplice, in cui la velocità **v** è costante in direzione, modulo e verso. In questo caso:

$$\mathbf{v}_{media} = \mathbf{v}_{istantanea} = \frac{\text{spazio percorso}}{\text{tempo impiegato a percorrerlo}} = \frac{\Delta \mathbf{s}}{\Delta t}$$

Da cui:

$$v = \frac{\Delta s}{\Delta t}; \quad \Delta t = \frac{\Delta s}{v}; \quad \Delta \mathbf{s} = \mathbf{v} \cdot \Delta t$$

Legge oraria del moto rettilineo uniforme

Per *legge oraria* di un moto si intende la relazione che esprime lo spazio in funzione del tempo. Nel caso del moto rettilineo uniforme, la legge oraria assume la forma:

$$\mathbf{s} = \mathbf{v} \cdot t$$

Se all'istante iniziale t_0 il corpo aveva già percorso un tratto s_0, la legge oraria diventa:

$$\mathbf{s} = \mathbf{s}_0 + \mathbf{v} \cdot t$$

Un'automobile procede alla velocità costante di 72 km/h. Quanti metri percorre in 5 secondi?
Si converte la velocità in m/s (72 km/h = 20 m/s) e si procede al calcolo secondo la legge oraria:

$$s = v \cdot t \Rightarrow s = 20\,\text{m/s} \cdot 5\,\text{s} = 100\,\text{m}$$

Rappresentazione grafica del moto rettilineo uniforme

Il moto rettilineo uniforme è regolato da leggi che legano tra loro le variabili spazio, tempo e velocità. È possibile rappresentare tali legami con delle curve piane in un sistema di assi cartesiani.

Si possono disegnare grafici di tipo *spazio-tempo* e *velocità-tempo*. Se $s_0 = 0$, spazio e tempo sono legati dalla legge oraria $s = v \cdot t$: si tratta di grandezze direttamente proporzionali e la rappresentazione grafica della legge oraria è una semiretta passante per l'origine degli assi cartesiani *spazio-tempo* (figura a). Se $s_0 \neq 0$, la legge oraria assume la forma $s = s_0 + v \cdot t$ e la semiretta che la rappresenta non passa per l'origine degli assi (figura b). Nel piano *velocità-tempo* (figura c), la rappresentazione grafica del moto rettilineo uniforme è invece una semiretta parallela all'asse dei tempi che interseca l'asse delle ordinate in corrispondenza del valore costante della velocità.

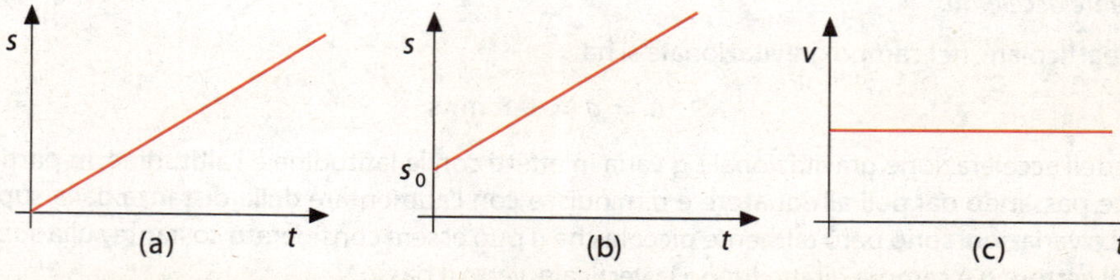

(a) (b) (c)

Il moto rettilineo uniforme di un punto materiale si può sempre rappresentare graficamente nel piano spazio-tempo con una retta il cui coefficiente angolare è numericamente uguale alla velocità del punto.

2.3.2 | Moto rettilineo uniformemente accelerato

Se in un moto l'accelerazione è costante, il moto si dice *uniformemente accelerato*.

Per il moto uniformemente accelerato la velocità raggiunta dopo avere accelerato per un tempo *t* vale:

$$\mathbf{v}_f = \mathbf{v}_0 + \mathbf{a} \cdot t \quad \text{(dunque passando ai moduli: } v_f = v_0 + a \cdot t\text{)}$$

Legge oraria del moto rettilineo uniformemente accelerato

Nel caso del moto uniformemente accelerato lo spazio percorso dopo un tempo *t* (legge oraria) è:

$$\mathbf{s} = \mathbf{s}_0 + \mathbf{v}_0 \cdot t + \frac{1}{2}\,\mathbf{a} \cdot t^2 \quad \text{(dunque passando ai moduli: } s = s_0 + v_0 \cdot t + \frac{1}{2}\,a \cdot t^2 \text{)}$$

dove $\mathbf{v}_0$ e $\mathbf{v}_f$ sono la velocità iniziale e finale, $\mathbf{s}_0$ è lo spazio iniziale, $\mathbf{a}$ è l'accelerazione (costante) e *t* è il tempo trascorso dall'istante iniziale.

Rappresentazione grafica del moto uniformemente accelerato

In questo caso i grafici possono essere del tipo *spazio-tempo*, *velocità-tempo* e *accelerazione-tempo*. Nel primo caso il legame tra *s* e *t* è dato dalla legge oraria:

$$s = s_0 + v_0 \cdot t + \frac{1}{2}\,a \cdot t^2$$

Nel caso particolare $s_0 = v_0 = 0$, si ha $s = \frac{1}{2}a \cdot t^2$, la cui rappresentazione grafica nel piano *spazio-tempo* è una parabola con vertice nell'origine degli assi (figura a).

Dalla relazione $v = a \cdot t$ (quando $v_0 = 0$) si nota una diretta proporzionalità tra *v* e *t*. Così, la rappresentazione grafica del moto uniformemente accelerato nel piano *velocità-tempo* è una semiretta passante per l'origine degli assi, il cui coefficiente angolare è pari al valore dell'accelerazione (figura b).

Infine, la rappresentazione grafica dell'accelerazione in funzione del tempo nel piano *accelerazione-tempo* è una retta orizzontale che interseca l'asse delle ordinate in corrispondenza del valore costante dell'accelerazione (figura c).

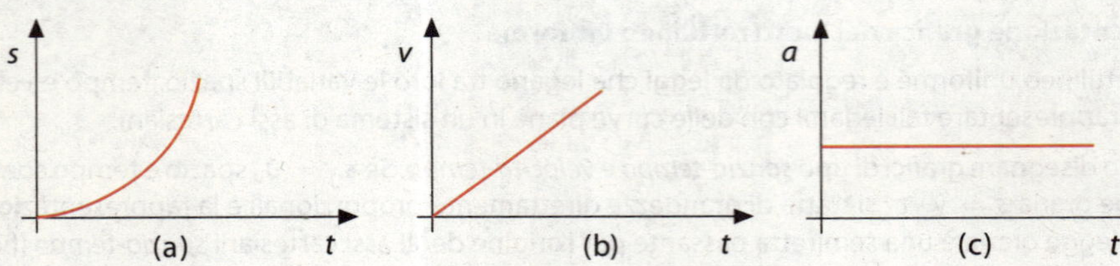

2.3.3 | Moto di caduta dei gravi

L'importanza che riveste il moto uniformemente accelerato è dovuta al fatto che la caduta libera dei gravi sulla Terra è un moto di questo tipo. Per questo motivo il moto di caduta dei gravi è chiamato anche moto *naturalmente accelerato*.

In particolare, nel campo gravitazionale si ha:

$$a = g = 9{,}8\ \mathrm{m/s^2}$$

Il *modulo* dell'accelerazione gravitazionale **g** varia in effetti con la latitudine e l'altitudine; in particolare, diminuisce passando dai poli all'equatore e diminuisce con l'aumentare della distanza dalla superficie terrestre. Le variazioni sono però talmente piccole che *g* può essere considerato costante sulla superficie terrestre. Il vettore **g** è sempre *diretto* lungo la verticale, *verso* il basso.

Trattandosi di un moto uniformemente accelerato, valgono le stesse leggi viste nel § 2.3.2. Indicando con *h* l'altezza del grave che cade lungo la verticale (rispetto a terra, per esempio), si ha:

$$h = h_0 + v_0 \cdot t - \frac{1}{2}\,g \cdot t^2 \qquad [1]$$

dove h_0 è la posizione iniziale, v_0 è l'eventuale velocità iniziale del grave; il segno – appare perché l'accelerazione è diretta verso il basso, cioè verso altezze decrescenti.

Se $h_0 = v_0 = 0$, la [1] assume la forma: $h = -\frac{1}{2}g \cdot t^2$.

Per un corpo lasciato cadere da un'altezza h_0 con velocità iniziale nulla si ha:

$$\text{tempo di caduta} = t_c = \sqrt{\frac{2h_0}{g}}$$

$$\text{velocità finale} = v_f = \sqrt{2gh_0}$$

Per un corpo lanciato verso l'alto con velocità iniziale v_0 si ha:

$$\text{altezza max raggiunta} = h = \frac{v_0^2}{2g}$$

$$\text{tempo necessario per raggiungerla} = t_h = \frac{v_0}{g}$$

Si noti che **nessuna delle grandezze appena definite per un corpo in caduta libera dipende dalle caratteristiche particolari del corpo** (per esempio massa, materiale, forma).

Un oggetto avente massa m = 28 kg viene lanciato verso l'alto con una velocità v_0 di 9,8 m/s. Si calcoli la massima altezza raggiunta, il tempo impiegato per raggiungerla e quello impiegato per tornare all'altezza iniziale.

Si utilizzano le formule viste sopra. La massima altezza raggiunta è:

$$h = \frac{v_0^2}{2g} = \frac{96{,}04\ \text{m}^2/\text{s}^2}{2 \cdot 9{,}8\ \text{m/s}^2} = 4{,}9\ \text{m}$$

Il tempo di salita è:

$$t = \frac{v_0}{g} = \frac{9{,}8\ \text{m/s}}{9{,}8\ \text{m/s}^2} = 1\ \text{s}$$

Si noti che la massa dell'oggetto lanciato non influisce sui risultati ottenuti.
Una volta arrivato all'altezza massima il corpo ricade con moto naturalmente accelerato: si tratta dunque di calcolare in quanto tempo il grave ripercorre i 4,9 metri di altezza raggiunti. Si può utilizzare la formula per il tempo di caduta e si ottiene:

$$t_c = \sqrt{\frac{2h}{g}} = \sqrt{\frac{2 \cdot 4{,}9\ \text{m}}{9{,}8\ \text{m/s}^2}} = 1\ \text{s}$$

In generale il tempo necessario per raggiungere una certa altezza è pari al tempo necessario per ripercorrerla a ritroso, in caduta libera. Nello stesso modo si dimostra che la velocità iniziale verso l'alto è la stessa con cui il corpo ritransita per il punto di partenza.

2.3.4 | Moto circolare uniforme

È il moto di un punto che descrive una traiettoria circolare con velocità costante in modulo.

Si definiscono:

- T = **periodo** = tempo impiegato a compiere una rotazione completa.
- ν = **frequenza** = numero di rotazioni al secondo.

T e ν sono grandezze scalari aventi rispettivamente per unità di misura i secondi e i s^{-1} = hertz (simbolo: Hz).

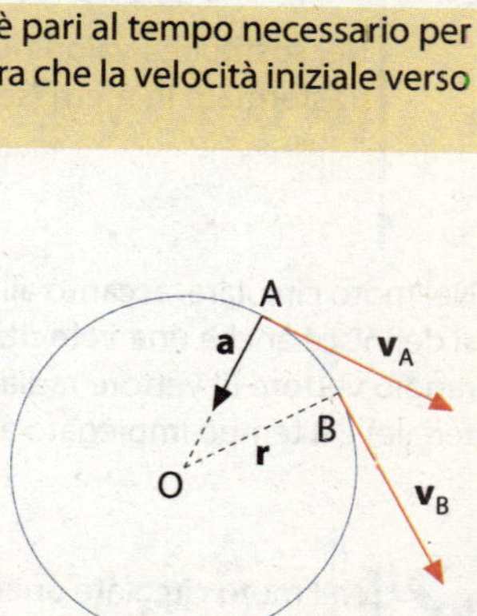

Dalla definizione di velocità, si ha:

$$|\mathbf{v}_A| = |\mathbf{v}_B| = \frac{\text{lunghezza della circonferenza}}{\text{periodo di rotazione}} = \frac{2\pi r}{T} = \text{costante}$$

Nel moto circolare uniforme il modulo della velocità è costante, mentre la sua direzione è in ogni punto tangente alla circonferenza (e quindi perpendicolare al raggio). Dato che la direzione della velocità cambia continuamente, il punto materiale che si muove di moto circolare uniforme è sottoposto a un'accelerazione sempre diversa da zero, diretta verso il centro della circonferenza. Tale accelerazione, detta **accelerazione centripeta**, è di conseguenza sempre perpendicolare alla velocità istantanea del punto.

Nel moto circolare uniforme, il vettore accelerazione centripeta $\mathbf{a}_c$ ha le seguenti caratteristiche.

Direzione radiale in ogni punto; *verso* dall'esterno al centro della circonferenza; *modulo* costante, dato dal rapporto fra il quadrato della velocità e il raggio della circonferenza:

$$a_c = v^2/r$$

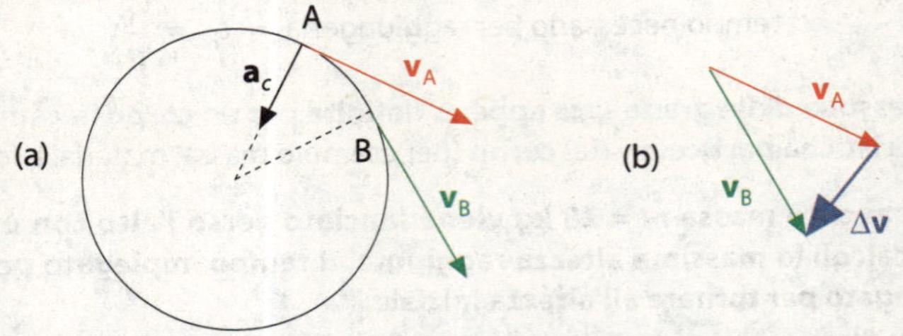

Si ha accelerazione centripeta ogni volta che la velocità varia in direzione!

L'accelerazione centripeta è sempre perpendicolare alla velocità: anche per il moto circolare valgono le considerazioni fatte a pagina 798.

Un punto materiale si muove lungo il bordo di un disco a velocità costante e compie quattro giri ogni due secondi. Quanto vale il periodo? Quanto vale l'accelerazione centripeta se il raggio del disco è 1 cm?

Nel moto circolare uniforme il periodo è definito come il tempo necessario a compiere un giro; il problema dà invece la frequenza:

$$\nu = 4/(2\text{ s}) = 2\text{ Hz} \quad\Rightarrow\quad T = 1/\nu = 0{,}5\text{ s}$$

Conoscendo il raggio della traiettoria è possibile calcolare lo spazio percorso in un periodo, e dunque l'accelerazione centripeta:

$$v = \frac{\Delta s}{\Delta t} = \frac{2\pi r}{T} \quad\Rightarrow\quad a_c = \frac{v^2}{r} = \left(\frac{2\pi r}{T}\right)^2 \cdot \frac{1}{r} = \frac{4\pi^2 r}{T^2}$$

Nel sostituire i valori numerici si deve fare attenzione al raggio, che nel testo è dato in cm e va trasformato in metri (se non diversamente specificato, è bene usare le unità del SI):

$$a_c = \frac{4\pi^2 r}{T^2} = \frac{4\pi^2 \cdot 10^{-2}\text{ m}}{(0{,}5\text{ s})^2} = 1{,}6\,\frac{\text{m}}{\text{s}^2}$$

Nel moto circolare, accanto alla velocità lineare del punto materiale che si sposta lungo la circonferenza, si definisce anche una **velocità angolare media** ω, data dal rapporto fra l'angolo al centro *spazzato* dal raggio vettore (il vettore radiale che ha origine nel centro della circonferenza ed estremo sul punto materiale) e il tempo impiegato a spazzarlo:

$$\omega_{media} = \Delta\theta/\Delta t$$

Nel moto circolare uniforme, la **velocità angolare** è un vettore con queste caratteristiche:
Direzione perpendicolare al piano di rotazione;
Verso uscente dal piano di rotazione se questa è antioraria, entrante nel piano se è oraria;
Modulo costante e pari a:

$$\omega = 2\pi_{rad}/T = 2\pi\nu$$

L'angolo di ampiezza 2π equivale all'angolo di 360° espresso in radianti; il **radiante** è l'angolo al centro di una circonferenza che insiste su un arco lungo quanto il raggio.
Per riepilogare, nel moto circolare uniforme valgono le seguenti relazioni:

$$T = \frac{1}{\nu}; \qquad T = \frac{2\pi}{\omega}; \qquad v = \omega \cdot r; \qquad \omega = \frac{v}{r}; \qquad a_c = \frac{v^2}{r} = \omega^2 \cdot r$$

Mentre il modulo della velocità v dipende dalla distanza dal centro di rotazione (ossia dal raggio r), ω ne è indipendente.

Un corpo celeste ha periodo di rotazione *T* pari a 36 ore. Detta ω la sua velocità angolare e ω_T quella terrestre, quale delle due è minore?
La relazione tra il periodo di un moto e la sua velocità angolare è $\omega = 2\pi/T$.
Le velocità angolari del corpo celeste e della Terra valgono rispettivamente:

$$\omega = \frac{2\pi}{36\ \text{h}} \quad \text{e} \quad \omega_T = \frac{2\pi}{24\ \text{h}}$$

Si conclude che $\omega < \omega_T$.

2.3.5 | Moto oscillatorio armonico

Il moto oscillatorio armonico è, come il moto circolare uniforme, un moto periodico; precisamente è il moto che compie il punto P' (proiezione di P lungo il diametro AB) quando P si muove di moto circolare uniforme.

- La velocità di P' è la proiezione di **v** sul diametro AB: è massima in O e nulla in A e B, dove P' inverte il moto.
- L'accelerazione di P' è proporzionale allo spostamento OP': è massima in A e in B ed è nulla in O.

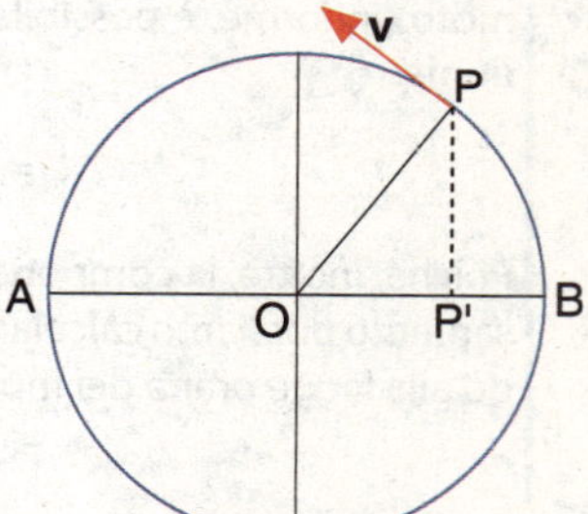

La legge oraria di tale moto è rappresentata graficamente da una sinusoide:

$$x(t) = A \cdot \text{sen}(\omega \cdot t + \varphi)$$

dove A è l'ampiezza massima dell'oscillazione (nell'esempio è la distanza tra il centro dell'oscillazione O e gli estremi dell'oscillazione, ovvero $A = \overline{AB}/2$), φ è un parametro detto *fase iniziale* che tiene conto delle condizioni iniziali e ω prende il nome di *pulsazione* e ha le dimensioni di un inverso del tempo.

Un corpo appeso a una molla inizialmente allungata, una volta lasciato libero, compie, in assenza di attriti, un moto oscillatorio armonico. Per piccole oscillazioni, un pendolo o un'altalena in assenza di attriti compiono un moto oscillatorio armonico.
Se non intervengono forze esterne, tale moto si ripete periodicamente nel tempo senza mai arrestarsi.

2.4 | Moti composti

2.4.1 | Composizione di moti uniformi

Si consideri un passeggero che si sposta con velocità costante **v** lungo la carrozza di un treno in moto su un binario rettilineo con velocità costante **u**. Un osservatore fermo a terra che guardi il treno vedrà il passeggero muoversi a una velocità diversa da **v**, e in particolare: se il passeggero cammina nella stessa direzione del treno, la sua velocità rispetto al suolo sarà maggiore di **u**; viceversa, se cammina in direzione opposta, l'osservatore a terra lo vedrà muoversi più lentamente del treno.
Si parla in questi casi di *moto relativo*, poiché la sua descrizione dipende dal sistema di riferimento prescelto. Si parla inoltre di *velocità relativa* (del passeggero rispetto al sistema in moto, nell'esempio **v**), di *velocità di trascinamento* (quella del sistema in moto rispetto alla Terra, nell'esempio **u**) e di *velocità assoluta* (del passeggero rispetto alla Terra).

FISICA

Il moto risultante dalla composizione di un moto uniforme a velocità **v** in un sistema di riferimento a sua volta in moto uniforme con velocità **u** è ancora un moto uniforme, con velocità **V** data dalla somma vettoriale delle due velocità:

$$\mathbf{V} = \mathbf{v} + \mathbf{u}$$

Se **v** e **u** sono parallele, il moto risultante avviene lungo la stessa direzione.
Se **v** e **u** sono ortogonali, ovvero se un corpo si muove in direzione ortogonale rispetto alla velocità di trascinamento, può essere comodo descrivere il suo moto, in ogni istante, ragionando in maniera separata lungo due assi cartesiani: uno allineato alla direzione del moto relativo e l'altro allineato a quella di trascinamento.

Per attraversare un fiume il cui letto è largo $L = 50$ m, alcuni gitanti si servono di una barca a remi. Riescono a sviluppare una velocità $v = 5$ m/s in direzione ortogonale alla corrente del fiume, che è pari a $u = 10$ m/s . A quale distanza a valle di quella da cui sono partiti arriveranno i gitanti sull'altra sponda del fiume?

Conviene ragionare separatamente lungo la direzione della corrente, che chiameremo *Y*, e lungo quella a essa perpendicolare in cui si sposta la barca, che chiameremo *X*.

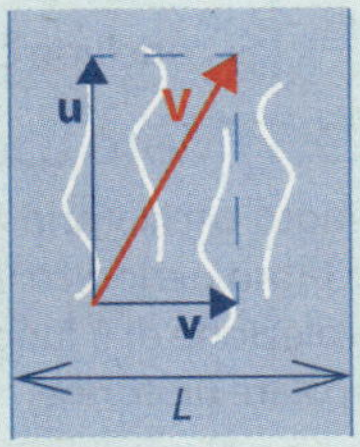

In altre parole: la componente di **V** lungo *X* è **v**. Secondo la legge oraria del moto uniforme, è possibile calcolare il tempo necessario ad attraversare il fiume:

$$\Delta t = \frac{L}{v} = \frac{\Delta x}{v} = \frac{50 \text{ m}}{5 \text{ m/s}} = 10 \text{ s}$$

Poiché, inoltre, la componente di **V** lungo *Y* è **u**, adesso che conosciamo la durata dell'attraversamento possiamo calcolare l'effetto del trascinamento lungo il corso del fiume, ancora ricorrendo alla legge oraria del moto uniforme:

$$\Delta y = \Delta t \cdot u = 10 \text{ s} \cdot 10 \text{ m/s} = 100 \text{ m}$$

2.4.2 | Composizione di moti uniformi con moti accelerati

Sia dato un corpo di massa *m* che, come indicato in figura, viene lanciato con una certa velocità iniziale $\mathbf{v}_0$ da un'altezza *h* sulla superficie terrestre. Analizziamo il moto scomponendolo lungo gli assi cartesiani.

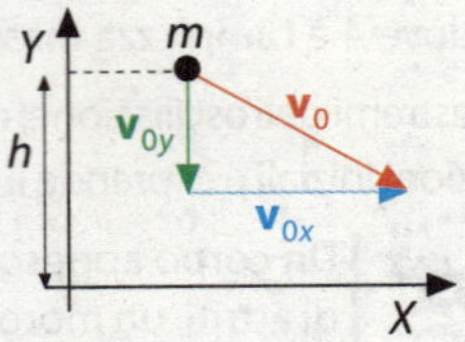

Il corpo è soggetto solo all'accelerazione gravitazionale, che agisce esclusivamente lungo la verticale; di conseguenza il moto lungo la verticale è uniformemente accelerato. Al contrario, poiché non ci sono accelerazioni che agiscono lungo l'asse *X*, il moto lungo l'orizzontale non è accelerato.

Si scomponga quindi il moto di caduta sugli assi ortogonali *X* (orizzontale) e *Y* (verticale) e si indichino rispettivamente con $\mathbf{x}, \mathbf{v}_x, \mathbf{a}_x$ e $\mathbf{y}, \mathbf{v}_y, \mathbf{a}_y$ le componenti dello spostamento, della velocità e dell'accelerazione lungo l'asse *X* e lungo l'asse *Y*. Per quanto detto, ricordando le leggi orarie del moto uniforme e di quello uniformemente accelerato, si ha:

$$a_x = 0 \Rightarrow v_x = v_{0x} = \text{costante} \qquad a_y = g \Rightarrow v_y = -v_{0y} - g \cdot t$$

Se il corpo viene lanciato orizzontalmente, $v_{0y} = 0$ e le equazioni del moto lungo i due assi sono:

$$x = v_x \cdot t \qquad y = h - \frac{1}{2} g \cdot t^2$$

dalle quali si ottiene l'espressione analitica della traiettoria del corpo:

$$y = h - \frac{1}{2} g \cdot \frac{x^2}{v_x^2}$$

Poiché *g* e v_x sono costanti, la rappresentazione grafica del moto nel piano *XY* è una parabola con concavità rivolta verso il basso e il moto è di tipo *parabolico*.

Quesiti svolti

1 Una velocità di 180 m/s equivale a:

A 50 km/h
B 648 km/h
C 500 km/h
D 64,8 km/h
E 6,48 km/h

Per trasformare una velocità da metri al secondo a chilometri orari si deve moltiplicare per 3,6. Si ottiene così 648 km/h (risposta B).

2 Un corpo in moto rettilineo uniforme percorre una distanza $D = 1{,}2$ km in un minuto. Quale delle seguenti affermazioni è corretta?

A la velocità del corpo è $12\ \text{km} \cdot \text{h}^{-1}$
B la velocità del corpo è $20\ \text{m} \cdot \text{s}^{-1}$
C l'accelerazione del corpo è positiva
D il corpo si muove a velocità supersonica
E la velocità del corpo dipende dalla sua massa

Se un corpo si muove di moto rettilineo uniforme la sua velocità è nulla. I dati del problema sono sufficienti per calcolare la velocità invertendo la legge oraria del moto, $\Delta s = v \cdot \Delta t$. Si ha così:

$$v = \frac{\Delta s}{\Delta t} = \frac{1{,}2\ \text{km}}{1\ \text{min}} = \frac{1200\ \text{m}}{60\ \text{s}} = 20\ \frac{\text{m}}{\text{s}} \quad \text{(risposta B)}$$

Si noti che una velocità *supersonica* è superiore a quella del suono nell'aria, che vale circa 340 m/s.

3 Un'automobile parte da ferma e accelera costantemente lungo un rettilineo. Qual è la sua accelerazione, costante, perché percorra 1 chilometro in 25 secondi?

A $80\ \text{m/s}^2$
B $3{,}2\ \text{m/s}^2$
C $1{,}6\ \text{m/s}^2$
D $1{,}6\ \text{m/s}$
E $40\ \text{m/s}^2$

Vengono forniti lo spazio di accelerazione e il tempo impiegato e viene chiesto il valore dell'accelerazione. La relazione del moto uniformemente accelerato che lega le tre variabili è:

$$s = s_0 + v_0 \cdot t + (1/2)\, a \cdot t^2$$

che, nel caso in questione si trasforma nella più semplice:

$$s = (1/2)\, a \cdot t^2$$

(la velocità iniziale v_0 è infatti nulla e si può porre $s_0 = 0$). Quindi:

$$a = \frac{2s}{t^2} = \frac{2000}{625}\ \frac{\text{m}}{\text{s}^2}$$

Per rispondere al quesito **non è necessario svolgere la divisione**. La risposta esatta è la B in quanto il numero 625 è contenuto circa 3 volte nel numero 2000.

FISICA

4 Il tempo di frenata di una moto la cui velocità passa da 90 a 40 km/h è di 3 secondi. Il modulo dell'accelerazione media subita dal pilota è:

A nulla
B pari a circa l'accelerazione di gravità g
C pari a circa $g/2$
D pari a circa $2g$
E infinita

Dato che la velocità della moto è passata da $v_1 = 90$ km/h a $v_2 = 40$ km/h, l'accelerazione è stata negativa (si parla anche di decelerazione).
Il quesito però richiede solo il modulo dell'accelerazione e non il suo segno.
È sufficiente una rapida lettura delle risposte proposte per capire che è necessario convertire tutte le misure date in unità di misura del Sistema Internazionale.

$$a = \frac{\Delta v}{\Delta t} = \frac{40\ \text{km/h} - 90\ \text{km/h}}{3\ \text{s}} = \frac{-50\ \text{km/h}}{3\ \text{s}}$$

$$a \approx \frac{-15\ \text{m/s}}{3\ \text{s}} = -5\ \text{m/s}^2 \approx -\frac{1}{2}g \quad \Rightarrow \quad |\mathbf{a}| \approx \frac{1}{2}g$$

La risposta corretta è la C.

5 Un tuffatore si lascia cadere da un trampolino alto 9,8 m sul livello dell'acqua. Dopo quanto tempo raggiunge l'acqua?

A 4 s B 1,8 s C 1,41 s D 2 s E 30 s

Il tempo di caduta di un grave da una certa altezza non dipende dalla sua massa ed è dato dalla formula:

$$t = \sqrt{\frac{2h}{g}} = \sqrt{2 \cdot \frac{9{,}8\ \text{m}}{9{,}8\ \text{m/s}^2}} = \sqrt{2}\ \text{s} \quad \text{(risposta C)}$$

6 Un veicolo spaziale viaggia lontano dai corpi celesti, a motore spento e con velocità $V > 0$. Al tempo t_1 accende i razzi posteriori, ottenendo un'accelerazione $a = +20\ \text{m/s}^2$, e li spegne al tempo $t_2 = t_1 + 5$ s, raggiungendo velocità V'. Allora:

A ha guadagnato 360 km/h in velocità
B ha guadagnato 100 km/h in velocità
C fra t_1 e t_2 il carico non ha subito forze inerziali
D fra t_1 e t_2 il moto è stato di tipo rettilineo uniforme
E dopo t_2 è $0 < V' < V$

Osservando che il moto tra i due intervalli di tempo è uniformemente accelerato (risposte C e D errate), si può intanto calcolare il Δt che vale 5 s; dopodiché, la variazione di velocità si trova con la definizione di accelerazione media:

$$a = \frac{\Delta V}{\Delta t} \quad \Rightarrow \quad \Delta V = a \cdot \Delta t = 20\ \frac{\text{m}}{\text{s}^2} \cdot 5\ \text{s} = 100\ \frac{\text{m}}{\text{s}}$$

Resta da trasformare questo risultato in km/h, moltiplicando per 3,6:

$$\Delta V = 100\ \frac{\text{m}}{\text{s}} \cdot 3{,}6\ \frac{\text{km/h}}{\text{m/s}} = 360\ \text{km/h}$$

Si conclude così che la risposta esatta è la A.

7 **Se la velocità di un'automobile è costante, qual è il grafico che individua l'andamento dello spazio percorso *s* in funzione del tempo *t*?**

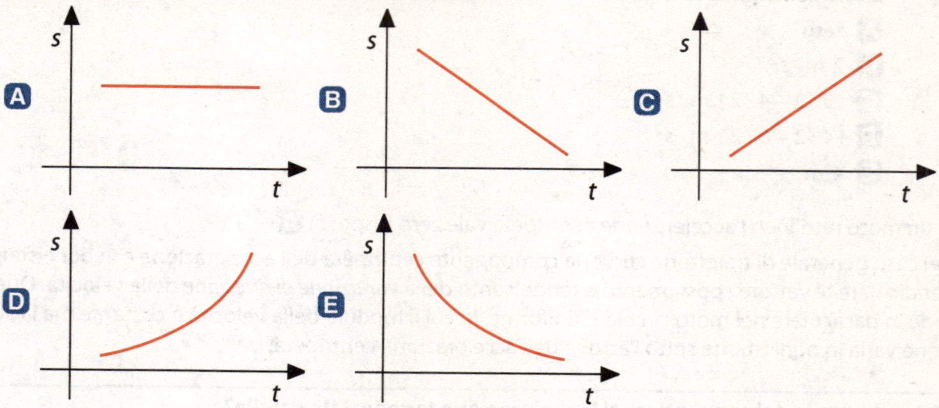

Se la velocità dell'automobile è costante, essa si muove di moto rettilineo uniforme e la legge oraria del moto è $s = v \cdot t$ dove *s* è lo spazio, *t* è il tempo e *v* è il modulo della velocità. Nel moto rettilineo uniforme spazio e tempo sono quindi direttamente proporzionali e il grafico che li rappresenta nel sistema di assi ortogonali *s-t* è una retta crescente. La risposta esatta è la **C**.

8 **Una pietra viene lanciata verso l'alto; nel punto più alto della sua traiettoria:**

- **A** la velocità è minima
- **B** la velocità è massima
- **C** l'accelerazione è massima
- **D** l'accelerazione è nulla
- **E** l'accelerazione di gravità è nulla

Il moto di un corpo lanciato verso l'alto, in assenza di altre forze oltre a quella di gravità, è rettilineo uniforme con accelerazione costante, diretta verso il basso, pari a g (risposte **C**, **D** ed **E** errate).

Al contrario, nel moto di caduta di un grave la velocità varia: è un vettore sempre diretto lungo la verticale, verso l'alto durante l'ascensione e verso il basso durante la discesa; in particolare, il modulo della velocità è massimo nel momento in cui il corpo viene lanciato, diminuisce poi fino ad annullarsi nel punto più alto della traiettoria, che è il punto di inversione del moto (risposta **A**), e torna ad aumentare durante la discesa, fino a riprendere il valore iniziale in corrispondenza con il passaggio dal punto di partenza.

> Ogni volta che si inverte il moto, la velocità si annulla.

9 **In un moto circolare uniforme:**

- **A** la velocità è un vettore costante
- **B** l'accelerazione è un vettore costante
- **C** il raggio vettore spazza settori uguali in tempi uguali
- **D** l'angolo spazzato dal raggio vettore dipende dal tempo secondo una legge sinusoidale
- **E** lo spostamento è un vettore costante

Quando un punto P si muove lungo una circonferenza di centro O, per "raggio vettore" si intende il raggio che congiunge O con P. Se P si muove di moto circolare uniforme, il suo raggio vettore ruota con una velocità angolare costante: spazza settori uguali in tempi uguali (risposta **C**).

10 Sia dato un moto rettilineo in cui la velocità passa da 4 m/s a 6 m/s in 2 s. L'accelerazione centripeta vale:

A zero

B 2 m/s^2

C $(6/2 - 4/2) \text{ m/s}^2$

D $(4/2 - 6/2) \text{ m/s}^2$

E 4 m/s^2

In un moto rettilineo l'accelerazione centripeta vale zero (risposta A).

Nel caso generale di traiettorie curve, la componente centripeta dell'accelerazione è in ogni istante perpendicolare al vettore spostamento e rende conto della *variazione di direzione* della velocità. Questo accade in particolare nel moto circolare uniforme, in cui il modulo della velocità è costante ma la sua direzione varia in ogni istante sotto l'azione dell'accelerazione centripeta.

11 In quale dei seguenti moti l'accelerazione tangenziale è nulla?

A Moto armonico

B Moto circolare uniforme

C Moto rettilineo uniformemente accelerato

D Moto circolare accelerato

E Moto di caduta dei gravi

La componente tangenziale dell'accelerazione è in ogni istante parallela al vettore spostamento e rende conto della *variazione del modulo* della velocità. Per questo, scomporre l'accelerazione secondo le sue componenti radiale e tangenziale è utile per mettere in evidenza i suoi diversi effetti, rispettivamente sulla direzione e sul modulo del vettore velocità.

Si è visto che nel moto circolare uniforme l'accelerazione è sempre diretta lungo la direzione radiale, dunque la sua componente tangenziale è nulla. La risposta esatta è la B.

Il moto circolare accelerato si distingue da quello uniforme appunto perché il modulo della velocità non è costante, ovvero oltre alla componente radiale c'è una componente tangenziale dell'accelerazione, responsabile di questa variazione (risposta D errata).

Nel moto rettilineo uniformemente accelerato l'accelerazione è sempre parallela alla direzione del moto, dunque è solo tangenziale: con la semplice osservazione che il moto di caduta dei gravi è un caso particolare di moto rettilineo uniformemente accelerato, si potevano escludere le alternative C ed E, poiché ogni quesito può avere una sola risposta esatta.

12 Quale tra le seguenti affermazioni riguardanti il moto circolare uniforme è ERRATA?

A La velocità lineare è un vettore giacente nel piano della traiettoria e essa tangente

B La velocità angolare è un vettore ortogonale al piano della traiettoria, il cui verso dipende dal senso di rotazione

C L'accelerazione centripeta è un vettore giacente sul piano della traiettoria, diretto lungo la direzione radiale

D La velocità lineare dipende dal raggio della traiettoria

E La velocità angolare dipende dal raggio della traiettoria

La risposta cercata è la E: la velocità angolare, il cui modulo è definito come la variazione dell'angolo spazzato nell'unità di tempo, è indipendente dalla distanza dal centro della traiettoria. In particolare, la velocità angolare si rappresenta come un vettore ortogonale al piano della traiettoria, diretto verso l'alto se il moto è antiorario e viceversa.

13 **Le oscillazioni di un pendolo semplice, che oscilla con un periodo di 2,5 s, hanno frequenza:**

A 0,25 Hz **B** $\pi/2{,}5$ Hz **C** 5 Hz **D** 2,5 Hz **E** 0,4 Hz

La risposta esatta è la **E** e la si ricava, pur senza conoscere la cinematica del moto del pendolo, ricordando la definizione di frequenza, che è l'inverso del periodo.

14 **Quale delle seguenti quantità rappresenta il tempo di caduta di un grave che cade da un'altezza *h*?**

A $\sqrt{2gh}$ **B** $\sqrt{\frac{2h}{g}}$ **C** $2gh$ **D** $\frac{1}{2}gh^2$ **E** gh^2

Dalla teoria del moto uniformemente accelerato si ha che il tempo di caduta di un grave che parte da un'altezza *h* è $\sqrt{2h/g}$ (risposta **B**).

Per rispondere al quesito, se non si ricorda la formula e non si vuole ricavarla dalla teoria, si può utilizzare l'analisi dimensionale. Si può cioè controllare se le risposte fornite hanno le dimensioni di un tempo o no. La quantità riportata nella risposta **A** ha le dimensioni di una velocità, infatti:

$$[\sqrt{2gh}] = [L]^{1/2}[T]^{-1}[L]^{1/2} = [L][T]^{-1}$$

Da questo si ricava facilmente che le dimensioni della quantità 2*gh* sono $[L]^2[T]^{-2}$ e quelle della quantità 1/2 gh^2 sono $[L]^3[T]^{-2}$. Anche le risposte **C** e **D** sono pertanto errate. La risposta corretta è la **B** dato che la quantità ivi riportata è la sola che abbia le dimensioni di un tempo, infatti:

$$\left[\sqrt{\frac{2h}{g}}\right] = [L]^{1/2}[T][L]^{-1/2} = [T]$$

Si osservi che l'analisi dimensionale è valida in generale come metodo veloce di controllo degli eventuali calcoli effettuati nella risoluzione dei test.

15 **Sia data la seguente equazione per un moto di caduta di un grave: $s = 0{,}5gt^2 + k$, dove s rappresenta lo spazio, t il tempo e g l'accelerazione di gravità. Niente viene detto del termine k. Dica il candidato quali sono le dimensioni di k, se si indicano con M la massa, con L la lunghezza e con T il tempo.**

A $[T^{-1}]$ **B** $[ML^{-1}]$ **C** $[L^2T^{-3}]$ **D** $[L]$ **E** $[L^{-1}]$

I membri dell'uguaglianza riportata nel testo del problema devono avere le stesse dimensioni. Il fatto che a sinistra dell'uguale compaia la grandezza "spazio", che ha dimensioni $[L]$, è già sufficiente a concludere che anche le dimensioni della grandezza *k* devono essere $[L]$, anche senza sapere che *k* è in realtà lo spazio iniziale s_0.

Si noti che l'operazione di somma a membro destro, permessa solo fra grandezze omogenee, implica che anche il primo addendo deve avere dimensioni $[L]$.

FISICA

3 | Dinamica

La dinamica è la scienza che **studia e descrive le relazioni fra il moto di un corpo e le *cause* che lo hanno prodotto**, cioè **le forze**.

3.1 | Principio di relatività galileiana

Galileo, eseguendo un *esperimento ideale*[1], giunse alla conclusione che, dall'interno di una «navicella», è impossibile valutare se questa è ferma o si muove di moto rettilineo uniforme. In altre parole egli constatò che **non è possibile distinguere lo stato di quiete da uno stato di moto con accelerazione nulla.**

Più precisamente si può affermare che:

Le leggi della fisica sono le stesse per tutti i sistemi di riferimento in moto rettilineo uniforme gli uni rispetto agli altri.

3.2 | Forze, sistemi inerziali e leggi della dinamica

Dato un punto materiale libero di muoversi, la forza è una grandezza fisica che, se applicata a tale punto, è in grado di modificarne lo stato di moto o di quiete.

La dinamica spiega le relazioni forze-moto attraverso le sue tre leggi fondamentali.

3.2.1 | Sistemi inerziali e prima legge della dinamica

Esiste almeno un osservatore per il quale, se un punto materiale è fermo e su di esso non agisce alcuna forza, questo rimane fermo. Questo **osservatore** si dice **inerziale**.

I sistemi di riferimento in moto traslatorio rettilineo uniforme rispetto a un sistema di riferimento inerziale sono anch'essi inerziali.

Con buona approssimazione, un sistema inerziale è rappresentato dal sistema cosiddetto delle "stelle fisse". La Terra non è un sistema di riferimento inerziale perfetto a causa dei suoi moti di rotazione e di rivoluzione attorno al Sole, tuttavia viene considerata una buona approssimazione di un sistema inerziale su brevi intervalli di tempo.

Il concetto di sistema di riferimento inerziale permette di enunciare la prima legge della dinamica o principio di inerzia:

In ogni sistema di riferimento inerziale un corpo su cui non agisce alcuna forza o sul quale agiscono forze in equilibrio (a risultante nulla) mantiene il suo stato di moto (rettilineo uniforme) o di quiete.

In assenza di forze, la velocità vettoriale di un punto materiale rimane costante: in assenza di forze non si può avere accelerazione.

Così, una nave spaziale in movimento, sulla quale non agiscono forze, continua a muoversi di moto rettilineo uniforme ($\mathbf{a} = 0$) senza bisogno di alcun propulsore.

1. Un esperimento ideale è un progetto di esperimento (pensato anche nei minimi particolari) di cui si immaginano i risultati senza però realizzarlo praticamente.

FISICA

Per comprendere il principio di inerzia è necessario slegarsi dal senso comune secondo il quale per muoversi con velocità costante è indispensabile far uso di un motore. Un'automobile, per esempio, si muove a velocità costante in autostrada solo grazie alla forza esercitata dal motore. Ma tale forza è in ogni istante uguale e contraria alle forze di attrito cui l'autovettura è soggetta, che si oppongono al moto. Si è quindi nella condizione di un corpo cui sono applicate forze a risultante nulla e per il quale vale la prima legge della dinamica.

3.2.2 | Seconda legge della dinamica

Se si applica una forza **F** a un corpo e si misura la sua accelerazione **a**, si nota una proporzionalità diretta tra le due grandezze:

$$\frac{F}{a} = m$$

La costante di proporzionalità dipende dal corpo e prende il nome di *massa inerziale*.

La massa inerziale di un corpo esprime l'*inerzia* (ossia la **resistenza**) **che il corpo oppone a una variazione del suo stato di moto.**

Dato un corpo di massa *m*, per imprimergli una accelerazione **a** è quindi necessario applicare una forza **F** tale che:

$$\mathbf{F} = m \cdot \mathbf{a} \qquad \text{dove } m = \text{massa inerziale} \tag{2}$$

Allo stesso modo, se su un corpo di massa *m* agiscono più forze, esso subisce un'accelerazione data dalla [2], dove **F** è la risultante delle forze applicate al corpo.

Si noti che la [2] è una relazione vettoriale.

3.2.3 | Forze fittizie o apparenti

Trovandosi in un sistema non inerziale, si è portati a introdurre delle forze aggiuntive per poter applicare il principio di inerzia. Tali forze non sono reali e vengono per questo denominate **fittizie** o **apparenti**.

Un osservatore su un treno in frenata che vede cadere la propria valigia è portato a supporre l'esistenza di una forza responsabile della caduta.

Un corpo in moto circolare uniforme è sottoposto a una accelerazione diretta verso il centro della traiettoria (accelerazione centripeta), il cui modulo è:

$$a = \frac{v^2}{r} = \omega^2 \cdot r$$

Dalla [2] si deduce che il corpo, per poter mantenere la traiettoria circolare deve essere soggetto a una forza il cui modulo vale:

$$F = m \cdot \frac{v^2}{r}$$

Sempre dalla [2] si deduce che tale forza ha la stessa direzione e lo stesso verso dell'accelerazione: è diretta radialmente e orientata verso il centro della circonferenza. Questa forza prende il nome di **forza centripeta**.

Se venisse a mancare la forza centripeta, il corpo abbandonerebbe immediatamente la traiettoria circolare e proseguirebbe indisturbato lungo la retta tangente alla traiettoria nel punto in cui è cessata la forza, con un moto rettilineo uniforme. Così un autobus che sta curvando, rimane legato al centro della curva da una forza centripeta dovuta all'attrito delle gomme sull'asfalto.

Se un osservatore a terra studiasse il moto di un oggetto libero di muoversi sull'autobus, lo vedrebbe muoversi in linea retta in accordo con il principio d'inerzia, fino a colpire una parete dell'autobus. Al contrario, per un osservatore che si trova sull'autobus in curva (sistema non inerziale perché accelerato) l'oggetto si muoverebbe verso l'esterno della curva. Per giustificare questo movimento, l'osservatore solidale con l'autobus immagina l'esistenza di una forza fittizia, a cui si dà il nome di **forza centrifuga**, uguale e contraria alla forza centripeta.

3.2.4 | Dimensioni e unità di misura delle forze

Dalla [2] si ricavano le dimensioni della forza.

$\mathbf{F} = m \cdot \mathbf{a}$	Dimensioni:	$[F] = [M]\,[L]\,[T]^{-2}$
	Unità di misura nel SI:	$N = kg\,m\,s^{-2}$

L'unità di misura della forza nel SI è il newton (N), definito come la forza che imprime a una massa unitaria (1 kg) una accelerazione unitaria (1 m/s^2). Le forze si misurano con il *dinamometro*.

L'unità di misura della forza nel sistema CGS è la dina (simbolo: dyn). Quanti newton vale una dina?

Questo quesito consente di vedere un esempio importante di conversione tra unità di misura del SI e del CGS.

Si è visto che $1\ N = 1\ kg \cdot \frac{m}{s^2}$. Per analogia, nel CGS, $1\ dyn = 1\ g \cdot \frac{cm}{s^2}$.

Si tratta, per passare da N a dyn, di trasformare tutte le unità del SI in unità del CGS mediante equivalenze:

$$1\ N = 1\ kg \cdot 1\ \frac{m}{s^2} = (10^3\ g) \cdot \frac{10^2\ cm}{1\ s^2} = (10^3 \cdot 10^2)\ g \cdot \frac{cm}{s^2} = 10^5\ dyn$$

Si conclude così che $1\ N = 10^5\ dyn$ e naturalmente, viceversa, $1\ dyn = 10^{-5}\ N$.

3.2.5 | Teorema dell'impulso

Dalla [2] si ricava il *teorema dell'impulso,* il quale afferma che una forza **F** che agisce per un tempo *t* su un corpo di massa *m* provoca una variazione della sua *quantità di moto* ($\mathbf{P} = m \cdot \mathbf{v}$) pari al prodotto della forza con il tempo.

$$\mathbf{F} = m \cdot \mathbf{a} = m \cdot \frac{\Delta \mathbf{v}}{\Delta t} = \frac{\Delta(m \cdot \mathbf{v})}{\Delta t} = \frac{\Delta \mathbf{P}}{\Delta t} \rightarrow \mathbf{F} \cdot \Delta t = \Delta \mathbf{P}$$

Una massa di 5 kg inizialmente ferma è sottoposta all'azione di una forza di 90 N per due secondi. Trovare la velocità finale v della massa.

Il teorema dell'impulso afferma che la variazione della quantità di moto $m \cdot \mathbf{v}$ è pari al prodotto fra la forza e il tempo nel quale ha agito.

$$\Delta P = F \cdot \Delta t \rightarrow F \cdot \Delta t = 5\ kg \cdot v = 90\ N \cdot 2\ s \rightarrow v = \frac{180}{5}\frac{m}{s} = 36\ \frac{m}{s}$$

$$\mathbf{P}_1 = \sum m_i \cdot \mathbf{v}_{i,1} = \mathbf{P}_2 = \sum m_i \cdot \mathbf{v}_{i,2}$$

Principio di conservazione della quantità di moto: la quantità di moto totale di un sistema isolato è costante.

3.2.6 | Terza legge della dinamica o principio di azione e reazione

A ogni azione corrisponde una reazione uguale e contraria. Dati due corpi (1 e 2) interagenti si ha:

$$\mathbf{F}_{1 \rightarrow 2} = -\mathbf{F}_{2 \rightarrow 1} \qquad [3]$$

dove $\mathbf{F}_{1 \rightarrow 2}$ è la forza che il corpo 1 esercita sul corpo 2, e viceversa.

Le forze sono vettori e la [3] è una relazione vettoriale. Quindi le due forze $\mathbf{F}_{1 \rightarrow 2}$ e $\mathbf{F}_{2 \rightarrow 1}$ sono equidirezionali, hanno lo stesso modulo ma verso opposto.
Una forza e la corrispondente reazione sono applicate l'una a un corpo e l'altra sull'altro.

FISICA

Una coppia di pattinatori è ferma su una pista. Per partire si danno una spinta l'uno contro l'altro, in direzione opposta. Se lui ha una massa di 80 kg, lei invece di 60 kg e l'accelerazione acquistata dalla pattinatrice grazie alla spinta è di 2 m/s², quanto vale l'accelerazione del pattinatore?

Si tratta di applicare la [3], sostituendo alle forze il prodotto di massa e accelerazione:

$$F_1 = F_2 \Rightarrow m_1 \cdot a_1 = m_2 \cdot a_2 \Rightarrow a_2 = a_1 \cdot \frac{m_1}{m_2} = 2\,\frac{\text{m}}{\text{s}^2} \cdot \frac{60\ \text{kg}}{80\ \text{kg}} = 1{,}5\,\frac{\text{m}}{\text{s}^2}$$

Al di là del risultato, si noti *dal punto di vista dimensionale* la formula risolutiva precedente: il rapporto tra le due masse è adimensionale, così, correttamente, sia a destra che a sinistra dell'uguale si trova un'accelerazione.

Sparando con un'arma da fuoco, la stessa forza che mette in moto il proiettile spinge in senso opposto anche l'arma. Si ha così l'effetto del *rinculo*. Poiché il proiettile e l'arma hanno masse diverse, per la seconda legge della dinamica le rispettive accelerazioni sono inversamente proporzionali e il proiettile acquista una velocità decisamente superiore a quella dell'arma.

3.3 | Legge di gravitazione universale

Due corpi dotati di massa e posti a distanza r l'uno dall'altro si attraggono con una **forza gravitazionale F** il cui modulo è dato dalla relazione seguente (detta *legge di gravitazione universale* o *legge di Newton*):

$$F = G \cdot \frac{m_1 \cdot m_2}{r^2} \qquad [4]$$

dove m_1 e m_2 indicano le **masse gravitazionali** dei due corpi e G è una costante detta *costante di gravitazione universale*, il cui valore è $G = 6{,}67 \cdot 10^{-11}\ \text{N} \cdot \text{m}^2/\text{kg}^2$.

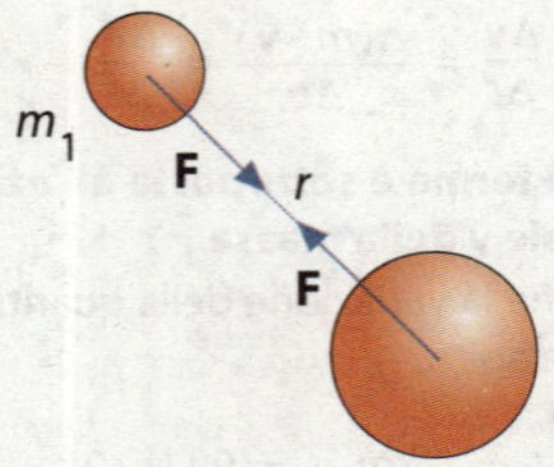

La massa *gravitazionale* è la caratteristica dei corpi responsabile della loro mutua attrazione gravitazionale.

Pur essendo associate a fenomeni fisici differenti, la massa *inerziale* e la massa *gravitazionale* di un corpo hanno la stessa unità di misura e lo stesso valore: nel seguito si parlerà spesso indistintamente di *massa*.

La forza gravitazionale tra due corpi è **sempre attrattiva**; è diretta lungo la congiungente i baricentri e la sua intensità è data dalla legge [4].

La forza gravitazionale è inversamente proporzionale al quadrato della distanza r tra le masse: cosa succede al modulo della forza quando r raddoppia?

A partire dalla legge di gravitazione universale, si sostituisce $2r$ a r:

$$F = G \cdot \frac{m_1 \cdot m_2}{r^2} \Rightarrow F' = G \cdot \frac{m_1 \cdot m_2}{(2r)^2} = G \cdot \frac{m_1 \cdot m_2}{4r^2} = \frac{F}{4}$$

Il modulo della forza è diventato un quarto! In altre parole, allontanando due corpi dotati di massa – e dunque soggetti alla forza di gravitazione universale – questi si attraggono con una forza via via meno intensa. Viceversa, avvicinando i due corpi l'intensità aumenta.

3.4 | Forza peso

Nei pressi della superficie terrestre gli spostamenti in verticale sono trascurabili rispetto al raggio medio della Terra (6380 km). Allora si può dire che **tutti i gravi lasciati liberi di cadere sono sottoposti alla stessa accelerazione g**, detta *accelerazione gravitazionale terrestre*, il cui modulo è legato all'attrazione gravitazionale esistente tra la Terra e i corpi dotati di massa. Il suo valore medio è:

$$|\mathbf{g}| = 9{,}8\ m/s^2$$

Per la seconda legge di Newton, tale accelerazione è dovuta a una forza, detta **forza peso** e solitamente indicata con **P**, data da:

$$\mathbf{P} = \text{forza peso} = m \cdot \mathbf{g}$$

Il peso è una forza: si misura in newton.

Qual è il peso di un corpo avente massa $m = 1$ kg?

Per trovare il *peso* del corpo, basta sostituire in $P = m \cdot g$ i valori $m = 1$ kg e $g = 9{,}8\ m/s^2$:

$$\text{peso di } 1\ kg_{massa} = 1\ kg_{peso} = 1\ kg_{massa} \cdot 9{,}8\ \frac{m}{s^2} = 9{,}8\ kg_{massa} \cdot \frac{m}{s^2} = 9{,}8\ N$$

In definitiva $1\ kg_{peso} = 9{,}8$ N (1 N è quindi pari a circa un decimo di kg_{peso}).

La **massa** di un corpo è una caratteristica intrinseca del corpo: è indipendente dal luogo dove il corpo si trova. È una grandezza *scalare*.

Il **peso** di un corpo dipende invece dal luogo nel quale il corpo si trova (per esempio sulla Terra oppure sulla Luna). Trattandosi di una forza, è una grandezza *vettoriale*.

Sulla Terra il kg_{massa} (unità di massa) ha massa unitaria e peso $P = 9{,}8$ N; lo stesso kg_{massa} sulla Luna avrebbe sempre massa unitaria, ma il suo peso sarebbe circa 1/6 di quello sulla Terra (1,6 N), in quanto l'accelerazione gravitazionale lunare è sei volte più piccola dell'accelerazione gravitazionale terrestre.

3.5 | Densità e peso specifico

In relazione a quanto detto su massa e peso, è possibile introdurre ora le definizioni di *densità* e *peso specifico*.

Densità: $\rho = \frac{m}{V}$

Dimensioni: $[\rho] = [M] \cdot [L]^{-3}$

Unità di misura nel SI: $kg \cdot m^{-3}$

La densità dell'acqua vale: $\rho_{H_2O} = 1000\ kg/m^3 = 10^3\ kg \cdot m^{-3}$

Peso specifico: $p = \frac{m \cdot g}{V}$

Dimensioni: $[p] = [M] \cdot [L]^{-2} \cdot [T]^{-2}$

Unità di misura nel SI: $N \cdot m^{-3}$

Vale la relazione:

$$p_{specifico} = \rho \cdot g$$

Il peso specifico dell'acqua è:

$$p_{H_2O} = \rho_{H_2O} \cdot g = 1000\ kg/m^3 \cdot 9{,}8\ m/s^2 \approx 10.000\ N/m^3$$

Densità relativa del corpo 2 rispetto al corpo 1: $\rho_{2,1} = \rho_2/\rho_1$

Peso specifico relativo del corpo 2 rispetto al corpo 1: $p_{2,1} = p_2/p_1$

FISICA

3.6 | Momento di una forza

Dato un *sistema di forze*, la sua **risultante** è, per definizione, il vettore che si ottiene sommando tra loro le forze costituenti il sistema. La risultante di più forze applicate a un punto materiale libero è la forza che, applicata da sola al punto materiale, produce lo stesso effetto che producono le altre insieme. Tuttavia, se il corpo sul quale sono applicate le forze non è puntiforme ma spazialmente esteso (ovvero se l'approssimazione a un punto materiale non può essere applicata), il sistema di forze non può generalmente essere ricondotto alla sola forza risultante: occorre introdurre una nuova grandezza: il *momento* di una forza.

Il **momento di una forza** rispetto a un punto è un indice della capacità della forza di *generare una rotazione* intorno al punto. Si definisce come prodotto vettoriale:

$$\tau = \mathbf{r} \wedge \mathbf{F} \quad \Rightarrow \quad |\tau| = r \cdot \operatorname{sen}\theta \cdot F$$

Il momento τ della forza **F** rispetto a un punto O è un vettore perpendicolare al piano individuato da **F** e dal suo *vettore posizione* **r**. Il modulo di τ è tanto maggiore quanto maggiore è la distanza di **F** da O.

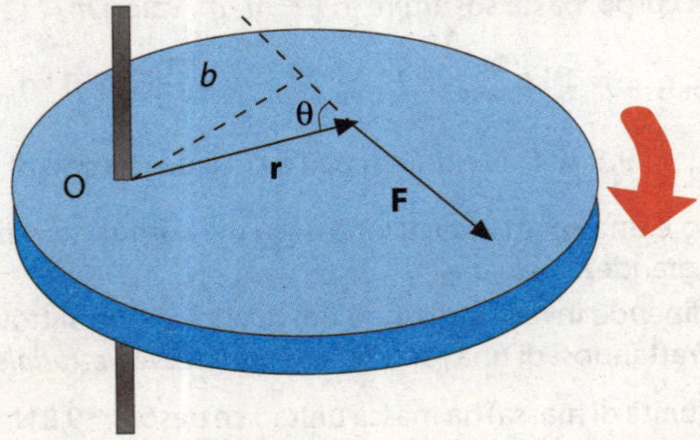

La distanza tra il vettore **F** e il punto O è la lunghezza del segmento condotto da O perpendicolarmente alla direzione di **F**. Tale distanza prende il nome di braccio *b* della forza **F** rispetto al polo O.

Si applichino una per volta tre forze a un'asta rigida vincolata a un supporto, come in figura. In quale dei tre casi si ha rotazione?

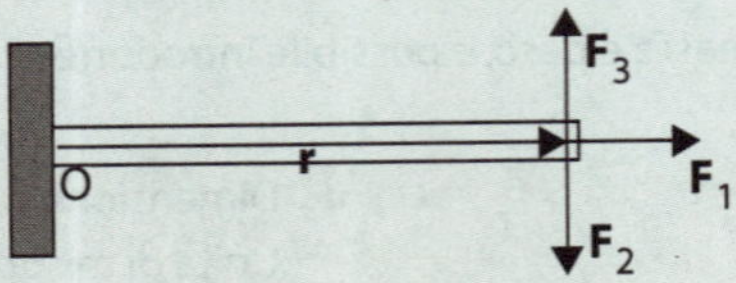

Si può rispondere intuitivamente: la forza $\mathbf{F}_1$ non dà luogo ad alcuna rotazione; la forza $\mathbf{F}_2$ dà luogo a una rotazione oraria; infine $\mathbf{F}_3$ a una rotazione antioraria. Allo scopo di verificare come questo risultato sia correlato al momento della forza, lo si calcola ora nei tre casi, rispetto al punto di aggancio dell'asta O. Per il modulo, la direzione e il verso, secondo la definizione $|\tau| = r \cdot F \cdot \operatorname{sen}\vartheta$ e la regola della mano destra, si ricava rispettivamente:

- $\tau_1 = \mathbf{r} \wedge \mathbf{F}_1 \quad \Rightarrow \quad |\tau| = r \cdot F_1 \cdot \operatorname{sen}0° = 0;$
- $\tau_2 = \mathbf{r} \wedge \mathbf{F}_2 \quad \Rightarrow \quad |\tau| = r \cdot F_2 \cdot \operatorname{sen}90° = r \cdot F_2;$ τ entrante nel foglio;
- $\tau_3 = \mathbf{r} \wedge \mathbf{F}_3 \quad \Rightarrow \quad |\tau| = r \cdot F_3 \cdot \operatorname{sen}90° = r \cdot F_3;$ τ uscente dal foglio;

In generale, quando un sistema di forze dà luogo a un momento τ nullo rispetto a un polo O, il sistema di forze **non genera rotazione** rispetto a quel polo. Quando invece τ è diverso da zero, per la regola della mano destra è sempre diretto lungo una direzione perpendicolare al piano che contiene la forza e il raggio della forza: se τ è entrante nel piano allora la rotazione è **oraria**, e viceversa, se τ è uscente la rotazione è **antioraria**.

3.6.1 | Coppia di forze

Si tratta di un sistema composto da due forze parallele, di intensità *uguale*, ma verso opposto.

$$\mathbf{F}_1 = -\mathbf{F}_2 \Rightarrow \mathbf{R} = 0$$

L'effetto di una coppia applicata a un *corpo rigido* libero è quello di generare una rotazione del corpo attorno a un asse ortogonale al piano individuato dalle due forze che compongono la coppia.

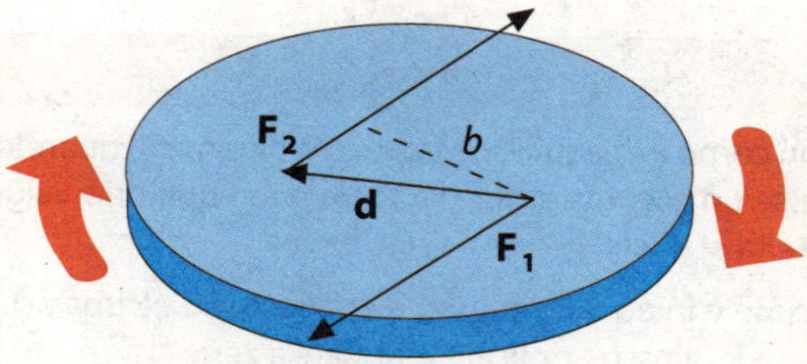

La coppia di forze, pur essendo un sistema di forze a risultante nulla, è in grado di generare una rotazione del corpo a cui è applicata.

Momento di una coppia di forze:

$$\tau = \mathbf{d} \wedge \mathbf{F}_1 \Rightarrow |\tau| = F \cdot b$$

dove F indica il modulo di una delle due forze, b la distanza tra le forze (braccio della coppia) e **d** infine è la distanza vettoriale fra i loro punti di applicazione.

Il momento di una coppia di forze è la somma dei momenti delle due forze che la compongono rispetto a un qualunque punto O del piano.

Il momento di una forza dipende dalla posizione del polo O mentre il momento di una coppia è lo stesso per tutti i punti del piano della coppia.

3.7 | Baricentro

Ogni sistema di forze è equivalente, dal punto di vista statico e dinamico, a un sistema composto dalla forza risultante e da una opportuna coppia di forze.

Si supponga di suddividere un corpo di massa M in tante parti di massa m_i, ciascuna delle quali soggetta alla forza peso. L'insieme di tali forze costituisce un sistema di forze parallele concordi che possono essere ricondotte a un'unica risultante avente come modulo la somma delle singole componenti.

Il punto di applicazione della risultante di tutte le forze peso prende il nome di *centro di gravità* o *baricentro* del corpo.

Il centro di gravità o **baricentro** di un corpo o di un sistema di corpi è il punto in cui si può immaginare concentrato tutto il peso del corpo o del sistema di corpi.

- Qualunque sia la posizione di un corpo rispetto al terreno, la somma dei momenti delle forze gravitazionali rispetto al suo baricentro è nulla: un corpo posto nel campo gravitazionale e tenuto sospeso per il suo baricentro è in equilibrio (§ 3.8), comunque lo si orienti nello spazio.
- Il baricentro di un corpo esteso può anche essere esterno al corpo stesso (si pensi a un anello di materiale omogeneo: il suo baricentro coincide con il centro geometrico ed è quindi esterno al corpo).

FISICA

3.8 | Equilibrio

In presenza della forza gravitazionale, si distinguono tre tipi di equilibrio a seconda del loro *grado di stabilità*. In particolare un equilibrio si dice **stabile** quando, in conseguenza a un elemento di disturbo, si origina una forza (una componente della forza peso) che tende a ripristinare la posizione di equilibrio. Le diverse situazioni possibili sono rappresentate nel diagramma che segue.

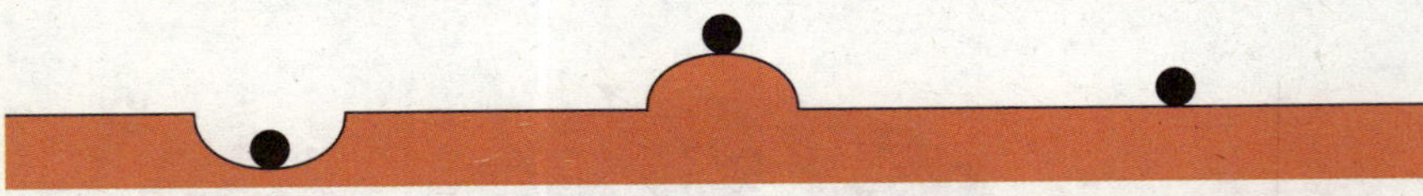

Più in generale, si dice che un corpo è in equilibrio (statico o dinamico) quando il suo *stato di moto* si mantiene costante: per stabilire se un corpo soggetto a forze è in equilibrio valgono i seguenti criteri, detti **equazioni fondamentali della statica**.

1. Un **punto materiale** è in equilibrio (non è soggetto ad alcuna accelerazione) se la risultante delle forze $\mathbf{F}_1, \mathbf{F}_2, ..., \mathbf{F}_n$ a esso applicate è uguale a zero:

$$\mathbf{R} = \sum_{i=1}^{n} \mathbf{F}_i = 0$$

2. Un **corpo rigido** (cioè un corpo esteso non assimilabile a un punto materiale) è in equilibrio se su di esso agiscono forze la cui risultante *e il cui momento risultante* sono nulli:

$$\mathbf{R} = \sum_{i=1}^{n} \mathbf{F}_i = 0 \qquad \tau = \sum_{i=1}^{n} \tau_i = 0$$

A un corpo rigido inizialmente fermo si applica un sistema di forze come in figura. Quali sono le condizioni per l'equilibrio?

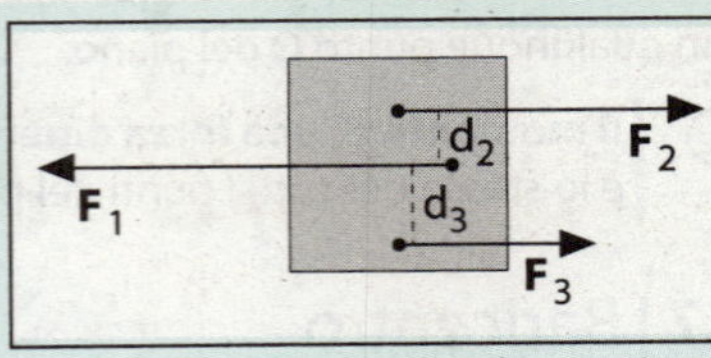

$\mathbf{F}_1$ è opposta a $\mathbf{F}_2$ e $\mathbf{F}_3$: perché la risultante sia nulla basta che il modulo di $\mathbf{F}_1$ sia uguale alla somma dei moduli di $\mathbf{F}_2$ e $\mathbf{F}_3$.

Il momento risultante delle forze non è nullo. Considerando il centro geometrico come polo di rotazione, in particolare, $\tau_1 = 0$, ma τ_2 e τ_3 sono diretti perpendicolarmente al foglio e hanno verso opposto (τ_2 entrante e τ_3 uscente, regola della mano destra). Oltre alla condizione sulle traslazioni, si deve dunque imporre quella sulle rotazioni:

$$\begin{cases} |\mathbf{F}_1| = |\mathbf{F}_2| + |\mathbf{F}_3| \\ |\mathbf{F}_2| \cdot d_2 = |\mathbf{F}_3| \cdot d_3 \end{cases}$$

3.9 | Macchine

Una macchina è un dispositivo con il quale è possibile vincere una data resistenza. La *forza motrice* $\mathbf{F}_m$ è la forza che compie l'azione; la *forza resistente* $\mathbf{F}_r$ è quella da vincere.

Vantaggio statico di una macchina: $V = |\mathbf{F}_r| / |\mathbf{F}_m|$

A seconda che *V* sia maggiore, minore o uguale a 1, la macchina sarà vantaggiosa, svantaggiosa o indifferente. Segue l'esame di alcuni tipi di macchine: leve, carrucole e piano inclinato.

PARTE SESTA

3.9.1 | Leve

La leva è costituita da un'asta rigida girevole intorno a un asse a essa perpendicolare. Il **fulcro** è il punto di incontro fra asse e leva; i **bracci** sono la distanza tra i punti di applicazione di $\mathbf{F}_m$ e $\mathbf{F}_r$ e il fulcro. Le leve sono di *tre specie* a seconda delle posizioni di fulcro, forza motrice e resistenza:

1. **prima specie** (es: forbici): fulcro fra forza motrice $\mathbf{F}_m$ e resistenza $\mathbf{F}_r$; è vantaggiosa se $b_r < b_m$;
2. **seconda specie** (es: schiaccianoci): resistenza fra fulcro e forza motrice; sempre vantaggiosa;
3. **terza specie** (es: braccio umano): forza motrice fra fulcro e resistenza; sempre svantaggiosa.

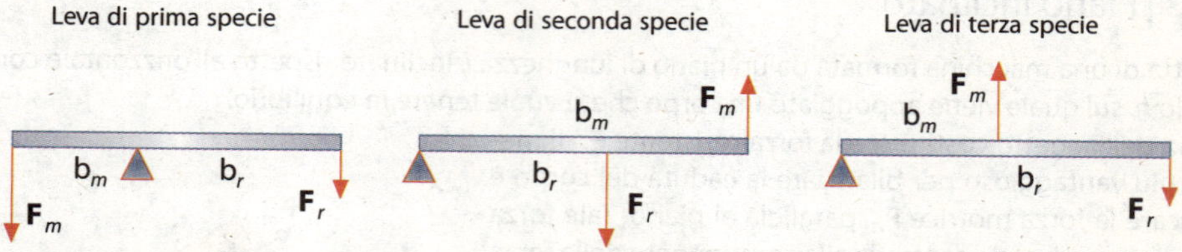

Dalla condizione di equilibrio per i momenti delle forze rispetto al fulcro di una leva, si ricava la **condizione di equilibrio per le leve:**

$$F_m \cdot b_m = F_r \cdot b_r \quad \Rightarrow \quad F_m : F_r = b_r : b_m$$

dove $\mathbf{F}_m$, $\mathbf{F}_r$, b_m, b_r rappresentano la forza motrice, la forza resistente e i corrispondenti bracci d'azione.

Alice e Bob riescono a tenere un dondolo in equilibrio stando seduti alle due estremità. Se Alice ha una massa di 40 kg, quanto pesa Bob?

La risposta è intuitiva: dato che il fulcro si trova esattamente a metà del dondolo (si faccia riferimento alla figura della leva di prima specie), ovvero i bracci delle due forze applicate alla leva sono uguali, Bob deve pesare quanto Alice.

Dato che Alice ha una massa di 40 kg, il suo peso (e quello di Bob) è:

$$P = mg = 40 \text{ kg} \cdot 9{,}8 \frac{\text{m}}{\text{s}^2} = 392 \text{ N}$$

3.9.2 | Carrucole

La carrucola è costituita da un disco girevole, attorno al quale scorre una fune, fissato a un sostegno o a un peso da sollevare. Esistono carrucole fisse, mobili, o serie di carrucole (paranco).

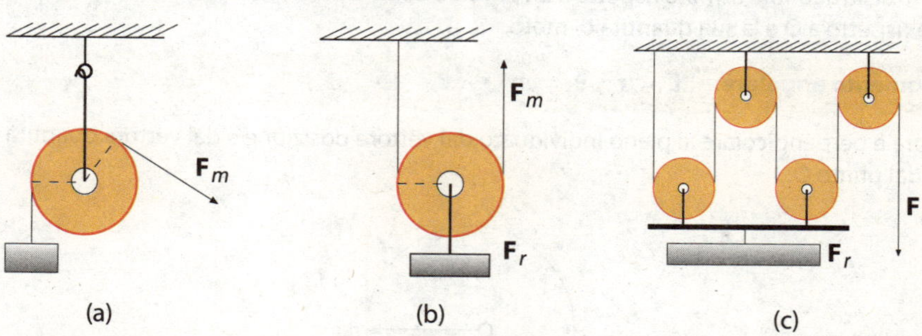

1. Le *carrucole fisse* sono equivalenti a leve (§ 3.9.1) in cui il braccio della forza resistente è uguale a quello della forza motrice, entrambi uguali al raggio del disco (caso a in figura). La condizione di equilibrio è $F_m = F_r$.

   Si ha $V = 1 \Rightarrow$ macchina indifferente. Pur non essendo vantaggiosa, la carrucola fissa è utile perché consente di sollevare un corpo esercitando una forza diretta verso il basso.

FISICA

2. Le *carrucole mobili* hanno un estremo della fune fissato al sostegno, la forza resistente fissata nel centro del disco e la forza motrice all'altro estremo della fune (caso b in figura). Metà resistenza si scarica sul sostegno e quindi l'equilibrio è raggiunto quando $F_m = F_r/2$.
   Si ha $V = 2 \Rightarrow$ macchina vantaggiosa.
3. Il *paranco* è una macchina composta da n carrucole mobili (caso c in figura); l'equilibrio viene raggiunto quando $F_m = F_r/(2n)$.
   Il vantaggio aumenta con l'aumentare di n: $V = 2n \Rightarrow$ macchina vantaggiosa.

3.9.3 | Piano inclinato

Si tratta di una macchina formata da un piano di lunghezza l, inclinato rispetto all'orizzontale con un dislivello h, sul quale viene appoggiato un corpo che si vuole tenere in equilibrio.

Il peso dell'oggetto costituisce la forza resistente $\mathbf{F}_r$. Il metodo più vantaggioso per bilanciare la caduta del corpo è applicare la forza motrice $\mathbf{F}_m$ parallela al piano. Tale forza deve essere uguale e contraria alla componente della forza peso parallela al piano.

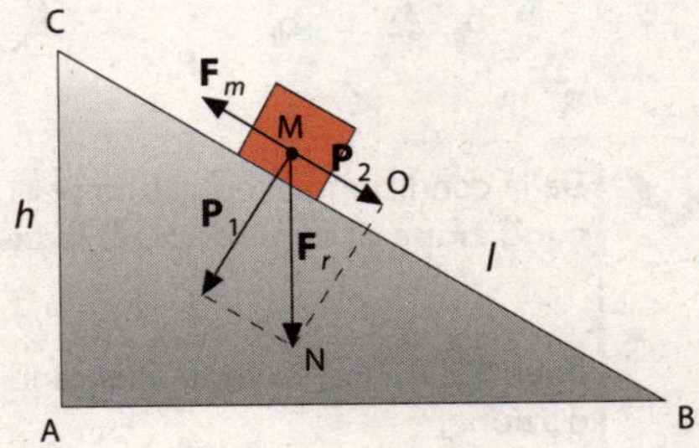

Si scompone quindi il peso in $\mathbf{P}_1$ e $\mathbf{P}_2$.

Per l'equilibrio, il modulo di $\mathbf{F}_m$ deve essere uguale a quello di $\mathbf{P}_2$: $F_m = \overline{MO}$.

Dalla similitudine dei triangoli ABC e MNO si ha:

$$\overline{BC} : \overline{MN} = \overline{AC} : \overline{MO}$$

$$\overline{MO} = \overline{MN} \cdot (\overline{AC}/\overline{BC}) \Rightarrow F_m = F_r \cdot (h/l)$$

La componente $\mathbf{P}_1$ della forza peso, ortogonale al piano, è bilanciata da una forza a essa uguale e opposta, detta *reazione vincolare*.

Per il piano inclinato il vantaggio è $V = \dfrac{l}{h}$. Essendo $l > h$, la macchina è sempre vantaggiosa.

3.10 | Momento angolare

Nel § 3.6 si è definito il momento di una forza rispetto a un punto come il prodotto vettoriale tra il vettore posizione e la forza. Analogamente, per un corpo di massa m e velocità $\mathbf{v}$, si definisce il *momento angolare* o *momento della quantità di moto* rispetto a un punto O come il prodotto vettoriale tra il vettore posizione del corpo rispetto a O e la sua quantità di moto.

Momento angolare: $\mathbf{L} = \mathbf{r} \wedge \mathbf{P} = m \cdot \mathbf{r} \wedge \mathbf{v}$

Tale vettore è perpendicolare al piano individuato dal vettore posizione e dal vettore quantità di moto e dipende dal punto O.

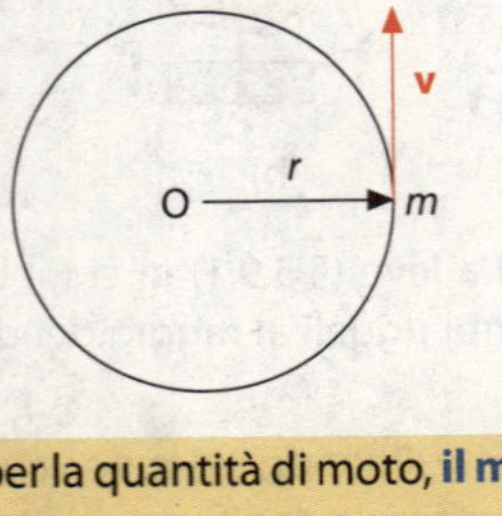

Analogamente a quanto accade per la quantità di moto, **il momento angolare di un sistema isolato è un vettore che si conserva.**

Nel caso di moto circolare uniforme, velocità e vettore posizione rispetto al centro della circonferenza sono ortogonali tra loro; il momento angolare assume quindi la forma:

$$L = m \cdot v \cdot r = m \cdot r^2 \cdot \omega = I \cdot \omega$$

dove ω indica la velocità angolare del corpo e $I = m \cdot r^2$ prende il nome di **momento d'inerzia**. I è un indice dell'inerzia che i corpi offrono a una variazione della loro velocità angolare.

Una pattinatrice sul ghiaccio sta eseguendo una trottola alla velocità angolare ω. Quando vuole aumentare la velocità della trottola avvicina gli arti al proprio asse di rotazione, fino a ridurre il momento di inerzia I della metà. Supponendo che tra i pattini e il ghiaccio ci sia attrito trascurabile, quanto vale la velocità angolare finale della trottola?

Il momento angolare **L** è, per il moto rotatorio, la grandezza analoga alla quantità di moto **P** per il moto traslatorio.

L'assenza di attrito indica che il sistema pattinatrice-ghiaccio è isolato, ovvero non agiscono forze esterne. In questo caso vale il principio di conservazione del momento angolare $L = I \cdot \omega$: segue che è possibile modificare la velocità angolare di un corpo in rotazione semplicemente cambiando il suo momento d'inerzia (I e ω sono infatti inversamente proporzionali).

Numericamente, dato che $I_2 = I_1/2$:

$$L_1 = L_2 \Rightarrow I_1 \cdot \omega_1 = I_2 \cdot \omega_2 \Rightarrow \omega_2 = \frac{I_1}{I_2} \cdot \omega_1 = \frac{I_1}{I_1/2} \cdot \omega_1 = 2\omega_1$$

Ancora una volta, si noti dal punto di vista dimensionale la formula risolutiva:

$$\omega_2 = \frac{I_1}{I_2} \cdot \omega_1$$

dove a sinistra dell'uguale c'è una velocità angolare e a destra, correttamente, lo stesso, dato che il rapporto I_1/I_2 è adimensionale.

L'azione di una forza **F** su un corpo libero ne provoca una variazione della quantità di moto **P**; l'azione di una coppia di momento τ ne provoca una variazione del momento angolare **L**.

3.11 | Forze elastiche e moto armonico

Come si è visto nel § 2.3.5, il moto armonico si può definire come il moto della proiezione P' di un punto P che si muove con velocità angolare costante ω lungo una circonferenza. La legge oraria di tale moto è di tipo sinusoidale.

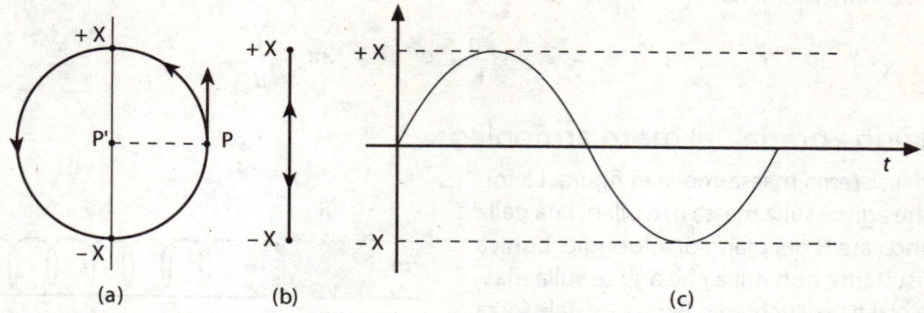

Quando P compie una rotazione completa (figura a), la sua proiezione P' si muove lungo il diametro della circonferenza (figura b) passando due volte per ogni punto del diametro. La rappresentazione di tale moto è un grafico di tipo sinusoidale (figura c): l'ampiezza x dell'oscillazione varia da – X a + X.

Si tratta di un *moto periodico* di periodo $T = 2\pi/\omega$; ω è la *pulsazione del moto* e si ha:

$$\omega = \frac{2\pi}{T} = 2\pi\nu \qquad T = \frac{1}{\nu}$$

FISICA

3.11.1 | La molla e il pendolo semplice

Si prendono ora in esame due casi notevoli di moto armonico: l'oscillazione di un sistema *massa-molla* e l'oscillazione di un *pendolo semplice*.

Nella figura a lato, il **sistema massa-molla** è rappresentato nella configurazione di equilibrio (figura a) e in una configurazione dove la massa è spostata di una quantità x dalla posizione di equilibrio (figura b).

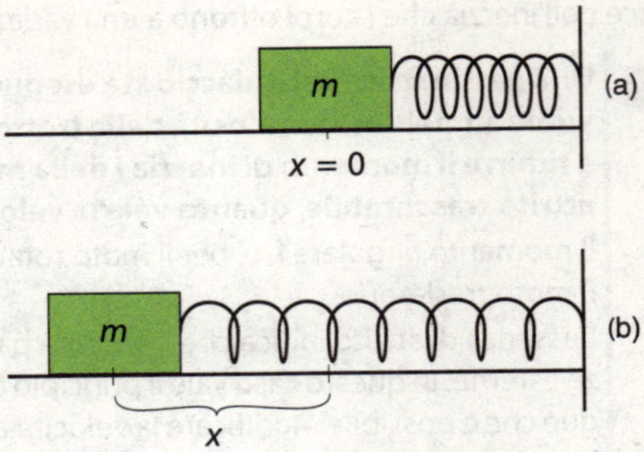

La massa è soggetta alla forza della molla che è una *forza di tipo elastico*, cioè opposta e proporzionale alla deformazione. Tale forza è data da:

$$\mathbf{F} = -k \cdot \mathbf{x}$$

dove $\mathbf{x}$ è lo spostamento dalla posizione di equilibrio e k è la *costante elastica* della molla.

La massa del **pendolo semplice** (una massa puntiforme m sospesa grazie a un filo inestensibile di massa trascurabile e lunghezza l) è invece sottoposta a due forze: la forza peso pari a $m\mathbf{g}$ e la tensione del filo. La risultante di tali forze è indicata con $\mathbf{F}$ in figura.

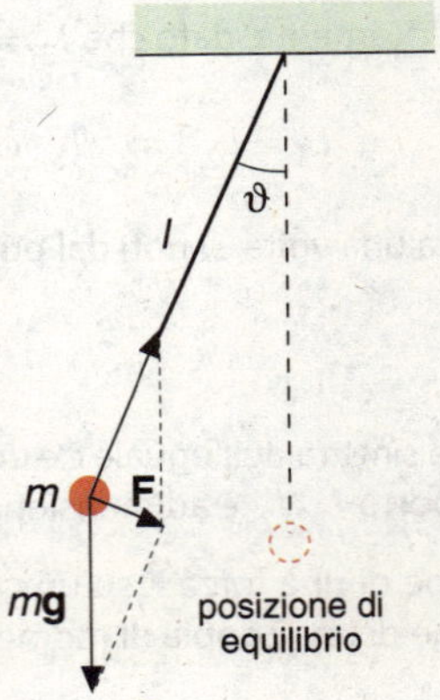

In entrambi i casi si tratta di forze di richiamo che, in mancanza di attriti, fanno oscillare le masse senza interruzione.

Sempre in entrambi i casi, quando le masse transitano nelle posizioni di equilibrio ($x = 0$ e $\theta = 0$), le loro velocità risultano massime, mentre si annullano quando l'oscillazione raggiunge la massima ampiezza (x e θ massimi). Le accelerazioni, al contrario, raggiungono il loro valore massimo nei punti dove si inverte il moto, cioè dove x e θ sono massimi, e si annullano nella posizione di equilibrio.

Il periodo di oscillazione del sistema massa–molla è indipendente dall'ampiezza delle oscillazioni; il periodo di oscillazione del pendolo è indipendente dalla massa del corpo appeso al filo e dall'ampiezza delle oscillazioni.

Rispettivamente, si ha:

$$T = 2\pi \cdot \sqrt{\frac{m}{k}} \quad \text{e} \quad T = 2\pi \cdot \sqrt{\frac{l}{g}}$$

3.11.2 | Legge oraria del moto armonico

Si consideri il sistema massa-molla in figura. La forza peso $\mathbf{P}$ che agisce sulla massa m è bilanciata dalla reazione vincolare $\mathbf{R}$ del piano di appoggio. L'unica forza con risultante non nulla che agisce sulla massa è la forza elastica di richiamo $\mathbf{F} = -k \cdot \mathbf{x}$. Tale forza provoca l'accelerazione della massa.

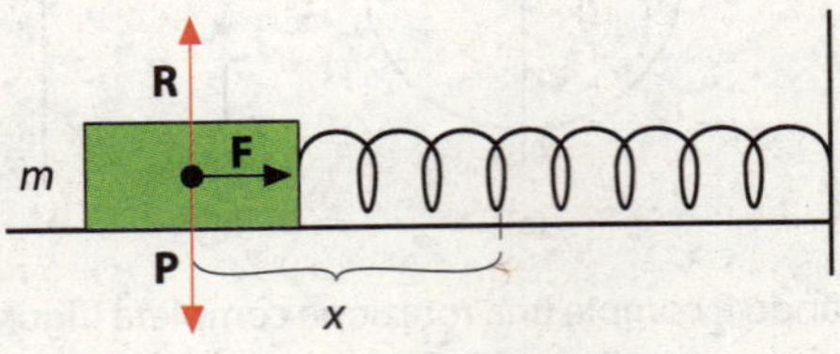

Per la seconda legge della dinamica si ha:

$$m \cdot \mathbf{a} = -k \cdot \mathbf{x} \quad \text{da cui} \quad \mathbf{a} = -\frac{k}{m} \cdot \mathbf{x} \qquad [5]$$

Nel moto armonico l'accelerazione è sempre direttamente proporzionale allo spostamento del corpo rispetto alla posizione di equilibrio.

Dalla [5] si ricava la legge oraria del moto armonico.

$$x(t) = A \cdot \text{sen}(\omega \cdot t + \varphi) \qquad \text{dove } \omega = \sqrt{k/m}$$

dove A è l'ampiezza massima dell'oscillazione, φ è un parametro detto *fase iniziale* che tiene conto delle condizioni iniziali e ω prende il nome di pulsazione e ha le dimensioni dell'inverso di un tempo.

Le equazioni trovate assumono la stessa forma per qualunque moto oscillatorio; nel pendolo semplice, l'equazione del moto riferita all'angolo di apertura delle oscillazioni è la seguente:

$$\theta(t) = \Theta \cdot \text{sen}(\omega \cdot t + \varphi) \qquad \text{dove } \omega = \sqrt{g/l}$$

3.11.3 | Grandezze caratteristiche del moto oscillatorio

	massa - molla	pendolo semplice
Costante del moto	k	$\frac{mg}{l}$
Periodo T	$2\pi\sqrt{\frac{m}{k}}$	$2\pi\sqrt{\frac{l}{g}}$
Pulsazione $\omega = 2\pi\nu$	$\sqrt{\frac{k}{m}}$	$\sqrt{\frac{g}{l}}$
Frequenza ν	$\frac{1}{2\pi}\sqrt{\frac{k}{m}}$	$\frac{1}{2\pi}\sqrt{\frac{g}{l}}$
Energia potenziale[1]	$\frac{1}{2}kx^2$	mgh

1. L'energia potenziale verrà definita nel § 4.3.2.

3.12 | Forza di attrito

Le *forze di attrito* si oppongono ai movimenti relativi tra i corpi. La forma di attrito più ricorrente nelle domande dei test universitari è la forza di attrito *radente*.

Dati due corpi mantenuti a contatto da una forza **N** perpendicolare alla superficie di contatto, la forza di **attrito radente** $\mathbf{F}_a$ è originata dallo slittamento di un corpo sull'altro ed è un vettore così definito:

Direzione: parallela alla superficie di contatto;

Verso: quello che si oppone al moto relativo tra i due corpi;

Intensità: $|\mathbf{F}_a| = f \cdot |\mathbf{N}|$ dove $f = \begin{cases} f_s: \text{ coefficiente di attrito statico} \\ f_k: \text{ coefficiente di attrito dinamico} \end{cases}$

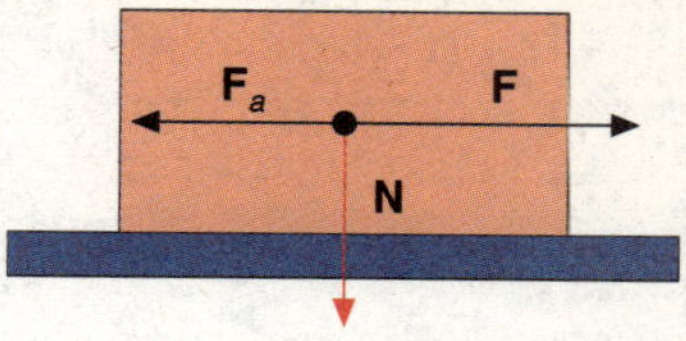

La forza di attrito radente è quindi direttamente proporzionale alla forza normale **N** (che nel caso in figura coincide con la forza peso del corpo) e dipende dalla natura delle superfici di contatto.

Il coefficiente di attrito statico f_s è proprio della resistenza che si incontra quando si cerca di mettere in movimento un corpo inizialmente fermo.

Il coefficiente di attrito dinamico f_k riguarda invece un corpo già in movimento. Si verifica che la resistenza che un corpo incontra è maggiore quando parte da fermo rispetto a quella che incontra quando è già in moto.

Per ogni materiale vale la disuguaglianza: $f_s > f_k$

FISICA

Oltre alla forza di attrito radente, esistono altri due tipi di forze di attrito.

- **Forza di attrito volvente**: si tratta della forza che si oppone al rotolamento di un corpo su un altro: sperimentalmente si trova che l'attrito volvente è sempre inferiore a quello radente.
- **Forza di attrito nei fluidi**: quando un corpo si muove all'interno di un fluido viscoso (come un pesce nell'acqua o un paracadutista nell'aria) incontra una resistenza che dipende dalla viscosità del fluido (§ 6.5) e dalla forma, dalle dimensioni e dalla velocità del corpo che si muove nel fluido.

Un corpo di massa $m = 2$ kg è appoggiato su un piano orizzontale. Tra il corpo e il piano i coefficienti di attrito statico e dinamico valgono rispettivamente $f_s = 0{,}5$ e $f_d = 0{,}3$. Si applica al corpo una forza F di modulo pari a 20 N che forma con il piano un angolo di 60°. Determinare la forza totale agente parallelamente al piano.

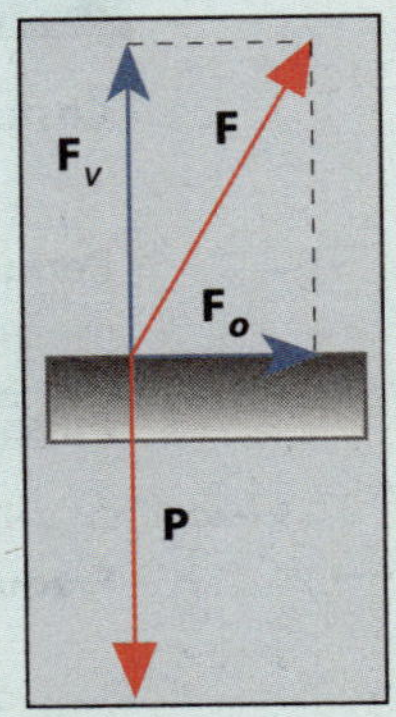

La componente verticale della forza **F** vale:

$$F_v = F\text{sen}(60°) = 17{,}32 \text{ N}$$

mentre quella orizzontale $F_o = F\cos(60°) = 10$ N.

La forza di attrito statico vale:

$$F_s = (mg - F_v)\cdot f_s = (2\text{ kg}\cdot 9{,}8\text{ m/s}^2 - 17{,}32\text{ N})\cdot 0{,}5 = 1{,}14\text{ N}$$

ed è diretta nel verso opposto alla componente orizzontale $\mathbf{F}_o$.

Essendo $F_s < F_o$, il corpo inizia a muoversi.

Si considera l'attrito dinamico:

$$F_d = (mg - F_v)\cdot f_d = (2\text{ kg}\cdot 9{,}8\text{ m/s}^2 - 17{,}32\text{ N})\cdot 0{,}3 = 0{,}684\text{ N}$$

La forza totale parallela al piano è dunque:

$$\mathbf{R} = \mathbf{F}_o + \mathbf{F}_d \;\Rightarrow\; R = F_o - F_d = (10 - 0{,}684)\text{ N} = 9{,}316\text{ N}$$

Quesiti svolti

1 Specificare in quale dei moti seguenti la risultante delle forze agenti sul corpo è nulla:

- **A** nel moto rettilineo uniforme
- **B** nel moto rettilineo uniformemente accelerato
- **C** nel moto circolare uniforme
- **D** nel moto di caduta verticale nel campo gravitazionale
- **E** nel moto di caduta nel vuoto

Dalla prima legge della dinamica si deduce immediatamente che la risposta esatta è la **A**.
I moti presentati nelle altre alternative sono tutti caratterizzati da un'accelerazione diversa da zero, che indica (per la seconda legge di Newton) la presenza di una forza non nulla.

2 Sia dato un corpo di massa 15 kg, che giace in quiete sopra un tavolo. Il tavolo sopporta il peso del corpo, senza cedere. Appoggio un secondo corpo sopra il primo. Il secondo corpo abbia massa pari a 30 kg. Il tavolo seguita a reggere entrambi i pesi che restano, entrambi, in quiete. Quanto vale l'accelerazione del primo corpo per effetto della risultante di tutte le forze ad esso applicate (detta *g* l'accelerazione di gravità)?

- **A** Zero
- **B** g
- **C** $2g$
- **D** $15/g\ m/s^2$
- **E** $15\ m/s^2$

Per la seconda legge di Newton, $F = ma$. Se la risultante delle forze applicate a un corpo è nulla (come accade certamente, dato che tutto il sistema è in quiete), allora è nulla anche la sua accelerazione (risposta **A**).

3 Una forza costante è applicata a corpi di massa diversa. L'accelerazione impressa a ognuno di essi è:

- **A** proporzionale alla massa
- **B** proporzionale al quadrato della massa
- **C** non dipende dalla massa
- **D** inversamente proporzionale alla massa
- **E** non dipende mai dalla forza applicata

Per la seconda legge di Newton, $F = ma$; quindi, a parità di forza applicata a corpi diversi, il prodotto di massa e accelerazione deve rimanere costante. In altre parole, l'accelerazione è inversamente proporzionale alla massa: un corpo A di massa doppia rispetto a un corpo B riceverà un'accelerazione che è la metà di quella del corpo B. La risposta esatta è la **D**.

4 **Quando cessa istantaneamente l'azione di qualunque forza su un corpo, questo:**

A si arresta
B decelera fino a tornare alla velocità iniziale
C prosegue con moto rettilineo uniforme
D ricade compiendo una traiettoria parabolica
E esegue un moto armonico

Il primo principio della dinamica afferma che un corpo non soggetto a forze mantiene il suo stato di quiete o di moto rettilineo uniforme.

A qualunque tipo di moto fosse soggetto il corpo, quando cessa l'azione della forza che causava la sua accelerazione il corpo continua a muoversi con velocità costante. Anche un corpo che si muova inizialmente di moto circolare uniforme, in virtù della presenza di una forza centripeta, se scompare tale forza cambia tipo di moto e prosegue con moto rettilineo uniforme lungo la tangente alla traiettoria iniziale. La risposta esatta è la C.

5 **Una massa *m* in presenza di un'altra massa *M*:**

A subisce una forza proporzionale al quadrato della distanza tra le masse
B subisce una forza attrattiva inversamente proporzionale al quadrato della loro distanza
C subisce una forza repulsiva inversamente proporzionale alla loro distanza
D subisce una forza repulsiva inversamente proporzionale al quadrato della loro distanza
E non subisce alcuna forza a distanza

Secondo la legge di gravitazione universale, due masse m e M, poste a una distanza d l'una dall'altra, si attraggono con una forza F pari a:

$$F = G \cdot \frac{m \cdot M}{d^2}$$

dove G è una costante. Si vede quindi che la massa m subisce da parte di M una forza (sempre attrattiva) inversamente proporzionale al quadrato della loro distanza. La risposta esatta è la B.

6 **Il vettore "accelerazione di gravità g", in ogni punto della superficie terrestre:**

A esprime il rapporto costante tra forza gravitazionale e volume del corpo
B esprime la sola intensità del campo gravitazionale
C esprime la sola direzione del campo gravitazionale
D esprime l'intensità, la direzione e il verso del campo gravitazionale
E non ha alcuna relazione con il campo gravitazionale

La risposta esatta è la D. Moltiplicando la massa di un corpo nei pressi della superficie della Terra per il valore di **g**, si ottiene la forza peso **P** alla quale il corpo è soggetto, a causa della presenza del campo gravitazionale terrestre.

7 **In un sistema di particelle la quantità di moto totale si conserva:**

A sì, sempre
B no, mai
C solo se il sistema è chiuso
D solo se il sistema è isolato
E solo se il sistema è aperto

Il principio di conservazione della quantità di moto di un sistema **vale solo se il sistema è isolato**: la risposta esatta è la D.

8 **Una palla di massa pari a 0,1 kg urta un muro alla velocità di 20 m/s ; se la palla rimbalza all'indietro con la stessa velocità, la sua quantità di moto:**

A rimane invariata

B varia di 2 N · s

C varia di 4 N · s

D varia di 20 N · s

E si conserva

In questo caso il sistema particella-muro non è *isolato* (intervengono forze esterne quali i vincoli che tengono fermo il muro), dunque non si può dire che la quantità di moto totale si conserva (risposte A ed E errate).

La quantità di moto è una grandezza fisica vettoriale: quando se ne calcola la variazione non si può trascurarne il verso. Detta $\mathbf{p}_i$ la quantità di moto iniziale (un vettore diretto verso il muro), la quantità di moto finale è un vettore uguale e opposto, perché il modulo della velocità è lo stesso.

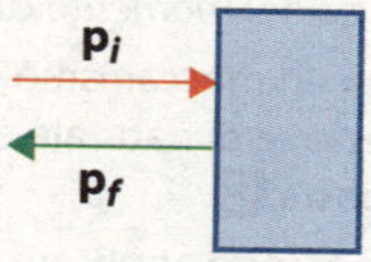

Dunque:

$$\mathbf{p}_f = -\mathbf{p}_i \Rightarrow \Delta\mathbf{p} = \mathbf{p}_f - \mathbf{p}_i = -\mathbf{p}_i - \mathbf{p}_i = -2\mathbf{p}_i$$

Il modulo della quantità di moto iniziale valeva:

$$|\mathbf{p}_i| = m \cdot |\mathbf{v}_i| = 20 \text{ m/s} \cdot 0{,}1 \text{ kg} = 2 \text{ kg} \cdot \frac{\text{m}}{\text{s}} = 2 \text{ kg} \cdot \frac{\text{m}}{\text{s}^2} \cdot \text{s} = 2 \text{ N} \cdot \text{s}$$

Pertanto:

$$|\Delta\mathbf{p}| = |-2\mathbf{p}_i| = 2 \cdot |\mathbf{p}_i| = 4 \text{ N} \cdot \text{s} \quad \text{(risposta C)}$$

9 **Se si lancia una pietra verticalmente verso l'alto, com'è diretta la forza che agisce su di essa nel momento in cui, fermandosi, tocca il punto di massima elevazione?**

A verso il basso

B verso l'alto

C verso destra

D verso sinistra

E è assente

Per tutta la durata del moto di caduta di un grave, questo è sottoposto alla forza peso, che è costante e sempre diretta verso il basso. Il suo modulo è pari a $m \cdot g$, dove m è la massa del grave e g è l'accelerazione di gravità, che nei pressi della superficie terrestre è appunto pressoché costante e vale 9,8 m/s^2.
La forza peso non smette di agire nemmeno quando il corpo si ferma nel punto più alto della sua traiettoria e inverte il moto: la risposta esatta è la A.

Per rispondere correttamente a questo tipo di quesiti è necessario distinguere correttamente i concetti di velocità e di accelerazione.

Un corpo può essere dotato di una velocità enorme e avere nello stesso tempo una accelerazione nulla o viceversa. L'accelerazione è legata alla variazione di velocità nel tempo e non al valore della velocità.

FISICA

10 Il campo magnetico terrestre esercita un momento di forza sull'ago di una bussola. Una delle seguenti affermazioni è certamente sempre vera:

- **A** per il terzo principio della dinamica, l'ago della bussola esercita un analogo momento di forza sulla terra
- **B** per il secondo principio della dinamica, nell'emisfero australe l'ago della bussola comincia ad accelerare verso il polo Nord
- **C** data la natura dei momenti di forza, è necessario un meccanismo di richiamo altrimenti l'ago comincerebbe a ruotare, senza indicare il Nord
- **D** a causa della natura vettoriale del momento di forza, la bussola funziona correttamente solo nell'emisfero boreale
- **E** le interazioni magnetiche sono uno degli esempi in cui i principi della meccanica non sono validi

Possiamo scartare la risposta **B** in quanto l'ago della bussola immerso nel campo magnetico terrestre è soggetto a un sistema di forze con risultante nulla, pertanto non è soggetto a una accelerazione lineare. Può solo ruotare intorno al suo perno a causa del *momento* del sistema di forze.

L'ago di una bussola non necessita poi di alcun meccanismo di richiamo, in quanto il suo orientamento verso nord rappresenta proprio la sua posizione di naturale equilibrio nel campo magnetico terrestre e questo ci consente di scartare anche la risposta **C**.

È invece vero che all'ago di una bussola si possono applicare i principi della meccanica tra i quali il terzo (azione e reazione) secondo il quale il momento di forza esercitato dalla Terra sull'ago è uguale e contrario a quello che l'ago esercita sulla Terra (risposta **A**).

11 La massa di una persona è 70 kg. Il suo peso è:

- **A** 70 kg
- **B** $70 \cdot 9{,}8$ kg
- **C** $70 \cdot 9{,}8$ N
- **D** $70/9{,}8$ N
- **E** 70kg + 9,8 N

Massa e peso sono grandezze fisiche diverse, legate tra loro dalla seconda legge della dinamica:

$$P = m \cdot 9{,}8\ \frac{\text{m}}{\text{s}^2}$$

Nel caso in esame si ha: $P = 70 \cdot 9{,}8$ N (risposta **C**).

12 Due corpi aventi lo stesso volume e la stessa densità hanno:

- **A** la stessa massa
- **B** la stessa superficie
- **C** la stessa capacità termica
- **D** la stessa carica elettrica
- **E** lo stesso numero di atomi

La densità di un corpo è definita come il rapporto tra la sua massa e il suo volume: a parità di volume e densità, due corpi devono avere la stessa massa (risposta **A**).

13 10 cm^3 di acqua hanno una massa circa uguale a:

A 1 g **B** 10 g **C** 1 kg **D** 10 kg **E** 100 g

La densità dell'acqua vale:

$$\rho_{H_2O} = 1000\ kg/m^3 = 1\ g/cm^3$$

quindi 10 cm^3 di acqua hanno una massa pari a:

$$m = \rho V = 1 \frac{g}{cm^3} \cdot 10\ cm^3 = 10\ g \quad \text{(risposta B)}$$

14 Un corpo sospeso per il suo baricentro è:

A in equilibrio indifferente
B in equilibrio stabile
C in equilibrio instabile
D non è in equilibrio
E ruota continuamente intorno al baricentro

La risposta esatta è la A.

15 Due coppie di forze si dicono opposte quando i loro momenti hanno:

A modulo uguale
B direzioni coincidenti e versi contrari
C modulo uguale, direzioni coincidenti e versi contrari
D modulo, direzione e verso uguali
E versi contrari

Le due coppie di forze rappresentate in figura sono opposte: i loro momenti hanno la stessa intensità, la stessa direzione ma versi opposti (la coppia F_1, F_2 genera una rotazione oraria mentre la coppia G_1, G_2 genera una rotazione antioraria).

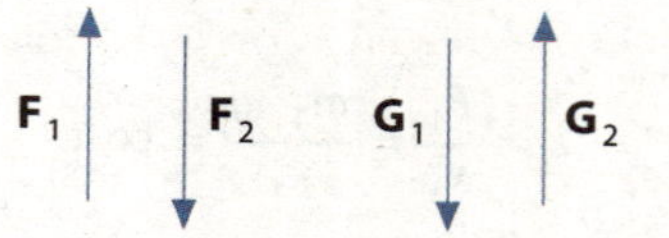

Il quesito **non** chiede: "quale delle seguenti affermazioni è vera per due coppie di forze opposte". Se la domanda fosse questa, le risposte A, B, C ed E sarebbero tutte corrette. Il quesito chiede invece **la definizione** di coppie di forze opposte. L'unica risposta esatta è dunque la C.

16 Sto in piedi su una bilancia pesapersone posta in un ascensore al piano terra e premo un pulsante per salire. L'ascensore, dopo una breve accelerazione, salirà con velocità costante. Il peso indicato:

A mentre l'ascensore sale è costante ma minore di quello iniziale
B mentre l'ascensore sale è costante ma maggiore di quello iniziale
C è sempre uguale a quello iniziale
D aumenta gradualmente quanto più in alto sale l'ascensore
E aumenta quando l'ascensore inizia a salire, poi torna al valore iniziale quando l'ascensore va a velocità costante

FISICA

La bilancia a molla non misura la massa, bensì la forza peso che la Terra esercita sul corpo attirandolo verso il proprio centro. La forza peso è diretta sempre verso il basso ed è proporzionale all'accelerazione di gravità **g**. Non appena l'ascensore inizia il suo spostamento verso l'alto, acquista un'accelerazione **a** diretta verso l'alto, opposta in verso a **g**.

Ma l'ascensore accelerato non è più un sistema di riferimento inerziale! Dunque qualsiasi corpo che si trova al suo interno sente una forza, detta "fittizia" o "non inerziale", pari al prodotto tra la sua massa *m* e l'opposto **–a** dell'accelerazione dell'ascensore.

Sulla persona che si trova in piedi sulla bilancia a molla agiscono allora due forze concordi, entrambe dirette come la verticale, e rivolte verso il basso: la forza peso **P** = *m***g** e la forza fittizia **f** = *m***a**, che si sommano dando luogo a un valore misurato dalla bilancia maggiore rispetto al precedente. Quando il moto dell'ascensore torna a velocità costante, il sistema è di nuovo inerziale e la forza fittizia non c'è più: il peso misurato dalla bilancia torna così a essere quello iniziale. La risposta esatta è la E.

17 **Lo schiaccianoci è:**

- A una leva di primo tipo
- B una leva di secondo tipo
- C una leva di terzo tipo
- D una leva di primo, secondo o terzo tipo a seconda dell'intensità della forza resistente
- E non è una leva

La risposta esatta è la B: infatti, nello schiaccianoci la forza resistente si trova tra la forza motrice e il fulcro.

18 **Si appende a una molla una massa di 3 kg e si osserva che questa si allunga di 9 cm; allora, se alla stessa molla si appende una massa di 2 kg, l'allungamento risultante è:**

A 4 cm B 6 cm C 8 cm D 1 cm E 2 cm

È necessario conoscere la forza elastica esercitata da una molla di costante elastica *k* a causa di un'allungamento *x*:

$$\mathbf{F} = -k \cdot \mathbf{x} \quad \text{(legge di Hooke)}$$

La costante elastica vale:

$$k = \frac{F_1}{x_1} = \frac{m_1 \cdot g}{x_1} = \text{cost}$$

Si può allora ricavare l'allungamento corrispondente al peso di una massa di 2 kg:

$$\frac{m_1 \cdot g}{x_1} = \frac{m_2 \cdot g}{x_2} \Rightarrow x_2 = \frac{m_2}{m_1} \cdot x_1 = \frac{2\text{ kg}}{3\text{ kg}} \cdot 9\text{ cm} = 6\text{ cm} \quad \text{(risposta B)}$$

19 **Durante l'oscillazione di un pendolo, il modulo dell'accelerazione è massimo quando:**

- A il pendolo ha velocità massima
- B il pendolo ha velocità nulla
- C il pendolo ha velocità uguale alla media delle velocità
- D il pendolo ha velocità intermedia
- E il pendolo transita nella posizione di equilibrio

Durante l'oscillazione, l'accelerazione è massima nei punti dove il pendolo inverte la velocità, cioè nei punti più alti della traiettoria. In tali punti la salita del pendolo si interrompe, il pendolo si ferma e torna indietro. L'accelerazione è quindi massima dove il pendolo ha velocità nulla (risposta B).

4 | Lavoro ed energia

4.1 | Lavoro di una forza

Quando il punto di applicazione di una forza **F** compie uno spostamento **s**, la forza compie un lavoro *L* dato dal prodotto scalare tra forza e spostamento.

$L = \mathbf{F} \cdot \mathbf{s} = \lvert\mathbf{F}\rvert \cdot \lvert\mathbf{s}\rvert \cdot \cos\alpha$	Dimensioni:	$[M]\,[L]^2\,[T]^{-2}$
dove α è l'angolo formato dai vettori **F** e **s**.	Unità di misura nel SI:	N · m = joule (J)

L'unità di misura del lavoro nel sistema CGS è l'erg (simbolo: erg).
Quanti joule vale un erg?

Si è visto che $1\ \text{J} = 1\ \text{N} \cdot 1\ \text{m}$. Analogamente, nel CGS, $1\ \text{erg} = 1\ \text{dyn} \cdot 1\ \text{cm}$.

Si tratta, per passare da J a erg, di trasformare tutte le unità del SI in unità del CGS mediante equivalenze:

$$1\ \text{J} = 1\ \text{N} \cdot 1\ \text{m} = (10^5\ \text{dyn}) \cdot 10^2\ \text{cm} = (10^5 \cdot 10^2)\ \text{dyn} \cdot \text{cm} = 10^7\ \text{erg}$$

Si conclude così che $1\ \text{J} = 10^7\ \text{erg}$ e, viceversa, $1\ \text{erg} = 10^{-7}\ \text{J}$.

Il lavoro è una grandezza scalare!

Il lavoro compiuto da una forza **F** quando il suo punto di applicazione si sposta non dipende solo dalle intensità della forza e dello spostamento, ma anche dal loro orientamento reciproco nello spazio. Per esempio, il lavoro è positivo o negativo a seconda che l'angolo α formato da **F** e da **s** sia minore o maggiore di 90°.

Una forza F di modulo 10 N viene applicata a un corpo che si sposta verso destra, di 2 m, lungo un piano orizzontale senza attrito. Calcolare il lavoro della forza nel caso in cui essa formi con il piano un angolo di 30° o di 150°.
A parità di forza e spostamento, qual è l'angolo per cui il lavoro è massimo?

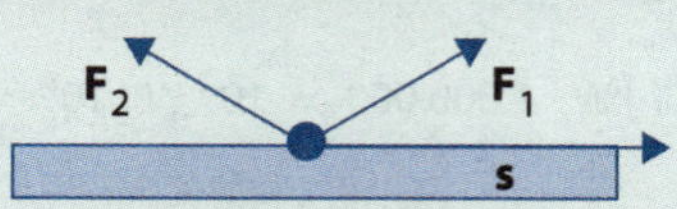

Schematizzando il problema come in figura, si scrive, secondo la definizione di lavoro:

$$L_1 = \mathbf{F}_1 \cdot \mathbf{s} = F_1 \cdot s \cdot \cos 30° = 10\ \text{N} \cdot 2\ \text{m} \cdot \frac{\sqrt{3}}{2} = 10\sqrt{3}\ \text{J}$$

$$L_2 = \mathbf{F}_2 \cdot \mathbf{s} = F_2 \cdot s \cdot \cos 150° = 10\ \text{N} \cdot 2\ \text{m} \cdot \left(-\frac{\sqrt{3}}{2}\right) = -10\sqrt{3}\ \text{J}$$

L'angolo per cui è massimo il lavoro è l'angolo per cui è massimo in generale un prodotto scalare: 0°. Ovvero, **il lavoro è massimo quando forza e spostamento sono paralleli**.

FISICA

Dalla definizione di lavoro, poiché cos(90°) = 0, si ricava che **le forze perpendicolari allo spostamento non compiono lavoro**.

La forza centripeta e la forza gravitazionale sono forze che in alcune circostanze, come quelle sotto raffigurate, non compiono lavoro.

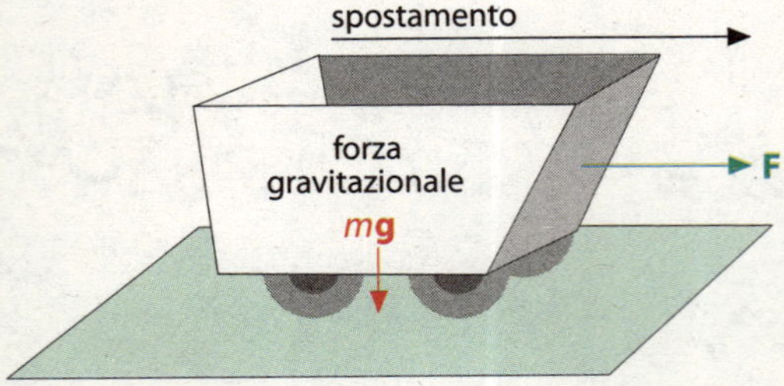

Se il piano di scorrimento del carrello è orizzontale, la forza peso del carrello $m\mathbf{g}$ non compie lavoro, mentre la forza **F** sì.

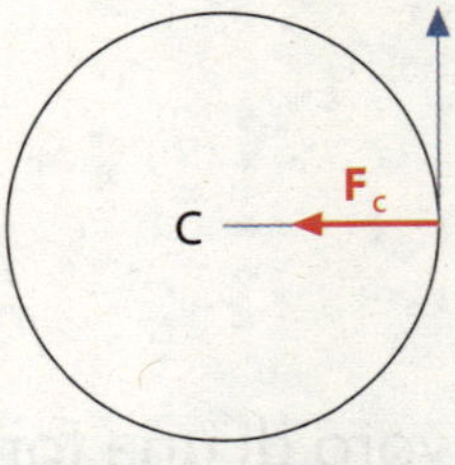

La forza centripeta $\mathbf{F}_C$ nel moto circolare uniforme è perpendicolare alla velocità e quindi allo spostamento: è una forza che non compie lavoro.

Più in generale si può dire che il lavoro di una forza è nullo quando vale **almeno una** delle seguenti condizioni:

$$|\mathbf{F}| = 0\,; \quad |\mathbf{s}| = 0\,; \quad \mathbf{F} \perp \mathbf{s}$$

4.2 | Potenza

La potenza media di una forza o, più in generale, di una macchina è definita come il rapporto tra il lavoro compiuto dalla forza (o dalla macchina) e il tempo impiegato a produrre il lavoro.

Potenza media: $P_m = \dfrac{L}{\Delta t}$

Dimensioni: $[P] = [M]\,[L]^2\,[T]^{-3}$

Unità di misura nel SI: J/s = watt (W)

La potenza di una forza può essere espressa in funzione della forza e della velocità del suo punto di applicazione attraverso la relazione:

$$P = \frac{L}{\Delta t} = \mathbf{F} \cdot \frac{\Delta \mathbf{s}}{\Delta t} = \mathbf{F} \cdot \mathbf{v}$$

Che potenza deve erogare una centrale elettrica che alimenta una città con un milione di alloggi, ciascuno dei quali consuma mediamente 1 chilowatt di potenza elettrica?

Per risolvere questo quesito non è necessario conoscere alcuna nozione di elettricità: è sufficiente moltiplicare la potenza media consumata da ciascun alloggio per il numero totale di alloggi. Si ottiene così:

$$P_{tot} = 1\text{ kW} \cdot 1.000.000 = 10^3\text{ W} \cdot 10^6 = 10^9\text{ W} = 1\text{ GW}$$

Il **chilowattora** è il lavoro compiuto in un'ora da una macchina avente la potenza di 1000 W.

Vale la relazione: $1\text{ kWh} = 3{,}6 \cdot 10^6\text{ J}$

Il chilowattora misura un lavoro e non una potenza!

Altre unità di misura della potenza (non appartenenti al SI ma largamente utilizzate in campo tecnico) sono il *cavallo vapore* (CV) e il *cavallo vapore britannico* (hp, che sta per *horse power*). Valgono le relazioni:

$$1\text{ CV} = 75\text{ kg}_{peso} \cdot 1\text{ m/s} = 735{,}499\text{ W}; \qquad 1\text{ hp} = 745{,}7\text{ W}$$

4.3 | Energia meccanica

L'energia meccanica di un corpo è una misura del lavoro meccanico che è stato fatto sul corpo o del lavoro meccanico che il corpo è potenzialmente in grado di produrre. **Lavoro ed energia sono quindi grandezze omogenee**: entrambe si misurano in joule.

L'*energia meccanica* si distingue in:

- **energia cinetica**: energia di movimento che non dipende dalla posizione del corpo;
- **energia potenziale**: energia di posizione che non dipende dallo stato di moto del corpo.

4.3.1 | Energia cinetica

Dato un corpo di massa m che si muove alla velocità $\mathbf{v}$, la sua energia cinetica E_k vale:

$$E_k = \frac{1}{2}mv^2$$

L'energia cinetica, come ogni forma di energia, si misura in joule.

Quanto vale l'energia cinetica finale di un grave di massa $m = 1$ g lasciato cadere da un'altezza $h = 2$ m ?

Si ricorda che, in assenza di attriti, la velocità finale del grave vale $v = \sqrt{2gh}$.

Dalla definizione di energia cinetica:

$$E_k = \frac{1}{2}mv^2 = \frac{1}{2}m(\sqrt{2gh})^2 = \frac{1}{2}m \cdot 2gh = mgh = 10^{-3}\text{ kg} \cdot 9{,}8\,\frac{\text{m}}{\text{s}^2} \cdot 2\text{ m} = 0{,}0196\text{ J}$$

Volendo esprimere il risultato in notazione esponenziale:

$$0{,}0196\text{ J} = 1{,}96 \cdot 10^{-2}\text{ J}$$

Teorema dell'energia cinetica

Dato un corpo C soggetto alla sola forza **F**, il lavoro compiuto da **F** quando C si sposta da un punto A a un punto B è uguale alla variazione dell'energia cinetica ΔE_k del corpo C.

$$\Delta E_k = E_{k,B} - E_{k,A} = L_{A \to B}$$

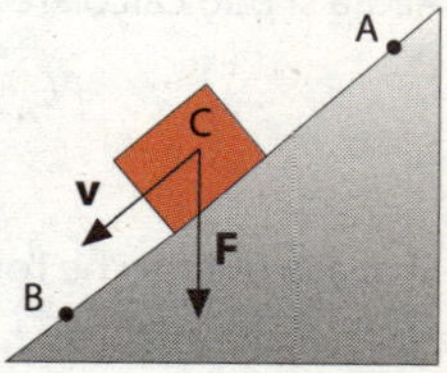

4.3.2 | Energia potenziale

Per definire l'energia potenziale di un corpo è necessario introdurre i concetti di *campo vettoriale* e di *campo conservativo*.

Campo vettoriale: regione di spazio a ogni punto della quale è possibile associare un vettore che caratterizza il campo in quel punto.

Il campo gravitazionale è un campo vettoriale, dato che a ogni punto si può associare il vettore che rappresenta la forza gravitazionale che agisce su una massa posta in quel punto. Il campo gravitazionale può essere visto anche come un campo di forze.

Campo conservativo: campo di forze nel quale il lavoro delle forze del campo è una funzione di stato, cioè non dipende dal cammino seguito dal punto di applicazione della forza ma solo dalle sue posizioni iniziale e finale.

In un campo conservativo il lavoro delle forze del campo lungo una *traiettoria chiusa* è sempre nullo.

FISICA

A questo punto è possibile definire l'energia potenziale.

L'**energia potenziale** E_p di un corpo immerso in un campo di forze conservativo è una funzione della posizione del corpo, tale che **la differenza fra i suoi valori nelle posizioni iniziale A e finale B è uguale al lavoro compiuto sul corpo dalle forze del campo per spostarlo dalla posizione A alla posizione B**:

$$L_{A \to B} = E_{p_A} - E_{p_B} = -(E_{p_B} - E_{p_A}) = -\Delta E_p \quad [6]$$

Allo stesso modo, si può affermare che il lavoro che bisogna compiere per vincere le forze del campo (cioè *contro le forze del campo*) portando un corpo dal punto A al punto B è pari alla variazione dell'energia potenziale ΔE_p del corpo tra A e B.

Si noti il cambiamento di segno:

Lavoro compiuto dalle forze del campo: $L_{A \to B} = -\Delta E_p$

Lavoro compiuto dalle forze esterne *contro* le forze del campo: $L_{A \to B} = \Delta E_p$

L'energia potenziale è definibile solo per campi conservativi.

Il campo gravitazionale è conservativo: il lavoro che le forze del campo compiono per portare un corpo di massa *m* dal punto A al punto B non dipende dal cammino seguito.

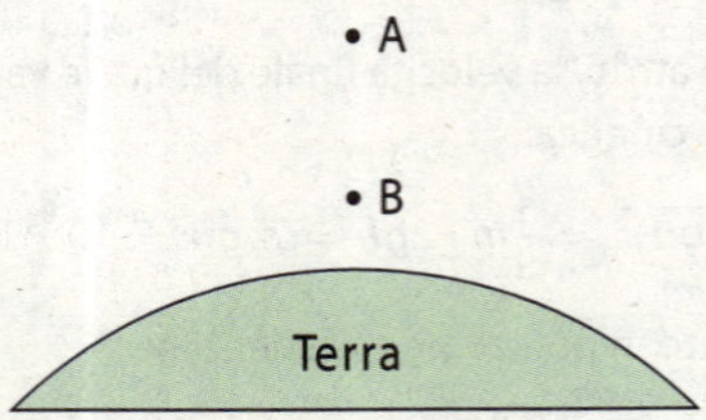

Allora si può calcolare il lavoro lungo il segmento $\overline{AB}$:

$$L_{A \to B} = \mathbf{F}_{gravitazionale} \cdot \mathbf{AB} = F \cdot \overline{AB} = F(h_A - h_B)$$
$$= mg \cdot (h_A - h_B) = mgh_A - mgh_B = -\Delta(mgh) = -\Delta E_p$$

Si ricava quindi che l'**energia potenziale gravitazionale** vale:

$$E_p = m \cdot g \cdot h$$

L'energia potenziale gravitazionale di un corpo di massa *m* è direttamente proporzionale a *m* ed esprime fisicamente la quantità di lavoro meccanico che la forza gravitazionale compie sul corpo quando questo viene lasciato cadere liberamente nel campo.

Si dimostra che l'**energia potenziale elastica** di una molla di costante elastica k che ha subito un allungamento *x* vale:

$$E_p = \frac{1}{2}kx^2$$

Si calcoli l'energia potenziale di un punto materiale di massa $m = 1$ kg vincolato a una molla, acquistata in un'oscillazione di ampiezza $x = A$, sapendo che il periodo dell'oscillazione vale $T = 10$ s.

La conoscenza del periodo e della relazione che lo lega alla costante elastica *k* permette di trovare l'energia potenziale richiesta:

$$T = 2\pi \cdot \sqrt{\frac{m}{k}} \Rightarrow k = \left(\frac{2\pi}{T}\right)^2 \cdot m = \frac{4\pi^2}{100\ s^2} \cdot 1\ kg \cong 0{,}4\frac{kg}{s^2} \Rightarrow E_p = \frac{1}{2}kx^2 \cong 0{,}2 \cdot A^2$$

PARTE SESTA

4.3.3 | Conservazione dell'energia meccanica totale

L'energia meccanica totale E_{tot} (ossia la somma di energia cinetica e di energia potenziale) di un corpo posto in un **campo conservativo** e soggetto alle sole forze del campo è costante:

$$E_{tot} = E_k + E_p = \text{costante}$$

Si consideri un corpo in caduta libera: via via che il corpo cade, la sua energia potenziale diminuisce (h diminuisce) e si trasforma in energia cinetica (v aumenta); in tal modo la loro somma rimane costante durante tutta la caduta.

$$E_{tot} = \frac{1}{2}mv^2 + mgh = \text{costante}$$

Quando il corpo tocca il terreno intervengono forze non conservative in presenza delle quali non si applica il principio di conservazione dell'energia meccanica totale.

In un campo non conservativo l'energia meccanica totale non si conserva. Parte di essa si può per esempio trasformare in energia termica.

La forza di attrito radente (§ 3.12) è una forza il cui lavoro *dipende* dal cammino seguito dal suo punto di applicazione. Si tratta quindi di una forza non conservativa.
In presenza di attriti non si è più in un campo di forze conservativo: cade dunque il principio di conservazione dell'energia meccanica totale.

Quanto vale la velocità finale di un punto materiale che scivola da una quota h lungo un piano inclinato senza attrito che forma un angolo α con l'orizzontale?
La conservazione dell'energia meccanica rende la soluzione di questo esercizio molto semplice: basta osservare che *tutta* l'energia potenziale iniziale alla sommità del piano inclinato, mgh, si trasforma in energia cinetica alla base del piano. Perciò:

$$E_{k\,\text{fin}} = \frac{1}{2}mv_{\text{fin}}^2 = E_{p\,\text{iniz}} = mgh \quad \Rightarrow \quad v_{\text{fin}} = \sqrt{2 \cdot mgh/m} = \sqrt{2hg}$$

La velocità finale non dipende dalla massa (come si era visto nel § 2.3.3 per il moto di caduta libera) né dall'angolo α, ma soltanto dalla quota iniziale.

4.3.4 | Applicazione: moto del pendolo

Si consideri il pendolo semplice in figura. Nel punto di partenza A, il corpo è fermo, l'energia cinetica è nulla e l'energia potenziale è pari a $m \cdot g \cdot h$.

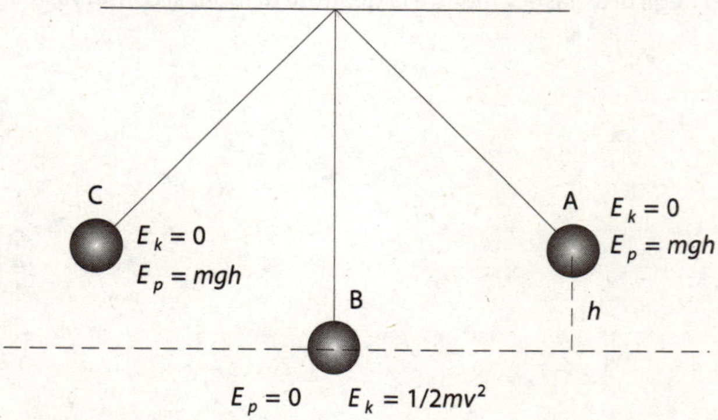

Quando il pendolo viene lasciato, durante la discesa, l'energia potenziale diminuisce trasformandosi in energia cinetica. Nel punto B il pendolo possiede solo energia cinetica, il cui valore è pari a quello dell'energia potenziale posseduta in A (principio di conservazione dell'energia).
Nella fase di risalita da B a C, l'energia cinetica del pendolo diminuisce a favore dell'energia potenziale. Nel punto finale C, l'energia cinetica è nuovamente nulla, quella potenziale è massima e ha un valore pari a quello che aveva in A. Poiché d'altra parte l'energia potenziale è pari a $m \cdot g \cdot h$, si deduce che sia in A che in C il corpo raggiunge la stessa altezza.

4.4 | Urti

Si parla di **urto** quando due (o più) particelle collidono (per esempio: urto tra due palle da biliardo) oppure quando interagiscono a distanza ravvicinata (per esempio: cariche elettriche o particelle alfa).

Studiando microscopicamente una collisione tra due corpi, si possono presentare due casi:

1. dopo l'urto, i due corpi hanno ancora la stessa forma e la stessa temperatura. Si tratta di corpi elastici e l'urto prende il nome di **urto elastico**;
2. nell'urto i due corpi hanno subito delle variazioni nella struttura, nella forma o nella temperatura interna; si parla in questo caso di **urto anelastico**. In particolare se i due corpi rimangono uniti, l'urto si dice **perfettamente anelastico**.

Il sistema costituito dalle particelle che si urtano può essere considerato con buona approssimazione un sistema isolato. In ogni tipo di urto, elastico o anelastico, vale quindi il principio di **conservazione della quantità di moto**:

$$\sum \mathbf{P}_i = \sum \mathbf{P'}_i \qquad [7]$$

dove $\mathbf{P}_i$ e $\mathbf{P'}_i$ sono le quantità di moto della *i*-esima particella prima e dopo l'urto.
Si tratta di una relazione vettoriale, con la quale è possibile stabilire le velocità delle particelle dopo l'urto partendo dalle velocità prima dell'urto o viceversa. Per utilizzarla in maniera corretta, è necessario fissare degli assi di riferimento e scomporre sugli assi i vettori quantità di moto.
Nella figura sottostante si rappresenta schematicamente l'urto fra due particelle di massa m_1 e m_2; l'apice indica le grandezze dopo l'urto.

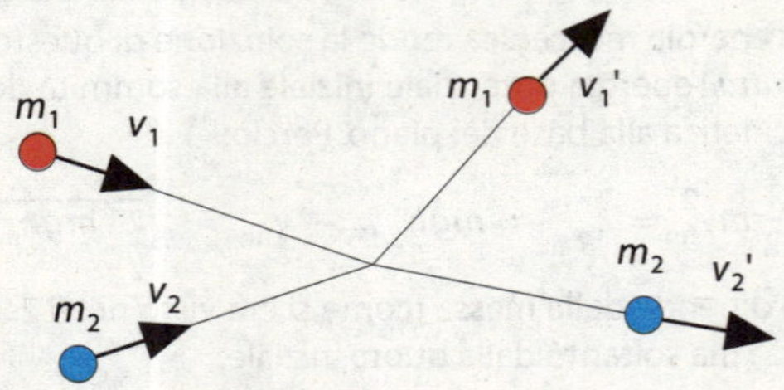

Nel caso di un urto tra due particelle, la [7] diventa:

$$m_1\mathbf{v}_1 + m_2\mathbf{v}_2 = m_1\mathbf{v'}_1 + m_2\mathbf{v'}_2$$

Negli urti elastici l'energia cinetica si conserva. Negli urti anelastici le deformazioni e il riscaldamento sono provocati da forze dissipative, e l'energia cinetica non si conserva.

L'energia cinetica si conserva solo negli urti elastici, mentre la quantità di moto si conserva in ogni urto.

PARTE SESTA

Quesiti svolti

1 **Si dica quale delle seguenti affermazioni è CORRETTA.**

A "1 erg, 1 J, 1 kWh" è un elenco di quantità di energia in ordine crescente
B dyn · cm non è un'unità di misura dell'energia
C Il kWh non è un'unità di misura dell'energia
D N · m non è un'unità di misura dell'energia
E Nessuna delle precedenti

Il joule (J) è l'unità di misura dell'energia nel Sistema internazionale, definito proprio come 1 N · m. L'erg è l'unità di misura dell'energia nel CGS, vale 10^{-7} J ed è a sua volta definito come 1 dyn · cm. Il kWh è anch'esso un'unità di misura dell'energia e vale $3{,}6 \cdot 10^6$ J.
La risposta corretta è la A.

2 **Un satellite gira sulla sua orbita intorno alla Terra. Il lavoro che la forza di gravità compie sul satellite in un'orbita completa è:**

A positivo
B negativo
C nullo
D positivo o negativo a seconda che l'orbita sia circolare ovvero ellittica
E dipendente dalla distanza del satellite dalla Terra

La forza di gravità è conservativa: per definizione, il lavoro da essa compiuto su un cammino chiuso (quale quello di un satellite che dopo un'orbita completa torna al punto di partenza) è nullo. La risposta esatta è la C.

3 **Una cassa di massa pari a 100 kg viene trascinata su un piano orizzontale per 10 m; allora il lavoro fatto dalla forza peso vale:**

A 0 J B 1.000 J C 9.810 J D 100 J E 981 J

Anche in questo caso il lavoro è nullo, perché la forza peso è diretta lungo la verticale e lo spostamento è orizzontale: il prodotto scalare della forza per lo spostamento, che per definizione dà il lavoro compiuto dalla forza, è dunque zero (risposta A).

4 **Il lavoro compiuto dalla forza peso per portare un corpo di 2 kg da un'altezza di 10 m al suolo è:**

A 20 J B – 12 J C 9,8 m/s^2 D 196 J E 19,6 N

La risposta esatta è la D. È sufficiente applicare la definizione di lavoro, considerando che la forza peso è in questo caso diretta come lo spostamento:

$$L = F \cdot s = mg \cdot h \cdot \cos(0°) = mgh = 2\ \text{kg} \cdot 9{,}8\ \frac{\text{m}}{\text{s}^2} \cdot 10\ \text{m} = 196\ \text{J}$$

FISICA

5 **Siano date due macchine A e B. La macchina A assorbe una potenza da 70 kW ed è accesa per 2 ore, la macchina B impegna 140 kW e resta accesa 1 ora. Possiamo dire dell'energia spesa che:**

- **A** quella di B è uguale a 2 volte quella di A
- **B** è uguale per le due macchine
- **C** è doppia nella macchina A rispetto a quella di B
- **D** quella di A sta a quella di B come 140 sta a 35
- **E** quella di A sta a quella di B come 35 sta a 140

L'energia spesa da una macchina di potenza P in un tempo Δt si ricava come il prodotto delle due grandezze, pertanto:

$$E_A = P_A \cdot \Delta t_A = 70 \text{ kW} \cdot 2 \text{ h} = 140 \text{ kWh}$$
$$E_B = P_B \cdot \Delta t_B = 140 \text{ kW} \cdot 1 \text{ h} = 140 \text{ kWh}$$

La risposta corretta è la **B**.

6 **Qual è la potenza di un macchinario che compie un lavoro di 2.800 J in 7 s?**

A 40.000 W **B** 40 W **C** 4 W **D** 400 W **E** 4.000 W

Dalla definizione di potenza:

$$P = \frac{L}{\Delta t} = \frac{2800 \text{ J}}{7 \text{ s}} = 400 \text{ W} \quad \text{(risposta D)}$$

7 **Durante un trasloco abbiamo la necessità di sollevare un pianoforte dalla strada sino a una finestra posta a una altezza di 15 m. Sapendo che il pianoforte ha una massa di 400 kg, quanto impiegherà, come minimo, un motore di 1 kW a portare il pianoforte dalla strada alla finestra?**

- **A** Circa 6 secondi
- **B** Circa 1 minuto
- **C** Circa 10 minuti
- **D** Poco più di un'ora
- **E** Alcune ore

La potenza è il rapporto fra il lavoro prodotto e il tempo impiegato a produrlo, quindi il tempo risulta pari al lavoro prodotto fratto la potenza:

$$P = \frac{L}{\Delta t} \quad \Rightarrow \quad \Delta t = \frac{L}{P}$$

Mentre la potenza P è nota (1 kW), occorre calcolare il lavoro compiuto, che risulta pari all'energia potenziale guadagnata superando il dislivello:

$$L = E_p = m \cdot g \cdot \Delta h = 400 \text{ kg} \cdot 9{,}8 \text{ m/s}^2 \cdot 15 \text{ m} \approx 60.000 \text{ J}$$

da cui si ricava che il tempo (minimo) richiesto è:

$$\Delta t = \frac{L}{P} = \frac{60.000 \text{ J}}{1 \text{ kW}} = \frac{60.000 \text{ J}}{1000 \text{ W}} = 60 \text{ s} = 1 \text{ min}$$

La risposta corretta è quindi la **B**.

8 Un sasso è in caduta libera nei pressi della superficie terrestre. Indicare l'affermazione corretta:

- **A** L'energia cinetica del sasso aumenta
- **B** La velocità del sasso è costante
- **C** L'energia meccanica totale del sasso aumenta
- **D** Sul sasso non agiscono forze
- **E** L'energia potenziale del sasso aumenta

Poiché il sasso è soggetto alla forza di gravità, e quindi all'accelerazione di gravità, la sua velocità aumenta, e si possono escludere le risposte **D** e **B**. Inoltre, se gli attriti sono trascurabili, si può affermare che l'energia meccanica totale del sasso si conserva: la sua energia potenziale iniziale diminuisce man mano che il sasso cade, trasformandosi in energia cinetica, che dunque aumenta (risposta **A**).

9 Dire con quale unità (o simbolo) si esprime l'energia cinetica nel SI:

- **A** $kg \times m^2 \times s$
- **B** m / s^2
- **C** joule
- **D** $(m / s)^2$
- **E** N / m

L'energia cinetica è una forma di energia legata al movimento dei corpi. La sua espressione matematica è $E_k = \frac{1}{2}m \cdot v^2$ dove m è la massa del corpo e v è il modulo della sua velocità. Come per tutte le forme di energia, l'unità di misura di E_k nel SI è il joule. L'unica risposta corretta tra quelle indicate è la **C**.

10 Un corpo di massa 1000 g si trova a 100 cm dal suolo. La sua energia potenziale rispetto al suolo è di:

- **A** 490 joule
- **B** 980 watt
- **C** 9,8 joule
- **D** 9800 joule
- **E** $9{,}8 \cdot 10^5$ joule

L'energia potenziale gravitazionale di un corpo di massa m che si trova a un'altezza h vale: $E_p = mgh$. **Occorre prestare attenzione alle unità di misura**: le masse devono essere espresse in chilogrammi e le altezze in metri:

$$E_p = mgh = 1\ kg \cdot 9{,}8\ m/s^2 \cdot 1\ m = 9{,}8\ J$$

La risposta esatta è la **C**.

11 L'energia potenziale di una palla lanciata verso l'alto è massima:

- **A** nel punto più alto raggiunto
- **B** al momento del lancio
- **C** durante la salita
- **D** nell'istante dell'impatto con il suolo
- **E** a metà altezza

Al momento del lancio è massima la velocità, dunque l'energia cinetica; questa diminuisce man mano che il corpo sale, trasformandosi in energia potenziale. Esprimendo l'energia potenziale come mgh, dove h è l'altezza raggiunta, si vede che tale energia è massima nel punto più alto della traiettoria (risposta **A**); in corrispondenza di tale punto l'energia cinetica è nulla, così come la velocità (inversione del moto).

12 **Si consideri una pietra lasciata cadere da una torre di un castello. Ammettendo che la resistenza dell'aria sia trascurabile, quale di queste affermazioni è esatta?**

A Il lavoro compiuto dalla forza di gravità è nullo
B L'energia potenziale della pietra non varia
C L'energia cinetica della pietra non varia
D L'energia totale (cinetica + potenziale) della pietra non varia
E Il lavoro compiuto dalla forza di gravità è negativo

Trascurando gli attriti, il campo gravitazionale terrestre è un campo conservativo: in esso vale il principio di conservazione dell'energia meccanica totale, il cui enunciato si trova nella risposta D.

13 **Due corpi uguali A e B scivolano senza attrito lungo due piani inclinati che formano con il piano orizzontale rispettivamente un angolo di 40° per il corpo A, e un angolo di 50° per il corpo B, fino ad arrivare a terra. Nell'ipotesi che partano dalla stessa altezza, allora:**

A A impiega meno tempo di B
B la velocità finale di A è minore di quella di B
C A e B toccano terra con la stessa velocità
D A e B impiegano lo stesso tempo
E nessuna delle precedenti risposte è corretta

In un campo conservativo come quello gravitazionale vale il principio di conservazione dell'energia meccanica totale:

$$E_{tot} = \frac{1}{2}mv^2 + mgh = \text{costante}$$

All'istante iniziale i due corpi, avendo masse uguali ed essendo fermi alla stessa altezza h, hanno energia cinetica nulla ed energia potenziale uguale, pari a $E_{Ai} = E_{Bi} = mgh$. Quando i corpi toccano terra, la loro energia potenziale si è completamente trasformata in energia cinetica, e si ha:

$$E_{Af} = \frac{1}{2}mv_A^2 \quad \text{e} \quad E_{Bf} = \frac{1}{2}mv_B^2$$

Dal principio di conservazione dell'energia, consegue che le velocità finali dei due corpi non possono che essere uguali (risposta C).

14 **In un urto fra due corpi resta costante:**

A la quantità di moto totale
B la quantità di moto di ogni singolo corpo
C l'energia cinetica totale
D la somma fra energia potenziale ed energia cinetica
E l'energia cinetica di ogni singolo corpo

In qualsiasi tipo di urto si conserva sempre la quantità di moto totale del sistema (risposta A), ma non quella dei singoli corpi: si pensi a uno scontro "frontale" tra due palle da biliardo, che dopo l'urto hanno velocità (e quindi quantità di moto) opposte a quelle iniziali.
L'energia cinetica *totale* del sistema, invece, si conserva solo nel caso di urti elastici.

5 | Stati di aggregazione

Gli stati di aggregazione della materia in natura sono tre: **aeriforme**, **liquido** e **solido**.

- **Aeriforme**: non ha né volume né forma propri e dunque si distribuisce uniformemente in tutto il volume a disposizione (si distingue il *gas*, che non può liquefare, dal *vapore*, che se compresso sufficientemente, liquefa; in proposito si veda anche il § 2).
- **Liquido**: ha volume proprio, ma assume la forma del recipiente che lo contiene.
- **Solido**: ha volume e forma propri.

Nei precedenti capitoli si è trattata la meccanica dei corpi solidi; ora si prendono in esame i liquidi e gli aeriformi, che sotto alcuni aspetti hanno comportamenti ben differenti dalla materia solida.

Per fluido si intende un liquido o un aeriforme. Si dice *perfetto* o *ideale* un fluido la cui viscosità (attrito interno) è nulla. In caso contrario il fluido si dice *reale*.

Le leggi della meccanica dei fluidi sono valide indifferentemente per liquidi e aeriformi, con l'unica particolarità che nei liquidi, contrariamente a quanto accade per gli aeriformi, le molecole sono condizionate dalle forze di coesione intermolecolare che le tengono le une vicine alle altre e permettono al liquido di occupare un volume proprio: un aeriforme può essere facilmente compresso, mentre il liquido oppone molta resistenza alla compressione. Si può concludere che:

- un **liquido perfetto** è incomprimibile e non viscoso;
- un **aeriforme perfetto** è comprimibile, perfettamente elastico e non viscoso.

5.1 | Funzioni di stato

Le grandezze *pressione*, *volume* e *temperatura* di un fluido prendono il nome di *funzioni di stato* in quanto determinano lo *stato termodinamico* del fluido.

Le funzioni di stato, o variabili di stato, si distinguono in **estensive** (come il volume e il numero di moli), che sono additive e dipendono dalle dimensioni del sistema, e **intensive** (come la temperatura e la pressione), che non sono additive e non dipendono dalle dimensioni del sistema).

5.1.1 | Pressione

La pressione di una forza su una superficie è definita come il rapporto tra il modulo della componente della forza perpendicolare alla superficie (detta componente *normale*, F_n) e l'area della superficie stessa.

Pressione: $P = \dfrac{F_n}{S}$	Dimensioni:	$[P] = [M]\,[L]^{-1}\,[T]^{-2}$
	Unità di misura nel SI:	$Pa = N \cdot m^{-2}$

Qui di seguito si cerca di fare ordine tra le numerose unità di misura della pressione:

- la pressione atmosferica a livello del mare (alla temperatura di 0 °C) è pari alla pressione esercitata da una colonna di mercurio alta 760 mm e vale 1 **atmosfera** (atm);
- il **millimetro di mercurio** (mmHg) o **torricelli** (torr) è l'unità di misura usata per la pressione sanguigna;
- nel CGS si definisce come unità di misura per la pressione la **baria** (barie), ma è molto usato anche un suo multiplo, il **bar**, che vale 10^6 barie .

FISICA

Valgono le equivalenze:

$$1 \text{ atm} = 760 \text{ mmHg} = 1{,}01325 \text{ bar} = 101.325 \text{ Pa} \approx 10^5 \text{ Pa} = 10^5 \text{ N/m}^2$$

Quanti pascal vale una baria?

Si è visto che $1 \text{ Pa} = 1 \text{ N}/1 \text{ m}^2$. Analogamente, nel CGS, $1 \text{ baria} = 1 \text{ dyn}/1 \text{ cm}^2$.

Si tratta, per passare da Pa a barie, di trasformare tutte le unità del SI in unità del CGS mediante equivalenze:

$$1 \text{ Pa} = \frac{1 \text{ N}}{1 \text{ m}^2} = \frac{10^5 \text{ dyn}}{10^4 \text{ cm}^2} = \left(\frac{10^5}{10^4}\right)\frac{\text{dyn}}{\text{cm}^2} = 10 \text{ barie}$$

Si conclude così che $1 \text{ Pa} = 10$ barie e naturalmente, viceversa, $1 \text{ barie} = 10^{-1} \text{ Pa}$.

5.1.2 | Volume

Il volume occupato da un sistema si misura in metri cubi oppure in litri e si ha:

$$\text{un litro} = 1 \text{ l} = 1 \text{ dm}^3 = 10^{-3} \text{ m}^3$$

Un gas è contenuto in un recipiente cubico di 100 cm di lato. Quanti litri di gas contiene il recipiente?

Il volume del recipiente è:

$$V = l^3 = 100^3 \text{ cm}^3 = 100^3 \cdot (10^{-2})^3 \text{ m}^3 = 10^6 \cdot 10^{-6} \text{ m}^3 = 1 \text{ m}^3$$

Per passare ai litri si inverte la relazione vista sopra: $V = 1 \text{ m}^3 = 10^3 \text{ l}$.

5.1.3 | Temperatura

La temperatura di un corpo ne esprime lo *stato termico* ed è un indice della tendenza del calore ad abbandonare il corpo.

Esistono diverse scale termometriche:

- *scala centigrada* o *Celsius*
- *scala Fahrenheit*
- *scala assoluta o Kelvin*

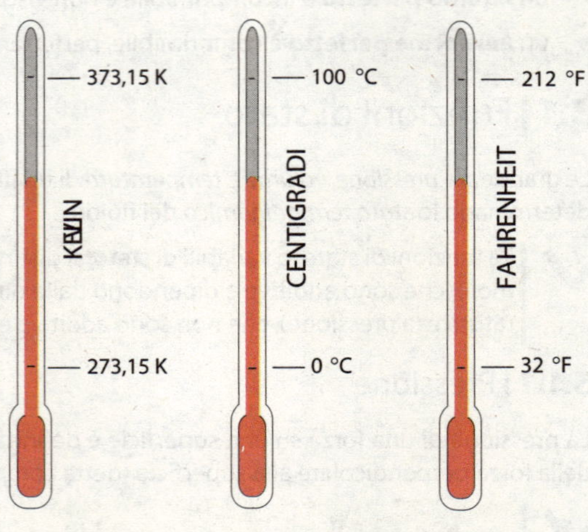

La prima prende come punti di riferimento la fusione del ghiaccio e l'ebollizione dell'acqua alla pressione di 1 atm: si tratta di una **scala convenzionale**.

La scala Fahrenheit segna come 0 °F la temperatura più bassa raggiungibile con una miscela ghiaccio-cloruro di ammonio (corrispondente a circa –18 °C) e come 100 °F la temperatura media del corpo umano.

La scala assoluta (la cui unità di misura è il **kelvin**) è definita in base alla teoria cinetica dei gas (§ 5.3.2) e ad alcune leggi della fisica come l'equazione di stato dei gas ideali: a differenza delle scale Celsius e Fahrenheit è una **scala assoluta**.

Lo zero kelvin rappresenta il limite inferiore delle temperature raggiungibili in natura.
Non esistono temperature kelvin negative.

Se la differenza tra le temperature di due corpi è di 1 °C, questa è anche di 1 K: un grado centigrado è identico a un kelvin: le due scale sono solo *traslate* l'una rispetto all'altra di 273,15 gradi.

Per passare da una scala termometrica all'altra si utilizzano le seguenti relazioni:

$$T_F = 9/5\,T_C + 32 \qquad T_K = T_C + 273{,}15 \qquad T_F = 9/5\,T_K - 459{,}6$$

È abbastanza comune trascurare i decimali nel passaggio da °C a K.

Quale differenza di temperatura assoluta corrisponde a quella segnata da un termometro tarato su una scala Celsius, dove la colonnina di mercurio arriva da 25 °C a 27 °C?
Si calcola la variazione di temperatura nella scala Celsius:

$$\Delta T = T_f - T_i = (27 - 25)\ °C = 2\ °C$$

Si trasformano le due temperature in temperature assolute (espresse cioè in kelvin) e poi si ricalcola la variazione:

$$T_f = (27 + 273)\ K = 300\ K; \quad T_i = (25 + 273)\ K = 298\ K$$

$$\Delta T = T_f - T_i = (300 - 298)\ K = 2\ K$$

La variazione di temperatura, espressa in °C o K, ha lo stesso valore. Questo perché il grado celsius e il kelvin hanno la stessa ampiezza.

Gli strumenti utilizzati per misurare la temperatura sono i *termometri*: un esempio è costituito da un capillare di vetro con all'interno un liquido, di solito mercurio che, se scaldato, si dilata rendendo "visibile" ogni variazione della temperatura. Questo strumento sfrutta la tendenza di tutti i materiali a cambiare il proprio volume a seconda della temperatura.

5.1.4 | Dilatazione termica

In genere il volume di un corpo solido, liquido o aeriforme aumenta con l'aumentare della temperatura. Questo fenomeno prende il nome di *dilatazione termica* ed è una proprietà comune alla stragrande maggioranza dei materiali. Si ha una dipendenza lineare tra il volume della sostanza e la temperatura, data dalla legge:

$$V_t = V_0 \cdot (1 + k \cdot t) \qquad \text{dove} \begin{cases} t \text{ è la temperatura misurata in °C} \\ V_t \text{ è il volume del corpo alla temperatura } t \\ V_0 \text{ è il volume del corpo alla temperatura di 0 °C} \\ k \text{ è il coefficiente di dilatazione termica del materiale} \end{cases}$$

Il **coefficiente di dilatazione termica** k dipende dal materiale e dal suo stato di aggregazione. I suoi valori sono tabulati e li si suppone costanti al variare della temperatura.

In modo analogo si definiscono i coefficienti di dilatazione lineare e superficiale, γ e β:

$$L_t = L_0 \cdot (1 + \gamma \cdot t) \qquad \text{dove } L \text{ indica la lunghezza del corpo}$$

$$S_f = S_0 \cdot (1 + \beta \cdot t) \qquad \text{dove } S \text{ indica la superficie del corpo}$$

Un binario di ferro è lungo 5 m a 0 °C. Sapendo che il coefficiente di dilatazione lineare del ferro è pari a $12 \cdot 10^{-6}\ °C^{-1}$, quale sarà il suo allungamento se la temperatura sale di 50 °C?
L'allungamento è dato da:

$$L_t - L_0 = L_0 \cdot (1 + \gamma \cdot t) - L_0 = L_0 \cdot \gamma \cdot t = 5\ m \cdot 12 \cdot 10^{-6} \frac{1}{°C} \cdot 50\ °C = 3\ mm$$

Questo è il motivo per cui, lungo i binari, vi sono numerose e periodiche interruzioni che consentono al ferro di dilatarsi senza conseguenze negative.

FISICA

Anche per gli aeriformi vale l'espressione $V_t = V_0 \cdot (1 + k \cdot t)$, con la particolarità che k diventa costante per qualunque tipo di gas. Il suo valore, trovato sperimentalmente, è:

$$k = \alpha = \frac{1}{273{,}15} \, ^\circ C^{-1}$$

Non è un caso che il suo denominatore sia uguale in valore assoluto allo zero kelvin; anzi è proprio da queste considerazioni sperimentali che Lord Kelvin fissò la sua scala.

Come cambia la formula della dilatazione termica per un gas, se la temperatura viene espressa in kelvin anziché in gradi celsius?

Anzitutto si osserva che per passare dalla temperatura espressa in gradi centrigradi (che qui si indica con t) a quella espressa in kelvin (qui indicata con T) si usa l'espressione:

$$T = t + 273{,}15 = t + \alpha^{-1} \Rightarrow t = T - 273{,}15 = T - \alpha^{-1}$$

Si può verificare adesso come varia la formula per la dilatazione:

$$V_t = V_0 \cdot [1 + \alpha \cdot t] = V_0 \cdot [1 + \alpha \cdot (T - \alpha^{-1})] = \alpha T V_0$$

Per tutti i gas vale quindi la **legge di Charles**: il volume finale di un gas è proporzionale alla temperatura finale (se la temperatura è espressa in kelvin).

5.2 | Passaggi di stato

Fornendo o sottraendo calore a una sostanza è possibile portarla a un diverso stato di aggregazione. Queste trasformazioni sono dette **cambiamenti di stato** o **passaggi di stato**. Nella figura seguente sono riportati tutti i possibili passaggi.

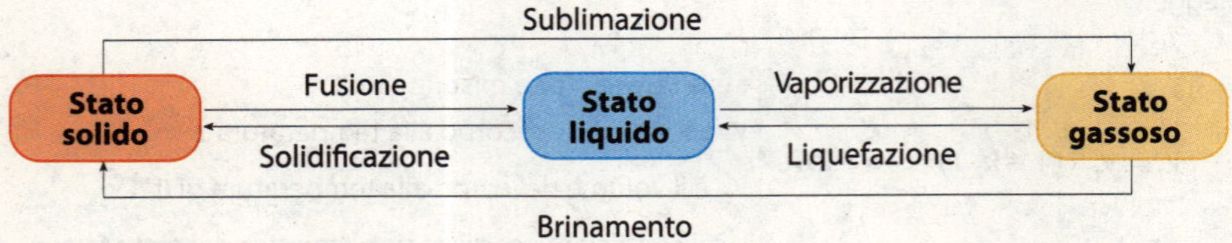

Nelle trasformazioni da sinistra a destra (→) occorre fornire energia al sistema, mentre in quelle da destra a sinistra (←) il sistema dà energia all'esterno.

La liquefazione viene anche detta condensazione, mentre la vaporizzazione si divide in evaporazione ed ebollizione (si veda più avanti il § 5.4.1).

- Ogni passaggio di stato è caratterizzato dalla **rottura o dalla formazione di legami chimici**.
- Durante il cambiamento di stato, **la temperatura del sistema si mantiene costante**.
- Ogni sostanza per cambiare il suo stato ha bisogno di una ben precisa quantità di calore per unità di massa, detta **calore latente** del cambiamento di stato.

Il calore acquistato o ceduto a una massa m di una sostanza affinché questa cambi il suo stato di aggregazione è pari a $Q = m \cdot \lambda$, dove λ è il calore latente del cambiamento, espresso in calorie/grammi (per la definizione di caloria, si veda il § 7.1).

Nel grafico seguente viene analizzato il **riscaldamento di una mole di acqua** (a pressione atmosferica $P = P_0$) da $T = -20$ °C a $T > 100$ °C (per la definizione di mole si veda la sezione di Chimica).

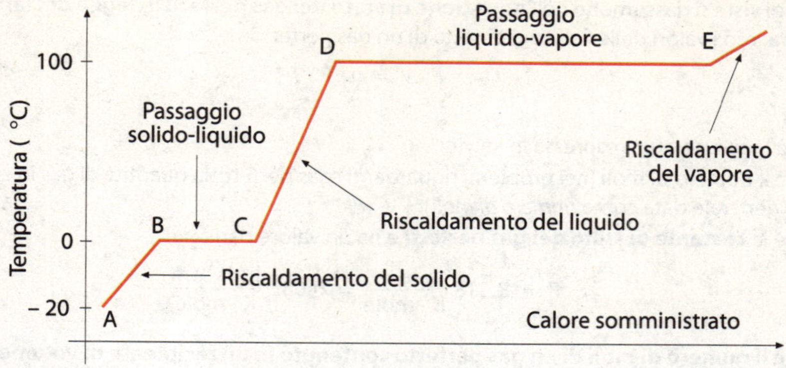

La lunghezza del tratto BC corrisponde al **calore latente molare di fusione** λ_f: energia necessaria per fondere una mole di acqua. La lunghezza del tratto DE corrisponde al **calore latente molare di evaporazione** λ_e: energia necessaria per far evaporare una mole di acqua. Si ha:

$$\lambda_e > \lambda_f \quad \leftrightarrow \quad \overline{DE} > \overline{BC}$$

Il calore latente di fusione dell'acqua vale $\lambda_f = 79{,}7\ \text{cal} \cdot \text{g}^{-1}$.
Il calore latente di evaporazione dell'acqua vale $\lambda_e = 540\ \text{cal} \cdot \text{g}^{-1}$.

Quanto calore è necessario fornire a 1 kg di ghiaccio perché possa sciogliersi?
Conoscendo il calore latente di fusione del ghiaccio, si deve usare l'espressione $Q = m \cdot \lambda$, avendo cura di trasformare la massa in grammi, dato che $\lambda_f = 79{,}7\ \text{cal/g}$:

$$Q = m \cdot \lambda_f = 1\ \text{kg} \cdot 79{,}7\ \frac{\text{cal}}{\text{g}} = 10^3\ \text{g} \cdot 79{,}7\ \frac{\text{cal}}{\text{g}} = 79.700\ \text{cal}$$

5.3 | Stato gassoso

5.3.1 | Gas perfetti

È *perfetto* (o *ideale*) un gas che soddisfa le seguenti condizioni:

- le particelle che costituiscono il gas sono puntiformi;
- fra le particelle non esistono interazioni a distanza;
- gli urti tra le particelle sono elastici.

I gas perfetti ubbidiscono alle seguenti leggi sperimentali:

- legge di **Boyle** $\xrightarrow{t = \text{costante}}$ $P \cdot V = \text{costante}$
- legge di **Charles** $\xrightarrow{P = \text{costante}}$ $V_t = V_0 \cdot (1 + \alpha \cdot t)$
- legge di **Gay-Lussac** $\xrightarrow{V = \text{costante}}$ $P_t = P_0 \cdot (1 + \alpha \cdot t)$

dove $\alpha = 1/273{,}16\ °\text{C}^{-1}$; t è la temperatura espressa in °C; V_0 e P_0 sono rispettivamente il volume e la pressione del gas quando $t = 0\ °\text{C}$. Se la temperatura viene misurata in kelvin, la legge di Charles e quella di Gay-Lussac assumono la forma:

- legge di **Charles** $\xrightarrow{P = \text{costante}}$ $V_T = \alpha \cdot V_0 \cdot T$
- legge di **Gay-Lussac** $\xrightarrow{V = \text{costante}}$ $P_T = \alpha \cdot P_0 \cdot T$

Le leggi viste si riassumono nell'**equazione di stato dei gas perfetti** (o **legge di Clapeyron**) che lega tra loro i valori delle funzioni di stato di un gas perfetto:

$$P \cdot V = n \cdot R \cdot T$$

dove:

- T è la temperatura espressa in kelvin;
- n è il numero di moli (nei problemi riguardanti i gas perfetti, la quantità di gas in esame viene in generale data come *numero di moli*);
- R è la **costante di stato dei gas perfetti** e ha un valore pari a:

$$R = 8{,}318 \frac{J}{K \cdot mole} = 0{,}082 \frac{litri \cdot atm}{K \cdot mole}$$

Qual è il numero di moli di un gas perfetto contenuto in un recipiente di volume $V = 200$ l, a pressione $P = 1$ atm e temperatura $T = 27$ °C?

Si deve invertire la legge dei gas perfetti $P \cdot V = n \cdot R \cdot T$, facendo attenzione a portare la temperatura in kelvin!

Si ottiene così:

$$n = \frac{PV}{RT} = \frac{1 \text{ atm} \cdot 200 \text{ litri}}{0{,}082 \frac{litri \cdot atm}{K \cdot mole} \cdot (27 + 273) \text{ K}} = 8{,}13 \text{ mol}$$

Un cilindro con un pistone contiene *n* moli di un gas perfetto alla temperatura *T*. Se la temperatura raddoppia, quale sarà il numero di moli finale?

Il numero n di moli di gas contenute nel cilindro è determinato unicamente dal numero di molecole del gas: anche se la temperatura, il volume o la pressione del gas cambiano, n rimane sempre lo stesso.

Un recipiente chiuso contiene un gas perfetto a temperatura *T* e pressione *P*. Se la temperatura raddoppia, quale sarà la pressione finale?

Si risolve l'esercizio con un *procedimento generale*, utile per tutti gli esercizi di questo tipo: considerando la relazione $P \cdot V = n \cdot R \cdot T$, si portano a sinistra dell'uguale tutte le grandezze variabili, e a destra tutte quelle costanti. Il numero di moli, R e il volume sono costanti (il recipiente è chiuso), mentre temperatura e pressione variano.

Dunque:

$$\frac{P}{T} = \frac{n \cdot R}{V} = \text{cost}$$

Questo significa che nello "stato" iniziale e finale descritto nell'esercizio, il rapporto P/T resta costante. Indicando con 1 lo stato iniziale e 2 quello finale, si può scrivere allora:

$$\frac{P_1}{T_1} = \frac{P_2}{T_2}$$

Delle quattro grandezze indicate, si conoscono $T_1 = T$, $T_2 = 2T$, $P_1 = P$. Si trova l'incognita P_2 invertendo l'equazione:

$$\frac{P_1}{T_1} = \frac{P_2}{T_2} \Rightarrow P_2 = P_1 \cdot \frac{T_2}{T_1} = P \cdot \frac{2T}{T} = 2P$$

Da questo si ricava che anche la pressione raddoppia.

Si noti dal punto di vista dimensionale che, correttamente, nella formula risolutiva $P_2 = P_1(T_2/T_1)$, la pressione a destra dell'uguale, moltiplicata per una quantità adimensionale, dà un'altra pressione.

PARTE SESTA

Legge di Avogadro. Volumi uguali di gas diversi nelle stesse condizioni di pressione e temperatura contengono un *ugual numero di molecole*.
Alla temperatura $T = 0\,°C = 273,15\ K$ e alla pressione $P = 1\ atm = 760\ mmHg$ (dette condizioni standard) una mole di qualunque gas occupa un volume di 22,4 litri e contiene $6,022 \cdot 10^{23}$ molecole (**numero di Avogadro**, indicato con N_A).

Data una miscela di gas, la *pressione parziale* di ciascun gas della miscela è uguale alla pressione che quel gas eserciterebbe se occupasse da solo il volume occupato dall'intera miscela gassosa.

Legge di Dalton. Indicando con P_q la pressione parziale del gas q-esimo si ha:

$$P_1 = P \cdot \frac{n_1}{n}; P_2 = P \cdot \frac{n_2}{n}; \ldots; P_q = P \cdot \frac{n_q}{n}$$

dove n_q/n rappresenta la *frazione molare* del gas q-esimo e P rappresenta la pressione totale della miscela. La pressione di una miscela gassosa è dunque uguale alla somma delle pressioni parziali dei singoli componenti.

5.3.2 | Cenni di teoria cinetica dei gas

La pressione di un gas è determinata dagli urti delle singole molecole del gas contro le pareti del recipiente che lo contiene. La temperatura di un gas è l'espressione macroscopica dell'agitazione delle molecole del gas chiamata *agitazione termica*. Tra la temperatura T di un gas e l'*energia cinetica media* $\bar{E}_k$ delle sue molecole vi è una relazione di *proporzionalità diretta*:

$$\bar{E}_k = \frac{1}{2} m\overline{v^2} = \frac{3}{2} KT \qquad [8]$$

dove:

- T è la temperatura espressa in kelvin;
- $K = R/N_A = 1,38 \cdot 10^{-23} J/K$ è la costante di Boltzmann (con N_A numero di Avogadro e R costante dei gas);
- la "barra" sulle grandezze energia e velocità al quadrato indica il loro valore medio.

Poiché l'energia cinetica è definita come prodotto di quantità mai negative (massa e velocità al quadrato), la [8] è in accordo con il fatto che la temperatura kelvin non può essere negativa: un suo valore negativo corrisponderebbe infatti a un'energia cinetica negativa. Si ricava inoltre che, fornendo calore a una sostanza, le sue molecole acquistano energia cinetica: vibrano quindi più velocemente e possono così vincere anche le forze di coesione che le tengono unite e che determinano lo stato di aggregazione. A parità di temperatura, le molecole più leggere (meno massive) si agitano con velocità maggiori di quelle più pesanti; è anche per questo motivo che sostanze diverse che si trovano alla stessa temperatura possono avere stati di aggregazione differenti.

5.3.3 | Gas reali

I gas reali, a differenza dei gas ideali, soddisfano almeno una delle seguenti condizioni:

- sensibili interazioni tra le molecole;
- urti non perfettamente elastici;
- volume proprio delle particelle (*covolume*) non trascurabile.

Per i gas reali l'equazione di stato $P \cdot V = n \cdot R \cdot T$ è sostituita dall'**equazione di Van der Waals**:

$$\left(P + \frac{an^2}{V^2}\right) \cdot (V - nb) = n \cdot R \cdot T$$

dove b è il covolume e a tiene conto delle interazioni tra le molecole.
Si tratta di una legge empirica (ricavata sperimentalmente); i parametri a e b sono fortemente variabili in relazione al tipo di gas che si considera.

FISICA

5.4 | Stato liquido

Nei liquidi, contrariamente a quanto accade per i gas, le molecole sono condizionate dalle forze di attrazione intermolecolari che le tengono le une vicine alle altre. I liquidi hanno le seguenti proprietà:

- occupano un volume proprio;
- sono incomprimibili;
- come gli aeriformi, non hanno forma propria e diffondono[1];
- sono dotati di tensione superficiale (si veda § 5.4.2).

5.4.1 | Evaporazione ed ebollizione

La *vaporizzazione* di un liquido si divide in *evaporazione* ed *ebollizione* a seconda che il passaggio di stato coinvolga solo la parte superficiale o l'intera massa del liquido.

L'energia cinetica media delle molecole di un liquido è proporzionale alla temperatura assoluta del liquido. A causa dell'agitazione termica, alcune molecole in prossimità della superficie del liquido possono acquistare un'energia leggermente superiore alla media, sufficiente a spezzare i legami che le tengono unite al liquido. Tali molecole possono quindi sfuggire al liquido e passare allo stato aeriforme. È questo il fenomeno dell'**evaporazione**. Nella fase aeriforme che sovrasta un liquido, si trovano sempre delle molecole di liquido evaporate. Tali molecole formano il **vapore**.

Vapore: parte dell'aeriforme che sovrasta un liquido.
Fase: stato di aggregazione della materia.
Sistema liquido-vapore: *sistema bifasico.*

Si consideri un liquido in un recipiente chiuso, all'interno del quale è stato praticato il vuoto: alcune molecole del liquido sfuggono ai legami con le altre molecole e passano allo stato di vapore incrementandone il contenuto e quindi la pressione. Contemporaneamente alcune molecole del vapore passano allo stato liquido. Questo fenomeno continua fino al raggiungimento dell'equilibrio tra le due fasi, cioè fino a quando il numero di molecole che passano allo stato di vapore nell'unità di tempo è uguale al numero di molecole che passano allo stato liquido sempre nell'unità di tempo.

L'equilibrio liquido-vapore è dinamico.

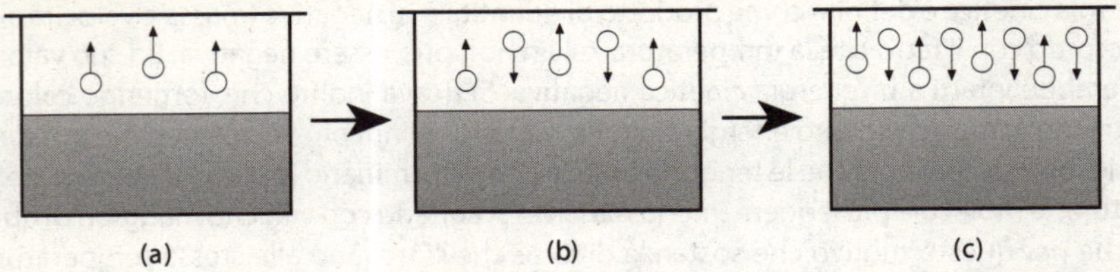

Evoluzione temporale di un sistema liquido-vapore: in (a) il numero di molecole che passano allo stato di vapore è decisamente maggiore del numero di molecole che passano da vapore a liquido; in (c) i due numeri sono uguali e il sistema è in equilibrio.

All'equilibrio il vapore si dice **saturo**. La **tensione di vapore** di un liquido a una data temperatura è la pressione del vapore saturo a quella temperatura.

La tensione di vapore dipende solo dalla temperatura e dalla natura del liquido: aumenta con l'aumentare della temperatura.
Il punto di ebollizione di un liquido è la temperatura alla quale la tensione di vapore del liquido è pari al valore della pressione della fase gassosa che sovrasta il liquido (pressione esterna).

Nell'ebollizione, diversamente da quanto accade nell'evaporazione, si ha formazione di vapore in tutta la massa liquida.

1. La diffusione consiste nel fatto che le molecole di due fluidi apparentemente in quiete posti nello stesso recipiente si mescolano spontaneamente le une con le altre.

La **temperatura di ebollizione di un liquido** dipende solo dalla natura del liquido e dalla pressione a cui è sottoposto: **cresce al crescere della pressione esterna.**

Nella pentola a pressione vengono raggiunte pressioni superiori a quella atmosferica e la temperatura di ebollizione dell'acqua è maggiore di 100 °C.
Infatti, maggiore è la pressione esterna, maggiore deve essere la tensione di vapore perché abbia inizio l'ebollizione e ciò si realizza con un aumento di temperatura.
In montagna, al contrario, la pressione esterna è inferiore a 1 atm e quindi la temperatura di ebollizione è minore di 100 °C.

5.4.2 | Tensione superficiale

Lo strato superficiale di un liquido si trova in una condizione diversa rispetto al liquido rimanente: le molecole in superficie non sono completamente circondate da molecole uguali a loro. Le molecole interne subiscono l'attrazione delle altre in tutte le direzioni, mentre quelle sulla superficie interagiscono solo con le molecole sottostanti. Questo causa una "contrazione" dello strato superficiale, che tende a comportarsi come una *pellicola elastica*.

Grazie al fenomeno della tensione superficiale, alcuni insetti riescono a muoversi sugli specchi d'acqua senza affondare. Per lo stesso motivo è possibile appoggiare un ago sulla superficie di un liquido senza che esso affondi.

5.5 | Stato solido

Le proprietà che caratterizzano i solidi esistenti in natura si possono riassumere in:

- **elasticità**:proprietà di riprendere forma e volume iniziali dopo una deformazione;
- **durezza**:proprietà di intaccare o scolpire un altro corpo;
- **malleabilità**:proprietà di ridursi in fogli sottili;
- **duttilità**:proprietà di ridursi in fili sottili;
- **tenacità**:resistenza alla rottura;
- **plasticità**:proprietà di modellarsi sotto l'azione di una forza che agisce per un tempo lungo.

Un solido è tale se dotato di *reticolo cristallino*. Il vetro (che non è un solido perché non ha una struttura cristallina) viene chiamato *solido amorfo* in virtù della sua consistenza.

Si distinguono quattro tipi di solidi a seconda del tipo di legame che li caratterizza.

- **Solidi covalenti**: i nodi reticolari sono occupati da atomi legati fra loro con legami covalenti. Sono durissimi, hanno una elevata temperatura di fusione e sono pessimi conduttori.

  C (diamante) e SiO_2 (silice) sono solidi covalenti.

- **Solidi ionici**: i nodi reticolari sono occupati da ioni e i legami sono ionici. Sono duri ma fragili, hanno una elevata temperatura di fusione e sono cattivi conduttori.

  Il cloruro di sodio (NaCl) è un solido ionico la cui temperatura di fusione vale 800 °C.

- **Solidi molecolari**: i nodi reticolari sono occupati da molecole legate fra loro da legami deboli (dipolari, idrogeno). Sono teneri, hanno una bassa temperatura di fusione e non sono buoni conduttori.

  N_2, H_2O, N_2H_4 e I_2 sono solidi molecolari.

- **Solidi metallici**: un metallo può essere visto come un reticolo di ioni positivi immerso in una nube di elettroni in movimento. Sono lucenti e malleabili (il legame metallico è adirezionale) e hanno una buona conducibilità elettrica e termica (dovuta all'ottima mobilità degli elettroni).

  Fe, Ag e Cu sono solidi metallici.

Quesiti svolti

1 1 atmosfera è la pressione:

- **A** a livello del mare in qualsiasi giorno dell'anno
- **B** esercitata da una colonna d'acqua di 76 m d'altezza
- **C** atmosferica a livello del mare a 4 °C
- **D** esercitata da una colonna di mercurio di 76 cm di altezza a 0 °C
- **E** a 7,6 m di profondità sotto il livello del mare

L'atmosfera è un'unità di misura della pressione: la sua definizione si trova nella risposta **D**.

2 Quali delle seguenti forze ha intensità (modulo) maggiore?

- **A** Il peso (per noi, sulla Terra) di una massa di 4 kg
- **B** 50 N
- **C** 30 $\text{Pa} \cdot \text{cm}^2$
- **D** 10.000 dyn
- **E** 2 $\text{barie} \cdot \text{m}^2$

Conviene riportare tutte le forze indicate nelle alternative alla stessa unità di misura (il newton).

Il peso di un oggetto di massa m nei pressi della superficie terrestre vale $F = mg$, dove g è l'accelerazione di gravità pari a $9{,}8\ \text{m/s}^2$, dunque:

$$F_A = 4\ \text{kg} \cdot 9{,}8\ \text{m/s}^2 \approx 40\ \text{N}\,; \quad F_B = 50\ \text{N}$$

La pressione è una grandezza definita come il rapporto tra una forza e una superficie, dunque la sua unità di misura è definita nel Sistema Internazionale come:

$$1\ \text{Pa} = \frac{1\ \text{N}}{1\ \text{m}^2} \quad \Rightarrow \quad 1\ \text{N} = 1\ \text{Pa} \cdot \text{m}^2$$

Perciò, nel caso della forza indicata nella terza alternativa:

$$F_C = 30\ \text{Pa} \cdot \text{cm}^2 = 30\ \text{Pa} \cdot 10^{-4}\ \text{m}^2 = 3 \cdot 10^{-3}\ \text{Pa} \cdot \text{m}^2 = 3 \cdot 10^{-3}\ \text{N}$$

L'unità di misura della forza nel sistema CGS è la dina (dyn), definito come:

$$1\ \text{dyn} = 1\ \text{g} \cdot \frac{\text{cm}}{\text{s}^2} \quad \Rightarrow \quad 1\ \text{dyn} = 10^{-3}\ \text{kg} \cdot \frac{10^{-2}\ \text{m}}{\text{s}^2} = 10^{-5}\ \text{kg} \cdot \frac{\text{m}}{\text{s}^2} = 10^{-5}\ \text{N}$$

pertanto:

$$F_D = 10.000\ \text{dyn} = 10^4 \cdot 10^{-5}\ \text{N} = 10^{-1}\ \text{N}$$

Per il calcolo nella quinta alternativa si ricorda che 1 barie $= 10^{-1}$ Pa (la baria è l'unità di misura della pressione nel sistema CGS, definito come $\frac{1\ \text{dyn}}{1\ \text{cm}^2}$). Si ottiene dunque:

$$F_E = 2\ \text{barie} \cdot \text{m}^2 = 2 \cdot 10^{-1}\ \text{Pa} \cdot \text{m}^2 = 0{,}2\ \text{N}$$

Si conclude che la risposta esatta è la **B**.

3 Il prodotto litri × atmosfere rappresenta:

- **A** un'energia
- **B** una potenza
- **C** una pressione
- **D** una portata
- **E** nessuna delle precedenti risposte è corretta

L'atmosfera è una unità di misura della pressione, le cui dimensioni sono quelle di una forza diviso una superficie, cioè $[ML^{-1}T^{-2}]$. Il litro è una unità di misura del volume, le cui dimensioni sono $[L^3]$. Il prodotto litri × atmosfere ha dunque dimensioni $[ML^2T^{-2}]$, che rappresentano un'energia (risposta **A**).

4 Il corpo umano, normalmente, ha una temperatura attorno a 37 °C. In kelvin tale temperatura vale circa:

A – 273 K **B** 90 K **C** 300 K **D** 273 K **E** 310 K

Tra i gradi celsius (°C) e i kelvin (K) vale la relazione: K = °C + 273.
Quindi 37 °C corrispondono a (37 + 273) K = 310 K (risposta **E**).

5 La densità di un corpo:

- **A** dipende dalla latitudine
- **B** è una costante
- **C** è uguale al peso specifico
- **D** dipende dalla temperatura
- **E** è uguale alla costante dei gas perfetti

La densità è definita come rapporto tra massa e volume di un corpo. Essendo la massa una grandezza caratteristica di ogni corpo, l'unica variabile è il volume, che in particolare cambia a seconda della temperatura a causa del fenomeno della dilatazione termica. La risposta esatta è la **D**.

6 Quando un cubetto di ghiaccio fonde a 0 °C, il liquido ottenuto (alla stessa temperatura) ha, rispetto al cubetto:

- **A** un volume maggiore
- **B** un peso maggiore
- **C** una massa maggiore
- **D** un peso specifico uguale
- **E** una densità maggiore

Per l'acqua non vale la caratteristica che contraddistingue la maggior parte dei materiali: quando il ghiaccio fonde, la sua densità aumenta (risposta **E**) e dunque il suo volume diminuisce.
Viceversa, quando l'acqua solidifica la sua densità diminuisce: l'aumento di volume che ne consegue può causare spiacevoli sorprese quando di mette in congelatore una bottiglia piena d'acqua.

7 Un gas perfetto è contenuto in un recipiente di volume uguale a 1 m^3 con pressione uguale a 1 atmosfera e con temperatura uguale a –73 °C. Quale sarà la pressione finale del gas se il volume finale è uguale a 0,5 m^3 e la temperatura finale è uguale a 127 °C?

A 0,5 atmosfere **B** 1 atmosfera **C** 2 atmosfere **D** 4 atmosfere **E** 8 atmosfere

La legge a cui fare riferimento è quella di Clapeyron, cioè $PV = nR \cdot T$, dove *P*, *V* e *T* sono rispettivamente la pressione, il volume e la temperatura del gas (espressa in kelvin!), mentre n e R sono due costanti: il numero di moli e la costante dei gas, rispettivamente.

FISICA

Poiché nel passaggio dallo stato iniziale allo stato finale le due costanti non variano, si può scrivere:

$$\frac{PV}{T} = \text{cost} \quad \Rightarrow \quad \frac{P_1V_1}{T_1} = \frac{P_2V_2}{T_2} \quad \Rightarrow \quad P_2 = P_1 \cdot \frac{V_1}{V_2} \cdot \frac{T_2}{T_1}$$

Si noti che, dal punto di vista dimensionale, l'espressione così ricavata per la pressione finale è appunto una pressione, poiché P_1 è moltiplicata per un fattore adimensionale. Sostituendo i valori del problema:

$$P_2 = 1\ \text{atm} \cdot \frac{1\ \text{m}^3}{0,5\ \text{m}^3} \cdot \frac{(127 + 273)\ \text{K}}{(-73 + 273)\ \text{K}} = 4\ \text{atm}$$ (risposta **D**)

---

8 Una data quantità di gas perfetto, contenuto in un recipiente a pareti rigide, viene riscaldata dalla temperatura di 27 gradi centigradi a quella di 127 gradi centigradi. La sua pressione è aumentata di un fattore:

A 4/3 **B** 2 **C** 100 **D** 10 **E** 3/2

Anzitutto si ricorda che nella legge di stato dei gas perfetti la temperatura si deve indicare in kelvin. Eseguendo le dovute equivalenze, si vede che la temperatura passa da 300 K a 400 K, ovvero aumenta di un fattore 4/3. Poiché il volume è costante, dalla legge $PV = nRT$ si ricava che la pressione è direttamente proporzionale alla temperatura; si può dunque concludere che anche la pressione è aumentata del medesimo fattore: la risposta esatta è la **A**.

---

9 Nel Sistema internazionale delle unità di misura una pressione *P* si misura in pascal e un volume *V* si misura in metri cubi. In quale unità di misura dello stesso sistema viene quindi misurato il prodotto $P \cdot V$?

A Watt

B Joule

C Kelvin

D Newton

E tale prodotto è adimensionale

Per rispondere al quesito si ricorda la definizione dimensionale di pressione: una forza diviso una superficie. Da qui:

$$[P \cdot V] = \frac{[F]}{[S]} \cdot [V] = [F] \cdot \frac{[V]}{[S]} = [F] \cdot [L]$$

Si vede così che il prodotto $P \cdot V$ ha le dimensioni di un lavoro e si può concludere che la sua unità di misura nel SI è il joule (risposta **B**).

---

10 Il numero di Avogadro rappresenta il numero delle molecole contenute in:

A un decimetro cubo di acqua a 4 °C

B un litro di aria a 0 °C

C un chilo di qualsiasi sostanza a 0 °C

D 22,4 litri di N_2 in condizioni standard

E un chilo di qualsiasi sostanza a 0 K

La risposta esatta è la **D**: per la legge di Avogadro, una mole (ovvero un numero di Avogadro di molecole) di qualsiasi gas in condizioni standard occupa un volume di 22,4 litri.

11 La temperatura dell'acqua bollente:

- **A** può essere di 98 gradi centigradi
- **B** può superare i 100 gradi centigradi solo se irradiata da sorgenti radioattive ad alta potenza
- **C** dipende dalla temperatura dell'ambiente
- **D** è sempre 100 gradi centigradi
- **E** nessuna delle precedenti risposte è corretta

La temperatura di ebollizione di un liquido dipende solo dalla natura del liquido e dalla pressione a cui è sottoposto. In particolare, essa cresce al crescere della pressione esterna e dunque la risposta **D** è da escludere. Le risposte **B** e **C** sono errate, poiché la temperatura di ebollizione non dipende né da sorgenti esterne né dalla temperatura dell'ambiente.

La risposta esatta è la **A**: infatti, diminuendo la pressione esterna (ad esempio all'aumentare dell'altitudine) diminuisce la temperatura di ebollizione.

12 Quando in un recipiente aperto un liquido evapora, in generale per il liquido si osserva:

- **A** aumento di temperatura
- **B** diminuzione di pressione
- **C** diminuzione di temperatura
- **D** aumento di pressione
- **E** aumento di volume

L'ebollizione è il passaggio di stato da liquido a vapore, avviene in tutta la massa liquida e a una precisa temperatura, detta di ebollizione, che si mantiene costante per tutto il passaggio.

L'evaporazione invece può avvenire anche quando non si è ancora raggiunta la temperatura di ebollizione, negli strati più superficiali del liquido, che hanno maggiore energia. Questo fenomeno è accompagnato da una diminuzione di temperatura, come si osserva anche nell'esperienza comune se si pensa alla sensazione di freschezza che si prova quando il sudore evapora per il calore della pelle. La risposta esatta è la **C**.

13 Quando un pezzo di ghiaccio fonde alla pressione di 1 atm, la sua temperatura:

- **A** è sempre maggiore di 0 °C e aumenta durante la fusione
- **B** è sempre minore di 0 °C e diminuisce durante la fusione
- **C** è costante ed è pari a 0 °C
- **D** è uguale a quella dell'ambiente esterno
- **E** aumenta durante il passaggio di stato

Durante i passaggi di stato, la temperatura del sistema è costante ed è uguale a un valore che dipende dalla sostanza e dalla pressione a cui il sistema è sottoposto. Alla pressione di 1 atm il ghiaccio fonde esattamente a 0 °C (fu proprio Celsius a fissare come zero della sua scala la temperatura di fusione del ghiaccio alla pressione di 1 atm). La risposta esatta è quindi la **C**.

6 | Meccanica dei fluidi

Come si è visto, per *fluido* si intende un liquido o un aeriforme.

6.1 | Legge di Pascal

In un fluido la pressione si trasmette in tutti i punti e in tutte le direzioni, e le forze di pressione agiscono perpendicolarmente alle superfici dei corpi indipendentemente da come queste sono orientate.

La legge di Pascal afferma che in ogni punto di un fluido in quiete si ha la stessa pressione, sotto l'ipotesi che il fluido **non sia soggetto alla forza di gravità**, o che, almeno, le forze di pressione siano considerevolmente superiori alle forze di gravità coinvolte.

Se cade questa ipotesi, in un fluido si distinguono due tipi di forze.

1. **Forze superficiali:** agiscono solo sulla superficie delimitante il fluido. Si consideri, per esempio, un liquido in un cilindro compresso da un pistone. La pressione dovuta alle forze superficiali (forza esercitata dal pistone) è uniforme in tutto il liquido.
2. **Forze di volume**: agiscono su tutti i punti del fluido e dipendono quindi dal suo volume. La forza peso è un esempio di forza di volume.

I casi in cui si possono trascurare le forze di volume vengono affrontati tramite la legge di Pascal. Diversamente, la pressione derivante dalle forze di volume è regolata dalla legge di Stevino.

6.2 | Legge di Stevino

La pressione idrostatica o aerostatica (pressione dovuta al solo peso del fluido) **cresce con la profondità.** Nel caso di un liquido le due grandezze sono direttamente proporzionali.

Se h indica la profondità all'interno di un liquido, allora la pressione vale $P = \rho \cdot g \cdot h$ dove ρ è la densità del liquido e g è l'accelerazione di gravità.

Si calcoli a quale pressione idrostatica si trova sottoposto un sub che nuota a 10 metri sotto il livello dell'acqua.

Nell'acqua di mare, la pressione idrostatica aumenta di una atmosfera (~ 10^5 Pa) ogni 10 m di profondità. Infatti, la pressione esercitata da una colonna d'acqua alta 10 m è:

$$P = \rho \cdot g \cdot h = 1\frac{\text{kg}}{\text{dm}^3} \cdot 9{,}8\frac{\text{m}}{\text{s}^2} \cdot 10\text{ m} = 10^5\text{ Pa} \cong 1\text{ atm}$$

Tale pressione si somma alla pressione atmosferica a livello del mare: il sub si trova quindi sottoposto a una pressione totale di 2 atm.

P_0 = pressione atmosferica a livello del mare = 1 atm; P_{10} = 2 atm; P_{20} = 3 atm; ecc.

Si calcoli l'aumento di pressione su un sottomarino che aumenta la propria profondità di immersione di 20 m.

Diversamente dal caso precedente, qui interessa soltanto la variazione di pressione che si sperimenta durante un'immersione: come si è visto, ogni 10 m di profondità la pressione aumenta di 1 atm: si deve rispondere che la pressione sul sottomarino aumenta di 2 atm.

6.2.1 | Principio dei vasi comunicanti

Dati alcuni contenitori aventi forme diverse e tra loro comunicanti, se si versa del liquido nel primo, questo si distribuisce in tutti i contenitori in modo da raggiungere la stessa altezza in ciascuno di essi.

A parità di profondità si deve infatti avere la stessa pressione in tutti i contenitori. Per lo stesso motivo, la pressione idrostatica non dipende dalla forma del recipiente che contiene il liquido, ma solo dalla profondità *h*: nei punti A, B, C e D dei recipienti in figura, vi è la stessa pressione.

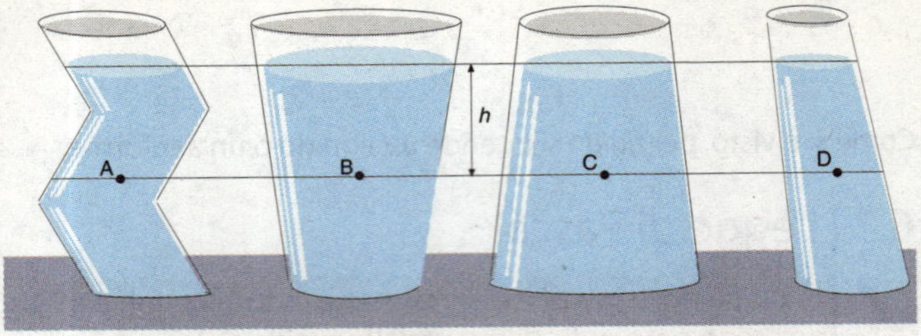

6.3 | Principio di Archimede

Un corpo immerso in un fluido riceve una spinta dal basso verso l'alto di intensità pari al peso del fluido spostato.

È facile dunque concludere che un corpo parzialmente immerso in acqua galleggia solo se il suo peso è inferiore a quello del volume d'acqua che occupa la sua parte immersa; questo si verifica se la densità del corpo è inferiore a quella dell'acqua. Quanto detto è valido anche per un corpo immerso in un gas (si pensi alla mongolfiera).

I sommergibili si spostano in verticale sfruttando la spinta di Archimede.
Poiché il volume di un sommergibile è sempre lo stesso, il volume di liquido spostato è costante e la spinta non varia; di conseguenza per spostare verticalmente il sommergibile si fa in modo che sia il peso del sommergibile stesso a cambiare, il che viene realizzato imbarcando o spingendo fuori acqua tramite potenti pompe idrauliche.

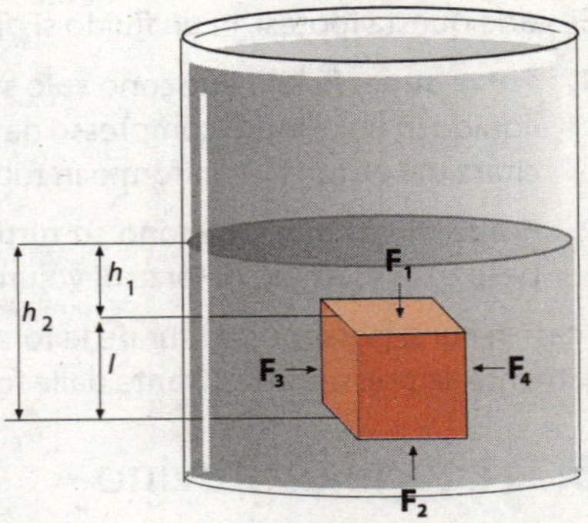

Mentre F_3 è uguale a F_4, F_2 è maggiore di F_1; la superficie su cui agisce F_2 si trova infatti a una profondità h_2 maggiore di h_1.

La forza di Archimede va applicata al **baricentro della massa di liquido spostata**: non al baricentro del corpo né a quello della parte del corpo immersa nel fluido.

I due punti possono non coincidere quando il corpo immerso nel fluido non è omogeneo.

Si pensi a un martello con il manico di legno immerso in acqua. Il suo baricentro è nettamente spostato verso la parte di ferro, rispetto al baricentro della massa di liquido che il martello sposta quando viene immerso. Mentre la forza peso si applica al baricentro del martello, la forza di Archimede si deve applicare al baricentro dell'acqua spostata.

Il baricentro della massa di fluido spostato è detto anche **centro di spinta**.

Se il centro di spinta e il baricentro del corpo non si trovano sulla stessa verticale, la spinta di Archimede e il peso del corpo formano una coppia di forze che tende a far ruotare il corpo.

Se i due punti sono disposti lungo la verticale si ha equilibrio e affinché l'equilibrio sia stabile, il baricentro deve essere al di sotto del centro di spinta.

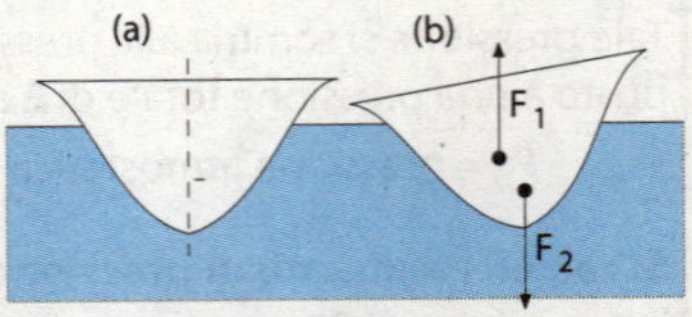

Nella posizione (a) la barca è in equilibrio. Se la barca si inclina (b), la forza di Archimede F_1 e la forza peso F_2 formano una coppia che riporta la barca nella posizione di equilibrio.

Condizione di equilibrio idrostatico per un corpo immerso in un fluido:

$$\mathbf{F}_A = \mathbf{P} \quad \Rightarrow \quad \rho_f \cdot V_f \cdot g = \rho_c \cdot V_c \cdot g \quad \Rightarrow \quad \rho_f \cdot V_f = \rho_c \cdot V_c$$

dove: P è il peso del corpo, ρ_f e ρ_c sono la densità del fluido e del corpo rispettivamente, V_f è il volume del fluido spostato (uguale al volume della parte immersa del corpo), V_c è il volume del corpo e g è l'accelerazione di gravità.

Questa condizione si utilizza per la risoluzione dei quesiti sul principio di Archimede.

Un cubo di materiale sconosciuto sta immerso in acqua per una parte V_f del suo volume V_c. Quanto vale V_f se la densità relativa del cubo rispetto all'acqua vale 2/3 ?

Si inverte la condizione di equilibrio $\rho_f \cdot V_f = \rho_c \cdot V_c$, dove in questo caso $\frac{\rho_c}{\rho_f} = \frac{2}{3}$:

$$V_f = V_c \cdot \frac{\rho_c}{\rho_f} = V_c \cdot \frac{2}{3}$$

Un corpo con un volume di 0,3 m^3, galleggia sull'acqua (densità 1 kg/dm^3). Sporgono dall'acqua 60 dm^3 del corpo. Quanto vale la densità del corpo?

Il volume del corpo che galleggia vale 300 dm^3; il corpo è immerso in acqua per otto decimi del suo volume (il volume che emerge è 2/10 del volume totale del corpo). Si deduce che la densità del corpo è 8/10 della densità dell'acqua. Infatti:

$$\rho_c = \rho_f \cdot \frac{V_f}{V_c} = \frac{8}{10}\rho_f = 0{,}8\ \frac{\text{kg}}{\text{dm}^3}$$

6.4 | Cenni di fluidodinamica

6.4.1 | Teorema di Torricelli

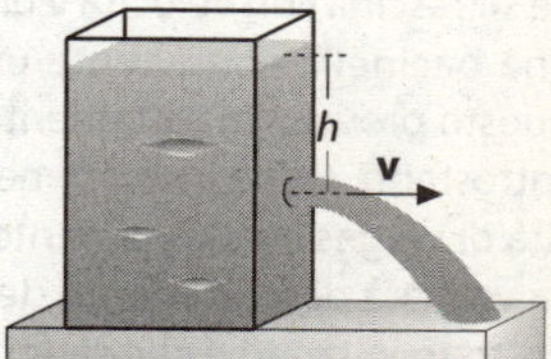

Con riferimento alla figura che illustra un recipiente contenente un liquido (non viscoso) al quale è stato praticato un foro a una profondità h, si ha che la velocità di *efflusso* del liquido dal foro è data dalla relazione:

$$v = \sqrt{2gh}$$

Si noti che il risultato trovato è uguale alla velocità che acquista un corpo soggetto alla sola forza di gravità cadendo da una altezza h.

6.4.2 | Portata di un condotto

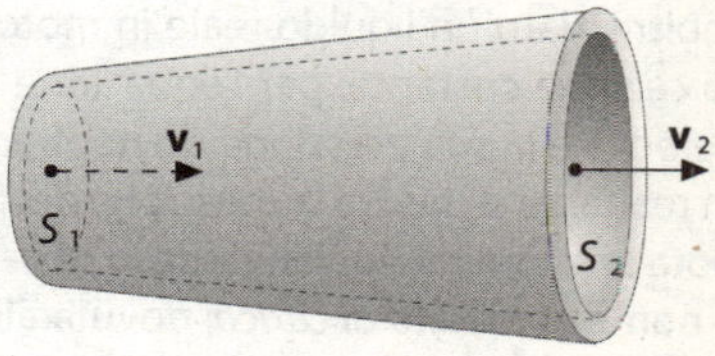

La *portata* (Q) di un condotto è la quantità di fluido che attraversa una sua sezione in un secondo (si misura in m^3/s). Ipotizzando il fluido incomprimibile, si ottiene l'**equazione di continuità:**

$$Q = S \cdot v = \text{costante}$$

Indicando con v_1 e v_2 le velocità del liquido nelle due sezioni S_1 e S_2 del condotto si ha:

$$S_1 \cdot v_1 = S_2 \cdot v_2 \quad \Rightarrow \quad \frac{S_1}{S_2} = \frac{v_2}{v_1} \quad \Rightarrow \quad S \text{ e } v \text{ sono inversamente proporzionali}$$

Maggiore è la sezione del condotto, minore è la velocità del liquido che scorre.

L'acqua di un fiume è più tumultuosa dove il fiume si restringe, mentre appare più calma dove le rive sono più lontane: per il principio di continuità, infatti, il prodotto della sezione per la velocità deve essere costante e quindi dove il fiume si restringe, l'acqua è più veloce.

6.4.3 | Teorema di Bernoulli

Si consideri un condotto in cui scorre un fluido ideale di densità ρ e si fissi l'attenzione su due punti 1 e 2. Si indichino con v_1 e v_2 i moduli delle velocità del fluido, con P_1 e P_2 le pressioni del fluido e con h_1 e h_2 le altezze dei due punti rispetto a un riferimento orizzontale.

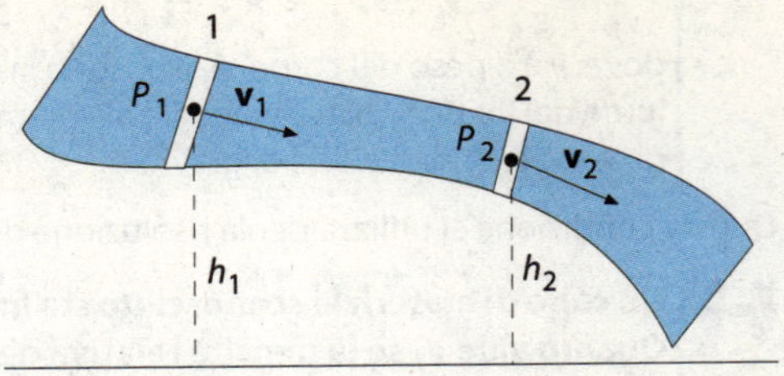

Bernoulli dimostrò che vale la seguente relazione:

$$\frac{P}{\rho g} + h + \frac{v^2}{2g} = \text{costante}$$

I tre termini a primo membro hanno le dimensioni di una lunghezza e sono rispettivamente detti *altezza piezometrica*, *altezza geometrica* e *altezza cinetica*.

Il **teorema di Bernoulli** afferma che, in ogni condotto, la somma delle altezze piezometriche, geometriche e cinetiche è costante.

Come conseguenza vale il **principio di Venturi**.

A parità di altezza geometrica, se in un condotto la sezione diminuisce, la velocità del fluido che la attraversa aumenta (equazione di continuità) e quindi la sua pressione diminuisce (teorema di Bernoulli).

6.5 | Fluidi reali

Nei fluidi reali, a differenza dei fluidi ideali, è presente un attrito interno dovuto alle forze di coesione tra le particelle del fluido e di adesione tra fluido e pareti del recipiente. Il termine con il quale la fisica descrive l'attrito interno di un fluido è **viscosità**.

Se si trascina con velocità **v** un galleggiante posto in una bacinella contenente un liquido di altezza *h*, questo provoca lo slittamento degli strati di liquido sottostanti, come indicato nella figura (per la viscosità di un gas il ragionamento è analogo: è sufficiente considerare il corpo totalmente immerso nel gas). La velocità di scorrimento degli strati *decresce linearmente* con la profondità. La forza **F** che si trasmette di strato in strato e che si oppone al moto del galleggiante è detta *forza di viscosità*.

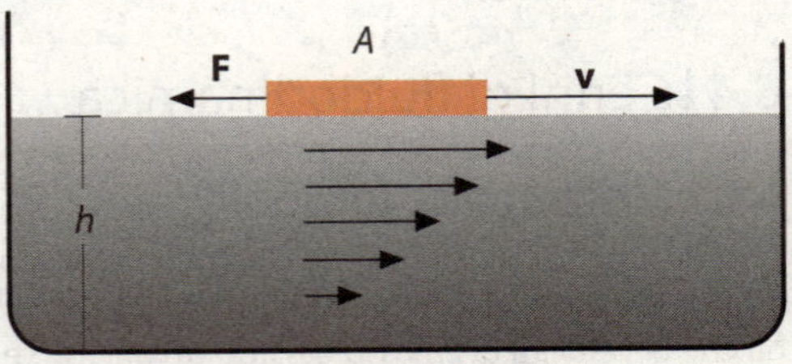

La viscosità è un indice della resistenza che un fluido oppone agli scorrimenti relativi tra i suoi strati interni.

Inoltre, dato un liquido reale in moto lungo un condotto di sezione costante, per l'equazione di continuità, la sua velocità e la sua pressione dovrebbero rimanere costanti. In realtà, se si misura la pressione del fluido in vari punti, si nota una diminuzione nel senso di percorrenza, a cui si dà il nome di *perdita di carico*, dovuta alla viscosità del liquido. Nel disegno è evidenziata dall'abbassamento del livello del liquido nelle parti di condotto verticali.

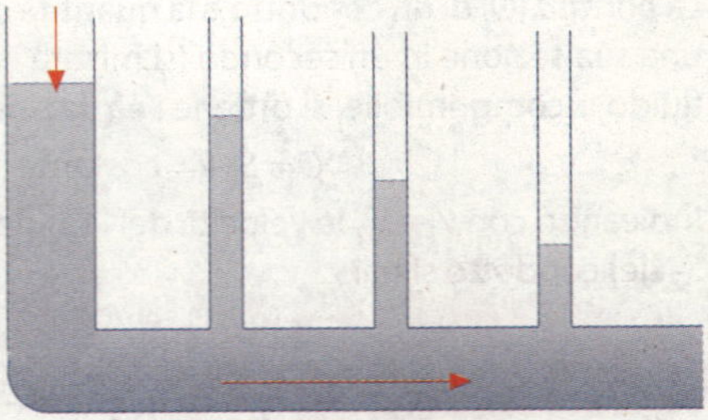

Quesiti svolti

1 Un fluido si dice viscoso se in esso:

- **A** la velocità di scorrimento tra i suoi strati è minima
- **B** è presente il solo attrito con le pareti del recipiente
- **C** è presente un attrito interno
- **D** non esiste accelerazione di gravità
- **E** nessuna delle precedenti

La viscosità di un fluido è una grandezza che misura l'intensità degli attriti negli scorrimenti degli strati interni del fluido gli uni sugli altri (risposta **C**).

2 Una sfera di piombo, piena, non galleggia in acqua. La causa va ricercata nel fatto che:

- **A** la densità del piombo è minore di quella dell'acqua
- **B** il piombo ha densità maggiore di quella dell'aria che respiriamo
- **C** il peso specifico del piombo è maggiore di quello dell'acqua
- **D** a parità di peso, il volume del piombo (anche quando in forma di sfera piena, non vuota) è maggiore di quello dell'acqua spostata
- **E** il piombo è un solido mentre l'acqua è un liquido

Questo quesito chiama in causa il principio di Archimede, secondo il quale *un corpo riceve dall'acqua una spinta pari al peso dell'acqua spostata*. Dato che il peso specifico della sfera di piombo è maggiore di quello dell'acqua (risposta **C**), il peso del piombo non è bilanciato dalla spinta di Archimede e dunque la sfera affonda. Mentre le alternative **A** e **D** sono false, la **B** e la **E** non hanno niente a che vedere con il galleggiamento della sfera di piombo.

Il fatto che una risposta contenga un'affermazione vera non implica che sia la risposta esatta del quesito.

3 La spinta di Archimede non si dà:

- **A** se un corpo affonda
- **B** in assenza di gravità
- **C** se il corpo è immerso in un gas
- **D** quando il liquido è in moto
- **E** in condizioni di moto turbolento

La risposta esatta è la **B**. Vale la pena di notare che il principio di Archimede vale tutte le volte che un corpo è immerso in un *fluido*, dunque anche quando è immerso in un gas.

4 Un recipiente cubico con lato di 20 cm contiene acqua fino a 2 mm dal bordo; in essa è completamente immerso un cubo di ghiaccio di 10 cm di lato. Se il ghiaccio si scioglie, il livello dell'acqua:

- **A** scende
- **B** resta immutato
- **C** sale senza raggiungere il bordo
- **D** raggiunge il bordo
- **E** l'acqua trabocca

FISICA

La densità dell'acqua aumenta nel passaggio da solido a liquido. Il volume occupato dal cubo di ghiaccio immerso nell'acqua è dunque maggiore di quello che occuperebbe la stessa quantità d'acqua se fosse liquida. Si conclude che il livello dell'acqua scende quando il cubo di ghiaccio si scioglie (risposta **A**).

È interessante confrontare il presente quesito con il successivo.

---

5 **Un recipiente cubico con lato di 20 cm contiene acqua fino a 2 mm dal bordo; in essa galleggia un cubo di ghiaccio di 10 cm di lato. Se il ghiaccio si scioglie, il livello dell'acqua:**

A scende
B resta immutato
C sale senza raggiungere il bordo
D raggiunge il bordo
E l'acqua trabocca

Diversamente dall'esercizio precedente, dove il ghiaccio è totalmente immerso nell'acqua, in questo caso il cubo di ghiaccio galleggia sull'acqua. La differenza è sostanziale: il volume del cubo galleggiante immerso nel liquido corrisponde al volume che il cubo occuperebbe se fosse liquido. Per la legge di Archimede infatti, il cubo galleggia perché sposta una quantità di acqua che pesa quanto lui. Si conclude che, quando il cubo di ghiaccio si scioglie, il livello dell'acqua rimane invariato (risposta **B**).

---

6 **Un recipiente di massa pari a 20 kg e volume complessivo di 0,1 m^3 viene riempito con 90 litri d'acqua e successivamente sigillato. Immergendo il recipiente in un fluido di densità ρ, qual è, fra quelli elencati, il minor valore di ρ per cui il recipiente galleggia?**

A 1,00 t/m^3
B 1,25 t/m^3
C 1,50 t/m^3
D 1,75 t/m^3
E 2,00 t/m^3

In un caso come questo è necessario confrontare la densità complessiva di "recipiente + acqua" con quella del solo fluido. La massa totale di recipiente + acqua vale 110 kg (poiché 1 litro di acqua pesa 1 kg); il volume da considerare resta quello del recipiente. Si calcola quindi:

$$\rho = \frac{M}{V} = \frac{110\ \text{kg}}{0{,}1\ \text{m}^3} = 1100\ \frac{\text{kg}}{\text{m}^3} = 1{,}1\ \frac{\text{t}}{\text{m}^3}$$

E si conclude così che il minimo valore, tra quelli indicati, per cui il tutto galleggia è 1,25 t/m^3. La risposta esatta è la **B**.

---

7 **Un palloncino A viene gonfiato con un certo volume *V* di aria. Un secondo palloncino B, identico ad A, viene gonfiato con pari volume *V* di un gas il cui peso specifico è inferiore a quello dell'aria. Si può affermare che la forza di Archimede:**

A che agisce sul palloncino A è uguale alla forza di Archimede che agisce sul palloncino B
B che agisce sul palloncino A è superiore alla forza di Archimede che agisce sul palloncino B
C che agisce sul palloncino A è inferiore alla forza di Archimede che agisce sul palloncino B
D non agisce sui palloncini in quanto si applica solo ai liquidi e non ai gas
E che agisce sui palloncini è nulla

La spinta di Archimede si applica ai corpi immersi in un fluido (ovvero in un gas o in un liquido), è pari al peso del fluido spostato (in questo caso, al peso dell'aria spostata) ed è diretta verso l'alto. Poiché i due palloncini hanno lo stesso volume *V*, spostano un uguale volume di aria, indipendentemente da ciò che li riempie: la spinta di Archimede su A e B è identica (risposta **A**).

Quello che varia invece è il loro peso: il palloncino B, gonfiato con un gas di peso specifico inferiore a quello dell'aria, sarà più leggero del palloncino A, gonfiato d'aria. Volendo bilanciare il peso di B e la spinta di Archimede a esso applicata, si trova dunque una forza risultante diretta verso l'alto: B tenderà a salire.

8 **Un tubo verticale di 1 cm² di sezione è collegato alla sola apertura praticata nella parete superiore di un recipiente pieno d'acqua, alto mezzo metro. Sapendo che il recipiente si rompe quando la differenza fra pressione interna ed esterna raggiunge il valore di 20 N/cm² (pari a circa 2 atm), quanta acqua si deve versare nel tubo per rompere il recipiente?**

- **A** Circa un litro
- **B** Circa due litri
- **C** Circa tre litri
- **D** Quattro litri
- **E** Dieci litri

Per rompere il recipiente bisogna generare al suo interno una pressione pari a 3 atm (due atmosfere in più della pressione esterna). Perché la pressione interna sia di 3 atmosfere la colonna di acqua nel tubo verticale deve essere alta 20 m. Infatti, invertendo il teorema di Stevino:

$$h = \frac{P}{\rho g} \approx \frac{20 \times 10^4 \text{N/m}^2}{1000 \text{ kg/m}^3 \cdot 10 \text{ m/s}^2} = 20 \text{ m}$$

Il volume di un cilindro alto 20 m con 1 cm² di superficie di base vale:

$$1 \text{ cm}^2 \cdot 2000 \text{ cm} = 2000 \text{ cm}^3 = 2 \text{ l}$$

La risposta esatta è la **B**.

9 **Due recipienti aventi forma diversa contengono lo stesso liquido che occupa lo stesso volume. Possiamo affermare che:**

- **A** le pressioni sul fondo dei recipienti sono uguali, in quanto si tratta dello stesso liquido che occupa lo stesso volume
- **B** le forze esercitate dal liquido sulla base dei due recipienti sono uguali, in quanto si tratta dello stesso liquido che occupa lo stesso volume
- **C** il peso del liquido contenuto in ciascun recipiente è uguale, in quanto il liquido ha lo stesso peso specifico e lo stesso volume
- **D** se è vera la prima risposta deve essere sempre vera anche la seconda e viceversa, qualunque sia la forma dei due recipienti
- **E** se è vera la terza risposta deve essere sempre vera anche la prima e viceversa, qualunque sia la forma dei due recipienti

La pressione che un liquido esercita alla base del recipiente che lo contiene dipende secondo la legge di Stevino dalla densità del liquido e dall'altezza della massa liquida. Il liquido è lo stesso, ma poiché non si sa nulla sulla forma dei recipienti, il livello del liquido è in generale diverso nei due recipienti e la pressione sul fondo è di conseguenza diversa. Le risposte **A** e **B** sono quindi sbagliate. Invece, poiché si tratta di due volumi uguali dello stesso liquido, sicuramente il peso del liquido è uguale nei due contenitori. La risposta esatta è la **C**.

7 | Calorimetria e termodinamica

La termodinamica studia gli scambi di energia meccanica (lavoro) e di energia termica (calore) fra i corpi e ciò che li circonda.

7.1 | Calore

Il **calore** è una forma di energia che viene scambiata fra corpi a temperature diverse. La quantità di calore si indica con il simbolo Q e ha come unità di misura (non appartenente al SI) la caloria.

Una **caloria** (1 cal) è l'energia necessaria per innalzare di un grado (da 14,5 °C a 15,5 °C) la temperatura di un grammo di H_2O.

Accanto alla caloria viene spesso utilizzato un suo multiplo, la **chilocaloria** (o grande caloria):

$$1 \text{ kcal} = 1 \text{ Cal} = 1000 \text{ cal}$$

Il calore non è una caratteristica propria dei corpi: può fluire da un corpo a un altro.

7.1.1 | Principio di equivalenza tra calore e lavoro

Nei processi puramente meccanici l'energia meccanica si conserva; nei fenomeni puramente termici il calore totale si conserva. Generalmente nei processi naturali energia meccanica e calore coesistono e si verifica che, separatamente, non si conservano. Sperimentalmente, si può però notare che se in una trasformazione parte dell'energia meccanica viene spesa per creare calore, il loro rapporto è costante. Il valore di tale rapporto è stato trovato da Joule nel 1843 attraverso la cosiddetta *esperienza di Joule* e vale:

$$\frac{L}{Q} = \text{costante} = 4{,}186 \ \frac{\text{joule}}{\text{cal}} = \text{equivalente meccanico della caloria}$$

da cui si può affermare che il calore è una forma di energia termica e vale 1 cal = 4,186 joule.

Questo risultato costituisce il principio di equivalenza tra calore ed energia, che giustifica la definizione di calore come forma di energia e l'utilizzo del joule come unità di misura del calore nel SI.

Si tende dunque ad abbandonare la caloria in favore del joule; solo nel calcolo del valore energetico degli alimenti, e di conseguenza nelle diete, si è ancora soliti usare la caloria e la chilocaloria.

Trasformare 10 J in calorie e 10 cal in joule.

$$10 \text{ J} = \frac{10}{4{,}186} \text{ cal} = 2{,}4 \text{ cal}; \qquad 10 \text{ cal} = 10 \cdot 4{,}186 \text{ J} = 41{,}86 \text{ J}$$

7.1.2 | Propagazione del calore

Il calore si propaga da un corpo a un altro in tre modi.

1. **Conduzione**: è una forma di propagazione del calore caratteristica dei corpi solidi; non è accompagnata da spostamento di materia. Se si mettono a contatto due corpi A e B, rispettivamente a temperatura T_A e T_B (con $T_A > T_B$) si ha passaggio di calore per conduzione dal corpo A al corpo B. La velocità con cui il calore passa dal corpo A al corpo B è direttamente proporzionale alla differenza di temperatura tra A e B ($T_A - T_B$) e all'area della superficie di contatto tra i due corpi.

FISICA

2. **Convezione**: è una forma di propagazione del calore caratteristica dei fluidi; è accompagnata da spostamento di materia (si pensi, per esempio, agli scambi di calore che avvengono nell'atmosfera in seguito ai movimenti relativi di aria calda e di aria fredda).
3. **Irraggiamento**: propagazione del calore mediante onde elettromagnetiche (§ 8.5): non è necessaria la presenza di un mezzo materiale (le onde elettromagnetiche si propagano anche nel vuoto). È grazie a questa forma di propagazione che riceviamo il calore emanato dal Sole.

7.2 | Calore specifico e capacità termica

Quando due corpi, aventi la stessa massa ma di materiale diverso, acquistano la stessa quantità di calore, si ottiene, in generale, un aumento diverso delle rispettive temperature. In altre parole si può dire che ogni sostanza è caratterizzata da "un'inerzia termica" che esprime la resistenza della sostanza alla variazione della sua temperatura. Le grandezze utilizzate per descrivere in modo quantitativo questo comportamento della materia sono la *capacità termica* e il *calore specifico*.

La **capacità termica di un corpo** è la quantità di calore (energia termica) che esso deve assorbire affinché la sua temperatura aumenti di 1 °C (o di 1 K).

$$C = \frac{\Delta Q}{\Delta T} \text{ (si misura in } \frac{J}{K}\text{)}$$

Il **calore specifico di una sostanza** è invece la quantità di calore (energia termica) necessaria per elevare di 1°C (o di 1 K) la temperatura dell'unità di massa di quella sostanza.

$$c = \frac{\Delta Q}{m \cdot \Delta T} \text{ (si misura in } \frac{J}{kg \cdot K}\text{)}$$

Valgono le relazioni:

$$C = c \cdot m \qquad \Delta Q = c \cdot m \cdot \Delta T \qquad \Delta Q = C \cdot \Delta T$$

Dalla definizione di caloria dedurre il calore specifico dell'acqua nelle unità di misura del SI.

Si inverte l'espressione $\Delta Q = c \cdot m \cdot \Delta T$ e si usano le grandezze coinvolte nella definizione di caloria:

$$c_{H_2O} = \frac{\Delta Q}{m \cdot \Delta T} = \frac{1 \text{ cal}}{1 \text{ g} \cdot 1 \text{ °C}}$$

Si trasforma ciascuna grandezza nelle unità di misura del SI (le variazioni di temperatura in centigradi equivalgono a quelle in kelvin):

$$c_{H_2O} = \frac{1 \text{ cal}}{1 \text{ g} \cdot 1 \text{ °C}} = \frac{4{,}186 \text{ J}}{10^{-3} \text{ kg} \cdot 1 \text{ K}} = 4186 \frac{J}{kg \cdot K}$$

Nei gas, a seconda del tipo di trasformazione (si veda più avanti il § 7.3.1) si parla di:

c_V: calore specifico a *volume costante* $\qquad$ c_p: calore specifico a *pressione costante*.

Nei liquidi e nei solidi si ha $c_V = c_p = c$, mentre nei gas perfetti vale la **relazione di Mayer**:

$$c_p - c_V = R$$

Variazioni del calore specifico con la temperatura

Il calore specifico varia da sostanza a sostanza e dipende dalla temperatura anche se, per intervalli di temperatura di qualche decina di gradi, lo si può supporre costante. Inoltre, per uno stesso materiale, il calore specifico cambia a seconda dello stato di aggregazione.

Mentre il calore specifico dell'acqua vale $c_{acqua} = 1 \text{ cal} \cdot g^{-1} \cdot °C^{-1}$, quello del ghiaccio è la metà: $c_{ghiaccio} = 0{,}5 \text{ cal} \cdot g^{-1} \cdot °C^{-1}$.

7.2.1 | Equilibrio termico

Se due corpi di massa m_1 e m_2, calori specifici c_1 e c_2, alle temperature T_1 e T_2 con $T_1 > T_2$ vengono posti a contatto, si verifica un passaggio di calore dal corpo più caldo a quello più freddo, fino al raggiungimento di una temperatura di equilibrio T_e. La quantità di calore ceduta dal più caldo al più freddo è pari a:

$$\Delta Q = m_1 \cdot c_1 \cdot (T_1 - T_e)$$

D'altra parte il più freddo assorbe la quantità di calore:

$$\Delta Q = m_2 \cdot c_2 \cdot (T_e - T_2)$$

Poiché la quantità di calore ceduta dal primo viene totalmente assorbita dal secondo, si possono uguagliare le due relazioni:

$$m_1 \cdot c_1 \cdot (T_1 - T_e) = m_2 \cdot c_2 \cdot (T_e - T_2)$$

Conoscendo le condizioni iniziali, è possibile calcolare la temperatura di equilibrio.

Se due oggetti di diversa natura ($c_1 \neq c_2$) con temperature diverse vengono posti a contatto, la temperatura di equilibrio raggiunta dal sistema vale:

$$T_e = \frac{T_1 \cdot m_1 \cdot c_1 + T_2 \cdot m_2 \cdot c_2}{m_1 \cdot c_1 + m_2 \cdot c_2}$$

Se due oggetti della stessa natura ($c_1 = c_2$) con temperature diverse vengono posti a contatto, la temperatura di equilibrio raggiunta dal sistema si semplifica in:

$$T_e = \frac{T_1 \cdot m_1 + T_2 \cdot m_2}{m_1 + m_2}$$

In un termos sono contenuti 200 g di acqua alla temperatura di 20 °C; si aggiungono 500 g di acqua alla temperatura di 80 °C e si mescola. Qual è la temperatura finale T_e del miscuglio?

Si indichino con m_1 e T_1 la massa e la temperatura dell'acqua più calda e con m_2 e T_2 la massa e la temperatura dell'acqua più fredda. Applicando la formula:

$$T_e = \frac{T_1 \cdot m_1 + T_2 \cdot m_2}{m_1 + m_2} \quad \Rightarrow \quad T_e = \frac{80\ °C \cdot 500\ g + 20\ °C \cdot 200\ g}{200\ g + 500\ g} = 62{,}9\ °C$$

In un termos sono contenuti 200 g di acqua alla temperatura di 20 °C; si aggiungono 10 g di ghiaccio e si mescola. Qual è la temperatura finale T_e del miscuglio?

Prima di poter applicare la formula per la temperatura di equilibrio tra le due masse di acqua bisogna considerare il passaggio di stato da ghiaccio ad acqua.

Il calore necessario per trasformare la massa m_2 di ghiaccio in acqua è:

$$\Delta Q_f = \lambda_f \cdot m_2 = 79{,}7\ \frac{cal}{g} \cdot 10\ g = 797\ cal$$

Questo calore è sottratto alla massa m_1 di acqua inizialmente a 20°C, perciò, conoscendo il calore specifico c dell'acqua, la sua variazione di temperatura vale:

$$\Delta T = \frac{-\Delta Q_f}{m_1 \cdot c} = \frac{-797\ cal}{200\ g \cdot 1\ cal/(g \cdot °C)} \approx -4\ °C \quad \Rightarrow \quad T_{finale} = T_{iniziale} + \Delta T = 16\ °C$$

A questo punto si può procedere come nell'esercizio precedente (la temperatura del ghiaccio alla fine della liquefazione è 0 °C, dato che durante un passaggio di stato $\Delta T = 0$):

$$T_e = \frac{T_f \cdot m_1 + T_2 \cdot m_2}{m_1 + m_2} \quad \Rightarrow \quad T_e = \frac{16\ °C \cdot 200\ g + 0\ °C \cdot 10\ g}{200\ g + 10\ g} = 15{,}23\ °C$$

7.3 | Sistema termodinamico e funzioni di stato

Un sistema termodinamico è costituito da una quantità fissata di un fluido omogeneo (tipicamente un gas): lo **stato termodinamico** del sistema è uno stato di equilibrio determinato dai valori delle grandezze *pressione*, *volume* e *temperatura*, dette anche funzioni di stato.

> Un sistema termodinamico può essere:
> **isolato**: non scambia né materia né energia con l'ambiente;
> **chiuso**: scambia energia ma non materia con l'ambiente;
> **aperto**: scambia materia ed energia con l'ambiente.

Se in un sistema non avviene nessun cambiamento (cioè se pressione, temperatura, volume, composizione chimica ecc. rimangono costanti) esso si dice in **equilibrio termodinamico**.

I valori delle *funzioni di stato* sono indipendenti dal modo in cui lo stato stesso viene raggiunto: le funzioni di stato non hanno memoria del cammino seguito dal sistema per giungere a tale stato.

7.3.1 | Trasformazioni termodinamiche

Un sistema termodinamico subisce una *trasformazione termodinamica* quando scambia calore e/o lavoro con l'ambiente che lo circonda.

Quando un gas è mantenuto all'interno di un cilindro tramite un pistone, se il pistone è bloccato il gas occupa un *volume costante*, mentre se il pistone è libero è la *pressione* del gas che rimane *costante*. In quest'ultimo caso il sistema è in equilibrio se la pressione esercitata dal gas sul pistone è uguale alla pressione esterna *P*.

Nelle trasformazioni il sistema scambia calore e lavoro con l'ambiente esterno. Si rende necessario fissare per convenzione un segno da dare a queste due grandezze.

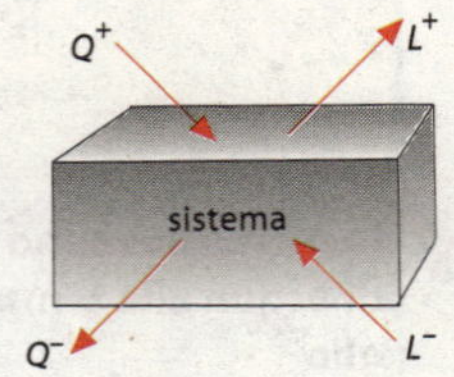

- **Calore**: si assume positivo se acquistato dal sistema e negativo se ceduto dal sistema all'ambiente.
- **Lavoro**: si assume negativo se acquistato dal sistema e positivo se ceduto dal sistema all'ambiente.

7.3.2 | Rappresentazione nel piano *PV*

Le trasformazioni vengono disegnate su un sistema di assi cartesiani, nelle due variabili pressione e volume: si tratta del **piano PV** o **piano di Clapeyron**.

Ogni punto di tale piano rappresenta uno stato termodinamico del sistema. Le trasformazioni sono rappresentate da curve che uniscono i punti toccati dal sistema durante la trasformazione.

- Trasformazioni **isoterme**: avvengono a temperatura costante; nel piano *PV* sono rappresentate da iperboli equilatere.

$$P \cdot V = \text{costante}$$

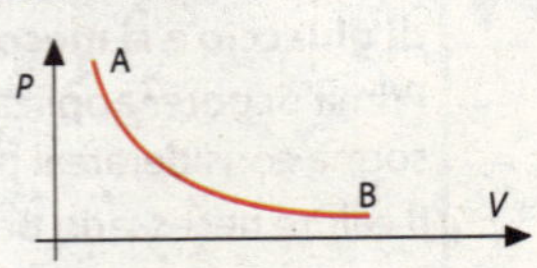

- Trasformazioni **isobare**: avvengono a pressione costante; nel piano *PV* sono rappresentate da rette orizzontali.

$$P = \text{costante}$$

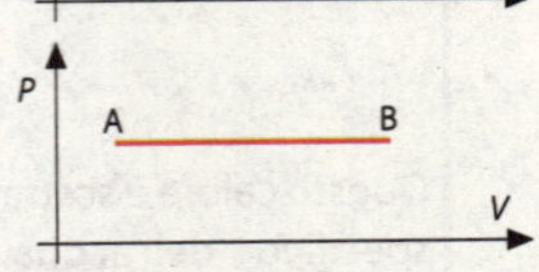

- Trasformazioni **isocore**: avvengono a volume costante; nel piano *PV* sono rappresentate da rette verticali.

$$V = \text{costante}$$

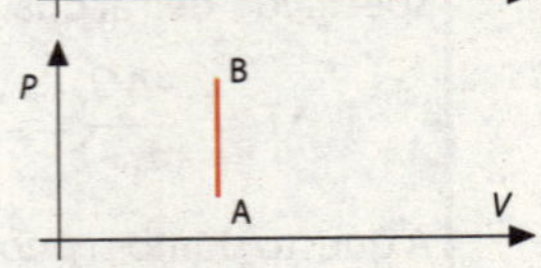

- Trasformazioni **adiabatiche**: avvengono senza scambio di calore con l'ambiente; nel piano *PV* sono rappresentate da curve simili alle isoterme, ma più "ripide".

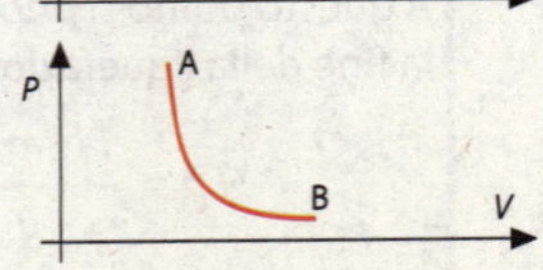

7.4 | Primo principio della termodinamica

Il principio di conservazione dell'energia meccanica può essere esteso considerando anche l'energia termica: si arriva così a formulare il primo principio della termodinamica il quale afferma che **l'energia, in natura, non si crea e non si distrugge ma può solo trasformarsi da una forma a un'altra** (per esempio da elettrica a meccanica o da meccanica a termica).

In particolare, il lavoro fatto o subito da un sistema e il calore assorbito o ceduto si trasformano l'uno nell'altro, o al più contribuiscono al cambiamento dell'**energia interna** del sistema.

Per energia interna di un gas si intende la somma dell'energia cinetica e potenziale delle singole molecole che lo compongono.

Tenendo conto delle convenzioni sui segni di calore e lavoro, il primo principio della termodinamica si esprime simbolicamente attraverso la relazione:

$$\Delta U = Q - L$$

dove:

- U è l'energia interna del sistema; è una funzione di stato;
- Q è il **calore** che il sistema assorbe dall'ambiente; **non** è una funzione di stato;
- L è il **lavoro** che il sistema cede all'ambiente; **non** è una funzione di stato.

Nei gas perfetti l'energia interna dipende esclusivamente dalla temperatura del gas.

Il *lavoro compiuto da un gas* in una trasformazione a *pressione costante* è uguale al prodotto tra la pressione e la variazione di volume del gas:

$$L = P \cdot \Delta V \quad \text{(isobara)}$$

Se la pressione non è costante, la trasformazione deve essere suddivisa in più trasformazioni nelle quali il valore di P possa essere considerato costante. Il lavoro totale si ottiene come somma dei lavori compiuti nelle singole trasformazioni.

In generale, per un gas inteso come sistema termodinamico, vale il primo principio della termodinamica nella sua forma $\Delta U = Q - L$. A seconda del tipo di trasformazione, tale relazione può assumere espressioni più comode da usare per la risoluzione dei test.

- Trasformazione **isoterma**: lo stato energetico di un gas è determinato esclusivamente dalla sua temperatura. Se la temperatura è costante lo è anche l'energia interna del gas e si ha:

$$\Delta U = 0 \quad \Rightarrow \quad Q = L$$

- Trasformazione **adiabatica**:

$$Q = 0 \quad \Rightarrow \quad \Delta U + L = 0$$

- Trasformazione **isocora**:

$$\Delta V = 0; \quad L = P \cdot \Delta V = 0 \quad \Rightarrow \quad \Delta U = Q$$

- Trasformazione **adiabatica** ($Q = 0$) e **senza lavoro** ($L = 0$):

$$Q = L = 0 \quad \Rightarrow \quad \Delta U = 0$$

7.4.1 | Rendimento di una macchina termica

Una macchina termica è un dispositivo in grado di trasformare energia termica in energia meccanica o viceversa. Affinché la produzione di energia meccanica sia continua, la trasformazione della macchina deve essere **ciclica**. Il ciclo avviene tra due sorgenti di calore alle temperature T_f (termostato freddo) e T_c (termostato caldo): indicando rispettivamente con Q_f e Q_c i valori assoluti del calore ceduto dal sistema alla sorgente fredda e del calore ceduto dalla sorgente calda al sistema è possibile definire il rendimento.

Si definisce **rendimento** η di una macchina termica ciclica il rapporto fra il lavoro L prodotto dalla macchina e il calore Q assorbito. Vale:

$$\eta = \frac{L}{Q} = \frac{Q_c - Q_f}{Q_c} = 1 - \frac{Q_f}{Q_c}$$

In figura è illustrata una macchina termica che lavora tra due termostati. In (a) il gas assorbe una quantità di calore Q_c dalla sorgente calda e l'aumento di temperatura provoca un aumento di volume con la conseguente produzione di lavoro verso l'esterno. Se la pressione esercitata dal pistone sul gas è P e la variazione di volume del gas che si scalda e si dilata è ΔV, il lavoro compiuto verso l'esterno vale $L = P \cdot \Delta V$.

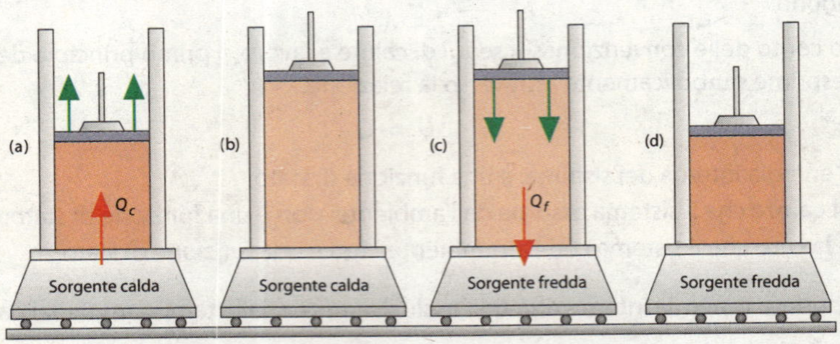

Non tutto il calore assorbito nella fase (a) può essere trasformato in lavoro: una parte di esso (Q_f) deve infatti essere restituito a una sorgente fredda, per ripristinare le condizioni iniziali e chiudere il ciclo. Il lavoro totale fatto dal sistema è pari alla differenza di calore prelevato dalla sorgente calda e quello restituito alla sorgente fredda.

Poiché $Q_f \leq Q_c$ il lavoro è sempre positivo e **il rendimento di un ciclo è sempre positivo** e minore o uguale a uno.

Il *massimo valore del rendimento* di una macchina si ottiene quando il calore assorbito si trasforma integralmente in lavoro, ma per il secondo principio della termodinamica (§ 7.5) questo non è possibile.

7.4.2 | Ciclo di Carnot

Il massimo rendimento che una macchina termica ideale può raggiungere è quello che si ottiene con il *ciclo di Carnot* rappresentato in figura: è un ciclo costituito da due trasformazioni isoterme (A → B e C → D) e due trasformazioni adiabatiche (B → C e D → A). Il lavoro prodotto in ciascun ciclo compiuto dalla macchina termica è numericamente uguale all'area della figura chiusa ABCD.

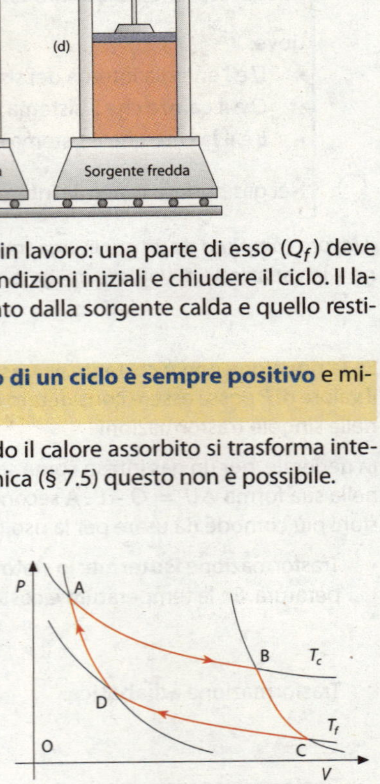

Per il ciclo di Carnot si ha:

$$\frac{T_f}{T_c} = \frac{Q_f}{Q_c} \quad \Rightarrow \quad \eta = 1 - \frac{Q_f}{Q_c} = 1 - \frac{T_f}{T_c}$$

dove **la temperatura è espressa in kelvin!**

Quindi il rendimento di una macchina termica che segue il ciclo di Carnot dipende solo dalle temperature dei due termostati.

La temperatura in kelvin è sempre maggiore di zero, quindi **il rendimento di una macchina termica è sempre minore di uno.**

Il frigorifero è un esempio di macchina termica ciclica che segue un ciclo di Carnot con senso di percorrenza opposto: prende calore dalla sorgente fredda (l'interno del frigo) e lo cede alla sorgente calda (ambiente esterno), trasformando energia meccanica in calore.

Una macchina termica che esegue un ciclo di Carnot ha un rendimento del 20%. Il termostato freddo è alla temperatura di 27°C. Quanto vale la temperatura del termostato caldo?

Si inverte la formula per il rendimento di un ciclo di Carnot, avendo cura di esprimere la temperatura data in kelvin:

$$\eta = 1 - \frac{T_f}{T_c} \Rightarrow T_c = \frac{T_f}{1-\eta} = \frac{(27+273)\ \text{K}}{1-0{,}2} = 375\ \text{K}$$

Riportando la temperatura in centigradi:

$$T_c = (375 - 273)\ °\text{C} = 102\ °\text{C}$$

7.4.3 | Trasformazioni reversibili e irreversibili

Affinché una trasformazione sia **reversibile** devono verificarsi le condizioni seguenti:

- le cause che provocano la trasformazione sono di entità infinitamente piccola;
- la trasformazione può essere vista come una successione di stati di equilibrio del sistema nei quali le funzioni di stato sono definite;
- la trasformazione può avvenire in entrambi i versi (la caduta di un grave, per esempio, non è una trasformazione reversibile: il grave non può ritornare spontaneamente alla quota iniziale).

Se in una trasformazione sono presenti attriti, la trasformazione non è reversibile; poiché le trasformazioni reali avvengono sempre in presenza di attriti, esse sono sempre **irreversibili**.

Il ciclo di Carnot è un ciclo reversibile e quindi teorico. Ogni macchina termica reale che segue il ciclo di Carnot ha un rendimento inferiore a quello ideale.

7.4.4 | Entropia e moto perpetuo

Si tratta di un concetto che in natura riveste grande importanza coinvolgendo molte branche della scienza. Una trattazione esauriente esula dallo scopo di questo testo: ci si limita quindi a un accenno. L'entropia, indicata di solito con *S*, è una *funzione di stato* che ammette due definizioni.

Entropia termica

La variazione di entropia di un sistema che subisce una trasformazione isoterma *reversibile* dallo stato A allo stato B è uguale al rapporto fra il calore scambiato con l'esterno e la temperatura *T* del sistema. A seconda che la trasformazione sia reversibile o irreversibile si ha:

$$\Delta S = S_B - S_A = \frac{\Delta Q_{rev}}{T} \quad \text{oppure} \quad \Delta S = S_B - S_A > \frac{\Delta Q_{irr}}{T}$$

In natura tutte le trasformazioni sono irreversibili e l'entropia aumenta sempre. **L'evoluzione di un sistema isolato è spontanea quando avviene con un aumento di entropia.**

Entropia configurazionale

L'entropia *S* di un sistema è una misura del disordine in cui il sistema si trova:

$$S = k \cdot \ln W$$

dove *W* è la *probabilità* associata alla configurazione termodinamica del sistema.

Se il disordine del sistema aumenta, aumenta *W* e poiché la funzione logaritmo è sempre crescente, aumenta di conseguenza anche l'entropia *S* del sistema.

Si immagini di scuotere una scatola trasparente contenente palline rosse e nere, inizialmente disposte in modo ordinato (per esempio le palline nere sotto e le rosse sopra). È estremamente improbabile che la configurazione iniziale si ripresenti; al contrario ciò che si osserva è una distribuzione delle palline via via più disordinata (o equivalentemente sempre più probabile) alla quale è associato un valore di entropia che cresce nel tempo.

In natura i sistemi evolvono spontaneamente verso stati a cui corrisponde una configurazione più probabile, di maggior disordine, di maggior contenuto entropico.

7.5 | Secondo principio della termodinamica

Il primo principio della termodinamica consiste in una legge di conservazione dell'energia totale (meccanica e termica): per compiere lavoro meccanico una macchina deve prendere almeno altrettanto calore dall'ambiente. Viene in questo modo negata la possibilità di un **moto perpetuo di prima specie**, cioè la produzione di lavoro senza assorbimento di energia dall'esterno.

Il primo principio non è però in disaccordo con il fatto che una macchina termica possa sfruttare in maniera ciclica il calore, per esempio del mare, per produrre lavoro in modo continuo. Si tratterebbe del **moto perpetuo di seconda specie**, in cui il calore viene integralmente trasformato in lavoro. Si può dimostrare che per produrre lavoro in modo continuo non è sufficiente lavorare con un'unica sorgente di calore, ma è necessario averne due a temperature differenti; l'effetto di questo vincolo è che solo parte del calore ceduto dalla sorgente calda può essere trasformato in lavoro. Questo è quanto affermano la teoria dell'entropia e il secondo principio della termodinamica.

Il secondo principio può essere enunciato in tre modi tra loro equivalenti.

Enunciato secondo Kelvin

È impossibile far compiere a una macchina termica una trasformazione il cui **unico risultato** sia quello di trasformare **integralmente** in lavoro il calore assorbito da una sola sorgente. Dunque $\eta < 1$ (il primo principio vieta solo che il rendimento sia maggiore di 1).

Enunciato secondo Clausius

Il calore passa **spontaneamente** dai corpi caldi ai corpi freddi e non viceversa.

Terzo enunciato

In un *sistema isolato* ogni trasformazione **spontanea** (irreversibile) comporta un **aumento** di entropia.

Quesiti svolti

1 Il calore specifico di un corpo:

- **A** è la quantità di calore necessaria a innalzare la temperatura del corpo di 1 °C
- **B** nel Sistema Internazionale, è la quantità di calore impiegata per portare a 100 °C (partendo da 0 °C) 1 g della massa del corpo
- **C** è il rapporto tra capacità termica e massa del corpo
- **D** è il rapporto tra la quantità di calore impiegata per cambiare la temperatura del corpo e la differenza di temperatura
- **E** è il prodotto tra la quantità di calore impiegata per cambiare la temperatura e la differenza di temperatura

La risposta corretta è la **C**. Si noti che la risposta **D** riporta la definizione della *capacità termica*.

2 Siano $E(\mathrm{f})$ ed $E(\mathrm{a})$ le energie necessarie a riscaldare di un grado centigrado un chilo di ferro ed un chilo d'acqua, inizialmente alla stessa temperatura. Si può dire che:

- **A** $E(\mathrm{f}) > E(\mathrm{a})$ perché il ferro ha una densità maggiore
- **B** $E(\mathrm{f}) < E(\mathrm{a})$ perché il ferro ha un calore specifico più basso
- **C** $E(\mathrm{f}) = E(\mathrm{a})$ perché la temperatura finale è la stessa
- **D** $E(\mathrm{f}) = E(\mathrm{a})$ perché la massa è la stessa
- **E** nessuna delle precedenti risposte è corretta

Anche senza conoscere il calore specifico del ferro, si può dire che è sicuramente più basso di quello dell'acqua, poiché il ferro è un conduttore di calore migliore dell'acqua.

L'energia necessaria per generare una variazione di temperatura ΔT in un corpo di massa m e calore specifico c è pari alla variazione di calore:

$$\Delta Q = m \cdot c \cdot \Delta T$$

A parità di massa e di variazione di temperatura la relazione tra le energie corrisponde alla relazione tra i calori specifici (risposta **B**).

3 Uno sperimentatore scalda un corpo di massa m con la fiamma: la temperatura iniziale è t_i, quella finale t_f, il calore fornito ΔQ, il calore specifico e la capacità termica del corpo sono c e k. Di conseguenza sarà:

- **A** $t_f - t_i = \Delta Q/(cm)$
- **B** $t_f - t_i = \Delta Q \cdot k$
- **C** $\Delta Q = k \cdot (t_f - t_i)/m$
- **D** $\Delta Q = km \cdot (t_f - t_i)$
- **E** $\Delta Q \cdot (t_f - t_i) \cdot cm = 0$

L'alternativa **A** contiene la relazione che lega massa, calore specifico, variazione di calore e variazione di temperatura. In particolare, in termini di capacità termica, vale:

$$t_f - t_i = \frac{\Delta Q}{cm} = \frac{\Delta Q}{k} \quad \text{(risposta A)}$$

FISICA

4 **Se si forniscono lentamente 100 J di calore a un blocco di 1 kg di ghiaccio che si trova alla temperatura di – 10 °C, si verifica che:**

A il ghiaccio si scioglie

B la temperatura del ghiaccio aumenta, ma il ghiaccio non si scioglie

C la temperatura del ghiaccio aumenta e il ghiaccio si scioglie

D per rispondere occorre conoscere la pressione esterna

E nessuna delle precedenti

Il calore fornito a un blocco di ghiaccio che si trova a una temperatura minore di 0 °C si traduce inizialmente in un aumento di temperatura e non in un passaggio di stato.

Solo quando il ghiaccio ha raggiunto la temperatura di 0 °C si innesca il cambiamento di stato (passaggio solido-liquido) durante il quale la temperatura rimane inalterata.

Nel caso in esame, la quantità di energia ceduta (100 J) è così piccola che il cubo di ghiaccio non riesce a raggiungere la temperatura di 0 °C. Si può calcolare il modesto aumento di temperatura del ghiaccio causato dai 100 J di energia assorbita. L'aumento di temperatura ΔT che la quantità di calore ΔQ provoca alla massa m di ghiaccio si ricava dalla relazione:

$$\Delta Q = m \cdot c_{\text{ghiaccio}} \cdot \Delta T$$

dove $\Delta Q = 100\ \text{J} = 100/4{,}186\ \text{cal}$; $m = 1\ \text{kg}$; $c_{\text{ghiaccio}} = 0{,}5\ \text{cal}/(\text{g} \cdot °\text{C}) = 500\ \text{cal}/(\text{kg} \cdot °\text{C})$.

Quindi:

$$\Delta T = \frac{\Delta Q}{m \cdot c_{\text{ghiaccio}}} = \frac{(100/4{,}186)\ \text{cal}}{1\ \text{kg} \cdot (500\ \text{cal}/(\text{kg} \cdot °\text{C}))} \approx 0{,}05\ °\text{C} \quad \text{(risposta B)}$$

5 **Il calore di fusione del ghiaccio è 80 kcal/kg.**

Se introduciamo in un termos 100 g di ghiaccio a 0 gradi centigradi e 100 g di acqua a 60 gradi centigradi, la temperatura di equilibrio del sistema sarà:

A 50 gradi centigradi

B 20 gradi centigradi

C 30 gradi centigradi

D 0 gradi centigradi

E – 20 gradi centigradi

L'acqua calda tende a cedere calore al ghiaccio: poiché il ghiaccio si trova a 0 °C può avvenire un passaggio di stato durante il quale parte del ghiaccio si trasforma in acqua. In particolare, il calore specifico dell'acqua è 1 cal / (g · °C), dunque il calore totale che essa può cedere al ghiaccio vale:

$$\Delta Q = mc \cdot \Delta T = 100\ \text{g} \cdot 1 \frac{\text{cal}}{\text{g} \cdot °\text{C}} \cdot 60\ °\text{C} = 6000\ \text{cal}$$

Il calore necessario per fondere 100 g = 0,1 kg di ghiaccio è:

$$\Delta Q = m\lambda = 0{,}1\ \text{kg} \cdot 80\ \frac{\text{kcal}}{\text{kg}} = 8\ \text{kcal} = 8000\ \text{cal}$$

Si vede così che il calore fornito dall'acqua non è sufficiente per sciogliere tutto il ghiaccio; la temperatura finale della miscela resta perciò quella iniziale del ghiaccio, ovvero 0 °C (risposta D).

6 Una scatola di polistirolo (materiale sintetico bianco, leggero, a basso coefficiente di conducibilità termica) contiene 100 g di acqua alla temperatura di 30°C e viene messa in frigorifero. Dopo 1000 secondi la temperatura è 20°C. Allora:

- **A** il frigorifero ha sottratto 10 kcal all'acqua
- **B** la variazione della temperatura per unità di tempo è stata di –0,01°C/s
- **C** l'acqua ha perso 1000 joule
- **D** la capacità termica dell'acqua è calata di 1 kcal/°C
- **E** l'acqua ha erogato mediamente la potenza di 1000 watt

Si verifica che la variazione di temperatura per unità di tempo vale:

$$\frac{\Delta T}{\Delta t} = \frac{(20-30)°C}{1000\ s} = -0{,}01\ °C/s \quad \text{(risposta B)}$$

Si osservi che la variazione di calore è:

$$\Delta Q = mc\Delta T = 100\ g \cdot 1\ \frac{cal}{°C \cdot g} \cdot 10°C = 1\,kcal = 4186\ joule$$

Le alternative **A** e **C** sono dunque errate. Inoltre, la capacità termica dell'acqua dipende solo dal calore specifico e dalla massa, che non variano durante la trasformazione (risposta **D** errata).

7 2 kg d'acqua alla temperatura di 80 °C vengono introdotti in un calorimetro contenente 1 kg d'acqua a 20 °C. La temperatura di equilibrio raggiunta dopo un certo tempo nel calorimetro è:

- **A** 30 °C
- **B** 60 °C
- **C** 50 °C
- **D** 33 °C
- **E** non vi sono dati sufficienti per rispondere

La temperatura di equilibrio raggiunta da due masse m_1 e m_2 dello stesso materiale, alle temperature iniziali T_1 e T_2, è data da:

$$T_f = \frac{T_1 \cdot m_1 + T_2 \cdot m_2}{m_1 + m_2} = \frac{80\ °C \cdot 2\ kg + 20\ °C \cdot 1\ kg}{(2+1)\ kg} = \frac{180\ °C \cdot kg}{3\ kg} = 60\ °C$$

La risposta esatta è la **B**.

8 Se un gas perfetto viene compresso in un cilindro termicamente isolato, la sua energia interna:

- **A** aumenta
- **B** diminuisce
- **C** diventa trascurabile
- **D** si può definire solo se la trasformazione è reversibile
- **E** resta costante

Per comprimere un gas contenuto in un cilindro si deve compiere lavoro. Compiere lavoro su un gas significa cedere al gas dell'energia. Dato che il cilindro è isolato termicamente, l'energia ceduta al gas non può essere dissipata verso l'esterno ma si immagazzina nel gas sotto forma di energia interna.

La risposta cercata è dunque la **A**.

9 Un gas subisce una trasformazione ciclica rappresentata nel piano pressione-volume da un rettangolo che viene percorso in senso orario, avente lati $p_2 - p_1 > 0$ e $V_2 - V_1 > 0$ paralleli agli assi. La vera proposizione è:

A il lavoro esterno vale $p_2 \cdot V_2 - p_1 \cdot V_1$
B il lavoro esterno è nullo
C il gas non ha ricevuto calore
D l'energia interna U è cresciuta, ovvero $\Delta U > 0$
E la temperatura finale coincide con quella iniziale

Una trasformazione ciclica è tale che le funzioni di stato alla fine della trasformazione tornano ad avere lo stesso valore che avevano all'inizio: questo basta a concludere che la risposta corretta è la E, e che la risposta D è errata.

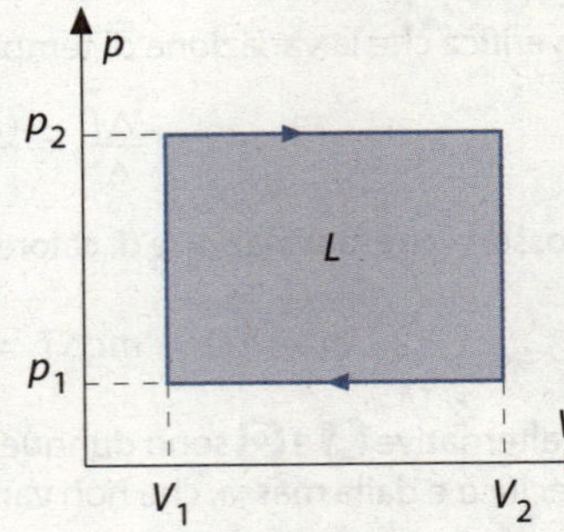

Volendo escludere le altre risposte, si rappresenta la trasformazione nel piano pV secondo i dati del problema come in figura. Il lavoro compiuto durante la trasformazione è pari all'area del rettangolo e dunque vale $(p_2 - p_1) \cdot (V_2 - V_1)$ (risposte A e B errate). Il primo principio della termodinamica consente di stabilire infine che anche il calore scambiato non è nullo, ma uguale in valore assoluto al lavoro (risposta C errata).

10 Nel diagramma *pV* in figura sono rappresentate due isoterme di un gas perfetto. Che relazione c'è tra le temperature T_1 e T_2?

A $T_1 > T_2$
B $T_1 = T_2$
C $T_1 < T_2$
D Per rispondere è necessario sapere se il gas è monoatomico o biatomico
E Nessuna delle risposte precedenti è corretta

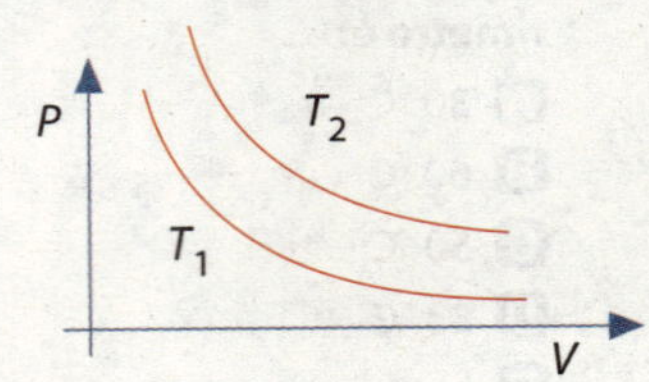

Le isoterme dei gas perfetti nel piano pV sono iperboli equilatere, tanto più distanti dagli assi quanto più alta è la temperatura che le contraddistingue: la relazione tra le due temperature è dunque $T_1 < T_2$ (risposta C).

11 A causa del metabolismo umano, un adulto di media statura che entri in una stanza adiabatica, cioè isolata come un calorimetro, equivale mediamente a una stufetta da 80 watt (se resta a riposo, come ipotizziamo). Dopo una permanenza di 4186 secondi:

A saranno state prodotte 80 kcal
B la temperatura dell'aria sarà salita di 8 gradi centigradi
C saranno state prodotte 80/4186 kcal
D saranno state prodotti 80 kjoule di calore
E la temperatura dell'adulto sarà scesa di 80/4,18 gradi centigradi

Il calore prodotto, equivalente al lavoro compiuto dalla "stufetta", vale:

$$L = P \cdot t = 80 \text{ W} \cdot 4186 \text{ s} = 334.880 \text{ J} = 80.000 \text{ cal} = 80 \text{ kcal}$$

La risposta cercata è la A.

Si noti che per calcolare la variazione di temperatura della stanza (o dell'uomo) in base al calore acquistato (o ceduto) è necessario conoscerne la capacità termica. Le risposte B ed E sono dunque da escludere.

PARTE SESTA

12 **In ogni frigorifero una certa quantità di calore viene sottratta ogni secondo alla cella fredda e ceduta all'ambiente esterno a temperatura più alta, ossia del calore passa da un corpo più freddo a uno più caldo.**

Scegli quale tra le seguenti risposte è CORRETTA:

A quanto sopra affermato è vero perché il frigorifero è una delle macchine termiche che funziona indipendentemente dal secondo principio della termodinamica

B quanto sopra affermato è vero perché il secondo principio della termodinamica si applica solo alle macchine termiche che trasformano in lavoro il calore sottratto a una certa sorgente

C anche una macchina frigorifera deve funzionare rispettando il secondo principio della termodinamica; la spiegazione del suo funzionamento sta nel fatto che il passaggio di calore da un corpo più freddo a uno più caldo non è l'unico risultato che si ottiene durante ogni ciclo

D il funzionamento di un frigorifero si può spiegare solo tenendo presente che i cicli vengono compiuti da gas molto particolari, che non seguono la legge dei gas pefetti e inquinano l'atmosfera

E per spiegare il funzionamento di un frigorifero occorre fare ricorso alle leggi della meccanica quantistica

La risposta esatta è la C: il frigorifero funziona grazie a un motore, dunque il passaggio di calore da un corpo più freddo a uno più caldo non è spontaneo.

13 **In una trasformazione ciclica, il calore sottratto a un corpo è completamente trasformabile in lavoro?**

A Sì, per qualunque trasformazione

B Sì, a condizione che la trasformazione sia reversibile

C Sì, a condizione che la trasformazione sia irreversibile

D Sì, a condizione che la trasformazione riguardi un gas perfetto

E No, in quanto il rendimento di qualsiasi trasformazione ciclica è sempre inferiore al 100%

Il primo enunciato del secondo principio della termodinamica proibisce trasformazioni il cui unico risultato sia la trasformazione integrale del calore assorbito in lavoro: la risposta corretta è la E.

14 **L'unità di misura del rendimento è:**

A la caloria

B il joule

C il kelvin

D il watt

E il rendimento è una grandezza adimensionale

Il rendimento di una macchina è definito come il rapporto tra il lavoro prodotto e il calore assorbito dalla macchina. Il lavoro e il calore sono grandezze omogenee: il loro rapporto è adimensionale (risposta E).

8 | Onde

Se si perturba un punto di un mezzo esteso (per esempio lanciando un sasso in uno specchio d'acqua), la perturbazione si estende ai punti circostanti: si tratta di un *fenomeno ondulatorio*.

Un'onda è un'oscillazione che si propaga nello spazio trasportando energia, ma non materia.

Appoggiando un tappo di sughero su uno specchio d'acqua e provocando un'onda, si nota che il tappo oscilla verticalmente, ma non ha spostamenti orizzontali: la materia non viene trasportata dall'onda.

8.1 | Classificazione delle onde esistenti in natura

Le onde si distinguono in:

- **onde meccaniche**: il meccanismo della loro propagazione ha origine dalle proprietà elastiche del mezzo in cui si trasmettono; **hanno bisogno di un mezzo nel quale propagarsi**; non si propagano nel vuoto (le onde acustiche sono un esempio di onde meccaniche);
- **onde elettromagnetiche**: il meccanismo della loro propagazione ha origine dalle proprietà dei campi elettrici e magnetici; **non** hanno bisogno di un mezzo nel quale propagarsi; si propagano anche nel vuoto (si pensi alla luce del Sole che giunge fino a noi attraversando 150.000.000 di chilometri di spazio pressoché vuoto).

Le onde si dividono anche in trasversali e longitudinali:

- **onde trasversali**: la direzione di vibrazione è perpendicolare alla direzione di propagazione dell'onda;
- **onde longitudinali**: la direzione di vibrazione è parallela alla direzione di propagazione dell'onda.

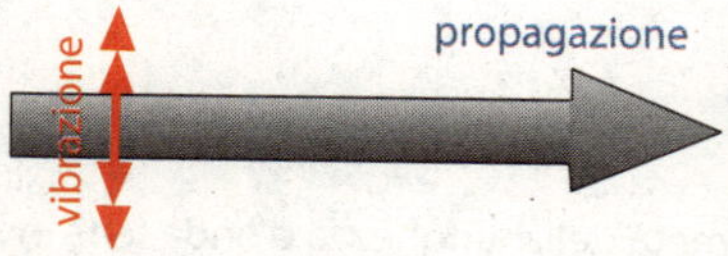

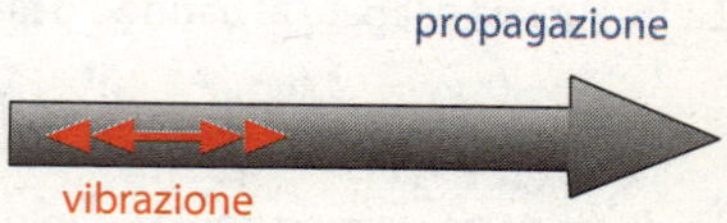

Le onde sull'acqua e la luce sono onde di tipo trasversale.

Il suono è un fenomeno ondulatorio costituito da onde longitudinali.

Le *onde meccaniche* possono propagarsi indifferentemente nei solidi, nei liquidi e negli aeriformi. In particolare si ha:

- nei solidi si propagano sia onde meccaniche longitudinali che trasversali;
- nei gas e all'interno dei liquidi si propagano solo onde meccaniche longitudinali;
- sulla superficie dei liquidi si propagano solo onde meccaniche trasversali.

Mentre le onde meccaniche necessitano di un mezzo per propagarsi, le onde elettromagnetiche viaggiano indifferentemente nel vuoto e nella materia: la luce, per esempio, si propaga anche nei liquidi e, in misura minore, nei solidi.

8.2 | Caratteristiche di un'onda

Periodo T

Tempo necessario a compiere un'oscillazione completa (si misura in secondi).

Lunghezza d'onda λ

Distanza percorsa dall'onda in un periodo (si misura in metri).

Frequenza ν

Numero di oscillazioni al secondo (si misura in hertz).

Velocità v

È la velocità con cui si propaga l'energia trasportata dall'onda (si misura in m/s).

Ampiezza A

Per le onde meccaniche corrisponde al massimo spostamento di una particella dalla sua posizione di equilibrio.

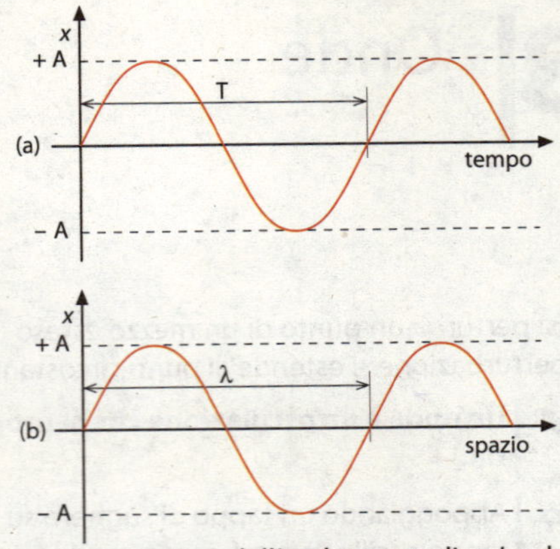

Rappresentazione dell'andamento di un'onda

La figura (a) rappresenta l'oscillazione di un punto *x* al variare del tempo, mentre la figura (b) è un'immagine del profilo dell'onda in un istante *t* fissato.

In entrambi i casi il risultato è una sinusoide, data la natura oscillatoria del fenomeno.

Il periodo e la frequenza di un'onda esprimono proprietà intrinseche dell'onda mentre la lunghezza d'onda, la velocità e l'ampiezza dipendono dal mezzo nel quale l'onda si propaga.

Valgono le seguenti relazioni notevoli:

$$\left.\begin{array}{l} T = 1/\nu \\ v = \lambda/T \end{array}\right\} \Rightarrow v = \nu \cdot \lambda$$

La lunghezza d'onda delle onde elettromagnetiche viene spesso misurata in **angstrom** (simbolo: Å) dove $1\ \text{Å} = 10^{-10}\ \text{m}$.

Una corda orizzontale vincolata negli estremi viene fatta vibrare. A metà della corda è legato un fiocchetto rosa, che oscilla intorno alla posizione di equilibrio con una frequenza di 2 Hz.
Quanto vale la velocità di propagazione della vibrazione lungo la corda se la distanza orizzontale tra un massimo e un minimo successivi è 2 m?

La frequenza è legata al periodo dalla relazione:

$$T = \frac{1}{\nu} = \frac{1}{2\ \text{Hz}} = 0{,}5\ \text{s}$$

La distanza tra un massimo e un minimo successivi è metà della lunghezza d'onda (che invece è la distanza tra due massimi successivi o, analogamente, due minimi successivi), per cui $\lambda = 4\ \text{m}$. Si trova quindi che la velocità di propagazione vale:

$$v = \frac{\lambda}{T} = 8\ \frac{\text{m}}{\text{s}}$$

Si calcoli la frequenza di un'onda avente una lunghezza d'onda pari a 6000 Å e una velocità pari a quella della luce, c = 300.000 km/s.

$$\nu = \frac{c}{\lambda} = \frac{300.000\ \text{km/s}}{6000 \cdot 10^{-13}\ \text{km}} = 50 \cdot 10^{13}\ \text{Hz}$$

PARTE SESTA

8.2.1 | Fase di un'onda

L'oscillazione regolare di un punto *x* intorno a una posizione di equilibrio costituisce un moto armonico. Un'onda può essere quindi studiata come moto armonico di un punto la cui distanza dalla posizione di equilibrio è detta *elongazione*.

Come si è visto (§ 3.11.2) la legge oraria che il punto segue nella sua oscillazione è del tipo:

$$x(t) = A \cdot \text{sen}(\omega \cdot t + \varphi)$$

dove:

- A è l'ampiezza dell'onda, ed è il massimo valore dell'elongazione;
- ω è la pulsazione: $\omega = 2\pi/T = 2\pi\nu$
- $(\omega \cdot t + \varphi)$ è detta **fase** dell'onda e φ è la **fase iniziale**.

Due onde possono avere stessa frequenza, lunghezza d'onda e velocità, ma avere fase diversa, come illustrato nelle figure seguenti.

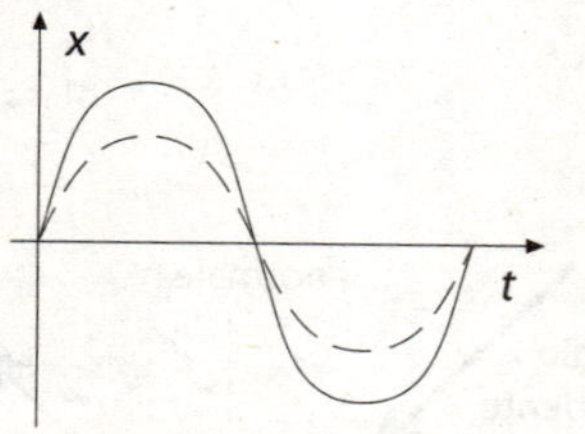

Onde in concordanza di fase: quando l'elongazione della prima è massima lo è anche quella della seconda.

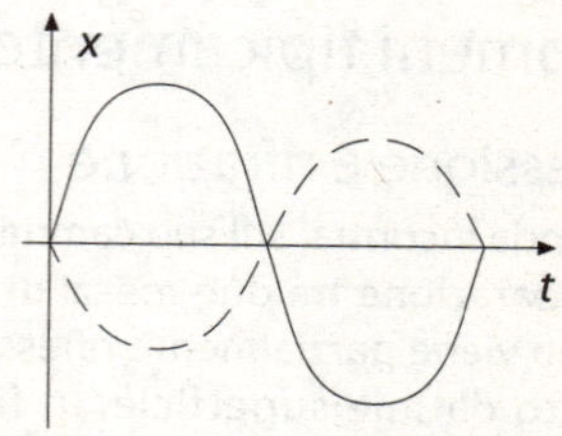

Onde in opposizione di fase: quando l'elongazione della prima onda è massima, quella della seconda è minima.

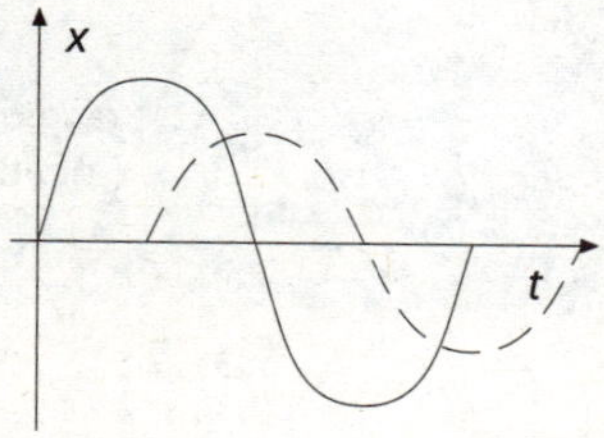

Onde in quadratura di fase: la seconda è in ritardo rispetto alla prima di un quarto di periodo, per cui quando l'elongazione della prima ha un massimo, quella della seconda è nulla.

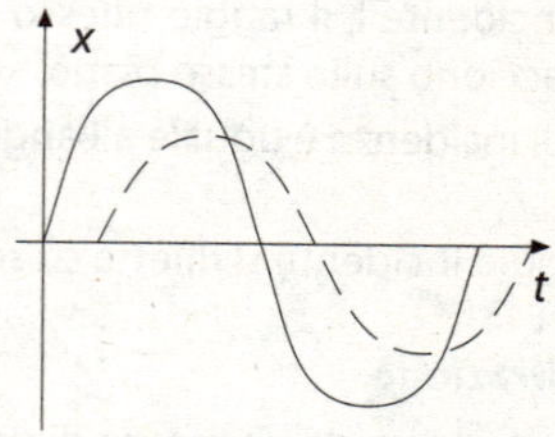

Onde sfasate in maniera casuale: la prima onda è in anticipo di fase rispetto alla seconda, che viene di conseguenza detta in ritardo di fase.

8.2.2 | Fronti d'onda

Il **fronte d'onda** è la superficie ipotetica formata da tutti i punti che, a un dato istante, hanno lo stesso valore di fase.

Per le onde nel piano (bidimensionali) il fronte d'onda è una linea e non una superficie (le circonferenze delle onde sull'acqua sono fronti d'onda), mentre per le onde nello spazio (tridimensionali) il fronte d'onda è una superficie.

Il fronte d'onda è in ogni punto **perpendicolare** alla direzione di propagazione dell'onda.

In un fronte d'onda, i punti oscillanti si trovano alla stessa distanza dalla sorgente, spostati in maniera uguale dai rispettivi centri di oscillazione, ed hanno stessa velocità e stessa accelerazione. I fronti d'onda vengono anche detti **superfici d'onda**. In base alla forma dei fronti d'onda si può fare un'ulteriore classificazione delle onde in onde lineari (monodimensionali), piane e circolari (bidimensionali), sferiche (tridimensionali).

FISICA

8.2.3 | Intensità di un'onda

Si è già detto che un'onda trasporta energia; l'*intensità di un'onda* è la quantità di energia che, nell'unità di tempo, attraversa l'unità di superficie disposta perpendicolarmente alla direzione di propagazione (si misura in watt/m^2). L'energia e quindi l'intensità di un'onda sono proporzionali al quadrato dell'ampiezza e al quadrato della frequenza ($I = k \cdot \nu^2 \cdot A^2$).

Se r_1 e r_2 sono le distanze di due punti dalla sorgente dell'onda e I_1 e I_2 sono le rispettive intensità dell'onda nei due punti, valgono le seguenti relazioni:

per le onde lineari e piane $I_1 = I_2$ → l'intensità di un'onda lineare e di un'onda piana è costante.

per le onde circolari $I_1/I_2 = r_2/r_1$ → l'intensità di un'onda circolare è inversamente proporzionale alla distanza.

per le onde sferiche $I_1/I_2 = r_2^2/r_1^2$ → l'intensità di un'onda sferica è inversamente proporzionale al quadrato della distanza.

8.3 | Fenomeni tipicamente ondulatori

8.3.1 | Riflessione e rifrazione

Quando un'onda incontra, sul suo cammino, una superficie di separazione tra due mezzi di densità diversa, il raggio viene parzialmente riflesso e parzialmente rifratto da tale superficie. In figura sono rappresentati i fenomeni della riflessione e della rifrazione di un raggio di luce nel passaggio aria-acqua.

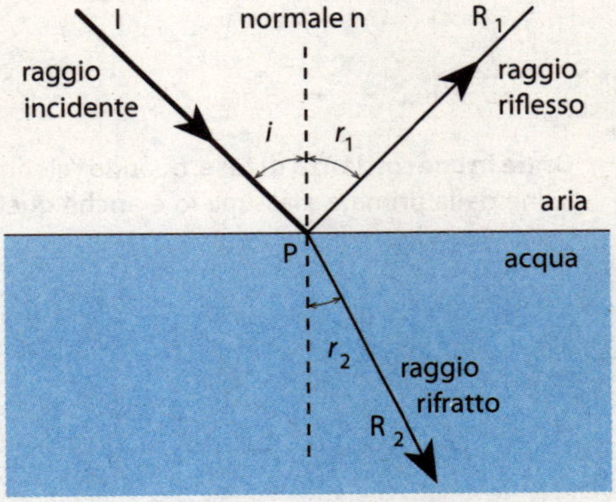

Leggi della riflessione

- Il raggio incidente I, il raggio riflesso R_1 e la normale n giacciono sullo stesso piano.
- L'angolo di incidenza è uguale all'angolo di riflessione: $i = r_1$.

Se $i = 0$, il raggio incidente si riflette su se stesso.

Leggi della rifrazione

Quando un'onda passa da un mezzo di densità ρ_1 a un mezzo di densità ρ_2 la sua direzione di propagazione cambia: si allontana o si avvicina alla normale alla superficie di separazione tra i due mezzi a seconda che ρ_1 sia maggiore o minore di ρ_2. Insieme alla direzione di propagazione cambia anche la velocità di propagazione dell'onda nei due mezzi. Il fenomeno descritto prende il nome di *rifrazione*. Nella figura precedente, è riportata la rifrazione di un raggio di luce nel passaggio aria-acqua. Il raggio che si propaga nel nuovo mezzo (acqua) si avvicina alla normale della superficie di separazione dei due mezzi. L'angolo di incidenza i è maggiore dell'angolo di rifrazione r_2.

Valgono le leggi:

- il raggio incidente, il raggio rifratto e la normale n sono complanari;
- $\frac{\text{sen}\, i}{\text{sen}\, r_2} = \text{costante} = n_{1,2}$, dove $n_{1,2} = n_2/n_1$ è detto *indice di rifrazione relativo* del mezzo 2 rispetto al mezzo 1, mentre n_1 e n_2 sono gli *indici di rifrazione assoluti* dei mezzi 1 e 2. Il vuoto ha indice di rifrazione $n = 1$.

Indicando con v_1 e v_2 le velocità dell'onda nei mezzi 1 e 2, si dimostra che:

$$n_{1,2} = \frac{n_2}{n_1} = \frac{v_1}{v_2} \Rightarrow \frac{v_1}{v_2} = \frac{\text{sen}\, i}{\text{sen}\, r_2}$$

Quanto vale la velocità della luce in un mezzo con indice di rifrazione 1,5?

Dati due mezzi 1 e 2 aventi indici di rifrazione assoluti n_1 e n_2, detta v_1 la velocità della luce nel mezzo 1 e v_2 la velocità della luce nel mezzo 2, secondo le leggi della rifrazione si ha:

$$\frac{v_1}{v_2} = \frac{n_2}{n_1}$$

Prendendo come mezzo 1 il vuoto (che ha indice di rifrazione 1) e come mezzo 2 quello con indice di rifrazione 1,5, è possibile calcolare v_2:

$$\frac{c}{v_2} = \frac{n_2}{1} \quad \Rightarrow \quad v_2 = \frac{c}{n_2} = \frac{3 \cdot 10^8 \text{ m/s}}{1{,}5} = 2 \cdot 10^8 \text{ m/s}$$

La velocità della luce diminuisce all'aumentare dell'indice di rifrazione del mezzo in cui si propaga.

Se un'onda passa da un mezzo dove si muove più velocemente a un altro dove si muove meno velocemente, l'angolo di incidenza è più grande di quello di rifrazione e il raggio si avvicina alla normale alla superficie.

8.3.2 | Riflessione totale

Quando un raggio luminoso passa da un mezzo più denso a uno meno denso, la velocità aumenta e il raggio rifratto si allontana dalla normale alla superficie di separazione dei due mezzi: se l'angolo di incidenza aumenta, aumenta anche l'angolo di rifrazione.

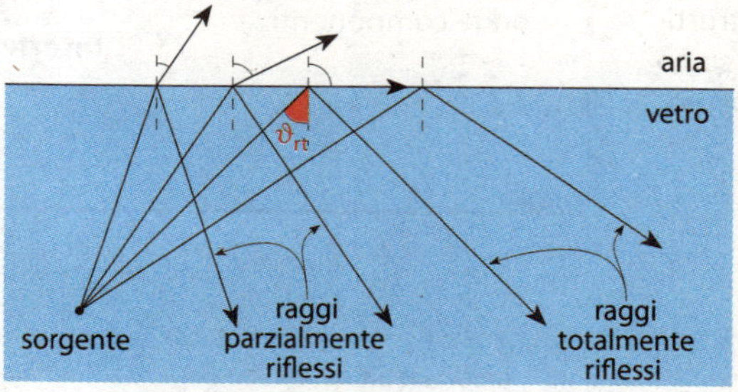

Esiste un *angolo di riflessione totale* ϑ_{rt} oltre al quale il raggio viene totalmente riflesso.

Per tale angolo vale $\operatorname{sen}\vartheta_{rt} = n_2/n_1$, dove n_1 e n_2 sono rispettivamente l'indice di rifrazione del primo e del secondo mezzo.

Si calcoli l'angolo di riflessione totale nel passaggio vetro-aria, sapendo che l'indice di rifrazione del vetro vale circa 1,5.

$$\operatorname{sen}\vartheta_{rt} = n_2/n_1 = 1/1{,}5 \quad \Rightarrow \quad \vartheta_{rt} = 41{,}81°$$

8.3.3 | Diffusione

Se il raggio incidente colpisce una superficie non ben levigata, viene riflesso in direzioni differenti a seconda dell'inclinazione della parte di superficie colpita.

Se con una torcia si illumina una parete, il raggio riflesso non *rimbalza* sulla parete formando un angolo di riflessione uguale a quello di incidenza, ma viene diffuso in tutte le direzioni, illuminando tutta la stanza.

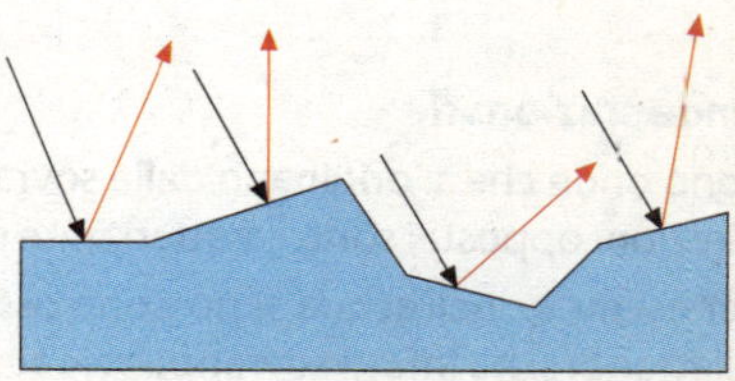

FISICA

8.3.4 | Diffrazione

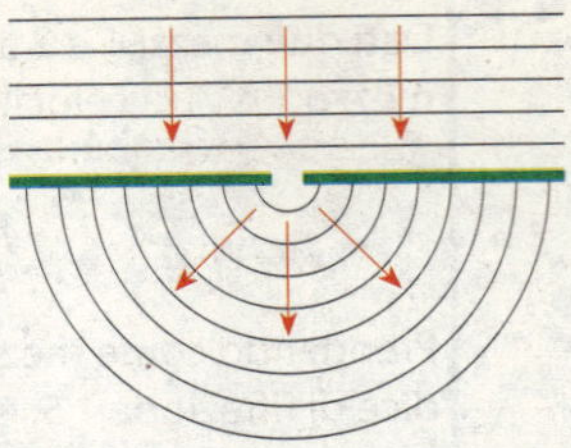

Le onde possono anche presentare delle deviazioni della direzione di propagazione, dette fenomeni di diffrazione. Il fenomeno è particolarmente evidente quando l'onda incontra un ostacolo o una fenditura le cui dimensioni sono confrontabili con quelle della lunghezza d'onda.

Quando un'onda incontra un ostacolo sul suo cammino, il fronte dell'onda si deforma in modo tale da aggirare l'ostacolo. Se l'onda colpisce una fenditura (si veda la figura), la fenditura si comporta come una sorgente puntiforme da cui si originano onde nuove (**principio di Huygens-Fresnel**).

8.3.5 | Interferenza

Si considerino due onde che si propagano in un mezzo con uguale frequenza e relazione di fase costante (onde generate da sorgenti coerenti). L'elongazione di un punto del mezzo dove le onde si sovrappongono è data dalla somma delle elongazioni dovute alle singole onde.

Tale fenomeno prende il nome di *interferenza*: si parla di interferenza costruttiva o distruttiva a seconda che le onde siano in concordanza o in opposizione di fase.

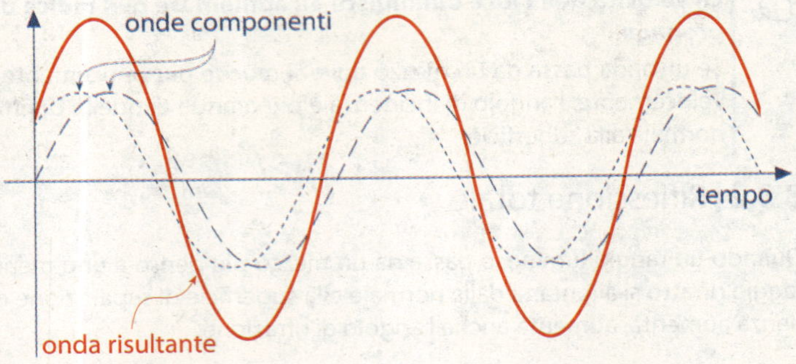

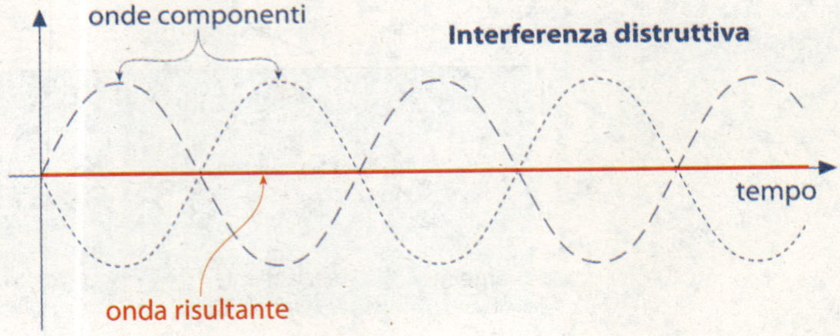

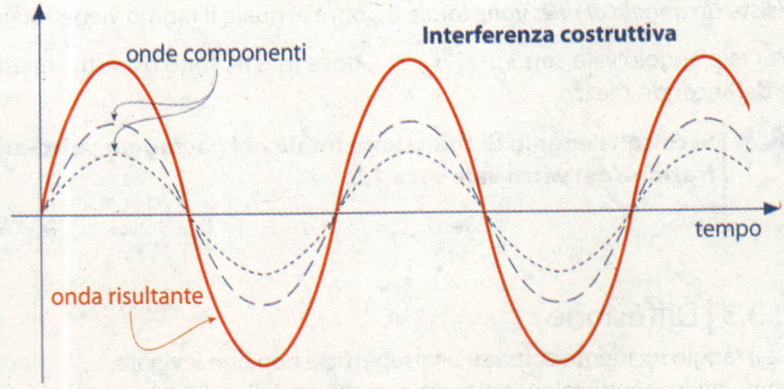

Onde stazionarie

Sono onde che si originano dalla sovrapposizione di due onde di uguale ampiezza che si propagano in direzioni opposte; sono caratterizzate dalla presenza di punti fissi detti *nodi*.

Per esempio, nell'acqua si possono osservare in prossimità di una parete verticale sulla quale le onde si riflettono: si ha infatti sovrapposizione tra l'onda incidente e l'onda riflessa.

8.4 | Onde sonore

Il suono è un'onda meccanica che ha bisogno di un mezzo nel quale propagarsi. Nei fluidi è un'*onda elastica longitudinale* costituita da una serie di strati in cui il fluido è alternativamente compresso e rarefatto (come rappresentato in figura); nei *solidi* è costituito da onde *trasversali* e *longitudinali*.

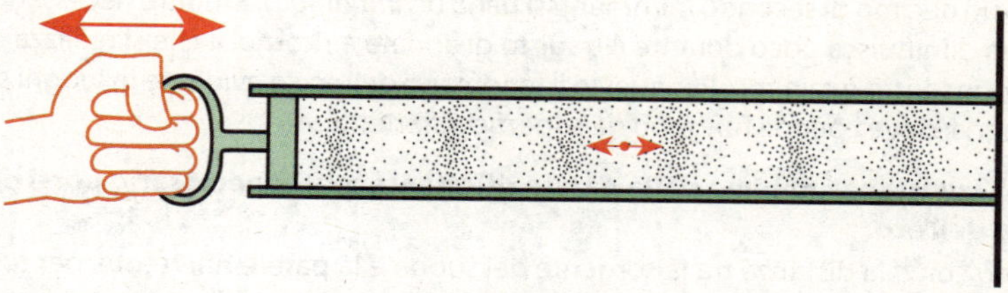

Le onde acustiche sono onde meccaniche: non si propagano nel vuoto.

Perché un'onda acustica sia *udibile* bisogna che la sua frequenza ν soddisfi la condizione 16 Hz $< \nu <$ 20.000 Hz. Se $\nu <$ 16 Hz si parla di *infrasuoni*; se $\nu >$ 20.000 Hz si parla di *ultrasuoni*.

Quando viene prodotto un suono, le molecole di materia prossime alla sorgente cominciano a vibrare; la vibrazione viene trasmessa alle molecole vicine, poi da queste alle successive e così via.

La velocità con cui la vibrazione si propaga è diversa a seconda del mezzo: nell'aria secca vale 331,4 m/s; nell'aria in condizioni ambientali ordinarie vale 340 m/s; nei liquidi è maggiore (1450 m/s nell'acqua); nei solidi è ancora più alta (5130 m/s nel ferro).

Se un suono si propaga in un certo mezzo con una velocità di 500 m/s e ha una frequenza di 100 Hz, la sua lunghezza d'onda vale:

La relazione che esprime la lunghezza d'onda λ in funzione della velocità v e della frequenza ν è la seguente:

$$\lambda = v/\nu$$

per cui, utilizzando i dati forniti, si ricava:

$$\lambda = \frac{500}{100}\frac{\text{m/s}}{\text{Hz}} = 5\ \text{m}$$

8.4.1 | Caratteri distintivi del suono

- **Altezza:** un suono si dice alto (*acuto*) o basso (*grave*) a seconda che la sua frequenza sia elevata o bassa. Il suono più grave percepibile dall'orecchio umano ha una frequenza di 16 Hz.
- **Intensità:** è l'energia trasportata dall'onda nell'unità di tempo per unità di superficie. Poiché l'intensità di un'onda sferica è inversamente proporzionale al quadrato della distanza (§ 8.2.3), un suono è sempre più debole man mano che ci si allontana dalla sorgente.

  L'*intensità del suono* si misura in watt/m^2. L'*intensità di sensazione sonora* si misura invece in bel: due suoni differiscono di un bel quando l'uno è dieci volte più intenso dell'altro. Di solito si preferisce usare un sottomultiplo del bel pari a 1/10 bel = decibel (dB).

  - Soglia dell'udibile: minima intensità sonora percepibile dall'uomo = 0 dB.
  - Soglia del dolore: massima intensità sonora tollerata dall'uomo ≈ 120 dB.
- **Timbro:** è legato alla forma dell'onda. Due strumenti musicali differenti possono eseguire la medesima nota con la stessa frequenza e intensità: ciò che rende i due suoni diversi è il loro timbro.
- **Suono e rumore:** mentre i suoni sono onde acustiche *periodiche*, **i rumori mancano di periodicità**. Se la risultante di più suoni non ha un carattere periodico, si ha solo rumore.

FISICA

8.4.2 | Il fenomeno dell'eco

Quando un'onda sonora urta contro una parete viene riflessa e torna verso la sorgente. Può accadere che un ascoltatore posto in prossimità della sorgente senta l'onda sonora come se provenisse dal punto dove si è avuta la riflessione. Questo effetto è detto eco.

Affinché si abbia eco, il suono originale e il suono riflesso devono pervenire all'ascoltatore con un intervallo di almeno un decimo di secondo (altrimenti si parla di *rimbombo*). È inoltre necessario che l'intensità dell'onda sonora diminuisca poco durante il tragitto di andata e ritorno, il che si realizza quando l'assorbimento a cui va incontro è minimo. Per questo il fenomeno dell'eco è evidente in luoghi spaziosi e vuoti, come in montagna, dove i pendii fungono da superfici riflettenti.

Si calcoli la distanza minima dalla parete riflettente a cui è necessario porsi per udire il fenomeno dell'eco.
Indicando con d la distanza tra la sorgente del suono e la parete riflettente, per tornare alla sorgente l'onda copre una distanza pari a $2d$. Sapendo che nell'aria il suono viaggia a una velocità di circa 340 m/s, il tempo impiegato per percorrere l'intero tragitto è pari a:

$$t = 2d/v$$

Uguagliando tale tempo al tempo minimo per distinguere i due suoni, che è pari a 0,1 s, si ricava la distanza d minima perché si abbia eco:

$$2d = v \cdot t \quad \Rightarrow \quad d = \frac{v \cdot t}{2} = \frac{340\ \text{m/s} \cdot 0{,}1\ \text{s}}{2} = 17\ \text{m}$$

8.4.3 | Risonanza

Il diapason è uno strumento costituito da una barretta d'acciaio piegata a U, sostenuta da un manico. La sua particolarità è la capacità di emettere un'onda sonora avente un'unica frequenza. Si prendano ora due diapason uguali e si faccia vibrare uno solo dei due. Dopo pochi secondi, anche l'altro comincerà a vibrare emettendo lo stesso suono. Questo fenomeno prende il nome di *risonanza* ed è proprio non solo delle onde acustiche, ma di qualunque tipo di onda.

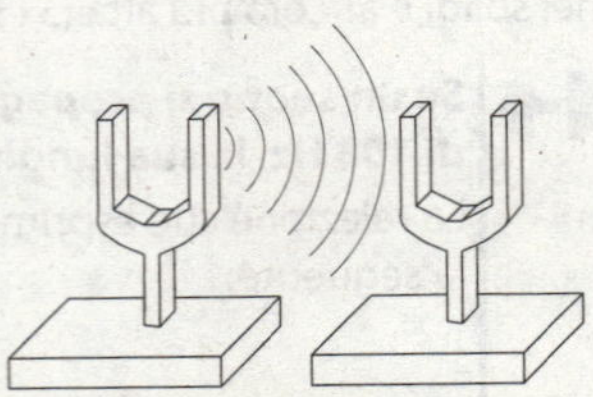

Un corpo in grado di emettere un'onda di una certa frequenza, cioè dotato di una propria frequenza di oscillazione, si mette a vibrare quando è colpito da un'onda avente proprio quella frequenza.

A causa del fenomeno della risonanza, alle truppe militari si comanda di rompere il passo della marcia quando passano sopra un ponte. Potrebbe infatti accadere che la frequenza propria di oscillazione del ponte sia uguale a quella del passo di marcia: in questo caso si assisterebbe a un'amplificazione dell'oscillazione del ponte e, nel caso peggiore, alla sua rottura.

8.5 | Onde elettromagnetiche

Le onde elettromagnetiche sono onde trasversali formate da un campo elettrico e un campo magnetico che si propagano vibrando perpendicolarmente tra loro e perpendicolarmente alla direzione di propagazione dell'onda.

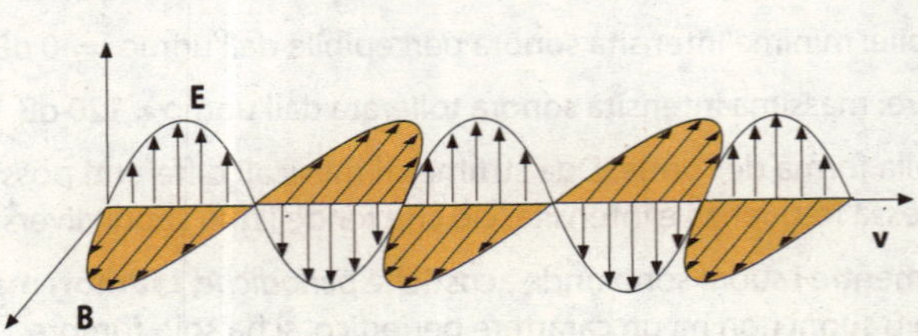

Le onde elettromagnetiche sono onde trasversali che si propagano anche nel vuoto.
La loro velocità nel vuoto è una costante pari a $3 \cdot 10^8\ m/s\ =\ 300.000\ km/s$; viene indicata con la lettera c.

La luce visibile è un'onda elettromagnetica con lunghezza d'onda λ compresa fra 380 nm (violetto) e 760 nm (rosso). La natura ondulatoria della luce è in accordo con il fatto che presenta i fenomeni della riflessione (§ 8.3.1), della diffrazione (§ 8.3.4) e dell'interferenza (§ 8.3.5), tipici delle onde.

Uno dei risultati della fisica moderna è stato però quello di mostrare che la luce (e con essa tutte le onde elettromagnetiche) ha in realtà una *doppia natura: ondulatoria e corpuscolare*.

I corpuscoli costituenti la luce si chiamano *quanti di luce* o *fotoni*: **la loro energia è direttamente proporzionale alla frequenza** secondo la relazione seguente.

$$E = h \cdot \nu$$

dove h è detta costante di Planck. Quindi **con la luce si propaga energia**.

Un'onda elettromagnetica è tanto più energetica quanto maggiore è la sua frequenza.

I raggi infrarossi sono meno energetici della luce visibile, che a sua volta è meno energetica degli ultravioletti. Con l'aumentare dell'energia di un'onda elettromagnetica, aumenta anche la probabilità di subire dei danni da esposizione alla radiazione stessa.

8.5.1 | Classificazione delle onde elettromagnetiche

Lo schema a lato riporta una classificazione delle onde elettromagnetiche al variare della loro frequenza e quindi della loro lunghezza d'onda. Si noti che le onde radio, l'ultravioletto, la luce visibile, gli infrarossi, le microonde e i raggi X sono tutte onde elettromagnetiche che differiscono per frequenza e lunghezza d'onda.

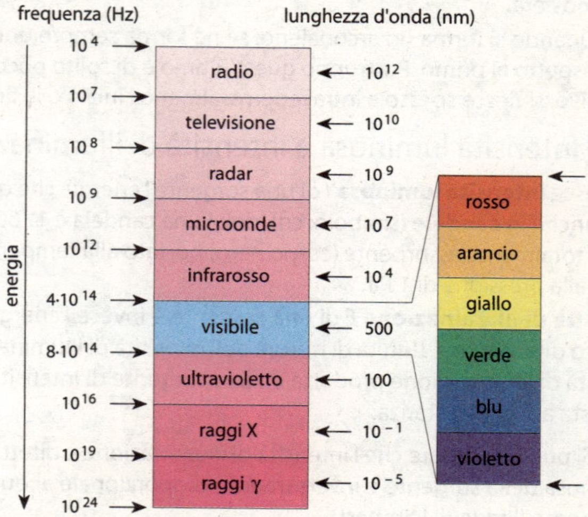

Facendo riferimento allo schema precedente, si verifichi a quale campo dello spettro elettromagnetico appartiene una radiazione che nel vuoto ha lunghezza d'onda pari a 1 cm.
Anzitutto si trasforma la lunghezza d'onda data in nanometri:

$$1\ cm\ =\ 10^{-2}\ m\ =\ 10^{-2} \cdot 10^9\ nm\ =\ 10^7\ nm$$

La radiazione data appartiene al campo delle microonde.

8.5.2 | Dispersione

Le luce bianca del Sole è un insieme di onde elettromagnetiche aventi frequenze comprese tra $3{,}8 \cdot 10^{14}$ Hz e $7{,}6 \cdot 10^{14}$ Hz. A tale spettro di frequenze corrisponde uno spettro di colori che vanno dal rosso al violetto.

Il rosso ha frequenza minore, e quindi lunghezza d'onda maggiore, del violetto. Prima del rosso, non visibile dall'occhio umano, si ha l'infrarosso; dopo il violetto si ha l'ultravioletto.

Quando un'onda luminosa colpisce un corpo trasparente, subisce il fenomeno della rifrazione. L'indice di rifrazione varia però a seconda della frequenza dell'onda e quindi ogni colore subisce una diversa rifrazione.

Un fascio di luce bianca, quando subisce il fenomeno della rifrazione, si scompone nelle sue componenti monocromatiche. Il fenomeno descritto prende il nome di **dispersione della luce**.

Colore	Lunghezza d'onda (Å)
violetto	3800-4200
indaco	4200-4500
blu	4500-5000
verde	5000-5700
giallo	5700-5900
arancione	5900-6100
rosso	6100-7600

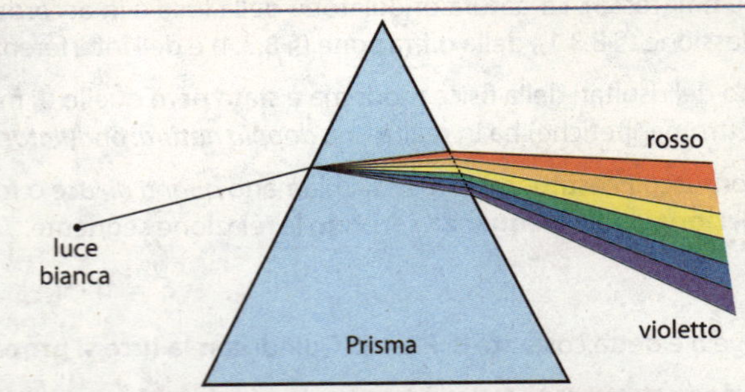

Nella figura è rappresentato il fenomeno della dispersione di un fascio di luce bianca che attraversa un prisma di vetro: la luce rossa è la meno deviata, mentre la luce violetta è quella che subisce la maggior deviazione.

Il fenomeno della dispersione è particolarmente evidente nel caso dell'arcobaleno, dove la luce bianca del Sole subisce la dispersione passando attraverso le goccioline d'acqua sospese nell'atmosfera.
Quando si forma un arcobaleno, se ne forma sempre uno gemello parallelo, con i colori invertiti rispetto al primo. Purtroppo quest'ultimo è di solito poco visibile, ma se si ha un buon campo visivo, si riesce spesso a intravederne almeno l'inizio o la fine.

8.5.3 | Intensità luminosa e intensità di illuminazione

Si definisce **intensità luminosa** *I* di una sorgente l'energia che questa emette in un secondo. Si misura in watt o anche in **candele** (simbolo: cd), dove una candela è 1/60 della radiazione emessa da 1 cm^2 di superficie totalmente assorbente (corpo nero) portato alla temperatura di fusione del platino (1769 °C) che si trova alla pressione di 1 Pa.
L'**intensità di illuminazione** *E* di una sorgente è invece l'energia che arriva in un secondo su un metro quadrato di superficie. L'unità di misura dell'intensità di illuminazione è il **lux** (simbolo: lx), definito come l'intensità di illuminazione prodotta da una sorgente di intensità luminosa di una candela su una superficie posta a 1 m di distanza.

Si può dimostrare che l'intensità di illuminazione è direttamente proporzionale all'intensità luminosa della sorgente e inversamente proporzionale al quadrato della distanza tra schermo e sorgente (legge di Lambert).

Quesiti svolti

1 **Cos'è la lunghezza d'onda?**

A La distanza minima tra due punti sempre in fase tra loro
B La distanza percorsa da un'onda in un secondo
C Il numero di onde per unità di lunghezza
D Il tempo impiegato da un onda per tornare alle condizioni iniziali
E L'ampiezza di un'onda

La definizione di lunghezza d'onda è correttamente riportata nell'alternativa A. L'*ampiezza* è di per sé una caratteristica di un'onda (risposta E errata); il tempo impiegato per tornare alle condizioni iniziali è il *periodo* (risposta D errata); il *numero d'onde* ha le dimensioni dell'inverso della lunghezza d'onda (risposta C errata).

2 **I raggi X sono:**

A fotoni
B particelle alfa
C protoni
D neutroni
E elettroni

La risposta esatta è la A: i raggi X sono onde elettromagnetiche di particolare frequenza, che si propagano sotto forma di quanti di energia (detti *fotoni*).

3 **Se in una stanza s'illumina una parete bianca, essa contribuisce a illuminare l'ambiente per un fenomeno di:**

A assorbimento
B interferenza
C diffusione
D rifrazione
E diffrazione

Quando un fascio luminoso incide su un corpo opaco, le microsuperfici piane in cui la superficie del corpo può immaginarsi suddivisa si comportano come tanti specchi, su cui parte del fascio viene riflessa specularmente. Nel complesso ha quindi luogo una *diffusione* del fascio luminoso iniziale; nel caso di una parete bianca, questa luce diffusa contribuisce a illuminare la stanza. La risposta esatta è la C.

4 **La velocità del suono:**

A dipende dal mezzo in cui si propaga
B non può essere superata dai corpi in moto
C è prossima alla velocità della luce
D è pari a 333 m/s nel vuoto
E nessuna delle altre risposte è corretta

Si noti che il suono, essendo un'onda meccanica, non può propagarsi nel vuoto e quindi la risposta **D** può essere esclusa. Tra le caratteristiche di un'onda, quella indipendente dal mezzo di propagazione è la sua frequenza, mentre lunghezza d'onda e velocità dipendono dalle caratteristiche del mezzo di propagazione (risposta **A**). Per una temperatura di 0 °C e una pressione di 1 atm, la velocità in aria vale circa 331 m/s.

---

5 La frequenza di una certa emissione radiofonica è 100 MHz (Megahertz). La lunghezza d'onda corrispondente in aria vale:

- **A** 3 micron
- **B** 300.000 km/s
- **C** 3 m
- **D** 1 km
- **E** nessuna delle precedenti risposte è corretta

La frequenza e la lunghezza d'onda di una emissione sono grandezze inversamente proporzionali, dove la costante di proporzionalità è la velocità di propagazione dell'onda nel mezzo in cui si trova. Nell'aria tale velocità è approssimativamente pari alla velocità della luce nel vuoto c. Secondo tale relazione:

$$\lambda = \frac{c}{\nu} = \frac{3 \cdot 10^8 \text{ m/s}}{100 \cdot 10^6 \text{ Hz}} = 3 \text{ m}$$

si ricava che la risposta esatta è la **C**.

---

6 Un'onda elettromagnetica di frequenza ν si propaga nel vuoto con velocità c. La sua lunghezza d'onda λ è data da:

- **A** $\lambda = 1/\nu$
- **B** $\lambda = c \cdot \nu$
- **C** $\lambda = \nu/c$
- **D** $\lambda = 1/c$
- **E** $\lambda = c/\nu$

La velocità di propagazione *v* di un'onda è uguale al rapporto tra la sua lunghezza d'onda λ e il suo periodo T o, equivalentemente, al prodotto tra la lunghezza d'onda e la frequenza ν:

$$v = \frac{\lambda}{T} = \lambda \cdot \nu$$

Da quest'ultima relazione si ricava $\lambda = v/\nu$ e poiché nel testo del quesito la velocità dell'onda è indicata con *c*, si ottiene: $\lambda = c/\nu$ (risposta **E**).

---

7 La luce monocromatica è un'onda elettromagnetica:

- **A** caratterizzata da un'unica lunghezza d'onda
- **B** le cui vibrazioni avvengono su un solo piano
- **C** polarizzata
- **D** le cui vibrazioni avvengono su due piani perpendicolari
- **E** nessuna delle precedenti

Le onde elettromagnetiche sono caratterizzate da un ampio spettro di frequenze e di lunghezze d'onda. Un'onda elettromagnetica monocromatica è caratterizzata da un'unica frequenza e quindi da un'unica lunghezza d'onda. La risposta esatta è la **A**.

8 Disporre i seguenti colori in ordine crescente di energia delle radiazioni corrispondenti.

- **A** Rosso, giallo, verde, viola
- **B** Giallo, verde, rosso, viola
- **C** Giallo, rosso, verde, viola
- **D** Giallo, viola, verde, rosso
- **E** Tutte hanno la stessa energia in quanto componenti della radiazione visibile

La luce visibile ha frequenze comprese tra $3{,}8 \cdot 10^{14}$ Hz (rosso) e $7{,}6 \cdot 10^{14}$ Hz (violetto) e lunghezze d'onda comprese tra 380 nm (violetto) e 760 nm (rosso). I diversi "colori" dello spettro visibile corrispondono a diverse frequenze, ovvero a diverse energie, data la relazione $E = h\nu$, dove h è la costante di Planck. Maggiore è la frequenza, maggiore è l'energia trasportata dall'onda. La risposta esatta è la **A**.

9 L'ultravioletto, rispetto all'infrarosso, ha:

- **A** frequenza minore
- **B** lunghezza d'onda maggiore
- **C** uguale frequenza
- **D** frequenza maggiore
- **E** uguale lunghezza d'onda

Il campo della radiazione ultravioletta e quello dell'infrarosso sono adiacenti al campo del visibile, nello spettro elettromagnetico. In particolare, l'*ultra*-violetto è adiacente al colore violetto e ha energia (frequenza) maggiore; l'*infra*-rosso è adiacente al rosso e ha energia (frequenza) inferiore: la risposta cercata è la **D**.

10 Un raggio di luce e un'onda radio sono onde elettromagnetiche che si propagano nel vuoto con:

- **A** uguale velocità e uguale lunghezza d'onda
- **B** uguale velocità e uguale frequenza
- **C** uguale velocità e diversa lunghezza d'onda
- **D** diversa velocità e diversa lunghezza d'onda
- **E** diversa velocità e uguale lunghezza d'onda

Tutte le onde elettromagnetiche si propagano nel vuoto con la stessa velocità, ma diversa frequenza (e dunque diversa lunghezza d'onda), a seconda del campo di appartenenza. Le onde radio hanno frequenza minore rispetto al visibile. La risposta corretta è la **C**.

11 Indicare quale delle seguenti affermazioni circa le onde sonore è falsa:

- **A** non si propagano nei mezzi solidi
- **B** esibiscono il fenomeno della rifrazione
- **C** esibiscono il fenomeno dell'interferenza
- **D** esibiscono il fenomeno della riflessione
- **E** non si propagano nel vuoto

Quelle sonore sono onde meccaniche, e in quanto tali non possono propagarsi nel vuoto (risposta **E**). Presentano tuttavia i fenomeni tipicamente ondulatori dell'interferenza, della rifrazione e della riflessione: per esempio, l'*eco* è il fenomeno acustico per cui un'onda riflessa da un ostacolo, come una parete, ripassa dal punto di emissione, facendo sì che l'ascoltatore percepisca il suono originario per la seconda volta.

12 **Un buon vetro da usare come materia prima per costruire un prisma per uno spettroscopio deve avere un indice di rifrazione:**

- **A** altamente variabile con la lunghezza d'onda delle radiazioni
- **B** approssimativamente uguale a 1
- **C** molto maggiore di 1
- **D** approssimativamente uguale al valore dell'angolo limite
- **E** non si può usare il vetro

La funzione del prisma in uno spettroscopio è quella di separare le diverse componenti monocromatiche che compongono la radiazione che lo attraversa. Tale separazione è originata dal fatto che l'indice di rifrazione del vetro costituente il prisma è funzione della lunghezza d'onda dell'onda che lo attraversa. Si comprende dunque che, per la realizzazione di un prisma da spettroscopio, è consigliabile utilizzare del vetro il cui indice di rifrazione è altamente variabile con la lunghezza d'onda (risposta **A**). In tal modo infatti si ottiene una separazione marcata della luce nelle sue componenti monocromatiche.

13 **Gli ultrasuoni:**

- **A** sono oscillazioni elastiche che possono trasmettersi nel vuoto
- **B** sono oscillazioni elastiche che hanno frequenza inferiore a 100 Hz
- **C** sono particolarmente intensi
- **D** sono costituiti da onde elettromagnetiche di altissima frequenza
- **E** non sono udibili dall'orecchio umano

Gli ultrasuoni non sono onde elettromagnetiche (risposta **D** errata) ma meccaniche: per questo non possono propagarsi nel vuoto (risposta **A** errata). Si tratta in particolare di onde sonore che possono essere più o meno intense (risposta **C** errata), di frequenza maggiore di 20.000 Hz (risposta **B** errata).

Gli ultrasuoni non sono udibili dall'orecchio umano, che può percepire onde sonore di frequenza compresa tra 16 e 20.000 Hz. La risposta esatta è la **E**.

14 **Un raggio di luce, muovendosi in aria, incide su una superficie d'acqua (n = 1,33) con angolo d'incidenza di 30°: esso viene sia riflesso sia rifratto, con angoli di riflessione e di rifrazione rispettivamente uguali a:**

- **A** 30° e 30°
- **B** 22° e 22°
- **C** 30° e 22°
- **D** 30° e 42°
- **E** 42° e 42°

Per le leggi di Snell, l'angolo di riflessione è uguale a quello di incidenza, ovvero 30°. Con questo risultato già si escludono le alternative **B** ed **E**. Per quanto riguarda l'angolo di rifrazione, si ricorda che nel passaggio da un mezzo con indice di rifrazione minore (per l'aria vale circa n = 1) a uno con indice di rifrazione maggiore il raggio si avvicina alla normale: questo è sufficiente a scegliere la risposta **C**.

Volendo essere più precisi, detto i l'angolo di incidenza e r l'angolo di rifrazione vale:

$$\frac{\text{sen}\,i}{\text{sen}\,r} = \frac{n_{\text{acqua}}}{n_{\text{aria}}} \Rightarrow r = \text{arcsen}\left(\frac{\text{sen}\,i}{n_{\text{acqua}}}\right) \cong 22°$$

PARTE SESTA

9 | Elettrostatica

L'elettricità si manifesta attraverso interazioni fra corpi (attrazioni e repulsioni) quando su di essi sono presenti *cariche elettriche*. Le cariche elettriche sono di due tipi, chiamate convenzionalmente *positive* e *negative*.

Cariche di segno opposto si attraggono, cariche dello stesso segno si respingono.

I costituenti dell'atomo sono particelle cariche: l'*elettrone*, portatore di una carica negativa e il *protone*, portatore di una carica positiva.

Nel SI la carica non è considerata una grandezza fondamentale: la si ricava dall'intensità di corrente, misurata in ampere, definita nel § 10.1 insieme al concetto di corrente elettrica. Per ora basti sapere che l'unità di misura scelta per la carica elettrica si chiama **coulomb** (corrispondente alla carica posseduta da 10^{19} protoni) e che le sue dimensioni sono $[Q] = [i] \cdot [T]$, dove $[i]$ è la dimensione dell'intensità di corrente.

Dal punto di vista dei fenomeni elettrici, i materiali si dividono in due categorie:

- **conduttori**: materiali dotati di cariche elettriche (elettroni o ioni) libere di muoversi.

  I metalli sono i conduttori per eccellenza e devono tale proprietà al tipo di legame che li caratterizza: il legame metallico.

- **isolanti** (o *dielettrici*): le cariche in essi contenute non sono libere di muoversi.

  L'isolante per eccellenza è il vuoto perché è privo di cariche elettriche; ma anche molti materiali come l'aria, la ceramica, la carta o l'acqua distillata sono buoni isolanti (l'acqua utilizzata nelle abitazioni conduce perché, non essendo distillata, contiene sali e quindi ioni).

9.1 | Carica elettrica e legge di Coulomb

Si è visto che i corpi caricati elettricamente interagiscono fra loro (mediante attrazioni o repulsioni). Le forze di interazione a distanza tra le cariche elettriche sono regolate dalla legge di Coulomb, la quale afferma che il modulo della forza **F** (attrattiva o repulsiva) tra due cariche Q_1 e Q_2 poste a distanza r nel vuoto è:

$$|\mathbf{F}| = K_0 \cdot \frac{|Q_1 \cdot Q_2|}{r^2} = \frac{|Q_1 \cdot Q_2|}{4\pi\varepsilon_0 \cdot r^2} \qquad [9]$$

dove $K_0 = 1/4\pi\varepsilon_0$ è la *costante di Coulomb* nel vuoto e ε_0 è la *costante dielettrica* del vuoto.

La forza di Coulomb è diretta lungo la congiungente le cariche e il verso dipende dal segno delle cariche: cariche di segno opposto si attraggono, cariche dello stesso segno si respingono.

Sperimentalmente si verifica che due cariche di 1 C, poste a un metro di distanza nel vuoto, si respingono con una forza di $9 \cdot 10^9$ N. Sostituendo i valori nella [9], si ricava il valore di K_0:

$$F = K_0 \cdot \frac{Q_1 \cdot Q_2}{r^2} \quad \Rightarrow \quad K_0 = F \cdot \frac{r^2}{Q_1 \cdot Q_2} \quad \Rightarrow \quad K_0 = 9 \cdot 10^9 \cdot \frac{N \cdot m^2}{C^2}$$

Il valore numerico di K dipende, oltre che dalle sue dimensioni e unità di misura, anche dalla scelta del sistema di misura.

FISICA

Due cariche elettriche puntiformi, a 1 m di distanza, si attraggono con la forza di 1 N. Se vengono poste a 2 m di distanza, quanto vale la forza?

Se la distanza fra le cariche raddoppia, la forza elettrostatica diventa quattro volte più piccola. Infatti, sostituendo 2*r* a *r* nella formula della legge di Coulomb:

$$F = K_0 \cdot \frac{Q_1 \cdot Q_2}{r^2} \Rightarrow F' = K_0 \cdot \frac{Q_1 \cdot Q_2}{(2r)^2} = K_0 \cdot \frac{Q_1 \cdot Q_2}{4r^2} = \frac{F}{4}$$

9.1.1 | Costante dielettrica

La forza di Coulomb tra due cariche elettriche dipende dal mezzo che separa le cariche. Se le cariche sono poste in un mezzo e non nel vuoto, la legge di Coulomb diventa:

$$|\mathbf{F}| = K \cdot \frac{|Q_1 \cdot Q_2|}{r^2} = \frac{|Q_1 \cdot Q_2|}{4\pi\varepsilon \cdot r^2}$$

dove ε è la **costante dielettrica** del mezzo. È questa che esplicita, nella legge di Coulomb, la dipendenza della forza elettrostatica dal mezzo che separa le cariche:

$$F = K \cdot \frac{Q_1 \cdot Q_2}{r^2} = \frac{1}{4\pi\varepsilon} \cdot \frac{Q_1 \cdot Q_2}{r^2} = \frac{1}{4\pi\varepsilon_0\varepsilon_r} \cdot \frac{Q_1 \cdot Q_2}{r^2}$$

dove $\varepsilon = \varepsilon_0\varepsilon_r$ è la costante dielettrica del mezzo ed ε_r è la **costante dielettrica relativa** del mezzo rispetto al vuoto. La costante dielettrica relativa del mezzo che separa le cariche è tanto maggiore quanto più la forza elettrica tra le cariche è ridotta dalla presenza del mezzo stesso.

La causa di tale riduzione è la *polarizzazione*[1] *del dielettrico*. Maggiore è la dipolarità delle molecole di un dielettrico, maggiore è la polarizzazione e minori sono le forze elettriche nel suo interno: ciò implica una notevole riduzione dell'interazione elettrostatica.

ε_r è **un indice della polarizzabilità del dielettrico** a cui si riferisce.
Per ogni materiale $\varepsilon_r \geq 1$.

L'acqua ha un'alta polarizzabilità ($\varepsilon_r = 81$), dovuta alla dipolarità della sua molecola; l'aria ha invece una bassa polarizzabilità ($\varepsilon_r = 1{,}0006$), mentre il vuoto non si polarizza affatto ($\varepsilon_r = 1$).

Quali sono le dimensioni della costante dielettrica?
E quelle della costante dielettrica relativa?

Si parte ricavando ε dall'espressione della legge di Coulomb:

$$F = \frac{1}{4\pi\varepsilon} \cdot \frac{Q_1 \cdot Q_2}{r^2} \Rightarrow \varepsilon = \frac{1}{4\pi F} \cdot \frac{Q_1 \cdot Q_2}{r^2}$$

Le dimensioni di tutte le grandezze a destra dell'uguale sono note, perciò:

$$[\varepsilon] = 1 \cdot \frac{[Q]^2}{[L]^2} \cdot \frac{1}{[F]} = \frac{[i]^2 \cdot [T]^2}{[L]^2 \cdot [M] \cdot [L]/[T]^2} = \frac{[i]^2 \cdot [T]^4}{[L]^3 \cdot [M]}$$

Per quanto riguarda l'unità di misura di ε nel SI, si veda più avanti il § 9.5.1.
La costante dielettrica relativa è invece una grandezza adimensionale, perché definita come rapporto di due costanti dielettriche.

1. Esistono due tipi di polarizzazione:
   1. polarizzazione per orientamento (è ciò che succede a molecole dipolari come l'acqua);
   2. polarizzazione per deformazione (è la polarizzazione delle molecole apolari come il cloro).

   In entrambi i casi la rotazione delle molecole è dovuta all'interazione tra il dipolo elettrico della molecola (che può essere naturale o indotto) e il campo elettrico esterno. Tale interazione si traduce nell'applicazione di una coppia di forze alla molecola che, ruotando, si dispone lungo la direzione del campo elettrico.

9.1.2 | Analogie e differenze con la legge di gravitazione universale

Confrontando la legge di gravitazione universale con la legge di Coulomb si nota una stretta analogia:

$$F_{grav} = G \cdot \frac{M \cdot m}{r^2} \qquad F_{coul} = K \cdot \frac{Q \cdot q}{r^2}$$

Vi sono tuttavia alcune differenze importanti:

- la forza di gravità non dipende dal mezzo che separa le masse, mentre la forza di Coulomb dipende dal dielettrico (isolante) che separa le cariche;
- la forza gravitazionale è sempre attrattiva mentre quella elettrostatica può anche essere repulsiva;
- la forza elettrostatica è molto più intensa di quella gravitazionale.

9.2 | Campo elettrico

La forza di Coulomb è una forza presente tra due cariche poste a una distanza *r*. La fisica moderna ha sostituito al concetto di forze a distanza con quello più completo di **campo di forze**. Secondo questa visione, il campo elettrico è una perturbazione dello spazio dovuta alla presenza di cariche.

> Una regione dello spazio è sede di un campo elettrico quando una carica ferma posta in essa è soggetta a forze di natura elettrostatica.

Ogni carica elettrica genera intorno a sé un campo elettrico. Per determinare tale campo si fa uso della carica esploratrice *q* che, per convenzione, si assume di segno positivo. Si definisce vettore **intensità del campo elettrico E** il rapporto tra la forza elettrostatica a cui è soggetta la carica esploratrice in quel punto e la carica stessa:

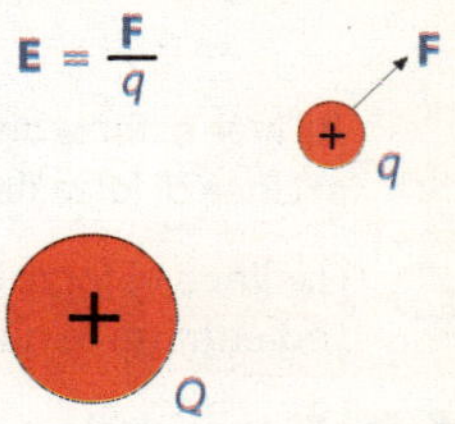

$$\mathbf{E} = \frac{\mathbf{F}}{q}$$

dove **F** è la forza elettrostatica e *q* la carica esploratrice.

> L'unità di misura del campo elettrico nel Sistema internazionale è:
>
> $$\frac{\text{newton}}{\text{coulomb}} \quad \left(\text{oppure } \frac{\text{volt}}{\text{metro}}\right)$$

Si supponga ora che il campo elettrico sia generato da una carica puntiforme *Q* e si indichi la carica esploratrice con *q*. Dalle espressioni della forza di Coulomb e del campo elettrico si ha:

$$E = \frac{F}{q} = K \cdot \frac{Q \cdot q}{r^2} \cdot \frac{1}{q} = K \cdot \frac{Q}{r^2}$$

> Il campo elettrico in un punto non dipende dal valore *q* della carica esploratrice; dipende solo dalla carica generatrice e dalla posizione del punto nello spazio.

> Vale il **principio di sovrapposizione**: in un generico punto P, il campo elettrico **E** generato da più cariche Q_1, Q_2, ... è dato dalla somma vettoriale dei campi elettrici $\mathbf{E}_1$, $\mathbf{E}_2$, ... generati nel punto P dalle singole cariche, rispettivamente.

> **Calcolare l'accelerazione applicata a una particella di massa *m* e carica positiva *q* immersa in un campo elettrico uniforme E.**
>
> Si ricava la forza **F** applicata alla particella dalla definizione di campo elettrico:
>
> $$\mathbf{F} = \mathbf{E} \cdot q$$
>
> Poi, grazie alla seconda legge di Newton, si trova l'accelerazione:
>
> $$\mathbf{F} = m \cdot \mathbf{a} \Rightarrow \mathbf{a} = \frac{\mathbf{F}}{m} = \mathbf{E} \cdot \frac{q}{m}$$
>
> Il vettore **a** è parallelo e concorde al vettore **E** poiché *q* ed *m* sono entrambe positive.

FISICA

9.2.1 | Linee di forza del campo elettrico

Un metodo per rappresentare il campo elettrico è disegnare le sue **linee di forza**, cioè linee orientate e dirette concordemente al campo e in ogni punto tangenti al vettore **E** associato a quel punto. Nella figura che segue le linee di forza sono rappresentate con delle frecce (le altre curve continue rappresentano le superfici equipotenziali del campo elettrico; si veda più avanti il § 9.3.3).

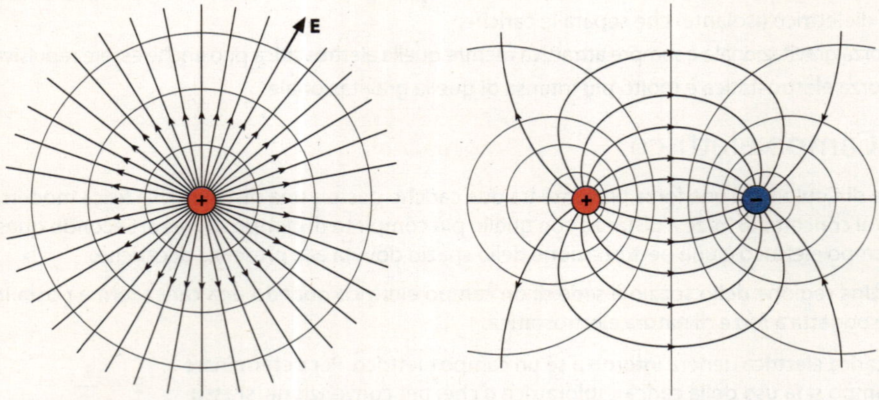

(a) Linee di forza del campo elettrico generato da una carica puntiforme positiva.
(b) Linee di forza del campo elettrico generato da due cariche puntiformi di segno opposto.

Le linee di forza del campo elettrico sono per convenzione sempre uscenti dalle cariche positive ed entranti in quelle negative.

Si consideri un punto materiale di carica + q posto all'interno di un campo elettrico generato da due cariche di segno opposto. A causa delle forze elettriche, se tale carica è libera di muoversi, lo fa percorrendo una certa traiettoria. È vero che la traiettoria seguita dalla carica coincide in generale con una linea di forza?

Per rispondere è necessario pensare alla direzione della forza che agisce sulla carica libera: essa è tangente alle linee di forza del campo.

Se la carica seguisse la traiettoria curvilinea delle linee di forza, dovrebbe esistere una forza centripeta in grado di tenerla legata alle linee di forza. Tale forza, nel caso considerato, non esiste e quindi la carica non può muoversi lungo le linee di forza.

9.3 | Energia potenziale elettrica

L'**energia potenziale** E_p di una carica q associata a un punto P di un campo elettrico è il lavoro che bisogna compiere *contro le forze del campo* per portare la carica dall'infinito (cioè dai limiti del campo) al punto P.

L'unità di misura dell'energia potenziale elettrica è il joule.

Nel caso di un campo elettrico generato da una sola carica Q, l'energia potenziale E_p è positiva se la carica generatrice e la carica q sono concordi, negativa se sono discordi. È possibile dare un'espressione matematica all'energia potenziale elettrica associata a una carica q posta a distanza r dalla carica puntiforme Q:

$$E_p = K \cdot \frac{Q \cdot q}{r}$$

L'energia potenziale E_p è direttamente proporzionale ai valori della carica che genera il campo, della carica esploratrice e inversamente proporzionale alla distanza tra le due cariche.

9.3.1 | Potenziale elettrico

Una carica q posta in un campo elettrico acquista energia potenziale elettrica E_p. Al variare del valore della carica esploratrice q, il valore di E_p cambia, ma il rapporto tra E_p e q rimane costante.

Si definisce **potenziale elettrico** l'espressione: $V_p = \frac{E_p}{q}$

Il potenziale elettrico associato a un punto a distanza r dalla carica generatrice del campo è:

$$V_p = \frac{E_p}{q} = K \cdot \frac{Q \cdot q}{r} \cdot \frac{1}{q} = K \cdot \frac{Q}{r}$$

Il potenziale in un punto è una quantità indipendente dal valore della carica esploratrice. Dipende invece dal valore della carica che genera il campo e dalla posizione del punto.

Il potenziale elettrico coincide *numericamente* con l'energia potenziale dell'unità di carica.
L'unità di misura del potenziale elettrico è il volt (simbolo: V): $V = J/C$.

Si calcoli il valore del campo elettrico E generato da due cariche puntiformi positive, entrambe di intensità *Q*, e del potenziale elettrico *V* associato al campo, nel punto centrale P del segmento che unisce le due cariche.
Sia $2d$ la distanza tra le due cariche: **E** e V vanno calcolati nel punto P che dista d da ciascuna carica. I campi generati dalle due cariche sono entrambi uscenti e hanno modulo:

$$E_1 = E_2 = k \cdot \frac{Q}{d^2}$$

Per il principio di sovrapposizione, **E** è dato dalla somma vettoriale dei due campi. Poiché nel punto P $\mathbf{E}_1$ e $\mathbf{E}_2$ hanno stessa intensità e verso opposto, la loro somma è zero e così **E**.
Poiché V è uno scalare, il potenziale nel punto P è dato dalla somma *algebrica* dei potenziali generati dalle singole cariche in quel punto, e vale:

$$V = k \cdot \frac{Q}{d} + k \cdot \frac{Q}{d} = 2k \cdot \frac{Q}{d}$$

9.3.2 | Differenza di potenziale

Si consideri un campo elettrico generato da una carica puntiforme (o da un insieme di cariche) e si prenda il valore del potenziale elettrico in due punti differenti A e B: V_A e V_B.

***$V_B - V_A$ = differenza di potenziale elettrico o tensione* tra A e B (*d.d.p.* tra A e B).**

La tensione è una grandezza scalare che si misura in volt. Si può dimostrare che $V_B - V_A$ corrisponde *numericamente* al lavoro che bisogna fare contro le forze del campo per spostare la carica unitaria da A a B.
Equivalentemente, indicando con $L_{A \to B}$ il lavoro che le forze del campo compiono per portare la carica q da A a B (e ricordando che $E_p = q \cdot V_p$) si ha:

$$L_{A \to B} = E_{p_A} - E_{p_B} = q \cdot V_A - q \cdot V_B = q \cdot (V_A - V_B) = -q \cdot \Delta V = -(E_{p_B} - E_{p_A}) = -\Delta E_p$$

Il lavoro che le forze del campo compiono per portare una carica positiva dal punto A al punto B **è uguale alla differenza di energia potenziale tra i due punti, cambiata di segno.**

Una carica di +8 C si muove da un punto a potenziale di 6 V a un punto a potenziale di 2 V. Quanto vale il lavoro fatto dalla forza del campo?
Per quanto visto, si tratta di utilizzare la formula:

$$L = -\Delta E_p = -q \cdot \Delta V = -8\ C \cdot (2 - 6)\ V = +32\ J$$

Si osserva che, se il lavoro richiesto fosse stato quello delle forze *esterne* (dunque quello *contro* le forze del campo), allora la formula da usare sarebbe stata $L = \Delta E_p = q \cdot \Delta V$.

FISICA

9.3.3 | Superfici equipotenziali

Le superfici equipotenziali di un campo sono le superfici i cui punti si trovano tutti allo stesso potenziale e **sono sempre ortogonali alle linee di campo.**

Se due punti A e B si trovano sulla stessa superficie equipotenziale, il lavoro che le forze del campo compiono per portare una carica da A a B è nullo; si ha infatti che $L = q \cdot (V_A - V_B) = 0$.

Se il campo è generato da una carica puntiforme *Q*, le superfici equipotenziali sono le superfici delle sfere che hanno il centro nella carica *Q*.

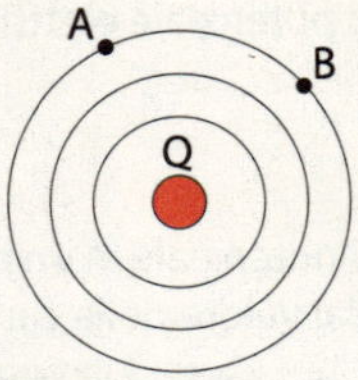

9.3.4 | relazione tra potenziale e campo elettrico

Nel caso in cui sia noto il potenziale elettrico *V* in tutti i punti di una data regione di spazio, è possibile calcolare il campo elettrico **E** che ha sede in quella regione.

Il vettore campo elettrico **E** uscente da un punto A ha direzione perpendicolare alla superficie equipotenziale passante per A; il suo verso va dai punti a potenziale maggiore a quelli a potenziale minore; e il suo modulo è pari a:

$$E = -\frac{\Delta V}{\Delta s}$$

dove $\Delta V = V_B - V_A$ è la variazione del potenziale spostandosi lungo un tratto Δs lungo la direzione e nel verso del campo.

È possibile stabilire un **campo elettrico uniforme** nella regione di spazio compresa tra due piastre metalliche parallele a e b, caricate una positivamente e l'altra negativamente.
Se le piastre sono poste a una distanza *d* e tra loro c'è una differenza di potenziale ΔV, il modulo del campo elettrico vale $E = |\Delta V| / d$. Le linee di forza del campo **E** sono ortogonali alle piastre e il verso va dai punti a potenziale maggiore a quelli a potenziale minore.

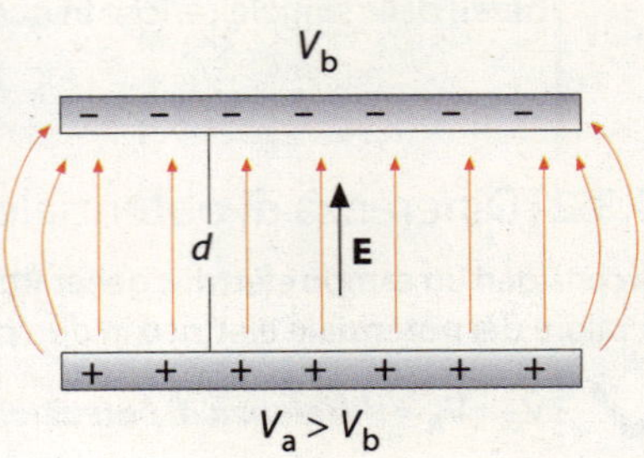

9.4 | Teorema di Gauss

Il teorema di Gauss si applica quando la carica è distribuita su un conduttore esteso anziché essere puntiforme. Prima di enunciarlo, è necessario definire il concetto di flusso di un vettore.

Il flusso Φ di un vettore **v** attraverso la superficie *S* è dato dal prodotto scalare tra il vettore **v** e il vettore superficie **S**:

$$\Phi_S(\mathbf{v}) = \mathbf{v} \cdot \mathbf{S} = v \cdot S \cdot \cos\theta = v_n \cdot S$$

dove θ è l'angolo tra il vettore **v** e la normale alla superficie, v_n è la componente del vettore **v** lungo la normale ed **S** è il vettore superficie (con intensità pari all'area della superficie, direzione perpendicolare alla superficie e orientato verso l'esterno se la superficie è chiusa).

Il segno del flusso di un vettore è positivo quando il vettore "esce" dalla superficie, negativo se il vettore "entra". Nel caso del campo elettrico, il vettore **v** è rappresentato proprio dal campo elettrico **E** e l'unità di misura del flusso è volt · m.

Teorema di Gauss. Il flusso del campo elettrico attraverso una superficie chiusa S contenente n cariche $Q_1, Q_2, ..., Q_n$ è dato (nel vuoto) da:

$$\Phi_S(\mathbf{E}) = \frac{\sum Q_i}{\varepsilon_0} = \frac{Q_1 + Q_2 + \ldots + Q_n}{\varepsilon_0}$$

Dal teorema di Gauss si ricavano alcune importanti conseguenze:

- la carica elettrica nei conduttori si distribuisce sulla loro superficie.
- in condizioni elettrostatiche (ossia quando le cariche non sono in movimento), tutti i punti di un conduttore hanno lo stesso potenziale che prende il nome di potenziale del conduttore.
- il campo elettrico all'interno di un conduttore carico è nullo.
- sulla superficie del conduttore la densità di carica è maggiore dove la curvatura è maggiore, cioè dove il raggio di curvatura è minore: la carica elettrica si concentra quindi sulle punte dei conduttori carichi (*potere delle punte*).

9.5 | Capacità di un conduttore

Dato un conduttore isolato con carica positiva Q, esso possiede un potenziale V direttamente proporzionale alla sua carica Q (si veda il § 9.3.1).

Quindi il rapporto tra la carica del conduttore e il suo potenziale è una costante che prende il nome di **capacità elettrostatica del conduttore**:

$$\text{Capacità} = C = \frac{\text{Carica}}{\text{Potenziale}} = \frac{Q}{V} = \text{costante}$$

La capacità di un conduttore è un indice della possibilità di accumulare carica su di esso; la quantità di carica che si accumula sul conduttore dipende cioè dalla sua capacità: a parità di potenziale, un conduttore con alta capacità accumula più cariche di uno con bassa capacità.

L'unità di misura della capacità prende il nome di **farad** $= \frac{\text{coulomb}}{\text{volt}}$; (simbolo F).

Un conduttore ha la capacità di 1 F quando la carica di 1 C gli conferisce il potenziale di 1 V.
Si usano spesso i sottomultipli del farad:

1 microfarad = 10^{-6} F 1 nanofarad = 10^{-9} F 1 picofarad = 10^{-12} F

La capacità di un conduttore dipende dalla sua superficie: **maggiore è la superficie del conduttore, maggiore è la sua capacità**.
A parità di superficie, la capacità di un conduttore dipende dalla sua forma.

9.5.1 | Condensatore

Se a un conduttore carico si avvicina un conduttore scarico, la sua capacità aumenta. I **condensatori** sono dispositivi ad alta capacità costituiti da due conduttori (*armature*) affacciati.
Per i condensatori vale la relazione:

$$C = \frac{Q}{V_2 - V_1} = \frac{Q}{\Delta V}$$

dove Q è la carica accumulata sulle armature e ΔV è la differenza di potenziale tra di esse.
Tramite il teorema di Gauss si dimostra che la capacità di un condensatore piano è:

$$C = \varepsilon \frac{S}{d}$$

dove S è la superficie delle armature, d è la loro distanza ed ε è la costante dielettrica del mezzo che le separa: tale risultato è valido anche per i condensatori sferici nei quali le armature sono superfici sferiche concentriche.

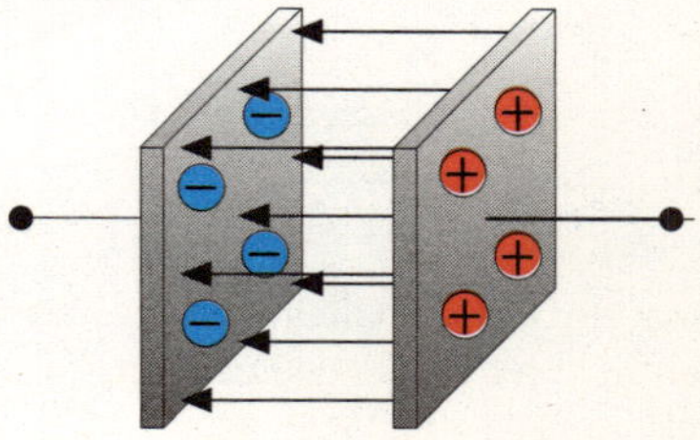

FISICA

Nella parte centrale di un condensatore piano le linee di forza del campo elettrico sono segmenti paralleli: tra le armature di un condensatore piano il campo elettrico è *uniforme* e vale:

$$E = \frac{\Delta V}{d} = \frac{Q}{C \cdot d}$$

Qual è l'unità di misura della costante dielettrica nel SI?
Data la relazione appena vista è possibile affermare che, per un condensatore piano:

$$\varepsilon = \frac{d}{S}C \Rightarrow [\varepsilon] = \frac{[d]}{[S]}[C] = [L]^{-1} \cdot [C]$$

Poiché nel SI l'unità di misura della capacità è il farad, si può concludere che l'unità di misura di ε è farad/metro.

Si hanno due conduttori tenuti alla differenza di potenziale (costante) di 160 volt. È possibile ottenere, fra i due conduttori, un campo elettrico di 10.000 volt/metro?
Il campo elettrico generato all'interno di un condensatore è direttamente proporzionale alla differenza di potenziale tra le armature del condensatore e inversamente proporzionale alla loro distanza. Se il dielettrico che separa le due armature è un buon isolante (cattivo conduttore) le armature si possono avvicinare fino a ottenere al loro interno un campo elettrico grande a piacere.

9.5.2 | Lavoro di carica di un condensatore ed elettronvolt

Per caricare un condensatore inizialmente scarico (armature neutre) con una carica *Q* si devono trasferire cariche da un'armatura all'altra, compiendo un lavoro *L* dato da:

$$L = \frac{1}{2}\frac{Q^2}{C} = \frac{1}{2}C \cdot \Delta V^2$$

dove ΔV è la *differenza di potenziale* (d.d.p.) fra le armature. Per portare una carica *q* da un'armatura all'altra di un condensatore si deve compiere un lavoro dato da $L = q \cdot \Delta V$.

L'elettronvolt (eV) è un'unità di misura dell'energia utilizzata soprattutto in fisica delle particelle. Si chiama **elettronvolt** l'energia che acquista un elettrone nel passare da un'armatura all'altra di un condensatore in cui vi è una d.d.p. di 1 V.

Un elettronvolt = 1 eV = $1\ \text{V} \cdot 1{,}6 \cdot 10^{-19}\ \text{C} = 1{,}6 \cdot 10^{-19}\ \text{J} = 1{,}6 \cdot 10^{-12}$ erg

9.5.3 | Quantizzazione della carica elettrica

In natura non è possibile disporre di una quantità di carica piccola a piacere. Esiste un valore minimo al di sotto del quale non è possibile andare. Ogni altra carica è un multiplo intero di questo valore minimo che prende il nome di *carica elementare* o *quanto di carica*.
La carica elementare coincide con la carica dell'elettrone o del protone: il suo valore è $1{,}6 \cdot 10^{-19}$ C.

La carica dell'elettrone viene indicata con la lettera *e*. Si ha:

e = carica dell'elettrone = $-1{,}6 \cdot 10^{-19}$ coulomb

PARTE SESTA

Quesiti svolti

1 **Quale delle seguenti affermazioni è ERRATA?**

- **A** Strofinando una barretta di plastica con un panno di lana, la barretta tende ad attirare piccoli pezzetti di carta: questo fenomeno prende il nome di elettrizzazione per contatto
- **B** Il fenomeno dell'elettrizzazione corrisponde a uno sbilanciamento di cariche elettriche in un corpo conduttore
- **C** Il fenomeno di elettrizzazione di un corpo può avvenire anche se questo non entra in contatto con un altro corpo carico
- **D** Il fenomeno della polarizzazione interessa i materiali dielettrici (o isolanti), all'interno dei quali non esistono cariche libere
- **E** La costante dielettrica è una misura della tendenza di un dielettrico a polarizzarsi

L'affermazione errata è la **A**: il fenomeno descritto è quello dell'elettrizzazione per strofinio, che portò già gli antichi a osservare le proprietà elettriche di alcune sostanze come l'ambra.

2 **La forza di Coulomb che si esercita tra due cariche elettriche puntiformi poste a distanza *R*:**

- **A** è inversamente proporzionale al quadrato di *R*
- **B** è inversamente proporzionale al cubo di *R*
- **C** è direttamente proporzionale al quadrato di *R*
- **D** è inversamente proporzionale a *R*
- **E** è direttamente proporzionale a *R*

La forza di Coulomb è inversamente proporzionale al quadrato della distanza fra le cariche, quindi la risposta corretta è la **A**.

3 **Due cariche elettriche inizialmente a distanza di 1 m vengono portate a distanza di 10 cm. La forza elettrostatica:**

- **A** aumenta di 10 volte
- **B** diminuisce di 10 volte
- **C** aumenta di 100 volte
- **D** diminuisce di 100 volte
- **E** rimane invariata

Si possono escludere immediatamente le alternative **B**, **D** ed **E** poiché la forza di Coulomb, essendo inversamente proporzionale al quadrato della distanza tra le cariche, aumenta al diminuire di tale distanza. Resta da decidere di quanto aumenta: dato che la distanza diminuisce di un fattore 10, la forza di Coulomb deve aumentare secondo il quadrato di questo fattore, ovvero di 100 volte (risposta **C**).

4 **La costante dielettrica dell'acqua è 80. Se due cariche elettriche positive vengono poste ad una certa distanza in acqua, esse, rispetto al vuoto:**

- **A** si respingono con una forza 6400 volte minore
- **B** si attraggono con una forza 6400 volte minore
- **C** si respingono con una forza 80 volte minore
- **D** si attraggono con una forza 80 volte minore
- **E** si respingono con una forza 80 volte maggiore

Se due cariche non sono nel vuoto bensì in un mezzo, interagiscono con una forza data dall'espressione:

$$|\mathbf{F}| = K \cdot \frac{|Q_1 \cdot Q_2|}{r^2} = \frac{|Q_1 \cdot Q_2|}{4\pi\varepsilon \cdot r^2}$$

dove K è la costante di Coulomb del mezzo ed ε è la costante dielettrica del mezzo. Nel passaggio dal vuoto a un mezzo la forza di Coulomb diminuisce sempre. In particolare, passando dall'aria all'acqua compare un 80 a denominatore che prima non c'era: la forza di Coulomb diminuisce di 80 volte (risposta **C**).

5 **Una carica elettrica inizialmente ferma e posta in un campo elettrico uniforme si muove di moto:**

- **A** circolare uniforme
- **B** curvilineo vario
- **C** rettilineo vario
- **D** rettilineo uniforme
- **E** rettilineo uniformemente accelerato

In una regione di spazio sede di un campo elettrico uniforme **E**, una particella di carica q è sottoposta a una forza *costante* **F** = **E**q. Di conseguenza, la particella subisce un'accelerazione *costante* che è data, per la seconda legge di Newton, da:

$$\mathbf{a} = \frac{\mathbf{F}}{m} = \mathbf{E} \cdot \frac{q}{m}$$

Tale uguaglianza tra vettori assicura che l'accelerazione abbia la stessa direzione del campo **E**; il verso dell'accelerazione è uguale a quello di **E** se la carica è positiva, e viceversa.

In ogni caso, la particella si muove di moto rettilineo uniforme con accelerazione **a** lungo la direzione del campo **E** (risposta **E**).

6 **Tre cariche elettriche uguali e dello stesso segno sono poste ognuna al vertice di un triangolo equilatero. Si può affermare che il campo elettrico nel centro C del triangolo è:**

- **A** nullo
- **B** uguale in modulo al triplo del campo generato da una delle cariche
- **C** inversamente proporzionale al quadrato del lato del triangolo
- **D** inversamente proporzionale al quadrato della distanza di C dalle cariche
- **E** per rispondere occorre conoscere le dimensioni del triangolo

Una carica elettrica posta nel punto C è soggetta a tre forze la cui risultante è nulla (per simmetria): è nullo anche il campo elettrico risultante in C e la risposta corretta è quindi la **A**.

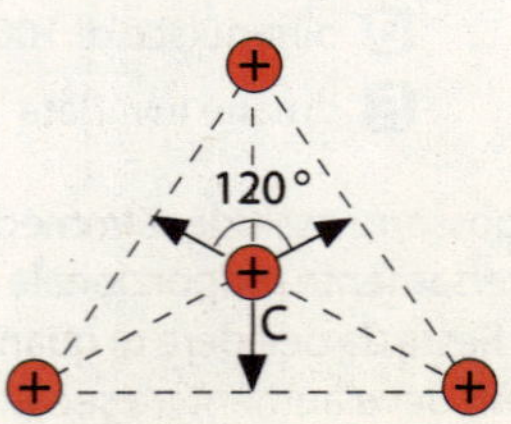

7 Il campo elettrostatico prodotto da una carica puntiforme positiva nello spazio vuoto:

- **A** ha linee di forza di forma circolare con centro nella carica
- **B** è uniforme
- **C** ha intensità direttamente proporzionale al quadrato della distanza dalla carica
- **D** ha intensità inversamente proporzionale alla distanza dalla carica in direzione radiale
- **E** ha linee di forza rettilinee uscenti dalla carica

L'intensità E del campo elettrico generato da una carica Q è pari a:

$$E = \mathrm{K} \cdot \frac{Q}{r^2}$$

dove K è la costante di Coulomb e r è la distanza dalla carica Q.

L'intensità del campo è inversamente proporzionale al quadrato della distanza dalla carica, il che esclude le risposte **B**, **C** e **D**. Le linee di forza del campo sono in ogni punto tangenti al vettore campo elettrico e quindi alla forza di Coulomb che la carica positiva esercita su una eventuale seconda carica. Si tratta di linee rette uscenti dalla carica. La risposta esatta è la **E**.

8 In una regione dello spazio il potenziale elettrico è costante. Che cosa significa e cosa si può dire del campo elettrico in questa regione?

- **A** Il lavoro per spostare una carica elettrica fra due punti qualsiasi è indipendente dal percorso e il campo elettrico è uniforme
- **B** Il lavoro per spostare una carica elettrica fra due punti qualsiasi è indipendente dal percorso e il campo elettrico è nullo
- **C** Il lavoro per spostare una carica elettrica fra due punti qualsiasi è nullo e il campo elettrico è uniforme
- **D** Il lavoro per spostare una carica elettrica fra due punti qualsiasi è nullo e il campo elettrico è nullo
- **E** Nessuna delle precedenti

Il lavoro per andare da un punto A a un punto B è sempre indipendente dal percorso e vale $L = -q\Delta V$. In particolare, se in una regione dello spazio il potenziale è costante, $\Delta V = 0$ e dunque tale lavoro è nullo. Inoltre, si dimostra come conseguenza del teorema di Gauss che in una regione a potenziale costante (come l'interno di un conduttore in equilibrio elettrostatico) il campo elettrico è nullo. La risposta corretta è la **D**.

9 Una carica puntiforme q_0 è posta a distanza r da un'altra carica puntiforme q e ha una energia potenziale elettrostatica $W = 8 \cdot 10^{-5}$ J. Se la carica q_0 viene lasciata libera, quando si trova a distanza $2r$ da q ha acquistato una energia cinetica E pari a:

- **A** $E = 4 \cdot 10^{-5}$ J
- **B** $E = 2 \cdot 10^{-5}$ J
- **C** $E = 8 \cdot 10^{-5}$ J
- **D** $E = 16 \cdot 10^{-5}$ J
- **E** $E = 4 \cdot 10^{-10}$ J

L'energia potenziale elettrostatica E_P di una carica puntiforme q_0 in un campo elettrico generato da una carica puntiforme q è pari a:

$$E_P = \mathrm{K} \cdot \frac{q_0 \cdot q}{r}$$

dove r è la distanza tra le due cariche.

FISICA

Al crescere della distanza l'energia elettrostatica diminuisce e quando q_0, inizialmente a distanza r da q, si trova a una distanza pari a $2r$, la sua energia si è dimezzata. Per il principio di conservazione dell'energia, l'energia persa si trasforma e diventa energia cinetica. Quindi, a distanza $2r$, l'energia cinetica della carica q_0 è la metà dell'energia elettrostatica iniziale: $4 \cdot 10^{-5}$ J (risposta A).

---

10 Quale delle seguenti affermazioni relative al potenziale elettrostatico in un punto P di un campo elettrico è ERRATA?

- A È numericamente uguale all'energia potenziale della carica unitaria positiva in P
- B Dipende dalla carica esploratrice posta in P
- C Dipende unicamente dalle cariche che creano il campo e dalla loro distanza da P
- D È uguale al rapporto tra l'energia potenziale della carica esploratrice posta in P e il valore della carica stessa; si misura in joule/coulomb
- E Si misura in volt

Il potenziale elettrostatico in un punto P di un campo elettrico dipende unicamente dalle cariche che generano il campo e dalla posizione del punto P: **non** dipende invece dalla carica esploratrice posta in P (risposta B). Il potenziale elettrostatico in un punto è infatti definito come il rapporto tra due grandezze direttamente proporzionali: l'energia potenziale della carica di prova in quel punto e la carica di prova stessa. Si noti che l'unità di misura del potenziale è il volt, definito come joule/coulomb, dunque l'affermazione E non contraddice la D, ed entrambe sono corrette.

---

11 La quantità di lavoro spesa per portare un elettrone da un'orbita atomica all'infinito viene misurata in:

- A joule/s
- B elettronvolt
- C ohm
- D watt
- E newton

Tra quelle indicate l'unica unità di misura di energia è l'elettronvolt (risposta B).

PARTE SESTA

10 | Elettrodinamica

Se tra i capi di un conduttore metallico vi è una differenza di potenziale, gli elettroni liberi di muoversi (elettroni di conduzione) vengono accelerati dal campo **E**, e si spostano da punti a potenziale minore a punti a potenziale maggiore, in verso opposto a quello del campo, come indicato in figura.

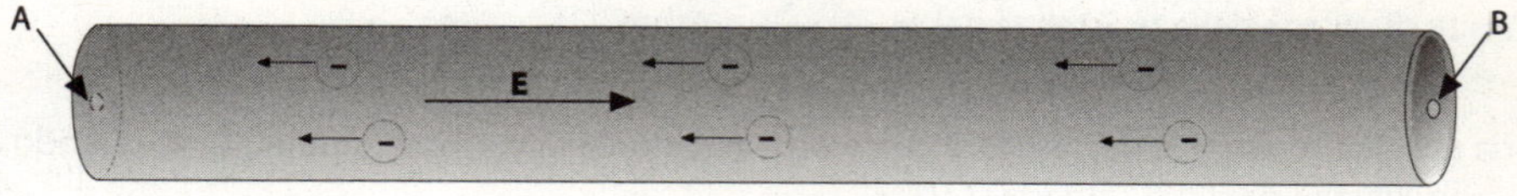

$V_A > V_B$

Nei conduttori metallici (conduttori di prima specie) le cariche negative (elettroni) sono libere di muoversi secondo la direzione del campo elettrico, mentre le cariche positive sono bloccate nei nodi reticolari. Nei liquidi e nei gas (conduttori di seconda specie) sia le cariche negative sia le cariche positive possono partecipare alla conduzione elettrica; questo è possibile grazie alla presenza degli ioni che fungono da veicoli trasportatori di cariche.

Affinché si abbia un moto ordinato di cariche in un conduttore è quindi necessaria la presenza di una differenza di potenziale alle sue estremità o, equivalentemente, di un campo elettrico.

Quando le cariche libere attraversano un conduttore in maniera ordinata, si è in presenza di una **corrente elettrica**.

Per convenzione si è scelto come **verso della corrente** quello dello spostamento delle cariche positive (anche se nei solidi tali cariche non si spostano e non contribuiscono al fenomeno della conduzione).

Quindi, in un conduttore solido, il moto delle cariche è sempre contrario a quello della corrente.

Se ai capi A e B di un conduttore si applica una d.d.p. con $V_A > V_B$, il campo elettrico è orientato da A ad B, il verso della corrente è da A a B, ma gli elettroni si muovono da B ad A.

10.1 | Intensità di corrente

L'**intensità di corrente (media)** è il rapporto tra la quantità di carica ΔQ che attraversa una sezione del conduttore in un tempo Δt e l'intervallo di tempo stesso:

$$i = \frac{\Delta Q}{\Delta t}$$

Unità di misura dell'intensità di corrente nel SI: $\frac{\text{coulomb}}{\text{secondo}}$ = ampere (A)

Un circuito è percorso dalla corrente di 1 ampere quando la sua generica sezione è attraversata da 1 coulomb di carica al secondo. L'intensità di corrente è una grandezza scalare: inoltre è una grandezza fondamentale del Sistema internazionale, con dimensione [i].

La corrente si dice **unidirezionale** se le cariche si muovono sempre nello stesso senso; in particolare si dice **continua** se la sua intensità e il senso di moto delle cariche si mantengono costanti.

La corrente si dice **alternata** se il senso di moto delle cariche subisce delle inversioni periodiche.

FISICA

10.2 | Leggi di Ohm

10.2.1 | Prima legge di Ohm

Per i conduttori di prima specie (metalli) si osserva proporzionalità tra i e ΔV. Indicando con R la costante di proporzionalità si ha:

$$V_B - V_A = \Delta V = R \cdot i \quad \Rightarrow \quad R = \frac{\Delta V}{i}$$

La costante di proporzionalità R è detta **resistenza**: è un indice dell'opposizione che incontrano le cariche negative (elettroni) nel muoversi all'interno del conduttore.

Unità di misura della resistenza nel SI: $\frac{\text{volt}}{\text{ampere}} = \text{ohm } (\Omega)$

È unitaria (1 Ω) la resistenza del *resistore* che è attraversato dalla corrente unitaria (1 A) quando ai suoi estremi è applicata una d.d.p. unitaria (1 V).

Quale corrente passa nel filamento di una lampadina con resistenza di 100 Ω se i due capi della lampadina sono a un potenziale di 2 e 8 volt rispettivamente?
Si tratta di calcolare la differenza di potenziale ai capi della resistenza:

$$\Delta V = (8 - 2)\text{ V} = 6\text{ V}$$

e applicare la prima legge di Ohm:

$$i = \frac{\Delta V}{R} = \frac{6\text{ V}}{100\ \Omega} = 0{,}06\text{ A} = 60\text{ mA}$$

Il milliampere (mA) è un sottomultiplo dell'ampere usato piuttosto frequentemente.

10.2.2 | Seconda legge di Ohm

La resistenza elettrica di un filo conduttore è direttamente proporzionale alla lunghezza l del filo e inversamente proporzionale alla sua sezione S:

$$R = \rho \frac{l}{S}$$

dove ρ è un coefficiente caratteristico del conduttore, che prende il nome di **resistività** o *resistenza specifica* del materiale.

Unità di misura della resistività nel SI: ohm · metro (Ω ·m)

Conducibilità del materiale: $\lambda = \frac{1}{\rho}$; unità di misura nel SI: $\frac{\text{siemens}}{\text{m}}$

La resistività dipende dal materiale e dalla temperatura a cui tale materiale si trova.

La resistenza dei conduttori di prima specie aumenta all'aumentare della temperatura.

I **semiconduttori**, al contrario, sono materiali la cui resistività, e quindi la resistenza, diminuisce all'aumentare della temperatura. A temperature vicine allo zero assoluto, per alcuni materiali si verifica una brusca riduzione del valore della resistività fino a valori prossimi a zero: tale fenomeno prende il nome di **superconduttività**. Ciascun superconduttore ha una propria temperatura critica, al di sotto della quale la sua resistenza diventa pressoché nulla e la corrente che lo attraversa rimane inalterata per molto tempo anche in assenza di generatori.

Nella tabella seguente vengono elencati alcuni materiali (numerati da 1 a 18) in ordine crescente di resistività (cioè in ordine decrescente di conducibilità).

Conduttori	Semiconduttori	Isolanti
1) argento	8) germanio	13) mica
2) rame	9) silicio	14) vetro
3) alluminio	10) ossido di rame	15) quarzo
4) platino	11) boro	16) porcellana
5) ferro	12) celluloide	17) ambra
6) acciaio		18) paraffina
7) mercurio		

10.3 | Effetto Joule

L'effetto di riscaldamento di un conduttore causato dalla corrente elettrica che lo attraversa è detto **effetto Joule**. L'energia dissipata per effetto Joule è pari a:

$$L = \Delta V \cdot i \cdot \Delta t = R \cdot i^2 \cdot \Delta t$$

Da questo risultato è possibile calcolare anche la potenza dissipata per effetto Joule:

$$P = \frac{L}{\Delta t} = \Delta V \cdot i = R \cdot i^2 = \frac{(\Delta V)^2}{R}$$

Per ottenere la quantità di calore prodotta per effetto Joule in calorie, occorre ricordare che il legame tra il joule e la caloria è dato dall'equivalente meccanico della caloria, pari a 4,186 J/cal.

Quindi la quantità di calore Q dissipata per effetto Joule, espressa in calorie, è pari a:

$$Q = \frac{R \cdot i^2 \cdot \Delta t}{4{,}186 \text{ J/cal}}$$

Una lampadina da 75 W è collegata a un generatore da 220 V.
Qual è il valore della corrente che passa nella lampadina?

La potenza dissipata per effetto Joule è $P = \Delta V \cdot i$ quindi l'intensità di corrente vale:

$$i = \frac{P}{\Delta V} = \frac{75 \text{ W}}{220 \text{ V}} = 0{,}34 \text{ A}$$

Quanto vale l'energia E dissipata in una resistenza R in un tempo t quando alla resistenza è applicata una tensione V (con $V = 0{,}2$ volt, $R = 0{,}10\ \Omega$ e $t = 10^{-2}$ secondi)?

L'energia dissipata per effetto Joule è data dalla relazione:

$$E = \Delta V \cdot i \cdot t = R \cdot i^2 \cdot t = \frac{\Delta V^2}{R} \cdot t$$

sostituendo i valori numerici si ottiene:

$$E = \frac{(0{,}2)^2}{0{,}1} \cdot 10^{-2} \text{ J} = 0{,}04 \cdot 10 \cdot 10^{-2} \text{ J} = 4 \cdot 10^{-3} \text{ J}$$

10.4 | Circuiti elettrici

Ogni generatore di corrente continua è dotato di una **forza elettromotrice** (*f.e.m.*) definita come il rapporto fra il lavoro che il generatore compie sulla carica Q che lo attraversa e la carica stessa. Dalla definizione segue che la *f.e.m.* si misura in volt.

Numericamente la *f.e.m.* coincide con la d.d.p. ai capi del generatore quando il circuito è aperto.

FISICA

Nei circuiti elettrici, la corrente fornita da un **generatore** viene trasformata in altri tipi di energia (luminosa, termica, meccanica o magnetica) a seconda degli elementi utilizzatori in esso presenti.
I simboli con cui si rappresentano i componenti di un circuito elettrico sono riportati a lato.

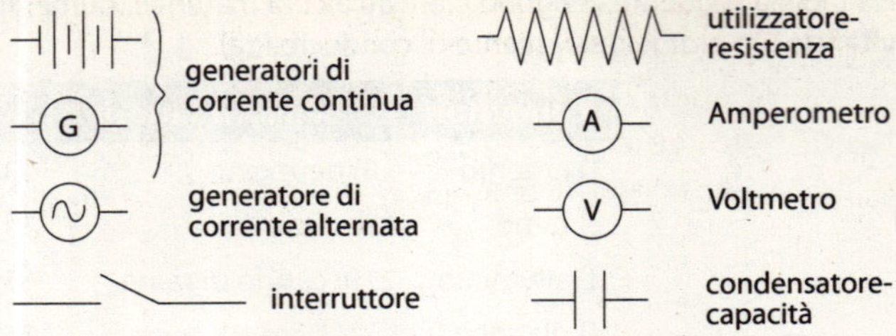

L'**alternatore** è un generatore di corrente alternata, cioè corrente il cui verso cambia periodicamente.
L'**utilizzatore** (o resistore) è un apparecchio che trasforma l'energia elettrica in altre forme.

L'**amperometro** è uno strumento atto a misurare l'intensità di corrente, mentre il **voltmetro** è un apparecchio che serve a misurare la differenza di potenziale tra due punti di un circuito.

10.4.1 | Resistenze e condensatori in serie e in parallelo

In un circuito elettrico, i vari componenti possono essere disposti in *serie* (attraversati dalla stessa intensità di corrente) o in *parallelo* (ai loro capi vi è la stessa d.d.p.) a seconda delle esigenze.

Nel calcolo delle correnti che circolano nel circuito e delle differenze di potenziale ai capi dei componenti, risulta spesso conveniente sostituire un gruppo di resistenze con la resistenza equivalente e un gruppo di capacità con la capacità equivalente.

✔ La **resistenza equivalente** R_{eq} di più resistenze è quella resistenza che da sola causerebbe la stessa dissipazione di energia per effetto Joule.

✔ La **capacità equivalente** C_{eq} di più condensatori è quella di un condensatore che accumulerebbe da solo la stessa carica.

Il valore della resistenza equivalente si calcola in modo diverso a seconda che le resistenze siano collegate in serie o in parallelo.

Resistenze in serie:

$$R_{eq} = R_1 + R_2$$

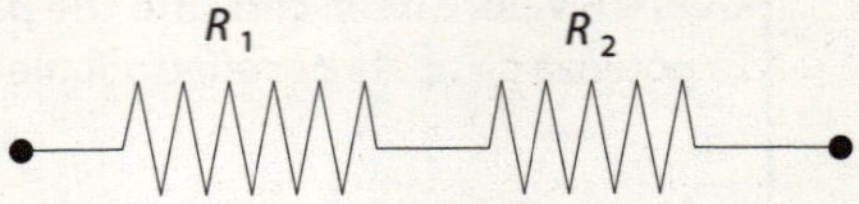

Resistenze in parallelo:

$$\frac{1}{R_{eq}} = \frac{1}{R_1} + \frac{1}{R_2}$$

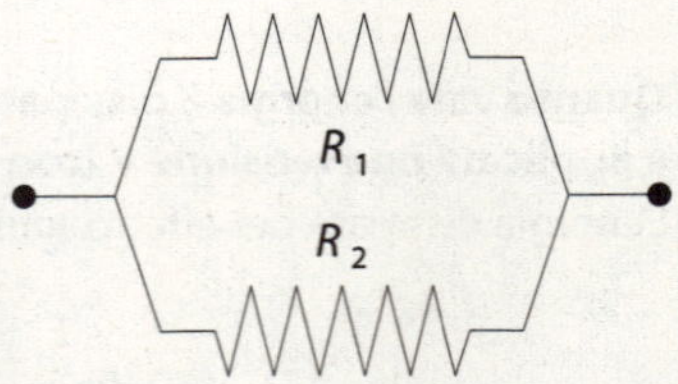

La resistenza equivalente di più resistenze in serie è maggiore di ciascuna delle resistenze in serie.
La resistenza equivalente di più resistenze in parallelo è minore di ciascuna delle resistenze in parallelo.
Per i condensatori la situazione è rovesciata!

Condensatori in serie:

$$\frac{1}{C_{eq}} = \frac{1}{C_1} + \frac{1}{C_2}$$

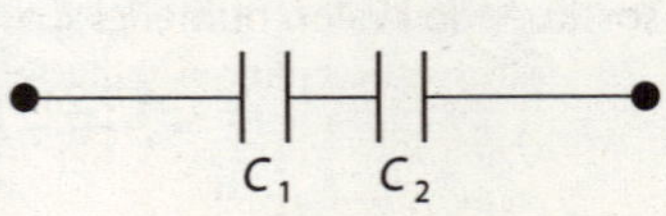

Condensatori in parallelo:

$$C_{eq} = C_1 + C_2$$

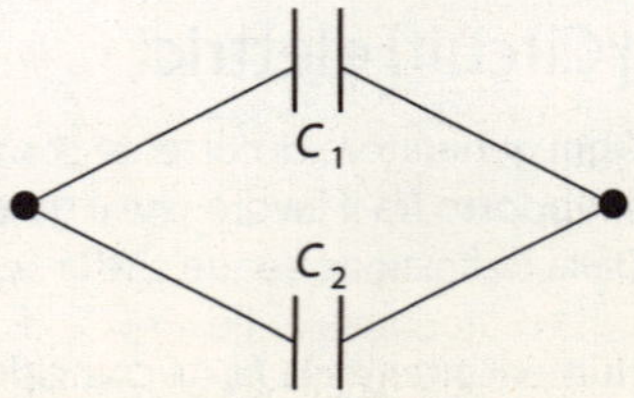

La capacità equivalente di più capacità in parallelo è maggiore di ciascuna delle capacità in parallelo.
La capacità equivalente di più capacità in serie è minore di ciascuna delle capacità in serie.

Tra due morsetti A e B di un circuito elettrico sono collegate in parallelo tre resistenze, due da 200 Ω e una da 100 Ω.
Quanto vale la resistenza equivalente totale tra A e B?
Date tre resistenze R_1, R_2 e R_3 collegate in parallelo tra loro, la resistenza equivalente del sistema è legata alle singole resistenze dalla relazione:

$$\frac{1}{R_{eq}} = \frac{1}{R_1} + \frac{1}{R_2} + \frac{1}{R_3}$$

Sostituendo i valori si ottiene:

$$\frac{1}{R_{eq}} = \frac{1}{200\ \Omega} + \frac{1}{200\ \Omega} + \frac{1}{100\ \Omega} = \frac{4}{200\ \Omega} = \frac{1}{50\ \Omega} \Rightarrow R_{eq} = 50\ \Omega$$

Si hanno a disposizione quattro condensatori uguali ciascuno di capacità 100 μF. Combinandoli in modo opportuno è possibile ottenere una capacità equivalente pari a 25 μF? Se sì, in quale modo?
Se n condensatori sono collegati in parallelo, la capacità equivalente è pari a:

$$C_{eq} = C_1 + C_2 + \ldots + C_n$$

Se n condensatori sono collegati in serie, la capacità equivalente è data da:

$$\frac{1}{C_{eq}} = \frac{1}{C_1} + \frac{1}{C_2} + \ldots + \frac{1}{C_n}$$

Il quesito chiede di trovare una capacità equivalente inferiore alle capacità dei singoli condensatori. Sicuramente, quindi, i quattro condensatori non devono essere collegati in parallelo, altrimenti la capacità equivalente sarebbe uguale a 400 μF.
Se i condensatori vengono collegati in serie, la capacità totale diventa pari a:

$$\frac{1}{C_{eq}} = \frac{1}{100\ \mu F} + \frac{1}{100\ \mu F} + \frac{1}{100\ \mu F} + \frac{1}{100\ \mu F} = \frac{1}{25\ \mu F} \quad \Rightarrow \quad C_{eq} = 25\ \mu F$$

Quindi per avere una capacità equivalente pari a 25 μF è necessario collegare i quattro condensatori in serie.

10.4.2 | Analisi dei circuiti elettrici

Il problema che si può presentare è il seguente: dati uno o più generatori con alcuni elementi di circuito variamente connessi tra loro, si chiede di determinare quali sono le correnti che li attraversano e quanto valgono le differenze di potenziale ai loro capi.

Per la risoluzione di tale problema è necessario tenere presente alcune regole, in parte già viste in precedenza, che vengono ora elencate per comodità.

- Due *elementi* sono collegati *in serie* quando sono attraversati dalla stessa intensità di corrente, mentre sono collegati *in parallelo* quando partono dallo stesso nodo e si chiudono sullo stesso nodo (ai loro capi vi è la stessa differenza di potenziale).
- I fili conduttori che collegano tra loro gli elementi del circuito hanno resistenza nulla.
- Due punti che si trovano collegati da un filo, senza che altri elementi del circuito siano posti tra i due, hanno lo stesso potenziale.
- Ogni linea chiusa all'interno del circuito prende il nome di *maglia*.

Si utilizzano anche le due **leggi di Kirchhoff**:

1. in ogni *nodo* del circuito, la somma delle correnti entranti deve essere uguale alla somma delle correnti uscenti.
2. la somma algebrica delle forze elettromotrici contenute in una maglia è uguale alla somma delle differenze di potenziale ai capi di ciascuno degli elementi della maglia.

Di seguito viene fornito un esempio di circuito elettrico nel quale si devono determinare le correnti e le differenze di potenziale presenti.

Si trovi la d.d.p. tra i punti A e B del circuito rappresentato, sapendo che la forza elettromotrice del generatore è di 10 V, R_1 = 100 ¾ e R_2 = 100 ¾.

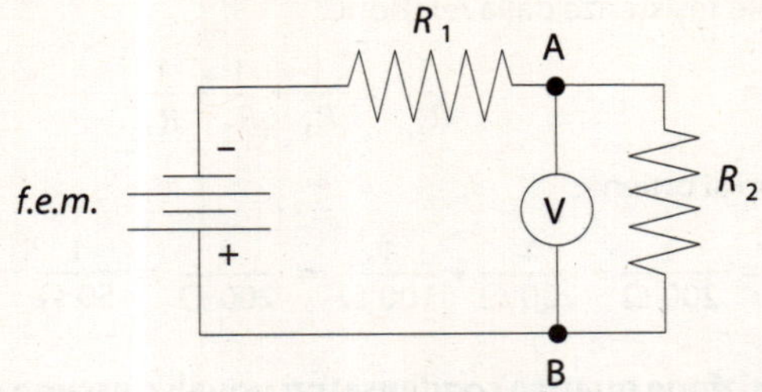

Si ha $\Delta V_{AB} = R_2\, i$, dove i è l'intensità di corrente che attraversa la resistenza R_2.
Applicando la seconda legge di Kirchhoff (il circuito è una *maglia*) si ottiene:

$$f.e.m. = R_1 \cdot i + R_2 \cdot i \;\Rightarrow\; f.e.m. = (R_1 + R_2) \cdot i \;\Rightarrow\; i = \frac{f.e.m.}{R_1 + R_2}$$

$$\Delta V_{AB} = R_2 \cdot \frac{f.e.m.}{R_1 + R_2}$$

Inserendo i valori numerici si ottiene:

$$\Delta V_{AB} = 100\ \Omega \cdot \frac{10\ \text{V}}{200\ \Omega} = 5\ \text{V}$$

10.5 | Corrente elettrica nei liquidi e nei gas

L'acqua distillata non conduce elettricità (è un isolante), perché non contiene anioni (ioni positivi) e cationi (ioni negativi); diventa però conduttrice quando contiene ioni che fungono da veicoli trasportatori di carica (è questo il caso dell'acqua non distillata).

Elettrolita: sostanza che in acqua si dissocia elettroliticamente e la rende conduttrice.

La *conducibilità di una soluzione* cresce al crescere della concentrazione dell'elettrolita forte[1] presente in soluzione e cresce al crescere della mobilità degli ioni presenti in soluzione.

I liquidi non sono conduttori ohmici: per essi non valgono le leggi di Ohm.

I gas conducono solo se sono ionizzati. La ionizzazione di un gas si ottiene bombardandolo con agenti ionizzanti: radiazioni elettromagnetiche (raggi X), corpuscoli veloci (elettroni o particelle α). Come nei liquidi, anche nei gas la conducibilità dipende dalla concentrazione degli ioni e dalla loro mobilità.

I gas non sono conduttori ohmici: per essi non valgono le leggi di Ohm.

I gas e i liquidi sono perciò anche detti **conduttori di seconda specie**.

Il vuoto non conduce la corrente elettrica: se però, all'interno di una ampolla contenente un gas molto rarefatto, si applica una differenza di potenziale elevata, si osserva il passaggio di elettroni liberi. I **raggi catodici** sono elettroni emessi dal catodo (elettrodo negativo) che si propagano nel gas rarefatto con velocità elevata (circa 1/3 della velocità della luce).

1. Per elettrolita forte si intende una sostanza che in soluzione è totalmente dissociata negli ioni che la costituiscono. Un elettrolita debole in soluzione è dissociato solo parzialmente.

Quesiti svolti

1 La corrente in un conduttore metallico è dovuta:

- **A** al moto degli elettroni
- **B** al moto di cariche positive e negative
- **C** al moto di un'onda elettromagnetica
- **D** al moto di un fluido
- **E** al moto di un solido

Nei conduttori solidi, le uniche cariche in movimento sono gli elettroni di conduzione. La corrente per convenzione scorre in direzione opposta a quella delle cariche negative, ma nei conduttori solidi non esistono cariche positive in moto. La risposta esatta è la **A**.

2 L'intensità di corrente elettrica in un filo conduttore:

- **A** è il numero di cariche che attraversa una sezione del conduttore nell'unità di tempo
- **B** dipende dalla differenza di potenziale agli estremi del filo
- **C** è il numero di elettroni che circola nel conduttore in un secondo
- **D** si misura in volt/secondo
- **E** si misura in coulomb·secondo

Dato un filo conduttore di resistenza R, se ai suoi estremi si applica una differenza di potenziale ΔV, gli elettroni di conduzione vengono accelerati verso i punti a potenziale maggiore e la corrente, che per convenzione circola in senso opposto al moto delle cariche negative, si muove dall'estremo a potenziale maggiore a quello a potenziale minore. L'intensità i della corrente è data dalla legge di Ohm:

$$i = \frac{\Delta V}{R}$$

Si vede quindi che l'intensità di corrente dipende dalla differenza di potenziale agli estremi del filo (risposta **B**). La risposta **A** non è corretta perché in essa si parla di numero di cariche nell'unità di tempo e non di quantità di carica nell'unità di tempo.

3 La corrente elettrica alle usuali prese di corrente domestiche è:

- **A** continua di tensione 220 volt
- **B** alternata di intensità 220 ampere
- **C** continua di potenza 220 watt
- **D** alternata di frequenza 50 hertz
- **E** nessuna delle precedenti risposte è corretta

La risposta esatta è la **D**.

FISICA

4 Quale quantità di energia viene dissipata in un'ora da una comune lampada a incandescenza di 60 W?

- **A** Circa 50 calorie
- **B** Circa 500 calorie
- **C** Circa 5.000 calorie
- **D** Circa 50.000 calorie
- **E** Circa 500.000 calorie

L'energia dissipata dalla lampada di potenza $P = 60$ W sotto forma di calore per effetto Joule è pari a: $L = P \cdot \Delta t$ dove Δt è il tempo durante il quale l'energia viene dissipata. Sostituendo i valori si ottiene:

$$L = 60 \text{ W} \cdot 1 \text{ h} = 60 \frac{\text{J}}{\text{s}} \cdot 3600 \text{ s} = 216.000 \text{ J}$$

Ricordando che 1 cal = 4,186 joule, si trova 216.000 J ≈ 51.600 cal.
La risposta esatta è quindi la **D**.

5 Una lampada a incandescenza da 120 watt e uno scaldabagno elettrico da 1.500 watt sono alimentati dalla stessa tensione. Segue che:

- **A** le resistenze elettriche dei due apparecchi sono le stesse
- **B** è più elevata la resistenza dello scaldabagno elettrico
- **C** è più elevata la resistenza della lampada a incandescenza
- **D** non si può rispondere senza conoscere le correnti
- **E** tutte le precedenti risposte sono errate

Dalla formula per la potenza dissipata per effetto Joule si ricava:

$$P = \frac{(\Delta V)^2}{R} \quad \Rightarrow \quad (\Delta V)^2 = R \cdot P = \text{cost}$$

Usando il pedice 1 per le grandezze relative allo scaldabagno e 2 per quelle relative alla lampada, si può pertanto scrivere:

$$R_1 \cdot P_1 = R_2 \cdot P_2 \quad \Rightarrow \quad \frac{R_1}{R_2} = \frac{P_2}{P_1} = \frac{120 \text{ W}}{1500 \text{ W}} < 1 \quad \Rightarrow \quad \frac{R_1}{R_2} < 1 \quad \Rightarrow \quad R_1 < R_2$$

La risposta corretta è la **C**.

6 Due resistori di 5 ohm e 20 ohm rispettivamente vengono posti in parallelo; la resistenza equivalente vale:

- **A** 0,25 ohm
- **B** 12,5 ohm
- **C** 25 ohm
- **D** 4 ohm
- **E** 100 ohm

Sapendo che il parallelo di due resistenze dà in generale una resistenza equivalente minore di ciascuna delle due resistenze componenti, si possono già escludere le alternative **C** ed **E**. Per conoscere la esatta resistenza equivalente si esegue il calcolo:

$$R_{eq} = \frac{R_1 \cdot R_2}{R_1 + R_2} = 4 \text{ ohm} \quad \text{(risposta D)}$$

7 Siano date 3 resistenze elettriche, ohmiche, una da 10 Ω, una da 20 Ω e una da 30 Ω. Siano poste in parallelo. La resistenza equivalente vale:

- **A** meno di 10 Ω
- **B** 10 Ω
- **C** 20 Ω
- **D** 30 Ω
- **E** più di 30 Ω

La resistenza equivalente di resistenze in parallelo è minore di ciascuna resistenza componente, dunque la risposta esatta è necessariamente la **A**. Volendo comunque procedere con il calcolo per ottenere il valore esatto si usa la formula per la resistenza equivalente:

$$\frac{1}{R_{eq}} = \frac{1}{R_1} + \frac{1}{R_2} + \frac{1}{R_3} = \frac{R_2 \cdot R_3 + R_1 \cdot R_3 + R_1 \cdot R_2}{R_1 \cdot R_2 \cdot R_3} \Rightarrow$$

$$\Rightarrow R_{eq} = \frac{R_1 \cdot R_2 \cdot R_3}{R_2 \cdot R_3 + R_1 \cdot R_3 + R_1 \cdot R_2} = \frac{10 \cdot 20 \cdot 30}{20 \cdot 30 + 10 \cdot 30 + 10 \cdot 20}\,\Omega = \frac{60}{11}\,\Omega$$

8 A casa ho 3 lampadine a incandescenza, identiche tra loro. Al fine di illuminare la stanza, le collego in parallelo e confronto il risultato con quello ottenuto usando una sola delle lampadine. Considero anche il consumo di energia elettrica e osservo che:

- **A** faccio più luce, ma spendo di più
- **B** faccio più luce e spendo di meno
- **C** faccio meno luce e spendo di più
- **D** faccio meno luce, ma spendo di meno
- **E** non aumenta la luce, ma spendo di meno

La base dei normali impianti elettrici di casa è un parallelo di lampadine (se fossero messe in serie, fulminata una, le altre non funzionerebbero più!). L'esperienza comune è sufficiente a concludere che con tre lampade in parallelo al posto di una sola faccio più luce, ma spendo di più perché aumenta il consumo di corrente (risposta **A**).

Lo si può dimostrare sfruttando il risultato parziale dell'esercizio precedente. Per tre lampadine uguali in parallelo vale:

$$\frac{1}{R_{eq}} = \frac{R_2 \cdot R_3 + R_1 \cdot R_3 + R_1 \cdot R_2}{R_1 \cdot R_2 \cdot R_3} = \frac{3}{R} \Rightarrow R_{eq} = \frac{R}{3}$$

L'illuminazione data dalle tre lampade è proporzionale alla potenza dissipata, ed è il triplo di quella data da una lampada sola; infatti, per effetto Joule:

$$P_{eq} = \frac{(\Delta V)^2}{R_{eq}} = \frac{3(\Delta V)^2}{R} = 3P$$

Quanto alla corrente che scorre nel parallelo, per la prima legge di Ohm:

$$i_{eq} = \frac{\Delta V}{R_{eq}} = \frac{3\Delta V}{R} = 3i$$

9 **Due condensatori di capacità rispettivamente C_1 e C_2 vengono posti in serie, e il loro complesso in parallelo con un terzo condensatore di capacità C_3. Qual è la capacità equivalente?**

A $C_{eq} = \frac{C_1 \cdot C_2}{C_1 + C_2}$

B $C_{eq} = \frac{C_1 \cdot C_2}{C_1 + C_2} + C_3$

C $C_{eq} = \frac{C_1 \cdot C_2 \cdot C_3}{C_1 + C_2} + C_3$

D $C_{eq} = \frac{C_1 \cdot C_2 \cdot C_3}{C_1 + C_2 + C_3}$

E Nessuna delle precedenti

La regola per la composizione delle capacità è l'inverso di quella per le resistenze. Si ha, per la serie dei primi due condensatori:

$$C_{12} = \frac{C_1 \cdot C_2}{C_1 + C_2}$$

A questo condensatore equivalente viene posto in parallelo il terzo, per cui in totale si ha:

$$C_{123} = \frac{C_1 \cdot C_2}{C_1 + C_2} + C_3 \quad \text{(risposta B)}$$

10 **Due lampadine sono inserite in un circuito che comprende una pila e un interruttore. Come devono essere collegate le due lampadine perché possa verificarsi la condizione che una lampadina sia accesa e una sia spenta?**

A In serie

B In parallelo con l'interruttore inserito in uno dei due rami

C In serie con l'interruttore inserito in mezzo alle due lampadine

D La condizione in cui una lampadina è spenta e una accesa non può mai verificarsi perché le lampadine appartengono allo stesso circuito

E La condizione di cui sopra può verificarsi per qualsiasi disposizione delle due lampadine

La risposta esatta è la B. Per rendersene conto è sufficiente osservare la rappresentazione del circuito riportata a lato.

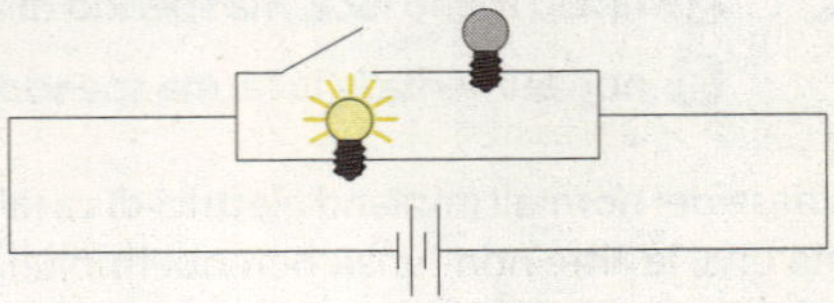

11 | Magnetismo

Alcuni materiali, come la magnetite, hanno la proprietà di attrarre piccoli pezzi di ferro. Questi corpi vengono chiamati *magneti* e hanno la proprietà di generare nello spazio circostante un *campo magnetico*. La Terra, per esempio, si comporta come un gigantesco magnete e genera intorno a sé un campo chiamato campo magnetico terrestre. L'esperienza mostra l'esistenza di poli magnetici di segno opposto: avvicinando due magneti si possono osservare repulsioni o attrazioni a seconda del modo in cui vengono avvicinati.

Per convenzione i due punti in cui si concentrano le due polarità di un magnete vengono detti **polo nord** e **polo sud**. Mentre è possibile isolare cariche elettriche positive e negative, non è possibile farlo per i poli magnetici: se si cerca di isolare i due poli di un magnete, per esempio spezzando una calamita, si ottengono più dipoli e non polarità isolate.

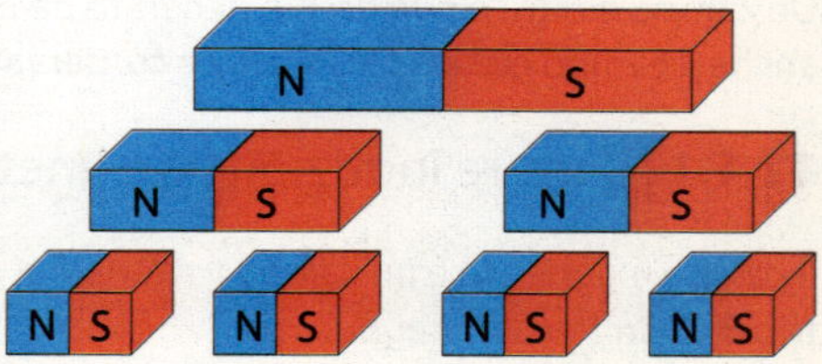

Non è possibile isolare un monopolo magnetico.

Esiste un legame strettissimo tra campo elettrico e campo magnetico: si verifica che un filo percorso da corrente genera intorno a sé un campo magnetico e che lo stesso filo è sottoposto all'azione di una forza se viene immerso in un campo magnetico esterno.

Ogni carica elettrica stazionaria genera intorno a sé un campo elettrico; se la carica elettrica è in movimento, genera intorno a sé anche un campo magnetico.

Se fosse possibile isolare un polo nord e un polo sud, sarebbe possibile applicare al campo magnetico una teoria analoga a quella sviluppata per il campo elettrico. L'impossibilità di avere monopoli magnetici suggerisce invece l'esistenza di differenze tra i due campi. Il legame tra i due campi consente comunque di parlare di *elettromagnetismo* per unire in un'unica terminologia i fenomeni elettrici e magnetici.

11.1 | Campo magnetico

Si ponga un ago magnetico (come quello contenuto in una comune bussola) in un campo generato da un magnete: esso è sottoposto a una coppia di forze che cerca di farlo ruotare secondo la direzione del campo come indicato in figura.

L'ago si orienta fino a porsi tangente alle *linee di forza del campo*, come avviene appunto in una bussola, il cui ago sente il campo magnetico terrestre: le linee di forza del campo magnetico sono linee in ogni punto tangenti all'ago e orientate dal polo Sud al polo Nord dell'ago come riportato in figura. Disponendo della limatura di ferro in una regione dove è presente un campo magnetico, i singoli pezzettini di ferro si comportano come dei piccoli aghi magnetici orientandosi secondo le linee di forza del campo.

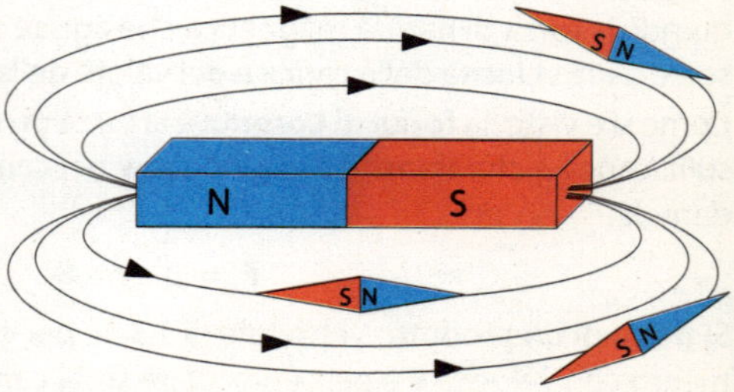

FISICA

Si nota che le linee "disegnate" dalla limatura di ferro sono sempre chiuse su sé stesse e ciò è riconducibile all'impossibilità di isolare le polarità di un magnete.

Nel campo elettrico, le linee di forza generate da una carica positiva puntiforme sono linee dirette dalla carica verso l'infinito, mentre se la carica è negativa il verso delle linee va dall'infinito alla carica. In entrambi i casi le linee di forza sono aperte.

Nel campo magnetico, dove il polo nord e il polo sud sono sempre presenti sullo stesso corpo, le linee di forza che escono da un polo si chiudono sempre nell'altro.

Le linee di forza del campo elettrico sono generalmente aperte, quelle del campo magnetico sono sempre chiuse.

Una diretta conseguenza della chiusura delle linee del campo magnetico è la sua non conservatività. Questo implica che per il campo magnetico non è possibile definire l'energia potenziale.

Il campo elettrico è in generale conservativo, mentre il campo magnetico non lo è mai.

Un campo elettrico può essere generato da una variazione di un campo magnetico (§ 11.2). In tale caso anche il campo elettrico risulta non conservativo.

11.1.1 | Vettore induzione magnetica

Il campo magnetico è un campo vettoriale: a ogni punto del campo si associa il *vettore induzione magnetica* **B** definito come segue.

Direzione: quella secondo cui si dispone un aghetto magnetico inserito nel campo.
Verso: dal polo sud al polo nord dell'aghetto.
Intensità: quella che si ricava dalla relazione $|\mathbf{F}| = q \cdot |\mathbf{v} \wedge \mathbf{B}|$ dove $|\mathbf{F}|$ è il modulo della forza di natura magnetica, detta **forza di Lorentz**, che agisce su una carica q che transita con velocità $\mathbf{v}$ nel campo magnetico.

Dalla definizione è possibile risalire all'unità di misura del vettore **B**:

$$[\mathbf{B}] = \frac{[\mathbf{F}]}{[q][\mathbf{v}]} \Rightarrow \frac{N}{C \cdot m/s} = \frac{N \cdot s}{C \cdot m} = \frac{N}{A \cdot m} = \frac{J \cdot s}{C \cdot m^2} = \frac{V \cdot s}{m^2}$$

Si definisce il **weber** (Wb) come: $1\ Wb = 1\ V \cdot s$
Si definisce il **tesla** (T) come: $1\ T = 1\ Wb / m^2$
Nel SI il campo magnetico **B** si misura in **tesla** (T).

11.1.2 | Forza di Lorentz

Si consideri una carica q in moto con velocità $\mathbf{v}$ all'interno di un campo magnetico. L'esperienza mostra che tale carica viene deviata per la presenza del magnete, come indicato in figura. Si osserva che la deviazione del moto e, quindi, la forza di natura magnetica che agisce sulla carica, crescono al crescere della velocità della carica e del valore della carica stessa.

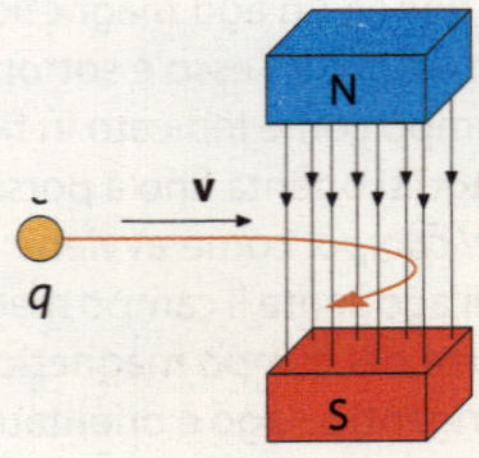

Come si è visto, la **forza di Lorentz** è la forza di natura magnetica che agisce sulla carica q che transita con velocità $\mathbf{v}$ nel campo magnetico. Tale forza è data da:

$$\mathbf{F} = q \cdot \mathbf{v} \wedge \mathbf{B}$$

Si tratta di un prodotto vettoriale (§ 1.3.4), per cui la forza di Lorentz **F** che agisce su una carica in movimento con velocità **v** è perpendicolare sia al campo magnetico **B** in cui tale carica si muove sia alla velocità della carica.

Se la carica si muove parallelamente al campo **B**, la sua deviazione è nulla!

Se la velocità è perpendicolare al campo la sua deviazione è massima: in questo caso la carica immersa nel campo B compie un moto circolare uniforme in cui la forza centripeta è proprio la forza di Lorentz.

Il raggio della traiettoria circolare è una costante legata alle altre grandezze che descrivono la carica dalla relazione:

$$r = \frac{m \cdot v}{q \cdot B}$$

Il verso della forza di Lorentz può essere determinato con la regola della mano destra, come mostrato in figura.

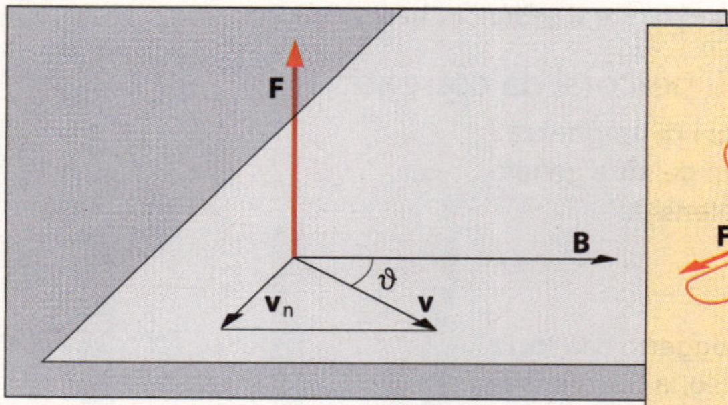

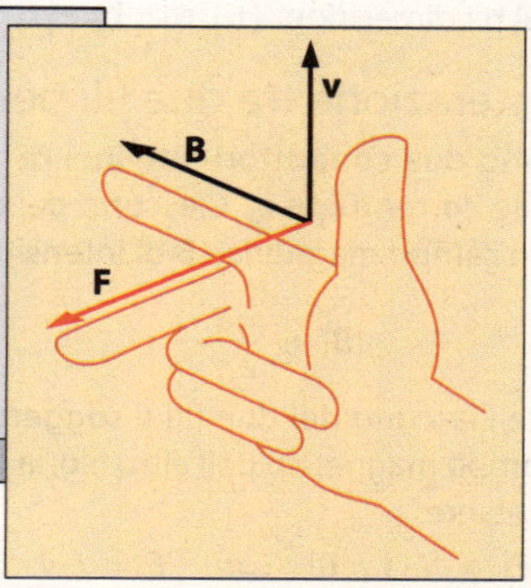

La forza di Lorentz non compie lavoro, perché è sempre perpendicolare alla velocità e quindi allo spostamento.

Due particelle A e B, aventi la stessa carica elettrica, si muovono di moto circolare uniforme in uno stesso campo magnetico su circonferenze di ugual raggio.
Sapendo che $m_A = 2\, m_B$, qual è la relazione tra i moduli delle velocità v_A e v_B?

Le particelle A e B hanno la stessa carica q, si muovono nello stesso campo magnetico **B** descrivendo traiettorie circolari di ugual raggio r: data la formula precedente per il raggio, è dunque necessario che valga la relazione $m_A \cdot v_A = m_B \cdot v_B$.

Essendo $m_A = 2\, m_B$, la velocità di A deve essere la metà della velocità di B.

11.1.3 | Campo magnetico generato dalla corrente elettrica

Il campo magnetico prodotto dal passaggio della corrente in un filo rettilineo è in ogni punto perpendicolare sia alla distanza r dal filo che alla direzione del filo.

Per trovare il verso di **B**, si dispone il pollice della mano destra nella direzione e nel verso della corrente; in questa posizione le altre dita della mano indicano il verso di **B**.

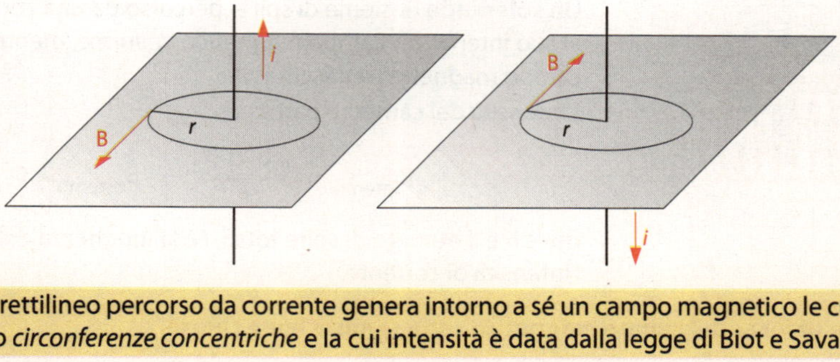

Un filo rettilineo percorso da corrente genera intorno a sé un campo magnetico le cui linee di forza sono *circonferenze concentriche* e la cui intensità è data dalla legge di Biot e Savart.

FISICA

Legge di Biot e Savart

Il campo generato da un filo percorso da corrente è direttamente proporzionale all'intensità della corrente e inversamente proporzionale alla distanza dal filo:

$$|\mathbf{B}| = \frac{\mu_0 \cdot \mu_r}{2\pi} \cdot \frac{i}{r}$$

La costante di proporzionalità μ_0 viene detta **permeabilità magnetica del vuoto**, mentre μ_r è detta **permeabilità magnetica relativa** del mezzo. Il prodotto $\mu_0 \cdot \mu_r$ viene indicato con la lettera μ e prende il nome di **permeabilità magnetica del mezzo.**

La permeabilità magnetica μ è un indice della facilità con la quale il mezzo si lascia attraversare dalle linee di forza del campo magnetico nel quale è immerso.
Nel SI ha dimensioni $[L][M][T]^{-2}[i]^{-2}$ e si misura in henry/metro.

11.1.4 | Interazione tra due fili percorsi da corrente

Si considerino due conduttori rettilinei di lunghezza l percorsi dalle correnti i_1 e i_2. Ciascuno dei due genera nel vuoto un campo magnetico **B** di intensità:

$$|\mathbf{B}| = \frac{\mu_0}{2\pi} \cdot \frac{i}{r}$$

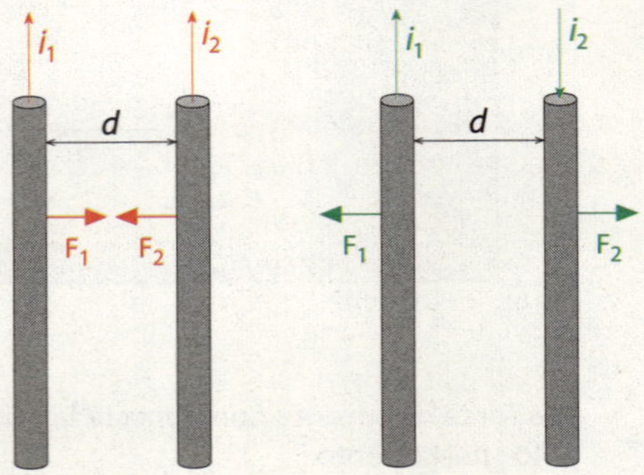

D'altra parte ciascuno dei due fili è soggetto alla forza dovuta al campo magnetico dell'altro filo, la cui intensità si dimostra essere:

$$|\mathbf{F}| = |i \cdot \mathbf{l} \wedge \mathbf{B}| \quad \Rightarrow \quad F = i \cdot l \cdot B$$

dove **l** è un vettore di intensità pari alla lunghezza l del filo, direzione uguale a quella del filo e verso uguale a quello della corrente.

La forza che agisce su ciascuno dei due fili è dunque $F = \frac{\mu_0}{2\pi} \cdot \frac{i_1 \cdot i_2 \cdot l}{d}$, dove d è la distanza tra i fili.

Se le correnti sono concordi, si ha attrazione; se sono discordi si ha repulsione.

11.1.5 | Spira e solenoide

Una spira circolare di raggio R percorsa da una corrente continua i genera un campo magnetico intorno a sé. In particolare sull'asse della spira il campo è ortogonale alla spira, con verso uguale a quello di avanzamento di una vite destrorsa che ruota nel verso della corrente, e di intensità nel centro della spira pari a:

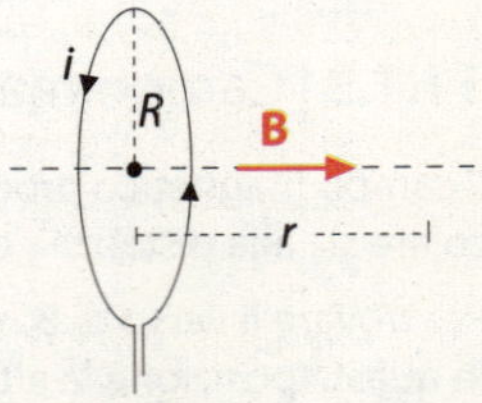

$$B = \frac{\mu_0 \cdot i}{2R}$$

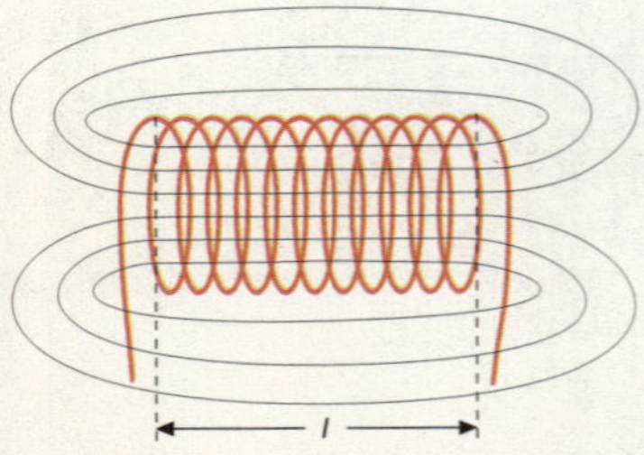

Un **solenoide** (insieme di spire) percorso da una corrente i genera al suo interno un campo magnetico *uniforme*, mentre all'esterno il campo magnetico è trascurabile.
L'intensità del campo è pari a:

$$B_{\text{interno}} = \frac{\mu_0 \cdot n \cdot i}{l} \qquad B_{\text{esterno}} \approx 0$$

dove n è il numero di spire totali, l è la lunghezza del solenoide, i è l'intensità di corrente.

Le linee di forza del campo magnetico sono sempre linee chiuse.

11.2 | Induzione elettromagnetica

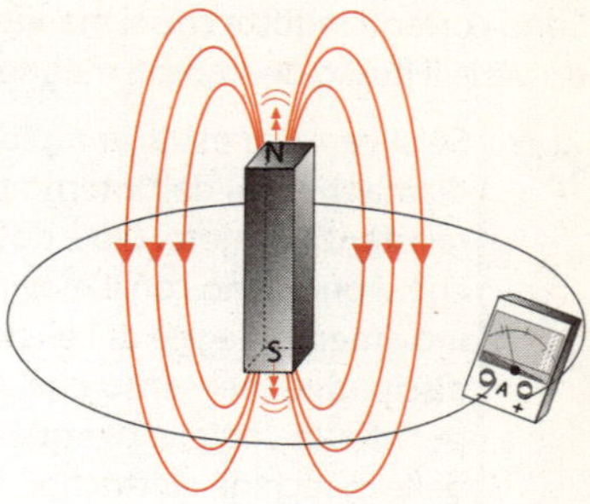

Il movimento relativo di un magnete (e quindi del campo magnetico da esso generato) rispetto a un circuito chiuso che si trova nelle vicinanze genera in tale circuito una corrente misurabile con un amperometro. Il fenomeno si chiama *induzione elettromagnetica* e la corrente che si osserva è detta *corrente indotta*. Il verso della corrente cambia a seconda che il magnete si avvicini al circuito o si allontani.

Se si girasse il magnete rivolgendo il polo sud verso l'alto e il nord verso il basso e si ripetesse lo stesso esperimento, il verso della corrente risulterebbe opposto. In entrambi i casi, se si ferma il magnete, non si registra passaggio di corrente.

In tutti i casi, le correnti indotte vengono generate solo se si ha una variazione del flusso di campo magnetico.

> Perché si abbia corrente indotta in un circuito è necessario che vari il flusso del campo magnetico $\Phi(\mathbf{B})$ concatenato con il circuito stesso.

L'espressione *flusso concatenato* al circuito indica il flusso del campo magnetico attraverso la superficie racchiusa dal circuito. Il flusso di un vettore è stato definito nel § 9.4.

> Il flusso $\Phi(\mathbf{B})$ di un vettore **B** attraverso la superficie *S* è dato dal prodotto scalare tra il vettore **B** e il vettore superficie **S**:
>
> $$\Phi_S(\mathbf{B}) = \mathbf{B} \cdot \mathbf{S} = B \cdot S \cdot \cos\theta = B_n \cdot S$$
>
> dove θ è l'angolo tra il vettore **B** e la normale alla superficie, B_n è la componente del vettore **B** lungo la normale e **S** è il vettore superficie (con intensità pari all'area della superficie, direzione perpendicolare alla superficie e verso uscente dalla superficie se questa è chiusa).

> Nel si l'unità di misura di $\Phi(\mathbf{B})$ è il weber e si ha:
>
> $$\text{weber} = \text{tesla} \cdot \text{m}^2 = \text{T} \cdot \text{m}^2$$

11.2.1 | Leggi dell'induzione elettromagnetica

Si consideri un magnete posto ortogonalmente rispetto a un circuito chiuso e lo si avvicini al circuito: le linee di campo magnetico concatenate con il circuito aumentano. Varia quindi il flusso del campo e nel circuito si genera una corrente indotta. Se si allontana il magnete il numero di linee di campo concatenate diminuisce e la corrente indotta è contraria alla precedente. All'aumentare della velocità di spostamento del magnete, l'intensità della corrente indotta aumenta. Per quantificare la corrente indotta, risulta comodo misurare la *forza elettromotrice indotta* responsabile della corrente. Si perviene così alla **legge di Faraday-Neumann**.

> La forza elettromotrice indotta è direttamente proporzionale alla variazione del flusso magnetico e inversamente proporzionale all'intervallo di tempo in cui avviene tale variazione.

La corrente indotta genera a sua volta un campo magnetico. La **legge di Lenz** permette di dedurre il verso della corrente indotta in base a questo secondo campo magnetico.

> Il verso della forza elettromotrice indotta è tale da generare a sua volta un campo magnetico che si oppone alla variazione di flusso $\Delta\Phi(\mathbf{B})$ che l'ha generata.

Quindi il campo magnetico generato dalla corrente indotta tende a compensare la variazione del campo magnetico inducente. È possibile sintetizzare le due leggi viste attraverso la seguente.

> **Legge di Faraday-Neumann-Lenz**
>
> $$f.e.m. = -\frac{\Delta\Phi(\mathbf{B})}{\Delta t}$$

FISICA

11.2.2 | Correnti di Foucault

Sono correnti indotte che si manifestano all'interno di lamine conduttrici (tipicamente di metallo) quando varia il flusso del campo magnetico che le attraversa.

Se si cerca di estrarre rapidamente una lastra di rame (sostanza diamagnetica) dall'interno di una potente calamita, essa oppone resistenza al moto. Ciò è dovuto al fatto che le correnti di Foucault che si originano con il movimento della lastra si oppongono a tale movimento (legge di Lenz). Le correnti di Foucault sono correnti dissipative (nel senso che sono causa di dissipazione energetica per effetto Joule) e per questo si cerca di ridurle nella costruzione delle macchine elettriche.

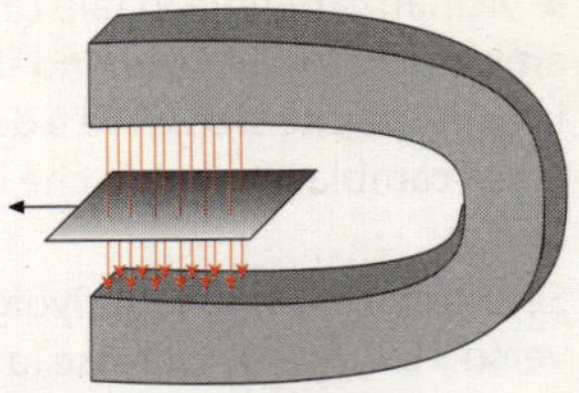

11.2.3 | Induttanza e autoinduzione

La variazione di campo magnetico genera in un circuito concatenato una corrente indotta. Questa a sua volta genera un campo magnetico **B**, detto *autoindotto*, del quale è possibile calcolare il flusso concatenato con il circuito stesso: si parla di *flusso autoconcatenato*. Valgono le seguenti relazioni di proporzionalità:

$$\Phi \propto B; \quad B \propto i \quad \Rightarrow \quad \Phi \propto i$$

dove Φ è il flusso del campo **B** associato alla corrente indotta i. Il flusso autoconcatenato è dunque proporzionale alla corrente indotta; indicando la costante di proporzionalità con L, si ha:

$$\Phi = L \cdot i$$

L prende il nome di **coefficiente di autoinduzione** o **induttanza**. Dipende solo dalla forma e dalle dimensioni del circuito. La sua unità di misura nel SI è:

$$\text{henry (H)} = \frac{\text{weber}}{\text{ampere}} = \frac{\text{V} \cdot \text{s}}{\text{A}} = \Omega \cdot \text{s}$$

Si chiama *induttore* ogni elemento caratterizzato da un alto valore del coefficiente di autoinduzione L.

Nei solenoidi l'induttanza è particolarmente elevata ed è pari a $L = \mu_0 \cdot n^2 \cdot S/l$ dove n è il numero di spire, l è la lunghezza del solenoide e S è la superficie della singola spira.
Per questo motivo, per indicare la presenza di un'induttanza in un circuito, si usa il simbolo del solenoide.

Si supponga ora di far variare la corrente i in un circuito: varia anche il flusso del campo autoconcatenato e, per la legge di Faraday-Neumann-Lenz, si genera una *f.e.m. autoindotta* F_i che si aggiunge alla *f.e.m.* già presente nel circuito. Vale la relazione:

$$F_i = -L \cdot \frac{\Delta i}{\Delta t}$$

L è un indice dell'inerzia delle cariche elettriche del circuito: **se L è grande è difficile variare l'intensità di corrente nel circuito**: il circuito stesso si oppone alle variazioni della corrente che lo attraversa.

Le correnti autoindotte che si generano all'apertura o alla chiusura di un circuito, a causa dell'improvvisa variazione di corrente, sono dette *extracorrenti*. Quando spegnendo un interruttore si intravede una scintilla, a causarla è un'elevata extracorrente di apertura.

Quando si chiude un circuito, parte dell'energia erogata dal generatore serve per creare il campo magnetico autoindotto. Tale energia si chiama **energia magnetica della corrente** e vale:

$$E = \frac{1}{2} L \cdot i^2$$

PARTE SESTA

11.3 | Correnti alternate

Facendo ruotare una spira priva di generatore in un campo magnetico, si varia il flusso del campo magnetico stesso attraverso la superficie della spira, e vi si induce quindi una corrente. Il verso della corrente indotta cambia ogni volta che la spira compie mezzo giro.

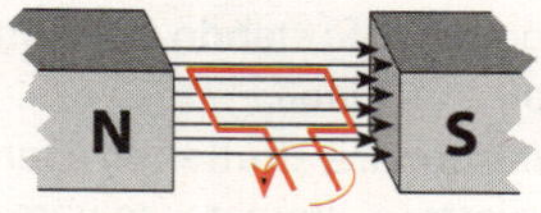

Si osserva che la forza elettromotrice indotta varia con il tempo in maniera sinusoidale: la corrente che si crea oscilla tra valori positivi e negativi, cambiando periodicamente il verso.

La corrente indotta in una spira che ruota in un campo magnetico costante è alternata.

L'espressione dell'intensità di corrente alternata i può essere scritta come:

$$i = i_0 \cdot \text{sen}\,(\omega \cdot t)$$

dove i_0 indica il valore massimo dell'intensità di corrente.

Nel grafico a lato sono raffigurati gli andamenti dell'intensità di corrente e della *f.e.m.* in funzione del tempo. Si noti che le due funzioni sono in fase: questo è vero nell'ipotesi che nel circuito valga la legge di Ohm e che quindi le due funzioni siano legate dall'espressione $f.e.m. = R \cdot i$.

In generale, però, bisogna tenere conto anche delle induttanze e delle capacità; quindi tra *f.e.m.* e corrente si ha uno sfasamento.

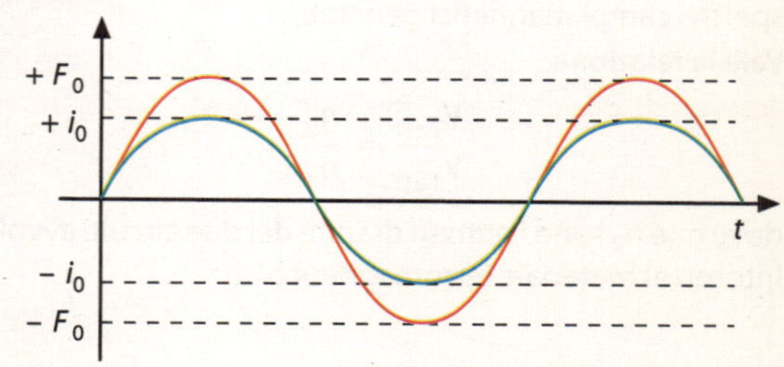

11.3.1 | Valori efficaci

Facendo passare una corrente alternata in un resistore, l'effetto Joule di dissipazione ha luogo anche se il verso della corrente continua a cambiare.

Si definisce **intensità efficace** i_{eff} di una corrente alternata l'intensità della corrente continua che provocherebbe la stessa dissipazione energetica per effetto Joule.

Il calore dissipato per effetto Joule in caso di corrente alternata è dato allora da:

$$Q(\text{J}) = R \cdot i_{eff}^2 \cdot \Delta t \quad \text{oppure} \quad Q(\text{calorie}) = \frac{1}{4{,}186} R \cdot i_{eff}^2 \cdot \Delta t$$

Vale la relazione:

$$i_{eff} = i_0 / \sqrt{2}$$

11.3.2 | Circuiti in corrente alternata

Se la corrente è alternata lo è anche la *f.e.m.* e, tra i loro valori massimi F_0 e i_0, vale la relazione:

$$F_0 = Z \cdot i_0$$

Il coefficiente di proporzionalità Z è chiamato **impedenza** o **resistenza apparente** o **reattanza** e si misura in ¾. L'impedenza di un circuito dipende dai condensatori, resistori e induttori (C, R, L) inseriti nel circuito e dalla pulsazione ω della corrente.

L'impedenza Z rappresenta, per le correnti alternate, quello che la resistenza R rappresenta per le correnti continue.

FISICA

11.4 | Macchine elettriche e trasformatori

- **Pila elettrica**: dispositivo in grado di trasformare energia chimica in energia elettrica ma non viceversa.
- **Accumulatore**: dispositivo in grado di trasformare energia chimica in energia elettrica e viceversa (è una pila elettrica reversibile).
- **Dinamo**: macchina capace di trasformare, sfruttando il fenomeno dell'induzione elettromagnetica, energia meccanica in corrente elettrica continua.
- **Alternatore**: macchina capace di trasformare, sfruttando il fenomeno dell'induzione elettromagnetica, energia meccanica in corrente elettrica alternata (solitamente sinusoidale).
- **Motore elettrico**: macchina capace di trasformare l'energia elettrica in energia meccanica.

Per trasportare la corrente elettrica alternata dai centri produttivi ai centri utilizzatori, è opportuno abbassarne l'amperaggio ed elevarne la tensione: la dissipazione energetica per effetto Joule è infatti proporzionale al quadrato dell'intensità di corrente.

Il **trasformatore** serve per cambiare il voltaggio di una corrente. È formato da due circuiti, uno principale e uno secondario, avvolti intorno a un materiale ferromagnetico in modo che sia massimo il concatenamento dei rispettivi campi magnetici generati.

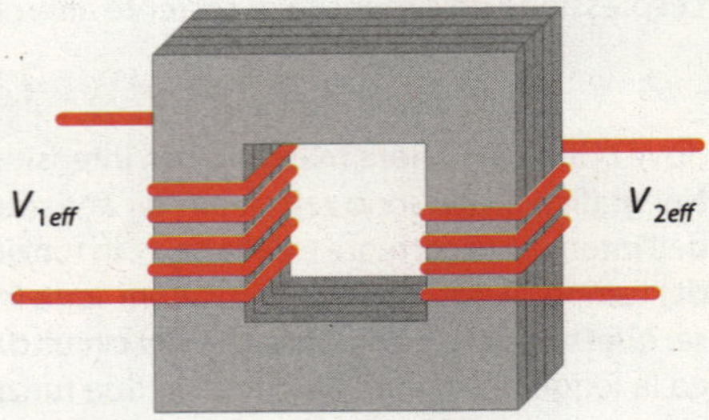

Vale la relazione:

$$\frac{V_{2eff}}{V_{1eff}} = \frac{n_2}{n_1}$$

dove n_1 e n_2 sono i numeri di spire dei due circuiti avvolti intorno al materiale ferromagnetico.

Quesiti svolti

1 Quale tra le seguenti grandezze è uno scalare?

- **A** Volume
- **B** Accelerazione
- **C** Corrente elettrica
- **D** Campo magnetico
- **E** Forza di Lorentz

Accelerazione, corrente elettrica, campo magnetico e forza di Lorentz sono grandezze vettoriali; sono infatti definite da un modulo, una direzione e un verso. Il volume è invece una grandezza scalare (risposta **A**).

2 Le dimensioni del vettore B sono:

- **A** $[M]\,[i]^{-1}\,[T]^{-2}$
- **B** $[M]\,[L]\,[i]^{-2}$
- **C** weber
- **D** henry
- **E** tesla

La **C**, la **D** e la **E** possono essere scartate a priori perché contengono unità di misura e non dimensioni di grandezze fisiche. L'unità di misura di **B** è il tesla (T):

$$T = \frac{N}{A \cdot m} = \frac{kg \cdot m}{A \cdot m \cdot s^2} = \frac{kg}{A \cdot s^2}$$

La precedente uguaglianza si traduce dimensionalmente in:

$$[\mathbf{B}] = [M] \cdot [i]^{-1} \cdot [T]^{-2}$$

La risposta esatta è dunque la **A**.

3 Il campo magnetico uniforme B che agisce su una carica elettrica *q* in moto con velocità v perpendicolare alla direzione del campo:

- **A** produce un moto rettilineo con accelerazione costante
- **B** produce un moto rettilineo uniforme
- **C** produce un moto parabolico
- **D** produce un moto circolare uniforme
- **E** non produce alcun effetto

Un elettrone in moto con velocità **v** in un campo magnetico **B** è soggetto alla forza di Lorentz (che è nulla solo se **v** e **B** sono paralleli). In questo caso tale forza è invece perpendicolare alla velocità **v** dell'elettrone e produce un moto circolare uniforme: la risposta esatta è dunque la **D**.

4 **Una carica elettrica *q* in moto rettilineo uniforme entra in una regione in cui è presente un campo magnetico; allora, in generale:**

- **A** cambia la sua energia cinetica solo se il campo magnetico è parallelo alla velocità
- **B** non è soggetta ad alcuna forza, salvo se sia presente anche un campo elettrico
- **C** è soggetta a una forza, ma la sua energia cinetica non cambia
- **D** mantiene la sua traiettoria inalterata
- **E** compie una traiettoria parabolica

La carica mantiene una traiettoria inalterata solo se la sua velocità è parallela alla direzione del campo magnetico (poiché in questa situazione la forza di Lorentz è nulla), dunque la risposta **D** è vera solo in un caso particolare.
Si può sempre escludere invece il caso di una traiettoria parabolica (risposta **E**), perché la eventuale componente della velocità ortogonale al campo produce a causa della forza di Lorentz un moto circolare uniforme, mentre la eventuale componente parallela comporta un moto di trascinamento rettilineo uniforme (nel caso più generale, dunque, il moto ha una traiettoria a spirale). Se non si conosce la direzione della velocità si conclude che la carica è soggetta alla forza di Lorentz, che tuttavia non cambia il modulo della velocità, ma solo la sua direzione: l'energia cinetica della particella resta invariata (risposta **C**).

5 **Una particella entra in una regione dello spazio in cui c'è un campo magnetico. Il campo compie sulla particella un lavoro che è:**

- **A** nullo
- **B** positivo se la carica della particella è positiva e negativo se la carica della particella è negativa
- **C** positivo o negativo a seconda della velocità iniziale della particella
- **D** sempre positivo
- **E** sempre negativo

S iricordi che il lavoro è dato dal prodotto scalare della forza per lo spostamento. Poiché la forza di Lorentz a cui è sottoposta la particella è sempre ortogonale alla velocità della particella, comunque essa sia diretta, il lavoro del campo è nullo (risposta **A**).

6 **Due conduttori rettilinei paralleli percorsi da corrente continua nello stesso verso:**

- **A** si respingono
- **B** non esercitano alcuna forza reciproca
- **C** si attraggono
- **D** esercitano tra loro forze parallele ai conduttori
- **E** interagiscono con forze che dipendono dal materiale dei conduttori

Per la legge di Biot e Savart, due fili percorsi da corrente nello stesso verso si attraggono (risposta **C**); i due conduttori si respingerebbero se le correnti avessero verso opposto.

7 **In un circuito a corrente alternata l'impedenza è data da una funzione di:**

- **A** resistenza e induttanza
- **B** resistenza, capacità e induttanza
- **C** capacità e induttanza
- **D** resistenza pura
- **E** capacità pura

L'impedenza *Z* di un circuito percorso da una corrente alternata è la grandezza analoga alla resistenza *R* quando la corrente è continua e dipende dalla resistenza, dalla capacità e dall'induttanza del circuito (risposta **B**).

8 **Un conduttore rettilineo è disposto lungo l'asse di un solenoide percorso da corrente. Che cosa si può dire sulla forza che agisce sul conduttore quando questo è attraversato da una corrente diretta nello stesso verso del campo generato dal solenoide?**

A Sul conduttore agisce una forza diretta nello stesso verso del campo del solenoide
B Sul conduttore agisce una forza diretta nel verso opposto al campo del solenoide
C Sul conduttore agisce una forza diretta perpendicolarmente all'asse del solenoide
D Sul conduttore non agisce alcuna forza
E La direzione della forza sul conduttore è tale da formare con la direzione del campo un angolo il cui coseno è $3/2$

Quando il conduttore è attraversato da corrente elettrica, in esso transitano cariche elettriche (elettroni) con una velocità diretta parallelamente all'asse del solenoide (e quindi alle linee di forza del campo magnetico da esso generato). Se la velocità della carica e il campo magnetico nel quale essa si muove sono paralleli, la forza di Lorentz che agisce sulla carica è nulla. Si conclude che sul conduttore non agisce alcuna forza (risposta D).

9 **In un circuito immerso in un campo magnetico B si ha produzione di corrente indotta. In questo caso quale delle seguenti condizioni è necessariamente verificata?**

A Il flusso di **B** attraverso la superficie delimitata dal circuito varia nel tempo
B C'è moto relativo fra circuito e campo magnetico
C **B** varia nel tempo
D Il flusso di **B** concatenato con il circuito è costante nel tempo, ma è sufficientemente elevato
E Il circuito è opportunamente grande

Perché si abbia corrente indotta in un circuito è necessario che vari il flusso del campo magnetico $\Phi(\mathbf{B})$ concatenato con il circuito stesso: la risposta corretta è la A.
In un circuito si ha corrente indotta in presenza di un campo magnetico variabile **oppure** di un moto relativo fra circuito e campo magnetico: in generale, quindi, le singole affermazioni contenute nelle risposte B e C non sono necessariamente vere.

10 **Indicare quale dei seguenti elenchi di strumenti indica nel giusto ordine: il generatore di correnti alternate, il generatore di corrente continua, un misuratore dell'umidità, un misuratore dell'intensità di una forza, un misuratore di differenza di potenziale.**

A Alternatore, dinamometro, igrometro, dinamo, voltmetro
B Alternatore, dinamo, igrometro, dinamometro, voltmetro
C Voltmetro, alternatore, dinamometro, dinamo, igrometro
D Voltmetro, igrometro, alternatore, dinamometro, dinamo
E Nessuno dei precedenti

La risposta corretta è la B.

11 **Quale dei seguenti apparecchi funziona solo in corrente alternata?**

A Lampada a incandescenza
B Ferro da stiro
C Stufa elettrica
D Trasformatore
E Scaldabagno

La lampada, il ferro da stiro, la stufa elettrica e lo scaldabagno sono apparecchi il cui funzionamento si basa sull'effetto Joule (§ 10.3): possono funzionare qualunque sia la natura della corrente elettrica. Il trasformatore si basa invece sul fenomeno dell'induzione elettromagnetica e presuppone l'esistenza di un campo magnetico variabile nel tempo: la risposta esatta è la **D**.

PARTE SESTA

Appendice A

Tabelle utili

A.1 | Grandezze e unità di misura nel Sistema internazionale e nel CGS

Grandezze	Unità nel SI	Dimensioni fisiche nel SI e nel CGS	Unità nel CGS
lunghezza	m (metro)	$[L]$	cm (centimetro)
massa	kg (chilogrammo)	$[M]$	g (grammo)
tempo	s (secondo)	$[T]$	s (secondo)
angolo	radiante	adimensionale	radiante
velocità	m/s	$[L]\,[T]^{-1}$	cm/s
accelerazione	m/s^2	$[L]\,[T]^{-2}$	cm/s^2
frequenza	Hz (hertz)	$[T]^{-1}$	Hz (hertz)
forza	N (newton)	$[L]\,[M]\,[T]^{-2}$	dyn (dina)
momento	$N \cdot m$	$[L]^2\,[M]\,[T]^{-2}$	$dyn \cdot cm$
lavoro o energia	J (joule)	$[L]^2\,[M]\,[T]^{-2}$	erg (erg)
potenza	W (watt)	$[L]^2\,[M]\,[T]^{-3}$	erg/s
quantità di moto (impulso)	$N \cdot s$	$[L]\,[M]\,[T]^{-1}$	$dyn \cdot s$
densità	kg/m^3	$[L]^{-3}\,[M]$	g/cm^3
peso specifico	N/m^3	$[L]^{-2}\,[M]\,[T]^{-2}$	dyn/cm^3
pressione	N/m^2	$[L]^{-1}\,[M][T]^{-2}$	dyn/cm^2
intensità di corrente	A (ampere)	$[i]$	stat A
carica elettrica	C (coulomb)	$[T]\,[i]$	franklin
potenziale elettrico	V (volt)	$[L]^2\,[M]\,[T]^{-3}\,[i]^{-1}$	stat V
intensità del campo elettrico	N/C oppure V/m	$[L]\,[M]\,[T]^{-3}\,[i]^{-1}$	(stat V)/m
capacità elettrica	F (farad)	$[L]^{-2}\,[M]^{-1}\,[T]^4\,[i]^2$	
costante dielettrica	F/m	$[L]^{-3}\,[M]^{-1}\,[T]^4\,[i]^2$	
resistenza	Ω (ohm)	$[L]^2\,[M]\,[T]^{-3}\,[i]^{-2}$	stat Ω
flusso magnetico	Wb (weber)	$[L]^2\,[M]\,[T]^{-2}\,[i]^{-1}$	stat Wb
induzione magnetica	T (tesla)	$[M][T]^{-2}\,[i]^{-1}$	gauss
induttanza	H (henry)	$[L]^2\,[M]\,[T]^{-2}\,[i]^{-2}$	stat H
permeabilità magnetica	H/m	$[L]\,[M]\,[T]^{-2}\,[i]^{-2}$	(stat H)/m

A.2 | Valore di alcune costanti fisiche

Costante	Simbolo	Valore
Accelerazione di gravità a 45° di latitudine	g	$9{,}8\ m/s^2$
Costante gravitazionale	G	$6{,}67 \cdot 10^{-11}\ N \cdot m^2/kg^2$
Costante dei gas perfetti	R	$8{,}318$ J/K·mole
Numero di Avogadro	N	$6{,}022 \cdot 10^{23}$ molecole/mole
Costante di Boltzmann	K	$1{,}381 \cdot 10^{-23}\ J/K$
Temperatura standard	T_0	$0\ °C = 273{,}15\ K$
Pressione standard	P_0	$1{,}013 \cdot 10^5\ Pa$
Volume della mole di un gas perfetto a T_0 e P_0		22,4 litri
Equivalente meccanico della caloria	J	4,186 joule/calorie
Massa del Sole		$1{,}99 \cdot 10^{30}\ kg$
Massa della Terra		$5{,}98 \cdot 10^{24}\ kg$
Distanza Terra-Sole (unità astronomica)		$1{,}5 \cdot 10^8\ km$
Velocità della luce nel vuoto	c	300.000 km/s
Velocità del suono nell'aria secca a 0°C		331,4 m/s
Massa a riposo dell'elettrone	m_e	$9{,}1 \cdot 10^{-31}\ kg$
Massa a riposo del protone	m_p	$1{,}6726 \cdot 10^{-27}\ kg$
Massa a riposo del neutrone	m_n	$1{,}6749 \cdot 10^{-27}\ kg$
Carica elementare	e	$1{,}6 \cdot 10^{-19}\ C$
Costante di Coulomb nel vuoto	K_0	$8{,}99 \cdot 10^9\ N \cdot m^2/C^2$
Costante dielettrica del vuoto	ε_0	$8{,}859 \cdot 10^{-12}$ farad/m
Permeabilità magnetica del vuoto	μ_0	$12{,}56 \cdot 10^{-7}$ henry/m
Costante di Faraday	F	96.490 C/mol
Costante di Planck	h	$6{,}63 \cdot 10^{-34}\ J \cdot s$

A.3 | Analogie e corrispondenze fra moto traslatorio e moto rotatorio

Moto traslatorio		Moto rotatorio	
Spostamento	$\mathbf{s}$	Spostamento angolare	θ
Velocità	$\mathbf{v} = \Delta \mathbf{s}/\Delta t$	Velocità angolare	$\omega = \Delta\theta/\Delta t$
Accelerazione	$\mathbf{a} = \Delta \mathbf{v}/\Delta t$	Accelerazione angolare	$\alpha = \Delta\omega/\Delta t$
Massa	m	Momento d'inerzia	I
Forza	$\mathbf{F} = m \cdot \mathbf{a}$	Momento della forza	$\tau = I \cdot \alpha$
Lavoro	$L = \mathbf{F} \cdot \mathbf{s}$	Lavoro	$L = \tau \cdot \theta$
Energia cinetica	$E_c = \frac{1}{2} mv^2$	Energia cinetica	$E_c = \frac{1}{2} I\omega^2$
Potenza	$P = \mathbf{F} \cdot \mathbf{v}$	Potenza	$P = \tau \cdot \omega$
Quantità di moto	$\mathbf{P} = m \cdot \mathbf{v}$	Momento angolare	$\mathbf{L} = I \cdot \omega$

APPENDICE B

Approfondimenti

B.1 | Composizione di moti uniformi con moti accelerati

Sia dato un corpo di massa *m* che, come indicato in figura, viene lanciato con velocità iniziale $\mathbf{v}_0$ da un'altezza *h* sulla superficie terrestre. Se si trascurano gli attriti, il corpo è soggetto alla sola forza di gravità, che agisce esclusivamente lungo la verticale.

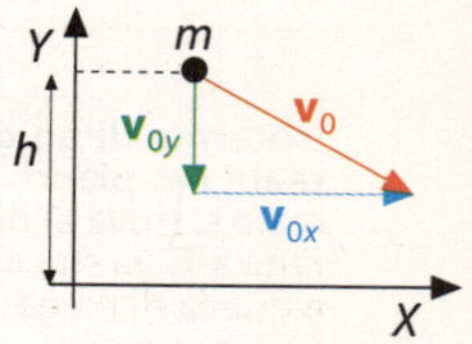

Per la seconda legge della dinamica, il moto lungo la verticale è uniformemente accelerato (la forza gravitazionale è costante), mentre il moto lungo l'orizzontale non è accelerato ($\mathbf{F}_x = 0$).

Si scomponga ora il moto di caduta sugli assi ortogonali *X* (orizzontale) e *Y* (verticale) e si indichino rispettivamente con $\mathbf{x}$, $\mathbf{v}_x$, $\mathbf{a}_x$ e $\mathbf{y}$, $\mathbf{v}_y$, $\mathbf{a}_y$ le componenti dello spostamento, della velocità e dell'accelerazione lungo l'asse *X* e lungo l'asse *Y*. Per quanto detto si ha:

$$a_x = 0 \Rightarrow v_x = v_{0x} = \text{costante} \qquad a_y = g \Rightarrow v_y = -v_{0y} - g \cdot t$$

Si scomponga ora il moto di caduta sugli assi ortogonali *X* (orizzontale) e *Y* (verticale) e si indichino rispettivamente con $\mathbf{x}$, $\mathbf{v}_x$, $\mathbf{a}_x$ e $\mathbf{y}$, $\mathbf{v}_y$, $\mathbf{a}_y$ le componenti dello spostamento, della velocità e dell'accelerazione lungo l'asse *X* e lungo l'asse *Y*. Per quanto detto si ha:

$$a_x = 0 \Rightarrow v_x = v_{0x} = \text{costante} \qquad a_y = g \Rightarrow v_y = -v_{0y} - g \cdot t$$

Se il corpo viene lanciato orizzontalmente, $v_{0y} = 0$ e le equazioni del moto lungo i due assi sono:

$$x = v_x \cdot t \qquad y = h - \frac{1}{2} g \cdot t^2$$

dalle quali si ottiene l'espressione analitica della traiettoria del corpo:

$$y = h - \frac{1}{2} g \cdot \frac{x^2}{v_x^2}$$

Poiché *g* e v_x sono costanti, la rappresentazione grafica del moto nel piano *XY* è una parabola con concavità rivolta verso il basso e il moto è di tipo parabolico.

> Nel moto di caduta dei gravi, la componente orizzontale della velocità (v_x) non influenza il tempo di caduta.
> Le traiettorie seguite dai gravi dipendono dalla velocità iniziale, ma non dalle loro masse.

B.2 | Temperatura critica e isoterme dei gas reali

La liquefazione (o condensazione) è il passaggio opposto alla vaporizzazione. Perché un gas possa liquefare, si deve o abbassarne la temperatura o alzarne la pressione. I due fattori sono legati tra loro, al punto che per ogni gas esiste una *temperatura critica* T_c definita come la temperatura al di sopra della quale non è possibile liquefare il gas per sola compressione.

> I gas reali, a differenza dei gas ideali, se sottoposti a pressioni elevate o a temperature basse possono liquefare.

Ogni specie gassosa è caratterizzata da un valore di temperatura critica. Si è soliti distinguere un aeriforme in *vapore* o *gas* a seconda che si trovi a una temperatura inferiore o superiore a quella critica. Un vapore può essere liquefatto per aumento di pressione, un gas no.

FISICA

La temperatura critica dell'ossigeno vale – 118,4 °C, quella dell'ammoniaca vale 132,5 °C; quella dell'acqua vale 374 °C.

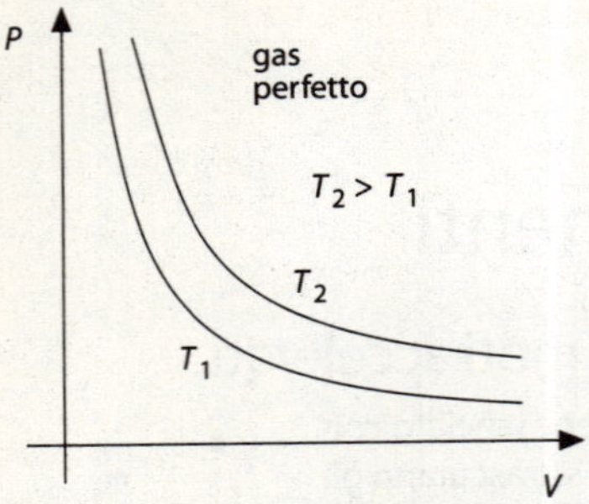

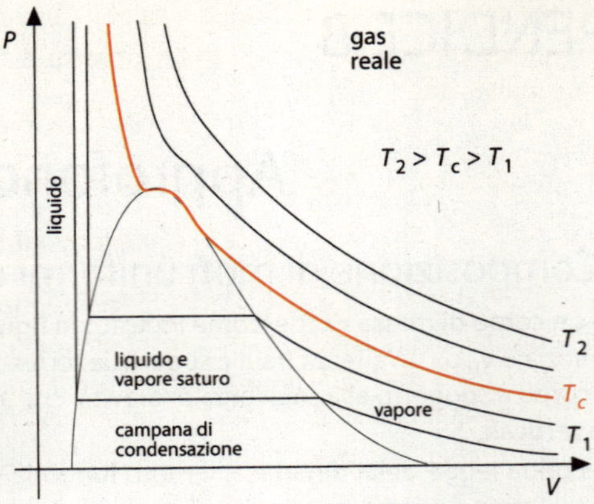

Isoterme di un gas perfetto e di un gas reale nel piano *PV*. Se la specie gassosa reale si trova al di sopra della temperatura critica T_c, la sua isoterma è del tutto simile a quella di un gas ideale.
Se la temperatura della specie gassosa è minore di T_c, quando il volume del vapore diminuisce la pressione aumenta fino a quando non si innesca il processo di condensazione e si entra quindi nella campana di condensazione dove il vapore è saturo: a questo punto la diminuzione di volume non si traduce più in un aumento di pressione, ma in condensazione del vapore. Quando il vapore si è liquefatto totalmente, la pressione riprende a salire molto

È possibile seguire il comportamento di un gas reale al variare della pressione, rappresentando in un piano cartesiano nelle due variabili *P* e *V* le variazioni di pressione e volume. Il piano *PV* viene detto **piano di Clapeyron** e serve per rappresentare qualunque tipo di trasformazione di un gas. In particolare, per un gas perfetto una *trasformazione isoterma* (cioè a temperatura costante) $P \cdot V =$ costante (legge di Boyle) è rappresentata da un ramo di iperbole, mentre per un gas reale si nota la presenza di una **campana di condensazione**, detta **curva di Andrews**.

Il comportamento dei gas reali si avvicina a quello dei gas perfetti per temperature alte e pressioni basse.

B.3 | Cenni di fisica nucleare

B.3.1 | Decadimenti radioattivi

In natura esistono *nuclei atomici stabili* e *nuclei instabili*. I nuclei instabili sono destinati a *decadere*, cioè a trasformarsi in nuclei stabili; essi prendono il nome di **nuclei radioattivi**.

Esiste uno stretto legame tra la radioattività di un elemento e il rapporto tra il numero Z di protoni e il numero N di neutroni contenuti nel suo nucleo.

Gli atomi che hanno numero atomico piccolo (fino a 20) sono stabili se tale rapporto è pari a 1. Al crescere del numero atomico, la stabilità si sposta verso gli atomi nei quali N è maggiore di Z.

I nuclei instabili possono rimanere tali anche per millenni (anche per miliardi di anni), poi decadono emettendo una o più particelle. Esistono tre tipi di decadimento radioattivo a seconda delle particelle emesse.

1. **Decadimento** α: quando un atomo subisce un decadimento di tipo α, libera verso l'esterno una particella α (nucleo di elio composto da due protoni e due neutroni, dotato di carica positiva pari a 2*e*) perdendo così due protoni e due neutroni. Con il decadimento α il numero di massa A dell'atomo che decade diminuisce di quattro unità, mentre il numero atomico Z diminuisce di due unità:

$$(A, Z) \rightarrow (A - 4, Z - 2)$$

L'uranio 238 ($^{238}_{92}U$) decade α trasformandosi in torio 234 ($^{234}_{90}Th$).

PARTE SESTA

2. **Decadimento β**: nel decadimento β si ha la trasformazione di un protone in un neutrone (decadimento β^+) o viceversa (decadimento β^-) con conseguente liberazione di una particella beta. Nel caso del decadimento β^- la particella emessa è un elettrone veloce; nel caso β^+ l'atomo emette un positrone, avente massa uguale a quella dell'elettrone ma carica positiva.

   Se un nucleo decade β^-, il suo numero atomico Z aumenta di uno mentre il suo numero di massa A rimane inalterato:

$$(A, Z) \rightarrow (A, Z + 1)$$

   Il cobalto 60 ($^{60}_{27}Co$) decade β^- trasformandosi in nichel 60 ($^{60}_{28}Ni$).

3. **Decadimento γ**: nel decadimento γ il nucleo mantiene inalterati il numero atomico e il numero di massa:

$$(A, Z) \rightarrow (A, Z)$$

   Viene emessa una particella γ (fotone ad alta energia o onda elettromagnetica ad alta frequenza), non dotata né di massa né di carica e, proprio per questo, molto penetrante. Una particella γ riesce ad attraversare anche strati di metallo pesante come il piombo.

   L'effetto finale sull'atomo che subisce un decadimento di questo tipo è una diminuzione della sua energia nucleare.

Nella figura a lato è mostrato il processo di decadimento radioattivo dell'uranio. Lungo gli assi verticale e orizzontale sono riportati rispettivamente il numero atomico Z e il numero di massa A. Sulla parte destra sono riportati i simboli degli elementi coinvolti durante il decadimento. Partendo dall'atomo di uranio:

$$^{238}_{92}U$$

(dove 238 è il numero di massa dell'atomo) e attraverso decadimenti α (frecce oblique) e β^- (frecce verticali) si arriva fino al piombo:

$$^{206}_{82}Pb$$

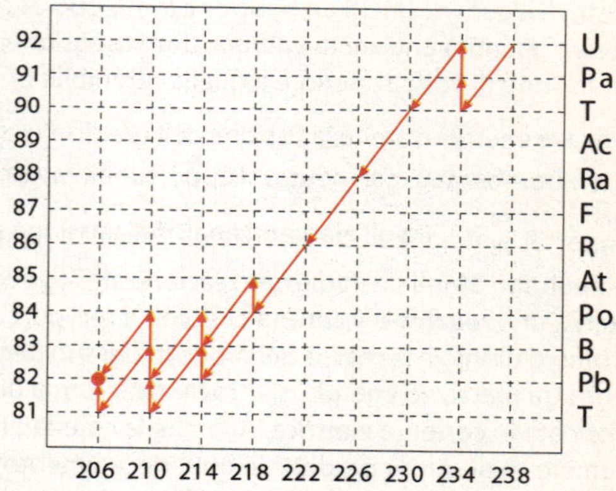

Il decadimento radioattivo è un processo essenzialmente statistico: ogni nucleo di una sostanza radioattiva ha in ogni istante la stessa probabilità di decadere, indipendentemente da quanto è durata la sua vita precedente.

Per questo motivo, il decadimento segue una legge di tipo esponenziale:

$$N(t) = N_0 e^{-\lambda t} \quad \text{oppure} \quad N(t) = N_0 \cdot 2^{-t/T_{1/2}}$$

dove

- N_0 è il numero di atomi radioattivi all'istante iniziale
- $N(t)$ è il numero di atomi che all'istante t devono ancora decadere
- λ è la **costante di disintegrazione**
- $T_{1/2} = \tau \cdot \ln 2$ è il **tempo di dimezzamento** della sostanza radioattiva
- $\tau = \dfrac{1}{\lambda}$ è il **tempo di vita media**.

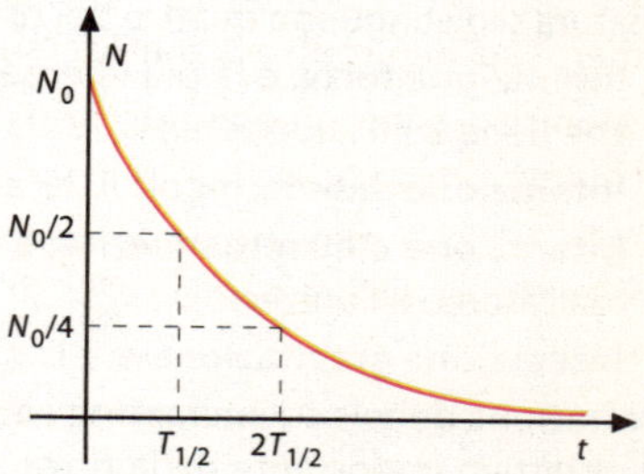

Il numero di atomi radioattivi si dimezza ogni volta che passa un tempo uguale a $T_{1/2}$.

Ogni sostanza radioattiva è caratterizzata dal valore del suo tempo di dimezzamento.

$T_{1/2}$ del radio 226 = 1622 anni; $T_{1/2}$ dell'uranio 235 = $4{,}5 \cdot 10^9$ anni;
$T_{1/2}$ del carbonio 14 = 5000 anni; $T_{1/2}$ del radon 222 = 3,8 giorni.

FISICA

L'unità di misura della radioattività è il **becquerel** (Bq), pari a una disintegrazione al secondo.

Esiste anche il **curie** (Ci), pari al numero di disintegrazioni al secondo che avvengono in un grammo di radio: $1\ Ci = 3,7 \cdot 10^{10}\ Bq$.

B.3.2 | Reazioni nucleari

Nelle reazioni nucleari, come la fusione e la fissione, i nuclei degli atomi partecipano attivamente rompendosi o fondendosi tra di loro. La spontaneità di tali reazioni è legata alla liberazione di energia verso l'esterno; si parla in questi casi di energia nucleare.

Fusione

In condizioni particolari (temperatura e pressione elevate) può accadere che due nuclei piccoli si uniscano a formare un nucleo più grande e più stabile. È quanto avviene attualmente nel Sole e nella maggior parte delle stelle, dove gli atomi di idrogeno si uniscono per formare atomi di elio con conseguente liberazione di energia verso l'esterno. Grazie alla fusione dell'idrogeno, il Sole si autoalimenta liberando verso l'esterno una energia pari a $4 \cdot 10^{26}\ J/s$.

Fissione

Il processo di fissione è caratterizzato dalla rottura di un nucleo di grandi dimensioni in due nuclei più piccoli. La fissione di un nucleo (anche grande) non è in generale spontanea. Tuttavia, l'assorbimento da parte di alcuni nuclei di un neutrone lento può determinarne la fissione. Tali reazioni sono in grado di liberare quantità enormi di energia: tramite fissione, da un chilo di uranio è possibile ottenere un'energia un milione di volte superiore a quella ottenibile bruciando un chilo di carbone. In una centrale nucleare si ricava energia tramite la fissione dell'uranio: l'uranio (^{235}U, dove 235 è il numero di massa dell'atomo) viene bombardato con neutroni opportunamente rallentati, in grado di spezzarlo in due atomi più piccoli ($^{140}_{54}Xe$ e $^{94}_{38}Sr$). Tra gli elementi finali della fissione si ritrovano anche due neutroni che possono innescare negli altri atomi di uranio una reazione analoga con la conseguente produzione di altri neutroni. Si crea quindi una **reazione a catena** che, con il tempo, coinvolge l'intera massa di uranio. Tra la massa di ogni atomo d'uranio e le masse dei prodotti del suo decadimento esiste una differenza che, grazie all'equivalenza tra massa ed energia, si ritrova sotto forma di energia, solitamente termica, che può essere poi trasformata in corrente elettrica. Affinché la catena di reazioni possa autoalimentarsi è necessario che tra il numero di neutroni prodotti in ogni decadimento e il numero di reazioni che essi riescono a indurre in altri atomi, ci sia equilibrio. I neutroni, inoltre, per poter essere efficaci, devono essere rallentati fino ad avere un livello opportuno di energia cinetica. Queste condizioni vengono realizzate tramite barre di controllo (solitamente di cadmio) interposte tra le barre di uranio, il cui scopo è quello di assorbire i neutroni in eccesso, e da un liquido moderatore (di solito acqua pesante) utilizzato per rallentare i neutroni prodotti. In una bomba atomica, la mancanza di barre di controllo causa una reazione a catena molto violenta con effetti esplosivi e distruttivi.

B.3.3 | Classificazione delle forze esistenti in natura

In natura si distinguono quattro tipi di forze. In ordine decrescente di intensità sono:

- **Interazione forte**: è la più intensa ed è importante solo a livello microscopico (si tratta della forza che tiene uniti i nucleoni);
- **Interazione debole**: regola il decadimento β ed è importante a livello microscopico;
- **Interazione elettromagnetica**: è importante sia a livello microscopico che a livello macroscopico (dall'atomo all'universo);
- **Interazione gravitazionale**: è la più debole ed è importante solo su grandi scale (universo).

L'interazione debole e l'interazione elettromagnetica sono state unificate nell'interazione elettrodebole. Un obiettivo importante della fisica moderna è quello di completare tale unificazione, cioè trovare un'unica forma di interazione con la quale sia possibile descrivere e comprendere la natura nella sua totalità.

Glossario

Accelerazione media: quantità vettoriale che esprime il tasso temporale di cambiamento del vettore velocità.

Accelerazione centripeta: accelerazione che subisce un oggetto che percorre una traiettoria circolare a velocità costante in modulo. Il modulo di tale accelerazione è pari al rapporto tra il quadrato della velocità e il raggio della traiettoria, mentre il verso è sempre diretto verso il centro della stessa (se il modulo della velocità non è costante esiste una seconda componente della accelerazione tangente alla traiettoria).

Accelerazione di gravità: accelerazione a cui sono sottoposti tutti i gravi, lasciati liberi di cadere nei pressi della superficie terrestre; viene indicata con la lettera **g** e ha modulo pari a $9{,}8\ m/s^2$.

Accumulatore: dispositivo in grado di trasformare energia chimica in energia elettrica e viceversa (è una pila elettrica reversibile).

Adesione: attrazione tra particelle di sostanze diverse.

Agitazione termica: movimento delle molecole di un gas legato alla temperatura assoluta dell'aeriforme.

Alternatore: macchina capace di trasformare, sfruttando il fenomeno dell'induzione elettromagnetica, energia meccanica in corrente elettrica alternata (solitamente sinusoidale).

Ampere: unità di misura dell'intensità di corrente elettrica.

Amperometro: dispositivo usato per misurare l'intensità di corrente; è dotato di una resistenza interna molto bassa e va collegato in serie.

Ampiezza di oscillazione: in un'onda meccanica, è il massimo spostamento dalla posizione di equilibrio.

Angolo di riflessione totale: quando un raggio di luce attraversa la superficie di separazione tra due mezzi il primo dei quali presenta indice di rifrazione maggiore, l'angolo di riflessione totale è l'angolo di incidenza in corrispondenza del quale l'angolo di rifrazione è di 90°.

Antinodo: punto di massima ampiezza in un'onda stazionaria.

Arcobaleno: effetto della dispersione della luce nelle gocce di pioggia.

Baricentro: vedi *centro di gravità*.

Battimenti: suono prodotto dall'interferenza alternata costruttiva e distruttiva tra onde sonore di frequenze leggermente differenti.

Braccio: distanza tra fulcro e forza in una macchina o tra polo e forza nello studio delle rotazioni dei corpi solidi.

Brinamento: passaggio di stato da aeriforme a solido.

Calore: energia termica che viene trasferita tra due corpi a causa della loro differenza di temperatura.

Calore latente molare di evaporazione (λ_{eva}): energia necessaria per trasformare una mole di liquido in vapore a temperatura e pressione costanti.

Calore latente molare di fusione (λ_{fus}): energia necessaria per trasformare una mole di solido in liquido a temperatura e pressione costanti.

Calore latente molare di sublimazione (λ_{sub}): energia necessaria per trasformare una mole di solido in gas a temperatura e pressione costanti.

Calore specifico di una sostanza: energia necessaria per innalzare di un grado centigrado l'unità di massa della sostanza.

Calore specifico molare di una sostanza: quantità di calore necessaria per aumentare di un grado centigrado la temperatura di una mole della sostanza.

Caloria (cal): unità di misura dell'energia termica (1 cal = 4,186 J). È l'energia necessaria per innalzare la temperatura di un grammo di H_2O da 14,5 °C a 15,5 °C.

(1 kcal = 1 Cal = 1000 calorie).

Calorimetro: strumento per la misura del calore.

Campo conservativo: campo di forze in cui il lavoro delle forze del campo è una *funzione di stato*, cioè non dipende dal cammino seguito dal punto di applicazione della forza ma solo dalle sue posizioni iniziale e finale; in un campo conservativo il lavoro delle forze del campo lungo una *traiettoria chiusa* è sempre nullo.

Campo elettrico: campo vettoriale associato al vettore **E** = **F** / q dove F è la forza elettrostatica.

Campo gravitazionale: perturbazione dello spazio dovuta alla presenza di masse gravitazionali; è un campo vettoriale definito dalla forza gravitazionale.

Campo magnetico: campo vettoriale associato al vettore induzione magnetica **B**.

Campo vettoriale: regione di spazio a ogni punto della quale è possibile associare un vettore che caratterizza il campo in quel punto.

Capacità di un condensatore: misura della possibilità di un condensatore di immagazzinare carica; è data dal rapporto tra il valore assoluto della carica su una delle piastre del condensatore e la differenza di potenziale tra le piastre stesse.

Capacità termica: quantità di calore (energia termica) che un corpo deve assorbire affinché la sua temperatura aumenti di 1 °C (o di 1 K).

Capillarità: innalzamento o abbassamento di un liquido in un tubo capillare per effetto delle forze di adesione e coesione.

Celsius (°C): scala di temperatura definita attribuendo i valori 0 °C e 100 °C rispettivamente alla temperatura di congelamento e di ebollizione dell'acqua. 0 °C = 273,15 K.

Centro di gravità: detto anche *baricentro*, è il punto in cui può essere pensata applicata l'intera forza di gravità. Se l'accelerazione di gravità è costante il centro di gravità e il centro di massa coincidono.

Centro di massa: punto che si comporta come se l'intera massa di un corpo fosse concentrata in quel punto.

Chilogrammo: unità di misura della massa.

Chilowattora: un'unità di misura dell'energia. È il lavoro compiuto in un'ora da una macchina avente la potenza di 1 kW.

Ciclo di Carnot: ciclo termodinamico formato da due trasformazioni isoterme e due adiabatiche.

Coesione: attrazione tra particelle dello stesso tipo.

Condensatore: dispositivo composto da due superfici conduttrici separate da un isolante.

Condizioni normali: stato di un sistema termodinamico in cui la temperatura è pari a 0 °C e la pressione a 1 atm.

Condizioni standard: stato di un sistema termodinamico in cui la temperatura è pari a 25 °C e la pressione a 1 atm.

Conduttori: materiali come i metalli nei quali alcuni elettroni (ioni nei liquidi e nei gas) possono muoversi liberamente.

Conduzione: processo di trasferimento di calore tra due corpi senza trasferimento di materia.

Convezione: trasferimento di calore attraverso il movimento di materia.

Coppia di forze: sistema di due forze antiparallele, di uguale intensità, applicate a un corpo solido.

Corrente alternata: corrente che cambia periodicamente direzione, spesso in modo sinusoidale.

Corrente continua: corrente elettrica in cui il moto delle cariche avviene sempre nello stesso verso.

Corrente efficace: valore massimo della corrente alternata diviso per la radice quadrata di due.

Corrente elettrica: numericamente uguale alla carica che, nell'unità di tempo, passa attraverso una sezione data del circuito; per convenzione si assume positivo il verso in cui fluirebbero le cariche positive. Nel SI si misura in ampere (A).

Costante dei Gas (R): costante che appare nell'equazione della legge dei gas perfetti ($PV = nRT$); il suo valore dipende dalle unità di misura utilizzate per le altre grandezze.

Costante di gravitazione universale: coefficiente di proporzionalità tra la forza di attrazione tra due masse e il rapporto tra il prodotto delle due masse e il quadrato della loro distanza.

Costante di decadimento: coefficiente di proporzionalità tra la velocità con la quale i nuclei radioattivi decadono e il numero di nuclei radioattivi.

Coulomb: unità di misura della carica elettrica.

Decadimento radioattivo: trasformazione di nuclei atomici instabili in nuclei stabili tramite emissione di particelle α, β, o γ.

Decibel (db): unità di misura del livello di intensità sonora.

Densità: rapporto tra massa e volume.

Densità relativa: rapporto tra la densità di una sostanza e la densità dell'acqua distillata.

Dielettrico: materiale non conduttore (isolante) spesso utilizzato tra le lamine di un condensatore per incrementarne la capacità.

Differenza di potenziale: differenza di tensione tra due punti di un circuito elettrico o di un conduttore.

Diffrazione: dispersione di un'onda risultante dal passaggio attraverso una fessura o attorno a un ostacolo

Diffusione: movimento casuale delle molecole di un gas tendente a uniformare la distribuzione del gas nel suo contenitore.

Diminuzione del punto di congelamento (ΔT crioscopico): diminuzione della temperatura di congelamento di un liquido dovuta all'aggiunta di un soluto non volatile.

Dinamo: macchina capace di trasformare, sfruttando il fenomeno dell'induzione elettromagnetica, energia meccanica in corrente elettrica continua.

Dinamometro: strumento per misurare l'intensità di una forza.

Diottria: unità di misura del potere delle lenti, definita come l'inverso della distanza focale espressa in metri.

Dipolo elettrico: sistema composto da due cariche opposte separate da una certa distanza.

Dispersione: è il fenomeno di separazione della luce visibile nei suoi colori costituenti; è dovuta alla variazione della velocità dell'onda in un mezzo in funzione della frequenza dell'onda.

Dissociazione elettrolitica: scissione di una molecola in ioni, quando viene posta in acqua.

Distanza focale: distanza tra una lente o specchio e il suo punto focale.

Distribuzione di Maxwell-Boltzmann: distribuzione delle velocità delle particelle di un gas a una data temperatura.

Ebollizione: passaggio di stato da liquido ad aeriforme; coinvolge l'intera massa liquida.

Eclisse di Luna: si verifica quando la Terra è situata tra la Luna e il Sole.

Eclisse di Sole: si verifica quando la Luna è situata tra la Terra e il Sole.

Eclittica: traiettoria che la Terra compie intorno al Sole durante l'anno.

Effetto Doppler: variazione di frequenza di un onda dovuta al moto relativo tra sorgente e osservatore lungo la linea che li congiunge.

Effetto Joule: produzione di calore durante il passaggio di corrente elettrica in un utilizzatore.

Elettromagnetismo: termine con cui si indica lo studio delle interazioni tra elettricità e magnetismo.

Elettronvolt: un'unità di misura dell'energia; è l'energia acquistata da un elettrone nel passaggio da un'armatura all'altra di un condensatore quando la differenza di potenziale è 1 V.

Energia cinetica: energia posseduta da un corpo come risultato del suo moto.

Energia meccanica: somma dell'energia cinetica e dell'energia potenziale di un corpo.

Energia potenziale: energia disponibile per un corpo quando è immerso in un campo di forze conservativo; è un'energia che dipende dalla posizione del corpo nel campo.

Energia potenziale gravitazionale: energia potenziale di un corpo immerso in un campo gravitazionale.

Entropia: funzione di stato legata al grado di disordine di un sistema. Un sistema molto ordinato ha una entropia bassa; la variazione di entropia (ΔS) di un sistema è pari alla differenza tra l'entropia dello stato finale e l'entropia dello stato iniziale. La variazione di entropia ΔS di un sistema isolato che si evolve spontaneamente in natura è sempre positiva.

Equivalente meccanico della caloria: fattore di trasformazione delle calorie in joule:

$$1 \text{ cal} = 4{,}186 \text{ J}$$

Espansione termica: variazione di dimensioni di un corpo associata a una variazione di temperatura. In genere, a un incremento di temperatura è associato un aumento di volume del corpo.

Evaporazione: passaggio di stato da liquido ad aeriforme; coinvolge gli strati superficiali del liquido.

Faraday (F): carica elettrica di una mole di elettroni (1 F = 96.487 C); da non confondersi con il *farad* che rappresenta l'unità di misura nel SI della capacità elettrica di un conduttore.

Fissione: reazione nucleare di divisione di un atomo pesante in due o più atomi leggeri accompagnata da un rilascio di energia. Può essere spontanea o indotta da un bombardamento di particelle opportune.

Fluido: sostanza allo stato aeriforme o liquido.

Fluorescenza: processo in cui certe sostanze emettono luce visibile quando i loro atomi sono eccitati da altre radiazioni (solitamente radiazioni ultraviolette). La fluorescenza dura solo fino a quando dura l'eccitazione.

Forza: grandezza vettoriale in grado di mutare lo stato di quiete o di moto rettilineo uniforme di un corpo a cui è applicata.

Forza centripeta: forza responsabile dell'accelerazione centripeta. Il modulo di tale forza è pari al rapporto tra il prodotto della massa con il quadrato della velocità diviso il raggio della traiettoria; è diretta verso il centro di curvatura.

Forza conservativa: una forza è conservativa se il lavoro compiuto per spostare una particella dipende solo dalle posizioni iniziale e finale della particella ma non dal cammino seguito.

Forza di attrito: forza che si esercita tra due superfici a contatto in moto relativo l'una rispetto all'altra; tale forza è tangenziale alla superficie di contatto e si oppone al moto di scorrimento relativo tra le due superfici.

Forza di Coulomb: forza di attrazione o repulsione tra le cariche elettriche. Il suo modulo è direttamente proporzionale al prodotto delle cariche e inversamente proporzionale al quadrato della loro distanza.

Forza di galleggiamento: forza diretta verso l'alto a cui è sottoposto un corpo quando è parzialmente o interamente immerso in un fluido; l'intensità della forza è pari al peso del fluido spostato dal corpo (spinta di Archimede).

Forza di gravità: forza di attrazione tra le masse. Il suo modulo è direttamente proporzionale al prodotto delle masse e inversamente proporzionale al quadrato della loro distanza.

Forza di Lorentz: forza che agisce su una carica q che transita con velocità $\mathbf{v}$ attraverso un campo magnetico $\mathbf{B}$.

Forza elettromotrice (f.e.m.): differenza di potenziale ai capi di un generatore elettrico quando non è attraversato da corrente.

Forza peso: vedi *peso*.

Fotone: quanto di luce la cui energia è pari alla costante di Planck moltiplicata per la frequenza dell'onda elettromagnetica.

Frequenza: numero di cicli al secondo. È il reciproco del periodo e si misura in Hz.

Fronte d'onda: superficie ipotetica formata da tutti i punti che, a un dato istante, hanno lo stesso valore di fase.

Funzione di stato: funzione che dipende solo dallo stato del sistema e non dal meccanismo di evoluzione dello stesso o dal cammino seguito dal sistema durante la sua evoluzione.

Fusione: reazione nucleare di combinazione di nuclei leggeri per formare nuclei più pesanti accompagnata da rilascio di energia.

Galvanometro: strumento che misura l'intensità di corrente quando questa è molto debole (minore di 10 A).

Gas: stato fisico della materia a elevato disordine nel quale le molecole interagiscono solo debolmente; in natura si parla di gas a pressioni relativamente basse e temperature alte; se compresso, non liquefa mai.

Gas ideale (o gas perfetto): gas ipotetico il cui comportamento è descritto dalla legge dei gas ideali. Le particelle di un gas ideale hanno volume nullo e non danno luogo a fenomeni di interazione reciproca a distanza. Gli urti tra le molecole di un gas ideale sono perfettamente elastici.

Gas reale: gas che non segue la legge dei gas ideali.

Gittata: distanza percorsa in orizzontale da un proiettile.

Impulso: quantità vettoriale data dal prodotto tra la forza che agisce su un corpo e il tempo per cui agisce.

Indice di rifrazione di un mezzo: rapporto tra la velocità della luce nel vuoto e la velocità della luce nel mezzo.

Induzione elettromagnetica: produzione di corrente elettrica in un circuito causata dal movimento di un magnete nelle vicinanze del circuito.

Induzione elettrostatica: redistribuzione delle cariche all'interno di un conduttore per effetto di un campo elettrico.

Inerzia: è un indice della resistenza che un corpo offre alle variazioni del suo stato di moto quando è soggetto a delle forze.

Intensità di corrente elettrica: vedi *corrente elettrica*.

Intensità di un'onda: è numericamente uguale alla quantità di energia che, nell'unità di tempo, attraversa l'unità di superficie normale al raggio di propagazione (si misura in watt al metro quadrato).

Intensità luminosa: energia che una sorgente luminosa emette in un secondo; si misura in watt o anche in candele (cd).

FISICA

Interferenza: effetto causato dalla combinazione di due onde: *costruttiva* quando sono in fase, *distruttiva* quando sono sfasate di 180°.

Irraggiamento: trasferimento di energia termica attraverso onde elettromagnetiche.

Isolanti: materiali in cui le cariche non sono libere di muoversi per condurre corrente elettrica.

Joule (J): unità di misura dell'energia; si ha:

$$1\ J = 1\ kg \cdot m^2/s^2.$$

Kelvin (K): scala di temperatura (detta anche *scala di temperatura assoluta*) avente la stessa unità della scala Celsius e zero assoluto pari a:

$$0\ K = -273{,}15\ °C.$$

Laser: Amplificazione Luminosa per Emissione Stimolata di Radiazione. È uno strumento che produce un sottile raggio di radiazione elettromagnetica monocromatica formata da fotoni in fase.

Lavoro: quantità scalare definita dal prodotto scalare tra la forza e lo spostamento del suo punto di applicazione.

Legge dei gas ideali: $PV = nRT$ dove R è la costante dei gas ideali e T è la temperatura del gas espressa in kelvin. Tale legge può essere applicata a ogni gas reale che si trovi a bassa pressione e a una temperatura superiore alla sua temperatura critica.

Legge di Archimede: un corpo immerso in un fluido riceve una spinta dal basso verso l'alto pari al peso del fluido spostato.

Legge di Biot-Savart: una corrente elettrica che circola in un filo conduttore genera intorno al filo un campo magnetico la cui intensità è proporzionale all'intensità della corrente.

Legge di Boyle: a temperatura costante, il volume di un gas ideale è inversamente proporzionale alla sua pressione.

Legge di Charles: a volume costante, la pressione di un gas ideale è direttamente proporzionale alla temperatura assoluta del gas.

Legge di Dalton: la somma delle pressioni parziali dei componenti di una miscela gassosa è uguale alla pressione totale della miscela.

Legge di Faraday-Neumann-Lenz: la variazione del flusso del campo magnetico concatenato a un circuito produce una f.e.m. indotta direttamente proporzionale alla variazione del flusso e inversamente proporzionale all'intervallo temporale in cui si verifica la variazione.

Legge di gravitazione universale: due masse gravitazionali m e M poste a distanza r l'una dall'altra si attraggono con una forza $\mathbf{F}$ il cui modulo è direttamente proporzionale al prodotto delle due masse e inversamente proporzionale al quadrato della loro distanza.

Leggi di Kirchhoff: la somma delle correnti entranti in un *nodo* di un circuito è uguale alla somma delle correnti uscenti da esso; la somma algebrica delle *f.e.m.* di una maglia di un circuito è sempre uguale alla somma algebrica delle cadute di potenziale, dovute alla presenza di resistenze.

Legge di Pascal: la pressione esercitata sulla superficie di un fluido racchiuso in un recipiente si trasmette inalterata in tutti i punti del fluido.

Leva: macchina costituita da un'asta rigida girevole intorno a un asse a essa perpendicolare; il fulcro è il punto di incontro fra asse e leva.

Liquefazione: passaggio di stato da aeriforme a liquido.

Linee di forza: linee utilizzate per visualizzare il campo (elettrico, magnetico o gravitazionale). La tangente a una linea di forza in un punto è la direzione in quel punto del vettore che definisce il campo. Un elevato numero di linee di forza per unità di superficie indica un valore intenso del campo.

Liquido: stato della materia nel quale le forze molecolari sono intermedie tra quelle presenti nei gas e quelle presenti nei solidi. Si distingue dalla fase gassosa per il volume definito e dalla fase solida per il fatto che le molecole si possono mescolare liberamente tra loro.

Luce visibile: onda elettromagnetica avente lunghezza d'onda compresa tra 380 nm e 760 nm.

Luce polarizzata: luce caratterizzata dall'avere vibrazioni che avvengono su un piano privilegiato (piano di polarizzazione).

Lunghezza d'onda: distanza percorsa da un'onda in un periodo. Si può pensare come la distanza tra una cresta e la successiva.

Macchina termica: dispositivo in grado di trasformare energia termica in energia meccanica, o viceversa.

Massa: grandezza caratteristica dei corpi; la massa *gravitazionale* (responsabile dell'attrazione gravitazionale) e la massa *inerziale* (responsabile dell'inerzia dei corpi) sono equivalenti.

Massa atomica: rapporto tra la massa di un atomo e la massa dell'atomo di carbonio 12 espressa in u.m.a. (unità di massa atomica). È un numero puro.

Metro: unità di misura della lunghezza.

Mezzo: sostanza o regione di spazio attraverso la quale si propaga la radiazione.

Miraggio: fenomeno di illusione ottica che si presenta quando l'aria vicino alla superficie della Terra è più calda dell'aria sovrastante. È dovuto a fenomeni di rifrazione e riflessione totale della luce nell'aria.

Momento di una forza rispetto a un punto: grandezza vettoriale il cui modulo è dato dal prodotto tra il modulo della forza e la distanza tra la direzione della forza e il punto rispetto al quale si misura il momento.

Moto armonico: movimento periodico attorno a una posizione di equilibrio garantita da una forza elastica.

Moto circolare uniforme: moto caratterizzato da una traiettoria circolare e da una velocità costante in modulo.

Moto rettilineo: moto caratterizzato da un vettore velocità $\mathbf{v}$ costante in direzione (il modulo può variare).

Moto rettilineo uniforme: moto caratterizzato da un vettore velocità $\mathbf{v}$ costante sia in modulo che in direzione.

Moto uniforme: moto caratterizzato da un vettore velocità $\mathbf{v}$ costante in modulo (la direzione può variare).

Moto uniformemente accelerato: moto caratterizzato da un vettore accelerazione $\mathbf{a}$ costante sia in modulo che in direzione.

Nodo: punto che rimane in stato di quiete in un'onda stazionaria.

Normale: retta perpendicolare (a un piano o a un'altra retta); in ottica tutti gli angoli sono misurati rispetto alla normale che rappresenta la retta perpendicolare alla superficie di separazione tra due mezzi.

Nucleone: costituente del nucleo (protone oppure neutrone).

Numero atomico: numero di protoni in un nucleo; caratterizza ogni elemento chimico.

Numero di Avogadro: numero di atomi o di molecole contenuti in una mole di sostanza; è pari a:

$$6{,}022 \cdot 10^{23}$$

Numero di massa: numero totale di protoni e neutroni in un atomo.

Ohm: unità di misura della resistenza elettrica.

Onda acustica: onda meccanica costituita da una serie di compressioni e rarefazioni del mezzo in cui si propaga.

Onda elettromagnetica: onda trasversale costituita da campi elettrici e magnetici variabili nello spazio e nel tempo.

Onda meccanica (o elastica): onda che necessita di materia per la propagazione.

Onda stazionaria: configurazione fissa di un disturbo periodico prodotto quando due onde della stessa frequenza, ampiezza e velocità attraversano un mezzo in direzioni opposte.

Onde longitudinali: onde in cui il disturbo risulta essere parallelo alla direzione di propagazione dell'onda.

Onde trasversali: onde in cui il disturbo è perpendicolare alla direzione di propagazione dell'onda.

Particella α: nucleo di elio, composto da due protoni e due neutroni. Viene emesso nel decadimento radioattivo di alcuni elementi (decadimento α).

Particella β: elettrone; in genere è riferito all'emissione di particelle nei processi di decadimento radioattivo.

Pascal: unità di misura della pressione nel SI.

Periodo: tempo necessario per completare un ciclo. È numericamente uguale al reciproco della frequenza.

Peso: forza cui è sottoposta una massa in presenza di gravità; non deve essere confusa con la massa stessa.

Peso specifico: rapporto tra il peso e il volume di un corpo.

Pila elettrica: dispositivo in grado di trasformare energia chimica in energia elettrica, ma non viceversa.

Positrone: antiparticella dell'elettrone; ha la stessa massa dell'elettrone ma una carica opposta.

Potenza: grandezza scalare data dal rapporto tra il lavoro fatto in un dato intervallo di tempo e il tempo stesso.

Potenziale elettrico: rapporto tra l'energia potenziale dell'unità di carica e la carica stessa. Nel SI si misura in J/C = volt (V).

Pressione: rapporto tra la componente della forza normale alla superficie e l'area della superficie stessa; si può misurare, tra l'altro, in atmosfere, Torr (mmHg) o pascal.

Pressione atmosferica: pressione esercitata al livello del mare dall'atmosfera.

Pressione di vapore: pressione esercitata da un vapore in equilibrio con la propria fase liquida; è altamente variabile al variare della temperatura del sistema liquido-vapore (aumenta all'aumentare della temperatura).

Pressione parziale: pressione di un componente di una miscela gassosa; è pari alla pressione che eserciterebbe tale componente se occupasse da solo tutto il volume occupato dalla miscela.

Primo principio della termodinamica: la variazione di energia interna di ogni sistema in natura è pari alla somma algebrica del lavoro e del calore forniti dall'esterno al sistema. Secondo il primo principio della termodinamica l'energia in natura non si crea né si distrugge ma può solo trasformarsi da una forma a un'altra.

Principio di Avogadro: nelle stesse condizioni di pressione e temperatura, volumi uguali di gas diversi contengono lo stesso numero di molecole.

Principio d'inerzia: un corpo su cui non agisce alcuna forza o sul quale agiscono forze la cui risultante è nulla mantiene il suo stato di moto rettilineo uniforme o di quiete.

Prodotto scalare: grandezza scalare ottenuta dal prodotto tra due vettori.

Prodotto vettoriale: grandezza vettoriale ottenuta dal prodotto di due vettori.

Punto di congelamento: temperatura alla quale, a una data pressione, le fasi solide e liquide coesistono in equilibrio.

Punto di ebollizione: temperatura alla quale la pressione di vapore di un liquido eguaglia la pressione esterna.

Punto di fusione: temperatura alla quale le fasi liquida e solida di una sostanza coesistono in equilibrio.

Punto triplo: pressione e temperatura alle quali solido, liquido e vapore di una sostanza coesistono in equilibrio.

Quantità di moto: grandezza vettoriale data dal prodotto tra la massa e la velocità.

Quanto di energia: minima unità discreta di energia.

Radar: strumento che consente di localizzare corpi fermi o in movimento sfruttando la riflessione su di essi delle onde elettromagnetiche che emette.

Radiazione gamma (γ): fotoni ad alta energia spesso emessi nel decadimento radioattivo.

Radioattività: capacità di alcuni atomi instabili di subire trasformazioni nucleari spontanee con emissione di energia e di una o più particelle. La natura della particella emessa determina il tipo di decadimento radioattivo.

Regola del parallelogramma: regola di composizione di due vettori.

Resistenza: proprietà caratteristica di un conduttore che misura l'opposizione che esso offre alla corrente che lo attraversa; è data dal rapporto tra il voltaggio applicato al conduttore e la corrente che lo attraversa. Dipende dalla temperatura.

Resistenza equivalente: è quella resistenza che, sostituita a un insieme di resistenze, da sola causerebbe la stessa dissipazione di energia per *effetto Joule*.

Resistività: resistenza di un conduttore per unità di lunghezza e per unità di sezione.

Riflessione: variazione di direzione di un'onda al confine di un mezzo quando l'onda rimane nel mezzo.

Riflessione totale: fenomeno ottico che si verifica quando un'onda che incontra una superficie di separazione tra due mezzi viene completamente riflessa e non subisce rifrazione; si verifica nel passaggio da un mezzo più denso a uno meno denso quando l'angolo di incidenza è superiore a un valore critico.

Rifrazione: variazione di direzione di un'onda al confine di un mezzo quando l'onda passa da un mezzo a un altro.

Risonanza: fenomeno nel quale un sistema oscillatorio assorbe, con efficienza elevata, l'energia trasmessa da un'onda esterna avente frequenza pari alla frequenza naturale del sistema oscillatorio.

Risultante delle forze: vettore ottenuto dalla somma delle forze applicate a un corpo.

Scalare: grandezza fisica che si può descrivere con un numero.

Secondo: unità di misura del tempo.

Seconda legge della dinamica: un corpo di massa m sottoposto all'azione di una forza $\mathbf{F}$ accelera con un'accelerazione $\mathbf{a}$ data da:

$$\mathbf{a} = \mathbf{F}/m$$

Secondo principio della termodinamica: vi sono tre enunciati equivalenti tra loro:
enunciato di Kelvin: è impossibile far compiere a una macchina termica una trasformazione il cui unico risultato sia quello di trasformare integralmente in lavoro il calore assorbito da una sorgente.
enunciato di Clausius: il calore passa spontaneamente dai corpi caldi ai corpi freddi e non viceversa.
terzo enunciato: in un sistema isolato ogni trasformazione spontanea (irreversibile) comporta un aumento di entropia del sistema.

Semiconduttore: materiale in cui la resistività diminuisce all'aumentare della temperatura.

Sistema aperto: sistema che può scambiare sia energia sia materia con l'ambiente esterno.

Sistema chiuso: sistema che può scambiare con l'esterno energia, ma non materia.

Sistema internazionale: sistema di unità di misura adottato per convenzione in fisica.

Sistema isolato: sistema che non può scambiare né materia né energia con l'ambiente esterno.

Solenoide: apparecchiatura elettrica formata da un filo conduttore avvolto in spire; è utilizzato per produrre campi magnetici uniformi.

Solidificazione: passaggio di stato da liquido a solido.

Sonar: strumento che, come il radar, consente di localizzare altri corpi. Diversamente dal radar emette luce ultravioletta e, in acqua, è più efficace del radar.

Spettro elettromagnetico: insieme di tutte le onde elettromagnetiche raggruppate in ordine crescente di lunghezza d'onda: raggi gamma, raggi X, ultravioletti, visibile, infrarossi e onde radio.

Stato di aggregazione: forma sotto la quale si presenta la materia; si distinguono gli stati solido, liquido e aeriforme.

Sublimazione: passaggio di stato da solido a gas.

Superconduttore: materiale la cui resistività elettrica si annulla bruscamente per temperature prossime allo zero assoluto.

Temperatura: grandezza fisica macroscopica che descrive le proprietà termiche di un sistema; è indice dell'energia cinetica media delle particelle del sistema.

Temperatura critica: temperatura massima alla quale le fasi liquido e vapore di una sostanza possono coesistere; è anche la temperatura al di sopra della quale la sostanza non diviene liquida per nessun valore di pressione. È la temperatura al di sopra della quale i gas reali hanno un comportamento vicino a quello dei gas ideali.

Tempo di dimezzamento: tempo in cui decade la metà dei nuclei radioattivi inizialmente presenti.

Tensione: vedi *potenziale elettrico*.

Tensione di vapore: pressione che un vapore saturo esercita sul liquido con il quale si trova in equilibrio; in generale aumenta all'aumentare della temperatura.

Tensione superficiale: fenomeno che riguarda lo strato superficiale di un liquido, per il quale esso si comporta come una pellicola elastica.

Teoria cinetica molecolare: teoria formulata per spiegare il comportamento dei gas; ipotizza che le molecole del gas siano puntiformi, senza volume, in costante movimento casuale e non sottoposte a forze intermolecolari, eccetto quando subiscono collisioni con il recipiente che le contiene o con altre molecole.

Terza legge della dinamica: a ogni azione corrisponde una reazione uguale e contraria.

Tesla: unità di misura del vettore induzione magnetica.

Torr: unità di misura della pressione pari a 1 mmHg. Si ha 760 mmHg = 1 atm.

Trasformatore: apparecchiatura in grado di cambiare il voltaggio di una corrente alternata.

Trasformazione adiabatica: processo nel quale non si hanno scambi di calore tra il sistema e l'ambiente.

Trasformazione isobara: processo che avviene a pressione costante.

Trasformazione isocora: processo che avviene a volume costante.

Trasformazione isoterma: processo che avviene a temperatura costante.

Unità di massa atomica (u.m.a.): un dodicesimo della massa dell'atomo di carbonio 12.

Urto anelastico: urto tra due corpi nel quale si conserva la quantità di moto totale del sistema, ma non l'energia cinetica totale.

Urto elastico: urto tra due corpi nel quale si conservano la quantità di moto totale del sistema e l'energia cinetica totale.

Velocità angolare: quantità vettoriale definita dal rapporto tra l'angolo spazzato in un moto circolare e il tempo impiegato.

Velocità della luce: costante fondamentale pari a 300.000 km/s. Si indica con c.

Velocità di fuga: è una velocità associata a ogni corpo celeste e rappresenta la minima velocità che un corpo deve avere per potere abbandonare definitivamente il campo gravitazionale del corpo celeste a cui è legato. Per la Terra vale circa 11 km/s.

Velocità media: quantità vettoriale definita dal rapporto tra lo spazio percorso e il tempo impiegato a percorrerlo.

Vettore: grandezza fisica per indicare la quale è necessario specificare tre elementi: modulo o intensità, direzione e verso.

Viscosità: è un indice dell'attrito presente all'interno di un fluido in movimento.

Volt: unità di misura del potenziale elettrico.

Voltmetro: dispositivo usato per misurare la *d.d.p.* fra due punti di un circuito; ha una resistenza interna molto elevata e va collegato in parallelo.

Watt: unità di misura della potenza.

Zero assoluto: temperatura limite definita in base alle proprietà cinetiche dei gas e usata per definire la scala Kelvin delle temperature (anche detta assoluta). È una temperatura non raggiungibile in natura.

Indice analitico

T

U

V

W

PER I QUESITI DI LOGICA E CULTURA GENERALE

Pagg. 480 - € 27,90

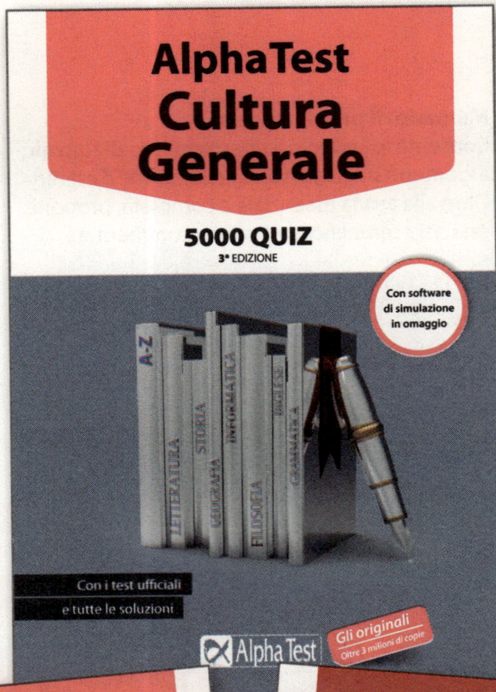

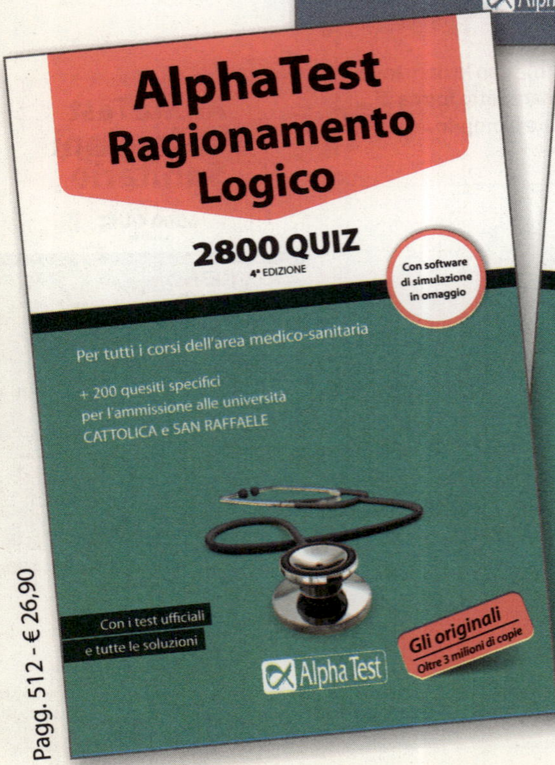

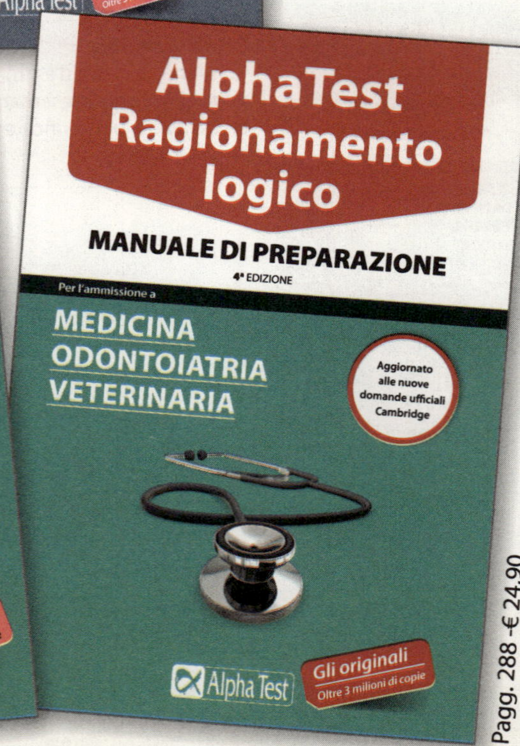

Pagg. 512 - € 26,90

Pagg. 288 -€ 24,90

Esercizi

Manuale